中国中医药学术语集成

方 剂 学

（第一册）

主　　编　徐清河　林丹红

编　　委　（按姓氏笔画为序）

林丹红　林晓华　武文筠　赵　琳

钟　伶

编写人员　（按姓氏笔画为序）

孙　力　林　列　林晓华　武文筠

赵　琳　赵文竹　钟　伶　袁若华

顾　莹　黄苏萍

中医古籍出版社

责任编辑　刘　婷
封面设计　于天水

图书在版编目（CIP）数据

方剂学/徐清河，林丹红主编．-北京：中医古籍出版社，2006.7
（中国中医药学术语集成）
ISBN 7-80174-370-9

Ⅰ．方…　Ⅱ．①徐…②林…　Ⅲ．中国医药学　Ⅳ．R289.1-61

中国版本图书馆 CIP 数据核字（2005）第 109835 号

中医古籍出版社出版发行
（北京东直门内南小街 16 号　100700）
全国各地新华书店经销
北京恒达印刷有限公司
787×1092 毫米　16 开　192 印张　6188 千字
2006 年 7 月第一版　2006 年 7 月第一次印刷
印数：0001～1500
ISBN 7-80174-370-9/R·369
定价：390.00 元（全四册）

《中国中医药学术语集成》编委会

序

中医药学这一世界医药宝库中的瑰宝近年来日益受到世人的关注，越来越多的人希望获得中医药学知识和中医药学信息，希望能得到中医药的医疗保健服务。

有着数千年历史的中医药学是在实践中发展起来的，是我国传统的科学技术中惟一能完整地保留至今，而且仍在继续发展的学科。由于中医药学发展历程漫长，经历了几千年历代医家的补充传承；且中国幅员辽阔，地域宽广，民族众多，方言复杂；再加上中医药学派林立，人文色彩浓厚，这种种因素，使得中医药学术语具有不同于其它学科的极其特殊性，同一概念可有多种表达方式，同一名称可能表示多个意思。在实践中，中医药学名词术语同名异物或同物异名的现象给人们带来了很大的困扰。

《中国中医药学术语集成》正是为了解决这一问题应运而生的重要工具。该集成以中医药学概念为中心，将各种术语表达汇集在一起，系统编排，使读者可以方便地查询到同一中医药概念的各种不同表达方式，从而大大方便了对中医药知识的获取，也使得中医药信息的检索更为全面和准确。在信息技术飞速发展的今天，《中国中医药学术语集成》的问世，可以说是为中医药信息发展起到推动作用。

中国中医研究院中医药信息研究所的专家们，组织全国几十家中医药研究院所和高等院校的同道，自 2001 年起开始了研究建立中医药学语言系统的工作，目的是建立一个计算机化的可持续发展的中医药学及与其学科相关的中国医药学检索语言集成系统和机读信息资源指南系统。该项研究历时数年，研制过程中专家们克服了种种困难。尽管美国已建立了统一的医学语言系统 UMLS，为中医药学语言系统的建立提供了一些可借鉴的成功经验，但是，这二者之间还是有着很大的不同。UMLS 是建立在各类规范的医学术语集基础之上的，而现有的中医药学词表词典多未包含术语概念定义，且中医药学语言具有与西医学术语很不相同的特殊性，这就使中医药学语言系统的研制面临着更多更大的困难。可以说，中医药学语言系统的研制是一项开创性的工作。目前该系统已初步建成并提供试用。作为中医药学语言系统基础，《中国中医药学术语集成》凝聚了诸多专家的辛勤汗水和心血，闪烁着专家们的集体智慧。在此，谨向参与这项工作的专家们表示衷心地感谢和敬意！

《中国中医药学术语集成》的问世，是中医药信息工作取得的一项重要的阶段性成果，同时也为中医药信息化发展奠定了很多的基础。中医药学理论博大精深，中医药学临床与研究持续进展，而信息技术的发展则更是日新月异。因此，希望中医药学语言系统的研究能够继续不断取得新成就，《中国中医药学术语集成》能够为发展中医药事业做出更大的贡献。

曹洪欣

2005 年 10 月

前　言

中医药学的概念和术语都不规范，存在着相同的概念具有不同的表达方式，同样的表达形式表示不同的概念的问题。为了这一问题，我们试编了这套涵盖中医药学中大部分概念和术语的《中国中医药学术语集成》。

这套《中国中医药学术语集成》是基于中医药学语言系统的基础词库的内容加工而成。《中国中医药学术语集成》分为基础理论与疾病（一册）、治则治法与针灸学（一册）、中药（上、下册）、方剂（四册）、文献（一册）共五个专题九册。收集概念词约10万条。

中国中医药学语言系统的基础词库是在对现存各种主题词表、分类表、数据库、工具书中有关词汇进行分析、选择和组织的基础上产生的一个大型词库。本系统基础词库涵盖可控词表与中医药学科系统及与中医药学科相关联的生物、植物、化工等自然与人文科学专业词汇。基础词库建立在全面、广泛、准确、严谨的基础上，最终形成超级基础词库。词条属性符合中医药学科自然语言与可控词的双重属性。用准确、完整的方式揭示与表达中医药学科及相关术语。

《中国中医药学术语集成》在整个编写的过程中，得到了全国部分中医药科研机构及大学院校以及很多专家的大力协助。我们在这里谨向有关单位和有关同志表示衷心的感谢。

限于编写人员的水平，这套辞典的缺点和错误一定还不少。我们恳切地希望广大读者多多提出宝贵的意见，以便继续修订，不断提高质量，使《中国中医药学术语集成》能更好地为广大中医药工作者服务。

《中国中医药学术语集成》编委会

2005年9月

凡　例

一、本辞典收集的是中医药一体化语言系统基础词库中有关中医方剂的词条，分为四册，共约五万余词。

二、本辞典除个别字外，所用简化字以中国文字改革委员会颁布的《简化字总表》(1964 年第二版）为主要依据。

三、本辞典由序、前言、凡例、目录（方剂名、页码)、正文、索引、附录、参考文献八部分构成。

本辞典以方剂名称作为辞目。每个辞目内容包括方剂名（方剂名汉语拼音)、方剂英文名、方剂异名和方剂组成四部分，分行表示。方剂异名、方剂组成及有两个以上的英文名均注明出处以便核查。

1. 一方有多种异名者，按异名笔画排列，多个异名之间用“;”搁开。

2. 一方有多个组方者，每个组方之间用（1)；(2)；(3) ... 分项。

3. 出处有多个者，其间用“、”搁开。

四、本辞典辞目按方名首字笔划、笔顺排列。

1. 方名首字笔划数相同的辞目，按起笔“一”（横)、“丨”（竖)、“丿”（撇)、“、”(点)、“乙”（折)、的顺序排列。

2. 方名首字相同，按方名字数归类，字数少者排前，字数多者排后；

3. 方名首字相同、字数均同者，按第二字（或第三字）之笔划、笔顺排列，依次类推；

五、本辞典在正文后设有汉语拼音索引，注明辞目在本辞典中出现的页码。

六、本辞典附有中医药语言系统的语义关联和语义关系表，以及中医药学科分类表。

七、本辞典后附参考文献。

说明：本辞典还收录了方剂的剂型相关术语，按剂型名（剂型名汉语拼音)、剂型英文名、剂型异名和剂型定义格式编排。

目　录

（第一册）

一　画

二 画

三 画

四 画

（第二册）

五 画

六 画

七　画

八　画

（第三册）

九 画

十 画

十一画

（第三册）

十二画

十三画

十四画

十六画

十七画

十八画

十九画

二十画以上

一画

一匕金 yi bi jin
【英文名】Yi Bi Jin Powders
【组成】(1)穿山甲、红色曲、川乌。(中医方剂大辞典)(2)郁金、甘草。(中医方剂大辞典)
一九丹 yi jiu dan
【英文名】Yi Jiu Pellet
【组成】阴丹、阳丹、硼、矾、麝香、片脑。(中医方剂大辞典)
一九散 yi jiu san
【英文名】Yi Jiu Powders
【组成】细辛、黄柏。(中医方剂大辞典)
一上散 yi shang san
【英文名】Yi Shang Powders
【异名】一扫光(中医方剂大辞典、回春)
【组成】(1)半夏、雄黄、巴豆。(中医方剂大辞典)(2)枯白矾、硫黄、人言、五倍子、花椒。(中医方剂大辞典)(3)苦参、白芷、焰消、枯矾、荆芥穗、寒水石、白及。(中医方剂大辞典)
一丸春 yi wan chun
【英文名】Yi Wan Chun Pill
【组成】天麻、僵蚕、天花粉、全蝎、甘草、象皮、光乌、礞石、朱砂、狗宝、牛黄、麝香。(中医方剂大辞典)
一丸散 yi wan san
【英文名】Yi Wan Powders
【组成】鸦片、麝香、樟脑。(中医方剂大辞典)
一子丹 yi zi dan
【英文名】Yi Zi Pellet
【组成】诃子。(中医方剂大辞典)
一元丹 yi yuan dan
【英文名】Yi Yuan Pellet
【异名】一补一发丹(中医方剂大辞典、脉因症治)
【组成】水仙根、甘草。(中医方剂大辞典)
一井金 yi jing jin
【英文名】Yi Jing Jin Powders
【组成】麝香、乳香、朱砂。(中医方剂大辞典)
一见消 yi jian xiao
【英文名】Yi Jian Xiao Plaster
【组成】(1)金银花、蒲公英、赤芍、黄芪、紫花地丁、红花、鬼馒头、地榆、黄柏、羌活、半夏、紫草、麻黄、瓜蒌、白芷、当归、栀子、独活、黑参、花粉、苍术、钩藤、木通、大黄、柴胡、甘草、皂角、连翘、防风、牛蒡子、全蝎、僵蚕、广木香、蝉蜕、没药、麝香。(中医方剂大辞典)(2)大黄。(中医方剂大辞典)
一气丹 yi qi dan
【英文名】Yi Qi Pellet
【组成】斑蝥、乳香、没药、雄黄、血竭、麝香、冰片、玄胡索、玄参。(中医方剂大辞典)
一甲散 yi jia san
【英文名】Yi Jia Powders
【组成】蜈蚣、鳖甲。(中医方剂大辞典)
一甲煎 yi jia jian
【英文名】Yi Jia Decoction
【组成】牡蛎。(中医方剂大辞典)
一白散 yi bai san
【英文名】Yi Bai Powders
【组成】(1)半夏。(中医方剂大辞典)(2)白矾。(中医方剂大辞典)
一圣散 yi sheng san
【英文名】Yi Sheng Powders
【组成】(1)苦参。(中医方剂大辞典)(2)罂粟壳、车前子。(中医方剂大辞典)
一仙丹 yi xian dan
【英文名】Yi Xian Pellet
【组成】川牛膝、威灵仙。(中医方剂大辞典)
一母丸 yi mu wan
【英文名】Yi Mu Pill
【异名】万应丸(中医方剂大辞典、卫生宝鉴)
【组成】知母。(中医方剂大辞典)
一扫方 yi sao fang
【英文名】Yi Sao Plaster
【组成】大风子、轻粉、水银、猪油。(中医方剂大辞典)
一扫光 yi sao guang
【英文名】Yi Sao Guang Liniment
【异名】玉绣球(中医方剂大辞典);二肝丹(中医方剂大辞典、幼幼新书)
【组成】(1)细茶、水银、牙皂、花椒。(中医方剂大辞典)(2)花椒、洋片、朴消、樟脑、水银、槟榔、白芷、大风子、木鳖、荜茇、硫黄。(中医方剂大辞典)(3)烟膏、苦参、红砒、明矾、川椒、升药、硫黄、樟冰、枯矾、蛇床子、小麦、大风子。(中医方剂大辞典)(4)铜绿、白矾、大黄、樟脑、硫黄、川椒、胆矾、倍子、白芷、水银、锡。(中医方剂大辞典)(5)大风子、杏仁、花椒、白矾、茶叶、樟脑、轻粉。(中医方剂大辞典)(6)硫黄、雄黄、水银、花椒、大风子、蛇床子、枯矾、信、潮脑、槟榔。(中医方剂大辞典)(7)大风子、硫黄、明雄、水银、樟脑、蛇床子、苍术、川花椒。(中医方剂大辞典)(8)炉甘石、艾叶、梅片。(中医方剂大辞典)(9)驴皮。(中医方剂大辞典)(10)苍术、花椒、蛇床子、明雄、樟脑、白芷、大黄、水银、木鳖子、明矾、硫黄、皮消、大风子、吴萸。(中医方剂大辞典)(11)吴萸、硫黄、苦参、雄黄、花椒、升药、蛇床子、明矾、樟脑、烟胶、大风子、白芷。(中医方剂大辞典)

(12)地胆草、菖蒲、漏芦、胡黄连、地榆、鸡肝、猪肝。(中医方剂大辞典)(13)蛇床子、苦参、芜荑、雄黄、川椒、大风子、硫黄、枯矾、轻粉、樟脑。(中医方剂大辞典)(14)苦参、黄柏、胭脂、土鳖、明矾、枯矾、水银、樟冰、硫黄、川椒、轻粉、白砒。(中医方剂大辞典)

一扫散 yi sao san

【英文名】Yi Sao Liniment; Yi Sao Powders

【组成】(1)白芷、明矾、硫黄、樟脑。(中医方剂大辞典)(2)荆芥、防风、地骨皮、薄荷、甘草、苦参。(中医方剂大辞典)(3)黎芦皮、轻粉、蚌粉、雄黄、水粉。(中医方剂大辞典)

一合汤 yi he tang

【英文名】Yi He Decoction

【组成】芫花、桂心、干姜、甘草、细辛、荛花。(中医方剂大辞典)

一次散 yi ci san

【英文名】Yi Ci Powders

【组成】白矾、硼砂。(中医方剂大辞典)

一字丹 yi zi dan

【英文名】Yi Zi Powders

【异名】一字金丹(中医方剂大辞典)

【组成】紫花地丁、金线重楼、山慈菇。(中医方剂大辞典)

一字汤 yi zi tang

【英文名】Yi Zi Decoction

【组成】甘遂、大戟。(中医方剂大辞典)

一字金 yi zi jin

【英文名】Yi Zi Jin Powders

【组成】(1)僵蚕、威灵仙、细辛、明矾、麝香、天麻、甘草、全蝎、辰砂。(中医方剂大辞典)(2)僵蚕、威灵仙、明白矾、细辛、甘草。(中医方剂大辞典)

一字散 yi zi san

【英文名】Yi Zi Powders

【异名】玉钥匙(中医方剂大辞典);蜈蚣蝎梢散(中医方剂大辞典);如圣散(中医方剂大辞典)

【组成】(1)贯众、黑豆、甘草、绿豆、信石。(中医方剂大辞典)(2)信石、雄黄、绿豆。(中医方剂大辞典)(3)麻黄、白芷、天南星、白附子。(中医方剂大辞典)(4)蝎梢、细辛、荜茇、胡椒、高良姜、露蜂房。(中医方剂大辞典)(5)全蝎、防风、僵蚕、天麻、川乌、南星。(中医方剂大辞典)(6)五灵脂、川乌头、没药、草乌头、地龙、乳香、麝香、朱砂、白胶香。(中医方剂大辞典)(7)白矾。(中医方剂大辞典)(8)朱砂、硼砂、龙脑、朴硝。(中医方剂大辞典)(9)蜈蚣、全蝎。(中医方剂大辞典)(10)全蝎、蜈蚣、朱砂、脑、麝。(中医方剂大辞典)(11)核桃、朱砂、脑子、水银。(中医方剂大辞典)(12)天南星、蝉壳、干蝎、僵蚕。(中医方剂大辞典)(13)雄黄、朱砂、川乌、藜芦。(中医方剂大辞典)(14)芎䓖、草乌头、石膏、雄黄。(中医方剂大辞典)(15)芎䓖、乌头、麻黄、地龙、防风、羌活、白附子、天麻、草乌头。(中医方剂大辞典)(16)朱砂、硼砂、冰片。(中医方剂大辞典)(17)南星、全蝎、川芎、白芷、荆芥穗。(中医方剂大辞典)(18)蜈蚣、草乌头、天麻、全蝎、白芷。(中医方剂大辞典)(19)麝香、螃蟹壳。(中医方剂大辞典)(20)蚵蚾虫。(中医方剂大辞典)(21)附子、全蝎、钟乳粉。(中医方剂大辞典)(22)天南星、壁鱼儿、荞面、半夏、酸石榴壳。(中医方剂大辞典)(23)白僵蚕、荆芥、紫河车、五灵脂、甘草、柏叶、薄荷。(中医方剂大辞典)(24)天南星、全蝎、辰砂。(中医方剂大辞典)(25)雄黄、细辛、川乌。(中医方剂大辞典)(26)雄黄、蝎梢、猪牙皂角、白矾、藜芦。(中医方剂大辞典)(27)乳香、延胡索、盆消、川芎、雄黄。(中医方剂大辞典)(28)鬼箭羽、鲮鲤甲。(中医方剂大辞典)(29)藿香叶、乌头、甘松、零陵香、白附子、天南星。(中医方剂大辞典)(30)乌头、青矾。(中医方剂大辞典)(31)天南星、白附子、天麻、干蝎、沉香、牛黄、乳香、麝香、雄黄。(中医方剂大辞典)(32)朱砂、蝉壳、干蝎、僵蚕、半夏、天南星。(中医方剂大辞典)(33)半两钱、甜瓜子仁、珍珠。(中医方剂大辞典)(34)明矾、巴豆。(中医方剂大辞典)(35)朱砂、冰片。(中医方剂大辞典)(36)接骨铜、土鳖。(中医方剂大辞典)

一异散 yi yi san

【英文名】Yi Yi Powders

【组成】腊月猪头。(中医方剂大辞典)

一阴煎 yi yin jian

【英文名】Yi Yin Decoction

【组成】生地、熟地、芍药、麦冬、甘草、牛膝、丹参。(中医方剂大辞典)

一赤散 yi chi san

【英文名】Yi Chi Powders

【组成】大黄、赤石脂、石膏。(中医方剂大辞典)

一志汤 yi zhi tang

【英文名】Yi Zhi Decoction

【组成】人参、茯神、白术、甘草、黄芪、益智仁、远志、柏仁、广皮、木香、大枣、姜。(中医方剂大辞典)

一块气 yi kuai qi

【英文名】Yi Kuai Qi Paste Pill

【组成】(1)杏仁、莪术、川椒、青皮、官桂、胡椒、良姜、干姜、川芎、陈皮、黑丑、巴豆霜。(中医方剂大辞典)(2)香附、陈皮、青皮、三棱、莪术、神曲、麦芽、郁金、莱菔子、黄连、槟榔、白牵牛、枳实、皂角、百草

霜。(中医方剂大辞典)

一两金 yi liang jin

【英文名】Yi Liang Jin Decoction

【组成】首乌、当归、牛膝、陈皮、青皮。(中医方剂大辞典)

一把抓 yi ba zhua

【英文名】Yi Ba Zhua Pill(药品标准－中药成方制剂标准)

【组成】党参、山楂、香附、干姜、丁香、木香、槟榔、巴豆霜、大黄、陈皮、枳实。(药品标准－中药成方制剂标准 1990 年)

一连散 yi lian san

【英文名】Yi Lian Powders

【组成】黄连。(中医方剂大辞典)

一苓散 yi ling san

【英文名】Yi Ling Powders

【组成】滑石、粉草、砂、茅术、紫朴、酒芍、广皮、泽泻、猪苓、贡术、茯苓、贡桂。(中医方剂大辞典)

一枝春 yi zhi chun

【英文名】Yi Zhi Chun Decoction

【组成】桂枝、薄荷、白芷、威灵仙。(中医方剂大辞典)

一枝箭 yi zhi jian

【英文名】Yi Zhi Jian Powders

【组成】白及、天花粉、知母、牙皂、乳香、半夏、金银花、穿山甲、贝母。(中医方剂大辞典)

一奇散 yi qi san

【英文名】Yi qi Powders

【组成】生地、川芎、当归、蒲黄、陈皮、甘草、白芷、益母草、防风、半夏、细辛、南星、香附。(中医方剂大辞典)

一抹光 yi mo guang

【英文名】Yi Mo Guang Emplastrum

【组成】上白猪板油、麻黄、木鳖肉、全斑蝥、明矾、大风子肉。(中医方剂大辞典)

一抹金 yi mo jin

【英文名】Yi Mo Jin Plaster

【组成】藜芦、蛇床子、红丹、硫黄、赤石脂、明白矾、五倍子、黄柏、轻粉。(中医方剂大辞典)

一抹散 yi mo san

【英文名】Yi Mo Powders

【组成】(1)黄连末、鹿角灰、红绒灰、鸡内金灰、孩儿茶、珍珠末、冰片、轻粉、麝香。(中医方剂大辞典)(2)天南星、草乌头。(中医方剂大辞典)

一抹膏 yi mo gao

【英文名】Yi Mo Plaster

【组成】(1)原蚕沙、雄黄。(中医方剂大辞典)(2)蚕沙。(中医方剂大辞典)

一拈膏 yi nian gao

【英文名】Yi Nian Plaster

【组成】酸石榴、水银。(中医方剂大辞典)

一轮雪 yi lun xue

【英文名】Yi Lun Xue Pellet

【组成】朴硝。(中医方剂大辞典)

一炁丹 yi qi dan

【英文名】Yi Qi Pellet

【组成】(1)人参、附子、冰片、麝香。(中医方剂大辞典)(2)汞、朱砂、消石、硼砂、白矾、信、戎盐。(中医方剂大辞典)(3)人参、附子。(中医方剂大辞典)

一味散 yi wei san

【英文名】Yi Wei Powders

【组成】乌梅。(中医方剂大辞典)

一呷散 yi xia san

【英文名】Yi Xia Powders

【组成】天南星、白僵蚕、全蝎。(中医方剂大辞典)

一物汤 yi wu tang

【英文名】Yi Wu Decoction

【组成】人参。(中医方剂大辞典)

一金散 yi jin san

【英文名】Yi Jin Powders

【组成】大蒜。(中医方剂大辞典)

一服饮 yi fu yin

【英文名】Yi Fu Drink

【异名】香附散(中医方剂大辞典、百一);立应散(中医方剂大辞典、元戎);二妙香良散(中医方剂大辞典、医学入门);姜附散(中医方剂大辞典、不知医必要)

【组成】高良姜、香附子。(中医方剂大辞典)

一服散 yi fu san

【英文名】Yi Fu Powders

【组成】阿胶、生姜、大乌梅、甘草、紫苏、杏仁、大半夏、罂粟壳。(中医方剂大辞典)

一剂散 yi ji san

【英文名】Yi Ji Powders

【组成】麻黄、威灵仙、大黄、羌活、白芷、皂刺、银花、防风、蝉蜕、炙山甲。(中医方剂大辞典)

一贯煎 yi guan jian

【英文名】Yi Guan Decoction

【组成】北沙参、麦冬、地黄、当归、杞子、川楝。(中医方剂大辞典)

一春丸 yi chun wan

【英文名】Yi Chun Pill

【组成】胆星、白附、沉香、天麻、僵蚕、天花粉、全蝎、甘草、光乌、礞石、朱砂、狗胞、牛黄、射干。(中医方剂大辞典)

一枳汤 yi zhi tang

【英文名】Yi Zhi Decoction

【组成】枳实。(中医方剂大辞典)

一厘丹 yi li dan

【英文名】Yi Li Pellet

【组成】(1)麝香、明腰黄、飞辰砂、白僵蚕、全蝎尾、巴豆霜、杜胆星。(中医方剂大辞典)(2)无名异、自然铜、狗脊、麝香。(中医方剂大辞典)

一厘金 yi li jin

【英文名】Yi Li Jin Powders

【组成】琥珀、人参、黄连、天竺黄、大黄、白牵牛子、赤金。(中医方剂大辞典)

一点消 yi dian xiao

【英文名】Yi Dian Xiao Pellet

【组成】盐、矾、硝、皂矾、汞、砒。(中医方剂大辞典)

一点雪 yi dian xue

【英文名】Yi Dian Xue Powders

【组成】焰硝、白矾。(中医方剂大辞典)

一品丸 yi pin wan

【英文名】Yi Pin Pill

【组成】大香附子。(中医方剂大辞典)

一贴灵 yi tie ling

【英文名】Yi Tie Ling Powders

【组成】麻黄、香薷、板蓝根、蒲公英、桔梗。(陕西中医 1990,11(6))

一香散 yi xiang san

【英文名】Yi Xiang Powders

【组成】小茴香、枳壳。(中医方剂大辞典)

一胜膏 yi sheng gao

【英文名】Yi Sheng Plaster

【组成】(1)紫荆皮。(中医方剂大辞典)(2)白芷、紫荆皮。(中医方剂大辞典)

一炮散 yi pao san

【英文名】Yi Pao Powders

【组成】真犀黄、雄精、冰片、皮消。(中医方剂大辞典)

一神丹 yi shen dan

【英文名】Yi Shen Pellet

【组成】莲肉、江米。(中医方剂大辞典)

一凉散 yi liang san

【英文名】Yi Liang Powders

【组成】熊胆、儿茶、乳香、冰片、牛黄、雄黄。(中医方剂大辞典)

一浴散 yi yu san

【英文名】Yi Yu Powders

【组成】硫黄、雄黄、汉椒、玄精石、枯白矾、轻粉。(中医方剂大辞典)

一黄散 yi huang san

【英文名】Yi Huang Powders

【组成】(1)黄连。(中医方剂大辞典)(2)大黄末。(中医方剂大辞典)

一捻金 yi nian jin

【英文名】Yi Nian Jin Powders

【异名】小儿一捻金(中医方剂大辞典、全国中药成药处方集);一捻金散(中医方剂大辞典);牛黄散(中医方剂大辞典、人已良方)

【组成】(1)乳香、雄黄、血竭、没药、明矾、朱砂、红信、麝香、蟾酥、蛤蜊肉、蜈蚣、炒甲片、僵蚕、川乌、牙皂。(中医方剂大辞典)(2)人参、槟榔、黑丑、白丑、木香、生大黄。(中医方剂大辞典)(3)蟾酥、朱砂、雄黄、胆矾、血竭、乳香、没药、蜈蚣、麝香、细辛、全蝎、蝉蜕、穿山甲、僵蚕、牙皂、白矾、片脑。(中医方剂大辞典)(4)知母、贝母。(中医方剂大辞典)(5)朱砂、海螵蛸、白丁香、脑子。(中医方剂大辞典)(6)乳香、没药、黄连、雄黄、盆消。(中医方剂大辞典)(7)铜绿、黄柏、香白芷。(中医方剂大辞典)(8)大黄、槟榔、二牵牛、人参。(中医方剂大辞典)(9)生大黄、槟榔、黑丑、白丑、朱砂、台参、赤金。(中医方剂大辞典)(10)白丑、黑丑、大黄、槟榔、木香。(中医方剂大辞典)

一捻散 yi nian san

【英文名】Yi Nian Powders

【组成】(1)全蝎、蝉蜕、人粪下土。(中医方剂大辞典)(2)青黛、黄柏、诃黎勒、密陀僧。(中医方剂大辞典)(3)陈皮、青皮、丁香、诃子肉、炙甘草。(中医方剂大辞典)(4)青黛、黄柏、炮诃子、密陀僧、枯白矾、蒲黄。(中医方剂大辞典)

一匙金 yi shi jin

【英文名】Yi Shi Jin Decoction

【组成】白花蛇、人指甲。(中医方剂大辞典)

一得散 yi de san

【英文名】Yi De Powders

【组成】白术。(中医方剂大辞典)

一清饮 yi qing yin

【英文名】Yi Qing Drink

【异名】一清饮子(中医方剂大辞典)

【组成】(1)柴胡、赤茯苓、桑白皮、黄芩、川芎、甘草。(中医方剂大辞典)(2)柴胡、赤茯苓、桑白皮、川芎、炙甘草。(中医方剂大辞典)

一粒丹 yi li dan

【英文名】Yi Li Pellet

【异名】白玉丹(中医方剂大辞典)

【组成】(1)巴豆、半夏、丁香、雄黄、朱砂、麝香。(中医方剂大辞典)(2)枯矾、人参。(中医方剂大辞典)(3)寒水石、白矾。(中医方剂大辞典)(4)牛蒡子。(中医方剂大辞典)

一粒金 yi li jin

【英文名】Yi Li Jin Pill

【组成】荜茇、藁本、玄胡索、白芷、川芎、青黛。(中医方剂大辞典)

一粒珠 yi li zhu

【英文名】Yi Li Zhu Pill

【异名】一粒丹(中医方剂大辞典)

【组成】(1)雄黄、五倍子、枯矾、葱头、肉桂、麝香。(中医方剂大辞典)(2)全穿山甲、犀牛黄、真珠、大劈砂、明雄黄、麝香、梅花冰片。(中医方剂大辞典)(3)川山甲、寸香。(中医方剂大辞典)

一粒笑 yi li xiao

【英文名】Yi Li Xiao Pill

【异名】牙痛一粒笑(中医方剂大辞典;全国中药成药处方集)

【组成】(1)五灵脂、麝香、蟾蜍。(中医方剂大辞典)(2)麝香、蟾酥、乳香、没药。(中医方剂大辞典)

一剪金 yi jian jin

【英文名】Yi Jian Jin Pill

【组成】硫黄、信石。(中医方剂大辞典)

一煎散 yi jian san

【英文名】Yi Jian Powders

【组成】当归尾、皂角刺、桃仁泥、川山甲、甘草、黄连、枳壳、槟榔、乌药、白芷、天花粉、赤芍、生地、红花、玄明粉、大黄。(中医方剂大辞典)

一宿乌 yi su wu

【英文名】Yi Su Wu Powders

【组成】定粉、石灰、铅丹、腻粉。(中医方剂大辞典)

一绿散 yi lv san

【英文名】Yi Lv Powders

【组成】芙蓉叶、生地黄。(中医方剂大辞典)

一搽膏 yi cha gao

【英文名】Yi Cha Plaster

【组成】(1)黄连、蛇床子、石膏。(中医方剂大辞典)(2)雄黄、黄连、黄柏、苦参、蛇床、鹿梨、白矾、剪草、松糖。(中医方剂大辞典)

一提丹 yi ti dan

【英文名】Yi Ti Pellet

【组成】飞霞、煅石膏。(中医方剂大辞典)

一提金 yi ti jin

【英文名】Yi Ti Jin Powders

【组成】(1)乳香、没药、皂角、人言、麝香、琥珀、朱砂、雄黄、蝉蜕、僵蚕、蜈蚣。(中医方剂大辞典)(2)阿魏、血竭、雄黄、朱砂、乳香、没药、沉香、木香、天竺黄、芦荟、穿山甲、全蝎、木鳖子。(中医方剂大辞典)(3)老黄瓜。(中医方剂大辞典)

一紫散 yi zi san

【英文名】Yi Zi Powders

【组成】紫金皮、生地黄。(中医方剂大辞典)

一善膏 yi shan gao

【英文名】Yi Shan Plaster

【组成】木通、绵黄芪、羌活、川芎、生地黄、桃仁、白芷、连翘、玄参、防风、鳖子仁、当归末、乳香、没药。(中医方剂大辞典)

一膜散 yi mo san

【英文名】Yi Mo Powdes

【组成】地胆、斑蝥、硫黄、雄黄。(中医方剂大辞典)

一漱汤 yi shu tang

【英文名】Yi Shu Decoction

【组成】川花椒、北细辛、香白芷、青防风。(中医方剂大辞典)

一滴清 yi di qing

【英文名】Yi Di Qing Eye-drops preparation

【组成】熊胆、麝香、藏红花。(湖南中医杂志 1993,9(2))

一醉乌 yi zui wu

【英文名】Yi Zui Wu Pill

【组成】(1)地黄花、紫舌子花、龙葵花、青胡桃瓤、紫蜀葵花、麦蓝子、莲子草、酸石榴、母丁香、诃黎勒皮、香墨。(中医方剂大辞典)(2)诃黎勒、生地黄汁、没石子、绿矾、酸石榴、硼砂、硫黄。(中医方剂大辞典)

一醉饮 yi zui yin

【英文名】Yi Zui Drink

【组成】(1)托盘科根。(中医方剂大辞典)(2)郁李。(中医方剂大辞典)

一醉散 yi zui san

【英文名】Yi Zui Powders

【组成】(1)朱砂、蔓陀萝花。(中医方剂大辞典)(2)青皮、小茴香、陈皮、青木香、荔枝核、桔核、大茴香、青盐、生姜。(中医方剂大辞典)(3)枸杞子、莲子心、槐角子、生地黄。(中医方剂大辞典)(4)贝母、白芷。(中医方剂大辞典)(5)芍药、生地、当归、川芎、草龙胆、防己。(中医方剂大辞典)(6)辰砂、乳香、酸枣仁、全蝎。(中医方剂大辞典)(7)全蝎、蝉蜕、地龙、白僵蚕、凌霄、防风、紫菀。(中医方剂大辞典)(8)川山甲、麻黄、良姜、石膏。(中医方剂大辞典)(9)槐子、旱莲草、生地黄。(中医方剂大辞典)

一醉膏 yi zui gao

【英文名】Yi Zui Ointment

【异名】瓜蒌酒(中医方剂大辞典、备急灸法);栝楼酒(中医方剂大辞典、普济方);一醉散(中医方剂大辞典);万金一醉膏(中医方剂大辞典、直指);万金散(中医方剂大辞典、卫生家宝产科备要);万金汤(中医方剂大辞典、三因)

【组成】(1)麻黄。(中医方剂大辞典)(2)花蛇鼻、蝎尾、天南星、川乌脐、大附子、白附子、蜈蚣。(中医方剂大辞典)(3)没药、瓜蒌、甘草。(中医方剂大辞典)(4)无灰酒、真麻油。(中医方剂大辞典)(5)石膏。(中医方剂大辞典)(6)乳香、天麻、麝香、全蝎、蜈蚣、附子、麻黄、酸枣仁。(中医方剂大辞典)

一撮散 yi cuo san

【英文名】Yi Cuo Powders

【组成】轻粉、红粉、儿茶。(陕西中医 1991,12(5))

一麟丸 yi lin wan

【英文名】Yi Lin Pill

【组成】巴豆、甘草、淡豆豉、木香。(中医方剂大辞典)

一九金丹 yi jiu jin dan

【英文名】Yi Jiu Jin Pellet

【组成】阳丹、阴丹、硼砂、元明粉、明矾、麝香、冰片。(中医方剂大辞典)

一井金散 yi jing jin san

【英文名】Yi Jing Jin Powders

【组成】蜂房、密陀僧。(中医方剂大辞典)

一扫光散 yi sao guang san

【英文名】Yi Sao Guang Powders

【组成】(1)黄丹、官粉、松香、枯矾。(中医方剂大辞典)(2)松香、铜绿、枯矾、章丹、梅片、铅粉。(中医方剂大辞典)

一字神散 yi zi shen san

【英文名】Yi Zi Shen Powdes

【组成】鬼臼。(中医方剂大辞典)

一块气丸 yi kuai qi wan

【英文名】Yi Kuai Qi Pill

【组成】(1)蓬术、青皮、京三棱、姜黄、丁皮、甘草、槟榔、牵牛、巴豆。(中医方剂大辞典)(2)官桂、沉香、玄胡索、江子、蓬术、锡灰、京三棱、香附子、姜黄、南木香、黑牵牛、砂仁、大麦芽、使君子、枳实、陈皮、槟榔、枳壳、青皮、大黄、雷丸、萝卜子、白豆蔻、唐球、川乌、芫花、丁香、皂角、胡椒。(中医方剂大辞典)

一枝花煎 yi zhi hua jian

【英文名】Yi Zhi Hua Decoction

【组成】七叶一枝花、柴胡、一枝黄花、黄芩、败酱草、蛇舌草、黄芪、土茯苓、山楂、丹参、虎杖、山豆根、淫羊藿、茵陈、五味子、贯众、女贞子、苦参、甘草。(福建中医药 1991,22(5))

一柱天酒 yi zhu tian jiu

【英文名】Yi Zhu Tian Wine(药品标准－中药成方制剂标准)

【组成】蚕蛾、淫羊藿、巴戟天、熟地黄、山药、山茱萸、枸杞子、菟丝子、鹿茸、杜仲、当归、肉桂、附子、蜈蚣、天麻、人参、鹿鞭。(药品标准－中药成方制剂标准 1995 年)

一捏金散 yi nie jin san

【英文名】Yi Nie Jin Powders

【组成】玄胡索、川楝子、全蝎、茴香。(中医方剂大辞典)

一柴胡饮 yi chai hu yin

【英文名】Yi Chai Hu Drink

【异名】柴胡饮(中医方剂大辞典、景岳全书)

【组成】柴胡、黄芩、芍药、生地、陈皮、甘草。(中医方剂大辞典)

一捻金丸 yi nian jin wan

【英文名】Yi Nian Jin Pill

【组成】玄胡索、茴香、吴茱萸、川楝子、青木香。(中医方剂大辞典)

一捻金丹 yi nian jin dan

【英文名】Yi Nian Jin Pelle

【异名】一捻金(中医方剂大辞典)

【组成】牛胆、黄丹。(中医方剂大辞典)

一捻金散 yi nian jin san

【英文名】Yi Nian Jin Powders

【组成】(1)雄黄、藜芦、猪牙皂荚。(中医方剂大辞典)(2)恶实、马牙消、矾蝴蝶、甘草。(中医方剂大辞典)(3)荆芥。(中医方剂大辞典)(4)雄黄、硼砂、甘草、片脑。(中医方剂大辞典)(5)朴消。(中医方剂大辞典)(6)全蝎、郁金、白僵蚕、甘草、地龙。(中医方剂大辞典)(7)蒲公英、盐泥、生人脑。(中医方剂大辞典)(8)白僵蚕、防风、明矾。(中医方剂大辞典)(9)半夏、天南星、巴豆、皂角子、阿胶、黄明胶、杏仁、白矾。(中医方剂大辞典)(10)马蔺草、麒麟竭、没药、乳香、当归。(中医方剂大辞典)(11)胡椒、肉桂、高良姜、干姜。(中医方剂大辞典)(12)降真香、五倍子。(中医方剂大辞典)(13)白僵蚕、甘草、延胡索。(中医方剂大辞典)(14)白矾、青盐、草锦、麝香。(中医方剂大辞典)(15)玄胡索、川楝子、茴香、全蝎、附子。(中医方剂大辞典)(16)郁金、藜芦、巴豆。(中医方剂大辞典)(17)蝎梢、川芎、细辛、白芷。(中医方剂大辞典)

一盘珠汤 yi pan zhu tang

【英文名】Yi Pan Zhu Decoction

【组成】续断、当归、生地、川芎、赤芍、泽兰、苏木、乌药、制乳香、制没药、木香、红花、桃仁、大黄、生甘草。(名老中医李同生教授治疗跌打损伤的经验方)

一粒仙丹 yi li xian dan

【英文名】Yi Li Xian Pellet

【组成】巴豆、斑蝥、穿山甲、皂角、苦葶苈、大黄。(中医方剂大辞典)

一粒金丹 yi li jin dan

【英文名】Yi Li Jin Pellet

【组成】(1)人参、犀角、玳瑁、琥珀、防风、茯苓、寒水石、甘草、龙脑、朱砂。(中医方剂大辞典)(2)巴豆肉、沉香、乳香。(中医方剂大辞典)(3)雄精、乳香、没药、砂仁、羌活、半夏、乌药、巴豆、山豆根、苍术、杏仁、麝香。(中医方剂大辞典)(4)草乌头、五灵脂、木鳖子、白胶香、地龙、细墨、乳香、当归、没药、麝香。(中医方剂大辞典)(5)巴豆、明矾、雄黄、青黛、肉桂、白芷、硫黄、川乌、麝香。(中医方剂大辞典)(6)大川乌头、大黑附子、新罗附子、五灵脂、白僵蚕、白疾藜、没药、朱砂、白矾、麝香、细香墨、金箔。(中医方剂大辞典)(7)木香、沉香、麝香、阿芙蓉、朱砂、冰片、雄黄、牛黄。(中医方剂大辞典)(8)黄丹、狗宝。(中医方剂大辞典)(9)沉香、木香、乳香、巴豆霜。(中医方剂大辞典)(10)沉香、木香、血竭、牛黄、狗宝、鸦片、麝香。(中医方剂大辞典)(11)鸦片、阿魏、木香、沉香、牛黄。(中医方剂大辞典)(12)广木香、沉香、乳香、巴豆霜、雄黄、郁金、没药、陈皮、皂角、公丁香。(中医方剂大辞典)(13)阿芙蓉。(中医方剂大辞典)(14)半两钱、土鳖、瓜蒌仁。(中医方剂大辞典)(15)砒霜、雄黄、朱砂、荞面。(中医方剂大辞典)(16)滴乳香、明雄黄、猪牙皂、生川乌、明月石、辰砂、沉香、官桂、良姜、巴豆、大黄、细辛、麝香。(中医方剂大辞典)(17)麝香、乳香、没药、当归、地龙、白檀香、木鳖子、草乌、五灵脂、京墨、线胶、紫萍。(中医方剂大辞典)(18)沉香、木香、檀香、大黄、巴豆霜、乳香、没药、麝香。(中医方剂大辞典)

一清颗粒 yi qing ke li

【英文名】Yi Qing Granule(药品标准－中药成方制剂标准)

【组成】黄连、大黄、黄芩。(药品标准－中药成方制剂标准1997年)

一握七丸 yi wo qi wan

【英文名】Yi Wo Qi Pill

【组成】神曲、大附子、甘草。(中医方剂大辞典)

一滴金丸 yi di jin wan

【英文名】Yi Di Jin Pill

【异名】一滴金(中医方剂大辞典、圣济总录)

【组成】人中白、地龙。(中医方剂大辞典)

一箭金风 yi jian jin feng

【英文名】Yi Jian Jin Feng Pill

【组成】番木鳖、乳香、没药、蟾酥。(中医方剂大辞典)

一擦无踪 yi ca wu zong

【英文名】Yi Ca Wu Zong Plaster

【组成】血竭、硫黄、腰黄、明矾。(中医方剂大辞典)

一切目疾丹 yi qie mu ji dan

【英文名】Yi Qie Mu Ji Pellet

【组成】耳膜。(中医方剂大辞典、吉人集验方)

一气还魂丹 yi qi huan hun dan

【英文名】Yi Qi Huan Hun Pellet

【组成】真犀黄、风化瓜霜、飞青黛、硇砂、人中白、紫雪丹、熊胆、冰片、灯心炭、珠粉。(中医方剂大辞典)

一艾二黄散 yi ai er huang san

【英文名】Yi Ai Er Huang Powders

【组成】艾叶、硫黄末、雄黄末。(中医方剂大辞典)

一甲复脉汤 yi jia fu mai tang

【英文名】Yi Jia Fu Mai Decoction

【组成】复脉汤去麻仁、牡蛎。(中医方剂大辞典)

一号四物汤 yi hao si wu tang

【英文名】Yi Hao Si Wu Decoction

【组成】当归、川芎、生地、荆芥、防风、牛蒡子、连翘、陈皮、丹皮、金银花、白芍、乳香。(中医方剂大辞典)

一号扫风丸 yi hao sao feng wan

【英文名】Yi Hao Sao Feng Pill

【组成】大风子、苡仁、荆芥、苦参、白蒺藜、小胡麻、苍耳子、防风、白花蛇、苍术、白附子、桂枝、当归、秦艽、白芷、草乌、威灵仙、川芎、钩藤、木瓜、菟丝子、肉桂、天麻、川牛膝、何首乌、千年健、青礞石、川乌、知母、栀子。(中医方剂大辞典)

一号癣药水 yi hao xuan yao shui

【英文名】Yi Hao Xuan Liniment

【组成】土槿皮、大风子、地肤子、蛇床子、硫黄、白鲜皮、枯矾、苦参、樟脑。(中医方剂大辞典)

一出控心散 yi chu kong xin san

【英文名】Yi Chu Kong Xin Powders

【组成】全蝎、雄黄、麻黄。(中医方剂大辞典)

一扫光药膏 yi sao guang yao gao

【英文名】Yi Sao Guang Yao Bill Ointment(药品标准－中药成方制剂标准)

【组成】红丹、轻粉、铅粉、松香、石膏、枯矾。(药品标准－中药成方制剂标准1994年)

一扫光疮药 yi sao guang chuang yao

【英文名】Yi Sao Guang Chuang Liquid Extract

【组成】苦参、黄柏、烟胶、木鳖子、蛇床子、川椒、明矾、枯矾、硫黄、大风子、樟脑、轻粉、雄黄。(中医方剂大辞典)

一字轻金散 yi zi qing jin san

【英文名】Yi Zi Qing Jin Powders

【组成】藿香叶、荆芥穗、旋覆花、白芷、石膏、防风、川乌、天南星、川芎、草乌头。(中医方剂大辞典)

一字救苦散 yi zi jiu ku san

【英文名】Yi Zi Jiu Ku Powders

【组成】白芷、草乌头、雄黄。(中医方剂大辞典)

一赤八乌丸 yi chi ba wu wan

【英文名】Yi Chi Ba Wu Pill

【组成】血竭、京墨、发灰、百草霜、莲蓬壳、黄绢、败棕、蒲黄、栀子。(中医方剂大辞典)

一补一发丹 yi bu yi fa dan

【英文名】Yi Bu Yi Fa Pellet

【组成】半夏、茯苓、陈皮、柴胡、黄芩、苍术、常山、葛根。(中医方剂大辞典)

一灵三圣散 yi ling san sheng san

【英文名】Yi Ling San Sheng Powders

【组成】干荷叶、地黄、牡丹皮、蒲黄。(中医方剂大辞典)

一味大黄散 yi wei dai huang san

【英文名】Yi Wei Dai Huang Powders

【组成】大黄。(中医方剂大辞典)

一味升阳散 yi wei sheng yang san

【英文名】Yi Wei Sheng Yang Powders

【组成】远志。(中医方剂大辞典)

一味归经饮 yi wei gui jing yin

【英文名】Yi Wei Gui Jing Drink

【组成】韭汁。(中医方剂大辞典)

一味生新饮 yi wei sheng xin yin

【英文名】Yi Wei Sheng Xin Drink

【组成】全当归。(中医方剂大辞典)

一味白术散 yi wei bai zhu san

【英文名】Yi Wei Bai Zhu Powders

【组成】白术。(中医方剂大辞典)

一味厌红散 yi wei yan hong san

【英文名】Yi Wei Yan Hong Powders

【组成】陈棕。(中医方剂大辞典)

一味百部膏 yi wei bai bu gao

【英文名】Yi Wei Bai Bu Soft Extract

【组成】百部。(中医方剂大辞典)

一味竹茹汤 yi wei zhu ru tang

【英文名】Yi wei Zhu Ru Decoction

【组成】人参、白术、麦门冬、橘红、厚朴、赤茯苓、炙甘草、淡竹茹。(中医方剂大辞典)

一味红油散 yi wei hong you san

【英文名】Yi Wei Hong You Powders

【组成】红枣。(中医方剂大辞典)

一味异功散 yi wei yi gong san

【英文名】Yi Wei Yi Gong Powders

【组成】没药。(中医方剂大辞典)

一味苍术丸 yi wei cang zhu wan

【英文名】Yi Wei Cang Zhu Pill

【组成】(1)苍术。(中医方剂大辞典)(2)苍术、酒、醋、糯米泔、童便。(中医方剂大辞典)

一味利关散 yi wei li guan san

【英文名】Yi Wei Li Guan Powders

【组成】赤茯苓。(中医方剂大辞典)

一味阿胶饮 yi wei e jiao yin

【英文名】Yi Wei E Jiao Drink

【组成】阿胶。(中医方剂大辞典)

一味金花煎 yi wei jin hua jian

【英文名】Yi Wei Jin Hua Decoction

【组成】金银花藤。(中医方剂大辞典)

一味济阴散 yi wei ji yin san

【英文名】Yi Wei Ji Yin Powders

【组成】槐花。(中医方剂大辞典)

一味秘精汤 yi wei mi jing tang

【英文名】Yi Wei Mi Jing Decoction

【组成】分心木。(中医方剂大辞典)

一味铁氧汤 yi wei tie yang tang

【英文名】Yi Wei Tie Yang Decoction

【组成】长锈生铁。(中医方剂大辞典)

一味通瘀饮 yi wei tong yu yin

【英文名】Yi Wei Tong yu Drink

【组成】丹参。(中医方剂大辞典)

一味黄芩汤 yi wei huang qin tang

【英文名】Yi Wei Huang Qin Decoction

【组成】片芩。(中医方剂大辞典)

一味黄连散 yi wei huang lian san

【英文名】Yi Wei Huang Lian Powders

【组成】黄连。(中医方剂大辞典)

一味萆薢汤 yi wei bi xie tang

【英文名】Yi Wei Bi Xie Decoction

【组成】萆薢。(中医方剂大辞典)

一味鹿茸酒 yi wei lu rong jiu

【英文名】Yi Wei Lu Rong Wine

【组成】鹿茸。(中医方剂大辞典)

一味僵蚕散 yi wei jiang can san

【英文名】Yi Wei Jiang Can Powders

【组成】大白僵蚕。(中医方剂大辞典)

一味薯蓣饮 yi wei shu yu yin

【英文名】Yi Wei Shu Yu Drink

【组成】生怀山药。(中医方剂大辞典)

一味蟾蜍汤 yi wei chan chu tang

【英文名】Yi Wei Chan Chu Decoction

【组成】蟾蜍。(中医方剂大辞典)

一物白鲜汤 yi wu bai xian tang

【英文名】Yi Wu Bai Xian Decoction

【组成】白鲜皮。(中医方剂大辞典)

一物瓜蒂汤 yi wu gua di tang

【英文名】Yi Wu Gua Di Decoction

【组成】瓜蒂。(中医方剂大辞典)

一物李叶汤 yi wu li ye tang

【英文名】Yi Wu Li Ye Decoction

【组成】李叶。(中医方剂大辞典)

一物柏枝散 yi wu bai zhi san

【英文名】Yi Wu Bai Zhi Powders

【组成】柏枝。(中医方剂大辞典)

一物独活汤 yi wu du huo tang

【英文名】Yi Wu Du Huo Decoction

【组成】独活。(中医方剂大辞典)

一物前胡丸 yi wu qian hu wan

【英文名】Yi Wu Qian Hu Pill

【异名】前胡丸(中医方剂大辞典)

【组成】前胡。(中医方剂大辞典)

一物桂心散 yi wu gui xin san

【英文名】Yi Wu Gui Xin Powders

【组成】桂心。(中医方剂大辞典)

一物猪蹄散 yi wu zhu ti san

【英文名】Yi Wu Zhu Ti Powders

【组成】猪后脚悬蹄。(中医方剂大辞典)

一服立愈方 yi fu li yu fang

【英文名】Yi Fu Li Yu Prescription

【组成】何首乌、土茯苓、天麻、当归、防风。(中医方剂大辞典)

一服立愈汤 yi fu li yu tang

【英文名】Yi Fu Li Yu Decoction

【组成】杜仲、故纸、萆薢、续断、牛膝、狗脊、木瓜、炙草、胡桃。(中医方剂大辞典)

一服愈疟丸 yi fu yu nue wan

【英文名】Yi Fu Yu Nue Pill

【组成】白术、山楂、槟榔、常山、草果。(中医方剂大辞典)

一郎二子散 yi lang er zi san

【英文名】Yi Lang Er Zi Powders

【组成】槟榔、榧子、使君子。(中医方剂大辞典)

一带五参散 yi dai wu shen san

【英文名】Yi Dai Wu Shen Powders

【组成】白花蛇、人参、玄参、沙参、丹参、苦参。(中医方剂大辞典)

一粒止痛丸 yi li zhi tong wan

【英文名】Yi Li Zhi Tong Pill(药品标准－中药成方制剂标准)

【组成】披麻草、重楼、乳香、没药、金铁锁、麝香。(药品标准－中药成方制剂标准 1998 年)

一粒止痛丹 yi li zhi tong dan

【英文名】Yi Li Zhi Tong Pellet

【组成】披麻草、独丁子、没药、麝香等。

一将当关方 yi jiang dang guan fang

【英文名】Yi Jiang Dang Guan Sucking Tablet

【组成】生附子。(中医方剂大辞典)

一洲珍珠宝 yi zhou zhen zhu bao

【英文名】Yi Zhou Zhen Zhu Bao Liquid

【组成】珍珠、西洋参。((93)粤食卫字 226 号)

一洲洋参精 yi zhou yang shen jing

【英文名】Yi Zhou Yang Shen Jing Liquid

【组成】西洋参。

一瘑全消散 yi hu quan xiao san

【英文名】Yi Hu Quan Xiao Powders

【组成】陈茶叶、炙甲片、当归、茵陈、儿茶。(中医方剂大辞典)

一醉不老丹 yi zui bu lao dan

【英文名】Yi Zui Bu Lao Pellet

【异名】秘传一醉不老丹(中医方剂大辞典、松崖医经)

【组成】莲芯、生熟地黄、槐角子、五加皮、没石子。(中医方剂大辞典)

一加减正气散 yi jia jian zheng qi san

【英文名】Yi Jia Jian Zheng Qi Powders

【组成】藿香梗、厚朴、杏仁、茯苓皮、广皮、神曲、麦芽、绵茵陈、大腹皮。(中医方剂大辞典)

一行禅师秘丹 yi xing chan shi mi dan

【英文名】Yi Xing Chan Shi Mi Pellet

【组成】朱砂、硫黄。(中医方剂大辞典)

一味莱菔子汤 yi wei lai fu zi tang

【英文名】Yi Wei Lai Fu Zi Decoction

【组成】莱菔子。(中医方剂大辞典)

一物马通浴汤 yi wu ma tong yu tang

【英文名】Yi Wu Ma Tong Yu Decoction

【组成】马通。(中医方剂大辞典)

一物瓜蒌薄贴 yi wu gua lou bo tie

【英文名】Yi Wu Gua Lou Plaster

【组成】瓜蒌根。(中医方剂大辞典)

一物猪通浴汤 yi wu zhu tong yu tang

【英文名】Yi Wu Zhu Tong Yu Decoction

【组成】豭猪通。(中医方剂大辞典)

一洲上汤鱼肚 yi zhou shang tang yu du

【英文名】Yi Zhou Shang Tang Yu Du

【组成】鱼肚。(深食卫字第 120420 4088)

一洲上汤鱼翅 yi zhou shang tang yu chi

【英文名】Yi Zhou Shang Tang Yu Chi

【组成】鱼翅、金华火腿、童子鸡。(深食卫字第 120420 4088 号)

一洲川贝燕窝 yi zhou chuan bei yan wo

【英文名】Yi Zhou Chuan Bei Yan Wo Liquid

【组成】燕窝、川贝。((93)粤卫药健字第 Z－08 号)

一洲冰糖燕窝 yi zhou bing tang yan wo

【英文名】Yi Zhou Bing Tang Yan Wo Liquid

【组成】冰糖、燕窝。(深食卫字第 120420 4088 号)

一洲洋参燕窝 yi zhou yang shen yan wo
【英文名】Yi Zhou Yang Shen Yan Wo Liquid
【组成】西洋参、燕窝。((93)粤卫药健字 Z-04 号)

一洲珍珠燕窝 yi zhou zhen zhu yan wo
【英文名】Yi Zhou Zhen Zhu Yan Wo Liquid
【组成】珍珠、燕窝。((93)粤食卫字第 208 号)

一洲高丽参丸 yi zhou gao li shen wan
【英文名】Yi Zhou Gao Li Shen Pill
【组成】高丽参。

一物黄连泻心汤 yi wu huang lian xie xin tang
【英文名】Yi Wu Huang Lian Xie Xin Decoction
【组成】黄连。(中医方剂大辞典)

一胆二百三拗汤 yi dan er bai san ao tang
【英文名】Yi Dan Er Bai San Ao Decoction
【组成】胆南星、百合、百部、麻黄、杏仁、甘草。(甘肃中医学院学报 1993,10(1))

一洲美国洋参茶 yi zhou mei guo yang shen cha
【英文名】Yi Zhou American Yang Shen Tea
【组成】西洋参。((94)粤食卫试字 167 号)

一枝蒿伤湿去痛膏 yi zhi hao shang shi qu tong gao
【英文名】Yi Zhi Hao Shang Shi Qu Tong Plaster
【组成】一枝蒿。((92)滇卫药准字 27Z 第 2340 号)

一枝蒿伤湿祛痛膏 yi zhi hao shang shi qu tong gao
【英文名】Yi Zhi Hao Shang Shi Qu Tong Plaster(药品标准-中药成方制剂标准)
【组成】复方一枝蒿流浸膏、颠茄流浸膏、冬青油、薄荷脑、冰片、樟脑。(药品标准-中药成方制剂标准 1998 年)

乙丑丸 yi chou wan
【英文名】Yi Chou Pill
【组成】硇砂、乌头、沉香末、五灵脂末、干姜末、桂、胡椒末、巴豆、干漆末。(中医方剂大辞典)

乙肝丸 yi gan wan
【英文名】Yi Gan Pill
【组成】(1)全瓜蒌、虎杖、丹参、山甲、龙胆草、槟榔、露蜂房、明矾、大贝母。(四川中医 1992,(12))(2)黑矾、三七、苍术、青陈皮、肉桂、鹿茸。(辽宁中医杂志 1990,(10))

乙肝方 yi gan fang
【英文名】Yi Gan Prescription
【组成】(1)白花蛇舌草、生蒲黄、丹皮、桃仁、丹参、大黄、白茅根、葛根、升麻、黄芪。(中医杂志 1987,(12))(2)黄芪、党参、菟丝子、淫羊藿、桑寄生、白芍、黄芩、白花蛇舌草、葛根、升麻。(中医杂志 1987,(12))

乙肝平 yi gan ping
【英文名】Yi Gan Ping Pill
【组成】黄芪、红参、佛手、鸡血藤、丹皮、丹参、夜交藤、赤白芍、土茯苓、白花蛇舌草、虎杖、贯众、柴胡、苦参、生甘草、鳖甲、穿山甲、制蚤休、合欢皮。(陕西中医 1991,12(9))

乙肝宁 yi gan ning
【英文名】Yi Gan Ning Pill
【组成】斑蝥、紫草、糯米。(北京中医杂志 1991,(5))

乙肝汤 yi gan tang
【英文名】Yi Gan Decoction
【异名】乙肝丸(山东中医杂志 1992,11(2))
【组成】(1)虎杖、白花蛇舌草、茵陈、板蓝根、旱莲草、漏芦、栀子、丹皮、紫草、佛手、郁金、鸡内金、秦艽、白茅根、鳖甲、黄芪、白术、赤芍、丹参、寄生、怀牛膝。(山东中医杂志 1992,11(2))(2)黄芪、党参、白术、升麻、黄柏、蚕砂、山药、茯苓、当归、虎杖、女贞子、连翘。(湖北中医杂志 1989,(3))(3)板蓝根、大黄、白花蛇舌草、虎杖、丹皮、丹参、郁金、山楂、麦芽、蚤休。(中医临床与保健 1989,(2))

乙肝饮 yi gan yin
【英文名】Yi Gan Drink
【组成】生黄芪、太子参、归身、白术、赤白芍、郁金、鳖甲、生麦芽、山药、虎杖、丹皮、石斛、杞果、柴胡、白花蛇舌草、赤小豆、白茅根。(实用中医内科杂志 1992,6(3))

乙肝康 yi gan kang
【英文名】Yi Gan Kang Capsule
【组成】蜈蚣、田三七、山药、郁金、白蒺藜、大黄、鹅不食草等。(中国中西医结合杂志 1993,13(6))

乙肝散 yi gan san
【英文名】Yi Gan Powders
【组成】柴胡、郁金、黄芪、白术、生甘草、制大黄、黄芩、丹参、女贞子、泽泻。(四川中医 1990,8(9))

乙肝煎 yi gan jian
【英文名】Yi Gan Decoction
【组成】(1)薏苡仁、茯苓、鸡血藤、丹参、仙灵脾、桑寄生、首乌、菟丝子、黄柏、败酱草、虎杖、焦山楂。(中医杂志 1987,(2))(2)黄芪、党参、白术、淮山药、五味子粉、山萸肉、麦芽、益智仁、甘草。(广东医学(祖国医学版)1987,8(3))

乙癸丸 yi gui wan
【英文名】Yi Gui Pill
【组成】巴戟天、山萸肉、炒山药、茯苓、丹皮、沙参、麦冬、砂仁、黄柏、菟丝、泽泻、炙甘草。(中医方剂大辞典)

乙癸汤 yi gui tang
【英文名】Yi Gui Decoction
【组成】生地、丹皮、脂麻、石决、玄参、蝉衣、山药、石

蟹、菊花、茯神。(中医方剂大辞典)

乙肝灵丸 yi gan ling wan

【英文名】Yi Gan Ling Pill(药品标准-中药成方制剂标准)

【组成】大黄、白芍、茵陈、柴胡、贯众、人参、黄芪、甘草。(药品标准-中药成方制剂标准 1998 年)

乙肝健片 yi gan jian pian

【英文名】Yi Gan Jian Tablet(药品标准-中药成方制剂标准)

【组成】花锚草、黄芪、甘草。(药品标准-中药成方制剂标准 1997 年)

乙脑合剂 yi nao he ji

【英文名】Yi Nao Mixture

【组成】地胆头、钩藤、雷公藤、车前子、三桠苦、地龙、狗肝菜。(中医方剂大辞典)

乙字化毒丸 yi zi hua du wan

【英文名】Yi Zi Hua Du Pill

【组成】牛黄、丁香、牙皂、琥珀、郁金、生生乳、朱砂、雄黄、月月红、白鲜皮、乳香、川山甲、制大黄、僵蚕。(中医方剂大辞典)

乙肝灭依散 yi gan mie yi san

【英文名】Yi Gan Mie Yi Powders

【组成】苦杏仁、白蔻仁、生苡仁、泽泻、芡实、茵陈、广郁金、小麦、桔梗、山豆根、川连、广木香、赤芍、土茯苓、半枝莲。(中医杂志 1990,31(5))

乙肝宁冲剂 yi gan ning chong ji

【英文名】Yi Gan Ning Medicinal instant granule

【组成】黄芪、茵陈、党参、制首乌、丹参、茯苓、白芍。(中国中西医结合杂志 1993,13(10))

乙肝宁颗粒 yi gan ning ke li

【英文名】Yi Gan Ning Granule(药品标准-中药成方制剂标准)

【组成】黄芪、白花蛇舌草、绵茵陈、金钱草、党参、蒲公英、制何首乌、牡丹皮、丹参、茯苓。(药品标准-中药成方制剂标准 1998 年)

乙肝转阴方 yi gan zhuan yin fang

【英文名】Yi Gan Zhuan Yin Formula

【组成】白花蛇舌草、虎杖、甘草、枸杞子、北五味等。(甘肃中医学院学报 1993,10(4))

乙肝转阴片 yi gan zhuan yin pian

【英文名】Yi Gan Zhuan Yin Tablet

【组成】鲜猪胆汁、白矾、大黄。(山东中医学院学报 1992,16(2))

乙肝转阴膏 yi gan zhuan yin gao

【英文名】Yi Gan Zhuan Yin Ointment

【组成】柴胡、白术、白花蛇舌草、泡桐叶、贯众、虎杖、羊胆汁、吴茱萸。(安徽中医学院学报 1993,12(3))

乙癸愈蟹饮 yi gui yu xie yin

【英文名】Yi Gui Yu Xie Drink

【组成】酒生地、玄参、盐知母、五味子、酒白芍。(中医方大辞典)

乙肝扶正胶囊 yi gan fu zheng jiao nang

【英文名】Yi Gan Fu Zheng Capsule

【组成】何首乌、虎杖、贯众、肉桂、明矾、石榴皮、当归、丹参、沙苑子、人参、麻黄。(ZZ-2001 吉卫药准字(19911011))

乙肝康复冲剂 yi gan kang fu chong ji

【英文名】Yi Gan Kang Fu Medicinal Instant Granule

【组成】茵陈、黄芪、大黄。((92)川卫药准字 Z-6513 号)

乙肝解毒胶囊 yi gan jie du jiao nang

【英文名】Yi Gan Jie Du Capsule

【组成】黄芩、黄柏、大黄、重楼、贯众、土茯苓。(吉卫药字(198586 号))

乙型肝炎合剂 yi xing gan yan he ji

【英文名】Yi Xing Gan Yan Mixture

【组成】鲜桔叶、黄芪、菝葜、栀子根、菜豆壳、葛根、郁金、甘草等。(山西中医 1987,3(6))

乙肝健脾和胃冲剂 yi gan jian pi he wei chong ji

【英文名】Yi Gan Jian Pi He Wei Medicinal instant granule

【组成】焦山楂、焦神曲、炒麦芽、陈皮、山药、川楝子等。(北京中医杂志 1993,(2))

乙肝清热解毒冲剂 yi gan qing re jie du chong ji

【英文名】Yi Gan Qing Re Jie Du Medicinal instant granule

【组成】虎杖、白花蛇舌草、土茯苓、茵陈、茜草、橘红、甘草等。((90)卫药准字 Z-25 号)

二画

二丁丸 er ding wan

【英文名】Er Ding Pill

【组成】(1)白丁香、丁香、密陀僧、韶粉、硫黄。(中医方剂大辞典)(2)丁香、白丁香、密陀僧、轻粉。(中医方剂大辞典)

二丁散 er ding san

【英文名】Er Ding Powders

【组成】(1)苦丁香、丁香、粟米、赤小豆、石膏。(中医方剂大辞典)(2)拣丁香、白丁香、没石子、硫黄、密陀僧。(中医方剂大辞典)(3)苦丁香、赤小豆、丁香。(中医方剂大辞典)

二八丹 er ba dan

【英文名】Er Ba Pellet

【组成】阴丹、阳丹、硼、矾。(中医方剂大辞典)

二三方 er san fang

【英文名】Er San Prescription

【组成】炙麻黄、杏仁、甘草、苏子、莱菔子、葶苈子、地龙、竹茹、枳壳、胆南星。(上海中医药杂志 1991,(10))

二马散 er ma san

【英文名】Er Ma Powders

【组成】马蹄金、铁马鞭、拨雪根。(中医方剂大辞典)

二子饮 er zi yin

【英文名】Er Zi Drink

【组成】苏子、火麻子。(中医方剂大辞典)

二天油 er tian you

【英文名】Er Tian Oil(药品标准－中药成方制剂标准)

【组成】薄荷、冰片。(药品标准－中药成方制剂标准 1998 年)

二龙膏 er long gao

【英文名】Er Long Plaster

【组成】活甲鱼、生三棱、莪术、鲜苋菜。(中医方剂大辞典)

二仙丸 er xian wan

【英文名】Er Xian Pill(药品标准－中药成方制剂标准)

【组成】木耳、苍术、生川乌、生草乌、杜仲、牛膝、升麻、六神曲。(药品标准－中药成方制剂标准 1993 年)

二仙汤 er xian tang

【英文名】Er Xian Decoction(中国中医药学主题词表)

【组成】(1)黄芩、白芍药。(中医方剂大辞典)(2)仙茅、仙灵脾、当归、巴戟天、黄柏、知母。(中医方剂大辞典)

二仙饮 er xian yin

【英文名】Er Xian Drink

【组成】(1)青蒿、桂枝。(中医方剂大辞典)(2)牙皂、木香。(中医方剂大辞典)(3)甘草、木通。(中医方剂大辞典)

二仙散 er xian san

【英文名】Er Xian Powders

【组成】(1)白矾、黄丹。(中医方剂大辞典)(2)穿山甲、麝香、朱砂。(中医方剂大辞典)(3)仙灵脾、威灵仙。(中医方剂大辞典)(4)蓬术、玄胡索、蛤粉、陈皮。(中医方剂大辞典)(5)白芷、贝母。(中医方剂大辞典)(6)轻粉、硫黄。(中医方剂大辞典)

二仙膏 er xian gao

【英文名】Er Xian Concentrated Decoction(药品标准－中药成方制剂标准)

【异名】糖油饮(中医方剂大辞典、普济方);二和汤(中医方剂大辞典、仙拈集)

【组成】(1)人参、枸杞子、鹿角胶、龟板胶、牛鞭、黄芪、熟地黄、制何首乌、五味子、沙苑子、牛膝、核桃仁、黑芝麻、山药、远志、丹参。(药品标准－中药成方制剂标准 1998 年)(2)真麻油、好白蜜。(中医方剂大辞典)(3)明矾、雄黄。(中医方剂大辞典)(4)牛乳、福圆。(中医方剂大辞典)

二仙糕 er xian gao

【英文名】Er Xian Cake

【组成】人参、白茯苓、莲肉、山药、芡实仁、糯米、粳米、蜜、白糖。(中医方剂大辞典)

二冬汤 er dong tang

【英文名】Er Dong Decoction

【组成】(1)天门冬、麦门冬、款冬花、紫菀茸、桔梗、甘草、广陈皮、川贝母、百合、马兜铃、阿胶。(中医方剂大辞典)(2)天冬、麦冬、生地、熟地、款冬花、桔梗、贝母、紫菀、茯苓、甘草、沙参、瓜蒌仁。(中医方剂大辞典)(3)麦冬、天冬、茯苓、车前子。(中医方剂大辞典)(4)天冬、麦冬、花粉、黄芩、知母、甘草、人参、荷叶。(中医方剂大辞典)

二冬散 er dong san

【英文名】Er Dong Powders

【组成】天冬、麦冬、玄参。(中医方剂大辞典)

二冬膏 er dong gao

【英文名】Er Dong Ointment

【异名】天麦二冬膏(中医方剂大辞典、全国中药成药处方集)

【组成】(1)天门冬、麦冬。(中医方剂大辞典)(2)天冬、麦冬、瓜蒌仁、橘红、百部、天竺黄、竹茹。(中医方剂大辞典)

二生丸 er sheng wan

【英文名】Er Sheng Pill

【组成】蚯蚓、熟附子、全蝎、黑豆、八角川乌。(中医方剂大辞典)

二生丹 er sheng dan

【英文名】Er Sheng Pellet

【异名】二黄散(中医方剂大辞典)

【组成】大怀熟地、锦纹大黄。(中医方剂大辞典)

二生汤 er sheng tang

【英文名】Er Sheng Decoction

【组成】(1)生黄芪、土茯苓、生甘草。(中医方剂大辞典)(2)附子、半夏。(中医方剂大辞典)(3)生木瓜、生姜。(中医方剂大辞典)

二生散 er sheng san

【英文名】Er Shan Powders

【异名】二生汤(中医方剂大辞典、普济方)

【组成】(1)生地黄、生姜。(中医方剂大辞典)(2)生明矾、生雄黄。(中医方剂大辞典)(3)生附子、生天南星。(中医方剂大辞典)

二生膏 er sheng gao
【英文名】Er Sheng Plaster
【组成】生地黄、生姜。(中医方剂大辞典)

二白丸 er bai wan
【英文名】Er Bai Pill
【组成】(1)白矾。(中医方剂大辞典)(2)白善粉、白矾。(中医方剂大辞典)(3)石灰、茯苓。(中医方剂大辞典)(4)白术、山楂、神曲、白芍、半夏、黄芩。(中医方剂大辞典)(5)白僵蚕、白矾。(中医方剂大辞典)(6)白石脂、白龙骨。(中医方剂大辞典)

二白汤 er bai tang
【英文名】Er Bai Decoction
【组成】桃白皮、槐白皮、苦参、大枣、熟艾。(中医方剂大辞典)

二白散 er bai san
【英文名】Er Bai Powders
【组成】(1)白石脂、白蔹、苦杏仁。(中医方剂大辞典)(2)山药、芡实、万年青。(中医方剂大辞典)(3)南星、贝母。(中医方剂大辞典)(4)寒水石、白滑石。(中医方剂大辞典)(5)白芷、白蔹。(中医方剂大辞典)(6)铅粉、轻粉。(中医方剂大辞典)

二瓜散 er gua san
【英文名】Er Gua Powders
【组成】山布瓜根、天布瓜根。(中医方剂大辞典)

二汁饮 er zhi yin
【英文名】Er Zhi Drink
【组成】甘蔗汁、姜汁。(中医方剂大辞典)

二圣丸 er sheng wan
【英文名】Er Sheng Pill
【组成】(1)石亭脂、黑附子。(中医方剂大辞典)(2)大蛤蟆、臭黄。(中医方剂大辞典)(3)川黄连、黄柏。(中医方剂大辞典)(4)槟榔、巴豆。(中医方剂大辞典)(5)干蝎、桃仁。(中医方剂大辞典)(6)干漆、湿漆。(中医方剂大辞典)(7)川乌头、苍术。(中医方剂大辞典)(8)川乌、五灵脂。(中医方剂大辞典)(9)雷丸、神曲、麦芽、陈皮、青皮、茯苓、苦葶苈、石三棱、萝卜子、阿魏、白豆蔻、沉香、青木香、广木香、莪术、苍术、半夏、丁香。(中医方剂大辞典)(10)鸡骨恒山、鸡心槟榔、鲮鲤甲。(中医方剂大辞典)

二圣丹 er sheng dan
【英文名】Er Sheng Pill
【组成】(1)黄真阿魏、辰砂。(中医方剂大辞典)(2)丹砂、乳香。(中医方剂大辞典)

二圣汤 er sheng tang
【英文名】Er Sheng Decoction
【组成】(1)厚朴、大黄。(中医方剂大辞典)(2)白僵蚕、附子。(中医方剂大辞典)(3)何首乌、甘草。(中医方剂大辞典)

二圣饮 er sheng yin
【英文名】Er Sheng Drink
【组成】(1)雄黑豆、皂角针。(中医方剂大辞典)(2)南星、半夏。(中医方剂大辞典)

二圣膏 er sheng gao
【英文名】Er Sheng Plaster
【组成】杏仁、半夏。(中医方剂大辞典)

二皮汤 er pi tang
【英文名】Er Pi Decoction
【组成】桃皮、李皮、萹蓄、苦参。(中医方剂大辞典)

二母丸 er mu wan
【英文名】Er Mu Pill
【组成】(1)知母、贝母、百药煎。(中医方剂大辞典)(2)知母、贝母、细辛、杏仁、紫菀、款冬花、麻黄。(中医方剂大辞典)(3)贝母、知母、酒军、黄芩、前胡、花粉、桔梗、杏仁、桑皮。(中医方剂大辞典)(4)知母、贝母。(中医方剂大辞典)

二母汤 er mu tang
【英文名】Er Mu Decoction
【组成】(1)贝母、知母。(中医方剂大辞典)(2)辽五味、黄柏、知母、贝母。(中医方剂大辞典)(3)茯苓、麻黄、知母、贝母、马兜铃、桑白皮、汉防己、阿胶、甘草、五味子、人参、紫苏、罂粟壳、紫菀。(中医方剂大辞典)(4)知母、贝母、杏仁、甜葶苈、半夏、秦艽、橘红、甘草。(中医方剂大辞典)(5)知母、川贝母、苏子、白芥子、杏仁泥。(中医方剂大辞典)(6)知母、贝母、杏仁、甜葶苈、瓜蒌仁、秦艽、桑白皮、黄芩、橘红、甘草。(中医方剂大辞典)(7)知母、贝母、人参、杏仁、桔梗、甘草、前胡、五味子、荆芥、归须、生地、陈皮、蒲黄、桃仁、葱白、枇杷叶。(中医方剂大辞典)

二母散 er mu san
【英文名】Er Mu Powders
【异名】知母散(中医方剂大辞典、校注妇人良方);二母汤(中医方剂大辞典、万氏女科);知母饮(中医方剂大辞典、准绳)
【组成】(1)知母、贝母、白茯苓、人参、桃仁、杏仁。(中医方剂大辞典)(2)贝母、知母、干生姜。(中医方剂大辞典)(3)知母、牡蛎粉、贝母。(中医方剂大辞典)(4)知母、贝母。(中医方剂大辞典)

二地汤 er di tang
【英文名】Er Di Decoction
【组成】生地、熟地、当归、人参、黄连、肉桂。(中医方剂大辞典)

二灰散 er hui san
【英文名】Er Hui Powders

【异名】二合灰散(中医方剂大辞典、三因、医学纲目)
【组成】(1)黑驴粪、血余炭。(中医方剂大辞典)(2)蚕纸、箬叶。(中医方剂大辞典)(3)棘针、丁香。(中医方剂大辞典)(4)灯心、炭上白灰、白僵蚕。(中医方剂大辞典)(5)干侧柏、桐子炭、棕榈灰。(中医方剂大辞典)(6)红枣、百药煎。(中医方剂大辞典)(7)蔓荆实、皂荚刺。(中医方剂大辞典)(8)马缰灰、弓弦灰。(中医方剂大辞典)

二至丸 er zhi wan
【英文名】Er Zhi Pill(药品标准－中药成方制剂标准)
【组成】女贞子、墨旱莲。((91)闽卫药准字62号)

二连汤 er lian tang
【英文名】Er Lian Decoction
【组成】(1)黄连、连翘、升麻、牛蒡子、白芷。(中医方剂大辞典)(2)胡黄连、宣黄连。(中医方剂大辞典)(3)胡连、川黄连、川芎、土牛膝、薏苡仁、土茯苓。(中医方剂大辞典)(4)土茯苓、胡黄连、川黄连、当归、川芎。(中医方剂大辞典)

二皂饮 er zao yin
【英文名】Er Zao Drink
【组成】肥皂子、皂角子、苦参、金银花。(中医方剂大辞典)

二皂散 er zao san
【英文名】Er Zao Powders
【组成】大皂角、牙皂、铜绿、胆矾、雄黄、孩儿茶、百草霜、枯矾。(中医方剂大辞典)

二肝丹 er gan dan
【英文名】Er Gan Pellet
【异名】二肝丸(中医方剂大辞典、卫生总微)
【组成】地胆草、菖蒲、漏芦、胡黄连、地榆、鸡肝、猪肝。(中医方剂大辞典)

二角饮 er jiao yin
【英文名】Er Jiao Drink
【组成】犀角、羚羊角。(中医方剂大辞典)

二角散 er jiao san
【英文名】Er Jiao Powders
【组成】(1)鹿角、黄牛角、枯白矾。(中医方剂大辞典)(2)犀角、羚羊角。(中医方剂大辞典)

二辛煎 er xin jian
【英文名】Er Xin Decoction
【组成】北细辛、生石膏。(中医方剂大辞典)

二沥汤 er li tang
【英文名】Er Li Pill
【组成】竹沥、梨汁、荆沥、陈酱。(中医方剂大辞典)

二补汤 er bu tang
【英文名】Er Bu Decoction
【组成】熟地、当归、黄芪、枸杞、甘草、杜仲、枣皮、白术、淮山药、肉桂、五味子。(中医方剂大辞典)

二灵丹 er ling dan
【英文名】Er Ling Pellet
【组成】(1)儿茶、冰片。(中医方剂大辞典)(2)何首乌、牛膝。(中医方剂大辞典)

二灵汤 er ling tang
【英文名】Er Ling Decoction
【组成】五灵脂、威灵仙、茯苓、吴萸、细辛、白芷、连翘、半夏、秦艽、甘草、雄黄。(广西中医药1983,6(4))

二灵散 er ling san
【英文名】Er Ling Powders
【组成】(1)当归、白芷。(中医方剂大辞典)(2)益母草、陈盐梅。(中医方剂大辞典)(3)龙骨、木贼。(中医方剂大辞典)

二陈丸 er chen wan
【英文名】Er Chen Pill(药品标准－中药成方制剂标准)
【异名】二陈浓缩丸(药品标准－中药成方制剂标准)
【组成】陈皮、半夏、茯苓、甘草、生姜。(药品标准－中药成方制剂标准1993年)

二陈汤 er chen tang
【英文名】Er Chen Decoction(中国中医药学主题词表)
【异名】治中汤(中医方剂大辞典、普济方);补脾汤(中医方剂大辞典、本事);正科治中汤(中医方剂大辞典、直指)
【组成】(1)苏子、半夏、茯苓、陈皮、杜仲、甘草、前胡、桔梗、杏仁。(中医方剂大辞典)(2)陈皮、茯苓、法夏、甘草、桔梗、黄芩。(中医方剂大辞典)(3)半夏、陈皮、茯苓、甘草、干葛、青皮。(中医方剂大辞典)(4)陈皮、半夏、茯苓、甘草、人参、白术、竹茹、砂仁、山栀、麦门冬、陈皮、乌梅。(中医方剂大辞典)(5)半夏、橘红、白茯苓、甘草。(中医方剂大辞典)(6)人参、白术、甘草、干姜、青皮、陈皮。(中医方剂大辞典)(7)陈皮、半夏、茯苓、枳壳、牛膝、猪苓、木通、山栀、麦门冬、车前子、黄柏、甘草。(中医方剂大辞典)(8)茯苓、南星、陈皮、瓜蒌仁、枳实、桔梗、栀子、半夏、黄芩、甘草、木香、辰砂。(中医方剂大辞典)(9)陈皮、半夏、茯苓、白术、苍术、砂仁、山药、车前、木通、厚朴、甘草。(中医方剂大辞典)(10)陈皮、半夏、茯苓、甘草、玄参、升麻、桔梗、天花粉、牛蒡子、连翘、当归、生地黄、赤芍药、黄连、白术、黄芩、青皮、紫苏梗、栀仁。(中医方剂大辞典)(11)橘红、半夏、白芥子、茯苓、生甘草。(中医方剂大辞典)(12)半夏、枳实、酸枣仁、陈皮、茯苓、甘草。(中医方剂大辞典)

二附散 er fu san
【英文名】Er Fu Powders

【异名】二附汤(中医方剂大辞典)
【组成】附子、白附子、半夏。(中医方剂大辞典)
二妙丸 er miao wan
【英文名】Er Miao Pill
【组成】苍术、黄柏。((80)京卫药准字第1448号)
二妙丹 er miao dan
【英文名】Er Miao Pellet
【组成】(1)雄黄、雌黄、豆腐。(中医方剂大辞典)(2)铜青、枯矾。(中医方剂大辞典)(3)苏合香丸、养正丹。(中医方剂大辞典)
二妙汤 er miao tang
【英文名】Er Miao Decoction
【组成】(1)白菊花、甘草。(中医方剂大辞典)(2)甘草、威灵仙。(中医方剂大辞典)(3)川黄柏、苍术。(中医方剂大辞典)
二妙酒 er miao jiu
【英文名】Er Miao Wine
【组成】蒜头、荸荠。(中医方剂大辞典)
二妙散 er miao san
【英文名】Er Miao Powders(中国中医药学主题词表)
【组成】(1)苍术、黄柏。(中医方剂大辞典)(2)荔枝核、小茴香。(中医方剂大辞典)(3)蛇床子、轻粉。(中医方剂大辞典)(4)熟地黄、干姜。(中医方剂大辞典)(5)木瓜、丝瓜络。(中医方剂大辞典)(6)蒲黄、海螵蛸。(中医方剂大辞典)(7)香薷、扁豆、厚朴、木瓜、甘草、香附、陈皮、苍术、紫苏。(中医方剂大辞典)(8)文蛤、黄柏。(中医方剂大辞典)(9)马蹄香、香圆橘叶。(中医方剂大辞典)(10)蜣螂。(中医方剂大辞典)(11)半夏、桑皮。(中医方剂大辞典)(12)黄柏、苍术。(中医方剂大辞典)(13)平胃散、四君子汤。(中医方剂大辞典)(14)四君子汤、黄芪建中汤。(中医方剂大辞典)(15)当归、桔皮。(中医方剂大辞典)(16)蛇退、蚕纸。(中医方剂大辞典)(17)当归、熟地黄。(中医方剂大辞典)
二青散 er qing san
【英文名】Er Qing Powders
【组成】青黛、白及、白蔹、白薇、白芷、白鲜皮、朴消、龙骨、黄柏、天花粉、大黄、青露。(中医方剂大辞典)
二苓丸 er ling wan
【英文名】Er Ling Powders
【组成】(1)赤茯苓、白茯苓。(中医方剂大辞典)(2)赤茯苓、白茯苓、人参、丹参。(中医方剂大辞典)
二苓汤 er ling tang
【英文名】Er Ling Decoction(中国中医药学主题词表)
【组成】(1)泽泻、滑石、茯苓、猪苓、白术。(中医方剂大辞典)(2)赤茯苓、猪苓、白术、滑石、通草、白豆蔻、丁皮、陈皮、桂枝。(中医方剂大辞典)
二苓散 er ling san
【英文名】Er Ling Powders(中国中医药学主题词表)
【组成】赤苓、猪苓、车前、川楝、滑石、瞿麦、枳实、木通、黄芩、甘草。(中医方剂大辞典)
二矾丸 er fan wan
【英文名】Er Fan Pill
【组成】白矾、栝楼、诃黎勒、枳壳、白附子、天南星、半夏、附子、鸡冠花、胡桃。(中医方剂大辞典)
二矾汤 er fan tang
【英文名】Er Fan Decoction
【异名】二矾散(中医方剂大辞典、准绳)
【组成】白矾、皂矾、孩儿茶、柏叶。(中医方剂大辞典)
二矾散 er fan san
【英文名】Er Fan Powders
【组成】雄黄、郁金、白矾、胆矾。(中医方剂大辞典)
二奇方 er qi fang
【英文名】Er Qi Prescription
【组成】白术、滑石。(中医方剂大辞典)
二拗散 er ao san
【英文名】Er Ao Powders
【组成】胡椒、朴消。(中医方剂大辞典)
二虎丸 er hu wan
【英文名】Er Hu Pill
【组成】乌头、附子。(中医方剂大辞典)
二虎丹 er hu dan
【英文名】Er Hu Pellet
【组成】(1)郁金、巴豆。(中医方剂大辞典)(2)辰砂、硫黄。(中医方剂大辞典)
二贤散 er xian san
【英文名】Er Xian Powders
【异名】二贤汤(中医方剂大辞典、普济方);三圣散(中医方剂大辞典、医灯续焰);涤痰散(中医方剂大辞典、回春)
【组成】桔皮、甘草、盐。(中医方剂大辞典)
二明散 er ming san
【英文名】Er Ming Powders
【组成】苍术、木贼。(中医方剂大辞典)
二物汤 er wu tang
【英文名】Er Wu Decoction
【组成】(1)蝉蜕、甘草。(中医方剂大辞典)(2)辣桂、牵牛。(中医方剂大辞典)(3)薄桂、石菖蒲。(中医方剂大辞典)(4)槟榔、良姜。(中医方剂大辞典)(5)童便、蜜。(中医方剂大辞典)(6)大麻子、葱白。(中医方剂大辞典)
二物散 er wu san
【英文名】Er Wu Powders
【组成】(1)麻黄、杏仁。(中医方剂大辞典)(2)野狐

粪、姜黄。(中医方剂大辞典)(3)白僵蚕、黄连。(中医方剂大辞典)

二和汤 er he tang

【英文名】Er He Decoction

【组成】甘蔗汁、生姜汁、葛根汁。(中医方剂大辞典)

二和散 er he san

【英文名】Er He Powders

【异名】二和汤(中医方剂大辞典、准绳)

【组成】藿香叶、香附子。(中医方剂大辞典)

二乳饮 er ru yin

【英文名】Er Ru Drink

【组成】驴乳、猪乳。(中医方剂大辞典)

二金汤 er jin tang

【英文名】Er Jin Decoction

【组成】鸡内金、海金沙、厚朴、大腹皮、猪苓、白通草。(中医方剂大辞典)

二金散 er jin san

【英文名】Er Jin Powders

【组成】(1)郁金、鸡内金。(中医方剂大辞典)(2)砒霜、麝香。(中医方剂大辞典)(3)龙骨、枯龟壳。(中医方剂大辞典)(4)黄连、黄柏。(中医方剂大辞典)

二宝丹 er bao dan

【英文名】Er Bao Pellet

【异名】八二丹(中医方剂大辞典、外伤科学)

【组成】(1)朱砂、滑石。(中医方剂大辞典)(2)升药、熟石膏。(中医方剂大辞典)(3)煅石膏、升丹。(中医方剂大辞典)

二宝散 er bao san

【英文名】Er Bao Powders

【组成】犀角、玳瑁。(中医方剂大辞典)

二宜丸 er yi wan

【英文名】Er Yi Pill

【组成】(1)当归身、生地黄。(中医方剂大辞典)(2)五苓散、理中丸。(中医方剂大辞典)

二宜丹 er yi dan

【英文名】Er Yi Pellet

【组成】磁石、辰砂。(中医方剂大辞典)

二宜散 er yi san

【英文名】Er Yi Powders

【组成】(1)茯苓、黄柏、黄芩、枳壳、甘草、甘菊、熟地、柴胡。(中医方剂大辞典)(2)甘草、干姜。(中医方剂大辞典)(3)黄连、吴茱萸。(中医方剂大辞典)

二参丸 er shen wan

【英文名】Er Shen Pill

【组成】(1)玄参、乌头、何首乌、苦参、丁香。(中医方剂大辞典)(2)人参、桂、牡蛎、山芋、黄柏、细辛、附子、苦参、麦门冬、泽泻、干姜、生干地黄、菟丝子。(中医方剂大辞典)

二参汤 er shen tang

【英文名】Er Shen Decoction

【组成】(1)人参、玄参。(中医方剂大辞典)(2)玄参、紫参、白药、大黄、山栀子、地骨皮、甘草、柴胡、桑根白皮、防风。(中医方剂大辞典)

二珍丸 er zhen wan

【英文名】Er Zhen Pill

【组成】天南星、黄牛胆。(中医方剂大辞典)

二珍散 er zhen san

【英文名】Er Zhen Powders

【组成】(1)芫花、高良姜。(中医方剂大辞典)(2)木贼、川芎。(中医方剂大辞典)

二毒丸 er du wan

【英文名】Er Du Pill

【组成】硫黄、茶。(中医方剂大辞典)

二胡散 er hu san

【英文名】Er Hu Powders

【组成】玄胡索、胡椒。(中医方剂大辞典)

二茸丸 er rong wan

【英文名】Er Rong Pill

【组成】紫菀茸、鹿茸、枇杷叶、款冬花、杏仁、木通、桑白皮、大黄。(中医方剂大辞典)

二草丹 er cao dan

【英文名】Er Cao Pellet

【组成】金陵草、车前草。(中医方剂大辞典)

二草散 er cao san

【英文名】Er Cao Powders

【组成】(1)金星凤尾草、甘草。(中医方剂大辞典)(2)甘草、龙胆草、当归、细辛。(中医方剂大辞典)

二茴散 er hui san

【英文名】Er Hui Powders

【组成】白术、杜仲、川断、远志、牛膝、大茴香、小茴香、当归、川芎、熟地、独活、山药、木香、红花、骨脂。(中医方剂大辞典)

二砂丸 er sha wan

【英文名】Er Sha Pill(中国中医药学主题词表)

【组成】沙参、丹砂、硇砂、人参、玄参、丹参。(中医方剂大辞典)

二砂散 er sha san

【英文名】Er Sha Powders

【组成】夜明砂、丹砂、蝎梢、轻粉。(中医方剂大辞典)

二香丸 er xiang wan

【英文名】Er Xiang Pill

【组成】(1)肉豆蔻、丁香、木香、干姜。(中医方剂大辞典)(2)木香、槟榔、鸡舌香、吴茱萸、当归、陈桔皮、诃黎勒皮、生姜。(中医方剂大辞典)(3)三棱、莪术、姜黄、南星、山楂、木香、沉香、香附、黄连、萝卜子、桃仁、山栀、枳壳。(中医方剂大辞典)(4)南木香、丁香、青皮、橘红、草果仁、肉豆蔻、白豆蔻、五灵脂、蓬术、缩砂仁。(中医方剂大辞典)(5)半夏、硫黄、丁香、木香、滑石。(中医方剂大辞典)

二香汤 er xiang tang

【英文名】Er Xiang Decoction

【组成】藿香正气散、香薷、扁豆。(中医方剂大辞典)

二香饮 er xiang yin

【英文名】Er Xiang Drink

【组成】广木香、当归、香附、川芎、青皮、牡丹、枳壳、生地、蓬术。(中医方剂大辞典)

二香散 er xiang san

【英文名】Er Xiang Powders

【组成】(1)青皮、陈皮、木香、诃子、丁香、沉香、甘草。(中医方剂大辞典)(2)木香、檀香。(中医方剂大辞典)(3)砂仁、木香、黑姜、陈皮、炙甘草、香附。(中医方剂大辞典)(4)赤龙爪、苦丁香、苦葫芦子、麝香。(中医方剂大辞典)(5)木香、沉香。(中医方剂大辞典)(6)真藿香、丁香、白滑石。(中医方剂大辞典)(7)苏茎叶、陈皮、苍术、香薷、香附子、厚朴、甘草、扁豆。(中医方剂大辞典)(8)香薷、白扁豆、厚朴、陈皮、香附、苏叶、甘草。(中医方剂大辞典)(9)藿香正气散、黄连香薷散。(中医方剂大辞典)(10)白胶香、降真香、海螵蛸、五倍子。(中医方剂大辞典)(11)赤芍药、姜黄、木香、丁香。(中医方剂大辞典)(12)香附子、藿香叶、甘草。(中医方剂大辞典)(13)木香、藿香叶、白豆蔻仁、半夏曲、厚朴、桔皮、茯苓、苍术、甘草、益智仁、缩砂仁、丁香。(中医方剂大辞典)(14)香鼠、麝香。(中医方剂大辞典)(15)白丁香、丁香、石燕子、硫黄、腻粉、密陀僧、硇砂。(中医方剂大辞典)

二顺散 er shun san

【英文名】Er Shun Powders

【组成】猪苓、泽泻、茯苓、白术、甘草、桂、干葛、杏仁。(中医方剂大辞典)

二胆方 er dan fang

【英文名】Er Dan Prescription

【组成】熊胆、鼠胆。(中医方剂大辞典)

二胆膏 er dan gao

【英文名】Er Dan Plaster

【组成】黄牛胆、刺猬胆。(中医方剂大辞典)

二胜丸 er sheng wan

【英文名】Er Sheng Pill

【组成】盐豉、紫蒜。(中医方剂大辞典)

二胜散 er sheng san

【英文名】Er Sheng Powders

【异名】二圣散(中医方剂大辞典、普济方)

【组成】(1)甜葫芦子、牛膝。(中医方剂大辞典)(2)荆芥穗、乌龙尾。(中医方剂大辞典)(3)伏龙肝、附子。(中医方剂大辞典)(4)诃黎勒皮、干姜。(中医方剂大辞典)

二活散 er huo san

【英文名】Er Huo Powders

【组成】(1)羌活、独活、当归、乌药、赤芍、金银花、连翘、天花粉、甘草节、白芷、红花、苏木、荆芥、蝉蜕、干葛、檀香。(中医方剂大辞典)(2)羌活、独活、人参、黄芪、薏苡仁、当归、肉桂、杜仲。(中医方剂大辞典)(3)羌活、独活、槟榔、天麻、麻黄、甘草。(中医方剂大辞典)

二将丸 er jiang wan

【英文名】Er Jiang Pill

【组成】黄蜡、白矾。(中医方剂大辞典)

二美膏 er mei gao

【英文名】Er Mei Ointment

【组成】生地、熟地、沙参、玄参、知母、贝母、丹皮、骨皮、天冬、麦冬、杏仁、枣仁。(中医方剂大辞典)

二姜丸 er jiang wan

【英文名】Er Jiang Pill

【组成】(1)白姜、良姜。(中医方剂大辞典)(2)良姜、干姜、乌梅肉。(中医方剂大辞典)(3)干姜、良姜。(中医方剂大辞典)(4)干姜、陈皮、良姜、青皮。(中医方剂大辞典)(5)良姜、干姜。(中医方剂大辞典)(6)炮干姜、炒良姜。(中医方剂大辞典)(7)良姜、干姜、青皮、陈皮、半夏。(中医方剂大辞典)

二姜汤 er jiang tang

【英文名】Er Jiang Decoction

【组成】(1)高良姜、川面姜、丁香、人参、甘草。(中医方剂大辞典)(2)干姜、良姜。(中医方剂大辞典)(3)良姜、生白姜、木香、丁香、甘草。(中医方剂大辞典)

二姜散 er jiang san

【英文名】Er Jiang Powders

【组成】(1)干姜、高良姜。(中医方剂大辞典)(2)高良姜、干姜。(中医方剂大辞典)

二神丸 er shen wan

【英文名】Er Shen Pill

【异名】钻胃丸(中医方剂大辞典、东医宝鉴)

【组成】(1)何首乌、牛膝。(中医方剂大辞典)(2)破故纸、肉豆蔻。(中医方剂大辞典)

二神散 er shen san

【英文名】Er Shen Powders

【异名】二神汤(中医方剂大辞典、异授眼科)

【组成】(1)干姜、雄黄。(中医方剂大辞典)(2)丁香、干姜。(中医方剂大辞典)(3)大黄、朴消。(中医方剂大辞典)(4)陈槐花、百草霜。(中医方剂大辞典)(5)常山、葱管藜芦。(中医方剂大辞典)(6)香附子、蒲黄。(中医方剂大辞典)(7)肥杏仁、葱白。(中医方剂大辞典)(8)海金沙、滑石。(中医方剂大辞典)(9)天将子、朱砂、轻粉、蝎梢、巴豆。(中医方剂大辞典)(10)老杉木、官粉。(中医方剂大辞典)(11)车前子、菟丝子、五味子、枳壳、熟地、当归。(中医方剂大辞典)(12)绿豆、胡椒。(中医方剂大辞典)(13)鸡子。(中医方剂大辞典)

二神膏 er shen gao

【英文名】Er Shen Plaster

【组成】(1)黑沙糖、连皮生姜。(中医方剂大辞典)(2)牡蛎、良姜。(中医方剂大辞典)

二退散 er tui san

【英文名】Er Tui Powders

【异名】二脱散(中医方剂大辞典、丹溪心法)

【组成】蛇退、蚕退纸。(中医方剂大辞典)

二桔散 er ju san

【英文名】Er Ju Powders

【组成】青桔皮、陈桔皮、益智、茴香子、京三棱、木香、肉豆蔻仁、缩沙蜜、人参、姜黄、炙甘草。(中医方剂大辞典)

二根丸 er gen wan

【英文名】Er Gen Pill

【组成】红椿树根皮、白椿树根皮。(中医方剂大辞典)

二根汤 er gen tang

【英文名】Er Gen Decoction

【组成】(1)桑白根皮、李子根。(中医方剂大辞典)(2)韭菜根、山楂根。(中医方剂大辞典)

二铅散 er qian san

【英文名】Er Qian Powders

【组成】铅丹、铅霜、蛤粉、晚蚕蛾、麝香。(中医方剂大辞典)

二胶散 er jiao san

【英文名】Er Jiao Powders

【组成】桃胶、李胶。(中医方剂大辞典)

二消饮 er xiao yin

【英文名】Er Xiao Drink

【组成】当归、赤芍、花粉、甘草、牛子、茯苓、生地、红花、蝉蜕、木通、半夏。(中医方剂大辞典)

二消散 er xiao san

【英文名】Er Xiao Powders

【组成】(1)雄黄、明矾。(中医方剂大辞典)(2)蝼蝈、大戟、芫花。(中医方剂大辞典)(3)乌鱼骨、朴消。(中医方剂大辞典)

二海丸 er hai wan

【英文名】Er Hai Pill

【组成】海藻、昆布。(中医方剂大辞典)

二瓶椮 er ping shen

【英文名】Er Ping Shen Powders

【组成】延胡索、牙皂、麝香、丁香。(中医方剂大辞典)

二粉散 er fen san

【英文名】Er Fen Powders

【组成】(1)轻粉、粉霜。(中医方剂大辞典)(2)绿豆粉、标朱、冰片、轻粉。(中医方剂大辞典)(3)杭粉、石膏、轻粉。(中医方剂大辞典)(4)定粉、轻粉、枯矾、菜子油。(中医方剂大辞典)

二益丸 er yi wan

【英文名】Er Yi Pill(药品标准－中药成方制剂标准)

【组成】肉豆蔻、山奈、砂仁、海螵蛸、附子、橘红、蛇床子、木香、甘草、白芷、龙骨、肉桂、吴茱萸、当归、花椒、丁香、细辛、母丁香、檀香、豆蔻、枯矾、朱砂。(药品标准－中药成方制剂标准 1989 年)

二益丹 er yi dan

【英文名】Er Yi Pellet

【组成】(1)草果、砂仁、紫蔻、广木香、丁香、母丁香、肉桂、附片、蛇床子、炙草、煅龙骨、炒吴萸、云苓皮、北细辛、花椒、檀香、枯矾、当归、白芷、山奈、海蛸。(中医方剂大辞典)(2)木香、丁香、沉香、麝香、砂仁、肉果、草果、吴茱萸、官桂、桂心、肉桂、潮脑、当归、南星、附子、川椒、血竭、川乌、草乌、硫黄、甘松、山奈。(中医方剂大辞典)

二萸散 er yu san

【英文名】Er Yu Powders

【组成】吴萸、山萸、川楝子、白蒺藜、海藻、延胡索、桔梗、青皮、小茴、五味、茯苓。(中医方剂大辞典)

二黄丸 er huang wan

【英文名】Er Huang Pill

【组成】(1)生砒黄、豆黄末。(中医方剂大辞典)(2)青黛、辰砂、雌黄、雄黄、白矾、信石。(中医方剂大辞典)(3)黄连、黄柏、干姜、炙甘草、艾叶、乌梅肉、附子、蜡、鸡子。(中医方剂大辞典)(4)黄连、黄柏、肉豆蔻、干姜。(中医方剂大辞典)(5)黄连、大黄、细辛、龙脑。(中医方剂大辞典)(6)黄柏、黄连、羚羊角、赤茯苓。(中医方剂大辞典)(7)黄连、黄柏、附子、乌梅肉、干姜、炙甘草。(中医方剂大辞典)(8)雌黄、雄黄。(中医方剂大辞典)(9)雄黄、雌黄、信砒、马兜铃、杏仁。(中医方剂大辞典)(10)大黄、生地黄。(中医方剂大辞典)(11)黄芪、黄连。(中医方剂大辞典)

二黄丹 er huang dan

【英文名】Er Huang Pellet

【组成】(1)雄黄、麻黄。(中医方剂大辞典)(2)黄柏、轻粉。(中医方剂大辞典)(3)硫黄、雄黄、冰片、樟

脑。(中医方剂大辞典)

二黄汤 er huang tang

【英文名】Er Huang Decoction

【组成】(1)大黄、黄芩、栀子仁、炙甘草。(中医方剂大辞典)(2)生地黄、蒲黄。(中医方剂大辞典)(3)大黄、芒消、黄芩、栀子仁、炙甘草。(中医方剂大辞典)(4)麻黄、大黄、栝楼根、甘草。(中医方剂大辞典)(5)泽泻、车前子、大黄、槟榔、滑石、黄连、甘草。(中医方剂大辞典)(6)黄连、黄柏。(中医方剂大辞典)(7)大黄、黄芩、麦门冬、芍药、炙甘草、大青。(中医方剂大辞典)(8)黄连、茯苓、大黄、甘草、朴消。(中医方剂大辞典)(9)大黄、黄芩、炙甘草、细辛。(中医方剂大辞典)(10)黄芩、黄连、生甘草。(中医方剂大辞典)(11)大黄、芍药、细辛、炙甘草、黄芩。(中医方剂大辞典)(12)黄连、黄芩、荆芥、薄荷、连翘、土贝、粘子、甘草、赤芍、柴胡、黑栀子。(中医方剂大辞典)(13)黄芪、大黄、人参、茯苓、当归、远志、石膏、银花、山甲、皂刺、甘草。(中医方剂大辞典)

二黄液 er huang ye

【英文名】Er Huang Lotion

【组成】黄连、黄柏。(山东中医杂志 1990,9(2))

二黄散 er huang san

【英文名】Er Huang Powders

【异名】二黄汤(中医方剂大辞典、保命集);阴阳黄(中医方剂大辞典、医便)

【组成】(1)大黄、生地黄。(中医方剂大辞典)(2)生地黄、熟地黄。(中医方剂大辞典)(3)牛黄、雄黄、冰片。(中医方剂大辞典)(4)鸡子、黄丹。(中医方剂大辞典)(5)硫黄、雄黄。(中医方剂大辞典)(6)雌黄、雄黄、密陀僧、定粉、腻粉。(中医方剂大辞典)(7)硫黄、黄丹、白芷。(中医方剂大辞典)(8)黄柏皮、黄连。(中医方剂大辞典)(9)黄柏、生军、玄明粉、生石膏。(中医方剂大辞典)(10)五灵脂、大黄、雄黄。(中医方剂大辞典)(11)大黄、黄连、山栀、连翘、白及、青黛。(中医方剂大辞典)(12)黄芩、大黄、防风、薄荷。(中医方剂大辞典)(13)大黄、朴消、硫黄、轻粉、乌头。(中医方剂大辞典)(14)雄黄、雌黄。(中医方剂大辞典)(15)黄丹、雄黄、乳香、没药、焰消。(中医方剂大辞典)(16)黄连、黄柏、赤小豆、绿豆粉、寒水石、紫苏、漏芦。(中医方剂大辞典)(17)大黄、黄柏。(中医方剂大辞典)(18)大黄、甘草节。(中医方剂大辞典)(19)黄柏、葵花、白及、生地黄、青黛。(中医方剂大辞典)(20)牛黄、胡黄连、山慈姑、甘草。(中医方剂大辞典)(21)大黄、生地黄。(中医方剂大辞典)

二黄膏 er huang gao

【英文名】Er Huang Plaster

【异名】二黄散(中医方剂大辞典、痈疽验方)

【组成】(1)清油、巴豆、黄蜡、雄黄、硫黄。(中医方剂大辞典)(2)雄黄、雌黄、川乌、松香、乱发。(中医方剂大辞典)(3)黄丹、黄蜡、香油。(中医方剂大辞典)(4)黄柏、大黄。(中医方剂大辞典)

二紫汤 er zi tang

【英文名】Er Zi Decoction

【组成】紫苏叶、紫菀、桔梗、甘草、枳壳、黄芩、天花粉。(中医方剂大辞典)

二蛟散 er jiao san

【英文名】Er Jiao Powders

【组成】芒消、陈米。(中医方剂大辞典)

二清汤 er qing tang

【英文名】Er Qing Decoction

【组成】银花、连翘、黄柏、秦皮。(江西中医药 1991,(6))

二温散 er wen san

【英文名】Er Wen Powders

【组成】附子、莪术。(中医方剂大辞典)

二槐丹 er huai dan

【英文名】Er Huai Pellet

【组成】槐角、槐子。(中医方剂大辞典)

二蜕散 er tui san

【英文名】Er Tui Powders

【组成】蛇蜕、蝉蜕、白矾、皂角。(中医方剂大辞典)

二蜡膏 er la gao

【英文名】Er La Plaster

【组成】(1)菜油、葱白、川椒、白蜡、黄蜡、白矾、东丹。(中医方剂大辞典)(2)黄蜡、白蜡、百草霜、铜绿。(中医方剂大辞典)

二鲜饮 er xian yin

【英文名】Er Xian Drink

【组成】鲜茅根、鲜藕。(中医方剂大辞典)

二精丸 er jing wan

【英文名】Er Jing Pill

【组成】黄精、枸杞子。(中医方剂大辞典)

二槲散 er hu san

【英文名】Er Hu Powders

【组成】槲叶。(中医方剂大辞典)

二靥散 er ye san

【英文名】Er Ye Powders

【异名】宝金散(中医方剂大辞典、卫生宝鉴)

【组成】猪羊靥、海藻、海带、丁香、木香、琥珀、麝香、真珠。(中医方剂大辞典)

二霜丸 er shuang wan

【英文名】Er Shuang Pill

【组成】砒霜、粉霜、巴豆。(中医方剂大辞典)

二霜膏 er shuang gao
【英文名】Er Shuang Plaster
【组成】甫硼砂、蕤仁、姜霜末、脑子。(中医方剂大辞典)

二黝散 er you san
【英文名】Er You Powders
【组成】反鼻、蒲黄。(中医方剂大辞典)

二藤汤 er teng tang
【英文名】Er Teng Decoction
【组成】(1)忍冬藤、蜀红藤、紫草根、大黄、青叶、牡丹皮、赤芍、川楝子、制延胡索、甘草。(中国医药学报 1992,7(4))(2)雷公藤、海风藤。(中医药学报 1988,(6))

二藤酒 er teng jiu
【英文名】Er Teng Wine
【组成】都惏藤、黄藤。(中医方剂大辞典)

二丁冲剂 er ding chong ji
【英文名】Er Ding Granule(药品标准－中药成方制剂标准)
【组成】紫花地丁、蒲公英、板蓝根、半边莲。(药品标准－中药成方制剂标准 1993 年)

二八木丹 er ba mu dan
【英文名】Er Ba Mu Pellet
【组成】阳丹、阴丹、粉霜、明粉、硼砂、明矾、麝香、梅花片。(中医方剂大辞典)

二门冬饮 er men dong yin
【英文名】Er Men Dong Drink
【组成】天门冬、麦门冬、紫菀、远志、知母、地黄、泽泻、贝母、黄柏、桔梗、牡蛎、桂、百部。(中医方剂大辞典)

二龙大串 er long da chuan
【英文名】Er Long Da Chuan Powders
【组成】尖槟榔、黑白丑、锅灰、雷丸、大黄、枳壳、莪术。(中医方剂大辞典)

二白锉散 er bai cuo san
【英文名】Er Bai Cuo Powders
【组成】大天南星、大半夏。(中医方剂大辞典)

二地黄丸 er di huang wan
【英文名】Er Di Huang Pill
【组成】生地、熟地、玄参、石斛。(中医方剂大辞典)

二豆灵丹 er dou ling dan
【英文名】Er Dou Ling Pellet
【组成】雄黄、百草霜、乳香、硇砂、乌梅、绿豆、黑豆。(中医方剂大辞典)

二芎饼子 er xiong bing zi
【英文名】Er Xiong Pill
【组成】抚芎、川芎、干姜、藁本、苍耳、天南星、防风、炙甘草。(中医方剂大辞典)

二石合剂 er shi he ji
【英文名】Er Shi Mixture
【组成】朱宝砂、琥珀、代赭石、郁金、明矾、金礞石、薄荷、菖蒲。(中医杂志 1959,(9))

二陈白丸 er chen bai wan
【英文名】Er Chen Bai Pill
【组成】二陈汤、青州白丸子。(中医方剂大辞典)

二陈合剂 er chen he ji
【英文名】Er Chen Mixture(药品标准－中药成方制剂标准)
【组成】陈皮、半夏、茯苓、甘草、生姜。(药品标准－中药成方制剂标准 1993 年)

二香饮子 er xiang yin zi
【英文名】Er Xiang Drink
【组成】附子。(中医方剂大辞典)

二柴胡饮 er chai hu yin
【英文名】Er Chai Hu Drink
【组成】陈皮、半夏、细辛、厚朴、生姜、柴胡、甘草。(中医方剂大辞典)

二黄洗剂 er huang xi ji
【英文名】Er Huang Lotion
【组成】黄连、黄柏、车前草、半枝莲、薄荷。(云南中医杂志 1985,6(4))

二娘子散 er niang zi san
【英文名】Er Niang Zi Powders
【组成】川槿皮、滑石、白薇、鹰条、斑蝥、蚯蚓泥、青娘子、红娘子。(中医方剂大辞典)

二提金箔 er ti jin bo
【英文名】Er Ti Jin Bo Prescription
【组成】甘草、人参、天麻、芍药、薄荷、荆芥、川芎、乳香、没药、白芷、甘松、郁金、藜芦、桔梗、甘菊花、藁本、茯苓、防风、细辛。(中医方剂大辞典)

二蒜涂方 er suan tu fang
【英文名】Er Suan Paste
【组成】大蒜、小蒜。(中医方剂大辞典)

二十五味药 er shi wu wei yao
【英文名】Er Shi Wu Wei Yao Pill
【异名】二十五味治损丸(中医方剂大辞典、医统)
【组成】香白芷、紫金皮、刘寄奴、川当归、赤芍药、黑牵牛、川牛膝、生地黄、川芎、乳香、没药、破故纸、木通、自然铜、草乌、香川乌、藿香、骨碎补、木贼、官桂、羌活、独活、熟地黄、杜牛膝。(中医方剂大辞典)

二八济阳丹 er ba ji yang dan
【英文名】Er Ba Ji Yang Pellet
【组成】玄参、苦参、犀角 、当归、蒺藜、熟地、白芷、独枝

防风、全蝎、牛蒡子、乳香、没药、石楠藤、红花、甘草、僵蚕。(中医方剂大辞典)

二八通玄丹 er ba tong xuan dan

【英文名】Er Ba Tong Xuan Pellet

【组成】(1)宣连、川归、乌梅肉、槐角、枳壳。(中医方剂大辞典)(2)黄连、当归、白芍、生地、乌梅肉。(中医方剂大辞典)

二九还元丹 er jiu huan yuan dan

【英文名】Er Jiou Huan Yuan Pellet

【组成】胡麻、苦参、荆芥、防风、羌活、升麻、独活、风藤、木通、黄柏、当归、白芷、柴胡、僵蚕、蝉壳、川芎、蒺藜、大风子。(中医方剂大辞典)

二子二石汤 er zi er shi tang

【英文名】Er Zi Er Shi Decotion

【组成】月石、海浮石、胖大海、诃子。(中医方剂大辞典)

二子养亲汤 er zi yang qin tang

【英文名】Er Zi Yang Qin Decotion

【组成】苏子、芥子、当归、腹皮、覆花、黄芩、陈皮、枳壳、甘草。(中医方剂大辞典)

二子消毒散 er zi xiao du san

【英文名】Er Zi Xiao Du Powders

【组成】皂角子、肥皂子、僵蚕、蝉蜕、杏仁、猪牙皂、金银花、防风、荆芥、牛膝、猪板油、土茯苓。(中医剂大辞典)

二天同补丹 er tian tong bu dan

【英文名】Er Tian Tong Bu Pellet

【组成】山药、芡实、茯苓、白术、肉桂、诃子、百合。(中医方剂大辞典)

二天固胎煎 er tian gu tai jian

【英文名】Er Tian Gu Tai Decoction

【组成】党参、黄芪、山药、扁豆、白术、菟丝子、杜仲、寄生、川断、枸杞子。(浙江中医学院学报 1992,16(5))

二丹败酱汤 er dan bai jiang tang

【英文名】Er Dan Bai Jiang Decoction

【组成】丹参、败酱草、赤芍、玄胡、茯苓、桃仁、丹皮、香附。(湖北中医杂志 1990,(4))

二乌止痛酒 er wu zhi tong jiu

【英文名】Er Wu Zhi Tong Wine

【组成】川乌、草乌、桑枝、桂枝、忍冬藤、红花、乌梅、威灵仙、甘草。(实用中西医结合杂志 1993,6(11))

二方鹿胎膏 er fang lu tai gao

【英文名】Er Fang Lu Tai Ointment

【组成】阿胶、茯苓、鹿茸、鹿胎。

二术止带汤 er zhu zhi dai tang

【英文名】Er Zhu Zhi Dai Decoction

【组成】白术、苍术、薏苡仁、山药、芡实、乌贼骨、杜仲、茜草。(湖北中医杂志 1990,(3))

二术苓皮汤 er zhu ling pi tang

【英文名】Er Zhu Ling Pi Decoction

【组成】苍白术、茯苓皮、薏苡仁、金银花、川牛膝。(陕西中医 1985,6(5))

二石龙牡汤 er shi long mu tang

【英文名】Er Shi Long Mu Decoction

【组成】代赭石、磁石、生龙骨、生牡蛎、陈皮、木香、人参。(陕西中医 1992,13(1))

二甲消坚汤 er jia xiao jian tang

【英文名】Er Jia Xiao Jian Decoction

【组成】鳖甲、牡蛎、海藻、夏枯草、柴胡、连翘、瓜蒌、蒲公英。(内蒙古中医药 1986,(3))

二龙三甲汤 er long san jia tang

【英文名】Er Long San Jia Decoction

【组成】龙胆草、黄芩、石膏、大黄、杭芍、生地、酸枣仁、生龙牡、石决明、珍珠母、琥珀、铁落、茯苓、甘草。(云南中医杂志 1983,4(5))

二仙口服液 er xian kou fu ye

【英文名】Er Xian Oral Liquid(药品标准－中药成方制剂标准)

【组成】人参、枸杞子、鹿角胶、龟板胶、牛鞭、黄芪、熟地黄、何首乌、五味子、沙苑子、牛膝、核桃仁、黑芝麻、山药、远志、丹皮。(药品标准－中药成方制剂标准 1997 年)

二仙种子汤 er xian zhong zi tang

【英文名】Er Xian Zhong Zi Decoction

【组成】仙灵脾、仙茅、小茴香、姜、桂、丹参、益母草、当归、川芎、赤芍、制香附、元胡、炒没药、炒五灵脂、生蒲黄、乌药、泽兰。(现代中医 1991,4(2))

二母宁嗽丸 er mu ning sou wan

【英文名】Er Mu Ning Sou Pill(药品标准－中药成方制剂标准)

【组成】川贝母、知母、石膏、栀子、黄芩、桑白皮、茯苓、瓜蒌子、陈皮、枳实、甘草、五味子。(药品标准－中药成方制剂标准 1989 年)

二母安嗽丸 er mu an sou wan

【英文名】Er Mu An Sou Pill(药品标准－中药成方制剂标准)

【组成】知母、玄参、罂粟壳、麦冬、款冬花、紫菀、苦杏仁、百合、浙贝母。(药品标准－中药成方制剂标准 1993 年)

二母安嗽片 er mu an sou pian

【英文名】Er Mu An Sou Tablet(药品标准－中药成方制剂标准)

【组成】知母、玄参、罂粟壳、麦冬、款冬花、紫菀、苦杏

仁、百合、浙贝母。(药品标准－中药成方制剂标准 1993年)

二母清肺丸 er mu qing fei wan

【英文名】Er Mu Qing Fei Pill(药品标准－中药成方制剂标准)

【异名】二母丸(药品标准－中药成方制剂标准)

【组成】川贝母、知母、大黄、黄芩、前胡、天花粉、桔梗、杏仁、桑白皮。(药品标准－中药成方制剂标准 1996年)

二至茜草汤 er zhi qian cao tang

【英文名】Er Zhi Qian Cao Decoction

【组成】女贞子、旱莲草、生茜草、干地黄、鱼腥草、白花蛇舌草、半枝莲、半边莲。(现代中医 1990,3(2))

二花一子饮 er hua yi zi yin

【英文名】Er Hua Yi Zi Drink

【组成】金银花、绿梅花、大海子。(四川中医 1993,11(3))

二陈止嗽汤 er chen zhi sou tang

【英文名】Er Chen Zhi Sou Decoction

【组成】姜半夏、茯苓、陈皮、甘草、川贝母、桑皮、百部、连翘、白芍、芦根、枇杷叶、蜜麻绒、茅根。(湖南中医杂志 1993,9(2))

二陈导痰汤 er chen dao tan tang

【英文名】Er Chen Dao Tan Decoction

【组成】(1)半夏、南星、枳实、赤茯苓、橘红、甘草、石菖蒲。(中医方剂大辞典)(2)二陈汤、导痰汤。(中医方剂大辞典)

二陈竹茹汤 er chen zhu ru tang

【英文名】Er Chen Zhu Ru Decoction

【组成】熟半夏、白茯苓、广皮、甘草、竹茹、枳壳、桔梗。(中医方剂大辞典)

二陈芎归汤 er chen xiong gui tang

【英文名】Er Chen Xiong Gui Decoction

【组成】半夏、陈皮、赤茯苓、甘草、人参、阿胶、五味子、细辛、白芍、川芎、当归。(中医方剂大辞典)

二陈芎苍丸 er chen xiong cang wan

【英文名】Er Chen Xiong Cang Pill

【组成】二陈汤加台芎、苍术、香附、白芷、姜汁。(中医方剂大辞典)

二陈羌防汤 er chen qiang fang tang

【英文名】Er Chen Qiang Fang Decoction

【组成】半夏、白茯苓、广皮、甘草、羌活、防风。(中医方剂大辞典)

二陈羌芩汤 er chen qiang qin tang

【英文名】Er Chen Qiang Qin Decoction

【组成】二陈汤、羌活、黄芩。(中医方剂大辞典)

二陈消核汤 er chen xiao he tang

【英文名】Er Chen Xiao He Decoction

【组成】陈皮、半夏、茯苓、防风、白芷、贝母、天麻、夏枯草、山慈姑、连翘、海藻、枳实、黄芩、桔梗、前胡。(中医方剂大辞典)

二陈理中汤 er chen li zhong tang

【英文名】Er Chen Li Zhong Decoction

【组成】人参、白术、陈皮、白茯苓、半夏。(中医方剂大辞典)

二陈菖蒲汤 er chen chang pu tang

【英文名】Er Chen Chang Pu Decoction

【组成】半夏、广皮、白茯苓、甘草、石菖蒲。(中医方剂大辞典)

二陈越鞠汤 er chen yue ju tang

【英文名】Er Chen Yue Ju Decoction

【组成】二陈汤少加苍术、白术、山栀仁、生姜、抚芎。(中医方剂大辞典)

二陈摄本散 er chen she ben san

【英文名】Er Chen She Ben Powders

【组成】陈棕榈、陈阿胶。(中医方剂大辞典)

二妙地黄丸 er miao di huang wan

【英文名】Er Miao Di Huang Pill

【组成】熟地黄、山茱萸、牡丹皮、白茯苓、怀山药、汉泽泻、川黄柏、熟附子、茅山苍术。(中医方剂大辞典)

二妙种子丸 er miao zhong zi wan

【英文名】Er Miao Zhong Zi Pill

【组成】覆盆子、蛇床子。(中医方剂大辞典)

二妙香连丸 er miao xiang lian wan

【英文名】Er Miao Xiang Lian Pill

【组成】木香、黄连。(中医方剂大辞典)

二苓二术汤 er ling er zhu tang

【英文名】Er Ling Er Zhu Decoction

【组成】白术、苍术、白茯苓、赤茯苓、陈皮、天仙藤、通草、草豆蔻。(中医方剂大辞典)

二苓化毒汤 er ling hua du tang

【英文名】Er Ling Hua Du Decoction

【组成】土茯苓、白茯苓、金银花、当归、紫草、生甘草。(中医方剂大辞典)

二苓清利饮 er ling qing li yin

【英文名】Er Ling Qing Li Drink

【组成】生地、麦冬、茯苓、牡蛎、泽泻、甘草、猪苓、黄芩、黄柏、车前子。(中医方剂大辞典)

二苓槐膏汤 er ling huai gao tang

【英文名】Er Ling Huai Gao Decoction

【组成】石膏、猪苓、槐米、茯苓、防己、黄芩。(中医方剂大辞典)

二转杏林丹 er zhuan xing lin dan

【英文名】Er Zhuan Xing Lin Pellet

【组成】盐、矾、皂矾、消、汞、明雄、朱砂、硫磺、硼砂、硇

砂、乳香、没药、儿茶、血竭、麝香、枣。(中医方剂大辞典)

二炁灵砂丹 er qi ling sha dan

【英文名】Er Qi Ling Sha Pellet

【组成】水银、硫黄。(中医方剂大辞典)

二味牛膝酒 er wei niu xi jiu

【英文名】Er Wei Niu Xi Wine

【组成】生牛膝、生地黄。(中医方剂大辞典)

二味香茸丸 er wei xiang rong wan

【英文名】Er Wei Xiang Rong Pill

【组成】鹿茸、麝香。(中医方剂大辞典)

二味消毒散 er wei xiao du san

【英文名】Er Wei Xiao Du Powders

【异名】二味拔毒散(中医方剂大辞典、金鉴);二味败毒散(中医方剂大辞典、药奁启秘)

【组成】白矾、明雄黄。(中医方剂大辞典)

二味隔纸膏 er wei ge zhi gao

【英文名】Er Wei Ge Zhi Plaster

【异名】二圣膏(中医方剂大辞典、景岳全书)

【组成】煅石膏、枯矾。(中医方剂大辞典)

二物石膏汤 er wu shi gao tang

【英文名】Er Wu Shi Gao Decoction

【组成】石膏、真珠。(中医方剂大辞典)

二物驴毛散 er wu lu mao san

【英文名】Er Wu Lu Mao Powders

【组成】驴毛、麝香。(中医方剂大辞典)

二物烧发散 er wu shao fa san

【英文名】Er Wu Shao Fa Powders

【组成】人囟上发、儿衣带。(中医方剂大辞典)

二物通汗散 er wu tong han san

【英文名】Er Wu Tong Han Powders

【组成】雷丸、粉。(中医方剂大辞典)

二制黄连膏 er zhi huang lian gao

【英文名】Er Zhi Huang Lian Plaster

【组成】鸡爪黄连。(中医方剂大辞典)

二金泻热汤 er jin xie re tang

【英文名】Er Jin Xie Re Decoction

【组成】金钗石斛、茯苓、泽泻、白术、贝母、车前子、牛膝、金银花、黄柏、防己、生甘草。(中医方剂大辞典)

二参还睛汤 er shen huan jing tang

【英文名】Er Shen Huan Jing Decoction

【组成】人参、元参、熟地、当归、酒白芍、旱莲草、麦门冬、车前子。(中医方剂大辞典)

二香三棱丸 er xiang san leng wan

【英文名】Er Xiang San Leng Pill

【组成】丁香、木香、京三棱、鸡爪三棱、石三棱、硇砂、牵牛子、炮大黄、炮莪术、槟榔、巴豆、乌梅肉。(中医方剂大辞典)

二香三建汤 er xiang san jian tang

【英文名】Er Xiang San Jian Decoction

【异名】三建二香汤(中医方剂大辞典、袖珍)

【组成】天雄、附子、生川乌、木香、沉香。(中医方剂大辞典)

二香内托散 er xiang nei tuo san

【英文名】Er Xiang Nei Tuo Powders

【组成】人参、黄芪、当归、川芎、芍药、甘草、乳香、乌药、防风、官桂、厚朴、桔梗。(中医方剂大辞典)

二香化积丸 er xiang hua ji wan

【英文名】Er Xiang Hua Ji Pill

【组成】大乌梅、巴豆、胡椒、陈皮、青皮、缩砂仁、丁香。(中医方剂大辞典)

二香定痛散 er xiang ding tong san

【英文名】Er Xiang Ding Tong Powders

【组成】广木香、小茴香、川楝子肉。(中医方剂大辞典)

二香青蟾丸 er xiang qing chan wan

【英文名】Er Xiang Qing Chan Pill

【组成】母丁香、麝香、青黛、蟾。(中医方剂大辞典)

二香养胃丸 er xiang yang wei wan

【英文名】Er Xiang Yang Wei Pill

【组成】丁香、木香、陈桔皮、益智子、缩砂仁、甘草、肉桂、槟榔、肉豆蔻、青桔皮、炮干姜。(中医方剂大辞典)

二香黄连散 er xiang huang lian san

【英文名】Er Xiang Huang Lian Powders

【组成】藿香、厚朴、半夏、茯苓、陈皮、扁豆、香薷、黄连、泽泻、甘草。(中医方剂大辞典)

二姜丁辛汤 er jiang ding xin tang

【英文名】Er Jiang Ding Xin Decoction

【组成】干姜、良姜、丁香、细辛、藿香、荆芥、紫菀、葶苈子。(辽宁中医杂志 1993,(3))

二神交济丹 er shen jiao ji dan

【英文名】Er Shen Jiao Ji Pellet

【组成】茯神、薏苡仁、酸枣仁、枸杞、白术、神曲、柏子仁、芡实、生地、麦门冬、当归、人参、陈皮、白芍、白茯苓、砂仁。(中医方剂大辞典)

二活椒膝汤 er huo jiao xi tang

【英文名】Er Huo Jiao Xi Decoction

【组成】羌活、独活、寄生、川椒、桂枝、牛膝、薏仁。(四川中医 1983,1(3))

二益双补膏 er yi shuang bu gao

【英文名】Er Yi Shuang Bu Ointment

【组成】甘松、藁本、吴茱萸、三柰子、零陵香、白芷、母

丁香、官桂、赤石脂、藿香叶、檀香、麝香、明白矾、韶脑、细辛、紫梢花、干姜、乌鱼骨。(中医方剂大辞典)

二黄二子汤 er huang er zi tang

【英文名】Er Huang Er Zi Decoction

【组成】炙麻黄、生大黄、苏子、浙贝母、杏仁、葶苈子、橘红。(陕西中医 1990,11(5))

二黄三白丸 er huang san bai wan

【英文名】Er Huang San Bai Pill

【组成】扁柏、黄柏、香附、白芍药、白术、黄连、椿皮、白芷。(中医方剂大辞典)

二黄三白汤 er huang san bai tang

【英文名】Er Huang San Bai Decoction

【组成】酒扁柏、川连、黄柏、醋香附、白石脂、白术、白芍、椿白皮。(中医方剂大辞典)

二黄白及汤 er huang bai ji tang

【英文名】Er Huang Bai Ji Decoction

【组成】黄连、黄柏、白芨、生地榆、五味子。(辽宁中医杂志 1987,(10))

二黄矾香散 er huang fan xiang san

【英文名】Er Huang Fan Xiang Powders

【组成】皂矾末、雄黄、硫黄、乳香、没药。(中医方剂大辞典)

二黄苦楂汤 er huang ku zha tang

【英文名】Er Huang Ku Zha Decoction

【组成】黄连、大黄、苦参、山楂、白芍、木香。(云南中医杂志 1988,9(4))

二黄解毒汤 er huang jie du tang

【英文名】Er Huang Jie Du Decoction

【组成】黄芪、黄柏、茯苓、米仁、红花、荆芥、甘草。(中医方剂大辞典)

二葛四黄散 er ge si huang san

【英文名】Er Ge Si Huang Powders

【组成】大黄、黄连、黄芩、当归、芍药、葛粉、葛根、黄柏、煅轻粉、甘草。(中医方剂大辞典)

二紫蒲公汤 er zi pu gong tang

【英文名】Er Zi Pu Gong Decoction

【组成】茯苓、薏仁、紫花地丁、牛膝、蒲公英、贝母、紫背天葵、当归、生甘草。(中医方剂大辞典)

二乌酒精浸液 er wu jiu jing jin ye

【英文名】Er Wu Jiu Jing Liniment

【组成】生川乌、生草乌、生南星、生半夏、白芷、大黄、雄黄、冰片、蜈蚣。(江西中医药 1993,(1))

二加减正气散 er jia jian zheng qi san

【英文名】Er Jia Jian Zheng Qi Powders

【组成】藿香梗、广皮、厚朴、茯苓皮、木防己、大豆黄卷、川通草、薏苡仁。(中医方剂大辞典)

二母宁嗽颗粒 er mu ning sou ke li

【英文名】Er Mu Ning Sou Granule(药品标准－中药成方制剂标准)

【组成】川贝母、知母、石膏、栀子、黄芩、桑白皮、茯苓、瓜蒌子、陈皮、枳实、甘草、五味子。(药品标准－中药成方制剂标准 1998 年)

二母安嗽糖浆 er mu an sou tang jiang

【英文名】Er Mu An Sou Syrup(药品标准－中药成方制剂标准)

【组成】知母、玄参、罂粟壳、麦冬、款冬花、紫菀、苦杏仁、百部、浙贝母。(药品标准－中药成方制剂标准 1997 年)

二白参部煎剂 er bai shen bu jian ji

【英文名】Er Bai Shen Bu Decoction

【组成】黄柏、百部、苦参、白藓皮、白花蛇舌草、甘草。(吉林中医 1991,(4))

二百味花草膏 er bai wei hua cao gao

【英文名】Er Bai Wei Hua Cao Plaster

【异名】二百花草膏(中医方剂大辞典、二草亭)

【组成】(1)羯羊胆。(中医方剂大辞典)(2)羯羊胆、石蜜。(中医方剂大辞典)

二妙虎参煎剂 er miao hu shen jian ji

【英文名】Er Miao Hu Shen Decoction

【组成】苍术、银花、百部、黄柏、花椒、明矾、虎杖根、苦参、蛇床子、地肤子、白藓皮、全蝎。(陕西中医 1987,8(11))

二陈加芎归汤 er chen jia xiong gui tang

【英文名】Er Chen Jia Xiong Gui Decoction

【异名】芎归二陈汤(中医方剂大辞典、万氏女科)

【组成】陈皮、白茯、归身、川芎、香附、枳壳、半夏、甘草、滑石。(中医方剂大辞典)

二陈加枳壳汤 er chen jia zhi qiao tang

【英文名】Er Chen Jia Zhi Qiao Decoction

【组成】二陈汤、枳壳。(中医方剂大辞典)

二物茯苓粉散 er wu fu ling fen san

【英文名】Er Wu Fu Ling Powders

【组成】茯苓、牡蛎。(中医方剂大辞典)

二十二味虎睛丸 er shi er wei hu jing wan

【英文名】Er Shi Er Wei Hu Jing Pill

【异名】虎睛丸(中医方剂大辞典、颅心经)

【组成】虎睛、真珠、蜂房、麻黄、钩藤、铁精、防葵、大黄、子芩、龙齿、银屑、栀子仁、羌活、柴胡、升麻、白鲜皮、雷丸、人参、细辛、蛇皮、石膏、蚱蝉。(中医方剂大辞典)

二十五味流气饮 er shi wu wei liu qi yin

【英文名】Er Shi Wu Wei Liu Qi Drink

【组成】荆芥穗、川连、归尾、黄柏、苦参、连翘、地肤子、防风、独活、羌活、银花、生地、地骨皮、鲜皮、角刺、丹皮、滑石、细辛、寒水石、牛子、枳壳、黄芩、土茯苓、川牛膝、甘草节。(中医方剂大辞典)

二十四制清宁丸 er shi si zhi qing ning wan

【英文名】Er Shi Si Zhi Qing Ning Pill

【组成】锦纹大黄、鲜桑叶、鲜侧柏叶、鲜桃叶、鲜槐树叶。(中医方剂大辞典)

二十四味万灵丸 er shi si wei wan ling wan

【英文名】Er Shi Si Wei Wan Ling Pill

【组成】人参、茯苓、当归、官桂、吴白芷、细辛、木香、牛膝、左山寒水石、藁本、麻黄、炙甘草、兰香菜、防风、桔梗、赤参、芎䓖、炮黑附子、蝉蜕、芍药、牡丹皮、马鸣退、沉香、石茱萸。(中医方剂大辞典)

二十四味飞步散 er shi si wei fei bu san

【英文名】Er Shi Si Wei Fei Bu Powders

【组成】当归、白芷、赤芍、牛膝、杜仲、木瓜、茯苓、骨碎补、乌梅、何首乌、川续断、破故纸、小茴香、独活、桑寄生、五加皮、苍术、陈皮、防风、天麻、川芎、槟榔、姜汁炒半夏、甘草。(中医方剂大辞典)

二十四味风流饮 er shi si wei feng liu yin

【英文名】Er Shi Si Wei Feng Liu Drink

【异名】二十四味风胜饮(中医方剂大辞典、回春)

【组成】防风、荆芥、连翘、白芷梢、归尾、川芎、赤芍、黄芩、黄连、栀子、地骨皮、五加皮、白鲜皮、木通、木瓜、苦参、金银花、皂角刺、薏苡仁、蝉退、僵蚕、黄柏、白蒺藜、甘草、土茯苓。(中医方剂大辞典)

二十四味建中汤 er shi si wei jian zhong tang

【英文名】Er Shi Si Wei Jian Zhong Decoction

【组成】黄芪、官桂、秦艽、肉豆蔻、煨柴胡、荆芥、白芷、川芎、鳖甲、桔梗、当归、莪术、麦门冬、白芍药、人参、茯苓、炙甘草、木香、酸枣仁、海桐皮、枳壳、干地黄、沉香、槟榔。(中医方剂大辞典)

二十四味败毒散 er shi si wei bai du san

【英文名】Er Shi Si Wei Bai Du Powders

【组成】当归、川芎、生地、熟地、芍药、牛膝、防风、荆芥、白芷、防己、忍冬、桔梗、羌活、独活、白鲜、薏仁、连翘、木通、陈皮、粉草、黄柏、知母、栀子、黄连。(中医方剂大辞典)

二十四味养脾丸 er shi si wei yang pi wan

【英文名】Er Shi Si Wei Yang Pi Pill

【组成】丁香、沉香、木香、炮附子、陈皮、大腹皮、神曲、白术、大麦蘖、肉桂、厚朴、诃子、人参、茯苓、缩砂仁、荜澄茄、炮白附子、高良姜、红豆、胡椒、荜茇、炙甘草、川姜、生姜。(中医方剂大辞典)

二十四味轻脚丸 er shi si wei qing jiao wan

【英文名】Er Shi Si Wei Qing Jiao Pill

【组成】当归、川芎、萆薢、羌活、杜仲、石楠叶、薏苡仁、大鸡心槟榔、华阴细辛、枳壳、苍术、五加皮、防风、独活、续断、牛膝、威灵仙、海桐皮、木香、木瓜、麻黄、川五灵脂、没药、滴乳香。(中医方剂大辞典)

二十四味断疟饮 er shi si wei duan nue yin

【英文名】Er Shi Si Wei Duan Nue Decoction

【组成】常山、草果、槟榔、知母、陈皮、青皮、川芎、枳壳、柴胡、黄芩、荆芥、白芷、人参、紫苏、苍术、白术、半夏、高良姜、茯苓、桂枝、葛根、甘草、杏仁、乌梅。(中医方剂大辞典)

二子化瘀排石汤 er zi hua yu pai shi tang

【英文名】Er Zi Hua Yu Pai Shi Decoction

【组成】急性子、王不留行、川牛膝、枳壳、鸡内金、石苇、萹蓄等。(中医杂志 1986,27(11))

二圣大宝琥珀散 er sheng da bao hu po san

【英文名】Er Sheng Da Bao Hu Po Powders

【组成】生地黄、生姜、当归、川芎、牡丹皮、芍药、莪术、蒲黄、香白芷、羌活、桂心、熟地黄。(中医方剂大辞典)

二花三黄葶苈汤 er hua san huang ting li tang

【英文名】Er Hua San Huang Ting Li Decoction

【组成】金银花、月季花、大黄、黄连、黄芩、葶苈子。(吉林中医 1993,(1))

二陈竹沥胆星汤 er chen zhu li dan xing tang

【英文名】Er Chen Zhu Li Dan Xing Decoction

【组成】熟半夏、白茯苓、陈皮、甘草、胆星、竹沥。(中医方剂大辞典)

二陈栀连胆星汤 er chen zhi lian dan xing tang

【英文名】Er Chen Zhi Lian Dan Xing Decoction

【组成】陈皮、半夏、茯苓、甘草、栀子、黄连、胆星。(中医方剂大辞典)

二物黄土涂头方 er wu huang tu tu tou fang

【英文名】Er Wu Huang Tu Tu Tou Liniment

【组成】灶中黄土、蚯蚓屎。(中医方剂大辞典)

二金公茵胆汁汤 er jin gong yin dan zhi tang

【英文名】Er Jin Gong Yin Dan Zhi Decoction

【组成】茵陈、金银花、蒲公英、连翘、赤芍、柴胡、鸡内金、黄芩、大黄、姜半夏、生甘草、猪胆汁。(山东中医杂志 1992,11(1))

二香五子三茱丸 er xiang wu zi san zhu wan

【英文名】Er Xiang Wu Zi San Zhu Pill

【组成】八角、茴香、青木香、大腹子、川楝子肉、香附子、萝卜子、黑牵牛、吴茱萸、食茱萸、山茱萸。(中医方剂大辞典)

二黄三子五皮汤 er huang san zi wu pi tang

【英文名】Er Huang San Zi Wu Pi Decoction

【组成】生地黄、大黄、白术、防风、桑白皮、丹皮、海桐皮、蝉蜕、白鲜皮、白芥子、蛇床子、车前子。(内蒙

古中医药 1990,9(1))

二十六味牡丹煎丸 er shi liu wei mu dan jian wan

【英文名】Er Shi Liu Wei Mu Dan Jian Pill

【组成】牡丹皮、黑附子、牛膝、龙骨、五味子、官桂、人参、槟榔、白术、白茯苓、当归、续断、木香、泽泻、延胡索、羌活、藁本、干熟地黄、赤芍药、干姜、山茱萸、干薯、缩砂仁、石斛、萆薢、白芷。(中医方剂大辞典)

二十四味大建中汤 er shi si wei da jian zhong tang

【英文名】Er Shi Si Wei Da Jian Zhong Decoction

【组成】人参、白茯苓、桔梗、柴胡、甘草、陈皮、当归、秦艽、川芎、阿胶、半夏、柏子仁、草果子、乌药、白芍药、黄芪、鳖甲、地黄、乌梅肉、五味子、槟榔、地骨皮、木香、肉桂。(中医方剂大辞典)

二陈加白苍楂芎汤 er chen jia bai cang zha xiong tang

【英文名】Er Chen Jia Bai Cang Zha Xiong Decoction

【组成】陈皮、半夏、甘草、茯苓、白术、苍术、山楂、川芎。(中医方剂大辞典)

二陈加黄连栀子汤 er chen jia huang lian zhi zi tang

【英文名】Er Chen Jia Huang Lian Zhi Zi Decoction

【组成】陈皮、甘草、半夏、茯苓、栀子、姜炒黄连。(中医方剂大辞典)

二陈汤加麻黄杏仁汤 er chen tang jia ma huang xing ren tang

【英文名】Er Chen Tang Jia Ma Huang Xing Ren Decoction

【组成】陈皮、甘草、半夏、茯苓、麻黄、杏仁、桔梗。(中医方剂大辞典)

二陈加山栀黄连生姜汤 er chen jia shan zhi huang lian sheng jiang tang

【英文名】Er Chen Jia Shan Zhi Huang Lian Sheng Jiang Decoction

【异名】二陈加栀连生姜汤(中医方剂大辞典)

【组成】陈皮、茯苓、甘草、半夏、山栀、黄连、生姜。(中医方剂大辞典)

二陈四物去熟地加天麻汤 er chen si wu qu shu di jia tian ma tang

【英文名】Er Chen Si Wu Qu Shu Di Jia Tian Ma Decoction

【组成】陈皮、半夏、茯苓、当归、白芍、天麻、川芎、甘草。(中医方剂大辞典)

十大功 shi da gong

【英文名】Shi Da Gong Powders

【组成】藤黄、桑树炭。(中医方剂大辞典)

十水丸 shi shui wan

【英文名】Shi Shui Pill

【异名】十水丹(中医方剂大辞典)

【组成】(1)远志、石菖蒲、椒目、羌活、巴戟、肉豆蔻、泽泻、木猪苓、甜葶苈、白牵牛。(中医方剂大辞典)(2)椒目、甘遂、大戟、芫花、玄参、赤小豆、桑根白皮、泽漆、巴豆、葶苈。(中医方剂大辞典)(3)大戟、葶苈、甘遂、藁本、连翘、芫花、泽漆、桑根白皮、巴豆、赤小豆。(中医方剂大辞典)

十水散 shi shui san

【英文名】Shi Shui Powders

【组成】(1)芫花、决明、大戟、石韦、巴豆、泽泻、大黄、鬼臼、甘遂、葶苈。(中医方剂大辞典)(2)葶苈子、泽漆、蜀椒、桑根、巴豆、大戟、荛花、茯苓、甘遂、雄黄。(中医方剂大辞典)

十平汤 shi ping tang

【英文名】Shi Ping Decoction

【组成】当归、芍药、川芎、陈皮、乌贼骨、乌梅、莲子肉、甘草、白术、砂仁。(中医方剂大辞典)

十正汤 shi zheng tang

【英文名】Shi Zheng Decoction

【组成】白豆蔻仁、附子、陈桔皮、丁香、白茯苓、干姜、人参、白术、肉豆蔻、藿香叶。(中医方剂大辞典)

十甘汤 shi gan tang

【英文名】Shi Gan Decoction

【组成】十大功劳叶、甘草。(湖南中医杂志 1987,(1))

十叶散 shi ye san

【英文名】Shi Ye Powders

【组成】芙蓉叶、荷叶、蕉叶、菊叶、银花叶、紫苏叶、柳叶、槐叶、冬桑叶、天名精叶。(中医方剂大辞典)

十仙丹 shi xian dan

【英文名】Shi Xian Pellet

【组成】荆芥、松香、苦参、独活、黄柏、煎草、蛇床子、海桐皮、白矾、大风子肉。(中医方剂大辞典)

十仙汤 shi xian tang

【英文名】Shi Xian Decoction

【组成】柴胡、葛根、玄参、黄连、黄芩、栀子、陈皮、茯苓、枳壳、生地。(中医方剂大辞典)

十仙糕 shi xian gao

【英文名】Shi Xian Cake

【组成】人参、山药、莲肉、麦芽、茯苓、米仁、扁豆、芡实、柿霜、白糖霜。(中医方剂大辞典)

十生丸 shi sheng wan

【英文名】Shi Sheng Pill

【组成】干姜、半夏、天南星、白僵蚕、川乌、白附子、全蝎、人参、干葛、附子。(中医方剂大辞典)

十汁饮 shi zhi yin

【英文名】Shi Zhi Drink

【组成】藕节、甜梨、茅根、韭菜、萝卜、生地黄、沙蜜、竹沥、童便、京墨。(中医方剂大辞典)

十圣丸 shi sheng wan

【英文名】Shi Sheng Pill

【组成】(1)槟榔、木香、芎䓖、羌活、肉桂、大黄、郁李仁、当归、熟干地黄、人参。(中医方剂大辞典)(2)大戟、桑根白皮、甘遂、甜葶苈、巴豆、续随子、乌头、槟榔、杏仁、牵牛子。(中医方剂大辞典)

十圣散 shi sheng san

【英文名】Shi Sheng Powders

【组成】人参、黄芪、白术、地黄、砂仁、炙甘草、当归身、川芎、白芍、川续断。(中医方剂大辞典)

十灰丸 shi hui wan

【英文名】Shi Hui Pill(药品标准－中药成方制剂标准)

【组成】大蓟、小蓟、茜草、栀子、牡丹皮、棕榈、侧柏叶、白茅根、大黄、荷叶。(药品标准－中药成方制剂标准 1991 年)

十灰汤 shi hui tang

【英文名】Shi Hui Decoction

【组成】大蓟、小蓟、荷叶、侧柏叶、乱发、茅根、茜根、山栀仁、大黄、蒲黄、老丝瓜。(中医方剂大辞典)

十灰散 shi hui san

【英文名】Shi Hui Powders(中国中医药学主题词表)

【组成】(1)藕节、败棕、男发、百草霜、蒲黄、荆芥、侧柏、姜灰、苎麻、茅草根。(中医方剂大辞典)(2)百草霜、侧柏叶、莲蓬壳、棕榈皮、油头发、黄绢、艾叶、藕节、白茅根、蒲黄、阿胶。(中医方剂大辞典)(3)锦片、木贼、棕榈、柏叶、艾叶、干漆、鲫鳞、鲤鳞、血余、当归。(中医方剂大辞典)(4)大蓟、小蓟、茅根、茜根、老丝瓜、山栀、蒲黄、荷叶、大黄、乱发。(中医方剂大辞典)(5)藕节、莲蓬、艾叶、棕榈、大蓟根、小蓟根、侧柏、干姜、油发、干漆。(中医方剂大辞典)(6)大蓟、小蓟、柏叶、荷叶、茅根、茜根、大黄、山栀、牡丹皮、棕榈皮。(中医方剂大辞典)

十华汤 shi hua tang

【英文名】Shi Hua Decoction

【组成】附子、黄芪、羌活、白术、青桔皮、桔梗、干姜、桂枝、炙甘草、五加皮。(中医方剂大辞典)

十华散 shi hua san

【英文名】Shi Hua Powders

【组成】(1)附子、桂心、人参、白术、黄芪、干姜、青皮、羌活、甘草、五加皮。(中医方剂大辞典)(2)五加皮、陈皮、干姜、甘草、大川乌、附子、桔梗、肉桂、绵黄芪、苍术、羌活。(中医方剂大辞典)

十全丸 shi quan wan

【英文名】Shi Quan Pill

【组成】(1)南星、半夏、珍珠粉、石膏、白矾、桑白皮、冬花、罂粟壳、生姜。(中医方剂大辞典)(2)麝香、穿山甲、广木香、血竭、雄黄、山芝麻、番木鳖、自然铜、僵蚕、川蜈蚣。(中医方剂大辞典)(3)人参、当归、胡连、青皮、陈皮、三棱、蓬术、川芎、木香、白豆蔻、鸡心槟榔、砂仁、使君子、芦荟、黄连、香附子、地骨皮、虾蟆灰。(中医方剂大辞典)(4)槟榔、枳壳、青皮、陈皮、京三棱、蓬术、缩砂仁、丁香、木香、香附子。(中医方剂大辞典)

十全散 shi quan san

【英文名】Shi Quan Powders

【组成】(1)大黄、麦蘖、小茴香、槟榔、瞿麦、萹蓄、槐鹅、血竭。(中医方剂大辞典)(2)黄连、黄芩、黄柏、苦参、孩儿茶、雄黄、硼砂、玄明粉、乳香、片脑。(中医方剂大辞典)(3)人参、白术、白芍药、白茯苓、黄芪、川芎、干地黄、熟地黄、当归、桂枝、甘草。(中医方剂大辞典)(4)白蔹、白及、白芷、川乌、火消、生半夏、生南星、土贝母、白芥子、白附子。(中医方剂大辞典)(5)全蝎、五倍子、腰黄、当门子、穿山甲、蜈蚣、蝉衣、蟾酥、冰片、炒僵蚕。(中医方剂大辞典)(6)黄芩、黄连、黄柏、苦参、玄胡索、硼砂、乳香、孩儿茶、雄黄。(中医方剂大辞典)

十次散 shi ci san

【英文名】Shi Ci Powders

【组成】大蓟、小蓟、棕蓍皮、牡丹皮、大黄、茅根、侧柏叶、茜草、栀子、荷叶。(《安徽省药品标准》1975 年)

十补丸 shi bu wan

【英文名】Shi Bu Pill(中国中医药学主题词表)

【异名】大补丸(中医方剂大辞典)

【组成】(1)熟干地黄、艾叶、川续断、鹿茸、肉苁蓉、阿胶、当归、牡蛎、赤石脂、附子。(中医方剂大辞典)(2)延胡索、巴戟、葫芦巴、荜澄茄、茴香、木香、补骨脂、肉苁蓉、川楝子肉、附子。(中医方剂大辞典)(3)肉苁蓉、牛膝、菟丝子、山芋、续断、山茱萸、五味子、柏子仁、巴戟天、远志。(中医方剂大辞典)(4)附子、葫芦巴、木香、巴戟、川楝子、官桂、延胡索、荜澄茄、舶上茴香、破故纸。(中医方剂大辞典)(5)巴戟、肉苁蓉、白术、五加皮、石斛、鹿茸、人参、菟丝子、柏子仁、菊花。(中医方剂大辞典)(6)黄芪、白术、茯苓、山药、人参、大熟地、当归、白芍、山萸肉、杜仲、续断、枣仁、远志、北五味、龙骨、牡蛎。(中医方剂大辞典)(7)黄芪、熟地黄、白茯苓、山药、枸杞子、肉苁蓉、牛膝、香附子。(中医方剂大辞典)(8)肉苁蓉、菟丝子、牛膝、干山药、熟地黄、川乌头、泽泻、人参、当归、官桂。(中医方剂大辞典)(9)附子、干姜、肉桂、菟丝子、厚朴、巴戟、远志、破故纸、赤石脂、川椒。(中医方剂大辞典)(10)茴香、葫芦巴、破故纸、苍术、菟丝子、大川乌、青盐、丁香、木通、麝香。(中医方剂大辞典)(11)附子、五味子、山茱萸、山药、牡丹皮、鹿茸、熟地黄、肉桂、白茯苓、泽泻。

(中医方剂大辞典)

十补汤 shi bu tang

【英文名】Shi Bu Decoction

【异名】十补散(中医方剂大辞典)

【组成】(1)黄芪、人参、当归、厚朴、桔梗、官桂、川芎、防风、甘草、白芷。(中医方剂大辞典)(2)白芍药、当归、黄芪、生干地黄、茯神、肉桂、北五味子、台乌药、麦门冬、人参、白术、酸枣仁、陈皮、木香、半夏、沉香。(中医方剂大辞典)

十层膏 shi ceng gao

【英文名】Shi Ceng Plaster

【异名】夹纸膏(中医方剂大辞典)

【组成】黄芩、黄柏、白芷、乳香、没药、血竭、黄占、白占、轻粉、血余、象皮、密陀僧、珍珠。(中医方剂大辞典)

十灵油 shi ling you

【英文名】Shi Ling Oil(药品标准-中药成方制剂标准)

【组成】冬绿油、茴香油、桉油、玫瑰油、薄荷油、樟脑。(药品标准-中药成方制剂标准1992年)

十枣丸 shi zao wan

【英文名】Shi Zao Pill(药品标准-中药成方制剂标准)

【组成】甘遂、京大戟、芫花、大枣。(药品标准-中药成方制剂标准1993年)

十枣汤 shi zao tang

【英文名】Shi Zao Decoction(中国中医药学主题词表)

【异名】姜桔散(中医方剂大辞典);三圣散(中医方剂大辞典、普济方)

【组成】(1)陈桔皮。(中医方剂大辞典)(2)芫花、甘遂、大戟。(中医方剂大辞典)

十枣散 shi zao san

【英文名】Shi Zao Powders

【组成】穿山甲、干枣。(中医方剂大辞典)

十奇散 shi qi san

【英文名】Shi Qi Powders

【组成】桔梗、人参、归身、天花粉、五味子、芍药、乌药、香附、枳壳、木香。(中医方剂大辞典)

十味丸 shi wei wan

【英文名】Shi Wei Pill

【组成】细辛、黄桔皮、肉桂、地骨皮、鬼箭羽、蜀漆、白术、甘草、当归、丁香。(中医方剂大辞典)

十金散 shi jin san

【英文名】Shi Jin Powders

【组成】(1)黑豆、绿豆、人参、甘草、陈桔皮、糯米、紫苏、灯心、良姜、罂粟壳。(中医方剂大辞典)(2)浮萍。(中医方剂大辞典)

十注丸 shi zhu wan

【英文名】Shi Zhu Pill

【组成】麝香、犀角、雄黄、甘遂、丹砂、巴豆。(中医方剂大辞典)

十宝丸 shi bao wan

【英文名】Shi Bao Pill

【组成】破故纸、附子、苍术、当归、石枣、枸杞子、菟丝子、肉苁蓉、白茯苓、地黄。(中医方剂大辞典)

十香丸 shi xiang wan

【英文名】Shi Xiang Pill(药品标准-中药成方制剂标准)

【组成】沉香、木香、丁香、小茴香、香附、陈皮、乌药、泽泻、荔枝核、猪牙皂。(药品标准-中药成方制剂标准1994年)

十滴水 shi di shui

【英文名】Shi Di Liquid

【组成】樟脑、干姜、大黄、小茴香、肉桂、辣椒、桉油。(药品标准-中药成方制剂标准1991年)

十二太保丸 shi er tai bao wan

【英文名】Shi Er Tai Bao Pill(药品标准-中药成方制剂标准)

【组成】白芍、当归、菟丝子、浙贝母、黄芪、荆芥、艾叶、厚朴、枳壳、甘草、川芎、羌活。(药品标准-中药成方制剂标准1993年)

十二温经丸 shi er wen jing wan

【英文名】Shi Er Wen Jing Pill(药品标准-中药成方制剂标准)

【组成】吴茱萸、当归、川芎、白芍、阿胶珠、肉桂、牡丹皮、生姜、党参、半夏、麦冬、甘草。(药品标准-中药成方制剂标准1989年)

十三太保方 shi san tai bao fang

【英文名】Shi San Tai Bao Prescription

【组成】川芎、制乳香、制没药、桃仁、红花、地鳖虫、公丁香、当归、肉桂、血竭、广木香、制川乌、制草乌。(浙江中医杂志1982,(1))

十全大补丸 shi quan da bu wan

【英文名】Shi Quan Da Bu Pill(药品标准-中药成方制剂标准)

【组成】(1)党参、茯苓、白术、甘草、当归、川芎、白芍、地黄。((82)粤卫药准字第F1-011号)(2)党参、白术、川芎、肉桂、当归、茯苓、甘草、熟地黄。((81)川卫药准字-1325号)(3)党参、白术、茯苓、甘草、当归、川芎、白芍、熟地黄、黄芪、肉桂。((91)闽卫药准字43号)(4)党参、白术、茯苓、甘草、当归、川芎、白芍、熟地黄、黄芪、肉桂。((92)滇卫药准字3Z第526号)(5)党参、白术、茯苓、甘草、当归、黄芪、白芍、肉桂、川芎。((91)吉卫药准字ZZ-0011-2009号)(6)党参、白术、茯苓、甘草、川芎、肉桂、当归、黄芪、白芍。((93)豫卫药准字ZZ-0011-49071号)(7)

人参、黄芪、当归、熟地黄、肉桂。(8)党参、白术、茯苓、甘草、当归。((91)吉卫药准字第6056ZZ-0011)

十全大补片 shi quan da bu pian

【英文名】Shi Quan Da Bu Tablet(药品标准-中药成方制剂标准)

【组成】党参、白术、茯苓、当归、甘草、川芎、肉桂、白芍、熟地黄、黄芪。(药品标准-中药成方制剂标准1992年)

十全大补汤 shi quan da bu tang

【英文名】Shi Quan Da Bu Decoction(中国中医药学主题词表)

【组成】(1)川芎、归尾、芍药、生地、人参、白术、茯苓、黄芪、桂心、白芷、连翘、甘草、金银花。(中医方剂大辞典)(2)人参、白术、甘草、柴胡、当归、川芎、白芍、木香、青皮、黄芪、生地、升麻、肉桂。(中医方剂大辞典)(3)沉香、生地、熟地、当归、白芍、牛膝、藿香、川芎、人参、杞子、鸭子。(中医方剂大辞典)(4)人参、白术、白芍、当归、阿胶、杜仲、干姜、熟地、甘草。(中医方剂大辞典)(5)人参、白术、白云苓、生地、青化桂、当归、川芎、白芍、黄芪、公丁香、鹿茸、甘草、煨姜、大枣。(中医方剂大辞典)(6)人参、白术、茯苓、甘草、当归、川芎、白芍、熟地、黄芪、肉桂、石菖蒲。(中医方剂大辞典)(7)人参、白术、茯苓、当归、川芎、白芍、熟地黄、黄芪、肉桂、麦门冬、五味子、炙甘草。(中医方剂大辞典)(8)人参、白术、茯苓、甘草、当归、紫草、川芎、白芍、生地、肉桂、黄芪、麦冬、防风、白芷、连翘、大枣、莲肉。(中医方剂大辞典)(9)人参、当归、川芎、白芍药、白术、黄芪、茯苓、甘草、生地、熟地、防风、陈皮、山药、知母、黄柏、泽泻、升麻、金银花。(中医方剂大辞典)(10)当归、川芎、生地、白芍、人参、白术、茯苓、炙草、肉桂、干姜、鹿茸。(中医方剂大辞典)(11)人参、白术、黄芪、熟地、茯苓、甘草、川芎、金银花。(中医方剂大辞典)

十全大补酒 shi quan da bu jiu

【英文名】Shi Quan Da Bu Wine(药品标准-中药成方制剂标准)

【组成】党参、白术、茯苓、甘草、当归、川芎、白芍、熟地黄、黄芪、肉桂。(药品标准-中药成方制剂标准1991年)

十全大补液 shi quan da bu ye

【英文名】Shi Quan Da Bu Liquid

【组成】党参、白术、茯苓、甘草、当归、川芎、白芍、熟地黄、恭敬、肉桂。((90)粤卫药准字第A19-080号)

十全大补膏 shi quan da bu gao

【英文名】Shi Quan Da Bu Concentrated Decoction(药品标准-中药成方制剂标准)

【组成】党参、白术、茯苓、甘草、当归、川芎、白芍、熟地黄、黄芪、肉桂。(药品标准-中药成方制剂标准1991年)

十全化毒汤 shi quan hua du tang

【英文名】Shi Quan Hua Du Decoction

【组成】(1)人参、黄芪、甘草、当归、川芎、牛蒡、桂枝、防风、荆芥、赤芍。(中医方剂大辞典)(2)人参、白术、熟地、当归、黄芪、牛蒡、茯苓、川芎、肉桂、甘草、白芍、木通。(中医方剂大辞典)(3)人参、白术、熟地、当归、黄芪、牛蒡子、茯苓、川芎、上薄桂、甘草、白芍药、粉干葛、生姜、大枣。(中医方剂大辞典)

十全生肌散 shi quan sheng ji san

【英文名】Shi Quan Sheng Ji Powders

【组成】臭牡丹叶。(中医方剂大辞典)

十全阴疳散 shi quan yin gan san

【英文名】Shi Quan Yin Gan Powders

【组成】川芎、当归、白芍、地榆、甘草。(中医方剂大辞典)

十全快斑汤 shi quan kuai ban tang

【英文名】Shi Quan Kuai Ban Decoction

【组成】人参、黄芪、甘草、白术、芍药、归身、川芎、木香、官桂、陈皮、藿香、大枣、生姜。(中医方剂大辞典)

十全补正汤 shi quan bu zheng tang

【英文名】Shi Quan Bu Zheng Decoction

【组成】人参、黄芪、枣仁、当归、白术、白芍、茯苓、杜仲、续断、牛膝、薄桂。(中医方剂大辞典)

十全补阴丸 shi quan bu yin wan

【英文名】Shi Quan Bu Yin Pill

【组成】人参、甘草、破故纸、肉桂、山栀、麦门冬、黄芩、当归、白术、苦参、菖蒲、酸枣、牛膝、山茱萸、龟版、五味子、川芎、陈皮、麋鹿角。(中医方剂大辞典)

十全补阴汤 shi quan bu yin tang

【英文名】Shi Quan Bu Yin Decoction

【组成】天冬、麦冬、女贞、旱莲、白芍、甘草、茅根、藕节、丹参、香附。(中医方剂大辞典)

十全抱龙丸 shi quan bao long wan

【英文名】Shi Quan Bao Long Pill

【组成】(1)天竺黄、辰砂、胆星、枳壳、甘草、茯苓、硼砂、沉香、雄黄、琥珀。(中医方剂大辞典)(2)琥珀、茯苓、山药、枳壳、月石、竺黄、甘草、辰砂、腰黄、胆星、沉香、麝香。(中医方剂大辞典)

十全育真汤 shi quan yu zhen tang

【英文名】Shi Quan Yu Zhen Decoction

【组成】台参、黄芪、山药、知母、玄参、龙骨、牡蛎、丹参、三棱、莪术。(中医方剂大辞典)

十全济阴丸 shi quan ji yin wan

【英文名】Shi Quan Ji Yin Pill

【组成】当归、熟地黄、香附子、山药、白术、枸杞子、人参、蕲艾叶、川芎、白芍药、牡丹皮、紫石英、泽兰、紫河车。(中医方剂大辞典)

十全流气饮 shi quan liu qi yin

【英文名】Shi Quan Liu Qi Drink

【组成】陈皮、赤苓、乌药、川芎、当归、白芍、香附、青皮、甘草、木香。(中医方剂大辞典)

十全润痊汤 shi quan run quan tang

【英文名】Shi Quan Run Quan Decoction

【组成】人参、黄芪、当归、川芎、地黄、白芍、防风、羌活、荆芥、葛根、黄芩、附子、甘草。(中医方剂大辞典)

十补心肾丸 shi bu xin shen wan

【英文名】Shi Bu Xin Shen Pill

【组成】熟地黄、山药、山萸肉、枸杞子、牡丹皮、黄柏、牛膝、龟版、茯神、人参、柏子仁、酸枣仁、麦冬、辰砂、五味子、天冬、鹿角霜、鹿角胶、鹿茸、肉苁蓉、菟丝子、虎胫骨、紫河车。(中医方剂大辞典)

十补托里散 shi bu tuo li san

【英文名】Shi Bu Tuo Li Powders

【组成】人参、黄芪、当归、川芎、厚朴、桔梗、防风、甘草、白芷、肉桂。(中医方剂大辞典)

十陈夹纸膏 shi chen jia zhi gao

【英文名】Shi Chen Jia Zhi Plaster

【组成】豆油、黄占、水龙骨、铜青。(中医方剂大辞典)

十味人参散 shi wei ren shen san

【英文名】Shi Wei Ren Shen Powders

【组成】(1)人参、茯苓、甘草、当归、桔梗、紫苏、羌活、白附子、天花粉、黄芩。(中医方剂大辞典)(2)柴胡、甘草、人参、茯苓、半夏、白术、黄芩、当归、白芍药、葛根。(中医方剂大辞典)

十味五积丸 shi wei wu ji wan

【英文名】Shi Wei Wu Ji Pill

【组成】沉香、桔皮、三棱、甘松、姜黄、木香、甘遂、芫花、大戟、牵牛子。(中医方剂大辞典)

十味中和汤 shi wei zhong he tang

【英文名】Shi Wei Zhong He Decoction

【组成】石菖蒲、牛蒡子、羌活、川芎、防风、漏芦、荆芥、麦门冬、前胡、甘草。(中医方剂大辞典)

十味六和汤 shi wei liu he tang

【英文名】Shi Wei Liu He Decoction

【组成】藿香、厚朴、赤苓、人参、木瓜、香薷、扁豆、杏仁、甘草、砂仁。(中医方剂大辞典)

十味贝砂散 shi wei bei sha san

【英文名】Shi Wei Bei Sha Powders

【组成】川贝母、硼砂、石膏、胆星、橘红、半夏、甘草、麻黄、冰片、朱砂。(辽宁中医杂志 1987,(5))

十味石榴丸 shi wei shi liu wan

【英文名】Shi Wei Shi Liu Pill

【组成】石榴、肉桂、白及、荜茇、红花、豆蔻、玉竹、黄精、菱角、天花粉。(中医方剂大辞典)

十味白术丸 shi wei bai zhu wan

【英文名】Shi Wei Bai Zhu Pill

【组成】黄连、白术、陈皮、山药、神曲、芍药、归身、山楂、茯苓、莲子、薏苡仁。(中医方剂大辞典)

十味白术汤 shi wei bai zhu tang

【英文名】Shi Wei Bai Zhu Decoction

【组成】白术、当归、厚朴、半夏、甘草、人参、川芎、生姜、枳实、茱萸。(中医方剂大辞典)

十味芎苏散 shi wei xiong su san

【英文名】Shi Wei Xiong Su Powders

【组成】桔皮、前胡、枳壳、桔梗、葛根、川芎、紫苏、桑皮、杏仁、半夏。(中医方剂大辞典)

十味回生丸 shi wei hui sheng wan

【英文名】Shi Wei Hui Sheng Pill

【组成】杜仲、山萸、熟地、山药、知母、丹皮、茯神、枸杞、黄柏、泽泻。(中医方剂大辞典)

十味安神丸 shi wei an shen wan

【英文名】Shi Wei An Shen Pill

【组成】人参、茯神、麦门冬、山药、片脑、龙齿、朱砂、甘草、寒水石、金箔。(中医方剂大辞典)

十味导赤汤 shi wei dao chi tang

【英文名】Shi Wei Dao Chi Decoction

【组成】生地、栀子、木通、瞿麦、滑石、淡竹叶、茵陈蒿、黄芩、甘草、猪苓。(中医方剂大辞典)

十味导赤散 shi wei dao chi san

【英文名】Shi Wei Dao Chi Powders

【组成】黄连、黄芩、麦冬、半夏、茯苓、赤芍、木通、生地、地骨皮、甘草、姜。(中医方剂大辞典)

十味导痰汤 shi wei dao tan tang

【英文名】Shi Wei Dao Tan Decoction

【组成】导痰汤、羌活、天麻、蝎尾、雄黄。(中医方剂大辞典)

十味如神丸 shi wei ru shen wan

【英文名】Shi Wei Ru Shen Pill

【组成】晋矾、天门冬、五味子、半夏、南星、麦门冬、远志、甘草、白术、人参。(中医方剂大辞典)

十味羌防散 shi wei qiang fang san

【英文名】Shi Wei Qiang Fang Powders

【组成】羌活、防风、茯苓、甘草、半夏、陈皮、枳壳、川芎、苍术、桔梗、生姜、葱白。(中医方剂大辞典)

十味羌活散 shi wei qiang huo san

【英文名】Shi Wei Qiang Huo Powders

【组成】羌活、前胡、防风、荆芥、独活、细辛、白芷、柴

胡、甘草、蝉蜕。(中医方剂大辞典)

十味苍柏散 shi wei cang bai san

【英文名】Shi Wei Cang Bai Powders

【异名】止痛附子汤(中医方剂大辞典)

【组成】苍术、香附、黄柏、青皮、玄胡索、益智仁、桃仁、茴香、附子、甘草。(中医方剂大辞典)

十味补心汤 shi wei bu xin tang

【英文名】Shi Wei Bu Xin Decoction

【组成】茯神、党参、熟地、生地、麦冬、枣仁、归身、香附、远志、龙眼肉。(中医方剂大辞典)

十味还睛丸 shi wei huan jing wan

【英文名】Shi Wei Huan Jing Pill

【组成】防风、羌活、密蒙花、青葙子、川芎、蒺藜、甘草、白术、木贼、菟丝子。(中医方剂大辞典)

十味连翘饮 shi wei lian qiao yin

【英文名】Shi Wei Lian Qiao Drink

【组成】山栀、白术、连翘、白芍、防风、荆芥、牛蒡子、车前子、滑石、蝉蜕、木通、桔梗、柴胡、黄芩、甘草。(中医方剂大辞典)

十味和解散 shi wei he jie san

【英文名】Shi Wei He Jie Powders

【组成】白术、桔梗、人参、当归、桔皮、枳壳、赤芍药、防风、甘草、厚朴。(中医方剂大辞典)

十味败毒散 shi wei bai du san

【英文名】Shi Wei Bai Du Powders

【组成】桔梗、柴胡、川芎、茯苓、防风、甘草、荆芥、生姜、朴橘、独活等。(中草药 1987,18(9))

十味保和汤 shi wei bao he tang

【英文名】Shi Wei Bao He Decoction

【异名】十味保和散(中医方剂大辞典)

【组成】人参、白术、茯苓、半夏、陈皮、藿香、香附、砂仁、甘草、木香。(中医方剂大辞典)

十味养胃汤 shi wei yang wei tang

【英文名】Shi Wei Yang Wei Decoction

【组成】厚朴、苍术、半夏、茯苓、人参、草果、藿香、橘红、甘草、附子。(中医方剂大辞典)

十味养荣汤 shi wei yang rong tang

【英文名】Shi Wei Yang Rong Decoction

【组成】干地黄、黄芪、五味子、肉桂、牡丹皮、白芍药、茯苓、当归、川芎、甘草。(中医方剂大辞典)

十味香附丸 shi wei xiang fu wan

【英文名】Shi Wei Xiang Fu Pill

【组成】地黄、当归、芍药、川芎、白术、陈皮、泽兰叶、黄柏、甘草、香附。(中医方剂大辞典)

十味香薷饮 shi wei xiang ru yin

【英文名】Shi Wei Xiang Ru Drink

【异名】十味香薷散(中医方剂大辞典)

【组成】(1)香薷、厚朴、白扁豆、陈皮、茯苓、苍术、黄柏、升麻、葛根、桑白皮、地骨皮、甘草。(中医方剂大辞典)(2)香薷叶、人参、白术、陈皮、茯苓、黄芪、厚朴、木瓜、白扁豆、甘草。(中医方剂大辞典)

十味流气饮 shi wei liu qi yin

【英文名】Shi Wei Liu Qi Drink

【组成】香附、苏叶、枳壳、橘红、半夏、川朴、赤苓、桔梗、木香、甘草。(中医方剂大辞典)

十味淡斋方 shi wei dan zhai fang

【英文名】Shi Wei Dan Zhai Prescription

【组成】贝母、白芷、防风、海螵蛸、当归、川芎、金银花、花粉、半夏、南星。(中医方剂大辞典)

十味温胆汤 shi wei wen dan tang

【英文名】Shi Wei Wen Dan Decoction(中国中医药学主题词表)

【组成】(1)半夏、枳实、陈皮、茯苓、酸枣仁、远志、五味子、熟地黄、条参、粉草。(中医方剂大辞典)(2)党参、茯神、淡竹茹、熟地、枳实、半夏、广皮、枣仁、远志、甘草、生姜、红枣。(中医方剂大辞典)

十味铁箍散 shi wei tie gu san

【英文名】Shi Wei Tie Gu Powders

【组成】黄柏、黄连、白蔹、半夏、何首乌、白芷、陈小粉、百草霜、大黄、芙蓉叶。(中医方剂大辞典)

十香止痛丸 shi xiang zhi tong wan

【英文名】Shi Xiang Zhi Tong Pill(中国中医药学主题词表)

【组成】香附、乌药、玄胡索、香橼、厚朴、五灵脂、大黄、檀香、蒲黄、降香、木香、乳香、沉香、零陵香、丁香、排草香、砂仁、高良姜。(中医方剂大辞典)

十香返魂丹 shi xiang fan hun dan

【英文名】Shi Xiang Fan Hun Pellet

【异名】十香返生丹(中医方剂大辞典、北京市中药成方医集)

【组成】丁香、木香、乳香、藿香、苏合香、降香、沉香、安息香、麝香、香附、诃子肉、僵蚕、天麻、郁金、蒌仁、礞石、甘草、建莲心、檀香、朱砂、琥珀、京朱黄、冰片、大赤金。(中医方剂大辞典)

十香定痛丸 shi xiang ding tong wan

【英文名】Shi Xiang Ding Tong Pill

【组成】丁香、降香、乳香、没药、木香、丁香、于术、良姜、白芍、延胡索、厚朴、姜黄、灵脂、松罗茶、九菖蒲、槟榔、三棱、莪术、半夏、茴香、檀香、红花、肉桂、甘草、赤芍、蒲黄、二丑。(中医方剂大辞典)

十香暖脐膏 shi xiang nuan qi gao

【英文名】Shi Xiang Nuan Qi Plaster

【组成】附子、川楝子、生蒜、干姜、韭菜子、吴萸、川椒、茴香。(中医方剂大辞典)

十将平痎汤 shi jiang ping jie tang

【英文名】Shi Jiang Ping Jie Decoction

【组成】常山、槟榔、草果仁、砂仁、三棱、莪术、青皮、半夏、广皮、乌梅肉。(中医方剂大辞典)

十宣内托散 shi xuan nei tuo san

【英文名】Shi Xuan Nei Tuo Powders

【组成】人参、黄芪、当归、川芎、桔梗、甘草、荆芥、防风、牛蒡子、烧人屎。(中医方剂大辞典)

十宣托里散 shi xuan tuo li san

【英文名】Shi Xuan Tuo Li Powders

【组成】人参、黄芪、茯苓、白芍药、川芎、当归、白术、皂角刺。(中医方剂大辞典)

十神解毒汤 shi shen jie du tang

【英文名】Shi Shen Jie Du Decoction

【组成】(1)当归、川芎、生地、赤芍、丹皮、红花、连翘、木通、甘草、桔梗、灯心、葱白、大腹皮、淡竹叶。(中医方剂大辞典)(2)当归尾、生地黄、红花、牡丹皮、赤芍药、桔梗、木通、大腹皮、连翘、川芎。(中医方剂大辞典)

十服神效汤 shi fu shen xiao tang

【英文名】Shi Fu Shen Xiao Decoction

【组成】升麻、皂刺、土茯苓。(中医方剂大辞典)

十物独活汤 shi wu du huo tang

【英文名】Shi Wu Du Huo Decoction

【组成】独活、桂心、葛根、甘草、防风、当归、生姜、芍药、附子、半夏。(中医方剂大辞典)

十宝大安散 shi bao da an san

【英文名】Shi Bao Da An Powders

【异名】万病无忧散(中医方剂大辞典)

【组成】大黄、甘草、牵牛、槟榔。(中医方剂大辞典)

十宝化毒散 shi bao hua du san

【英文名】Shi Bao Hua Du Powders

【组成】蚌壳、琥珀、雄精、朱砂、月华丹、人中黄、人中白、海浮散、西黄、珠粉、冰片。(中医方剂大辞典)

十珍香附丸 shi zhen xiang fu wan

【英文名】Shi Zhen Xiang Fu Pill

【组成】当归、熟地、白芍、白术、茯苓、枣仁、甘草、天冬、益母草、山萸、橘红、玄胡、阿胶、黄芩、砂仁、生地、香附。(中医方剂大辞典)

十面埋伏散 shi mian mai fu san

【英文名】Shi Mian Mai Fu Powders

【组成】麝香、蜈蚣、甲片、乳香、没药、蝉衣、钱银朱、僵蚕、全蝎、带子蜂房。(中医方剂大辞典)

十鼓通证散 shi gu tong zheng san

【英文名】Shi Gu Tong Zheng Powders

【组成】大戟、甘遂、麻黄、乌梅、葫芦巴、葶苈、芫花、黑牵牛、细辛、防己、槟榔、海蛤、陈皮、桑皮。(中医方剂大辞典)

十一味木香散 shi yi wei mu xiang san

【英文名】Shi Yi Wei Mu Xiang Powders

【组成】木香、腹皮、人参、桂心、米仁、茯苓、黄芪、诃子、白术、丁香、甘草。(中医方剂大辞典)

十一味防风汤 shi yi wei fang feng tang

【英文名】Shi Yi Wei Fang Feng Decoction

【组成】防风、当归、麻黄、甘草、茯苓、天门冬、附子、地黄、白术、山茱萸、黄芩。(中医方剂大辞典)

十一味还精丸 shi yi wei huan jing wan

【英文名】Shi Yi Wei Huan Jing Pill

【组成】川芎、白术、防风、木贼、羌活、甘草、蒺藜、密蒙花、青葙子、菟丝子、当归。(中医方剂大辞典)

十一味能消丸 shi yi wei neng xiao wan

【英文名】Shi Yi Wei Neng Xiao Pill

【组成】土木香、小叶莲、野姜、沙棘膏、诃子、蛇肉、大黄、方海、寒水石、硇砂、碱花。(中医方剂大辞典)

十二味人参汤 shi er wei ren shen tang

【英文名】Shi Er Wei Ren Shen Decoction

【组成】人参、当归、甘草、桂心、黄芩、龙骨、蛇蜕皮、雄黄、蜣螂、桑螵蛸、雀、甕、露蜂房。(中医方剂大辞典)

十二味正气散 shi er wei zheng qi san

【英文名】Shi Er Wei Zheng Qi Powders

【组成】陈皮、厚朴、半夏、藿香、甘草、人参、茯苓、白术、石菖蒲、木香、远志、薏苡仁。(中医方剂大辞典)

十二味地黄饮 shi er wei di huang yin

【英文名】Shi Er Wei Di Huang Drink

【组成】大生地、当归、生黄芪、何首乌、地骨皮、丹皮、荆芥穗、白芷、白芍、白僵蚕、白蒺藜、麦冬。(中医方剂大辞典)

十二味安胎饮 shi er wei an tai yin

【英文名】Shi Er Wei An Tai Drink

【组成】当归、熟地、白芍、黄芪、人参、茯苓、白术、牡蛎、阿胶、枣仁、麦冬、甘草。(中医方剂大辞典)

十二味异功散 shi er wei yi gong san

【英文名】Shi Er Wei Yi Gong Powders

【组成】木香、官桂、当归、人参、茯苓、陈皮、厚朴、白术、半夏、丁香、肉豆蔻、附子。(中医方剂大辞典)

十二味羌活汤 shi er wei qiang huo tang

【英文名】Shi Er Wei Qiang Huo Decoction

【组成】苍耳子、辛荑、藁本、羌活、苍术、防风、细辛、川芎、白芷、生地、黄芩、甘草。(中医临床与保健 1989,(2))

十二味翼首散 shi er wei yi shou san

【英文名】Shi Er Wei Yi Shou Powders

【组成】翼首草、榜嘎、角茴香、莪大夏、黑草乌叶、石灰华、牛黄、麝香、安息香、五灵脂膏、檀香、红花。(中医方剂大辞典)

十七味保元汤 shi qi wei bao yuan tang

【英文名】Shi Qi Wei Bao Yuan Decoction

【组成】贯仲、毛姜、杜仲、小茴香、巴戟天、升麻、石斛、当归、莲须、黄柏、黄芪、山药、党参、茯苓、独活、甘草、桂圆。(江苏中医 1991,(11))

十八味戒烟丸 shi ba wei jie yan wan

【英文名】Shi Ba Wei Jie Yan Pill

【组成】明党参、纹党参、橘红、杜仲、枣仁、茯苓、法半夏、玉竹、旋覆花、益智仁、罂粟壳、枸杞、炮姜、炙甘草、沉香、赤糖、红枣、烟灰。(中医方剂大辞典)

十八味流气饮 shi ba wei liu qi yin

【英文名】Shi Ba Wei Liu Qi Drink

【组成】羌活、独活、人参、枳壳、陈皮、白术、木香、防风、川芎、当归、桂枝、白芍药、甘草、白芷、黄芪、天台乌药、白茯苓。(中医方剂大辞典)

十三味羌活散 shi san wei qiang huo san

【英文名】Shi San Wei Qiang Huo Powders

【组成】羌活、独活、防风、桔梗、荆芥、柴胡、前胡、地骨皮、炙甘草、蝉蜕、川芎、天花粉、天麻。(中医方剂大辞典)

十三味拨云散 shi san wei bo yun san

【英文名】Shi San Wei Bo Yun Powders

【组成】煅甘石、镜砂、硼砂、煅硇砂、煅珍珠、琥珀、麝香、火消、梅片、薄荷冰、海螵蛸、牛黄、熊胆。(中医方剂大辞典)

十三味榜嘎散 shi san wei bang ga san

【英文名】Shi San Wei Bang Ga Powders

【组成】榜嘎、波棱瓜子、麻花、秦艽花、迭达、直立紫堇、苦菜、洪连、三棵针皮、柴胡草、甘青青蓝、五灵脂膏、细叶白前子、红景天。(中医方剂大辞典)

十五制清宁丸 shi wu zhi qing ning wan

【英文名】Shi Wu Zhi Qing Ning Pill(药品标准－中药成方制剂标准)

【组成】大黄、绿豆、大麦、黑豆、槐叶、桑叶、枇杷叶、车前草、厚朴、陈皮、半夏、白术、香附、黄芩。(药品标准－中药成方制剂标准 1991 年)

十五味沉香丸 shi wu wei chen xiang wan

【英文名】Shi Wu Wei Chen Xiang Pill

【组成】沉香、土木香、檀香、紫檀香、红花、肉豆蔻、高山辣根菜、悬钩子茎、木藤蓼、野姜、石灰华、广枣、诃子、毛诃子、余甘子。(中医方剂大辞典)

十六味冬青丸 shi liu wei dong qing wan

【英文名】Shi Liu Wei Dong Qing Pill

【组成】冬青叶、石榴、石膏、肉桂、豆蔻、木香、丁香、甘草、白葡萄干、沉香、拳参、荜茇、肉豆蔻、红花、广枣、方海。(中医方剂大辞典)

十六味地黄丸 shi liu wei di huang wan

【英文名】Shi Liu Wei Di Huang Pill

【异名】十六味儿丸(中医方剂大辞典、慈幼心传幼科铁镜)

【组成】人参、白术、茯苓、山药、米仁、芡实、莲肉、甘草、陈皮、山楂、麦芽、砂仁、黄连、泽泻、芍药、连翘。(中医方剂大辞典)

十六味保元汤 shi liu wei bao yuan tang

【英文名】Shi Liu Wei Bao Yuan Decoction

【组成】黄芪、石斛、巴戟肉、白茯苓、升麻、圆眼肉、贯仲、人参、山药、川独活、当归身、莲蕊、黄柏、生甘草、杜仲、骨碎补。(中医方剂大辞典)

十六味流气饮 shi liu wei liu qi yin

【英文名】Shi Liu Wei Liu Qi Drink

【异名】疮科流气饮(中医方剂大辞典、外科发挥);流气饮(中医方剂大辞典、痘疹心法);消毒流气饮(中医方剂大辞典、杏苑)

【组成】川芎、当归、芍药、防风、人参、木香、黄芪、官桂、桔梗、白芷、槟榔、厚朴、乌药、甘草、紫苏、枳壳。(中医方剂大辞典)

十六味清膈散 shi liu wei qing ge san

【英文名】Shi Liu Wei Qing Ge Powders

【组成】人参、柴胡、当归、芍药、知母、桑白皮、白术、黄芪、紫菀、地骨皮、茯苓、甘草、桔梗、黄芩、石膏、滑石。(中医方剂大辞典)

十四味大补汤 shi si wei da bu tang

【英文名】Shi Si Wei Da Bu Decoction

【组成】人参、白术、茯苓、甘草、熟地、白芍、当归、川芎、黄芪、丹皮、肉桂、附子、枸杞、泽泻。(中医方剂大辞典)

十四味建中汤 shi si wei jian zhong tang

【英文名】Shi Si Wei Jian Zhong Decoction

【异名】大建中汤(中医方剂大辞典、局方、证治要诀类方)

【组成】当归、白芍药、白术、甘草、人参、麦门冬、川芎、肉桂、附子、肉苁蓉、半夏、黄芪、茯苓、熟地黄。(中医方剂大辞典)

十全大补颗粒 shi quan da bu ke li

【英文名】Shi Quan Da Bu Granule(药品标准－中药成方制剂标准)

【异名】十全大补冲剂(药品标准－中药成方制剂标准)

【组成】党参、白术、茯苓、甘草、当归、川芎、白芍、熟地黄、黄芪、肉桂。(药品标准－中药成方制剂标准 1996 年)

十全大补糖浆 shi quan da bu tang jiang

【英文名】Shi Quan Da Bu Syrup(药品标准－中药成方制剂标准)

【组成】党参、白术、茯苓、甘草、当归、川芎、白芍、熟地黄、黄芪、肉桂。(药品标准－中药成方制剂标准 1998 年)

十全育真胶囊 shi quan yu zhen jiao nang

【英文名】Shi Quan Yu Zhen Capsule

【组成】人参、黄芪、山药、知母、玄参、丹参、三棱、莪术、白花蛇舌草、车前子。(中医药学报 1992,(6))

十味大半夏汤 shi wei da ban xia tang

【英文名】Shi Wei Da Ban Xia Decoction

【组成】半夏、大黄、吴茱萸、朴消、桂枝、牡丹皮、柴胡、干姜、细辛、白术。(中医方剂大辞典)

十味大建中汤 shi wei da jian zhong tang

【英文名】Shi Wei Da Jian Zhong Decoction

【组成】白芍药、桂心、甘草、黄芪、当归、人参、白茯苓、远志、龙骨、泽泻。(中医方剂大辞典)

十味小柴胡汤 shi wei xiao chai hu tang

【英文名】Shi Wei Xiao Chai Hu Decoction

【组成】人参、黄芪、柴胡、干姜、山栀、白术、防风、半夏、甘草、五味子。(中医方剂大辞典)

十味扶正颗粒 shi wei fu zheng ke li

【英文名】Shi Wei Fu Zheng Granule

【组成】人参、熟地黄、白术、黄芪等。((98)卫药准字 Z－112 号)

十味蒂达胶囊 shi wei di da jiao nang

【英文名】Shi Wei Di Da Capsule

【组成】印度獐芽菜、金腰草、熊胆等。((98)卫药准字 Z－100 号)

十二乌鸡白凤丸 shi er wu ji bai feng wan

【英文名】Shi Er Wu Ji Bai Feng Pill(药品标准－中药成方制剂标准)

【组成】乌鸡、黄芪、熟地黄、党参、川芎、当归、白芍、五味子、山药、白术、茯苓、牡丹皮。(药品标准－中药成方制剂标准 1998 年)

十二将军二圣汤 shi er jiang jun er sheng tang

【英文名】Shi Er Jiang Jun Er Sheng Decoction

【组成】黑面将军、绿圣、白圣。(中医方剂大辞典)

十八太保英雄丹 shi ba tai bao ying xiong dan

【英文名】Shi Ba Tai Bao Ying Xiong Pellet

【组成】老材香、象皮、血竭、胆星、藏红花、防风、白芷、马钱子、海螵蛸、升麻、乳香、没药、雄土元、生龙骨、当归、菖蒲、蟹骨、麝香。(中医方剂大辞典)

十大将军冲翳散 shi da jiang jun chong yi san

【英文名】Shi Da Jiang Jun Chong Yi Powders

【异名】先锋开路散(中医方剂大辞典、眼科秘诀)

【组成】文蛤、苦参、升麻、草决明、薄荷、防风、荆芥、白芷、小川芎、羌活。(中医方剂大辞典)

十五味大建中汤 shi wu wei da jian zhong tang

【英文名】Shi Wu Wei Da Jian Zhong Decoction

【组成】黄芪、当归、熟地黄、人参、白术、白茯苓、白附子、牛膝、苁蓉、薏苡仁、白芍药、桂心、甘草。(中医方剂大辞典)

十全大补口服液 shi quan da bu kou fu ye

【英文名】Shi Quan Da Bu Liquid

【组成】党参、白术、熟地黄、当归、黄芪、肉桂。((90)京卫药准字第 293 号)

十全大补银花汤 shi quan da bu yin hua tang

【英文名】Shi Quan Da Bu Yin Hua Decoction

【组成】人参、白术、熟地、黄芪、当归、银花、茯苓、川芎、甘草。(中医方剂大辞典)

十全苦寒救补汤 shi quan ku han jiu bu tang

【英文名】Shi Quan Ku Han Jiu Bu Decoction

【组成】生石膏、青子芩、生绵纹、川连、白犀角、真朴、小枳实、芒硝、生川柏、白知母。(中医方剂大辞典)

十味龙胆花颗粒 shi wei long dan hua ke li

【英文名】Shi Wei Long Dan Hua Granule

【组成】龙胆花、烈香杜鹃、甘草、矮紫堇、川贝母、小檗皮、鸡蛋参、螃蟹甲、藏木香、马尿泡。((98)卫药准字 Z－122 号)

十寄内补排脓散 shi ji nei bu pai nong san

【英文名】Shi Ji Nei Bu Pai Nong Powders

【组成】黄芪、当归、人参、川芎、白芷、桔梗、防风、厚朴、甘草、官桂、金银花、木香、天花粉。(中医方剂大辞典)

十一物七熬饭后丸 shi yi wu qi ao fan hou wan

【英文名】Shi Yi Wu Qi Ao Fan Hou Pill

【组成】茯苓、干姜、大黄、柴胡、芎䓖、蜀椒、芒硝、杏仁、葶苈子、桂心、附子。(中医方剂大辞典)

十二味消炎解毒汤 shi er wei xiao yan jie du tang

【英文名】Shi Er Wei Xiao Yan Jie Du Decoction

【组成】瞿麦、萹蓄、木通、车前子、石韦、琥珀、淡竹叶、甘草梢、蒲公英、连翘、鱼腥草、土茯苓。(山东中医杂志 1989,8(6))

十八味丁沉透膈汤 shi ba wei ding chen tou ge tang

【英文名】Shi Ba Wei Ding Chen Tou Ge Decoction

【异名】丁沉透膈汤(中医方剂大辞典、丹溪心法);十八味丁沉透膈汤(中医方剂大辞典、普济方)

【组成】白术、香附、人参、缩砂仁、丁香、麦芽、肉豆蔻、白豆蔻、木香、青皮、甘草、半夏、藿香、厚朴、神曲、草果、沉香、陈皮。(中医方剂大辞典)

十八味黄芪建中汤 shi ba wei huang qi jian zhong tang

【英文名】Shi Ba Wei Huang Qi Jian Zhong Decoction

【组成】黄芪、熟干地黄、肉桂、甘草、人参、当归、鳖甲、白茯苓、南木香、地骨皮、柴胡、秦艽、附子、五味子、川芎、阿胶、半夏、白芍药。(中医方剂大辞典)

十三味当归补虚汤 shi san wei dang gui bu xu tang

【英文名】Shi San Wei Dang Gui Bu Xu Decoction

【组成】当归、黄芪、熟干地黄、附子、白术、干姜、白芍药、人参、甘草、川芎、吴茱萸、杜仲、良姜。(中医方剂大辞典)

丁壬汤 ding ren tang

【英文名】Ding Ren Decoction

【组成】金银花、蒲公英、紫花地丁、羌活、独活、防风、当归、生黄芪、生甘草。(中医方剂大辞典)

丁术汤 ding zhu tang

【英文名】Ding Zhu Decoction

【组成】丁香、白术、人参、甘草。(中医方剂大辞典)

丁皮丸 ding pi wan

【英文名】Ding Pi Pill

【组成】丁香皮、陈桔皮、荆三棱、槟榔、青木香、麝香、蓬莪术。(中医方剂大辞典)

丁皮散 ding pi san

【英文名】Ding Pi Powders

【组成】丁皮、白术、茯苓、青皮、陈皮、良姜、缩砂、神曲、麦蘖、甘草、真桂心。(中医方剂大辞典)

丁豆丸 ding dou wan

【英文名】Ding Dou Pill

【组成】肉豆蔻、丁香。(中医方剂大辞典)

丁沉丸 ding chen wan

【英文名】Ding Chen Pill

【异名】丁香丸(中医方剂大辞典、圣济总录、普济方)

【组成】(1)丁香、沉香、木香、茴香子、鸡舌香、胡椒、阿魏。(中医方剂大辞典)(2)沉香、陈桔皮、诃黎勒、木香、丁香、肉豆蔻。(中医方剂大辞典)(3)甘草、青皮、丁香、白豆蔻仁、沉香、木香、槟榔肉、豆蔻仁、白术、人参、茯苓、诃黎勒、肉桂、干姜、麝香。(中医方剂大辞典)(4)硇砂、桃仁、川大黄、阿魏、神曲、大附子、丁香、木香、沉香、槟榔、肉豆蔻、青桔皮、厚朴、荆三棱、蓬莪术、当归。(中医方剂大辞典)(5)丁香、沉香、木香、诃黎勒皮、附子、硇砂、干姜、青桔皮、神曲、槟榔、桃仁。(中医方剂大辞典)(6)丁香、沉香、木香、槟榔、白豆蔻、云南根、肉豆蔻、甘草、青皮、人参、茯苓、白术、官桂、丁香皮、诃子、麝香、玄参、柳桂、干姜、金钗、石斛。(中医方剂大辞典)(7)沉香、藁本、白瓜瓣、丁香、甘草、当归、芎劳、麝香。(中医方剂大辞典)(8)丁香、人参、沉香、白蔻、诃子、白术。(中医方剂大辞典)(9)肉豆蔻、丁香、白豆蔻仁、木香、缩砂仁、槟榔、麦蘖、诃子皮、面姜、青皮、人参、胡椒。(中医方剂大辞典)(10)丁香、沉香、人参、肉豆蔻。(中医方剂大辞典)

丁沉散 ding chen san

【英文名】Ding Chen Powders

【组成】丁香、沉香、人参、白茯苓、白术、白扁豆。(中医方剂大辞典)

丁果散 ding guo san

【英文名】Ding Guo Powders

【组成】丁香、草果、面粉、红糖。(上海中医药杂志 1984,(8))

丁附丸 ding fu wan

【英文名】Ding Fu Pill

【组成】丁香、附子、肉豆蔻、胡椒。(中医方剂大辞典)

丁附汤 ding fu tang

【英文名】Ding Fu Decoction

【组成】(1)治中汤、丁香、附子。(中医方剂大辞典)(2)大附子。(中医方剂大辞典)

丁附散 ding fu san

【英文名】Ding Fu Powders

【组成】(1)大附子、丁香。(中医方剂大辞典)(2)附子。(中医方剂大辞典)(3)大附子。(中医方剂大辞典)

丁矾散 ding fan san

【英文名】Ding Fan Powders

【组成】枯矾、丁香。(中医方剂大辞典)

丁泥散 ding ni san

【英文名】Ding Ni Powders

【组成】孩儿茶、珍珠、乳香、没药、冰片、丝线。(中医方剂大辞典)

丁砂散 ding sha san

【英文名】Ding Sha Powders

【组成】大诃子、母丁香、百药煎、针砂、高茶末。(中医方剂大辞典)

丁香丸 ding xiang wan

【英文名】Ding Xiang Pill

【异名】夹食丸(中医方剂大辞典、圣济总录);丁红丸(中医方剂大辞典、普济方);丁香半夏丸(中医方剂大辞典、博济);十香丸(中医方剂大辞典、圣惠)

【组成】(1)丁香、木香、桂、阿魏、麝香、硫黄、水银、硇砂、粉霜、胡粉、巴豆。(中医方剂大辞典)(2)丁香、荜茇、硇砂。(中医方剂大辞典)(3)乌头、丁香、巴豆。(中医方剂大辞典)(4)丁香、茴香子、桂、陈桔皮、甘草、胡椒。(中医方剂大辞典)(5)丁香、肉豆蔻、五灵脂、黑豆、巴豆。(中医方剂大辞典)(6)丁香、木香、五灵脂、荆芥、三棱、莪术、茴香、干漆、胡椒、槟榔、桔皮、陈桔皮、巴豆。(中医方剂大辞典)(7)丁香、木香、藿香、牛黄、脑麝、腻粉。(中医方剂大辞典)(8)丁香、木香、茴香、乳香、沉香、青桔皮、肉豆蔻、槟榔、蓬莪术、茱萸、阿魏。(中医方剂大辞典)(9)丁香、木香、白豆蔻、青桔皮、胡椒、荜茇、槟榔、麝香、乳香、巴豆。(中医方剂大辞典)(10)丁香、木香、肉豆蔻、人参、茯苓、藿香。(中医方剂大辞典)(11)丁香、硼砂、木香、桂心、附子、干姜、川大黄、桔皮、蓬莪术、巴豆霜、牵牛子、京三棱、干漆、猪牙、皂荚、香墨。(中医方剂大辞典)(12)丁香、硫黄、胡椒、桂、陈桔皮、附子、肉豆蔻。(中医方剂大辞典)(13)丁香、木香、巴豆、乳香、硫黄、朱砂、腻粉、麝香、神曲。(中医方剂大辞典)(14)半夏、白矾、丁香。(中医方剂大辞典)(15)丁香、木香、猪牙皂角、肉桂、干姜、好墨、青皮、附子、京三棱、蓬莪术、黑牵牛、川大黄、干漆、巴豆霜、硇砂。(中医方剂大辞典)(16)丁香、麝香、青黛、虾蟆。(中医方剂大辞典)(17)丁香、巴豆、黄连、橡子、白矾灰。(中医方剂大辞典)(18)大乌梅、巴豆、香墨末、拣丁香、胡椒、干漆末、桂花末。(中医方剂大辞典)(19)丁香、半夏、水银、铅、蝎梢。(中医方剂大辞典)(20)丁香、胡椒、白术、桂心、人参、木香、白茯苓、当归、干姜。(中医方剂大辞典)(21)麝香、沉香、白檀香、龙脑煎香、鸡舌香、丁香、黄熟香、鸡骨香、松香、升麻、郁金香。(中医方剂大辞典)(22)丁香、罗卜子、槟榔、木香、桔皮、白术。(中医方剂大辞典)(23)沉香、龙脑、麝香、白檀香、木香、零陵香、甘松香、藿香、丁香、鸡舌香、白芷、细辛、芎䓖、槟榔、肉豆蔻。(中医方剂大辞典)(24)丁香、木香、肉豆蔻、槟榔、乳香、雄黄、朱砂、硫黄、青桔皮、巴豆霜。(中医方剂大辞典)(25)丁香、吴茱萸、白豆蔻、桂、陈桔皮、诃黎勒、木香。(中医方剂大辞典)(26)母丁香、胡黄连、黄连、朱砂、芜荑、猪胆、牛黄、麝香、虾蟆。(中医方剂大辞典)(27)丁香、槟榔、桂、当归、厚朴、人参、半夏。(中医方剂大辞典)(28)母丁香、胡黄连、芦荟、雄黄、朱砂、牛黄、麝香、蝎梢、青黛、腻粉、白附子、天竺黄、铅霜。(中医方剂大辞典)(29)母丁香、苍耳苗、青葙子、皂子仁、甜葶苈、厚朴、丹砂。(中医方剂大辞典)(30)丁香、硫黄、神曲、陈桔皮、厚朴、槟榔。(中医方剂大辞典)(31)丁香、芫花、甘遂、大戟、紫菀、白牵牛子、附子、巴豆、硇砂、腻粉。(中医方剂大辞典)(32)丁香、甘草、芎䓖、白芷。(中医方剂大辞典)(33)丁香、诃黎勒、附子、藿香、草豆蔻、荜茇、陈桔皮、人参、白茯苓、桂心、白术、炙甘草、高良姜。(中医方剂大辞典)(34)丁香、木瓜、木香、槟榔、肉豆蔻、半夏、青桔皮。(中医方剂大辞典)(35)丁香、木香、槟榔、青桔皮、京三棱、芫花、五灵脂、香墨。(中医方剂大辞典)(36)丁香、地黄花、桑叶、朱砂、甘草。(中医方剂大辞典)(37)丁香、甘草、细辛、桂心。(中医方剂大辞典)(38)丁香、藿香、人参。(中医方剂大辞典)(39)母丁香末、巴豆、麝香、砒霜。(中医方剂大辞典)(40)丁香、木香、狼毒、蜀椒、附子、芍药、桔梗、干姜、细辛。(中医方剂大辞典)(41)乌梅、丁香、缩砂仁、巴豆。(中医方剂大辞典)(42)丁香、硇砂、木香、桂、附子、干漆、蓬莪术、乳香、青桔皮、京三棱、墨大黄、巴豆霜、芫花、猪牙、皂角、没药、干姜。(中医方剂大辞典)(43)丁香、沉香、附子、硇砂、陈曲末。(中医方剂大辞典)(44)雄雀粪、鳖甲、硇砂、当归、芫花、巴豆。(中医方剂大辞典)(45)丁香、木香、白术、干姜、半夏。(中医方剂大辞典)(46)丁香、青桔皮、缩砂仁、桂、木香、槟榔、硇砂。(中医方剂大辞典)(47)丁香、木香、白术、甘草、厚朴、干姜、陈桔皮、陈曲、麦蘖、荜茇、大黄。(中医方剂大辞典)(48)丁香、木香、当归、白豆蔻、龙脑。(中医方剂大辞典)(49)丁香、白术、缩砂仁、木香、肉豆蔻、干姜、桂枝、桔皮、枳壳、红豆蔻。(中医方剂大辞典)(50)丁香、乳香、木香、肉豆蔻、当归、青桔皮、京三棱、紫菀、干姜、附子、巴豆、鳖甲、丹砂。(中医方剂大辞典)(51)大丁香、木香、胡椒、藿香、干姜、甘草。(中医方剂大辞典)(52)丁香、附子、乌头、槟榔、腻粉、大戟、甘遂、芫花、紫莞、硇砂。(中医方剂大辞典)(53)丁香、乌梅肉、青皮、肉桂、三棱、巴豆。(中医方剂大辞典)(54)丁香、五味子、半夏、人参、甘草、琥珀、干姜、枳壳、昆布、诃黎勒皮、桂。(中医方剂大辞典)(55)丁香、母丁香、丹砂、麝香、硫黄、干姜、矾石、附子、吴茱萸、杏仁。(中医方剂大辞典)(56)丁香、厚朴、干姜、吴茱萸、青橘皮、桃仁、诃黎勒、槟榔、木香。(中医方剂大辞典)

丁香汤 ding xiang tang

【英文名】Ding Xiang Decoction

【异名】丁香散(中医方剂大辞典、圣济总录)

【组成】(1)丁香、陈曲、沉香、木香、紫苏子、干木瓜、吴茱萸。(中医方剂大辞典)(2)丁香、藿香叶、附子、干姜。(中医方剂大辞典)(3)丁香、炙甘草、桂、干姜、厚朴、赤芍药、人参、白术。(中医方剂大辞典)(4)丁香、附子、干姜、胡椒、青桔皮、陈桔皮、益智、高良姜、红豆、炙甘草。(中医方剂大辞典)(5)丁香、胡椒、缩砂仁、干生姜、甘草、盐。(中医方剂大辞典)(6)丁香、芍药、槟榔、吴茱萸、白术。(中医方剂大辞典)(7)丁香、白术、肉豆蔻、半夏、干姜、甘草、人参。(中医方剂大辞典)(8)丁香、厚朴、干姜、高良姜。(中医方剂大辞典)(9)丁香、桂。(中医方剂大辞典)(10)藿香、巴豆、丁香、粟米。(中医方剂大辞典)(11)丁香、肉豆蔻、干姜、青桔皮、藿香、麝香。(中医方剂大辞典)(12)丁香、桂、紫梢花、顽荆、蛇床子、苍术、杜仲。(中医方剂大辞典)(13)丁香、胡椒、陈桔皮、桂、茴香子、炙甘草。(中医方剂大辞典)(14)丁香、胡椒、槟榔。(中医方剂大辞典)(15)丁香、甘草、陈曲、草豆蔻、陈桔皮、木香。(中医方剂大辞典)(16)丁香、花桑叶、人参、白茅根、藿香。(中医方剂大辞典)(17)母丁香、陈桔皮。(中医方剂大辞典)(18)丁香、桂、人参、炙甘草、藿香叶、干姜、白茯苓。(中医方剂大辞典)(19)丁香、炙甘草、人参。(中医方剂大辞典)(20)丁香皮、白术、炙甘草、干姜、枇杷叶、草豆蔻。(中医方剂大辞典)

丁香酊 ding xiang ding

【英文名】Ding Xiang Tincture

【组成】丁香。(中医方剂大辞典)

丁香酒 ding xiang jiu

【英文名】Ding Xiang Wine

【组成】丁香、槟榔、乌梅、常山、人参。(中医方剂大辞典)

丁香梨 ding xiang li

【英文名】Ding Xiang Li

【组成】大雪梨、丁香。(中医方剂大辞典)

丁香散 ding xiang san

【英文名】Ding Xiang Powders

【异名】丁香汤(中医方剂大辞典、外台);香朴散(中医方剂大辞典、圣惠);丁香豆蔻散(中医方剂大辞典、圣惠)

【组成】(1)丁香、绯帛、曲头、棘刺、大豆黄、母猪屎、盐、乱发、苍耳子。(中医方剂大辞典)(2)丁香、青黛、黄连、木香、石灰、蚺蛇胆、麝香。(中医方剂大辞典)(3)丁香、白术、藿香叶、丁香皮、荆三棱、白檀香、乌药、甘草。(中医方剂大辞典)(4)丁香、缩砂、白术、干姜、陈桔皮、人参、附子、高良姜、桂、槟榔、白豆蔻、陈曲、甘草、木香。(中医方剂大辞典)(5)丁香、桂心、厚朴、白术、人参、陈桔皮。(中医方剂大辞典)(6)丁香、木香、肉豆蔻。(中医方剂大辞典)(7)丁香、花桑叶、人参、白茅根、藿香。(中医方剂大辞典)(8)丁香、伏龙肝、白豆蔻。(中医方剂大辞典)(9)丁香、肉豆蔻、当归、白术、缩砂、人参、厚朴、陈桔皮、甘草。(中医方剂大辞典)(10)丁香、人参、槟榔、白术、桂心、当归、厚朴、前胡、甘草、高良姜。(中医方剂大辞典)(11)丁香、棘针、麝香。(中医方剂大辞典)(12)厚朴、槟榔、肉豆蔻、丁香。(中医方剂大辞典)(13)肉豆蔻、人参、白茯苓、苍术、青木香、吴茱萸、丁香、厚朴、荆三棱、干姜、芍药、甘草。(中医方剂大辞典)(14)丁香、人参、陈桔皮。(中医方剂大辞典)(15)瓜蒂、丁香。(中医方剂大辞典)(16)丁香、白术、人参、当归、肉豆蔻、缩砂、藿香、诃黎勒皮、草豆蔻、陈桔皮、神曲、甘草。(中医方剂大辞典)(17)丁香末、麝香、犀角屑、甘草。(中医方剂大辞典)(18)丁香、瓜蒂、赤小豆。(中医方剂大辞典)(19)丁香、白矾、香附子。(中医方剂大辞典)(20)丁香。(中医方剂大辞典)(21)丁香、厚朴、桂心、白术、甘草、人参、赤芍药。(中医方剂大辞典)(22)丁香、白术、桂心、陈桔皮、半夏、枳壳、藿香、人参、赤茯苓、干姜、诃黎勒皮、甘草、厚朴。(中医方剂大辞典)(23)丁香、青桔皮、白茯苓、人参、枇杷叶、桂心、半夏。(中医方剂大辞典)(24)丁香、生姜、酒。(中医方剂大辞典)(25)丁香、人参、枇杷叶。(中医方剂大辞典)(26)丁香、桂心、诃黎勒、厚朴、陈桔皮、木瓜、高良姜、白术、附子。(中医方剂大辞典)(27)丁香、槟榔、芎䓖、桂心、人参、高良姜、厚朴、吴茱萸、当归。(中医方剂大辞典)(28)丁香、生地黄、干虾蟆、莨菪子、麝香。(中医方剂大辞典)(29)丁香、人参、甘草、白术、茯神、高良姜、白豆蔻、陈桔皮、半夏。(中医方剂大辞典)(30)丁香、北枣、灯心、糯米。(中医方剂大辞典)(31)丁香、半夏、白术、前胡、桂心、人参、枇杷叶、厚朴、柴胡、茯苓、陈桔皮、诃黎勒、甘草。(中医方剂大辞典)(32)丁香、当归、赤芍药、厚朴、青桔皮、木香、桂心、人参、桃仁、川椒。(中医方剂大辞典)(33)丁香、木香、桂心、白术、人参、当归、白茯苓、附子、沉 香、鳖甲、青桔皮。(中医方剂大辞典)(34)丁香、甘草、木香、诃黎勒、人参、陈桔皮。(中医方剂大辞典)(35)丁香、半夏、人参、甘草、柴胡、陈桔皮、干木瓜、厚朴、生姜汁、白豆蔻、诃黎勒、附子、高良姜。(中医方剂大辞典)(36)丁香、干姜、白术。(中医方剂大辞典)(37)丁香、人参、赤茯苓、白术、甘草、木瓜、草豆蔻、干姜、诃黎勒、茅香花。(中医方剂大辞典)(38)丁香、头发灰。(中医方剂大辞典)(39)丁香、人参、陈桔皮、枇杷叶、前胡、茅根、葛根。(中医方剂大辞典)(40)丁香、砂仁、白术。(中医方剂大辞典)(41)苦丁香、枯矾、轻粉。(中医方剂大辞典)(42)丁香、白术、人参、甘草、干姜、陈桔皮、神曲、诃黎勒皮、厚朴。(中医方剂大辞典)(43)苦丁香、川乌、香白芷、草乌、牙皂、细辛、胡椒、麝香。(中医方剂大辞典)(44)草豆蔻、白芷、细辛、草乌、丁香、蝎梢。(中医方剂大辞典)(45)丁香、人参、槟榔、赤茯苓、草豆蔻、白术、大腹皮、前胡、厚朴、陈桔皮、诃黎勒皮、紫苏茎叶、半夏、甘草。(中医方剂大辞典)(46)丁香、白芷、瓜蒂。(中医方剂大辞典)(47)丁香、陈皮。(中医方剂大辞典)(48)丁香、人参、白术、陈桔皮、诃黎勒、藿香。(中医方剂大辞典)(49)丁香、柿蒂、枇杷叶、陈皮。(中医方剂大辞典)(50)丁香、母丁香、藿香、半夏。(中医方剂大辞典)(51)丁香、前胡、附子、麻黄、白术、细辛、桂心、甘草。(中医方剂大辞典)(52)黑锡、水银、丁香、官桂、舶上硫黄。

(中医方剂大辞典)(53)丁香。(中医方剂大辞典)(54)丁香、高良姜、厚朴、草豆蔻、白术去皮、人参、黄芪、白茯苓、肉桂、附子、陈桔皮、半夏、枳壳、甘草。(中医方剂大辞典)(55)丁香、胡椒、益智、桂、青皮、陈皮、炒甘草、茯苓、白术、连翘、桑白皮、木香、枳壳、木通、车前子。(中医方剂大辞典)(56)丁香、桂心、白豆蔻、干姜、陈桔皮、麦蘖、甘草、白术、厚朴。(中医方剂大辞典)(57)丁香、荜茇、蝎梢、大椒。(中医方剂大辞典)(58)丁香、石莲肉、枇杷叶、生姜。(中医方剂大辞典)(59)木香、干姜、茯苓、甘草、酸木瓜、丁香。(中医方剂大辞典)(60)丁香、肉豆蔻、附子、生姜。(中医方剂大辞典)(61)石莲肉、丁香。(中医方剂大辞典)(62)好丁香、白丁香、密陀僧、硫黄、黄莺调。(中医方剂大辞典)(63)丁香、藿香、枇杷叶。(中医方剂大辞典)(64)硫黄、丁香、密陀僧。(中医方剂大辞典)(65)黑丁香、密陀僧、硫黄、白丁香、肉豆蔻。(中医方剂大辞典)(66)丁香、黄连、大枣。(中医方剂大辞典)(67)丁香、藿香、代赭石、炙甘草。(中医方剂大辞典)(68)丁香、人参、藿香叶。(中医方剂大辞典)(69)陈皮、青皮、诃子肉、甘草、丁香。(中医方剂大辞典)(70)丁香、肉豆蔻、木香、藿香、桂心。(中医方剂大辞典)(71)丁香、柿蒂、甘草、良姜。(中医方剂大辞典)(72)丁香、诃黎勒皮、当归、龙骨、芦荟、麝香、胡黄连、肉豆蔻。(中医方剂大辞典)(73)丁香、鹿肉、紫草。(中医方剂大辞典)(74)丁香、枳壳、芎䓖、草豆蔻、厚朴、白术。(中医方剂大辞典)(75)丁香、桃白皮、黄柏、黄连、白茯苓、胡粉。(中医方剂大辞典)(76)丁香、当归、蓬莪术、益智、炙甘草、芎䓖、木香、青桔皮。(中医方剂大辞典)(77)丁香、厚朴、人参、白术、当归、草豆蔻、白石脂。(中医方剂大辞典)(78)丁香、厚朴、木香、黄连、当归、诃黎勒、白术、赤石脂、伏龙肝。(中医方剂大辞典)(79)丁香、桂心、白术、人参、白茯苓、高良姜、陈桔皮、甘草、厚朴。(中医方剂大辞典)(80)丁香、白术、苍术、前胡、胡椒、高良姜、干姜、葛根、厚朴、藿香、诃黎勒、旋覆花、炙甘草。(中医方剂大辞典)(81)丁香、赤小豆、寒水石、桃根、消石、大黄、木香、白蔹、榆皮、防己。(中医方剂大辞典)(82)丁香、虾蟆灰、麝香、五倍子、白矾、腻粉。(中医方剂大辞典)(83)丁香、朱砂、当归、犀角屑、牛黄、蚺蛇胆、白马齧。(中医方剂大辞典)(84)丁香、干姜、桂心、人参、诃黎勒皮、甘草。(中医方剂大辞典)(85)丁香、桔梗、人参、白术、厚朴、甘草。(中医方剂大辞典)(86)丁香、藿香、人参、桑黄、木香、甘草、葛根、枇杷叶。(中医方剂大辞典)(87)丁香、麝香、人参、白茯苓、木香、葛根、枇杷叶、甘草。(中医方剂大辞典)(88)丁香、人参。(中医方剂大辞典)

丁香颗 ding xiang ke

【英文名】Ding Xiang Granule

【组成】白丁香。(中医方剂大辞典)

丁香膏 ding xiang gao

【英文名】Ding Xiang Plaster

【组成】(1)丁香、麻油、黄丹、丈夫头发、蜡、桂心、当归。(中医方剂大辞典)(2)母丁香、丁香、吴茱萸、硫黄、胆矾、麝香、生姜自然汁。(中医方剂大辞典)(3)丁香、藿香、硫黄、柿蒂、水银、木香、槐花、腊茶。(中医方剂大辞典)(4)丁香、黄蜡、麝香、松脂、黄芪、丹砂、硫黄、铅丹、沉香、细辛。(中医方剂大辞典)

丁桂散 ding gui san

【英文名】Ding Gui Powders

【组成】丁香、肉桂。(中医方剂大辞典)

丁夏汤 ding xia tang

【英文名】Ding Xia Decoction

【组成】丁香、半夏。(中医方剂大辞典)

丁蔻散 ding kou san

【英文名】Ding Kou Powders

【组成】丁香、豆蔻。(中医方剂大辞典)

丁公仙枕 ding gong xian zhen

【英文名】Ding Gong Xian Zhen Powders

【组成】真川椒、桔梗、荆实子、柏子仁、姜黄、吴茱萸、白术、薄荷、肉桂、川芎、益智仁、枳实、全当归、川乌、千年健、五加皮、蒺藜、羌活、防风、辛夷、白芷、附子、白芍、藁本、苁蓉、细辛、猪牙皂、芜荑、甘草、荆芥、菊花、杜仲、乌药、半夏。(中医方剂大辞典)

丁沉香丸 ding chen xiang wan

【英文名】Ding Chen Xiang Pill

【组成】(1)丁香、沉香、木香、青皮、肉豆蔻、胡椒、荜茇、槟榔、乳香、麝香。(中医方剂大辞典)(2)安息香、乳香、雄黄、沉香、木香、白檀、丁香、朱砂、阿魏、荜茇、槟榔、肉豆蔻、麝香。(中医方剂大辞典)(3)甘草、官桂、沉香、丁香、木香、槟榔、诃子、人参、白术、白豆蔻、肉豆蔻、青皮。(中医方剂大辞典)

丁沉煎丸 ding chen jian wan

【英文名】Ding Chen Jian Decoction

【异名】荜澄茄丸(中医方剂大辞典、博济)

【组成】(1)木香、丁香、甘松、沉香、藿香、檀香、香附、砂仁、白豆蔻、丁香皮、陈皮、薄荷、脑子、蓬莪术。(中医方剂大辞典)(2)丁香、白茯苓、人参、半夏曲、石灰末、阳起石、礞石、阿魏、杏仁、巴豆。(中医方剂大辞典)(3)丁香、沉香、白檀、甘松、白豆蔻、荜澄茄、藿香、肉豆蔻、缩砂仁、三奈子、龙脑、麝香。(中医方剂大辞典)(4)荜澄茄、沉香、木香、肉豆蔻、槟

榔、茴香、川苦楝子、高良姜、官桂、当归、蓬莪茂、丁香。(中医方剂大辞典)

丁香饮子 ding xiang yin zi

【英文名】Ding Xiang Drink

【组成】丁香、肉豆蔻、白茯苓、甘草、藿香。(中医方剂大辞典)

丁香饼子 ding xiang bing zi

【英文名】Ding Xiang Cake

【组成】(1)大丁香、密陀僧、木香、硫黄、白丁香、硇砂、甘草、麝香。(中医方剂大辞典)(2)半夏、白茯苓、丁香、白术、川白姜、炙甘草、白扁豆、橘红。(中医方剂大辞典)(3)丁香、龙骨、附子、藿香叶。(中医方剂大辞典)

丁香煮散 ding xiang zhu san

【英文名】Ding Xiang Decoction

【组成】(1)丁香、没石子、川百药煎、甘松、针砂、白及、新钉子、诃子皮、三奈子。(中医方剂大辞典)(2)丁香、石莲肉、北枣、生姜、黄秫米。(中医方剂大辞典)(3)丁香、肉桂、厚朴、甘草、麻黄、芍药、诃子皮、大黄、旋覆花、吴茱萸。(中医方剂大辞典)(4)丁香、蓬莪术、荜澄茄、枳壳、藿香、沉香、麝香、芍药、当归、诃子、前胡、人参、京芎、木香、槟榔、豆蔻。(中医方剂大辞典)(5)丁香、神曲、诃子肉、干姜、半夏、厚朴、甘草、陈桔皮。(中医方剂大辞典)(6)丁香、赤茯苓、桔梗、白术、白芷、桂、半夏、炙甘草、人参、干姜、槟榔、高良姜、肉豆蔻。(中医方剂大辞典)

丁香煎丸 ding xiang jian wan

【英文名】Ding Xiang Jian Pill

【组成】(1)丁香、沉香、藿香、附子、檀香、砂仁、豆蔻、茯苓、桂花、桂枝、官桂、甘草、人参、黑墨、百药煎、桔皮、荜澄茄、麝香、三奈、甘松、茯苓、丁香皮。(中医方剂大辞典)(2)肉豆蔻、丁香、硇砂、没药、五灵脂。(中医方剂大辞典)

丁香熟水 ding xiang shu shui

【英文名】Ding Xiang Shu Shui Solution

【组成】丁香。(中医方剂大辞典)

丁黄洗剂 ding huang xi ji

【英文名】Ding Huang Lotion

【组成】丁香、黄精、藿香、萹蓄、五倍子、明矾、黄柏。(湖南中医学院学报 1993,13(1))

丁芎癣药水 ding xiong xuan yao shui

【英文名】Ding Xiong Xuan Liquid(药品标准－中药成方制剂标准)

【组成】丁香酊、水杨酸、桃叶酊、川芎酊。(药品标准－中药成方制剂标准 1998 年)

丁沉透膈丸 ding chen tou ge wan

【英文名】Ding Chen Tou Ge Pill

【组成】公丁、广木香、沉香、白术、香附、砂仁、党参、草蔻、麦芽、陈皮、豆蔻、厚朴、藿香、青皮、法夏、甘草、神曲、草果、茯苓。(中医方剂大辞典)

丁附五香汤 ding fu wu xiang tang

【英文名】Ding Fu Wu Xiang Decoction

【组成】五香汤、丁香、附子。(中医方剂大辞典)

丁附夺命散 ding fu duo ming san

【英文名】Ding Fu Duo Ming Powders

【组成】附子、生姜。(中医方剂大辞典)

丁附治中汤 ding fu zhi zhong tang

【英文名】Ding Fu Zhi Zhong Decoction

【组成】(1)人参、白术、干姜、陈皮、青皮、厚朴、白芷、丁香、炙草、附片。(中医方剂大辞典)(2)丁香、炙甘草、青皮、陈皮、人参、附子、白术、干姜。(中医方剂大辞典)

丁附理中汤 ding fu li zhong tang

【英文名】Ding Fu Li Zhong Decoction

【组成】(1)丁香、附子、干姜、人参、白术、甘草。(中医方剂大辞典)(2)人参、干姜、青皮、陈皮、丁香、炙甘草、附子。(中医方剂大辞典)

丁胡三建汤 ding hu san jian tang

【英文名】Ding Hu San Jian Decoction

【组成】(1)川乌、附子、天雄、丁香、胡椒。(中医方剂大辞典)(2)胡椒、人参、川芎、母丁香、鹿茸、天雄、附子、川乌、官桂、炙甘草、煨姜。(中医方剂大辞典)(3)丁香、良姜、官桂。(中医方剂大辞典)

丁香二陈汤 ding xiang er chen tang

【英文名】Ding Xiang Er Chen Decoction

【组成】陈皮、茯苓、半夏、甘草、藿香、丁香。(中医方剂大辞典)

丁香人参散 ding xiang ren shen san

【英文名】Ding Xiang Ren Shen Powders

【组成】丁香、人参。(中医方剂大辞典)

丁香大丸子 ding xiang da wan zi

【英文名】Ding Xiang Da Pill

【组成】人参、丁香、木香、白豆蔻仁、炙甘草、陈桔皮、干姜、姜黄、缩砂仁、神曲、麦蘖、紫苏叶。(中医方剂大辞典)

丁香五辛丸 ding xiang wu xin wan

【英文名】Ding Xiang Wu Xin Pill

【组成】丁香、木香、干姜、胡椒、半夏。(中医方剂大辞典)

丁香五套丸 ding xiang wu tao wan

【英文名】Ding Xiang Wu Tao Pill

【组成】南星、白矾、半夏、干姜、白术、良姜、茯苓、青皮、丁香、木香、陈皮。(中医方剂大辞典)

丁香内化丸 ding xiang nei hua wan

【英文名】Ding Xiang Nei Hua Pill

【组成】巴豆、乌梅、丁香、缩砂、胡椒。(中医方剂大辞典)

丁香乌梅丸 ding xiang wu mei wan

【英文名】Ding Xiang Wu Mei Pill

【组成】乌梅肉、紫苏、木瓜、茯苓、甘草、檀香、人参、麝香。(中医方剂大辞典)

丁香匀气丸 ding xiang yun qi wan

【英文名】Ding Xiang Yun Qi Pill

【异名】丁香丸(中医方剂大辞典、圣济总录)

【组成】木香、沉香、肉豆蔻、桂、京三棱、当归、陈桔皮、槟榔、荜澄茄、附子、安息香、乳香、硇砂、丹砂、巴豆。(中医方剂大辞典)

丁香开胃丸 ding xiang kai wei wan

【英文名】Ding Xiang Kai Wei Pill

【组成】(1)白豆蔻、炙甘草、半夏曲、丁香、肥生姜、人参。(中医方剂大辞典)(2)半夏、三棱、炙甘草、丁香、干木瓜、姜。(中医方剂大辞典)

丁香止痛散 ding xiang zhi tong san

【英文名】Ding Xiang Zhi Tong Powders

【组成】良姜、茴香、炙甘草、丁香。(中医方剂大辞典)

丁香气针丸 ding xiang qi zhen wan

【英文名】Ding Xiang Qi Zhen Pill

【组成】甘草、丁香、木香、陈桔皮、青桔皮、缩砂仁、蓬莪术、京三棱、益智仁、杏仁、巴豆。(中医方剂大辞典)

丁香风油精 ding xiang feng you jing

【英文名】Ding Xiang Feng You Jing Oil(药品标准-中药成方制剂标准)

【组成】桉油、丁香酚、薄荷油、樟脑、香精油、叶绿素。(药品标准-中药成方制剂标准1991年)

丁香半夏丸 ding xiang ban xia wan

【英文名】Ding Xiang Ban Xia Pill

【异名】半夏藿香丸(中医方剂大辞典、局方)

【组成】(1)丁香、红豆、半夏、白术、陈皮。(中医方剂大辞典)(2)丁香、白术、半夏、干姜、橘红。(中医方剂大辞典)(3)槟榔、丁香、半夏、细辛、干姜、人参。(中医方剂大辞典)(4)肉豆蔻仁、木香、丁香、人参、陈皮、藿香叶、半夏。(中医方剂大辞典)

丁香半夏汤 ding xiang ban xia tang

【英文名】Ding Xiang Ban Xia Decoction

【组成】(1)半夏曲、白术、人参、炙甘草、白檀香、生姜、姜黄、丁香。(中医方剂大辞典)(2)丁香、木香、半夏、人参、白术、桔梗、白豆蔻、陈桔皮、炙甘草、槟榔、前胡、赤茯苓。(中医方剂大辞典)(3)丁香、半夏、干姜、香附子。(中医方剂大辞典)

丁香平胃丸 ding xiang ping wei wan

【英文名】Ding Xiang Ping Wei Pill

【组成】丁香、木香、藿香叶、沉香、附子、枇杷叶、水银、硫黄、肉豆蔻、草豆蔻仁、肉桂。(中医方剂大辞典)

丁香平胃散 ding xiang ping wei san

【英文名】Ding Xiang Ping Wei Powders

【组成】厚朴、白术、炙甘草、陈桔皮、缩砂仁、丁香。(中医方剂大辞典)

丁香生胃散 ding xiang sheng wei san

【英文名】Ding Xiang Sheng Wei Powders

【组成】丁香、藿香叶、肉桂、姜黄、炙甘草。(中医方剂大辞典)

丁香白术丸 ding xiang bai zhu wan

【英文名】Ding Xiang Bai Zhu Pill

【组成】丁香、白术、沉香、胡椒、肉豆蔻、五味子、芎劳、白僵蚕。(中医方剂大辞典)

丁香白术饮 ding xiang bai zhu yin

【英文名】Ding Xiang Bai Zhu Drink

【组成】丁香、白术、白芍药、桂、高良姜、白豆蔻、陈桔皮、干姜、桔梗、苍术、丁香皮、厚朴、乌头。(中医方剂大辞典)

丁香皮煮散 ding xiang pi zhu san

【英文名】Ding Xiang Pi Decoction

【组成】丁香皮、京三棱、槟榔、白术、姜黄、陈桔皮、当归、炙甘草。(中医方剂大辞典)

丁香当归丸 ding xiang dang gui wan

【英文名】Ding Xiang Dang Gui Pill

【组成】当归、母丁香、牡丹皮、红花、肉桂。(中医方剂大辞典)

丁香曲糵丸 ding xiang qu nie wan

【英文名】Ding Xiang Qu Nie Pill

【组成】丁香、神曲、麦糵、乌梅、槟榔、干姜、陈桔皮。(中医方剂大辞典)

丁香竹茹汤 ding xiang zhu ru tang

【英文名】Ding Xiang Zhu Ru Decoction

【组成】柿蒂、陈皮、竹茹、丁香。(中医方剂大辞典)

丁香安胃丸 ding xiang an wei wan

【英文名】Ding Xiang An Wei Pill

【组成】肉桂、丁香皮、藿香、滑石、茯苓。(中医方剂大辞典)

丁香安胃汤 ding xiang an wei tang

【英文名】Ding Xiang An Wei Decoction

【组成】丁香、人参、白术、茯苓、甘草、陈皮、半夏、藿香。(中医方剂大辞典)

丁香导痰饮 ding xiang dao tan yin

【英文名】Ding Xiang Dao Tan Drink

【组成】半夏、丁香、附子、炙甘草、白豆蔻、陈桔皮、缩砂仁、肉桂、人参、干姜。(中医方剂大辞典)

丁香芦荟丸 ding xiang lu hui wan

【英文名】Ding Xiang Lu Hui Pill

【组成】丁香、藿香叶、熊胆、铅白霜、芦荟、丹砂、蟾酥、使君子、雄黄、麝香、生龙脑、腻粉、青黛。(中医方剂大辞典)

丁香豆蔻散 ding xiang dou kou san

【英文名】Ding Xiang Dou Kou Powders

【组成】京三棱、木香、厚朴、芍药、肉豆蔻、人参、干姜、茯苓、吴茱萸、炙甘草、丁香、苍术。(中医方剂大辞典)

丁香补胃丸 ding xiang bu wei wan

【英文名】Ding Xiang Bu Wei Pill

【组成】丁香、藿香、附子、定粉、槟榔。(中医方剂大辞典)

丁香阿魏丸 ding xiang a wei wan

【英文名】Ding Xiang A Wei Pill

【组成】卜子、五灵脂、楂肉、神曲、青皮、枳实、蓬术、厚朴、三棱、槟榔、白豆仁、乌药、姜黄、木香、沉香、阿魏、丁香。(中医方剂大辞典)

丁香附子散 ding xiang fu zi san

【英文名】Ding Xiang Fu Zi Powders

【组成】(1)丁香、槟榔、黑附、舶上硫黄、胡椒。(中医方剂大辞典)(2)附子、母丁香、生姜。(中医方剂大辞典)

丁香和胃丸 ding xiang he wei wan

【英文名】Ding Xiang He Wei Pill

【组成】(1)御米壳、生姜、丁香、灯草、甘草、枣、柏苓儿。(中医方剂大辞典)(2)丁香、木香、沉香、藿香叶、白茯苓、白豆蔻仁、陈皮、白术、人参、半夏。(中医方剂大辞典)

丁香健脾散 ding xiang jian pi san

【英文名】Ding Xiang Jian Pi Powders

【组成】草果、肉豆蔻、丁香、舶上丁香皮、舶上茴香、白干、姜桂、甘草、郁李仁。(中医方剂大辞典)

丁香郁金汤 ding xiang yu jin tang

【英文名】Ding Xiang Yu Jin Decoction

【组成】丁香、郁金、柴胡、枳壳、川芎、赤芍、板蓝根、甘草。(中医杂志 1988,29(8))

丁香复光丸 ding xiang fu guang wan

【英文名】Ding Xiang Fu Guang Pill

【组成】丁香、巴豆、半夏、乌梅、南硼砂、脑子、盆消、缩砂仁、甘草、荆芥穗。(中医方剂大辞典)

丁香柿叶汤 ding xiang shi ye tang

【英文名】Ding Xiang Shi Ye Decoction

【组成】丁香、柿叶、炙甘草、良姜。(中医方剂大辞典)

丁香柿蒂汤 ding xiang shi di tang

【英文名】Ding Xiang Shi Di Decoction

【组成】(1)人参、白茯苓、陈皮、良姜、丁香、柿蒂、甘草。(中医方剂大辞典)(2)丁香、柿蒂、良姜、官桂、半夏、陈皮、木香、沉香、茴香、藿香、厚朴、砂仁、甘草、乳香。(中医方剂大辞典)(3)丁香、柿蒂、人参、生姜。(中医方剂大辞典)(4)丁香、柿蒂。(中医方剂大辞典)

丁香柿蒂散 ding xiang shi di san

【英文名】Ding Xiang Shi Di Powders

【异名】丁香柿蒂汤(中医方剂大辞典、卫生宝鉴);丁香汤(中医方剂大辞典、医统);温中散(中医方剂大辞典、古今医鉴)

【组成】(1)丁香、柿蒂、茴香、干姜、良姜、陈皮。(中医方剂大辞典)(2)人参、茯苓、桔皮、半夏、良姜、丁香、柿蒂、生姜、甘草。(中医方剂大辞典)(3)丁香、柿蒂、青皮、陈皮。(中医方剂大辞典)

丁香烂饭丸 ding xiang lan fan wan

【英文名】Ding Xiang Lan Fan Pill(药品标准－中药成方制剂标准)

【组成】丁香、木香、三棱、益智、砂仁、陈皮、莪术、甘松、甘草、香附、粳米。(药品标准－中药成方制剂标准 1995 年)

丁香茯苓汤 ding xiang fu ling tang

【英文名】Ding Xiang Fu Ling Decoction

【组成】木香、丁香、干姜、附子、半夏、肉桂、陈皮、缩砂。(中医方剂大辞典)

丁香草果散 ding xiang cao guo san

【英文名】Ding Xiang Cao Guo Powders

【组成】丁香、草果、麦门冬、人参、茯苓、半夏、炙甘草、淡竹叶。(中医方剂大辞典)

丁香茱萸汤 ding xiang zhu yu tang

【英文名】Ding Xiang Zhu Yu Decoction

【异名】丁香安胃汤(中医方剂大辞典、东垣试效方)

【组成】(1)干生姜、黄柏、丁香、炙甘草、柴胡、桔皮、半夏、升麻、吴茱萸、草豆蔻、黄芪、人参、当归身、苍术。(中医方剂大辞典)(2)黄柏、炙甘草、丁香、柴胡、桔皮、升麻、吴茱萸、苍术、人参、当归身、草豆蔻仁、黄芪。(中医方剂大辞典)

丁香饼子丸 ding xiang bing zi wan

【英文名】Ding Xiang Bing Zi Pill

【组成】丁香、藿香、木香、韶粉、大附子。(中医方剂大辞典)

丁桂温胃散 ding gui wen wei san

【英文名】Ding Gui Wen Wei Powders(药品标准－中药成方制剂标准)

【组成】丁香、肉桂。(药品标准－中药成方制剂标准 1991 年)

丁蔻理中丸 ding kou li zhong wan

【英文名】Ding Kou Li Zhong Pill(药品标准－中药成方制剂标准)

【组成】丁香、豆蔻、党参、白术、干姜、甘草。(药品标准－中药成方制剂标准1989年)

丁公藤注射液 ding gong teng zhu she ye

【英文名】Ding Gong Teng Injection(药品标准－中药成方制剂标准)

【组成】丁公藤。(药品标准－中药成方制剂标准1998年)

七仙膏 qi xian gao

【英文名】Qi Xian Plaster

【组成】牙硝、明矾、青矾、砒石、斑蝥、食盐。(湖南中医杂志1986,(6))

七圣丹 qi sheng dan

【英文名】Qi Sheng Pellet

【异名】延生丹(中医方剂大辞典、圣惠);七神丹(中医方剂大辞典、卫生总微);七圣散(中医方剂大辞典、普济方)

【组成】朱砂、牛黄、麝香、蝎尾、白僵蚕、羌活、天南星。(中医方剂大辞典)

七圣汤 qi sheng tang

【英文名】Qi Sheng Decotion

【组成】(1)人参、黄芪、当归、白术、金银花、白芥子、肉桂。(中医方剂大辞典)(2)麻黄、苍术、桔皮、木通、桔梗、山茵陈、甘草。(中医方剂大辞典)(3)人参、生黄芪、当归、金银花、白术、生甘草、肉桂。(中医方剂大辞典)(4)半夏、黄连、白豆蔻、人参、白茯苓、竹茹、生姜。(中医方剂大辞典)

七圣饮 qi sheng yin

【英文名】Qi Sheng Drink

【组成】山栀仁、冬葵子、青皮、黄柏、猪苓、赤茯苓、大黄。(中医方剂大辞典)

七圣散 qi sheng san

【英文名】Qi Sheng Powders

【组成】(1)续断、独活、防风、杜仲、萆薢、牛膝、甘草。(中医方剂大辞典)(2)茜根、圆荽子、黄芩、紫草、鸡冠花、萹子、白矾。(中医方剂大辞典)(3)平胃散、丁香平胃散、枣肉平胃散、木香匀气散、沉香降气汤、复元通气散流气饮。(中医方剂大辞典)(4)人粪、生大黄、花蕊石、炉甘石、轻粉、甘草、冰片。(中医方剂大辞典)(5)金银花、杏仁、皂角子、牙皂、僵蚕、蝉蜕、土茯苓。(中医方剂大辞典)(6)天麻、枳壳、芎䓖、白蒺藜、川大黄、地骨皮、薏苡仁。(中医方剂大辞典)(7)柴胡、黄芩、炙草、知母、常山、草果仁、乌梅。(中医方剂大辞典)(8)白矾、马牙消、消石、铅丹、硇砂、蛇蜕、巴豆。(中医方剂大辞典)(9)大黄、山栀、牡蛎、栝楼、金银花、皂角针、甘草。(中医方剂大辞典)(10)黄雌鸡、蜀椒、生地黄、生姜、黄芪、陈桔皮、人参。(中医方剂大辞典)(11)当归、黄芪、贝母、甘草、枳壳、白芷、乳香。(中医方剂大辞典)(12)川羌活、绵黄芪、白附子、沙苑、蒺藜、五灵脂、地龙。(中医方剂大辞典)(13)槟榔、乌梅、杏仁、姜、小枣、草果、恒山。(中医方剂大辞典)(14)白芷、川当归、川芎、全蝎、地龙、麻黄、川乌头。(中医方剂大辞典)(15)厚朴、生姜、甘草、陈皮、晒豆蔻。(中医方剂大辞典)(16)五淋散、杏仁、桃仁。(中医方剂大辞典)(17)鸡骨川常山、制厚朴、草豆蔻、肉豆蔻、乌梅、白槟榔、甘草。(中医方剂大辞典)(18)黄芩、大黄、白滑石。(中医方剂大辞典)

七圣煎 qi sheng jian

【英文名】Qi Sheng Decoction

【组成】瞿麦、滑石、牛乳、黑豆、黄酥、冬葵子、白蜜。(中医方剂大辞典)

七圣膏 qi sheng gao

【英文名】Qi Sheng Plaster

【组成】黄柏、苦参、藁本、硫黄、蛇床子、腻粉、猪脂。(中医方剂大辞典)

七皮散 qi pi san

【英文名】Qi Pi Powders

【组成】大腹皮、陈皮、茯苓皮、生姜皮、青皮、地骨皮、甘草皮。(中医方剂大辞典)

七灰散 qi hui san

【英文名】Qi Hui Powders

【组成】莲蓬壳、益母草、旱莲草、罂粟壳、醃蟹壳、棕毛叶、藕节灰。(中医方剂大辞典)

七成汤 qi cheng tang

【英文名】Qi Cheng Decoction

【组成】破故纸、熟附子、辽五味子、白茯苓、人参、炙甘草。(中医方剂大辞典)

七贞汤 qi zhen tang

【英文名】Qi Zhen Decoction

【组成】升麻、川芎、甘草、薄荷、淫羊藿、穿山甲。(中医方剂大辞典)

七伤汤 qi shang tang

【英文名】Qi Shang Decoction

【组成】益智、陈皮、盐炒甘草、桔梗、木香、姜屑、甘松、京三棱、广茂、青皮、麦蘖、姜黄。(中医方剂大辞典)

七伤散 qi shang san

【英文名】Qi Shang Powders

【组成】(1)黄药子、白药子、赤芍药、知母、玄胡索、郁金、当归、山药、乳香、没药、血竭。(中医方剂大辞典)(2)茴香子、白术、人参、白茯苓、陈桔皮、芍药、桔梗、紫苑、白芷、苍术、柴胡、干姜。(中医方剂大辞典)

七阳散 qi yang san

【英文名】Qi Yang Powders

【组成】苍术、羌活、防风、防己、桂枝、黄柏、姜黄、干葛、甘草。(中医方剂大辞典)

七红丹 qi hong dan

【英文名】Qi Hong Pellet

【异名】七红丸(中医方剂大辞典、何氏济生论)

【组成】牛黄、麝香、狗宝、沉香、朱砂、赤石脂、松香。(中医方剂大辞典)

七攻散 qi gong san

【英文名】Qi Gong Powders

【组成】木鳖子、水银、轻粉、白生矾、川椒、人言。(中医方剂大辞典)

七花丸 qi hua wan

【英文名】Qi Hua Pill

【组成】山茶花、芙蓉花、石榴花、检漆花、松花、白茅花、槐花、枳壳、炙甘草、地榆、槟榔。(中医方剂大辞典)

七针丹 qi zhen dan

【英文名】Qi Zhen Pellet

【组成】白菊花、花椒、青盐、铜绿、胆矾、乌梅、新绣花针。(中医方剂大辞典)

七补丸 qi bu wan

【英文名】Qi Bu Pill

【组成】白芍药、川芎、白芷、白术、熟地黄、阿胶、当归。(中医方剂大辞典)

七灵丹 qi ling dan

【英文名】Qi Ling Pellet

【组成】鹅儿不食草、香白芷、甘枸杞子、白甘菊、五味子、川芎、川羌活。(中医方剂大辞典)

七层丹 qi ceng dan

【英文名】Qi Ceng Pill

【组成】银朱、章丹、铜绿、松香。(中医方剂大辞典)

七妙散 qi miao san

【英文名】Qi Miao Powders

【组成】枳壳、椿木皮、雷丸、天麻、白及、猪牙皂荚、赤石脂。(中医方剂大辞典)

七枝煎 qi zhi jian

【英文名】Qi Zhi Decoction

【组成】槐枝、桃枝、柳枝、椿枝、楮枝、茄枝、蕲艾。(中医方剂大辞典)

七枣汤 qi zao tang

【英文名】Qi Zao Decoction

【组成】(1)茴香、川乌、缩砂、厚朴、益智、干姜、甘草。(中医方剂大辞典)(2)附子。(中医方剂大辞典)

七枣散 qi zao san

【英文名】Qi Zao Powders

【异名】七枣汤(中医方剂大辞典、鸡峰);乌头七枣汤(中医方剂大辞典、直指)

【组成】川乌头。(中医方剂大辞典)

七奇汤 qi qi tang

【英文名】Qi Qi Decoction

【组成】生干地黄、川芎、白芍药、当归、甘草、鹰爪黄连、秦皮。(中医方剂大辞典)

七拗汤 qi ao tang

【英文名】Qi Ao Decoction

【组成】麻黄、杏仁、半夏、石膏、芽茶、北五味、甘草。(中医方剂大辞典)

七转丹 qi zhuan dan

【英文名】Qi Zhuan Pellet

【组成】(1)木香、槟榔、大黄、使君子、锡灰、白豆蔻、雷丸。(中医方剂大辞典)(2)巴豆肉、麝香、白矾、白芷、硫黄、雄黄、官桂、朱砂、青黛、黑附。(中医方剂大辞典)

七贤丹 qi xian dan

【英文名】Qi Xian Pellet

【组成】黑砂、红粉、轻粉、正雄、硇砂、生明矾、真血竭。(中医方剂大辞典)

七贤汤 qi xian tang

【英文名】Qi Xian Pellet

【组成】白芍、白术、甘草、肉桂、柴胡、丹皮、天花粉。(中医方剂大辞典)

七贤散 qi xian san

【英文名】Qi Xian Powders

【组成】(1)皂角针、皂角子、连翘、黄连、花粉、金银花、土茯苓。(中医方剂大辞典)(2)茯苓、山药、牡丹皮、山茱萸、熟地黄、人参、黄芪。(中医方剂大辞典)

七味丸 qi wei wan

【英文名】Qi Wei Pill

【异名】附子七味丸(中医方剂大辞典、饲鹤亭集方)

【组成】(1)六味丸加附子。(中医方剂大辞典)(2)熟地、山茱萸、山药、丹皮、泽泻、肉桂、大附子。(中医方剂大辞典)

七味汤 qi wei tang

【英文名】Qi Wei Decoction

【组成】柴胡、厚朴、炙甘草、桂、麻黄、陈桔皮、半夏。(中医方剂大辞典)

七味饮 qi wei yin

【英文名】Qi Wei Drink

【异名】七味地黄汤(中医方剂大辞典、幼科直言)

【组成】熟地、山药、山萸肉、丹皮、茯苓、泽泻、肉桂。(中医方剂大辞典)

七味鸭 qi wei ya

【英文名】Qi Wei Ya Ointment

【组成】生地、熟地、归身、茯神、白术、川贝母、地骨皮。

（中医方剂大辞典）

七味散 qi wei san

【英文名】Qi Wei Powders

【组成】(1)洋参、茯苓、归身、木香、藿香、甘草、谷芽。（中医方剂大辞典）(2)黄连、龙骨、赤石脂、厚朴、乌梅肉、甘草、阿胶。（中医方剂大辞典）

七物汤 qi wu tang

【英文名】Qi Wu Decoction

【异名】七沸汤（中医方剂大辞典、准绳女科）

【组成】(1)干虾蟆、皂荚、艾、鳖甲、雄黄、麝香、草乌头。（中医方剂大辞典）(2)当归、芎䓖、白芍、蓬术、川姜、熟地、木香。（中医方剂大辞典）

七物饮 qi wu yin

【英文名】Qi Wu Drink

【组成】淡竹茹、人参、桔梗、前胡、半夏、白茯苓、茅根。（中医方剂大辞典）

七疝丸 qi shan wan

【英文名】Qi Shan Pill

【组成】(1)椒、桔梗、芍药、干姜、厚朴、细辛、附子、乌头。（中医方剂大辞典）(2)人参、桔梗、黄芩、细辛、干姜、蜀椒、当归、芍药、厚朴、乌头。（中医方剂大辞典）(3)蜀椒、干姜、厚朴、黄芩、细辛、芍药、桂心、桔梗、乌喙、柴胡、茯苓、牡丹皮。（中医方剂大辞典）

七疝丹 qi shan dan

【英文名】Qi Shan Pellet

【组成】胡椒、黑牵牛、斑蝥、巴豆、木香、丁香。（中医方剂大辞典）

七疝汤 qi shan tang

【英文名】Qi Shan Decoction

【组成】(1)延胡索、小茴香、川楝子、炒全蝎、人参、大附子、山栀子、木香。（中医方剂大辞典）(2)川乌头、干蝎、炒盐。（中医方剂大辞典）

七疝散 qi shan san

【英文名】Qi Shan Powders

【组成】茴香、川楝子、解盐、桃仁、麸、斑蝥。（中医方剂大辞典）

七宝丸 qi bao wan

【英文名】Qi Bao Pill

【异名】七宝膏（中医方剂大辞典、御药院方）

【组成】(1)黄连。（中医方剂大辞典）(2)破鼓皮、蚕退纸、刺猬皮、五倍子、续随子、朱砂、雄黄。（中医方剂大辞典）(3)芦荟、柏子仁、茯神、款冬花、麦门冬、知母、生干地黄。（中医方剂大辞典）(4)牛膝、轻粉、土茯苓、大黄、丁子。（中医方剂大辞典）(5)龙脑、人参、珍珠、石决明、琥珀、青鱼胆、熊胆、茺蔚子。（中医方剂大辞典）(6)丁香、沉香、硇砂、蒺藜子、木香、附子、麝香。（中医方剂大辞典）(7)丹砂、牛黄、水银、龙脑、腻粉、麝香、金箔。（中医方剂大辞典）(8)朱砂、铅白霜、阿魏、绿豆粉、坯子胭脂、远志、苏木。（中医方剂大辞典）

七宝丹 qi bao dan

【英文名】Qi Bao Pellet

【组成】(1)乳香、雄黄、硼砂、绿豆、乌豆、乌梅。（中医方剂大辞典）(2)大风子、南木香、沉香、当归、防风。（中医方剂大辞典）(3)琥珀、当归、川芎、没药、木香、乳香、血竭、辰砂、麝香。（中医方剂大辞典）(4)老烟膏、生地榆、寒水石、淡秋石、血余炭、胡黄连、血竭。（中医方剂大辞典）(5)牛黄、陶丹、铜绿、陈石灰。（中医方剂大辞典）(6)人参、紫河车、白茯苓、龙齿、甘草、麝香。（中医方剂大辞典）(7)珠粉、琥珀、甘草、辰砂、犀黄、冰片、滴乳石。（中医方剂大辞典）(8)猬皮、皂角刺、猪牙皂角、附子、榼藤子、硫黄、白矾。（中医方剂大辞典）(9)朱砂、沉香、琥珀、赤石脂、西牛黄、狗宝、麝香。（中医方剂大辞典）(10)青皮、干姜、木香、巴豆、肉豆蔻、槟榔、肉桂、硇砂。（中医方剂大辞典）(11)人参、炙甘草、当归、白芍、川芎、紫苏、生姜、大腹皮、葱白。（中医方剂大辞典）(12)附子、当归、陈桔皮、干姜、吴茱萸、厚朴、南椒、舶上硫黄。（中医方剂大辞典）(13)胆南星、麝香、天竺黄、山药、钩藤、羌活、全蝎、琥珀、珊瑚、牛黄。（中医方剂大辞典）(14)牛膝、何首乌、茯苓、破故纸、菟丝子、当归身、枸杞子。（中医方剂大辞典）(15)牛黄、真珠、铅霜、腻粉、朱砂、白附子、天麻、蝎尾、巴豆、水银。（中医方剂大辞典）(16)珍珠、珊瑚、辰砂、片脑、蕤仁、麝香、炉甘石。（中医方剂大辞典）(17)何首乌、天门冬、麦门冬、人参、白茯苓、川牛膝、当归、枸杞子、菟丝子、山茱萸、黄柏、五味子、怀山药、怀生地、怀熟地。（中医方剂大辞典）

七宝汤 qi bao tang

【英文名】Qi Bao Decoction

【异名】七宝散（中医方剂大辞典、秘传眼科龙木论）

【组成】(1)半夏、大腹皮、炙甘草、草豆蔻、诃黎勒、白术、郁李仁、木香、干蝎、人参、白茯苓、芎䓖。（中医方剂大辞典）(2)羚羊角、犀角、丹砂、胡黄连、石决明、车前子、炙甘草。（中医方剂大辞典）(3)草豆蔻、白茯苓、人参、大腹皮、诃黎勒、半夏、炙甘草。（中医方剂大辞典）(4)防风、知母、生地黄、柴胡、秦艽、炙甘草、前胡。（中医方剂大辞典）(5)神曲、麦蘖、甘草、干姜、草果、槟榔、杏仁。（中医方剂大辞典）(6)附子、人参、干山药、白术、干姜、木香、肉豆蔻。（中医方剂大辞典）(7)人参、白茯苓、茯神、龙骨、远志、麦门冬、生干地黄、甘草、天门冬、丹砂、天竺黄。（中医方剂大辞典）

七宝饮 qi bao yin

【英文名】Qi Bao Drink

【异名】七宝散(中医方剂大辞典、杨氏家藏方);七宝汤(中医方剂大辞典、易简方);七物汤(中医方剂大辞典、直指)

【组成】厚朴、陈皮、炙甘草、草果仁、常山、槟榔、青皮。(中医方剂大辞典)

七宝散 qi bao san

【英文名】Qi Bao Powders

【异名】七宝吹喉散(中医方剂大辞典、喉科秘诀);七宝饮(中医方剂大辞典、普济方)

【组成】(1)好龙骨、象皮、血竭、人参、三七、乳香、没药、降香末。(中医方剂大辞典)(2)黄芪、当归、防风、荆芥穗、地骨皮、木通、白矾。(中医方剂大辞典)(3)人参、款冬花、钟乳石、鹅管石、明矾、辣桂、甘草。(中医方剂大辞典)(4)北五味子、罂粟壳、陈皮、甘草。(中医方剂大辞典)(5)晚蚕沙、蛇床子、肉桂、荆芥穗、干荷叶、藁本、川乌头。(中医方剂大辞典)(6)硼砂、枯矾、芦荟、青黛、轻粉、雄黄、冰片。(中医方剂大辞典)(7)归须、赤芍、栀子、荆芥、麻黄、大黄、甘草。(中医方剂大辞典)(8)琥珀、珍珠、硼砂、珊瑚、朱砂、硇砂、玉屑、蕤仁、片脑、麝香。(中医方剂大辞典)(9)大黄、栀子仁、赤茯苓、黄芩、赤芍药、滑石、炙甘草。(中医方剂大辞典)(10)僵蚕、硼砂、雄黄、全蝎、明矾、猪牙皂角、胆矾。(中医方剂大辞典)(11)白术、人参、白茯苓、甘草、草果子、诃子、干姜。(中医方剂大辞典)(12)琥珀、没药、乳香、蒲黄、百部末、桃胶、郁李仁。(中医方剂大辞典)(13)当归、芍药、甘草、大黄、麻黄、白术、荆芥穗。(中医方剂大辞典)(14)木香、丁香、官桂、茯苓、麻黄、当归、炙甘草、人参、大腹皮、诃子、川楝子、秦艽、炒地榆、肉豆蔻、藿香。(中医方剂大辞典)(15)茯苓、苍术、细辛、白矾、石膏、绿矾、麝香。(中医方剂大辞典)(16)天麻、白僵蚕、羌活、麻黄、蝎、白附子、麝香。(中医方剂大辞典)(17)当归、芍药、甘草、白矾、杏仁、黄连、真铜绿。(中医方剂大辞典)(18)胆矾、细辛、青矾、砂仁、滑石、川芎、荜茇、五倍子。(中医方剂大辞典)(19)朱砂、桂心、干姜、当归、川芎、人参、羚羊角灰、茯苓。(中医方剂大辞典)(20)朱砂、生犀牛黄、珍珠、脑麝、金箔。(中医方剂大辞典)(21)钟乳、丹砂、海水沫、白石英、真珠末、麝香、珊瑚。(中医方剂大辞典)(22)珍珠末、石决明、琥珀、龙脑、熊胆、水精、贝齿。(中医方剂大辞典)(23)海蛤、琥珀、真珠、白石英、玛瑙、光明砂、麝香。(中医方剂大辞典)(24)珊瑚、琥珀、玉屑、曾青、紫贝朱砂、鸡子壳。(中医方剂大辞典)(25)石决明、龙脑、真朱砂、琥珀、象胆、乌贼骨、曾青。(中医方剂大辞典)(26)晚蚕沙、蛇床子、肉桂、荆芥穗、干荷叶、藁本、川乌、薏苡仁。(中医方剂大辞典)(27)琥珀、白真珠、珊瑚、紫贝、马珂、朱砂、蕤仁、决明子、石胆。(中医方剂大辞典)(28)胆矾、缩砂仁、川芎、细辛、滑石、绿矾、麝香。(中医方剂大辞典)(29)紫苏、净香附、陈皮、甘草、桔梗、川芎、白芷。(中医方剂大辞典)(30)南炉甘石、黄连。(中医方剂大辞典)(31)牛黄、梅片、琥珀、大连珠、台麝香、生石膏、熊胆仁。(中医方剂大辞典)(32)西牛黄、真濂珠、大梅片、真象牙屑、真青黛、人指甲、壁喜窠。(中医方剂大辞典)(33)山豆根、牙消、胆矾、白矾、鸡肶皮、辰砂、冰片。(中医方剂大辞典)(34)半夏、厚朴、良姜、甘草、青皮、草果、乌梅。(中医方剂大辞典)

七宝膏 qi bao gao

【英文名】Qi Bao Plaster

【组成】(1)珍珠末、龙脑、熊胆、决明、琥珀、水晶、龙齿。(中医方剂大辞典)(2)珍珠、水晶、贝齿、琥珀、石决明、空青、玛瑙、龙脑。(中医方剂大辞典)(3)牛黄、麝香、龙脑、丹砂、雄黄、白花蛇、天竺黄、白僵蚕、白附子、天麻、天南星、蝎梢、腻粉、珍珠末、蛇黄、铁粉、自然铜、银矿、乳香、芦荟、犀角、铅白霜、龙胆、芎劳、人参、胡黄连、桑螵蛸、原蚕蛾。(中医方剂大辞典)(4)生姜、蒜头、槐枝、葱白、花椒、韭白、白凤仙。(中医方剂大辞典)

七珍丸 qi zhen wan

【英文名】Qi Zhen Pill(中国中医药学主题词表)

【异名】四神煎(中医方剂大辞典、普济方);草四神煎(中医方剂大辞典、圣济总录)

【组成】(1)斑蝥、水蛭、虻虫、干漆、当归、桃仁、苏木。(中医方剂大辞典)(2)细辛、川灵脂、直僵蚕、白附子、朱砂、全蝎。(中医方剂大辞典)(3)肉苁蓉、补骨脂、巴戟天、附子、杏仁、桃仁、胡桃仁。(中医方剂大辞典)

七珍丹 qi zhen dan

【英文名】Qi Zhen Pellet

【组成】(1)木香、知母、小茴香、桔皮、枳壳、川楝子、甘草。(中医方剂大辞典)(2)胆星、天竺黄、淡全蝎、炒僵蚕、寒食曲、朱砂面、净巴豆霜、麝香、明雄黄面。(中医方剂大辞典)

七珍汤 qi zhen tang

【英文名】Qi Zhen Decoction

【组成】(1)人参、茯苓、白术、甘草、山药、黄柏、粟米。(中医方剂大辞典)(2)青蒿、蕲艾、忍冬藤、苍耳子、桑条、桃条、柳条。(中医方剂大辞典)

七珍散 qi zhen san

【英文名】Qi Zhen Powders

【异名】七阳散(中医方剂大辞典、普济方);七宝散(中医方剂大辞典、普济方)
【组成】(1)人参、白术、黄芪、山药、茯苓、阿胶、当归。(中医方剂大辞典)(2)人参、白术、黄芪、山芋、白茯苓、粟米、甘草。(中医方剂大辞典)(3)人参、石菖蒲、川芎、熟地黄、干地黄、细辛、防风、朱砂。(中医方剂大辞典)(4)防风、人参、五灵脂、细辛、生地、石菖蒲。(中医方剂大辞典)(5)木鳖子仁、大黄、黄连、黄芩、黄柏、郁金、栀子。(中医方剂大辞典)

七珍膏 qi zhen gao
【英文名】Qi Zhen Plaster
【组成】乳香、没药、轻粉、白花蛇、孩儿茶、潮脑、麝香。(中医方剂大辞典)

七厘丹 qi li dan
【英文名】Qi Li Pellet
【组成】姜黄、川乌、乳香、雄黄、没药、辰砂、巴豆霜。(中医方剂大辞典)

七厘顶 qi li ding
【英文名】Qi Li Ding Pill
【组成】丁香、广木香、高良姜、川椒、广皮、藿香。(中医方剂大辞典)

七厘散 qi li san
【英文名】Qi Li Powders
【组成】(1)乳香、红花、血竭、麝香、冰片、儿茶。((80)京卫药准字第1006号)(2)血竭、乳香、没药、红花、儿茶、冰片、麝香、朱砂。((91)闽卫药准字76号)

七贴方 qi tie fang
【英文名】Qi Tie Prescription
【组成】防风、忍冬、皂刺、蝉退、连翘、白鲜皮、五加皮、荆芥、穿山甲、生地、木瓜、僵蚕、皂子、薏苡仁、土茯苓。(中医方剂大辞典)

七星丸 qi xing wan
【英文名】Qi Xing Pill
【组成】(1)附子、白附子、半夏、香附子、天南星、石膏、地龙。(中医方剂大辞典)(2)巴豆、朱砂、槟榔、木香、丁香、乳香、肉豆蔻。(中医方剂大辞典)

七星汤 qi xing tang
【英文名】Qi Xing Decoction
【组成】玄参、麦冬、天花粉、甘草、荆芥、神曲、桔梗。(中医方剂大辞典)

七星剑 qi xing jian
【英文名】Qi Xing Jian Decoction
【组成】(1)野菊、苍耳头、豨莶草、半枝莲、地丁草、麻黄、草河车。(中医方剂大辞典)(2)野黄菊花、豨莶草、苍耳子、天麻、木通、蚤休、地丁草。(中医方剂大辞典)

七星茶 qi xing cha
【英文名】Qi Xing Tea(药品标准-中药成方制剂标准)
【组成】钩藤、蝉蜕、淡竹叶、灯芯草、僵蚕、防风、天竺黄、神曲、麦芽。(药品标准-中药成方制剂标准1997年)

七星散 qi xing san
【英文名】Qi Xing Powders
【组成】(1)川乌、草乌、桂枝、当归、甘松、紫荆皮、细辛。(中医方剂大辞典)(2)黄芪、芍药、人参、桂心、黑鱼。(中医方剂大辞典)(3)成炼钟乳粉、款冬花、佛耳草、肉桂、白矾、甘草。(中医方剂大辞典)(4)生苧根、糯米、阿胶、人参、紫苏、姜汁、枣子。(中医方剂大辞典)(5)干蝎、白僵蚕。(中医方剂大辞典)(6)秦艽、独活、茯神、薯蓣、天雄、山茱萸、藁本。(中医方剂大辞典)(7)蜀椒、桑根白皮、芫花根皮、款冬花、紫菀、代赭、细辛、伏龙肝。(中医方剂大辞典)

七香丸 qi xiang wan
【英文名】Qi Xiang Pill
【组成】(1)香附、麦芽、砂仁、甘松、甘草、陈皮、丁香、檀香、官桂、乌药、藿香、木香。(中医方剂大辞典)(2)香附、麦芽、丁香皮、砂仁、藿香、官桂、甘草、陈皮、甘松、乌药。(中医方剂大辞典)(3)木香、丁香、八角茴香、枳壳、三棱、青皮、蓬莪术。(中医方剂大辞典)(4)丁香、檀香、益智仁、甘草、木香、蓬莪术、香附子。(中医方剂大辞典)(5)甘草、甘松、缩砂仁、丁香皮、姜黄、益智、香附子。(中医方剂大辞典)(6)青皮、肉豆蔻、牵牛。(中医方剂大辞典)(7)白豆蔻仁、丁香、藿香、零陵香、青木香、白芷、桂心、香附子、甘松香、当归、槟榔、沉香。(中医方剂大辞典)(8)零陵香、甘松香、藿香、木香、丁香皮、沉香、麝香、红豆蔻、草豆蔻、毕澄茄、山芋、槟榔、厚朴、白术、半夏、人参、青桔皮、白豆蔻、蒟酱、陈桔皮、甘草。(中医方剂大辞典)(9)丁香、官桂、青皮、巴豆、缩砂、木香、槟榔。(中医方剂大辞典)(10)木香、丁皮、檀香、甘松、丁香、陈皮、缩砂仁、三棱、莪术、白豆蔻、香附子、益智仁。(中医方剂大辞典)

七香饮 qi xiang yin
【英文名】Qi Xiang Drink
【组成】乌药、香附、枳壳、厚朴、木香、陈皮、紫苏。(中医方剂大辞典)

七香饼 qi xiang bing
【英文名】Qi Xiang Lozenges
【组成】香附、丁香皮、甘松、益智仁、砂仁、蓬术、广皮。(中医方剂大辞典)

七香散 qi xiang san
【英文名】Qi Xiang Powders
【组成】(1)香附、缩砂仁、益智仁、陈皮、蓬术、丁香、甘松。(中医方剂大辞典)(2)丁香、沉香、木香、乳香、降香、雀香、茴香、陈皮、青皮、枳实、厚朴、槟榔、肉桂、寸香。(中医方剂大辞典)(3)蔓荆实、荆芥穗、地骨皮、防风、莎草根、白芷、草乌头、麝香。(中医方剂大辞典)

七胜丸 qi sheng wan

【英文名】Qi Sheng Pill

【组成】威灵仙、当归、附子、天麻、肉桂、牛膝、干姜。(中医方剂大辞典)

七胜饮 qi sheng yin

【英文名】Qi Sheng Drink

【组成】干姜、黄连、桃仁、当归、常山、柴胡、猪苓。(中医方剂大辞典)

七宣丸 qi xuan wan

【英文名】Qi Xuan Pill

【组成】(1)大黄、枳壳、柴胡、诃黎勒皮、槟榔仁、青木香。(中医方剂大辞典)(2)木香、羌活、枳壳、川芎、诃子、大黄、当归。(中医方剂大辞典)(3)大黄、枳实、青木香、柴胡、诃黎勒皮、桃仁、甘草。(中医方剂大辞典)(4)大黄、桃仁、木香、槟榔、诃子皮。(中医方剂大辞典)

七神丸 qi shen wan

【英文名】Qi Shen Pill

【组成】(1)斑蝥、露蜂房、蛇蜕皮、猬皮、麝香、雄黄、朱砂。(中医方剂大辞典)(2)焦术、茯苓、故纸、前仁、吴茱萸、肉蔻、木香。(中医方剂大辞典)(3)肉果、补骨脂、人参、麦芽、姜。(中医方剂大辞典)

七神汤 qi shen tang

【英文名】Qi Shen Powders

【组成】蜂房、僵蚕、角子、淡竹叶、灯心、土茯苓。(中医方剂大辞典)

七神散 qi shen san

【英文名】Qi Shen Decoction

【组成】(1)苦花子、紫金藤、金脑香、大小青仙人薯、土木香、百丈光。(中医方剂大辞典)(2)防风、羌活、肉桂、地骨皮、芎劳、细辛、虎骨。(中医方剂大辞典)(3)黄柏、僵蚕、儿茶、制乳香、制没药、冰片、人中白。(中医方剂大辞典)(4)龙胆草、黄连、防风、升麻、草豆蔻、北细辛、炙甘草。(中医方剂大辞典)

七退散 qi tui san

【英文名】Qi Tui Powders

【组成】鸡翁脚粗黄皮、鹅脚黄皮、抱鸡子壳、人指爪、蝉蜕、羚羊角、猪后脚悬爪。(中医方剂大辞典)

七真汤 qi zhen tang

【英文名】Qi Zhen Decoction

【组成】淫羊藿、人参、穿山甲、黄芪、甘草、川芎、当归。(中医方剂大辞典)

七真膏 qi zhen gao

【英文名】Qi Zhen Plaster

【组成】乳香、没药、三七、轻粉、儿茶、麝香、冰片。(中医方剂大辞典)

七草汤 qi cao tang

【英文名】Qi Cao Decoction

【组成】夏枯草、益母草、白花蛇舌草、旱莲草、谷精草、豨签草、紫草。(陕西中医 199O,11(2))

七消丸 qi xiao wan

【英文名】Qi Xiao Pill

【组成】地黄、乌梅、木瓜、白芍、北沙参。(天津医药杂志 1985,(8))

七胰散 qi yi san

【英文名】Qi Yi Powders

【组成】(1)皮消、猪胰。(中医方剂大辞典)(2)瓦楞子、天蓼花子。(中医方剂大辞典)

七蚰丹 qi you dan

【英文名】Qi You Pellet

【组成】蜒蚰。(中医方剂大辞典)

七情汤 qi qing tang

【英文名】Qi Qing Decoction

【组成】肉桂、陈皮、人参、甘草。(中医方剂大辞典)

七淘散 qi tao san

【英文名】Qi Tao Powders

【组成】舶上硫黄、五灵脂、滑石。(中医方剂大辞典)

七液丹 qi ye dan

【英文名】Qi Ye Pellet

【组成】上滑石、鲜佩兰叶汁、鲜藿香叶汁、鲜莱菔汁、鲜苏叶汁、鲜荷叶汁、鲜侧柏叶汁、生锦纹大黄。(中医方剂大辞典)

七粒散 qi li san

【英文名】Qi Li Powders

【组成】柿蒂。(中医方剂大辞典)

七雄汤 qi xiong tang

【英文名】Qi Xiong Decoction

【组成】麻黄、桂枝、附子、干姜、杏仁、羌活、甘草。(中医方剂大辞典)

七蒸丸 qi zheng wan

【英文名】Qi Zheng Pill

【组成】鹿茸、酸枣仁、石莲肉、白茯苓、菟丝子、肉苁蓉、益智仁、北茴香。(中医方剂大辞典)

七福饮 qi fu yin

【英文名】Qi Fu Drink

【组成】人参、熟地、当归、白术、炙甘草、枣仁、远志。(中医方剂大辞典)

七熬丸 qi ao wan

【英文名】Qi Ao Pill

【异名】大黄丸(中医方剂大辞典)
【组成】大黄、前胡、芒消、葶苈、蜀椒、生姜、芎䓖、茯苓、杏仁、桃仁、虻虫、水蛭。(中医方剂大辞典)

七鲜汤 qi xian tang
【英文名】Qi Xian Decoction
【组成】鲜藿香、鲜首乌、鲜荷叶边、鲜生地、鲜佩兰叶、鲜建兰叶、鲜水梨。(中医方剂大辞典)

七德丸 qi de wan
【英文名】Qi De Pill
【组成】台乌药、吴茱萸、干姜、苍术、木香、茯苓、补骨脂。(中医方剂大辞典)

七磨散 qi mo san
【英文名】Qi Mo Powders
【组成】人参、枳壳、川贝、乌药、郁金、沉香、木香。(中医方剂大辞典)

七叶莲片 qi ye lian pian
【英文名】Qi Ye Lian Tablet(药品标准-中药成方制剂标准)
【组成】七叶莲。(药品标准-中药成方制剂标准 1996 年)

七叶莲酊 qi ye lian ding
【英文名】Qi Ye Lian Tincture(药品标准-中药成方制剂标准)
【组成】七叶莲。(药品标准-中药成方制剂标准 1994 年)

七圣饼子 qi sheng bing zi
【英文名】Qi Sheng Lozenges
【组成】黄连、巴豆仁。(中医方剂大辞典)

七里香汤 qi li xiang tang
【英文名】Qi Li Xiang Decoction
【组成】七里香。(中医方剂大辞典)

七贤仙丹 qi xian xian dan
【英文名】Qi Xian Xian Pellet
【组成】雄黄、朱砂、川乌、蝉肚金玉、槟榔、乳香、巴豆霜。(中医方剂大辞典)

七味赤散 qi wei chi san
【英文名】Qi Wei Chi Powders
【异名】七物赤散(中医方剂大辞典、圣济总录)
【组成】朱砂、乌头、细辛、踯躅、干姜、白术、栝楼。(中医方剂大辞典)

七味蛇药 qi wei she yao
【英文名】Qi Wei She Yao Decoction
【组成】八角莲、黄药子、土牛膝、马鞭草、大蓟、玄参、四叶对。(基层中药杂志 1988,2(2))

七宝散子 qi bao san zi
【英文名】Qi Bao San Zi Powders
【组成】真珠、龙脑、琥珀、朱砂、紫贝、乌贼鱼骨、石决明。(中医方剂大辞典)

七宝锉散 qi bao cuo san
【英文名】Qi Bao Cuo Powders
【组成】(1)常山、槟榔、秦艽、甘草。(中医方剂大辞典)(2)川常山、鸡心槟榔、青皮、甘草、草果仁。(中医方剂大辞典)

七宝漱散 qi bao shu san
【英文名】Qi Bao Shu Powders
【组成】紫荆皮、荆芥穗、薄荷叶、僵蚕、苦桔梗、防风、甘草。(中医方剂大辞典)

七星剑汤 qi xing jian tang
【英文名】Qi Xing Jian Decoction
【组成】野菊花、苍耳头、豨莶草、半枝莲、地丁草、生麻黄、草河车(外科正宗)

七星草散 qi xing cao san
【英文名】Qi Xing Cao Powders
【组成】七星草、活鲫鱼。(中医方剂大辞典)

七粒金丹 qi li jin dan
【英文名】Qi Li Jin Pellet
【组成】(1)鹁鸽粪。(中医方剂大辞典)(2)人言、精猪肉。(中医方剂大辞典)

七禽食方 qi qin shi fang
【英文名】Qi Qin Shi Prescription
【异名】七禽散(中医方剂大辞典、医心方)
【组成】泽泻、柏实、蒺藜、庵芦、地衣、蔓荆实、白蒿。(中医方剂大辞典)

七方分类法 qi fang fen lei fa
【定义】指将方剂分为大、小、缓、急、奇、偶、复七类的一种古代的方剂分类方法。(方剂学)

七叶神安片 qi ye shen an pian
【英文名】Qi Ye Shen An Tablet(药品标准-中药成方制剂标准)
【组成】三七叶。(药品标准-中药成方制剂标准 1993 年)

七气手拈散 qi qi shou nian san
【英文名】Qi Qi Shou Nian Powders
【组成】玄胡索、小茴香、白芍药、干漆、枳壳、黄连、石菖蒲、香附子、苏叶、没药、乳香、甘草。(中医方剂大辞典)

七气消聚散 qi qi xiao ju san
【英文名】Qi Qi Xiao Ju Powders
【组成】香附米、青皮、蓬术、三棱、枳壳、木香、砂仁、厚朴、陈皮、甘草。(中医方剂大辞典)

七仙夺命丹 qi xian duo ming dan
【英文名】Qi Xian Duo Ming Pellet
【组成】雄黄、硼砂、乳香、乌梅、绿豆、黑豆、百草霜。(中医方剂大辞典)

七白挺子膏 qi bai ting zi gao

【英文名】Qi Bai Ting Zi Plaster

【异名】七白膏(中医方剂大辞典)

【组成】白芷、白蔹、白术、白附子、白茯苓、细辛、白及。(中医方剂大辞典)

七汁救命膏 qi zhi jiu ming gao

【英文名】Qi Zhi Jiu Ming Ointment

【组成】茅根汁、竹沥汁、萝卜汁、韭菜汁、生藕汁、梨汁、人乳、童便、好陈酒、川贝母、白硼砂、白茯苓、天冬、麦冬、地骨皮、泽泻、知母、黄柏。(中医方剂大辞典)

七圣回疔散 qi sheng hui ding san

【英文名】Qi Sheng Hui Ding Powders

【组成】朱砂、雄黄、火消、硇砂、青盐、硼砂、胆矾。(中医方剂大辞典)

七圣君子散 qi sheng jun zi san

【英文名】Qi Sheng Jun Zi Powders

【组成】白樟柳根、葛根、桑白皮、甘遂、葶苈子、槟榔、牵牛。(中医方剂大辞典)

七圣紫金锭 qi sheng zi jin ding

【英文名】Qi Sheng Zi Jin Lozenges

【组成】土木香、苦花子、仙人薯、晚蚕砂、柏花、朱砂、雄黄。(中医方剂大辞典)

七圣戳疟散 qi sheng chuo nue san

【英文名】Qi Sheng Chuo Nue Powders

【组成】柴胡、黄芩、知母、常山、草果仁、乌梅。(中医方剂大辞典)

七百五十丸 qi bai wu shi wan

【英文名】Qi Bai Wu Shi Pill

【组成】葫芦巴、破故纸、丁香、荜澄茄、大椒、巴豆、乌梅、木香。(中医方剂大辞典)

七伤通气散 qi shang tong qi san

【英文名】Qi Shang Tong Qi Powders

【组成】牙皂、大黄、硇砂、巴豆、当归。(中医方剂大辞典)

七转灵应丹 qi zhuan ling ying dan

【英文名】Qi Zhuan Ling Ying Pellet

【组成】芜荑、牵牛、槟榔、大黄、木香、雷丸、锡灰。(中医方剂大辞典)

七味干漆散 qi wei gan qi san

【英文名】Qi Wei Gan Qi Powders

【组成】干漆、干地黄、芍药、苁蓉、五味子、食茱萸、枸杞子。(中医方剂大辞典)

七味广枣丸 qi wei guang zao wan

【英文名】Qi Wei Guang Zao Pill

【组成】广枣、肉豆蔻、丁香、木香、枫香脂、沉香、牛心粉。(中医方剂大辞典)

七味化瘀散 qi wei hua yu san

【英文名】Qi Wei Hua Yu Powders

【组成】红花、乳香、山药、栀子、桃仁、土元、樟脑。(山西医药杂志 1978,(5))

七味止泻汤 qi wei zhi xie tang

【英文名】Qi Wei Zhi Xie Decoction

【组成】生山楂、车前子、山药、木香、白术、儿茶、鸡内金。(辽宁中医杂志 1989,(9))

七味白术散 qi wei bai zhu san

【英文名】Qi Wei Bai Zhu Powders

【组成】人参、白茯苓、白术、藿香叶、甘草、葛根。(小儿药证直诀)

七味半夏汤 qi wei ban xia tang

【英文名】Qi Wei Ban Xia Decoction

【组成】半夏、紫菀、桂、阿胶、甘草、细辛、款冬花。(中医方剂大辞典)

七味圣神汤 qi wei sheng shen tang

【英文名】Qi Wei Sheng Shen Decoction

【组成】金银花、蒲公英、人参、当归 、甘草、大黄、天花粉。(中医方剂大辞典)

七味地黄丸 qi wei di huang wan

【英文名】Qi Wei Di Huang Pill

【组成】(1)熟地、枣皮、山药、茯苓、泽泻、丹皮、肉桂、当归、白芍。(中医方剂大辞典)(2)熟地黄、山茱萸、干山药、牡丹皮、白茯苓、泽泻、肉桂。(中医方剂大辞典)

七味地黄汤 qi wei di huang tang

【英文名】Qi Wei Di Huang Decoction

【组成】肉桂、熟地、山茱萸、茯苓、车前子、泽泻、丹皮、山药。(中医方剂大辞典)

七味竹茹汤 qi wei zhu ru tang

【英文名】Qi Wei Zhu Ru Decoction

【组成】橘红、半夏、白茯苓、甘草、竹茹、黄连、葛根。(中医方剂大辞典)

七味羌活膏 qi wei qiang huo gao

【英文名】Qi Wei Qiang Huo Oinment

【组成】羌活、独活、乌蛇肉、天麻、全蝎、白僵蚕、人参。(中医方剂大辞典)

七味豆蔻丸 qi wei dou kou wan

【英文名】Qi Wei Dou Kou Pill

【组成】肉豆蔻、木香、砂仁、白龙骨、诃子肉、赤石脂、枯矾。(中医方剂大辞典)

七味苍柏散 qi wei cang bai san

【英文名】Qi Wei Cang Bai Powders

【组成】苍术、黄柏、杜仲、故纸、川芎、当归、白术。(中医方剂大辞典)

七味定痛散 qi wei ding tong san

【英文名】Qi Wei Ding Tong Powders

【组成】白术、当归、乳香、没药、甘草、白芷、羌活、人参。(中医方剂大辞典)

七味荡滞饮 qi wei dang zhi yin

【英文名】Qi Wei Dang Zhi Decoction

【组成】枳实、木香、当归、厚朴、芍药、槟榔、甘草。(中医方剂大辞典)

七味保婴汤 qi wei bao ying tang

【英文名】Qi Wei Bao Ying Decoction

【异名】保婴汤(中医方剂大辞典)

【组成】老大米、黄土、苦竹叶、萝卜子、薄荷叶、灯心、麦芽。(中医方剂大辞典)

七味枳术汤 qi wei zhi zhu tang

【英文名】Qi Wei Zhi Zhu Decoction

【组成】枳实、六神曲、炒麦芽。(中医方剂大辞典)

七味活命饮 qi wei huo ming yin

【英文名】Qi Wei Huo Ming Drink

【组成】生黄芪、川芎、金银花、蒲公英、当归、穿山甲、皂角针。(中医方剂大辞典)

七味除湿汤 qi wei chu shi tang

【英文名】Qi Wei Chu Shi Decoction

【组成】半夏曲、厚朴、苍术、藿香叶、陈桔皮、赤茯苓、甘草。(中医方剂大辞典)

七味铁屑丸 qi wei tie xie wan

【英文名】Qi Wei Tie Xie Pill

【组成】铁屑、寒水石、土木香、木香、甘青青蓝、红花、五灵脂膏。(中医方剂大辞典)

七味益母饮 qi wei yi mu yin

【英文名】Qi Wei Yi Mu Drink

【组成】益母草、当归、川芎、芍药、干地黄、干姜、甘草。(中医方剂大辞典)

七味都气丸 qi wei du qi wan

【英文名】Qi Wei Du Qi Pill(药品标准－中药成方制剂标准)

【组成】五味子、山茱萸、茯苓、牡丹皮、熟地黄、山药、泽泻。(药品标准－中药成方制剂标准 1989 年)

七味葡萄散 qi wei pu tao san

【英文名】Qi Wei Pu Tao Powders

【组成】白葡萄干、石膏、红花、甘草、香附、肉桂、石榴。(中医方剂大辞典)

七味葱白汤 qi wei cong bai tang

【英文名】Qi Wei Cong Bai Decoction

【组成】防风、苏叶嫩枝、生姜皮、淡豆豉、秦艽、络石藤、鲜葱白、嫩桑枝。(中医方剂大辞典)

七味犀角汤 qi wei xi jiao tang

【英文名】Qi Wei Xi Jiao Decoction

【组成】犀角、车前子、栀子仁、木通、黄芩、大黄、黄连。(中医方剂大辞典)

七味新消丸 qi wei xin xiao wan

【英文名】Qi Wei Xin Xiao Pill

【组成】人工牛黄、雄黄、公丁香、生乳香、生没药、活化蟾酥、麝香。(沪卫药械规(1985 年))

七味蠲痛汤 qi wei juan tong tang

【英文名】Qi Wei Juan Tong Decoction

【组成】大黄、芍药、天仙子、五灵脂、延胡索、金铃子、甘草。(中医急症通讯 1990,(9－10))

七物升麻丸 qi wu sheng ma wan

【英文名】Qi Wu Sheng Ma Pill

【组成】升麻、犀角、黄芩、朴消、栀子、大黄、豉。(中医方剂大辞典)

七物升麻汤 qi wu sheng ma tang

【英文名】Qi Wu Sheng Ma Decoction

【组成】升麻、当归、黄连、甘草、芍药、桂心、黄柏。(中医方剂大辞典)

七物独活汤 qi wu du huo tang

【英文名】Qi Wu Du Huo Decoction

【组成】独活、葛根、干姜、桂心、半夏、甘草、防风。(中医方剂大辞典)

七物柴胡汤 qi wu chai hu tang

【英文名】Qi Wu Chai Hu Decoction

【组成】柴胡、苍术、荆芥穗、甘草、麻黄。(中医方剂大辞典)

七物理中丸 qi wu li zhong wan

【英文名】Qi Wu Li Zhong Pill

【组成】人参、生姜屑、藿香、白术、桔梗、葛根。(中医方剂大辞典)

七物黄连汤 qi wu huang lian tang

【英文名】Qi Wu Huang Lian Decoction

【组成】黄连、茯苓、黄芩、芍药、葛根、甘草、小麦。(中医方剂大辞典)

七制松香膏 qi zhi song xiang gao

【英文名】Qi Zhi Song Xiang Plaster

【组成】松香、商陆、桐油、川乌、草乌、苍术、官桂、干姜、白芥子、蓖麻子、血余。(中医方剂大辞典)

七制固脂丸 qi zhi gu zhi wan

【英文名】Qi Zhi Gu Zhi Pill

【组成】固脂。(中医方剂大辞典)

七制金铃丸 qi zhi jin ling wan

【英文名】Qi Zhi Jin Ling Pill

【组成】川楝子。(中医方剂大辞典)

七制香附丸 qi zhi xiang fu wan

【英文名】Qi Zhi Xiang Fu Pill

【组成】(1)香附米、酒、醋、盐、童便、小茴香、益智仁、莱菔子、艾叶、无灰酒、制香附、归身、熟地、生地、白芍、抚芎、人参、白术、白茯苓、枣仁、炙甘草、天冬、益母草、条芩、砂仁、阿胶、陈皮、山茱萸、元胡索。(中医方剂大辞典)(2)制香附、生地、熟地、归身、白芍、益母草、党参、茯苓、冬术、萸肉、阿胶、蕲艾、枣仁、川芎、黄芩、延胡、砂仁、炙草。(中医方剂大辞典)(3)香附米。(中医方剂大辞典)

七炙香附丸 qi zhi xiang fu wan

【英文名】Qi Zhi Xiang Fu Pill(药品标准-中药成方制剂标准)

【组成】香附、当归、白术、白芍、川芎、砂仁。

七宝牛黄丸 qi bao niu huang wan

【英文名】Qi Bao Niu Huang Pill

【组成】朱砂、粉霜、轻粉、牛黄、脑、麝。(中医方剂大辞典)

七宝如意丹 qi bao ru yi dan

【英文名】Qi Bao Ru Yi Pellet

【组成】人参、川乌、川连、茯苓、干姜、柴胡、肉桂、菖蒲、木香、紫菀、槟榔、当归、猪牙皂、川椒、吴茱萸、厚朴、巴豆、大附子。(中医方剂大辞典)

七宝牢牙散 qi bao lao ya san

【英文名】Qi Bao Lao Ya Powders

【组成】细辛、川芎、砂仁、胆矾、滑石、绿矾、麝香。(中医方剂大辞典)

七宝妙灵丹 qi bao miao ling dan

【英文名】Qi Bao Miao Ling Pellet

【组成】木香、枳壳、茅苍术、赤茯苓、猪牙皂、藿香、青皮、草河车、厚朴、石膏、川贝母、苏叶、广橘红、蚕砂、清半夏、甘草、朱砂粉、沉香粉、明雄黄、麝香。(中医方剂大辞典)

七宝妙砂丹 qi bao miao sha dan

【英文名】Qi Bao Miao Sha Pellet

【异名】七宝辰砂丹(中医方剂大辞典、保婴撮要)

【组成】(1)开元通宝铜钱。(中医方剂大辞典)(2)开元通宝钱。(中医方剂大辞典)

七宝点眼方 qi bao dian yan fang

【英文名】Qi Bao Dian Yan Prescription

【组成】水精、真珠、石决明、琥珀、贝齿、龙脑、珊瑚。(中医方剂大辞典)

七宝洗心散 qi bao xi xin san

【英文名】Qi Bao Xi Xin Powders

【组成】(1)当归、赤芍、大黄、麻黄、荆芥、黄连、栀子。(中医方剂大辞典)(2)生地黄、荆芥穗、防风、甘草、黄芩、羌活、赤芍药。(中医方剂大辞典)(3)白术、甘草、当归、荆芥穗、麻黄、芍药、大黄、前胡、生地、薄荷。(中医方剂大辞典)

七宝祛白丸 qi bao qu bai wan

【英文名】Qi Bao Qu Bai Pill

【组成】补骨脂、枸杞子、牛膝、茯苓、柴胡、枳实、川芎、桃仁、红花、当归、菟丝子、白芍、白蒺藜、生地、制首乌、桔梗。(陕西中医 1992,13(6))

七宝美髯丸 qi bao mei ran wan

【英文名】Qi Bao Mei Ran Pill(药品标准-中药成方制剂标准)

【组成】制何首乌、当归、补骨脂、枸杞子、菟丝子、茯苓、牛膝。(药品标准-中药成方制剂标准 1989年)

七宝美髯丹 qi bao mei ran dan

【英文名】Qi Bao Mei Ran Pellet(中医药学主题词表)

【组成】(1)何首乌、当归、人参、黄柏、菟丝、熟地、茯苓、天冬、麦冬、生地、牛膝、枸杞、山萸、山药、五味。(中医方剂大辞典)(2)赤何首乌、白何首乌、赤茯苓、白茯苓、牛膝、当归、枸杞子、菟丝子、补骨脂。(中医方剂大辞典)

七宝轻青丹 qi bao qing qing dan

【英文名】Qi Bao Qing Qing Pellet

【异名】轻青丹(中医方剂大辞典、普济方)

【组成】螺头青黛、葛粉、钩藤、天竺黄、白附子、丁香、麝、铅锡。(中医方剂大辞典)

七宝透睛膏 qi bao tou jing gao

【英文名】Qi Bao Tou Jing Plaster

【组成】真珠、熊胆、龙脑、石决明、琥珀、水晶、龙齿。(中医方剂大辞典)

七宝槟榔散 qi bao bing lang san

【英文名】Qi Bao Bing Lang Powders

【组成】槟榔、密陀僧、雄黄、轻粉、黄连、黄柏、朴消。(中医方剂大辞典)

七宝镇心丸 qi bao zhen xin wan

【英文名】Qi Bao Zhen Xin Pill

【组成】(1)远志肉、雄黄、铁粉、琥珀、朱砂、金银箔、麝。(中医方剂大辞典)(2)玉屑、真珠、玻璃、金屑、银屑、雄黄、黄丹、朱砂、铁粉精、远志、鬼臼、人参、茯神、白鲜皮、牡丹、龙齿、防风、龙胆、虎睛、麦门冬、虎头骨、犀角屑、羚羊角屑、牛黄、麝香。(中医方剂大辞典)(3)虎睛、金箔、银箔、光明珠、雄黄、牛黄、琥珀、真珠、龙脑、麝香。(中医方剂大辞典)

七星洗心散 qi xing xi xin san

【英文名】Qi Xing Xi Xin Powders

【组成】柴胡、鳖甲、黄芩、知母、黄连、杏仁、炙甘草。(中医方剂大辞典)

七香止痛丸 qi xiang zhi tong wan

【英文名】Qi Xiang Zhi Tong Pill(药品标准-中药成方制剂标准)

【组成】川木香、木香、沉香、降香、小茴香、八角茴香、丁香、乳香、广藿香。(药品标准-中药成方制剂标准 1990年)

七香嫩容散 qi xiang nen rong san

【英文名】Qi Xiang Nen Rong Powders

【组成】黑牵牛、香白芷、零陵香、甘松、栝楼根、茶子、皂角。(中医方剂大辞典)

七将擒拿方 qi jiang qin na fang

【英文名】Qi Jiang Qin Na Prescription

【组成】地鳖虫、银朱、朱砂、银粉、骨碎补、接骨虫、白蜡。(中医方剂大辞典)

七鲜育阴汤 qi xian yu yin tang

【英文名】Qi Xian Yu Yin Decoction

【组成】生地、石斛、鲜茅根、鲜稻穗、鲜雅梨汁、鲜蔗汁、杷叶。(中医方剂大辞典)

七味无价仙方 qi wei wu jia xian fang

【英文名】Qi Wei Wu Jia Xian Prescription

【组成】雄黄、南星、半夏、川乌、草乌、朱砂、天麻。(中医方剂大辞典)

七宝美髯冲剂 qi bao mei ran chong ji

【英文名】Qi Bao Mei Ran Granule(药品标准－中药成方制剂标准)

【组成】制何首乌、当归、补骨脂、枸杞子、菟丝子、茯苓、牛膝。(药品标准－中药成方制剂标准 1994 年)

七味清咽气雾剂 qi wei qing yan qi wu ji

【英文名】Qi Wei Qing Yan Aerosol

【组成】山豆根、射干、玄参、麦冬、蟾酥、麝香、冰片。((98)卫药准字 Z－033 号)

七鞭回春乐胶囊 qi bian hui chun le jiao nang

【英文名】Qi Bian Hui Chun Le Capsule(药品标准－中药成方制剂标准)

【组成】鹿肾、羊肾、驴肾、刺猬皮、貂肾、枸杞子、狗肾、山药、牛肾、制何首乌、马肾。(药品标准－中药成方制剂标准 1997 年)

卜子散 bo zi san

【英文名】Bo Zi Powders

【组成】萝卜子。(中医方剂大辞典)

卜白合剂 bo bai he ji

【英文名】Bo Bai Mixture

【组成】卜芥、白花丹、九里明、马鞭草、生姜。(中草药 1972,(6))

八公散 ba gong san

【英文名】Ba Gong Powders

【组成】麦门冬、石韦、五味子、茯苓、菟丝子、地黄、桂心、麦门冬。(中医大方剂大辞典)

八斤丸 ba jin wan

【英文名】Ba Jin Pill

【组成】附子、牛膝、天麻、当归、乌头、白附子、乌药、五灵脂。(中医方剂大辞典)

八反丸 ba fan wan

【英文名】Ba Fan Pill

【组成】桂心、甘遂、细辛、归身、半夏、甘草、白芷、芫花、海藻、红花、全虫、牙皂、虎骨、白及、川乌、草乌。(中医方剂大辞典)

八反膏 ba fan gao

【英文名】Ba Fan Plaster

【组成】鳖头、克莱、葱、蜜、甘草、甘遂、芫花、海藻、阿魏、鳖甲、水红花子。(中医方剂大辞典)

八风丹 ba feng dan

【英文名】Ba Feng Pellet

【异名】八风丸(中医方剂大辞典、圣济总录)

【组成】(1)滑石、天麻、龙脑、麝香、白僵蚕、白附子、半夏、寒水石。(中医方剂大辞典)(2)附子、川乌头、草乌头、白附子、半夏、天南星、香白芷、天麻、川芎、细辛、朱砂、麝香。(中医方剂大辞典)(3)大川乌、荆芥穗、当归、麝香。(中医方剂大辞典)

八风汤 ba feng tang

【英文名】Ba Feng Decoction

【组成】(1)天雄、当归、人参、附子、防风、天门冬、蜀椒、独活、乌头、秦艽、细辛、白术、干姜、山茱萸、五味子、桔梗、香白芷、柴胡、莽草。(中医方剂大辞典)(2)当归、防己、人参、秦艽、官桂、防风、钗斛、芍药、黄芪、甘草、川芎、紫菀、石膏、白鲜皮、川乌、川羌活、川独活、黄芩、麻黄、干姜、远志。(中医方剂大辞典)(3)防风、人参、芎䓖、细辛、前胡、羌活、白芷、甘草。(中医方剂大辞典)(4)防风、芍药、茯苓、黄芪、独活、当归、人参、干姜、甘草、大豆、附子。(中医方剂大辞典)

八风散 ba feng san

【英文名】Ba Feng Powders

【异名】八风汤(中医方剂大辞典、保婴撮要)

【组成】(1)荆芥穗、芎䓖、防风、独活、甘草、麻黄、人参。(中医方剂大辞典)(2)藿香、白芷、前胡、黄芪、甘草、人参、羌活、防风。(中医方剂大辞典)(3)麻黄、白术、栝楼根、甘草、奕荆、天雄、白芷、防风、芍药、石膏、天门冬、羌活、山茱萸、食茱萸、踯躅、茵芋、黄芩、附子、大黄、细辛、干姜、桂心、雄黄、朱砂、丹参。(中医方剂大辞典)(4)菊花、石斛、天雄、人参、附子、甘草、钟乳、薯蓣、续断、黄芪、泽泻、麦门冬、远志、细辛、龙胆、秦艽、石韦、菟丝子、牛膝、菖蒲、杜仲、茯苓、干地黄、柏子仁、蛇床子、防风、白术、干姜、萆薢、山茱萸、五味子、乌头、苁蓉。(中医方剂大辞典)(5)秦艽、独活、茯神、薯蓣、山茱萸、藁本、天雄、钟乳。(中医方剂大辞典)

八正散 ba zheng san

【英文名】Ba Zheng Powders(中国中医药学主题词表)

【异名】八珍散(中医方剂大辞典、得效)

【组成】(1)车前子、瞿麦、萹蓄、滑石、山栀子、甘草、木通、大黄。(中医方剂大辞典)(2)瞿麦、滑石、木通、萹蓄、甘草、车前子、山栀、赤茯苓。(中医方剂大辞典)(3)瞿麦、滑石、山栀、木通、甘草、车前子、泽泻、赤苓、淡竹叶。(中医方剂大辞典)(4)大黄、滑石、甘草、赤芍、瞿麦、车前子、木通、赤茯苓、萹蓄。(中医方剂大辞典)(5)木通、赤茯苓、滑石、甘草、连翘、升麻、猪苓、淡竹叶、瞿麦、灯心。(中医方剂大辞典)

八石散 ba shi san

【英文名】Ba Shi Powders

【组成】(1)代赭石、凝水石、甘草、不灰木、金星石、银星石、云母、石膏、太阴玄精石、阳起石。(中医方剂大辞典)(2)白矾、阳起石、太阴玄精、禹余粮、钟乳粉、寒水石、金牙石、黄丹。(中医方剂大辞典)

八叶汤 ba ye tang

【英文名】Ba Ye Decoction

【组成】(1)扁柏叶、青蒿叶、蓖麻叶、金银叶、桃叶、柳叶、槐叶、艾叶。(中医方剂大辞典)(2)桑叶、荷叶、地黄叶、皂角叶、蒴叶、苍耳叶、菖蒲叶、何首乌叶。(中医方剂大辞典)

八仙丸 ba xian wan

【英文名】Ba Xian Pill

【组成】(1)大枣、天南星、小皂角、甘草、冬花、白矾、巴豆、杏仁。(中医方剂大辞典)(2)肉苁蓉、牛膝、天麻、木瓜、当归、附子、鹿茸、麝香。(中医方剂大辞典)(3)附子、高良姜、荜茇、砂仁、肉豆蔻、生姜、厚朴。(中医方剂大辞典)(4)京三棱、蓬莪术、五灵脂、乌梅、干漆、巴豆、木香、缩砂。(中医方剂大辞典)(5)桃仁、阿魏、桂心、木香、高良姜、腽肭脐、干蝎、青桔皮。(中医方剂大辞典)

八仙丹 ba xian dan

【英文名】Ba Xian Pellet

【组成】(1)乳香、没药、巴霜、骨碎补、半夏、归尾、硼砂、大黄、血竭、自然铜、无名异。(中医方剂大辞典)(2)明腰黄、血竭、真轻粉、炒东丹、牡蛎粉、红升丹、元寸、梅冰。(中医方剂大辞典)(3)蜈蚣、全蝎、阿魏、僵蚕、炙甲片、血余炭、乳香、没药、血竭、轻粉、大梅片、儿茶、麝香。(中医方剂大辞典)(4)巴霜、朱砂、郁金、乳香、没药、沉香、木香、雄黄。(中医方剂大辞典)(5)雄黄、鹅管石、礞石、消石、款冬蕊、胆星、半夏、天竺黄、白砒。(中医方剂大辞典)(6)紫苏、青蒿、薄荷、大蒜子、生姜、青梅、甘草、滑石。(中医方剂大辞典)(7)大黄、金银花、当归尾、玄参、柴胡、炒栀子、黄柏、贝母。(中医方剂大辞典)(8)巨胜子、麻黄、苦参、荆芥、防风、独活、大枫子、蒺藜。(中医方剂大辞典)(9)小茴香、川乌、虎骨、甜瓜子、乳香、自然铜、川楝子、没药、苍术。(中医方剂大辞典)(10)三棱、五灵脂、杏仁、巴豆。(中医方剂大辞典)(11)白附子、天麻、升麻、丹参、威灵仙、细辛、赤箭、蜈蚣。(中医方剂大辞典)(12)朱砂、磁石、赤石脂、赭石、石中黄、禹余粮、乳香、没药。(中医方剂大辞典)(13)胆矾、川黄连、乳香、青盐、黄丹、真脑子、轻粉、蝎梢。(中医方剂大辞典)

八仙包 ba xian bao

【英文名】Ba Xian Bao Powders

【组成】香艾、火姜。((95)桂药器监准字第 370021 号)

八仙汤 ba xian tang

【英文名】Ba Xian Decoction

【组成】(1)石膏、黄芩、二母、麻黄、杏仁、桔梗、甘草。(中医方剂大辞典)(2)当归、茯苓、川芎、熟地、陈皮、半夏、羌活、白芍、人参、秦艽、牛膝、白术、桂枝、柴胡、防风、炙甘草。(中医方剂大辞典)(3)人参、米仁、花粉、皂刺、蜂房、浮麦、琉璃灰。(中医方剂大辞典)(4)赤茯苓、麦门冬、知母、前胡、半夏。(中医方剂大辞典)(5)马兜铃、桑根白皮、桔梗、麻黄、白茯苓、柴胡、陈桔皮、杏仁。(中医方剂大辞典)

八仙串 ba xian chuan

【英文名】Ba Xian Chuan Powders

【异名】遇仙丹(中医方剂大辞典)

【组成】(1)黑丑、尖槟、茵陈、广木香、血余灰、沉香、牙皂、五加皮。(中医方剂大辞典)(2)干漆、丁香、广木香、檀香、槟榔、防己、黑丑、白丑、楝树根皮。(中医方剂大辞典)

八仙饮 ba xian yin

【英文名】Ba Xian Drink

【组成】(1)土茯苓、陈皮、茯苓、木通、当归、金银花、大黄、川芎。(中医方剂大辞典)(2)生地黄、赤芍药、川芎、羌活、川当归尾、龙胆草、汉防己、甘草。(中医方剂大辞典)

八仙油 ba xian you

【英文名】Ba Xian Oil(药品标准－中药成方制剂标准)

【组成】细辛、红花、陈皮、猪牙皂、茯苓、防己、当归、枫香脂、香附、白芷、防风、柚皮、甘草、香薷、地黄、草豆蔻、冰片、羌活、白芍、枳壳、柴胡、钩藤、皂角刺、桔梗、前胡、栀子、木香、威灵仙、全蝎、砂仁、丁香罗勒油、薄荷油、石菖蒲、苦杏仁、委陵菜、黄芩、广藿香。(药品标准－中药成方制剂标准 1996 年)

八仙茶 ba xian cha

【英文名】Ba Xian Tea

【组成】(1)薄荷叶、甘松、硼砂、白檀香、紫苏叶、儿茶、片脑、霍香叶、桂花、乌梅。(中医方剂大辞典)(2)

杜仲、菟丝子、木鳖子、甘草、广木香、小茴香、丁香、附子、沉香、诃子、荔枝子、锁阳、青盐、熟地、六安荣。(中医方剂大辞典)

八仙酒 ba xian jiu

【英文名】Ba Xian Wine

【异名】八仙庆寿酒(中医方剂大辞典)

【组成】(1)当归、生地、杜仲、牛膝、枸杞、五加皮、土茯苓。(中医方剂大辞典)(2)五加皮、白术、首乌、生地、当归、虎胫骨、续断、杜仲。(中医方剂大辞典)(3)川乌、草乌、薄荷、炮姜、当归、淡竹叶、陈皮、甘草、烧酒、醋、黄糖、河水、井水。(中医方剂大辞典)

八仙散 ba xian san

【英文名】Ba Xian Powders

【组成】(1)人中白、生大黄、生石膏、元参、黄芩、玄明粉、僵蚕、瓜硝、轻粉。(中医方剂大辞典)(2)半夏、巴豆霜、当归、乳香、没药、硼砂、血竭、土鳖虫。(中医方剂大辞典)(3)穿山甲、乳香、没药、海藻、昆布、白鸽粪、公土狗、杨柳虫。(中医方剂大辞典)(4)羌活、独活、防风、当归、牛膝、黄柏、肉桂、白芍药。(中医方剂大辞典)(5)白术、荆芥穗、黄柏、甘草、黄连、升麻。(中医方剂大辞典)(6)穿山甲、白药子、瓜蒌仁、大黄、木黎、槐花、白矾、山栀子。(中医方剂大辞典)(7)防风、荆芥、白芷、川芎、细辛、地骨皮、甘草、羌活。(中医方剂大辞典)(8)天麻、人参、白术、白茯苓、御米、糯米、扁豆、陈皮、莲肉、藿香叶、甘草。(中医方剂大辞典)(9)细辛、荆芥、白芷、川芎、黄芩、防风、甘草、地骨皮。(中医方剂大辞典)(10)当归、厚朴、芍药、枳壳、人参、甘草、茯苓、肉豆蔻。(中医方剂大辞典)(11)款冬花、佛耳草、甘草、钟乳、鹅管石、白矾、官桂、井泉石。(中医方剂大辞典)(12)天麻、白附子、花蛇、防风、南星、半夏曲、冬瓜子、全蝎。(中医方剂大辞典)(13)石灰、地菘苗、细辛、旋覆根、新葛叶、青蒿、麦门冬、猪膏。(中医方剂大辞典)(14)棕榈、当归、麝香。(中医方剂大辞典)

八仙膏 ba xian gao

【英文名】Ba Xian Ointment

【异名】八汁汤(中医方剂大辞典、医学从众录)

【组成】(1)杏仁、蜂房、元参、蛇蜕、黄芪、黄丹、血余、麻油。(中医方剂大辞典)(2)生藕汁、生姜汁、梨片、萝卜汁、甘蔗汁、白果汁、竹沥、蜂蜜。(中医方剂大辞典)

八生散 ba sheng san

【英文名】Ba Sheng Powders

【组成】天雄、川乌、白附子、南星、天麻、川芎、半夏、木香、全蝎。(中医方剂大辞典)

八白丸 ba bai wan

【英文名】Ba Bai Pill

【组成】白芷、白及、白蔹、白附子、僵蚕、蒺藜、丁香、白薇、草乌、杏仁、甘松、藁本、山楂、豆粉、鹰条、猪牙皂角、儿茶、轻粉、樟脑、密陀僧、猪胰、肥皂。(中医方剂大辞典)

八白散 ba bai san

【英文名】Ba Bai Powders

【异名】八白饮(中医方剂大辞典)

【组成】(1)沉香、藿香、人参、草果、干姜、半夏曲、白芍、槟榔、豆蔻仁、茯苓、白术、扁豆、白芷。(中医方剂大辞典)(2)丁香、白及、僵蚕、白牵牛、杜蒺藜、升麻、三赖子、白蔹、白芷、附子、茯苓。(中医方剂大辞典)

八圣丹 ba sheng dan

【英文名】Ba Sheng Pellet

【异名】八圣种子(丹中医方剂大辞典)

【组成】沙蒺藜、川续断、覆盆子、枸杞、山萸、菟丝子、芡实、莲须。(中医方剂大辞典)

八圣散 ba sheng san

【英文名】Ba Sheng Powders

【组成】(1)僵蚕、全蝎、蜈蚣、斑蝥、山甲、巴豆、乳香、没药。(中医方剂大辞典)(2)黄芩、黄连、黄柏、蒲黄、雄黄、蛇蜕、鸡内金、丁香。(中医方剂大辞典)

八岁汤 ba sui tang

【英文名】Ba Sui Decoction

【组成】芍药、栀子、柴胡、升麻、黄芩、黄连、竹叶、桔梗、细辛、知母、大黄。(中医方剂大辞典)

八灵丸 ba ling wan

【英文名】Ba Ling Pill

【组成】京三棱、石三棱、鸡爪三棱、木香、槟榔、肉豆蔻、巴豆、硇砂。(中医方剂大辞典)

八灵散 ba ling san

【英文名】Ba Ling Powders

【组成】茯苓、天门冬、石菖蒲、椒红、泽泻、桂、冬葵子、白芥子。(中医方剂大辞典)

八妙丸 ba miao wan

【英文名】Ba Miao Pill

【组成】香附、丹皮、川芎、延胡索、归身、生地、茯苓、赤芍药。(中医方剂大辞典)

八卦串 ba gua chuan

【英文名】Ba Gua Chuan

【组成】茵陈、苍术、白术、槟榔。(中医方剂大辞典)

八贤散 ba xian san

【英文名】Ba Xian Powders

【组成】当归、白芍药、茯苓、甘草、川芎、桂、柴胡、熟地黄。(中医方剂大辞典)

八味丸 ba wei wan

【英文名】Ba Wei Pill

【异名】八物肾气丸(中医方剂大辞典、御药院方);肾气丸(中医方剂大辞典、御药院方);陈氏八味丸(中医方剂大辞典、饲鹤亭集方)

【组成】(1)川巴戟、高良姜、川楝子、吴茱萸、胡芦巴、山药、茯苓、香附子。(中医方剂大辞典)(2)牛膝、当归、菟丝子、地骨皮、远志、石菖蒲、黄芪、干地黄。(中医方剂大辞典)(3)川巴戟、高良姜、川楝子、吴茱萸、胡芦巴、山药、茯苓、五味子。(中医方剂大辞典)(4)枳壳、杏仁、盐梅、巴豆、茶末、黄连、黄蜡、百草霜、莲蓬。(中医方剂大辞典)

八味丹 ba wei dan

【英文名】Ba Wei Pellet

【组成】(1)蜈蚣、全蝎、雄黄、穿山甲、朱砂、乳香、冰片、文蛤。(中医方剂大辞典)(2)朱砂、磁石、赤石脂、代赭石、人中黄、禹余粮、乳香、没药。(中医方剂大辞典)

八味汤 ba wei tang

【英文名】Ba Wei Decoction

【异名】人参八味汤(中医方剂大辞典、医略六书)

【组成】(1)人参、干姜、白术、甘草、橘红、茯苓、附子、缩砂仁。(中医方剂大辞典)(2)吴茱萸、干姜、木香、橘红、肉桂、丁香、人参、当归。(中医方剂大辞典)(3)熟地、山萸肉、肉桂、附子、牡丹皮、山药、牛膝、茯苓、泽泻。(中医方剂大辞典)(4)熟地、萸肉、山药、茯苓、泽泻、麦冬、肉桂、附子。(中医方剂大辞典)

八味散 ba wei san

【英文名】Ba Wei Powders

【组成】蜀椒、吴茱萸、青盐、硫黄、腻粉、僵蚕、柏皮、麝香。(中医方剂大辞典)

八味膏 ba wei gao

【英文名】Ba Wei Plaster

【组成】八味丸。(中医方剂大辞典)

八物汤 ba wu tang

【英文名】Ba Wu Decoction

【异名】八物散(中医方剂大辞典、医学入门);加味八珍汤(中医方剂大辞典、郑氏家传女科万金方)

【组成】(1)熟地、白芍、川芎、当归、人参、白术、广皮、半夏。(中医方剂大辞典)(2)四物汤、玄胡、苦楝、槟榔、木香。(中医方剂大辞典)(3)白芍、山药、当归、熟地、麦冬、甘草、丹皮、沙参。(中医方剂大辞典)(4)白术、人参、黄芪、茯苓、川芎、熟地黄、当归、芍药。(中医方剂大辞典)(5)人参、甘草、白芍、白术、当归、干姜、川芎、茯苓、熟地。(中医方剂大辞典)(6)人参、白术、茯苓、甘草、陈皮、芎劳、当归、熟地黄、白芍。(中医方剂大辞典)(7)桂心、当归、川芎、前胡、防风、芍药、甘草、茯苓。(中医方剂大辞典)(8)黄芪、茯苓、熟地黄、川芎、当归、人参、菊花、白芍。(中医方剂大辞典)(9)人参、白术、白茯苓、归身、川芎、白芍、熟地、黄芪、香附、炙草。(中医方剂大辞典)(10)当归、白芍药、熟地黄、白术、人参、干姜、茯苓、桂。(中医方剂大辞典)(11)当归、白术、人参、干姜、附子、白芍药、桂、丁香。(中医方剂大辞典)(12)四物汤、黄芪、甘草、茯苓、白术。(中医方剂大辞典)(13)人参、茯苓、当归、白芍、小茴香、熟地、白术、川芎、甘草、柴胡、香附。(中医方剂大辞典)(14)白芷、羌活、砂仁、桂皮、白术、香附。(中医方剂大辞典)(15)山栀、肉桂、泽泻、猪苓、熟地、丹皮、山茱萸、附子、门冬。(中医方剂大辞典)(16)人参、黄芪、甘草、白术、当归、川芎、白芍、地黄。(中医方剂大辞典)

八物煎 ba wu jian

【英文名】Ba Wu Decoction

【组成】党参、黄芪、玉竹、白术、山药、百合、燕窝、桂圆肉。(中医方剂大辞典)

八金散 ba jin san

【英文名】Ba Jin Powders

【组成】金精石、银精石、阳起石、玄精石、磁石、石膏、滑石、禹余粮石。(中医方剂大辞典)

八宝丸 ba bao wan

【英文名】Ba Bao Pill

【组成】琥珀、没药、芍药、当归、细辛、硇砂、龙骨、麝香。(中医方剂大辞典)

八宝丹 ba bao dan

【英文名】Ba Bao Pellet

【异名】拔毒生肌散(中医方剂大辞典)

【组成】(1)胆星、琥珀、牛黄、硼砂、朱砂、犀角、羚羊、薄荷、珍珠、僵蚕、防风、天麻、全蝎、麝香。(中医方剂大辞典)(2)真珠、朱砂、琥珀、冰片、天竺黄、龙齿、白附、全蝎、胆星。(中医方剂大辞典)(3)甘石、熊胆、珍珠、琥珀、石燕、石蟹、朱砂、硼砂、蕤仁、麝香。(中医方剂大辞典)(4)狗宝、鲤鱼胆、全蝎、牛黄、虎睛、琥珀、珍珠、沉香。(中医方剂大辞典)(5)濂珠、牛黄、净扫盆、青黛、琥珀、朱砂、熊胆、冰片。(中医方剂大辞典)(6)人参、犀黄、轻粉、白龙骨、濂珠、象皮、冰片。(中医方剂大辞典)(7)熟石膏、冰片、西黄、血竭。(中医方剂大辞典)(8)乳香、没药、孩儿茶、红褐子、灰海鲍、珍珠、象牙、龙骨。(中医方剂大辞典)(9)何首乌、赤茯苓、白茯苓、川牛膝、破故纸、当归、山药、枸杞子、菟丝子。(中医方剂大辞典)(10)九转胆星、羌活、全蝎、僵蚕、钩藤、雄黄、天麻、白附子、山药、白茯神、远志肉、麝香、石菖蒲、大梅片、琥珀、珍珠、牛黄、金箔、枳实。(中医方剂大辞典)(11)珍珠、滑石、炉甘石、硼砂、乳香、荸荠粉。(中医方剂大辞典)(12)甘石、石膏、东丹、龙骨、轻粉、铅粉、白蜡、寒水石。(中医方剂大辞典)(13)煅龙骨、槟榔、甘石、白占、煅石膏、寒水石、东丹、铅粉。(中医方剂大辞典)(14)濂珠、青龙骨、血竭、儿茶、石膏、血珀、浮甘石、鸡内金。(中医方剂大辞典)(15)没药、乳香、轻粉、儿茶、龙骨、铅粉、血竭、冰片、珍珠、百草霜。(中医方剂大辞典)(16)木香、丁香、红花、牡蛎、地龙、灯草、胭脂、穿山甲。(中医方剂大辞典)(17)雄黄、雌黄、朱砂、信砒、白矾、绿豆粉、黑豆、巴豆、皂角。(中医方剂大辞典)(18)珍珠、全蝎、龙骨、蜈蚣、玛瑙、白蜡、雄精、海螵蛸、麝香、金毛狗脊、梅片、甘石、纹银末、乳香、象皮、没药、轻粉。(中医方剂大辞典)(19)琥珀、川连、龙骨、象皮、儿茶、轻粉、凤凰衣、血竭、珠子、冰片。(中医方剂大辞典)(20)珍珠、血珀、象皮、龙骨、辰砂、乳香、没药、白及。(中医方剂大辞典)(21)牛黄、血珀、珍珠、朱砂、儿茶、人中白、马勃、滴乳石。(中医方剂大辞典)(22)川大黄、白芷、独活、天南星、半夏、天花粉、大贝母、穿山甲。(中医方剂大辞典)(23)钟乳粉、辰砂、熊胆、珍珠、琥珀、西牛黄、冰片、白面。(中医方剂大辞典)(24)珍珠、牛黄、象皮、琥珀、龙骨、轻粉、冰片、炉甘石。(中医方剂大辞典)(25)螵蛸、赤石脂、文蛤、白龙骨、儿茶、枯矾、黄丹、宫粉。(中医方剂大辞典)(26)乳香、没药、血竭、轻粉、儿茶、龙骨、铅粉、冰片。(中医方剂大辞典)(27)犀黄、血珀、珍珠、冰片、滴乳、飞面、辰砂、滑石。(中医方剂大辞典)(28)五谷虫、虾蟆、山楂肉、莲肉、青黛、胡连、使君子肉、麦芽。(中医方剂大辞典)(29)箭头砂、乳香、冰片、珍珠、琥珀、牛黄、麝香。(中医方剂大辞典)(30)琥珀、珠子、象牙、冰片、乳香、没药、儿茶、血竭。(中医方剂大辞典)(31)琥珀、没药、当归、赤芍、细辛、朱砂、冰片、麝香。(中医方剂大辞典)(32)当归、防风、川连、朴消、杏仁、铜青、白矾、郁李仁。(中医方剂大辞典)

八宝汤 ba bao tang

【英文名】Ba Bao Decoction

【组成】当归、大黄、枳壳、赤芍、木香。(中医方剂大辞典)

八宝饮 ba bao yin

【英文名】Ba Bao Drink

【组成】(1)茯苓、桔梗、贝母、人参、北五味、天门冬、胡黄连、熟地。(中医方剂大辞典)(2)车前子、龙胆草、谷精草、仙灵脾、藁本、威灵仙、荆芥穗、秦皮、甘草。(中医方剂大辞典)(3)罂粟壳、橘红、款冬花、百合、桑白皮、桔梗、人参、阿胶。(中医方剂大辞典)

八宝散 ba bao san

【英文名】Ba Bao Powders

【组成】(1)麻黄、桔梗、马兜铃、罂粟壳、甘草、五味子、陈皮、桑白皮。(中医方剂大辞典)(2)珍珠、冰片、牛黄、象牙、枯矾、枯盐、铜绿、银珠、轻粉、鸡内金、金箔。(中医方剂大辞典)(3)牛黄、珍珠、琥珀、朱砂、雄黄、犀角、金箔、麝香、冰片。(中医方剂大辞典)(4)大腹皮、槟榔、破故纸、藿香、硫黄、轻粉、枯矾。(中医方剂大辞典)(5)白芍药、羌活、升麻、干葛、甘草、防风、抚芎、山果子。(中医方剂大辞典)(6)附子、乳香、猬皮、皂角刺、榼藤子、猪牙皂、白矾、硫黄。(中医方剂大辞典)(7)藿香、破故纸、大腹皮、槟榔、雄黄、轻粉、硫黄、枯白矾。(中医方剂大辞典)(8)通草、灯心、木通、泽泻、瞿麦、车前子、茯苓。(中医方剂大辞典)

八宝膏 ba bao gao

【英文名】Ba Bao Plaster

【组成】(1)黄丹、宫粉、血余、铜青、白蜡。(中医方剂大辞典)(2)杜牛膝、马鞭草、血见愁、剪刀草、稀莶草、灯笼草、醋浆草、螺面草、苍耳草。(中医方剂大辞典)(3)蕤仁、熊胆、硼砂、乳香、没药、珍珠、冰片。(中医方剂大辞典)

八珍丸 ba zhen wan

【英文名】Ba Zhen Pill(中国中医药学主题词表)

【组成】(1)斑蝥、当门子、雄黄、辰砂。(中医方剂大辞典)(2)乳香、没药、代赭石、穿山甲、羌活、草乌、全蝎、川乌。(中医方剂大辞典)(3)丹砂、犀角、羚羊角、牛黄、茯神、龙脑、天南星、硼砂。(中医方剂大辞典)

八珍丹 ba zhen dan

【英文名】Ba Zhen Pellet

【组成】(1)白花藕粉、白茯苓、白扁豆、莲肉、川贝、山药、白蜜、人乳。(中医方剂大辞典)(2)甘草、天麻、朱砂、天南星、牛黄、腻粉、雄黄、天浆子、银箔。(中医方剂大辞典)

八珍汤 ba zhen tang

【英文名】Ba Zhen Decoction(中国中医药学主题词表)

【组成】(1)西洋参、漂苍术、茯苓、甘草、归尾、川芎、赤芍、生地、苏木、红花。(中医方剂大辞典)(2)人参、白术、茯苓、炙甘草、川芎、熟地、当归、白芍药、杜仲、川续断。(中医方剂大辞典)(3)人参、白术、条芩、阿胶、广皮、当归、杜仲、白芍药、茯苓、炙甘草、抚芎、香附。(中医方剂大辞典)(4)当归、白芍、黄芪、白术、柴胡、熟地、升麻、人参、茯苓、川芎。(中医方剂大辞典)(5)人参、砂仁、茯苓、甘草、当归、川芎、白芷、熟地黄。(中医方剂大辞典)(6)四物汤、缩砂四君子汤。(中医方剂大辞典)

八珍饮 ba zhen yin

【英文名】Ba Zhen Drink

【组成】车前子、龙胆草、谷精草、仙灵脾、威灵仙、藁本、荆芥穗、秦皮、甘草。(中医方剂大辞典)

八珍酒 ba zhen jiu

【英文名】Ba Zhen Wine

【组成】当归、南芎、白芍、生地黄、人参、白术、白茯苓、粉草、五加皮、红枣、核桃肉。(中医方剂大辞典)

八珍粉 ba zhen fen

【英文名】Ba Zhen Paste

【组成】(1)莲子肉、白术、茯苓、芡实、山药、苡米、扁豆、党参。(中医方剂大辞典)(2)莲子、南芡实、米仁、白扁豆、淮山药、云茯苓、糯米、粳米。(中医方剂大辞典)(3)淮山药、莲肉、白扁豆、白茯苓、苡仁、白术、芡实、楂肉、砂仁。(中医方剂大辞典)

八珍液 ba zhen ye

【英文名】Ba Zhen Oral Liquid(药品标准－中药成方制剂标准)

【组成】党参、茯苓、白术、熟地黄、白芍、当归、川芎、甘草。(药品标准－中药成方制剂标准 1995 年)

八珍散 ba zhen san

【英文名】Ba Zhen Powders

【异名】八珍汤(中医方剂大辞典、御院药方)

【组成】(1)薄荷、儿茶、珍珠、朱砂、甘草、牛黄、冰片、白灵丹。(中医方剂大辞典)(2)锅巴、山药、白茯苓、白扁豆、苡仁、莲肉、百合。(中医方剂大辞典)(3)白豆蔻仁、石莲肉、白茯苓、薏苡仁、白扁豆、沉香、陈皮、甘草。(中医方剂大辞典)(4)白术、人参、莲肉、炙甘草、白茯苓、乌药、白扁豆、熟地黄。(中医方剂大辞典)(5)人参、白术、黄芪、山芋、白茯苓、粟米、甘草、白扁豆。(中医方剂大辞典)(6)当归、川芎、白芍药、熟地黄、人参、茯苓、甘草、白术。(中医方剂大辞典)(7)水银、栝楼根、苦参、知母、铅丹、密陀僧、牡蛎、黄连。(中医方剂大辞典)(8)大黄、木通、滑石、粉草、瞿麦、山栀、黄芩、荆芥。(中医方剂大辞典)(9)人参、白术、粟米、白茯苓、厚朴、益智、黄芪、甘草。(中医方剂大辞典)(10)人参、石菖蒲、生地黄、川芎、朱砂、防风、细辛、炙甘草。(中医方剂大辞典)

八珍锭 ba zhen ding

【英文名】Ba Zhen Lozenges

【组成】朱砂、雄黄、没药、乳香、真番卤、人言、枯矾、巴豆。(中医方剂大辞典)

八珍膏 ba zhen gao

【英文名】Ba Zhen Concentrated Decoction(药品标准－中药成方制剂标准)

【组成】党参、白术、茯苓、甘草、当归、白芍、川芎、熟地黄。(药品标准－中药成方制剂标准 1997 年)

八珍糕 ba zhen gao

【英文名】Ba Zhen Cake

【组成】(1)白茯苓、怀山药、生米仁、白扁豆、建莲、芡实、使君子、砂仁、糯米、白米。(中医方剂大辞典)(2)党参、淮山药、茯苓、芡实、炒白扁豆、莲心、米仁、炙鸡内金、使君子、白砂糖。(中医方剂大辞典)(3)人参、山药、茯苓、苡仁、扁豆、芡实、莲肉、炙甘草。(中医方剂大辞典)(4)白术、白茯苓、怀山药、莲肉、芡实、陈皮、甘草、腊米。(中医方剂大辞典)

八柱汤 ba zhu tang

【英文名】Ba Zhu Decoction

【异名】八柱散(中医方剂大辞典)

【组成】(1)人参、白术、肉蔻、干姜、诃子、附子、粟壳、炙甘草。(中医方剂大辞典)(2)人参、白术、茯苓、附子、干姜、甘草、肉果、诃子。(中医方剂大辞典)

八厘丸 ba li wan

【英文名】Ba Li Pill

【组成】土鳖虫、自然铜、血竭、无名异、乳香、没药、归梢、硼砂、巴霜。(中医方剂大辞典)

八厘金 ba li jin

【英文名】Ba Li Jin Pill

【组成】番木鳖、蟾酥、僵蚕、乳香、胆矾、川蜈蚣、甲片、没药、血竭、朱砂、蝉蜕、全蝎、原麝、牙皂、川乌、雄黄。(中医方剂大辞典)

八厘宝 ba li bao

【英文名】Ba Li Bao Powders

【组成】川芎、草乌、半夏、麻黄、蟾酥、南星。(中医方剂大辞典)

八厘散 ba li san

【英文名】Ba Li Powders

【组成】(1)苏木面、自然铜、乳香、没药、血竭、麝香、红花、丁香、木鳖。(中医方剂大辞典)(2)土鳖、麝。(中医方剂大辞典)(3)土鳖虫、乳香、没药、血竭、生半夏、当归、巴豆霜、砂仁、雄黄、瓜子。(中医方剂大辞典)(4)巴豆霜、乳没、生半夏、西砂头、归尾、明雄、土鳖、香瓜子、血结。(中医方剂大辞典)

八骨散 ba gu san

【英文名】Ba Gu Powders

【组成】虎骨、牛骨、龙骨、鸡骨、狗骨、兔骨、猪骨、羊骨、枫香脂、自然铜。(中医方剂大辞典)

八香丸 ba xiang wan

【英文名】Ba Xiang Pill

【组成】胡黄连、脑、麝、牛黄、芦荟、蟾酥、五捻子、白花蛇肉、蝎梢。(中医方剂大辞典)

八将丹 ba jiang dan

【英文名】Ba Jiang Pellet

【异名】八将散(中医方剂大辞典)

【组成】(1)西黄、冰片、蝉蜕、大蜈蚣、麝香、山甲、全虫、五倍子。(中医方剂大辞典)(2)川文蛤、乳香、

没药、雄黄、蜈蚣、全蝎、炙蝉衣、炙甲片。(中医方剂大辞典)

八将散 ba jiang san

【英文名】Ba Jiang Powders

【组成】五倍子、雄黄、乳香、角针、全蝎、蜈蚣、麝香、梅片。(中医方剂大辞典)

八宣汤 ba xuan tang

【英文名】Ba Xuan Decoction

【组成】葛根、升麻、川芎、甘草、麻黄、赤芍、陈皮、白芷。(中医方剂大辞典)

八神丹 ba shen dan

【英文名】Ba Shen Pellet

【组成】地龙、五灵脂、威灵仙、防风、木鳖子、草乌头、白胶香。(中医方剂大辞典)

八神汤 ba shen tang

【英文名】Ba Shen Decoction

【异名】姜曲汤(中医方剂大辞典)

【组成】(1)神曲、麦蘖、青盐、甘草、生姜、胡椒、草豆蔻、丁香。(中医方剂大辞典)(2)麻黄、当归、甘草、大黄、白术、山栀子仁、芍药、荆芥穗。(中医方剂大辞典)(3)神曲、麦蘖、甘草、白盐、生姜、草果仁、丁香、胡椒。(中医方剂大辞典)(4)神曲、大麦蘖、甘草、草果子、橘红、丁香、胡椒、粟米。(中医方剂大辞典)

八神散 ba shen san

【英文名】Ba Shen Powders

【组成】附子、乌头、草乌头、防风、蛇床子、茛菪子、马蔺子、吴茱萸。(中医方剂大辞典)

八神膏 ba shen gao

【英文名】Ba Shen Ointment

【组成】黄丹、南粉、乳香。(中医方剂大辞典)

八真丹 ba zhen dan

【英文名】Ba Zhen Pellet

【组成】当归、芍药、地黄、川芎、鹿茸、阿胶、艾叶、续断。(中医方剂大辞典)

八减丸 ba jian wan

【英文名】Ba Jian Pill

【组成】椒红、甘菊花、大附子、旋覆花、苍术、决明子、芎䓖、紫巴戟。(中医方剂大辞典)

八琼丹 ba qiong dan

【英文名】Ba Qiong Pellet

【组成】硫黄、水银、曾青、丹砂、雄黄、白石英、紫石英、铅丹、玄精石、胡粉、消石、龙脑、麝香、牛黄、琥珀、天竺黄、乌蛇、虎骨、甘草、南星、白附子、天麻、麻黄、干蝎、桂、木香、槟榔、独活、细辛、白术、附子、白僵蚕、犀角、羚羊角、芎䓖、阿胶、蝉蜕、腻粉。(中医方剂大辞典)

八等散 ba deng san

【英文名】Ba Deng Powders

【组成】白术、厚朴、人参、茯苓、吴茱萸、陈曲、麦蘖、芎䓖。(中医方剂大辞典)

八痞丸 ba pi wan

【英文名】Ba Pi Pill

【异名】拓痞丸(中医方剂大辞典)

【组成】桂心、曾青、牡丹、鲍头甲、干姜、蜀漆、细辛、龙胆、附子。(中医方剂大辞典)

八湿膏 ba shi gao

【英文名】Ba Shi Plaster

【组成】樟丹、冰片、煅石膏、密佗僧、硼酸、蜂蜡、凡士林、香油。(中国中药杂志 1990,15(4))

八解散 ba jie san

【英文名】Ba Jie Powders

【组成】(1)荆芥穗、防风、人参、黄芩、麻黄、肉桂、苍术、甘草。(中医方剂大辞典)(2)人参、茯苓、甘草、陈皮、白术、藿香、厚朴、半夏。(中医方剂大辞典)

八儿不汤 ba er bu tang

【英文名】Ba Er Bu Decoction

【组成】羊肉、草果、回回豆子、萝卜。(中医方剂大辞典)

八仙玉液 ba xian yu ye

【英文名】Ba Xian Yu Juice

【组成】(1)鲜生地汁、藕汁、梨汁、蔗汁、人乳、鸡子白、鲜茅根、龙眼肉。(中医方剂大辞典)(2)藕汁、梨汁、蔗浆、芦根汁、茅根、人乳、童便、生鸡子白。(中医方剂大辞典)

八仙过海 ba xian guo hai

【英文名】Ba Xian Guo Hai Powders

【组成】半夏、巴豆霜、当归、乳香、没药、硼砂、血竭、土鳖。(中医方剂大辞典)

八仙饮子 ba xian yin zi

【英文名】Ba Xian Drink

【组成】常山、白术、秦艽、洪州鬼臼、赤芍药、甘草、紫苏、银州柴胡。(中医方剂大辞典)

八仙锉散 ba xian cuo san

【英文名】Ba Xian Cuo Powders

【异名】经进八仙散(中医方剂大辞典)

【组成】干葛、白豆蔻、缩砂仁、丁香、甘草、百药煎、木瓜、烧盐。(中医方剂大辞典)

八仙藕粉 ba xian ou fen

【英文名】Ba Xian Ou Fen Powders

【组成】白花藕粉、白茯苓、白扁豆、莲肉、川贝母、山药、白蜜、人乳。(中医方剂大辞典)

八正合剂 ba zheng he ji

【英文名】Ba Zheng Mixture(药品标准－中药成方制剂

标准）

【组成】瞿麦、车前子、萹蓄、大黄、滑石、川木通、栀子、甘草、灯心草。（药品标准－中药成方制剂标准 1993年）

八生饮子 ba sheng yin zi

【英文名】Ba Sheng Drink

【异名】八生散（中医方剂大辞典、证治要诀类方）；建阳汤（中医方剂大辞典、朱氏集验方）

【组成】天雄、大川乌、天南星、白附子、天麻、白术、川芎、木香、全蝎、半夏。（中医方剂大辞典）

八君子汤 ba jun zi tang

【英文名】Ba Jun Zi Decoction

【组成】人参、白茯苓、白术、炙草、半夏、广皮、苍术、当归。（中医方剂大辞典）

八味煮散 ba wei zhu san

【英文名】Ba Wei Decoction

【组成】厚朴、麦蘖、吴茱萸、人参、桂、芜荑、陈桔皮、荜茇。（中医方剂大辞典）

八宝妆丸 ba bao zhuang wan

【英文名】Ba Bao Zhuang Pill

【组成】八味丸、安肾丸、鹿角霜丸、菟丝子丸、固真丹、黄芪丸、茴香丸、鹿茸丸。（中医方剂大辞典）

八宝药墨 ba bao yao mo

【英文名】Ba Bao Yao Ink

【组成】墨面、麝香、冰片。（中医方剂大辞典）

八宝眼药 ba bao yan yao

【英文名】Ba Bao Eye Powders（药品标准－中药成方制剂标准）

【组成】珍珠、麝香、熊胆、海螵蛸、硼砂、朱砂、冰片、炉甘石、地栗粉。（药品标准－中药成方制剂标准 1992年）

八毒赤丸 ba du chi wan

【英文名】Ba Du Chi Pill

【组成】雄黄、真珠、礜石、牡丹皮、巴豆、附子、藜芦、蜈蚣。（中医方剂大辞典）

八珍冲剂 ba zhen chong ji

【英文名】Ba Zhen Medicinal Instant Granule

【组成】党参、白术、茯苓、川芎、白芍、地黄、当归、甘草。

八珍颗粒 ba zhen ke li

【英文名】Ba Zhen Granule（药品标准－中药成方制剂标准）

【组成】党参、白芍、白术、熟地黄、茯苓、当归、川芎、甘草。（药品标准－中药成方制剂标准 1998年）

八威灵散 ba wei ling san

【英文名】Ba Wei Ling Powders

【组成】大附子、川乌、草乌、雄黄、朱砂、红砒、硫黄、麝香。（中医方剂大辞典）

八子养肝汤 ba zi yang gan tang

【英文名】Ba Zi Yang Gan Decoction

【组成】北五味子、车前子、女贞子、枸杞子、菟丝子、决明子、桑椹子、金铃子。（新中医 1992，(3)）

八公和阳汤 ba gong he yang tang

【英文名】Ba Gong He Yang Decoction

【组成】石膏、柴胡、茯苓、白术、甘草、炒栀子、青皮、天花粉。（中医方剂大辞典）

八风九州汤 ba feng jiu zhou tang

【英文名】Ba Feng Jiu Zhou Decoction

【组成】麻黄、甘草、干姜、附子、防风、独活、石膏、茯苓、白术、芎䓖、柴胡、当归、人参、杏仁、细辛。（中医方剂大辞典）

八风防风散 ba feng fang feng san

【英文名】Ba Feng Fang Feng Powders

【组成】防风、独活、芎䓖、秦椒、干姜、黄芪、附子、天雄、麻黄、石膏、五味子、山茱萸、秦艽、桂心、薯蓣、细辛、当归、防己、人参、杜仲、甘草、贯众、甘菊、紫菀。（中医方剂大辞典）

八风续命汤 ba feng xu ming tang

【英文名】Ba Feng Xu Ming Decoction

【异名】人参汤（中医方剂大辞典、圣济总录）；参桂汤（中医方剂大辞典、三因）

【组成】人参、桂心、当归、独活、黄芩、干姜、甘草、石膏、杏仁。（中医方剂大辞典）

八正乌苓汤 ba zheng wu ling tang

【英文名】Ba Zheng Wu Ling Decoction

【组成】土茯苓、瞿麦、萹蓄、车前子、滑石、木通、灯芯草、乌药、炒山栀、生大黄、炙甘草。（湖北中医杂志 1991，(6)）

八正顺气散 ba zheng shun qi san

【英文名】Ba Zheng Shun Qi Powders

【异名】八正顺气汤（中医方剂大辞典、喉科学珍集）

【组成】(1)陈皮、砂仁、枳壳、桔梗、甘草、当归、川芎、人参、鼠粘子、白芍药、玄参。（中医方剂大辞典）(2)厚朴、砂仁、半夏、陈皮、茯苓、青皮、桔梗、芍药、枳壳、木香、玄参、鼠粘子、山栀仁。（中医方剂大辞典）

八仙长寿丸 ba xian chang shou wan

【英文名】Ba Xian Chang Shou Pill

【组成】生地黄、山茱萸、白茯神、牡丹皮、五味子、麦门冬、干山药、益智仁。（中医方剂大辞典）

八仙长寿糕 ba xian chang shou gao

【英文名】Ba Xian Chang Shou Ointment

【组成】北芪、人参、茯苓、山药、莲米、芡实、苡仁、扁豆。（中医方剂大辞典）

八仙早朝糕 ba xian zao chao gao
【英文名】Ba Xian Zao Chao Cake
【组成】白术、白茯苓、陈皮、山药、莲肉、薏苡仁、芡实、人参、桔梗。(中医方剂大辞典)

八仙红玉膏 ba xian hong yu gao
【英文名】Ba Xian Hong Yu Plaster
【异名】八仙膏(中医方剂大辞典、种福堂方)
【组成】龙骨、赤石脂、儿茶、血竭、没药、乳香、轻粉、冰片。(中医方剂大辞典)

八仙寿神汤 ba xian shou shen tang
【英文名】Ba Xian Shou Shen Decoction
【组成】何首乌、地骨皮、茯苓、党参、生地黄、熟地黄、天门冬、麦门冬。(中医方剂大辞典)

八仙迎生饮 ba xian ying sheng yin
【英文名】Ba Xian Ying Sheng Drink
【异名】和气养血汤(中医方剂大辞典)
【组成】当归、白术、小茴、羊藿、腹皮、黄芪、川芎。(中医方剂大辞典)

八仙妙应丹 ba xian miao ying dan
【英文名】Ba Xian Miao Ying Pellet
【组成】雷丸、锡灰、白芜荑、木香、大黄、槟榔、使君子、黑丑。(中医方剂大辞典)

八仙逍遥汤 ba xian xiao yao tang
【英文名】Ba Xian Xiao Yao Decoction
【组成】防风、荆芥、川芎、甘草、当归、黄柏、苍术、牡丹皮、川椒、苦参。(中医方剂大辞典)

八仙添寿丹 ba xian tian shou dan
【英文名】Ba Xian Tian Shou Pellet
【组成】何首乌、川牛膝、山茱萸肉、柏子仁、知母、黄柏、当归、败龟版。(中医方剂大辞典)

八仙斑龙胶 ba xian ban long jiao
【英文名】Ba Xian Ban Long Colloid
【组成】人参、天门冬、怀生地黄、怀熟地黄、麦门冬、怀牛膝、甘枸杞子、白何首乌、赤何首乌、老鹿茸。(中医方剂大辞典)

八仙滋补丹 ba xian zi bu dan
【英文名】Ba Xian Zi Bu Pellet
【组成】头生男子乳、藕汁、大萝卜汁、梨汁。(中医方剂大辞典)

八仙解毒汤 ba xian jie du tang
【英文名】Ba Xian Jie Du Decoction
【组成】当归、熟地、甘草、黄芪、白芍、天花粉、金银花、生地。(中医方剂大辞典)

八仙聚会丹 ba xian ju hui dan
【英文名】Ba Xian Ju Hui Pellet
【组成】(1)五味、朴消、枳壳、白芷、陈皮、细辛、黄柏、水杨柳根、黄连。(中医方剂大辞典)(2)当归、芍药、川芎、甘草、木鳖子、山栀、连翘、熟地、防风、金银花、荆芥、陈皮、枳壳、全蝎、穿山甲、僵蚕、蝉蜕、皂角子、朴消、蜈松、大黄。(中医方剂大辞典)(3)白矾、蠕儿白衣。(中医方剂大辞典)(4)酥合油、熊胆、头生鸡子。(中医方剂大辞典)(5)片脑、朴消、橄榄核、熊胆、蜗牛螺肉。(中医方剂大辞典)(6)鹅胆油、孩儿茶。(中医方剂大辞典)(7)皂荚、头发。(中医方剂大辞典)(8)刘寄奴、孩儿茶、苦参、轻粉、血竭、没药。(中医方剂大辞典)

八角茴香丸 ba jiao hui xiang wan
【英文名】Ba Jiao Hui Xiang Pill
【组成】山楂、枳实、大茴、吴萸、荔枝核。(中医方剂大辞典)

八角茴香水 ba jiao hui xiang shui
【英文名】Ba Jiao Hui Xiang Liquid(药品标准－中药成方制剂标准)
【组成】八角茴香油、乙醇。(药品标准－中药成方制剂标准 1993 年)

八味平胃散 ba wei ping wei san
【英文名】Ba Wei Ping Wei Powders
【组成】(1)苍术、厚朴、陈皮、甘草、神曲、川芎、麦芽、香附。(中医方剂大辞典)(2)厚朴、苍术、橘红、甘草、缩砂、香附子、茯苓、丁香。(中医方剂大辞典)

八味石膏散 ba wei shi gao san
【英文名】Ba Wei Shi Gao Powders
【组成】当归、地黄、荆芥、防风、石膏、升麻、玄参、丹皮。(中医方剂大辞典)

八味龙骨散 ba wei long gu san
【英文名】Ba Wei Long Gu Powders
【组成】龙骨、甘草、赤石脂、寒水石、大黄、石膏、桂心、栝楼。(中医方剂大辞典)

八味生脉汤 ba wei sheng mai tang
【英文名】Ba Wei Sheng Mai Decoction
【组成】熟地、人参、麦冬、山药、山萸肉、丹皮、茯苓、肉桂、泽泻、五味子、川附子。(中医方剂大辞典)

八味生姜煎 ba wei sheng jiang jian
【英文名】Ba Wei Sheng Jiang Decoction
【异名】生姜煎(中医方剂大辞典、卫生总微)
【组成】生姜、干姜、桂心、甘草、杏仁、款冬花、紫菀、蜜。(中医方剂大辞典)

八味加味汤 ba wei jia wei tang
【英文名】Ba Wei Jia Wei Decoction
【组成】熟地、萸肉、茯苓、山药、丹皮、附子、肉桂、泽泻、人参、黄芪、白术、菟丝子、枸杞。(中医方剂大辞典)

八味地黄丸 ba wei di huang wan
【英文名】Ba Wei Di Huang Pill

【异名】加味地黄丸(中医方剂大辞典、痘疹传心录);冬味地黄丸(中医方剂大辞典、胎产心法);八仙长寿丹(中医方剂大辞典、医钞类编);麦味地黄丸(中医方剂大辞典、汤头歌诀白话解);麦味丸(中医方剂大辞典、全国中药成药处方集)

【组成】(1)干山药、山茱萸、熟地、川牛膝、牡丹皮、白茯苓、泽泻。(中医方剂大辞典)(2)熟地黄、山茱萸、丹皮、泽泻、白茯神、山药、五味、麦冬。(中医方剂大辞典)(3)丹皮、茯苓、泽泻、山萸、山药、熟地黄、川附、桂心、全蝎。(中医方剂大辞典)(4)山茱萸、山药、牡丹皮、茯苓、熟地黄、泽泻、五味子、炙黄芪。(中医方剂大辞典)(5)熟地黄、牡丹皮、白茯苓、泽泻、山茱萸、山药、黑附子、厚朴。(中医方剂大辞典)

八味地黄汤 ba wei di huang tang

【英文名】Ba Wei Di Huang Decoction

【组成】熟地、山茱萸、山药、茯苓、丹皮、泽泻、川芎、肉桂。(中医方剂大辞典)

八味回阳饮 ba wei hui yang yin

【英文名】Ba Wei Hui Yang Drink

【异名】回阳饮(中医方剂大辞典)

【组成】人参、附子、干姜、当归身、熟地、甘草、白术、黄芪。(中医方剂大辞典)

八味安胎汤 ba wei an tai tang

【英文名】Ba Wei An Tai Decoction

【组成】阿胶、砂仁、白术、黄芩、桑寄生、杜仲、艾叶炭、紫苏梗。(湖北中医杂志 1985,(5))

八味还睛散 ba wei huan jing san

【英文名】Ba Wei Huan Jing Powders

【异名】还睛散(中医方剂大辞典、医学入门)

【组成】白蒺藜、防风、粉草、木贼、山栀、草决明、青葙子、蝉蜕。(中医方剂大辞典)

八味沉香散 ba wei chen xiang san

【英文名】Ba Wei Chen Xiang Powders(中国中医药学主题词表)

【组成】沉香、肉豆蔻、广枣、石灰华、乳香、木香、诃子、木棉花。(中医方剂大辞典)

八味肾气丸 ba wei shen qi wan

【英文名】Ba Wei Shen Qi Pill(药品标准 - 中药成方制剂标准)

【组成】熟地黄、山药、茯苓、五味子、肉桂、泽泻、附子、牡丹皮。(药品标准 - 中药成方制剂标准 1993 年)

八味固囟膏 ba wei gu xin gao

【英文名】Ba Wei Gu Xin Ointment

【组成】大黄、定粉、雄黄、黄芩、雷丸、附子、商陆根。(中医方剂大辞典)

八味知母汤 ba wei zhi mu tang

【英文名】Ba Wei Zhi Mu Decoction

【异名】知母汤(中医方剂大辞典、普济方)

【组成】知母、芍药、麦门冬、柴胡、泽泻、石膏、黄芩、甘草。(中医方剂大辞典)

八味疝气剂 ba wei shan qi ji

【英文名】Ba Wei Shan Qi Agent

【组成】桂枝、桃仁、延胡、木通、大黄、乌头、丹皮、牵牛子。(中医方剂大辞典)

八味茴香丸 ba wei hui xiang wan

【英文名】Ba Wei Hui Xiang Pill

【组成】八味丸、茴香。(中医方剂大辞典)

八味荡滞饮 ba wei dang zhi yin

【英文名】Ba Wei Dang Zhi Drink

【组成】枳实、木香、当归、厚朴、芍药、槟榔、甘草、大黄。(中医方剂大辞典)

八味带下方 ba wei dai xia fang

【英文名】Ba Wei Dai Xia Agent

【组成】奇良、当归、川芎、茯苓、桔皮、金银花、通草、大黄。(中医方剂大辞典)

八味厚朴丸 ba wei hou po wan

【英文名】Ba Wei Hou Po Pill

【组成】厚朴、陈桔皮、诃黎勒、桂、附子、干姜、白茯苓、甘草。(中医方剂大辞典)

八味柔肝散 ba wei rou gan san

【英文名】Ba Wei Rou Gan Powders

【组成】白芍、生地黄、枸杞子、制首乌、当归、木瓜、川芎、淮牛膝。(浙江中医杂志 1990,(1))

八味香苏散 ba wei xiang su san

【英文名】Ba Wei Xiang Su Powders

【组成】紫苏叶、半夏曲、紫菀、五味子、陈桔皮、甘草、杏仁、桑白皮。(中医方剂大辞典)

八味顺气散 ba wei shun qi san

【英文名】Ba Wei Shun Qi Powders

【组成】白术、白茯苓、青皮、香白芷、陈皮、天台乌药、人参、甘草。(中医方剂大辞典)

八味胆草汤 ba wei dan cao tang

【英文名】Ba Wei Dan Cao Decoction

【组成】熟地、丹皮、枣皮、茯苓、山药、泽泻、黄柏、知母、龙胆草。(中医方剂大辞典)

八味养血汤 ba wei yang xue tang

【英文名】Ba Wei Yang Xue Decoction

【组成】熟地、当归、山药、肉桂、茯苓、白芍、附子、丹皮、泽泻、山萸肉。(中医方剂大辞典)

八味养亲汤 ba wei yang qin tang

【英文名】Ba Wei Yang Qin Decoction

【组成】苏子、白芥子、莱菔子、生白芍、玄参、熟地、焦白术、炙甘草。(成都中医学院学报 1987,(4))

八味桂心丸 ba wei gui xin wan

【英文名】Ba Wei Gui Xin Pill

【组成】桂、桔梗、吴茱萸、人参、白术、高良姜、陈桔皮、当归。(中医方剂大辞典)

八味消风饮 ba wei xiao feng yin

【英文名】Ba Wei Xiao Feng Drink

【组成】生地、连翘、红花、桃仁、白鲜皮、地肤子、僵蚕、蝉蜕。(中医方剂大辞典)

八味理中丸 ba wei li zhong wan

【英文名】Ba Wei Li Zhong Pill

【组成】(1)人参、甘草、白术、干姜、枳实、白茯苓、五味子、桑白皮。(中医方剂大辞典)(2)川姜、缩砂仁、麦蘖、神曲、白茯苓、人参、甘草、白术。(中医方剂大辞典)(3)白术、炙甘草、人参、白茯苓、干姜、滑石、麦芽、神曲。(中医方剂大辞典)

八味黄芪散 ba wei huang qi san

【英文名】Ba Wei Huang Qi Powders

【组成】黄芪、芎䓖、大黄、黄连、芍药、莽草、黄芩、栀子仁。(中医方剂大辞典)

八味清毒膏 ba wei qing du gao

【英文名】Ba Wei Qing Du Ointment

【组成】牛黄、贝母、天花粉、龙脑、白茯苓、甘草、牛蒡子、僵蚕。(中医方剂大辞典)

八味紫菀汤 ba wei zi wan tang

【英文名】Ba Wei Zi Wan Decoction

【组成】紫菀、细辛、甘草、款冬花、桂心、牡蛎、豉、竹叶。(中医方剂大辞典)

八味锡类散 ba wei xi lei san

【英文名】Ba Wei Xi Lei Powders(药品标准－中药成方制剂标准)

【组成】西瓜霜、寒水石、牛黄、珍珠、青黛、硼砂、硇砂、冰片。(药品标准－中药成方制剂标准 1997 年)

八味蜡矾丸 ba wei la fan wan

【英文名】Ba Wei La Fan Pill

【组成】明矾、蜜蜡、牛黄、珍珠、乳香、没药、朱砂、雄黄。(中医方剂大辞典)

八味檀香散 ba wei tan xiang san

【英文名】Ba Wei Tan Xiang Powders(中国中医药学主题词表)

【组成】檀香、石膏、红花、甘草、丁香、北沙参、拳参、白葡萄干。(中医方剂大辞典)

八味蠲风汤 ba wei juan feng tang

【英文名】Ba Wei Juan Feng Decoction

【组成】牛蒡子、白芷、白僵蚕、白附子、全竭、天南星、丹参、黄芪。(国医论坛 1991,(4))

八物二陈汤 ba wu er chen tang

【英文名】Ba Wu Er Chen Decoction

【组成】熟地、当归、白芍、川芎、半夏、白茯苓、人参、白术、橘红。(中医方剂大辞典)

八物定志丸 ba wu ding zhi wan

【英文名】Ba Wu Ding Zhi Pill

【组成】人参、远志、茯神、酸枣仁、朱砂、紫石英、石菖蒲、乳香。(中医方剂大辞典)

八物参术丸 ba wu shen zhu wan

【英文名】Ba Wu Shen Zhu Pill

【组成】麦门冬、远志、菖蒲、茯神、白茯苓、白术、人参、牛黄。(中医方剂大辞典)

八物茜根汤 ba wu qian gen tang

【英文名】Ba Wu Qian Gen Decoction

【异名】茜根散(中医方剂大辞典、圣惠);茜根饮(中医方剂大辞典、圣济总录);茜根汤(中医方剂大辞典、圣济总录)

【组成】茜根、升麻、犀角、桔梗、黄柏、黄芩、地榆、白蘘荷。(中医方剂大辞典)

八物胶艾汤 ba wu jiao ai tang

【英文名】Ba Wu Jiao Ai Decoction

【组成】八物汤、阿胶、艾叶。(中医方剂大辞典)

八物温经汤 ba wu wen jing tang

【英文名】Ba Wu Wen Jing Decoction

【组成】当归、香附、鹿茸、川芎、熟地、白术、山萸、小茴、甘草。(中医方剂大辞典)

八制茯苓丸 ba zhi fu ling wan

【英文名】Ba Zhi Fu Ling Pill

【组成】白茯苓、黄芪、肉苁蓉、人参、甘枸杞、补骨脂、何首乌、秋石、人乳。(中医方剂大辞典)

八制保瞳丸 ba zhi bao tong wan

【英文名】Ba Zhi Bao Tong Pill

【组成】枸杞、蜜、乳、青盐、黑芝麻、川椒、小茴香、独活、菖蒲。(中医方剂大辞典)

八宝化毒丹 ba bao hua du dan

【英文名】Ba Bao Hua Du Pellet

【组成】犀黄、珍珠、中黄白、琥珀、朱砂、乳石、冰片。(中医方剂大辞典)

八宝月华丹 ba bao yue hua dan

【英文名】Ba Bao Yue Hua Pellet

【组成】炉甘石、羌活、荆芥、防风、细辛、薄荷、麻黄、白芷、赤芍、大黄、黄芩、黄柏、当归、木贼草、龙胆草、密蒙花、蔓荆草、蝉衣、菊花。(中医方剂大辞典)

八宝玉枢丸 ba bao yu shu wan

【英文名】Ba Bao Yu Shu Pill(药品标准－中药成方制剂标准)

【异名】八宝玉枢丹(药品标准－中药成方制剂标准)

【组成】麝香、冰片、毛慈姑、千金子霜、五倍子、朱砂、雄黄、红大戟、牛黄、珍珠、琥珀、寒食面。(药品标准－中药成方制剂标准 1991 年)

八宝玉枢丹 ba bao yu shu dan

【英文名】Ba Bao Yu Shu Pellet

【组成】山茨菰、川文蛤、红芽大戟、千金子、真麝香、金箔、牛黄、珍珠、琥珀、朱砂、雄黄、乳香、没药。(中医方剂大辞典)

八宝生肌丹 ba bao sheng ji dan

【英文名】Ba Bao Sheng Ji Pellet

【组成】熟石膏、轻粉、黄丹、龙骨、血竭、赤石脂、乳香、没药。(中医方剂大辞典)

八宝生肌散 ba bao sheng ji san

【英文名】Ba Bao Sheng Ji Powders

【组成】(1)血竭、乳香、没药、龙骨、海螵蛸、儿茶、象皮、寒水石、梅花片。(中医方剂大辞典)(2)炉甘石、熟石膏、漂东丹、龙骨、轻粉、铅粉、白蜡、寒水石。(中医方剂大辞典)

八宝圣灵丹 ba bao sheng ling dan

【英文名】Ba Bao Sheng Ling Pellet

【组成】朱砂、明雄、珍珠、琥珀、滴乳石、西牛黄、犀角尖、羚羊角、冰片。(中医方剂大辞典)

八宝光明散 ba bao guang ming san

【英文名】Ba Bao Guang Ming Powders

【组成】硼砂、飞甘石、正梅片、荸荠粉、珊瑚、玛瑙、朱砂、麝香、云黄连。(中医方剂大辞典)

八宝回春汤 ba bao hui chun tang

【英文名】Ba Bao Hui Chun Decoction

【异名】万宝回春汤(中医方剂大辞典、医学入门)

【组成】附子、人参、麻黄、黄芩、防己、香附子、杏仁、川芎、当归、茯神、陈皮、防风、白芍药、沉香、半夏、川乌、桂、白术、天台乌药、干姜、黄芪、甘草、熟地黄、生干地黄。(中医方剂大辞典)

八宝红灵丹 ba bao hong ling dan

【英文名】Ba Bao Hong Ling Pellet

【组成】真豆砂、明雄黄、西月石、青礞石、真神金、西血珀、当门子、大梅片。(中医方剂大辞典)

八宝坤顺丸 ba bao kun shun wan

【英文名】Ba Bao Kun Shun Pill

【组成】人参、当归、阿胶、益母草、香附。((80)京卫药准字第966号)

八宝拨云散 ba bao bo yun san

【英文名】Ba Bao Bo Yun Powders

【组成】(1)制甘石、熊胆、珍珠、月石、西琥珀、冰片、辰砂。(中医方剂大辞典)(2)珍珠粉、玛瑙、珊瑚、琥珀、硇砂、煅熊胆、麝香、冰片、制甘石、煅西月石、飞朱砂、杜荠粉。(中医方剂大辞典)

八宝金药墨 ba bao jin yao mo

【英文名】Ba Bao Jin Yao Ink

【组成】荷叶、石斛、大小蓟、香墨、甘草、白芍、丹皮、藕节、侧柏炭、黄芩、栀子、桔皮、棕榈炭、贝母、生地、竹茹。(中医方剂大辞典)

八宝治红丸 ba bao zhi hong wan

【英文名】Ba Bao Zhi Hong Pill(药品标准-中药成方制剂标准)

【组成】荷叶、石斛、大蓟、小蓟、香墨、甘草、白芍、牡丹皮、藕节、黄芩、侧柏叶、栀子、百合、陈皮、浙贝母、棕板、地黄、竹茹。(药品标准-中药成方制剂标准1990年)

八宝治红丹 ba bao zhi hong dan

【英文名】Ba Bao Zhi Hong Pellet

【组成】犀角、三七、当归炭、荷叶炭

八宝珍珠散 ba bao zhen zhu san

【英文名】Ba Bao Zhen Zhu Powders

【组成】(1)儿茶、川连末、川贝母、青黛、红褐、官粉、黄柏末、鱼脑石、琥珀、人中白、硼砂、冰片、京牛黄、珍珠、麝香。(中医方剂大辞典)(2)炉甘石、血竭、胆矾、白硼、朱砂、雄胆、乳香、没药、轻粉。(中医方剂大辞典)(3)珍珠、海巴、乳香、没药、血竭、孩儿茶、冰片、麝香。(中医方剂大辞典)

八宝退云散 ba bao tui yun san

【英文名】Ba Bao Tui Yun Powders

【组成】(1)苏珍珠、西牛黄、麝香、硇砂、真熊胆、朱砂、广辛红、梅花片、炉甘石。(中医方剂大辞典)(2)白甘石、黄甘石、梅片、硼砂、熊胆、青黛、麝香、黄连面、石蟹。(中医方剂大辞典)

八宝消毒散 ba bao xiao du san

【英文名】Ba Bao Xiao Du Powders

【组成】蟾酥、蝎尾、雄黄、僵蚕、炙乳没、银朱、黄连、冰片。(中医方剂大辞典)

八宝推云散 ba bao tui yun san

【英文名】Ba Bao Tui Yun Powders

【组成】炉甘石、当归、艾、槐皮、血竭、没药、乳香、麝香、朱砂、轻粉、硼砂、珍珠、玛瑙、水晶、熊胆、胆矾、铜绿、牛黄、雄黄、冰片。(中医方剂大辞典)

八宝寄秘散 ba bao ji mi san

【英文名】Ba Bao Ji Mi Powders

【组成】钟乳石、牛黄、麝香、冰片、蟾酥、鸦片、珍珠、朱砂。(中医方剂大辞典)

八宝惊风散 ba bao jing feng san

【英文名】Ba Bao Jing Feng Powders(药品标准-中药成方制剂标准)

【组成】天麻、黄芩、天竺黄、防风、全蝎、沉香、丁香、钩藤、冰片、茯苓、麝香、薄荷、川贝母、金礞石、胆南星、人工牛黄、珍珠、龙齿、栀子。(药品标准-中药成方制剂标准1998年)

八宝黑虎散 ba bao hei hu san

【英文名】Ba Bao Hei Hu Powders

【组成】冰片、水银、宫粉、明雄、麝香、铅、轻粉、百草

霜。(中医方剂大辞典)

八宝蕤仁膏 ba bao rui ren gao

【英文名】Ba Bao Rui Ren Plaster

【组成】甘石、熊胆、铜绿、石燕、石蟹、朱砂、珍珠、蕤仁、珊瑚、琥珀、麝香、冰片、黄丹、冬蜜、黄连、薄荷。(中医方剂大辞典)

八宝镇惊丸 ba bao zhen jing wan

【英文名】Ba Bao Zhen Jing Pill(药品标准－中药成方制剂标准)

【组成】薄荷、天南星、猪牙皂、茯苓、木香、雄黄、钩藤、细辛、法半夏、僵蚕、琥珀、白附子、天竺黄、朱砂、防风、山药、胆南星、前胡、牛黄、白术、蝉蜕、天麻、白芍、冰片、广藿香、甘草。(药品标准－中药成方制剂标准 1991 年)

八宝蠲痛汤 ba bao juan tong tang

【英文名】Ba Bao Juan Tong Decoction

【组成】玄胡索、乳香、甘草、沉香、官桂、陈皮、当归、白豆蔻。(中医方剂大辞典)

八宝瑞生丸 ba bao rui sheng wan

【英文名】Ba Bao Rui Sheng Pill(药品标准－中药成方制剂标准)

【组成】当归、茯苓、草果仁、延胡索、高良姜、草豆蔻、干姜、郁金、肉桂、山楂、香附、甘草、神曲。(药品标准－中药成方制剂标准 1990 年)

八宝瑞生丹 ba bao rui sheng dan

【英文名】Ba Bao Rui Sheng Pellet

【组成】附子、茯苓、草果、桂楠、山楂、炙草、干姜、神曲、紫蔻、良姜。(中医方剂大辞典)

八珍加味汤 ba zhen jia wei tang

【英文名】Ba Zhen Jia Wei Decoction

【组成】川芎、全当归、赤芍、熟地、人参、云茯苓、白术、炙甘草、广陈皮、桃仁泥、新绛、苏木、五灵脂、桂心、延胡索。(中医方剂大辞典)

八珍养血丸 ba zhen yang xue wan

【英文名】Ba Zhen Yang Xue Pill

【组成】上炙芪、大生地、白术、丹参、当归、陈阿胶、茯神、云茯苓、白芍、远志、川芎、炙草。(中医方剂大辞典)

八珍养胎饮 ba zhen yang tai yin

【英文名】Ba Zhen Yang Tai Drink

【组成】人参、白术、茯苓、熟地黄、当归、白芍、川芎、香附、砂仁、炙甘草。(中医方剂大辞典)

八珍益母丸 ba zhen yi mu wan

【英文名】Ba Zhen Yi Mu Pill

【组成】(1)益母草、党参、白术、当归、熟地黄。((88)京卫药准字第 156 号)(2)益母草、党参、白术、茯苓、甘草、当归、白芍、川芎、熟地黄。((91)闽卫药准字 69 号)(3)益母草、党参、白术、茯苓。((92)豫卫药准字 ZZ－0024－49065 号)(4)益母草、党参、白术、茯苓、甘草、当归、白芍、川芎、熟地黄。((92)豫卫药准字 ZZ－0024－49065 号)

八珍益母片 ba zhen yi mu pian

【英文名】Ba Zhen Yi Mu Tablet(药品标准－中药成方制剂标准)

【组成】益母草、党参、熟地黄、当归、白芍、茯苓、白术、川芎、甘草。(药品标准－中药成方制剂标准 1992 年)

八珍益母膏 ba zhen yi mu gao

【英文名】Ba Zhen Yi Mu Concentrated Decoction(药品标准－中药成方制剂标准)

【组成】益母草、熟地黄、川芎、当归、党参、白芍、茯苓、白术、甘草。(药品标准－中药成方制剂标准 1998 年)

八珍益肺片 ba zhen yi fei pian

【英文名】Ba Zhen Yi Fei Tablet

【组成】马尾连、小青藤香、黄芪、黄精、白芨。(中药药理与临床 1991,7(4))

八珍袋泡茶 ba zhen dai pao cha

【英文名】Ba Zhen Tea(药品标准－中药成方制剂标准)

【组成】党参、白术、茯苓、甘草、当归、白芍、川芎、熟地黄。(药品标准－中药成方制剂标准 1991 年)

八珍鹿胎膏 ba zhen lu tai gao

【英文名】Ba Zhen Lu Tai Concentrated Decoction(药品标准－中药成方制剂标准)

【异名】复方鹿胎膏(药品标准－中药成方制剂标准)

【组成】鹿胎、鹿角胶、熟地黄、人参、当归、川芎、白芍、白术、茯苓、甘草。(药品标准－中药成方制剂标准 1996 年)

八毒大黄丸 ba du dai huang wan

【英文名】Ba Du Dai Huang Pill

【组成】藜芦、大黄、朱砂、蜀椒、雄黄、巴豆、桂心。(中医方剂大辞典)

八将驱邪散 ba jiang qu xie san

【英文名】Ba Jiang Qu Xie Powders

【异名】八将追魂丹(中医方剂大辞典、解围元薮);三厘散(中医方剂大辞典、解围元薮)

【组成】麝香、穿山甲、蜈蚣、土狗、地龙、番木鳖、金鼎砒、雄黄。(中医方剂大辞典)

八将擒王丸 ba jiang qin wang wan

【英文名】Ba Jiang Qin Wang Pill

【组成】带子蜂房、象牙屑、僵蚕、蝉蜕、全蝎、木香、乳香、没药。(中医方剂大辞典)

八将擒王散 ba jiang qin wang san

【英文名】Ba Jiang Qin Wang Powders

【组成】(1)川五倍、明雄黄、蜈蚣、全蝎、麝香、冰片、穿山甲、蝉蜕。(中医方剂大辞典)(2)天龙、全蝎、甲片、钱儿茶、蝉蜕、雄精、冰片、麝香。(中医方剂大辞典)(3)蜈蚣、炒甲片、漂全蝎、蝉衣、炒僵蚕、炒蛇蜕、五倍子、麝香、雄黄。(中医方剂大辞典)

八神来复丹 ba shen lai fu dan

【英文名】Ba Shen Lai Fu Pellet

【组成】消石、太阴玄精石、五灵脂、青皮、陈皮、舶上硫黄、沉香、木香、天南星。(中医方剂大辞典)

八效虎骨散 ba xiao hu gu san

【英文名】Ba Xiao Hu Gu Powders

【异名】虎骨散(圣济总录、中医方剂大辞典);大效虎骨散(妇人良方、中医方剂大辞典)

【组成】虎骨、败龟、当归、官桂、地龙、牛膝、漏芦、威灵仙、自然铜、玄胡索。(中医方剂大辞典)

八风十二痹散 ba feng shi er bi san

【英文名】Ba Feng Shi Er Bi Powders

【组成】(1)远志、黄芪、黄芩、白敛、附子、龙胆、薯蓣、厚朴、蜀椒、牡荆子、天雄、细辛、菊花、狗脊、山茱萸、防风、芎䓖、桂心、五味子、巴戟天、茯苓、芍药、秦艽、乌头、芜荑、菖蒲、葳蕤。(中医方剂大辞典)(2)细辛、巴戟、黄芪、矾石、厚朴、白蔹、桂心、黄芩、牡荆、山茱萸、白术、女萎、菊花、人参、天雄、防风、萆薢、石斛、蜀椒、芎䓖、龙胆、芍药、苁蓉、紫菀、秦艽、茯苓、菖蒲、乌头、干姜、附子、薯蓣、五味子、桔梗、远志。(中医方剂大辞典)

八正合四物汤 ba zheng he si wu tang

【英文名】Ba Zheng He Si Wu Decoction

【组成】大黄、木通、滑石末、车前子、山栀仁、甘草、当归梢、生地黄、赤芍药。(中医方剂大辞典)

八味人参浴汤 ba wei ren shen yu tang

【英文名】Ba Wei Ren Shen Yu Decoction

【组成】人参、牡蛎、雷丸、沙参、苦参、玄参、丹参、大黄。(中医方剂大辞典)

八味补骨脂丸 ba wei bu gu zhi wan

【英文名】Ba Wei Bu Gu Zhi Pill

【组成】补骨脂、巴戟天、桑螵蛸、菟丝子、牛膝、熟干地黄、干姜、枳壳。(中医方剂大辞典)

八味款冬花散 ba wei kuan dong hua san

【英文名】Ba Wei Kuan Dong Hua Powders

【组成】款冬花、紫菀茸、五味、甘草、桑白皮、麻黄、杏仁、紫苏叶。(中医方剂大辞典)

八物加香附汤 ba wu jia xiang fu tang

【英文名】Ba Wu Jia Xiang Wu Decoction

【组成】生地、白芍、归身、川芎、人参、茯苓、白术、生草、香附、青皮。(中医方剂大辞典)

八物麦门冬饮 ba wu mai men dong yin

【英文名】Ba Wu Mai Men Dong Drink

【异名】麦门冬散(中医方剂大辞典)

【组成】麦门冬、甘草、人参、紫菀、升麻、贝母。(中医方剂大辞典)

八宝五胆药墨 ba bao wu dan yao mo

【英文名】Ba Bao Wu Dan Yao Troche(药品标准－中药成方制剂标准)

【组成】水牛角浓缩粉、羚羊角、麝香、冰片、珍珠、蟾酥、牛黄、朱砂、牛胆、熊胆、蛇胆、猪胆、川芎、青鱼胆、藕节、红花、小蓟、大蓟、白茅根、夏枯草、牡丹皮、丁香。(药品标准－中药成方制剂标准 1997年)

八宝止血药墨 ba bao zhi xue yao mo

【英文名】Ba Bao Zhi Xue Yao Ink

【异名】八宝药墨(中医方剂大辞典、中药制剂手册)

【组成】墨面、红花、冰片、麝香、熊胆、冰糖、阿胶。(中医方剂大辞典)

八正散加木香汤 ba zheng san jia mu xiang tang

【英文名】Ba Zheng San Jia Mu Xiang Decoction

【组成】车前子、瞿麦、萹蓄、滑石、山栀子、甘草梢、木通、大黄、木香。(中医方剂大辞典)

八味茯苓补心汤 ba wei fu ling bu xin tang

【英文名】Ba Wei Fu Ling Bu Xin Decoction

【组成】茯苓、酸枣仁、五味子、当归、人参、白术、菖蒲、远志、甘草。(中医方剂大辞典)

八味清心沉香散 ba wei qing xin chen xiang san

【英文名】Ba Wei Qing Xin Chen Xiang Powders(中国中医药学主题词表)

【组成】沉香、广枣、檀香、紫檀香、红花、肉豆蔻、天竺黄、北沙参。(中医方剂大辞典)

八珍益母十全丸 ba zhen yi mu shi quan wan

【英文名】Ba Zhen Yi Mu Shi Quan Pill

【组成】益母草、人参、白术、白茯苓、甘草、当归身、川芎、熟地黄、白芍药、角沉香。(中医方剂大辞典)

八仙公延年不老散 ba xian gong yan nian bu lao san

【英文名】Ba Xian Gong Yan Nian Bu Lao Powders

【组成】熟干地黄、五味子、天门冬、菖蒲、远志、石韦、白茯苓、桂心。(中医方剂大辞典)

八味地黄加铁落汤 ba wei di huang jia tie luo tang

【英文名】Ba Wei Di Huang Jia Tie Luo Decoction

【组成】八味地黄汤、生铁落。(中医方剂大辞典)

八珍加肉果木通汤 ba zhen jia rou guo mu tong tang

【英文名】Ba Zhen Jia Rou Guo Mu Tong Decoction

【组成】八珍汤、肉果、木通。(中医方剂大辞典)

八珍加黄芩知母汤 ba zhen jia huang qin zhi mu tang

【英文名】Ba Zhen Jia Huang Qin Zhi Mu Decoction

【组成】八珍汤、黄芩、知母。(中医方剂大辞典)

八珍加木通牛蒡子汤 ba zhen jia mu tong niu bang zi

tang

【英文名】Ba Zhen Jia Mu Tong Niu Bang Zi Decoction

【组成】人参、白术、茯苓、甘草、当归、熟地黄、川芎、白芍、木通、牛蒡子。(中医方剂大辞典)

八珍加肉桂补骨脂汤 ba zhen jia rou gui bu gu zhi tang

【英文名】Ba Zhen Jia Rou Gui Bu Gu Zhi Decoction

【组成】川芎、当归、白芍、熟地、人参、云苓、白术、甘草、肉桂、牛膝、川断、补骨脂、杜仲、山药。(中医方剂大辞典)

八珍加麦门冬五味子汤 ba zhen jia mai men dong wu wei zi tang

【英文名】Ba Zhen Jia Mai Men Dong Wu Wei Zi Decoction

【组成】八珍汤、麦冬、五味子。(中医方剂大辞典)

人丹 ren dan

【英文名】Ren Pellet

【组成】丁香、小茴香、木香、砂仁、桂皮、胡椒、干姜、儿茶、甘草、桔皮、石膏、滑石。(中医方剂大辞典)

人马汤 ren ma tang

【英文名】Ren Ma Decoction

【组成】马尿、人尿。(中医方剂大辞典)

人牙散 ren ya san

【英文名】Ren Ya Powders

【异名】齿发散(中医方剂大辞典)

【组成】(1)人牙、麝香、羌活。(中医方剂大辞典)(2)人牙。(中医方剂大辞典)(3)人牙、油发、雄鸡内金。(中医方剂大辞典)

人龙散 ren long san

【英文名】Ren Long Powders

【组成】(1)人龙。(中医方剂大辞典)(2)戌腹粮。(中医方剂大辞典)(3)蛔虫、白矾、蟾酥。(中医方剂大辞典)(4)人龙、明雄、蟾酥、儿茶、轻粉、牙硝、朱砂。(中医方剂大辞典)(5)人龙、雄黄。(中医方剂大辞典)

人甲散 ren jia san

【英文名】Ren Jia Powde

【组成】人手足指甲、朱砂、南星、独活。(中医方剂大辞典)

人白膏 ren bai gao

【英文名】Ren Bai Emplastrum

【组成】人中白。(中医方剂大辞典)

人红丸 ren hong wan

【英文名】Ren Hong Pill

【组成】人龙、红枣、萝卜子、大熟地、真藕粉、真川连。(中医方剂大辞典)

人齿散 ren chi san

【异名】退陷散(医方类聚、中医方剂大辞典);人牙散(本草纲目、中医方剂大辞典);麝香人齿散(活幼心书、中医方剂大辞典)

【英文名】Ren Chi Powders

【异名】人牙散(中医方剂大辞典)

【组成】人齿。(中医方剂大辞典)

人乳酒 ren ru jiu

【英文名】Ren Ru Wine

【组成】人乳、好酒。(中医方剂大辞典)

人乳散 ren ru san

【英文名】Ren Ru Powders

【组成】人乳、龙脑香。(中医杂志 1959,(6))

人乳粥 ren ru zhou

【英文名】Ren Ru Gruel

【组成】乳汁、酥油。(中医方剂大辞典)

人乳膏 ren ru gao

【英文名】Ren Ru Plaster

【组成】(1)人乳、藕汁、白蜜、甜酒。(中医方剂大辞典)(2)人乳汁。(中医方剂大辞典)

人参丸 ren shen wan

【英文名】Ren Shen Pill

【异名】参半丹(中医方剂大辞典、玉机微义);参术丸(中医方剂大辞典、局方);青春丸(中医方剂大辞典、续本事);磁石千金方(中医方剂大辞典、圣济总录);人参鹿茸丸(中医方剂大辞典、圣济总录);葶苈丸(中医方剂大辞典、妇人良方);人参黄芪丸(中医方剂大辞典、圣惠);补虚丸(中医方剂大辞典、圣惠)

【组成】(1)人参、半夏、白术、川姜、南星。(中医方剂大辞典)(2)人参、白茯苓、陈桔皮、白术、半夏、炙甘草、干姜。(中医方剂大辞典)(3)人参、干姜、枳实、龙骨、赤石脂、黄连、苦参、厚朴、黄芩。(中医方剂大辞典)(4)人参、麦门冬、赤石脂、远志、续断、韭子、鹿茸、茯神、龙齿、磁石、肉苁蓉、丹参、柏子仁、熟干地黄。(中医方剂大辞典)(5)人参、木防己、杏仁、葶苈、川大黄。(中医方剂大辞典)(6)人参、炮附子、炮干姜、远志、蜀椒、麦门冬、炙甘草、细辛。(中医方剂大辞典)(7)人参、苦葶苈、南星、半夏。(中医方剂大辞典)(8)人参、陈桔皮、厚朴、白术、炮干姜、炙甘草、赤石脂、茯神、当归、薏苡仁、麦门冬、麦芽、紫苏子、细辛、杏仁。(中医方剂大辞典)(9)人参、桔梗、乌梅、麻黄、炙甘草、杏仁。(中医方剂大辞典)(10)人参、玄参、沙参、丹参、苦参、防风、蜇虫、炮附子、巴豆、蜀椒、炮干姜、葶苈。(中医方剂大辞典)(11)人参、陈桔皮、射干、自然铜、金牙、枳壳、知母、当归、细辛、槟榔、石菖蒲、赤茯苓、远志、麦门冬。(中医方剂大辞典)(12)人参、白茯苓、陈桔皮、槟榔、白术、炙甘草、诃黎勒、桂、厚朴、炮干姜。(中医方剂大辞典)(13)人参、蛤蚧、百部、紫菀、大黄、葶苈、款冬花、百合、贝母、知母、白前、山芋、半夏、桑根白皮、五味子。(中医方剂大辞典)(14)人参、丁香、陈皮、干姜、白术、半夏。(中医方剂大辞典)(15)人参、白茯苓、川牛膝、地骨皮、川当归、熟地黄。(中医方剂大辞典)(16)人参、山芋、白术、白茯苓、石斛、黄芪、五味子。(中医方剂大辞典)(17)鹿角胶、熟地黄、白芍药、当归、白术、人参、川芎。(中医方剂大辞典)(18)人参、生蒲黄、甘草、麦门冬。(中医方剂大辞典)(19)人参、木香、白术、蓬莪术、当归、白芍药。(中医方剂大辞典)(20)人参、枳壳、半夏、南星、诃黎勒、木香。(中医方剂大辞典)(21)人参、诃黎勒皮、木香。(中医方剂大辞典)(22)人参、半夏、白矾、炮干姜。(中医方剂大辞典)(23)人参、半夏、前胡、铅丹。(中医方剂大辞典)(24)人参、厚朴、枇杷叶、槟榔、半夏。(中医方剂大辞典)(25)人参、芍药、炙甘草、大黄。(中医方剂大辞典)(26)人参、白茯苓、厚朴、青桔皮、高良姜、半夏、桂、炙甘草。(中医方剂大辞典)(27)人参、白茯苓、陈桔皮、白术、半夏、炙甘草、炮干姜。(中医方剂大辞典)(28)人参、白茯苓、白术、木香、山芋、丁香。(中医方剂大辞典)(29)人参、麦门冬、半夏、黄芪、大黄、苦参、矾石、炙甘草、远志、黄芩、消石、芎䓖。(中医方剂大辞典)(30)人参、牛黄、细辛、蚱蝉、大黄、芍药、当归、蛇蜕、炙甘草、栝楼根、防风、巴豆、麝香。(中医方剂大辞典)(31)人参。(中医方剂大辞典)(32)人参、鹿茸、黄芪、栝楼根、桑螵蛸、杜仲、鸡胵、山茱萸、菟丝子。(中医方剂大辞典)(33)人参、槟榔、当归、厚朴、郁李仁。(中医方剂大辞典)(34)人参、桂、茯神、黄芪、木香、牡蛎、远志、炙甘草。(中医方剂大辞典)(35)人参、炮草豆蔻仁、诃黎勒、炙甘草、白矾。(中医方剂大辞典)(36)人参、白术、炮干姜、山芋、炮附子、炙甘草。(中医方剂大辞典)(37)人参、高良姜。(中医方剂大辞典)(38)人参、乌梅肉、桃仁、常山、肉苁蓉、升麻、杏仁、桂、鳖甲、炙甘草、丹砂、阿魏、龙齿。(中医方剂大辞典)(39)人参、前胡、炮干姜、鳖甲、桔梗、炙甘草。(中医方剂大辞典)(40)人参、厚朴、白茯苓、半夏。(中医方剂大辞典)(41)人参、延胡索、桂、芎䓖、木香、当归、白茯苓、厚朴、蒲黄、白芷、熟干地黄。(中医方剂大辞典)(42)人参、茯神、枳壳、羚羊角、芎䓖、槟榔、桃仁、远志、桂、木香、白芷、诃黎勒皮。(中医方剂大辞典)(43)人参、高良姜、白茯苓、陈桔皮、厚朴、半夏、炮干姜、炙甘草。(中医方剂大辞典)(44)人参、紫参、半夏、藜芦、代赭、桔梗、白薇、肉苁蓉、石膏、牡蛎粉、丹参、干虾蟆灰狼毒、炮附子、巴豆。(中医方剂大辞典)(45)人参、桂、炙甘草、陈桔皮。(中医方剂大辞典)(46)人参、防风、细辛、黄芪、沙参、木通、甘菊花。(中医方剂大辞典)(47)人参、熟干地黄、天门冬、白茯苓、胡麻仁。(中医方剂大辞典)(48)人参、茯苓、茯神、丁香、半夏、白扁豆。(中医方剂大辞典)(49)人参、炙甘草、白术、旋复花、麦门冬、前胡、枳壳、木香。(中医方剂大辞典)(50)人参、桂、桔梗、白蔹、白茯苓、防风、大黄、防己、炮干姜、银箔、牛膝、远志。(中医方剂大辞典)(51)人参、芦荟、白术、藁本、桔梗、炮白附子、赤茯苓、菊花、防风、天麻、龙脑、麝香。(中医方剂大辞典)(52)人参、生草乌头、牛膝。(中医方剂大辞典)(53)人参、生蒲黄、甘草、麦门冬、生地黄、当归。(中医方剂大辞典)(54)人参、当归、大黄、桂心、瞿麦穗、赤芍药、白茯苓、葶苈。(中医方剂大辞典)(55)人参、麦门冬、牛蒡子、射干、川升麻、犀角屑、炙甘草、马牙消、黄药子、木通、龙脑。(中医方剂大辞典)(56)人参、远志、白茯苓、生干地黄。(中医方剂大辞典)(57)人参、生姜、桂心、赤茯苓、白术、枳壳、木香、当归、槟榔、京三棱、鳖甲、川大黄。(中医方剂大辞典)(58)人参、麦门冬、半夏、黄芪、川大黄、白茯苓、柴胡、黄芩、诃黎勒、炙甘草、鳖甲、芎䓖。(中医方剂大辞典)(59)人参、黄连、龙胆、马牙消、炙甘草、枳实。(中医方剂大辞典)(60)人参、鳖甲、高良姜、白茯苓、桂心、炙甘草、麝香。(中医方剂大辞典)(61)人参、桂心、赤茯苓、诃黎勒皮、炙甘草、干姜、槟榔、陈桔皮。(中医方剂大辞典)(62)人参、炙甘草、赤茯苓、干姜、桂心、细辛、赤芍药、诃黎勒皮、槟榔、陈桔皮、厚朴、草豆蔻。(中医方剂大辞典)(63)人参、白术、枳壳、陈桔皮、桂心、炙甘草、桔梗、干姜。(中医方剂大辞典)(64)人参、白术、桂心、枳壳、旋覆花、半夏、厚朴、赤茯苓、前胡、木香、陈桔皮、川大黄、槟榔。(中医方剂大辞典)(65)人参、茯神、芎䓖、枳壳、薏苡仁、桂心、炙甘草、薯蓣、白术、龙齿、铁粉、黄芪、厚朴。(中医方剂大辞典)(66)人参、炮附子、远志、白术、茯神、桂心、川椒、细辛、干姜、麦门冬、炙甘草。(中医方剂大辞典)(67)人参、麦门冬、黄芪、炙微赤甘草、石菖蒲、防风、远志、炮附子、白茯苓、五味子、桂心。(中医方剂大辞典)(68)人参、铁粉、炙赤甘草、黄连、石膏、茯神、萎蕤、黄芩、麦门冬。(中医方剂大辞典)(69)人参、白术、木香、陈桔皮、五味子、厚朴。(中医方剂大辞典)(70)人参、茯神、黄连、麦门冬、白术、柏子仁、枳壳、黄芪、炙赤甘草、陈桔皮、厚朴、龙齿。(中医方剂大辞典)(71)人参、白术、桂心、白茯苓、木香、诃黎勒皮、陈桔皮、炙甘草、干姜。(中医方剂大辞典)(72)人参、白术、炙赤甘草、犀角屑、栝楼根、赤茯苓、牡蛎。(中医方剂大辞典)(73)人参、桂心、干姜、白茯苓、陈桔皮、诃黎勒、厚朴、白术、木香。(中医方剂大辞典)(74)人参、赤石脂、杜仲、远志、黄芪、白茯苓、菖蒲、桂心、柏子仁。(中医方剂大辞典)(75)人参、茯神、龙齿、白术、防风、金银箔、麦门冬、炙赤甘草、熟干地黄。(中医方剂大辞典)(76)人参、麦门冬、茯神、龙齿、远志、黄芪、菖蒲、赤石脂、熟干地黄。(中医方剂大辞典)(77)人参、白术、枳实、茯苓、厚朴、青木香、桔皮、大黄、槟榔。(中医方剂大辞典)(78)人参、龙胆、杏仁、礐石、曾青、黄石脂。(中医方剂大辞典)(79)人参、甘草、茯苓、麦门冬、菖蒲、泽泻、薯蓣、干姜、桂心、大枣。(中医方剂大辞典)(80)人参、白术、枳实、桔皮、桂心、炙甘草、桔梗。(中医方剂大辞典)(81)上党人参、铁精、牛黄、丹砂、雄黄、菖蒲、防风、大黄、赤足蜈蚣、蜥蜴、鬼臼。(中医方剂大辞典)(82)人参、干姜、半夏。(中医方剂大辞典)(83)人参、桂心、牡蛎、薯蓣、黄柏、细辛、炮附子、苦参、泽泻、麦门冬、干姜、干地黄、菟丝子。(中医方剂大辞典)(84)人参、桔梗、炙甘草、阿胶、北五味子、肉桂、杏仁、乌梅肉。(中医方剂大辞典)

人参汤 ren shen tang

【英文名】Ren Shen Decoction

【异名】人参散(中医方剂大辞典);瓜蒂散(中医方剂大辞典);薤白粥(中医方剂大辞典)

【组成】(1)人参、附子、甘草、干姜、大黄、当归。(中医方剂大辞典)(2)人参、赤茯苓、厚朴、紫苏子、大腹皮、桑根白皮、槟榔、陈桔皮、防己。(中医方剂大辞典)(3)人参、吴茱萸。(中医方剂大辞典)(4)人参、芍药、麦门冬、生地黄、当归、甘草、芎䓖、远志、赤茯苓、五味子、黄芩、桂、干姜。(中医方剂大辞典)(5)人参、桂、阿胶、紫菀、桑根白皮、熟干地黄。(中医方剂大辞典)(6)人参、白术、白茯苓、藿香、甘草。(中医方剂大辞典)(7)人参、半夏、草豆蔻、大腹皮、前胡、陈桔皮、桂、芍药、当归、白茯苓。(中医方剂大辞典)(8)人参、陈桔皮、半夏、枳壳、草豆蔻、丁香、木香、芍药、甘草、赤茯苓。(中医方剂大辞典)(9)人参、白茯苓、陈桔皮、桂、厚朴、半夏、甘草。(中医方剂大辞典)(10)人参、半夏、甘草、白茅根、白茯苓、竹茹、陈桔皮、麦门冬。(中医方剂大辞典)(11)人参、白茯苓、桔梗、甘草、缩砂蜜、干姜、白术、陈桔皮。(中医方剂大辞典)(12)人参、石斛、白术、桂、泽泻、黄芪、五味子、陈桔皮、白茯苓、草豆蔻。(中医方剂大辞典)(13)人参、赤茯苓、茯神、龙骨、远志、麦门冬、生地黄、甘草、丹砂、天竺黄、天门冬。(中医方剂大辞典)(14)人参、茯神、羌活、芍药、黄芪、龙齿、桂。(中医方剂大辞典)(15)人参、藿香、远志、芎䓖、白芷、陈桔皮、白术。(中医方剂大辞典)(16)人参、远志、赤茯苓、防风、芍药、麦门冬、陈桔皮、白术。(中医方剂大辞典)(17)人参、炙甘草、陈桔皮。(中医方剂大辞典)(18)人参、葛根、白术、桔梗、赤茯苓。(中医方剂大辞典)(19)人参、乌梅。(中医方剂大辞典)(20)人参、厚朴、高良姜、桂、白茯苓、甘草。(中医方剂大辞典)(21)人参、干姜、陈桔皮、桂、甘草。(中医方剂大辞典)(22)人参、蜀椒、干姜、阿魏。(中医方剂大辞典)(23)人参、犀角屑、甘草、黄芩、玄参、秦艽、地骨皮。(中医方剂大辞典)(24)人参、远志、甘草、白茯苓、麦门冬、竹茹、黄芪、柴胡、桔梗、龙骨。(中医方剂大辞典)(25)人参、半夏、黄芪、麻黄根、牡蛎、防风。(中医方剂大辞典)(26)人参、酸枣仁、当归、芎䓖、桂、甘草、柴胡、白茯苓、石膏。(中医方剂大辞典)(27)人参、白茯苓、杏仁。(中医方剂大辞典)(28)人参、白茯苓、麦门冬、黄芪、半夏、白术、陈桔皮、甘草。(中医方剂大辞典)(29)人参、知母、甘草、石膏、黄芩。(中医方剂大辞典)(30)人参、桔梗、白术、芍药、白茯苓、紫菀、茴香子、秦艽、甘草、柴胡、陈桔皮、苍术、羌活。(中医方剂大辞典)(31)人参、山芋、茯苓、陈米、半夏。(中医方剂大辞典)(32)人参、羚羊角屑、葛根、前胡、麦门冬、甘草、半夏。(中医方剂大辞典)(33)人参、赤茯苓、黄芩、诃黎勒、高良姜、厚朴、陈桔皮、甘草、草豆蔻、附子、干姜、细辛。(中医方剂大辞典)(34)人参、厚朴、干木瓜、高良姜、木香、白茯苓、芍药、白豆蔻、桂、白术、陈桔皮。(中医方剂大辞典)(35)人参、白术、白茯苓、附子、陈桔皮、桂、干姜、丁香。(中医方剂大辞典)(36)人参、甘草、桂、陈桔皮、白茯苓、防风、五味子、柴胡、附子、半夏。(中医方剂大辞典)(37)人参、白术、细辛、干姜、甘草。(中医方剂大辞典)(38)人参、黄芩、柴胡、葛根、山栀子、甘草。(中医方剂大辞典)(39)人参、麦门冬、五味子、石膏、甘草。(中医方剂大辞典)(40)人参、赤茯苓、白术、干葛、甘草、麻黄。(中医方剂大辞典)(41)人参、灯心、枳壳、大腹皮、茶、甘草。(中医方剂大辞典)(42)人参、白术、甘草、麻黄、桂。(中医方剂大辞典)(43)人参、柴胡、羌活、荆芥穗、旋覆花、甘菊花、桑白皮。(中医方剂大辞典)(44)人参、芎䓖、枳壳、芍药、防风、细辛、桂、附子、甘草、桔梗、木香、茯神。(中医方剂大辞典)(45)人参、半夏、干姜、白茯苓、白术、甘草、五味子、桂、黄芪、陈桔皮、诃黎勒。(中医方剂大辞典)(46)人参、白术、桂、防己、甘草、乌头、防风、赤茯苓。(中医方剂大辞典)(47)人参、麻黄、甘草、白术、防风、羚羊角、独活、芎䓖、升麻、石膏、防己、芍药、桂、黄芩、附子。(中医方剂大辞典)(48)人参、麻黄、石膏、芍药、芎䓖、防己、桂、防风、附子、杏仁。(中医方剂大辞典)(49)桑寄生、川芎、木香、沉香、甘草、乌药、人参、枳壳。(中医方剂大辞典)(50)人参、石膏、柴胡、芍药、甘草。(中医方剂大辞典)(51)人参、赤茯苓、白术、甘草、麻黄。(中医方剂大辞典)(52)人参、槟榔、麦门冬、大腹皮、牡丹皮、芍药、防己、芎䓖、草豆蔻、白术、生干地黄、桔梗、枳壳、茯神、当归、甘草、桂、远志、大黄。(中医方剂大辞典)(53)人参、诃黎勒皮、干姜、桂枝、赤茯苓、附子、甘草。(中医方剂大辞典)(54)人参、桔皮、生姜。(中医方剂大辞典)(55)人参、茯神、麦门冬、羚羊角、黄芩、白鲜皮、甘草、石膏、淡竹沥。(中医方剂大辞典)(56)人参、鸡子白、薤白、粟米粥。(中医方剂大辞典)(57)人参、干姜、黄芪、芍药、细辛、甘草。(中医方剂大辞典)(58)人参、附子、厚朴、茯苓、甘草、桔皮、当归、葛根、干姜、桂心。(中医方剂大辞典)(59)人参、麦门冬、当归、芍药、甘草、生姜、白糖、前胡、茯苓、蜀椒、五味子、桔皮、桂心、大枣、枳实。(中医方剂大辞典)(60)人参、麦门冬、干姜、当归、茯苓、甘草、五味子、黄芪、芍药、枳实、桂心、半夏、大枣。(中医方剂大辞典)(61)人参、胡麻仁、桔皮、枇杷叶。(中医方剂大辞典)(62)人参、泽泻、桂心、茯苓、桔皮、甘草、黄芪、大黄、生姜、半夏、麦门冬。(中医方剂大辞典)(63)人参、泽泻、甘草、桂心、桔皮、干姜、茯苓、青竹茹、大黄。(中医方剂大辞典)(64)人参、防风、乌头、干姜、泽泻、狗脊、远志、附子、栝楼根、黄芩、独活、秦艽、牡蛎、五味子、前胡、细辛、石膏、芎䓖、蜀椒、牛膝、甘草、石南、桂心、麻黄、竹皮、白术、山茱萸、桔皮、桑根白皮、茯苓、鬼箭、大枣。(中医方剂大辞典)(65)人参、当归、防风、黄芪、芍药、麦门冬、独活、白术、桂心。(中医方剂大辞典)(66)人参、厚朴、甘草、白术。(中医方剂大辞典)(67)人参、厚朴、生姜、枳实、甘草。(中医方剂大辞典)(68)桂心、甘草、人参、干姜、防风、白术。(中医方剂大辞典)(69)人参、厚朴、葱白、白术、蓼。(中医方剂大辞典)(70)人参、甘草、黄芩、当归、茯苓、干姜、厚朴、芎䓖、粟米。(中医方剂大辞典)(71)人参、茯苓、麦门冬、粟。(中医方剂大辞典)(72)人参、干姜、泽泻、桂心、甘草、茯苓、大黄。(中医方剂大辞典)(73)人参、甘草、半夏、龙骨、远志、麦门冬、干地黄、大枣、小麦、阿胶、胶饴、石膏。(中医方剂大辞典)(74)人参、茯苓、葛根、桔皮、麦门冬、甘草。(中医方剂大辞典)(75)麻黄、人参、枳实、黄芩、甘草、茯苓。(中医方剂大辞典)(76)生姜、人参、甘草、大枣。(中医方剂大辞典)(77)人参、桂心、栀子、甘草、黄芩。(中医方剂大辞典)(78)人参、川芎、茯苓、半夏、甘草。(中医方剂大辞典)(79)人参、茯苓、附子、牡蛎、粉草、黄芪。(中医方剂大辞典)(80)瓜蒂、杜衡、人参。(中医方剂大辞典)(81)人参、甘草、黄芪、芍药、赤茯苓、当归、芎䓖、黄芩、木通。(中医方剂大辞典)(82)人参、枳壳、甘草、栝楼根、白术。(中医方剂大辞典)(83)人参、桔梗、当归、乌梅、艾叶、黄芪。(中医方剂大辞典)(84)人参、厚朴、白茯苓、桔梗、榉皮、甘草。(中医方剂大辞典)(85)人参、龙胆、钩藤、柴胡、黄芩、桔梗、赤芍药、茯神、当归、蜣螂。(中医方剂大辞典)(86)人参、炙甘草、黄明胶、杏仁、麻黄、贝母。(中医方剂大辞典)(87)人参、赤茯苓、白术、半夏、甘草。(中医方剂大辞典)(88)人参、桂枝、桃枝、柳枝、狼牙、乳香、青桔皮、吴茱萸、古老钱。(中医方剂大辞典)(89)人参、麻黄、赤茯苓、白术、干葛、甘草。(中医方剂大辞典)(90)人参、木通、黄芩、升麻、龙齿、犀角、赤茯苓、铁粉、蜣螂、钩藤、蚱蝉。(中医方剂大辞典)(91)人参、茯神、龙齿、钩藤、蚱蝉、麦门冬、杏仁、蛇蜕皮。(中医方剂大辞典)(92)人参、葡萄苗、林檎、木猴梨。(中医方剂大辞典)(93)人参、白茯苓、甘草、大黄、芍药、钩藤、当归。(中医方剂大辞典)(94)人参、柴胡、大黄、升麻、芍药、山栀子仁、甘草、钩藤。(中医方剂大辞典)(95)人参、芎䓖、黄芪、甘草、生干地黄、桂、干姜。(中医方剂大辞典)(96)人参、远志、白茯苓、麦门冬、芍药、甘草、当归、桂。(中医方剂大辞典)(97)人参、黄连、蔓荆子、甘草、白芍、黄柏、知母。(中医方剂大辞典)(98)人参、厚朴、广皮、木香、干姜、桂心、半夏。(中医方剂大辞典)(99)生南星、人参、陈皮、枳壳、苏子。(中医方剂大辞典)(100)人参、茯苓、黄芩、五味子、黑参、羌活、细辛、车前子。(中医方剂大辞典)(101)人参、茯苓、五味子、桔梗、大黄、黑参、车前子、黄芩、知母。(中医方剂大辞典)(102)人参、白茯苓、桔皮、桑白皮、甘草、杏仁。(中医方剂大辞典)(103)人参、麦门冬、木通、芍药、甘草、羚羊角。(中医方剂大辞典)(104)人参、陈桔皮、厚朴、麻黄、白前、防己、桑根白皮、杏仁、诃黎勒、当归。(中医方剂大辞典)(105)人参、诃黎勒、木香、五味子、陈桔皮、白茯苓、白术、杏仁。(中医方剂大辞典)(106)人参、桂、陈桔皮、厚朴、半夏、当归、白术、藿香叶、丁香。(中医方剂大辞典)(107)人参、当归、附子、厚朴、槟榔、桂、甘草、鬼箭羽、干姜、木香。(中医方剂大辞典)(108)人参、陈桔皮、干姜、甘草。(中医方剂大辞典)(109)人参、赤茯苓、当归、前胡、芎䓖、羌活、白术、柴胡、枳壳、桔梗、甘草、独活。(中医方剂大辞典)(110)人参、防己、麻黄、芍药、芎䓖、甘草、黄芩、白术、桂、防风、附子。(中医方剂大辞典)(111)麻黄、杏仁、甘草、桑白皮、五味子、粟壳、陈皮、麦门冬、紫菀、人参、阿胶。(中医方剂大辞典)(112)人参、厚朴、白茯苓、甘草、桔梗、桂皮、良姜。(中医方剂大辞典)(113)人参、茯苓、赤芍药、桔梗、厚朴、甘草。(中医方剂大辞典)(114)人参、肉豆蔻、半夏、黄芪、厚朴、枇杷叶、藿香、白茯苓。(中医方剂大辞典)(115)人参、官桂、茯苓、麻黄、贝母、菖蒲、甘草。(中医方剂大辞典)(116)人参、茯苓、甘草、桑白皮、黄芪、白术、生姜、大枣。(中医方剂大辞典)(117)人参、茯苓、甘草、菖蒲、当归、紫石英、熟地黄。(中医方剂大辞典)(118)人参、当归、芍药、干桑耳、防风、独活、葛根、甘草。(中医方剂大辞典)(119)人参、茯苓、羌活、桂心、大枣、远志、竹沥。(中医方剂大辞典)(120)人参、大黄、当归、甘草、芍药、牡丹皮、吴茱萸。(中医方剂大辞典)(121)新罗参、桔皮、紫苏叶、沙糖。(中医方剂大辞典)(122)人参、麦门冬、生干地黄、当归、芍药、黄芪、白茯苓、甘草。(中医方剂大辞典)(123)人参、大腹皮、槟榔、枳壳、芍药、柴胡、附子。(中医方剂大辞典)(124)人参、阿胶、芎䓖、当归、杜仲。(中医方剂大辞典)(125)人参、当归、阿胶、甘草、芎䓖、黄芩、艾叶、吴茱萸、生干地黄。(中医方剂大辞典)(126)人参、柴胡、桑上寄生、青桔皮、竹茹、续断、芎䓖、艾叶。(中医方剂大辞典)(127)人参、知母、枳壳、黄芩、大腹皮。(中医方剂大辞典)(128)人参、牛膝、羌活、独活、白芷、黄芪、芍药、当归、天雄。(中医方剂大辞典)(129)人参、荆芥穗、柴胡、白术、鳖甲、酸枣仁、紫菀、黄芪、厚朴、木香、桂、白茯苓、桔梗、五味子、陈桔皮、枳壳、细辛、大腹皮、沉香。(中医方剂大辞典)(130)人参、芍药、栝楼实、枳实、茯神、生地黄、甘草、葛根、酸枣仁。(中医方剂大辞典)(131)人参、诃黎勒皮、甘草、射干、陈桔皮、桂、乌梅、陈曲。(中医方剂大辞典)(132)人参、白茯苓、黄芩、麻黄、陈桔皮、蜀椒、羌活。(中医方剂大辞典)(133)人参、地骨皮、羚羊角、防风、赤茯苓、升麻、玄参、黄芩、决明子。(中医方剂大辞典)(134)人参、茺蔚子、细辛、桔梗、防风、黄芩、大黄、赤茯苓。(中医方剂大辞典)(135)人参、赤茯苓、细辛、桔梗、车前子、五味子、防风。(中医方剂大辞典)(136)人参、生干地黄、芍药、桔梗、当归、甘草、桂、芎䓖、淡竹茹。(中医方剂大辞典)(137)人参、白茯苓、槟榔、木香、芍药、芎䓖、当归、桂、青桔皮。(中医方剂大辞典)(138)人参、白茯苓、蜀椒、干姜、附子、槟榔、白术、青桔皮。(中医方剂大辞典)(139)人参、远志、泽泻、五味子、桂、当归、芎䓖、桑螵蛸、熟干地黄、黄芩、白茯苓、芍药、鸡膍胵里黄皮、麦门冬。(中医方剂大辞典)(140)人参、赤茯苓、桑根白皮、芍药、秦艽、半夏、鳖甲、柴胡、大腹、木香、京三棱、甘草、枳壳。(中医方剂大辞典)(141)人参、白茯苓、桂、紫菀、木香、青桔皮、桔梗、赤芍药、五味子、芎䓖、诃黎勒皮、羌活、当归、防己、秦艽、甘草、鳖甲、柴胡、地骨皮。(中医方剂大辞典)(142)人参、柴胡、石膏、甘草、当归、常山、大黄、干漆、鳖甲。(中医方剂大辞典)(143)人参、柴胡、白术、黄芪、知母、槟榔、桂枝、当归、陈皮、茯苓、白檀香、山芋、黄芩、甘草。(中医方剂大辞典)(144)人参、鳖甲、泽泻、柴胡、防风、枳壳、生干地黄、白术、胡黄连、羚羊角、款冬花、甘草。(中医方剂大辞典)(145)人参、白茯苓、附子、柴胡、枳壳、白术、秦艽。(中医方剂大辞典)(146)人参、木香、青桔皮、陈桔皮、藿香叶、白茯苓、甘草。(中医方剂大辞典)(147)人参、肉豆蔻、半夏、藿香、黄芪、厚朴、枇杷叶、白茯苓、甘草、白术。(中医方剂大辞典)(148)人参、地骨皮、青蒿、栀子、甘草。(中医方剂大辞典)(149)人参、白茯苓、前胡、麦门冬、黄芩、枳壳、木通、甘草、生干地黄、防风、独活、陈桔皮、旋覆花。(中医方剂大辞典)(150)人参、木通、茯神、麦门冬、百合、龙齿、柴胡。(中医方剂大辞典)(151)人参、杜仲、桂、芍药、熟干地黄、白术、木通、玄参、当归、芎䓖、桑寄生、防风、牡丹皮、独活。(中医方剂大辞典)(152)人参、陈桔皮、赤茯苓、厚朴、大腹皮。(中医方剂大辞典)(153)人参、防风、芍药、甘草、当归、赤茯苓、肉苁蓉、黄芪、陈桔皮、桂、龙骨。(中医方剂大辞典)(154)人参、白茯苓、木香、麦门冬、葛根、前胡、栀子仁、黄芪、陈桔皮、诃黎勒、半夏、甘草。(中医方剂大辞典)(155)人参、陈桔皮、黄连、赤茯苓、樗皮、地榆、当归、五味子、黄芩、枳壳、白术、甘草、桂、大腹。(中医方剂大辞典)(156)人参、龙骨、当归、干姜、白茯苓、甘草、厚朴。(中医方剂大辞典)(157)人参、陈桔皮、白术、桂、赤茯苓。(中医方剂大辞典)(158)人参、桂、甘草、白术、赤芍药、黄芩、芎䓖、当归、淡竹茹。(中医方剂大辞典)(159)人参、槟榔、荜澄茄、芎䓖、甘草、白檀香、木香、陈桔皮、山芋、半夏。(中医方剂大辞典)(160)人参、杏仁、白茯苓、柴胡、陈桔皮、紫菀。(中医方剂大辞典)(161)人参、陈桔皮、附子、草豆蔻、半夏、白术、甘草、前胡、干姜、桂。(中医方剂大辞典)(162)人参、赤茯苓、白术、桂、诃黎勒皮、京三棱、陈桔皮、枳壳、甘草、槟榔、木香、草豆蔻。(中医方剂大辞典)(163)人参、五味子、大腹皮、赤茯苓、桑根白皮、黄芪、芍药、黄芩、葛根、枳壳。(中医方剂大辞典)(164)人参、黄芪、旋覆花、桑根白皮、紫苏叶、犀角、赤茯苓、陈桔皮、五味子、泽泻。(中医方剂大辞典)(165)人参、芍药、大腹子、葛根、赤茯苓、黄芩、桑根白皮、知母、萎蕤、枳壳。(中医方剂大辞典)(166)人参、甘草。(中医方剂大辞典)

(167)人参、桑根白皮、麦门冬、知母、枇杷叶、黄连、葛根、白茯苓、地骨皮、淡竹根。(中医方剂大辞典)(168)人参、白茯苓、肉豆蔻、槟榔、木香、白术、诃黎勒皮、陈桔皮、蓬莪术、京三棱。(中医方剂大辞典)

人参饮 ren shen yin

【英文名】Ren Shen Drink

【异名】补气汤(中医方剂大辞典);人参散(中医方剂大辞典);人参汤(中医方剂大辞典)

【组成】(1)黄芪、人参、甘草、陈皮、白术、五味子、麦门冬。(中医方剂大辞典)(2)半夏、天南星、寒水石、柴胡、五味子、猪牙皂角、甘草、款冬花。(中医方剂大辞典)(3)人参、荆芥、甘草、防风、干葛、肉桂、五加皮、桔梗、川芎、柴胡、陈皮、芍药、麻黄。(中医方剂大辞典)(4)人参、北梗、半夏曲、五味子、细辛、枳壳、赤茯苓、杏仁、甘草。(中医方剂大辞典)(5)人参、桔梗、半夏曲、五味子、细辛、枳壳、赤茯苓、甘草。(中医方剂大辞典)(6)人参、白芍药、栝楼根、枳壳、茯神、酸枣仁、甘草、熟地黄。(中医方剂大辞典)(7)人参、龙骨、地龙粪、乌梅。(中医方剂大辞典)(8)人参、赤芍药。(中医方剂大辞典)(9)人参、甘草、厚朴、知母、常山、麦门冬、柴胡、猪苓、白茯苓。(中医方剂大辞典)(10)人参、当归、生地黄、地榆。(中医方剂大辞典)(11)人参、桑寄生、阿胶、陈桔皮、白茯苓、白术、甘草、厚朴。(中医方剂大辞典)(12)人参、芎䓖、当归、阿胶、杜仲、艾叶、熟干地黄、甘草。(中医方剂大辞典)(13)人参、麦门冬、白茯苓、生姜、陈桔皮、甘草、大枣。(中医方剂大辞典)(14)人参、白茯苓、厚朴、白术、陈桔皮、葛根。(中医方剂大辞典)(15)人参、熟地黄、五味子、郁李仁、栀子仁、瞿麦穗、木通、木香、榆皮、槟榔。(中医方剂大辞典)(16)人参、鳖甲、柴胡、当归、枳壳、甘草、桃仁、槟榔。(中医方剂大辞典)(17)人参、白茯苓、甘草、麦门冬。(中医方剂大辞典)(18)人参、五味子、熟地黄、赤芍药、麦门冬、甘草、当归、干姜、芎䓖、黄芩、远志、白茯苓、桂。(中医方剂大辞典)(19)人参、白茯苓、山萸、白术、甘草。(中医方剂大辞典)(20)人参、厚朴、白术。(中医方剂大辞典)(21)人参、甘草、陈桔皮、乌梅、草豆蔻。(中医方剂大辞典)(22)人参、赤茯苓、陈桔皮、白术。(中医方剂大辞典)(23)人参、炙甘草、麻黄、独活、当归、芎䓖、石膏、秦艽、附子、白术、细辛、桂、防风、杏仁、黄芩、赤芍药、干姜。(中医方剂大辞典)(24)人参、桔皮、生姜。(中医方剂大辞典)(25)人参、麦门冬、桔皮、白术、厚朴、茯苓、生姜、甘草。(中医方剂大辞典)(26)人参、厚朴、桔皮、白术、生姜。(中医方剂大辞典)

人参茶 ren shen cha

【英文名】Ren Shen Tea

【组成】人参。

人参酒 ren shen jiu

【英文名】Ren Shen Drink

【异名】乌麻酒(中医方剂大辞典)

【组成】(1)人参。(中医方剂大辞典)(2)人参、防风、茯苓、细辛、秦椒、黄芪、当归、牛膝、桔梗、干地黄、丹参、薯蓣、钟乳、矾石、山茱萸、芎䓖、白术、麻黄、大枣、五加皮、生姜、乌麻。(中医方剂大辞典)

人参散 ren shen san

【英文名】Ren Shen Powders

【异名】参芦散(中医方剂大辞典)

【组成】(1)人参、桔梗、桑根白皮、枳壳、麦门冬、柴胡、黄芪、赤茯苓、鳖甲、诃黎勒皮、木香、桂心。(中医方剂大辞典)(2)人参、白芍药、桂心、黄芪、甘草、茯神、白龙骨、牡蛎、远志、泽泻、酸枣仁。(中医方剂大辞典)(3)人参、当归、草豆蔻、陈桔皮、厚朴、桂心、甘草、白术、大麦蘖、吴茱萸。(中医方剂大辞典)(4)人参、龙骨、桑螵蛸、熟干地黄、桂心、黄芪、茯神、麦门冬、甘草、白术、肉苁蓉。(中医方剂大辞典)(5)人参、黄芪、麦门冬、甘草、熟干地黄、当归、白芍药、白术、酸枣仁。(中医方剂大辞典)(6)人参、茯神、牛黄、薯蓣、麦门冬、铁粉、麝香、远志、生干地黄、羚羊角屑、酸枣仁。(中医方剂大辞典)(7)人参、白茯苓、芎䓖、厚朴、枳壳、麦蘖、吴茱萸、陈桔皮、诃黎勒、木香、草豆蔻。(中医方剂大辞典)(8)人参、石膏、沙参、茯神、赤芍药、栀子仁、赤石脂、犀角屑、紫菀、远志、甘草。(中医方剂大辞典)(9)人参、知母、甘草、石膏。(中医方剂大辞典)(10)人参、牡蛎、石膏、甘草。(中医方剂大辞典)(11)人参、犀角屑、麦门冬、柴胡、黄芩、川升麻、玄参、赤茯苓、地骨皮、葛根、栀子仁、甘草。(中医方剂大辞典)(12)人参、五味子、桂心、杏仁、细辛、石菖蒲、附子、诃黎勒皮、甘草。(中医方剂大辞典)(13)人参、桂心、陈桔皮、厚朴、干姜、赤茯苓、杏仁、白术、甘草、麻黄。(中医方剂大辞典)(14)人参、柴胡、白茯苓、牡蛎、黄芩、白芍药、桂心、半夏、甘草、干姜。(中医方剂大辞典)(15)人参、柴胡、黄芩、甘草、白术、半夏、厚朴。(中医方剂大辞典)(16)人参、桂心、赤芍药、白术、干姜、麻黄、甘草。(中医方剂大辞典)(17)人参、五味子、白术、附子、细辛、半夏、前胡、黄芪、桂心、枳实、甘草。(中医方剂大辞典)(18)人参、麻黄、甜葶苈、枳壳、木通、乌梅、桔梗、紫菀、桑根白皮、赤茯苓、款冬花。(中医方剂大辞典)(19)人参、半夏、白茯苓、白术、甘草、五味子、肉桂、陈桔皮、黄芪、诃黎勒。(中医方剂大辞典)(20)人参、白术、赤茯苓、黄芪、附子、木香、桔梗、大腹皮、甘草、陈桔皮、诃黎勒。(中医方剂大辞典)(21)人参、柴胡、白茯苓、厚朴、白术、桔梗、陈桔皮、五味子、黄芪、当归、槟榔、甘草、半夏。(中医方剂大辞典)(22)人参、前胡、生姜、粟米、薤白。(中医方剂大辞典)(23)人参、白术、厚朴、高良姜、川乌头、桂心。(中医方剂大辞典)(24)人参、附子、神曲、白术、麦蘖、吴茱萸、厚朴、干姜、陈桔皮、甘草、草豆蔻。(中医方剂大辞典)(25)人参、丁香、白术、草豆蔻、枳壳、木香、甘草。(中医方剂大辞典)(26)人参、赤茯苓、桂心、干姜、诃黎勒、川大黄、细辛、枳壳、赤芍药、槟榔、甘草。(中医方剂大辞典)(27)人参、沙参、赤茯苓、黄芪、地骨皮、麦门冬、柴胡、羚羊角屑、甘草。(中医方剂大辞典)(28)人参、犀角屑、赤茯苓、菖蒲、鬼箭羽、龙齿。(中医方剂大辞典)(29)人参、白茯苓、子芩、桂心、白术、麦门冬、射干、升麻、甘草、紫石英。(中医方剂大辞典)(30)人参、赤茯苓、牛黄、羌活、远志、川升麻、麦门冬、犀角屑。(中医方剂大辞典)(31)人参、甘草、葵子、黄芩、赤茯苓、枳壳。(中医方剂大辞典)(32)人参、枳壳、五味子、桂心、柏子仁、山茱萸、甘菊花、茯神、枸杞子、熟干地黄。(中医方剂大辞典)(33)人参、干姜、白芷、甘草。(中医方剂大辞典)(34)人参、茯苓、陈曲、厚朴、麦蘖、白术、吴茱萸、槟榔。(中医方剂大辞典)(35)人参、当归、天雄、前胡、吴茱萸、白术、秦艽、乌头、细辛、附子、独活、防风、麻黄、莽草、蜀椒、桔梗、天门冬、五味子、白芷、芎䓖。(中医方剂大辞典)(36)芍药、栝楼根、人参、白薇、枳实、知母、甘草、生地黄、酸枣仁、茯神。(中医方剂大辞典)(37)人参、甘草、细辛、麦门冬、桂心、当归、干姜、远志、吴茱萸、蜀椒。(中医方剂大辞典)(38)人参。(中医方剂大辞典)(39)人参、麝香、片脑。(中医方剂大辞典)(40)人参、甘菊花、柏子仁、熟地黄、枳壳、五味子、枸杞子、山萸肉、桂心。(中医方剂大辞典)(41)人参、白茯苓、陈皮、黄芩、麻黄、羌活、川椒。(中医方剂大辞典)(42)人参、白术、茯苓、沉香、乌药、甘草。(中医方剂大辞典)(43)人参、蝉蜕、羌活、防风、当归、粉草、全蝎、茯苓、红花。(中医方剂大辞典)(44)人参、丁香、桂心、白术、芎䓖。(中医方剂大辞典)(45)人参、陈皮、桔梗、甘草、白芷。(中医方剂大辞典)(46)人参、白术、黄芪、白茯苓、甘草、肉豆蔻、使君子、胡黄连、宣连、青皮、莪术。(中医方剂大辞典)(47)人参、木香、白术、白茯苓、山药、白豆蔻、附子、甘草。(中医方剂大辞典)(48)人参、丁香、藿香、甘草。(中医方剂大辞典)(49)人参、甘草、麻黄、桔梗、茯苓。(中医方剂大辞典)(50)人参、地骨皮、鳖甲、羚羊角屑、赤茯苓、知母、柴胡、枳壳、牛膝、赤芍药、贝母、黄芩、栝楼根、当归、桃仁。(中医方剂大辞典)(51)橡斗皮、人参、木香、甘草、黄桔皮、诃子、藿香。(中医方剂大辞典)(52)人参、黑豆、灯心、淡竹茹、放棒行、扁柏脑、茅根、紫萍。(中医方剂大辞典)(53)御米壳、甜葶苈、乌梅肉、桔梗、人参、甘草、紫菀。(中医方剂大辞典)(54)人参、黄芪、厚朴、地黄、桃仁、枳壳、甘草。(中医方剂大辞典)(55)人参、当归、白茯苓、白芍药、川芎、甘草。(中医方剂大辞典)(56)新罗人参、沉香、白茯苓、大麦蘖、丁香。(中医方剂大辞典)(57)人参、茯苓、紫苏叶、枳壳。(中医方剂大辞典)(58)人参、知母、秦艽、款冬花、麻黄、杏仁、苦梗、马兜铃、寒水石、南星、地骨皮、粉草、半夏。(中医方剂大辞典)(59)人参、甘草、麦门冬、北柴胡、龙胆草、防风。(中医方剂大辞典)(60)白茯苓、人参、白干葛、藿香、木香、甘草、嫩黄芪。(中医方剂大辞典)(61)人参、白芍药、栝楼根、枳壳、茯神、酸枣仁、甘草、熟地黄。(中医方剂大辞典)(62)人参、天花粉。(中医方剂大辞典)(63)人参、黄芪、血余、京墨。(中医方剂大辞典)(64)人参、栀子、甘草、白鲜皮。(中医方剂大辞典)(65)人参、蓬莪术、川当归、龙胆草根、甘草、赤芍药、白茯苓、枳壳。(中医方剂大辞典)(66)肉豆蔻、胡黄连、人参、杏仁、甘草。(中医方剂大辞典)(67)麻黄、芍药、荆芥、白茯苓、人参、甘草。(中医方剂大辞典)(68)黄芪、人参、草果仁、厚朴、附子、白术、当归、白茯苓、木香、川芎、桂心、甘草、陈皮、良姜、诃黎勒皮。(中医方剂大辞典)(69)人参、白术、肉桂、续断、黄芪、当归、乌药。(中医方剂大辞典)(70)人参、大麦冬、川黄柏、炙甘草、生姜。(中医方剂大辞典)(71)人参、黄芪、当归、川芎。(中医方剂大辞典)(72)人参、赤茯苓、柴胡、地骨皮、鳖甲、芎䓖、枳壳、陈皮、木香、甘草、白术、赤芍。(中医方剂大辞典)(73)人参、白茯苓、石决明、草决明、白蒺藜、麦门冬、蝉蜕、菟丝子、黄芩、地骨皮、木贼草、牛膝、远志、青葙子、枳壳、甘草、木通。(中医方剂大辞典)(74)人参、白茯苓、黄芪、甘草、五味子。(中医方剂大辞典)(75)人参、罂粟、阿胶、糯米。(中医方剂大辞典)(76)人参、陈皮、乌梅、枣子、甘草、生姜、草果。(中医方剂大辞典)(77)人参、白术、黄芪、茯苓、甘草、丁香、肉豆蔻、使君子肉、白姜、木香、胡黄连、白豆蔻。(中医方剂大辞典)(78)牛鼻木、甘草、人参、白梅。(中医方剂大辞典)(79)紫参、人参、阿胶。(中医方剂大辞典)(80)人参、当归。(中医方剂大辞典)(81)人参、白术、大麦糵、陈橘、五味子、白茯苓、黄芪、附子、木香、肉桂、甘草。(中医方剂大辞典)(82)人参、款冬花、罂粟壳。(中医方剂大辞典)(83)人参、白术、泽泻、瓜蒌、桔梗、栀子、连翘、葛根、黄芩、大黄、薄荷、白茯苓、甘草、石膏、滑石、寒水石。(中医方剂大辞典)(84)石膏、甘草、滑石、寒水石、人参。(中医方剂大辞典)(85)罂粟、白扁豆、藿香、甘草、人参。(中医方剂大辞典)(86)人参、白术、贯众、甘草、羌活。(中医方剂大辞典)(87)人参、桂、茯苓、黄芪、熟干地黄、川芎、甘草、川当归。(中医方剂大辞典)(88)人参、冬瓜仁、天南星。(中医方剂大辞典)(89)人参、白术、白茯苓、柴胡、半夏曲、当归、赤芍药、干葛、甘草、子芩。(中医方剂大辞典)(90)人参、麦门冬、沉香、桔梗、鳖甲、当归、白术、生干地黄、芎䓖、赤茯苓、阿胶、甘草、青木香、陈桔皮、黄芪、菊花。(中医方剂大辞典)(91)人参、白术、陈皮、五味子、黄芪、附子、木香、桂心、甘草。(中医方剂大辞典)(92)人参、茯苓、桔梗、干葛、生犀角、甘草。(中医方剂大辞典)(93)人参、白术、川芎、神曲、木香、陈皮、肉桂、甘草、小麦蘖。(中医方剂大辞典)(94)人参、贝母、款冬花、半夏、甘草。(中医方剂大辞典)(95)人参、白术、麻黄、藿香叶、甘草、干葛、石膏。(中医方剂大辞典)(96)人参、茯苓、羌活、独活、桔梗、知母、麻黄、枳壳、甘草、川芎、陈皮、白术、厚朴、茱萸、桂心、前胡、苍术、甘草节。(中医方剂大辞典)(97)人参、枳壳、厚朴、甘草。(中医方剂大辞典)(98)人参、茯苓、羌活、当归、前胡、甘草、麻黄。(中医方剂大辞典)(99)人参、莲肉、茯苓、黄芪、甘草。(中医方剂大辞典)(100)人参、白茯苓、枇杷叶、甘草、丁香、肉豆蔻、藿香、厚朴、青皮、当归、干姜。(中医方剂大辞典)(101)人参芦。(中医方剂大辞典)(102)人参、白茯苓、甘草、白药子、白术、槐花、白芷。(中医方剂大辞典)(103)人参、丹砂。(中医方剂大辞典)(104)人参、芍药、甘草、龙骨。(中医方剂大辞典)(105)人参、乌药、槟榔、黄芪、熟干地黄、麦门冬、甘草、木香。(中医方剂大辞典)(106)人参、陈桔皮、甘草、生姜。(中医方剂大辞典)(107)人参、五味子、地榆、艾叶、牡蛎、白茯苓、熟干地黄、龙骨、续断、芎䓖、甘草。(中医方剂大辞典)(108)人参、远志、赤小豆、白茯苓、细辛、桂、干姜、防风、熟干地黄、黄芪、龙齿、菖蒲、白术。(中医方剂大辞典)(109)人参、木通、青盐、海金沙、莎草根。(中医方剂大辞典)(110)人参、赤茯苓、牛黄、铁粉、麝香、远志、蛇黄、羚羊角、酸枣仁。(中医方剂大辞典)(111)人参、桔梗、桂、秦艽、牡蛎、黄芩、白术、干姜、白茯苓、附子、细辛、防风、蜀椒。(中医方剂大辞典)(112)人参、白术、藿香、葛根、厚朴、甘草。(中医方剂大辞典)(113)人参、黄蜀葵花。(中医方剂大辞典)(114)人参、陈橘。(中医方剂大辞典)(115)人参、白术、白茯苓、甘草、藿香。(中医方剂大辞典)(116)人参、丁香、菖蒲。(中医方剂大辞典)(117)人参、丁香、陈桔皮、黄芪、甘草、诃黎勒皮。(中医方剂大辞典)(118)人参、厚朴、陈桔皮、当归、丁香、白术。(中医方剂大辞典)(119)人参、诃黎勒皮、黄芪、柴胡、白茯苓、白术、鳖甲、木香、桃仁、甘草。(中医方剂大辞典)(120)人参、生干地黄、麦门冬、芦根、甘草。(中医方剂大辞典)(121)人参、蜣螂、黄芪、麻黄、赤茯苓。(中医方剂大辞典)(122)人参、麻黄、甘草、贝母、杏仁。(中医方剂大辞典)(123)人参、肉豆蔻、乌贼鱼骨。(中医方剂大辞典)(124)人参、阿胶、甘草、黄芪。(中医方剂大辞典)(125)人参、天茄子。(中医方剂大辞典)(126)人参、白术、白茯苓、甘草、干姜、粟米。(中医方剂大辞典)(127)人参、葶苈子、麻黄、木通、桑根白皮、紫菀、桔梗、款冬花、甘草、赤茯苓、乌梅。(中医方剂大辞典)(128)人参、白茯苓、黄芪、山芋、甘草、乌药。(中医方剂大辞典)(129)人参、甘草、前胡、五味子、桔梗、木香、大腹皮、益智、白茯苓、山芋、乌药、木香、姜黄、槟榔、白术、檀香、莎草根、藿香叶、白芷、丁香皮、京三棱、丁香、陈桔皮、白豆蔻。(中医方剂大辞典)(130)人参、甘草、陈桔皮。(中医方剂大辞典)(131)人参、诃黎勒皮、枳壳、槟榔、陈桔皮、丁香、木香。(中医方剂大辞典)(132)人参、当归、甘草、干姜、黄芪、细辛。(中医方剂大辞典)(133)人参、酸枣仁、杜仲、黄芪、茯神、五味子、熟干地黄、芎䓖、细辛、秦艽、羌活、丹砂。(中医方剂大辞典)(134)人参、半夏、紫苏、桂心、紫菀、甘草、款冬花、陈桔皮。(中医方剂大辞典)(135)人参、桔梗、赤茯苓、麦门冬、前胡、子芩、款冬花、甘草。(中医方剂大辞典)(136)人参、天竹黄、甘草、钩藤、牛黄。(中医方剂大辞典)(137)人参、麦门冬、龙骨、茯神、甘草、犀角屑。(中医方剂大辞典)(138)人参、白术、半夏、干姜、陈桔皮、桑根白皮。(中医方剂大辞典)(139)人参、茯神、甘草、川大黄、蛇黄、牛黄、犀角屑、白芥子。(中医方剂大辞典)(140)人参、钩藤、赤茯苓、犀角屑、山栀子、川升麻、甘草。(中医方剂大辞典)(141)人参、桂心、黄芪、熟干地黄、当归、芎䓖、防风、羚羊角屑、五味子、白茯苓、白术、甘草。(中医方剂大辞典)(142)人参、乌雌鸡、附子、细辛、桂、干姜、雄黑豆。(中医方剂大辞典)(143)樗根白皮、人参。(中医方剂大辞典)(144)人参、茯神、山药、白芍药、黄芪、熟干地黄、防风、甘草、官桂、天南星。(中医方剂大辞典)(145)人参、当归、桑寄生、白蒺藜、蓬莪术、芎䓖、独活、京三棱、甘草、藿香、五味子、木香。(中医方剂大辞典)(146)干葛、人参、白茯苓、木香、甘草、藿香叶。(中医方剂大辞典)(147)人参、桂心、葵子、磁石、滑石、川大黄、腻粉、木通、琥珀、木香。(中医方剂大辞典)(148)人参、厚朴、白茯苓、木瓜、诃黎勒、木香、甘草、草豆蔻、干姜。(中医方剂大辞典)(149)人参、白茯苓、白术、干葛、陈皮、厚朴。(中医方剂大辞典)(150)人参、当归、五味子、黄芪、芎䓖、桂心、续断、白茯苓、熟干地黄、白术、麦门冬、甘草。(中医方剂大辞典)(151)人参、附子、白术、桔梗、赤茯苓。(中医方剂大辞典)(152)人参、黄芪、白术、当归、白茯苓、木香、芎䓖、草豆蔻、白芍药、诃黎勒皮、桂心、附子、陈桔皮、甘草、高良姜、厚朴。(中医方剂大辞典)(153)人参、远志、石菖蒲。(中医方剂大辞典)(154)人参、麦门冬、石膏、当归、甘草、栝楼根、生干地黄、柴胡、赤茯苓。(中医方剂大辞典)(155)人参、前胡、白术、葛根、枳壳、酸枣仁、芎䓖、石膏、甘草、桂心。(中医方剂大辞典)(156)人参、白术、当归、麦门冬、芎䓖、厚朴、草豆蔻、白茯苓、诃黎勒皮、沉香、甘草。(中医方剂大辞典)(157)人参、忽鹿麻、蓝花、生干地黄、葛根、甘草。(中医方剂大辞典)(158)人参、麦门冬、黄芪、桂心、半夏、白茯苓、陈桔皮、当归、厚朴。(中医方剂大辞典)(159)人参、白术、陈桔皮、干姜、厚朴、白茯苓、紫菀、桂心、细辛、甘草。(中医方剂大辞典)(160)人参、续断、白茯苓、黄芪、熟干地黄、白术、白薇、五味子、当归、芎䓖、麦门冬、甘草。(中医方剂大辞典)(161)人参、丁香、前胡、半夏、桂心、甘草、诃黎勒皮、厚朴。(中医方剂大辞典)(162)人参。(中医方剂大辞典)(163)人参、茯苓、白术、陈桔皮。(中医方剂大辞典)(164)人参、知母、贝母、半夏、杏仁、马兜铃、麻黄、天仙藤。(中医方剂大辞典)(165)人参、白茯苓、茯神、丹砂。(中医方剂大辞典)(166)人参、桔梗、当归、乌梅肉、地榆、艾叶、黄芪、龙骨。(中医方剂大辞典)(167)人参、当归、地榆、阿胶、黄连、子芩、黄柏、赤芍药、芜荑、厚朴。(中医方剂大辞典)(168)人参、前胡、细辛、杏仁、桂心、甘草。(中医方剂大辞典)(169)人参、甘草、黄芩、干姜、桂心。(中医方剂大辞典)(170)人参、茯神、麦门冬、羚羊角屑、黄芩、犀角屑、龙齿、白鲜皮、甘草。(中医方剂大辞典)(171)人参、丁香、桂心、草豆蔻、厚朴、当归、陈橘、白术、芎䓖。(中医方剂大辞典)(172)人参、当归、阿胶、芎䓖、甘草、黄芩、艾叶、桑寄生、熟干地黄、吴茱萸。(中医方剂大辞典)(173)人参、黄连、陈桔皮、厚朴。(中医方剂大辞典)(174)人参、厚朴、诃黎勒、阿胶、陈桔皮、赤茯苓、白术、甘草。(中医方剂大辞典)(175)人参、当归、阿胶、芎䓖、艾叶。(中医方剂大辞典)(176)人参、前胡、细辛、赤茯苓、厚朴、芎䓖、甘草、半夏。(中医方剂大辞典)(177)人参、前胡、白术、甘草、麦门冬、陈桔皮、白茯苓、葛根、半夏。(中医方剂大辞典)(178)人参、陈桔皮、枳壳、知母、甘草、麦门冬、黄芩、大腹皮。(中医方剂大辞典)(179)人参、麦门冬、赤茯苓、地骨皮、葛根、黄芩、犀角屑、甘草。(中医方剂大辞典)(180)人参、陈桔皮、当归、干姜、厚朴、甘草。(中医方剂大辞典)(181)人参、知母、麦门冬、柴胡、桑寄生、白茯苓、厚朴、甘草。(中医方剂大辞典)(182)人参、石膏、前胡、子芩、麦门冬、葛根。(中医方剂大辞典)(183)人参、细辛、白术、陈桔皮、肉桂、厚朴、紫菀、五味子、白茯苓、干姜、桔梗、甘草。(中医方剂大辞典)(184)人参、鳖甲、羚羊角屑、赤茯苓、知母、柴胡、地骨皮、枳壳、牛膝、赤芍药、生干地黄、牡丹、川大黄、百部、贝母、黄芩、栝楼根、当归、桃仁、草豆蔻、安息香、川朴消、甘草、紫菀、麦门冬、天门冬、天灵盖。(中医方剂大辞典)(185)人参、远志、当归、附子、细辛、桂心、干姜、防风、龙齿、菖蒲、茯神、黄芪、白术、熟干地黄、甘草。(中医方剂大辞典)(186)人参、芎䓖、生干地黄、石膏、甘草、知母、黄芪、黄芩、前胡、麦门冬、赤芍药、枳实、川升麻、柏子仁。(中医方剂大辞典)(187)人参、黄芪、甘草、当归、白芍药、熟干地黄、白茯苓、桂心、枸杞子、白术。(中医方剂大辞典)(188)人参、白术、麦门冬、地骨皮、熟干地黄、黄芪、白茯苓、甘草。(中医方剂大辞典)(189)人参、高良姜、白术、白茯苓、厚朴、干姜、肉豆蔻、当归、甘草。(中医方剂大辞典)(190)人参、茯神、远志、赤石脂、龙骨、干姜、当归、甘草、白术、白芍药、熟干地黄、桂心、防风、紫菀。(中医方剂大辞典)(191)人参、黄芩、赤茯苓、栝楼、枳壳、甘草。(中医方剂大辞典)(192)人参、猪苓、木通、黄连、麦门冬、栝楼根。(中医方剂大辞典)(193)人参、桑根白皮、陈桔皮、半夏、黄芪、木香、赤芍药、草豆蔻、桂心、槟榔、枇杷叶。(中医方剂大辞典)(194)麦门冬、人参、黄芪、赤茯苓、甘草、葛根、枇杷叶。(中医方剂大辞典)(195)人参、地骨皮、赤茯苓、麦门冬、甘草、芦根、葛根、黄芪、川升麻、黄芩。(中医方剂大辞典)(196)铅霜、黄连、栝楼根、人参、黄丹。(中医方剂大辞典)(197)人参芦头、恒山、甘草、灯心、陈桔皮、茶末。(中医方剂大辞典)(198)人参、桂心、附子、甘草、半夏、桔梗、川椒、陈桔皮、槟榔。(中医方剂大辞典)(199)人参、吴茱萸、木香、半夏、陈桔皮、高良姜。(中医方剂大辞典)(200)人参、半夏、桂心、干姜、白术、草豆蔻、甘草、陈桔皮、枇杷叶、荜茇、大腹皮、丁香、诃黎勒皮、厚朴。(中医方剂大辞典)(201)人参、赤茯苓、木香、白术、麦蘖、附子、诃黎勒皮、缩砂、吴茱萸。(中医方剂大辞典)(202)人参、木香、槟榔、干姜、白术、枳壳、桂心、青桔皮、京三棱、甘草、赤茯苓、诃黎勒皮、厚朴。(中医方剂大辞典)(203)人参、槟榔、高良姜、陈桔皮、荜茇、白术。(中医方剂大辞典)(204)人参、厚朴、陈桔皮、白术、沉香、紫苏茎叶。(中医方剂大辞典)(205)人参、甘草、射干、陈桔皮、羚羊角屑、桂心、诃黎勒皮、乌梅。(中医方剂大辞典)(206)人参、芦根、栀子仁、葳蕤、黄芩、知母、赤茯苓、麦门冬、陈桔皮、石膏。(中医方剂大辞典)(207)人参、附子、白芍药、桂心、当归、陈桔皮、白术、高良姜。(中医方剂大辞典)(208)人参、附子、甘草、白术、干姜、麦门冬。(中医方剂大辞典)(209)人参、甘草、黄芩、白茯苓、芎䓖、当归、干姜、厚朴。(中医方剂大辞典)(210)人参、生干地黄、麦门冬、白茯苓、龙齿、犀角屑、小草。(中医方剂大辞典)(211)人参、甘草、干姜、桂心、泽泻、附子。(中医方剂大辞典)(212)人参、防风、桂心、细辛、石菖蒲、杨上寄生、附子、干姜、莽草、鬼箭、茯神、甘草。(中医方剂大辞典)(213)人参、白术、白茯苓、葛根、陈桔皮、麦门冬、甘草。(中医方剂大辞典)(214)人参、麦门冬、赤芍药、柴胡、白茯苓、黄芪、牡蛎、甘草、鳖甲。(中医方剂大辞典)(215)人参、枳壳、甘草、沉香、黄芪、厚朴。(中医方剂大辞典)(216)人参、木香、白术、半夏、甘草、陈桔皮。(中医方剂大辞典)(217)人参、栀子、蓝叶、甘草、大青、白鲜皮。(中医方剂大辞典)(218)人参、犀角屑、甘草、黄芩、远志、秦艽、地骨皮、沙参。(中医方剂大辞典)(219)人参、黄连、黄芩、桂心、栝楼根、甘草。(中医方剂大辞典)(220)人参、知母、枳实、陈桔皮、栀子仁、槟榔、豉、甘草。(中医方剂大辞典)(221)人参、白术、黄芪、茯神、甘草、干姜、桂心、麦门冬。(中医方剂大辞典)(222)人参、麦门冬、陈桔皮、茯神、甘草。(中医方剂大辞典)(223)人参、香薷、陈桔皮。(中医方剂大辞典)(224)人参、白术、赤芍药、甘草、当归、干姜、赤茯苓、肉豆蔻、桂心。(中医方剂大辞典)(225)人参、白术、甘草、厚朴、陈桔皮、半夏。(中医方剂大辞典)(226)人参、干姜、吴白术、木瓜。(中医方剂大辞典)(227)人参、赤茯苓、半夏、枳壳、甘草、旋复花、前胡、杏仁。(中医方剂大辞典)(228)人参、杏仁、干姜、麻黄、桂心、甘草、五味子、紫菀、陈桔皮。(中医方剂大辞典)(229)人参、大腹皮、枳实、赤茯苓、麦门冬、甘草、诃黎勒、白术、桔梗。(中医方剂大辞典)(230)人参、陈桔皮、紫苏茎叶。(中医方剂大辞典)(231)人参、麦门冬、陈桔皮、黄芪、甘草、草豆蔻。(中医方剂大辞典)(232)人参、赤茯苓、陈桔皮、槟榔、麦门冬、桂心。(中医方剂大辞典)(233)人参、茯神、陈桔皮、杏仁。(中医方剂大辞典)(234)人参、桂心、炮干姜、半夏、黄芪、白芍药、甘草、五味子、熟干地黄。(中医方剂大辞典)(235)人参、白茯苓、黄芪、熟干地黄、肉苁蓉、五味子、附子、陈桔皮、半夏、柴胡、桂心、白术。(中医方剂大辞典)(236)人参、桂心、陈桔皮、厚朴、干姜、赤茯苓、麦蘖、白术、甘草、草豆蔻。(中医方剂大辞典)(237)人参、陈桔皮、桂心、干姜、赤茯苓、神曲、麦蘖、白术、甘草、诃黎勒皮、槟榔、厚朴。(中医方剂大辞典)(238)人参、附子、干姜、川大黄、槟榔、诃黎勒皮。(中医方剂大辞典)(239)人参、远志、白茯苓、麦门冬、黄芪、柴胡、甘草、龙骨。(中医方剂大辞典)(240)人参、白茯苓、桔梗、干木瓜、白术、桂心、当归、诃黎勒、干姜、吴茱萸、陈桔皮。(中医方剂大辞典)(241)人参、赤茯苓、白术、枇杷叶、厚朴、桂心、陈桔皮、木香、桔梗。(中医方剂大辞典)(242)人参、赤芍药、木香、桂心、吴茱萸、前胡、白术、诃黎勒皮、半夏、甘草、青桔皮、熟干地黄。(中医方剂大辞典)(243)人参、陈桔皮、紫菀、赤茯苓、款冬花、射干、细辛、杏仁、菖蒲。(中医方剂大辞典)(244)人参、麦门冬、陈桔皮、黄芪、紫苏茎叶、赤茯苓、枇杷叶、诃黎勒皮、甘草。(中医方剂大辞典)(245)人参、甘草、白术、栝楼根、黄芩。(中医方剂大辞典)(246)人参、栝楼根、枳壳、甘草、前胡。(中医方剂大辞典)(247)人参、白茯苓、白芍药、前胡、川椒、桂心、麦门冬、当归、陈桔皮、五味子、枳壳、甘草。(中医方剂大辞典)(248)人参、陈桔皮、甘草、白术、厚朴、肉豆蔻、枳壳、桂心。(中医方剂大辞典)(249)人参、黄芪、半夏、白茯苓、桂心、赤芍药、甘草、当归、熟干地黄、桑螵蛸、酸枣仁、萆薢。(中医方剂大辞典)(250)人参、枳实、附子、桂心、甘草、干姜、黄连、赤石脂、当归、半夏、白茯苓。(中医方剂大辞典)(251)人参、赤茯苓、柴胡、地骨皮、鳖甲、芎䓖、枳壳、陈桔皮、木香、甘草、白术、赤芍药。(中医方剂大辞典)(252)人参、赤茯苓、旋覆花、细辛、白芷、干姜、赤芍药、半夏、前胡。(中医方剂大辞典)(253)人参、陈桔皮、麦门冬、栀子仁、茯神。(中医方剂大辞典)(254)人参、赤茯苓、陈桔皮、紫苏茎叶、前胡、白术、紫菀、甘草。(中医方剂大辞典)(255)人参、赤芍药、附子、白术、甘草、赤茯苓。(中医方剂大辞典)(256)人参、半夏、芦根、麦门冬、枳实、黄芪、赤芍药、白术、赤茯苓、甘草。(中医方剂大辞典)(257)人参、桔梗、龙骨、茯神、半夏、远志、枳实、麦门冬、沙参、黄芪、甘草。(中医方剂大辞典)(258)人参、赤茯苓、高良姜、草豆蔻、附子、陈桔皮、细辛、甘草、子芩、诃黎勒皮、厚朴。(中医方剂大辞典)(259)人参、木香、附子、桂心、干姜、当归、吴茱萸、槟榔。(中医方剂大辞典)

人参粥 ren shen zhou

【英文名】Ren Shen Gruel

【组成】(1)人参、防风、磁石、猪肾。(中医方剂大辞典)(2)腊茶。(中医方剂大辞典)(3)人参、粟米、薤白、鸡子。(中医方剂大辞典)(4)潞党、白茯苓。(中医方剂大辞典)(5)人参、白茯苓、粟米、麦门冬。(中医方剂大辞典)(6)人参、生姜。(中医方剂大辞典)

人参煎 ren shen jian

【英文名】Ren Shen Decoction

【组成】(1)人参、栝楼、酥、蜜。(中医方剂大辞典)(2)人参、葛根。(中医方剂大辞典)

人参精 ren shen jing

【英文名】Ren Shen Jing Liquid

【组成】人参。((92)浙卫药健字 0042－1号)

人参膏 ren shen gao

【英文名】Ren Shen Ointment

【组成】(1)人参、知母、黄芩、款冬花、贝母、紫菀、杏仁、猪牙皂角、桔梗、荆芥、防风、甘草。(中医方剂大辞典)(2)人参。(中医方剂大辞典)(3)大黄、玄参、芒消、黄芩、白蔹、木香、射干。(中医方剂大辞典)(4)人参、滑石、藿香叶、丁香、甘草、朱砂。(中医方剂大辞典)(5)人参、诃子肉、木香、肉豆蔻、丁香、藿香、砂仁、炙甘草。(中医方剂大辞典)(6)人参、白术、丁香、藿香、白扁豆。(中医方剂大辞典)(7)人参、白术、丁香、藿香叶、白豆蔻。(中医方剂大辞典)

人黄散 ren huang san

【英文名】Ren Huang Powders

【组成】甘草、辰砂、雄黄、粪缸岸。(中医方剂大辞典)

人工牛黄 ren gong niu huang

【英文名】Ren Gong Niu Huang Powders

【组成】牛黄。

人中白丸 ren zhong bai wan

【英文名】Ren Zhong Bai Plaster

【组成】人中白、羚羊角、生地、当归、黄蒿子、银柴胡、鳖甲、阿胶珠、白术、白芍、熟地。(中医方剂大辞典)

人中白散 ren zhong bai san

【英文名】Ren Zhong Bai Powders

【异名】异功散(中医方剂大辞典、玉钥);六仙散(中医方剂大辞典、仙拈集);青黛散(中医方剂大辞典、全国中药成药处方集)

【组成】(1)人中白。(中医方剂大辞典)(2)人中白、雄黄、冰片、硼砂、青黛、儿茶。(中医方剂大辞典)(3)人中白、芦荟、使君子肉、龙胆草、川连、五灵脂。(中医方剂大辞典)(4)人中白、黄柏、甘草、青黛。(中医方剂大辞典)(5)人中白、黄柏、知母、青黛、甘草。(中医方剂大辞典)(6)人中白、枯矾、黄柏、黄连、冰片、蚕蜕纸。(中医方剂大辞典)(7)人中白、黄柏。(中医方剂大辞典)(8)人中白、孩儿茶、黄柏、薄荷、青黛、冰片。(中医方剂大辞典)(9)人中白、芦荟、麝香、虾蟆。(中医方剂大辞典)(10)青黛、硼砂、人中白、粉儿茶、元明粉、马勃、龙脑、薄荷叶、梅花、冰片。(中医方剂大辞典)(11)白霜梅、人中白、枯矾、大梅片。(中医方剂大辞典)

人中黄丸 ren zhong huang wan

【英文名】Ren Zhong Huang Pill

【组成】(1)人中黄。(中医方剂大辞典)(2)大黄、黄连、黄芩、人参、桔梗、苍术、防风、滑石、香附、人中黄。(中医方剂大辞典)

人中黄散 ren zhong huang san

【英文名】Rng Zhong Huang Powders

【组成】(1)人中黄、茜根汁、姜汁、竹沥。(中医方剂大辞典)(2)人中黄。(中医方剂大辞典)(3)辰砂、雄黄、人中黄。(中医方剂大辞典)

人参饮子 ren shen yin zi

【英文名】Ren Shen Drink

【异名】人参饮(中医方剂大辞典、兰室秘藏)

【组成】(1)人参、甘草、陈桔皮、薤白、生姜。(中医方剂大辞典)(2)柴胡、黄芩、人参、甘草、麦门冬、半夏。(中医方剂大辞典)(3)人参、生姜、川芒硝、蜜。(中医方剂大辞典)(4)人参、甘草、石膏、赤茯苓、半夏、前胡、知母、黄芩、小麦、竹叶。(中医方剂大辞典)(5)人参、陈桔皮、生姜、赤茯苓、葛根、麦门冬。(中医方剂大辞典)(6)人参、竹茹、葛根、茅芦根、麦门冬、知母。(中医方剂大辞典)(7)人参、生姜、陈桔皮。(中医方剂大辞典)(8)人参、大黄、荆芥、天竺黄、甘草、白芷、灯心、栀子仁、钩藤钩子。(中医方剂大辞典)(9)粟壳、人参、杏仁、甘草。(中医方剂大辞典)(10)大腹连皮、人参、炙甘草、陈桔皮。(中医方剂大辞典)(11)黄芪、五味子、人参、白术、当归、白芍药、茯苓、白芷。(中医方剂大辞典)(12)人参、桔梗、半夏、五味子、赤茯苓、白术、枳壳、炙甘草。(中医方剂大辞典)(13)麦门冬、人参、当归、黄芪、白芍、甘草、五味子。(中医方剂大辞典)(14)人参、生干地黄、黄芩、炙甘草。(中医方剂大辞典)

人参补丸 ren shen bu wan

【英文名】Ren Shen Bu Pill(药品标准－中药成方制剂标准)

【异名】人参胶囊(药品标准－中药成方制剂标准)

【组成】人参、沙参、牛膝、山茱萸、肉苁蓉、海马、茯苓、维生素 B_1。(药品标准－中药成方制剂标准 1998年)

人参补膏 ren shen bu gao

【英文名】Ren Shen Bu Concentrated(药品标准－中药成方制剂标准)

【组成】红参、枸杞子、熟地黄、制何首乌、白术、茯苓、

当归、大枣。(药品标准-中药成方制剂标准 1998 年)

人参药酒 ren shen yao jiu

【英文名】Ren Shen Wine(药品标准-中药成方制剂标准)

【组成】黄精、高良姜、莱菔子、鹿角胶、白术、鲜人参、苍术、陈皮、淫羊藿、肉桂、红花、丁香、黄芪、五味子。(药品标准-中药成方制剂标准 1997 年)

人参煮散 ren shen zhu san

【英文名】Ren Shen Decoction

【组成】(1)人参、黄芪、苍术、当归、麻黄、柴胡、黄芩、川乌头、羌活、肉桂、高良姜、益智仁、干姜、陈桔皮、桔皮、香白芷、枳壳、白芍药、牛膝、独活、青蒿子、鳖甲、川芎、荆芥穗、炙甘草。(中医方剂大辞典)(2)人参、远志、桑寄生、牡丹皮、木香、沉香。(中医方剂大辞典)(3)人参、白术、陈皮、干姜、杏仁、甘草、枳壳、芍药、蛮姜。(中医方剂大辞典)(4)人参、鳖甲、附子、缩砂蜜、桂、陈桔皮、干姜、柴胡、桔梗、当归、五味子、甘草。(中医方剂大辞典)(5)人参、丁香、草豆蔻、羌活、炙甘草、陈曲、京三棱。(中医方剂大辞典)(6)人参、厚朴、白茯苓、柴胡、半夏、枇杷叶、草豆蔻。(中医方剂大辞典)(7)人参、青皮、炙甘草、干姜、三棱、芍药、丁香皮、茯苓、苍术。(中医方剂大辞典)

人参锉散 ren shen cuo san

【英文名】Ren Shen Cuo Powders

【组成】黄芪、黄芩、赤茯苓、白术、熟地、赤芍药、麦冬、柴胡、人参、知母、当归、炙甘草。(中医方剂大辞典)

人参蜂乳 ren shen feng ru

【英文名】Ren Shen Feng Ru Liquid

【组成】人参、皇浆、蜂蜜。((80)苏卫药健字 7-1 号)

人参煎丸 ren shen jian wan

【英文名】Ren Sheng Jian Pill

【异名】大蒜丸(中医方剂大辞典)

【组成】紫菀、人参、贝母、款冬花、枳壳、百合、茯苓、桑白皮、地黄、甘草、酥、杏仁。(中医方剂大辞典)

人参膏子 ren shen gao zi

【英文名】Ren Shen Soft Extract

【组成】人参、麻黄、甘草、防己、杏仁、百部。(中医方剂大辞典)

人参糖肽 ren shen tang tai

【英文名】Ren Shen Tang Tai

【组成】生晒参。((98)卫药试字 Z-014 号)

人工流产方 ren gong liu chan fang

【英文名】Ren Gong Liu Chan Prescription

【组成】益母草、丹参、车前子、当归、泽兰、冬葵子、川牛膝、川芎、桔梗。(浙江中医学院学报 1980,(6))

人马平安散 ren ma ping an san

【英文名】Ren Ma Ping An Powders

【组成】(1)乌梅、川乌、草乌、猪牙皂角、狗头灰、硇砂、麝香。(中医方剂大辞典)(2)川乌、草乌、干姜、葱子、川芎、硼砂、麝香、皂角、火消、狗头、雄黄、硇砂。(中医方剂大辞典)(3)雄黄、火消。(中医方剂大辞典)(4)西牛黄、冰片、麝香、蟾酥、火消、滑石、石膏、金箔。(中医方剂大辞典)(5)朱砂、明雄、麝香、硼砂、火消、大赤金、冰片。(中医方剂大辞典)(6)朱砂、火消、麝香、冰片、荜茇、白矾、牛黄、盐、金箔。(中医方剂大辞典)

人参丁香散 ren shen ding xiang san

【英文名】Ren Shen Ding Xiang Powders

【异名】天疗散(中医方剂大辞典、外科精义)

【组成】(1)白芍药、当归、丁香、丁皮、肉桂、蓬莪术、人参、干姜、茯苓、香附、白术、甘草、山药。(中医方剂大辞典)(2)人参、丁香、藿香叶。(中医方剂大辞典)(3)人参、丁香、柿蒂、甘草、良姜。(中医方剂大辞典)

人参七味丸 ren shen qi wei wan

【英文名】Ren Shen Qi Wei Pill

【组成】人参、白术、生姜、厚朴、细辛、桔皮、桂心。(中医方剂大辞典)

人参八仙丹 ren shen ba xian dan

【英文名】Ren Shen Ba Xian Pellet

【组成】人参、官桂、麻黄、甘草、百部、款冬花、杏仁、枯白矾。(中医方剂大辞典)

人参八味汤 ren shen ba wei tang

【英文名】Ren Shen Ba Wei Decoction

【组成】熟地、山药、茯苓、人参、丹皮、山萸肉、川附子、肉桂、泽泻。(中医方剂大辞典)

人参三白汤 ren shen san bai tang

【英文名】Ren Shen San Bai Decoction

【组成】(1)人参、白术、白芍、白茯苓、炙甘草、附子、枣。(中医方剂大辞典)(2)人参、白术、白茯苓、泽泻。(中医方剂大辞典)(3)人参、白术、白芍、白茯苓。(中医方剂大辞典)(4)人参、白术、白芍、白茯、柴胡、川芎、天麻。(中医方剂大辞典)

人参干姜汤 ren shen gan jiang tang

【英文名】Ren Shen Gan Jiang Decoction

【组成】人参、白芍、山药、归身、炮姜、炙甘草。(中医方剂大辞典)

人参干葛汤 ren shen gan ge tang

【英文名】Ren Shen Gan Ge Decoction

【组成】人参、干葛、白芍药、桔梗、赤茯苓、炙甘草、木香、麻黄。(中医方剂大辞典)

人参大补汤 ren shen da bu tang

【英文名】Ren Shen Da Bu Decoction

【组成】人参、白茯苓、白术、甘草、当归、白芍、川芎、熟地、黄芪、柴胡。(中医方剂大辞典)

人参大黄汤 ren shen dai huang tang

【英文名】Ren Shen Dai Huang Decoction

【组成】(1)人参、大黄。(中医方剂大辞典)(2)人参、当归、大黄、桂心、瞿穗、赤芍、茯苓、葶苈。(中医方剂大辞典)

人参口服液 ren shen kou fu ye

【英文名】Ren Shen Liquid

【组成】人参。(上海中医药杂志 1988,(11))

人参女金丸 ren shen nv jin wan

【英文名】Ren Shen Nv Jin Pill(药品标准－中药成方制剂标准)

【组成】红参、香附、当归、白芍、茯苓、牡丹皮、白术、川芎、藁本、白芷、延胡索、白薇、赤石脂、沉香、没药、肉桂。(药品标准－中药成方制剂标准 1997 年)

人参山漆汤 ren shen shan qi tang

【英文名】Ren Shen Shan Qi Decoction

【组成】参、山漆、白芍、川柏、艾炭、荆芥炭、红花炭、炒丹皮、地榆炭。(中医方剂大辞典)

人参门冬汤 ren shen men dong tang

【英文名】Ren Shen Men Dong Decoction

【组成】人参、麦门冬、小麦、茯苓、竹茹、白芍、甘草。(中医方剂大辞典)

人参天麻汤 ren shen tian ma tang

【英文名】Ren Shen Tian Ma Decoction

【组成】人参、天麻、白术、陈皮、半夏、僵蚕、钩藤、防风、厚朴、全蝎。(中医方剂大辞典)

人参天麻酒 ren shen tian ma jiu

【英文名】Ren Shen Tian Ma Wine

【组成】人参、天麻。(吉林中医 1986,(5))

人参开胃汤 ren shen kai wei tang

【英文名】Ren Shen Kai Wei Decoction

【组成】(1)人参、白术、丁香、藿香、神曲、麦芽、茯苓、陈皮、甘草。(中医方剂大辞典)(2)人参、橘红、丁香、木香、藿香、神曲、麦芽、白术、茯苓、缩砂仁、莲子肉、厚朴、半夏、炙甘草。(中医方剂大辞典)

人参木瓜汤 ren shen mu gua tang

【英文名】Ren Shen Mu Gua Decoction

【组成】人参、木瓜、橘红、枇杷叶、麦冬、藿香、竹茹。(中医方剂大辞典)

人参木香汤 ren shen mu xiang tang

【英文名】Ren Shen Mu Xiang Decoction

【组成】人参、木香、官桂、白术、茯苓、黄连、附子、柴胡、黄芪、厚朴、甘草、麻黄、肉豆蔻、槟榔。(中医方剂大辞典)

人参五皮散 ren shen wu pi san

【英文名】Ren Shen Wu Pi Powders

【异名】天仙膏(中医方剂大辞典、杨氏家藏方)

【组成】人参、白术、官桂、麦冬、大腹皮、陈皮、桑皮、姜皮、茯苓皮、木香、泽泻、车前、木通。(中医方剂大辞典)

人参五补散 ren shen wu bu san

【英文名】Ren Shen Wu Bu Powders

【组成】人参、黄芪、当归、木香、川芎、生干地黄、桑白皮、秦艽、白术、白芍药、沉香、紫菀、柴胡、天门冬、炙甘草、白芷、半夏。(中医方剂大辞典)

人参五味散 ren shen wu wei san

【英文名】Ren Shen Wu Wei Powders

【组成】人参、生犀角、乌梅肉、生姜屑、黄连。(中医方剂大辞典)

人参长寿酒 ren shen chang shou jiu

【英文名】Ren Shen Chang Shou Wine

【组成】人参、黄芪、枸杞、熟地、五味子、当归。((88)川卫药健字－4478 号)

人参车前汤 ren shen che qian tang

【英文名】Ren Shen Che Qian Decoction

【组成】人参、车前子。(中医方剂大辞典)

人参太乙丹 ren shen tai yi dan

【英文名】Ren Shen Tai Yi Pellet

【组成】人参、酸枣仁、山栀子仁、阿胶、炙甘草、天南星、玄精石、麝香、龙脑、丹砂。(中医方剂大辞典)

人参内托散 ren shen nei tuo san

【英文名】Ren Shen Nei Tuo Powders

【组成】(1)人参、黄芪、当归、川芎、穿山甲、白芷、广皮、甘草。(中医方剂大辞典)(2)人参、白术、陈皮、半夏、芥子、黄芪、茯苓、当归、川芎、白芍、黄芩、苍术、香附、麦冬、枳实、黄连、桔梗、青皮、乌药、天花粉、防风、甘草、升麻、厚朴。(中医方剂大辞典)(3)人参、黄芪、当归、川芎、厚朴、防风、白芷、桔梗、官桂、紫草、木香、甘草。(中医方剂大辞典)

人参内补散 ren shen nei bu san

【英文名】Ren Shen Nei Bu Powders

【组成】芍药、黄芩、茯苓、粉草、桂心、人参、麦门冬、当归、熟地黄、木香。(中医方剂大辞典)

人参化风膏 ren shen hua feng gao

【英文名】Ren Shen Hua Feng Pellet

【组成】天麻、全蝎、僵蚕、人参、川芎、白附子、羌活、独活、防风。(中医方剂大辞典)

人参化斑汤 ren shen hua ban tang

【英文名】Ren Shen Hua Ban Decoction

【组成】人参、石膏、知母、当归、紫草茸、白茯苓、甘草。

（中医方剂大辞典）

人参化痰丸 ren shen hua tan wan

【英文名】Ren Shen Hua Tan Powders

【组成】半夏、人参。（中医方剂大辞典）

人参牛黄散 ren shen niu huang san

【英文名】Ren Shen Niu Huang Powders

【组成】人参、牛黄。（中医方剂大辞典）

人参升胃汤 ren shen sheng wei tang

【英文名】Ren Shen Sheng Wei Decoction

【组成】黄芪、炙甘草、升麻、柴胡、陈皮、归身、益智、红花、人参。（中医方剂大辞典）

人参升麻汤 ren shen sheng ma tang

【英文名】Ren Shen Sheng Ma Decoction

【组成】人参、升麻。（中医方剂大辞典）

人参乌梅汤 ren shen wu mei tang

【英文名】Ren Shen Wu Mei Decoction

【组成】人参、莲子、炙甘草、乌梅、木瓜、山药。（中医方剂大辞典）

人参乌梅散 ren shen wu mei san

【英文名】Ren Shen Wu Mei Powders

【组成】人参、乌梅、黄芪、当归、茯苓、陈皮、鳖甲、制首乌、白术。（中医方剂大辞典）

人参丹砂丸 ren shen dan sha wan

【英文名】Ren Shen Dan Sha Pill

【组成】人参、丹砂、紫石英、白石英、龙齿、细辛、赤箭、天门冬、远志、生干地黄、菖蒲、龙脑、白茯苓、犀角、沙参、防风、麝香。（中医方剂大辞典）

人参六合汤 ren shen liu he tang

【英文名】Ren Shen Liu He Decoction

【组成】四物汤、人参、五味子。（中医方剂大辞典）

人参双姜汤 ren shen shuang jiang tang

【英文名】Ren Shen Shuang Jiang Decoction

【组成】人参、干姜、生姜。（中医方剂大辞典）

人参平补汤 ren shen ping bu tang

【英文名】Ren Shen Ping Bu Decoction

【异名】滋肾汤（中医方剂大辞典、直指）

【组成】人参、川芎、当归、熟地黄、白芍药、白茯苓、菟丝子、北五味子、杜仲、巴戟、橘红、半夏曲、牛膝、白术、补骨脂、芦巴、益智仁、炙甘草、石菖蒲。（中医方剂大辞典）

人参平疟丸 ren shen ping nue wan

【英文名】Ren Shen Ping Nue Pill

【异名】天命饮（中医方剂大辞典、寿世保元）

【组成】白商陆根、生姜自然汁、黄酒。（中医方剂大辞典）

人参平肺汤 ren shen ping fei tang

【英文名】Ren Shen Ping Fei Decoction

【组成】(1)人参、天冬、橘红、知母、甘草、茯苓、地骨皮、桑白皮。（中医方剂大辞典）(2)人参、青皮、茯苓、知母、桑白皮、麦冬、天麻、甘草、粳米、五味子、地骨皮、滑石粉。（中医方剂大辞典）

人参平肺散 ren shen ping fei san

【英文名】Ren Shen Ping Fei Powders

【组成】(1)桑白皮、知母、炙甘草、地骨皮、五味子、茯苓、青皮、人参、陈皮、天门冬。（中医方剂大辞典）(2)人参、桑白皮、地骨皮、知母、天门冬、橘红、甘草。（中医方剂大辞典）(3)人参、桑白皮、甘草、地骨皮、拣冬、橘红、川贝母。（中医方剂大辞典）(4)桑皮、人参、知母、地骨皮、五味子、青皮、陈皮、半夏、茯苓、黄芩、麦门冬。（中医方剂大辞典）(5)桑白皮、知母、杏仁、地骨皮、紫苏、橘红、半夏、茯苓、青皮、人参、五味子、炙甘草。（中医方剂大辞典）

人参平胃散 ren shen ping wei san

【英文名】Ren Shen Ping Wei Powders

【组成】人参、茯苓、陈皮、青皮、桑皮、骨皮、黄芩、天冬、知母、五味、甘草、生姜。（中医方剂大辞典）

人参甘草汤 ren shen gan cao tang

【英文名】Ren Shen Gan Cao Decoction

【组成】甘草、桔梗、人参、黄芪。（中医方剂大辞典）

人参甘桔汤 ren shen gan jie tang

【英文名】Ren Shen Gan Jie Decoction

【组成】人参、桔梗、甘草。（中医方剂大辞典）

人参石脂汤 ren shen shi zhi tang

【英文名】Ren Shen Shi Zhi Decoction

【组成】人参、赤石脂、炮姜、白粳米。（中医方剂大辞典）

人参石膏汤 ren shen shi gao tang

【英文名】Ren Shen Shi Gao Decoction

【组成】(1)人参、石膏、知母、甘草、黄芩、杏仁。（中医方剂大辞典）(2)人参、石膏、知母、甘草。（中医方剂大辞典）(3)人参、石膏、川芎、黄芩、茯苓、甘草、防风。（中医方剂大辞典）(4)人参、石膏、川芎、半夏、白术、茯苓、炙甘草、大栀子、知母、黄芩。（中医方剂大辞典）

人参龙骨散 ren shen long gu san

【英文名】Ren Shen Long Gu Powders

【组成】赤石脂、人参、龙骨、甘草、干姜、附子。（中医方剂大辞典）

人参北芪片 ren shen bei qi pian

【英文名】Ren Shen Bei Qi Tablet(药品标准－中药成方制剂标准)

【组成】人参、黄芪。（药品标准－中药成方制剂标准 1991年）

人参归芎汤 ren shen gui xiong tang

【英文名】Ren Shen Gui Xiong Decoction

【组成】人参、辣桂、五灵脂、乌药、蓬术、木香、砂仁、炙甘草、川芎、当归、半夏。(中医方剂大辞典)

人参归芪汤 ren shen gui qi tang

【英文名】Ren Shen Gui Qi Decoction

【组成】黄芪、人参、川芎、当归、甘草、山楂、红花、白术、官桂。(中医方剂大辞典)

人参归脾丸 ren shen gui pi wan

【英文名】Ren Shen Gui Pi Pill(药品标准－中药成方制剂标准)

【组成】人参、白术、茯苓、甘草、黄芪、当归、木香、远志、龙眼肉、酸枣仁。(药品标准－中药成方制剂标准 1991 年)

人参四逆汤 ren shen si ni tang

【英文名】Ren Shen Si Ni Decoction

【组成】附子、干姜、人参、甘草。(伤寒论)

人参四物汤 ren shen si wu tang

【英文名】Ren Shen Si Wu Decoction

【组成】(1)人参、白芍、当归、川芎。(中医方剂大辞典)(2)生地黄、当归、川芎、白芍、知母、麦冬、炙甘草。(中医方剂大辞典)

人参冬花膏 ren shen dong hua gao

【英文名】Ren Shen Dong Hua Pellet

【组成】人参、天门冬、麦门冬、款冬花、川贝母、桑白皮、金井胶、片枯芩、白当归、北五味、炙甘草。(中医方剂大辞典)

人参冬梨方 ren shen dong li fang

【英文名】Ren Shen Dong Li Pellet

【组成】人参、天冬、麦冬、茯苓、杏仁、红枣、莲子、人乳、白蜜、大甜梨。(中医方剂大辞典)

人参生化汤 ren shen sheng hua tang

【英文名】Ren Shen Sheng Hua Decoction

【组成】(1)人参、当归、川芎、炙甘草、干姜、熟地。(中医方剂大辞典)(2)人参、当归、川芎、炮姜、炙甘草、桃仁。(中医方剂大辞典)

人参生津散 ren shen sheng jin san

【英文名】Ren Shen Sheng Jin Powders

【组成】人参、麦冬、天花粉、葛根、甘草。(中医方剂大辞典)

人参生脉饮 ren shen sheng mai yin

【英文名】Ren Shen Sheng Mai Liquid

【组成】人参、麦冬、五味子。((87)豫卫药准字 ZZ－0108－38110 号)

人参生犀散 ren shen sheng xi san

【英文名】Ren Shen Sheng Xi Powders

【组成】(1)人参、前胡、炙甘草、桔梗、杏仁。(中医方剂大辞典)(2)羚羊角、地骨皮肉、秦艽、麦门冬、枳壳、川大黄、柴胡、赤茯苓、赤芍药、桑白皮、黄芪、人参、鳖甲。(中医方剂大辞典)

人参白术丸 ren shen bai zhu wan

【英文名】Ren Shen Bai Zhu Pill

【组成】人参、半夏曲、白术、白茯苓、天麻、丁香、龙脑、丹砂。(中医方剂大辞典)

人参白术汤 ren shen bai zhu tang

【英文名】Ren Shen Bai Zhu Decoction

【异名】人参白术散(中医方剂大辞典、宣明论)

【组成】(1)人参、白术、茯苓、槟榔、黄芪、当归、生地。(中医方剂大辞典)(2)人参、白术、当归、芍药、大黄、山栀子、荆芥穗、薄荷、桔梗、知母、泽泻、茯苓、连翘、瓜蒌根、干葛、甘草、藿香叶、青木香、官桂、石膏、寒水石、滑石。(中医方剂大辞典)(3)人参、白术、茯苓、厚朴、炙甘草。(中医方剂大辞典)(4)人参、白术、当归、白芍、桔皮、茯苓、川芎、黄连、厚朴、甘草。(中医方剂大辞典)(5)人参、白术、天门冬、麦门冬、五味子、半夏、阿胶、炙甘草。(中医方剂大辞典)(6)人参、黄芩、柴胡、干葛、栀子仁、炙甘草、白术、防风、半夏、五味。(中医方剂大辞典)(7)白术、人参。(中医方剂大辞典)

人参白术饮 ren shen bai zhu yin

【英文名】Ren Shen Bai Zhu Drink

【组成】人参、白术、草果、厚朴、川椒、半夏曲、大附子、炙甘草、泽兰叶。(中医方剂大辞典)

人参白术散 ren shen bai zhu san

【英文名】Ren Shen Bai Zhu Powders

【异名】参苓白术散(中医方剂大辞典、痘疹心法)

【组成】(1)人参、白术、藿香、木香、甘草、白茯苓、干姜。(中医方剂大辞典)(2)人参、白术、白茯苓、炙草、藿香、木香、干姜。(中医方剂大辞典)(3)白术、白茯苓、人参、木香、藿香叶、干葛、滑石、炙甘草。(中医方剂大辞典)(4)厚朴、人参、白术、半夏、陈皮。(中医方剂大辞典)(5)白术、人参、丁香、炙甘草。(中医方剂大辞典)(6)人参、白术、白茯苓、甘草、桔梗、薏苡仁。(中医方剂大辞典)(7)人参、白术、薄荷、缩砂仁、生地黄、茯苓、甘草、黄芩、滑石、藿香、石膏。(中医方剂大辞典)(8)人参、白术、茯苓、炙甘草、藿香、木香、干姜。(中医方剂大辞典)(9)人参、白术、茯苓、甘草、橘皮、葛根、泽泻、滑石、藿香。(中医方剂大辞典)

人参白术膏 ren shen bai zhu gao

【英文名】Ren Shen Bai Zhu Pellet

【组成】人参、白术、白茯苓、山药、莲肉、山楂肉、当归、麦芽、泽泻。(中医方剂大辞典)

人参白虎汤 ren shen bai hu tang

【英文名】Ren Shen Bai Hu Decoction

【组成】(1)西洋参、生石膏、知母、生甘草、生粳米。

（中医方剂大辞典）（2）人参、石膏、知母、甘草、麦门冬、白术、栀子、茯苓、芍药、陈皮、香薷、扁豆。（中医方剂大辞典）（3）知母、石膏、人参、天花粉、葛根、粳米、麦门冬、淡竹叶。（中医方剂大辞典）（4）人参、知母、石膏、甘草、香薷、麦门冬、藿香。（中医方剂大辞典）

人参宁肺汤 ren shen ning fei tang

【英文名】Ren Shen Ning Fei Decoction

【组成】（1）人参、五味子、茯苓、白术、陈皮、炙甘草。（中医方剂大辞典）（2）人参、陈皮、粟壳、乌梅、桑皮、甘草。（中医方剂大辞典）

人参宁神汤 ren shen ning shen tang

【英文名】Ren Shen Ning Shen Decoction

【组成】人参、茯神、五味、生地、甘草、知母、干葛、花粉、竹叶。（中医方剂大辞典）

人参半夏丸 ren shen ban xia wan

【英文名】Ren Shen Ban Xia Pill

【组成】（1）人参、茯苓、南星、薄荷、寒水石、白矾、半夏、姜屑、蛤粉、藿香。

（中医方剂大辞典）（3）人参、细辛、陈皮、丁香、半夏、厚朴。（中医方剂大辞典）（4）半夏、北矾、人参、赤茯苓、天南星。（中医方剂大辞典）（5）软胆星、人参、半夏、茯苓、郁金、薄荷、生石膏、白矾、陈皮、藿香。（中医方剂大辞典）（6）人参、半夏、南星、茯苓、薄荷、明矾、蛤粉、藿香、寒水石。（中医方剂大辞典）

人参半夏丹 ren shen ban xia dan

【英文名】Ren Shen Ban Xia Pellet

【异名】人参半夏丸（中医方剂大辞典、幼幼新书）

【组成】人参、半夏、川面姜、白术、天南星。（中医方剂大辞典）

人参半夏汤 ren shen ban xia tang

【英文名】Ren Shen Ban Xia Pellet

【异名】人参桔皮汤（中医方剂大辞典、博济）

【组成】（1）人参、半夏、广皮、茯苓、当归、沉香、郁金、砂仁、佩兰、苡仁、牛膝、佛手、白檀香。（中医方剂大辞典）（2）人参、半夏曲、白芷、藿香叶、丁香、杏仁霜。（中医方剂大辞典）（3）半夏、大腹皮、人参、枇杷叶、鳖甲、柴胡、茯苓、前胡、桔皮、芍药。（中医方剂大辞典）

人参半夏散 ren shen ban xia san

【英文名】Ren Shen Ban Xia Powders

【组成】桑根白皮、半夏、干姜、茯苓、人参、甘草、附子、桂。（中医方剂大辞典）

人参加味汤 ren shen jia wei tang

【英文名】Ren Shen Jia Wei Decoction

【组成】洋参、姜汁、淡竹叶。（中医方剂大辞典）

人参地骨散 ren shen di gu san

【英文名】Ren Shen Di Gu Powders

【组成】人参、地骨皮、柴胡、生地、黄芪、知母、石膏、茯苓。（中医方剂大辞典）

人参地黄丸 ren shen di huang wan

【英文名】Ren Shen Di Huang Pill

【组成】（1）人参、熟地黄、鹿茸、山药、白茯苓、牡丹皮、山茱萸。（中医方剂大辞典）（2）人参、巴戟天、肉苁蓉、白术、甘菊花、菟丝子、五加皮、石斛、柏子仁、熟干地黄。（中医方剂大辞典）

人参芍药汤 ren shen shao yao tang

【英文名】Ren Shen Shao Yao Decoction

【组成】麦门冬、当归身、人参、炙甘草、白芍药、黄芪、五味子。（中医方剂大辞典）

人参至宝丸 ren shen zhi bao wan

【英文名】Ren Shen Zhi Bao Pill（药品标准－中药成方制剂标准）

【组成】人参、牛黄、琥珀、水牛角、麝香、天南星、朱砂、安息香、天竺黄、玳瑁、冰片、雄黄。（药品标准－中药成方制剂标准 1993 年）

人参芎归汤 ren shen xiong gui tang

【英文名】Ren shen Xiong Gui Decoction

【组成】（1）当归、川芎、白芍药、人参、半夏、桔皮、赤茯苓、阿胶、细辛、北五味子、炙甘草。（中医方剂大辞典）（2）当归、半夏、川芎、蓬术、木香、缩砂仁、乌药、炙甘草、人参、辣桂、五灵脂。（中医方剂大辞典）（3）人参、川芎、当归、荆芥。（中医方剂大辞典）

人参芎归散 ren shen xiong gui san

【英文名】Ren Shen Xiong Gui Powders

【组成】北参、当归、远志、北前胡、柴胡、地骨皮、防风、北梗、枳壳、半夏曲、川芎、茯苓、赤芍药、麦门冬、甘草。（中医方剂大辞典）

人参芎附汤 ren shen xiong fu tang

【英文名】Ren Shen Xiong Fu Decoction

【组成】人参、川芎、川附。（中医方剂大辞典）

人参再造丸 ren shen zai zao wan

【英文名】Ren Shen Zai Zao Pill（药品标准－中药成方制剂标准）

【异名】人参再造蜜丸（药品标准－中药成方制剂标准）

【组成】人参、蕲蛇、广藿香、檀香、母丁香、玄参、细辛、香附、地龙、熟地黄、三七、乳香、青皮、豆蔻、防风、何首乌、川穹、片姜黄、黄芪、粉甘草、黄连、茯苓、赤芍、大黄、桑寄生、葛根、麻黄、骨碎补、全蝎、豹骨、僵蚕、制附子、琥珀。（药品标准－中药成方制剂标准 1998 年）

人参百合汤 ren shen bai he tang
【英文名】Ren Shen Bai He Decoction
【组成】人参、白术、茯苓、百合、红花、细辛、五味、官桂、阿胶、黄芪、半夏、杏仁、甘草、白芍、天门冬。(中医方剂大辞典)
人参当归汤 ren shen dang gui tang
【英文名】Ren Shen Dang Gui Decoction
【组成】(1)人参、当归、熟地、麦冬、白芍、五味、桂枝。(中医方剂大辞典)(2)人参、当归、麦冬、熟地、肉桂、白芍、生地、竹叶。(中医方剂大辞典)(3)人参、当归、麦冬、生地、白芍、竹叶、粳米。(中医方剂大辞典)(4)人参、当归、麦门冬、桂心、干地黄、大枣、粳米、淡竹叶、芍药。(中医方剂大辞典)
人参当归散 ren shen dang gui san
【英文名】Ren Shen Dang Gui Powders
【异名】人参散(中医方剂大辞典、圣济总录)
【组成】(1)人参、黄芪、当归、白术、陈皮。(中医方剂大辞典)(2)人参、麦冬、归身、生地、地骨皮、炙草、柴胡。(中医方剂大辞典)(3)人参、当归、密陀僧、没药、雄黄、丹砂、栝楼。(中医方剂大辞典)(4)人参、当归、肉桂、熟地黄、麦冬、白芍药。(中医方剂大辞典)
人参竹叶汤 ren shen zhu ye tang
【英文名】Ren Shen Zhu Ye Decoction
【组成】(1)人参、半夏、当归、淡竹叶、天门冬。(中医方剂大辞典)(2)人参、竹叶、麦冬、甘草、软柴胡、黄芩。(中医方剂大辞典)(3)葛根、人参、甘草、竹叶。(中医方剂大辞典)(4)竹叶、人参、甘草、防风、桔梗。(中医方剂大辞典)(5)人参、黄连、麦冬、黄芩、炙草、山栀、竹叶。(中医方剂大辞典)(6)石膏、人参、甘草、麦门冬、淡竹叶、粳米。(中医方剂大辞典)(7)人参、竹叶、甘草、半夏、小麦、麦门冬。(中医方剂大辞典)
人参竹沥饮 ren shen zhu li yin
【英文名】Ren Shen Zhu Li Drink
【组成】(1)吉林参、淡竹沥。(中医方剂大辞典)(2)人参、白术、茯苓、当归、生地黄、酸枣仁、麦门冬、知母、陈皮、芍药、乌梅、甘草。(中医方剂大辞典)
人参竹茹汤 ren shen zhu ru tang
【英文名】Ren Shen Zhu Ru Decoction(中医方剂大辞典、外科证治全书)
【组成】(1)人参、桔皮、半夏、炙甘草、新竹茹。(中医方剂大辞典)(2)陈皮、川芎、桔梗、半夏、白茯苓、白芍药、人参、竹茹、砂仁、甘草。(中医方剂大辞典)(3)人参、半夏、竹茹。(中医方剂大辞典)
人参交龙散 ren shen jiao long san
【英文名】Ren Shen Jiao Long Powders
【组成】人参、阿胶、款冬花、粟壳。(中医方剂大辞典)
人参冲和丸 ren shen chong he wan
【英文名】Ren Shen Chong He Pill
【组成】人参、白术、大麦蘖、陈桔皮、干姜、炙甘草、青桔皮、神曲。(中医方剂大辞典)
人参安肺汤 ren shen an fei tang
【英文名】Ren Shen An Fei Decoction
【组成】人参、杏仁、麻黄、枳壳、甘草、乌梅、五味子、桑白皮。(中医方剂大辞典)
人参安胃散 ren shen an wei san
【英文名】Ren Shen An Wei Powders
【组成】(1)人参、白茯苓、黄芩、炙甘草、陈皮、黄连、芍药。(中医方剂大辞典)(2)人参、黄芪、生甘草、炙甘草、白芍药、白茯苓、陈皮、黄连。(中医方剂大辞典)
人参安神丸 ren shen an shen wan
【英文名】Ren Shen An Shen Pill
【组成】人参、当归、麦冬、黄连、生地、朱砂、茯神、枣仁。(中医方剂大辞典)
人参安神汤 ren shen an shen tang
【英文名】Ren Shen An Shen Decoction
【组成】麦冬、人参、当归、黄连、枣仁、生地、茯神。(中医方剂大辞典)
人参异功散 ren shen yi gong san
【英文名】Ren Shen Yi Gong Powders
【组成】人参、白术、青皮、陈皮、茯苓、甘草、豆蔻。(中医方剂大辞典)
人参防己汤 ren shen fang ji tang
【英文名】Ren Shen Fang Ji Decoction
【组成】人参、防己、羌活、芎䓖、槟榔、连翘、天麻、玄参、防风、犀角、木香、恶实、炙甘草。(中医方剂大辞典)
人参麦冬汤 ren shen mai dong tang
【英文名】Ren Shen Mai Dong Decoction
【组成】(1)人参、麦冬。(中医方剂大辞典)(2)人参、枸杞、茯苓、甘草、五味、麦冬。(中医方剂大辞典)(3)人参、麦门冬、小麦、茯苓、竹茹、白芍药、甘草。(中医方剂大辞典)(4)人参、麦冬、白术、干葛、甘草、花粉、黄芩、灯心。(中医方剂大辞典)(5)人参、麦冬、生地、栝楼根、炙甘草。(中医方剂大辞典)
人参麦冬散 ren shen mai dong san
【英文名】Ren Shen Mai Dong Powders
【组成】(1)人参、麦冬、干葛、天花粉、归尾、乌梅、甘草、生地黄、知母、木通。(中医方剂大辞典)(2)人参、麦冬、葛根、白术、甘草、天花粉、酒芩。(中医方剂大辞典)(3)人参、麦冬、干葛、甘草、花粉、乌梅。(中医方剂大辞典)(4)参、茯、芩、麦、知母、炙草、生地、竹茹。(中医方剂大辞典)(5)麦门冬、葛粉、人参、甘草、升麻、白术。(中医方剂大辞典)(6)人参、麦冬、白术、黄连、甘草、干葛、柴胡。(中医方剂大辞典)

人参远志丸 ren shen yuan zhi wan

【英文名】Ren Shen Yuan Zhi Pill

【组成】(1)人参、远志、黄芪、酸枣仁、桂、桔梗、丹砂、天门冬、菖蒲、白茯苓。(中医方剂大辞典)(2)人参、远志、白茯苓、天门冬、黄芪、酸枣仁、石菖蒲、桔梗、丹砂、宫桂。(中医方剂大辞典)

人参远志汤 ren shen yuan zhi tang

【英文名】Ren Shen Yuan Zhi Decoction

【组成】远志、人参、泽泻、熟地黄、桂、当归、白茯苓、黄芩、甘草、芎、白龙骨、五味子。(中医方剂大辞典)

人参远志散 ren shen yuan zhi san

【英文名】Ren Shen Yuan Zhi Powders

【组成】人参、远志、熟干地黄、琥珀、白茯苓、炙甘草、铁粉。(中医方剂大辞典)

人参豆蔻汤 ren shen dou kou tang

【英文名】Ren Shen Dou Kou Decoction

【组成】(1)白豆蔻、缩砂仁、人参、白术、甘草、川姜、山药、绵黄芪。(中医方剂大辞典)(2)人参、白豆蔻、白术、陈皮、半夏曲、藿香、丁香、厚朴、萝卜子、当归、炙甘草、石菖蒲。(中医方剂大辞典)

人参豆蔻散 ren shen dou kou san

【英文名】Ren Shen Dou Kou Powders

【组成】(1)人参、肉豆蔻、干姜、厚朴、甘草、陈桔皮、川芎、桂心、诃子、北茴香。(中医方剂大辞典)(2)木香、厚朴、苍术、干姜、肉豆蔻、半夏曲、陈皮、阿胶、缩砂、炒甘草、罂粟壳。(中医方剂大辞典)

人参花粉精 ren shen hua fen jing

【英文名】Ren Shen Hua Fen Jing Liquid

【组成】人参、花粉、蜂蜜。((91)陕卫药准字第 00605 号)

人参苏木汤 ren shen su mu tang

【英文名】Ren Shen Su Mu Decoction

【组成】人参、苏木。(中医方剂大辞典)

人参赤芍汤 ren shen chi shao tang

【英文名】Ren Shen Chi Shao Decoction

【组成】人参、赤芍、白术、甘草、阿胶、丹参、大蓟、当归、木香、茯苓。(中医方剂大辞典)

人参杏子汤 ren shen xing zi tang

【英文名】Ren Shen Xing Zi Decoction

【组成】人参、半夏、茯苓、白芍、桂枝、干姜、细辛、甘草、五味子、杏仁。(中医方剂大辞典)

人参辰砂丸 ren shen chen sha wan

【英文名】Ren Shen Chen Sha Pill

【组成】人参、辰砂。(中医方剂大辞典)

人参皂甙片 ren shen zao dai pian

【英文名】Ren Shen Zao Dai Tablet

【组成】人参提取物。(中成药研究 1985,(1))

人参针头丸 ren shen zhen tou wan

【英文名】Ren Shen Zhen Tou Pill

【组成】巴豆、半夏、杏仁、蓖麻、白矾。(中医方剂大辞典)

人参利膈丸 ren shen li ge wan

【英文名】Ren Shen Li Ge Pill

【组成】(1)枳壳、厚朴、大黄、人参、甘草、木香、当归、藿香、槟榔、桃仁、火麻仁。(中医方剂大辞典)(2)人参、白芍、大黄、枳实、厚朴、槟榔、沉香。(中医方剂大辞典)

人参利膈汤 ren shen li ge tang

【英文名】Ren Shen Li Ge Decoction

【组成】木香、槟榔、人参、当归、藿香、甘草、枳实、厚朴、大黄。(中医方剂大辞典)

人参佛耳散 ren shen fo er san

【英文名】Ren Shen Fo Er Powders

【组成】人参、佛耳草、款冬花、寒水石、没药。(中医方剂大辞典)

人参辛梗汤 ren shen xin geng tang

【英文名】Ren Shen Xin Geng Decoction

【组成】人参、细辛、桔梗、干葛、升麻、白术、茯苓、柴胡、薄荷、甘草。(中医方剂大辞典)

人参应梦散 ren shen ying meng san

【英文名】Ren Shen Ying Meng Powders

【组成】甘草、人参、桔梗、青皮、白芷、干葛、白术、干姜、生姜、大枣。(中医方剂大辞典)

人参沉香散 ren shen chen xiang san

【英文名】Ren Shen Chen Xiang Powders

【组成】人参、木香、白术、沉香、茯苓、甘草、白芷。(中医方剂大辞典)

人参羌活汤 ren shen qiang huo tang

【英文名】Ren Shen Qiang Huo Decoction

【组成】(1)人参、羌活、黄芩、枳壳、桔梗、天麻、前胡、柴胡、地骨皮、防风、荆芥、川芎、牛蒡子、茯苓、紫草、蝉蜕、甘草、猪苓、泽泻。(中医方剂大辞典)(2)人参、羌活、川芎、防风、荆芥、干葛、白附子、陈皮、半夏、天麻、桔梗、木通、蝉蜕、滑石、泽泻、甘草。(中医方剂大辞典)(3)白茯苓、羌活、独活、前胡、芎䓖、枳壳、桔梗、人参、炙甘草、干葛、陈皮。(中医方剂大辞典)

人参羌活散 ren shen qiang huo san

【英文名】Ren Shen Qiang Huo Powders

【组成】(1)柴胡、独活、羌活、人参、芎䓖、枳壳、茯苓、炙甘草、桔梗、前胡、天麻、地骨皮。(中医方剂大辞典)(2)茯苓、柴胡、前胡、荆芥、防风、羌活、黄芩、桔梗、枳壳、山栀、紫草、地骨皮、牛蒡、蝉蜕、天麻。(中医方剂大辞典)(3)羌活、独活、柴胡、人参、川芎、枳壳、茯苓、前胡、北梗、天麻、地骨皮、炙甘草。(中医方剂大辞典)(4)人参、羌活、赤芍、赤茯苓、柴胡、前胡、独活、川芎、桔梗、甘草、苍术、枳壳。(中医方剂大辞典)(5)羌活、独活、川芎、桔梗、蝉蜕、前胡、柴胡、甘草、天麻、荆芥、防风、地骨皮、薄荷、黄芩、枳壳、紫草、牛蒡子、茯苓、人参。(中医方剂大辞典)(6)人参、甘草、茯苓、羌活、防风、厚朴、藿香、猪苓、泽泻、木通、槟榔、薄桂。(中医方剂大辞典)(7)柴胡、防风、天麻、前胡、人参、当归、川芎、枳壳、茯苓、羌活、桔梗、甘草、蝉蜕。(中医方剂大辞典)(8)人参、羌活、猪苓、泽泻、防风、甘草、柴胡、枳壳、半夏、木通、赤芍药。(中医方剂大辞典)(9)人参、羌活、防风、天麻、甘草、半夏、川乌、白芷、川芎、细辛、藁本、南星、白茯苓、陈皮、乌药、木香、枳壳、赤芍药、当归。(中医方剂大辞典)(10)柴胡、独活、天麻、前胡、人参、地骨皮、川芎、枳壳、茯神、羌活、桔梗、陈皮、防风、僵蚕、甘草、蝉蜕。(中医方剂大辞典)(11)前胡、羌活、人参、防风、天麻、赤茯苓、薄荷叶、蔓荆子、川芎、粉草、黄芩、枳壳、桔梗、川独活。(中医方剂大辞典)(12)柴胡、天麻、前胡、人参、枳壳、茯神、羌活、桔梗、陈皮、防风、僵蚕、甘草。(中医方剂大辞典)(13)人参、川芎、羌活、白芷、升麻、芍药、甘草、紫苏、香附子、干姜。(中医方剂大辞典)(14)麻黄、人参、川芎、前胡、独活、羌活。(中医方剂大辞典)

人参诃子丸 ren shen he zi wan

【英文名】Ren Shen He Zi Pill

【组成】缩砂仁、诃子、藿香、龙脑、薄荷叶、百药煎、葛粉、甘草、乌梅、人参。(中医方剂大辞典)

人参诃子散 ren shen he zi san

【英文名】Ren Shen He Zi Powders

【组成】(1)人参、诃子、甘草。(中医方剂大辞典)(2)草豆蔻、甘草、茯苓、人参、诃子、陈皮、苍术。(中医方剂大辞典)(3)人参、干葛、厚朴、地黄、丁香、诃子、豆蔻。(中医方剂大辞典)

人参补气汤 ren shen bu qi tang

【英文名】Ren Shen Bu Qi Decoction

【异名】人参补虚汤(中医方剂大辞典、普济方)

【组成】(1)黄芪、人参、生甘草根、炙甘草、五味子、白芍药、升麻、柴胡根。(中医方剂大辞典)(2)黄芪、人参、炙甘草、生地、防风、白芍、五味、升麻、肉桂、熟地、生甘草、黄柏、知母。(中医方剂大辞典)(3)丁香末、生甘草梢、炙甘草、生地黄、白芍药、熟地黄、人参、防风、羌活、黄柏、知母、当归身、升麻、柴胡、黄芪、全蝎、五味子。(中医方剂大辞典)(4)人参、白术、茯苓、甘草、当归、川芎、白芍、熟地、陈皮、川断、黄芪、肉桂、白芷、香附、厚朴、大枣。(中医方剂大辞典)

人参补阳汤 ren shen bu yang tang

【英文名】Ren Shen Bu Yang Decoction

【异名】人参补胃汤(中医方剂大辞典、审视瑶函)

【组成】羌活、独活、白芍药、生地黄、泽泻、人参、白术、茯苓、黄芪、炙草、当归、柴胡、防风、熟地黄。(中医方剂大辞典)

人参补声饮 ren shen bu sheng yin

【英文名】Ren Shen Bu Sheng Drink

【组成】人参、阿胶、牛蒡、杏仁、麦冬、石菖蒲、淡竹叶、粘米。(中医方剂大辞典)

人参补肺汤 ren shen bu fei tang

【英文名】Ren Shen Bu Fei Decoction

【异名】参芪补肺汤(中医方剂大辞典、医学入门)

【组成】人参、黄芪、白术、茯苓、陈皮、当归、山茱萸肉、山药、五味子、麦门冬、炙甘草、熟地、牡丹皮。(中医方剂大辞典)

人参补肺饮 ren shen bu fei yin

【英文名】Ren Shen Bu Fei Drink

【组成】人参、麦冬、五味子、天冬、薏苡、黄芪、百合、炙甘草。(中医方剂大辞典)

人参补肺散 ren shen bu fei san

【英文名】Ren Shen Bu Fei Powders

【组成】(1)半夏、陈皮、知母、甘草、人参、款冬花、御米壳。(中医方剂大辞典)(2)人参、麻黄、白术、防己、防风、桑白皮。(中医方剂大辞典)

人参补肾汤 ren shen bu shen tang

【英文名】Ren Shen Bu Shen Decoction

【组成】人参、炙甘草、桂心、桔皮、茯苓、杜仲、白术、生姜、羊肾、猪肾、薤白。(中医方剂大辞典)

人参补虚汤 ren shen bu xu tang

【英文名】Ren Shen Bu Xu Decoction

【组成】(1)人参、当归、茯苓、桔梗、芎䓖、桔皮、厚朴、桂心、炙甘草、白术、吴茱萸、大麦蘖。(中医方剂大辞典)(2)黄芪、人参、陈皮、当归、桂、细辛、前胡、白芍药、炙甘草、白茯苓、麦门冬、半夏、熟干地黄。(中医方剂大辞典)

人参启脾丸 ren shen qi pi wan

【英文名】Ren Shen Qi Pi Pill

【组成】人参、白术、白茯苓、陈皮、扁豆、山药、木香、谷芽、神曲、炙甘草。(中医方剂大辞典)

人参启脾汤 ren shen qi pi tang

【英文名】Ren Shen Qi Pi Decoction

【组成】人参、白术、茯苓、半夏、藿香、砂仁、橘红、神曲、麦芽、黄连、炙甘草、木香。(中医方剂大辞典)

人参阿胶饮 ren shen e jiao yin

【英文名】Ren Shen E Jiao Drink

【组成】糯米、阿胶、生姜、人参。(中医方剂大辞典)

人参阿胶散 ren shen e jiao san

【英文名】Ren Shen E Jiao Powders

【组成】人参、白术、茯苓、炙甘草、苏叶、阿胶、桔梗。(中医方剂大辞典)

人参附子汤 ren shen fu zi tang

【英文名】Ren Sheng Fu Zi Decoction

【组成】人参、附子、桂、干姜、炙甘草、半夏、枳壳、丁香、陈桔皮、白术、草豆蔻。(中医方剂大辞典)

人参青蒿汤 ren shen qing hao tang

【英文名】Ren Shen Qing Hao Decoction

【组成】人参、生地、麦冬、青蒿、北五味子。(中医方剂大辞典)

人参枫香丸 ren shen feng xiang wan

【英文名】Ren Shen Feng Xiang Pill

【组成】人参、天南星、枫香、羚羊角、赤箭、黄芪、白茯苓、防风、零陵香叶、天麻、白鲜皮、木香、马牙消、龙脑、麝香、秦艽。(中医方剂大辞典)

人参枣仁汤 ren shen zao ren tang

【英文名】Ren Shen Zao Ren Decoction

【组成】人参、枣仁、五味、茯神、归身、草灰、萸肉、乌梅。(中医方剂大辞典)

人参抱龙丸 ren shen bao long wan

【英文名】Ren Shen Bao Long Pill

【组成】飞金、朱砂、黄柏、胆星、天竹黄、檀香、乌药、甘草、茯苓、人参。(中医方剂大辞典)

人参肾沥汤 ren shen shen li tang

【英文名】Ren Shen Shen Li Decoction

【组成】人参、石斛、麦门冬、泽泻、熟地黄、栝楼根、地骨皮、远志、甘草、当归、五味子、桑白皮、桂心、茯苓。(中医方剂大辞典)

人参败毒散 ren shen bai du san

【英文名】Ren Shen Bai Du Powders(中国中医药学主题词表)

【组成】(1)柴胡、甘草、桔梗、人参、芎䓖、茯苓、枳壳、前胡、羌活、独活。(中医方剂大辞典)(2)羌活、独活、前胡、柴胡、桔梗、人参、白茯苓、枳壳、甘草、川芎、升麻、葛根。(中医方剂大辞典)(3)洋参、防风、白芷、浙贝、桔梗、银花、僵蚕、鼠粘、荆芥、人中黄、蝉蜕、皂角刺。(中医方剂大辞典)(4)人参、前胡、薄荷、羌活、桔梗、枳壳、陈皮、川当归、川芎、半夏、茯苓、黄连、黄芩、栀子、生地。(中医方剂大辞典)(5)人参、赤苓、羌活、独活、前胡、柴胡、薄荷、枳壳、川芎、桔梗、连翘、金银花、白芷、甘草、牛蒡、防风、荆芥、乳香、没药。(中医方剂大辞典)

人参固本丸 ren shen gu ben wan

【英文名】Ren Shen Gu Ben Pill

【异名】二黄丸(中医方剂大辞典、简易方);地黄丸(中医方剂大辞典、普济方);固本丸(中医方剂大辞典、医方类聚);生科固本丸(中医方剂大辞典、医略六书)

【组成】(1)白术、没药、沉香、天麻、青皮、人参、白芷、苍耳子、乌药、紫苏、甘草。(中医方剂大辞典)(2)生地黄、熟地黄、天门冬、麦门冬、人参。(中医方剂大辞典)

人参固本汤 ren shen gu ben tang

【英文名】Ren Shen Gu Ben Decoction

【组成】人参、熟地、生地、当归、杭菊、天冬、麦冬、五味、陈皮、知母、炙甘草。(中医方剂大辞典)

人参固本酒 ren shen gu ben jiu

【英文名】Ren Shen Gu Ben Wine

【组成】(1)人参、枸杞、天门冬、怀生地、怀熟地、当归、白茯苓、麦门冬、何首乌。(中医方剂大辞典)(2)人参、天门冬、麦门冬、怀生地、怀熟地、枸杞子、虎胫骨、龟版、何首乌、当归。(中医方剂大辞典)

人参固本膏 ren shen gu ben gao

【英文名】Ren Shen Gu Ben Ointment

【组成】(1)人参、天冬、麦冬、生地、熟地。(中医方剂大辞典)(2)天门冬、黄芪、龟甲、茯苓、枸杞子、白芍药、莲子、生地、人参、炙甘草。(中医方剂大辞典)

人参固肌汤 ren shen gu ji tang

【英文名】Ren Shen Gu Ji Decoction

【异名】人参固肌散(中医方剂大辞典、痘科类编释意)

【组成】(1)人参、黄芪、白术、当归、芍药、茯苓、甘草、木通、蝉蜕、糯米。(中医方剂大辞典)(2)黄芪、人参、甘草、当归、白术、茯苓、枣仁、忍冬、连翘。(中医方剂大辞典)(3)人参、黄芪、甘草、当归、蝉蜕。(中医方剂大辞典)

人参和中散 ren shen he zhong san

【英文名】Ren Shen He Zhong Powders

【组成】人参、白术、茯苓、木香、陈皮、当归、川芎、前胡、炙甘草。(中医方剂大辞典)

人参知母散 ren shen zhi mu san

【英文名】Ren Shen Zhi Mu Powders

【组成】知母、蓝叶、人参、钩藤、川升麻、干葛、黄芩。(中医方剂大辞典)

人参注射液 ren shen zhu she ye

【英文名】Ren Shen Injection

【组成】人参。(实用中西医结合杂志 1991,4(3))

人参泻心汤 ren shen xie xin tang

【英文名】Ren Shen Xie Xin Decoction

【组成】人参、干姜、黄连、黄芩、枳实、生白芍。(中医方剂大辞典)

人参泻肺汤 ren shen xie fei tang

【英文名】Ren Shen Xie Fei Decoction

【组成】黄芩、栀子、枳壳、人参、薄荷、连翘、炙甘草、杏仁、桑白皮、大黄、桔梗。(中医方剂大辞典)

人参定喘汤 ren shen ding chuan tang

【英文名】Ren Shen Ding Chuan Decoction

【组成】(1)人参、陈皮、甘草、杏仁、木香。(中医方剂大辞典)(2)人参、麻黄、炙甘草、阿胶、半夏曲、桑白皮、五味子、罂粟壳。(中医方剂大辞典)

人参官桂饮 ren shen guan gui yin

【英文名】Ren Shen Guan Gui Drink

【组成】人参、官桂、佛耳草、款冬花、寒水石。(中医方剂大辞典)

人参实卫汤 ren shen shi wei tang

【英文名】Ren Shen Shi Wei Decoction

【组成】黄芪、人参、甘草、白术、芍药。(中医方剂大辞典)

人参建中汤 ren shen jian zhong tang

【英文名】Ren Shen Jian Zhong Decoction

【组成】小建中汤、人参。(中医方剂大辞典)

人参枳术丸 ren shen zhi zhu wan

【英文名】Ren Shen Zhi Zhu Pill

【组成】人参、枳壳、木香、半夏、茯苓、神曲、白术、麦芽、南星。(中医方剂大辞典)

人参枳壳汤 ren shen zhi ke tang

【英文名】Ren Shen Zhi Ke Decoction

【组成】人参、枳壳、陈皮、半夏。(中医方剂大辞典)

人参枳壳散 ren shen zhi ke san

【英文名】Ren Shen Zhi Ke Powders

【组成】(1)人参、枳壳。(中医方剂大辞典)(2)枳壳、陈皮、杏仁、甘草、槟榔、香附子、火麻灰、桑白皮、人参、紫苏。(中医方剂大辞典)(3)人参、枳壳、白茯苓、炙甘草、糯米、干姜。(中医方剂大辞典)

人参枳实汤 ren shen zhi shi tang

【英文名】Ren Shen Zhi Shi Decoction

【组成】人参、枳实、桑白皮、半夏、赤茯苓、五味子、细辛、北梗、麻黄、阿胶、炙甘草。(中医方剂大辞典)

人参柏叶汤 ren shen bai ye tang

【英文名】Ren Shen Bai Ye Decoction

【组成】人参、柏叶仁、芍药、熟地黄、当归、阿胶。(中医方剂大辞典)

人参柿蒂汤 ren shen shi di tang

【英文名】Ren Shen Shi Di Decoction

【组成】人参、柿蒂、橘红、白茯苓、半夏、炙甘草、竹茹、生姜。(中医方剂大辞典)

人参荆芥汤 ren shen jing jie tang

【英文名】Ren Shen Jing Jie Decoction

【组成】(1)荆芥穗、芍药、天麻、芎䓖、当归、京三棱、黄芪、鳖甲、牛膝、木香、熟干地黄、柴胡、防风、牡丹皮、大腹皮、枳壳、半夏、秦艽、人参、石膏、白术、羌活、款冬花、陈桔皮。(中医方剂大辞典)(2)人参、桂心、柴胡、鳖甲、荆芥、枳壳、生地黄、酸枣仁、羚羊角、白术、川芎当归、防风 、炙甘草。(中医方剂大辞典)(3)人参、荆芥。(中医方剂大辞典)

人参荆芥散 ren shen jing jie san

【英文名】Ren Shen Jing Jie Powders

【异名】人参荆芥汤(中医方剂大辞典、法律)

【组成】(1)荆芥穗、麻黄、细辛、桔梗、陈皮、半夏、杏仁、人参、通草、炙甘草。(中医方剂大辞典)(2)人参、荆芥穗、大黄。(中医方剂大辞典)(3)荆芥穗、羚羊角、酸枣仁、生干地黄、枳壳、人参、鳖甲、肉桂、白术、柴胡、铧甘草、芎䓖、赤芍药、牡丹皮、当归、防风。(中医方剂大辞典)(4)人参、肉桂、桑寄生、当归、茯苓、白芍、桃仁、熟地、麦冬、甘草、续断、牛膝、鳖甲、黄芪。(中医方剂大辞典)(5)人参、柴胡、羌活、荆芥、旋覆花、甘菊、桑白皮。(中医方剂大辞典)

人参南星丸 ren shen nan xing wan

【英文名】Ren Shen Nan Xing Pill

【组成】天南星、白附子、白茯苓、天麻、人参、远志肉、酸枣仁。(中医方剂大辞典)

人参茯苓丸 ren shen fu ling wan

【英文名】Ren Shen Fu Ling Pill

【组成】人参、白茯苓、白术、桂、干姜、当归、炙甘草、芎䓖、黄芪、陈桔皮。(中医方剂大辞典)

人参茯苓汤 ren shen fu ling tang

【英文名】Ren Shen Fu Ling Decoction

【组成】(1)人参、川芎、白茯苓、桂心、知母、贝母、杏仁、苦葶苈、柴胡、半夏、麻黄、石膏、陈皮、诃子、白术、炙甘草、羌活、马兜铃。(中医方剂大辞典)(2)人参、赤茯苓、枳壳、炙甘草、黄芩、榉皮。(中医方剂大辞典)(3)人参、赤茯苓、附子、黄芪、白术、干姜、前胡、炙甘草、诃黎勒皮、枇杷叶、陈桔皮、麻黄、桂、益智子。(中医方剂大辞典)(4)人参、白茯苓、益智、桔梗、前胡、旋覆花、木香、炙甘草、枇杷叶、柴胡、陈桔皮、大腹皮。(中医方剂大辞典)

人参茯苓散 ren shen fu ling san

【英文名】Ren Shen Fu Ling Powders

【异名】人参散

【组成】滑石、寒水石、甘草、赤茯苓、干葛、黄芩、薄荷、大黄、连翘、人参、白术、泽泻、桔梗、栀子、天花粉、缩砂。(中医方剂大辞典)

人参茯苓粥 ren shen fu ling zhou

【英文名】Ren Shen Fu Ling Gruel

【组成】人参、白茯苓。(中医方剂大辞典)

人参茯神汤 ren shen fu shen tang

【英文名】Ren Shen Fu Shen Decoction

【组成】(1)人参、茯神、陈桔皮、杏仁。(中医方剂大辞典)(2)羚羊角屑、人参、茯神、天门冬、白鲜皮、天竺黄、甘草。(中医方剂大辞典)

人参厚朴汤 ren shen hou po tang

【英文名】Ren Shen Hou Po Decoction

【组成】人参、厚朴、桂、半夏、陈桔皮、炙甘草、白术。(中医方剂大辞典)

人参厚朴散 ren shen hou po san

【英文名】Ren Shen Hou Po Powders

【组成】厚朴、桔皮、人参、茯苓、半夏、甘草、桔梗、白术、槟榔、黄芪、五味子、桂、当归、柴胡。(中医方剂大辞典)

人参威灵散 ren shen wei ling san

【英文名】Ren Shen Wei Ling Powders

【组成】人参、茯苓、藿香叶、白芷、炙甘草、桔梗、威灵仙。(中医方剂大辞典)

人参轻骨散 ren shen qing gu san

【英文名】Ren Shen Qing Gu Powders

【组成】贝母、白茯苓、半夏、枳壳、苍术、人参、白术、白芷、陈皮、秦艽、赤芍药、川芎、当归、肉桂、干姜、柴胡、麻黄、桔梗、甘草、厚朴。(中医方剂大辞典)

人参胃爱散 ren shen wei ai san

【英文名】Ren Shen Wei Ai Powders

【组成】人参、藿香、紫苏、木瓜、丁香、茯苓、甘草、糯米。(中医方剂大辞典)

人参复脉散 ren shen fu mai san

【英文名】Ren Shen Fu Mai Powders

【组成】人参、白术、麦门冬、白茯苓、五味子、陈皮、半夏、竹茹、甘草。(中医方剂大辞典)

人参香术散 ren shen xiang zhu san

【英文名】Ren Shen Xiang Zhu Powders

【组成】人参、炙甘草、木香、白术、五味子。(中医方剂大辞典)

人参香茶片 ren shen xiang cha pian

【英文名】Ren Shen Xiang Cha Tablet

【组成】红参、香茶菜、枳壳。(中医杂志 1983,24(7))

人参香薷散 ren shen xiang ru san

【英文名】Ren Shen Xiang Ru Powders

【组成】人参、白术、赤茯苓、香薷、泽泻、猪苓、莲心、麦门冬。(中医方剂大辞典)

人参保肺丸 ren shen bao fei wan

【英文名】Ren Shen Bao Fei Pill(药品标准－中药成方制剂标准)

【组成】人参、罂粟壳、五味子、川贝母、陈皮、砂仁、枳实、麻黄、苦杏仁、石膏、甘草、玄参。(药品标准－中药成方制剂标准 1994 年)

人参保肺汤 ren shen bao fei tang

【英文名】Ren Shen Bao Fei Decoction

【异名】人参补肺散(中医方剂大辞典、御药院方)

【组成】(1)人参、桑皮、五味子、青皮、橘红、知母、天冬、地骨皮、甘草。(中医方剂大辞典)(2)人参、柴胡、当归、芍药、桑白皮、知母、白术、川芎、黄芪、紫菀、荆芥、地骨皮、茯苓、黄芩、连翘、大黄、薄荷、山栀子仁、甘草、桔梗、石膏、滑石、寒水石。(中医方剂大辞典)

人参保童丸 ren shen bao tong wan

【英文名】Ren Shen Bao Tong Pill

【组成】人参、石莲肉、使君子、没石子、干山药、黄连、半夏末、炒黄连、木香、白术、白芍药、当归。(中医方剂大辞典)

人参顺气散 ren shen shun qi san

【英文名】Ren Shen Shun Qi Powders

【异名】驱风通气散(中医方剂大辞典、医部全录);通气祛风汤(中医方剂大辞典、准绳·类方)

【组成】(1)川芎、桔梗、白术、白芷、陈皮、枳壳、甘草、麻黄、天台、乌药、人参、白姜。(中医方剂大辞典)(2)干姜、人参、川芎、炙甘草、苦梗、厚朴、白术、陈皮、白芷、麻黄、干葛。(中医方剂大辞典)(3)麻黄、干葛、白术、炙甘草、桔梗、人参、干姜、香白芷。(中医方剂大辞典)(4)麻黄、干姜、干葛、白术、白芷、桔梗、川芎、茯苓、陈皮、甘草、人参。(中医方剂大辞典)(5)乌药、白茯苓、真苏子、人参、青皮、粉草、白术、白芷。(中医方剂大辞典)

人参前胡汤 ren shen qian hu tang

【英文名】Ren Shen Qian Hu Decoction

【异名】人参前胡散(中医方剂大辞典、奇效良方)

【组成】(1)前胡、柴胡、半夏、黄芩、人参、桔梗、炙甘草。(中医方剂大辞典)(2)前胡、橘红、半夏曲、木香、枳壳、紫苏叶、赤茯苓、南星、炙甘草、人参。(中医方剂大辞典)

人参前胡散 ren shen qian hu san

【英文名】Ren Shen Qian Hu Powders

【组成】(1)前胡、人参、紫苏叶、赤茯苓、陈皮、半夏、炙甘草、木香、枳壳。(中医方剂大辞典)(2)人参、柴胡、前胡、桔梗、半夏、地骨皮、炙甘草。(中医方剂大辞典)

人参首乌精 ren shen shou wu jing

【英文名】Ren Shen Shou Wu Jing Oral Liquid(药品标准－中药成方制剂标准)

【组成】红参、制何首乌。(药品标准－中药成方制剂标准 1990 年)

人参退热散 ren shen tui re san

【英文名】Ren Shen Tui Re Powders

【组成】人参、知母、乌梅、草果、陈皮、莪术、白芷、甘草、川芎、苏叶。(中医方剂大辞典)

人参养卫汤 ren shen yang wei tang

【英文名】Ren Shen Yang Wei Decoction

【组成】人参、白术、麦门冬、黄芪、陈皮、五味子、炙甘草。(中医方剂大辞典)

人参养血丸 ren shen yang xue wan

【英文名】Ren Shen Yang Xue Pill

【组成】(1)人参、白茯苓、白术、川芎、白薇、藁本头、粉草、厚朴、川白芷、牡丹皮、炮姜、玄胡索、没药、北石脂、木香、南芍药、当归、大艾。(中医方剂大辞典)(2)乌梅肉、熟干地黄、当归、人参、川芎、赤芍药、菖蒲。(中医方剂大辞典)

人参养肺丸 ren shen yang fei wan

【英文名】Ren Shen Yang Fei Pill

【组成】黄芪、人参、白茯苓、瓜蒌根、杏仁、皂角子、半夏。(中医方剂大辞典)

人参养肺汤 ren shen yang fei tang

【英文名】Ren Shen Yang Fei Decoction

【组成】(1)人参、茯苓、炙甘草、黄芪、阿胶、五味子。(中医方剂大辞典)(2)人参、甘草、阿胶珠、茯苓、柴胡、五味、贝母、杏仁、桔梗、桑白皮、枳实。(中医方剂大辞典)

人参养胃汤 ren shen yang wei tang

【英文名】Ren Shen Yang Wei Decoction

【组成】(1)人参、白术、草果、条芩、炙草、茯苓、陈皮、茵陈。(中医方方剂大辞典)(2)人参、白术、当归、茯苓、半夏、草果、甘草、青皮、藿香、乌梅。(中医方剂大辞典)(3)苍术、厚朴、陈皮、炙甘草、人参、白茯苓、半夏、草果、藿香、砂仁、香附子。(中医方剂大辞典)(4)人参、茯苓、北五味子、黄芪、白扁豆、远志、石莲肉、生地黄、益智仁、川当归、川芎、麦门冬、甘草、大枣。(中医方剂大辞典)(5)人参、茯苓、白术、甘草、陈皮、半夏、当归、苍术、川朴、柴胡、黄芩、前胡、白芷、牡蛎、乌梅、生姜。(中医方剂大辞典)(6)白术、陈皮、神曲、人参、茯苓、栀子、黄芩、甘草。(中医方剂大辞典)(7)人参、茯苓、陈皮、半夏、厚朴、苍术、藿香、当归、川芎、草果、甘草、乌梅。(中医方剂大辞典)(8)苍术、厚朴、陈皮、炙草、茯苓、半夏、芍药、人参、白术。(中医方剂大辞典)(9)人参、白术、厚朴、陈皮、苍术、茯苓、半夏、草果、藿香、甘草、黄芩、柴胡。(中医方剂大辞典)

人参养荣丸 ren shen yang rong wan

【英文名】Ren Shen Yang Rong Pill

【组成】(1)人参、白术、茯苓、熟地黄、当归、白芍。((83)京卫药健字第 36 号)(2)人参、黄芪、白术、茯苓、熟地黄。(3)人参、白术、茯苓、甘草、当归、熟地黄、白芍、黄芪、陈皮、远志、肉桂、五味子。((91)闽卫药准字·53 号)(4)人参、白术、茯苓、甘草、当归、熟地黄、白芍、黄芪、陈皮、远志、肉桂、五味子。((82)赣卫药准字 76－2 号)

人参养荣汤 ren shen yang rong tang

【英文名】Ren Shen Yang Rong Decoction(中国中医药学主题词表)

【组成】(1)人参、白术、黄芪、白芍药、甘草、当归、陈皮、麦门冬、升麻、远志、桂心、五味子。(中医方剂大辞典)(2)人参、生地黄、麦门冬、石莲肉、茯神、五味子、山药、甘草、远志肉。(中医方剂大辞典)(3)人参、麦冬、五味子、地黄、归身、白芍、知母、陈皮、甘草、黄芪。(中医方剂大辞典)(4)人参、麦门冬、辽五味、地黄、当归身、白芍药、知母、陈皮、甘草。(中医方剂大辞典)(5)熟地黄、白芍、麦门冬、五味子、黄柏、远志、陈皮、人参、白术、白茯苓、归身、川芎。(中医方剂大辞典)

人参养荣膏 ren shen yang rong gao

【英文名】Ren Shen Yang Rong Concentrated(药品标准－中药成方制剂标准)

【组成】人参、白术、茯苓、甘草、当归、熟地黄、白芍、黄芪、陈皮、远志、肉桂、五味子、大枣、生姜。(药品标准－中药成方制剂标准 1992 年)

人参养脾汤 ren shen yang pi tang

【英文名】Ren Shen Yang Pi Decoction

【组成】人参、淮芪、茯神、杜仲、枸杞、车前、当归、白术、熟地、川芎、白芍。(中医方剂大辞典)

人参桂心散 ren shen gui xin san

【英文名】Ren Shen Gui Xin Powders

【组成】人参、赤茯苓、槟榔、麦门冬、橘红、桂心。(中医方剂大辞典)

人参桂姜汤 ren shen gui jiang tang

【英文名】Ren Shen Gui Jiang Decoction

【组成】人参、桂、良姜、甘草。(中医方剂大辞典)

人参桔皮汤 ren shen ju pi tang

【英文名】Ren Shen Ju Pi Decoction

【异名】人参散(中医方剂大辞典、普济方)

【组成】人参、陈桔皮、生姜。(中医方剂大辞典)

人参桔梗汤 ren shen jie geng tang

【英文名】Ren Shen Jie Geng Decoction

【组成】人参、桔梗、麻黄、石膏、炙甘草。(中医方剂大辞典)

人参桔梗散 ren shen jie geng san

【英文名】Ren Shen Jie Geng Powders

【组成】(1)人参、白茯苓、桔梗、炙甘草。(中医方剂大辞典)(2)人参、桔梗、炙甘草、白茯苓、恶实。(中医方剂大辞典)

人参莲心散 ren shen lian xin san

【英文名】Ren Shen Lian Xin Powders

【组成】人参、莲子心。(中医方剂大辞典)

人参芪苓汤 ren shen qi ling tang

【英文名】Ren Shen Qi Ling Decoction

【组成】土茯苓、人参、土黄芪。(中医方剂大辞典)

人参柴胡汤 ren shen chai hu tang

【英文名】Ren Shen Chai Hu Decoction

【组成】(1)人参、柴胡、麦门冬。(中医方剂大辞典)(2)人参、柴胡、白茯苓、芎劳、知母、升麻、藁本、炙甘草、天门冬、独活、柏子仁。(中医方剂大辞典)(3)柴胡、人参、白术、赤茯苓、桔梗、陈桔皮、五味子、当归、细辛、半夏、大黄、厚朴、桂、黄芪。(中医方剂大辞典)(4)人参、柴胡、芍药、知母、黄芩、大黄、萎蕤、半夏、炙甘草。(中医方剂大辞典)(5)人参、茯苓、白芍、干地黄、知母、麦冬、柴胡、蜜炙甘草。(中医方剂大辞典)

人参柴胡散 ren shen chai hu san

【英文名】Ren Shen Chai Hu Powders

【组成】(1)人参、白术、白茯苓、柴胡、炙甘草、半夏曲、当归、干葛、赤芍药。(中医方剂大辞典)(2)人参、前胡、柴胡、桔梗、地骨皮、炙甘草、半夏。(中医方剂大辞典)

人参逍遥散 ren shen xiao yao san

【英文名】Ren Shen Xiao Yao Powders

【组成】人参、当归、柴胡、白术、白芍、白茯苓。(中医方剂大辞典)

人参透肌饮 ren shen tou ji yin

【英文名】Ren Shen Tou Ji Drink

【异名】人参透肌散(中医方剂大辞典、保婴撮要);透肌散(中医方剂大辞典、张氏医通)

【组成】人参、紫草、白术、茯苓、当归、芍药、木通、蝉蜕、甘草、糯米。(中医方剂大辞典)

人参透肌散 ren shen tou ji san

【英文名】Ren Shen Tou Ji Powders

【组成】人参、白芍、川芎、甘草、陈皮、蝉蜕、白术、白茯苓、木通、紫草、当归、糯米。(中医方剂大辞典)

人参健脾丸 ren shen jian pi wan

【英文名】Ren Shen Jian Pi Pill(中国中医药学主题词表)

【组成】(1)人参、远志、砂仁、木香、茯苓、酸枣仁、当归、桔皮、黄芪、山药、白术。(中医方剂大辞典)(2)党参、冬术、神曲、麦芽、枳实、陈皮、山楂。(中医方剂大辞典)

人参健脾片 ren shen jian pi pian

【英文名】Ren Shen Jian Pi Tablet(药品标准 - 中药成方制剂标准)

【组成】人参、白术、甘草、山药、莲子、白扁豆、木香、草豆蔻、陈皮、青皮、六神曲、谷芽、山楂、芡实、薏苡仁、当归、枳壳。(药品标准 - 中药成方制剂标准 1995 年)

人参润肺丸 ren shen run fei wan

【英文名】Ren Shen Run Fei Pill

【组成】(1)人参、山药、莲肉、款冬花、蛤粉、杏仁、藕节、红枣、大萝卜。(中医方剂大辞典)(2)人参、款冬花、细辛、杏仁、甘草、知母、肉桂、桔梗。(中医方剂大辞典)

人参润肺汤 ren shen run fei tang

【英文名】Ren Shen Run Fei Decoction

【组成】人参、桔梗、白芷、麻黄、干葛、白术、炙甘草、干姜。(中医方剂大辞典)

人参益气汤 ren shen yi qi tang

【英文名】Ren Shen Yi Qi Decoction

【组成】(1)黄芪、人参、黄柏、升麻、柴胡、白芍药、当归、白术、炙甘草、陈皮、生甘草。(中医方剂大辞典)(2)黄芪、生甘草、人参、白芍药、柴胡、炙甘草、升麻、五味子。(中医方剂大辞典)

人参益母丸 ren shen yi mu wan

【英文名】Ren Shen Yi Mu Pill(药品标准 - 中药成方制剂标准)

【组成】益母草、当归、人参、川芎、白术、白芍、甘草、熟地黄、茯苓。(药品标准 - 中药成方制剂标准 1990 年)

人参益肺散 ren shen yi fei san

【英文名】Ren Shen Yi Fei Powders

【异名】升麻柴胡汤(中医方剂大辞典、济阳纲目)

【组成】柴胡、升麻、黄芪、羌活、防风、人参、甘草、陈皮、藁本、青皮、黄芩、白豆蔻仁。(中医方剂大辞典)

人参益胃汤 ren shen yi wei tang

【英文名】Ren Shen Yi Wei Decoction

【组成】黄芪、甘草、当归梢、益智仁、人参、黄芩、柴胡、半夏、白术、陈皮、升麻、苍术、红花。(中医方剂大辞典)

人参调元汤 ren shen tiao yuan tang

【英文名】Ren Shen Tiao Yuan Decoction

【组成】人参、沙参、黄芪、甘草、肉苁蓉、白芍、川芎、北五味。(中医方剂大辞典)

人参调中汤 ren shen tiao zhong tang

【英文名】Ren Shen Tiao Zhong Decoction

【组成】沉香、木香、白豆蔻、甘草、脑子、麝香、人参。

(中医方剂大辞典)

人参调中散 ren shen tiao zhong san

【英文名】Ren Shen Tiao Zhong Powders

【组成】人参、炙甘草、枳壳、厚朴、白术、白茯苓、柴胡、细辛、藿香叶、陈桔皮。(中医方剂大辞典)

人参调胃膏 ren shen tiao wei gao

【英文名】Ren Shen Tiao Wei Ointment

【组成】人参、白术、丁香、干姜、甘草、赤茯苓。(中医方剂大辞典)

人参理中汤 ren shen li zhong tang

【英文名】Ren Shen Li Zhong Decoction

【组成】人参、干姜、炙甘草、茯苓、桔皮、桂心、黄芪。(中医方剂大辞典)

人参理肺汤 ren shen li fei tang

【英文名】Ren Shen Li Fei Decoction

【组成】人参、杏仁、当归、罂粟壳、木香。(中医方剂大辞典)

人参理肺散 ren shen li fei san

【英文名】Ren Shen Li Fei Powders

【组成】麻黄、木香、当归、人参、杏仁、御米壳。(中医方剂大辞典)

人参萝卜饮 ren shen luo bo yin

【英文名】Ren Shen Luo Bo Drink

【组成】白术、苦梗、炙甘草、人参、麦门冬子。(中医方剂大辞典)

人参黄芪汤 ren shen huang qi tang

【英文名】Ren Shen Huang Qi Decoction

【组成】(1)黄芪、人参、川芎、当归、甘草、白术、山楂、红花、官桂、生姜。(中医方剂大辞典)(2)人参、升麻、白术、苍术、麦门冬、桔皮、黄芪、黄柏、当归身、神曲、炙甘草、五味子。(中医方剂大辞典)(3)人参、黄芪、白术、陈皮、炙甘草、当归、茯苓。(中医方剂大辞典)(4)人参、黄芪、当归、白术、白芍药、艾叶、阿胶。(中医方剂大辞典)(5)人参、麦门冬、陈皮、白术、苍术、黄芪、黄柏、升麻、归身。(中医方剂大辞典)(6)人参、黄芪、当归、白术、地榆、泽泻、砂仁、白芍药、陈皮、炙甘草、木香、升麻、白豆蔻、粟壳。(中医方剂大辞典)(7)人参、白茯苓、熟地黄、炙甘草、地骨皮、黄芪、白芍药、桔梗、天门冬、半夏、当归、陈皮。(中医方剂大辞典)

人参黄芪散 ren shen huang qi san

【英文名】Ren Shen Huang Qi Powders

【异名】人参黄芪汤(中医方剂大辞典、普济方)

【组成】(1)天门冬、半夏、知母、桑白皮、赤芍药、黄芪、紫菀、甘草、白茯苓、柴胡、秦艽、生干地黄、地骨皮、人参、桔梗、鳖甲。(中医方剂大辞典)(2)人参、葛根、黄芪、秦艽、麦门冬、赤茯苓、知母、甘草。(中医方剂大辞典)(3)川归身、茯苓、芍药、真地骨皮、白术、川芎、人参、车前子、黄芪、炙甘草、熟地、鹿角胶。(中医方剂大辞典)(4)人参、桔梗、秦艽、鳖甲、茯苓、知母、半夏、桑白皮、紫菀、柴胡、黄芪。(中医方剂大辞典)(5)人参、黄芪、芍药、粉草。(中医方剂大辞典)(6)人参、黄芪、白术、白茯苓、甘草、木香、丁香、胡黄连、白豆蔻、肉豆蔻、使君子、干姜。(中医方剂大辞典)(7)人参、绵黄芪、白茯苓、山药、百合、甘草。(中医方剂大辞典)(8)黄芪、紫菀、款冬花、知母、芍药、人参、阿胶、食茱萸、桂、糯米、伏龙肝、鳖甲。(中医方剂大辞典)

人参黄连散 ren shen huang lian san

【英文名】Ren Shen Huang Lian Powders

【组成】人参、黄连、炙甘草、竹叶。(中医方剂大辞典)

人参常山汤 ren shen chang shan tang

【英文名】Ren Shen Chang Shan Decoction

【组成】(1)人参、常山、干漆、大黄、黄芪、石膏、鳖甲、生干地黄、地骨皮、柴胡、白茯苓、炙甘草。(中医方剂大辞典)(2)人参、常山、甘草、陈桔皮、灯心。(中医方剂大辞典)

人参鹿角膏 ren shen lu jiao gao

【英文名】Ren Shen Lu Jiao Ointment

【组成】人参、鹿角胶。(中医方剂大辞典)

人参鹿茸丸 ren shen lu rong wan

【英文名】Ren Shen Lu Rong Pill

【组成】(1)人参、鹿茸、熟地、当归、枸杞、枣仁、茯神、附子、牛膝、远志、山药、沉香、苁蓉。(中医方剂大辞典)(2)人参、柏子仁、赤石脂、川续断、鹿茸、大当归、白茯苓、酸枣仁、代赭、萆薢、干莲肉、山药、天麻仁、桑寄生。(中医方剂大辞典)(3)人参、鹿茸、当归、炒杜仲、补骨脂、炙巴戟天、菟丝子、牛膝、茯苓、黄芪、五味子、冬虫草、桂元肉、香附、黄柏。

人参鹿茸酒 ren shen lu rong jiu

【英文名】Ren Shen Lu Rong Wine

【组成】人参、鹿茸、龙眼肉、黑枣、黄芪、黄精、何首乌、山药、熟地黄、当归、肉苁蓉、远志、菟丝子、白术、茯苓、锁阳、党参、冬虫夏草、杜仲。((82)粤卫药准字第 A19－024 号)

人参清肌散 ren shen qing ji san

【英文名】Ren Shen Qing Ji Powders

【组成】人参、白术、白茯苓、当归、赤芍、柴胡、半夏、葛粉、甘草。(中医方剂大辞典)

人参清补汤 ren shen qing bu tang

【英文名】Ren Shen Qing Bu Decoction

【组成】人参、黄芪、当归、白术、茯神、枣仁、麦冬、陈皮、甘草。(中医方剂大辞典)

人参清肺汤 ren shen qing fei tang

【英文名】Ren Shen Qing Fei Decoction

【组成】(1)地骨皮、人参、阿胶、杏仁、桑白皮、知母、乌梅、炙甘草、罂粟壳。(中医方剂大辞典)(2)白芍、赤芍、知母、桔梗、白术、人参、当归、柴胡、川芎、黄芪、连翘、薄荷、滑石、地骨皮、山栀仁。(中医方剂大辞典)

人参清肺饮 ren shen qing fei yin

【英文名】Ren Shen Qing Fei Drink

【组成】四君子汤、贝母、麦冬、五味、款冬花。(中医方剂大辞典)

人参清肺散 ren shen qing fei san

【英文名】Ren Shen Qing Fei Powders

【组成】(1)人参、生甘草、山栀子、盆消、薄荷叶、黄芩、川大黄、连翘、黄连、白附子。(中医方剂大辞典)(2)人参、陈皮、半夏、桔梗、麦门冬、五味子、茯苓、甘草、桑白皮、知母、地骨皮、枳壳、贝母、杏仁、款冬花、黄连。(中医方剂大辞典)

人参清神汤 ren shen qing shen tang

【英文名】Ren Shen Qing Shen Decoction

【组成】(1)人参、黄芪、甘草、当归、白术、麦冬、陈皮、酸枣仁、黄连、茯苓。(中医方剂大辞典)(2)人参、黄芪、当归、白术、麦门冬、陈皮、茯苓、地骨皮、远志、甘草、柴胡、黄连。(中医方剂大辞典)

人参清膈饮 ren shen qing ge yin

【英文名】Ren Shen Qing Ge Drink

【组成】当归、白芍、人参、白术、知母、桑皮、紫菀、茯苓、炙黄芪、甘草、桔梗、地骨皮、石膏、滑石。(中医方剂大辞典)

人参清膈散 ren shen qing ge san

【英文名】Ren Shen Qing Ge Powders

【组成】人参、柴胡、当归、芍药、知母、桑白皮、白术、黄芪、紫菀、地骨皮、茯苓、甘草、桔梗、黄芩、石膏、滑石。(中医方剂大辞典)

人参清镇丸 ren shen qing zhen wan

【英文名】Ren Shen Qing Zhen Pill

【异名】人参清金丸(中医方剂大辞典、医学纲目)

【组成】柴胡、人参、生黄芩、半夏、炙甘草、青黛、天门冬、陈皮、五味子。(中医方剂大辞典)

人参续气汤 ren shen xu qi tang

【英文名】Ren Shen Xu Qi Decoction

【组成】人参、桔皮、茯苓、乌梅、麦门冬、黄芪、干姜、芎䓖、白术、厚朴、桂心、吴茱萸。(中医方剂大辞典)

人参琥珀丸 ren shen hu po wan

【英文名】Ren Shen Hu Po Pill

【组成】人参、琥珀、茯神、白茯苓、石菖蒲、远志、乳香、酸枣仁、朱砂。(中医方剂大辞典)

人参款花散 ren shen kuan hua san

【英文名】Ren Shen Kuan Hua Powders

【组成】人参、款冬花、知母、贝母、半夏、御米壳。(中医方剂大辞典)

人参款花膏 ren shen kuan hua gao

【英文名】Ren Shen Kuan Hua Ointment

【组成】(1)款冬花、人参、五味子、紫菀、桑白皮、杏仁、木香、槟榔、紫苏叶、半夏。(中医方剂大辞典)(2)款冬花、人参、五味子、紫菀、桑白皮。(中医方剂大辞典)

人参葛根汤 ren shen ge gen tang

【英文名】Ren Shen Ge Gen Decoction

【组成】人参、干葛、白芍药、桔梗、甘草、木香、麻黄。(中医方剂大辞典)

人参葶苈丸 ren shen ting li wan

【英文名】Ren Shen Ting Li Pill

【组成】人参、苦葶苈。(中医方剂大辞典)

人参紫苏丹 ren shen zi su dan

【英文名】Ren Shen Zi Su Pellet

【组成】五味子、官桂、紫苏、人参。(中医方剂大辞典)

人参紫金丸 ren shen zi jin wan

【英文名】Ren Shen Zi Jin Pill

【组成】紫金皮、苍术、石菖蒲、香附子、人参、木香。(中医方剂大辞典)

人参紫金丹 ren shen zi jin dan

【英文名】Ren Shen Zi Jin Pellet

【组成】人参、丁香、五加皮、甘草、茯苓、当归、血竭、骨碎补、五味子、没药。(中医方剂大辞典)

人参紫菀汤 ren shen zi wan tang

【英文名】Ren Shen Zi Wan Decoction

【组成】(1)人参、川芎、木香、防己、白术、紫菀、苦葶苈。(中医方剂大辞典)(2)人参、五味子、甘草、桂枝、京紫菀、款冬花、杏仁、缩砂仁、罂粟壳。(中医方剂大辞典)(3)紫苏、桔皮、半夏、桔梗、杏仁、乌梅、紫菀、知母、薄荷、桑白皮、五味子、粟壳、人参、炙甘草。(中医方剂大辞典)

人参紫菀散 ren shen zi wan san

【英文名】Ren Shen Zi Wan Powders

【组成】(1)柴胡、紫菀、乌梅肉、甘草、人参、御米壳。(中医方剂大辞典)(2)人参、紫菀、陈桔皮、贝母、甘草、紫苏叶、桑白皮、白茯苓、杏仁、五味子。(中医方剂大辞典)

人参紫菀煎 ren shen zi wan jian

【英文名】Ren Shen Zi Wan Decoction

【组成】人参、紫菀、百合、贝母、款冬花、杏仁、炙甘草、桔梗、细辛。(中医方剂大辞典)

人参蛤蚧丸 ren shen ge jie wan

【英文名】Ren Shen Ge Jie Pill

【组成】人参、胡桃、补骨脂、菟丝子、芡实、龙骨、牡蛎、

益智仁、川椒、首乌、萸肉、山药、鹿鞭、雀脑、蛤蚧。(中医方剂大辞典)

人参蛤蚧散 ren shen ge jie san

【英文名】Ren Shen Ge Jie Powders

【组成】蛤蚧、人参、百部、款冬花、贝母、紫菀茸、阿胶、柴胡、肉桂、黄芪、甘炙草、鳖甲、杏仁、半夏。(中医方剂大辞典)

人参蛤蚧精 ren shen ge jie jing

【英文名】Ren Shen Ge Jie Jing Liquid

【组成】人参、蛤蚧。((87)吉卫药准字 Z-01 号)

人参猬皮丸 ren shen wei pi wan

【英文名】Ren Shen Wei Pi Pill

【组成】猬皮、人参、白茯苓、厚朴、生干地黄、甘草。(中医方方剂大辞典)

人参温中丸 ren shen wen zhong wan

【英文名】Ren Shen Wen Zhong Pill

【组成】人参、白术、白茯苓、半夏、陈皮、肉豆蔻。(中医方剂大辞典)

人参温脾散 ren shen wen pi san

【英文名】Ren Shen Wen Pi Poweder

【组成】人参、白茯苓、白术、肉豆蔻、木香、黄芪、白附子、藿香、陈皮、白僵蚕、防风、羌活、冬瓜子仁、山药、芎䓖、北南星、甘草。(中医方剂大辞典)

人参犀角汤 ren shen xi jiao tang

【英文名】Ren Shen Xi Jiao Decoction

【组成】人参、麦冬、知母、山栀仁、瓜蒌根、犀角、条芩、甘草。(中医方剂大辞典)

人参犀角散 ren shen xi jiao san

【英文名】Ren Shen Xi Jiao Powders

【组成】人参、茯苓、白术、犀角、柴胡、鳖甲、半夏、炙甘草。(中医方剂大辞典)

人参蜀椒汤 ren shen shu jiao tang

【英文名】Ren Shen Shu Jiao Decoction

【组成】人参、蜀椒、干姜、阿魏。(中医方剂大辞典)

人参蜂王浆 ren shen feng wang jiang

【英文名】Ren Shen Feng Wang Syrup

【组成】(1)人参、蜂王浆。((86)苏卫药健字 7-5 号)(2)人参。((85)吉卫药准字第 430197 号)(3)人参、蜂王浆。((85)吉卫药准字 330099)(4)人参、蜂王浆。((86)吉卫药准字 430046)(5)人参、蜂王浆。((85)吉卫药准字第 630061)

人参蜂王精 ren shen feng wang jing

【英文名】Ren Shen Feng Wang Jing Liquid

【组成】人参、蜂王精。((86)甘卫药准字 636-4 号)

人参蜂皇浆 ren shen feng huang jiang

【英文名】Ren Shen Feng Huang Jiang Liquid

【组成】人参、蜂皇浆、蜂蜜。(《广东省药品标准》1987 年)

人参解毒汤 ren shen jie du tang

【英文名】Ren Shen Jie Du Decoction

【组成】(1)人参、玄参、牛蒡、石青、知母、黄芩、豆根、甘草。(中医方剂大辞典)(2)人参、黄连、山栀仁、牛蒡子、柴胡、黄芩。(中医方剂大辞典)

人参酸枣汤 ren shen suan zao tang

【英文名】Ren Shen Suan Zao Decoction

【组成】人参、枣仁、山栀、生地黄、麦门冬、当归、炙甘草。(中医方剂大辞典)

人参截疟饮 ren shen jie nue yin

【英文名】Ren Shen Jie Nue Drink

【组成】人参、白术、茯苓、当归、青皮、厚朴、柴胡、黄芩、知母、桂枝、常山、草果、鳖甲、乌梅、甘草。(中医方剂大辞典)

人参蝉蜕散 ren shen chan tui san

【英文名】Ren Shen Chan Tui Powders

【组成】人参、蝉蜕、白芍药、木通、赤芍药、甘草、紫草茸。(中医方剂大辞典)

人参漏芦散 ren shen lou lu san

【英文名】Ren Shen Lou Lu Powders

【组成】黄芪、防风、大黄、人参、远志、当归尾、赤茯苓、黄芩、漏芦。(中医方剂大辞典)

人参薯蓣丸 ren shen shu yu wan

【英文名】Ren Shen Shu Yu Pill

【组成】生地黄、人参、防风、薯蓣、五味子、茯苓、麦门冬、贝母、远志、熟地黄、百部、柏子仁、丹参、杜仲、茯神、黄芪。(中医方剂大辞典)

人参藿香汤 ren shen huo xiang tang

【英文名】Ren Shen Huo Xiang Decoction

【组成】(1)藿香、人参、半夏。(中医方剂大辞典)(2)人参、藿香叶、白术、丁香、枇杷叶、高良姜、炙甘草。(中医方剂大辞典)

人参藿香散 ren shen huo xiang san

【英文名】Ren Shen Huo Xiang Powders

【异名】人参藿香汤(中医方剂大辞典、圣济总录)

【组成】(1)半夏曲、白术、白茯苓、藿香、橘红、甘草、人参。(中医方剂大辞典)(2)人参、藿香、丁香、沉香、肉豆蔻、木香、官桂、干姜、厚朴、陈皮、枇杷叶、甘草、半夏。(中医方剂大辞典)(3)藿香、青皮、人参、茯苓、干姜、枇杷叶、半夏、草豆蔻、丁香、炙甘草、厚朴。(中医方剂大辞典)(4)天南星、缩砂仁、人参、丁香、白茯苓、白术、甘草。(中医方剂大辞典)(5)藿香、人参、白术、甘草、厚朴、葛根。(中医方剂大辞典)

人参鳖甲丸 ren shen bie jia wan

【英文名】Ren Shen Bie Jia Pill

【组成】杏仁、人参、当归、赤芍药、炙甘草、柴胡、桔梗、地骨皮、宣黄连、胡黄连、肉桂、木香、麝香、鳖甲。(中医方剂大辞典)

人参鳖甲汤 ren shen bie jia tang

【英文名】Ren Shen Bie Jia Decoction

【组成】(1)人参、鳖甲、附子、柴胡、桃仁、芍药、知母、桂、乌梅、陈桔皮、当归、秦艽、羌活、五味子。(中医方剂大辞典)(2)人参、鳖甲、知母、诃黎勒皮、芍药、青桔皮、大腹皮、槟榔、柴胡、茯神、当归、炙甘草。(中医方剂大辞典)

人参鳖甲散 ren shen bie jia san

【英文名】Ren Shen Bie Jia Powders

【组成】(1)柴胡、前胡、人参、秦艽、汉防己、木香、茯苓、桔梗、白术、鳖甲。(中医方剂大辞典)(2)人参、桂心、当归、桑寄生、白茯苓、白芍药、桃仁、熟地黄、甘草、麦门冬、续断、牛膝、鳖甲、黄芪。(中医方剂大辞典)

人参丁香煮散 ren shen ding xiang zhu san

【英文名】Ren Shen Ding Xiang Decoction

【组成】人参、丁香、高良姜、红豆、官桂、厚朴、干姜、青皮、附子、胡椒、甘草。(中医方剂大辞典)

人参大再造丸 ren shen da zai zao wan

【英文名】Ren Shen Da Zai Zhao Pill

【组成】水安息、蕲蛇、人参、琥珀、肉桂、黄芪、熟地、首乌、茯苓、当归、麻黄、大黄、黄连、姜黄、元参、天麻、川贝、川芎、羌活、防风、藿香、白芷、草蔻、蔻仁、甘草、山甲、两头尖、犀黄、冰片、犀角、血竭、红花、麝香、松香、地龙、灵仙、葛根、桑寄生、全蝎、附子、母丁香、胆星、申姜、沉香、乌药、白术、赤芍、香附、青皮、乳香、没香、竺黄、龟版、僵蚕、细辛、辰砂、木香、虎膝。(中医方剂大辞典)

人参大温中丸 ren shen da wen zhong wan

【英文名】Ren Shen Da Wen Zhong Pill

【组成】人参、白术、陈桔皮、紫苏子、高良姜、官桂、川干姜。(中医方剂大辞典)

人参小柴胡汤 ren shen xiao chai hu tang

【英文名】Ren Shen Xiao Chai Hu Decoction

【组成】人参、柴胡、半夏、黄芩、陈皮、甘草。(中医方剂大辞典)

人参五味子丸 ren shen wu wei zi wan

【英文名】Ren Shen Wu Wei Zi Pill

【组成】人参、五味子、桔梗、白术、白茯苓、炙甘草、熟地黄、当归、地骨皮、前胡、桑白皮、枳壳、黄芪、陈皮、柴胡。(中医方剂大辞典)

人参五味子汤 ren shen wu wei zi tang

【英文名】Ren Shen Wu Wei Zi Decoction

【组成】人参、漂白术、白云苓、北五味、杭麦冬、炙甘草。(中医方剂大辞典)

人参五味子散 ren shen wu wei zi san

【英文名】Ren Shen Wu Wei Zi Powders

【组成】人参、五味子、桔梗、白术、白茯苓、炙甘草、熟地黄、当归、地骨皮、前胡、桑白皮、枳壳、黄芪、陈皮、柴胡。(中医方剂大辞典)

人参天麻药酒 ren shen tian ma yao jiu

【英文名】Ren Shen Tian Ma Wine(药品标准－中药成方制剂标准)

【组成】天麻、川牛膝、黄芪、穿山龙、红花、人参。(药品标准－中药成方制剂标准 1991 年)

人参白扁豆散 ren shen bai bian dou san

【英文名】Ren Shen Bai Bian Dou Powders

【组成】人参、白扁豆、白术、茯苓、罂粟子、炙甘草、山药。(中医方剂大辞典)

人参地骨皮散 ren shen di gu pi san

【英文名】Ren Shen Di Gu Pi Powders

【组成】人参、地骨皮、柴胡、黄芪、生地黄、知母、石膏、茯苓。(中医方剂大辞典)

人参当归颗粒 ren shen dang gui ke li

【英文名】Ren Shen Dang Gui Granule(药品标准－中药成方制剂标准)

【组成】红参须、当归。(药品标准－中药成方制剂标准 1998 年)

人参补气胶囊 ren shen bu qi jiao nang

【英文名】Ren Shen Bu Qi Capsule(药品标准－中药成方制剂标准)

【组成】红参、红参须、生晒参。(药品标准－中药成方制剂标准 1998 年)

人参麦门冬汤 ren shen mai men dong tang

【英文名】Ren Shen Mai Men Dong Decoction

【组成】(1)人参、黄芩、麦冬、葛根、甘草、白术。(中医方剂大辞典)(2)人参、麦门冬、小麦、白茯苓、淡竹茹、栗、半夏、炙甘草。(中医方剂大辞典)

人参麦门冬散 ren shen mai men dong san

【英文名】Ren Shen Mai Men Dong Powders

【异名】麦门冬散(中医方剂大辞典、小儿痘疹方论);人参门冬饮(中医方剂大辞典、明医杂著)

【组成】麦门冬、人参、炙甘草、白术、厚朴。(中医方剂大辞典)

人参豆蔻煮散 ren shen dou kou zhu san

【英文名】Ren Shen Dou Kou Decoction

【组成】人参、黄芪、干木瓜、诃黎勒皮、肉豆蔻、陈桔皮、白术、高良姜、木香、炙甘草、白茯苓。(中医方剂大辞典)

人参泽兰叶汤 ren shen ze lan ye tang

【英文名】Ren Shen Ze Lan Ye Decoction

【组成】人参、泽兰叶、丹皮、牛膝、生地、熟地。（中医方剂大辞典）

人参荆芥煮散 ren shen jing jie zhu san

【英文名】Ren Shen Jing Jie Zhu Powders

【组成】荆芥穗、柴胡、秦艽、肉豆蔻、白芷、黄芪、当归、鳖甲、官桂、蓬莪术、芎䓖、麦门冬、酸枣仁、海桐皮、芍药、人参、茯苓、炙甘草、干地黄、枳壳、木香、沉香、槟榔。（中医方剂大辞典）

人参禹余粮丸 ren shen yu yu liang wan

【英文名】Ren Shen Yu Yu Liang Pill

【组成】禹余粮、龙骨、人参、桂枝、紫石英、川乌头、桑寄生、杜仲、五味子、远志、泽泻、当归、石斛、苁蓉、干姜、川椒、牡蛎、甘草。（中医方剂大辞典）

人参胎产金丹 ren shen tai chan jin dan

【英文名】Ren Shen Tai Chan Jin Pellet

【组成】人参、全当归、丹皮、川芎、元胡索、白芷、野于术、生甘草、藁本、上桂心、白薇、赤石脂、怀山药、没药、女贞子、白蒺藜、春砂仁、白茯苓、白芍、杜仲。（中医方剂大辞典）

人参药二号酒 ren shen yao er hao jiu

【英文名】Ren Shen Yao Er Hao Wine

【组成】黄精、莱菔子、鹿角胶、黄芪、鲜人参、苍术。((82)吉卫药准字 230220 号)

人参首乌胶囊 ren shen shou wu jiao nang

【英文名】Ren Shen Shou Wu Capsule(药品标准－中药成方制剂标准)

【组成】红参、制何首乌。（药品标准－中药成方制剂标准 1992 年）

人参柴胡饮子 ren shen chai hu yin zi

【英文名】Ren Shen Chai Hu Drink

【组成】人参、柴胡、白术、白茯苓、青皮、桔梗、麦门冬、川芎、白芍药、甘草、桑白皮、升麻。（中医方剂大辞典）

人参鳖甲煎丸 ren shen bie jia jian wan

【英文名】Ren Shen Bie Jia Jian Pill(药品标准－中药成方制剂标准)

【组成】人参、桃仁、射干、白芍、干姜、鼠妇虫、大黄、黄芩、葶苈子、石韦、蜂房、牡丹皮、桂枝、瞿麦、厚朴、蜣螂虫、银硝、土鳖虫、凌霄花、鳖甲胶、柴胡、阿胶、生半夏。（药品标准－中药成方制剂标准 1997 年）

人参款冬花膏 ren shen kuan dong hua gao

【英文名】Ren Shen Kuan Dong Hua Plaster

【异名】人参款花膏(中医方剂大辞典、奇效良方)

【组成】(1)麻黄、桔梗、粉草、杏仁、葶苈、知母、贝母、款冬花、人参、乌梅。（中医方剂大辞典）(2)人参、紫菀、款冬花、桑白皮、贝母、桔梗、紫苏、槟榔、木香、杏仁、五味子、马兜铃。（中医方剂大辞典）

人马平安行军散 ren ma ping an xing jun san

【英文名】Ren Ma Ping An Xing Jun Powders

【组成】明雄、朱砂、硼砂、火消、枯矾、乳香、没药、儿茶、冰片、麝香。（中医方剂大辞典）

人参五味子冲剂 ren shen wu wei zi chong ji

【英文名】Ren Shen Wu Wei Zi Granule(药品标准－中药成方制剂标准)

【组成】五味子、生晒参。（药品标准－中药成方制剂标准 1991 年）

人参五味子糖浆 ren shen wu wei zi tang jiang

【英文名】Ren Shen Wu Wei Zi Syrup

【组成】吉人参、五味子。((82)卫药准字 330090)

人参四苓五皮散 ren shen si ling wu pi san

【英文名】Ren Shen Si Ling Wu Pi Powders

【组成】人参、白术、茯苓、甘草、麦冬、猪苓、泽泻、陈皮、黄芩、木通、滑石、大腹皮、桑白皮、茯苓皮、姜皮。（中医方剂大辞典）

人参白虎桂枝汤 ren shen bai hu gui zhi tang

【英文名】Ren Shen Bai Hu Gui Zhi Decoction

【组成】人参、粳米、炙甘草、知母、石膏、桂枝。（中医方剂大辞典）

人参竹叶石膏汤 ren shen zhu ye shi gao tang

【英文名】Ren Shen Zhu Ye Shi Gao Decoction

【组成】人参、石膏、麦冬、竹叶、知母、甘草、糯米。（中医方剂大辞典）

人参败毒加味散 ren shen bai du jia wei san

【英文名】Ren Shen Bai Du Jia Wei Powders

【组成】羌活、独活、前胡、柴胡、川芎、茯苓、枳壳、桔梗、甘草、人参、黄芩、大黄、薄荷、生姜。（中医方剂大辞典）

人参珍珠口服液 ren shen zhen zhu kou fu ye

【英文名】Ren Shen Zhen Zhu Oral Liquid(药品标准－中药成方制剂标准)

【组成】人参、珍珠。（药品标准－中药成方制剂标准 1994 年）

人参桔皮竹茹汤 ren shen ju pi zhu ru tang

【英文名】Ren Shen Ju Pi Zhu Ru Decoction

【组成】桔皮、竹茹、生姜、厚朴、半夏、甘草、人参、藿香。（中医方剂大辞典）

人参消食八味散 ren shen xiao shi ba wei san

【英文名】Ren Shen Xiao Shi Ba Wei Powders

【组成】人参、茯苓、陈麦曲、麦糵、白术、吴茱萸、厚朴、槟榔仁。（中医方剂大辞典）

人参燕窝百合汤 ren shen yan wo bai he tang

【英文名】Ren Shen Yan Wo Bai He Decoction

【组成】人参、燕窝、百合。（中医方剂大辞典）

人参糖肽注射液 ren shen tang tai zhu she ye

【英文名】Ren Shen Tang Tai Injection

【组成】人参糖肽。((98)卫药试字 Z-015 号)

人参三白合四逆汤 ren shen san bai he si ni tang

【英文名】Ren Shen San Bai He Si Ni Decoction

【组成】人参、白术、白茯苓、白芍药、生姜、大枣、干姜、附子、甘草。(中医方剂大辞典)

人参白虎加元麦汤 ren shen bai hu jia yuan mai tang

【英文名】Ren Shen Bai Hu Jia Yuan Mai Decoction

【组成】石膏、知母、甘草、人参、元参、麦冬、粳米。(中医方剂大辞典)

人参方生脉饮口服液 ren shen fang sheng mai yin kou fu ye

【英文名】Ren Shen Fang Sheng Mai Yin Liquid

【组成】人参。((88)吉卫药准字 310047)

人参白虎加元麦紫苏汤 ren shen bai hu jia yuan mai zi su tang

【英文名】Ren Shen Bai Hu Jia Yuan Mai Zi Su Decoction

【组成】石膏、知母、甘草、粳米、人参、麦冬、元参、紫苏。(中医方剂大辞典)

人参白虎合黄连解毒汤 ren shen bai hu he huang lian jie du tang

【英文名】Ren Shen Bai Hu He Huang Lian Jie Du Decoction

【组成】官拣参、净知母、熟石膏、生甘草、正雅连、川黄柏、片黄芩、黑栀仁。(中医方剂大辞典)

人参淫羊藿黄精复方制剂 ren shen yin yang huo huang jing fu fang zhi ji

【英文名】Ren Shen Yin Yang Huo Huang Jing Fu Fang Liquid

【组成】人参、淫羊藿、黄精等。(上海中医药杂志 1987,(4))

入圣散 ru sheng san

【英文名】Ru Sheng Powders

【组成】鸡内金、飞矾、青黛、蟾酥、壁钱。(中医方剂大辞典)

入军丸 ru jun wan

【英文名】Ru Jun Pill

【组成】雄黄、礜石、矾石、鬼箭、锻雄柄、羖羊角、锻灶中灰。(中医方剂大辞典)

入顶散 ru ding san

【英文名】Ru Ding Powders

【组成】(1)天雄、山茱萸、麻黄、薯蓣、细辛、石南、牛膝、莽草、蜀椒、白术、乌头、桔梗、防风、甘草。(中医方剂大辞典)(2)山茱萸、芎䓖、防风、独活、细辛、莽草、白术、薯蓣、牛膝、石南、甘草、乌头、通草、菖蒲、附子、麻黄、天雄、蜀椒、桔梗。(中医方剂大辞典)

入神散 ru shen san

【英文名】Ru Shen Powders

【组成】杏树叶、蝙蝠、白花蛇蜕、人中白、蜜蜂。(中医方剂大辞典)

入药灵砂 ru yao ling sha

【英文名】Ru Yao Ling Sha Pill

【组成】灵砂末、丁香末、木香末、胡椒末。(中医方剂大辞典)

入药灵砂丸 ru yao ling sha wan

【英文名】Ru Yao Ling Sha Pill

【组成】当归、鹿茸、黄芪、沉香、北五味、远志肉、酸枣仁、吴茱萸、茴香、破故纸、牡蛎、熟地黄、人参、龙骨、附子、巴戟、灵砂。(中医方剂大辞典)

儿宝膏 er bao gao

【英文名】Er Bao Concentrated Decoction(药品标准-中药成方制剂标准)

【组成】太子参、北沙参、茯苓、山药、山楂、麦芽、白扁豆、陈皮、白芍、麦冬、葛根。(药品标准-中药成方制剂标准 1998 年)

儿枕散 er zhen san

【英文名】Er Zhen Powders

【组成】乌药、香附、红花、丹皮、赤芍、官桂、干姜、陈皮、姜黄、元胡、桃仁。(中医方剂大辞典)

儿疟饮 er nue yin

【英文名】Er Nue Drink

【组成】槟榔、草果、半夏、贝母、柴胡、黄芩、甘草。(中医方剂大辞典)

儿茶散 er cha san

【英文名】Er Cha Powders

【组成】(1)儿茶、冰片。(中医方剂大辞典)(2)铜绿、儿茶。(中医方剂大辞典)(3)硼砂、孩儿茶。(中医方剂大辞典)

儿康宁 er kang ning

【英文名】Er Kang Ning Oral Liquid(药品标准-中药成方制剂标准)

【组成】党参、黄芪、白术、茯苓、山药、薏苡仁、麦冬、制何首乌、大枣、焦山楂、炒麦芽、桑枝。(药品标准-中药成方制剂标准 1998 年)

儿麻散 er ma san

【英文名】Er Ma Powders

【组成】制马钱子、制川乌、地龙、萆薢、黄芪、牛膝、木瓜、川断、当归、狗脊、五加皮。(陕西中医 1993,14(12))

儿宝冲剂 er bao chong ji

【英文名】Er Bao Medicinal Instant Granule

【组成】苍术、陈皮、鸡内金、焦山楂。(中西医结合杂志 1991,(2))

儿宝颗粒 er bao ke li

【英文名】Er Bao Granule(药品标准-中药成方制剂标

准)

【组成】太子参、北沙参、茯苓、山药、山楂、麦芽、陈皮、白芍、白扁豆、麦冬、葛根。(药品标准－中药成方制剂标准 1998 年)

儿喘宁汤 er chuan ning tang

【英文名】Er Chuan Ning Decoction

【组成】炙麻黄、旋覆花、葶苈子、杏仁、五味子、甘草。(实用中西医结合杂志 1993,6(2))

儿童咳液 er tong ke ye

【英文名】Er Tong Ke Liquid

【组成】紫菀、百部、前胡、枇杷叶、甘草、杏仁、桔梗、麻黄、大青叶。(中医方剂大辞典)

儿泻止颗粒 er xie zhi ke li

【英文名】Er Xie Zhi Granule(药品标准－中药成方制剂标准)

【组成】葛根、黄芩、白术、茯苓、木香、厚朴、半夏、山楂、泽泻、甘草、广藿香油、盐酸小檗碱。(药品标准－中药成方制剂标准 1997 年)

儿咳平糖浆 er ke ping tang jiang

【英文名】Er Ke Ping Syrup

【组成】苏梗、橘红、前胡、杏仁、枳壳、川贝、芥穗、桔梗、白芍、北条参、细甘草、白糖、尼泊金乙酯。(湖南中医杂志 1989,(6))

儿咳清肺饮 er ke qing fei yin

【英文名】Er Ke Qing Fei Drink

【组成】鲜芦根、生石膏、车前子、杷叶、桔梗、生甘草、光杏仁、制天虫、连翘、浙贝、陈皮。(浙江中医学院学报 1988,12(6))

儿科七厘散 er ke qi li san

【英文名】Er Ke Qi Li Powders(药品标准－中药成方制剂标准)

【组成】牛黄、麝香、全蝎、僵蚕、珍珠、朱砂、琥珀、钩藤、天麻、防风、白附子、蝉蜕、天竺黄、硝石、雄黄、薄荷、牛膝、甘草、冰片。(药品标准－中药成方制剂标准 1994 年)

儿茶五倍散 er cha wu bei san

【英文名】Er Cha Wu Bei Powders

【组成】儿茶、五倍子、冰片、马钱子、炉甘石粉、黄连末。(中医方剂大辞典)

儿茶齿苋汤 er cha chi xian tang

【英文名】Er Cha Chi Xian Decoction

【组成】孩儿茶、鲜马齿苋、土茯苓、石榴皮、蛇床子、黄柏、枯矾。(辽宁中医杂志 1991,(11))

儿茶轻粉散 er cha qing fen san

【英文名】Er Cha Qing Fen Powders

【组成】儿茶、鸡内金、轻粉、冰片。(中医方剂大辞典)

儿滞灵冲剂 er zhi ling chong ji

【英文名】Er Zhi Ling Granule(药品标准－中药成方制剂标准)

【组成】小槐花、广山楂、茯苓、槟榔。(药品标准－中药成方制剂标准 1998 年)

儿童七珍丸 er tong qi zhen wan

【英文名】Er Tong Qi Zhen Pill(药品标准－中药成方制剂标准)

【组成】胆南星、天麻、半夏曲、滑石、寒食曲、全蝎、巴豆霜。(药品标准－中药成方制剂标准 1997 年)

儿童化毒散 er tong hua du san

【英文名】Er Tong Hua Du Powders(药品标准－中药成方制剂标准)

【组成】乳香、没药、赤芍、天花粉、黄连、大黄、浙贝母、甘草、牛黄、冰片、雄黄。(药品标准－中药成方制剂标准 1996 年)

儿童回春丸 er tong hui chun wan

【英文名】Er Tong Hui Chun Pill(药品标准－中药成方制剂标准)

【组成】黄连、水牛角浓缩粉、羚羊角、人中白、淡豆豉、大青叶、荆芥、羌活、葛根、地黄、川木通、赤芍、黄芩、前胡、玄参、桔梗、柴胡、西河柳、升麻、牛蒡子。(药品标准－中药成方制剂标准 1997 年)

儿童清肺丸 er tong qing fei wan

【英文名】Er Tong Qing Fei Pill(药品标准－中药成方制剂标准)

【组成】麻黄、苦杏仁、石膏、甘草、桑白皮、瓜蒌皮、黄芩、板蓝根、橘红、法半夏、紫苏子、葶苈子、浙贝母、紫苏叶、细辛、薄荷、枇杷叶、白前、前胡、石菖蒲、天花粉、礞石。(药品标准－中药成方制剂标准 1989 年)

儿童回春颗粒 er tong hui chun ke li

【英文名】Er Tong Hui Chun Granule(药品标准－中药成方制剂标准)

【组成】黄连、水牛角浓缩粉、羚羊角、人中白、淡豆豉、大青叶、荆芥、羌活、葛根、地黄、川木通、赤芍、黄芩、前胡、玄参、桔梗、柴胡、西河柳、升麻、牛蒡子。(药品标准－中药成方制剂标准 1997 年)

儿童清肺口服液 er tong qing fei kou fu ye

【英文名】Er Tong Qing Fei Liquid

【组成】麻黄、桑白皮、黄芩、紫苏叶、青礞石。((89)卫药准字 Z－21 号)

儿童清热口服液 er tong qing re kou fu ye

【英文名】Er Tong Qing Re Oral Liquid(药品标准－中药成方制剂标准)

【组成】金银花、蝉蜕、石膏、滑石、黄芩、大黄、赤芍、板蓝根、广藿香、羚羊角片。(药品标准－中药成方制剂标准 1998 年)

儿童清热导滞丸 er tong qing re dao zhi wan

【英文名】Er Tong Qing Re Dao Zhi Pill(药品标准－中

药成方制剂标准)

【组成】鸡内金、莪术、厚朴、枳实、山楂、青皮、半夏、六神曲、麦芽、槟榔、榧子、使君子、胡黄连、苦楝皮、知母、青蒿、黄芩、薄荷、钩藤、车前子。(药品标准－中药成方制剂标准 1989 年)

儿感退热宁口服液 er gan tui re ning kou fu ye

【英文名】Er Gan Tui Re Ning Oral Liquid(药品标准－中药成方制剂标准)

【组成】青蒿、板蓝根、菊花、苦杏仁、桔梗、连翘、薄荷、甘草。(药品标准－中药成方制剂标准 1998 年)

九一丹 jiu yi dan

【英文名】Jiu Yi Pellet

【异名】清凉散(中医方剂大辞典、外科传薪集);珠宝丹(中医方剂大辞典、青囊秘传);九仙丹(中医方剂大辞典、药奁启秘)

【组成】(1)生石膏、白降丹。(中医方剂大辞典)(2)煨石膏、漂净冬丹、上好黄升丹。(中医方剂大辞典)(3)石膏、黄灵药。(中医方剂大辞典)

九二丹 jiu er dan

【英文名】Jiu Er Pellet

【组成】熟石膏、净黄升、水飞黄丹。(中医方剂大辞典)

九子丸 jiu zi wan

【英文名】Jiu Zi Pill

【组成】(1)菟丝子、枸杞子、韭子、车前子、酸枣仁、覆盆子、益智子、鸡头子、柏子。(中医方剂大辞典)(2)鹿茸、肉苁蓉、远志、续断、蛇床子、巴戟、茴香子、车前子。(中医方剂大辞典)(3)蔓菁子、五味子、枸杞子、地肤子、青箱子、决明子、楮实子、茺蔚子、菟丝子。(中医方剂大辞典)

九气汤 jiu qi tang

【英文名】Jiu Qi Decoction

【组成】(1)香附子、甘草、姜黄、山药、木香、蓬术、缩砂仁。(中医方剂大辞典)(2)香附、郁金、雄黄。(中医方剂大辞典)(3)香附米、郁金、甘草。(中医方剂大辞典)

九气饮 jiu qi yin

【英文名】Jiu Qi Drink

【组成】熟地、干姜、附子、肉蔻、吴萸、补骨脂、荜茇、五味、炙草。(中医方剂大辞典)

九分散 jiu fen san

【英文名】Jiu Fen Powders

【组成】(1)马钱子、乳香、麻黄、没药。(中医方剂大辞典)(2)制马钱子、麻黄、乳香。(中医方剂大辞典)(3)乳没、马钱子、麻黄、土鳖虫、自然铜。(中医方剂大辞典)

九风汤 jiu feng tang

【英文名】Jiu Feng Decoction

【组成】天台乌药、沉香、香附子、甘草、陈皮、青皮、木香、木通、槟榔、厚朴、桂皮、人参、藿香、白茯苓、半夏、菖蒲。(中医方剂大辞典)

九仙丸 jiu xian wan

【英文名】Jiu Xian Pill

【组成】(1)黑驴肾、枸杞子、巴戟天、核桃肉、莲蕊、白芍、当归、破故纸、茯苓、胡芦巴、芡实、肉苁蓉、牡蛎、牛膝、龙骨、杜仲、沙苑、蒺藜、大茴。(中医方剂大辞典)(2)生地黄、生牛膝、生姜、巨胜子、菟丝子、杏仁、桃仁、蒺藜子、白蜜。(中医方剂大辞典)

九仙丹 jiu xian dan

【英文名】Jiu Xian Pellet

【组成】(1)旱三七、刘寄奴、骨碎补、白及、白蔹、乳香、没药、血竭、儿茶。(中医方剂大辞典)(2)菟丝子、益智仁、石莲子、北五味子、香附子、韭子、金铃子、车前子、覆盆子。(中医方剂大辞典)

九仙顶 jiu xian ding

【英文名】Jiu Xian Ding Powders

【组成】木鳖、花椒、石菖蒲、川乌、草乌、皂角、麻黄、老姜、地葱、甘草。(中医方剂大辞典)

九仙饼 jiu xian bing

【英文名】Jiu Xian Lozenges

【异名】九仙夺命丹(中医方剂大辞典、臞仙治人方)

【组成】人参、南木香、南星、甘草、半夏、枳壳、白矾、豆豉、厚朴。(中医方剂大辞典)

九仙酒 jiu xian jiu

【英文名】Jiu Xian Wine

【组成】八物汤、甘州枸杞子。(中医方剂大辞典)

九仙散 jiu xian san

【英文名】Jiu Xian Powders(中国中医药学主题词表)

【组成】(1)九尖蓖麻子叶、白矾。(中医方剂大辞典)(2)黄芩、荆芥、甘草、赤芍药、菊花、川芎、当归、木通、白芷。(中医方剂大辞典)(3)柴胡、苍术、赤芍药、荆芥、甘草、麻黄、川芎、薄荷、旋覆花。(中医方剂大辞典)(4)人参、款冬花、桑白皮、桔梗、五味子、阿胶、乌梅、贝母、御米壳。(中医方剂大辞典)

九生丸 jiu sheng wan

【英文名】Jiu Sheng Pill

【组成】半夏、南星、大草乌、川芎、白芷、硬石膏、细辛。(中医方剂大辞典)

九圣丸 jiu sheng wan

【英文名】Jiu Sheng Pill

【异名】紧皮丸(中医方剂大辞典)

【组成】罂粟壳、川乌、黄连、南木香、北赤石脂、枯矾、肉豆蔻、干姜、白茯苓。(中医方剂大辞典)

九圣散 jiu sheng san

【英文名】Jiu Sheng Powders(中国中医药学主题词表)

【异名】异功散(中医方剂大辞典)
【组成】(1)苍术、黄柏、苏叶、杏仁、生乳香、生没药、薄荷、轻粉、红粉。(中医方剂大辞典)(2)薄荷、苏叶、黄柏、苍术、防风、杏仁炭、甘草、青黛。(中医方剂大辞典)

九鸟散 jiu niao san
【英文名】Jiu Niao Powders
【组成】蔓陀罗花、露蜂房、鸠粪、反鼻。(中医方剂大辞典)

九龙丸 jiu long wan
【英文名】Jiu Long Pill
【异名】九仙丹(中医方剂大辞典)
【组成】(1)当归、苦参、防风、荆芥、羌活、蝉蜕、川芎、全蝎、大风仁。(中医方剂大辞典)(2)川芎、石膏、白芷、川乌头、草乌头、半夏、南星、细辛、全蝎。(中医方剂大辞典)

九龙丹 jiu long dan
【英文名】Jiu Long Pellet
【组成】(1)粪池内陈年砖头。(中医方剂大辞典)(2)枳壳、红花、五灵脂、良姜、木香、巴豆、母丁香、胡椒、雄黄。(中医方剂大辞典)(3)儿茶、血竭、乳香、没药、巴豆、木香。(中医方剂大辞典)(4)牛黄、冰片、当门子、月石、朱砂、雄黄、火消、荜茇、金页。(中医方剂大辞典)(5)斑蝥、乳香、没药、雄黄、血竭、麝香、冰片、元胡、元参。(中医方剂大辞典)(6)枸杞子、金樱子、山果子、莲肉、佛座须、熟地黄、芡实、白茯苓、川归。(中医方剂大辞典)

九龙汤 jiu long tang
【英文名】Jiu Long Decoction
【组成】荆芥、防风、升麻、白芷、葛根、苏叶、川芎、赤芍、苍术。(中医方剂大辞典)

九龙针 jiu long zhen
【英文名】Jiu Long Zhen Powders
【异名】观音针(中医方剂大辞典)
【组成】(1)硫黄、雄黄、肉桂、朱砂、川乌、草乌、原麝、干蝎尾、蜈蚣钳。(中医方剂大辞典)(2)川乌尖、草乌尖、穿山甲、麝香、朱砂、蝎梢、蜈蚣、火消、硫黄。(中医方剂大辞典)

九龙散 jiu long san
【英文名】Jiu Long Powders
【组成】羌活、龙胆草、甘草、菊花、荆芥、苍术、秦皮、海螵蛸、木贼。(中医方剂大辞典)

九龙膏 jiu long gao
【英文名】Jiu Long Plaster
【组成】儿茶、血竭、乳香、没药、青木香、山甲。(中医方剂大辞典)

九华栓 jiu hua shuan
【英文名】Jiu Hua Suppository
【组成】大黄、紫草、浙贝、冰片等。(赣卫药准字(96669016号))

九华膏 jiu hua gao
【英文名】Jiu Hua Bill Ointment(药品标准－中药成方制剂标准)
【组成】滑石粉、硼砂、川贝母、银朱、龙骨、冰片。(药品标准－中药成方制剂标准1998年)

九江散 jiu jiang san
【英文名】Jiu Jiang Powders
【组成】当归、石南、踯躅、秦艽、菊花、干姜、防风、雄黄、麝香、丹砂、斑蝥、蜀椒、鬼箭羽、连翘、石长、生知母、蜈蚣、虻虫、地胆、附子、鬼臼、人参、石斛、天雄、王不留行、乌头、独活、防已、莽草、水蛭。(中医方剂大辞典)

九虫丸 jiu chong wan
【英文名】Jiu Chong Pill
【组成】牙子、贯众、蜀漆、芜荑、雷丸、桔皮。(中医方剂大辞典)

九虫散 jiu chong san
【英文名】Jiu Chong Powders
【组成】藿芦、贯众、干漆、狼牙。(中医方剂大辞典)

九阳丹 jiu yang dan
【英文名】Jiu Yang Pellet
【组成】辰砂、雄黄、雌黄、阳起石、硫黄、石燕子、禹余粮、牡蛎、紫石英、钟乳粉、鹿茸、天雄、木香、舶上茴香、蛤蚧、桑螵蛸、麝香。(中医方剂大辞典)

九似丸 jiu si wan
【英文名】Jiu Si Pill
【组成】舶上硫黄、玄精石、滑石、寒水石、甘草、白矾、盆消、寒食面。(中医方剂大辞典)

九灵汤 jiu ling tang
【英文名】Jiu Ling Decoction
【组成】熟地、山茱萸、白术、防已、紫花地丁、荆芥、生地、丹皮、生甘草。(中医方剂大辞典)

九味丸 jiu wei wan
【英文名】Jiu Wei Pill
【组成】白术、茯苓、豆蔻、诃子、砂仁、木香、龙骨、赤石脂、枯白矾。(中医方剂大辞典)

九味汤 jiu wei tang
【英文名】Jiu Wei Decoction
【组成】(1)黄芪、厚朴、陈皮、白术、诃黎勒皮、防风、甘草、桂枝、细辛。(中医方剂大辞典)(2)半夏、紫菀、款冬花、蜜、桂心、生姜、细辛、阿胶、甘草。(中医方剂大辞典)

九宝丸 jiu bao wan
【英文名】Jiu Bao Pill
【组成】木香、肉豆蔻、厚朴、麝香、丹砂、槟榔、桂枝、半

夏、乳香。(中医方剂大辞典)

九宝丹 jiu bao dan

【英文名】Jiu Bao Pellet

【组成】(1)苏叶、薄荷、桑皮、桔皮、麻黄、桂枝尖、杏仁、甘草、茯苓。(中医方剂大辞典)(2)带子蜂房、大黄、冰片、白螺蛳壳、朱砂、血竭、麝香、炙没药。(中医方剂大辞典)

九宝汤 jiu bao tang

【英文名】Jiu Bao Decoction

【组成】(1)薄荷、贝母、橘红、甘草、紫苏、杏仁、槟榔、麻黄、半夏、桑叶、乌梅、官桂。(中医方剂大辞典)(2)桑皮、陈皮、官桂、杏仁、乌梅、薄荷、甘草、紫苏、茅根、大腹皮。(中医方剂大辞典)(3)厚朴、半夏、甘草、桔梗、藿香、陈皮、人参、紫苏叶。(中医方剂大辞典)

九宝饮 jiu bao yin

【英文名】Jiu Bao Drink

【异名】九味理中汤(中医方剂大辞典)

【组成】(1)人参、白术、干姜、诃子、茯苓、木香、藿香、炙甘草、肉豆蔻。(中医方剂大辞典)(2)当归、白芷、甘草、瓜蒌、黄芩、生地黄、赤芍药、熟地黄、川芎。(中医方剂大辞典)

九宝散 jiu bao san

【英文名】Jiu Bao Powders

【异名】九宝饮(中医方剂大辞典)

【组成】(1)麻黄、薄荷、大腹皮、紫苏、陈皮、杏仁、桑白皮、肉桂、枳壳、甘草。(中医方剂大辞典)(2)胆矾、细辛、青盐、荜茇、川芎、砂仁、滑石、五倍子、麝香。(中医方剂大辞典)(3)青盐、细辛、延胡索、高良姜、荜茇、胡椒、麝香、乳香、雄黄。(中医方剂大辞典)(4)大腹并皮、肉桂、甘草、干紫苏、杏仁、桑根白皮、麻黄、陈皮、干薄荷。(中医方剂大辞典)

九房散 jiu fang san

【英文名】Jiu Fang Powders

【异名】久房散(中医方剂大辞典)

【组成】菟丝子、黄连、蒲黄、消石、肉苁蓉。(中医方剂大辞典)

九炁丹 jiu qi dan

【英文名】Jiu Qi Pellet

【组成】熟地、制附子、肉豆蔻、焦姜、吴茱萸、补骨脂、荜茇、五味子、甘草。(中医方剂大辞典)

九物饮 jiu wu yin

【英文名】Jiu Wu Drink

【组成】神曲、麦芽、山楂、香附、青皮、干姜、木香、厚朴、槟榔。(中医方剂大辞典)

九转丹 jiu zhuan dan

【英文名】Jiu Zhuan Pellet

【组成】(1)净红升、煅石青、雄黄、桃丹。(中医方剂大辞典)(2)红升、熟石膏。(中医方剂大辞典)

九宫汤 jiu gong tang

【英文名】Jiu Gong Decoction

【组成】人参、巴戟天、葳蕤、半夏、乌药、秦艽、陈皮、附子、天麻。(中医方剂大辞典)

九珍散 jiu zhen san

【英文名】Jiu Zhen Powders

【组成】(1)细辛、射干、半夏、麻黄、黄芩、白芍药、五味子、款冬花、甘草。(中医方剂大辞典)(2)赤芍、白芷、当归、川芎、大黄、甘草、生地、瓜蒌、黄芩。(中医方剂大辞典)

九香膏 jiu xiang gao

【英文名】Jiu Xiang Plaster

【组成】麝香、冰片、白及、白芷、乳香、没药、丁香、辰砂。(中医方剂大辞典)

九盏汤 jiu zhan tang

【英文名】Jiu Zhan Decoction

【组成】黄连、龙骨、附子、干姜、胶。(中医方剂大辞典)

九黄丹 jiu huang dan

【英文名】Jiu Huang Pellet

【组成】没药、乳香、川贝、雄黄、升丹、辰砂、月石、梅片、石膏。(中医方剂大辞典)

九痛丸 jiu tong wan

【英文名】Jiu Tong Pill(中国中医药学主题词表)

【异名】附子丸(中医方剂大辞典)

【组成】(1)白川椒、公丁香、高良姜、广木香、明腰黄、江子仁、五灵脂、西藏红花。(中医方剂大辞典)(2)附子、生狼牙、巴豆、人参、干姜、吴茱萸。(中医方剂大辞典)

九熏丹 jiu xun dan

【英文名】Jiu Xun Pellet

【组成】铜青。(中医方剂大辞典)

九蜜煎 jiu mi jian

【英文名】Jiu Mi Decoction

【组成】当归、熟地、芍药、茯苓、炙甘草、干姜、肉桂、北细辛、吴茱萸。(中医方剂大辞典)

九霄丸 jiu xiao wan

【英文名】Jiu Xiao Pill

【组成】(1)茯苓、甘遂、葶苈、白芍药、防风、芫花。(中医方剂大辞典)(2)艾叶、牡蛎、龙骨、赤石脂、吴茱萸、当归。(中医方剂大辞典)(3)蕲艾、牡蛎粉、龙骨、当归、干姜、吴茱萸、白芍、山药、白石脂。(中医方剂大辞典)

九子油膏 jiu zi you gao

【英文名】Jiu Zi You Plaster

【组成】蛇床子、瓜蒌子、牛蒡子、棉花子、木鳖子、蓖麻子、胡麻子、大枫子、苍耳子。(中医方剂大辞典)

九转灵丹 jiu zhuan ling dan

【英文名】Jiu Zhuan Ling Pellet

【组成】(1)黑丑、白丑、槟榔、大黄、芜荑、雷丸。(中医方剂大辞典)(2)灵砂、石菖蒲、生矾、制辰砂、制雄黄。(中医方剂大辞典)

九转神丹 jiu zhuan shen dan

【英文名】Jiu Zhuan Shen Pellet

【组成】白矾、茯苓、车前子、黄柏、紫花地丁、连翘、牛蒡子、穿山甲、萆薢。(中医方剂大辞典)

九宝饮子 jiu bao yin zi

【英文名】Jiu Bao Drink

【组成】罂粟壳、青皮、陈皮、木通、赤茯苓、车前子、黄芪、制厚朴、粉甘草。(中医方剂大辞典)

九子生精丸 jiu zi sheng jing wan

【英文名】Jiu Zi Sheng Jing Pill

【组成】枸杞子、菟丝子、覆盆子、五味子、车前子、韭菜子、女贞子、桑椹子、巨胜子。(新中医 1990,(10))

九子地黄丸 jiu zi di huang wan

【英文名】Jiu Zi Di Huang Pill

【组成】熟地黄、山萸肉、山药、茯苓、泽泻、丹皮、五味子、枸杞子、沙苑子、决明子、青葙子、茺蔚子、菟丝子、覆盆子、车前子。(中医方剂大辞典)

九子还阳丹 jiu zi huan yang dan

【英文名】Jiu Zi Huan Yang Pellet

【组成】熟地、白芍、黄连、甘草、泽泻、杜仲炭、川贝、苁蓉、牡蛎、玉竹、砂仁、五味子、山萸肉、茯苓、黄芪、菟丝子、知母、檀香、远志、当归、人参、枣仁、牛膝、丹皮、龙骨、丹参、芡实、枸杞子、乳香、山药、麦冬、木香、鳖甲、续断、肉桂。(中医方剂大辞典)

九子还睛煎 jiu zi huan jing jian

【英文名】Jiu Zi Huan Jing Decoction

【组成】枸杞子、制首乌、山萸肉、菟丝子、沙苑子、桑椹子、女贞子、楮实子、茺蔚子、益智仁、丹参、川芎。(中医杂志 1991,32,(12))

九月束胎丸 jiu yue shu tai wan

【英文名】Jiu Yue Shu Tai Pill

【组成】白术、枳壳、黄芩、甘草。(中医方剂大辞典)

九气心痛丸 jiu qi xin tong wan

【英文名】Jiu Qi Xin Tong Pill(药品标准－中药成方制剂标准)

【组成】五灵脂、高良姜、木香、石菖蒲、青皮、丁香、延胡索。(药品标准－中药成方制剂标准 1991 年)

九气拈痛丸 jiu qi nian tong wan

【英文名】Jiu Qi Nian Tong Pill

【组成】当归、良姜、五灵脂、莪术、槟榔、青皮、元胡、郁金、木香、陈皮、姜黄、香附、甘草。(中医方剂大辞典)

九仙王道糕 jiu xian wang dao gao

【英文名】Jiu Xian Wang Dao Gao

【组成】莲肉、山药、白茯苓、薏苡仁、大麦芽、白扁豆、芡实、柿霜、白糖。(中医方剂大辞典)

九仙夺命丹 jiu xian duo ming dan

【英文名】Jiu Xian Duo Ming Pellet

【异名】十圣丹(中医方剂大辞典)

【组成】(1)朱砂、雄黄、乳香、没药、冰片、血竭、石胆矾、铜青、麝香、枯矾、熊胆、飞过黄丹、蜈蚣、蚯蚓、僵蚕、梅花、寒水石、牛黄、蟾酥、白官粉、硼砂、全蝎、蜗牛。(中医方剂大辞典)(2)豆豉、木香、陈皮、山楂、草果、枳壳、白茯苓、厚朴、苍术。(中医方剂大辞典)

九仙灵应散 jiu xian ling ying san

【英文名】Jiu Xian Ling Ying Powders

【异名】九品扶阳散(中医方剂大辞典、医学正印)

【组成】黑附子、蛇床子、紫梢花、远志、菖蒲、海螵蛸、木鳖子、丁香、潮脑。(中医方剂大辞典)

九仙驱红散 jiu xian qu hong san

【英文名】Jiu Xian Qu Hong Powders

【组成】黄芩、黄连、当归、生地、栀子、蒲黄、槐花、积雪草。(中医方剂大辞典)

九仙固元丹 jiu xian gu yuan dan

【英文名】Jiu Xian Gu Yuan Pellet

【组成】川乌、苍术、茴香、川萆薢、宣州木瓜、白术、虎胫骨、杜仲、川牛膝、川续断。(中医方剂大辞典)

九仙薯蓣煎 jiu xian shu yu jian

【英文名】Jiu Xian Shu Yu Decoction

【组成】薯蓣、杏仁、生牛乳。(中医方剂大辞典)

九白镇痛汤 jiu bai zhen tong tang

【英文名】Jiu Bai Zhen Tong Decoction

【组成】白菊花、白芍、白芷、白芥子、白附子、白僵蚕、白蒺藜、白术、葱白茎、葛根、制乳香、没药、甘草。(河南中医 1989,(1))

九龙丹胶囊 jiu long dan jiao nang

【英文名】Jiu Long Dan Capsule

【组成】丁香、木香、乳香、没药、皂角、陈皮等。(《河南省药品标准》1990 年)

九龙化风丸 jiu long hua feng wan

【英文名】Jiu Long Hua Feng Pill(药品标准－中药成方制剂标准)

【组成】大黄、桔梗、细辛、常山、天麻、地龙、白附子、羌活、薄荷、防风、枳实、冰片、巴豆霜、猪牙皂、僵蚕、全蝎、胆南星、麻黄、朱砂、麝香。(药品标准－中药成方制剂标准 1996 年)

九龙定风针 jiu long ding feng zhen
【英文名】Jiu Long Ding Feng Zhen Medicated Thread Drainage
【组成】生草乌、生川乌、北细辛、闹羊花、漂苍术、瑶桂心、白芷、艾绒、麝香。(中医方剂大辞典)

九龙控心散 jiu long kong xin san
【英文名】Jiu Long Kong Xin Powders
【组成】蜈蚣、硼砂、铅白霜、雄黄、乳香、蜡茶末、天竺黄、全蝎、甘草。(中医方剂大辞典)

九龙控涎丹 jiu long kong xian dan
【英文名】Jiu Long Kong Xian Pellet
【异名】九龙控心散(中医方剂大辞典、普济方)
【组成】滴乳香、天竺黄、雄黄、腊茶、白矾、甘草、荆芥穗、绿豆、赤足蜈蚣。(中医方剂大辞典)

九华粉洗剂 jiu hua fen xi ji
【英文名】Jiu Hua Fen Lotion
【组成】朱砂、川贝母、龙骨、月石、滑石、冰片。(中医方剂大辞典)

九华痔疮栓 jiu hua zhi chuang shuan
【英文名】Jiu Hua Zhi Chuang Suppositories(药品标准－中药成方制剂标准)
【组成】大黄、浙贝母、侧柏叶、厚朴、白及、冰片、紫草。(药品标准－中药成方制剂标准 1998 年)

九江太守散 jiu jiang tai shou san
【英文名】Jiu Jiang Tai Shou Powders
【组成】知母、人参、茯苓、蜀椒、栝楼、防风、白术、泽泻、干姜、附子、桂心、细辛。(中医方剂大辞典)

九还金液丹 jiu huan jin ye dan
【英文名】Jiu Huan Jin Ye Pellet
【组成】胆星、朱砂、生牛黄、僵蚕、牙皂、冰片、麝香。(中医方剂大辞典)

九制大黄丸 jiu zhi dai huang wan
【英文名】Jiu Zhi Dai Huang Pill(药品标准－中药成方制剂标准)
【组成】大黄。(药品标准－中药成方制剂标准 1990 年)

九制松香膏 jiu zhi song xiang gao
【英文名】Jiu Zhi Song Xiang Plaster
【异名】九汁膏(中医方剂大辞典、种福堂方)
【组成】松香、川乌、草乌、苍术、肉桂、白芥子、干姜、蓖麻子、血余。(中医方剂大辞典)

九制草灵丹 jiu zhi cao ling dan
【英文名】Jiu Zhi Cao Ling Pellet
【组成】槐角子、侧柏叶、陈皮、枸杞。(中医方剂大辞典)

九制香附丸 jiu zhi xiang fu wan
【英文名】Jiu Zhi Xiang Fu Pill(药品标准－中药成方制剂标准)
【组成】香附。(药品标准－中药成方制剂标准 1991 年)

九制硫黄丸 jiu zhi liu huang wan
【英文名】Jiu Zhi Liu Huang Pill
【组成】硫黄。(中医方剂大辞典)

九味二陈汤 jiu wei er chen tang
【英文名】Jiu Wei Er Chen Decoction
【组成】人参、白术、茯苓、炙甘草、陈皮、青皮、川芎、神曲、半夏。(中医方剂大辞典)

九味木香丸 jiu wei mu xiang wan
【英文名】Jiu Wei Mu Xiang Pill
【组成】木香、诃黎勒皮、桂、枳壳、芍药、柴胡、槟榔、厚朴、大黄。(中医方剂大辞典)

九味仓禀汤 jiu wei cang bing tang
【英文名】Jiu Wei Cang Bing Decoction
【组成】潞党参、羌活、薄荷、茯苓、防风、前胡、苦桔梗、清炙草、陈仓米。(中医方剂大辞典)

九味四物汤 jiu wei si wu tang
【英文名】Jiu Wei Si Wu Decoction
【组成】熟地黄、当归、川芎、白芍、人参、柴胡、黄芩、黄连、甘草。(中医方剂大辞典)

九味平胸丸 jiu wei ping xiong wan
【英文名】Jiu Wei Ping Xiong Pill
【组成】百合、天冬、杏仁、桑皮、石膏、大黄、葶苈、木通、枳壳。(中医方剂大辞典)

九味龙荟丸 jiu wei long hui wan
【英文名】Jiu Wei Long Hui Pill
【组成】当归、胡连、川芎、芜荑、白芍、龙胆草、木香、甘草、芦荟。(中医方剂大辞典)

九味安肾丸 jiu wei an shen wan
【英文名】Jiu Wei An Shen Pill
【组成】破故纸、小茴香、胡芦巴、川楝肉、续断、桃仁、杏仁、山药、茯苓。(中医方剂大辞典)

九味异功煎 jiu wei yi gong jian
【英文名】Jiu Wei Yi Gong Decoction
【异名】九味异功散(中医方剂大辞典、痘科类编释意)
【组成】人参、黄芪、当归、熟地、炙甘草、丁香、肉桂、干姜、制附子。(中医方剂大辞典)

九味当归汤 jiu wei dang gui tang
【英文名】Jiu Wei Dang Gui Decoction
【组成】当归、甘草、芍药、人参、桂心、黄芩、干姜、大枣、大黄。(中医方剂大辞典)

九味羌活丸 jiu wei qiang huo wan
【英文名】Jiu Wei Qiang Huo Pill
【组成】羌活、苍术、细辛、川芎、黄芩。((81)川卫药准字－1329 号)

九味羌活片 jiu wei qiang huo pian

【英文名】Jiu Wei Qiang Huo Tablet(药品标准－中药成方制剂标准)

【组成】羌活、防风、苍术、细辛、川芎、白芷、黄芩、甘草、地黄。(药品标准－中药成方制剂标准 1991年)

九味羌活汤 jiu wei qiang huo tang

【英文名】Jiu Wei Qiang Huo Decoction(中国中医药学主题词表)

【异名】大羌活汤(医方类聚、中医方剂大辞典);羌活冲和汤(伤寒全生集、中医方剂大辞典);冲和汤(医统、中医方剂大辞典)

【组成】(1)羌活、防风、前胡、枳壳、川芎、白芷、甘草、苍术、黄芩。(中医方剂大辞典)(2)羌活、防风、苍术、细辛、川芎、香白芷、生地黄、黄芩、甘草。(中医方剂大辞典)

九味羌活液 jiu wei qiang huo ye

【英文名】Jiu Wei Qiang Huo Liquid

【组成】羌活、苍术、细辛、川芎、白芷、黄芩、甘草、地黄。((92)川卫药准字第 6519 号)

九味芦荟丸 jiu wei lu hui wan

【英文名】Jiu Wei Lu Hui Pill

【组成】(1)芦荟、胡黄连、当归、龙胆草、芍药、川芎、芜荑、木香、甘草。(中医方剂大辞典)(2)胡黄连、黄连、芦荟、木香、芜荑、青皮、白雷丸、鹤虱草、麝香。(中医方剂大辞典)

九味败毒汤 jiu wei bai du tang

【英文名】Jiu Wei Bai Du Decoction

【组成】黄连、荆芥、黄芩、连翘、牛蒡子、薄荷叶、木通、山栀、甘草。(中医方剂大辞典)

九味养脾汤 jiu wei yang pi tang

【英文名】Jiu Wei Yang Pi Decoction

【组成】白术、白芍药、白茯苓、人参、陈皮、川芎、甘草、黄芪、当归、半夏、山楂、麦门冬。(中医方剂大辞典)

九味前胡汤 jiu wei qian hu tang

【英文名】Jiu Wei Qian Hu Decoction

【组成】前胡、防风、枳壳、桔梗、杏仁、红花、当归、荆芥、山楂。(中医方剂大辞典)

九味顺气散 jiu wei shun qi san

【英文名】Jiu Wei Shun Qi Powders

【异名】匀气散(中医方剂大辞典)

【组成】白术、白茯苓、青皮、白芷、陈皮、乌药、人参、甘草、木香。(中医方剂大辞典)

九味香附丸 jiu wei xiang fu wan

【英文名】Jiu Wei Xiang Fu Pill

【异名】调经香附丸(中医方剂大辞典)

【组成】香附子、当归、芍药、川芎、生地黄、陈皮、白术、黄芩、小茴香。(中医方剂大辞典)

九味宽中散 jiu wei kuan zhong san

【英文名】Jiu Wei Kuan Zhong Powders

【组成】苍术、厚朴、甘草、山楂、枳实、茯苓、藿香、陈皮、香附。(中医方剂大辞典)

九味柴胡汤 jiu wei chai hu tang

【英文名】Jiu Wei Chai Hu Decoction

【组成】柴胡、黄芩、人参、山栀、半夏、龙胆草、当归、芍药、甘草。(中医方剂大辞典)

九味流气饮 jiu wei liu qi yin

【英文名】Jiu Wei Liu Qi Drink

【组成】赤芍、羌活、荆芥、防风、桂枝、川芎、当归、连翘、金银花。(中医方剂大辞典)

九味资生丸 jiu wei zi sheng wan

【英文名】Jiu Wei Zi Sheng Pill

【异名】资生丸(中医方剂大辞典、张氏医通)

【组成】人参、白术、茯苓、炙甘草、橘红、楂肉、神曲、川黄连、白豆蔻。(中医方剂大辞典)

九味清心丸 jiu wei qing xin wan

【英文名】Jiu Wei Qing Xin Pill

【组成】蒲黄、犀角、黄芩、牛黄、羚羊角、麝香、龙脑、石雄黄、金箔。(中医方剂大辞典)

九味清淋饮 jiu wei qing lin yin

【英文名】Jiu Wei Qing lin Drink

【组成】金银花、金钱草、车前子、白茅根、蒲公英、地丁草、生地榆、生黄柏、甘草梢。(四川中医 1986,4(10))

九味理中汤 jiu wei li zhong tang

【英文名】Jiu Wei Li Zhong Decoction

【组成】人参、茯苓、木香、白术、甘草、干姜、藿香、香附、砂仁、丁香。(中医方剂大辞典)

九味萸连丸 jiu wei yu lian wan

【英文名】Jiu Wei Yu Lian Pill

【组成】吴茱萸、陈皮、苍术、黄连、黄芩、桔梗、茯苓、半夏。(中医方剂大辞典)

九味犀角汤 jiu wei xi jiao tang

【英文名】Jiu Wei Xi Jiao Decoction

【组成】犀角、栀子仁、木通、黄芩、大黄、黄连、甘草、芎䓖、车前子。(中医方剂大辞典)

九味槐花散 jiu wei huai hua san

【英文名】Jiu Wei Huai Hua Powders

【组成】槐花、黄芩、黄连、枳壳、青皮、陈皮、乌药、鸡脚草。(中医方剂大辞典)

九味解毒汤 jiu wei jie du tang

【英文名】Jiu Wei Jie Du Decoction

【组成】黄连、金银花、连翘、芍药、山栀、白芷、当归、防

风、甘草。(中医方剂大辞典)

九味蟠葱散 jiu wei pan cong san

【英文名】Jiu Wei Pan Cong Powders

【组成】延胡索、肉桂、干姜、丁香、茯苓、甘草、苍术、槟榔、羌活。(中医方剂大辞典)

九炙大黄丸 jiu zhi dai huang wan

【英文名】Jiu Zhi Dai Huang Pill(药品标准－中药成方制剂标准)

【组成】大黄。

九物牛黄丸 jiu wu niu huang wan

【英文名】Jiu Wu Niu Huang Pill

【异名】九精丸(中医方剂大辞典、千金)

【组成】牛黄、荆实、曾青、玉屑、雄黄、空青、赤石脂、玄参、龙骨。(中医方剂大辞典)

九物金锁丹 jiu wu jin suo dan

【英文名】Jiu Wu Jin Suo Pellet

【组成】龙齿、败龟版、雄蚕蛾、巴戟天、白莲花、莲子心、肉苁蓉、雄鸡肝、山芋。(中医方剂大辞典)

九转大降丹 jiu zhuan da jiang dan

【英文名】Jiu Zhuan Da Jiang Pellet

【组成】白马、黑铅、青盐、胆矾、雄精、明矾、大红硇、汞、辰砂。(中医方剂大辞典)

九转灵砂丹 jiu zhuan ling sha dan

【英文名】Jiu Zhuan Ling Sha Pellet

【组成】(1)水银、硫黄。(中医方剂大辞典)(2)朱砂、倭硫。(中医方剂大辞典)(3)破故纸、杜仲、川当归、川巴戟、川草薢、木香、苍术、川茴香、大胡桃。(中医方剂大辞典)

九转黄精丹 jiu zhuan huang jing dan

【英文名】Jiu Zhuan Huang Jing Pellet

【异名】黄精丹(中医方剂大辞典、北京市中药成方选集);九转黄精丸(中医方剂大辞典、中药制剂汇编)

【组成】黄精、当归。(中医方剂大辞典)

九金六马散 jiu jin liu ma san

【英文名】Jiu Jin Liu Ma Powders

【组成】铁马鞭、白马骨、地马梢、紫金藤、马蹄藤、金星草、金惊根、金银花、山红花根、马蹄金、紫金皮、金凉伞根、金脑香、山乌豆、鸡屎子、毛里金钗、水滚子根、穿山蜈蚣。(中医方剂大辞典)

九香如意丸 jiu xiang ru yi wan

【英文名】Jiu Xiang Ru Yi Pill

【组成】檀香、降香、沉香、木香、丁香、藿香、砂仁、乌药、厚朴、广皮、苍术。(中医方剂大辞典)

九疸秦王散 jiu dan qin wang san

【英文名】Jiu Dan Qin Wang Powders

【异名】秦王散(中医方剂大辞典、外台);九疸秦椒散(中医方剂大辞典、普济方)

【组成】栀子仁、葛根、葶苈子、栝楼、秦椒、瓜蒂、石钟乳、凝水石、牡蛎、泽泻、白术。(中医方剂大辞典)

九蒸苍术散 jiu zheng cang zhu san

【英文名】Jiu Zheng Cang Zhu Powders

【组成】苍术。(中医方剂大辞典)

九层风草药方 jiu ceng feng cao yao fang

【英文名】Jiu Ceng Feng Cao Presciption

【组成】九层风、三根风、红鱼眼、山大风。(中草药 1971,(1))

九里香注射液 jiu li xiang zhu she ye

【英文名】Jiu Li Xiang Injection

【组成】九里香。(中草药 1977,(6))

九味石灰华散 jiu wei shi hui hua san

【英文名】Jiu Wei Shi Hui Hua Powders

【组成】石灰华、红花、牛黄、红景天、榜嘎、甘草、高山辣根菜、檀香、洪连。(中医方剂大辞典)

九味羌活冲剂 jiu wei qiang huo chong ji

【英文名】Jiu Wei Qiang Huo Granule(药品标准－中药成方制剂标准)

【组成】羌活、防风、苍术、细辛、川芎、白芷、黄芩、甘草、地黄。(药品标准－中药成方制剂标准 1991 年)

九物大黄薄贴 jiu wu dai huang bo tie

【英文名】Jiu Wu Dai Huang Bo Emplastrum

【异名】大黄薄贴(中医方剂大辞典、外台)

【组成】大黄、黄芩、白芷、寒水石、白蔹、黄柏、石膏、赤石脂、黄连。(中医方剂大辞典)

九制牛膝葆真丸 jiu zhi niu xi bao zhen wan

【英文名】Jiu Zhi Niu Xi Bao Zhen Pill

【组成】牛膝。(中医方剂大辞典)

九制豨莶草药酒 jiu zhi xi xian cao yao jiu

【英文名】Jiu Zhi Xi Xian Cao Wine(药品标准－中药成方制剂标准)

【组成】豨莶草、海风藤、千年健、威灵仙、油松节、川牛膝、狗脊、秦艽、独活、川芎、乳香、肉桂、防己、苍术、陈皮、杜仲、当归、伸筋草、熟地黄、茜草、防风、木瓜、玉竹、地枫皮、没药、红花、麻黄。(药品标准－中药成方制剂标准 1991 年)

九味龙胆泻肝汤 jiu wei long dan xie gan tang

【英文名】Jiu Wei Long Dan Xie Gan Decoction

【组成】龙胆草、车前子、木通、当归尾、泽泻、甘草、黄芩、生地、栀子。(中医方剂大辞典)

九仙山何处士黑神丸 jiu xian shan he chu shi hei shen wan

【英文名】Jiu Xian Shan He Chu Shi Hei Shen Pill

【组成】巴豆、豆豉、京三棱、大戟、五灵脂、杏仁。(中医方剂大辞典)

九转长生神鼎玉液膏 jiu zhuan chang sheng shen ding yu ye gao

【英文名】Jiu Zhuan Chang Sheng Shen Ding Yu Ye Ointment

【组成】白术、赤术。（中医方剂大辞典）

刀伤散 dao shang san

【英文名】Dao Shang Powders

【组成】参三七、琥珀、乳香、没药、生龙骨、血竭、象皮、儿茶、海螵蛸。（中医方剂大辞典）

刀豆散 dao dou san

【英文名】Dao Dou Powders

【组成】刀豆。（中医方剂大辞典）

力加寿片 li jia shou pian

【英文名】Li Jia Shou Tablet（药品标准－中药成方制剂标准）

【组成】刺五加浸膏、黄芪、淫羊藿、灵芝、白芍、人参总皂甙、维生素 E。（药品标准－中药成方制剂标准 1998年）

力源健儿口服液 li yuan jian er kou fu ye

【英文名】Li Yuan Jian Er Liquid

【组成】维生素、枸橼酸、有机锌。

了脾丸 liao pi wan

【英文名】Liao Pi Pill

【组成】石燕子、硫黄、白丁香、丁香、木香、使君子、陈皮。（中医方剂大辞典）

三画

三七片 san qi pian

【英文名】San Qi Tablet

【组成】三七。（《福建省药品标准》1977年）

三七丹 san qi dan

【英文名】San Qi Pellet

【组成】阴丹、阳丹、硼砂、生矾、麝香、片脑。（中医方剂大辞典）

三七汤 san qi tang

【英文名】San Qi Decoction

【组成】(1)参三七、姜半夏、厚朴、茯苓、琥珀末、柴胡、牡蛎、焦山栀、苏梗。（中医方剂大辞典）(2)生地、当归、川芎、玄参、黄芩、三七根、荆芥炭、甘草。（中医方剂大辞典）

三七粉 san qi fen

【英文名】San Qi Powders

【组成】三七。((90)赣卫药准 10－10号)

三七膏 san qi gao

【英文名】San qi Plaster

【组成】土三七。（中医方剂大辞典）

三匕汤 san bi tang

【英文名】San Bi Decoction

【组成】茯苓、黄芩、人参、栝楼根、芒硝、干地黄、大黄、麻黄、寒水石。（中医方剂大辞典）

三三丸 san san wan

【英文名】San San Pill

【组成】孩儿茶、砒、轻粉。（中医方剂大辞典）

三土汤 san tu tang

【英文名】San Tu Decoction

【组成】土茯苓、土贝母、土三七、金银花、蒲公英、薏苡仁、赤芍、川芎、王不留行、生地、补骨脂、全蝎、羌活。（伤寒论）

三才丸 san cai wan

【英文名】San Cai Pill

【组成】(1)人参、天门冬、熟干地黄。（中医方剂大辞典）(2)天麻、人参、干熟地黄。（中医方剂大辞典）(3)天门冬、生地黄、赤白茯苓。（中医方剂大辞典）(4)天门冬、生地黄、人参。（中医方剂大辞典）

三才汤 san cai tang

【英文名】San Cai Decoction

【组成】人参、天冬、干地黄。（中医方剂大辞典）

三才散 san cai san

【英文名】San Cai Powder

【组成】升药底、煅石决、铜绿。（中医方剂大辞典）

三子粉 san zi fen

【英文名】San Zi Powders

【组成】白芥子、紫苏子、莱菔子、糯米。（时珍国药研究 1992,3(2)）

三子散 san zi san

【英文名】San Zi Powders

【组成】(1)诃子、川楝子、栀子。（中医方剂大辞典）(2)真苏子、白芥子、韭菜子。（中医方剂大辞典）

三元汤 san yuan tang

【英文名】San Yuan Decoction

【组成】(1)柴胡、当归、白芍、川芎、熟地、人参、青皮、黄芩、乌梅、升麻、滑石、木通、灯心。（中医方剂大辞典）(2)柴胡、黄芩、人参、半夏、甘草、川芎、芍药、熟地黄、当归。（中医方剂大辞典）

三友丸 san you wan

【英文名】San You Pill

【组成】石膏、麻黄、杏仁。（中医方剂大辞典）

三仁丸 san ren wan

【英文名】San Ren Pill

【组成】(1)郁李仁、杏仁、薏苡仁。（中医方剂大辞典）(2)柏子仁、松子仁、麻子仁。（中医方剂大辞典）

三仁汤 san ren tang

【英文名】San Ren Decoction

【组成】(1)杏仁、白蔻仁、生薏仁、滑石、竹叶、桑叶、白通草、半夏。(中医方剂大辞典)(2)杏仁、飞滑石、白通草、白蔻仁、竹叶、厚朴、生薏仁、半夏。(中医方剂大辞典)

三仁膏 san ren gao

【英文名】San Ren Plaster

【组成】(1)蓖麻子、麻子、杏仁。(中医方剂大辞典)(2)火麻仁、松子、桃仁。(中医方剂大辞典)

三化丸 san hua wan

【英文名】San Hua Pill

【组成】枳实、厚朴、大黄。(中医方剂大辞典)

三化丹 san hua dan

【英文名】San Hua Pellet

【组成】白术、茯苓。(中医方剂大辞典)

三化汤 san hua tang

【英文名】San Hua Decoction

【组成】(1)大黄、牵牛、朴硝。(中医方剂大辞典)(2)厚朴、大黄、枳实、羌活。(中医方剂大辞典)

三气饮 san qi yin

【英文名】San Qi Drink

【组成】当归、枸杞、杜仲、熟地、牛膝、茯苓、芍药、肉桂、北细辛、白芷、炙甘草、附子。(中医方剂大辞典)

三公散 san gong san

【英文名】San Gong Powder

【异名】三蚣散(中医方剂大辞典、医方类聚、普济方)

【组成】蜈蚣、南星、白芷。(中医方剂大辞典)

三分茶 san fen cha

【英文名】San Fen Tea

【组成】茶、蜜、荞麦面。(中医方剂大辞典)

三分散 san fen san

【英文名】San Fen Powders

【组成】(1)闹羊花、生漆。(中医方剂大辞典)(2)当归、川芎、白芍、熟地、人参、白术、白茯苓、甘草、柴胡、黄芩、半夏。(中医方剂大辞典)(3)白术、茯苓、黄芪、川芎、芍药、熟地黄、当归、柴胡、黄芩、人参、半夏、甘草。(中医方剂大辞典)(4)野连翘、地鳖虫。(中医方剂大辞典)(5)黄花。(中医方剂大辞典)

三反膏 san fan gao

【英文名】San Fan Plaster

【组成】(1)大戟、甘遂末、芫花、甘草。(中医方剂大辞典)(2)生甘草、甘遂、苋菜、鳖肉、硇砂、木鳖子肉。(中医方剂大辞典)

三乌丸 san wu wan

【英文名】San Wu Pill

【组成】(1)草乌。(中医方剂大辞典)(2)川乌、草乌、巴豆。(中医方剂大辞典)

三乌胶 san wu jiao

【英文名】San Wu Colloid

【组成】草乌、川乌、首乌等。(云南中医杂志 1986,7(2))

三乌散 san wu san

【英文名】San Wu Powders

【组成】川乌、川芎、附片、细辛、草乌。(浙江中医杂志 1991,(5))

三节汤 san jie tang

【英文名】San Jie Decoction

【组成】石南节、杉木节、松木节、茵芋、蒴藋、原蚕砂、麻黄根、蓖麻叶、柳蛀粪煮絮桶中灰。(中医方剂大辞典)

三石丸 san shi wan

【英文名】San Shi Pill

【组成】凝水石、石膏、阳起石、天南星、天雄、草乌头、白附子、干蝎、白僵蚕、蝉壳、龙脑、麝香、海蛤。(中医方剂大辞典)

三石水 san shi shui

【英文名】San Shi Shui Liniment

【组成】炉甘石、滑石、赤石脂、冰片、甘油。(中医方剂大辞典)

三石汤 san shi tang

【英文名】San Shi Decoction

【组成】(1)飞滑石、生石膏、寒水石、杏仁、竹茹、银花、金汁、白通草。(中医方剂大辞典)(2)紫石英、白石英、钟乳、生姜、当归、人参、甘草、茯苓、干地黄、桂心、半夏、大枣。(中医方剂大辞典)

三石散 san shi san

【英文名】San Shi Powder

【组成】(1)制炉甘石、熟石膏、赤石脂。(中医方剂大辞典)(2)炼成钟乳、紫石英、白石英、人参、白术、白茯苓、细辛、附子、川椒、杜仲、牡蛎、干姜、防风、桔梗。(中医方剂大辞典)(3)钟乳、紫石英、白石英、人参、栝楼根、蜀椒、干姜、附子、牡蛎、桂心、杜仲、细辛、茯苓、白术、桔梗、防风。(中医方剂大辞典)

三龙散 san long san

【英文名】San Long Powder

【组成】乌龙尾、赤龙须、黄龙肝。(中医方剂大辞典)

三出丸 san chu wan

【英文名】San Chu Pill

【组成】陈皮、缩砂、藿香、京三棱、蓬莪术、芫花、巴豆。(中医方剂大辞典)

三甲散 san jia san

【英文名】San Jia Powders(药品标准－中药成方制剂标准)

【组成】龟甲、鳖甲、穿山甲、鸡内金。(药品标准－中药成方制剂标准 1992 年)

三仙丸 san xian wan

【英文名】San Xian Pill

【异名】八仙丹(中医方剂大辞典、奇效良方);玉粉丸(中医方剂大辞典、百一、保命歌括);长寿丸(中医方剂大辞典、原书同卷);三仙丹(中医方剂大辞典、局方、淳佑新添方);三圣丸(中医方剂大辞典、普济方)

【组成】(1)甘菊花、苍术、椒红。(中医方剂大辞典)(2)雄黄、白矾、槟榔。(中医方剂大辞典)(3)侧柏叶、当归、榧子仁。(中医方剂大辞典)(4)苍术、牛膝、地黄。(中医方剂大辞典)(5)茴香、川乌头、苍术。(中医方剂大辞典)(6)首乌、苍术、茴香、香附子、椒、川楝子肉、牡蛎、白姜。(中医方剂大辞典)(7)天南星、半夏、香附子。(中医方剂大辞典)

三仙丹 san xian dan

【英文名】San Xian Pellets

【组成】(1)柏枝、槐子、生矾。(中医方剂大辞典)(2)白信、巴豆、黄蜡。(中医方剂大辞典)(3)川芎、茴香、苍术。(中医方剂大辞典)(4)川乌、苍术、茴香、山药、金铃子、萆薢、青盐、破故纸。(中医方剂大辞典)(5)雄黄、胡椒、硫黄。(中医方剂大辞典)(6)水银、明矾、芒硝。(中医方剂大辞典)(7)轻粉、朱砂、上片。(中医方剂大辞典)(8)升丹、橄榄炭、梅片。(中医方剂大辞典)(9)三梅片、熟石膏、红粉片。(中医方剂大辞典)

三仙汤 san xian tang

【英文名】San Xian Decoction

【组成】(1)缩砂、威灵仙。(中医方剂大辞典)(2)苍术、干地黄、牛膝。(中医方剂大辞典)(3)马齿苋、五加皮、苍术。(中医方剂大辞典)

三仙饮 san xian yin

【英文名】San Xian Drink

【组成】(1)熟附子、上肉桂、干姜。(中医方剂大辞典)(2)沙糖、生姜、乌梅。(中医方剂大辞典)

三仙顶 san xian ding

【英文名】San Xian Ding Powders

【组成】生附子、草乌、紫荆皮。(中医方剂大辞典)

三仙酒 san xian jiu

【英文名】San Xian Wine

【组成】(1)圆眼肉、桂花蕊、沙糖。(中医方剂大辞典)(2)荔枝核、小茴香、川楝肉。(中医方剂大辞典)

三仙散 san xian san

【英文名】San Xian Powders

【异名】云盖三仙散(中医方剂大辞典、痘科类编);三仙丹(中医方剂大辞典、万氏家抄方)

【组成】(1)大风子、槟榔、硫黄。(中医方剂大辞典)(2)枯矾、冰片、麝香。(中医方剂大辞典)(3)肉蔻、半夏、木香。(中医方剂大辞典)(4)红花、牛蒡子、穿山甲。(中医方剂大辞典)(5)轻粉、乳香、地肤子。(中医方剂大辞典)(6)山楂、神曲、麦芽。(中医方剂大辞典)(7)干姜、大附子、官桂。(中医方剂大辞典)(8)妇人溺桶中垢、铜绿、麝香。(中医方剂大辞典)(9)紫花地丁、番白草、归尾。(中医方剂大辞典)(10)力子、甲珠、天仙子。(中医方剂大辞典)(11)罗裙带叶、杉树皮、槐树皮。(中医方剂大辞典)(12)黄柏、红花、冰片。(中医方剂大辞典)

三仙粥 san xian zhou

【英文名】San Xian Gruel

【异名】三仁粥(中医方剂大辞典、济众新编)

【组成】海松子、桃仁、郁李仁。(中医方剂大辞典)

三仙膏 san xian gao

【英文名】San Xian Plaser

【组成】(1)熟地、人参、丹皮。(中医方剂大辞典)(2)马兰菊、车前草、五爪龙草。(中医方剂大辞典)(3)香油、黄丹、白巴豆。(中医方剂大辞典)(4)麻油、铅丹、定粉。(中医方剂大辞典)(5)百合、蜜、梨汁。(中医方剂大辞典)

三生丸 san sheng wan

【英文名】San Sheng Pill

【组成】(1)半夏、南星、白附子。(中医方剂大辞典)(2)皂角、牵牛、白矾、萝卜子、青木香。(中医方剂大辞典)(3)胡桃仁、生姜、杏仁。(中医方剂大辞典)

三生饮 san sheng yin

【英文名】San Sheng Drink

【组成】(1)生南星、生川乌、生半夏、广木香、人参、生姜。(中医方剂大辞典)(2)人参、生半夏、生南星、生附子。(中医方剂大辞典)(3)南星、川乌、生附、木香。(中医方剂大辞典)

三生散 san sheng san

【英文名】San Sheng Powder

【组成】(1)防风、天南星、熟半夏、黄芩、川乌、川羌活、麻黄根、石菖蒲、白茯苓、陈皮、焦白术、甘草。(中医方剂大辞典)(2)乌头、白附、南星、生姜。(中医方剂大辞典)(3)草乌、厚朴、甘草。(中医方剂大辞典)

三白丸 san bai wan

【英文名】San Bai Pill

【异名】素丹(中医方剂大辞典、魏氏家藏方)

【组成】(1)白及、白蔹、白茯苓、秦艽、厚朴、当归、吴萸、人参、肉桂、乳香。(中医方剂大辞典)(2)白大半夏、白砒、白矾、雄黄、巴豆仁。(中医方剂大辞

典)(3)龙骨、牡蛎粉、鹿角霜。(中医方剂大辞典)

三白丹 san bai dan

【英文名】San Bai Pellet

【组成】水银、白矾、焰硝。(中医方剂大辞典)

三白汤 san bai tang

【英文名】San Bai Decoction

【组成】(1)杏仁、苡仁、通草、滑石、郁金、厚朴、半夏、豆豉。(中医方剂大辞典)(2)白丑、桑皮、白术、木通、陈皮、茯苓、大枣。(中医方剂大辞典)(3)白砂糖、鸡子清、烧酒。(中医方剂大辞典)(4)白芍、白术、白茯苓、甘草。(中医方剂大辞典)

三白饮 san bai yin

【英文名】San Bai Drink

【组成】鸡子、白蜜、芒硝。(中医方剂大辞典)

三白顶 san bai ding

【英文名】San Bai Ding Pill

【组成】生明矾、枯矾、生月石、飞月石、豆豉、白信。(中医方剂大辞典)

三白酒 san bai jiu

【英文名】San Bai Wine

【组成】火酒、白糖、白萝卜、生梨。(中医方剂大辞典)

三白散 san bai san

【英文名】San Bai Powder

【组成】(1)陈萝卜子、地枯萎、三白叶。(中医方剂大辞典)(2)白牵牛、白术、桑白皮、陈皮、木通。(中医方剂大辞典)(3)砒霜、粉霜、石灰。(中医方剂大辞典)(4)煅石膏、轻粉、冰片。(中医方剂大辞典)(5)白矾、硼砂、冰片。(中医方剂大辞典)(6)红绒毡子、珍珠、冰片。(中医方剂大辞典)(7)白薇、白蔹、白芍。(中医方剂大辞典)(8)白芍、川芎、栀子、茯神、天花粉、当归、白豆蔻、南星、菖蒲、枳壳。(中医方剂大辞典)(9)杭粉、石膏、轻粉。(中医方剂大辞典)(10)白及、白蔹、白矾。(中医方剂大辞典)(11)白术、白芍药、白茯苓、泽泻、厚朴、黄连、干姜、乌梅肉。(中医方剂大辞典)(12)白术、茯苓、芍药。(中医方剂大辞典)(13)远志、莲肉、白茯苓。(中医方剂大辞典)

三白膏 san bai gao

【英文名】San Bai Plaster

【组成】(1)白芷、白蔹、白及、黄连、黄柏、五倍子、雄黄、血竭、海螵蛸、黄丹、乳香、轻粉。(中医方剂大辞典)(2)大风子白肉、冰片、水银、车米。(中医方剂大辞典)(3)白及、白蔹、白芷、熟干地黄、甘草、猪脂。(中医方剂大辞典)

三汁丸 san zhi wan

【英文名】San Zhi Pill

【组成】生地黄汁、青蒿汁、薄荷叶汁、童便、好酒、柴胡、鳖甲、秦艽、朱砂、麝香。(中医方剂大辞典)

三汁丹 san zhi dan

【英文名】San Zhi Pellet

【组成】水杨树脑、老鸦饭草、赤脚马兰。(中医方剂大辞典)

三汁饮 san zhi yin

【英文名】San Zhi Drink

【组成】(1)生地黄汁、生姜汁、蜜。(中医方剂大辞典)(2)刺蓟汁、生地黄汁、生姜汁。(中医方剂大辞典)

三汁膏 san zhi gao

【英文名】San Zhi Ointment

【组成】萝卜汁、梨汁、姜汁。(中医方剂大辞典)

三台丸 san tai wan

【英文名】San Tai Pill

【组成】大黄、葶苈、附子、杏仁、消石、柴胡、半夏、厚朴、茯苓、细辛。(中医方剂大辞典)

三圣丸 san sheng wan

【英文名】San Sheng Pill

【组成】(1)水银、潮脑、川风子肉。(中医方剂大辞典)(2)半夏、槟榔、雄黄。(中医方剂大辞典)(3)白术、黄连、橘红。(中医方剂大辞典)(4)当归、干漆、大黄。(中医方剂大辞典)(5)蔓菁子、甘菊花、小椒。(中医方剂大辞典)(6)穿山甲、鸡骨、常山、鸡心、槟榔。(中医方剂大辞典)(7)黄连、使君子、木香。(中医方剂大辞典)(8)丁香、斑蝥、麝香。(中医方剂大辞典)(9)柏皮、大蒜、罂粟壳。(中医方剂大辞典)(10)半夏、陈皮、黄连。(中医方剂大辞典)(11)黄连、干姜、甘草。(中医方剂大辞典)(12)黄连、木香、茱萸。(中医方剂大辞典)(13)雌黄、雄黄、大黄。(中医方剂大辞典)(14)凝水石、砒霜、腻粉。(中医方剂大辞典)(15)威灵仙、干姜、乌头。(中医方剂大辞典)(16)硫黄、水银、硇砂。(中医方剂大辞典)

三圣丹 san sheng dan

【英文名】San Sheng Pellet

【组成】(1)木香、明雄黄、明矾。(中医方剂大辞典)(2)天南星、半夏、甘草。(中医方剂大辞典)(3)甘遂、胡椒、巴豆。(中医方剂大辞典)

三圣汤 san sheng tang

【英文名】San Sheng Decoction

【组成】人参、石膏、玄参。(中医方剂大辞典)

三圣饮 san sheng yin

【英文名】San Sheng Drink

【组成】(1)苍术、枳壳、知母。(中医方剂大辞典)(2)大黄汁、紫草汁、冬瓜汁。(中医方剂大辞典)(4)桔梗、甘草、贝母。(中医方剂大辞典)

三圣散 san sheng san

【英文名】San Sheng Powder

【异名】三仙散(中医方剂大辞典)

【组成】(1)蒲黄、棕榈、乱发。(中医方剂大辞典)(2)硫黄、朴消、白砒。(中医方剂大辞典)(3)瓜蒂、郁金、韭汁。(中医方剂大辞典)(4)闹羊花、槿树花、大枫子。(中医方剂大辞典)(5)白术、茯苓、黄芪、柴胡、人参、黄芩、半夏、甘草。(中医方剂大辞典)(6)苍术、香附子、良姜。(中医方剂大辞典)(7)石灰、大黄。(中医方剂大辞典)(8)细辛、荆芥穗、苍耳茎。(中医方剂大辞典)(9)生料五积散、治中汤、嘉禾散。(中医方剂大辞典)(10)葱白、马苋、石灰。(中医方剂大辞典)(11)防风、瓜蒂、藜芦。(中医方剂大辞典)(12)当归、肉桂、玄胡索。(中医方剂大辞典)(13)乌鱼骨、烧绵灰、血余灰。(中医方剂大辞典)(14)甘遂、芫花、大戟。(中医方剂大辞典)(15)附子、蓬莪茂、胡椒。(中医方剂大辞典)(16)丁香、胡椒、半夏。(中医方剂大辞典)(17)没药、琥珀、干蝎。(中医方剂大辞典)(18)地榆、厚朴、诃黎勒。(中医方剂大辞典)(19)胡黄连、柴胡、鳖甲。(中医方剂大辞典)(20)天灵盖、苦参、甘草。(中医方剂大辞典)

三圣锭 san sheng ding

【英文名】San Sheng Lozenges

【组成】陈石灰、蜗牛、马齿苋。(中医方剂大辞典)

三圣膏 san sheng gao

【英文名】San Sheng Plaster

【组成】(1)川椒、松香、黄蜡。(中医方剂大辞典)(2)硫黄、黄丹。(中医方剂大辞典)(3)未化石灰、大黄、桂心。(中医方剂大辞典)(4)黑附子、蔓荆子、柏子仁。(中医方剂大辞典)

三皮汤 san pi tang

【英文名】San Pi Decoction

【组成】青皮、桂皮、陈皮。(中医方剂大辞典)

三皮散 san pi san

【英文名】San Pi Powder

【组成】海桐皮、五加皮、桑白皮、川独活、川牛膝、制杜仲、薏苡仁、生干地黄。(中医方剂大辞典)

三地汤 san di tang

【英文名】San Di Decoction

【组成】熟地、当归、生地、地榆、木耳末。(中医方剂大辞典)

三灰散 san hui san

【英文名】San Hui Powders

【异名】犀灰散(中医方剂大辞典)

【组成】(1)巴豆、杏仁、半夏。(中医方剂大辞典)(2)茅根灰、牛皮胶灰、麻芤灰。(中医方剂大辞典)(3)侧柏叶、棕榈、桐子。(中医方剂大辞典)(4)败棕、棕皮、桎木叶。(中医方剂大辞典)(5)干虾蟆、白矾、皂荚子。(中医方剂大辞典)

三灰煎 san hui jian

【英文名】San hui Decoction

【组成】生藜芦灰、生姜灰、石灰。(中医方剂大辞典)

三灰膏 san hui gao

【英文名】san hui Plaster

【组成】土蜂窝、长脚蜂窝、油松节。(中医方剂大辞典)

三邪饮 san xie yin

【英文名】San Xie Drink

【组成】麻黄、苍术、浮萍、白芷、苦参、桑皮、川芎、甘松。(中医方剂大辞典)

三光散 san guang san

【英文名】San Guang Powders

【组成】秦艽、茯神、独活。(中医方剂大辞典)

三光膏 san guang gao

【英文名】San Guang Plaster

【组成】朱砂、雄黄、硼砂。(中医方剂大辞典)

三因散 san yin san

【英文名】San Yin Powders

【组成】山楂、莱菔子、槟榔、香附、红花、泽泻。(中医方剂大辞典)

三肉臛 san rou huo

【英文名】San Rou Thick Soup

【组成】龟肉、羊肉、獐肉。(中医方剂大辞典)

三合丸 san he wan

【英文名】San He Pill

【组成】大黄、消石、杏仁、葶苈子、前胡、半夏、附子、赤茯苓、细辛。(中医方剂大辞典)

三合汤 san he tang

【英文名】San He Decoction

【组成】(1)升麻、桔梗、甘草。(中医方剂大辞典)(2)当归、川芎、桃仁、红花、益母草、软柴胡、黄芩、栀子、粉丹皮、白僵蚕、蝉蜕、金银花、泽兰叶、生甘草。(中医方剂大辞典)(3)当归、川芎、白芍、生地黄、陈皮、白茯苓、远志、麦门冬、竹茹、石菖蒲、甘草、半夏。(中医方剂大辞典)(4)人参、白术、茯苓、甘草、当归、川芎、芍药、地黄、半夏、陈皮。(中医方剂大辞典)(5)四君子汤、四物汤、陈皮、半夏。(中医方剂大辞典)

三合散 san he san

【英文名】San He Powders

【组成】(1)人参、白术、茯苓、炙草、熟地、川芎、白芍、当归、柴胡、半夏。(中医方剂大辞典)(2)乌药顺气散、二陈汤、香苏散、苍术、羌活。(中医方剂大辞典)(3)新江子肉、砒、斑蝥。(中医方剂大辞典)

三色膏 san se gao

【英文名】San Se Plaster

【组成】蚌粉、黄丹、草乌。(中医方剂大辞典)

三汗煎 san han jian

【英文名】San Han Decoction

【组成】红花、桃仁、生姜、红枣、麝香、葱白。(中医方剂大辞典)

三安散 san an san

【英文名】San An Powders

【组成】柴胡、秦艽、甘草。(中医方剂大辞典)

三羊散 san yang san

【英文名】San Yang Powders

【组成】三月羊粪、腻粉。(中医方剂大辞典)

三军丸 san jun wan

【英文名】San Jun Pill

【组成】大黄、血竭、没药。(中医方剂大辞典)

三阳丹 san yang dan

【英文名】San Yang Pellet

【组成】(1)附子、羊肉、桂、干姜、硫黄、阳起石、鹿茸、白术。(中医方剂大辞典)(2)大艾叶。(中医方剂大辞典)

三阳汤 san yang tang

【英文名】San Yang Decoction

【组成】(1)羌活、防风、荆芥、升麻、葛根、白芷、柴胡、川芎、芍药、细辛、葱白。(中医方剂大辞典)(2)当归、生姜、甘草、麻黄、杏仁、石膏。(中医方剂大辞典)

三阳酒 san yang jiu

【英文名】San Yang Wine

【组成】三阳草。(中医方剂大辞典)

三阴煎 san yin jian

【英文名】San Yin Decoction

【组成】当归、熟地、炙甘草、芍药、枣仁、人参。(中医方剂大辞典)

三豆汤 san dou tang

【英文名】San Dou Decoction

【组成】(1)赤小豆、豆豉、天南星、白敛。(中医方剂大辞典)(2)乌豆、赤小豆、绿豆。(中医方剂大辞典)

三豆饮 san dou yin

【英文名】San Dou Drink

【组成】(1)赤小豆、毛绿豆、乌豆、鲜芦根。(中医方剂大辞典)(2)赤小豆、绿豆、大豆黄卷。(中医方剂大辞典)

三豆浆 san dou jiang

【英文名】San Dou Jiang Powders

【组成】黑豆、绿豆、赤小豆。(中医方剂大辞典)

三花丹 san hua dan

【英文名】San hua Pellet

【组成】梅花、桃花、梨花。(中医方剂大辞典)

三花汤 san hua tang

【英文名】San Hua Decoction

【组成】(1)菊花、银花、紫花地丁。(中医方剂大辞典)(2)当归、川芎、生甘草、天花粉、紫地丁、甘菊花。(中医方剂大辞典)

三花饮 san hua yin

【英文名】San Hua Drink

【组成】菊花、银花、红花、艾绒、藿香、甘松、白芷、蝉蜕、僵蚕、薄荷、防风、荆芥、羌活、独活、蒺藜、蔓荆、川芎、归尾、甘草。(中医方剂大辞典)

三花乳 san hua ru

【英文名】San Hua Ru Liquid

【组成】小春花、金银花、菊花、苍术、石菖蒲、柴草、蟾蜍、白鲜皮、干地茨、6%尼泊金乙酯酊、吐温、糖精、香精。(中成药研究 1992,14(4))

三花散 san hua san

【英文名】San Hua Powder

【组成】金银花、野菊花、辛夷花、苍耳子、生苡仁、桃仁、苓、白芷。(新中医 1984,(1))

三苏饮 san su yin

【英文名】San Su Drink(中国中医药学主题词表)

【组成】苏梗、苏子、苏薄荷、陈皮、杏仁、川芎、防风、枳壳。(中医方剂大辞典)

三皂丸 san zao wan

【英文名】San Zao Pill

【组成】皂荚、皂荚树皮、皂荚刺。(中医方剂大辞典)

三角散 san jiao san

【英文名】San Jiao Powders

【组成】蒺藜子。(中医方剂大辞典)

三应散 san ying san

【英文名】San Ying Powders

【组成】茴香虫、腻粉、胡黄连。(中医方剂大辞典)

三补丸 san bu wan

【英文名】San Bu Pill

【异名】三黄丸(中医方剂大辞典)

【组成】(1)枯黄芩、黄连、黄柏、栀子。(中医方剂大辞典)(2)黄连、黄柏、黄芩。(中医方剂大辞典)

三良散 san liang san

【英文名】San Liang Powders

【组成】吴茱萸、寒食面、干姜。(中医方剂大辞典)

三灵丸 san ling wan

【英文名】San Ling Pill

【组成】甘菊花、松脂、白茯苓。(中医方剂大辞典)

三灵丹 san ling dan

【英文名】San Ling Pellet

【组成】(1)生青龙齿、麒麟竭、明腰黄、炙龟板、红升丹、海碘仿。(中医方剂大辞典)(2)朱砂、雌黄、硫

黄。(中医方剂大辞典)

三灵汤 san ling tang

【英文名】San Ling Decoction

【组成】(1)红花、槟榔、香附子。(中医方剂大辞典)(2)当归、白芍、羚羊角、龙齿、石决、半夏曲、茯神、白术、青皮。(中医方剂大辞典)

三灵散 san ling san

【英文名】San Ling Powders

【组成】(1)绿矾、白矾、麝香。(中医方剂大辞典)(2)草乌、细辛、黄丹。(中医方剂大辞典)

三妙丸 san miao wan

【英文名】San Miao Pill(中国中医药学主题词表)

【组成】(1)苍术、黄柏、知母。(中医方剂大辞典)(2)黄连、木香、乌梅肉。(中医方剂大辞典)(3)黄柏、苍术、川牛膝。(中医方剂大辞典)(4)鹿茸、钟乳粉、肉豆蔻。(中医方剂大辞典)(5)巴豆、斑蝥、胡椒。(中医方剂大辞典)

三妙丹 san miao dan

【英文名】San Miao Pellet

【组成】雄黄、巴豆霜。(中医方剂大辞典)

三妙方 san miao fang

【英文名】San Miao Prescription

【异名】三妙散(中医方剂大辞典、经验广集)

【组成】大风子肉、枯矾、轻粉、杏仁。(中医方剂大辞典)

三妙汤 san miao tang

【英文名】San Miao Decoction

【组成】(1)紫苏、荆芥、芫荽。(中医方剂大辞典)(2)地黄、枸杞、蜜。(中医方剂大辞典)(3)罂粟壳、乌梅、北枣。(中医方剂大辞典)

三妙血 san miao xue

【英文名】San Miao Xue Prescription

【组成】鸡冠血、豕尾血、蚯蚓血。(中医方剂大辞典)

三妙散 san miao san

【英文名】San Miao Powders(中国中医药学主题词表)

【组成】(1)黄柏、寒水石、青黛。(中医方剂大辞典)(2)黄连、苍术、姜黄。(中医方剂大辞典)(3)生明矾、冰片、白茄子梗根。(中医方剂大辞典)(4)松香、枯矾、黄丹。(中医方剂大辞典)(5)轻粉、白矾、杏仁。(中医方剂大辞典)(6)夏枯草、金银花、蒲公英。(中医方剂大辞典)(7)槟榔、苍术、黄柏。(中医方剂大辞典)(8)苍术、黄柏、牛膝。(中医方剂大辞典)(9)蛇床子、黄连、轻粉。(中医方剂大辞典)

三妙煎 san miao jian

【英文名】San Miao Decoction

【组成】知母、贝母、杏仁。(中医方剂大辞典)

三妙膏 san miao gao

【英文名】San Miao Plaster

【组成】(1)蓖麻仁、巴豆、麝香。(中医方剂大辞典)(2)松香、蓖麻肉、皮消。(中医方剂大辞典)

三枝汤 san zhi tang

【英文名】San Zhi Decoction

【组成】嫩柳枝及叶、小叶杨、核桃枝。(赤脚医生杂志1972,(试刊版))

三枝散 san zhi san

【英文名】San Zhi Powder

【组成】(1)槐枝、柳枝、桑枝、麻籸、晚蚕砂、青盐。(中医方剂大辞典)(2)槐枝、柳枝、桑枝。(中医方剂大辞典)

三苓散 san ling san

【英文名】San Ling Powders

【组成】(1)茯苓、猪苓、泽泻。(中医方剂大辞典)(2)茯苓、桂、白术。(中医方剂大辞典)

三矾散 san fan san

【英文名】San Fan Powders

【组成】(1)青矾、黄矾、白矾灰、麝香。(中医方剂大辞典)(2)黄矾、青矾、白矾、麝香、石胆、莨菪子、人粪、莽草、雄黄、白狗粪、地龙。(中医方剂大辞典)

三奇丸 san qi wan

【英文名】San Qi Pill

【组成】(1)黄芩、黄连、犀角、滑石、地黄、青黛。(中医方剂大辞典)(2)熟地黄、麦门冬、车前子。(中医方剂大辞典)

三奇汤 san qi tang

【英文名】San Qi Decoction

【组成】(1)金银花、赤芍、甘草节、穿山甲、白蒺藜、白僵蚕、连翘、当归尾、蜈蚣、皂角刺、大黄。(中医方剂大辞典)(2)桔梗、甘草、诃子。(中医方剂大辞典)(3)乌梅、白饧、米囊皮。(中医方剂大辞典)(4)御米壳、酸石榴皮、阿胶。(中医方剂大辞典)(5)玄参、干葛、天花粉。(中医方剂大辞典)

三奇顶 san qi ding

【英文名】San Qi Ding Decoction

【组成】经霜天烛子、腊梅花、水蜒蚰。(中医方剂大辞典)

三奇散 san qi san

【英文名】San Qi Powders

【组成】(1)凌霄花、白扁豆、甘草。(中医方剂大辞典)(2)黄芪、枳壳、防风、吴萸。(中医方剂大辞典)(3)枳壳、黄芪、防风。(中医方剂大辞典)(4)款冬花、熟地黄、佛耳草。(中医方剂大辞典)(5)乱发灰、人中白、麝香。(中医方剂大辞典)(5)麒麟竭、黄连、白矾。(中医方剂大辞典)

三拗方 san ao fang

【英文名】San Ao Prescription(中国中医药学主题词表)

【组成】麻黄、干姜、杏仁。(中医方剂大辞典)

三拗汤 san ao tang

【英文名】San Ao Decoction(中国中医药学主题词表)

【组成】(1)麻黄、石膏、杏仁。(中医方剂大辞典)(2)麻黄茸、杏仁、桔梗、荆芥。(中医方剂大辞典)(3)麻黄、石膏、细茶、甘草。(中医方剂大辞典)(4)甘草、麻黄、杏仁。(中医方剂大辞典)

三虎丸 san hu wan

【英文名】San Hu Pill

【组成】北常山、草果子、甘草。(中医方剂大辞典)

三肾丸 san shen wan

【英文名】San Shen Pill

【组成】(1)熟地、丹皮、广砂仁、锁阳、苁蓉、车前、茯苓、故纸、枸杞、川断、白术、附子、川芎、萸肉、怀膝、制草、山药、杜仲、泽泻、当归、羊藿、丝瓜、白芍、肉桂、广木香、首乌、黑驴肾、黄狗肾。(中医方剂大辞典)(2)鹿肾、驴肾、狗肾、生黄芪、人参、当归、熟地黄、龟版、茯苓、枸杞子、生于术、生阿胶、山茱萸、制附子、淫羊藿、炒蒺藜、补骨脂、菟丝子、鱼鳔、杜仲炭、鹿茸、肉桂。(中医方剂大辞典)(3)人参、当归、鹿鞭子、枸杞子、白术、川芎、驴鞭子、杜仲炭、茯苓、生地、狗鞭、续断、甘草、白芍、鹿茸、川牛膝、葫芦巴、巴戟肉。(中医方剂大辞典)

三味丸 san wei wan

【英文名】San Wei Pill

【异名】出声散(中医方剂大辞典、普济方)

【组成】(1)桔梗、诃黎勒、甘草。(中医方剂大辞典)(2)苦参、白蒺藜、皂荚。(中医方剂大辞典)

三味汤 san wei tang

【英文名】San Wei Decoction

【组成】(1)白芍药、干姜、甘草。(中医方剂大辞典)(2)厚朴、草果、甘草。(中医方剂大辞典)(3)常山、秫米、甘草。(中医方剂大辞典)

三味散 san wei san

【英文名】San Wei Powders

【组成】小茴香、青皮、荔枝核。(中医方剂大辞典)

三物汤 san wu tang

【英文名】San Wu Decoction

【组成】(1)牡蛎、大黄、山栀子。(中医方剂大辞典)(2)桂、白术、枳实。(中医方剂大辞典)(3)生地黄、阿胶、白蔹。(中医方剂大辞典)(4)山栀子仁、鳖甲、生干地黄。(中医方剂大辞典)(5)薄荷、人参、生姜。(中医方剂大辞典)(6)桃枝、柳叶、酢浆水。(中医方剂大辞典)(7)茵陈蒿、栀子、黄连。(中医方剂大辞典)(8)荆芥、藿香、臭椿皮。(中医方剂大辞典)(9)桑皮、百部根、马兜铃。(中医方剂大辞典)(10)人参、茯苓、白术。(中医方剂大辞典)

三物散 san wu san

【英文名】San Wu Powders

【异名】三物汤(中医方剂大辞典)

【组成】(1)胡黄连、乌梅肉、灶下土。(中医方剂大辞典)(2)小鳜鱼、真肉桂、荜澄茄。(中医方剂大辞典)(3)生地黄、熟地黄、朱砂。(中医方剂大辞典)(4)猪颈上毛、猫颈上毛、鼠屎。(中医方剂大辞典)(5)黄连、当归、石榴皮、吴茱萸。(中医方剂大辞典)(6)红娘子、大黄、陈粟米。(中医方剂大辞典)(7)赤小豆、大黄、木鳖子仁。(中医方剂大辞典)

三物膏 san wu gao

【英文名】San wu Ointment

【组成】柳枝、桑枝、槐枝。(中医方剂大辞典)

三和丸 san he wan

【英文名】San He Pill

【组成】(1)枳实、槟榔、半夏、木香、青皮、陈皮、赤茯苓、丁香皮、萝卜子、白术、京三棱、蓬莪术、白豆蔻仁、沉香、桂、藿香、黑牵牛。(中医方剂大辞典)(2)皂角、破故纸、黑牵牛、核桃肉。(中医方剂大辞典)(3)胡黄连、木香、麝香。(中医方剂大辞典)

三和丹 san he dan

【英文名】San He Pellet

【组成】养正丹、黑锡丹、来复丹。(中医方剂大辞典)

三和汤 san he tang

【英文名】San He Decoction

【异名】三和散(中医方剂大辞典、济阴纲目)

【组成】(1)当归、川芎、白芍药、熟地黄、陈皮、制半夏、茯苓、黄连、枯芩、黄柏、山栀、枳壳、桔梗、杏仁、桑白皮、五味子、知母、贝母、玄参、白术、阿胶、马兜铃、甘草。(中医方剂大辞典)(2)麻黄、杏仁、甘草。(中医方剂大辞典)(3)桔皮、厚朴、槟榔、白术、甘草、紫苏、海金沙、木通。(中医方剂大辞典)(4)四物汤、凉膈散。(中医方剂大辞典)(5)肉豆蔻、人参、草豆蔻、白茯苓、白豆蔻、甘草、枣肉、陈皮、苍术、厚朴。(中医方剂大辞典)

三和饮 san he yin

【英文名】San He Drink

【组成】木香、羌活、川芎、白术、茯苓、槟榔、炙甘草、沉香、陈皮、紫苏、木瓜、大腹皮。(中医方剂大辞典)

三和散 san he san

【英文名】San He Powders

【异名】三和汤(中医方剂大辞典)

【组成】(1)白茯苓、乌梅肉、木瓜。(中医方剂大辞典)(2)羌活、紫苏、沉香、木瓜、大腹皮、芎䓖、甘草、陈皮、木香、槟榔、白术。(中医方剂大辞典)

三金片 san jin pian

【英文名】San Jin Tablet(药品标准－中药成方制剂标

准）
【组成】金樱根、菝葜、羊开口、金沙藤、积雪草。（药品标准－中药成方制剂标准 1998 年）
三金汤 san jin tang
【英文名】San Jin Decoction
【组成】金钱草、海金沙、鸡内金、石韦冬、葵子、瞿麦。（中医方剂大辞典）
三疟丸 san nue wan
【英文名】San Nue Pill
【组成】草乌头。（中医方剂大辞典）
三疟饮 san nue yin
【英文名】San Nue Drink
【组成】首乌、苍术、白术、甘草、知母。（中医方剂大辞典）
三疝汤 san shan tang
【英文名】San Shan Decoction
【组成】车前子、茴香、葱白、沙参。（中医方剂大辞典）
三炒丹 san chao dan
【英文名】San Chao Pellet
【组成】吴茱萸、草果、葫芦巴。（中医方剂大辞典）
三油膏 san you gao
【英文名】San You Plaster
【组成】柏油、牛油、香油、黄蜡、银朱、铅粉、麝香。（中医方剂大辞典）
三宝散 san bao san
【英文名】San Bao Powders
【组成】脑子、牛黄、朱砂。（中医方剂大辞典）
三宝粥 san bao zhou
【英文名】San Bao Gruel
【组成】生山药、三七、鸦蛋子。（中医方剂大辞典）
三建丸 san jian wan
【英文名】San Jian Pill
【组成】天雄、附子、川乌头、阳起石、钟乳粉。（中医方剂大辞典）
三建丹 san jian dan
【英文名】San Jian Pellet
【组成】阳起石、附子、钟乳粉。（中医方剂大辞典）
三建汤 san jian tang
【英文名】San Jian Decoction
【组成】天雄、附子、川乌。（中医方剂大辞典）
三建膏 san jian gao
【英文名】San Jian Plaster
【组成】天雄、附子、川乌、桂心、观桂、桂枝、细辛、干姜、蜀椒。（中医方剂大辞典）
三参汤 san shen tang
【英文名】San Shen Decoction
【组成】人参、丹参、南沙参。
三参饮 san shen yin
【英文名】San Shen Drink
【组成】沙参、人参、玄参、知母、黄芪、当归、黄柏、金银花、白芍、天冬、麦冬、五味、甘草。（中医方剂大辞典）
三草汤 san cao tang
【英文名】San Cao Decoction
【组成】(1)三叶青、小春花、鸭跖草。（浙江中医学院学报 1986,10(4))(2)金钱草、夏枯草、龙胆草。（山东中医杂志 1989,(6))(3)白花蛇舌草、夏枯草、甘草。（广东医学,(祖国医学版)1978,(7))
三草针 san cao zhen
【英文名】San Cao Injection
【组成】夏枯草、白花蛇舌草、甘草。（中草药 1982,13(8))
三茱丸 san zhu wan
【英文名】San Zhu Pill
【组成】(1)吴茱萸、家茱萸、山茱萸、白蒺藜、海藻、小茴香、延胡索、桔梗、白茯苓、川楝子、五味子、青皮。（中医方剂大辞典）(2)山茱萸、吴茱萸、食茱萸、黑牵牛、川楝子、破故纸、青皮、青盐、茴香。（中医方剂大辞典）(3)山茱萸、吴茱萸、茱萸、青桔皮、茴香、肉桂、金铃子、陈桔皮、木香。（中医方剂大辞典）(4)山茱萸、石茱萸、吴茱萸、金铃子、青皮、茴香、马蔺花。（中医方剂大辞典）
三星丹 san xing dan
【英文名】San Xing Pellet
【组成】北枣、白砒、雄黄、胆矾。（中医方剂大辞典）
三星汤 san xing tang
【英文名】San Xing Decoction
【组成】金银花、蒲公英、生甘草。（中医方剂大辞典）
三骨散 san gu san
【英文名】San Gu Powders
【组成】狗头骨、羊骨、鹿骨。（中医方剂大辞典）
三香丸 san xiang wan
【英文名】San Xiang Pill
【组成】(1)乳香、安息香、密陀僧、巴豆、丹砂、麝香、砒霜、猬皮。（中医方剂大辞典）(2)丁香、木香、小茴、砂仁、紫苏、黄芩、茯苓、猪苓、白术、陈皮、干姜、泽泻、香附、木通、草果、花粉、木通。（中医方剂大辞典）(3)木香、沉香、檀香、砂仁、卜子、五灵脂。（中医方剂大辞典）(4)五灵脂、乳香、没药。（中医方剂大辞典）
三香丹 san xiang dan
【英文名】San Xiang Pellet
【组成】藿香、丁香、半夏、腻粉、龙脑、麝香。（中医方剂大辞典）

三香汤 san xiang tang
【英文名】San Xiang Decoction
【组成】瓜蒌皮、桔梗、黑山栀、枳壳、郁金、香豉、降香。(中医方剂大辞典)

三香酒 san xiang jiu
【英文名】San Xiang Wine
【组成】南木香、小茴香、茴香、川楝肉。(中医方剂大辞典)

三香散 san xiang san
【英文名】San Xiang Powders
【组成】(1)沉香、木香、蔻仁、苏叶、藿香。(中医方剂大辞典)(2)木香、沉香、檀香。(中医方剂大辞典)(3)丁香、川椒、冰片。(中医方剂大辞典)(4)沉香、紫苏、白豆蔻。(中医方剂大辞典)(5)檀香、麝香、穿山甲、没药、白胶香、红曲、川乌、全蝎。(中医方剂大辞典)

三香膏 san xiang gao
【英文名】San Xiang Plaster
【组成】(1)乳香、松香、轻粉。(中医方剂大辞典)(2)乳香、松香。(中医方剂大辞典)

三顺丸 san shun wan
【英文名】San Shun Pill
【组成】附子、天南星、楝实、威灵仙、乌药、地龙、黑牵牛、乌头、蜀椒、茴香。(中医方剂大辞典)

三顺散 san shun san
【英文名】San Shun Powders
【组成】干姜、陈桔皮、甘草。(中医方剂大辞典)

三胜膏 san sheng gao
【英文名】San Sheng Plaster
【组成】赤芍药、木蜡、紫荆皮。(中医方剂大辞典)

三济丸 san ji wan
【英文名】San Ji Pill
【组成】当归、熟地黄、川芎、甘草、荆芥穗、防风、细辛、桂心。(中医方剂大辞典)

三将丸 san jiang wan
【英文名】San Jiang Pill
【异名】三将军丸(中医方剂大辞典)
【组成】吴茱萸、木瓜、大黄。(中医方剂大辞典)

三将丹 san jiang dan
【英文名】San Jiang Pellet
【组成】升丹、银朱、血竭。(中医方剂大辞典)

三宣汤 san xuan tang
【英文名】San Xuan Decoction
【组成】麻黄根、地骨皮、乌头。(中医方剂大辞典)

三祛汤 san qu tang
【英文名】San Qu Decoction
【组成】酒芩、苍术、羌活、防风、细辛、苍耳。(中医方剂大辞典)

三神丸 san shen wan
【英文名】San Shen Pill
【异名】三神丹(中医方剂大辞典、卫生总微)
【组成】(1)附子、芫花、皂荚。(中医方剂大辞典)(2)五味子、补骨脂、肉果。(中医方剂大辞典)(3)枳壳、皂角、五倍子。(中医方剂大辞典)(4)橘红、延胡索、当归。(中医方剂大辞典)(5)蒺藜子、海桐皮、草乌头。(中医方剂大辞典)(6)斑蝥、石决明、麝香。(中医方剂大辞典)(7)草乌头。(中医方剂大辞典)

三神丹 san shen dan
【英文名】San Shen Pellet
【组成】巴豆、乌梅、肉豆蔻。(中医方剂大辞典)

三神汁 san shen zhi
【英文名】San Shen Juice
【组成】萝卜汁、沙糖、蜜。(中医方剂大辞典)

三神汤 san shen tang
【英文名】San Shen Decoction
【组成】(1)川黄连、当归、杏仁。(中医方剂大辞典)(2)苍术、川萆薢、小茴香。(中医方剂大辞典)(3)羚羊角、葛粉、犀角、瓜蒌根、白茯苓、白茅根。(中医方剂大辞典)(4)乌梅肉、白茯苓、枳壳、白术。(中医方剂大辞典)(5)乌梅肉、远志、枳实。(中医方剂大辞典)(6)苍术、白术、甘草。(中医方剂大辞典)

三神饮 san shen yin
【英文名】San Shen Drink
【组成】大黄、皮消、牙皂。(中医方剂大辞典)

三神油 san shen you
【英文名】San Shen Oil
【组成】松香、雄黄、苍术。(中医方剂大辞典)

三神散 san shen san
【英文名】San Shen Powders
【组成】(1)荆芥穗、桔梗、甘草。(中医方剂大辞典)(2)生矾、硫黄、胡椒。(中医方剂大辞典)(3)大附子、官桂、干姜。(中医方剂大辞典)(4)降真香末、五倍子末、铜末。(中医方剂大辞典)(5)白茯神、远志、石菖蒲。(中医方剂大辞典)(6)明白矾、黄丹。(中医方剂大辞典)(7)大茴香、荔枝核、橄榄核。(中医方剂大辞典)(8)干葛、甘草、半夏。(中医方剂大辞典)(9)白僵蚕、蝎梢、地龙。(中医方剂大辞典)(10)黑豆、当归、熟地黄。(中医方剂大辞典)

三神煎 san shen jian
【英文名】San Shen Decoction
【组成】(1)官桂、白芍、甘草。(中医方方剂大辞典)(2)桃仁、荆三棱、鳖甲。(中医方剂大辞典)

三神膏 san shen gao
【英文名】San Shen Plaster
【组成】蓖麻子、陈醋、盐。(中医方剂大辞典)
三退纸 san tui zhi
【英文名】San Tui Zhi Plaster
【组成】蝉退、凤凰衣、密陀僧。(中医方剂大辞典)
三退饮 san tui yin
【英文名】San Tui Drink
【异名】三退散(中医方剂大辞典、医统)
【组成】蛇退、蚕退、蝉退。(中医方剂大辞典)
三根汤 san gen tang
【英文名】San Gen Decoction
【组成】六月雪根、白茅根、山楂根。
三根饮 san gen yin
【英文名】San Gen Drink
【异名】三根汤(中医方剂大辞典、杏苑)
【组成】五倍木根、苍耳草根、臭樗木根。(中医方剂大辞典)
三根散 san gen san
【英文名】San Gen Powders
【组成】贯仲根、苦楝根、酸石榴根、栗刺、故绵、干漆。(中医方剂大辞典)
三真汤 san zhen tang
【英文名】San Zhen Decoction
【组成】地榆、生甘草、金银花。(中医方剂大辞典)
三倍丸 san bei wan
【英文名】San Bei Pill
【组成】(1)丹砂、磁石、陈曲。(中医方剂大辞典)(2)川椒、牛膝、生地黄。(中医方剂大辞典)(3)巴豆、蛤粉、黄柏。(中医方剂大辞典)(4)木香、陈皮、半夏曲。(中医方剂大辞典)
三倍丹 san bei dan
【英文名】San Bei Pellet
【异名】三倍丸(中医方剂大辞典)
【组成】木香、青皮、半夏。(中医方剂大辞典)
三倍汤 san bei tang
【英文名】San Bei Decoction
【组成】(1)南星、防风、甘草。(中医方剂大辞典)(2)干姜、草果、白术。(中医方剂大辞典)(3)草豆蔻、甘草、生姜、盐。(中医方剂大辞典)
三效散 san xiao san
【英文名】San Xiao Powders
【组成】(1)石榴皮、五倍子、茄蒂。(中医方剂大辞典)(2)山栀、瞿麦、甘草。(中医方剂大辞典)
三消丸 san xiao wan
【英文名】San Xiao Pill
【组成】(1)甘遂、木香、巴豆。(中医方剂大辞典)(2)朴消、芒消、消石、犀角、椒目、葶苈、莨菪子、杏仁。(中医方剂大辞典)(3)黄连、川芎、莱菔子、桃仁、山栀、青皮、三棱、莪术、山楂、香附。(中医方剂大辞典)
三消汤 san xiao tang
【英文名】San Xiao Decoction
【异名】三消散(中医方剂大辞典、吉人集验方)
【组成】人参、白术、茯苓、当归、生地、黄柏、知母、黄连、麦冬、天花粉、黄芩、甘草。(中医方剂大辞典)
三消饮 san xiao yin
【英文名】San Xiao Drink
【组成】槟榔、草果、厚朴、白芍、甘草、知母、黄芩、大黄、葛根、羌活、柴胡。(中医方剂大辞典)
三消治 san xiao zhi
【英文名】San Xiao Zhi Decoction
【组成】人参、黄芪、生地、枸杞子、茯苓等。(中成药研究 1993,(4))
三消散 san xiao san
【英文名】San Xiao Powders
【组成】(1)半夏、当归、茯苓、甘草、木通、红花、生地、芍药、牛蒡子、天花粉、蝉退、灯草。(中医方剂大辞典)(2)朴消、焰消、大黄、栀子、寒水石、南星。(中医方剂大辞典)
三瓶椮 san ping shen
【英文名】San Ping Shen Powders
【组成】朱砂、炉甘石、川连、龙骨、冰片。(中医方剂大辞典)
三益膏 san yi gao
【英文名】San Yi Plaster
【组成】银朱、蓖麻子。(中医方剂大辞典)
三能散 san neng san
【英文名】San Neng Powders
【组成】黄芪、皂角刺。(中医方剂大辞典)
三萸丸 san yu wan
【英文名】San Yu Pill
【异名】三茱丸(中医方剂大辞典、医统)
【组成】(1)六一散、吴茱萸。(中医方剂大辞典)(2)食茱萸、吴茱萸、桔梗、白蒺藜、青皮、山茱萸、茴香、五味子、海藻、大腹皮、川楝子、玄胡。(中医方剂大辞典)
三黄丸 san huang wan
【英文名】San Huang Pill
【异名】噙化三黄丸(中医方剂大辞典、奇效良方);金黄丸(中医方剂大辞典、普济方)
【组成】(1)黄连、黄芩、大黄。(中医方剂大辞典)(2)大黄、黄芩、黄连、黄药子、白药子、山豆根、黄柏、苦参、硼砂、京墨、麝香、片脑。(中医方剂大辞典)(3)

雄黄、硫黄、黄丹。(中医方剂大辞典)(4)黄连、黄柏、槐花。(中医方剂大辞典)(5)大黄、芒消、地黄、连芩、栀。(中医方剂大辞典)(6)雄黄、郁金、巴豆。(中医方剂大辞典)(7)大黄、当归、栀子仁、柴胡、黄连、黄芩、赤茯苓、桂、干姜、芍药。(中医方剂大辞典)(8)春三月黄芩、大黄、黄连、夏三月黄芩、大黄、黄连、秋三月黄芩、大黄、黄连、冬三月黄芩、大黄、黄连。(中医方剂大辞典)(9)大黄、黄芩、黄柏。(中医方剂大辞典)(10)大黄、黄芩、黄连、山豆根。(中医方剂大辞典)(11)制军、乳香、没药、雄精、麝香、犀黄、淡芩、雅连。(中医方剂大辞典)(12)熟大黄、乳香、没药、雄精、麝香、牛黄。(中医方剂大辞典)(13)苍术、陈皮、黄连、连翘。(中医方剂大辞典)

三黄丹 san huang dan

【英文名】San Huang Pellet

【组成】(1)大黄、黄柏、黄连、煅石膏、枯矾。(中医方剂大辞典)(2)大黄、黄柏、黄连、石膏、炉底。(中医方剂大辞典)(3)硫黄、雄黄、黄丹、潮脑、川椒、枯矾。(中医方剂大辞典)(4)雄黄、雌黄、硫黄。(中医方剂大辞典)

三黄片 san huang pian

【英文名】San Huang Tablet(药品标准－中药成方制剂标准)

【组成】大黄、盐酸黄连素、黄芩总甙。(药品标准－中药成方制剂标准 1997 年)

三黄汤 san huang tang

【英文名】San Huang Decoction

【异名】泻心三黄汤(中医方剂大辞典、活人书);大黄汤(中医方剂大辞典、圣济总录);千金三黄汤(中医方剂大辞典、金匮);火齐汤(中医方剂大辞典、张氏医通)

【组成】(1)大黄、黄连、黄芩。(中医方剂大辞典)(2)大黄、黄芩、栀子、甘草、芒消。(中医方剂大辞典)(3)大黄、黄芩、甘草、栀子。(中医方剂大辞典)(4)黄连、黄芩、大黄、甘草、芒消。(中医方剂大辞典)(5)麻黄、黄芪、黄芩、独活、细辛。(中医方剂大辞典)(6)银花、连翘、黄芩、黄连、黄柏、紫草、栀子、蒲公英。(中医方剂大辞典)(7)生地、赤芍、玄参、大黄、人中黄、黄连、丹皮、滑石、甘草。(中医方剂大辞典)(8)黄芩、黄柏、黄连、大黄。(中医方剂大辞典)(9)川连、甘草、川芎、黄柏、黄芩、栀子、赤芍、薄荷。(中医方剂大辞典)(10)黄连、黄芩、黄柏、山栀、玄参、知母、石膏、甘草、淡豉。(中医方剂大辞典)(11)防风、荆芥、枳壳、黄芪、白芍、牛蒡、地骨皮。(中医方剂大辞典)(12)黄连、黄芩、山栀、石膏、芍药、白术、桔梗、陈皮、茯苓、甘草、乌梅。(中医方剂大辞典)(13)黄连、黄芩、黄柏、山栀、玄参、知母、石膏、甘草。(中医方剂大辞典)(14)黄连、黄芩、黄柏。(中医方剂大辞典)(15)大黄、黄芩、栀子、豉、麻黄、甘草。(中医方剂大辞典)

三黄串 san huang chuan

【英文名】San Huang Chuan Powders

【组成】雷丸、大黄、使君子、广木香。(中医方剂大辞典)

三黄粉 san huang fen

【英文名】San Huang Powders

【组成】雄黄、硫黄、雌黄、白附子、密陀僧、白及、麝香、冰片、朱砂。(中医方剂大辞典)

三黄液 san huang ye

【英文名】San Huang Ye Decoction

【组成】黄连、黄芩、黄柏。(湖北中医杂志 1985,(1))

三黄散 san huang san

【英文名】San Huang Powders

【异名】三黄汤(中医方剂大辞典、普济方);大黄散(中医方剂大辞典、普济方)

【组成】(1)大黄、黄芩、栀子。(中医方剂大辞典)(2)大黄、麦门冬、石膏、黄芩、甘草、芒消、黄连。(中医方剂大辞典)(3)大黄、黄连、黄芩。(中医方剂大辞典)(4)大黄、黄芩、黄芪、芍药、玄参、丹参、吴茱萸。(中医方剂大辞典)(5)大黄、黄柏、甘草、羌活、陈皮、栀子、地骨皮、青黛。(中医方剂大辞典)(6)金银花、归尾、大黄、黄芩、黄柏、赤芍、荆芥、薄荷、山慈姑、甘草、防风、黄连。(中医方剂大辞典)(7)大黄、姜黄、蒲黄、冰片、麝香。(中医方剂大辞典)(8)生地、蒲黄、牛黄、冰片。(中医方剂大辞典)(9)茺黄、枯白矾、石膏、大黄、樟脑、贯众、蛇床子、硫黄、雄黄。(中医方剂大辞典)(10)雄黄、硫黄、黄丹、天南星、枯矾、密陀僧。(中医方剂大辞典)(11)黄连、黄芩、大黄、蛇床子、寒水石、黄丹、白矾、白芷、无名异、木香。(中医方剂大辞典)(12)松香、五倍子、黄连、黄丹、海螵蛸、轻粉、雄黄。(中医方剂大辞典)(13)防风、枳壳、大黄。(中医方剂大辞典)(14)大黄、黄柏、黄连。(中医方剂大辞典)(15)麻黄、大黄、黄芩、犀角、茵陈、甘草。(中医方剂大辞典)(16)雄黄、硫黄、雌黄。(中医方剂大辞典)(17)黄丹、黄柏皮、黄连、白矾。(中医方剂大辞典)(18)黄连、黄芩、甘草、玄胡索。(中医方剂大辞典)(19)郁金、巴豆、皂角。(中医方剂大辞典)(20)大黄、黄芩、黄柏。(中医方剂大辞典)(21)牛黄、大黄、生地黄、木香、青黛。(中医方剂大辞典)(22)黄连、黄柏、臭黄、赤小豆、水银。(中医方剂大辞典)(23)大黄、黄芩、黄连、栀子、苦参。(中医方剂大辞典)(24)白术、大黄、赤芍药、黄芩、麻黄、桂枝。(中医

方剂大辞典)

三黄膏 san huang gao

【英文名】San Huang Ointment(药品标准－中药成方制剂标准)

【组成】黄柏、黄芩、黄连、栀子。(药品标准－中药成方制剂标准 1989 年)

三捷汤 san jie tang

【英文名】San Jie Decoction

【组成】青皮、官桂、归尾、槟榔、茴香、黄柏、橘核、木通、紫苏、香附、茯苓、柴胡、荔枝核、姜。(中医方剂大辞典)

三辅散 san fu san

【英文名】San Fu Powders

【组成】赤茯苓、赤芍药、菖蒲、蜀漆、桂、丹砂、紫石英、柴胡、山茱萸。(中医方剂大辞典)

三蛇丹 san she dan

【英文名】San She Pellet

【异名】三蛇愈风丹(中医方剂大辞典、本草纲目)

【组成】土桃蛇、乌梢蛇、白花蛇、苦参。(中医方剂大辞典、本草纲目)

三蛇汤 san she tang

【英文名】San She Decoction

【组成】(1)蛇床子、六月雪、冬葵子、刘寄奴。(中医杂志 1990,31(1))(2)蛇床子、蛇葡萄、六月雪、冬葵子、刘寄奴。(中医杂志 1990,31(1))(3)蛇床子、蛇舌草、蛇葡萄、六月雪、冬葵子、刘寄奴。(中医杂志 1990,31(1))

三停散 san ting san

【英文名】San Ting Powders

【组成】朱砂、硫黄、麝香。(中医方剂大辞典)

三脘汤 san wan tang

【英文名】San Wan Decoction

【组成】大腹皮、紫苏茎叶、羌活、甘草、木瓜、芎䓖、陈桔皮、槟榔、沉香、白术、木香。(中医方剂大辞典)

三脘散 san wan san

【英文名】San Wan Powders

【组成】(1)大腹皮、紫苏、藿香、木瓜、独活、白术、川芎、木香、甘草、陈皮、槟榔。(中医方剂大辞典)(2)大腹皮、白术、木香、甘草、槟榔、陈桔皮、川芎、独活、紫苏、沉香、木瓜。(中医方剂大辞典)

三清丸 san qing wan

【英文名】San Qing Pill

【组成】苍术、人参、山茱萸、白薇、䗪虫、阿胶、白芍、鳖甲、鳗鱼骨、白术、柏子仁、地骨皮、沙参、肉桂、地栗粉、神曲、贝母。(中医方剂大辞典)

三清汤 san qing tang

【英文名】San Qing Decoction

【组成】玄参、石膏、青蒿。(中医方剂大辞典)

三联方 san lian fang

【英文名】San Lian Prescription

【组成】法半夏、陈皮、茯苓、甘草、竹茹、枳实、小麦、大枣、生地、百合。(南京中医学院学报 1990,(1))

三棱丸 san leng wan

【英文名】San Leng Pill

【异名】陈米三棱丸(中医方剂大辞典、景岳全书);鸡爪三棱丸(中医方剂大辞典、卫生宝鉴)

【组成】(1)三棱、陈皮、半夏、神曲、黄连、枳实、丁香。(中医方剂大辞典)(2)三棱、枳壳、厚朴、广皮、甘草。(中医方剂大辞典)(3)三棱、莪术、青皮、陈皮、枳实、厚朴、半夏、黄连、香附、川芎、使君子肉、夜明砂、神曲、麦芽、干蟾、槟榔、木香、砂仁、当归。(中医方剂大辞典)(4)三棱、木香、神曲、陈桔皮、半夏。(中医方剂大辞典)(5)当归、川芎、牛膝、芫花、三棱、莪术、蒲黄、玄胡索、牡丹皮、干姜、白芷、地龙、大黄。(中医方剂大辞典)(6)大黄、硇砂、三棱、干漆、巴豆。(中医方剂大辞典)(7)陈仓米、陈皮、半夏、缩砂仁、麦蘖、南木香。(中医方剂大辞典)(8)三棱、莪术、芫花。(中医方剂大辞典)(9)三棱、益智仁、蓬莪术、青皮、陈皮、干姜。(中医方剂大辞典)(10)陈仓米、桔皮。(中医方剂大辞典)(11)三棱、木香、神曲、半夏、陈桔皮、丁香、肉桂。(中医方剂大辞典)(12)荆三棱、茴香、白附子、破故纸、甘遂、芫花、槟榔、黄桔皮、当归、川楝子、木香、川椒。(中医方剂大辞典)(13)三棱、蓬莪术、青桔皮、陈桔皮。(中医方剂大辞典)(14)京三棱、石三棱、鸡爪三棱、蓬莪术、木香。(中医方剂大辞典)(15)三棱、莪术、木香、槟榔、砂仁、青皮、半夏、麦芽、老黄米。(中医方剂大辞典)(16)三棱、蓬莪术、半夏曲、枳实、川连、吴茱萸、广皮、青皮、木香、槟榔、厚朴、川楝肉。(中医方剂大辞典)(17)京三棱、芍药、桔梗、干姜、槟榔、吴茱萸、乌头、大黄、诃黎勒、鳖甲、桃仁。(中医方剂大辞典)(18)鸡爪三棱、石三棱、京三棱、木香、青桔皮、槟榔、肉豆蔻、硇砂。(中医方剂大辞典)(19)京三棱、石三棱、鸡爪三棱、黑三棱、蓬莪术、巴豆、干姜、附子、丁香、木香桂、槟榔、青桔皮、肉豆蔻。(中医方剂大辞典)(20)京三棱、鸡爪三棱、陈桔皮、青桔皮、巴豆、石三棱、槟榔、肉豆蔻、丁香、益智、木香、硇砂。(中医方剂大辞典)(21)荆三棱、枳壳、木香、青皮、槟榔、官桂、甘草。(中医方剂大辞典)(22)荆三棱、石三棱、青皮、硇砂、厚朴、鸡爪三棱、巴豆、槟榔、肉豆蔻、干漆、木香。(中医方剂大辞典)(23)三棱、木香、硇砂、芫花、巴豆。(中医方剂大辞典)(24)三棱、大黄、附子、鳖甲、槟榔、诃黎勒皮、木香、桃仁、吴茱萸。(中医方剂大辞典)(25)三棱、诃黎勒皮、大黄、鳖甲、木香、干漆、桃仁、槟榔、川乌头。(中医方剂大辞典)(26)三棱、川乌头、雄黄、硼砂、桔皮、干漆、鳖甲、防葵、麝香。(中医方剂大辞典)

三棱丹 san leng dan

【英文名】San Leng Pellet

【组成】三棱、神曲、木香、半夏、干姜、陈桔皮、丁香、桂心。(中医方剂大辞典)

三棱汁 san leng zhi

【英文名】San Leng Juice

【异名】三棱粥(中医方剂大辞典、仙拈集)

【组成】三棱。(中医方剂大辞典)

三棱汤 san leng tang

【英文名】San Leng Decoction

【组成】(1)三棱、川芎、天雄、桑根白皮、地榆、黄连、代赭、当归、白术、厚朴、黄芩、桂、肉豆蔻。(中医方剂大辞典)(2)三棱、鳖甲、大腹、桂、芍药、当归、枳壳、陈桔皮、高良姜、木香、诃黎勒。(中医方剂大辞典)(3)三棱、蓬莪术、益智仁、青皮、甘草、陈皮。(中医方剂大辞典)(4)三棱、白术、蓬莪术、当归、槟榔、木香。(中医方剂大辞典)(5)三棱、莪术、益智、乌药、沉香、厚朴、桔皮、甘草。(中医方剂大辞典)(6)三棱、枳壳、桔皮、木香、槟榔、干姜、桂、甘草。(中医方剂大辞典)(7)三棱、莪术、青皮、陈皮、神曲、麦芽、甘草、黄连、白术、茯苓。(中医方剂大辞典)

三棱饮 san leng yin

【英文名】San Leng Drink

【组成】三棱根、鳖甲、大黄。(中医方剂大辞典)

三棱散 san leng san

【英文名】San Leng Powders

【组成】(1)三棱、莪术、白术、人参、茯苓、麦蘖、豆蔻仁、青皮、木香、桃仁、沉香、神曲、诃子皮、槟榔、甘草、干姜。(中医方剂大辞典)(2)三棱、赤茯苓、当归、鳖甲、白术、枳壳、木香。(中医方剂大辞典)(3)三棱、木香、鳖甲、当归、陈桔皮、赤芍药、大黄、桔梗、桂心、槟榔、柴胡、干姜、诃黎勒、防葵、白术。(中医方剂大辞典)(4)三棱、莪术、芍药、延胡索、乙切草、黑大豆、生姜、牡丹皮、肉桂、当归、地黄、乌药、菊花。(中医方剂大辞典)(5)三棱、白芍、蓬莪术、槟榔、木香。(中医方剂大辞典)(6)三棱、川芎、大黄。(中医方剂大辞典)(7)人参、莪术、三棱、陈皮、枳壳、香附、青皮、益智、神曲、谷芽、半夏、大黄、紫苏、甘草。(中医方剂大辞典)(8)三棱、莪术、益智仁、甘草、神曲、麦蘖、橘红。(中医方剂大辞典)(9)益智、三棱、莪术、青皮、附子、木香、砂仁。(中医方剂大辞典)(10)人参、三棱、香附、青皮、益智仁、陈皮、半夏、枳壳、神曲、谷芽、莪术、大黄、紫苏、甘草。(中医方剂大辞典)(11)砂仁、甘草、益智、三棱、莪术、青皮。(中医方剂大辞典)(12)蓬莪术、益智仁、三棱、青皮、白茯苓、甘草。(中医方剂大辞典)(13)三棱。(中医方剂大辞典)

三棱煎 san leng jian

【英文名】San Leng Decoction

【异名】三棱丸(中医方剂大辞典、景岳全书)

【组成】三棱、蓬术、青皮、半夏、麦蘖。(中医方剂大辞典)

三酥饼 san su bing

【英文名】San Su Lozenges

【组成】辰砂、紫草、麻黄、蟾酥。(中医方剂大辞典)

三紫汤 san zi tang

【英文名】San Zi Decoction

【组成】紫草、紫参、紫花地丁、车前子、茯苓皮、甘草、细木通、元胡、大青叶。(河北中医 1984,(4))

三焦散 san jiao san

【英文名】San Jiao Powders

【组成】前胡、柴胡、桔梗、羌活、独活、人参、枳壳、鳖甲、旋覆花、甘草、石膏。(中医方剂大辞典)

三痘汤 san dou tang

【英文名】San Dou Decoction

【组成】大黑豆、赤小豆、绿豆。(中医方剂大辞典)

三痟丸 san xiao wan

【英文名】San Xiao Pill

【组成】黄连。(中医方剂大辞典)

三痫丸 san xian wan

【英文名】San Xian Pill

【组成】荆芥穗、白矾。(中医方剂大辞典)

三痫丹 san xian dan

【英文名】San Xian Pellet

【组成】(1)黑锡、水银、蝎梢、木香、天南星、僵蚕、人参、半夏、防风。(中医方剂大辞典)(2)蜈蚣、牛胆南星、全蝎、防风、附子、远志、芦荟、延胡索、辰砂、麝香、金箔、银箔。(中医方剂大辞典)

三温散 san wen san

【英文名】San Wen Powders

【组成】附子、蓬莪术、胡椒。(中医方剂大辞典)

三搏丸 san bo wan

【英文名】San Bo Pill

【组成】人参、五味子、黄芪、白矾、龙骨、五倍子、罂粟壳、川楝子、茴香、牡蛎、熟地黄、泽泻、牡丹皮、木鳖子。

三蜕散 san tui san

【英文名】San Tui Powders

【组成】人脱、蝉蜕、蛇蜕。(中医方剂大辞典)

三解汤 san jie tang

【英文名】San Jie Decoction

【组成】(1)麻黄、柴胡、泽泻。(中医方剂大辞典)(2)甘草、荆芥穗、恶实。(中医方剂大辞典)(3)黄连、黄芩、大黄、栀子、花粉、连翘、半夏、茯苓、木通、泽泻、青荷梗。(中医方剂大辞典)

三解散 san jie san

【英文名】San Jie Powders

【异名】宁心汤(中医方剂大辞典)

【组成】(1)附子、防风、黄芩、桔梗、人参、全蝎、南星、细辛、厚朴、砂仁、芍药、粉草、郁金、曲饼、半夏曲。(中医方剂大辞典)(2)人参、防风、天麻、茯神、郁金、白附子、大黄、赤芍药、黄芩、僵蚕、全蝎、枳壳、粉草。(中医方剂大辞典)(3)大黄、芍药、甘草、干蝎、僵蚕、桔梗、人参、郁金、附子、防风、黄芩。(中医方剂大辞典)(4)当归、川芎、白芍、生地、防风、荆芥、陈皮、枳壳、黄芩、黄连、连翘、牛蒡。(中医方剂大辞典)

三痹汤 san bi tang

【英文名】San Bi Decoction(中国中医药学主题词表)

【组成】(1)人参、黄芪、白术、当归、川芎、白芍、茯苓、甘草、桂心、防己、防风、乌头、细辛、生姜、红枣。(中医方剂大辞典)(2)续断、杜仲、防风、桂心、细辛、人参、茯苓、当归、白芍药、甘草、秦艽、生地黄、川芎、独活、黄芪、牛膝。(中医方剂大辞典)

三满丸 san man wan

【英文名】San Man Pill

【组成】恒山末、白蜜、生鸡子。(中医方剂大辞典)

三煎方 san jian fang

【英文名】San Jian Prescription

【组成】银花、紫花地丁、当归、自芷、陈皮、甘草、乳香、没药、土贝、山甲。(中医方剂大辞典)

三鲜饮 san xian yin

【英文名】San Xian Drink

【组成】茅根、藕、小蓟根。(中医方剂大辞典)

三漏丸 san lou wan

【英文名】San Lou Pill

【组成】土蜂窝、鬼螺蛳、蝉蜕、乳香、没药、草薢、陈棕、贯众、猪悬蹄甲、刺猬皮、雷丸、黄蜡。(中医方剂大辞典)

三精丸 san jing wan

【英文名】San Jing Pill

【组成】苍术、地骨皮、桑椹。(中医方剂大辞典)

三磨散 san mo san

【英文名】San Mo Powders

【组成】厚朴、附子、肉豆蔻。(中医方剂大辞典)

三霜丸 san shuang wan

【英文名】San Shuang Pill

【组成】(1)巴豆、轻粉、粉霜。(中医方剂大辞典)(2)姜粉、枯矾、硼砂。(中医方剂大辞典)

三鞭酒 san bian jiu

【英文名】San Bian Wine(药品标准－中药成方制剂标准)

【组成】牛鞭、羊鞭、狗鞭、蜈蚣、当归、白芍、天花粉、甘草。(药品标准－中药成方制剂标准 1996 年)

三七合剂 san qi he ji

【英文名】San Qi Mixture

【组成】三七粉、阿胶口服液、安络血、止血敏。(江苏中医 1991,(8))

三七药酒 san qi yao jiu

【英文名】San Qi Wine(药品标准－中药成方制剂标准)

【组成】三七、莪术、全蝎、土鳖虫、补骨脂、淫羊藿、四块瓦、叶下花、当归、牛膝、五加皮、制川乌、苏木、大血藤、川芎、血竭、红花、乳香、没药、延胡索、香附。(药品标准－中药成方制剂标准 1996 年)

三七胶囊 san qi jiao nang

【英文名】San Qi Capsule

【组成】三七 。((88)吉卫药准字 Z－07 号)

三七膜剂 san qi mo ji

【英文名】San Qi Membranae

【组成】三七粉、地塞米松、的卡因、甘油、蒸馏水、聚乙烯醇、羧甲基纤维素。(中医函授通讯 1990,(2))

三七蜜精 san qi mi jing

【英文名】San Qi Mi Jing Syrup(药品标准－中药成方制剂标准)

【异名】三七蜜精口服液(药品标准－中药成方制剂标准)

【组成】三七、三七叶。(药品标准－中药成方制剂标准 1993 年)

三九胃泰 san jiu wei tai

【英文名】San Jiu Wei Tai Medicinal Instant Granule

【组成】三叉苦、九里香、生地、木香、白芍。((94)卫药中保证字第 084 号)

三之一汤 san zhi yi tang

【英文名】San Zhi Yi Decoction

【组成】柴胡、黄芩、人参、半夏、甘草、川芎、芍药、熟地黄、当归。(中医方剂大辞典)

三元冲剂 san yuan chong ji

【英文名】San Yuan Medicinal Instant Granule

【组成】人参、黄芪、牡蛎、昆布。

三元秘方 san yuan mi fang

【英文名】San Yuan Mi Prescription

【组成】茜根、芫荽子、荔枝。(中医方剂大辞典)

三不鸣散 san bu wu san

【英文名】San Bu Wu Powders

【组成】蝼蛄。(中医方剂大辞典)

三五七散 san wu qi san

【英文名】San Wu Qi Powders

【组成】(1)附子、细辛、山茱萸、干姜、防风、山药。(中医方剂大辞典)(2)人参、麻黄、川芎、官桂、当归、川乌、甘草。(中医方剂大辞典)(3)人参、附子、细辛、甘草、干姜、山茱萸、防风、山药。(中医方剂大辞典)(4)附子、山茱萸、山药。(中医方剂大辞典)

三五合剂 san wu he ji

【英文名】San Wu Mixture

【组成】五倍子、乌梅、儿茶、黄芩、冰片、尼泊金。(山西医药杂志 1979,(6))

三仁合剂 san ren he ji

【英文名】San Ren Mixture(药品标准－中药成方制剂标准)

【组成】苦杏仁、豆蔻、薏苡仁、滑石、淡竹叶、姜半夏、通草、厚朴。(药品标准－中药成方制剂标准 1991 年)

三乌胶丸 san wu jiao wan

【英文名】San Wu Jiao Pill(药品标准－中药成方制剂标准)

【组成】生草乌、生川乌、何首乌、附子、生白附子、乳香、冰糖、鲜猪蹄。(药品标准－中药成方制剂标准 1998 年)

三石浸酒 san shi jin jiu

【英文名】San Shi Jin Wine

【组成】磁石、白石英、阳起石。(中医方剂大辞典)

三龙眼膏 san long yan gao

【英文名】San Long Yan Plaster

【组成】朴消、草龙胆、白蒺藜、旋覆花、仙灵脾、黄土、斑蝥、乳香、秦皮、黄连、干枣、灯心、古老钱。(中医方剂大辞典)

三四合剂 san si he ji

【英文名】San Si Mixture

【组成】藤梨根、水杨梅根、虎杖根、党参、白术、茯苓等。(浙江中医学院学报 1993,11(4))

三叶煎剂 san ye jian ji

【英文名】San Ye Decoction

【组成】桉树叶、麻柳树叶、艾叶。(中医杂志 1984,25(7))

三生萝卜 san sheng luo bo

【英文名】San Sheng Luo Bo Decoction

【组成】水萝卜。(中医方剂大辞典)

三白饼子 san bai bing zi

【英文名】San Bai Cake

【组成】面粉、白糖、饴糖饼。(中医方剂大辞典)

三圣饮子 san sheng yin zi

【英文名】San Sheng Drink

【组成】狼牙、桑根白皮、吴茱萸根白皮。(中医方剂大辞典)

三虫胶囊 san chong jiao geng

【英文名】San Chong Capsule

【组成】地龙、水蛭、土鳖虫。(云南中医学院学报 1989,12(1))

三色敷药 san se fu yao

【英文名】San Se Plaster

【组成】黄荆子、紫荆皮、当归、五加皮、木瓜、丹参、羌活、赤芍、白芷、姜黄、独活、甘草、秦艽、天花粉、牛膝、川芎、连翘、威灵仙、防己、防风、马钱子。(中医方剂大辞典)

三豆饮子 san dou yin zi

【英文名】San Dou Drink

【组成】赤小豆、黑豆、绿豆、甘草。(中医方剂大辞典)

三余神曲 san yu shen qu

【英文名】San Yu Shen Qu Tablet(药品标准－中药成方制剂标准)

【组成】茯苓、六神曲、白芍、前胡、甘草、桂枝、香附、高良姜、厚朴、防风、荆芥、丁香、柴胡、粉萆薢、苦杏仁、黄荆子、山柰、红豆蔻、黄芩、香薷、白术、川芎、羌活、白芷、小茴香、乌药、泽泻、半夏、甘松、桔梗、肉桂子、木香、山药、槟榔、麦芽、青木香、山楂、吴茱萸。(药品标准－中药成方制剂标准 1998 年)

三味吐散 san wei tu san

【英文名】San Wei Tu Powder

【组成】瓜蒂、杜衡、人参。(中医方剂大辞典)

三味饮子 san wei yin zi

【英文名】San Wei Drink

【组成】高良姜、豆蔻子、桂心。(中医方剂大辞典)

三物浴汤 san wu yu tang

【英文名】San Wu Yu Decoction

【组成】牡丹、鹿梨根、生姜。(中医方剂大辞典)

三和饮子 san he yin zi

【英文名】San He Drink

【组成】(1)人参、甘草、黄芪。(中医方剂大辞典)(2)生姜、糯米、蜜。(中医方剂大辞典)

三疟神方 san nue shen fang

【英文名】San Nue Shen Decoction

【组成】人参、白术、青皮、陈皮、猪苓、泽泻、甘草、柴胡、黄芩、茯苓、半夏、常山、草果、姜皮、大枣。(中医方剂大辞典)

三宝胶囊 san bao jiao nang

【英文名】San Bao Capsule(药品标准－中药成方制剂标准)

【组成】人参、鹿茸、当归、山药、龟甲、砂仁、山茱萸、灵芝、熟地黄、丹参、五味子、菟丝子、肉苁蓉、何首乌、

菊花、牡丹皮、赤芍、杜仲、麦冬、泽泻、玄参。(药品标准－中药成方制剂标准 1991 年)

三降冲剂 san jiang chong ji

【英文名】San Jiang Medicinal Instant Granule

【组成】木耳、山楂、有机锗。((94)吉卫药健字第 Z－2号)

三金颗粒 san jin ke li

【英文名】San Jin Granule(药品标准－中药成方制剂标准)

【异名】三金冲剂(药品标准－中药成方制剂标准)

【组成】金樱根、金刚刺、羊开口、海金沙藤、积雪草。(药品标准－中药成方制剂标准 1998 年)

三枯髅酒 san ku lou jiu

【英文名】San Ku Lou Wine

【组成】天枯髅、地枯髅、水枯髅。(中医方剂大辞典)

三柴胡饮 san chai hu yin

【英文名】San Chai Hu Drink

【组成】柴胡、芍药、炙甘草、陈皮、生姜、当归。(中医方剂大辞典)

三消胶囊 san xiao jiao nang

【英文名】San Xiao Capsule

【组成】黄芪、蚕蛹、玉米须、石斛、生蒲黄、仙灵脾等。(中成药研究 1991,(1))

三请诸葛 san qing zhu ge

【英文名】San Qing Zhu Ge Pill

【组成】铅粉、蚂蟥干、急性、干漆、雌雄蟹壳。(中医方剂大辞典)

三教归一 san jiao gui yi

【英文名】San Jiao Gui Yi Charcoal Drug

【组成】水银、银朱、朱砂。(中医方剂大辞典)

三黄药膜 san huang yao mo

【英文名】San Huang Membranae

【组成】黄连、黄芪、黄柏、维生素 AD、羟甲基纤维素、达克罗宁盐酸盐、冰片、尼泊金、45%乙醇、甜味剂。(中医杂志 1987,(7))

三黄洗剂 san huang xi ji

【英文名】San Huang Lotion

【组成】大黄、黄柏、黄芩、苦参。(中医方剂大辞典)

三黄犀散 san huang xi san

【英文名】San Huang Xi Powder

【组成】犀角屑、大黄、钩藤、栀子仁、甘草、黄芩。(中医方剂大辞典)

三蛇药酒 san she yao jiu

【英文名】San She Wine(药品标准－中药成方制剂标准)

【组成】乌梢蛇、银环蛇、眼镜蛇、大血藤、杜仲、木通、草乌、威灵仙、川乌、南沙参、陈皮、寻骨风、独活、川木香、牛膝、香加皮、当归、石南藤、黄精、南蛇藤、乌药、石菖蒲、白芷、伸筋草、川芎、桑寄生、桂枝、锁阳、甘草。(药品标准－中药成方制剂标准 1989 年)

三棱草煎 san leng cao jian

【英文名】San Leng Cao Decoction

【组成】三棱草。(中医方剂大辞典)

三棱煎丸 san leng jian wan

【英文名】San Leng Jian Pill

【异名】大三棱煎丸(中医方剂大辞典、古今医鉴);化积丸(中医方剂大辞典);消痞丸(中医方剂大辞典)

【组成】(1)三棱、蓬术、芫花、青皮。(中医方剂大辞典)(2)三棱、杏仁、萝卜子、硼砂、神曲、麦蘖、青皮、干漆、缩砂、丁香、蓬术。(中医方剂大辞典)(3)三棱、大黄、芫花、鳖甲、木香。(中医方剂大辞典)(4)三棱、蓬莪术、芫花、鳖甲、淡豆豉、巴豆、当归、杏仁。(中医方剂大辞典)(5)广茂、三棱、大黄。(中医方剂大辞典)(6)桂、干姜、三棱、当归、半夏、丁香皮、乌梅、硇砂、巴豆。(中医方剂大辞典)(7)杏仁、硇砂、神曲、麦蘖、青皮、干漆、萝卜子、三棱。(中医方剂大辞典)(8)三棱、莪术、芫花、木香、乌梅肉、丁香。(中医方剂大辞典)

三藤糟浆 san teng zao jiang

【英文名】San Teng Syrup

【组成】雷公藤、红藤、鸡血藤等。(中西医结合杂志 1988,8(10))

三鞭补酒 san bian bu jiu

【英文名】San Bian Bu Wine(药品标准－中药成方制剂标准)

【组成】鹿鞭、海狗鞭、狗鞭、鹿茸、海马、蛤蚧、人参、枸杞子、阳起石、补骨脂、沉香、巴戟天、九节菖蒲、山茱萸、牡丹皮、肉桂、黄芪、当归、白术、小茴香、芡实、桑螵蛸、地黄、杜仲炭、肉苁蓉、远志、覆盆子、菟丝子、熟地黄、炙淫羊藿、知母、制何首乌、蛇床子、甘草、泽泻、白芍、山药、茯苓、甘松、花椒、龙骨、牛膝、狗。(药品标准－中药成方制剂标准 1998 年)

三鞭胶囊 san bian jiao nang

【英文名】San Bian Capsule(药品标准－中药成方制剂标准)

【组成】牛鞭、羊鞭、狗鞭、蜈蚣、当归、白芍、天花粉、甘草。(药品标准－中药成方制剂标准 1998 年)

三一肾气丸 san yi shen qi wan

【英文名】San Yi Shen Qi Pill

【组成】熟地黄、生地黄、山药、山茱萸肉、牡丹皮、赤茯苓、白茯苓、泽泻、琐阳、龟版、牛膝、枸杞子、人参、麦门冬、天门冬、知母、黄柏、五味子、肉桂。(中医方剂大辞典)

三一承气汤 san yi cheng qi tang
【英文名】San Yi Cheng Qi Decoction
【异名】三乙承气汤(中医方剂大辞典、得效)
【组成】大黄、芒硝、厚朴、枳实、甘草。(中医方剂大辞典)

三乙承气汤 san yi cheng qi tang
【英文名】San Yi Cheng Qi Decoction
【组成】(1)枳壳、厚朴、大黄、芒硝、甘草。(中医方剂大辞典)(2)大黄、芒硝、厚朴、枳实、甘草、木香、槟榔。(中医方剂大辞典)(3)大黄、厚朴、枳实、升麻。(中医方剂大辞典)(4)大黄、芒硝、厚朴、枳实、甘草、当归。(中医方剂大辞典)

三七大黄散 san qi dai huang san
【英文名】San Qi Dai Huang Powder
【组成】三七、大黄。(本草纲目)

三七化毒丹 san qi hua du dan
【英文名】San Qi Hua Du Pellet
【组成】荆芥、防风、乳香、没药、僵蚕、全蝎、蜈蚣、穿山甲、三七叶、朱砂、雄黄。(中医方剂大辞典)

三七化痔片 san qi hua zhi pian
【英文名】San Qi Hua Zhi Pill(药品标准－中药成方制剂标准)
【组成】盐肤木、岗稔子、勒苋菜、千里光、白茅根、三七。(药品标准－中药成方制剂标准 1998 年)

三七止血片 san qi zhi xue pian
【英文名】San Qi Zhi Xue Tablet(药品标准－中药成方制剂标准)
【组成】地锦草、三七。(药品标准－中药成方制剂标准 1996 年)

三七伤科片 san qi shang ke pian
【英文名】San Qi Shang Ke Tablet(药品标准－中药成方制剂标准)
【组成】人参、雪上一技蒿、三七、九股牛、对节蓝、黑骨头、浙贝母、金丝矮陀陀、制草乌、萝白矮陀陀、天花粉。(药品标准－中药成方制剂标准 1997 年)

三七伤科散 san qi shang ke san
【英文名】San Qi Shang Ke Powder(药品标准－中药成方制剂标准)
【组成】人参、雪上一枝蒿、三七、九股牛、对节蓝、黑骨头、浙贝母、金丝矮陀陀、制草乌、萝白矮陀陀、天花粉。(药品标准－中药成方制剂标准 1997 年)

三七伤药片 san qi shang yao pian
【英文名】San Qi Shang Yao Tablet
【组成】(1)参三七、雪上一枝蒿、红花、扦扦活。(沪卫药准字第 1702 号)(2)三七、接骨木、骨碎补、红花、赤芍、草乌、雪上一枝蒿、冰片。(鲁卫药准字第 334－156)

三七花冲剂 san qi hua chong ji
【英文名】San Qi Hua Granule(药品标准－中药成方制剂标准)
【组成】三七花。(药品标准－中药成方制剂标准 1990 年)

三七补血丸 san qi bu xue wan
【英文名】San Qi Bu Xue Pill
【组成】三七、乌鸡、熟地黄、当归、党参、女贞子。

三七冠心片 san qi guan xin pian
【英文名】San Qi Guan Xin Tablet
【组成】三七、元胡、红花、制首乌、鸡血藤、没药。(新医药学杂志 1973,(10))

三七冠心宁 san qi guan xin ning
【英文名】San Qi Guan Xin Ning Capsule
【组成】三七。(云南医药 1987,8(4))

三七活血丸 san qi huo xue wan
【英文名】San Qi Huo Xue Pill
【组成】汉三七、红花、川续断、干姜、苏木、灵脂、蒲黄、地龙、赤芍、广木香、没药、当归、大黄。(中华中医骨伤科杂志 1988,4(1))

三七珍珠散 san qi zhen zhu san
【英文名】San Qi Zhen Zhu Powder
【组成】(1)三七、珍珠、血竭、儿茶、白芨、冰片。(中西医结合杂志 1990,10(12))(2)三七、珍珠、血竭、儿茶、白芨、冰片、大贝母。(中西医结合杂志 1990,10(12))

三八全应丸 san ba quan ying wan
【英文名】San Ba Quan Ying Pill
【组成】刺猬皮、当归、槐角、黄连、地骨皮、甘草、乳香、核桃。(中医方剂大辞典)

三人九子丸 san ren jiu zi wan
【英文名】San Ren Jiou Zi Pill
【组成】(1)酸枣仁、柏子仁、薏苡仁、菟丝子、菊花子、枸杞子、蛇床子、五味子、庵蔄子、地肤子、乌麻子、牡荆子、干地黄、薯蓣、桂心、苁蓉。(中医方剂大辞典)(2)酸枣仁、柏子仁、薏苡仁、枸杞子、蛇床子、五味子、韭子、庵蔄子、覆盆子、地肤子、乌麻子、薯蓣、桂心、菟丝子、熟干地黄、肉苁蓉。(中医方剂大辞典)

三才大补丸 san cai da bu wan
【英文名】San Cai Da Bu Pill
【组成】人参、白术、杜仲、熟地黄、当归、川芎、香附、黄芪、白芍、熟艾、补骨脂、阿胶、山药。(中医方剂大辞典)

三才大补膏 san cai da bu gao
【英文名】San Cai Da Bu Ointment
【组成】生地黄、熟地黄、天门冬、麦门冬、人参、枸杞、

牛膝、何首乌。(中医方剂大辞典)

三才却病丹 san cai que bing dan

【英文名】San Cai Que Bing Pellet

【组成】巴豆、绿豆、黑脐白豇豆、飞罗面。(中医方剂大辞典)

三才固本膏 san cai gu ben gao

【英文名】San Cai Gu Ben Ointment

【组成】天冬、麦冬、熟地、当归、白术、人参、黄芩、杜仲。(中医方剂大辞典)

三才封髓丸 san cai feng sui wan

【英文名】San Cai Feng Sui Pill(药品标准-中药成方制剂标准)

【组成】党参、砂仁、黄柏、肉苁蓉、天冬、甘草、熟地黄。(药品标准-中药成方制剂标准 1994 年)

三才封髓丹 san cai feng sui dan

【英文名】San Cai Feng Sui Pellet

【组成】天门冬、熟地黄、人参、黄柏、缩砂仁、甘草。(中医方剂大辞典)

三才葆真丸 san cai bao zhen wan

【英文名】San Cai Bao Zhen Pill

【组成】背阴草、白蒺藜、天冬、熟地、人参、黄芪、茯神、枣仁、枸杞、牛膝、杜仲、续断、五加皮、山药、山萸、白术、菟丝、沉香、朱砂、南星、沙苑、半夏、鹿茸、虎胫、乳香、没药、黄芩、山楂、龙骨、地龙、土鳖、甜瓜子、骨碎补、肉桂、附子、甘草。(中医方剂大辞典)

三山拱岳丹 san shan gong yue dan

【英文名】San Shan Gong Yue Pellet

【组成】硝、水银、明矾。(中医方剂大辞典)

三川神应汤 san chuan shen ying tang

【英文名】San Chuan Shen Ying Decoction

【组成】川芎、牛膝、川黄连、土黄连。(中医方剂大辞典)

三子地黄汤 san zi di huang tang

【英文名】San Zi Di Huang Decoction

【组成】熟地、山药、山萸肉、茯苓、泽泻、牡丹皮、菟丝子、沙苑子、枸杞子。(中医方剂大辞典)

三子养亲汤 san zi yang qin tang

【英文名】San Zi Yang Qin Decoction

【异名】三子汤(中医方剂大辞典、寿世保元)

【组成】(1)白芥子、萝卜子、苏子、南星、半夏、片芩、赤茯苓、陈皮、枳实、甘草。(中医方剂大辞典)(2)紫苏子、芥菜子、萝卜子。(中医方剂大辞典)(3)莱菔子、苏子、枳实、白芥子、葶苈、瓜蒌子。(中医方剂大辞典)(4)山楂子、莱菔子、白芥子。(中医方剂大辞典)

三子咳喘散 san zi ke chuan san

【英文名】San Zi Ke Chuan Powder

【组成】生莱菔子、生白芥子、生苏子。(陕西中医 1993,14(12))

三子调气丸 san zi tiao qi wan

【英文名】San Zi Tiao Qi Pill

【组成】苏子、白芥子、萝卜子、半夏曲、滑石、前胡、桂心、黄芩、黄连、生诃子、桔梗、甘草、橘红。(中医方剂大辞典)

三子愈疮膏 san zi yu chuang gao

【英文名】San Zi Yu Chuang Plaster

【组成】大枫子、蓖麻子、蛇床子。(中医方剂大辞典)

三仁五子丸 san ren wu zi wan

【英文名】San Ren Wu Zi Pill

【组成】(1)菟丝子、五味子、枸杞子、覆盆子、车前子、柏子仁、酸枣仁、薏苡仁、沉香、鹿茸、肉苁蓉、巴戟、当归、茯苓、乳香、熟地黄、干地黄。(中医方剂大辞典)(2)菟丝子、五味子、枸杞子、覆盆子、车前子、酸枣仁、薏苡仁、柏子仁、鹿茸、苁蓉、当归、熟地黄、沉香、茯苓。(中医方剂大辞典)

三仁育生汤 san ren yu sheng tang

【英文名】San Ren Yu Sheng Decoction

【组成】益智仁、胡桃仁、车前仁。(浙江中医杂志 1993,28(2))

三仁降气汤 san ren jiang qi tang

【英文名】San Ren Jiang Qi Decoction

【组成】枳实、延胡索、槟榔、桔梗、莱菔子、瓜蒌仁、桃仁、杏仁、海藻、茶叶。(中医方剂大辞典)

三仁承气汤 san ren cheng qi tang

【英文名】San Ren Cheng Qi Decoction

【组成】麻仁、松子仁、枳实、大腹皮、杏仁、川军、木香、猪胰。(中医方剂大辞典)

三气合痹针 san qi he bi zhen

【英文名】San Qi He Bi Zhen Powder

【组成】乳香、没药、牙皂、羌活、独活、川乌、草乌、白芷、细辛、肉桂、苍术、雄黄、硫黄、山甲、樟冰、麝香、艾绒。(中医方剂大辞典)

三乌一草酒 san wu yi cao jiu

【英文名】San Wu Yi Cao Wine

【组成】制川乌、乌梢蛇、乌梅、紫草。(山东中医杂志 1989,8(4))

三乌追风散 san wu zhui feng san

【英文名】San Wu Zhui Feng Powder

【组成】川乌、草乌、何首乌、石菖蒲、甘草。(中医方剂大辞典)

三石水煮粥 san shi shui zhu zhou

【英文名】San Shi Shui Zhu Gruel

【组成】紫石英、白石英、磁石。(中医方剂大辞典)

三石肾气丸 san shi shen qi wan

【英文名】San Shi Shen Qi Pill

【组成】钟乳、白石英、赤石脂、禹余粮、海蛤、干地黄、石斛、白术、桔梗、五味子、寄生、山茱萸、杜仲、牛膝、泽泻、天门冬、蛇床子、当归、人参、薯蓣、远志、细辛、菟丝子、茯苓、苁蓉、附子、干姜、桂心、甘草、鹿茸。(中医方剂大辞典)

三石泽兰丸 san shi ze lan wan

【英文名】San Shi Ze Lan Pill

【异名】石斛泽兰丸(中医方剂大辞典)

【组成】(1)泽兰、芜荑、甘草、桂心、白术、人参、干姜、羌活、地黄、黄芪、石斛、石膏、防风、白石英、白芷、柏子仁、桔梗、川椒、细辛、钟乳粉、厚朴、紫石英、藁本、肉苁蓉、白芍药、干漆、琥珀、五味子、防葵、当归、白茯苓、芎䓖。(中医方剂大辞典)(2)钟乳、白石英、紫石英、防风、藁本、茯神、泽兰、黄芪、石斛、石膏、甘草、当归、芎䓖、白术、桂心、人参、干姜、独活、地黄、白芷、桔梗、细辛、柏子仁、五味子、蜀椒、黄芩、苁蓉、芍药、秦艽、防葵、厚朴、芜荑。(中医方剂大辞典)

三石猪肾羹 san shi zhu shen geng

【英文名】San Shi Zhu Shen Thick Soup

【组成】紫石英、白石英、磁石、猪肾、肉苁蓉、枸杞叶。(中医方剂大辞典)

三龙历节方 san long li jie fang

【英文名】San Long Li Jie Prescription

【组成】乌梢蛇、蜈蚣、炙地龙、摇竹消、三七、川乌、草乌、黄芪、鹿角片、仙灵脾、灵仙、生地、知母、甘草。(湖南中医杂志 1993,9(1))

三甲复脉汤 san jia fu mai tang

【英文名】San Jia Fu Mai Decoction

【组成】甘草、生地、白芍、麦冬、阿胶、麻仁、牡蛎、鳖甲、龟版。(中医方剂大辞典)

三仙飞步丹 san xian fei bu dan

【英文名】San Xian Fei Bu Pellet

【组成】白芷、草乌、破故纸、当归、乳香、川山甲、南星、苍术、乌药、附子、蚕沙。(中医方剂大辞典)

三仙不老丸 san xian bu lao wan

【英文名】San Xian Bu Lao Pill

【组成】草乌、苦参、香附子。(中医方剂大辞典)

三仙丹药膏 san xian dan yao gao

【英文名】San Xian Dan Plaster

【组成】狼毒、枳壳、烟叶、花椒、川乌、草乌、川羌、防风、南星、五倍子。(中医方剂大辞典)

三仙延寿酒 san xian yan shou jiu

【英文名】San Xian Yan Shou Wine

【异名】三仙酒(中医方剂大辞典、种福堂方)

【组成】烧酒、圆眼肉、桂花、白糖。(中医方剂大辞典)

三仙散火汤 san xian san huo tang

【英文名】San Xian San Huo Decoction

【组成】玄参、生地、白芍。(中医方剂大辞典)

三生祛痛方 san sheng qu tong fang

【英文名】San Sheng Qu Tong Powder

【组成】生乌头、生南星、生白附子。(中医方剂大辞典)

三生益元散 san sheng yi yuan san

【英文名】San Sheng Yi Yuan Powder

【组成】生柏叶、生藕节、生车前汁、益元散。(中医方剂大辞典)

三白广生汤 san bai guang sheng tang

【英文名】San Bai Guang Sheng Decoction

【组成】地骨皮、白术、白芍、茯苓、甘草、陈皮、枣仁、山药、贝母、丹皮、芡实、莲肉、乌梅。(中医方剂大辞典)

三白姜枣汤 san bai jiang zao tang

【英文名】San Bai Jiang Zao Decoction

【组成】三白汤、姜、枣。(中医方剂大辞典)

三白退斑膏 san bai tui ban gao

【英文名】San Bai Tui Ban Plaster

【组成】浙贝母、白芨、白附子。(陕西中医 1987,8(2))

三汁宁络饮 san zhi ning luo yin

【英文名】San Zhi Ning Luo Drink

【组成】白颈活地龙、龙脑、西黄、辰砂、生姜汁、鲜薄荷汁。(中医方剂大辞典)

三加生化汤 san jia sheng hua tang

【英文名】San Jia Sheng Hua Decoction

【组成】川芎、当归、黄芪、麻黄根、天麻、杏仁、人参、荆芥、甘草、防风、枣。(中医方剂大辞典)

三因神秘汤 san yin shen mi tang

【英文名】San Yin Shen Mi Decoction

【组成】苏梗、桔梗、桑白皮、地骨皮、青皮、陈皮、木香、枳壳。(中医方剂大辞典)

三台救命汤 san tai jiu ming tang

【英文名】San Tai Jiu Ming Decoction

【组成】熟地、麦冬、丹皮。(中医方剂大辞典)

三圣地肤汤 san sheng di fu tang

【英文名】San Sheng Di Fu Decoction

【组成】地肤子、防风、黄芩。(中医方剂大辞典)

三母五子丹 san mu wu zi dan

【英文名】San Mu Wu Zi Pellet

【组成】益母草、知母、贝母、槐子、苍耳子、蔓荆子、皂角子、牛蒡子。(中医方剂大辞典)

三虫活血汤 san chong huo xue tang

【英文名】San Chong Huo Xue Decoction

【组成】全蝎、蜈蚣、僵蚕、川芍。(实用中医内科杂志 1993,7(3))

三虫神解散 san chong shen jie san

【英文名】San Chong Shen Jie Powder

【组成】二蚕绵、竹蛀末、壁蟢儿窠白衣。(中医方剂大辞典)

三合保胎丸 san he bao tai wan

【英文名】San He Bao Tai Pill

【组成】怀地、当归、漂白术、实条芩、棉杜仲、川续断。(中医方剂大辞典)

三合济生丸 san he ji sheng wan

【英文名】San He Ji Sheng Pill

【组成】川厚朴、乌药、枳壳、羌活、广藿香、木瓜、紫豆蔻、茅术、半夏、苏叶、香茹、草果、赤苓、香附、桔梗、甘草、茯苓、川芎、白术、檀香、陈皮、防风、木香、柴胡、白芷、神曲、砂仁。(中医方剂大辞典)

三合济生汤 san he ji sheng tang

【英文名】San He Ji Sheng Decoction

【异名】济生汤(中医方剂大辞典、古今医鉴)

【组成】枳壳、香附、粉草、川芎、当归、苏叶、大腹皮。(中医方剂大辞典)

三合绛覆汤 san he jiang fu tang

【英文名】San He Jiang Fu Decoction

【组成】真新绛、旋覆花、青葱管、光桃仁、东白薇、归须、广金、苏合丸。(中医方剂大辞典)

三阴疟疾膏 san yin nue ji gao

【英文名】San Yin Nue Ji Plaster

【组成】常山、槟榔、法半夏、南星、附子、炮姜、芥子、麻油。(中医方剂大辞典)

三阴春雷丸 san yin chun lei wan

【英文名】San Yin Chun Lei Pill

【异名】春雷丸(中医方剂大辞典)

【组成】青黛、官桂、雄黄、制附子、漂朱砂、生矾、生硫黄、巴豆霜、白芷、当门麝。(中医方剂大辞典)

三豆蔻饮子 san dou kou yin zi

【英文名】San Dou Kou Drink

【组成】肉豆蔻、白豆蔻、草豆蔻、甘草、生姜。(中医方剂大辞典)

三豆解酲汤 san dou jie cheng tang

【英文名】San Dou Jie Cheng Decoction

【组成】葛根、苍术、陈皮、木瓜、赤茯苓、半夏、神曲、泽泽、干生姜、黑豆、绿豆、赤小豆。(中医方剂大辞典)

三花五子丸 san hua wu zi wan

【英文名】San Hua Wu Zi Pill

【组成】(1)甘菊花、旋复花、密蒙花、地肤子、青箱子、覆盆子、牛蒡子、蔓荆子。(中医方剂大辞典)(2)密蒙花、旋复花、甘菊花、决明子、枸杞子、菟丝子、鼠粘子、地肤子、石决明、甘草。(中医方剂大辞典)

三花神祐丸 san hua shen you wan

【英文名】San Hua Shen You Pill

【异名】神祐丸(中医方剂大辞典、张氏医通)

【组成】甘遂、大戟、芫花、牵牛、大黄、轻粉。(中医方剂大辞典)

三花聚顶丹 san hua ju ding dan

【英文名】San Hua Ju Ding Pellet

【组成】明矾、白消、水银。(中医方剂大辞典)

三两半药酒 san liang ban yao jiu

【英文名】San Liang Ban Wine(药品标准－中药成方制剂标准)

【组成】当归、黄芪、牛膝、防风。(药品标准－中药成方制剂标准 1990 年)

三补枳术丸 san bu zhi zhu wan

【英文名】San Bu Zhi Zhu Pill

【组成】(1)白术、枳实、黄柏、陈皮、贝母、白茯苓、黄连、黄芩、山楂肉、麦芽、砂仁、香附。(中医方剂大辞典)(2)白术、陈皮、枳实、黄连、黄芩、黄柏、贝母、白茯苓、神曲、山楂、麦芽、香附、砂仁、桔梗、连翘、甘草。(中医方剂大辞典)

三层茴香丸 san ceng hui xiang wan

【英文名】San Ceng Hui Xiang Pill(药品标准－中药成方制剂标准)

【组成】八角茴香、川楝子、木香、茯苓、北沙参、荜茇、槟榔、附子。(药品标准－中药成方制剂标准 1991 年)

三妙种子丸 san miao zhong zi wan

【英文名】San Miao Zhong Zi Pill

【组成】沙苑、蒺藜、当归、鱼鳔。(中医方剂大辞典)

三炁降龙丹 san qi jiang long dan

【英文名】San Qi Jiang Long Pellet

【组成】西洋参、生石膏、海浮石、牡蛎、阿胶、白芍药、生地黄、败龟板、珍珠母、麦门冬、犀角。(中医方剂大辞典)

三味川楝散 san wei chuan lian san

【英文名】San Wei Chuan Lian Powder

【组成】川楝肉、山栀、菖蒲。(中医方剂大辞典)

三味乌蛇散 san wei wu she san

【英文名】San Wei Wu She Powder

【组成】乌蛇、干荷叶、枳壳。(中医方剂大辞典)

三味止痒散 san wei zhi yang san

【英文名】San Wei Zhi Yang Powder

【组成】熟地、丹参、蝉蜕。(四川中医 1989,7(10))

三味玄胡散 san wei xuan hu san

【英文名】San Wei Xuan Hu Powder

【组成】玄胡索、肉桂、木香。(中医方剂大辞典)

三味曲末丸 san wei qu mo wan

【英文名】San Wei Qu Mo Pill

【组成】神曲、苍术、陈皮。(中医方剂大辞典)

三味芦荟丸 san wei lu hui wan
【英文名】San Wei Lu Hui Pill
【组成】芦荟、甘草、羚羊角。(中医方剂大辞典)
三味补阴丸 san wei bu yin wan
【英文名】San Wei Bu Yin Pill
【组成】龟板、黄柏、知母。(中医方剂大辞典)
三味建中汤 san wei jian zhong tang
【英文名】San Wei Jian Zhong Decoction
【组成】芍药、甘草、官桂。(中医方剂大辞典)
三味建脾汤 san wei jian pi tang
【英文名】San Wei Jian Pi Decoction
【组成】草豆蔻仁、甘草、麝香。(中医方剂大辞典)
三味桂心丸 san wei gui xin wan
【英文名】San Wei Gui Xin Pill
【组成】桂、当归、吴茱萸。(中医方剂大辞典)
三味黄丸子 san wei huang wan zi
【英文名】San Wei Huang Pill
【组成】黄连、枳壳、黄柏。(中医方剂大辞典)
三味黄芪丸 san wei huang qi wan
【英文名】San Wei Huang Qi Pill
【组成】黄芪、苍耳子、防风。(中医方剂大辞典)
三味黄连汤 san wei huang lian tang
【英文名】San Wei Huang Lian Decoction
【组成】黄连、黄柏、阿胶。(中医方剂大辞典)
三味痛经膏 san wei tong jing gao
【英文名】San Wei Tong Jing Ointment
【组成】五灵脂、郁金、冰片。(吉林中医 1992,(6))
三味葶苈散 san wei ting li san
【英文名】San Wei Ting Li Powder
【组成】通草、茯苓、葶苈。(中医方剂大辞典)
三味蒺藜散 san wei ji li san
【英文名】San Wei Ji Li Powder
【组成】蒺藜、冬葵果、方海。(中医方剂大辞典)
三味解毒散 san wei jie du san
【英文名】San Wei Jie Du Powder
【组成】金银花、甘草、牛黄。(中医方剂大辞典)
三物天雄散 san wu tian xiong san
【英文名】San Wu Tian Xiong Powder
【异名】天雄散(中医方剂大辞典)
【组成】天雄、白术、桂心。(中医方剂大辞典)
三物化坚散 san wu hua jian san
【英文名】San Wu Hua Jian Powder
【组成】大青盐、白矾、艾叶。(中医方剂大辞典)
三物备急丸 san wu bei ji wan
【英文名】San wu Bei ji Pill
【异名】三物丸(中医方剂大辞典)
【组成】(1)木香、干姜、巴豆。(中医方剂大辞典)(2)大黄、干姜、巴豆。(中医方剂大辞典)
三物备急散 san wu bei ji san
【英文名】San Wu Bei Ji Powder
【组成】大黄、干姜、巴豆。(中医方剂大辞典)
三物桂心贴 san wu gui xin tie
【英文名】San Wu Gui Xin Tie Powder
【组成】桂心、甘草、乌头。(中医方剂大辞典)
三物桃花丸 san wu tao hua wan
【英文名】San Wu Tao Hua Pill
【组成】赤石脂、白龙骨、干姜。(中医方剂大辞典)
三物胶艾汤 san wu jiao ai tang
【英文名】San Wu Jiao Ai Decoction
【组成】阿胶、艾叶、酸石榴皮。(中医方剂大辞典)
三物梓叶汤 san wu zi ye tang
【英文名】San Wu Zi Ye Decoction
【组成】梓叶、忍冬、木通。(中医方剂大辞典)
三物黄芩汤 san wu huang qin tang
【英文名】San Wu Huang Qin Decoction
【异名】黄芩汤(中医方剂大辞典)
【组成】黄芩、苦参、干地黄。(中医方剂大辞典)
三物黄连粉 san wu huang lian fen
【英文名】San Wu Huang Lian Powder
【组成】黄连、牡蛎、贝母。(中医方剂大辞典)
三物䗪虫丸 san wu zhe chong wan
【英文名】San Wu Zhe Chong Pill
【组成】䗪虫、桃仁、川军。(中医方剂大辞典)
三物解毒汤 san wu jie du tang
【英文名】San Wu Jie Du Decoction
【异名】解毒汤(中医方剂大辞典、医略六书)
【组成】甘草、黑豆、淡竹叶。(中医方剂大辞典)
三和甘露饮 san he gan lu yin
【英文名】San He Gan Lu Drink
【组成】滑石、石膏、知母、人参、白术、茯苓、猪苓、泽泻、甘草。(中医方剂大辞典)
三金三石汤 san jin san shi tang
【英文名】San Jin San Shi Decoction
【组成】金钱草、滑石、海金沙、郁金、石苇、海浮石。(江苏中医 1993,(14))
三金化石汤 san jin hua shi tang
【英文名】San Jin Hua Shi Decoction
【组成】金钱草、海金沙、鸡内金末、萹蓄、瞿麦、生地、甘草梢、车前子、石韦、大黄、栀子、牛膝、琥珀末。(四川中医 1987,5(12))
三金胡桃汤 san jin hu tao tang
【英文名】San Jin Hu Tao Decoction
【组成】金钱草、炙鸡内金粉、海金沙、石苇、瞿麦、萹蓄、车前草、滑石、生地、天冬、怀牛膝、木通、生甘

草、胡桃仁。(中医方剂大辞典)

三金消石汤 san jin xiao shi tang

【英文名】San Jin Xiao Shi Decoction

【组成】金钱草、海金沙、鸡内金、滑石、车前草、石苇、瞿麦、牛膝、王不留行、琥珀。(广西中医药 1989,12(5))

三金排石汤 san jin pai shi tang

【英文名】San Jin Pai Shi Decoction

【组成】大承气汤合金铃子散、金钱草、海金砂、石苇、车前草。(浙江中医学院学报 1992,16(5))

三金硝石汤 san jin xiao shi tang

【英文名】San Jin Xiao Shi Decoction

【组成】金钱草、海金砂、鸡内金、冬葵子、火硝、滑石、生甘草、车前子。(实用中医内科杂志 1992,6(1))

三金感冒片 san jin gan mao pian

【英文名】San Jin Gan Mao Tablet(药品标准－中药成方制剂标准)

【组成】三叉苦、玉叶金花、金盏银盘、大头陈、金沙藤、倒扣草、薄荷油、地胆头。(药品标准－中药成方制剂标准 1998 年)

三疟神效膏 san nue shen xiao gao

【英文名】San Nue Shen Xiao Plaster

【组成】雄黄、雌黄、硫黄。(中医方剂大辞典)

三建登仙酒 san jian deng xian jiu

【英文名】San Jian Deng Xian Wine

【组成】牛膝、当归、天麻、杜仲、独活、薏米、防风、人参、白术、川椒、木香、肉苁蓉、熟干地黄、草薢、羌活、附子、肉桂、川乌头、白茯苓、干木瓜、茴香、破故纸。(中医方剂大辞典)

三参五仙汤 san shen wu xian tang

【英文名】San Shen Wu Xian Decoction

【组成】南沙参、炒党参、丹参、仙灵脾、仙鹤草、焦三仙。(吉林中医 1991,(4))

三参冬燕汤 san shen dong yan tang

【英文名】San Shen Dong Yan Decoction

【组成】太子参、西洋参、北沙参、麦冬、光燕条、青蔗浆、建兰叶。(中医方剂大辞典)

三参降脂液 san shen jiang zhi ye

【英文名】San Shen Jiang Zhi Oral Liquid(药品标准－中药成方制剂标准)

【组成】刺五加、制何首乌、泽泻、黄芪、生晒参、石菖蒲、丹参、三七。(药品标准－中药成方制剂标准 1993 年)

三参养心汤 san shen yang xin tang

【英文名】San Shen Yang Xin Decoction

【组成】人参、丹参、苦参、麦冬、当归、川芎、白芍、玄参、木香、酸枣仁、甘草。(吉林中医 1993,(4))

三参桑芪汤 san shen sang qi tang

【英文名】San Shen Sang Qi Decoction

【组成】丹参、赤芍、桑寄生、菟丝子、党参、黄芩、参三七、黄芪、白花蛇舌草、白术、陈皮、炙甘草。(安徽中医学院学报 1991,10(4))

三参调脉汤 san shen tiao mai tang

【英文名】San Shen Tiao Mai Decoction

【组成】路党参、玄参、丹参、麦冬、制首乌、制黄精、炙甘草。(江苏中医杂志 1985,(1))

三参稳律汤 san shen wen lv tang

【英文名】San Shen Wen Lv Decoction

【组成】红参、丹参、苦参、当归、麦冬、五味子、薤白、茯苓、炒枣仁、琥珀。(中医杂志 1991,32(11))

三草三根汤 san cao san gen tang

【英文名】San Cao San Gen Decoction

【组成】白花蛇舌草、夏枯草、甘草、板蓝根、山豆根、白茅根。(河北中医学院学报 1988,3(1))

三草枯萝汤 san cao ku luo tang

【英文名】San Cao Ku Luo Decoction

【组成】地锦草、凤尾草、车前草、炒白扁豆、白头翁、炒高粱米、石榴皮、地枯萝。(光明中医 1989,(3))

三草消刺散 san cao xiao ci san

【英文名】San Cao Xiao Ci Powder

【组成】透骨草、伸筋草、凤仙草、威灵仙、生山楂、白芥子、乌梅、木瓜、芒硝、大皂角、片姜黄、马钱子、冰片。(四川中医 1993,11(11))

三草通淋汤 san cao tong lin tang

【英文名】San Cao Tong Lin Decoction

【组成】白花蛇舌草、车前草、鱼腥草、金银花、蒲公英、生地、六一散、瞿麦、萹蓄、白茅根、泽泻、砂仁。(江苏中医 1993,(14))

三厘抽筋散 san li chou jin san

【英文名】San Li Chou Jin Powder

【组成】番木鳖。(中医方剂大辞典)

三品一条枪 san pin yi tiao qiang

【英文名】San pin Yi Tiao Qiang Lozenges

【异名】三品锭(中医方剂大辞典、疡科捷径)

【组成】明矾、白砒、雄黄、乳香。(中医方剂大辞典)

三香内托散 san xiang nei tuo san

【英文名】San Xiang Nei Tuo Powder

【组成】(1)人参、黄芪、当归、川芎、芍药、甘草、乳香、乌药、防风、官桂、厚朴、桔梗。(中医方剂大辞典)(2)人参、木香、黄芪、厚朴、甘草、紫苏、官桂、乌药、白芍药、白芷、川芎、防风、枳壳、乳香。(中医方剂大辞典)

三香正气散 san xiang zheng qi san

【英文名】San Xiang Zheng Qi Powder

【组成】木香、丁香、香附子、陈桔皮、益智仁、甘草、缩砂仁、厚朴、乌药、干姜、丁香皮、蓬莪茂。(中医方剂大辞典)

三香昆布丸 san xiang kun bu wan

【英文名】San Xiang Kun Bu Pill

【组成】熏陆香三、青木香、藿香叶、昆布、牵牛子。(中医方剂大辞典)

三香定痛饮 san xiang ding tong yin

【英文名】San Xiang Ding Tong Drink

【组成】木香、黄芪、紫苏、人参、厚朴、甘草、桔梗、官桂、乌药、当归、芍药、白芷、川芎、防风、乳香、没药。(中医方剂大辞典)

三香神术丸 san xiang shen zhu wan

【英文名】San Xiang Shen Zhu Pill

【组成】香附子、苍术、厚朴、藿香、甘草、良姜、枳实、枳壳、青皮、陈皮、广术、三棱、槟榔、神曲、半夏曲、益智仁、瓜三棱、石三棱、曲糵、雷丸、干葛、黄连、木香。(中医方剂大辞典)

三香槟榔丸 san xiang bing lang wan

【英文名】San Xiang Bing Lang Pill

【组成】香附、沉香、槟榔、人参、虾蟆、麝香。(中医方剂大辞典)

三胆点眼方 san dan dian yan fang

【英文名】San Dan Dian Yan Eye-drops preparation

【组成】羊胆、鸡胆、鲤鱼胆。(中医方剂大辞典)

三神乌金散 san shen wu jin san

【英文名】San Shen Wu Jin Powder

【异名】三神金乌散(中医方剂大辞典、普济方)

【组成】卷柏、侧柏、棕榈。(中医方剂大辞典)

三部茯苓丸 san bu fu ling wan

【英文名】San Bu Fu Ling Pill

【组成】茯苓、大黄、白术、芎藭、桔梗、前胡、干地黄、神曲、干姜、桂心、人参、芍药、黄芩、菖蒲。(中医方剂大辞典)

三根凉膈汤 san gen liang ge tang

【英文名】San Gen Liang Ge Decoction

【组成】芦根、板蓝根、山豆根、生地、连翘、黄芩、栀子、玄参、大黄、薄荷、竹叶、生甘草。(湖北中医杂志1989,(6))

三胶三黄丸 san jiao san huang wan

【英文名】San Jiao San Huang Pill

【组成】阿胶、龟胶、鹿胶、黄芪、黄柏、黄精、续断、丹参。(成都中医学院学报 1992,(1))

三消菟丝丸 san xiao tu si wan

【英文名】San Xiao Tu Si Pill

【组成】菟丝子、白茯苓、莲子肉、五味子。(中医方剂大辞典)

三黄二仙汤 san huang er xian tang

【英文名】San Huang Er Xian Decoction

【组成】生大黄、黄芪、黄精、仙灵脾、仙茅、巴戟天、泽兰叶、六月雪、丹参、蚕砂、茯苓、冬虫夏草。(江西中医学院学报 1991,(2))

三黄二地汤 san huang er di tang

【英文名】San Huang Er Di Decoction

【组成】生地黄、熟地黄、苍术、厚朴、陈皮、黄连、黄柏、黄芩、归身、白术、人参、甘草、防风、泽泻、地榆、乌梅。(中医方剂大辞典)

三黄二香散 san huang er xiang san

【英文名】San Huang Er Xiang Powder

【组成】(1)大黄、蒲黄、雄黄、麝香、冰片。(中医方剂大辞典)(2)黄连、黄柏、生大黄、乳香、没药。(中医方剂大辞典)

三黄八宝丹 san huang ba bao dan

【英文名】San Huang Ba Bao Pellet

【组成】明矾、象牙屑、乳香、血竭、雄黄、辰砂、琥珀、没药、牛黄、冰片。(中医方剂大辞典)

三黄三白丸 san huang san bai wan

【英文名】San Huang San Bai Pill

【组成】黄连、黄芩、黄柏、白术、白芍、白芷、香附、扁柏、樗根皮。(中医方剂大辞典)

三黄双参汤 san huang shuang shen tang

【英文名】San Huang Shuang Shen Decoction

【组成】黄芪、黄柏、大黄、丹参、太子参。(河南中医1991,(5))

三黄巨胜汤 san huang ju sheng tang

【英文名】San Huang Ju Sheng Decoction

【异名】三黄石膏汤(中医方剂大辞典、古今医御)

【组成】(1)黄芩、黄连、大黄、石膏。(中医方剂大辞典)(2)黄芩、黄连、大黄、山栀、石膏。(中医方剂大辞典)(3)石膏、黄芩、黄连、黄柏、山栀仁、芒硝、大黄、枳实。(中医方剂大辞典)

三黄白虎汤 san huang bai hu tang

【英文名】San Huang Bai Hu Decoction

【组成】黄连、黄柏、生地、赤芍、知母、黄芩、甘草、石膏、淡竹叶。(中医方剂大辞典)

三黄石膏汤 san huang shi gao tang

【英文名】San Huang Shi Gao Decoction

【组成】(1)麻黄、川连、天冬、川柏、犀角、石膏、黄芩、黑栀、知母、连翘、甘草。(中医方剂大辞典)(2)麻黄、黄芩、黄连、黄柏、石膏、栀子、淡竹叶。(中医方剂大辞典)(3)黄连、黄柏、山栀、玄参、黄芩、知母、石膏、甘草。(中医方剂大辞典)

三黄四物汤 san huang si wu tang

【英文名】San Huang Si Wu Decoction

【组成】(1)四物汤、黄柏、黄芩、甘草。(中医方剂大辞典)(2)四物汤、黄连、黄芩、黄柏。(中医方剂大辞典)(3)当归、白芍、川芎、生地、黄连、黄芩、大黄。(中医方剂大辞典)

三黄冰片散 san huang bing pian san

【英文名】San Huang Bing Pian Powder

【组成】冰片、黄连、黄柏、黄芩、猪胆汁。(山西医药杂志 1978,(3))

三黄冰榆散 san huang bing yu san

【英文名】San Huang Bing Yu Powder

【组成】大黄、黄连、黄芩、地榆、银耳。(山东中医杂志 1989,8(4))

三黄地榆油 san huang di yu you

【英文名】San Huang Di Yu Oil

【组成】黄柏、黄芩、大黄、地榆、五倍子、罂粟壳、冰片、香油。(中医方剂大辞典)

三黄导赤散 san huang dao chi san

【英文名】San Huang Dao Chi Powder

【组成】黄芩、黄连、大黄、生石膏、竹叶、生地、木通、甘草。(山东中医杂志 1988,7(2))

三黄朱砂煎 san huang zhu sha jian

【英文名】San Huang Zhu Sha Decoction

【组成】黄连、黄芩、大黄。(中医方剂大辞典)

三黄补血汤 san huang bu xue tang

【英文名】San Huang Bu Xue Decoction

【组成】牡丹皮、黄芪、升麻、当归、柴胡、熟地黄、川芎、生地黄、白芍药。(中医方剂大辞典)

三黄宝蜡丸 san huang bao la wan

【英文名】San Huang Bao La Pill

【组成】(1)天竹黄、雄黄、刘寄奴、红芽大戟、麒麟竭、归尾、朱砂、儿茶、净乳香、琥珀、轻粉、水银、麝香。(中医方剂大辞典)(2)藤黄、天竹黄、红芽大戟、刘寄奴、血竭、孩儿茶、雄黄、朴消、当归尾、铅粉、水银、乳香、麝香、琥珀。(中医方剂大辞典)(3)藤黄、天竹黄、大戟、归尾、牛黄、刘寄奴、麝香、琥珀、雄黄、血竭、儿茶、乳香、冰片、水银。(中医方剂大辞典)

三黄承气丸 san huang cheng qi wan

【英文名】San Huang Cheng Qi Pill

【组成】大黄、枳实、厚朴、槟榔、黄连、黄芩、黄柏、当归、木香。(中医方剂大辞典)

三黄承气汤 san huang cheng qi tang

【英文名】San Huang Cheng Qi Decoction

【组成】栀子仁、黄芩、川大黄、陈桔皮、川芒消。(中医方剂大辞典)

三黄败毒散 san huang bai du san

【英文名】San Huang Bai Du Powder

【组成】(1)金银花、防风、杉木蕊、黄连、黄芩、赤芍药、黄柏。(中医方剂大辞典)(2)防风、荆芥、连翘、白芷梢、黄芩、黄连、栀子、地骨皮、归尾、赤芍、川芎、五加皮、木瓜、苦参、黄柏、薏苡仁、僵蚕、蝉蜕、蒺藜、甘草、白鲜皮、皂角刺、木通、土茯苓。(中医方剂大辞典)(3)升麻、当归尾、川芎、生地黄、赤芍药、白粉葛、黄芩、黄连、黄柏、连翘、防风、羌活、金银花、甘草节、蝉蜕。(中医方剂大辞典)

三黄金花丸 san huang jin hua wan

【英文名】San Huang Jin Hua Pill

【组成】黄连、黄芩、大黄、石膏、淡豉、麻黄。(中医方剂大辞典)

三黄泻心丸 san huang xie xin wan

【英文名】San Huang Xie Xin Pill

【异名】三黄五色丸(中医方剂大辞典)

【组成】(1)川连、青子芩、煨甘遂、西牛黄、广郁金、猪心血。(中医方剂大辞典)(2)黄连、黄芩、大黄。(中医方剂大辞典)

三黄泻心汤 san huang xie xin tang

【英文名】San Huang Xie Xin Decoction

【组成】大黄、黄连、黄芩。(金匮要略)

三黄枳术丸 san huang zhi zhu wan

【英文名】San Huang Zhi Zhu Pill

【组成】(1)枳实、黄连、大黄、白术、黄芩。(中医方剂大辞典)(2)黄芩、黄连、大黄、神曲、桔皮、白术、枳实。(中医方剂大辞典)

三黄枳朴丸 san huang zhi po wan

【英文名】San Huang Zhi Po Pill

【组成】黄连、黄芩、黄柏、大黄、枳实、厚朴、槟榔。(中医方剂大辞典)

三黄枳实汤 san huang zhi shi tang

【英文名】San Huang Zhi Shi Decoction

【组成】黄芩、黄连、大黄、厚朴、甘草、枳实。(中医方剂大辞典)

三黄栀子汤 san huang zhi zi tang

【英文名】San Huang Zhi Zi Decoction

【组成】黑山栀、炙青皮、制川柏、淡芩、煨木香、制军、黄玉金、炙鸡金、炒枳壳。(浙江中医学院学报 1993,(2))

三黄香黛散 san huang xiang dai san

【英文名】San Huang Xiang Dai Powder

【组成】牛黄、黄连、大黄、木香、青黛。(中医方剂大辞典)

三黄真珠散 san huang zhen zhu san

【英文名】San Huang Zhen Zhu Powder

【组成】松香、五味子、黄连、黄丹、海螵蛸、轻粉、雄黄。(中医方剂大辞典)

三黄凉膈散 san huang liang ge san
【英文名】San Huang Liang Ge Powder
【异名】三黄汤(中医方剂大辞典、喉科枕秘)
【组成】黄连、甘草、川芎、黄柏、黄芩、栀子、赤芍、薄荷、青皮、陈皮、花粉、射干、银花、当归、元参。(中医方剂大辞典)
三黄消痈丸 san huang xiao yong wan
【英文名】San Huang Xiao Yong Pill
【组成】生大黄、丹参、枳实、厚朴、黄芩、银花、黄连、芒硝、呋喃唑酮、维生素 B_1。(陕西中医 1992,13(6))
三黄秦芍汤 san huang qin shao tang
【英文名】San Huang Qin Shao Decoction
【组成】黄连、黄芩、大黄、秦皮、白芍、白头翁、广木香、当归、甘草。(辽宁中医杂志 1990,(9))
三黄调经汤 san huang tiao jing tang
【英文名】San Huang Tiao Jing Decoction
【组成】川连、黄柏、真阿胶、炒续断、酒芩、炙草、炒白芍。(中医方剂大辞典)
三黄散糊剂 san huang san hu ji
【英文名】San Huang San Paste
【组成】大黄、黄芩、黄柏。(中医方剂大辞典)
三黄犀角汤 san huang xi jiao tang
【英文名】San Huang Xi Jiao Decoction
【组成】生川军、青子芩、粉丹皮、鲜生地、生赤白芍、黑犀角、川连、淡竹叶。(中医方剂大辞典)
三黄解毒汤 san huang jie du tang
【英文名】San Huang Jie Du Decoction
【组成】(1)黄柏、黄芩、黄连、栀子、甘草。(中医方剂大辞典)(2)黄柏、黄芩、黄连、山栀、大黄。(中医方剂大辞典)(3)黄连、黄柏、黄芩、赤芍、枳壳、木通、元参、独活、防风、薄荷、甘草。(中医方剂大辞典)(4)黄连、黄芩、黄柏、红花、木通、大黄、生地、归身、甘草。(中医方剂大辞典)(5)酒芩、酒连、酒柏、木通、甘草、酒栀仁、升麻、牛蒡子、连翘。(中医方剂大辞典)(6)酒芩、酒连、紫草、红花、枳实、当归梢、木通、酒大黄、槟榔。(中医方剂大辞典)
三黄熟艾汤 san huang shu ai tang
【英文名】San Huang Shu Ai Decoction
【组成】(1)黄连、黄芩、栀子、艾叶。(中医方剂大辞典)(2)黄芩、黄柏、黄连、熟艾、猪苓、泽泻、芍药、苍术。(中医方剂大辞典)(3)黄芩、黄连、黄柏、熟艾。(中医方剂大辞典)
三萸内消丸 san yu nei xiao wan
【英文名】San Yu Nei Xiao Pill
【组成】山茱萸、食茱萸、吴茱萸、桔梗、川乌、茴香、蒺藜、青皮、肉桂、川楝、桃仁、枳实、陈皮、木香、大腹皮、五味子、海藻、延胡索。(中医方剂大辞典)
三脘痞气丸 san wan pi qi wan
【英文名】San Wan Pi Qi Pill
【组成】(1)木香、青皮、三棱、砂仁、白豆蔻、沉香。(中医方剂大辞典)(2)木香、白豆蔻、青皮、陈皮、荆三棱、大腹子、半夏、缩砂仁、槟榔、沉香。(中医方剂大辞典)
三清神异丹 san qing shen yi dan
【英文名】San Qing Shen Yi Pellet
【组成】川乌、巴豆、干姜。(中医方剂大辞典)
三清救苦丹 san qing jiu ku dan
【英文名】San Qing Jiu Ku Pellet
【组成】大黄、僵蚕。(中医方剂大辞典)
三棱化积丸 san leng hua ji wan
【英文名】San Leng Hua Ji Pill
【组成】三棱、莪术、木香、槟榔、青皮、陈皮、香附、枳实、厚朴、砂仁、神曲、山楂、麦芽、南星、半夏、萝卜子、大黄、黄连、桃仁、干漆、甘草。(中医方剂大辞典)
三棱化瘿丸 san leng hua ying wan
【英文名】San Leng Hua Ying Pill
【组成】三棱、莪术、归尾、丹参、青皮、穿山甲、生牡蛎、昆布、海浮石。(中医方剂大辞典)
三棱没药丸 san leng mo yao wan
【英文名】San Leng Mo Yao Pill
【组成】京三棱、广茂、槟榔、鳖甲、矾石、青皮、干漆、雷丸、丁皮、硇砂、没药。(中医方剂大辞典)
三棱和伤汤 san leng he shang tang
【英文名】San Leng He Shang Decoction
【组成】三棱、莪术、青皮、陈皮、白术、枳壳、当归、白芍、党参、乳香、没药、甘草。(中医方剂大辞典)
三棱消积丸 san leng xiao ji wan
【英文名】San Leng Xiao Ji Pill
【组成】(1)三棱、蓬术、于术、枳实、香附、延胡、肉桂、泽泻、木香。(中医方剂大辞典)(2)煨三棱、煨莪术、半夏曲、枳实、黄连、吴茱萸、陈皮、青皮、木香、槟榔、厚朴、川楝子肉、小茴。(中医方剂大辞典)(3)京三棱、广茂、炒曲、青桔皮、巴豆、茴香、陈桔皮、丁皮益智。(中医方剂大辞典)
三棱莪术汤 san leng e zhu tang
【英文名】San Leng E Zhu Decoction
【组成】青皮、三棱、莪术、北柴胡、半夏、大腹皮、秦艽、香附、陈皮、紫苏、青木香、枳壳、槟榔、甘草。(中医方剂大辞典)
三棱蓬术丸 san leng Peng zhu wan
【英文名】San Leng Peng Zhu Pill
【组成】蓬术、三棱、木香、青皮、丁皮、川楝子、茴香。(中医方剂大辞典)

三棱鳖甲丸 san leng bie jia wan

【英文名】San Leng Bie Jia Pill

【组成】京三棱、鳖甲、干姜、蓬莪术、青桔皮、芫花、川椒。(中医方剂大辞典)

三黑神奇饮 san hei shen qi yin

【英文名】San Hei Shen Qi Drink

【组成】丹皮、黑栀、真蒲黄、川芎、贝母、生地。(中医方剂大辞典)

三蜕六一散 san tui liu yi san

【英文名】San Tui Liu Yi Powder

【组成】蛇蜕、蚕蜕、蝉蜕、滑石、甘草。(中医方剂大辞典)

三解牛黄散 san jie niu huang san

【英文名】San Jie Niu Huang Powder

【组成】白僵蚕、炙全蝎、防风、白附子、桔梗、川大黄、炙甘草、白茯苓、川黄芩、人参、川郁金。(中医方剂大辞典)

三增茴香丸 san zeng hui xiang wan

【英文名】San Zeng Hui Xiang Pill

【组成】茴香、川楝子、沙参、木香、荜茇、槟榔、白茯苓、黑附子。(中医方剂大辞典)

三藤二黄煎 san teng er huang jian

【英文名】San Teng Er Huang Decoction

【组成】雷公藤、红藤、鸡血藤、黄芪、黄精。(中国中西医结合杂志 1993,13(6))

三藤三草汤 san teng san cao tang

【英文名】San Teng San Cao Decoction

【组成】海风藤、鸡血藤、络石藤、豨莶草、寻骨风、透骨草。(湖北中医杂志 1985,(3))

三藤消肿汤 san teng xiao zhong tang

【英文名】San Teng Xiao Zhong Decoction

【组成】忍冬藤、红藤、鸡血藤、蒲公英、川牛膝、泽兰、桃枝、赤芍、甘草、地骨皮。(山东中医杂志 1990,9(5))

三十六种喉散 san shi liu zhong hou san

【英文名】San Shi Liu Zhong Hou Powder

【组成】山豆根、粉甘草、川连、薄荷、寒水石、儿茶、人中白、白僵蚕、白莲花、白硼砂、青黛、大梅片、川麝香、珍珠。(中医方剂大辞典)

三七丹参颗粒 san qi dan shen ke li

【英文名】San Qi Dan Shen Granule(药品标准－中药成方制剂标准)

【组成】三七、丹参。(药品标准－中药成方制剂标准 1997 年)

三七血伤宁散 san qi xue shang ning san

【英文名】San Qi Xue Shang Ning Powder(药品标准－中药成方制剂标准)

【组成】三七、重楼、生草乌、大叶紫珠及提取物、山药、黑紫藜芦、冰片、朱砂。(药品标准－中药成方制剂标准 1998 年)

三七冠心宁片 san qi guan xin ning pian

【英文名】San Qi Guan Xin Ning Tablet(药品标准－中药成方制剂标准)

【组成】三七。(药品标准－中药成方制剂标准 1997 年)

三九胃泰冲剂 san jiu wei tai chong ji

【英文名】San Jiu Wei Tai Medicinal Instant Granule

【组成】三叉苦、九里香、生地、木香、白芍等。(粤卫药准字(85)K4－01 号)

三九胃泰胶囊 san jiu wei tai jiao nang

【英文名】San Jiu Wei Tai Capsule(药品标准－中药成方制剂标准)

【组成】三桠苦、黄芩、九里香、两面针、木香、茯苓、白芍、地黄。(药品标准－中药成方制剂标准 1998 年)

三九胃泰颗粒 san jiu wei tai ke li

【英文名】San Jiu Wei Tai Granule(药品标准－中药成方制剂标准)

【组成】三叉苦、九里香、两面针、木香、黄芩、茯苓、地黄、白芍。(药品标准－中药成方制剂标准 1998 年)

三才绛云锭子 san cai jiang yun ding zi

【英文名】San Cai Jiang Yun Lozenges

【组成】白矾、雄黄、硇砂、朱砂、胆矾、乳香、没药、信石、儿茶、血竭、麝香、赤石脂、片脑。(中医方剂大辞典)

三分三浸膏片 san fen san jin gao pian

【英文名】San Fen San Jin Gao Tablet(药品标准－中药成方制剂标准)

【组成】三分三。(药品标准－中药成方制剂标准 1997 年)

三加减正气散 san jia jian zheng qi san

【英文名】San Jia Jian Zheng Qi Powders

【组成】藿香、茯苓皮、厚朴、广皮、杏仁、滑石。(中医方剂大辞典)

三百两草糖浆 san bai liang cao tang jiang

【英文名】San Bai Liang Cao Syrup

【组成】鱼腥草、夏枯草、百合、白芨、百部、山药、麦芽、甘草、大枣、僵蚕等。(湖北中医杂志 1992,(4))

三味白头翁汤 san wei bai tou weng tang

【英文名】San Wei Bai Tou Weng Decoction

【组成】白头翁、黄柏、秦皮、蔗糖、糖精、尼泊金、苯甲酸。(上海中医药杂志 1960,(6))

三味谷精草散 san wei gu jing cao san

【英文名】San Wei Gu Jing Cao Powders

【异名】谷精草散(中医方剂大辞典、小儿癍疹方论)
【组成】谷精草、生蛤粉、生黑豆皮。(中医方剂大辞典)

三物细辛敷方 san wu xi xin fu fang
【英文名】San Wu Xi Xin Paste
【组成】细辛、桂心、干姜。(中医方剂大辞典)

三物茵陈蒿汤 san wu yin chen hao tang
【英文名】San Wu Yin Chen Hao Decoction
【组成】(1)茵陈蒿、石膏、大黄。(中医方剂大辞典)(2)茵陈蒿、栀子、石膏。(中医方剂大辞典)

三黄栀子豉汤 san huang zhi zi chi tang
【英文名】San Huang Zhi Zi Chi Decoction
【组成】三黄汤、栀子豉汤。(中医方剂大辞典)

三蛇胆川贝膏 san she dan chuan bei gao
【英文名】San She Dan Chuan Bei Concentrated Decoction(药品标准－中药成方制剂标准)
【组成】蛇胆汁、川贝母、桑白皮、麻黄、枇杷叶、桔梗、牛白藤、白薇、肿节风、百部、薄荷油。(药品标准－中药成方制剂标准 1998 年)

三蛇胆川贝露 san she dan chuan bei lu
【英文名】Shan She Dan Chuan Bei Syrup
【组成】蛇胆汁、川贝母、桑白皮、枇杷叶、桔梗。((89)粤卫药准字第 K1－074 号)

三蛇胆陈皮末 san she dan chen pi mo
【英文名】San She Dan Chen Pi Mo Powders
【组成】陈皮、蛇胆。((82)粤卫药准字第 F1－111 号)

三七血伤宁胶囊 san qi xue shang ning jiao nang
【英文名】San Qi Xue Shang Ning Capsule(药品标准－中药成方制剂标准)
【组成】三七、重楼、生草乌、大叶紫珠及提取物、山药、黑紫藜芦、冰片、朱砂。(药品标准－中药成方制剂标准 1998 年)

三七冠心宁胶囊 san qi guan xin ning jiao nang
【英文名】San Qi Guan Xin Ning Capsule(药品标准－中药成方制剂标准)
【组成】三七。(药品标准－中药成方制剂标准 1997 年)

三七蜜精口服液 san qi mi jing kou fu ye
【英文名】San Qi Mi Jing Liquid
【组成】三七、蜂蜜。((92)滇卫药健字 15Z 第 1174 号)

三石三金排石汤 san shi san jin pai shi tang
【英文名】San Shi San Jin Pai Shi Decoction
【组成】飞滑石、硝石、生内金、白茯苓、广金钱草、海金沙、炙地龙、车前子、白术、玉米须、淮牛膝、生黄芪、生甘草。(浙江中医学院学报 1989,13(5))

三号蛇胆川贝片 san hao she dan chuan bei pian
【英文名】San Hao She Dan Chuan Bei Tablet(药品标准－中药成方制剂标准)
【组成】蛇胆、川贝母、法半夏、黄连、甘草。(药品标准－中药成方制剂标准 1993 年)

三白草肝炎糖浆 san bai cao gan yan tang jiang
【英文名】San Bai Cao Gan Yan Syrup(药品标准－中药成方制剂标准)
【组成】三白草、地耳草、黄芩、茯苓。(药品标准－中药成方制剂标准 1994 年)

三军上马无敌丸 san jun shang ma wu di wan
【英文名】San Jun Shang Ma Wu Di Pill
【组成】(1)川牛膝、当归、干木瓜、乳香、防风、苍术、川萆薢、狗脊、虎骨、没药。(中医方剂大辞典)(2)杜仲、萆薢、川牛膝、防风、木爪、金毛狗脊、虎胫骨、苍术、天麻、桃仁、乳香、没药。(中医方剂大辞典)

三花清火明目汤 san hua qing huo ming mu tang
【英文名】San Hua Qing Huo Ming Mu Decoction
【组成】黄花地丁、紫花地丁、菊花、荆芥、桑叶。(中西医结合眼科 1993,11(1))

三花雾化吸入剂 san hua wu hua xi ru ji
【英文名】San Hua Aerosol
【组成】双花、菊花、红花、寸麦冬、赤芍、玄参。(黑龙江中医药 1985,(6))

三味博落回煎剂 san wei bo luo hui jian ji
【英文名】San Wei Bo Luo Hui Decoction
【组成】博落回、红藤、黄柏。(云南中医杂志 1988,9(3))

三金承气猪蹄汤 san jin cheng qi zhu ti tang
【英文名】San Jin Cheng Qi Zhu Ti Decoction
【组成】金钱草、广郁金、生大黄、鸡内金、玄明粉、猪蹄。(浙江中医杂志 1989,(4))

三香调经心痛汤 san xiang tiao jing xin tong tang
【英文名】San Xiang Tiao Jing Xin Tong Decoction
【组成】香白芷、川芎、炙甘草、制香附、元胡、益母草、广木香、当归、炒五灵脂、白芍。(中医杂志 1985,26(5))

三黄犀角地黄汤 san huang xi jiao di huang tang
【英文名】San Huang Xi Jiao Di Huang Decoction
【组成】三黄汤、犀角地黄汤。(中医方剂大辞典)

三清化毒黄蜡丸 san qing hua du huang la wan
【英文名】San Qing Hua Du Huang La Pill
【异名】化毒黄腊丸(中医方剂大辞典、惠直堂方)
【组成】朱砂、当归、生地、人参、犀角、黄连、白术、牛蒡子、连翘、葛根、升麻、荆芥穗、黄柏、牛黄、甘草。(中医方剂大辞典)

三清百解绿蜡丸 san qing bai jie lv la wan
【英文名】San Qing Bai Jie Lv La Pill
【异名】百解绿蜡丸(中医方剂大辞典、惠直堂方)

【组成】归尾、生地、白术、人参、威灵仙、牛蒡子、犀角、天花粉、滑石、槟榔、牡丹皮、人中黄、牛黄、大黄。(中医方剂大辞典)

三清快斑红蜡丸 san qing kuai ban hong la wan

【英文名】San Qing Kuai Ban Hong La Pill

【异名】快斑红蜡丸(中医方剂大辞典、惠直堂方)

【组成】当归、熟地、生地、人参、白茯苓、犀角、川芎、白术、荆芥穗、牛蒡子、牛黄、烧人粪、人中黄、甘草、元参。(中医方剂大辞典)

三蛇胆川贝糖浆 san she dan chuan bei tang jiang

【英文名】San She Dan Chuan Bei Syrup(药品标准－中药成方制剂标准)

【组成】蛇胆汁、川贝母、桑白皮、麻黄、枇杷叶、桔梗、牛白藤、白薇、肿节风、百部、薄荷油。(药品标准－中药成方制剂标准 1991 年)

三鞭参茸固本丸 san bian shen rong gu ben wan

【英文名】San Bian Shen Rong Gu Ben Pill(药品标准－中药成方制剂标准)

【组成】鹿鞭、驴鞭、狗鞭、鹿茸、人参、淫羊藿、枸杞子、山茱萸、菟丝子、杜仲、女贞子、制何首乌、茯苓。(药品标准－中药成方制剂标准 1996 年)

三妙土鳖虫加味汤 san miao tu bie chong jia wei tang

【英文名】San Miao Tu Bie Chong Jia Wei Decoctoin

【组成】苍术、黄柏、土鳖虫、山甲、防己、木瓜、乳香、没药、龟板、牛膝。(中医临床与保健 1989,(3))

三黄石膏加柽叶汤 san huang shi gao jia cheng ye tang

【英文名】San Huang Shi Gao Jia Cheng Ye Decoction

【组成】黄连、黄柏、黄芩、石膏、麦冬、西河柳、知母、淡竹叶。(中医方剂大辞典)

三白二黄一甘中药塞 san bai er huang yi gan zhong yao sai

【英文名】San Bai Er Huang Yi Gan Zhong Yao Sai Membranae

【组成】白芨、白芷、白蔹、黄芩、黄柏、甘草。(中西医结合杂志 1989,9(3))

干香 gan xiang

【英文名】Gan Xiang Agent

【组成】丁香、麝香、白檀、沉香、零陵香、甘松香、藿香。(中医方剂大辞典)

干散 gan san

【英文名】Gan Powders

【异名】干敷散(中医方剂大辞典、古今录验)

【组成】大麻仁、柏子仁、干姜、细辛、附子。(中医方剂大辞典)

干艾煎 gan ai jian

【英文名】Gan Ai Decoction

【组成】干艾叶。(中医方剂大辞典)

干枣丸 gan zao wan

【英文名】Gan Zao Pill

【组成】大枣、乌梅。(中医方剂大辞典)

干枣方 gan zao fang

【英文名】Gan Zao Prescription

【组成】干枣。(中医方剂大辞典)

干枣汤 gan zao tang

【英文名】Gan Zao Decoction

【组成】(1)干枣、大黄、大戟、甘草、甘遂、黄芩、芫花、芒消、荛花。(中医方剂大辞典)(2)干枣、贝母、生干地黄、胡桃瓤、陈桔皮、牛膝、葛根、鳖甲、柴胡、桑根、白皮。(中医方剂大辞典)(3)干枣、生姜、白蜜。(中医方剂大辞典)(4)芫花、荛花、甘草、大戟、甘遂、大黄、黄芩、大枣。(中医方剂大辞典)

干枣膏 gan zao gao

【英文名】Gan Zao Plaster

【组成】干枣、松脂、巴豆。(中医方剂大辞典)

干泻散 gan xie san

【英文名】Gan Xie Powders

【组成】黑山棱、神曲、鳖甲、蓬莪术、陈桔皮、蜗牛壳。(中医方剂大辞典)

干柿丸 gan shi wan

【英文名】Gan Shi Pill

【组成】(1)朱砂、没药、猪牙、皂角、干漆、荆三棱、青礞石、干姜、水银、结沙子、轻粉、巴豆。(中医方剂大辞典)(2)硇砂、砒霜、粉霜、干漆、鳖甲、黄连、旋覆花、荆三棱、杏仁、干姜、皂荚、巴豆。(中医方剂大辞典)

干柿散 gan shi san

【英文名】Gan Shi Powders

【组成】干柿。(中医方剂大辞典)

干柿粥 gan shi zhou

【英文名】Gan Shi Gruel

【组成】干柿、粳米。(中医方剂大辞典)

干咯散 gan ka san

【英文名】Gan Ka Powders

【异名】八仙散(中医方剂大辞典、普济方)

【组成】鹅管石、钟乳石、井泉石、款冬花、佛耳草、甘草、白矾、官桂、人参。(中医方剂大辞典)

干疮散 gan chuang san

【英文名】Gan Chuang Powders

【组成】白矾、石胆、朱砂。(中医方剂大辞典)

干姜丸 gan jiang wan

【英文名】Gan Jiang Pill

【组成】(1)干姜、桂心、矾石、半夏、蜀椒。(中医方剂大辞典)(2)曲末、干姜、当归、厚朴、人参、阿胶、甘草。(中医方剂大辞典)(3)干姜、阿胶、伏龙肝、白石脂、熟干地黄。(中医方剂大辞典)(4)干姜、附子。(中医方剂大辞典)(5)干姜、巴豆、大黄、人参。(中医方剂大辞典)(6)干姜、细墨。(中医方剂大辞典)(7)干姜、人参、黄芩。(中医方剂大辞典)(8)干姜、白矾、川芎、半夏、白术。(中医方剂大辞典)(9)干姜、白矾、白石脂、熟干地黄、白茯苓、人参、乌贼鱼骨。(中医方剂大辞典)(10)干姜、吴茱萸、附子、黄芩、蜀椒、熟干地黄、当归、大黄、桂、白术、赤芍药、人参、石韦、桃仁、薏苡仁。(中医方剂大辞典)(11)干姜。(中医方剂大辞典)(12)干姜、黄连、黄柏、熟艾、附子、乌梅肉、甘草。(中医方剂大辞典)(13)干姜、附子、赤石脂、黄连。(中医方剂大辞典)(14)干姜、黄连。(中医方剂大辞典)(15)干姜、桂心、柑子皮、细辛、甘草、款冬花、紫菀、附子。(中医方剂大辞典)(16)干姜、厚朴、当归、阿胶、龙骨。(中医方剂大辞典)(17)干姜、半夏、丁香。(中医方剂大辞典)(18)干姜、白术、附子、桂、五味子、甘草、陈桔皮、麻黄。(中医方剂大辞典)(19)干姜、附子、胡椒桂。(中医方剂大辞典)(20)干姜、葛根、枳壳、橘红、前胡、白术、半夏曲、甘草、吴茱萸。(中医方剂大辞典)(21)干姜、黄连、当归、乌梅肉、熟干地黄、木香。(中医方剂大辞典)(22)干姜、麦门冬、附子、细辛、川椒、远志、甘草、人参、食茱萸。(中医方剂大辞典)(23)干姜、川椒、食茱萸、羚羊角屑、射干、马蔺子、人参、桂心、细辛、白术、赤茯苓、附子、陈桔皮、诃黎勒皮。(中医方剂大辞典)(24)干姜、葛根、白术、枳壳、陈桔皮、甘草。(中医方剂大辞典)(25)干姜、皂荚、菖蒲、桂心、川乌头、柴胡、人参、黄连、赤茯苓、吴茱萸、川椒、厚朴。(中医方剂大辞典)(26)干姜、川大黄、巴豆、吴茱萸。(中医方剂大辞典)(27)干姜、赤石脂。(中医方剂大辞典)(28)干姜、芎䓖、芍药、前胡、干地黄、桃仁、茯苓、人参、当归、杏仁、朴消、蜀椒、蛴螬、䗪虫、虻虫、水蛭。(中医方剂大辞典)(29)干姜、芎䓖、茯苓、消石、杏仁、水蛭、虻虫、桃仁、蛴螬、䗪虫、柴胡、芍药、人参、大黄、蜀椒、当归。(中医方剂大辞典)(30)吴茱萸、小麦、杏仁、干姜、好豉、蜀椒。(中医方剂大辞典)

干姜汤 gan jiang tang

【英文名】Gan Jiang Decoction

【组成】(1)炮姜、茯苓、炙甘草、当归、泽兰、广陈皮、半夏、钩藤。(中医方剂大辞典)(2)干姜、黄柏、石榴皮、阿胶、渍豉、前胡。(中医方剂大辞典)(3)干姜、当归、黄连、赤石脂、半夏、赤茯苓、甘草、桂、龙骨、枳壳、人参、附子。(中医方剂大辞典)(4)干姜、白茯苓、椒、附子、桂、芎䓖、当归、芍药。(中医方剂大辞典)(5)干姜、木瓜、吴茱萸、桂、槟榔、木香。(中医方剂大辞典)(6)干姜、黄柏、阿胶、酸石榴皮。(中医方剂大辞典)(7)干姜、人参、甘草、白茯苓、陈桔皮、桂、黄芪。(中医方剂大辞典)(8)干姜、甘草、人参、附子。(中医方剂大辞典)(9)干姜、甘草、桂、附子、草豆蔻、肉豆蔻、木香、高良姜、干木瓜。(中医方剂大辞典)(10)干姜、甘草、附子、陈桔皮、厚朴。(中医方剂大辞典)(11)干姜、当归、黄柏、地榆、黄连、阿胶、石榴皮。(中医方剂大辞典)(12)干姜、石膏、栝楼根、人参、桂心、半夏、吴茱萸、小麦、甘草、赤小豆。(中医方剂大辞典)(13)干姜、紫菀、杏仁、麻黄、甘草、五味子。(中医方剂大辞典)

干姜饮 gan jiang yin

【英文名】Gan Jiang Drink

【组成】干姜、附子、芎䓖、桂、麻黄。(中医方剂大辞典)

干姜饼 gan jiang bing

【英文名】Gan Jiang Cake

【组成】干姜。(中医方剂大辞典)

干姜酒 gan jiang jiu

【英文名】Gan Jiang Wine

【组成】干姜。(中医方剂大辞典)

干姜散 gan jiang san

【英文名】Gan Jiang Powders

【异名】干姜汤(中医方剂大辞典)

【组成】(1)干姜、人参、甘草、细辛、麦门冬、桂心、当归、半远志、吴茱萸、蜀胡椒。(中医方剂大辞典)(2)姜炭。(中医方剂大辞典)(3)栀子、甘草、干地黄、细辛、茯苓、吴茱萸、芍药、芎䓖、干姜、当归、桂心。(中医方剂大辞典)(4)干姜、当归、桂心、生干地黄、细辛、赤茯苓、吴茱萸、赤芍药、栀子仁、甘草。(中医方剂大辞典)(5)干姜。(中医方剂大辞典)(6)干姜、黄连、人参、肉豆蔻、当归、厚朴。(中医方剂大辞典)(7)法曲、干姜、豉、蜀椒、大蘖。(中医方剂大辞典)(8)干姜、细辛、桂、附子、猪苓、小麦曲。(中医方剂大辞典)(9)干姜、半夏。(中医方剂大辞典)(10)干姜、盐。(中医方剂大辞典)(11)干姜、半夏。(中医方剂大辞典)(12)干姜、雄黄。(中医方剂大辞典)(13)干姜、白矾、蛇床子、甘草、细辛、蜀椒、附子、防风、藜芦。(中医方剂大辞典)(14)干姜、黄连、桂心。(中医方剂大辞典)(15)干姜。(中医方剂大辞典)(16)干姜、槲白皮。(中医方剂大辞典)(17)食茱萸、干姜、白术、甘草。(中医方剂大辞典)(18)干姜、诃黎勒、白矾、丁香、甘草。(中医方剂大辞典)(19)干姜、人参、甘草、诃黎勒、厚朴。(中医方剂大辞典)(20)干姜、桂心。(中医方剂大辞典)(21)干姜、人参、枳壳、白术、神曲、赤石脂。(中医方剂大辞典)(22)干姜、当归、川椒、白术、艾叶、熟干地黄、缩砂、甘草、赤石脂。(中医方剂大辞典)(23)干姜、附子、龙骨。(中医方剂大辞典)(24)干姜、黄连、桂心、木香、厚朴、当归。(中医方剂大辞典)(25)干姜、栀子仁。(中医方剂大辞典)(26)干姜、吴茱萸、白术。(中医方剂大辞典)(27)干姜、桂心、款冬花、细辛、白术、甘草、附子、五味子、木香。(中医方剂大辞典)

干姜粥 gan jiang zhou

【英文名】Gan Jiang Gruel

【组成】白米、干姜、良姜。(中医方剂大辞典)

干桃丸 gan tao wan

【英文名】Gao Tao Pill

【组成】干桃、黑豆、巴豆。(中医方剂大辞典)

干桃散 gan tao san

【英文名】Gan Tao Powders

【组成】干桃、地榆。(中医方剂大辞典)

干脂膏 gan zhi gao

【英文名】Gan Zhi Ointment

【组成】射干、猪脂。(中医方剂大辞典)

干脓散 gan nong san

【英文名】Gan Nong Powders

【组成】乌贼骨、黄丹、天竺黄、轻粉、麝香、老降真骨。(中医方剂大辞典)

干眼药 gan yan yao

【英文名】Gan Eye Drug

【组成】制甘石、荸荠粉、冰片。(中医方剂大辞典)

干脯汤 gan pu tang

【英文名】Gan Pu Decoction

【组成】干脯、石榴根。(中医方剂大辞典)

干清散 gan qing san

【英文名】Gan Qing Powders

【组成】荆芥穗、薄荷叶、黄芩、黑山栀、桔梗、甘草。(中医方剂大辞典)

干葛汤 gan ge tang

【英文名】Gan Ge Decoction

【异名】葛根汤(中医方剂大辞典);干葛散(中医方剂大辞典、普济方)

【组成】(1)石膏、麻黄、干葛、川芎。(中医方剂大辞典)(2)白干葛、枳壳、半夏、茯苓、生干地黄、杏仁、黄芩、甘草。(中医方剂大辞典)(3)干葛、甘草、半夏。(中医方剂大辞典)(4)干葛、知母、石膏、大黄、枳壳。(中医方剂大辞典)(5)干葛、桂枝、麻黄、白芍药、甘草。(中医方剂大辞典)(6)干葛、枳实、栀子仁、豆豉、甘草。(中医方剂大辞典)

干葛饮 gan ge yin

【英文名】Gan Ge Drink

【组成】黄芩、朴消、干葛。(中医方剂大辞典)

干葛散 gan ge san

【英文名】Gan Ge Powders

【组成】(1)仙人骨、干葛、银汤瓶内碱。(中医方剂大辞典)(2)干葛、甘草、半夏。(中医方剂大辞典)(3)绵黄芪、白茯苓、露草、干葛。(中医方剂大辞典)(4)干葛、干地黄、新香豉心。(中医方剂大辞典)

干葛粥 gan ge zhou

【英文名】Gan Ge Gruel

【组成】干葛。(中医方剂大辞典)

干蓝汤 gan lan tang

【英文名】Gan Lan Decoction

【组成】(1)干蓝叶、升麻、芍药、栀子仁。(中医方剂大辞典)(2)干蓝、车前子、秦皮、细辛、决明子、山栀子仁、升麻、芍药、甘草、蕤仁。(中医方剂大辞典)

干蓝散 gan lan san

【英文名】Gan Lan Powders

【组成】干蓝、犀角、地榆、蜜。(中医方剂大辞典)

干颓汤 gan tui tang

【英文名】Gan Tui Decoction

【组成】生箭芪、当归、枸杞、杭萸肉、乳香、没药、鹿角胶。(中医方剂大辞典)

干漆丸 gan qi wan

【英文名】Gan Qi Pill

【组成】(1)干漆、土瓜根、射干、芍药、牡丹、牛膝、黄芩、桂心、吴茱萸、大黄、柴胡、桃仁、鳖甲、蛰虫、蛴螬、水蛭、虻虫、大麻仁、乱发、庵蕳子。(中医方剂大辞典)(2)干漆、牡丹、赤芍药、琥珀、桃仁、牛膝、桂心、吴茱萸、川大黄、水蛭、蝱虫、庵蕳子、乱发灰、蛰虫、大麻仁、鳖甲、蛴螬。(中医方剂大辞典)(3)干漆末、生地黄。(中医方剂大辞典)(4)干漆、牡丹、射干、黄芩、桃仁、桂心、吴茱萸、川大黄、水蛭、柴胡、庵蕳子、虻虫、乱发灰、蛰虫、蛴螬、大麻仁、鳖甲。(中医方剂大辞典)(5)干漆、桃仁、木香、槟榔、芫花、赤芍药、硇砂、当归、桂心。(中医方剂大辞典)(6)干漆、芫花、当归、五灵脂、硇砂、香墨、麝香、巴豆。(中医方剂大辞典)(7)归尾、红花、干漆、桃仁。(中医方剂大辞典)(8)干漆、川大黄、琥珀、消石、红蓝花、延胡索、蓬莪术、腻粉、硇砂、桂心、巴豆。(中医方剂大辞典)(9)陈粳米、黄连、陈桔皮、干漆。(中医方剂大辞典)(10)干漆、穿山甲、槟榔、乳香、京三棱、桂心、川乌头、硇砂、阿魏、朱砂、鳖甲、木香、巴豆。(中医方剂大辞典)(11)干漆、砒霜、朱砂、麝香、巴豆。(中医方剂大辞典)(12)狗骨、蝉壳、蜗牛壳、干漆、夜明砂。(中医方剂大辞典)(13)鹿茸、生干地黄、干漆、附子。(中医方剂大辞典)(14)干漆、鳖甲、诃黎勒皮、当归、附子、木香、枳壳、白术、桂心、京三棱、桃仁、川大黄、厚朴、川椒。(中医方剂大辞典)(15)干漆、五灵脂、没药、牡丹皮、陈曲、庵蕳子、延胡索、桂、当归。(中医方剂大辞典)(16)干漆、川乌头、芫花、桃仁、雄黄、鳖甲、木香、硼砂、麝香。(中医方剂大辞典)(17)干漆、柏子仁、生干地黄、熟干地黄。(中医方剂大辞典)(18)干漆、木香、陈桔皮、巴豆、当归、干姜。(中医方剂大辞典)(19)干漆、牛膝、桂、肉苁蓉、菟丝子、蛇床子、白术。(中医方剂大辞典)(20)干漆、五灵脂、皂荚、茴香子、木香、槟榔、桂、附子、青桔皮、陈桔皮、白牵牛、大黄、蓬莪术、京三棱、芫花。(中医方剂大辞典)(21)干漆、熟干地黄、山茱萸、五味子、牛膝、白术、续断、蛇床子、甘草、桂心、肉苁蓉、石斛、菟丝子、巴戟、酸枣仁、柏子仁、薏苡仁、鹿茸。(中医方剂大辞典)(22)鹿茸、干地黄、干漆。(中医方剂大辞典)(23)干漆。(中医方剂大辞典)(24)筒子干漆。(中医方剂大辞典)(25)干漆、川大黄、柏子仁、牛膝、人参、牡丹、生干地黄、蜇虫、赤芍药、桂心、蛴螬、当归、干姜、虻虫、麝香。(中医方剂大辞典)

干漆汤 gan qi tang

【英文名】Gan Qi Decoction

【组成】(1)干漆、胡椒。(中医方剂大辞典)(2)干漆、萎蕤、芍药、细辛、甘草、附子、当归、桂心、芒消、黄芩、大黄、吴茱萸。(中医方剂大辞典)

干漆散 gan qi san

【英文名】Gan Qi Powders

【组成】(1)干漆、川大黄、恒山、石膏、甘草。(中医方剂大辞典)(2)干漆、没药。(中医方剂大辞典)(3)狗脊、干漆、大麻仁、鹤虱。(中医方剂大辞典)(4)干漆、芫花、木香、槟榔、肉豆蔻、当归、桂心、青桔皮。(中医方剂大辞典)(5)干漆。(中医方剂大辞典)(6)干漆、木香、芫花、芎䓖、桂心、川大黄、当归、赤芍药、琥珀、牛膝、桃仁、麝香。(中医方剂大辞典)(7)干漆、使君子、楝木皮、芜荑。(中医方剂大辞典)(8)干漆、当归。(中医方剂大辞典)(9)干漆、苁蓉、石斛、枸杞子、干地黄、远志皮、续断、菟丝子、天雄、桂心。(中医方剂大辞典)(10)干漆、大黄、细辛、桂、甘草。(中医方剂大辞典)(11)干漆、五灵脂、没药、桂、当归、胡椒、麝香。(中医方剂大辞典)(12)干漆、雄黄、槟榔、诃黎勒。(中医方剂大辞典)(13)干漆、木香、桂、甘草、熟干地黄。(中医方剂大辞典)(14)干漆、蓬莪术、桂、吴茱萸。(中医方剂大辞典)(15)干漆、硫黄、文蛤灰、兰香灰、虾蟆、麝香、没石子、马齿苋末。(中医方剂大辞典)

干蝎丸 gan xie wan

【英文名】Gan Xie Pill

【组成】(1)干蝎、肉豆蔻、青桔皮、磁石、木香、阿魏、附子、桃仁、安息香。(中医方剂大辞典)(2)干蝎、天麻、羌活、独活、附子、槟榔、沉香、木香、狼毒、牛膝、白附子、桂、当归、枳壳、巴戟天、防风、昆布、牵牛子、人参、蒺藜子、高良姜、萝卜子、肉豆蔻、没药、白术、防己、硇砂、阿魏。(中医方剂大辞典)(3)干蝎、天麻、蟾酥。(中医方剂大辞典)(4)干蝎、巴戟天、附子、羌活、白蒺藜。(中医方剂大辞典)(5)干蝎、珍珠末、虎睛、铅霜、腊月紫驴护肝。(中医方剂大辞典)

干蝎散 gan xie san

【英文名】Gan Xie Powders

【异名】姜蝎散(中医方剂大辞典、医方类聚)

【组成】(1)干蝎、枫香脂、白芥子、阿魏、白僵蚕。(中医方剂大辞典)(2)干蝎、细辛、乳香、白附子。(中医方剂大辞典)(3)蝎、生姜。(中医方剂大辞典)(4)干蝎、白僵蚕、桑螵蛸、蝉壳、白附子、腻粉。(中医方剂大辞典)

干蟾丸 gan chan wan

【英文名】Gan Chan Pill

【组成】(1)干蟾、蛇蜕皮、谷精草、胡黄连、瓜蒂、母丁香、青黛、牛黄、白龙骨、朱砂、雄黄、芦荟、麝香、天竹黄。(中医方剂大辞典)(2)干蟾、木香、肉豆蔻、雄黄、丁香、熊胆、胡黄连、朱砂、青黛、麝香、赤石脂、代赭。(中医方剂大辞典)(3)虾蟆、食蛆、广陈皮、甘草、蓬术、厚朴、枳实、连翘、香附、山楂、神曲、菔子、龙胆草、青皮子、川黄连、白术、槟榔。(中医方剂大辞典)(4)干虾蟆、漏芦、菖蒲、雄黄、朱砂、麝香。(中医方剂大辞典)

干蟾散 gan chan san

【英文名】Gan Chan Powders

【组成】(1)干蟾、龙柏花、地骨皮、没药、麝香。(中医方剂大辞典)(2)干蟾。(中医方剂大辞典)

干木瓜丸 gan mu gua wan

【英文名】Gan Mu Gua Pill

【组成】干木瓜、干紫苏、白术、甘草、干生姜、乌梅肉、神曲、大麦芽、丁香、百药、人参、茯苓。(中医方剂大辞典)

干木瓜汤 gan mu gua tang

【英文名】Gan Mu Gua Decoction

【组成】干木瓜、粉甘草、茴香、白檀、白豆蔻仁、缩砂仁、干生姜。(中医方剂大辞典)

干地黄丸 gan di huang wan

【英文名】Gan Di Huang Pill

【异名】地黄丸(中医方剂大辞典、普济方);熟干地黄丸(中医方剂大辞典、鸡峰);生干地黄丸(中医方剂大辞典、圣惠)

【组成】(1)枸杞叶上虫窠子、干地黄。(中医方剂大辞典)(2)熟干地黄、白芍药、人参、当归、芎䓖、阿胶、犀角。(中医方剂大辞典)(3)熟干地黄、芍药、当归、白术、桂。(中医方剂大辞典)(4)熟干地黄、人参、鳖甲、肉苁蓉、白术、续断、桂、附子、五味子、当归、牛膝、羌活、白茯苓、黄芪。(中医方剂大辞典)(5)熟干地黄、五味子、黄芪、枸杞子、肉苁蓉、麦门冬、薯蓣、泽泻、远志、菟丝子、牛膝、玄参、车前子、桑螵蛸、白石英、山茱萸、桂心、人参、附子、牡丹、甘草、白茯苓。(中医方剂大辞典)(6)熟干地黄、牛膝、枳壳、茯神、菟丝子、车前子、地骨皮、诃黎勒皮。(中医方剂大辞典)(7)熟干地黄、柏子仁、山茱萸、牛膝、肉桂、酸枣仁。(中医方剂大辞典)(8)干地黄、天门冬、黄芪、黄芩、大黄、黄连、泽泻、细辛、甘草、桂心、芍药、茯苓、干漆、人参。(中医方剂大辞典)(9)干地黄、大黄、芍药、茯苓、王不留行、甘草、远志、麦冬、人参、升麻、黄芩、桂心。(中医方剂大辞典)(10)干地黄、芍药、甘草、桂心、黄、黄芩、远志、石斛、当归、大黄、人参、巴戟天、栝楼根、苁蓉、天门冬。(中医方剂大辞典)(11)干地黄、蛇床子、远志、茯苓、苁蓉、五味子、麦门冬、杜仲、阿胶、桂心、天雄、枣肉、甘草。(中医方剂大辞典)(12)干地黄、当归、干姜、甘草、麦门冬、黄芩、厚朴、干漆、枳实、防风、大黄、细辛、白术、茯苓、前胡、人参、虻虫、䗪虫。(中医方剂大辞典)(13)干地黄、茯苓、天雄、钟乳、杜仲、牛膝、苁蓉、柏子仁、桂心、续断、山茱萸、天门冬、松脂、远志、干姜、菖蒲、薯蓣、甘草。(中医方剂大辞典)(14)干地黄、黄芪、防风、远志、茯神、栝楼、子芩、鹿茸、龙骨、人参、滑石、石苇、当归、芍、蒲黄、甘草、戎盐、车前子。(中医方剂大辞典)(15)生干地黄、桃仁、芎䓖、白芷、蒲黄、当归、牛膝、甘草、芍药、牡丹、干姜、人参、桂、水蛭、虻虫。(中医方剂大辞典)(16)生干地黄、人参、赤苓、天门冬。(中医方剂大辞典)(17)干地黄、干漆、萆薢、防风、椒、附子、乌头。(中医方剂大辞典)(18)熟干地黄、五味子、菟丝子、蕤仁、车前子、细辛、甘草、防风、白茯苓、柏子仁。(中医方剂大辞典)(19)熟干地黄、钟乳粉、龙骨、菟丝子、磁石、芍药、黄芩。(中医方剂大辞典)(20)熟干地黄、五味子、鹿茸、桂、巴戟天、远志、肉苁蓉、菟丝子。(中医方剂大辞典)(21)熟干地黄、细辛、附子、白茯苓、山芋、泽泻、干姜、山茱萸、牡丹皮。(中医方剂大辞典)(22)生干地黄、干漆、白术、甘草、桂、石钟乳、酸枣仁、柏子仁。(中医方剂大辞典)(23)熟干地黄、白茯苓、肉苁蓉、远志、牛膝、山芋、山茱萸、蛇床子、续断、黄芪、覆盆子、石斛、巴戟天、泽泻、附子、菟丝子、桂、牡丹皮、杜仲、人参、鹿茸。(中医方剂大辞典)(24)生干地黄、独活、五味子、桂、秦艽、附子、石斛、远志、肉苁蓉、萆薢、菟丝子、蛇床子、牛膝、狗脊、桃仁、诃黎勒皮、槟榔。(中医方剂大辞典)(25)生干地黄、白芷、当归、没药、乌头、防风、木香、赤小豆。(中医方剂大辞典)(26)熟干地黄、大麻仁、萆薢、五加皮、石斛、赤芍药、防风、牛膝、桂、酸枣仁、羌活、木香、附子、牡丹皮、槟榔。(中医方剂大辞典)(27)熟干地黄、芎䓖、白茯苓、人参、当归、柴胡、刺蓟、桑寄生、厚朴、龙骨、阿胶、白石脂、黄芪、甘草。(中医方剂大辞典)

干地黄汤 gan di huang tang

【英文名】Gan Di Huang Decoction

【异名】熟地黄汤(中医方剂大辞典、校注妇人良方);地黄汤(中医方剂大辞典、普济方);牢牙散(中医方剂大辞典、普济方)

【组成】(1)生干地黄、麦门冬、栝楼根、甘草、枳壳、黄芩。(中医方剂大辞典)(2)熟干地黄、地骨皮、五味子、桂、黄芪。(中医方剂大辞典)(3)生干地黄、白术、芍药、赤茯苓、桑根白皮、甘草、赤小豆、黄芪、商陆根。(中医方剂大辞典)(4)生干地黄、青竹茹、鸡苏、赤茯苓、麦门冬、玄参。(中医方剂大辞典)(5)生干地黄、芍药、芎䓖、桔梗、丹参、当归、干姜、白茯苓、知母、人参、葛根、甘草。(中医方剂大辞典)(6)生干地黄、生姜、甘草、当归、桂。(中医方剂大辞典)(7)熟干地黄、当归、芍药、甘草、吴茱萸、细辛、干姜、附子、人参、桂、厚朴。(中医方剂大辞典)(8)熟干地黄、阿胶、芎䓖、当归、赤芍药、甘草、人参。(中医方剂大辞典)(9)干地黄、大黄、黄连、黄芩、柴胡、白芍药、甘草。(中医方剂大辞典)(10)熟干地黄、泽兰叶、白茯苓、人参、五味子、附子、当归、禹余粮。(中医方剂大辞典)(11)生干地黄、玄胡索、大腹、当归、桑耳、威灵仙、桔梗、木香、附子、王不留行、桂。(中医方剂大辞典)(12)生地黄、独活。(中医方剂大辞典)(13)熟干地黄、黄芩、当归、柏叶、艾叶、伏龙肝。(中医方剂大辞典)(14)干地黄、白头翁、黄连、蜜蜡、阿胶。(中医方剂大辞典)(15)熟干地黄、赤石脂、玄胡、牡蒙、桔梗、黄芪、龙骨、当归、黄连、白芷、地榆、木香、红蓝花、桂、干姜、黄芩。(中医方剂大辞典)(16)生干地黄、续断、桔梗、五味子、紫菀、甘草、羚羊角、犀角、肉苁蓉、桑根白皮、赤小豆。(中医方剂大辞典)(17)干地黄、芎䓖、桂心、黄芪、当归、人参、防风、茯苓、细辛、芍药、甘草。(中医方剂大辞典)(18)生干地黄、伏龙肝、芎䓖、当归、桂、赤芍药、白芷、干姜、细辛、甘草、吴茱萸。(中医方剂大辞典)(19)干地黄、芍药、当归、蒲黄、生姜、桂心、甘草、大枣。(中医方剂大辞典)(20)熟干地黄、鹿茸、巴戟天、枸杞子、丹参、五加皮、车前子、桂、防风。(中医方剂大辞典)(21)生干地黄、芒消、羚羊角、石膏、麻黄、杏仁。(中医方剂大辞典)(22)熟干地黄、人参、白茯苓、麦门冬、枇杷叶、地骨

皮、甘草、石斛、黄芪。(中医方剂大辞典)

干地黄散 gan di huang san

【英文名】Gan Di Huang Powders

【异名】地黄汤(中医方剂大辞典、普济方)

【组成】(1)生干地黄、赤茯苓、玄参、石菖蒲、人参、黄芪、远志、甘草。(中医方剂大辞典)(2)干地黄、当归、羌活、苦参。(中医方剂大辞典)(3)生干地黄、芎䓖。(中医方剂大辞典)(4)生干地黄、当归、桂、熟干地黄。(中医方剂大辞典)(5)赤雄鸡肠、鸡肶胵、干地黄、桑螵蛸、牡蛎、龙骨、黄连、白石脂、苁蓉、赤石脂。(中医方剂大辞典)(6)生干地黄、苁蓉、白术、巴戟天、麦门冬、茯苓、甘草、牛膝、五味子、杜仲、车前子、干姜。(中医方剂大辞典)(7)熟干地黄、甘草、麦门冬、黄芩、五味子、桑寄生。(中医方剂大辞典)(8)生干地黄、益母草、当归、黄芪、芎䓖。(中医方剂大辞典)(9)熟干地黄、干姜、当归、人参、阿胶、甘草。(中医方剂大辞典)(10)生干地黄、当归、附子、川大黄、续断、桂、琥珀、枳壳、桃仁。(中医方剂大辞典)(11)熟干地黄、茜根、白芍药、甘草、柏叶、白茯苓、当归、杏仁、鹿角胶、羚羊角屑、子芩、贝母。(中医方剂大辞典)(12)熟干地黄、白茯苓、芎䓖、鹿角胶、桂心、紫菀、人参、大麻仁。(中医方剂大辞典)(13)熟干地黄、防风、桑耳、枳壳、杏仁、黄连、木通、黄芪、槟榔、甘草。(中医方剂大辞典)

干地黄煎 gan di huang jian

【英文名】Gan Di Huang Decoction

【组成】干地黄、桑根、白皮、芎䓖、桂心、人参、大麻仁。(中医方剂大辞典)

干柿煎丸 gan shi jian wan

【英文名】Gan Shi Jian Pill

【组成】干柿、沉香、禹余粮、白术、吴茱萸、川乌头、干姜、地龙、陈桔皮。(中医方剂大辞典)

干荔枝汤 gan li zhi tang

【英文名】Gan Li Zhi Decoction

【组成】蔗糖、大乌梅、桂、生姜。(中医方剂大辞典)

干姜煮散 gan jiang zhu san

【英文名】Gan Jiang Zhu Decoction

【组成】干姜、黄明胶、楮纸、白面。(中医方剂大辞典)

干荷叶散 gan he ye san

【英文名】Gan He Ye Powders

【异名】干荷散(中医方剂大辞典)

【组成】(1)干荷叶、刘寄奴、桃仁、生蒲黄。(中医方剂大辞典)(2)干荷叶、牡蛎粉、蛇床子、浮萍草。(中医方剂大辞典)

干胭脂散 gan yan zhi san

【英文名】Gan Yan Zhi Powders

【组成】干胭脂、枯矾。(中医方剂大辞典)

干胭脂膏 gan yan zhi gao

【英文名】Gan Yan Zhi Plaster

【组成】干胭脂、白龙骨、白矾、白石脂。(中医方剂大辞典)

干漆煎丸 gan qi jian wan

【英文名】Gan Qi Jian Pill

【组成】干漆、生地黄、生牛膝。(中医方剂大辞典)

干藕节散 gan ou jie san

【英文名】Gan Ou Jie Powders

【组成】干藕节。(中医方剂大辞典)

干生地黄散 gan sheng di huang san

【英文名】Gan Sheng Di Huang Powders

【组成】干生地黄、柏叶、黄芩、阿胶。(中医方剂大辞典)

干枣杏仁丸 gan zao xing ren wan

【英文名】Gan Zao Xing Ren Pill

【组成】干枣肉、杏仁、乌梅肉、甘草。(中医方剂大辞典)

干枣补肺煎 gan zao bu fei jian

【英文名】Gan Zao Bu Fei Decoction

【组成】枣肉、杏仁、酥、姜汁、蜜、饴糖。(中医方剂大辞典)

干咽妙功丸 gan yan miao gong wan

【英文名】Gan Yan Miao Gong Pill

【组成】硼砂、丹砂、硇砂、巴豆霜、桂末、益智仁。(中医方剂大辞典)

干姜人参丸 gan jiang ren shen wan

【英文名】Gan Jiang Ren Shen Pill

【组成】甘草、当归、干姜、人参。(中医方剂大辞典)

干姜人参汤 gan jiang ren shen tang

【英文名】Gan Jiang Ren Shen Decoction

【组成】干姜、人参、陈桔皮。(中医方剂大辞典)

干姜双黄汤 gan jiang shuang huang tang

【英文名】Gan Jiang Shuang Huang Decoction

【组成】干姜、黄芩、黄连、人参。(中医方剂大辞典)

干姜四物汤 gan jiang si wu tang

【英文名】Gan Jiang Si Wu Decoction

【组成】熟地、人参、白术、当归、白芍、川芎、干姜。(中医方剂大辞典)

干姜甘草汤 gan jiang gan cao tang

【英文名】Gan Jiang Gan Cao Decoction

【组成】干姜、生干地黄、麦门冬、蒺藜子、桂、续断、甘草。(中医方剂大辞典)

干姜白术散 gan jiang bai zhu san

【英文名】Gan Jiang Bai Zhu Decoction

【组成】白术、干姜、附子、地榆、黄连、阿胶、龙骨、赤石

脂。(中医方剂大辞典)

干姜地黄散 gan jiang di huang san

【英文名】Gan Jiang Di Huang Powders

【组成】熟干地黄、柴胡、黄芪、苍术、牛膝、鳖甲、白芍药、当归、姜黄、琥珀、厚朴、川芎、陈桔皮、木香、桂心、羌活。(中医方剂大辞典)

干姜芎劳丸 gan jiang xiong qiong wan

【英文名】Gan Jiang Xiong Qiong Pill

【组成】蜈蚣、芫花根、踯躅花、干姜、芎䓖、桂、人参、细辛。(中医方剂大辞典)

干姜苍术散 gan jiang cang zhu san

【英文名】Gan Jiang Cang Zhu Powders

【组成】干姜、苍术、当归。(江苏中医 1989,10(4))

干姜附子汤 gan jiang fu zi tang

【英文名】Gan Jiang Fu Zi Decoction

【异名】姜附汤(中医方剂大辞典、局方)

【组成】(1)干姜、附子、桂心、麻黄、芎䓖。(中医方剂大辞典)(2)干姜、附子、人参、白术、甘草。(中医方剂大辞典)(3)干姜、附子。(中医方剂大辞典)

干姜建脾散 gan jiang jian pi san

【英文名】Gan Jiang Jian Pi Powders

【组成】厚朴、陈皮、半夏、干姜、甘草。(中医方剂大辞典)

干姜茱萸汤 gan jiang zhu yu tang

【英文名】Gan Jiang Zhu Yu Decoction

【组成】干姜、茱萸。(中医方剂大辞典)

干姜柴胡汤 gan jiang chai hu tang

【英文名】Gan Jiang Chai Hu Decoction

【组成】柴胡、瓜蒌根、桂枝、牡蛎、干姜、甘草。(中医方剂大辞典)

干姜黄连丸 gan jiang huang lian wan

【英文名】Gan Jiang Huang Lian Pill

【组成】(1)干姜、黄连、白术、阿胶、川芎、木香。(中医方剂大辞典)(2)干姜、黄连、缩砂仁、芎䓖、阿胶、白术、乳香、枳壳。(中医方剂大辞典)

干葛平胃散 gan ge ping wei san

【英文名】Gan Ge Ping Wei Powders

【组成】干葛、苍术、厚朴、广皮、甘草。(中医方剂大辞典)

干葛石膏汤 gan ge shi gao tang

【英文名】Gan Ge Shi Gao Decoction

【异名】葛根石膏汤(中医方剂大辞典)

【组成】(1)升麻、干葛、知母、石膏、甘草。(中医方剂大辞典)(2)干葛、石膏、知母、甘草、丹皮、生地、黄芩。(中医方剂大辞典)(3)干葛、柴胡、黄芩、石膏、广皮、甘草。(中医方剂大辞典)(4)干葛、石膏、知母。(中医方剂大辞典)(5)干葛、石膏、知母、甘草、陈皮、竹茹、藿香。(中医方剂大辞典)(6)干葛、柴胡、黄芩、石膏、枳壳、广皮、甘草、木通、苏梗。(中医方剂大辞典)(7)干葛、知母、石膏、甘草。(中医方剂大辞典)

干葛竹茹汤 gan ge zhu ru tang

【英文名】Gan Ge Zhu Ru Decoction

【组成】干葛、竹茹、广皮、白茯苓、半夏、甘草。(中医方剂大辞典)

干葛防风汤 gan ge fang feng tang

【英文名】Gan Ge Fang Feng Decoction

【异名】葛根防风汤(中医方剂大辞典)

【组成】(1)干葛、石膏、知母、甘草、防风。(中医方剂大辞典)(2)干葛、防风、荆芥、柴胡、紫苏、广皮。(中医方剂大辞典)(3)干葛、防风、荆芥、石膏、知母。(中医方剂大辞典)(4)干葛、防风、石膏、甘草。(中医方剂大辞典)(5)干葛、防风、荆芥、甘草。(中医方剂大辞典)(6)干葛、防风、荆芥、羌活、川芎、枳壳、甘草。(中医方剂大辞典)

干葛羌活汤 gan ge qiang huo tang

【英文名】Gan Ge Qiang Huo Decoction

【组成】干葛、羌活、防风、白芷。(中医方剂大辞典)

干葛厚朴汤 gan ge hou po tang

【英文名】Gan Ge Hou Po Decoction

【组成】葛根、厚朴、枳壳、陈皮、桔梗、山楂、甘草。(中医方剂大辞典)

干葛神术汤 gan ge shen zhu tang

【英文名】Gan Ge Shen Zhu Decoction

【组成】干葛、苍术、防风、石膏。(中医方剂大辞典)

干葛清胃汤 gan ge qing wei tang

【英文名】Gan Ge Qing Wei Decoction

【组成】(1)干葛、石膏、半夏、厚朴、广皮、甘草。(中医方剂大辞典)(2)升麻、葛根、甘草、川黄连。(中医方剂大辞典)(3)干葛、竹茹、黄连、广皮、甘草。(中医方剂大辞典)(4)升麻、生地、丹皮、川连、甘草、干葛、石膏。(中医方剂大辞典)(5)升麻、川黄连、山栀、丹皮、生地、甘草、干葛。(中医方剂大辞典)(6)清胃汤、干葛。(中医方剂大辞典)

干葛清胃散 gan ge qing wei san

【英文名】Gan Ge Qing Wei Powders

【组成】升麻、丹皮、生地、当归、石膏、黄连、干葛、甘草。(中医方剂大辞典)

干葛续命汤 gan ge xu ming tang

【英文名】Gan Ge Xu Ming Decoction

【组成】(1)小续命汤、干葛。(中医方剂大辞典)(2)小续命汤、干葛、桂枝、黄芩。(中医方剂大辞典)

干葛解肌汤 gan ge jie ji tang

【英文名】Gan Ge Jie Ji Decoction

【异名】葛根汤(中医方剂大辞典)
【组成】(1)干葛根、防风、薄荷、前胡、桔梗、甘草、牛蒡子、蝉退、连翘。(中医方剂大辞典)(2)干葛、陈皮、甘草、柴胡、枳壳、神曲、川芎、红花、山楂肉。(中医方剂大辞典)(3)干葛、升麻、防风、荆芥。(中医方剂大辞典)(4)柴胡、干葛、甘草、黄芩、芍药、羌活、白芷、桔梗。(中医方剂大辞典)

干漆芜荑散 gan qi wu yi san
【英文名】Gan Qi Wu Yi Powders
【组成】干漆、芜荑。(中医方剂大辞典)

干蝎天麻散 gan xie tian ma san
【英文名】Gan Xie Tian Ma Powders
【组成】干蝎、蔓陀罗、天麻、乳香、天南星、丹砂。(中医方剂大辞典)

干地黄当归丸 gan di huang dang gui wan
【英文名】Gan Di Huang Dang Gui Pill
【异名】干地黄丸(中医方剂大辞典、圣济总录)
【组成】干地黄、当归、甘草、牛膝、芍药、干姜、泽兰、人参、牡丹、丹参、蜀椒、白芷、黄芩、桑耳、桂心、䗪虫、芎䓖、桃仁、水蛭、虻虫、蒲黄。(中医方剂大辞典)

干姜人参半夏丸 gan jiang ren shen ban xia wan
【英文名】Gan Jiang Ren Shen Ban Xia Pill(中国中医药学主题词表)
【组成】干姜、人参、半夏。(中医方剂大辞典)

干姜五味甘草汤 gan jiang wu wei gan cao tang
【英文名】Gan Jiang Wu Wei Gan Cao Decoction
【组成】干姜、炙甘草、五味子。(中医方剂大辞典)

干葛半夏生姜汤 gan ge ban xia sheng jiang tang
【英文名】Gan Ge Ban Xia Sheng Jiang Decoction
【组成】干葛、半夏、生姜。(中医方剂大辞典)

干葛黄芩黄连汤 gan ge huang qin huang lian tang
【英文名】Gan Ge Huang Qin Huang Lian Decoction
【组成】干葛、黄芩、黄连。(中医方剂大辞典)

干姜黄芩黄连人参散 gan jiang huang qin huang lian ren shen san
【英文名】Gan Jiang Huang Qin Huang Lian Ren Shen Powders
【组成】干姜、黄芩、黄连、白晒参、太子参。(国医论坛 1991,(4))

干姜黄芩黄连人参汤 gan jiang huang qin huang lian ren shen tang
【英文名】Gan Jiang Huang Qin Huang Lian Ren Shen Decoction
【组成】干姜、黄芩、黄连。(中医方剂大辞典)

干地黄补虚益气能食资颜色长阳方 gan di huang bu xu yi qi neng shi zi yan se zhang yang fang
【英文名】Gan Di Huang Bu Xu Yi Qi Neng Shi Zi Yan Se Zhang Yang Prescription
【组成】干地黄、蛇床子、远志、茯苓、苁蓉、五味子、麦门冬、杜仲、阿胶、天雄、枣肉、甘草。(中医方剂大辞典)

于仙姑搜风丹 yu xian gu sou feng dan
【英文名】Yu Xian Gu Sou Feng Pellet
【组成】甘草、半夏、防风、细辛、川芎、天南星、川乌头、白附子、天麻、香白芷、草乌头、麻黄、干姜、地龙。(中医方剂大辞典)

土一 tu yi
【英文名】Tu Yi Decoction
【异名】四十一号离象方(中医方剂大辞典、杂病源流犀烛)
【组成】葛根、柴胡、知母、枳壳、青皮、陈皮、紫朴、川贝、藿香、槟榔。(中医方剂大辞典)

土七 tu qi
【英文名】Tu Qi Decoction
【组成】桃仁、赤芍、泽兰、玄胡索、红花、陈皮、乌药、独活。(中医方剂大辞典)

土六 tu liu
【英文名】Tu Liu Decoction
【异名】四十六号涣象方(中医方剂大辞典、杂病源流犀烛)
【组成】丹参、旋覆、山楂、橘红、泽兰、角刺、山甲、姜黄、延胡、赤芍。(中医方剂大辞典)

土木散 tu mu san
【英文名】Tu Mu Powders
【组成】土鳖虫、木香。(实用中医内科杂志 1990,4(3))

土龙散 tu long san
【英文名】Tu Long Powders
【组成】白颈蚯蚓。(中医方剂大辞典)

土龙膏 tu long gao
【英文名】Tu Long Ointment
【组成】地龙。(中医方剂大辞典)

土瓜丸 tu gua wan
【英文名】Tu Gua Pill
【异名】麦门冬丸(中医方剂大辞典、普济方)
【组成】(1)土瓜根。(中医方剂大辞典)(2)麦门冬、苦参、栝楼、知母、茯神、土瓜根、甘草、人参。(中医方剂大辞典)(3)土瓜根、桔梗、大黄、杏仁。(中医方剂大辞典)

土瓜饮 tu gua yin
【英文名】Tu Gua Drink
【组成】土瓜根。(中医方剂大辞典)

土瓜膏 tu gua gao
【英文名】Tu Gua Plaster

【组成】土爪根。(中医方剂大辞典)

土朱散 tu zhu san

【英文名】Tu Zhu Powders

【组成】(1)土朱、青黛、滑石、荆芥。(中医方剂大辞典)(2)土朱、虢丹、牛皮胶。(中医方剂大辞典)

土朱膏 tu zhu gao

【英文名】Tu Zhu Plaster

【组成】土朱、石膏、片脑。(中医方剂大辞典)

土苦汤 tu ku tang

【英文名】Tu Ku Decoction

【组成】土大黄、苦参、白芨、地榆炭、杜仲炭。(新中医 1986,(10))

土质汗 tu zhi han

【英文名】Tu Zhi Han Decoction

【组成】益母草。(中医方剂大辞典)

土狗散 tu gou san

【英文名】Tu Gou Powders

【组成】土狗。(中医方剂大辞典)

土砂散 tu sha san

【英文名】Tu Sha Powders

【组成】土砂、当归。(中医方剂大辞典)

土鬼丹 tu gui dan

【英文名】Tu Gui Pellet

【组成】蜈蚣、铜绿、胆矾、乌鱼骨、麝香。(中医方剂大辞典)

土黄散 tu huang san

【英文名】Tu Huang Powders

【组成】土消、大黄。(中医方剂大辞典)

土槐饮 tu huai yin

【英文名】Tu Huai Drink

【组成】土茯苓、生槐花、生甘草。(中医方剂大辞典)

土蜂丸 tu feng wan

【英文名】Tu Feng Pill

【组成】土蜂、雄黄、硫黄、腻粉、朱砂、干蝎、蝉壳、龙脑、麝香。(中医方剂大辞典)

土鳖酒 tu bie jiu

【英文名】Tu Bie Wine

【组成】土鳖。(中医方剂大辞典)

土大黄膏 tu dai huang gao

【英文名】Tu Dai Huang Plaster

【组成】硫黄、生矾、川椒、土大黄根。(中医方剂大辞典)

土马鬃汤 tu ma zong tang

【英文名】Tu Ma Zong Decoction

【组成】(1)土马鬃。(中医方剂大辞典)(2)土马鬃、枳实、白茯苓、秦艽、甘草、柴胡、人参、生地黄。(中医方剂大辞典)

土木鳖膏 tu mu bie gao

【英文名】Tu Mu Bie Ointment

【组成】土木鳖。(中医方剂大辞典)

土牛膝散 tu niu xi san

【英文名】Tu Niu Xi Powders

【组成】土牛膝、当归尾、桃仁、红花。(中医方剂大辞典)

土瓜根丸 tu gua gen wan

【英文名】Tu Gua Gen Pill

【组成】(1)蛴螬、熟地黄、牡丹、干漆、赤芍药、牛膝、土瓜根、桂、桃仁、黄芩、牡蒙、海藻、茯苓、虻虫、水蛭、芒消、人参、茱萸。(中医方剂大辞典)(2)土瓜根、大黄、芍药、当归、蜀椒、黄芩、干漆。(中医方剂大辞典)(3)土瓜根、栝楼根、麦门冬、知母、苦参、石膏、鸡肶胵、子芩、铁粉、大黄、龙齿、大麻仁、金箔、银箔、泽泻。(中医方剂大辞典)

土瓜根汤 tu gua gen tang

【英文名】Tu Gua Gen Decoction

【组成】(1)土瓜根、牡丹皮、当归。(中医方剂大辞典)(2)土瓜根、甘草、豉。(中医方剂大辞典)

土瓜根酒 tu gua gen jiu

【英文名】Tu Gua Gen Wine

【组成】土瓜根。(中医方剂大辞典)

土瓜根散 tu gua gen san

【英文名】Tu Gua Gen Powders

【异名】麦门冬饮(中医方剂大辞典、圣济总录);土瓜根汤(中医方剂大辞典、圣济总录)

【组成】(1)土瓜根、连翘、龙胆、黄连、苦参、栝楼实、大黄、芍药、木香。(中医方剂大辞典)(2)土瓜根、麦门冬、甘草、葛根、枇杷叶、柴胡。(中医方剂大辞典)(3)土瓜根、栝楼根、甘草、枳壳。(中医方剂大辞典)(4)土瓜根、白石脂、桂心、栝楼根、菟丝子、牡蛎。(中医方剂大辞典)(5)土瓜根、麦门冬、甘草、枇杷叶。(中医方剂大辞典)(6)土瓜根、芍药、当归。(中医方剂大辞典)(7)土瓜根、芍药、桂枝、䗪虫。(中医方剂大辞典)

土荆皮散 tu jing pi san

【英文名】Tu Jing Pi Powders

【组成】土荆皮、吴萸、洋庄、西丁、人信、斑蝥、番八仁、明矾、川椒、细辛、海桐皮、槟榔、胆矾、煅皂矾、皮消、巴豆、蛇床子、烟胶、雄黄、桃丹。(中医方剂大辞典)

土茯苓丸 tu fu ling wan

【英文名】Tu Fu Ling Pill

【组成】土茯苓、白鲜皮、山豆根、草河车、黄药子、夏枯草。(中医方剂大辞典)

土茯苓汤 tu fu ling tang

【英文名】Tu Fu Ling Decoction

【组成】(1)土茯苓、黄柏、生黄芪、甘草。(中医方剂大辞典)(2)土茯苓、雄猪油、没药。(中医方剂大辞典)(3)土茯苓、樱皮、忍冬、甘草、槲木皮。(中医方剂大辞典)

土茯苓酒 tu fu ling jiu

【英文名】Tu Fu Ling Wine

【组成】(1)土茯苓、乳香。(中医方剂大辞典)(2)土茯苓。(中医方剂大辞典)

土茯苓散 tu fu ling san

【英文名】Tu Fu Ling Powders

【组成】土茯苓、白茯苓、薏仁、肉桂、金银花、人参、白术、车前子。(中医方剂大辞典)

土茯苓露 tu fu ling lu

【英文名】Tu Fu Ling Distillate

【组成】土茯苓。(中医方剂大辞典)

土骨皮汤 tu gu pi tang

【英文名】Tu Gu Pi Decoction

【组成】土骨皮、忍冬、防风、大黄、羌活、桂枝、甘草。(中医方剂大辞典)

土萆薢汤 tu bi xie tang

【英文名】Tu Bi Xie Decoction

【组成】土萆薢。(中医方剂大辞典)

土蒺藜散 tu ji li san

【英文名】Tu Ji Li Powders

【组成】土蒺藜。(中医方剂大辞典)

土蜂窝散 tu feng wo san

【英文名】Tu Feng Wo Powders

【组成】土蜂窝、露蜂窝、白矾、硇砂、雄黄、麝香。(中医方剂大辞典)

土槿皮酊 tu jin pi ding

【英文名】Tu Jin Pi Tincture

【组成】土槿皮、斑蝥、高粱酒。(中医方剂大辞典)

土马鬃涂方 tu ma zong tu fang

【英文名】Tu Ma Zong Paste

【组成】土马鬃、井中苔。(中医方剂大辞典)

土木活血膏 tu mu huo xue gao

【英文名】Tu Mu Huo Xue Ointment

【组成】土鳖、苏木、当归尾、生大黄、透骨草、伸筋草、川乌、草乌、骨碎补、桃仁、红花、乳香、没药、甘草、冰片。(四川中医 1993,11(8))

土瓜根饮子 tu gua gen yin zi

【英文名】Tu Gua Gen Drink

【组成】土瓜根、干枣、麦门冬、甘草。(中医方剂大辞典)

土金双培汤 tu jin shuang pei tang

【英文名】Tu Jin Shuang Pei Decoction

【组成】人参、苏子、茯苓、谷芽、巴戟天、菟丝子、白芍、白术、薏仁、山药、神曲、砂仁、甘草、柴胡。(中医方剂大辞典)

土茯苓合剂 tu fu ling he ji

【英文名】Tu Fu Ling Mixture

【组成】土茯苓、金银花、威灵仙、白鲜皮、生甘草、苍耳子。(中医方剂大辞典)

土茯苓复方 tu fu ling fu fang

【英文名】Tu Fu Ling Decoction

【组成】土茯苓、银花、生甘草、紫地丁、连翘、制川军、马齿苋。(中医方剂大辞典)

土薏三仙汤 tu yi san xian tang

【英文名】Tu Yi San Xian Decoction

【组成】土茯苓、生薏米、焦三仙、乌蛇、连翘、苍术、白术。(陕西中医 1992,13(10))

土鳖红花酒 tu bie hong hua jiu

【英文名】Tu Bie Hong Hua Wine

【组成】土鳖、红花、白酒。(陕西中医 1990,11(7))

土贝母皂甙注射液 tu bei mu zao dai zhu she ye

【英文名】Tu Bei Mu Zao Dai Injection

【组成】土贝母皂苷。(陕西中医 1984,5(12))

土牛膝养阴清肺汤 tu niu xi yang yin qing fei tang

【英文名】Tu Niu Xi Yang Yin Qing Fei Decoction

【组成】生地、白芍、甘草、寸冬、丹皮、薄荷、川贝、元参、土牛膝根。(中医杂志 1958,(11))

下气丸 xia qi wan

【英文名】Xia Qi Pill

【组成】射干、附子、人参、杏仁。(中医方剂大辞典)

下气方 xia qi fang

【英文名】Xia Qi Prescription

【异名】姜麦汤(中医方剂大辞典、普济方)

【组成】(1)生姜、小麦。(中医方剂大辞典)(2)半夏、生姜、人参、桔皮。(中医方剂大辞典)

下气汤 xia qi tang

【英文名】Xia Qi Decoction

【组成】(1)甘草、半夏、五味、茯苓、杏仁、贝母、芍药、桔皮。(中医方剂大辞典)(2)苏叶、陈皮、桑皮、茯苓、青皮、白芍、大腹皮、甘草。(中医方剂大辞典)(3)槟榔、杏仁。(中医方剂大辞典)

下甲丸 xia jia wan

【英文名】Xai Jia Pill

【组成】下甲、侧柏、香附。(中医方剂大辞典)

下虫丸 xia chong wan

【英文名】Xia Chong Pill

【组成】(1)鹤虱、光粉、腻粉、使君子、槟榔、龙牙根、贯众、龙胆根、苦楝根皮。(中医方剂大辞典)(2)苦楝皮。(中医方剂大辞典)(3)苦楝根皮、贯众、木香、桃仁、芜荑、槟榔、鹤虱、轻粉、虾蟆、使君子。(中医

方剂大辞典)

下虫方 xia chong fang

【英文名】Xia Chong Prescription

【组成】干虾蟆、皂荚。(中医方剂大辞典)

下虫散 xia chong san

【英文名】Xia Chong Powders

【组成】(1)槟榔、黑白丑、乌梅、花椒、楝根树皮。(中医方剂大辞典)(2)使君子、槟榔、雄黄。(中医方剂大辞典)

下虫煎 xia chong jian

【英文名】Xia Chong Decoction

【组成】乌梅、老姜、榧子。(中医方剂大辞典)

下乳方 xia ru fang

【英文名】Xia Ru Prescription

【组成】土瓜根。(中医方剂大辞典)

下乳汤 xia ru tang

【英文名】Xia Ru Decoction

【组成】生芪、当归、白术、川芎、甲珠、通草、王不留行、川贝、漏芦、白芷、桔梗。(中医方剂大辞典)

下乳散 xia ru san

【英文名】Xia Ru Powders

【组成】(1)钟乳、通草、漏芦、桂心、栝楼根、甘草。(中医方剂大辞典)(2)粳米、糯米、莴苣子、甘草。(中医方剂大辞典)

下胞煎 xia bao jian

【英文名】Xia Bao Decoction

【组成】当归、牛膝、芒消。(中医方剂大辞典)

下胎丸 xia tai wan

【英文名】Xia Tai Pill

【组成】半夏、白蔹。(中医方剂大辞典)

下胎方 xia tai fang

【英文名】Xia Tai Prescription

【组成】天花粉、肉桂、牛膝、豆豉。(中医方剂大辞典)

下胎散 xia tai san

【英文名】Xia Tai Powders

【组成】大黄、桃仁、肉桂、甘草、冬葵子。(中医方剂大辞典)

下积丸 xia ji wan

【英文名】Xia Ji Pill

【组成】丁香、缩砂仁、使君子、乌梅肉、川巴豆肉。(中医方剂大辞典)

下消丸 xia xiao wan

【英文名】Xia Xiao Pill(药品标准 - 中药成方制剂标准)

【组成】莲子、山药、制何首乌、地骨皮、龙骨、金樱子、远志、茯苓、芡实、莲须、菟丝子、酸枣仁、诃子、泽泻。(药品标准 - 中药成方制剂标准 1994 年)

下疳散 xia gan san

【英文名】Xia Gan Powders

【组成】(1)陈毡灰、橄榄核、儿茶、轻粉、冰片。(中医方剂大辞典)(2)蛤粉、蜡茶、苦参、密陀僧、青黛。(中医方剂大辞典)

下疳膏 xia gan gao

【英文名】Xia Gan Plaster

【组成】黄柏、猪膏、轻粉。(中医方剂大辞典)

下病散 xia bing san

【英文名】Xia Bing Powders

【组成】大黄、细辛、朴消、消石、附子、虻虫、黄芩、干姜、芍药、土瓜根、代赭、丹砂、牛膝、桃仁、蛴螬。(中医方剂大辞典)

下番锭 xia fan ding

【英文名】Xia Fan Lozenges

【组成】蛇床子、枯矾、荆芥穗。

下痢丸 xia li wan

【英文名】Xia Li Pill

【组成】法曲、附子、干姜、黄连、黄柏、桂心、蜀椒、乌梅、大麦蘖、吴茱萸。(中医方剂大辞典)

下痰丸 xia tan wan

【英文名】Xia Tan Pill

【组成】(1)橘红、白术、半夏、天南星。(中医方剂大辞典)(2)白矾、细茶叶。(中医方剂大辞典)

下膈散 xia ge san

【英文名】Xia Ge Powders

【组成】苦参、蓬莪术、荆芥穗、益智。(中医方剂大辞典)

下璠锭 xia fan ding

【英文名】Xia Fan Troche(药品标准 - 中药成方制剂标准)

【组成】蛇床子、雄黄、青花椒、荆芥穗、枯矾、五倍子、硇砂、樟脑。(药品标准 - 中药成方制剂标准 1991 年)

下瘰丸 xia lei wan

【英文名】Xia Lei Pill

【组成】枯矾、铜绿、桃仁、雄黄、五味子。(中医方剂大辞典)

下瘰锭 xia lei ding

【英文名】Xia Lei Lozenges

【组成】蛇床子、枯矾、川椒、樟脑、雄黄、芥穗、五倍子、硇砂。(中医方剂大辞典)

下乳妙方 xia ru miao fang

【英文名】Xia Ru Miao Prescription

【组成】鲜虾米。(中医方剂大辞典)

下品锭子 xia pin ding zi

【英文名】Xia Pin Lozenges

【组成】(1)红矾、乳香、没药、朱砂、牛黄、硇砂、白信。(中医方剂大辞典)(2)白明矾、白砒、乳香、没药、牛黄。(中医方剂大辞典)

下便毒方 xia bian du fang

【英文名】Xia Bian Du Prescription

【组成】芎䓖、大黄、荞麦。(中医方剂大辞典)

下瘀血方 xia yu xue fang

【英文名】Xia Yu Xue Prescription

【组成】绵实、番茄、胡椒、红花、牵牛子、牛膝、釜煤墨。(中医方剂大辞典)

下瘀血汤 xia yu xue tang

【英文名】Xia Yu Xue Decoction(中国中医药学主题词表)

【组成】大黄、桃仁、䗪虫。(中医方剂大辞典)

下瘵虫方 xia zhai chong fang

【英文名】Xia Zhai Chong Prescription

【组成】蜀椒、乌梅、青黛、薏苡。(中医方剂大辞典)

下气桔皮汤 xia qi ju pi tang

【英文名】Xia Qi Ju Pi Decoction

【组成】桔皮、紫菀、麻黄、杏仁、当归、桂枝、甘草、黄芩。(中医方剂大辞典)

下气槟榔散 xia qi bing lang san

【英文名】Xia Qi Bing Lang Powders

【组成】槟榔、木香、陈桔皮、枳实、前胡、大黄。(中医方剂大辞典)

下取通经丸 xia qu tong jing wan

【英文名】Xia Qu Tong Jing Pill

【组成】乳香、没药、孩儿茶、巴豆、血竭、葱白、斑蝥。(中医方剂大辞典)

下乳天浆散 xia ru tian jiang san

【英文名】Xia Ru Tian Jian Powders

【组成】川芎、当归、白芍、熟地、茯苓、天花粉、甘草、王不留行、麦门冬、漏芦、穿山甲、通草。(中医方剂大辞典)

下乳涌泉散 xia ru yong quan san

【英文名】Xia Ru Yong Quan Powders

【组成】(1)当归、川芎、天花粉、白芍药、生地黄、柴胡、青皮、漏芦、桔梗、木通、白芷、通草、穿山甲、王不留行、甘草。(中医方剂大辞典)(2)当归、穿山甲、王不留行、川芎。(中医方剂大辞典)

下乳涌泉膏 xia ru yong quan gao

【英文名】Xia Ru Yong Quan Ointment

【组成】生麦芽、川芎、白芍、山甲、漏芦、当归、生黄芪、王不留、通草。(中医方剂大辞典)

下疳八宝丹 xia gan ba bao dan

【英文名】Xia Gan Ba Bao Powders

【组成】炉甘石、扫盆、五倍子、青黛。(中医方剂大辞典)

下胞葵子汤 xia bao kui zi tang

【英文名】Xia Bao Kui Zi Decoction

【组成】牛膝、葵子。(中医方剂大辞典)

下疳珍珠散 xia gan zhen zhu san

【英文名】Xia Gan Zhen Zhu Powders

【组成】珍珠、乳香、没药、儿茶、牡蛎、龙骨、象皮、轻粉、蛤粉、枯矾、冰片。(中医方剂大辞典)

下疳神效散 xia gan shen xiao san

【英文名】Xia Gan Shen Xiao Powders

【组成】陈蛤粉、青黛、冰片、人中白。(中医方剂大辞典)

下消六味汤 xia xiao liu wei tang

【英文名】Xia Xiao Liu Wei Decoction

【组成】怀熟地、牡丹皮、泽泻、山茱肉、山药、茯苓、牛膝、车前子。(中医方剂大辞典)

下气海藻桔皮丸 xia qi hai zao ju pi wan

【英文名】Xia Qi Hai Zao Ju Pi Pill

【组成】海藻、桔皮、杏仁、茯苓、人参、吴茱萸、白术、葶苈、桑根白皮、枣肉、昆布、芍药、桂心、白前、苏子。(中医方剂大辞典)

大丸 da wan

【英文名】Da Pill

【组成】羌活、白术、陈皮、木通、黄芪、桑白皮、木香、黑牵牛。(中医方剂大辞典)

大丹 da dan

【英文名】Da Pellet

【组成】大朱砂。(中医方剂大辞典)

大力丸 da li wan

【英文名】Da Li Pill

【组成】(1)土鳖、地龙、无名异、当归、自然铜、乳香、白蒺藜。(中医方剂大辞典)(2)蒺藜、白茯苓、白芍、苁蓉、杜仲、菟丝子、续断、当归、覆盆子、威灵仙、破故纸、薏苡仁、牛膝、无名异、自然铜、乳香、没药、朱砂、血竭、青盐、天雄、象鳖、跳百丈、龙骨。(中医方剂大辞典)(3)熊筋、虎骨、当归、人参。(中医方剂大辞典)

大下汤 da xia tang

【英文名】Da Xia Decoction

【组成】生地、当归、黄连、枳壳、大黄、芒消、麻仁、蜂蜜。(中医方剂大辞典)

大夫酒 dai fu jiu

【英文名】Dai Fu Wine

【组成】松叶。(中医方剂大辞典)

大牙散 da ya san

【英文名】Da Ya Powders

【组成】象牙梳。(中医方剂大辞典)

大中汤 da zhong tang
【英文名】Da Zhong Decoction
【组成】党参、附子、茯苓、白术、当归、广皮、厚朴、枳壳、乌药、木香、大枣、生姜。(中医方剂大辞典)

大乌散 da wu san
【英文名】Da Wu Powders
【组成】南星、赤小豆、草乌、黄柏。(中医方剂大辞典)

大风丸 da feng wan
【英文名】Da Feng Pill
【组成】(1)大风子肉、荆芥、当归、苦参、羌活、独活、防风、蝉蜕、全蝎。(中医方剂大辞典)(2)大风子、全蝎、蝉蜕、当归尾、白僵蚕、苦参、防风、羌活、独活、大黄、荆芥、川芎、乌蛇肉。(中医方剂大辞典)(3)大风子肉、防风、川芎、蝉壳、羌活、细辛、首乌、独活、苦参、当归、牛膝、全蝎、黄芪、薄荷、白芷、狗脊、牛黄、血竭。(中医方剂大辞典)

大风丹 da feng dan
【英文名】Da Feng Pellet
【组成】大风子肉、硫黄、枯矾、明雄。(中医方剂大辞典)

大风油 da feng you
【英文名】Da Feng Oil
【组成】草乌、大风油、真麝香。(中医方剂大辞典)

大风膏 da feng gao
【英文名】Da Feng Plaster
【组成】(1)大风子、枯矾、川椒末、轻粉。(中医方剂大辞典)(2)大风子、杏仁、川椒、枯矾、轻粉、蛇床子、樟脑、蜂窝、蛇蜕、柏油烛。(中医方剂大辞典)(3)大风子肉、黄连、真轻粉、枯矾、蛇床子、柏油。(中医方剂大辞典)(4)大风子、樟脑、水银、枯矾、黄柏。(中医方剂大辞典)(5)槟榔、苍术、柴胡、人言、硫黄、花椒、飞矾、大风子。(中医方剂大辞典)(6)水银、生矾、松香、柏油烛。(中医方剂大辞典)(7)大风子、枯矾、樟脑、蛇蜕、蜂窠、水银、柏油灶。(中医方剂大辞典)(8)大风子、杏仁、川椒、枯矾、轻粉、樟脑、蛇床子、柏油烛。(中医方剂大辞典)(9)花蛇、蜈蚣、全蝎、蛇、大赭石、天竺黄、天麻、防风、青黛、紫粉、僵蚕、白附子、辰砂、麝香、天南星。(中医方剂大辞典)

大功散 da gong san
【英文名】Da Gong Powders
【组成】苍术、陈皮、防风、紫草、荆芥穗、赤芍药、厚朴、柴胡、缩砂仁、川芎、当归、干姜、牛蒡子、甘草、黄芩。(中医方剂大辞典)

大龙丹 da long dan
【英文名】Da Long Pellet
【组成】百草霜。(中医方剂大辞典)

大归汤 da gui tang
【英文名】Da Gui Decoction
【组成】当归、黄芪、金银花、甘草。(中医方剂大辞典)

大仙饮 da xian yin
【英文名】Da Xian Drink
【组成】石决明、石膏、川芎、木贼、杏仁、甘草。(中医方剂大辞典)

大生丸 da sheng wan
【英文名】Da Sheng Pill
【组成】熟地黄、当归身、阿胶、杜仲、丹参、黄芪、白芍、延胡索、川芎、广皮、香附。(中医方剂大辞典)

大白散 da bai san
【英文名】Da Bai Powders
【组成】天南星。(中医方剂大辞典)

大白膏 da bai gao
【英文名】Da Bai Ointment
【组成】白芷、白术、前胡、吴茱萸、芎䓖、蜀椒、细辛、当归、桂心、苦酒。(中医方剂大辞典)

大宁散 da ning san
【英文名】Da Ning Powders
【组成】黑豆、甘草、粟壳。(中医方剂大辞典)

大圣丸 da sheng wan
【英文名】Da Sheng Pill
【组成】(1)巴豆。(中医方剂大辞典)(2)木香、槟榔、枳壳、大黄、羌活、芎䓖、桂、郁李仁。(中医方剂大辞典)(3)御米壳、甘草、芍药、川芎。(中医方剂大辞典)(4)川乌头、五灵脂、麝香、乳香、寒食面、辰锦砂。(中医方剂大辞典)

大圣散 da sheng san
【英文名】Da Sheng Powders
【组成】(1)川白芷、藁本、川椒、人参、白姜、丹参、白术、厚朴、石枣、卷柏、茯苓、柏子仁、细辛、桔梗、当归、白芍药、川芎、阿胶、石膏、桂心。(中医方剂大辞典)(2)羌活、荆芥、升麻、薄荷、防风、甘草、大黄、玄参、黄芩。(中医方剂大辞典)(3)大黄、寒水石。(中医方剂大辞典)(4)益智仁、川乌头、陈皮、干姜、茴香、甘草。(中医方剂大辞典)(5)槐鹅、赤石脂。(中医方剂大辞典)(6)乌贼鱼骨。(中医方剂大辞典)(7)黄蜀葵。(中医方剂大辞典)(8)枳壳、胡桃、荆芥穗、木贼、延胡索。(中医方剂大辞典)(9)皂荚、诃黎勒皮、盐。(中医方剂大辞典)(10)兰九、白术、白芷、人参、川椒、厚朴、藁本、桔梗、白芜荑、阿胶、细辛、丹参、肉桂、生干地黄、吴茱萸、黄芪、川乌头、卷柏、茯苓、甘草、石膏、五味子、柏子仁、防风、当归、芍药、川芎、干姜、白薇。(中医方剂大辞典)(11)川乌头、益智仁、干姜、青皮、茴香。(中医方剂大辞典)(12)白茯苓、川芎、麦冬、黄芪、当归、木香、

人参、甘草。(中医方剂大辞典)

大圣膏 da sheng gao

【英文名】Da Sheng Plaster

【组成】(1)厚朴、大腹皮、枇杷叶、半夏、人参。(中医方剂大辞典)(2)当归、柳根白皮、桂、槐实、白蔹、白及、没药、柏皮、腊月猪脂、黄蜡、清油、铅丹、乳香、麝香、芦荟。(中医方剂大辞典)

大朴散 da pu san

【英文名】Da Pu Powders

【组成】大黄、朴消。(中医方剂大辞典)

大芎丸 da xiong wan

【英文名】Da Xiong Pill

【组成】芎䓖、天麻。(中医方剂大辞典)

大芎汤 da xiong tang

【英文名】Da Xiong Decoction

【组成】大芎、蓬莪术、木香、茯苓、甘草、萆薢。(中医方剂大辞典)

大成汤 da cheng tang

【英文名】Da Cheng Decoction

【异名】大承气汤(中医方剂大辞典)

【组成】大黄、芒消、甘草、陈皮、红花、当归、苏木、木通、枳壳、厚朴。(中医方剂大辞典)

大成散 da cheng san

【英文名】Da Cheng Powders

【异名】六圣散(中医方剂大辞典、种痘新书)

【组成】穿山甲、甘草、雄黄、朱砂、紫草、麝香。(中医方剂大辞典)

大安丸 da an wan

【英文名】Da An Pill

【组成】(1)凝水石、朴消、甘草。(中医方剂大辞典)(2)木香、白芍药、人参、白术、白茯苓、诃子、厚朴、橘红。(中医方剂大辞典)(3)山楂、神曲、半夏、茯苓、陈皮、萝卜子、连翘、白术。(中医方剂大辞典)(4)木香、诃黎勒皮、人参、白茯苓、陈桔皮、厚朴、白术、乌药。(中医方剂大辞典)

大安汤 da an tang

【英文名】Da An Decoction

【组成】(1)白芍、五味子、牡蛎、龙齿、木瓜、白芍、枣仁、地黄、人参、茯苓、柏仁。(中医方剂大辞典)(2)麻黄、恶实、甘草、人参、赤茯苓、天门冬、麦门冬。(中医方剂大辞典)(3)麻黄、防风、芎䓖、羌活、桔梗、柴胡、赤箭、白鲜皮、蔓荆实、独活、前胡、甘草、人参、松花、石膏。(中医方剂大辞典)

大安散 da an san

【英文名】Da An Powders

【组成】(1)人参、茯苓、黄芪、白术、黄芩、当归、白芍、熟地、川芎、陈皮、香附、知母、柴胡、牡蛎、前胡。(中医方剂大辞典)(2)鳖甲、大草果、半夏、生姜、甘草、大枣。(中医方剂大辞典)(3)草豆蔻、厚朴、乌梅、甘草、人参、大枣、肥姜、陈皮、良姜。(中医方剂大辞典)(4)乌梅、枣子、草果、青皮、陈皮、甘草、生姜、鳖甲、川乌、半夏。(中医方剂大辞典)(5)茴香子、白茯苓、阿胶、芎䓖、当归、桑寄生、甘草、陈桔皮。(中医方剂大辞典)

大阳丹 da yang dan

【英文名】Da Yang Pellet

【组成】朱砂、雄黄、雌黄、乳汁。(中医方剂大辞典)

大红丸 da hong wan

【英文名】Da Hong Pill

【异名】血竭丹(中医方剂大辞典)

【组成】(1)血竭、乳香、朱砂、巴豆。(中医方剂大辞典)(2)赤敛、川乌、天南星、芍药、当归、骨碎补、牛膝、细辛、赤小豆、自然铜、青桑炭。(中医方剂大辞典)

大红膏 da hong gao

【英文名】Da Hong Plaster

【异名】乳香膏(中医方剂大辞典、普济方)

【组成】(1)蓖麻肉、嫩松香、杏仁、银朱、广丹、扫盆、茶油。(中医方剂大辞典)(2)南星、银朱、血竭、消石、潮脑、轻粉、乳香、猫头骨、石灰。(中医方剂大辞典)(3)沥青、小油。(中医方剂大辞典)(4)乳香、当归、琥珀、香白芷、没药、白芍、白及、白敛、沥青、黄丹、小油、绵子、木炭、定瓷碗。(中医方剂大辞典)(5)沥青、黄丹、乳香。(中医方剂大辞典)(6)当归、赤芍药、天台乌药、没药、没香、琥珀、沥青、黄丹。(中医方剂大辞典)

大麦汤 da mai tang

【英文名】Da Mai Decoction

【组成】(1)大麦、赤饧。(中医方剂大辞典)(2)羊肉、草果、大麦仁。(中医方剂大辞典)

大麦面 da mai mian

【英文名】Da Mai Mian Powders

【组成】大麦生面。(中医方剂大辞典)

大豆丸 da dou wan

【英文名】Da Dou Pill

【组成】大豆、熏陆香、龙骨、黄蜡、蜜、真酥、白茯苓。(中医方剂大辞典)

大豆方 da dou fang

【英文名】Da Dou Prescription

【组成】大豆、白术、鲤鱼。(中医方剂大辞典)

大豆汤 da dou tang

【英文名】Da Dou Decoction

【组成】(1)大豆、葛根、独活、防己。(中医方剂大辞典)(2)大豆、杏仁、黄芪、防风、白术、木防己、茯苓、麻黄、甘草、生姜、清酒。(中医方剂大辞典)(3)大豆、附子、白术、独活、生姜。(中医方剂大辞典)(4)大豆、大黄、地黄、桂。(中医方剂大辞典)(5)大豆、杏仁、清酒、麻黄、防风、木防己、猪苓、泽泻、黄芪、乌头、生姜、半夏、茯苓、白术、甘遂、甘草。(中医方剂大辞典)

大豆饮 da dou yin

【英文名】Da Dou Drink

【组成】(1)大豆、小麦、蒲黄、吴茱萸。(中医方剂大辞典)(2)大豆、香薷、芦根、枇杷叶、竹茹、前胡、陈桔皮。(中医方剂大辞典)(3)大豆。(中医方剂大辞典)(4)鸡屎白、大豆。(中医方剂大辞典)

大豆酒 da dou jiu

【英文名】Da Dou Wine

【组成】(1)大豆。(中医方剂大辞典)(2)大豆、麻子仁、乌蛇。(中医方剂大辞典)

大豆散 da dou san

【英文名】Da Dou Powders

【组成】(1)大豆。(中医方剂大辞典)(2)大豆黄、大黄。(中医方剂大辞典)(3)乌豆。(中医方剂大辞典)(4)大豆、姜、蜀椒。(中医方剂大辞典)

大豆膏 da dou gao

【英文名】Da Dou Plaster

【组成】大豆。(中医方剂大辞典)

大豆煎 da dou jian

【英文名】Da Dou Decoction

【组成】(1)大豆、生姜汁。(中医方剂大辞典)(2)大豆、榖树皮、桔皮、桑根白皮、紫苏。(中医方剂大辞典)(3)桑根白皮、大豆。(中医方剂大辞典)

大志丸 da zhi wan

【英文名】Da Zhi Pill

【组成】人参、茯神、芦荟、琥珀、蔓荆子、川芎、生地、熟地、茺蔚子、蝉蜕、车前子、细辛、白蒺藜、远志、全蝎。(中医方剂大辞典)

大苍散 da cang san

【英文名】Da Cang Powders

【组成】苍术。(中医方剂大辞典)

大还丹 da huan dan

【英文名】Da Huan Pellet

【组成】淫羊藿、地黄、金樱、破故纸、仙茅、当归、石斛、菟丝子、麦冬、白菊花、杜仲、肉苁蓉、山萸肉、枸杞子、锁阳、山药、白蒺藜、沙苑蒺藜、续断、青盐、巴戟肉、白茯苓、牡丹皮、小茴香、楮实子、覆盆子、淮牛膝、远志、泽泻、石菖蒲、天冬、北五味、葫芦巴、核桃肉、猪腰子、羊腰子。(中医方剂大辞典)

大皂丸 da zao wan

【英文名】Da Zao Pill

【组成】皂角。(中医方剂大辞典)

大龟丸 da gui wan

【英文名】Da Gui Pill

【组成】乌龟、雄黄、胡椒、川山甲。(中医方剂大辞典)

大应丸 da ying wan

【英文名】Da Ying Pill

【组成】巴豆、大黄、五灵脂、青桔皮。(中医方剂大辞典)

大冶汤 da ye tang

【英文名】Da Ye Decoction

【组成】当归、生地黄、玄参、人参、麦门冬、白术、生甘草、地榆、三七、续断、刘寄奴、乳香、没药、花蕊石。(中医方剂大辞典)

大补丸 da bu wan

【英文名】Da Bu Pill(中国中医药学主题词表)

【异名】大补阴丸(中医方剂大辞典、医学正传);苁蓉大补丸(中医方剂大辞典、局方)

【组成】(1)黄芪、人参、白术、白茯苓、甘草、当归、川芎、白芍、半夏、陈皮、川乌。(中医方剂大辞典)(2)赤白、何首乌、人参、黄芪、白术、白茯苓、当归、熟地、白芍、牛膝、杜仲。(中医方剂大辞典)(3)黄芪、人参、焦术、熟地、当归、文蛤。(中医方剂大辞典)(4)黄柏、知母、熟地黄、龟版。(中医方剂大辞典)(5)黄柏。(中医方剂大辞典)(6)木香、附子、茴香、苁蓉、川椒、桃仁、葫芦巴、牛膝、巴戟、五味子、黄芪、白蒺藜、泽泻、羌活、槟榔、天麻、川芎、桂心。(中医方剂大辞典)(7)陈韭子、萝卜子、蕤仁、川山甲、麝香。(中医方剂大辞典)

大补汤 da bu tang

【英文名】Da Bu Decoction

【组成】(1)黄芪、人参、当归、官桂、牛蒡子、连翘、甘草、茯苓。(中医方剂大辞典)(2)人参、黄芪、白术、茯苓、甘草、当归、川芎、生地、赤芍、连翘。(中医方剂大辞典)(3)当归、人参、黄芪、白芍、生地、甘草、白术、白茯苓、川芎。(中医方剂大辞典)(4)人参、黄芪、当归、牛蒡、甘草、连翘、官桂。(中医方剂大辞典)(5)人参、黄芪、熟地、当归、川芎、白术、白芍、木香、官桂、甘草、白茯苓、青皮。(中医方剂大辞典)(6)人参、当归、黄芪、熟地、川芎、桂心、炙甘草。(中医方剂大辞典)(7)人参、黄芪、生地、甘草、当归、川芎、白芍、桂心、木香、青皮。(中医方剂大辞典)(8)人参、黄芪、当归、川芎、白芍、白芷、牛蒡、官桂、连翘、甘草。(中医方剂大辞典)(9)人参、白术、白茯苓、甘草、当归、川芎、白芍、熟地 黄芪、肉桂、白芷、连翘、金银花。(中医方剂大辞典)(10)当归头、大川芎、大白术、白芍药、白茯苓、人参、黄芪、五味子、熟地黄、干姜、甘草。(中医方剂大辞典)(11)当

归、干地黄、半夏、桂心、吴茱萸、人参、麦门冬、芎䓖、干姜、甘草、白芷、芍药、大枣。(中医方剂大辞典)

大灵丹 da ling dan

【英文名】Da Ling Pellet

【组成】(1)滑石、雄黄、犀角、辰砂、牛黄、冰片、麝香。(中医方剂大辞典)(2)当归身、人参、阿胶、川芎、牡蛎、天麻、生地、丹皮、续断、何首乌、山栀、甘草。(中医方剂大辞典)

大附丸 da fu wan

【英文名】Da Fu Pill

【组成】大附子。(中医方剂大辞典)

大附方 da fu fang

【英文名】Da Fu Prescription

【组成】大附子。(中医方剂大辞典)

大附散 da fu san

【英文名】Da Fu Powders

【组成】附子、人参、茯苓、白术、金钗石斛、山药、黄芪、当归、川芎、木香、甘草。(中医方剂大辞典)

大青丸 da qing wan

【英文名】Da Qing Pill

【组成】(1)大青、麦门冬、香豉、石膏、葶苈子、栀子、栝楼根、枳实、芍药、知母、茯苓、大黄、黄芪、黄芩、甘草。(中医方剂大辞典)(2)大青、甘草、枳壳、苦参、黄连、生干地黄、升麻。(中医方剂大辞典)(3)大青、大黄、栀子、黄芪、升麻、黄连、朴硝。(中医方剂大辞典)(4)薄荷、甘草、栀子、黄芩、黄连、大黄、玄明粉、连翘。(中医方剂大辞典)(5)青黛、蜈蚣、蝎、巴豆。(中医方剂大辞典)(6)天麻、水银、朱砂、天南星、铁粉、白附子、硇砂、好墨、僵蚕、金箔、银箔、轻粉、黑附子、全蝎、粉霜、半夏、脑子、麝香、雄黄、蜈蚣。(中医方剂大辞典)(7)大青、黄芩、蚤休、黄药、黄连、蔷薇根皮、川升麻、栝楼根、知母、石青、马牙消。(中医方剂大辞典)

大青丹 da qing dan

【英文名】Da Qing Pellet

【组成】蝎梢、白附子、白僵蚕、干虾蟆、木香、槟榔、青黛、续随子。(中医方剂大辞典)

大青汤 da qing tang

【英文名】Da Qing Decoction

【组成】(1)大青、甘草、胶、豉、赤石脂。(中医方剂大辞典)(2)大青、甘草、胶、豉。(中医方剂大辞典)(3)大青、木通、元参、桔梗、知母、山栀、升麻、石膏。(中医方剂大辞典)(4)大青、元参、山栀、黄芩、黄柏、黄连、甘草。(中医方剂大辞典)(5)元参、大青、桔梗、人中黄、知母、升麻、石膏、栀子仁、木通。(中医方剂大辞典)(6)大青、玄参、生地黄、石膏、知母、木通、甘草、地骨皮、荆芥穗。(中医方剂大辞典)(7)大青、黄连。(中医方剂大辞典)(8)大青、鳖甲、赤芍药、当归、茵陈蒿、麻黄、猪苓。(中医方剂大辞典)(9)大青、知母、荆芥、木通、石膏、生地、甘草、地骨皮、元参。(中医方剂大辞典)(10)大青、大黄、甘草、麻黄。(中医方剂大辞典)(11)大青、百部根、紫菀、茜根、黄芩、生干地黄、白前、五味子、甘草。(中医方剂大辞典)(12)大青、麻黄、石膏、芒硝、黄柏、生干地黄、枳壳、赤茯苓。(中医方剂大辞典)(13)大青、秦艽、犀角、山栀子仁、甘草、黄连。(中医方剂大辞典)(14)大青叶、秦艽、吴兰、升麻、荠苨、栝楼根、甘菊、石膏、竹沥、朴硝。(中医方剂大辞典)(15)大青、栀子、犀角、豉。(中医方剂大辞典)

大青饮 da qing yin

【英文名】Da Qing Drink

【组成】(1)大青、吴蓝、石膏、芍药。(中医方剂大辞典)(2)大青、大黄、赤芍药、常山、甘草、龙胆。(中医方剂大辞典)

大青散 da qing san

【英文名】Da Qing Powders

【异名】大青汤(中医方剂大辞典、圣惠、圣济总录)

【组成】(1)大青、柴胡、栀子仁、川升麻、知母、石膏、甘草。(中医方剂大辞典)(2)大青、川大黄、牛黄、朱砂、甘草、犀角屑、玄参、川升麻、栀子仁。(中医方剂大辞典)(3)大青、犀角屑、玄参、黄芩、麦门冬、川升麻、荠苨、甘草、知母、石膏、枳壳、川大黄、红雪、吴蓝、葛根。(中医方剂大辞典)(4)大青、苦竹叶、石膏、地骨皮、甘草、黄芩、犀角屑、吴蓝、川升麻。(中医方剂大辞典)(5)黄芩、芍药、羚羊角、苦竹叶、黄柏、大青、升麻。(中医方剂大辞典)(6)大青、蔷薇根、栀子仁、川大黄、川升麻、甘草。(中医方剂大辞典)(7)大青、阿胶、豉。(中医方剂大辞典)(8)大青、沙参、川升麻、川大黄、黄芩、枳壳、生干地黄、川朴硝。(中医方剂大辞典)(9)大青、黄药、川朴硝、川大黄、羚羊角屑、土瓜根、栀子仁、秦艽、甘草。(中医方剂大辞典)(10)大青、黄芩、川升麻、麦门冬、栀子仁、甘草。(中医方剂大辞典)(11)大青叶。(中医方剂大辞典)(12)大青、蓝叶、川升麻、秦艽、栝楼根、川芒硝、茵陈、栀子仁、甘草。(中医方剂大辞典)(13)大青、甘草、阿胶、豉、白术、陈桔皮。(中医方剂大辞典)(14)大青、栀子仁、羚羊角、大黄、桑根白皮。(中医方剂大辞典)(15)大青、甘草、阿胶、赤石脂、栀子仁。(中医方剂大辞典)(16)大青、栀子仁、川大黄、犀角屑、川升麻、甘草。(中医方剂大辞典)(17)大青、知母、黄芩、大黄、山栀子仁、升麻、黄连、甘草。(中医方剂大辞典)(18)大青、川升麻、瞿麦、黄芩、甘草、川大黄、川朴硝、滑石。(中医方剂大辞典)(19)大青、川升麻、甘草。(中医方剂大辞典)(20)大青、玄参、川升麻、栀子仁、川大黄、甘草。(中医方剂大辞典)(21)大青、远志、川升麻、柴胡、黄芩、犀角屑、人参、甘草、芦根。(中医方剂大辞典)(22)大青、知母、柴胡、葛根、甘草、川升麻、石膏、黄芩、川芒硝、赤芍药、栀子仁。(中医方剂大辞典)

大青煎 da qing jian

【英文名】Da Qing Decoction

【组成】(1)大青、黄柏、升麻、射干、蔷薇根、苦竹叶、生地黄、玄参、白蜜、天门冬。(中医方剂大辞典)(2)大青、升麻、射干、苦竹叶、山栀子仁、黄柏、玄参、蔷薇根、生地黄汁、白蜜。(中医方剂大辞典)

大青膏 da qing gao

【英文名】Da Qing Ointment

【组成】(1)天麻、青黛、白附子、乌蛇、蝎尾、天竺黄、麝香。(中医方剂大辞典)(2)大黄、白附子、青黛、天麻、蝎尾、朱砂、麝香、乌梢蛇、天竺黄。(中医方剂大辞典)(3)大青叶、天麻、白附子、蝎梢、朱砂、青黛、天竺黄、麝香、乌蛇肉。(中医方剂大辞典)(4)乌蛇、全蝎、蜈蚣、钟乳粉、青黛、丁香、木香、川附子、白附子。(中医方剂大辞典)(5)天麻、白附子、青黛、蝎尾、乌梢蛇肉、朱砂、天竺黄。(中医方剂大辞典)

大枣丸 da zao wan

【英文名】Da Zao Pill

【组成】(1)山羊屎、大枣。(中医方剂大辞典)(2)大枣、蓖麻子。(中医方剂大辞典)(3)大枣、杏仁、豉。(中医方剂大辞典)(4)葶苈、黄桔皮、桔梗。(中医方剂大辞典)(5)大枣、熟艾叶、杏仁、半夏、人参。(中医方剂大辞典)

大枣汤 da zao tang

【英文名】Da Zao Decoction

【异名】大枣煎(中医方剂大辞典、外台、圣惠)

【组成】(1)大枣、黄芪、阿胶、甘草。(中医方剂大辞典)(2)麦冬、石菖蒲、浮小麦、枣仁、茯神、天冬、柏子仁、大枣、甘草、白芍、元参、黄芩、竹茹、当归。(中医方剂大辞典)(3)大枣、浮小麦、麦冬、人参、川芎、当归、竹茹、茯苓、茯神、陈皮、熟地、香附、白芍、黄芪。(中医方剂大辞典)(4)白术、大枣。(中医方剂大辞典)(5)大枣、人参、白术、白茯苓、陈曲、甘草、檀香。(中医方剂大辞典)(6)大枣、生干地黄、阿胶、甘草。(中医方剂大辞典)(7)大枣、石膏、白薇、前胡、人参、防风、桂心、甘草。(中医方剂大辞典)(8)大枣、黄芪、附子、生姜、麻黄、甘草。(中医方剂大辞典)(9)大枣、杏仁、人参、紫菀、萎蕤、麦门冬、百部、通草、石膏、五味子、羊肾、麻黄。(中医方剂大辞典)

大枣饼 da zao bing

【英文名】Da Zao Emplastrum

【组成】大枣、斑蝥。(中医方剂大辞典)

大枣散 da zao san

【英文名】Da Zao Powders

【组成】芫花、甘遂、大戟。(中医方剂大辞典)

大枣粥 da zao zhou

【英文名】Da Zao Gruel

【组成】大枣、茯神、粟米。(中医方剂大辞典)

大枣煎 da zao jian

【英文名】Da Zao Decoction

【异名】大枣膏(中医方剂大辞典、千金、圣济总录)

【组成】大枣、黄连、淡竹叶。(中医方剂大辞典)

大枣膏 da zao gao

【英文名】Da Zao Ointment

【组成】(1)大枣、巴豆。(中医方剂大辞典)(2)蒸大枣、水银。(中医方剂大辞典)

大明散 da ming san

【英文名】Da Ming Powders

【组成】蝉蜕、白蒺藜、川羌活、荆芥穗、黄芪、乌蛇皮。(中医方剂大辞典)

大易方 da yi fang

【英文名】Da Yi Piorescriptn

【异名】萆薢丸(中医方剂大辞典、千金、圣济总录)

【组成】萆薢、薯蓣、牛膝、泽泻、白术、地肤子、干漆、蛴螬、天雄狗脊、车前子、茵芋、山茱萸、干地黄。(中医方剂大辞典)

大和散 da he san

【英文名】Da He Powders

【组成】熟干地黄、当归、人参、地骨皮、赤芍药、甘草。(中医方剂大辞典)

大金丹 da jin dan

【英文名】Da Jin Pellet

【组成】(1)甘草、黄芩、黄柏、栀子、黄连。(中医方剂大辞典)(2)当归、白茯苓、白术、延胡索、蕲艾、川芎、川藁本、丹皮、赤石脂、茵陈、鳖甲、黄芩、白芷、人参、大地黄、益母草、香附、桂心、大粉草、没药、五味子、沉香、阿胶、紫河车。(中医方剂大辞典)(3)牛黄、珍珠、冰片、麝香、犀角、狗宝、羚羊角、孩儿茶、血竭、朱砂、鸦片、琥珀、珊瑚、沉香、木香、白檀香、金箔。(中医方剂大辞典)(4)甘草、黑郁金、玄明粉、白矾、生硼砂、煅金礞石、冰片、薄荷冰、朱砂面、姜汁、竹沥膏。(中医方剂大辞典)(5)朱砂、雄精、硼砂、川连、西黄、甘草、枯矾、黄精、淡秋石、制熟附。(中医方剂大辞典)

大金散 da jin san

【英文名】Da Jin Powders

【组成】辰、真铁粉、轻粉、金箔。(中医方剂大辞典)

大疟丹 da nue dan

【英文名】Da Nue Pellet

【组成】胡椒、荜茇、生半夏、丁香、细辛。(中医方剂大辞典)

大泽汤 da ze tang

【英文名】Da Ze Decoction

【组成】天冬、生地、人参、龟版、麦冬、茯神、柏仁、蛤粉、丹参、石斛、灯心、藕。(中医方剂大辞典)

大宝丹 da bao dan

【英文名】Da Bao Pellet

【组成】羚羊角、犀角、琥珀、防风、甘草、胆星、辰砂、麝香、龙脑、金箔。(中医方剂大辞典)

大顺丸 da shun wan

【英文名】Da Shun Pill

【组成】萝卜子、连翘、山楂肉、广术、陈皮、砂仁、赤茯苓、神曲、半夏、白术。(中医方剂大辞典)

大顺汤 da shun tang

【英文名】Da Shun Decoction

【组成】(1)野党参、当归、生赭石。(中医方剂大辞典)(2)蒺藜、郁金、乌药、木香、广皮、厚朴、枳壳、青皮、茯苓、白术、桔饼、煨姜。(中医方剂大辞典)(3)人参、砂仁、麻油。(中医方剂大辞典)

大顺饮 da shun yin

【英文名】Da Shun Drink

【组成】(1)缩砂、草豆蔻、厚朴、青皮。(中医方剂大辞典)(2)草豆蔻、炮姜、熟附子、广皮、白茯苓、炙甘草、熟半夏。(中医方剂大辞典)(3)细面、生姜、赤茯苓、粉草。(中医方剂大辞典)

大顺散 da shun san

【英文名】Da Shun Powders

【异名】二宜汤(中医方剂大辞典、局方)

【组成】甘草、干姜、杏仁、肉桂。(中医方剂大辞典)

大衍丸 da yan wan

【英文名】Da Yan Pill

【组成】羌活、当归、白芷、防风、粉草、连翘、熟地、牛蒡子、僵蚕、蒺藜、玄参、苦参皮。(中医方剂大辞典)

大饼子 da bing zi

【英文名】Da Bing Zi Pill

【组成】大附子、韶粉、藿香、丁香。(中医方剂大辞典)

大疯丸 da feng wan

【英文名】Da Feng Pill

【组成】大风子、小胡麻、白蒺藜、苍术、荆芥、牛膝、川断、苦参、防风、蝉蜕、蛇蜕。(中医方剂大辞典)

大神丸 da shen wan

【英文名】Da Shen Pill

【组成】(1)熟川乌、制草乌、大风子、白僵蚕、北全蝎、北蝉蜕、川山甲、明雄黄、台乌药、漂苍术、北防风、荆芥穗、苏薄荷、绿升麻、全当归、大川芎、大秦艽、炙甘草、羌活、生地黄。(中医方剂大辞典)(2)芦荟、诃子皮、肉豆蔻。(中医方剂大辞典)

大桂汤 da gui tang

【英文名】Da Gui Decoction

【组成】桂心、半夏、生姜、黄芪。(中医方剂大辞典)

大造丸 da zao wan

【英文名】Da Zao Pill

【异名】河车大造丸(中医方剂大辞典、扶寿精方、不居集)

【组成】(1)紫河车、熟地、生地、淡天门冬、当归、枸杞子、牛膝、五味子、淡肉苁蓉、黄柏、锁阳、生杜仲。(中医方剂大辞典)(2)紫河车、败龟版、黄柏、杜仲、牛膝、茯苓、地黄、天冬、麦冬、五味、当归。(中医方剂大辞典)(3)紫河车、杞子、人参、当归、麦冬、天冬、益智仁、茯苓、五味、熟地、川膝、山药、菟丝子、川柏。(中医方剂大辞典)(4)紫河车、大生地、天冬、杜仲、当归、人参、五味子、麦冬、败龟版、牛膝。(中医方剂大辞典)(5)紫河车、干地黄、熟地黄、麦门冬、天门冬、当归、枸杞子、五味子、牛膝、杜仲、小茴香、黄柏、白术、陈皮、干姜、侧柏叶。(中医方剂大辞典)(6)怀熟、甘枸杞、菟丝子、厚杜仲、山药、白茯苓、紫河车。(中医方剂大辞典)(7)紫河车、生干地黄、龟版、杜仲、天门冬、黄柏、牛膝、麦门冬、当归身、人参、五味子。(中医方剂大辞典)(8)紫河车、败龟版、黄柏、杜仲、牛膝、怀生地黄、天门冬、麦门冬、人参。(中医方剂大辞典)(9)紫河车、山药。(中医方剂大辞典);白术、苡仁、沙苑子。(中医方剂大辞典)(10)紫河车、败龟版、天冬、麦冬、熟地。(中医方剂大辞典)

大脏丹 da zang dan

【英文名】Da Zang Pellet

【组成】大蒜、厚朴、硫黄、茴香、肉豆蔻、诃子、白茯苓、神曲、草果仁、白矾、白艾叶、麦蘖。(中医方剂大辞典)

大效丸 da xiao wan

【英文名】Da Xiao Pill

【异名】白矾丸(中医方剂大辞典、千金)

【组成】(1)大蓟根、白矾、麝香。(中医方剂大辞典)(2)斑蝥、黑豆。(中医方剂大辞典)(3)乌头、附子、乌蛇、细辛、厚朴、人参、赤茯苓、桂心、干蝎、木香、乳香、草豆蔻、硇砂、胡桐泪、槟榔、腻粉、不灰木。(中医方剂大辞典)(4)矾石、附子。(中医方剂大辞典)

大效散 da xiao san

【英文名】Da Xiao Powders

【组成】(1)田螺壳、黄砚壳。(中医方剂大辞典)(2)蜗牛壳。(中医方剂大辞典)

大畜方 da chu fang

【英文名】Da Chu Pill

【组成】白蒺藜、泽兰、姜黄、莱菔子、山楂、茜草、土贝母、延胡索、五灵脂、槟榔、金银花、乌药、青皮、桃仁。(中医方剂大辞典)

大疳丸 da gan wan

【英文名】Da Gan Pill

【组成】白矾、绿矾、胆矾、干虾蟆、莨菪子、葶苈、蜗牛、胡黄连、生蜗牛、麝香、丹砂、雄黄、牛黄、熊胆、诃黎勒皮、细辛、青黛。(中医方剂大辞典)

大通丸 da tong wan

【英文名】Da Tong Pill

【组成】干地黄、天门冬、干姜、当归、石斛、肉苁蓉、白术、甘草、芍药、人参、麻子仁、大黄、黄芩、蜀椒、防风、紫菀、茯苓、杏仁、白芷。(中医方剂大辞典)

大通丹 da tong dan

【英文名】Da Tong Pellet

【组成】(1)川乌头、砒黄、巴豆、芫花、杏仁、麝香、黄丹、猪牙皂荚、自然铜。(中医方剂大辞典)(2)雄黄、雌黄、密陀僧、紫石英、朱砂、黄丹、定粉、曾青、铅霜、水银、金箔、银箔、生金屑、生银屑、磁石、滑石、绿矾、白矾、硫黄、猪牙皂角、伏龙肝、香墨、丁香、槟榔、木香、白僵蚕、蝉壳、干蝎、白花蛇、蛇蜕皮、龙脑、麝香。(中医方剂大辞典)(3)雄黄、硫黄、丹砂、水银、金、银、铅丹、胡粉、消石、白矾、铅霜、龙脑、麝香、玉屑、犀角、乌蛇、白花蛇、附子、牛黄、高良姜、蝉蜕、白僵蚕、天竺黄、荜澄茄、天麻、白附子。(中医方剂大辞典)(4)生地、朴硝、没药。(中医方剂大辞典)(5)甘草、川乌头、寒水石、肉桂、荆芥穗、藿香叶、薄荷叶、天南星、甘松、藁本、香白芷、麻黄、乌药、没药、天麻、川芎、牛膝、乳香。(中医方剂大辞典)(6)熟干地黄、天门冬、白术、干姜、当归、石斛、甘草、肉苁蓉、芍药、人参、大黄、紫菀、白茯苓、杏仁、防风、麻仁、白芷、蜀椒。(中医方剂大辞典)(7)金钗石斛、牛膝、大附子、干姜、豆蔻、槟榔、木香、菊花、硫黄、白花蛇、枸杞子。(中医方剂大辞典)

大通散 da tong san

【英文名】Da Tong Powders

【异名】木通散(中医方剂大辞典、圣济总录、普济方)

【组成】(1)甘遂、生干地黄、槟榔、麦蘖、铅白霜。(中医方剂大辞典)(2)大黄、枳实、甘草。(中医方剂大辞典)(3)沉香、木香、白术、陈桔皮、桑根白皮、木通、胡椒、黑牵牛。(中医方剂大辞典)

大豉汤 da chi tang

【英文名】Da Chi Decoction

【组成】豉、半夏、生姜、人参、前胡、桂心、甘草。(中医方剂大辞典)

大营煎 da ying jian

【英文名】Da Ying Decoction

【异名】大荣煎(中医方剂大辞典、景岳全书、会约)

【组成】(1)当归、熟地、枸杞、炙草、杜仲、牛膝、肉桂、肉苁蓉。(中医方剂大辞典)(2)当归、熟地、枸杞、炙甘草、杜仲、牛膝、肉桂。(中医方剂大辞典)

大黄丸 dai huang wan

【英文名】Dai Huang Pill

【异名】知母大黄丸(中医方剂大辞典、普济方);大黄桃仁丸(中医方剂大辞典、圣惠、圣济总录);细丸(中医方剂大辞典、肘后方、千金)

【组成】(1)大黄、大麻仁、当归、生干地黄。(中医方剂大辞典)(2)大黄、赤芍药、当归、厚朴、枳实、火麻仁、生干地黄。(中医方剂大辞典)(3)大黄、消石、蜀椒、代赭、干漆、芎劳、赤茯苓、干姜、虻虫。(中医方剂大辞典)(4)大黄、黄芩。(中医方剂大辞典)(5)大黄、防风、黄芪、黄连、半漏芦、秦艽、苦参、乌蛇。(中医方剂大辞典)(6)大黄、甘草、杏仁、诃黎勒、芒硝。(中医方剂大辞典)(7)大黄、黄芩、人参、地骨皮、决明子、防风、石胆、地肤子、黄连、甘草、车前子、兔肝、萤火虫。(中医方剂大辞典)(8)大黄、蔓荆子、丹参、吴蓝、土瓜根、防风、甘菊花、秦皮、黄连、萎蕤、陈桔皮、前胡、决明子、冬瓜子、青葙子、地肤子、车前子。(中医方剂大辞典)(9)大黄、赤芍药、黄芩、杏仁、芒硝。(中医方剂大辞典)(10)大黄、黄芩、黄连、当归、赤茯苓、黄芪、生干地黄、赤芍药、柴胡、栀子仁。(中医方剂大辞典)(11)大黄、硝石、大戟、甘遂、芫花、椒目、葶苈。(中医方剂大辞典)(12)大黄、槟榔、丁香、诃黎勒、桂枝、木香。(中医方剂大辞典)(13)大黄、芎䓖。(中医方剂大辞典)(14)大黄、桔梗、枳壳、芎䓖、羌活、木香、柴胡、独活、牵牛子。(中医方剂大辞典)(15)大黄、干姜、桂枝、巴豆。(中医方剂大辞典)(16)大黄、甘草、黄连、恶实、荆芥穗。(中医方剂大辞典)(17)大黄、葶苈、杏仁、朴硝。(中医方剂大辞典)(18)川大黄、鳖甲、柴胡、吴茱萸、当归、京三棱、赤芍药、牛膝、槟榔、桂心、干漆。(中医方剂大辞典)(19)川大黄、桂心、薏苡仁、鸡骨香、黄连、人参、附子、黄芪、木通、当归、枳实、败酱草、赤芍药、白蒺藜。(中医方剂大辞典)(20)川大黄、鳖甲、干漆、京三棱、吴茱萸、琥珀、桂心、槟榔、防葵、川乌头。(中医方剂大辞典)(21)川大黄、土瓜根、牛膝、桃仁。(中医方剂大辞典)(22)川大黄、麝香、硇砂、槟榔、巴豆、川乌头、桂心、木香、当归、京三棱、干姜。(中医方剂大辞典)(23)川大黄、鳖甲、防葵、半琥珀、干漆。(中医方剂大辞典)(24)五味子、䗪虫、芎䓖、肉苁蓉、麦门冬、续断、石斛、甘草、吴茱萸、商陆根、芒硝、细辛、厚朴、乌头、生干地黄、大黄、附子。(中医方剂大辞典)(25)大黄、青桔皮、半夏。(中医方剂大辞典)(26)大黄、干姜、白僵蚕、天麻、白附子、天南星、附子、半夏、牛黄、腻粉、麝香。(中医方剂大辞典)(27)大黄、蔓荆子、桂枝、麻黄、羌活、芎䓖、防己、白附子、白花蛇、雄黄、空青、腻粉、麝香。(中医方剂大辞典)(28)大黄、牵牛子、木香、郁李仁。(中医方剂大辞典)(29)川大黄、诃黎勒皮、人参、大麻子。(中医方剂大辞典)(30)川大黄、桃仁、枳壳。(中医方剂大辞典)(31)川大黄、槟榔、枳壳、牵牛子、木香、甘草、皂荚、青桔皮。(中医方剂大辞典)(32)川大黄、大戟、赤芍药、川朴硝、甜葶苈、杏仁。(中医方剂大辞典)(33)川大黄、恒山、香豉、砒霜、鳖甲、麝香、朱砂。(中医方剂大辞典)(34)川大黄、木香、干姜、桂心、槟榔、巴豆、郁李仁、当归、神曲。(中医方剂大辞典)(35)川大黄、槟榔、牛膝、芎䓖、枳壳、独活、防风、桂心、大麻仁、郁李仁、桃仁。(中医方剂大辞典)(36)川大黄、天门冬、百合、杏仁、木通、桑根白皮、甜葶苈、川朴硝。(中医方剂大辞典)(37)川大黄、蛇蜕皮、蝉壳、巴豆霜、干蛤蟆、铅霜、皮中子灰。(中医方剂大辞典)(38)川大黄、诃黎勒皮、桔梗、乌梅肉、川朴硝、陈桔皮、木香、郁李仁。(中医方剂大辞典)(39)川大黄、鳖甲、赤芍药、大麻仁、白术、防葵、神曲、木香。(中医方剂大辞典)(40)川大黄、鳖甲、赤芍药、火麻仁、防葵、法曲、白术、青桔皮。(中医方剂大辞典)(41)川大黄、诃黎勒。(中医方剂大辞典)(42)川大黄、干姜、高良姜、小草、芎䓖、陈桔皮、桃仁、川椒。(中医方剂大辞典)(43)大黄、天雄、雄黄、麝香、朱砂、胡椒、巴豆、京三棱、槟榔、当归、桂心、木香、犀角屑、干姜。(中医方剂大辞典)(44)川大黄、干姜、甜葶苈、川芒硝、桔梗、赤茯苓、石膏、附子、川乌头、杏仁、川椒。(中医方剂大辞典)(45)川大黄、木香、肉豆蔻、硼砂、干姜、青桔皮、吴茱萸、槟榔、桂心、蓬莪术、巴豆。(中医方剂大辞典)(46)川大黄、川朴硝、蓬莪术、诃黎勒、桂心、枳壳、吴茱萸、金星矾石、柴胡、狼毒、巴豆。(中医方剂大辞典)(47)川大黄、知母、牡蛎、当归、枳壳、鳖甲。(中医方剂大辞典)(48)川大黄、黄连、桂心、代赭、朱砂、木香、麝香、肉豆蔻、杏仁、巴豆。(中医方剂大辞典)(49)川大黄、柴胡、赤茯苓、人参、木香、桂心、枳壳、槟榔、桃仁。(中医方剂大辞典)(50)川大黄、茵陈、甜葶苈。(中医方剂大辞典)(51)川大黄、鳖甲、赤茯苓。(中医方剂大辞典)(52)川大黄、桃仁、干漆、赤茯苓、甜葶苈、牛膝、牡丹、水蛭、芎䓖、桂心、柴胡、牡蒿、人参、当归、干姜、虻虫、川椒、䗪虫、吴茱萸、生地黄。(中医方剂大辞典)(53)川大黄、鳖甲、枳壳、当归、赤芍药、京三棱、吴茱萸。(中医方剂大辞典)(54)川大黄、桃仁、槟榔、鳖甲、京三棱、干姜、川乌头、桂心、吴茱萸。(中医方剂大辞典)(55)川大黄、桃仁、槟榔、鳖甲、京三棱、干姜、川乌头、桂心、吴茱萸。(中医方剂大辞典)(56)川大黄、防葵、木香、川乌头、鳖甲、干姜。(中医方剂大辞典)(57)川大黄、芎䓖、桂心、杏仁。(中医方剂大辞典)(58)川大黄、川椒、人参、半夏、桔梗、菖蒲、柴胡、赤茯苓、芎䓖、桂心、桃仁、木香、吴茱萸、干姜、细辛。(中医方剂大辞典)(59)川大黄、海藻、川朴硝、昆布、苦瓠子仁、甜葶苈、木通、桃仁。(中医方剂大辞典)(60)川大黄、栀子仁、黄芪、川升麻、川朴硝、黄连、生干地黄、玄参、磁石。(中医方剂大辞典)(61)川大黄、栀子仁、黄芩、黄连、车前子。(中医方剂大辞典)(62)川大黄、麦门冬、玄参、黄芩、决明子、车前子、青葙子、黄连、寒水石、甘草、马牙消、栀子仁、蕤仁、犀角屑。(中医方剂大辞典)(63)川大黄、鳖甲。(中医方剂大辞典)(64)川大黄、赤芍药、木通、陈桔皮、大麻仁、槟榔。(中医方剂大辞典)(65)川大黄、黄连、黄芩、黄柏、曲衣、栀子仁。(中医方剂大辞典)(66)川大黄、柴胡、黄芩、黄连、白鲜皮、栀子仁、秦艽、龙胆、赤芍药、大麻仁。(中医方剂大辞典)(67)川大黄、黄芩、栀子仁、大青、龙胆、苦参、川朴硝。(中医方剂大辞典)(68)川大黄、黄芩、犀角屑、猪苓、枳壳、川朴硝。(中医方剂大辞典)(69)川大黄、牛膝、槟榔、枳壳、木香、人参、郁李仁、桂心、前胡。(中医方剂大辞典)(70)川大黄、枳壳、陈桔皮、麻仁、槟榔、木通。(中医方剂大辞典)(71)大黄、黄芩、黄连、苦参、龙胆。(中医方剂大辞典)(72)大黄、芍药、厚朴、枳实、麻子仁。(中医方剂大辞典)(73)大黄、茯苓、芒硝、巴豆。(中医方剂大辞典)(74)川大黄、木香、槟榔、桂心、枳壳、甘草、郁李仁。(中医方剂大辞典)(75)川大黄、枳壳、甘草、麦门冬、羚羊角屑、川升麻、生干地黄、犀角屑。(中医方剂大辞典)(76)川大黄、白芍药、甘草、槟榔、木香、枳壳。(中医方剂大辞典)(77)大黄、大麻子。(中医方剂大辞典)(78)大黄、干地黄、茯苓、当归、柴胡、杏仁。(中医方剂大辞典)(79)大黄、厚朴、枳实、芒硝、杏仁、葶苈子。(中医方剂大辞典)(80)大黄、葶苈、豉、杏仁、巴豆。(中医方剂大辞典)(81)大黄、栝楼、土瓜根、杏仁。(中医方剂大辞典)(82)大黄、苦参、人参、桔梗、杏仁、芎䓖、半夏、黄芩、葶苈。(中医方剂大辞典)(83)大黄、朴硝、巴豆。(中医方剂大辞典)(84)大黄、桃仁、虻虫。(中医方剂大辞典)(85)大黄、白术、木防己。(中医方剂大辞典)(86)大黄、芍药、葶莸、大戟、朴硝、杏仁、巴豆。(中医方剂大辞典)(87)川大黄、栀子仁、茅苊、葛根。(中医方剂大辞典)(88)大黄、大麻仁。(中医方剂大辞典)(89)大黄、黄连、黄柏、黄芩、曲衣。(中医方剂大辞典)(90)木香、大黄、黑豆、升麻。(中医方剂大辞典)(91)大黄、葶苈子。(中医方剂大辞典)(92)大黄、木香。(中医方剂大辞典)(93)白附子、全蝎、乌蛇、天麻、白僵蚕、朱砂、麝香、雄黄、牛黄、真珠、脑子、金箔、天南星。(中医方剂大辞典)(94)大黄、川芎、甘草、黑牵牛。(中医方剂大辞典)(95)大黄、柴胡、朴硝、芎䓖、干姜、蜀椒、茯苓。(中医方剂大辞典)(96)大黄、郁金、人参、黄连。(中医方剂大辞典)(97)大黄、丹砂、人参、枳壳、白茯苓、柴胡、桂枝、木香。(中医方剂大辞典)(98)大黄、干姜、人参、丹参、沙参、苦参、防风、桂枝、玄参、䗪虫、附子、白术、赤茯苓、葶苈、杏仁、蜀椒、巴豆。(中医方剂大辞典)(99)大黄、巴豆、消石、桂心、干姜。(中医方剂大辞典)(100)大黄、芒硝、黄芩、赤芍药、杏仁、赤茯苓、生干地黄。(中医方剂大辞典)

大黄片 dai huang pian

【英文名】Dai Huang Tablet

【组成】大黄。(中成药研究 1989,11(1))

大黄汤 dai huang tang

【英文名】Dai Huang Decoction

【异名】大黄散(中医方剂大辞典、圣惠、圣济总录、外台、普济方);单煮大黄汤(中医方剂大辞典、外科精要);三物汤(中医方剂大辞典、千金、圣济总录);干姜汤(中医方剂大辞典、千金、圣济总录)

【组成】(1)大黄、栀子仁、茯神、生麦门冬、犀角、旋覆花。(中医方剂大辞典)(2)川大黄、山栀子仁、朴消、连翘、薄荷、甘草、干葛、赤芍药。(中医方剂大辞典)(3)大黄、山栀子、黄连、龙胆、郁金、黄柏、甘草。(中医方剂大辞典)(4)炒大黄、细辛、炙甘草、黄芩、芍药、淡竹叶、大黄、细辛、枣去核、淡竹叶。(中医方剂大辞典)(5)大黄、皂角、炙甘草。(中医方剂大辞典)(6)大黄、芍药、细辛、炙甘草、黄芩。(中医方剂大辞典)(7)大黄、芒消。(中医方剂大辞典)(8)炙甘草、大黄、甘皮、当归、细辛。(中医方剂大辞典)(9)大黄、常山、升麻、炙甘草。(中医方剂大辞典)(10)大黄、穿山甲、川厚朴、白芷、大枫子仁、花椒、甘草。(中医方剂大辞典)(11)木香、大黄、黑豆。(中医方剂大辞典)(12)大黄、栀子仁、升麻、前胡。(中医方剂大辞典)(13)大黄。(中医方剂大辞典)(14)大黄、芍药、赤茯苓、大麻仁。(中医方剂大辞典)(15)大黄、麦门冬、栀子、黄芩、芒消、炙甘草。(中医方剂大辞典)(16)大黄、芒消、莽草、黄芩、蒺藜子。(中医方剂大辞典)(17)大黄、黄芩、当归、芍药、芒消、炙甘草、桃仁、杏仁。(中医方剂大辞典)(18)生锦纹大黄、生石膏、银花、栝楼子、桔梗、焦栀子、牛蒡子、苏子、连翘、射干。(中医方剂大辞典)(19)大黄、枳壳。(中医方剂大辞典)(20)大黄、前胡、半夏、人参、黄芩、赤茯苓、木香、槟榔。(中医方剂大辞典)(21)黄连、木香、生大黄。(中医方剂大辞典)(22)大黄、大戟、赤茯苓、炮甘遂、黄芩、芫花、荛花。(中医方剂大辞典)(23)大黄、黄芩、黄连、炙甘草、麦门冬。(中医方剂大辞典)(24)大黄、栀子仁、犀角屑、栝楼根、升麻、黄芩、炙甘草。(中医方剂大辞典)(25)大黄、黄连、石膏、黄芩、炙甘草、细辛、半夏、山栀子仁。(中医方剂大辞典)(26)大黄、黄芩、炙甘草、蒲黄、大枣。(中医方剂大辞典)(27)大黄、甘草、麦门冬。(中医方剂大辞典)(28)大黄、麦门冬、甘遂、茅根、黄连、贝母。(中医方剂大辞典)(29)大黄、桂、炙甘草、人参、细辛、桑根白皮。(中医方剂大辞典)(30)大黄、升麻、栀子仁、朴消、枳壳、黄芪。(中医方剂大辞典)(31)大黄、柴胡、防风、炙甘草。(中医方剂大辞典)(32)大黄、黄芩。(中医方剂大辞典)(33)大黄、茯苓、乌贼骨、皂荚、甘草、芒消。(中医方剂大辞典)(34)大黄、甘草、芒消、桂心、石膏、大枣。(中医方剂大辞典)(35)大黄、牡蛎、龙骨、栝楼根、甘草、桂心、赤石脂、寒水石。(中医方剂大辞典)(36)大黄、勺药、桂、鳖甲、炙甘草、诃黎勒、防葵。(中医方剂大辞典)(37)大黄、木香、枳壳。(中医方剂大辞典)(38)大黄、炙甘草、桑根白皮 葱白、三茎。(中医方剂大辞典)(39)大黄、人参、细辛、干姜、当归、甘皮。(中医方剂大辞典)(40)大黄、当归、甘草、生姜、牡丹、芍药、吴茱萸。(中医方剂大辞典)(41)大黄、黄芩、黄柏、半夏、细辛、生地黄、虎掌、茵草。(中医方剂大辞典)(42)大黄、炙甘草、常山、桂。(中医方剂大辞典)(43)大黄、桃仁、水蛭、木通。(中医方剂大辞典)(44)大黄、木通、木香、升麻、羚羊角屑、白茅根、黄芩。(中医方剂大辞典)(45)大黄、黄芩、白蔹。(中医方剂大辞典)(46)大黄、牡丹、芥子、消石、桃仁。(中医方剂大辞典)(47)大黄、栀子、升麻、黄芩、芒消。(中医方剂大辞典)(48)大黄、桃仁、虻虫、水蛭。(中医方剂大辞典)(49)大黄、徘帛、乱发、炊单布、败蒲、桃仁、炙甘草。(中医方剂大辞典)(50)大黄、甘草、炙黄芩、升麻、栀子。(中医方剂大辞典)(51)大黄、厚朴、干姜、桂、炙甘草、当归、人参、白茯苓、白术、桔梗。(中医方剂大辞典)(52)大黄、柴胡、升麻、黄芩、知母、芍药、栀子仁、枳实、细辛。(中医方剂大辞典)(53)大黄、黄连、黄柏、栀子。(中医方剂大辞典)(54)大黄、当归、赤芍药、黄芩、栝楼根、桂、人参、赤石脂、麻黄、牡蛎粉、紫石英、炙甘草。(中医方剂大辞典)(55)大黄、当归、熟干地黄、桂、芍药、吴茱萸、雄黄。(中医方剂大辞典)(56)大黄、牛膝、牡丹皮、紫葳、虻虫、炙甘草、水蛭、代赭、炮干姜、细辛、桃仁、麻仁。(中医方剂大辞典)(57)大黄、桂、桃仁。(中医方剂大辞典)(58)大黄、滑石、芒消、桑根白皮、黄芩、杏仁。(中医方剂大辞典)(59)大黄、地肤草、猪苓、知母、芍药、枳实、升麻、木通、炙甘草、黄芩。(中医方剂大辞典)(60)大黄、桃仁、桂、生干地黄、郁李仁。(中医方剂大辞典)(61)大黄、朴消。(中医方剂大辞典)(62)大黄、芒消、黄连、炙黄柏。(中医方剂大辞典)(63)大黄、人参、牛膝、桂、羌活、枳壳、当归、芎䓖、瞿麦穗、槟榔、芍药、吴茱萸。(中医方剂大辞典)(64)大黄、枳壳、芍药、山栀子仁、黄芩。(中医方剂大辞典)(65)大黄、枳壳、黄芩、菊花、栀子仁。(中医方剂大辞典)(66)大黄、白术、厚朴、大腹皮、木香、桂、朴消、牵牛子。(中医方剂大辞典)(67)大黄、黄连、炙甘草、麦门冬、柴胡。(中医方剂大辞典)(68)红雪、大黄、木香、黑豆。(中医方剂大辞典)(69)大黄、朴消、当归、芍药、芎䓖、桂、厚朴。(中医方剂大辞典)(70)大黄、当归、生干地黄、芎䓖、葛根、炙甘草、紫葳根、麦门冬、天门冬、山栀子仁、地骨皮、黄连。(中医方剂大辞典)(71)大黄、麻黄、旋覆花、炙甘草、山栀子仁。(中医方剂大辞典)(72)麝香、大黄、甘遂、石膏、黄芩、甘草、青木香、前胡。(中医方剂大辞典)(73)牛膝、大青草、下马草、胡麻草、铁扫草、将军草、槐花头、淡竹叶、小青。(中医方剂大辞典)(74)大黄、木鳖仁、甘草节。(中医方剂大辞典)(75)川大黄、前胡、当归、枳壳、葱白、豉、生姜。(中医方剂大辞典)(76)大黄、滑石、龙骨、当归、芍药、黄芩、桂心、炙甘草、人参、青石脂、牡蛎、石膏。(中医方剂大辞典)(77)大黄、升麻、芍药、竹叶、甘草、细辛、杏仁。(中医方剂大辞典)

大黄饮 dai huang yin

【英文名】Dai Huang Drink

【异名】大黄散(中医方剂大辞典、圣济总录、普济方)

【组成】(1)大黄、黄连、黄芩。(中医方剂大辞典)(2)大黄、柴胡、枳壳、升麻、芍药、栀子仁、竹叶、姜、知母、杏仁。(中医方剂大辞典)(3)大黄、桃仁、乱发。(中医方剂大辞典)(4)大黄、黄芩、甘草、芒消、麦门冬、石膏、桂心。(中医方剂大辞典)(5)大黄、芍药、土瓜根。(中医方剂大辞典)(6)大黄、黄芩、白薇、桂心、牡蛎。(中医方剂大辞典)

大黄酊 dai huang ding

【英文名】Dai Huang Tincture(药品标准－中药成方制剂标准)

【组成】大黄。(药品标准－中药成方制剂标准 1996 年)

大黄散 dai huang san

【英文名】Dai Huang Powders

【异名】大黄汤(中医方剂大辞典、圣济总录);托骨大黄散(中医方剂大辞典、苏沈良方、伤科汇纂);截毒散(中医方剂大辞典、圣惠、永乐大典);芃黄散(中医方剂大辞典、圣惠、诚书);参黄散(中医方剂大辞典、圣惠、杨氏家藏方);透关散(中医方剂大辞典、圣惠);大黄汤(中医方剂大辞典、圣惠、圣济总录)

【组成】(1)大黄、朴消、栀子仁、黄柏、冬葵子。(中医方剂大辞典)(2)川大黄。(中医方剂大辞典)(3)大黄、甘草、滑石、绿豆。(中医方剂大辞典)(4)大黄、陈皮、黑牵牛。(中医方剂大辞典)(5)栀子、大黄、郁金、甘草。(中医方剂大辞典)(6)大黄、瞿麦、白干葛、牛蒡子、地骨皮、苍术、升麻、大青、赤芍药、枸杞子、当归、吊藤、黄芩、黄连、连翘、羌活、青皮、郁金、芎、桑白皮、甘草、牵牛、荆芥穗。(中医方剂大辞典)(7)大黄、黄芩、栝楼根、炙甘草、牡蛎、龙骨、凝水石、白石脂、滑石、消石、人参、桂。(中医方剂大辞典)(8)大黄、芍药、黄芩、当归、桃仁、生干地黄、桂、炙甘草。(中医方剂大辞典)(9)大黄、芍药。(中医方剂大辞典)(10)大黄、炮甘草、白僵蚕、槟榔。(中医方剂大辞典)(11)大黄、芎䓖、荆芥穗、䗪虫、蒲黄、当归、桂、炙甘草、桃仁。(中医方剂大辞典)(12)大黄、炙甘草、黄柏、密陀僧、滑石。(中医方剂大辞典)(13)大黄、桂、赤芍药、炙甘草、乌头。(中医方剂大辞典)(14)大黄、泽泻、黄芩、炙甘草、石膏、栀子仁、桂。(中医方剂大辞典)(15)川大黄、黄连、羖羊角屑。(中医方剂大辞典)(16)大黄、大豆、桂。(中医方剂大辞典)(17)大黄、当归、芎䓖。(中医方剂大辞典)(18)大黄、斑蝥。(中医方剂大辞典)(19)大黄、秦艽、藜芦、石硫黄、硇砂。(中医方剂大辞典)(20)大黄、熟干地黄、雄黄、青羊脂、干姜、桂、赤芍药、细辛、炙甘草。(中医方剂大辞典)(21)大黄、乱发。(中医方剂大辞典)(22)大黄、桂、冬瓜子、滑石、朴消。(中医方剂大辞典)(23)大黄、木通、葶苈子。(中医方剂大辞典)(24)大黄、白蔹、寒水石、紫葛、木香、消石、黄芩、大青、苦参。(中医方剂大辞典)(25)大黄、栝楼根、生甘草、马牙消。(中医方剂大辞典)(26)地黄汁、生大黄末。(中医方剂大辞典)(27)大黄、栝楼根、黄芩、百合、当归、葛根、黄柏根、芒消、赤小豆、粳米。(中医方剂大辞典)(28)大黄、消石、黑胶。(中医方剂大辞典)(29)大黄、芍药、楝实、马蹄。(中医方剂大辞典)(30)羊胫炭、大黄、巴豆肉。(中医方剂大辞典)(31)川大黄、牛蒡子、枳壳。(中医方剂大辞典)(32)川大黄、木通、桑根白皮、羌活、川朴消。(中医方剂大辞典)

(33)川大黄、犀角屑、川升麻、当归、赤芍药、红雪、炙甘草。(中医方剂大辞典)(34)川大黄、郁金、黄药、腻粉、猪牙、皂荚。(中医方剂大辞典)(35)川大黄、防风、川升麻、黄芩、麻黄、秦艽、川朴消。(中医方剂大辞典)(36)川大黄、槟榔、川芒消、黄连、黄柏、雄黄、赤小豆。(中医方剂大辞典)(37)川大黄、赤芍药、白鲜皮、黄芩、炙甘草、犀角屑、赤茯苓。(中医方剂大辞典)(38)川大黄、鳖甲、京三棱、木香、槟榔、麝香、炙甘草。(中医方剂大辞典)(39)川大黄、黄连、栝楼根、黄芩、栀子仁。(中医方剂大辞典)(40)川大黄、川朴、牛膝、当归、桃仁、虻虫、赤芍药、水蛭、土瓜根、干漆、桂心。(中医方剂大辞典)(41)川大黄、当归、赤芍药、黄芪、芎䓖、防风、黄连、莽草、栀子仁、腻粉、乳香。(中医方剂大辞典)(42)川大黄、川楝子、赤芍药、马蹄、玄参、蒲公英。(中医方剂大辞典)(43)川大黄、炙甘草、黄芩、枳壳。(中医方剂大辞典)(44)川大黄、黄芩、玄参。(中医方剂大辞典)(45)川大黄、炙甘草、麦门冬、细辛、黄芩。(中医方剂大辞典)(46)川大黄、桂心、枳壳、诃黎勒、前胡、桔梗。(中医方剂大辞典)(47)川大黄、栀子仁、黄芩、赤芍药、炙甘草。(中医方剂大辞典)(48)川大黄、赤芍药、牡丹、姜黄、当归、蒲黄、荷叶、羚羊角屑。(中医方剂大辞典)(49)川大黄、甘草、黄柏、甘菊花、旋覆花、桑根白皮、槟榔、黄连、白芷、菁花。(中医方剂大辞典)(50)川大黄、白蔹、赤芍药、黄连、槐白皮、龙骨。(中医方剂大辞典)(51)川大黄、柴胡、川升麻、黄芩、枳壳、赤芍药、栀子仁、石膏、知母、杏仁。(中医方剂大辞典)(52)川大黄、干漆、桂心、生干地黄、干姜、当归。(中医方剂大辞典)(53)川大黄、黄芩、赤芍药、玄参、黄芪、丹参、山茱萸、蛇床子。(中医方剂大辞典)(54)川大黄、木香、丁香、独活、桑寄生、射干、甘草、麝香。(中医方剂大辞典)(55)川大黄、石灰末、赤小豆。(中医方剂大辞典)(56)川大黄、木香、玄参、黄芩、赤芍药、白蔹、紫葛、赤小豆。(中医方剂大辞典)(57)川大黄、川芒消、蒲黄。(中医方剂大辞典)(58)川大黄、鳖甲、牛膝、桃仁、桂心、当归、白术、芎䓖、防葵。(中医方剂大辞典)(59)川大黄、牡丹、川朴消、炙甘草、牛膝、当归、茯苓、水蛭、桃仁、虻虫。(中医方剂大辞典)(60)川大黄、栀子仁、川升麻、黄芩、甘草、玄参。(中医方剂大辞典)(61)川大黄、川升麻、栀子仁、川朴消、葵子。(中医方剂大辞典)(62)川大黄、当归、细辛、木通、芎䓖、黄连、赤芍药、黄芪、白及。(中医方剂大辞典)(63)川大黄、当归、川芒消、黑豆皮、枳壳、牛蒡子、芎䓖、甘草。(中医方剂大辞典)(64)川大黄、黄芩、龙骨、甘草、黄连、当归、牡蛎、白蔹、白及、赤芍药、赤石脂。(中医方剂大辞典)(65)川大黄、黄芩、白芷、寒水石、白蔹、黄柏、石膏、赤石脂、黄连。(中医方剂大辞典)(66)川大黄、赤小豆、牡蛎、黄连、白蔹、土瓜根、当归。(中医方剂大辞典)(67)川大黄、枳壳、炙甘草、生干地黄、桑根白皮、黄芪、羚羊角屑、赤豆花、当归。(中医方剂大辞典)(68)川大黄、川芒消、赤芍药、大麻仁、桑根白皮、瞿麦、防葵、榆白皮。(中医方剂大辞典)(69)川大黄、苦参、贝齿、滑石。(中医方剂大辞典)(70)川大黄、槟榔、木香、川芒消、枳壳、子芩。(中医方剂大辞典)(71)川大黄、黄柏、栀子仁、川朴消、炙甘草、木通。(中医方剂大辞典)(72)川大黄、京三棱、鳖甲、槟榔、木香、赤芍药、桃仁。(中医方剂大辞典)(73)川大黄、黄连末、龙骨末。(中医方剂大辞典)(74)川大黄、犀角屑、射干、川升麻、玄参、大青、络石、木通、炙甘草。(中医方剂大辞典)(75)川大黄、当归、白术、枳壳、柴胡、鳖甲。(中医方剂大辞典)(76)川大黄、黄芩、泽泻、川升麻、羚羊角屑、栀子仁、玄参、川芒消。(中医方剂大辞典)(77)川大黄、牛蒡子、炙甘草。(中医方剂大辞典)(78)川大黄、大青、羚羊角屑、栀子仁、桑根白皮、炙甘草。(中医方剂大辞典)(79)川大黄、栀子仁、井泉石、秋桑叶、炙甘草、决明子。(中医方剂大辞典)(80)川大黄、枳壳、旋覆花、赤芍药、木通、紫苏茎叶、犀角屑、川朴消、黄芩。(中医方剂大辞典)(81)川大黄、当归、桂心、桃仁、鳖甲、陈桔皮。(中医方剂大辞典)(82)川大黄、赤芍药、川升麻、鬼箭羽、鬼臼、桂心、桔梗、柴胡、川朴消。(中医方剂大辞典)(83)川大黄、黄连、蓝叶、川朴消、川升麻、决明子、黄芩、栀子仁、炙甘草。(中医方剂大辞典)(84)川大黄、木香、柴胡、赤芍药、诃黎勒、枳实、炙甘草、桃仁、鳖甲。(中医方剂大辞典)(85)川大黄、芎䓖、槟榔、桑根白皮、汉防己、炙甘草。(中医方剂大辞典)(86);川大黄、黄柏、黄连、川升麻、炙甘草、赤芍药、黄芩、犀角屑、栀子仁。(中医方剂大辞典)(87)川大黄、黄连、麝香。(中医方剂大辞典)(88)川大黄、泽泻、黄芩、栀子仁、柴胡、羚羊角屑、木香、炙甘草、木通。(中医方剂大辞典)(89)川大黄、枳实、羚羊角屑、川朴消、黄芩、炙甘草。(中医方剂大辞典)(90)川大黄、黄连、川升麻、黄芩、漏芦、玄参、炙甘草。(中医方剂大辞典)(91)川大黄、犀角屑、赤芍药、黄芩、生干地黄、炙甘草。(中医方剂大辞典)(92)川大黄、黄连、炙甘草、黄柏、栀子仁、石膏。(中医方剂大辞典)(93)川大黄、柴胡、秦艽、石膏、麻黄、炙甘草。(中医方剂大辞典)(94)川大黄、羚羊角屑、枳实、川芒消、桑根白皮。(中医方剂大辞典)(95)川大黄、栀子仁、犀角屑、麦门冬、黄连、地骨皮、炙甘草、黄芩、柴胡、白鲜皮。(中医方剂大辞典)(96)川大黄、黄连、麦门冬、栀子仁、柴胡、炙甘草。(中医方剂大辞典)(97)川大黄、柴胡、枳实、川朴消、赤芍药、黄芩、虎掌。(中医方剂大辞典)(98)川大黄、黄连、黄芩、川升麻、黄药、甘草。(中医方剂大辞典)(99)川大黄、寒水石、川芒消、石膏、川升麻、炙甘草、葛根。(中医方剂大辞典)(100)三棱、大黄。(中医方剂大辞典)(101)川大黄、槟榔、郁李仁、枳壳、木香、厚朴。(中医方剂大辞典)(102)川大黄、桂心、炙甘草、川芒消、木通、大腹皮、桃仁。(中医方剂大辞典)(103)川大黄、柴胡、赤芍药、鳖甲、黄芩、犀角屑、川升麻、赤茯苓、知母、槟榔、杏仁、木通。(中医方剂大辞典)(104)大黄、沙糖。(中医方剂大辞典)(105)川大黄、炙甘草、川芒消、桂心、桃仁、麻黄。(中医方剂大辞典)(106)大黄、槟榔、芒消、黄连、黄柏、雄黄、白及、赤小豆、草乌。(中医方剂大辞典)(107)大黄、川芎、甘草、黄芩、枳壳。(中医方剂大辞典)(108)白牵牛、大黄、青皮、甘草、朴消。(中医方剂大辞典)(109)川大黄、黄芩、茯苓、葵子、紫苏茎叶、槟榔、瞿麦、木通、白茅根。(中医方剂大辞典)(110)川大黄、黄芩、赤芍药、柴胡、知母、黄连、炙甘草、葳蕤、秦艽。(中医方剂大辞典)(111)川大黄、秦艽、桂心、石膏、柴胡、炙甘草。(中医方剂大辞典)(112)炙甘草、川大黄、栝楼根。(中医方剂大辞典)(113)川大黄、枳实、川芒消、炙甘草、厚朴。(中医方剂大辞典)(114)大黄、芒消、桃仁、水蛭、虻虫、甘草、当归、䗪虫。(中医方剂大辞典)

大黄煎 dai huang jian

【英文名】Dai Huang Decoction

【异名】大黄散(中医方剂大辞典、家塾方、济阴纲目)

【组成】(1)大黄、芫花、蓬莪术、咸消、桃仁、朱粉。(中医方剂大辞典)(2)大黄、鳖甲、牛膝、干漆。(中医方剂大辞典)

大黄膏 dai huang gao

【英文名】Dai Huang Plaster

【组成】(1)大黄、附子、细辛、连翘、巴豆、水蛭。(中医方剂大辞典)(2)大黄、解毒子、木香。(中医方剂大辞典)(3)黄连、藜芦、大黄、干姜、䕡茹、莽草、羊踯躅。(中医方剂大辞典)(4)罂粟壳、杏仁、山栀子、五味子、阿胶、甘草。(中医方剂大辞典)(5)大黄、朴消。(中医方剂大辞典)(6)沉香、木香、乳香、没药、丁香、牙皂、明雄、黑丑、槟榔、三棱、巴豆仁。(中医方剂大辞典)(7)大黄、大麦、鸡子。(中医方剂大辞典)(8)大黄、玄参、芒消、黄芩、白蔹、木香、射干。(中医方剂大辞典)(9)大黄、干姜、黄连、藜芦、䕡茹、莽草。(中医方剂大辞典)(10)大黄、附子、芎䓖、黄芩、白蔹、雄黄、真珠末、䕡茹、白矾。(中医方剂大辞典)(11)大黄、雄黄、丹参、黄芩、商陆、雷丸、猪脂、附子。(中医方剂大辞典)(12)大黄、木香。(中医方剂大辞典)(13)大黄、附子、细辛、连翘、巴豆。(中医方剂大辞典)

大偻丸 da lou wan

【英文名】Da Lou Pill

【组成】羌活、防风、细辛、附子、甘草、川芎、续断、白芍药、白术、当归、桂心、麻黄、黄芪、熟地黄。(中医方剂大辞典)

大麻丸 da ma wan

【英文名】Da Ma Pill

【异名】大黄丸(中医方剂大辞典、圣惠);搜风顺气丸(中医方剂大辞典、直指、圣惠)

【组成】大黄、枳壳、槟榔、郁李仁、薯蓣、牛膝、独活、防风、山茱萸、麻仁、菟丝子、车前。(中医方剂大辞典)

大惊丸 da jing wan

【英文名】Da Jing Pill

【异名】罢惊丸(中医方剂大辞典、局方、御药院方)

【组成】(1)雄黄、青礞石、辰砂、蛇黄、铁华粉。(中医方剂大辞典)(2)白附子、朱砂、片脑、麝香、白僵蚕、金银箔。(中医方剂大辞典)(3)无名异。(中医方剂大辞典)(4)无名异、没药、麒麟竭、木香、人参、赤茯苓、白芷、当归、虎杖、黄芩、黄芪、牡丹、桂心、生干地黄。(中医方剂大辞典)

大清饮 da qing yin

【英文名】Da Qing Drink

【组成】知母、石斛、木通、生石膏。(中医方剂大辞典)

大椒丸 da jiao wan

【英文名】Da Jiao Pill

【组成】大川椒、荜茇、川白姜、细辛。(中医方剂大辞典)

大散方 da san fang

【英文名】Da San Prescription

【异名】百草散(中医方剂大辞典、圣济总录)

【组成】草木茎叶。(中医方剂大辞典)

大戟丸 da ji wan

【英文名】Da Ji Pill

【异名】麝香大戟丸(中医方剂大辞典、三因、局方)

【组成】(1)大戟、葶苈、青皮、江子。(中医方剂大辞典)(2)大戟、牵牛子、皂荚、海蛤、甜葶苈、川大黄、桑根白皮、郁李仁。(中医方剂大辞典)(3)大戟、葫芦巴、木香、附子、茴香、诃子、槟榔、川楝、麝香。(中医方剂大辞典)(4)无食子、牛黄、麝香、丁香、雄黄、青黛、木香、丹砂、蟾酥、熊胆、蜗牛壳。(中医方剂大辞典)(5)大戟、甜葶苈、芫花、甘遂、泽漆、桑根白皮、赤小豆。(中医方剂大辞典)(6)大戟、丁香、腻粉、水银、砂子、朱砂。(中医方剂大辞典)(7)大戟、乌翅、术。(中医方剂大辞典)(8)大戟、芫花、甘遂、海带、海藻、郁李仁、续随子、樟柳根、硇砂、轻粉、粉霜、水银、龙脑、巴豆。(中医方剂大辞典)(9)大戟、腻粉、粉霜、水银铅、乳香、丁香、龙脑。(中医方剂大辞典)(10)大戟、陈桔皮、巴豆。(中医方剂大辞典)(11)大戟、芫花、巴豆、甘遂、干姜、桔皮、硇砂、姜黄、桂。(中医方剂大辞典)(12)大戟、芫花、苦葶苈、续随子、巴豆。(中医方剂大辞典)(13)大戟、川大黄、木香、羌活、陈桔皮、桑根白皮、牵牛子。(中医方剂大辞典)

大戟汤 da ji tang

【英文名】Da Ji Decoction

【组成】(1)大戟、甘遂。(中医方剂大辞典)(2)大戟、当归、桔皮。(中医方剂大辞典)

大戟散 da ji san

【英文名】Da Ji Poeders

【组成】(1)红芽大戟。(中医方剂大辞典)(2)白大戟。(中医方剂大辞典)(3)红芽大戟、黑牵牛、续随子、甘遂。(中医方剂大辞典)(4)薯蓣、苁蓉、五味子、菟丝子、杜仲、牛膝、泽泻、干地黄、山茱萸、茯神、巴戟天、赤石脂。(中医方剂大辞典)(5)大戟、干姜。(中医方剂大辞典)(6)大戟、甘遂、腻粉、硫黄、水银。(中医方剂大辞典)(7)大戟、当归、芫花、青桔皮、大黄、猪苓、赤芍药、桃仁。(中医方剂大辞典)(8)大戟、前胡、木通、当归、陈桔皮、桑根白皮、赤茯苓、紫苏茎叶、防己、槟榔。(中医方剂大辞典)(9)大戟、木通、当归、陈桔皮、木香。(中医方剂大辞典)(10)大戟、甘遂、续随子、牵牛子、葶苈子。(中医方剂大辞典)(11)大戟、大黄、木香、商陆。(中医方剂大辞典)(12)白蔹、白及、木鳖子仁、香白芷、官桂、杏仁、当归、乳香、没药、桂花、苏合香、黄丹、真香油、槐柳条。(中医方剂大辞典)(13)大戟、露蜂房、细辛、防风。(中医方剂大辞典)

大戟膏 da ji gao

【英文名】Da Ji Plaster

【组成】红芽大戟。(中医方剂大辞典)

大黑丸 da hei wan

【英文名】Da Hei Pill

【异名】保和丸(中医方剂大辞典)

【组成】(1)香附、厚朴、青皮、陈皮、使君子、槟榔、三棱、炒甘草、神曲、黄连、麦芽、白术、蓬术、山楂。(中医方剂大辞典)(2)夏枯草。(中医方剂大辞典)

大黑膏 da hei gao

【英文名】Da Hei Plaster

【组成】乌头、芎䓖、雄黄、胡粉、防己、升麻、黄连、雌黄、藜芦、矾石、杏仁、巴豆、黄柏、松脂、乱发。(中医方剂大辞典)

大温丸 da wen wan

【英文名】Da Wen Pill

【组成】大附子、人参、桔梗、生地黄、蛤粉、玄参、升麻。(中医方剂大辞典)

大蒜丸 da suan wan

【英文名】Da Suan Pill

【组成】(1)煨大蒜、淡豆豉。(中医方剂大辞典)(2)川楝子、破故纸、黑牵牛、玄胡索、青木香。(中医方剂大辞典)(3)大蒜。(中医方剂大辞典)(4)独颗蒜、巴豆。(中医方剂大辞典)

大蒜汤 da suan tang

【英文名】Da Suan Decoction

【组成】大蒜。(中医方剂大辞典)

大蒜酒 da suan jiu

【英文名】Da Shuan Wine

【组成】(1)大蒜。(中医方剂大辞典)(2)独头蒜。(中医方剂大辞典)

大蒜煎 da suan jian

【英文名】Da Suan Decoction

【组成】蒜、酥、牛乳、荜茇、胡椒、干姜、石密、阿魏、戎盐、石上菖蒲、木香、干蒲桃。(中医方剂大辞典)

大蒜膏 da suan gao

【英文名】Da Suan Plaster

【组成】(1)独蒜。(中医方剂大辞典)(2)大蒜、麝香。(中医方剂大辞典)(3)大蒜、沙糖、陈酒。(中医方剂大辞典)

大蓟饮 da ji yin

【英文名】Da Ji Drink

【组成】(1)大蓟汁、生地黄汁。(中医方剂大辞典)(2)大蓟。(中医方剂大辞典)(3)大蓟汁、地黄汁、生姜汁、麦门冬汁、刺蓟汁。(中医方剂大辞典)

大蓟散 da ji san

【英文名】Da Ji Powders

【组成】大蓟根、犀角、升麻、桑白皮、蒲黄、杏仁、桔梗、炙甘草。(中医方剂大辞典)

大蛾散 da e san

【英文名】Da E Powders

【组成】晚蚕蛾。(中医方剂大辞典)

大腹丸 da fu wan

【英文名】Da Fu Pill

【组成】大腹皮、槟榔、桃仁、高良姜。(中医方剂大辞典)

大腹汤 da fu tang

【英文名】Da Fu Decoction

【异名】大腹皮汤(中医方剂大辞典、普济方)

【组成】(1)大腹、陈桔皮、吴茱萸、木香、郁李仁。(中医方剂大辞典)(2)大腹皮、紫苏茎叶、干木瓜、桑根白皮、沉香、木香、茴香子根、羌活、木通、枳壳、青桔皮、陈桔皮、槟榔、莱菔子。(中医方剂大辞典)(3)大腹皮、槟榔、枳壳、人参、知母、陈皮、甘遂。(中医方剂大辞典)(4)大腹皮、杏仁。(中医方剂大辞典)(5)大腹皮、槟榔、木通、防己、青桔皮、紫苏茎叶、桑根白皮、炙甘草、枳壳、草豆蔻、丁香皮、大黄、木香。(中医方剂大辞典)(6)大腹皮、芎藭、赤茯苓、陈桔皮、人参、当归、苎麻根、紫苏茎叶。(中医方剂大辞典)(7)大腹皮、前胡、槟榔、百部根、陈桔皮、枳实、桑根白皮、杏仁、当归、人参。(中医方剂大辞典)(8)大腹子、槟榔、陈桔皮、前胡、桔梗、半夏、枳壳、赤茯苓。(中医方剂大辞典)(9)大腹、木香、诃黎勒皮、枳壳、大黄、芎藭。(中医方剂大辞典)(10)连皮大腹、草豆蔻、陈桔皮。(中医方剂大辞典)(11)大腹、陈曲、厚朴、木香、肉豆蔻、干姜、人参、白茯苓、青桔皮、诃黎勒、桂、大麦蘖、半夏、京三棱。(中医方剂大辞典)(12)连皮大腹、木瓜、葱白。(中医方剂大辞典)(13)大腹、厚朴、防风、半夏、人参。(中医方剂大辞典)(14)大腹、芍药、赤茯苓、桔梗、木香、诃黎勒皮、桃仁。(中医方剂大辞典)(15)大腹、犀角、木香、前胡、旋覆花、半夏、赤茯苓。(中医方剂大辞典)(16)大腹皮、木香、枳壳、赤芍药、炙甘草、前胡、陈桔皮、赤茯苓。(中医方剂大辞典)

大腹饮 da fu yin

【英文名】Da Fu Drink

【组成】大腹、诃黎勒皮、陈桔皮、猪胆、桃白皮。(中医方剂大辞典)

大腹散 da fu san

【英文名】Da Fu Powders

【组成】(1)大腹子、桔皮、厚朴、人参、白芷、肉桂、桔梗、神曲。(中医方剂大辞典)(2)大腹皮、桑根百皮、槟榔、当归、牡丹皮、甘遂、苦葶苈、牛膝、赤茯苓、生干地黄、人参、木香。(中医方剂大辞典)

大解散 da jie san

【英文名】Da Jie Powders

【组成】黄芪、羌活、赤芍药、桔梗、白芷、黄连、甘草、地肤皮、川芎、明天麻。(中医方剂大辞典)

大僻汤 da pi tang

【英文名】Da Pi Decoction

【组成】升麻、干葛、羌活、防风、甘草、柴胡、人参、白芍。(中医方剂大辞典)

大丁沉丸 da ding chen wan

【英文名】Da Ding Chen Pill

【组成】丁香、白茯苓、人参、不灰木、半夏、阳起石、礞石、阿魏、杏仁、巴豆。(中医方剂大辞典)

大丁香丸 da ding xiang wan

【英文名】Da Ding Xiang Pill

【异名】丁香丸(中医方剂大辞典、普济方)

【组成】丁香、丁香皮、干姜、陈桔皮、巴豆霜。(中医方剂大辞典)

大七气汤 da qi qi tang

【英文名】Da Qi Qi Decoction

【组成】京三棱、蓬莪术、青皮、陈皮、藿香叶、香附。(中医方剂大辞典)

大七厘散 da qi li san

【英文名】Da Qi Li Powder(药品标准－中药成方制剂标准)

【组成】自然铜、地鳖虫、大黄、骨碎补、当归尾、乳香、没药、硼砂、血竭、三七、冰片。(药品标准－中药成方制剂标准1994年)

大七香丸 da qi xiang wan

【英文名】Da Qi Xiang Pill

【组成】(1)木香、丁香、檀香、甘松、丁皮、桔皮、砂仁、白豆蔻、三棱、莪术、大茴香。(中医方剂大辞典)(2)香附子、麦蘖、丁香皮、缩砂仁、藿香叶、甘松、乌药、肉桂、甘草、陈皮。(中医方剂大辞典)(3)丁香、香附子、甘草、莪术、砂仁、甘松、益智仁、乌药、藿香、陈皮、麦芽、肉桂。(中医方剂大辞典)

大八风汤 da ba feng tang

【英文名】Da Ba Feng Decoction

【组成】当归、升麻、五味子、乌头、黄芩、芍药、远志、独活、防风、芎藭、麻黄、秦艽、石斛、人参、茯苓、石膏、黄芪、紫菀、杏仁、甘草、桂心、干姜、大豆。(中医方剂大辞典)

大八风散 da ba feng san

【英文名】Da Ba Feng Powders

【组成】巴戟天、黄芪、桂心、细辛、天雄、萆薢、苁蓉、牡荆子、薯蓣、菊花、萎蕤、山茱萸、秦艽、黄芩、石斛、白术、矾石、厚朴、龙胆、人参、蜀椒、附子、五味子、菖蒲、茯苓、牛膝、乌喙、远志、桔梗、芎藭、白敛、芍药。(中医方剂大辞典)

大八宝丹 da ba bao dan

【英文名】Da Ba Bao Pellet

【组成】珍珠、琥珀、龙骨、象皮、血竭、乳香、没药、赤石脂、冰片、人参、辰砂。(中医方剂大辞典)

大人参丸 da ren shen wan

【英文名】Da Ren Shen Pill

【组成】丁香、木香、白术、藿香、人参。(中医方剂大辞典)

大人参散 da ren shen san

【英文名】Da Ren Shen Powder

【组成】人参、白茯苓、羌活、川芎、天麻、防风、白术、陈皮、甘草、藁本、厚朴、干葛、白芷、桑白皮、白芍药。(中医方剂大辞典)

大九宝饮 da jiu bao yin

【英文名】Da Jiu Bao Drink

【组成】天雄、沉香、防风、南星、薄荷、地龙、木香、全蝎。(中医方剂大辞典)

大力子汤 da li zi tang

【英文名】Da Li Zi Decoction

【组成】黄芩、黄连、桔梗、甘草、连翘、鼠粘子、玄参、大黄、荆芥、防风、羌活、石膏。(中医方剂大辞典)

大力药酒 da li yao jiu

【英文名】Da Li Wine(药品标准－中药成方制剂标准)

【组成】紫丹参、当归尾、莪术、续断、地黄、三七、三棱、五加皮、骨碎补、赤芍、大黄、乳香、没药、青皮、制川乌、白芷、红花、土鳖虫、茜草、自然铜、脆蛇、牛膝。(药品标准－中药成方制剂标准 1997 年)

大三黄丸 da san huang wan

【英文名】Da San Huang Pill

【组成】大柏皮、黄连、山豆根、黄芩、滑石、黄药、硼砂、脑子、麝香、甘草、百草霜。(中医方剂大辞典)

大干葛汤 da gan ge tang

【英文名】Da Gan Ge Deocotion

【组成】干葛、石膏、大黄、枳壳。(中医方剂大辞典)

大万病丸 da wan bing wan

【英文名】Da Wan Bing Pill

【组成】干漆、牛膝。(中医方剂大辞典)

大山楂丸 da shan zha wan

【英文名】Da San Zha Pill

【组成】(1)山楂。((92)滇卫药准字 923Z 第 521 号)(2)山楂、六神曲、麦芽。((92)闽卫药准字 20 号、(82)赣卫药准字 76－5 号、(91)豫卫药准字 ZZ－0036－49053)(3)北山楂、六神曲。((82)川卫药准字第 1830 号)(4)山楂、六神曲。((81)川卫药准字－1331 号)

大川乌丸 da chuan wu wan

【英文名】Da Chuan Wu Pill

【组成】大川乌、当归、赤芍、苏木、没药、乳香、穿山甲、独活。(中医方剂大辞典)

大卫冲剂 da wei chong ji

【英文名】Da Wei Granule(药品标准－中药成方制剂标准)

【组成】金银花、连翘、黄芩、柴胡、紫苏叶、甘草。(药品标准－中药成方制剂标准 1995 年)

大已寒丸 da yi han wan

【英文名】Da Yi Han Pill

【组成】(1)肉桂、茯苓、良姜、乌头、附子、干姜、芍药、茴香。(中医方剂大辞典)(2)附子、川乌头、干姜、良姜、官桂、吴茱萸。(中医方剂大辞典)(3)荜茇、肉桂、干姜、高良姜。(中医方剂大辞典)

大元门顶 da yuan men ding

【英文名】Da Yuan Men Ding Pill

【异名】紫金丹(中医方剂大辞典)

【组成】番木鳖、虎骨、茅山、苍术、川芎、川断、羌活、桂枝、白芷、当归、川乌、草乌、木瓜、甲片、川膝、川蜈蚣、闹羊花、全蝎、僵蚕、雄黄、乳香、没药、南星、地龙、蟾酥、麻黄。(中医方剂大辞典)

大元胡散 da yuan hu san

【英文名】Da Yuan Hu Powder

【组成】乌药、灵脂、当归、熟地、白芍、川芎、三棱、香附、甘草、元胡、陈皮、官桂、厚朴、防风。(中医方剂大辞典)

大无比散 da wu bi san

【英文名】Da Wu Bi Powder

【组成】滑石、粉草、辰砂、雄黄。(中医方剂大辞典)

大木香丸 da mu xiang wan

【英文名】Da Mu Xiang Pill

【组成】木香、天麻、桔梗、防风、天南星、半夏曲、黄芪、白芷、白鲜皮、海桐皮、羌活、川芎、当归、茯苓、麻黄、白僵蚕、虎胫骨、白花蛇、乌蛇、犀角、羚羊角、人参、阿胶、蝉壳、没药、桂心、干姜、白附子、全蝎、麝香、牛黄、脑子。(中医方剂大辞典)

大木香散 da mu xiang san

【英文名】Da Mu Xiang Powders

【异名】木香散(中医方剂大辞典、圣惠、普济方)

【组成】(1)木香、陈皮、腻粉、牛蒡子。(中医方剂大辞典)(2)木香、地骨皮、玄参、甘草、川升麻、川大黄。(中医方剂大辞典)

大五饮丸 da wu yin wan

【英文名】Da Wu Yin Pill

【组成】远志、苦参、乌贼骨、藜芦、白术、甘遂、五味子、大黄、石膏、桔梗、半夏、紫菀、前胡、芒硝、栝楼根、桂心、芫花、当归、人参、贝母、茯苓、芍药、大戟、葶苈、黄芩、恒山、薯蓣、厚朴、细辛、附子、巴豆、苁蓉、甘草。(中医方剂大辞典)

大五补丸 da wu bu wan

【英文名】Da Wu Bu Pill

【异名】大补丸(中医方剂大辞典、医宗金鉴)

【组成】(1)薯蓣、石龙芮、覆盆子、干地黄、五味子、石南、秦艽、五加皮、天雄、狗脊、人参、黄芪、防风、山茱萸、白术、杜仲、桂心、麦门冬、巴戟天、远志、石斛、菟丝子、天门冬、蛇床子、萆薢、茯苓、干姜、肉苁蓉。(中医方剂大辞典)(2)天门冬、麦门冬、菖蒲、茯神、人参、益智、枸杞、地骨皮、远志、熟地黄。(中医方剂大辞典)

大五补汤 da wu bu tang

【英文名】Da Wu Bu Decoction

【组成】桂心、远志、桔梗、芎䓖、茯苓、干地黄、芍药、人参、白术、当归、黄芪、甘草、竹叶、大枣、生枸杞根、生姜、半夏、麦门冬。(中医方剂大辞典)

大五香汤 da wu xiang tang

【英文名】Da Wu Xiang Decoction

【组成】(1)鸡舌香、沉香、藿香、熏陆香、麝香、甘草、吴茱萸、细辛、桂心、升麻。(中医方剂大辞典)(2)青木香、鸡舌香、沉香、升麻、藿香、犀角、吴茱萸、桂心、麻黄、甘草、熏陆香、细辛。(中医方剂大辞典)

大五柔丸 da wu rou wan

【英文名】Da Wu Rou Pill

【组成】(1)大黄、枳壳、白芍药、葶苈、牛脂、肉苁蓉、桃仁、杏仁。(中医方剂大辞典)(2)大黄、芍药、枳实、苁蓉、葶苈、甘草、黄芩、牛膝、桃仁、杏仁。(中医方剂大辞典)

大五积丸 da wu ji wan

【英文名】Da Wu Ji Pill

【异名】化积丸(中医方剂大辞典、圣济总录)

【组成】硇砂、芫花、干漆、巴豆、猪牙皂荚、乌头、大黄、鳖甲、青桔皮、京三棱、陈曲、当归、桂心、木香。(中医方剂大辞典)

大五膈丸 da wu ge wan

【英文名】Da Wu Ge Pill

【组成】细辛、桂心、黄芩、食茱萸、厚朴、杏仁、干姜、川椒、远志、小草、芍药、附子、当归、黄连。(中医方剂大辞典)

大车螯散 da che ao san

【英文名】Da Che Ao Powders

【组成】(1)大戟、芫花、菊花、槟榔、漏芦、大黄、黄芩、轻粉。(中医方剂大辞典)(2)车螯、大戟、芫花、漏芦、甘草、槟榔、甘菊、大黄、腻粉。(中医方剂大辞典)(3)车螯、大戟、芫花、甘遂、甘菊、槟榔、大黄、黄芩、漏芦、腻粉。(中医方剂大辞典)

大中风汤 da zhong feng tang

【英文名】Da Zhong Feng Decoction

【组成】附子、肉桂、黄芪、川羌、独活、干姜、香附、川芎。(中医方剂大辞典)

大内伤丸 da nei shang wan

【英文名】Da Nei Shang Pill

【组成】白术、枳壳、黄芩、厚朴、香附、苍术、草果、木瓜、赤曲、三棱、蓬术、青皮、川芎、白芍药、神曲、枳实、石菖蒲、小茴香、肉桂、甘草、乳香。(中医方剂大辞典)

大分清饮 da fen qing yin

【英文名】Da Fen Qing Drink

【组成】茯苓、泽泻、木通、猪苓、栀子、枳壳、车前子。(中医方剂大辞典)

大牛黄丸 da niu huang wan

【英文名】Da Niu Huang Pill

【组成】牛黄、生脑子、朱砂、天南星、乌蛇、白僵蚕、天麻、人参、干全蝎、白附子、雄黄、生犀、麝香。(中医方剂大辞典)

大乌金丸 da wu jin wan

【英文名】Da Wu Jin Pill

【异名】大乌金散丸(中医方剂大辞典、普济方)

【组成】(1)当归、熟地黄、白芍药、川芎、附子、肉桂、沉香、延胡索、粉草、香附子、乳香、缩砂仁、败姜、白芷、蒲黄、姜黄、槟榔、白茯苓、丁香、白术、没药、人参。(中医方剂大辞典)(2)大艾叶、当归、破故纸、茴香、熟地黄、南木香、吴茱萸、三棱、莪术、川芎、芍药、香附子、延胡索、紫荆皮。(中医方剂大辞典)

大乌犀散 da wu xi san

【英文名】Da Wu Xi Powders

【组成】犀角、羚羊角、龙脑、麝香、雄黄、熊胆、牛黄、乳香、阿魏、丹砂、水银、干蝎、猪牙皂荚、乌头、附子、白附子、干姜、天麻、升麻、独活、狗脊、细辛、秦艽、芎䓖、杜仲、当归、厚朴、黄芪、藁本、莨菪子、麻黄、蜀椒、白鲜皮、防风、天南星。(中医方剂大辞典)

大丹砂丸 da dan sha wan

【英文名】Da Dan sha Pill

【组成】(1)丹砂、甘草、白茯苓、人参、马牙消、硼砂、牛黄、龙脑、麝香。(中医方剂大辞典)(2)丹砂、牛黄、金箔、银箔、龙脑、硼砂、琥珀、甘草、犀角、羚羊角。(中医方剂大辞典)

大风门顶 da feng men ding

【英文名】Da Feng Men Ding Powders

【组成】川芎、草乌、川乌、乳香、秦艽、川牛膝、羌活、防风、地龙、桂枝、麻黄、当归、虎骨、白芷、红花、独活、川木鳖、木瓜、苍术、五加皮、蕲蛇肉、麝香。(中医方剂大辞典)

大风门散 da feng men san

【英文名】Da Feng Men Powders

【组成】独活、羌活、木瓜、川牛膝、威灵仙、细辛、制首乌、钻地风、川乌、防风、川芎、五加皮、苍术、白芷、草乌、穿山甲。(中医方剂大辞典)

大风子丸 da feng zi wan

【英文名】Da Feng Zi Pill

【组成】大风子。(中医方剂大辞典)

大风子油 da feng zi you

【英文名】Da Feng Zi Oil

【组成】(1)大风子。(中医方剂大辞典)(2)大风子油、麝香、冰片、硼酸。(中医方剂大辞典)

大风子液 da feng zi ye

【英文名】Da Feng Zi Lotion

【组成】大风子、木鳖子、地骨皮、皂角刺。(中药材 1992,15(9))

大风子膏 da feng zi gao

【英文名】Da Feng Zi Plaster

【组成】(1)大风子肉、白矾、真轻粉、柏油。(中医方剂大辞典)(2)大风子、木鳖子、硫黄、轻粉。(中医方剂大辞典)(3)大风子、真轻粉、枯矾、黄连、蛇床子、柏油。(中医方剂大辞典)

大风引汤 da feng yin tang

【英文名】Da Feng Yin Decoction

【异名】风引汤(中医方剂大辞典、外台、圣济总录)

【组成】(1)独活、当归、茯苓、干姜、甘草、人参、黄芪、防风、桂心、附子、大豆。(中医方剂大辞典)(2)茯苓、防风、当归、白前、干姜、甘草、大豆、生姜、独活、远志、附子、人参、大枣。(中医方剂大辞典)(3)独活、茯苓、人参、防风、当归、甘草、桂心、黄芪、附子、大豆。(中医方剂大辞典)(4)大豆、附子、枳实、泽泻、陈皮、甘草、茯苓、防风。(中医方剂大辞典)(5)小风引汤、麻黄、苁蓉、附子、当归、羚羊角。(中医方剂大辞典)(6)麻黄、吴茱萸、独活、秦艽、杏仁、细辛、白术、赤茯苓、桂心、人参、干姜、防风、汉防己、芎䓖、甘草。(中医方剂大辞典)

大凤髓丹 da feng sui dan

【英文名】Da Feng Sui Pellet

【异名】封髓丹(中医方剂大辞典)

【组成】(1)黄柏、缩砂、甘草、半夏、木猪苓、茯苓、莲花蕊、益智仁。(中医方剂大辞典)(2)炒黄柏、砂仁、甘草、熟半夏、猪苓、茯苓、红莲须、益智仁。(中医方剂大辞典)

大双解散 da shuang jie san

【英文名】Da Shuang Jie Powders

【组成】黄连、黄柏、连翘、羌活、秦艽、生地、黄芩、山栀、淡竹、木通、大黄、芒硝。(中医方剂大辞典)

大艾煎丸 da ai jian wan

【英文名】Da Ai Jian Pill

【组成】大艾叶、干葛粉、胡粉、海螵蛸、龙齿。(中医方剂大辞典)

大正气散 da zheng qi san

【英文名】Da Zheng Qi Powders

【异名】大正气汤(中医方剂大辞典、医方类聚、赤水玄珠)

【组成】(1)白茯苓、黄芪、陈桔皮、白术、川芎、甘草、附子、干葛、乌药、肉桂、山药、白姜、红豆。(中医方剂大辞典)(2)附子、厚朴、桂心、甘草、干姜、陈皮、茱萸。(中医方剂大辞典)(3)当归、香附子、陈皮、甘草、木香、白姜、白术、缩砂仁、桂心、大附子。(中医方剂大辞典)(4)厚朴、藿香叶、半夏、橘红、白术、甘草、槟榔、桂枝、枳壳、干姜。(中医方剂大辞典)

大玉柱丸 da yu zhu wan

【英文名】Da Yu Zhu Pill

【组成】白术、人参、厚朴、藿香、当归、茯苓、芎䓖、青桔皮、甘草、陈桔皮、神曲、麦糵、肉豆蔻、丁香。(中医方剂大辞典)

大玉容丹 da yu rong dan

【英文名】Da Yu Rong Pellet

【组成】白僵蚕、白丁香、白附子、白芷、三柰、滑石、硼砂、白荷花瓣、密陀僧、白茉莉子、绿豆粉、白冬瓜子、白蜜。(中医方剂大辞典)

大甘遂丸 da gan sui wan

【英文名】Da Gan Sui Pill

【异名】甘遂丸(中医方剂大辞典、外台、普济方)

【组成】芫花、甘遂、葶苈子、大黄、苦参、大戟、芒硝、贝母、桂心、杏仁、巴豆、乌喙。(中医方剂大辞典)

大石斛丸 da shi hu wan

【英文名】Da Shi Hu Pill

【组成】石斛、萆薢、柏子仁、石龙芮、泽泻、附子、杜仲、牛膝、赤芍药、云母粉、松柏、防风、山茱萸、菟丝子、细辛、鹿茸、巴戟。(中医方剂大辞典)

大龙合剂 da long he ji

【英文名】Da Long Mixture

【组成】大果、木姜、龙脑等中药的挥发油。(贵阳中医学院学报 1991,(2))

大归芍汤 da gui shao tang

【英文名】Da Gui Shao Decoction

【组成】全当归、生黄芩、大白芍、川连、山楂肉、莱菔子、车前子、槟榔、生大黄、厚朴、枳壳、甘草。(中医方剂大辞典)

大归命散 da gui ming san

【英文名】Da Gui Ming Powders

【组成】石膏、白术、甘草、麻黄、川芎、陈皮、荆芥穗、龙脑、麝香。(中医方剂大辞典)

大四斤丸 da si jin wan

【英文名】Da Si Jin Pill

【组成】宣木瓜、天麻、牛膝、苁蓉、熟附子、虎骨、当归、乳香、没药、五灵脂、麝香。(中医方剂大辞典)

大四神丹 da si shen dan

【英文名】Da Si Shen Pellet

【组成】硫黄、消石。(中医方剂大辞典)

大四神煎 da si shen jian

【英文名】Da Si Shen Decoction

【组成】肉豆蔻、丁香、厚朴、白术、半夏、陈皮、硫黄、附子、干姜、桂枝。(中医方剂大辞典)

大生脉汤 da sheng mai tang

【英文名】Da Sheng Mai Decoction

【组成】人参、麦冬、五味子、天冬、黄柏、川归、牛膝、红花、枸杞子、生地。(中医方剂大辞典)

大白术汤 da bai zhu tang

【英文名】Da Bai Zhu Decoction

【组成】白术、防风、羌活、川芎、黄芩、细辛、白芷、石膏、知母、甘草、枳实。(中医方剂大辞典)

大白术散 da bai zhu san

【英文名】Da Bai Zhu Powders

【组成】白术、附子、川乌头、桔梗、细辛、干姜。(中医方剂大辞典)

大瓜蒌散 da gua lou san

【英文名】Da gua lou Powders

【组成】大瓜蒌、红花、甘草。(中医方剂大辞典)

大玄胡汤 da xuan hu tang

【英文名】Da Xuan Hu Decoction

【组成】莪术、三棱、当归、芍药、官桂、槟榔、厚朴、木香、玄胡、大黄、桔梗、川楝子、川芎、甘草、黄芩。(中医方剂大辞典)

大宁肺汤 da ning fei tang

【英文名】Da Ning Fei Decoction

【组成】紫苏、杏仁、桑皮、半夏、五味、橘红、甘草、阿胶、枳壳、黄芩、细辛、粟壳。(中医方剂大辞典)

大宁嗽汤 da ning sou tang

【英文名】Da Ning Sou Decoction

【组成】北五味子、茯苓、桑白皮、紫苏、细辛、桔皮、枳壳、杏仁、阿胶、甘草、罂粟壳、半夏。(中医方剂大辞典)

大半夏丸 da ban xia wan

【英文名】Da Ban Xia Pill

【组成】(1)半夏、桑白皮、生甘草、皂角、生姜、青皮、槟榔、木香、郁李仁。(中医方剂大辞典)(2)半夏、生姜。(中医方剂大辞典)(3)半夏、木香、青桔皮、丁香、人参、草豆蔻、槟榔。(中医方剂大辞典)(4)半夏、生姜蜜、青州枣、木香、沉香、青桔皮、白术、陈桔皮、干姜、附子、肉豆蔻、红豆蔻。(中医方剂大辞典)(5)人参、白茯苓、薄荷叶、南星、寒水石、白矾、干姜、半夏、白蛤粉、藿香。(中医方剂大辞典)

大半夏汤 da ban xia tang

【英文名】Da Ban Xia Decoction

【异名】桔皮汤(中医方剂大辞典、御药院方、痘疹心法)

【组成】(1)半夏、大枣、甘草、附子、当归、人参、厚朴、桂心、生姜、茯苓、枳实、蜀椒。(中医方剂大辞典)(2)半夏、人参、白蜜、白术、生姜。(中医方剂大辞典)(3)半夏、白术、茯苓、人参、甘草、附子、桔皮、生姜、桂心。(中医方剂大辞典)(4)人参、茯苓、青竹茹、大黄、桔皮、干姜、泽泻、甘草、桂心。(中医方剂大辞典)(5)半夏、人参、白蜜。(中医方剂大辞典)(6)半夏、茯苓、生姜。(中医方剂大辞典)(7)半夏、陈皮、茯苓、桔梗、槟榔、甘草。(中医方剂大辞典)(8)半夏、白茯苓、陈皮。(中医方剂大辞典)(9)半夏、白术、人参。(中医方剂大辞典)(10)半夏、人参、白蜜、泉水、生姜。(中医方剂大辞典)(11)半夏、大黄、吴茱萸、朴硝、桂枝、牡丹、柴胡、干姜、细辛、白术。(中医方剂大辞典)(12)半夏、白术、生姜、茯苓、人参、桂心、甘草、附子。(中医方剂大辞典)

大发表汤 da fa biao tang

【英文名】Da Fa Biao Decoction

【组成】麻黄、紫苏、羌活、独活、香附、川芎、防风、白芷。(中医方剂大辞典)

大地黄丸 da di huang wan

【英文名】Da Di Huang Pill

【组成】熟地黄、乌梅肉、当归。(中医方剂大辞典)

大芎黄汤 da xiong huang tang

【英文名】Da Xiong Huang Decoction

【异名】芎黄汤(中医方剂大辞典、杏苑)

【组成】川芎、羌活、黄芩、大黄。(中医方剂大辞典)

大芎犀丸 da xiong xi wan

【英文名】Da Xiong Xi Pill

【组成】川芎、生犀屑、防风、白菊花、香白芷、细辛、甘草、龙脑。(中医方剂大辞典)

大达生散 da da sheng san

【英文名】Da Da Sheng Powders

【组成】紫苏、人参、陈皮、当归、大腹皮、白芍药、川芎、甘草。(中医方剂大辞典)

大百风顶 da bai feng ding

【英文名】Da Bai Feng Ding Pill

【组成】苍术、草乌头、葱头、老姜、羌活、秦艽、川芎、白芷、麻黄、生草。(中医方剂大辞典)

大百劳散 da bai lao san

【英文名】Da Bai Lao Powders

【组成】蛤蚧、鳖甲、附子、人参、柴胡、干姜、白茯苓、白术、茴香、青皮、杏仁、知母、贝母、陈皮、官桂、甘草、半夏、苍术、苏木、龙胆草。(中医方剂大辞典)

大托里散 da tuo li san

【英文名】Da Tuo Li Powders

【组成】绿豆、甘草、大栝楼、乳香、没药。(中医方剂大辞典)

大当归汤 da dang gui tang

【英文名】Da Dang Gui Decoction

【组成】(1)归身、吴萸、玉桂、川芎、炭委、木香、小茴、炙草。(中医方剂大辞典)(2)川当归、地黄、川芎、白茯苓、赤芍药、甘草、熟枳壳、桂心。(中医方剂大

辞典)

大曲蘖丸 da qu nie wan

【英文名】Da Qu Nie Pill

【组成】大麦蘖、曲、附子、干姜、当归、人参、赤石脂、桔梗、女萎、吴茱萸、皂荚、蜀椒、乌梅。(中医方剂大辞典)

大竹叶汤 da zhu ye tang

【英文名】Da Zhu Ye Decoction

【组成】甘草、小麦、黄芪、人参、知母、大枣、半夏、栝楼、粳米、黄芩、当归、生姜、前胡、芍药、麦门冬、龙骨、桂心、竹叶。(中医方剂大辞典)

大竹沥汤 da zhu li tang

【英文名】Da Zhu Li Decoction

【组成】(1)秦艽、防风、茯苓、人参、茵芋、乌头、黄芩、干姜、当归、细辛、白术、天雄、甘草、防己。(中医方剂大辞典)(2)竹沥、独活、芍药、防风、茵芋、甘草、白术、葛根、细辛、黄芩、芎劳、桂心、防己、人参、石膏、麻黄、生姜、茯苓、乌头。(中医方剂大辞典)

大朱砂丸 da zhu sha wan

【英文名】Da Zhu Sha Pill

【组成】朱砂、人参、石菖蒲、远志、麦门冬、甘草、茯神、酸枣仁、全蝎、杏仁、麝香。(中医方剂大辞典)

大行谐散 da xing xie san

【英文名】Da Xing Xie Powders

【组成】白防己、庵蔺子、猪苓、石斛、占斯、钟乳、苁蓉、麦门冬、茯苓、牡丹皮、地肤子、泽泻、桂心、甘草、白术、胡麻、当归、覆盆子、蔷薇、牛膝、八角、附子。(中医方剂大辞典)

大杀鬼丸 da sha gui wan

【英文名】Da Sha Gui Pill

【异名】杀鬼丸(中医方剂大辞典、圣惠、济总录)

【组成】虎头骨、雄黄、鬼臼、天雄、皂荚、芜荑、藜芦。(中医方剂大辞典)

大交泰丹 da jiao tai dan

【英文名】Da Jiao Tai Pellet

【异名】交泰丹(中医方剂大辞典、洪氏集验方、杨氏家藏方)

【组成】金星石、太阴玄精石、银星石、云母石、代赭石、桂府、滑石、禹余石、寒水石、不灰木。(中医方剂大辞典)

大决明散 da jue ming san

【英文名】Da Jue Ming Powders

【异名】石决明散(中医方剂大辞典、得效、普济方)

【组成】(1)石决明、荆芥穗、青葙子、木贼、羌活、麦冬、栀仁、白芍、大黄。(中医方剂大辞典)(2)石决明、草决明、羌活、山栀子、木贼、大黄、荆芥、青葙子、芍药。(中医方剂大辞典)

大壮气丸 da zhuang qi wan

【英文名】Da Zhuang Qi Pill

【组成】白术、干姜、半夏曲、桂心、当归、白豆蔻、丁香、甘草。(中医方剂大辞典)

大安补散 da an bu san

【英文名】Da An Bu Powders

【组成】大附子、桂末粉、姜末。(中医方剂大辞典)

大安胎饮 da an tai yin

【英文名】Da An Tai Drink

【组成】(1)当归、人参、炙甘草、阿胶、砂仁、桑寄生、白术、白芍、条芩、续断、杜仲、熟地。(中医方剂大辞典)(2)当归、熟地黄、白术、川芎、白芍、续断、条芩、砂仁、桑寄生、人参、炙甘草、荆芥穗。(中医方剂大辞典)

大安营煎 da an ying jian

【英文名】Da An Ying Decoction

【组成】当归、白芍、生地、川芎、秦艽、黄芩、丹皮、焦栀、川断、薄荷、甘草、茯苓。(中医方剂大辞典)

大羊肾汤 da yang shen tang

【英文名】Da Yang Shen Decoction

【组成】人参、白芍药、麦门冬、熟干地黄、杜仲、当归、芎劳、远志、白茯苓、石斛、五味子、桂心、续断、黄芪、磁石。(中医方剂大辞典)

大异香散 da yi xiang san

【英文名】Da Yi Xiang Powders

【异名】大异功散(中医方剂大辞典、直指、医钞类编)

【组成】京三棱、蓬术、青皮、陈皮、半夏曲、藿香、北梗、益智仁、枳壳、香附、甘草。(中医方剂大辞典)

大防风丸 da fang feng wan

【英文名】Da Fang Feng Pill

【组成】防风、山药、甘草、川芎、蔓荆子、香白芷、独活、藁本、天麻、肉桂、白附子、全蝎、细辛、大豆黄卷、雄黄。(中医方剂大辞典)

大防风汤 da fang feng tang

【英文名】Da Fang Feng Decoction

【组成】(1)防风、当归、熟地、生黄芪、川杜仲、党参、白术、羌活、川芎、淮牛膝、生赤芍、附片、官桂、炙草。(中医方剂大辞典)(2)附子、牛膝、白术、羌活、人参、防风、杜仲、川芎、肉桂、黄芪、熟地黄、芍药、甘草。(中医方剂大辞典)(3)熟地黄、防风、白术、当归、杜仲、黄芪、白芍药、羌活、牛膝、人参、甘草。(中医方剂大辞典)(4)防风、白术、杜仲、川当归、熟干地黄、白芍药、黄芪、羌活、牛膝、甘草、人参、附子、川芎。(中医方剂大辞典)(5)防风、当归、麻黄、白术、甘草、黄芩、茯苓、干地黄、附子、山茱萸。(中医方剂大辞典)(6)人参、白术、防风、黄芪、熟地、杜仲、白芍、牛膝、羌活、附子、肉桂、甘草、川芎、当归、

生姜。(中医方剂大辞典)

大如圣汤 da ru sheng tang

【英文名】Da Ru Sheng Decoction

【异名】大如圣饮子(中医方剂大辞典、得效、明医杂著)

【组成】(1)白茯苓、黄芪、川芎、当归、人参、麦门冬、木香、甘草。(中医方剂大辞典)(2)桔梗、甘草、牛蒡子、麦门冬。(中医方剂大辞典)

大红末子 da hong mo zi

【英文名】Da Hong Mo Zi Powders

【组成】乌药顺气散、朱砂。(中医方剂大辞典)

大红花丸 da hong hua wan

【英文名】Da Hong Hua Pill

【组成】川大黄、红花、虻虫。(中医方剂大辞典)

大麦片粉 da mai pian fen

【英文名】Da Mai Pian Powders

【组成】羊肉、草果、良姜。(中医方剂大辞典)

大麦芽散 da mai ya san

【英文名】Da Mai Ya Powders

【组成】炒大麦芽。(中医方剂大辞典)

大麦煎散 da mai jian san

【英文名】Da Mai Jian Powders

【组成】九肋鳖甲、柴胡、秦艽、木香、川乌头、干漆、干葛、石菖蒲、宣连、官桂、黑附子、石斛、沉香。(中医方剂大辞典)

大麦敷方 da mai fu fang

【英文名】Da Mai Paste

【组成】大麦。(中医方剂大辞典)

大麦糵丸 da mai nie wan

【英文名】Da Mai Nie Pill

【组成】大麦糵、白术、人参、枳壳、槟榔、半夏、陈桔皮、薏苡仁、干姜、大黄、厚朴、甘草。(中医方剂大辞典)

大远志丸 da yuan zhi wan

【英文名】Da Yuan Zhi Pill

【异名】远志丸(中医方剂大辞典、千金、圣济总录)

【组成】远志、甘草、茯苓、麦门冬、人参、当归、白术、泽泻、独活、菖蒲、薯蓣、阿胶、干姜、干地黄、桂心。(中医方剂大辞典)

大豆卷散 da dou juan san

【英文名】Da Dou Juan Powders

【组成】黑豆、贯众、板蓝根、炙甘草。(中医方剂大辞典)

大豆浸酒 da dou jin jiu

【英文名】Da Dou Wine

【组成】黑豆、酒。(中医方剂大辞典)

大豆麨方 da dou chao fang

【英文名】Da Dou Chao Prescprition

【组成】大豆黄卷、酥。(中医方剂大辞典)

大豆紫汤 da dou zi tang

【英文名】Da Dou Zi Decoction

【异名】紫汤(中医方剂大辞典、医心方、千金翼方)

【组成】大豆、好酒。(中医方剂大辞典)

大豆糵散 da dou nie san

【英文名】Da Dou Nie Powder

【组成】大豆糵。(中医方剂大辞典)

大芜荑汤 da wu yi tang

【英文名】Da Wu Yi Decoction

【异名】栀子茯苓汤(中医方剂大辞典、兰室秘藏)

【组成】防风、黄连、炙甘草、麻黄、羌活、山栀子仁、柴胡、茯苓、当归、大芜荑、白术。(中医方剂大辞典)

大芦荟丸 da lu hui wan

【英文名】Da Lu Hui Pill

【组成】(1)苍术、陈皮、厚朴、青皮、枳实、槟榔、神曲、山楂、麦芽、三棱、莪术、砂仁、茯苓、黄连、胡黄连、芜荑仁、使君子、青黛、芦荟。(中医方剂大辞典)(2)芦荟、黄连、胡黄连、木香、槟榔、芜荑、雷丸、青皮、藿香。(中医方剂大辞典)(3)芦荟、芜荑、木香、青黛、槟榔、川黄连、蝉蜕、胡黄连、麝香。(中医方剂大辞典)(4)芦荟、木香、青桔皮、胡黄连、黄连、白芜荑、雷丸、鹤虱、麝香。(中医方剂大辞典)(5)胡黄连、黄连、芦荟、白芜荑、白雷丸、木香、鹤虱草、龙胆草。(中医方剂大辞典)(6)芦荟、芜荑、青黛、槟榔、黄连、胡黄连、使君子肉、广木香、蝉蜕、麝香。(中医方剂大辞典)

大辰砂丸 da chen sha wan

【英文名】Da Chen Sha Pill

【组成】天麻、防风、细辛、薄荷叶、川芎、甘草、吴白芷、朱砂。(中医方剂大辞典)

大投杯汤 da tou bei tang

【英文名】Da Tou Bei Decoction

【组成】麻黄、杏仁、桂心、黄芩、桔皮、石膏、生姜、半夏、厚朴、枳实、茯苓、秦艽、大戟、细辛、大枣、甘草。(中医方剂大辞典)

大连翘汤 da lian qiao tang

【英文名】Da Lian Qiao Decoction

【组成】(1)连翘、瞿麦、荆芥、木通、当归、防风、赤芍药、柴胡、滑石、蝉蜕、甘草、山栀仁、黄芩。(中医方剂大辞典)(2)连翘、瞿麦、荆芥、木通、车前子、赤芍药、当归、防风、柴胡、滑石、蝉蜕、甘草、山栀仁、黄芩。(中医方剂大辞典)

大连翘饮 da lian qiao yin

【英文名】Da Lian Qiao Drink

【异名】大连翘饮子(中医方剂大辞典)

【组成】(1)连翘、粘子、桔梗、知母、花粉、甘草、生地、玄参、山楂、丹皮。(中医方剂大辞典)(2)连翘、黄芩、瓜蒌、力子、防风、蝉蜕、甘草、栀炭、赤芍、木通、荆芥、楂粉。(中医方剂大辞典)(3)连翘、瞿麦、滑石、车前子、牛蒡子、赤芍、栀子、木通、当归、防风、柴胡、黄芩、荆芥、蝉蜕、甘草。(中医方剂大辞典)(4)连翘、防风、牛子、荆芥、当归、川芎、柴胡、栀子、蝉蜕、赤芍、木通、车前、滑石、甘草。(中医方剂大辞典)(5)连翘、瞿麦、滑石、车前子、牛蒡子、赤芍、山栀子、木通、当归、防风、黄芩、柴胡、甘草、荆芥穗、蝉蜕。(中医方剂大辞典)(6)连翘、瞿麦、滑石、车前子、牛蒡于、赤芍、山栀、木通、当归、防风、黄芩、柴胡、甘草、荆芥、蝉蜕、石膏。(中医方剂大辞典)(7)连翘、瞿麦穗、滑石、车前子、牛蒡子、红芍药、山栀、木通、川当归、防风、黄芩、柴胡、甘草、荆芥穗、蝉蜕。(中医方剂大辞典)(8)连翘、牛蒡、柴胡、当归、赤芍、防风、木通、车前子、荆芥、黄芩、山栀、滑石、甘草、蝉蜕。(中医方剂大辞典)(9)连翘、当归尾、赤芍、木通、甘草、防风、荆芥。(中医方剂大辞典)

大利惊丸 da li jing wan

【英文名】Da Li Jing Pill

【组成】南星、白附子、牙消、天麻、五灵脂、全蝎、轻粉、巴霜。(中医方剂大辞典)

大沉香丸 da chen xiang wan

【英文名】Da Chen Xiang Pill

【组成】(1)沉香、木香、丁香、白檀香、胡桃仁、枸杞子、大茴香、小茴香、破故纸、胡芦巴、全蝎、川山甲、川楝子、木通、肉苁蓉、远志、韭子、莲蕊、川巴戟、干山药、山茱萸、知母、仙灵脾、青皮、白茯苓、牛膝、黄精、天门冬、麦门冬、人参、熟地黄、乳香、细墨、生地黄、巨胜子、菟丝子、北五味子、陈皮。(中医方剂大辞典)(2)天台乌药、白芷、甘松、甘草、姜黄、檀香、干姜、肉桂、白豆蔻、沉香、香附子。(中医方剂大辞典)

大羌活丸 da qiang huo wan

【英文名】Da Qiang Huo Pill

【组成】官桂、茯苓、麻黄、剑脊乌蛇、僵蚕、防风、枳壳、酸枣仁、苦参、羌活、独活、郁李仁、龙骨、犀角、乌脂、人参。(中医方剂大辞典)

大羌活汤 da qiang huo tang

【英文名】Da Qiang Huo Decoction(中国中医药学主题词表)

【组成】(1)羌活、升麻、独活、苍术、防风、威灵仙、白术、当归、白茯苓、泽泻。(中医方剂大辞典)(2)防风、羌活、独活、防己、黄芩、黄连、苍术、白术、甘草、细辛、知母、川芎、地黄。(中医方剂大辞典)

大牢牙散 da lao ya san

【英文名】Da Lao Ya Powders

【组成】白矾、百药煎、干姜、荜茇、草乌头、川乌头、地骨皮、缩砂。(中医方剂大辞典)

大补元丸 da bu yuan wan

【英文名】Da Bu Yuan Pill

【组成】人参、黄芪、白术、当归、生地黄、陈皮、白芍、黄柏、知母、山药、山茱萸、枸杞、牛膝、杜仲、远志、石菖蒲、巴戟、破故纸、菟丝子、桔梗。(中医方剂大辞典)

大补元汤 da bu yuan tang

【英文名】Da Bu Yuan Decoction

【组成】(1)嫩黄芪、拣参、白术、怀山药、广陈皮、石斛、白豆蔻、沉香、广木香、甘草。(中医方剂大辞典)(2)人参、淮山药、黄芪、白术、熟地、当归、山茱萸、枸杞、甘草、五味、杜仲、生姜、红枣。(中医方剂大辞典)

大补元煎 da bu yuan jian

【英文名】Da Bu Yuan Decoction(中国中医药学主题词表)

【异名】补元煎(中医方剂大辞典、经验广集)

【组成】(1)人参、山药、熟地、杜仲、当归、山萸、枸杞、升麻、鹿角胶。(中医方剂大辞典)(2)熟地、党参、山药、杜仲、枣仁、枸杞、萸肉、炙草、故纸、白术、肉桂、附子。(中医方剂大辞典)(3)人参、山药、熟地、杜仲、当归、山茱萸、枸杞、炙甘草。(中医方剂大辞典)

大补天丸 da bu tian wan

【英文名】Da Bu Tian Pill

【组成】黄柏、知母、龟板、怀熟地黄、牛膝、麦门冬、肉苁蓉、虎胫骨、山药、茯神、黄芪、杜仲、甘枸杞子、何首乌、人参、当归、天门冬、五味子、怀生地黄、白芍药、紫河车。(中医方剂大辞典)

大补气方 da bu qi fang

【英文名】Da Bu Qi Prescription

【组成】羊肚、羊肾、干地黄、甘草、秦椒、白术、桂心、人参、厚朴、海藻、干姜、昆布、地骨皮。(中医方剂大辞典)

大补心丹 da bu xin dan

【英文名】Da Bu Xin Pellet

【组成】黄芪、茯神、人参、酸枣仁、熟地黄、远志、五味子、柏子仁。(中医方剂大辞典)

大补心汤 da bu xin tang

【英文名】Da Bu Xin Decoction

【异名】补心汤(中医方剂大辞典、普济方)

【组成】黄芩、附子、甘草、茯苓、桂心、石膏、半夏、远志、生姜、大枣、饴糖、干地黄、阿胶、麦门冬。(中医方剂大辞典)

大补血丸 da bu xue wan

【英文名】Da Bu Xue Pill

【组成】当归、生地。(中医方剂大辞典)

大补阴丸 da bu yin wan

【英文名】Da Bu Yin Pill

【组成】黄柏、知母、龟版、熟地、锁阳、枸杞、干姜、五味子、白芍、天冬、覆盆子、菟丝子、白术、陈皮、牡蛎、山萸肉、虎胫骨、防己、牛膝、当归。(中医方剂大辞典)

大补阴汤 da bu yin tang

【英文名】Da Bu Yin Decoction

【组成】熟地、附子、肉桂、白术、当归、茯苓、人参、干姜、甘草。(中医方剂大辞典)

大补阴膏 da bu yin gao

【英文名】Da Bu Yin Ointment

【组成】茯神、远志、人参、白术、茯苓、橘红、贝母、甘草、紫菀、阿胶、五味子、当归身、生地黄、白芍药、熟地黄、天门冬、麦门冬、菟丝子、枸杞子、黄柏、山茱萸、知母。(中医方剂大辞典)

大补经汤 da bu jing tang

【英文名】Da Bu Jing Decoction

【组成】当归、白芍、香附、川芎、熟地黄、白术、白茯苓、黄芪、陈皮、玄胡索、人参、砂仁、阿胶、沉香、小茴、吴茱萸、肉桂、粉甘。(中医方剂大辞典)

大补肾汤 da bu shen tang

【英文名】Da Bu Shen Decoction

【组成】磁石、石斛、茯苓、桔皮、麦门冬、芍药、牛膝、棘刺、桂心、地骨皮、人参、当归、五味子、高良姜、杜仲、紫菀、干姜、远志、干地黄、甘草。(中医方剂大辞典)

大补茶膏 da bu cha gao

【英文名】Da Bu Cha Ointment

【组成】稻米、小米、糯米、苡仁、芡实、莲肉、山药、茯苓、白糖。(中医方剂大辞典)

大补药酒 da bu yao jiu

【英文名】Da Bu Wine(药品标准-中药成方制剂标准)

【组成】党参、杜仲、黄芪、白芍、山药、甘草、白术、川芎、当归、黄精、茯苓、玉竹。(药品标准-中药成方制剂标准 1992 年)

大补益散 da bu yi san

【英文名】Da Bu Yi Powders

【组成】肉苁蓉、干枣肉、石斛、枸杞子、菟丝子、续断、远志、天雄、干地黄。(中医方剂大辞典)

大补脾丸 da bu pi wan

【英文名】Da Bu Pi Pill

【组成】人参、白术、当归、熟地、白芍、甘草、茯苓、杜仲、黄芩、广皮、木香、砂仁。(中医方剂大辞典)

大灵宝丹 da ling bao dan

【英文名】Da Ling Bao Pellet

【组成】天麻、乌蛇、天南星、黑附子、白附子、川芎、僵蚕、蔓荆子、干姜、肉桂、防风、半麻黄、当归、龙脑、麝香、朱砂。(中医方剂大辞典)

大阿胶丸 da e jiao wan

【英文名】Da E Jiao Pill

【异名】润膈丸(中医方剂大辞典、普济方)

【组成】(1)阿胶、熟地黄、白茯苓、五味子、山药、贝母、百部、柏子仁、破故纸、桂心、杜仲、麦门冬、人参、沉香。(中医方剂大辞典)(2)当归、阿胶、豆蔻、龙骨、赤石脂、大艾、黄连、木香、乳香、白矾。(中医方剂大辞典)(3)麦门冬、丹参、贝母、防风、柏子仁、茯神、杜仲、百部根、干山药、阿胶、茯苓、熟干地黄、五味子、远志、人参。(中医方剂大辞典)(4)阿胶、卷柏、生地黄、大蓟、百部、干山药、五味子、薄荷、柏子仁、人参、远志、麦门冬、茯苓、防风、熟地黄。(中医方剂大辞典)(5)葶苈、人参、远志、防风、白茯苓、防已、贝母、阿胶、五味子、熟地黄、杏仁、山药、丹参、麦门冬、杜仲、柏子仁、甘草、百部。(中医方剂大辞典)(6)白花蛇、乌蛇、虎胫骨、海桐皮、赤箭、麻黄、蝉蜕、天南星、木香、白僵蚕、半夏、附子、白术、全蝎、香白芷、川芎、防风、独活、羌活、当归、白鲜皮、白附子、阿胶、没药、肉桂、细辛、人参、犀角屑、朱砂、麝香。(中医方剂大辞典)

大阿胶汤 da e jiao tang

【英文名】Da E Jiao Decoction

【组成】(1)当归、芍药、地黄、阿胶、艾叶、干姜炭、川芎、甘草。(中医方剂大辞典)(2)阿胶、冬葵子、牛膝、当归。(中医方剂大辞典)

大阿魏丸 da a wei wan

【英文名】Da A Wei Pill

【异名】十味理中丸(中医方剂大辞典、圣济总录);正气丸(中医方剂大辞典、普济方)

【组成】(1)阿魏、硫黄、青木香、附子、石菖蒲、槟榔、白术、干姜、肉豆蔻、青皮、白豆蔻。(中医方剂大辞典)(2)阿魏、石菖蒲、厚朴、硫黄、槟榔、白术、诃子、桃仁、青木香、干姜、附子、当归。(中医方剂大辞典)(3)山楂肉、南星、枳壳、半夏、麦芽、神曲、黄连、连翘、贝母、瓜蒌仁、石碱、风化消、当归、茯苓、陈皮、萝卜子、香附、葛花、阿魏。(中医方剂大辞典)

大附子丸 da fu zi wan

【英文名】Da Fu Zi Pill

【组成】大附子、禹余粮、白马蹄、鹿茸、乌贼、鱼骨、龙骨、当归。(中医方剂大辞典)

大附著散 da fu zhu san

【英文名】Da Fu Zhu Powder

【异名】金牙散(中医方剂大辞典、圣惠)

【组成】(1)附子、乌头、蜈蚣、芫青、雄黄、朱砂、干姜、细辛、蜥蜴、人参、莽草、鬼臼。(中医方剂大辞典)(2)黄芩、由跋、金牙、犀角、麝香、牛黄、天雄、桂心、椒目、细辛、雄黄、干姜、黄连、真珠、蜈蚣。(中医方剂大辞典)

大驱风散 da qu feng san

【英文名】Da Qu Feng Powders

【组成】麻黄、芎䓖、石膏、肉桂、白芷、甘草、干姜、当归、黄芩、杏仁。(中医方剂大辞典)

大青龙汤 da qing long tang

【英文名】Da Qing Long Decoction(中国中医药学主题词表)

【异名】甘草汤(中医方剂大辞典、圣济总录)

【组成】麻黄、桂枝、甘草、杏仁、生姜、大枣、石膏。(中医方剂大辞典)

大青饮子 da qing yin zi

【英文名】Da Qing Drink

【组成】大青、石膏、香豉、葛根、栀子仁、生地黄、川芒消、甘草。(中医方剂大辞典)

大枫子油 da feng zi you

【英文名】Do Feng Zi Oil(药品标准－中药成方制剂标准)

【组成】大枫子油、硼酸、冰片。(药品标准－中药成方制剂标准1991年)

大败毒膏 da bai du gao

【英文名】Da Bai Du Onitment

【组成】大黄、公英、桔皮、木鳖子、银花、黄柏、乳香、白芷、花粉、赤芍、当归、甘草、蛇蜕、干蟾、蜈蚣、全蝎。(中医方剂大辞典)

大岩蜜丸 da yan mi wan

【英文名】Da Yan Mi Pill

【组成】防风、灵脂、延胡、生地、当归、甘草、赤芍、益母草、川芎、干姜、乌药、白芷、蒲黄、陈皮、细辛、吴茱萸。(中医方剂大辞典)

大岩蜜汤 da yan mi tang

【英文名】Da Yan Mi Decoction

【组成】(1)干地黄、当归、独活、甘草、芍药、桂心、小草、细辛、吴茱萸、干姜。(中医方剂大辞典)(2)茯苓、芎䓖、当归、甘草、桂心、栀子、吴茱萸、细辛、干姜、干地黄。(中医方剂大辞典)(3)栀子、甘草、干地黄、细辛、羊脂、茯苓、吴茱萸、芎䓖、干姜、当归、桂心。(中医方剂大辞典)

大固阳汤 da gu yang tang

【英文名】Da Gu Yang Decoction

【组成】附子、白术、干姜、木香。(中医方剂大辞典)

大固肠丸 da gu chang wan

【英文名】Da Gu Chang Pill

【组成】附子、丁香、良姜、干姜、肉豆蔻、白术、茯苓、诃子肉、厚朴、赤石脂。(中医方剂大辞典)

大固肠汤 da gu chang tang

【英文名】Da Gu Chang Decoction

【组成】肉豆蔻、丁香、缩砂仁、附子、藿香叶、肉桂、草果仁、厚朴、荆南茴香、川姜、诃黎勒、甘草。(中医方剂大辞典)

大果蜜汤 da guo mi tang

【英文名】Da Guo Mi Decoction

【组成】生地、当归身、独活、吴茱萸、白芍、干姜、炙草、桂心、小草、细辛。(中医方剂大辞典)

大和中丸 da he zhong wan

【英文名】Da He Zhong Pill

【组成】木香、沉香、栀实、槟榔、蓬术、宿砂、青皮、陈皮、木通、当归、黄芩、三棱、猪牙、皂角、白豆蔻、郁李仁、黄连、牵牛、大黄、黄柏、香附。(中医方剂大辞典)

大和中饮 da he zhong yin

【英文名】Da He Zhong Drink

【组成】(1)熟地、白术、当归、人参、山药、甘草、柴胡、麻黄、肉桂、白芍、生姜。(中医方剂大辞典)(2)陈皮、枳实、砂仁、山楂、麦芽、厚朴、泽泻。(中医方剂大辞典)

大垂云膏 da chui yun gao

【英文名】Da Chui Yun Ointment

【组成】当归、附子、芎䓖、防风、川升麻、槐子、细辛、侧柏叶、桃仁、杏仁、甘草、桑根、白皮、白及、黄芪、白僵蚕、垂柳、黄丹、雄黄、朱砂、硫黄、麝香、白芷、没药、麒麟竭、龙脑、黄蜡、油。(中医方剂大辞典)

大乳没散 da ru mo san

【英文名】Da Ru Mo Powders

【组成】白术、当归、白芷、炙甘草、没药、乳香、桂心。(中医方剂大辞典)

大金牙酒 da jin ya jiu

【英文名】Da Jin Ya Wine

【异名】金牙酒(中医方剂大辞典、脚气治法总要)

【组成】金牙、侧子、附子、天雄、人参、苁蓉、茯苓、当归、防风、黄芪、薯蓣、细辛、桂心、萆薢、萎蕤、白芷、桔梗、黄芩、远志、牡荆子、芎䓖、地骨皮、五加皮、杜仲、厚朴、枳实、白术、独活、茵芋、石南、狗脊、牛膝、丹参、磁石、薏苡仁、麦门冬、生石斛、蒴藋、生地。(中医方剂大辞典)

大金牙散 da jin ya san

【英文名】Da Jin Ya Powders

【组成】(1)金牙、雄黄、丹砂、龙胆、防风、玉支、大黄、曾青、茯苓、桂心、松脂、干姜、乌头、斑蝥、亭长、细辛、消石、野葛、大戟、商陆、蛇蜕、芫青、鹳骨、芫花、附子、寒水石、人参、贯众、龙骨、蜀椒、露蜂房、巴豆、蜥蜴、蜈蚣、礐石、天雄狸骨、石胆、莽草。(中医方剂大辞典)(2)金牙、鹳骨、石膏、大黄、鳖甲、栀子仁、鬼督邮、龟甲、桃白皮、铜镜鼻、干膝、桂心、芍药、射干、升麻、徐长卿、鸢尾、蜂房、细辛、干姜、芒消、由跋、马目毒公、羚羊角、犀角、甘草、狼毒、蜣螂、龙胆、狼牙、雄黄、真珠、地胆、樗鸡、芫青、桃奴、巴豆、雷丸、龙牙、白术、胡燕矢、活草子、铁精、赤小豆、芫花、莽草、射罔。(中医方剂大辞典)(3)金牙、曾青、雄黄、大黄、丹砂、牛黄、凝水石、野葛皮、龙骨、朴消、犀角、獭肝、狸骨、鹳骨、升麻、附子、桂、鬼臼、鬼督邮、黄环、青木香、常山、牡蛎、人参、知母、徐长卿、鬼箭羽、桔梗、代赭石、莽草、蜀漆、当归、白薇、巴豆、露蜂房、蜀椒、蜈蚣、芫青、斑蝥、亭长。(中医方剂大辞典)

大金花丸 da jin hua wan

【英文名】Da Jin Hua Pill

【异名】金花丸(中医方剂大辞典、杂病源流犀烛)

【组成】黄柏、黄芩、黄连、大黄。(中医方剂大辞典)

大金液丹 da jin ye dan

【英文名】Da Jin Ye Pellet

【组成】硫黄、鹿茸、鹿角霜、大天雄、大川乌、大附子、肉苁蓉、川牛膝。(中医方剂大辞典)

大金粟丸 da jin su wan

【英文名】Da Jin Su Pill

【组成】草龙胆、宣连、芦荟、芜荑、巴豆霜、大黄、木香。(中医方剂大辞典)

大金箔丸 da jin bo wan

【英文名】Da Jin Bo Pill

【组成】金箔、银箔、辰砂、牛黄、生犀、丁香、沉香、真珠、木香、脑麝、琥珀、硼砂、乌蛇肉、天麻、雄黄、蝎梢、白僵蚕、附子、天南星、防风、白附子、甘草、香墨。(中医方剂大辞典)

大肥儿丸 da fei er wan

【英文名】Da Fei Er Pill

【组成】(1)四味肥儿丸、干蟾、芜荑。(中医方剂大辞典)(2)人参、白术、山药、陈皮、山楂肉、蓬术、茯苓、白芍、川黄连、胡黄连、厚朴、神曲、青皮、泽泻、槟榔、川芎、肉豆蔻、使君子肉、柴胡、甘草、五谷虫、干蟾头。(中医方剂大辞典)

大油煎散 da you jian san

【英文名】Da You Jian Powders

【组成】(1)海桐皮、五加皮、牡丹皮、地骨皮、桑白皮。(中医方剂大辞典)(2)海桐皮、桑白皮、川乌头、五加皮、乌药、甘草、牡丹皮、白芍药、地骨皮、当归、没药。(中医方剂大辞典)

大泽兰丸 da ze lan wan

【英文名】Da Ze Lan Pill

【异名】补益大泽兰丸(中医方剂大辞典、圣惠)

【组成】(1)泽兰、当归、细辛、白术、人参、桔梗、防风、蜀椒、厚朴、白芷、藁本、石膏、桂、干姜、乌头、芍药、芎䓖、白薇、芜荑、甘草、柏子仁、吴茱萸。(中医方剂大辞典)(2)泽兰、藁本、当归、甘草、紫石英、芎䓖、干地黄、柏子仁、五味子、桂心、石斛、白术、白芷、苁蓉、厚朴、防风、薯蓣、茯苓、干姜、禹余粮、细辛、卷柏、蜀椒、人参、杜仲、牛膝、蛇床子、续断、艾叶、芜荑、赤石脂、石膏。(中医方剂大辞典)

大泽泻汤 da ze xie tang

【英文名】Da Ze Xie Decoction

【组成】柴胡、茯神、黄芩、泽泻、升麻、杏仁、磁石、羚羊角、地黄、大青、芒消、淡竹叶。(中医方剂大辞典)

大定风丸 da ding feng wan

【英文名】Da Ding Feng Pill

【组成】(1)苍术、草乌、杏仁、川乌、白芷、半夏。(中医方剂大辞典)(2)南星、白芍、木瓜、官桂、甘草、荆芥、川乌、僵蚕、白芷、牛膝、当归、槟榔、天麻、人参、首乌、羌活、桔梗、独活、白术、防己、全蝎、木香、半夏、厚朴、杜仲、黄芩、陈皮、枳实、麻黄、白附子、防风、苍术、川乌、乳香、没药、沉香、血竭。(中医方剂大辞典)

大定风珠 da ding feng zhu

【英文名】Da Ding Feng Zhu Decoction(中国中医药学主题词表)

【组成】生白芍、阿胶、生龟版、干地黄、麻仁、五味子、生牡蛎、麦冬、炙甘草、鸡子黄、鳖甲。(中医方剂大辞典)

大定心丸 da ding xin wan

【英文名】Da Ding Xin Pill

【组成】人参、桂心、白术、防己、茯苓、干姜、防风、大黄、茯神、桔梗、白蔹、牛膝、远志、银屑。(中医方剂大辞典)

大定心汤 da ding xin tang

【英文名】Da Ding Xin Decoction

【组成】人参、茯苓、茯神、远志、龙骨、干姜、当归、甘草、白术、芍药、桂心、紫菀、防风、赤石脂、大枣。(中医方剂大辞典)

大定心散 da ding xin san

【英文名】Da Ding Xin Powders

【组成】人参、茯神、熟干地黄、远志、龙齿、白术、琥珀、白芍药、紫菀、防风、赤石脂、柏子仁、甘草。(中医方剂大辞典)

大定志丸 da ding zhi wan

【英文名】Da Ding Zhi Pill

【组成】消石、丹砂、白茯苓、人参。(中医方剂大辞典)

大建中汤 da jian zhong tang

【英文名】Da Jian Zhong Decoction(中国中医药学主题

词表）
【异名】大建中黄芪汤（中医方剂大辞典、圣济总录）；八味大建中汤（中医方剂大辞典、景岳全书）；三物大建中汤（中医方剂大辞典、张氏医通）
【组成】(1)黄芪、人参、大枣、当归、桂心、生姜、半夏、芍药、附子、甘草。（中医方剂大辞典）(2)蜀椒、干姜、人参。（中医方剂大辞典）(3)人参、桂心、归身、川椒、茯苓、炙草、白芍、饴糖、南枣。（中医方剂大辞典）(4)人参、粉草、龙齿、当归、酸枣仁、黄芪、白芍药、远志、白茯苓、石莲肉、泽泻。（中医方剂大辞典）(5)苁蓉、肉桂、白芍药、甘草、人参、茯苓、鹿茸、龙骨。（中医方剂大辞典）(6)黄芪、附子、鹿茸、地骨皮、续断、石斛、人参、川芎、当归、白芍药、小草、甘草。（中医方剂大辞典）(7)白芍、黄芪、远志、当归、泽泻、龙骨、人参、甘草、吴术。（中医方剂大辞典）(8)黄芪、远志、当归、泽泻、芍药、人参、龙骨、甘草。（中医方剂大辞典）(9)干姜、芍药、甘草、桂。（中医方剂大辞典）(10)饴糖、黄芪、远志、当归、泽泻、芍药、人参、龙骨、甘草、生姜、大枣。（中医方剂大辞典）(11)甘草、人参、半夏、生姜、蜀椒、饴糖。（中医方剂大辞典）

大建脾丸 da jian pi wan
【英文名】Da Jian Pi Pill
【组成】肉桂、厚朴、干姜、甘草、肉豆蔻、附子、丁香、胡椒、木香、荜茇、神曲、白茯苓、白术、麦蘖、人参、白豆蔻、诃子。（中医方剂大辞典）

大建脾汤 da jian pi tang
【英文名】Da Jian Pi Decoction
【组成】人参、茯苓、白术、枳实、当归、山楂、谷芽、陈皮、豆蔻、青皮、木香、姜连。（中医方剂大辞典）

大建脾散 da jian pi san
【英文名】Da Jian Pi Powders
【组成】荜澄茄、干姜、白豆蔻、丁香、白茯苓、甘草、肉豆蔻、青皮、半夏、茴香、缩砂仁、厚朴、神曲、陈皮、檀香、草乌、附子、草果仁、白术。（中医方剂大辞典）

大降气汤 da jiang qi tang
【英文名】Da Jiang Qi Decoction
【组成】紫苏子、川芎、细辛、前胡、当归、厚朴、桔梗、白茯苓、半夏曲、陈桔皮、肉桂、甘草。（中医方剂大辞典）

大承气汤 da cheng qi tang
【英文名】Da Cheng Qi Decoction（中国中医药学主题词表）
【异名】小承气汤（中医方剂大辞典、理伤续断方）
【组成】(1)大黄、芒消、厚朴、柴胡、黄芩、甘草。（中医方剂大辞典）(2)大黄、厚朴、枳实、芒消。（中医方剂大辞典）

大枳壳丸 da zhi ke wan
【英文名】Da Zhi Ke Pill
【组成】枳壳、茯苓、白术、厚朴、半夏、人参、木香、青桔皮、陈桔皮、京三棱、蓬莪术、槟榔、神曲、麦蘖、干生姜、牵牛、大黄。（中医方剂大辞典）

大胡连丸 da hu lian wan
【英文名】Da Hu Lian Pill
【组成】(1)胡连、黄连、苦楝子、芜荑、干蟾头、麝香、青黛、芦荟。（中医方剂大辞典）(2)胡黄连、银柴胡、黄芩、当归、白芍、茯苓、陈皮、熟地、知母、人参、白术、川芎、桔梗、甘草、地骨皮、半夏、秦艽、黄芪、黄柏、五味子、牛黄、犀角。（中医方剂大辞典）

大胡麻散 da hu ma san
【英文名】Da Hu Ma Powders
【组成】胡麻子、苦参、荆芥、何首乌、威灵仙、防风、石菖蒲、牛蒡子、菊花、蔓荆子、白蒺藜、甘草。（中医方剂大辞典）

大荆芥方 da jing jie fang
【英文名】Da Jing Jie Prescription
【组成】大荆芥根。（中医方剂大辞典）

大荆芥散 da jing jie san
【英文名】Da Jing Jie Powders
【组成】荆芥、黑小豆、当归、红花、乌药、泽兰。（中医方剂大辞典）

大荜茇丸 da bi bo wan
【英文名】Da Bi Bo Pill
【组成】荜茇、神曲、附子、白豆蔻仁、人参、白术、丁香、荜澄茄、沉香、诃黎勒、陈桔皮、厚朴。（中医方剂大辞典）

大茵陈汤 da yin chen tang
【英文名】Da Yin Chen Decoction
【组成】(1)茵陈、黄柏、大黄、白术、黄芩、栝楼根、甘草、茯苓、前胡、枳实、栀子。（中医方剂大辞典）(2)茵陈蒿、黄柏、大黄、甘草、人参、栀子、黄连。（中医方剂大辞典）

大茴香丸 da hui xiang wan
【英文名】Da Hui Xiang Pill
【组成】(1)山楂、桔核、山栀仁、柴胡、牡丹皮、桃仁、茴香、吴茱萸。（中医方剂大辞典）(2)大茴香、酸枣仁、破故纸、白术、白茯苓、牡蛎、益智仁、人参。（中医方剂大辞典）

大茴香汤 da hui xiang tang
【英文名】Da Hui Xiang Decoction
【组成】白术、枳实、延胡索、青木香、肉桂、桔核、香附、吴茱萸、大茴香、生姜。（中医方剂大辞典）

大茱萸丸 da zhu yu wan
【英文名】Da Zhu Yu Pill

【组成】(1)蓬莪术、京三棱、干姜、青皮、陈皮、木香、丁香、巴豆、吴茱萸。(中医方剂大辞典)(2)吴茱萸、细辛、芍药、柴胡、旋覆花、黄芩、紫菀、人参、白术、茯苓、干姜、桂心、附子、甘草、半夏、当归。(中医方剂大辞典)

大茯苓丸 da fu ling wan

【英文名】Da Fu Ling Pill

【组成】(1)白茯苓、柏叶、车前子、地骨皮、大豆、蔓荆子。(中医方剂大辞典)(2)白茯苓、柏叶、大麻子、车前子、粳米、大豆黄、蔓荆子、地骨皮、人参、地肤皮、黍米、麦门冬、茯神。(中医方剂大辞典)(3)白茯苓、茯神、大枣、桂、人参、白术、远志、细辛、石菖蒲、甘草、干姜。(中医方剂大辞典)(4)白茯苓、天门冬、枣肉、麻子仁。(中医方剂大辞典)(5)白茯苓、生干地黄、天门冬、泽泻、胡麻。(中医方剂大辞典)(6)白茯苓、云母、天门冬粉、羊脂、白沙蜜、白蜡、麻子油、松脂。(中医方剂大辞典)

大茯苓汤 da fu ling tang

【英文名】Da Fu Ling Decoction

【组成】茯苓、白术、当归、桔皮、附子、生姜、半夏、桂心、细辛。(中医方剂大辞典)

大厚朴丸 da hou po wan

【英文名】Da Hou Po Pill

【组成】厚朴、白术、陈曲、陈桔皮、麦蘖、人参、沉香、木香、丁香、甘草、缩砂仁、草豆蔻、槟榔。(中医方剂大辞典)

大省风汤 da xing feng tang

【英文名】Da Xing Feng Decoction

【异名】大醒风汤(中医方剂大辞典、医方类聚);大省风散(中医方剂大辞典、普济方)

【组成】(1)防风、生半夏、甘草、生川乌、生南星、生白附子、木香、全蝎。(中医方剂大辞典)(2)川芎、半夏、防风、甘草、全蝎、附子、川乌、木香、南星。(中医方剂大辞典)(3)大附子、天南星、全蝎、防风、川芎。(中医方剂大辞典)(4)附子、吴术、肉果、天南星、防风、藿香。(中医方剂大辞典)

大虻虫丸 da meng chong wan

【英文名】Da Meng Chong Pill

【组成】虻虫、蛴螬、干地黄、牡丹、干漆、芍药、牛膝、土瓜根、桂心、吴茱萸、桃仁、黄芩、牡蒙、茯苓、海藻、水蛭、芒消、人参、葶苈。(中医方剂大辞典)

大思食丸 da si shi wan

【英文名】Da Si Shi Pill

【异名】透气丹(中医方剂大辞典、原书同卷);千金大思食丸(中医方剂大辞典、普济方)

【组成】乌梅、神曲、苍术、麦蘖、干姜、京三棱、陈皮、蓬莪术。(中医方剂大辞典)

大钩藤饮 da gou teng yin

【英文名】Da Gou Teng Drink

【组成】钩藤、黄芩、麻黄、当归、龙齿、石膏、赤芍药、桂、龙胆、牛黄、杏仁、甘草。(中医方剂大辞典)

大复苏饮 da fu su yin

【英文名】Da Fu Su Drink

【组成】白僵蚕、蝉蜕、当归、生地、人参、茯苓、麦冬、天麻、犀角、丹皮、栀子、黄连、黄芩、知母、甘草、滑石。(中医方剂大辞典)

大香甲散 da xiang jia san

【英文名】Da Xiang Jia Powders

【异名】大香甲丸散(中医方剂大辞典、妇人良方)

【组成】沉香、鳖甲、柴胡、人参、桔梗、茯苓、川芎、藿香叶、羌活、木香、陈桔皮、牡丹皮、安息香、当归、厚朴、京三棱、官桂、附子、牛膝、桃仁、和皮大腹子。(中医方剂大辞典)

大香连丸 da xiang lian wan

【英文名】Da Xiang Lian Pill

【异名】香连丸(中医方剂大辞典、直指);二味香连丸(中医方剂大辞典、全国中药成药处方集)

【组成】黄连、木香。(中医方剂大辞典)

大保元汤 da bao yuan tang

【英文名】Da Bao Yuan Decoction

【组成】(1)保元汤、川芎、白术、肉桂。(中医方剂大辞典)(2)人参、黄芪、甘草、官桂、糯米、防风、白芷、川芎、当归、白术、生姜。(中医方剂大辞典)(3)黄芪、人参、甘草、川芎、官桂。(中医方剂大辞典)

大保生丸 da bao sheng wan

【英文名】Da Bao Sheng Pill

【组成】(1)人参、藁本、白茯苓、当归、赤石脂、生干地黄、白芷、延胡索、肉桂、白芍药、白薇、川芎、白术、甘草、没药、牡丹皮。(中医方剂大辞典)(2)人参、藁本、赤茯苓、当归、白芷、玄胡索、肉桂、白薇、赤芍药、川芎、白术、甘草、没药、牡丹皮。(中医方剂大辞典)

大保安汤 da bao an tang

【英文名】Da Bao An Decoction

【组成】白术、当归、人参、茯苓、川芎、白芍、山茱萸、黄芪、山药、丹皮、熟地、五味子、肉桂、甘草、麦门冬、熟附子、煨姜、大枣、莲肉。(中医方剂大辞典)

大追风散 da zhui feng san

【英文名】Da Zhui Feng Powders

【组成】川乌头、防风、羌活、川芎、全蝎、地龙、南星、天麻、荆芥、甘草、僵蚕、石膏。(中医方剂大辞典)

大追毒散 da zhui du san

【英文名】Da Zhui Du Powders

【组成】甘草、苍术、麻黄、滑石。(中医方剂大辞典)

大胜金丸 da sheng jin wan
【英文名】Da Sheng Jin Pill
【组成】牡丹、藁本、人参、白术、白芷、白薇、白茯苓、当归、赤石脂、白芍药、甘草、川芎、没药、延胡索、桂。(中医方剂大辞典)

大度世丸 da du shi wan
【英文名】Da Du Shi Pill
【组成】牛黄、大黄、雄黄、细辛、附子、真珠、甘草、人参、射罔、丹砂、鬼臼、莽草、蜀椒、麝香、鬼箭羽、茯苓、桂心、紫菀、干姜、野葛、蜥蜴、蜈蚣、巴豆仁、地胆、元青、樗鸡。(中医方剂大辞典)

大活血丸 da huo xue wan
【英文名】Da Huo Xue Pill
【组成】青桑炭、栗间、骨碎补、南星、白芍药、牛膝、川乌、黑豆、自然铜、木鳖子、细辛、降真香节、枫香、乳香、没药、血竭。(中医方剂大辞典)

大活血丹 da huo xue dan
【英文名】Da Huo Xue Pellet
【组成】(1)天南星、芍药、骨碎补、黑豆、大栗间、川乌、自然铜、血竭、细辛、白芷、木鳖、川牛膝、没药、乳香、青桑炭。(中医方剂大辞典)(2)当归、陈熄子、没药、麻黄、香墨、生地黄、芥菜子、香附子、芍药、乳香。(中医方剂大辞典)

大活血汤 da huo xue tang
【英文名】Da Huo Xue Decoction
【组成】川大黄、当归、麝香。(中医方剂大辞典)

大活络丸 da huo luo wan
【英文名】Da Huo Luo Pill(药品标准－中药成方制剂标准)
【组成】蕲蛇、乌梢蛇、威灵仙、两头尖、麻黄、贯众、甘草、羌活、肉桂、广藿香、乌药、黄连、熟地黄、大黄、木香、沉香、细辛、赤芍、没药、丁香、乳香、僵蚕、天南星、青皮、骨碎补、豆蔻、安息香、黄芩、香附、玄参、白术、防风、龟甲、葛根、虎骨。(药品标准－中药成方制剂标准 1992 年)

大活络丹 da huo luo dan
【英文名】Da Huo luo Pellet
【组成】(1)蕲蛇、铁丝威灵仙、蕲蛇、全蝎、天麻、人参、当归、麝香、人工牛黄。((93)京卫药准字第 312 号)(2)人参、牛黄、麝香、犀角、冰片、黄连、当归、全蝎、天麻、乌梢蛇。((82)苏卫药准字 1057－1 号)

大济阴汤 da ji yin tang
【英文名】Da Ji Yin Decoction
【组成】当归、白芍、川芎、生地、熟地、丹参、丹皮、麦冬、黄芪、人参、防风、五味子、蔓荆子、小麦。(中医方剂大辞典)

大前胡汤 da qian hu tang
【英文名】Da Qian Hu Decoction
【组成】(1)前胡、半夏、麻黄、芍药、枳实、生姜、黄芩、大枣。(中医方剂大辞典)(2)前胡、半夏、生姜、枳实、芍药、黄芩、干枣。(中医方剂大辞典)

大养胃汤 da yang wei tang
【英文名】Da Yang Wei Decoction
【组成】厚朴、生姜、肥枣、白术、山药、人参、川芎、桔皮、当归、五味子、藿香、甘草、枇杷叶、黄芪。(中医方剂大辞典)

大养脾丸 da yang pi wan
【英文名】Da Yang Pi Pill
【异名】参苓壮脾丸(中医方剂大辞典、局方);养脾丸(中医方剂大辞典、鸡峰)
【组成】(1)人参、川姜、桂、干山药、白术、白茯苓、缩砂仁、胡椒、白扁豆、神曲、麦糵。(中医方剂大辞典)(2)丁香皮、良姜、藿香叶、甘草。(中医方剂大辞典)(3)人参、白术、附子、荜茇、红豆、胡椒、诃子、缩砂仁、白豆蔻仁、肉豆蔻、白茯苓、丁香、干姜、肉桂、厚朴、甘草。(中医方剂大辞典)(4)白术、荜茇、红豆、胡椒、桂、白茯苓、附子、陈桔皮、诃黎勒、厚朴、干姜、陈曲、大麦糵。(中医方剂大辞典)(5)缩砂仁、麦芽、人参、神曲、木香、肉豆蔻、沉香、扁豆、青皮、白豆蔻仁、石莲肉、陈皮、红豆、草果子、丁香、厚朴。(中医方剂大辞典)

大祛风丹 da qu feng dan
【英文名】Da Qu Feng Pellet
【组成】犀角、羚羊角、牛黄、鹿速脑、玳瑁、真珠、全蝎、白花蛇、防风、石膏、天南星。(中医方剂大辞典)

大神术汤 da shen zhu tang
【英文名】Da Shen Zhu Decoction
【组成】苍术、羌活、防风、川芎、黄芩、枳壳、甘草、白芷、石膏、细辛、知母。(中医方剂大辞典)

大秦艽汤 da qin jiao tang
【英文名】Da Qin Jiao Decoction(中国中医药学主题词表)
【异名】秦艽汤(中医方剂大辞典、校注妇人良方)
【组成】(1)防风、知母、生地、柴胡、前胡、秦艽、甘草、人参。(中医方剂大辞典)(2)秦艽、甘草、川芎、当归、白芍药、细辛、川羌活、防风、黄芩、石膏、吴白芷、白术、生地黄、熟地黄、白茯苓、川独活。(中医方剂大辞典)(3)秦艽、黄芪、肉桂、当归、白术、人参、熟地、川芎、桑寄生、川断、白芍、浮小麦。(中医方剂大辞典)

大秦艽散 da qin jiao san
【英文名】Da Qin Jiao Powders
【组成】条参、川羌活、枳壳、秦艽、赤芍药、苦梗、前胡、川芎、白芷、黄芩、薄荷、桑白皮、天麻、防己、防风、粉草、荆芥穗、赤茯苓、木瓜、川牛膝。(中医方剂大

辞典)

大桂皮汤 da gui pi tang

【英文名】Da Gui Pi Decoction

【组成】桂心、当归、细辛、黄芩、人参、厚朴、枳实、芍药、芎䓖、黄芪、麦门冬、吴茱萸、半夏、蜜、附子、生姜、五味子、饴、甘草。(中医方剂大辞典)

大桂枝丸 da gui zhi wan

【英文名】Da Gui Zhi Pill

【组成】桂心、附子、芍药、当归、蜀椒、人参、干姜、前胡、礜石。(中医方剂大辞典)

大桃花汤 da tao hua tang

【英文名】Da Tao Hua Decoction

【异名】附子汤(中医方剂大辞典);牡蛎汤(中医方剂大辞典、圣济总录)

【组成】赤石脂、干姜、当归、龙骨、牡蛎、附子、白术、甘草、芍药、人参。(中医方剂大辞典)

大真珠丸 da zhen zhu wan

【英文名】Da Zhen Zhu Pill

【组成】滑石末、轻粉、半夏、曲末、天南星、全蝎、巴豆、麝香。(中医方剂大辞典)

大莽草散 da mang cao san

【英文名】Da Mang Cao Powder

【组成】(1)莽草、石斛、牛胶、附子、萆薢、天麻、麻黄、泽泻、防风、石龙芮、松脂、独活、杜仲、芎、芍药、人参、茯苓、乌蛇、薯蓣、桂心、吴白术、细辛、麝香、柏子仁、菟丝子。(中医方剂大辞典)(2)莽草、木香、人参、白术、半夏、萆薢、仙灵脾、柏子仁、石斛、牛膝、石龙芮、细辛、山茱萸、松脂、桂心、白附子、干蝎、杜仲、赤芍药、防风、芎䓖、龙脑、牛黄、麝香、雄黄、铅霜、天南星、牛蒡子、羌活、巴戟、蝉壳、白僵蚕、附子、天麻、麻黄、乌蛇肉。(中医方剂大辞典)

大莲心散 da lian xin san

【英文名】Da Lian Xin Powder

【组成】石莲肉并心、赤茯苓、细辛、远志、桔梗、人参、白术、甘草、白芷、麦门冬、青皮、川芎。(中医方剂大辞典)

大桔皮丸 da ju pi wan

【英文名】Da Ju Pi Pill

【组成】(1)陈桔皮、生姜、丁香、人参、甘草、神曲、麦蘖。(中医方剂大辞典)(2)厚朴、桔皮、杏仁。(中医方剂大辞典)(3)陈皮、肥生姜、丁香、人参。(中医方剂大辞典)

大桔皮汤 da ju pi tang

【英文名】Da Ju Pi Decoction

【异名】人参汤(中医方剂大辞典、圣济总录)

【组成】(1)赤苓、桔皮、槟榔、茵陈、泽泻、木香、川朴、猪苓。(中医方剂大辞典)(2)广陈皮、赤苓、飞滑石、槟榔汁、杜苍术、猪苓、泽泻、官桂。(中医方剂大辞典)(3)桔皮、厚朴、猪苓、泽泻、白术、槟榔、赤茯苓、陈皮、半夏、山楂肉、苍术、藿香、白茯苓、木香、滑石。(中医方剂大辞典)(4)滑石、炙甘草、木香、槟榔、陈皮。(中医方剂大辞典)(5)桔皮、木香、滑石、槟榔、茯苓、木猪苓、泽泻、白术、官桂、甘草。(中医方剂大辞典)(6)桔皮、生姜、枣、甘草、人参、竹茹。(中医方剂大辞典)(7)桔皮、甘草、生姜、人参。(中医方剂大辞典)

大柴胡汤 da chai hu tang

【英文名】Da Chai Hu Decoction(中国中医药学主题词表)

【组成】(1)柴胡、黄芩、半夏、枳实、芒消、大黄。(中医方剂大辞典)(2)柴胡、黄芩、广皮、甘草、半夏、大黄。(中医方剂大辞典)(3)柴胡、白芍、枳壳、黄芩、大黄。(中医方剂大辞典)(4)柴胡、半夏、生姜、知母、芍药、大黄、萎蕤、甘草、人参。(中医方剂大辞典)(5)柴胡、黄芩、芍药、半夏、生姜、枳实、大枣。(中医方剂大辞典)(6)柴胡、半夏、黄芩、甘草、枳实、大黄。(中医方剂大辞典)(7)柴胡、枳壳、黄芩、赤芍药、半夏。(中医方剂大辞典)(8)柴胡、黄芩、芍药、甘草、半夏、大黄、枳实。(中医方剂大辞典)(9)柴胡、黄芩、赤芍药、半夏、枳实、槟榔、白术、赤茯苓。(中医方剂大辞典)

大柴胡散 da chai hu san

【英文名】Da Chai Hu Powder

【组成】柴胡、川大黄、黄芩、赤芍药、枳实、半夏、人参、甘草、黄芪。(中医方剂大辞典)

大铁弹丸 da tie dan wan

【英文名】Da Tie Dan Pill

【组成】(1)自然铜、虎胫骨、当归、白附子、川乌、五灵脂、麻黄、没药、乳香、全蝎、安息香、白芷、直僵蚕、乌蛇肉、木鳖、朱砂、麝香。(中医方剂大辞典)(2)大乌头、五灵脂、没药、乳香、朱砂、无名异、血竭、牛黄、麝香、龙脑。(中医方剂大辞典)

大铁箍散 da tie gu san

【英文名】Da Tie Gu Powder

【组成】芙蓉叶、猪卷皮、木鳖子、白芷、黄柏、寒水石、大黄、紫荆皮、赤豆、白蔹、白及、防风、贝母、地青、羌活。(中医方剂大辞典)

大透肌散 da tou ji san

【英文名】Da Tou Ji Powder

【组成】人参、芍药、川芎、甘草、茯苓、白术、木通、陈皮、黄芪、糯米。(中医方剂大辞典)

大健步丸 da jian bu wan

【英文名】Da Jian Bu Pill

【组成】熟地、白术、苍术、山药、独活、黄柏、当归、白

芍、远志肉、益智仁、香附、川断、大茴香、杜仲、黄芩、虎胫骨。(中医方剂大辞典)

大健脾丸 da jian pi wan

【英文名】Da Jian Pi Pill

【异名】百谷丸(中医方剂大辞典)

【组成】人参、白术、枳实、广陈皮、广青皮、白茯苓、半夏曲、谷芽、山楂肉、川黄连、广木香、白蔻仁。(中医方剂大辞典)

大健脾糕 da jian pi gao

【英文名】Da Jian Pi Agent

【组成】茯苓、白扁豆、山药、莲子、芡实、麦芽、砂仁、广皮、甘草、米。(中医方剂大辞典)

大射干汤 da she gan tang

【英文名】Da She Gan Decoction

【组成】射干、当归、麻黄、肉桂、桑皮、枳壳、紫菀、独活、杏仁、半夏、甘草。(中医方剂大辞典)

大效双丸 da xiao shuang wan

【英文名】Da Xiao Shuang Pill

【组成】甘遂、巴豆霜、麦门冬、牡蛎、蕤仁、真珠。(中医方剂大辞典)

大效圣散 da xiao sheng san

【英文名】Da Xiao Sheng Powder

【组成】金星石、银星石、禹余粮、寒水石、不灰木、半夏、大黄、蛤粉。(中医方剂大辞典)

大效疟丹 da xiao nue dan

【英文名】Da Xiao Nue Pellet

【组成】飞罗面、雄黄、黄丹、桃仁、朱砂。(中医方剂大辞典)

大消风散 da xiao feng san

【英文名】Da Xiao Feng Powder

【组成】防风、蒺藜、荆芥、苦参、乳香、没药、麝香、当归、黄柏、黄芩、胡麻、大风子肉。(中医方剂大辞典)

大消痞丸 da xiao pi wan

【英文名】Da Xiao Pi Pill

【组成】厚朴、枳实、木香、大黄、黄连、炙甘草、姜黄、黄芩、泽泻、砂仁。(中医方剂大辞典)

大海藻汤 da hai zao tang

【英文名】Da Hai Zao Decoction

【组成】海藻、芫花、猪苓、连翘、泽漆、郁李仁、陈桔皮、桑根白皮、白蒺藜、藁本、昆布、大戟、防己、葶苈、朴消、甘遂、杏仁、槟榔。(中医方剂大辞典)

大益母丸 da yi mu wan

【英文名】Da Yi Mu Pill

【组成】益母膏、当归、白芍、川芎、肉桂、广木香。(中医方剂大辞典)

大益智散 da yi zhi san

【英文名】Da Yi Zhi Powder

【组成】熟地黄、人参、白茯苓、苁蓉、菟丝子、远志、蛇床子。(中医方剂大辞典)

大调经丸 da tiao jing wan

【英文名】Da Tiao Jing Pill

【组成】制香附、当归、川芎、白芍、生地、白术、人参、乌药、肉桂、山药、丹参、川断。(中医方剂大辞典)

大调经汤 da tiao jing tang

【英文名】Da Tiao Jing Decoction

【组成】香附、当归、川芎、白术、秦艽、川断、远志、红花、白芍、丹皮、丹参、熟地、延胡、乌药。(中医方剂大辞典)

大调经散 da tiao jing san

【英文名】Da Tiao Jing Powder

【组成】大豆、茯神、琥珀。(中医方剂大辞典)

大陷胸丸 da xian xiong wan

【英文名】Da Xian Xiong Pill(中国中医药学主题词表)

【异名】陷胸丸(中医方剂大辞典、圣惠)

【组成】大黄、葶苈子、芒消、杏仁。(中医方剂大辞典)

大陷胸汤 da xian xiong tang

【英文名】Daxianxiong Decoction(中国中医药学主题词表)

【异名】陷胸汤(中医方剂大辞典、儒方事亲)

【组成】(1)桂枝、甘遂、大枣、人参、瓜蒌实。(中医方剂大辞典)(2)大黄、芒消、甘遂。(中医方剂大辞典)

大通真丸 da tong zhen wan

【英文名】Da Tong Zhen Pill

【组成】蚕纸、防风、白芍药、桔梗、石膏、白芷、当归、干姜、附子、芎劳、藁本、泽兰、白芜荑、川椒、食茱萸、柏子仁、白薇、白术、苍术、蝉壳、人参、甘草、厚朴。(中医方剂大辞典)

大理中丸 da li zhong wan

【英文名】Da Li Zhong Pill

【组成】厚朴、桂、陈桔皮、白术、甘草、芎劳、五味子、缩砂、茴香子、槟榔、硇砂、干姜、胡椒、丁香。(中医方剂大辞典)

大理气丸 da li qi wan

【英文名】Da Li Qi Pill

【组成】牛膝、甘草、人参、茯苓、远志、恒山、苦参、丹参、沙参、龙胆、芍药、牡蒙、半夏、杏仁、紫菀、龙骨、天雄、附子、葛根、桔皮、巴豆、狼牙、大黄、牡蛎、白术、白薇、玄参、藋芦、生姜屑。(中医方剂大辞典)

大菖蒲散 da chang pu san

【英文名】Da Chang Pu Powder

【组成】菖蒲、当归、秦艽、吴茱萸。(中医方剂大辞典)

大萝皂丸 da luo zao wan

【英文名】Da Luo Zao Pill

【组成】萝卜子、皂角、南星、半夏、杏仁、栝楼仁、香附、青黛、陈皮。(中医方剂大辞典)

大萆薢丸 da bi xie wan

【英文名】Da Bi Xie Pill

【组成】黄芪、枳实、萆薢、白蒺藜、菟丝子、乌蛇。(中医方剂大辞典)

大菟丝丸 da tu si wan

【英文名】Da Tu Si Pill

【组成】鹿茸、熟地、苁蓉、戟肉、茯苓、石斛、牛膝、防风、泽泻、川断、杜仲、小茴香、补骨脂、沉香、荜茇、桑螵蛸、萸肉、龙骨、菟丝子、附子、肉桂、川芎、五味子、覆盆子。(中医方剂大辞典)

大菟丝饼 da tu si bing

【英文名】Da Tu Si Bing Pill

【组成】菟丝子、鹿茸、附子、泽泻、石龙芮、巴戟天、桑螵蛸、芎䓖、五味子、覆盆子、木香。(中医方剂大辞典)

大黄龙丸 dai huang long wan

【英文名】Dai Huang Long Pill

【组成】硫黄、消石、雄黄、滑石、白矾、寒食面。(中医方剂大辞典)

大黄冲剂 dai huang chong ji

【英文名】Dai Huang Medicinal instant granule

【组成】大黄。(中华医学杂志 1991,(6))

大黄合剂 dai huang he ji

【英文名】Dai Huang Mixture

【组成】(1)生大黄、牡蛎、黄柏、细辛、槐实。(中医杂志 1993,34(4))(2)大黄、黄芪、丹参、当归、赤芍、白芨。(实用中西医结合杂志 1993,6(4))(3)大黄、芒硝、大蒜。(中国医药学报 1993,8(增刊))

大黄饮子 dai huang yin zi

【英文名】Dai Huang Drink

【异名】大黄饮(中医方剂大辞典、校注妇人良方)

【组成】(1)川大黄、知母、石膏、栀子仁、前胡、黄芩、赤茯苓、甘草。(中医方剂大辞典)(2)川大黄、杏仁、栀子仁、川升麻、枳实、黄芩、生地黄、人参、甘草。(中医方剂大辞典)(3)川大黄、栀子仁、枳壳、黄芩、川朴消、甘草。(中医方剂大辞典)

大黄苦酒 dai huang ku jiu

【英文名】Dai Huang Ku Wine

【组成】大黄。(中医方剂大辞典)

大黄复方 dai huang fu fang

【英文名】Dai Huang Prescription

【组成】大黄、苍术、炒黄柏、生苡仁、川牛膝、桂枝、大枣、地龙、生黄芪、制香附、生白芍、生姜、银花藤。(现代中医 1992,5(1))

大黄涂方 dai huang tu fang

【英文名】Dai Huang Paste

【组成】大黄。(中医方剂大辞典)

大黄芪丸 da huang qi wan

【英文名】Da Huang Qi Pill

【组成】黄芪、柏子仁、天门冬、白术、干地黄、远志、泽泻、薯蓣、甘草、人参、石斛、麦门冬、牛膝、杜仲、薏苡仁、防风、茯苓、五味子、茯神、干姜、丹参、肉苁蓉、枸杞子、车前子、山茱萸、狗脊、萆薢、阿胶、巴戟天、菟丝子、覆盆子。(中医方剂大辞典)

大黄芪汤 da huang qi tang

【英文名】Da Huang Qi Decoction

【组成】(1)黄芪、芍药、桂心、甘草、人参、大枣、生姜、半夏。(中医方剂大辞典)(2)黄芪、桂心、巴戟、石斛、泽泻、茯苓、干姜、防风、独活、人参、天雄、芍药、附子、半夏、细辛、白术、黄芩、瓜蒌根。(中医方剂大辞典)

大黄芪酒 da huang qi jiu

【英文名】Da Huang Qi Wine

【组成】(1)黄芪、桂心、巴戟天、石斛、泽泻、茯苓、柏子仁、干姜、蜀椒、防风、独活、人参、天雄、芍药、附子、乌头、茵芋、半夏、细辛、白术、黄芩、栝楼根、山茱萸。(中医方剂大辞典)(2)黄芪、乌头、附子、干姜、蜀椒、独活、白术、细辛、山茱萸、桂心、柏子仁、天雄、石斛、防风、石南、泽泻、茯苓、人参、茵芋、半夏、栝楼、芍药。(中医方剂大辞典)

大黄芪散 da huang qi san

【英文名】Da Huang Qi Powder

【组成】黄芪、款冬花、柴胡、青桔皮、木香、贝母、杜仲、肉桂、穿心巴戟、甘草、萆薢、石斛、附子。(中医方剂大辞典)

大黄豉汤 dai huang chi tang

【英文名】Dai Huang Chi Decoction

【组成】豉、甘草、桂心、大黄、芒消。(中医方剂大辞典)

大黄煎丸 dai huang jian wan

【英文名】Dai Huang Jian Pill

【异名】大黄丸(中医方剂大辞典、医方类聚)

【组成】(1)川大黄、木香、桃仁、诃黎勒皮、桂心、青桔皮、槟榔。(中医方剂大辞典)(2)大黄。(中医方剂大辞典)

大黄膏丸 dai huang gao wan

【英文名】Dai Huang Gao Pill

【组成】川大黄。(中医方剂大辞典)

大黄膏子 dai huang gao zi

【英文名】Dai Huang Gao Zi Pill

【组成】大黄。(中医方剂大辞典)

大黄蜜煎 dai huang mi jian

【英文名】Dai Huang Mi Decoction

【组成】大黄。(中医方剂大辞典)

大黄敷方 dai huang fu fang

【英文名】Dai Huang Paste

【组成】大黄、木通、葶苈、莽草。(中医方剂大辞典)

大排风汤 da pai feng tang

【英文名】Da Pai Feng Decoction

【组成】白鲜皮、附子、麻黄、杏仁、白术、防风、葛根、独活、防己、当归、人参、茯神、甘草、石膏、桂心、白芷。(中医方剂大辞典)

大排风散 da pai feng san

【英文名】Da Pai Feng Powders

【组成】(1)天麻、羚羊角屑、羌活、防风、芎䓖、甘菊花、山茱萸、薯蓣、细辛、藁本、独活、秦艽、麻黄、枳壳、白蒺藜、蔓荆子、黄芪、鹿角胶、酸枣仁、丹参、莽草、地骨皮、白鲜皮、汉防己、桂心、附子、牛膝、薏苡仁、杜仲、石南、当归、生干地黄、萆薢、侧子、苍耳苗、干姜、阿胶、犀角屑、人参、白术、川椒、白芷、茵芋、甘草、杏仁。(中医方剂大辞典)(2)芫花、狼毒、栾荆、天雄、五加皮、麻花、白芷、紫菀、乌头、附子、莽草、茵芋、栝楼、荆芥、踯躅、荛花、大戟、王不留行、赤车使者、麻黄、石斛、半夏、石南、薯蓣、长生、藜芦、狗脊、人参、牛膝、苁蓉、蛇床子、菟丝子、萆薢、车前子、秦艽、薏苡、五味子、独活、藁本、柴胡、牡丹、柏子仁、芎䓖、芍药、吴茱萸、桔梗、杜仲、桂心、桔皮、续断、茯苓、细辛、干姜、厚朴、茯神、山茱萸、防己、黄芪、蜀椒、巴戟天、高良姜、紫葳、黄芩、当归、菖蒲、干地黄、通草。(中医方剂大辞典)

大救生丸 da jiu sheng wan

【英文名】Da Jiu Sheng Pill

【组成】牡蛎、苦参、栝楼、知母、蜜陀僧、白蜡、水银、黄丹。(中医方剂大辞典)

大麻子汤 da ma zi tang

【英文名】Da Ma Zi Decoction

【组成】(1)大麻子、槟榔末、生姜汁。(中医方剂大辞典)(2)大麻子仁、升麻、射干、菖蒲、甘草、麻黄、大黄。(中医方剂大辞典)

大麻子酒 da ma zi jiu

【英文名】Da Ma Zi Wine

【组成】大麻子。(中医方剂大辞典)

大麻子散 da ma zi san

【英文名】Da Ma Zi Powder

【组成】大麻子、商陆、防风、附子、赤小豆、桑根白皮。(中医方剂大辞典)

大麻子膏 da ma zi gao

【英文名】Da Ma Zi Plaster

【异名】大麻膏(中医方剂大辞典、普济方)

【组成】大麻子、柏白皮、白芷、甘草、栀子仁。(中医方剂大辞典)

大麻仁丸 da ma ren wan

【英文名】Da Ma Ren Pill

【组成】(1)大麻仁、川大黄、郁李仁、犀角屑、川朴消、枳壳、木通。(中医方剂大辞典)(2)大麻仁、吴茱萸、麻黄、枳壳、白芷、天雄、当归、茯神、乌头、秦艽、细辛、白术、蜀椒、天门冬、独活、防风、羚羊角、桂、白槟榔、熟干地黄。(中医方剂大辞典)(3)大麻仁、川大黄、诃黎勒皮、人参、陈桔皮。(中医方剂大辞典)(4)大麻仁、川大黄、槟榔、木香、枳壳。(中医方剂大辞典)(5)大麻仁、木香、枳壳、牛蒡子、甘草、川大黄。(中医方剂大辞典)(6)大麻仁、防风、枳壳、旋覆花、川大黄、木香、槟榔、川升麻、杏仁。(中医方剂大辞典)(7)大麻仁、芎䓖、附子、大黄、甜消。(中医方剂大辞典)(8)大麻仁、枳实、赤芍药、杏仁、川大黄、陈桔皮。(中医方剂大辞典)(9)大麻仁、郁李仁、川大黄、木通、羚羊角屑。(中医方剂大辞典)

大麻仁汤 da ma ren tang

【英文名】Da Ma Ren Decoction

【组成】大麻仁、人参、决明子、车前子、黄连、诃黎勒皮、秦皮、大黄。(中医方剂大辞典)

大麻仁酒 da ma ren jiu

【英文名】Da Ma Ren Wine

【组成】大麻仁。(中医方剂大辞典)

大麻仁散 da ma ren san

【英文名】Da Ma Ren Powder

【组成】(1)大麻仁、犀角屑、杏仁、百合、牛黄、槟榔、龙脑。(中医方剂大辞典)(2)大麻仁、榆白皮、葵子、瞿麦、甘草。(中医方剂大辞典)(3)大麻仁、川大黄、射干、菖蒲、甘草、麻黄、川升麻。(中医方剂大辞典)(4)大麻仁、防风、麻黄、陈桔皮、桂心、独活、石膏、附子、白蒺藜。(中医方剂大辞典)

大麻风丸 da ma feng wan

【英文名】Da Ma Feng Pill

【组成】(1)陈皮、当归、防风、白芷、荆芥、海桐皮、苦参、羌活、茅苍术、明天麻、海风藤、广木香、秦艽、薏米仁、生甘草、川续断、川牛膝、连翘、桂枝、大红枣、生姜、大胡麻仁、小胡麻、白蒺藜、苦参、防风、荆芥、全当归、茅苍术、薏米仁、川续断、川牛膝、大风子霜。(中医方剂大辞典)(2)大胡麻、苦参、白蒺藜、生地、苡仁、防风、荆芥、当归、灵仙、苍术、羌活、独活、海风藤、全蝎、乌梢蛇、丹皮、蕲蛇、秦艽、干浮萍、角针、知母、苍耳草、僵蚕、地肤子、白鲜皮、白附子、蝉衣、豨莶草、胡黄连、夏枯草、川芎、蛇床子、黑芝麻、甘菊、首乌、杏仁、枫子仁。(中医方剂大辞典)(3)苦参、羌活、独活、白芷、白蔹、白蒺藜、天花粉、何首乌、皂刺、当归。(中医方剂大辞典)

大清肺散 da qing fei san

【英文名】Da Qing Fei Powder

【组成】甘草、米壳、麻黄、川贝、生石膏、朱砂、杏仁。(中医方剂大辞典)

大清凉散 da qing liang san

【英文名】Da Qing Liang Powder

【组成】白僵蚕、蝉蜕、全蝎、当归、生地、金银花、泽兰、泽泻、木通、车前子、黄连、黄芩、栀仁、五味子、麦冬、龙胆草、丹皮、知母、甘草。(中医方剂大辞典)

大断下丸 da duan xia wan

【英文名】Da Duan Xia Pill

【组成】(1)附子、细辛、干姜、良姜、白龙骨、赤石脂、酸石榴皮、肉豆蔻、牡蛎。(中医方剂大辞典)(2)附子、细辛、干姜、高良姜、肉豆蔻、诃子、酸石榴皮、龙骨、赤石脂、牡蛎、白矾。(中医方剂大辞典)

大续命汤 da xu ming tang

【英文名】Da Xu Ming Decoction

【组成】(1)肉桂、附子、石膏、防己、麻黄、防风、龙齿、生姜。(中医方剂大辞典)(2)麻黄、石膏、防风、干姜、黄芩、芎䓖、甘草、白术、远志、独活、紫石英、杏仁。(中医方剂大辞典)(3)独活、麻黄、芎䓖、防风、当归、葛根、生姜、桂心、茯苓、附子、细辛、甘草。(中医方剂大辞典)(4)麻黄、石膏、桂心、干姜、芎䓖、当归、黄芩、杏仁、荆沥。(中医方剂大辞典)(5)当归、芎䓖、桂心、麻黄、芍药、石膏、生姜、人参、防风、黄芩、杏仁、甘草。(中医方剂大辞典)

大续命散 da xu ming san

【英文名】Da Xu Ming Powder

【组成】(1)麻黄、人参、黄芩、赤芍药、芎䓖、甘草、杏仁、防风、桂心、附子。(中医方剂大辞典)(2)麻黄、乌头、防风、桂心、甘草、蜀椒、杏仁、石膏、人参、芍药、当归、竹茹、黄芩、茯苓、干姜。(中医方剂大辞典)

大琥珀丸 da hu po wan

【英文名】Da Hu Po Pill

【组成】木香、琥珀、北亭、京芎、官桂、当归、白僵蚕、没药、姜黄、蝉壳。(中医方剂大辞典)

大琥珀散 da hu po san

【英文名】Da Hua Po Powder

【组成】琥珀、干姜、石苇、滑石、牡丹皮、白茯苓、芎䓖、石斛、续断、当归、远志、人参、牛膝、桂、肉苁蓉、松脂、牡蒙、陈桔皮、荏子、松实、柏子仁、车前子、菟丝子、庵蕳子、枸杞子、胡麻子、芜菁子、麦门冬、木通、蛇床子。(中医方剂大辞典)

大戟枣子 da ji zao zi

【英文名】Da Ji Zao Zi Prescription

【组成】大戟、大枣。(中医方剂大辞典)

大戟饼子 da ji bing zi

【英文名】Da Ji Cake

【组成】大戟。(中医方剂大辞典)

大戟洗汤 da ji xi tang

【英文名】Da Ji Lotion

【组成】(1)大戟、苦参。(中医方剂大辞典)(2)大戟、莽草、茵芋、大黄、黄连、芒消、葶苈、皂荚。(中医方剂大辞典)

大葛根汤 da ge gen tang

【英文名】Da Ge Gen Decoction

【组成】干葛、石膏、枳壳、大黄、广皮、甘草、知母。(中医方剂大辞典)

大葶苈丸 da ting li wan

【英文名】Da Ting Li Pill

【组成】葶苈、泽漆茎、赤茯苓、陈桔皮、甘遂、牵牛子、郁李仁。(中医方剂大辞典)

大提毒丹 da ti du dan

【英文名】Da Ti Du Pellet

【组成】陈降药、红升丹、生石膏、朱砂。(中医方剂大辞典)

大提药方 da ti yao fang

【英文名】Da Ti Prescription

【组成】雄黄、藤黄、麝香、朱砂、蓖麻肉、红升丹。(中医方剂大辞典)

大紫双丸 da zi shuang wan

【英文名】Da Zi Shuang Pill

【组成】代赭、朱砂、犀角屑、麝香、杏仁、当归、牛黄、川大黄、巴豆、鳖甲。(中医方剂大辞典)

大紫豆汤 da zi dou tang

【英文名】Da Zi Dou Decoction

【组成】羌活、大豆、酒。(中医方剂大辞典)

大紫苏饮 da zi su yin

【英文名】Da Zi Su Drink

【组成】大腹子、诃子、桑白皮、厚朴、人参、陈皮、紫苏叶、五味子、茯苓、甘草、桔梗。(中医方剂大辞典)

大紫菀丸 da zi wan wan

【英文名】Da Zi Wan Pill

【组成】(1)紫菀、五味子、桔皮、香豉、干姜、桂心、杏仁、细辛、甘草、款冬花、食茱萸。(中医方剂大辞典)(2)紫菀茸、吴茱萸、菖蒲、厚朴、柴胡茸、桔梗、皂角、茯苓、官桂、干姜、黄连、槟榔、蜀椒、巴豆霜、人参、羌活、苁蓉、川大黄、当归、陈皮、防风、麦门冬、熟地黄、汉防己、车前子、白术、鳖甲、川乌头。(中医方剂大辞典)

大掌中金 da zhang zhong jin

【英文名】Da Zhang Zhong Jin Powder

【组成】大绵附、生姜、母丁香。(中医方剂大辞典)

大黑虎丹 da hei hu dan
【英文名】Da Hei Hu Pellet
【组成】蛤蚧、虾蟆、丹砂、金箔、银箔、白鲜皮、苦参、蛇蜕皮、白狗粪、皮巾子、金刚子、乌驴蹄、硫黄、雄黄、天灵盖、麝香、沉香、甲香、乳香、夜明砂、人中白。(中医方剂大辞典)

大黑虎膏 da hei hu gao
【英文名】Da Hei Hu Plaster
【组成】白芷、大黄、黄连、白及、白蔹、黄芩、木鳖子、黄柏、羌活、独活、金毛狗脊、杏仁、当归、芍药、川芎、肉苁蓉、生地、前胡、肉桂、柴胡、荆芥、黄芪、连翘、防风、蓖麻子、乳香、没药、血竭、樟脑、血余、香油、飞丹、麝香、槐枝、柳枝。(中医方剂大辞典)

大黑神丸 da hei shen wan
【英文名】Da Hei Shen Pill
【组成】曾青、硫黄、水银、朱砂、雄黄、白石英、紫石英、白矾、黄丹、金箔、银箔、消石、定粉、太阴玄精、白龙脑、麝香、牛黄、腻粉、天竺黄、真珠、琥珀、鹿胎、乌蛇、狸骨、虎胫骨、甘草、败龟、天南星、白附子、天麻、麻黄、干蝎、蝉壳、桂心、木香、槟榔、独活、细辛、白术、附子、白僵蚕、犀角屑、羚羊角屑。(中医方剂大辞典)

大黑神散 da hei shen san
【英文名】Da Hei Shen Powder
【组成】生地黄、熟地黄、甘草、当归、肉桂、干姜、白芍药、真蒲黄、黑豆、附子。(中医方剂大辞典)

大黑神膏 da hei shen gao
【英文名】Da Hei Shen Plaster
【组成】川乌头、芎䓖、川升麻、防己、黄柏、藜芦、黄连、白矾、雄黄、雌黄、胡粉、巴豆、杏仁、松脂、乱发。(中医方剂大辞典)

大惺惺丸 da xing xing wan
【英文名】Da Xing Xing Pill
【组成】辰砂、青礞石、金牙石、雄黄、蟾灰、牛黄、龙脑、麝香、蛇黄。(中医方剂大辞典)

大温中丸 da wen zhong wan
【英文名】Da Wen Zhong Pill
【异名】温中丸(中医方剂大辞典、保命歌括)
【组成】(1)针砂、陈皮、苍术、青皮、厚朴、三棱、莪术、黄连、苦参、白术、生甘草、香附子。(中医方剂大辞典)(2)香附、甘草、针砂、厚朴、陈皮、山楂、苍术、白术、茯苓、青皮、芍药、黄连、三棱、蓬术、苦参。(中医方剂大辞典)(3)陈皮、苍术、厚朴、三棱、蓬术、青皮、香附、甘草、针砂。(中医方剂大辞典)(4)制苍术、炒山楂、川朴、广皮、青皮、云苓、炒白术、醋针砂、生甘草梢。(中医方剂大辞典)

大温中饮 da wen zhong yin
【英文名】Da Wen Zhong Drink
【异名】大温中汤(中医方剂大辞典、医学从众录)
【组成】熟地、冬白术、当归、人参、炙甘草、柴胡、麻黄、肉桂、干姜。(中医方剂大辞典)

大温白丸 da wen bai wan
【英文名】Da Wen Bai Pill
【组成】生姜、桔皮、白术、茯苓、甘草。(中医方剂大辞典)

大温白丹 da wen bai dan
【英文名】Da Wen Bai Pellet
【组成】紫菀、吴茱萸、菖蒲、枇杷叶、桔梗、茯苓、皂角、厚朴、姜、连翘、椒、巴豆。(中医方剂大辞典)

大温经丸 da wen jing wan
【英文名】Da Wen Jing Pill
【组成】吴茱萸、当归、川芎、白芍、熟地、牡丹皮、石菖蒲、阿胶、人参、茯苓、肉桂、艾叶、琥珀、附子、朱砂。(中医方剂大辞典)

大温惊丸 da wen jing wan
【英文名】Da Wen Jing Pill
【组成】人参、茯苓、白术、辰砂、麦门冬、木香、代赭石、甘草、酸枣仁、僵蚕、桔梗、全蝎、金箔、银箔。(中医方剂大辞典)

大温脾丸 da wen pi wan
【英文名】Da Wen Pi Pill
【异名】温脾丸(中医方剂大辞典、圣济总录)
【组成】法曲、大麦蘖、吴茱萸、枳实、干姜、细辛、桂心、桔梗、附子、人参、甘草。(中医方剂大辞典)

大温脾丹 da wen pi dan
【英文名】Da Wen Pi Pellet
【组成】神曲、麦蘖、附子、干姜、良姜、吴茱萸、桂、陈桔皮、白术、细辛、桔梗。(中医方剂大辞典)

大温脾汤 da wen pi tang
【英文名】Da Wen Pi Decoction
【组成】黄芩、人参、芍药、附子、甘草、干姜、大黄、厚朴。(中医方剂大辞典)

大尊重丸 da zun zhong wan
【英文名】Da Zun Zhong Pill
【组成】粉霜、黄丹、定粉、硇砂、腻粉、京三棱末、白面。(中医方剂大辞典)

大犀角汤 da xi jiao tang
【英文名】Da Xi Jiao Decoction
【异名】犀角汤(中医方剂大辞典、圣济总录)
【组成】犀角、旋覆花、白术、桂心、防己、黄芩、香豉、生姜、桔皮、茯苓、前胡、桑白皮、紫苏茎叶、大枣。(中医方剂大辞典)

大蒜糊剂 da suan hu ji
【英文名】Da Suan Paste
【组成】独头蒜、豆豉、精食盐、醋酸。(中医方剂大辞

典）

大蓟根散 da ji gen san

【英文名】Da Ji Gen Powders

【组成】大蓟根。（中医方剂大辞典）

大硼砂散 da peng sha san

【英文名】Da Peng Sha Powder

【组成】硼砂、茯苓、甘草、马牙消、盆消、朴消、薄荷叶、僵蚕、蛇退皮。（中医方剂大辞典）

大蜈蚣散 da wu gong san

【英文名】Da Wu Gong Powder

【组成】蜈蚣、鱼鳔、左蟠龙。（中医方剂大辞典）

大愈风丹 da yu feng dan

【英文名】Da Yu Feng Pellet

【组成】薄荷叶、牛胆、天南星、防风、甘草、干姜。（中医方剂大辞典）

大腹子汤 da fu zi tang

【英文名】Da Fu Zi Decoction

【组成】大腹皮、槟榔、枳壳、赤芍药、人参、知母、陈皮、甘遂。（中医方剂大辞典）

大腹子散 da fu zi san

【英文名】Da Fu Zi Powder

【组成】大腹子、木香、当归、芎䓖、瞿麦、柴胡。（中医方剂大辞典）

大腹子膏 da fu zi gao

【英文名】Da Fu Zi Plaster

【组成】大腹子。（中医方剂大辞典）

大腹皮丸 da fu pi wan

【英文名】Da Fu Pi Pill

【组成】(1)大腹皮、桔梗、枳壳、白术、当归、川大黄、桂心、木香、芎䓖。（中医方剂大辞典）(2)连皮大腹、防己、泽泻、木香、蓬莪术、枳壳、槟榔、陈桔皮、牵牛子。（中医方剂大辞典）(3)大腹子、木香、诃黎勒皮、桂心、川大黄、半夏、前胡、枳壳、青桔皮、芎䓖、干木瓜、郁李仁。（中医方剂大辞典）

大腹皮汤 da fu pi tang

【英文名】Da Fu Pi Decoction

【组成】(1)大腹皮、槟榔、三棱、莪术、枳壳、苍术、甘草。（中医方剂大辞典）(2)大腹皮、前胡、槟榔、百部根、陈皮、枳实、桑皮、杏仁、当归、人参。（中医方剂大辞典）(3)大腹皮、枳壳、赤芍药、秦艽、羌活、天门冬、生干地黄、甘草、郁李仁。（中医方剂大辞典）(4)大腹皮、赤茯苓、当归、紫苏茎叶、青桔皮、甘草、木通、桑根白皮、木香、槟榔、大黄。（中医方剂大辞典）(5)大腹皮、槟榔、前胡、赤茯苓、防己、陈桔皮、赤芍药、甘草、桑根白皮、木通。（中医方剂大辞典）(6)大腹皮、柴胡、赤茯苓、桑根白皮。（中医方剂大辞典）(7)大腹皮、桑白皮、生姜皮、茯苓皮、广陈皮、白术、条芩、车前子、木瓜、大枣。（中医方剂大辞典）(8)大腹皮、五加皮、青皮、陈皮、姜皮。（中医方剂大辞典）(9)大腹皮、柴胡、白茯苓、桂、半夏、青蒿、白术、桔梗、黄芩、山栀子。（中医方剂大辞典）(10)大腹皮、大黄、朴消、木香、桂、白术、厚朴。（中医方剂大辞典）

大腹皮饮 da fu pi yin

【英文名】Da Fu Pi Drink

【组成】(1)大腹皮、当归尾、何首乌、麻黄、川芎、北细辛。（中医方剂大辞典）(2)大腹皮、防己、木通、厚朴、栝楼、黄芪、枳壳、桑白皮、大黄、陈皮、青皮、五味子。（中医方剂大辞典）(3)大腹皮、人参、赤茯苓、当归、枳壳、柴胡、白术。（中医方剂大辞典）

大腹皮散 da fu pi san

【英文名】Da Fu Pi Powders

【异名】大腹皮汤（中医方剂大辞典、准绳·女科）；大腹子散（中医方剂大辞典、圣济总录）

【组成】(1)青皮、陈皮、槟榔、川芎、羌活、大腹皮、防己。（中医方剂大辞典）(2)大腹皮、陈桔皮、厚朴、吴白芷、人参、肉桂。（中医方剂大辞典）(3)大腹皮、紫苏子、槟榔、荆芥穗、乌药、橘红、紫苏叶、萝卜子、沉香、桑白皮、枳壳、干宣木瓜。（中医方剂大辞典）(4)大腹皮、高良姜、芍药、吴茱萸。（中医方剂大辞典）(5)陈桔皮、青桔皮、大芎、五味子、芍药、香白芷、甘草、大腹皮、草豆蔻、木香、槟榔。（中医方剂大辞典）(6)大腹皮、桔梗、陈桔皮、人参、赤芍药、木通、川大黄、鳖甲、甘草。（中医方剂大辞典）(7)大腹皮、天蓼木、白薇、猪苓、杏仁、槟榔、枳壳、桑根白皮、紫苏叶、麻黄、细辛、甘草。（中医方剂大辞典）(8)大腹皮、郁李仁、泽泻。（中医方剂大辞典）(9)大腹皮、前胡、厚朴、鸡苏茎叶、木香、枳实、白术、桑根白皮、赤芍药、续断、茯神、甘草。（中医方剂大辞典）(10)大腹皮、前胡、桔梗、赤茯苓、青桔皮、桂心。（中医方剂大辞典）(11)大腹皮、紫苏茎叶、木通、桑根白皮、羌活、赤芍药、荆芥、独活、青桔皮、木瓜、枳壳。（中医方剂大辞典）(12)大腹皮、槟榔、桑根白皮、前胡、赤茯苓、木通、汉防己、陈桔皮、赤芍药、甘草。（中医方剂大辞典）(13)大腹皮、桑根白皮、芎䓖、汉防己、羌活、青桔皮、槟榔、桂心、川大黄、甘草。（中医方剂大辞典）(14)大腹皮、木香、枳壳、赤芍药、前胡、甘草、陈桔皮、赤茯苓。（中医方剂大辞典）(15)大腹皮、赤茯苓、枳实、柴胡、桑根白皮、人参。（中医方剂大辞典）(16)大腹皮、桂心、槟榔、赤芍药、泽泻、木通、木香、川朴消。（中医方剂大辞典）(17)大腹皮、枳壳、赤茯苓、赤芍药、桑根白皮、百合、牵牛子、甘草、郁李仁。（中医方剂大辞典）(18)大腹皮、草豆蔻、人参、白茯苓、白术、陈桔皮、干姜、厚朴、枳壳、甘草、桂心。(中医方剂大辞典)(19)大腹皮、吴茱萸、白术、旋覆花、枇杷叶、桔梗、甘草、木香、桂心、厚朴。(中医方剂大辞典)(20)大腹皮、赤茯苓、木香、丁香、芎䓖、白术、沉香、陈桔皮、人参、草豆蔻、厚朴、桂心、甘草。(中医方剂大辞典)(21)大腹皮、赤茯苓、桔梗、牡丹、桃仁、槟榔、桑根白皮、枳壳、鳖甲、郁李仁、川大黄。(中医方剂大辞典)(22)大腹皮、赤茯苓、前胡、诃黎勒皮、汉防己、木香、槟榔、桃仁、川大黄。(中医方剂大辞典)(23)大腹皮、槟榔、木香、赤茯苓、桂心、半夏、青桔皮、沉香、枳壳、芎䓖、前胡、白芷、人参。(中医方剂大辞典)(24)大腹皮、厚朴、人参、桂心、白术、甘草、陈桔皮、半夏。(中医方剂大辞典)(25)大腹皮、川大黄、木香、桂心、白术、川芒消、厚朴。(中医方剂大辞典)(26)大腹皮、柴胡、诃黎勒皮、枳壳、川大黄、羚羊角屑、川朴消、甘草。(中医方剂大辞典)(27)大腹皮、赤茯苓、枳壳、桔梗、人参、陈桔皮、半夏、川大黄、杏仁、诃黎勒皮、桂心、甘草。(中医方剂大辞典)(28)大腹皮、麻黄、紫苏茎叶、陈桔皮、杏仁、赤茯苓、柴胡、甘草。(中医方剂大辞典)(29)大腹皮、杏仁、甜葶苈、百合、紫菀、半夏、赤茯苓、桔梗、桑根白皮、甘草。(中医方剂大辞典)(30)大腹皮、木香、诃黎勒皮、羚羊角屑、川大黄、枳壳、独活、前胡、赤茯苓。(中医方剂大辞典)(31)大腹皮、槟榔、木香、木通、郁李仁、桑根白皮、牵牛子。(中医方剂大辞典)(32)大腹皮、防风、羌活、桑根白皮、赤茯苓、郁李仁、羚羊角屑、木通、槟榔、枳壳、木香、紫苏茎叶。(中医方剂大辞典)(33)大腹皮、汉防己、桑根白皮、木通、赤茯苓、郁李仁、甜葶苈、泽漆、桂心、百合、陈桔皮。(中医方剂大辞典)(34)大腹皮、槟榔、诃黎勒、桑根白皮、陈桔皮、赤茯苓。(中医方剂大辞典)(35)枳壳、大腹皮、甘草、赤茯苓。(中医方剂大辞典)(36)大腹皮、前胡、木通、赤茯苓、枳壳、桑根白皮、汉防己、羌活、桂心、紫苏茎叶、酸枣仁、郁李仁、赤芍药、川大黄、槟榔。(中医方剂大辞典)(37)大腹皮、桂心、赤茯苓、赤芍药、木香、泽泻、枳壳。(中医方剂大辞典)(38)大腹皮、甜葶苈、桑根白皮、桔梗、赤茯苓、桂心、枳壳、杏仁。(中医方剂大辞典)(39)大腹皮、紫苏子、前胡、诃黎勒皮、五味子、赤茯苓、槟榔、甘草。(中医方剂大辞典)(40)大腹皮、前胡、半夏、旋覆花、枳壳、赤茯苓、川大黄、川升麻、川芒消、陈桔皮、甘草。(中医方剂大辞典)

大解毒汤 da jie du tang

【英文名】Da Jie Du Decoction

【组成】土茯苓、川芎、通草、忍冬、茯苓、大黄。(中医方剂大辞典)

大滚脓丹 da gun nong dan

【英文名】Da Gun Nong Pellet

【组成】水银、火消、白矾、青矾、胆矾、淮盐、铜绿。(中医方剂大辞典)

大辟瘟丹 da bi wen dan

【英文名】Da Bi Wen Pellet

【组成】桔梗、陈桔皮、麻黄、藿香、升麻、生香附、半夏、川乌、滑石、紫苏叶、雄黄、雌黄、生大黄、赤小豆、鬼箭羽、丹参、忍冬藤花、山茨菇、千金子、广木香、茅苍术、山豆根、五倍子、北细辛、麝香、当门子、红芽大戟。(中医方剂大辞典)

大槟榔丸 da bing lang wan

【英文名】Da Bing Lang Pill

【异名】槟榔丸(中医方剂大辞典、外台、千金翼方)

【组成】槟榔、桂心、附子、栝楼、杏仁、干姜、甘草、麻黄、黄芪、茯苓、厚朴、葶苈、椒目、吴茱萸、白术、防己。(中医方剂大辞典)

大槟榔散 da bing lang san

【英文名】Da Bing Lang Powder

【组成】硫黄、黑狗脊、轻粉、红娘子、大槟榔。(中医方剂大辞典)

大酸枣汤 da suan zao tang

【英文名】Da Suan Zao Decoction

【组成】酸枣仁、人参、茯苓、生姜、芎䓖、桂心、甘草。(中医方剂大辞典)

大增力丸 da zeng li wan

【英文名】Da Zeng Li Pill

【组成】大肉苁蓉、土茯苓、川牛膝、当归、大鳝鱼。(中医方剂大辞典)

大镇心丸 da zhen xin wan

【英文名】Da Zhen Xin Pill

【组成】(1)生犀角、羚羊角、龟甲、赤箭、牛黄、茯神、远志、真珠末、人参、桂、天竺黄、蛇蜕皮、龙脑、铁粉、麝香、菖蒲、丹砂、金箔、银箔。(中医方剂大辞典)(2)干地黄、牛黄、杏仁、蜀椒、泽泻、黄芪、茯苓、大豆卷、薯蓣、茯神、前胡、铁精、柏子仁、羌活、桂心、秦艽、芎䓖、人参、麦门冬、远志、丹砂、阿胶、甘草、大黄、银屑、桑螵蛸、大枣、白蔹、当归、干姜、紫石英、防风。(中医方剂大辞典)

大镇心丹 da zhen xin dan

【英文名】Da Zhen Xin Pellet

【组成】辰砂、龙齿。(中医方剂大辞典)

大镇心散 da zhen xin san

【英文名】Da Zhen Xin Powder

【异名】镇心散(中医方剂大辞典、鸡峰)

【组成】(1)紫石英、白石英、朱砂、龙齿、人参、细辛、天雄、附子、远志、干姜、干地黄、茯苓、白术、桂心、防风。(中医方剂大辞典)(2)紫石英、茯苓、防风、人参、甘草、泽泻、秦艽、白术、薯蓣、白蔹、麦门冬、当归、桂心、远志、大黄、石膏、桔梗、柏子仁、蜀椒、芍药、干姜、细辛、黄芪、大豆卷。(中医方剂大辞典)

大醒风汤 da xing feng tang

【英文名】Da Xing Feng Decoction

【组成】南星、防风、独活、附子、全蝎、甘草。(中医方剂大辞典)

大醒脾散 da xing pi san

【英文名】Da Xing Pi Powder

【组成】(1)人参、茯苓、木香、全蝎、南星、白术、陈皮、石莲肉、甘草、丁香、砂仁、白附子、陈仓米。(中医方剂大辞典)(2)全蝎、白附子、天麻、甘草、人参、白茯苓、木香、石菖蒲、白术、陈皮、南星、石莲肉、肉豆蔻、山药、缩砂仁、丁香。(中医方剂大辞典)(3)南星、白茯苓、橘红、全蝎、甘草、白附子、石莲子、人参、木香、陈仓米。(中医方剂大辞典)

大薯蓣丸 da shu yu wan

【英文名】Da Shu Yu Pill

【组成】(1)薯蓣、人参、泽泻、附子、黄芩、天门冬、当归、桔梗、干姜、桂心、干地黄、白术、芍药、白蔹、石膏、前胡、干漆、杏仁、阿胶、五味子、大豆卷、甘草、大枣、大黄。(中医方剂大辞典)(2)薯蓣、大黄、前胡、茯苓、人参、杏仁、当归、桔梗、防风、黄芩、麦门冬、甘草、五味子、干地黄、枣、芍药、石青、泽泻、阿胶、白术、干姜、桂心、干漆、黄芪。(中医方剂大辞典)

大藿香散 da huo xiang san

【英文名】Da Huo Xiang Powder

【异名】藿香汤(中医方剂大辞典)

【组成】(1)藿香叶、木香、沉香、肉豆蔻、诃子、人参、良姜、麦蘖、神曲、白茯苓、甘草、青皮、厚朴、缩砂仁、白干姜。(中医方剂大辞典)(2)藿香叶、半夏曲、白术、木香、白茯苓、桔梗、人参、枇杷叶、官桂、甘草。(中医方剂大辞典)(3)藿香叶、木香、青皮、神曲、人参、肉豆蔻、良姜、大麦蘖、诃子、白茯苓、甘草、厚朴、陈皮、白干姜。(中医方剂大辞典)(4)藿香叶、人参、茯苓、桔梗、木香、桂、白术、半夏、枇杷叶。(中医方剂大辞典)

大鳖甲丸 da bie jia wan

【英文名】Da Bie Jia Pill

【组成】(1)鳖甲、犀角、丹砂、桂、大黄、当归、萆薢、代赭、巴豆、枳壳、牛黄、麝香。(中医方剂大辞典)(2)鳖甲、柴胡、大黄、熟干地黄、乌梅、桃仁、干姜、槟榔、木香、人参、白茯苓、芎䓖、桂、紫菀、芍药、牛膝、知母、京三棱、五味子、白术、黄连、厚朴、黄芩、陈桔皮、枳壳、当归。(中医方剂大辞典)

大鳖甲汤 da bie jia tang

【英文名】Da Bie Jia Decoction

【组成】(1)鳖甲、防风、麻黄、半夏、白术、茯苓、芍药、杏仁、麦门冬、生姜、人参、石膏、羚羊角、甘草、犀角、雄黄、青木香、吴茱萸、大黄、麝香、薤白、乌梅、贝齿、大枣、赤小豆。(中医方剂大辞典)(2)鳖甲、防风、麻黄、白术、石膏、知母、升麻、茯苓、桔皮、芎䓖、杏仁、人参、半夏、当归、芍药、萎蕤、甘草、麦门冬、羚羊角、大黄、犀角、青木香、雄黄、大枣、贝齿、乌头、生姜、薤白、麝香、赤小豆、吴茱萸。(中医方剂大辞典)

大麝香丸 da she xiang wan

【英文名】Da She Xiang Pill

【组成】(1)麝香、牛黄、藜芦、朱砂、蜀当归、茯苓、桔梗、鬼箭羽、金牙、乌头、桂心、吴茱萸、贯众、丹参、蜈蚣、干姜、人参、虎骨、鬼臼、芍药、雄黄、巴豆、蜥蜴。(中医方剂大辞典)(2)麝香、牛黄、附子、鬼臼、真珠、莽草、犀角、矾石、细辛、桂心、獭肝、藜芦、蜈蚣、蜥蜴、丹砂、雄黄、巴豆、杏仁、地胆、元青、亭长、斑蝥、礜石。(中医方剂大辞典)(3)麝香、雄黄、甘遂、芫花。(中医方剂大辞典)

大麝香丹 da she xiang dan

【英文名】Da She Xiang Pellet

【组成】麝香、粉霜、朱砂、白矾、五灵脂、肉豆蔻仁、干蟾、干地龙、夜明砂、干蜣螂。(中医方剂大辞典)

大丁香煮散 da ding xiang zhu san

【英文名】Da Ding Xiang Zhu Decoction

【组成】丁香、附子、干姜、高良姜、红豆、益智仁、青桔皮、陈桔皮、甘草、胡椒。(中医方剂大辞典)

大力夺命丸 da li duo ming wan

【英文名】Da Li Duo Ming Pill

【异名】杵糠丸(中医方剂大辞典、医学入门)

【组成】杵头糠、牛转草、糯米。(中医方剂大辞典)

大三五七散 da san wu qi san

【英文名】Da San Wu Qi Powder

【组成】天雄、细辛、山茱萸、干姜、薯蓣、防风。(中医方剂大辞典)

大小茴香丸 da xiao hui xiang wan

【英文名】Da Xiao Hui Xiang Pill

【组成】大茴香、小茴香、吴茱萸、川楝子、川椒。(中医方剂大辞典)

大山楂冲剂 da shan zha chong ji

【英文名】Da Shan Zha Granule(药品标准－中药成方制剂标准)

【组成】山楂、麦芽、六神曲。(药品标准－中药成方制剂标准 1991 年)

大飞扬洗剂 da fei yang xi ji

【英文名】Da Fei Yang Lotion

【组成】大飞扬、青凡木、毛麝香。(中医方剂大辞典)

大天南星丸 da tian nan xing wan

【英文名】Da Tian Nan Xing Pill

【异名】天南星丸(中医方剂大辞典、圣济总录)

【组成】龙脑、牛黄、乳香、天南星、人参、天麻、防风、干蝎、麝香。(中医方剂大辞典)

大天南星散 da tian nan xing san

【英文名】Da Tian Nan Xing Powder

【组成】天南星。(中医方剂大辞典)

大五味子丸 da wu wei zi wan

【英文名】Da Wu Wei Zi Pill

【组成】五味子、干姜、肉桂、甘草、款冬花、紫菀。(中医方剂大辞典)

大风水银膏 da feng shui yin gao

【英文名】Da Feng Shui Yin Plaster

【组成】牙消、绿矾、白矾、水银、黑铅、胆矾、川椒、杏仁、蛇床子、半夏、硫黄、槟榔、杜木鳖、雄黄、大风子、油核桃、柏油烛。(中医方剂大辞典)

大风龙胆膏 da feng long dan gao

【英文名】Da Feng Long Dan Ointment

【组成】冬瓜、乌蛇胆、消梨。(中医方剂大辞典)

大风神验方 da feng shen yan fang

【英文名】Da Feng Shen Yan Prescription

【组成】通明乳香、苦参。(中医方剂大辞典)

大风桃杏油 da feng tao xing you

【英文名】Da Feng Tao Xing Oil

【组成】大风子肉、桃仁、杏仁。(中医方剂大辞典)

大水银珠丹 da shui yin zhu dan

【英文名】Da Shui Yin Zhu Pellet

【组成】黑铅、水银、铁粉、朱砂、腻粉、天南星。(中医方剂大辞典)

大白再生丸 da bai zai sheng wan

【英文名】Da Bai Zai Sheng Pill

【组成】阳起石、生硫、黄南星、大附子。(中医方剂大辞典)

大圣人参散 da sheng ren shen san

【英文名】Da Sheng Ren Shen Powder

【组成】白术、人参、白芷、葛根、青皮、桔梗、甘草、干姜。(中医方剂大辞典)

大圣万安散 da sheng wan an san

【英文名】Da Sheng Wan An Powder

【组成】白术、木香、胡椒、陈皮、黄芪、桑白皮、木通、白牵牛。(中医方剂大辞典)

大圣泽兰散 da sheng ze lan san

【英文名】Da Sheng Ze Lan Powder

【组成】泽兰、生地、白芍、当归、石膏、人参、甘草、白薇、川芎、柏子仁、茯苓、白术。(中医方剂大辞典)

大圣金真散 da sheng jin zhen san

【英文名】Da Sheng Jin Zhen Powder

【组成】御米壳、甘草、干姜、当归、酸石榴皮、陈皮、白茯苓。(中医方剂大辞典)

大圣茯苓散 da sheng fu ling san

【英文名】Da Sheng Fu Ling Powder

【组成】(1)白茯苓、川芎、麦门冬、黄芪、当归、木香、条参、甘草。(中医方剂大辞典)(2)茯苓、麦冬、香附、陈皮、厚朴、黄芪、紫苏、茯神、黄芩、黄连、川芎、当归、白芍、地黄、人参、白术、木香、甘草。(中医方剂大辞典)

大圣保命丹 da sheng bao ming dan

【英文名】Da Sheng Bao Ming Pellet

【组成】大黑附子、大川乌头、新罗白附子、白蒺藜、白僵蚕、五灵脂、没药、白矾、麝香、细香墨、朱砂、金箔。(中医方剂大辞典)

大圣浚川散 da sheng jun chuan san

【英文名】Da Sheng Jun Chuan Powder

【异名】浚川散(中医方剂大辞典、医学纲目)

【组成】大黄、甘遂、牵牛、木香、郁李仁、芒硝。(中医方剂大辞典)

大圣通真丸 da sheng tong zhen wan

【英文名】Da Sheng Tong Zhen Pill

【组成】(1)黑豆、香附子末、干姜、生干地黄。(中医方剂大辞典)(2)马鸣退、人参、甘草、防风、当归、芍药、桔梗、石膏、白芷、干姜、附子、川芎、藁本、泽兰、白芜荑、川椒、柏子仁、石茱萸、蝉蜕、苍术、白薇、白术、厚朴、木香、黄芪、牛膝。(中医方剂大辞典)

大圣黑神丸 da sheng hei shen wan

【英文名】Da Sheng Hei Shen Pill

【组成】木香、踯躅花、紫薇花、乌头、乌蛇、干蝎、苍术、防风、白芷、麻黄、厚朴、芎䓖、芫花、桂心、芍药、陈桔皮、天南星、吴茱萸、自然铜。(中医方剂大辞典)

大延胡索散 da yan hu suo san

【英文名】Da Yan Hu Suo Powder

【组成】(1)延胡索、肉桂、木香、红花、青皮、枳壳、香附、艾叶、当归、川芎、赤芍、生地、吴茱萸。(中医方剂大辞典)(2)延胡索、当归、芍药、京三棱、川苦楝、蓬莪术、官桂、厚朴、木香、川芎、桔梗、黄芩、大黄、甘草、槟榔。(中医方剂大辞典)

大全牛膝散 da quan niu xi san

【英文名】Da Quan Niu Xi Powder

【组成】牛膝、大麦芽。(中医方剂大辞典)

大全宝光散 da quan bao guang san

【英文名】Da Quan Bao Guang Powder

【组成】黄连、当归、蕤仁、生白矾、甘草、杏仁、龙胆草、干姜、赤芍药。(中医方剂大辞典)

大安胎饮子 da an tai yin zi
【英文名】Da An Tai Drink
【组成】(1)当归、干地黄、川芎、赤芍药、地榆、阿胶、熟艾、黄芩。(中医方剂大辞典)(2)白术、茯苓、条芩、砂仁、桑寄生、当归、甘草。(中医方剂大辞典)

大红朱砂膏 da hong zhu sha gao
【英文名】Da Hong Zhu Sha Plaster
【组成】松香、麝香、冰片、樟脑、蓖麻霜、漂朱砂、制乳香、制没药。(中医方剂大辞典)

大豆甘草汤 da dou gan cao tang
【英文名】Da Dou Gan Cao Decoction
【组成】甘草、丹参、黄芩、白蔹。(中医方剂大辞典)

大豆汁涂方 da dou zhi tu fang
【英文名】Da Dou Zhi Liniment
【组成】大豆、马尿、白蜜。(中医方剂大辞典)

大豆茯苓散 da dou fu ling san
【英文名】Da Dou Fu Ling Powder
【组成】大豆、桑白皮、茯苓、白术、防风、桔皮、半夏、生姜、当归、防己、麻黄、猪苓、大戟、葵子、鳖甲。(中医方剂大辞典)

大助气血汤 da zhu qi xue tang
【英文名】Da Zhu Qi Xue Decoction
【组成】当归、川芎、人参、熟地、益母草、甘草、滑石、茯苓。(中医方剂大辞典)

大诃黎勒丸 da he li le wan
【英文名】Da He Li Le Pill
【组成】诃黎勒皮、藿香、肉豆蔻。(中医方剂大辞典)

大动脉炎方 da dong mai yan fang
【英文名】Da Dong Mai Yan Prescription
【组成】生黄芪、党参、鸡血藤、元参、石斛、沙参、归尾、黑附子、肉桂、菖蒲、赤芍、红花、牛膝、甘草。(中医杂志 1980,21(2))

大补二天膏 da bu er tian gao
【英文名】Da Bu Er Tian Ointment
【组成】熟地、丹皮、山茱萸、黄芪、白术、枣仁、云苓、泽泻、山药、远志肉、当归、白芍、茯神、龙眼肉。(中医方剂大辞典)

大补元煎丸 da bu yuan jian wan
【英文名】Da Bu Yuan Jian Pill(药品标准－中药成方制剂标准)
【组成】党参、山药、熟地黄、当归、山茱萸、杜仲、枸杞子、甘草。(药品标准－中药成方制剂标准 1995 年)

大补化毒汤 da bu hua du tang
【英文名】Da Bu Hua Du Decoction
【组成】人参、白术、甘草、黄芪、桂心、当归、赤芍。(中医方剂大辞典)

大补地黄丸 da bu di huang wan
【英文名】Da Bu Di Huang Pill
【组成】(1)人参、白术、当归、茯苓、熟地黄、杜仲、炮姜。(中医方剂大辞典)(2)黄柏、熟地黄、当归、山药、枸杞子、知母、山茱萸肉、白芍药、生地黄、肉苁蓉、玄参。(中医方剂大辞典)

大补延龄膏 da bu yan ling gao
【英文名】Da Bu Yan Ling Oinetment
【异名】太极膏(中医方剂大辞典、理瀹)
【组成】党参、丹参、玄参、黄芪、木通、生地、熟地、酒川芎、酒当归、酒白芍、川乌、萸肉、香白芷、淮山药、羌活、防风、柴胡、秦艽、苍术、厚朴、青皮、陈皮、乌药、杏仁、香附子、苏子、贝母、生半夏、生南星、枳实、丹皮、地骨皮、桑白皮、菟丝子、蛇床子、杜仲、牛膝、续断、炙甘草、破故纸、黄柏、知母、锁阳、巴戟天、胡桃仁、五味子、天冬、麦冬、枣仁、柏子仁、远志肉、肉蔻仁、吴萸、大茴、灵仙、覆盆子、川楝子、车前子、泽泻、益智仁、黄连、黄芩、黑山栀、大黄、桂枝、红花、木鳖仁、蓖麻仁、炮山甲、金樱子、五倍子、龙骨、牡蛎、生姜、干姜、葱白、薤白、韭蒜头、干艾、侧柏叶、槐枝、柳枝、桑枝、桃枝、冬青枝、鲜菊花、苍耳草、凤仙草、石菖蒲、白芥子、莱菔子、花椒、大枣、乌梅。(中医方剂大辞典)

大补阴阳汤 da bu yin yang tang
【英文名】Da Bu Yin Yang Decoction
【组成】黄芪、白术、益智仁、山药、当归、熟地、益母草、牡蛎、甘草、白芍、干姜。(中医方剂大辞典)

大补快斑汤 da bu kuai ban tang
【英文名】Da Bu Kuai Ban Decoction
【组成】(1)人参、炙黄芪、漂白术、炙甘草、杭白芍、全当归、正川芎、南木香、上薄桂、广陈皮、藿香叶。(中医方剂大辞典)(2)人参、炙黄芪、全当归、川芎、赤芍药、怀生地、牛蒡子、炙甘草、北防风、连翘壳、柳杨桂。(中医方剂大辞典)

大补肝肾丸 da bu gan shen wan
【英文名】Da Bu Gan Shen Pill
【组成】熟地、淡苁蓉、菟丝子、枸杞子、潼蒺藜、白蒺藜、川萆薢、豨莶草、海风藤、海桐皮、当归、赤芍、党参、川芎、桑寄生、怀牛膝、杜仲、茯苓、丹参、炙甘草。(中医方剂大辞典)

大补肾气丸 da bu shen qi wan
【英文名】Da Bu Shen Qi Pill
【组成】五味子、黄柏、知母、龟版、熟地黄。(中医方剂大辞典)

大补枳术丸 da bu zhi zhu wan
【英文名】Da Bu Zhi Zhu Pill
【组成】白术、陈皮、枳实、黄连、黄芩、黄柏、白茯苓、贝

母、神曲、山楂、麦芽、砂仁、香附。（中医方剂大辞典）

大补保命汤 da bu bao ming tang

【英文名】Da Bu Bao Ming Decoction

【异名】大补快斑汤（中医方剂大辞典、医部全录）

【组成】黄芪、人参、川芎、赤芍、地黄、当归梢、官桂、甘草、防风、连翘、荆芥、牛蒡子。（中医方剂大辞典）

大补养命汤 da bu yang ming tang

【英文名】Da Bu Yang Ming Decoction

【组成】黄芪、官桂、川芎、赤芍、白术、白茯苓、甘草、木香、当归、大枣。（中医方剂大辞典）

大补真元汤 da bu zhen yuan tang

【英文名】Da Bu Zhen Yuan Decoction

【组成】大熟地、生龟板、萸肉、枸杞、泽泻、云苓、生牡蛎、生龙骨、黄芪、丹皮、官桂、甘草。（中医方剂大辞典）

大补真阴汤 da bu zhen yin tang

【英文名】Da Bu Zhen Yin Decoction

【组成】当归、熟地、甘草、山药、杜仲、枸杞、女贞子、牛膝、枣皮。（中医方剂大辞典）

大补益母丸 da bu yi mu wan

【英文名】Da Bu Yi Mu Pill

【异名】大补丸（中医方剂大辞典、履霜集）

【组成】益母草、香附、嫩黄芪、人参、白术、白茯苓、炙草、当归身、白芍、陈皮、熟地、砂仁。（中医方剂大辞典）

大补益摩膏 da bu yi mo gao

【英文名】Da Bu Yi Mo Ointment

【组成】木香、丁香、零陵香、附子、沉香、吴茱萸、干姜、硫黄、桂心、白矾、麝香、腻粉。（中医方剂大辞典）

大补调经汤 da bu tiao jing tang

【英文名】Da Bu Tiao Jing Decoction

【组成】当归、熟地黄、白芍药、川芎、香附、白术、茯苓、黄芪、阿胶、人参、砂仁、吴茱萸、陈皮、小茴香、玄胡、肉桂、炙草。（中医方剂大辞典）

大补营卫汤 da bu ying wei tang

【英文名】Da Bu Ying Wei Decoction

【组成】人参、黄芪、当归、川芎、益母草。（中医方剂大辞典）

大补黄芪汤 da bu huang qi tang

【英文名】Da Bu Huang Qi Decoction

【异名】黄芪大补汤（中医方剂大辞典、魏氏家藏方、杏苑）

【组成】黄芪、防风、川芎、山茱萸、当归、白术、肉桂、甘草、人参、五味子、白茯苓、熟干地黄、肉苁蓉。（中医方剂大辞典）

大补黄庭丸 da bu huang ting wan

【英文名】Da Bu Huang Ting Pill

【组成】人参、茯苓、山药。（中医方剂大辞典）

大青消毒汤 da qing xiao du tang

【英文名】Da Qing Xiao Du Decoction

【组成】大青、香豉、干葛、栀子、生干地黄、芒硝。（中医方剂大辞典）

大枣七味汤 da zao qi wei tang

【英文名】Da Zao Qi Wei Decoction

【组成】大干枣、桂心、杏仁、细辛、吴茱萸、当归。（中医方剂大辞典）

大枣杏仁丸 da zao xing ren wan

【英文名】Da Zao Xing Ren Pill

【异名】大枣葶苈丸（中医方剂大辞典、外台、普济方）

【组成】大枣、葶苈子、杏仁。（中医方剂大辞典）

大明复光散 da ming fu guang san

【英文名】Da Ming Fu Guang Powder

【组成】当归尾、生地黄、黄柏、黄连、黄芩、柴胡、白茯苓、枳壳、羌活、防风、荆芥、石膏、甘菊花、蝉蜕、车前子、密蒙花、白蒺藜、木贼、青葙子、羚羊角、石决明、甘草。（中医方剂大辞典）

大败毒胶囊 da bai du jiao nang

【英文名】Da Bai Du Capsule（药品标准－中药成方制剂标准）

【组成】大黄、蒲公英、陈皮、木鳖子、白芷、大花粉、金银花、黄柏、乳香、当归、赤芍、甘草、蛇蜕、干蟾、蜈蚣、全蝎、芒硝。（药品标准－中药成方制剂标准 1997 年）

大剂归芍汤 da ji gui shao tang

【英文名】Da Ji Gui Shao Decoction

【组成】当归、白芍、枳壳、槟榔、滑石、广木香、莱菔子、甘草。（中医方剂大辞典）

大宝红药方 da bao hong yao fang

【英文名】Da Bao Hong Prescription

【组成】琥珀、血竭、金粉、朱砂。（中医方剂大辞典）

大胡黄连丸 da hu huang lian wan

【英文名】Da Hu huang lian Pill

【组成】胡黄连、黄连、苦楝子、白芜荑、芦荟、干蟾头、麝香、青黛。（中医方剂大辞典）

大荜澄茄丸 da bi cheng qie wan

【英文名】Da Bi Cheng Qie Pill

【组成】荜澄茄、青皮、广茂、陈皮、川丁皮、半夏、厚朴、赤茯苓、麦芽。（中医方剂大辞典）

大草乌头丸 da cao wu tou wan

【英文名】Da Cao Wu Tou Pill

【异名】乌头丸（中医方剂大辞典、千金翼、圣济总录）

【组成】乌头、人参、生姜、前胡、蜀椒、黄芩、白术、半夏、黄连、吴茱萸、龙骨、白头翁、干姜、细辛、桔梗、紫菀、芎劳、厚朴、女萎、矾石、桂心、甘草。（中医方

剂大辞典)

大药紫金丹 da yao zi jin dan

【英文名】Da Yao Zi Jin Pellet

【组成】川乌头、五灵脂、乳香、没药、地龙、木鳖子、白胶香、自然铜、天麻、麝香肉。(中医方剂大辞典)

大造固真膏 da zao gu zhen gao

【英文名】Da Zao Gu Zhen Ointment

【异名】大造固真丹(中医方剂大辞典、冯氏锦囊、类证治裁)

【组成】补骨脂、胡桃仁、山药、山茱萸、菟丝子、小茴香、肉苁蓉、巴戟天、鹿茸、五味子、人参、地黄、枸杞子、于白术、紫河车。(中医方剂大辞典)

大造保童丸 da zao bao tong wan

【英文名】Da Zao Bao Tong Pill

【组成】蛮子、狼子、猫子。(中医方剂大辞典)

大效人参散 da xiao ren shen san

【英文名】Da Xiao Ren Shen Powder

【组成】人参、常山、青蒿。(中医方剂大辞典)

大效小风丹 da xiao xiao feng dan

【英文名】Da Xiao Xiao Feng Pellet

【组成】草乌头、何首乌。(中医方剂大辞典)

大效内补丸 da xiao nei bu wan

【英文名】Da Xiao Nei Bu Pill

【组成】萆薢、牛膝、五加皮、白术、川乌、枳实、丹参。(中医方剂大辞典)

大效牛膝丸 da xiao niu xi wan

【英文名】Da Xiao Niu Xi Pill

【组成】牛膝、天麻、宣木瓜、肉苁蓉、没药、川乌、虎骨、黑豆。(中医方剂大辞典)

大效四神丸 da xiao si shen wan

【英文名】Da Xiao Si Shen Pill

【异名】四圣丸(中医方剂大辞典、普济方、圣济总录)

【组成】草乌、蜀椒、苍术、干姜。(中医方剂大辞典)

大效妙应丸 da xiao miao ying wan

【英文名】Da Xiao Miao Ying Pill

【组成】附子、木香、丁香、荜茇、澄茄、胡椒、硇砂。(中医方剂大辞典)

大效没药丸 da xiao mo yao wan

【英文名】Da Xiao Mo Yao Pill

【组成】五灵脂、草乌头、血余、酸酱子、没药、当归、地龙。(中医方剂大辞典)

大效金丝膏 da xiao jin si gao

【英文名】Da Xiao Jin Si Plaster

【异名】石胆散(中医方剂大辞典、活幼口议、普济方)

【组成】黄丹、生蜜。(中医方剂大辞典)

大效拱辰丸 da xiao gong chen wan

【英文名】Da Xiao Gong Chen Pill

【组成】琥珀、当归、沉香、木香、官桂、人参、苁蓉、黄芪、川乌、鹿茸、乳香、没药、酸枣仁、鹿角霜、干姜、延胡索、柏子仁。(中医方剂大辞典)

大效点明膏 da xiao dian ming gao

【英文名】Da Xiao Dian Ming Plaster

【组成】覆盆根。(中医方剂大辞典)

大效洗轮散 da xiao xi lun san

【英文名】Da Xiao Xi Lun Powders

【组成】仙灵脾叶、秦皮、黄连、槐花、生犀角。(中医方剂大辞典)

大效胜金丸 da xiao sheng jin wan

【英文名】Da Xiao Sheng Jin Pill

【组成】羊肉、硫黄、葫芦巴、荜澄茄、沉香、巴戟天、补骨脂、牛膝、肉苁蓉、海桐皮、桂心、白茯苓、甘草、人参、丁香、肉豆蔻、附子。(中医方剂大辞典)

大效香砂丸 da xiao xiang sha wan

【英文名】Da Xiao Xiang Sha Pill

【组成】巴豆、生珠、乳香、细辛、当归、丁香、官桂、龙脑、麝香、槟榔。(中医方剂大辞典)

大效萝卜丸 da xiao luo bo wan

【英文名】Da Xiao Luo Bo Pill

【异名】萝卜丸(中医方剂大辞典、鸡峰、朱氏集验方)

【组成】萝卜子、沉香、草豆蔻、白术、青桔皮。(中医方剂大辞典)

大效黄芪汤 da xiao huang qi tang

【英文名】Da Xiao Huang Qi Decoction

【组成】绵黄芪、官桂、川当归、白芍药、败龟壳、茅花、人参、大蓟、白茯苓、蒲黄、伏龙肝、甘草。(中医方剂大辞典)

大效琥珀散 da xiao hu po san

【英文名】Da Xiao Hu Po Powder

【组成】(1)乌药、莪术、当归。(中医方剂大辞典)(2)琥珀、南木香、血竭、延胡索、川当归、川芎、肉桂、赤芍药、荆芥穗、枳壳、生地黄。(中医方剂大辞典)

大效疏风散 da xiao shu feng san

【英文名】Da Xiao Shu Feng Powder

【组成】锦纹大黄、鸡心槟榔、旧陈桔皮、朴硝、黑牵牛。(中医方剂大辞典)

大效紫菀丸 da xiao zi wan wan

【英文名】Da Xiao Zi Wan Pill

【组成】紫菀、人参、巴豆、肉苁蓉、吴茱萸、菖蒲、干姜、白槟榔、当归、防风、茯神、桔梗、车前子、川椒、乌头、猪牙皂角、白术、汉防己、柴胡、羌活、麦门冬、甘草、黄连、厚朴、干地黄、茯苓、大黄、肉豆蔻。(中医方剂大辞典)

大通水银丸 da tong shui yin wan

【英文名】Da Tong Shui Yin Pill

【组成】水银、铅丹、丹砂、胡粉、铅霜、雄黄、硫黄、硇砂、曾青。(中医方剂大辞典)

大通青金丹 da tong qing jin dan

【英文名】Da Tong Qing Jin Pellet

【组成】曾青、金箔、丹砂、硫黄、胡粉、紫石英、水银、铅霜、铅丹、雄黄。(中医方剂大辞典)

大梧桐律散 da wu tong lv san

【英文名】Da Wu Tong lv Powder

【组成】梧桐律、川芎、白芷、生地黄、槟榔、细辛、丁香、雄黄。(中医方剂大辞典)

大菟丝子饮 da tu si zi yin

【英文名】Da Tu Si Zi Drink

【组成】菟丝子、女贞子、桑椹、补骨脂、巴戟天、黄精、首乌、熟地、山萸肉、旱蓬草、枸杞子、肉苁蓉。(太平惠民和剂局方)

大菟丝子散 da tu si zi san

【英文名】Da Tu Si Zi Powder

【组成】菟丝子、苁蓉、黑附子、五味子、鹿茸、鸡胵、桑螵蛸。(中医方剂大辞典)

大黄一物汤 dai huang yi wu tang

【英文名】Dai Huang Yi Wu Decoction

【组成】大黄。(中医方剂大辞典)

大黄三六散 dai huang san liu san

【英文名】Dai Huang San Liu Powder

【组成】大黄、三七。(吉林中医 1992,(3))

大黄口服液 dai huang kou fu ye

【英文名】Dai Huang Liquid

【组成】大黄。(实用中西医结合杂志 1991,(4))

大黄干漆汤 dai huang gan qi tang

【英文名】Dai Huang Gan qi Decoction

【组成】大黄、干漆、干地黄、桂心、干姜。(中医方剂大辞典)

大黄丹附汤 dai huang dan fu tang

【英文名】Dai Huang Dan Fu Decoction

【组成】大黄、丹参、附片、益母草、蒲公英、牡蛎。(湖南中医杂志 1988,(6))

大黄乌贼粉 dai huang wu zei fen

【英文名】Dai Huang Wu Zei Powder

【组成】大黄、乌贼骨。(实用中西医结合杂志 1992,5(5))

大黄六合汤 dai huang liu he tang

【英文名】Dai Huang Liu He Decoction

【异名】四物汤(中医方剂大辞典、元戎)

【组成】四物汤、大黄、桃仁。(中医方剂大辞典)

大黄甘草丸 dai huang gan cao wan

【英文名】Dai Huang Gan Cao Pill

【组成】大黄、甘草、桂心、桔梗、白蔹、茯苓、附子、芎䓖、阿胶、泽泻、防风、薯蓣、石斛、芍药、干姜、紫菀、黄芩、蜀椒、白术、当归、人参、苁蓉、干地黄、山茱萸、麦门冬。(中医方剂大辞典)

大黄甘草汤 dai huang gan cao tang

【英文名】Dai Huang Gan Cao Decoction(中国中医药学主题词表)

【组成】(1)甘草黑豆汤、大黄。(中医方剂大辞典)(2)大黄、甘草。(中医方剂大辞典)

大黄甘草饮 dai huang gan cao yin

【英文名】Dai Huang Gan Cao Drink

【组成】大黄、甘草、芍药、当归。(中医方剂大辞典)

大黄甘遂汤 dai huang gan sui tang

【英文名】Dai Huang Gan Sui Decoction(中国中医药学主题词表)

【组成】大黄、甘遂、阿胶。(中医方剂大辞典)

大黄化毒汤 dai huang hua du tang

【英文名】Dai Huang Hua Du Decoction

【组成】(1)升麻、归尾、生地、桃仁、红花、枳壳、大黄、槟榔、麻子仁。(中医方剂大辞典)(2)白芍、厚朴、陈皮、大黄、枳壳。(中医方剂大辞典)(3)白芍、厚朴、甘草、陈皮、大黄。(中医方剂大辞典)

大黄化瘀丸 dai huang hua yu wan

【英文名】Dai Huang Hua Yu Pill(药品标准－中药成方制剂标准)

【异名】五香聚宝丸(药品标准－中药成方制剂标准)

【组成】大黄、红曲、三棱、莪术、五灵脂、槟榔、木香、干姜、干漆、延胡索、六神曲、山楂、青皮、枳实、枳壳、赤芍、玄明粉。(药品标准－中药成方制剂标准 1998年)

大黄木贼汤 dai huang mu zei tang

【英文名】Dai Huang Mu Zei Deccotion

【组成】生大黄、木贼草、香附、板蓝根。(辽宁中医杂志 1991,(5))

大黄左经汤 dai huang zuo jing tang

【英文名】Dai Huang Zuo Jing Decoction

【组成】大黄、细辛、茯苓、防己、羌活、黄芩、前胡、枳壳、厚朴、甘草、杏仁。(中医方剂大辞典)

大黄白及散 dai huang bai ji san

【英文名】Dai Huang Bai Ji Powders

【异名】大黄白芨散(四川中医 1990,8(2))

【组成】大黄、白芨。(四川中医 1990,8(2))

大黄白芨汤 dai huang bai ji tang

【英文名】Dai Huang Bai Ji Decoction

【组成】大黄、田七、白芨、炒蒲黄、黄芩、芦根、败酱草。(中医研究 1989,(1))

大黄白芨粉 dai huang bai ji fen

【英文名】Dai Huang Bai Ji Powders

【组成】生大黄、白芨。(中西医结合杂志 1987,7(11))

大黄冰片酊 dai huang bing pian ding

【英文名】Dai Huang Bing Pian Tincture

【组成】生大黄、冰片、食醋。(上海中医药杂志 1988,(9))

大黄朴硝汤 dai huang pu xiao tang

【英文名】Dai Huang Pu Xiao Decoction

【组成】(1)大黄、牛膝、朴硝、牡丹、甘草、紫菀、代赭、桃仁、虻虫、水蛭、干姜、细辛、芒硝、麻仁。(中医方剂大辞典)(2)川大黄、甘草、朴硝。(中医方剂大辞典)

大黄芍药汤 dai huang shao yao tang

【英文名】Dai Huang Shao Yao Decoction

【组成】大黄、芍药、牡丹皮、犀角、生干地黄。(中医方剂大辞典)

大黄当归散 dai huang dang gui san

【英文名】Dai Huang Dang Gui Powders

【组成】(1)归尾、川芎、菊花、大黄、黄芩、苏木、栀子、红花。(中医方剂大辞典)(2)当归、芍药、川芎、菊花、大黄、黄芩、杏仁、薄荷。(中医方剂大辞典)(3)大黄、当归、木贼、黄芩、栀子、菊花、苏木、红花。(中医方剂大辞典)(4)大黄、黄芩、红花、苏木屑、当归、栀子、木贼。(中医方剂大辞典)

大黄没药煎 dai huang mo yao jian

【英文名】Da Huang Mo Yao Decoction

【组成】没药、大黄、当归。(中医方剂大辞典)

大黄牡丹汤 dai huang mu dan tang

【英文名】Dai huang Mu Dan Decoction(中国中医药学主题词表)

【组成】大黄、牡丹、桃仁、瓜子、芒硝。(中医方剂大辞典)

大黄牡蛎汤 dai huang mu li tang

【英文名】Dai Huang Mu li Decoction

【组成】大黄、黄芩、栝楼根、甘草、桂心、滑石、牡蛎、人参、龙骨、凝水石、白石脂、消石。(中医方剂大辞典)

大黄赤芍汤 dai huang chi shao tang

【英文名】Dai Huang Chi Shao Decoction

【组成】大黄、赤芍。(山东中医杂志 1992,11(1))

大黄连翘汤 dai huang lian qiao tang

【英文名】Dai Huang Lian Qiao Decoction

【组成】大黄、连翘、防风、瞿麦、荆芥、当归、赤芍、滑石、蝉蜕、黄芩、山栀、甘草。(中医方剂大辞典)

大黄附子丸 dai huang fu zi wan

【英文名】Dai Huang Fu Zi Pill

【组成】大黄、旋覆花、附子、赤茯苓、椒目、桂心、芫花、狼毒、干姜、芍药、枳实、细辛。(中医方剂大辞典)

大黄附子汤 dai huang fu zi tang

【英文名】Dai Huang Fu Zi Decoction(中国中医药学主题词表)

【异名】大黄附子细辛汤(中医方剂大辞典、金匮)

【组成】大黄、附子、细辛。(中医方剂大辞典)

大黄拓洗方 dai huang tuo xi fang

【英文名】Dai Huang Tuo Xi Prescription

【组成】大黄、芒硝、莽草、黄连、黄芩、蒺藜子。(中医方剂大辞典)

大黄泄热汤 dai huang xie re tang

【英文名】Dai Huang Xie Re Decoction

【异名】泄热汤(中医方剂大辞典、外台、圣济总录)

【组成】大黄、泽泻、黄芩、栀子仁、芒硝、桂心、大枣、石膏、甘草。

大黄泻火散 dai huang xie huo san

【英文名】Dai Huang Xie Huo Powder(药品标准－中药成方制剂标准)

【组成】大黄、薄荷、甘草、芒硝、连翘、黄芩、栀子仁。(药品标准－中药成方制剂标准 1998 年)

大黄泻肝散 dai huang xie gan san

【英文名】Dai Huang Xie Gan Powder

【组成】郁李仁、荆芥、甘草、大黄。(中医方剂大辞典)

大黄泻毒汤 dai huang xie du tang

【英文名】Dai Huang Xie Du Decoction

【组成】生大黄、桂枝、炙附子、半枝莲、煅牡蛎、玄明粉。(云南中医杂志 1991,12(6))

大黄泻热汤 dai huang xie re tang

【英文名】Dai Huang Xie Re Decoction

【组成】(1)大黄、黄芩、泽泻、升麻、羚羊角、栀子仁、生地黄汁、玄参、芒硝。(中医方剂大辞典)(2)大黄、泽泻、茯苓、黄芩、细辛、芒硝、甘草、桔皮。(中医方剂大辞典)

大黄虎杖方 dai huang hu zhang fang

【英文名】Dai Huang Hu Zhang Prescription

【组成】大黄、虎杖、川黄连、冰片、地榆、白芨、五倍子。(湖北中医杂志 1988,(5))

大黄厚朴汤 dai huang hou po tang

【英文名】Dai Huang Hou Po Decoction

【组成】制锦纹、炙枳壳、川朴、炙广木香。(中医方剂大辞典)

大黄枳芨散 dai huang zhi ji san

【英文名】Dai Huang Zhi Ji Powder

【组成】大黄、枳实、白芨、小苏打、痢特灵。(陕西中医 1989,10(9))

大黄枳壳丸 dai huang zhi ke wan

【英文名】Dai Huang Zhi Ke Pill

【组成】大黄、枳壳、厚朴、陈皮、甘草、木通。(中医方

剂大辞典)

大黄栀子汤 dai huang zhi zi tang

【英文名】Dai Huang Zhi Zi Decoction

【组成】生大黄、升麻、瞿麦、甘草、栀子。(中医方剂大辞典)

大黄活命丹 dai huang huo ming dan

【英文名】Dai Huang Huo Ming Pellet

【组成】大黄、僵蚕、白芷。(中医方剂大辞典)

大黄牵牛散 dai huang qian niu san

【英文名】Dai Huang Qian Niu Powder

【组成】大黄、牵牛。(中医方剂大辞典)

大黄茯苓丸 dai huang fu ling wan

【英文名】Dai Huang Fu Ling Pill

【组成】大黄、茯苓、桂枝、芍药、桃仁、牡丹皮。(中医方剂大辞典)

大黄蚀肉膏 dai huang shi rou gao

【英文名】Dai Huang Shi Rou Plaster

【组成】大黄、附子、茼草、芎䓖、雄黄、真珠末、白蔹、矾石、黄芩、漆头芦茹、雌黄。(中医方剂大辞典)

大黄除热汤 dai huang chu re tang

【英文名】Dai Huang Chu Re Decoction

【组成】大黄、黄芩、柴胡、芒硝、甘草。(中医方剂大辞典)

大黄桃仁汤 dai huang tao ren tang

【英文名】Dai Huang Tao Ren Decoction

【组成】朴硝、大黄。(中医方剂大辞典)

大黄桔梗汤 dai huang jie geng tang

【英文名】Dai Huang Jie Geng Decoction

【组成】大黄、桔梗、甘草、朴消。(中医方剂大辞典)

大黄桔梗散 dai huang jie geng san

【英文名】Dai Huang Jie Geng Powder

【组成】大黄、桔梗、黄芩、玄参、羚羊角、人参、白茯苓。(中医方剂大辞典)

大黄消石汤 dai huang xiao shi tang

【英文名】Dai Huang Xiao Shi Decoction

【组成】大黄、黄柏、消石、栀子。(中医方剂大辞典)

大黄通格丸 dai huang tong ge wan

【英文名】Dai Huang Tong Ge Pill

【组成】黑牵牛子、大黄、木通。(中医方剂大辞典)

大黄排石汤 dai huang pai shi tang

【英文名】Dai Huang Pai Shi Decoction

【组成】生大黄、茵陈、金钱草、柴胡、郁金、木香、川楝子、白芍、生甘草。(安徽中医学院学报 1993,12(4))

大黄黄连汤 dai huang huang lian tang

【英文名】Dai Huang Huang Lian Decoction

【组成】大黄、黄连。(中医方剂大辞典)

大黄寒水散 dai huang han shui san

【英文名】Dai Huang Han Shui Powder

【组成】大黄、生寒水石。(中医方剂大辞典)

大黄提取液 dai huang ti qu ye

【英文名】Dai Huang Exract Lotion

【组成】大黄。(中国中西医结合杂志 1992,12(12))

大黄散瘀汤 dai huang san yu tang

【英文名】Dai Huang San Yu Decoction

【组成】水蛭、大黄、丹皮、当归、红花、桃仁、生地。(中医方剂大辞典)

大黄葶苈丸 dai huang ting li wan

【英文名】Dai Huang Ting Li Pill

【组成】(1)甘遂、川大黄、甜葶苈、前胡、巴豆。(中医方剂大辞典)(2)大黄、葶苈子。(中医方剂大辞典)

大黄揭毒散 dai huang jie du san

【英文名】Dai Huang Jie Du Powder

【组成】大黄、白及、朴硝。(中医方剂大辞典)

大黄䗪虫丸 dai huang zhe chong wan

【英文名】Dai Huang Zhe Chong Pill

【组成】(1)䗪虫、水蛭、虻虫。((85)粤卫药准字 B2-097)(2)大黄、土鳖虫、水蛭、桃仁。((80)京卫药准字第1343号)

大黄槟榔丸 dai huang bing lang wan

【英文名】Dai Huang Bing Lang Pill

【组成】大黄、细墨、大槟榔、荞面。(中医方剂大辞典)

大黄蝉蜕汤 dai huang chan tui tang

【英文名】Dai Huang Chan Tui Decoction

【组成】大黄、蝉蜕。(浙江中医杂志 1988,(8))

大黄醇提片 dai huang chun ti pian

【英文名】Dai Huang Chun Tablet

【组成】大黄。(中医药研究 1988,(1))

大黄醋煎丸 dai huang cu jian wan

【英文名】Dai Huang Cu Jian Pill

【组成】川大黄、酽醋。(中医方剂大辞典)

大蛇皮涂方 da she pi tu fang

【英文名】Da She Pi Paste

【组成】蛇蜕皮、石硫黄、槲皮。(中医方剂大辞典)

大麻子涂方 da ma zi tu fang

【英文名】Da Ma Zi Paste

【组成】大麻子。(中医方剂大辞典)

大麻仁敷方 da ma ren fu fang

【英文名】Da Ma Ren Paste

【组成】大麻仁、赤小豆。(中医方剂大辞典)

大戟芫花散 da ji yuan hua san

【英文名】Da Ji Yuan Hua Powder

【组成】大戟、芫花、苦葫芦子、甜葶苈。(中医方剂大辞典)

大紫金皮散 da zi jin pi san
【英文名】Da Zi Jin Pi Powder
【异名】大紫荆皮散(中医方剂大辞典、得效、伤科汇纂)
【组成】紫金藤皮、降真香、续断、补骨脂、无名异、琥珀、蒲黄、牛膝、当归、桃仁、大黄、朴硝。(中医方剂大辞典)

大道固肠丸 da dao gu chang wan
【英文名】Da Dao Gu Chang Pill
【组成】阳起石、硫黄、赤石脂、白矾、肉豆蔻、白龙骨、川乌头、干姜、木香、缩砂仁。(中医方剂大辞典)

大蒜平胃散 da suan ping wei san
【英文名】Da Suan Ping Wei Powder
【组成】平胃散、大蒜。(中医方剂大辞典)

大蒜鸡子方 da suan ji zi fang
【英文名】Dasuan Ji Zi Prescription
【组成】大蒜、鸡子。(中医方剂大辞典)

大蒜注射液 da suan zhu she ye
【英文名】Da Suan Injection
【组成】大蒜。(上海中医药杂志 1964,(12))

大蒜素胶丸 da suan su jiao wan
【英文名】Da Shuan Su Gelatin－coated Pill
【组成】大蒜素。

大蓟止血片 da ji zhi xue pian
【英文名】Da Ji Zhi Xue Tablet(药品标准－中药成方制剂标准)
【组成】大蓟草、干姜。(药品标准－中药成方制剂标准 1997 年)

大腹木香汤 da fu mu xiang tang
【英文名】Da Fu Mu Xiang Decoction
【组成】(1)大腹、木香、半夏、枳壳、白术、前胡、白芷、桂心、陈桔皮、延胡索、当归、甘草、旋覆花、柴胡、芍药、干姜、人参。(中医方剂大辞典)(2)大腹、木香、前胡、肉豆蔻、人参、白茯苓、京三棱、干姜、青桔皮、诃黎勒、陈曲、桂心、大麦芽、厚朴、半夏。(中医方剂大辞典)

大慎火草散 da shen huo cao san
【英文名】Da Shen Huo Cao Powder
【组成】慎火草、白石脂、鳖甲、黄连、细辛、石斛、芎䓖、干姜、芍药、当归、熟艾、牡蛎、禹余粮、桂心、蔷薇根皮、干地黄。(中医方剂大辞典)

大瓢李末药 da piao li mo yao
【英文名】Da Piao Li Mo Powder
【组成】当归、防风、川芎、白芷、细辛、麻黄、荆芥、全蝎、天麻、藁本、雄黄、羌活、甘草、朱砂、人参、白花蛇、大茴香、两头尖、香蛇、川乌、草乌、苍术。(中医方剂大辞典)

大瓢李遗丸 da piao li yi wan
【英文名】Da Piao Li Yi Pill
【组成】琥珀、天麻、真珠、冰片、朱砂、胆星、血竭、僵蚕、蝉蜕、细辛、川芎、羌活、防风、远志、茯神、犀角、菖蒲、铁粉、雄黄、牛黄、蛇含石、白附子、半夏、麝香、芦荟、乌梢蛇、牙皂、枫子霜、青礞石。(中医方剂大辞典)

大鳖头足丸 da bie tou zu wan
【英文名】Da Bie Tou Zu Pill
【组成】鳖头、鳖足、干漆、紫芝、芍药、人参、栝楼根、甘草。(中医方剂大辞典)

大八风乌蛇散 da ba feng wu she san
【英文名】Da Ba Feng Wu She Powder
【组成】乌蛇、青葙子、防风、独活、麻黄、桔梗、秦艽、羌活、当归、细辛、桂心、芎䓖 白芷、白芍药、蒺藜子、人参、天麻、附子。(中医方剂大辞典)

大人参半夏丸 da ren shen ban xia wan
【英文名】Da Ren Shen Ban Xia Pill
【组成】人参、茯苓、天南星、薄荷叶、半夏、干姜、白矾、寒水石、蛤粉、藿香叶。(中医方剂大辞典)

大人参白虎汤 da ren shen bai hu tang
【英文名】Da Ren Shen Bai Hu Decoction
【组成】人参、石膏、知母、升麻、防风、牛子、炒芩。(中医方剂大辞典)

大干枣三味丸 da gan zao san wei wan
【英文名】Da Gan Zao San Wei Pill
【异名】枣杏丸(中医方剂大辞典、外台、朱氏集验方)
【组成】大枣、葶苈子、杏仁。(中医方剂大辞典)

大五石泽兰丸 da wu shi ze lan wan
【英文名】Da Wu Shi Zhe Lan Pill
【异名】补益大泽兰丸(中医方剂大辞典、千金、圣惠)
【组成】钟乳、禹余粮、紫石英、甘草、黄芪、石膏、白石英、蜀椒、干姜、泽兰、当归、桂心、芎䓖、厚朴、柏子仁、干地黄、细辛、茯苓、五味子、龙骨、石斛、远志、人参、续断、白术、防风、乌头、山茱萸、紫菀、白芷、藁本、芜荑。(中医方剂大辞典)

大五明狼毒丸 da wu ming lang du wan
【英文名】Da Wu Ming Lang Du Pill
【组成】狼毒、干地黄、附子、大黄、苁蓉、人参、当归、半夏、干姜、桂心、细辛、五味子、蜀椒、芫花、莽草、厚朴、防己、旋覆花、巴豆、杏仁。(中医方剂大辞典)

大内塞排脓散 da nei sai pai nong san
【英文名】Da Nei Sai Pai Nong Powder
【组成】山茱萸、五味子、茯苓、干姜、当归、石韦、芎䓖、附子、苁蓉、巴戟天、远志、麦门冬、干地黄、桂心、芍药、地胆、菟丝子、石斛、人参、甘草。(中医方剂大辞典)

大牛角中人散 da niu jiao zhong ren san

【英文名】Da Niu Jiao Zhong Ren Powder

【组成】牛角、续断、干地黄、桑耳、白术、赤石脂、矾石、干姜、附子、龙骨、当归、人参、蒲黄、防风、禹余粮。(中医方剂大辞典)

大乌药顺气散 da wu yao shun qi san

【英文名】Da Wu Yao Shun Qi Powder

【异名】乌药顺气散(中医方剂大辞典、直指、古今医鉴)

【组成】当归、芍药、生地黄、川芎、乌药、陈皮、地龙、香附子、砂仁、枳壳、黄芩、半夏、防风、紫苏、桔梗、甘草、乳香、没药、沉香。(中医方剂大辞典)

大平胃泽兰丸 da ping wei ze lan wan

【英文名】Da Ping Wei Ze Lan Pill

【组成】泽兰、细辛、黄芪、钟乳、柏子仁、干地黄、大黄、前胡、远志、紫石英、芎䓖、白术、蜀椒、白芷、丹参、栀子、芍药、桔梗、秦艽、沙参、桂心、厚朴、石斛、苦参、人参、麦门冬、干姜、附子、吴茱萸、麦蘖、陈曲、大枣。(中医方剂大辞典)

大加减建中汤 da jia jian jian zhong tang

【英文名】Da Jia Jian Jian Zhong Decoction

【组成】芍药、当归、川芎、黄芪、桂心、甘草、白术。(中医方剂大辞典)

大圣一粒金丹 da sheng yi li jin dan

【英文名】Da Sheng Yi Li Jin Pellet

【异名】保命金丹(中医方剂大辞典、传信适用方)

【组成】黑附子、川乌头、白附子、五灵脂、白僵蚕、白蒺藜、白矾、朱砂、没药、麝香、乳香、全蝎。(中医方剂大辞典)

大圣夺命金丹 da sheng duo ming jin dan

【英文名】Da Sheng Duo Ming Jin Pellet

【组成】大麻、防风、羌活、天南星、白附子、茯神、白僵蚕、川芎、远志肉、桔梗、石菖蒲、半夏、人参、白术、白茯苓、乌蛇尾、酸枣仁、荆芥穗、北细辛、大川乌、粉草、大赤足蜈蚣、全蝎、蛇尾、沉香、辰砂、龙脑、珍珠、金箔、银箔、琥珀、麝香、雄黄。(中医方剂大辞典)

大圣镇风金丹 da sheng zhen feng jin dan

【英文名】Da Sheng Zhen Feng Jin Pellet

【组成】川乌头、全蝎、晋矾、附子、白蒺藜、防风、五灵脂、白附子、白僵蚕、朱砂、没药、麝香。(中医方剂大辞典)

大虫魄五味散 da chong po wu wei san

【英文名】Da Chong Po Wu Wei Powder

【异名】五味散(中医方剂大辞典、外台、普济方)

【组成】大虫魄、石韦、瞿麦穗、冬葵子、茯苓。(中医方剂大辞典)

大安胎如胜饮 da an tai ru sheng yin

【英文名】Da An Tai Ru Sheng Drink

【组成】当归、白术、茯苓、子芩、白芍、砂仁、桑寄生、甘草。(中医方剂大辞典)

大豆桑白皮汤 da dou sang bai pi tang

【英文名】Da Dou Sang Bai Pi Decoction

【组成】大豆、桑根白皮、槟榔、茯苓。(中医方剂大辞典)

大沉香降气汤 da chen xiang jiang qi tang

【英文名】Da Chen Xiang Jiang Qi Decoction

【组成】沉香、木香、丁香、紫苏子、白术、茯苓、橘红、肉豆蔻、檀香、厚朴、半夏、五味子、人参、甘草、当归、藿香叶、白豆蔻仁。(中医方剂大辞典)

大沉香尊重丸 da chen xiang zun zhong wan

【英文名】Da Chen Xiang Zun Zhong Pill

【组成】沉香、丁香、人参、槟榔、车前子、苦葶苈、青皮、陈皮、枳实、白牵牛、木通、胡椒、木香、海金沙、蝎尾、赤茯苓、白豆蔻、萝卜子、白丁香、滑石、郁李仁。(中医方剂大辞典)

大沉香煨姜丸 da chen xiang wei jiang wan

【英文名】Da Chen Xiang Wei Jiang Pill

【组成】沉香、硇砂、木香、附子、黑三棱、鸡爪三棱、京三棱、青桔皮、当归。(中医方剂大辞典)

大补中当归汤 da bu zhong dang gui tang

【英文名】Da Bu Zhong Dang Gui Decoction

【组成】当归、续断、桂心、芎䓖、干姜、麦门冬、芍药、吴茱萸、干地黄、甘草、白芷、大枣。(中医方剂大辞典)

大补内黄芪汤 da bu nei huang qi tang

【英文名】Da Bu Nei Huang Qi Decoction

【组成】黄芪、半夏、大枣、当归、干地黄、桂心、人参、茯苓、远志、芍药、泽泻、五味子、麦门冬、白术、甘草、干姜。(中医方剂大辞典)

大补益当归丸 da bu yi dang gui wan

【英文名】Da Bu Yi Dang Gui Pill

【组成】当归、芎䓖、续断、干姜、阿胶、甘草、白术、吴茱萸、附子、白芷、桂心、芍药、干地黄。(中医方剂大辞典)

大青龙加味汤 da qing long jia wei tang

【英文名】Da Qing Long Jia Wei Decoction

【组成】石膏、麻黄、桂枝、杏仁、甘草、葛根。(中医方剂大辞典)

大贯众平胃散 da guan zhong ping wei san

【英文名】Da Guan Zhong Ping Wei Powder

【组成】贯众、苍术、厚朴、陈皮、甘草。(中医方剂大辞典)

大承气加味汤 da cheng qi jia wei tang

【英文名】Da Cheng Qi Jia Wei Decoction

【组成】大黄、芒硝、枳实、厚朴、芍药、生地。(中医方剂大辞典)

大神效活络丹 da shen xiao huo luo dan

【英文名】Da Shen Xiao Huo Luo Pellet

【组成】白花蛇、乌梢蛇、麻黄、细辛、全蝎、两头尖、赤芍药、贯芎、防风、葛根、没药、血竭、朱砂、乌犀屑、地龙、甘草、丁香、白僵蚕、乳香、麝香、片脑、官桂、草豆蔻、川羌活、虎胫骨、玄参、牛黄、威灵仙、天麻、藿香、天竺黄、败龟版、人参、何首乌、白芷、乌药、安息香、青皮、黑附子、香附、白豆蔻、骨碎补、黄连、茯苓。(中医方剂大辞典)

大神验木通散 da shen yan mu tong san

【英文名】Da Shen Yan Mu Tong Powder

【异名】木通汤(中医方剂大辞典、圣惠、圣济总录)

【组成】木通、泽泻、苦瓠子、猪苓、汉防已、海蛤。(中医方剂大辞典)

大柴胡汤加味 da chai hu tang jia wei

【英文名】Jia Wei Da Chai Hu Decoction

【组成】(1)柴胡、黄芩、白芍、郁金、茵陈、鸡内金、枳实、生栀子、半夏、大黄、芒硝。(山东中医杂志 1987,(3))(2)(柴胡、枳实、制大黄、莪术、皂角刺、白芍、生姜、大枣、甘草。(国医论坛 1991,(2))

大柴胡汤加减 da chai hu tang jia jian

【英文名】Jia Jian Da Chai Hu Decoction

【组成】柴胡、黄芩、大黄、碧玉散、僵蚕、玄参。(南京中医学院学报 1993,(2))

大柴胡鳖甲散 da chai hu bie jia san

【英文名】Da Cai Hu Bie Jia Powder

【组成】柴胡、秦艽、常山、贝母、甘草、乌梅、山栀、豉心、鳖甲、黄芩、生姜、大黄、桃枝、柳枝、葱白、薤白、糯米。(中医方剂大辞典)

大效五丁饮子 da xiao wu ding yin zi

【英文名】Da Xiao Wu Ding Drink

【组成】白豆蔻、生姜、京枣、半夏、甘草。(中医方剂大辞典)

大效厚朴煎丸 da xiao hou po jian wan

【英文名】Da Xiao Hou Po Jian Pill

【组成】厚朴、干姜、茴香、川附子。(中医方剂大辞典)

大理中露宿丸 da li zhong lu su wan

【英文名】Da Li Zhong Lu Su Pill

【组成】人参、桂心、吴茱萸、乌头、礜石。(中医方剂大辞典)

大黄五味子丸 dai huang wu wei zi wan

【英文名】Dai Huang Wu Wei Zi Pill

【组成】川大黄、五味子、车前子。(中医方剂大辞典)

大黄五倍子膏 dai huang wu bei zi gao

【英文名】Dai Huang Wu Bei Zi Plaster

【组成】生大黄、黄柏、五倍子、芒硝。(中医杂志 1988,29(8))

大黄车前子汤 dai huang che qian zi tang

【英文名】Dai Huang Che Qian Zi Decoction

【组成】大黄、车前子、玄参、黄芩、细辛、茺蔚子。(中医方剂大辞典)

大黄甘草饮子 dai huang gan cao yin zi

【英文名】Dai Huang Gan Cao Drink

【组成】大豆、大黄、甘草。(中医方剂大辞典)

大黄白芨胶丸 dai huang bai ji jiao wan

【英文名】Dai Huang Bai Ji Gelatin-coated Pill

【组成】生大黄粉、白芨粉。(上海中医药杂志 1988,(7))

大黄粉蜜合剂 dai huang fen mi he ji

【英文名】Dai Huang Fen Mi Mixture

【组成】生大黄、糯米、蜂蜜。(吉林中医 1991,(2))

大黄莱菔煎剂 dai huang lai fu jian ji

【英文名】Dai Huang Lai Fu Decoction

【组成】生大黄、桑白皮、莱菔子、草果仁。(中医药学报 1986,(11))

大黄葱蜜膏药 dai huang cong mi gao yao

【英文名】Dai Huang Cong Mi Plaster

【组成】生大黄、鲜葱白、蜂蜜。(辽宁中医杂志 1989,(7))

大黄蜂蜡药膏 dai huang feng la yao gao

【英文名】Dai Huang Feng La Plaster

【组成】大黄、川芎、白芷、冰片、蜂蜡。(辽宁中医杂志 1990,(7))

大排风天麻散 da pai feng tian ma san

【英文名】Da Pai Feng Tian Ma Powder

【组成】天麻、乌蛇、羌活、独活、秦艽、当归、桂心、白芷、麻黄、细辛、青葙子、枳壳、附子、白蒺藜、羚羊角、芍药。(中医方剂大辞典)

大续筋接骨丹 da xu jin jie gu dan

【英文名】Da Xu Jin Jie Gu Pellet

【组成】肉苁蓉、川山甲、黄丹、龙骨、虎骨、白芨、木鳖子仁、天灵盖、寒食面。(中医方剂大辞典)

大蒜新汲水方 da suan xin ji shui fang

【英文名】Da Suan Xin Ji Shui Prescription

【组成】大蒜、新黄土。(中医方剂大辞典)

大蒜精油胶丸 da suan jing you jiao wan

【英文名】Da Suan Jing You Gelatin-coated Pill

【组成】大蒜精油。(中医杂志 1985,26(2))

大圣花蛇牛黄丸 da sheng hua she niu huang wan

【英文名】Da Sheng Hua She Niu Huang Pill

【异名】大圣通中花蛇丸(中医方剂大辞典、圣济总录、普济方)

【组成】白花蛇、乌蛇、磁石、赤箭、半夏、威灵仙、防风、自然铜、羌活、海桐皮、干蝎、白僵蚕、白鲜皮、蔓荆实、当归、芎䓖、青桔皮、蒺藜子、五味子、远志、萆薢、桂心、木香、胡芦巴、楝实、白豆蔻、芍药、泽泻、牵牛子、荆芥穗、白头翁、肉苁蓉、沉香、干姜、麝香、牛黄、麻黄、丹砂、水银、龙脑。(中医方剂大辞典)

大圣通神乳香膏 da sheng tong shen ru xiang gao

【英文名】Da Sheng Tong Shen Ru Xiang Plaster

【组成】乳香、没药、血竭、黄蜡、黄丹、木鳖、乌贼骨、海桐皮、不灰木、沥青、五灵脂、麝香、腻粉。(中医方剂大辞典)

大青龙加黄芩汤 da qing long jia huang qin tang

【英文名】Da Qing Long Jia Huang Qi Decoction

【组成】麻黄、桂枝、甘草、杏仁、生姜、大枣、石膏、黄芩。(中医方剂大辞典)

大效人参枳实汤 da xiao ren shen zhi shi tang

【英文名】Da Xiao Ren Shen Zhi Shi Decoction

【组成】枳实、桑白皮、半夏、甘草、白茯苓、款冬花、五味子、阿胶、细辛、人参、麻黄、苦梗。(中医方剂大辞典)

大效使君槟榔丸 da xiao shi jun bing lang wan

【英文名】Da Xiao Shi Jun Bing Lang Pill

【组成】肉豆蔻、槟榔、宣黄连、胡黄连、陈皮、青皮、川楝子肉、芜荑、神曲、麦芽、木香、夜明砂、芦荟、川芎、麝香。(中医方剂大辞典)

大效神功救生丹 da xiao shen gong jiu sheng dan

【英文名】Da Xiao Shen Gong Jiu Sheng Pellet

【组成】雄黄、朱砂、巴豆、干姜。(中医方剂大辞典)

大效润肺杏仁散 da xiao run fei xing ren san

【英文名】Da Xiao Run Fei Xing Ren Powder

【组成】紫菀、半夏、五味子、杏仁、罂粟壳、紫苏叶。(中医方剂大辞典)

大料神秘左经汤 da liao shen mi zuo jing tang

【英文名】Da Liao Shen Mi Zuo Jing Decoction

【异名】神秘左经汤(中医方剂大辞典、三因、得效)

【组成】麻黄、干葛、细辛、厚朴、茯苓、防己、枳壳、桂心、羌活、防风、柴胡、黄芩、小草、白姜、半夏、甘草、麦门冬。(中医方剂大辞典)

大通圣白花蛇散 da tong sheng bai hua she san

【英文名】Da Tong Sheng Bai Hua She Powder

【异名】大通散(中医方剂大辞典、局方、圣济总录)

【组成】海桐皮、杜仲、天麻、干蝎、郁李仁、赤箭、当归、厚朴、蔓荆子、木香、防风、藁本、白附子、肉桂、羌活、萆薢、虎骨、白芷、山药、白花蛇、菊花、牛膝、甘草、威灵仙。(中医方剂大辞典)

大黄芒消二味汤 dai huang mang xiao er wei tang

【英文名】Dai Huang Mang Xiao Er Wei Decoction

【组成】大黄、芒硝。(中医方剂大辞典)

大黄益母地榆汤 dai huang yi mu di yu tang

【英文名】Dai Huang Yi Mu Di Yu Decoction

【组成】大黄炭、益母草、生地榆、三七粉、蒲黄、炒阿胶、党参。(实用中西医结合杂志 1992,5(9))

大黄黄连白矾汤 dai huang huang lian bai fan tang

【英文名】Dai Huang Huang Lian Bai Fan Decoction

【组成】黄连、生大黄、桑枝、当归、白矾。(湖北中医杂志 1992,14(4))

大黄黄连泻心汤 dai huang huang lian xie xin tang

【英文名】Dai Huang Huang Lian Xie Xin Decoction

【组成】(1)大黄、黄连、甘草。(中医方剂大辞典)(2)大黄、黄连。(中医方剂大辞典)

大黄蒲黄地榆汤 dai huang pu huang di yu tang

【英文名】Dai Huang Pu Huang Di Yu Decoction

【组成】大黄、蒲黄、地榆。(实用中医内科杂志 1990,4(4))

大麻子赤小豆汤 da ma zi chi xiao dou tang

【英文名】Da Ma Zi Chi Xiao Dou Decoction

【组成】大麻子、赤小豆、生商陆、升麻、附子、射干。(中医方剂大辞典)

大水银硫黄紫粉丹 da shui yin liu huang zi fen dan

【英文名】Da Shui Yin Liu Huang Zi Fen Pellet

【组成】硫黄、水银、针砂、太阴玄精石。(中医方剂大辞典)

大效至圣千金饮子 da xiao zhi sheng qian jin yin zi

【英文名】Da Xiao Zhi Sheng Qian Jin Drink

【组成】绵黄芪、甘草、陈皮、罂粟壳、木香、白芍药、地榆、川当归、枳壳、黑豆、乌梅、淮枣、白术、诃子、黄连。(中医方剂大辞典)

大承气加生地苁蓉汤 da cheng qi jia sheng di cong rong tang

【英文名】Da Cheng Qi Jia Sheng Di Cong Rong Decoction

【组成】大黄、枳实、芒硝、肉苁蓉、生地、白蜜、厚朴。(中医方剂大辞典)

大承气加芍药地黄汤 da cheng qi jia shao yao di huang tang

【英文名】Da Cheng Qi Jia Shao Yao Di Huang Decoction

【组成】大黄、芒消、厚朴、枳实、芍药、生地。(中医方剂大辞典)

大承气加麦冬玄参汤 da cheng qi jia mai dong xuan shen tang

【英文名】Da Cheng Qi Jia Mai Dong Xuan Shen Decoction

【组成】大黄、芒硝、枳实、厚朴、玄参、麦冬、白蜜。(中医方剂大辞典)

大柴胡加玄参地黄汤 da chai hu jia xuan shen di huang tang

【英文名】Da Chai Hu Jia Xuan Shen Di Huang Decoction

【组成】柴胡、黄芩、半夏、芍药、枳实、大黄、生姜、大枣、玄参、生地。(中医方剂大辞典)

大柴胡加萎蕤知母汤 da chai hu jia wei rui zhi mu tang

【英文名】Da Chai Hu Jia Wei Rui Zhi Mu Decoction

【组成】柴胡、黄芩、芍药、半夏、生姜、大黄、甘草、人参、萎蕤、知母。(中医方剂大辞典)

大效雄朱化痰定喘丸 da xiao xiong zhu hua tan ding chuan wan

【英文名】Da Xiao Xiong Zhu Hua Tan Ding Chuan Pill

【异名】大效雄朱化痰丸(中医方剂大辞典、活幼口议)

【组成】雄黄、朱砂、蝉蜕、全蝎、地龙、白僵蚕、天南星、白附子、轻粉。(中医方剂大辞典)

万亿丸 wan yi wan

【英文名】Wan Yi Pill

【组成】巴豆霜、朱砂、神曲。(中医方剂大辞典)

万化膏 wan hua gao

【英文名】Wan Hua Ointmen

【组成】真香油、蜂蜜。(中医方剂大辞典)

万圣丹 wan sheng dan

【英文名】Wan Sheng Pellet

【组成】刺猬皮、乌鱼骨、猿猪指甲、轻粉、硇砂、密佗僧、蕤仁。(中医方剂大辞典)

万全丸 wan quan wan

【英文名】Wan Quan Pill

【异名】万金丸(中医方剂大辞典、永类钤方、得效)

【组成】(1)石菖蒲、斑蝥。(中医方剂大辞典)(2)赤石脂、干姜、胡椒。(中医方剂大辞典)

万全汤 wan quan tang

【英文名】Wan Quan Decoction

【组成】柴胡、白术、黄芩、神曲、白芍、麦冬、当归、茯苓、甘草、苏叶、山楂。(中医方剂大辞典)

万全饮 wan quan yin

【英文名】Wan Quan Drink

【异名】青蒿饮(中医方剂大辞典、普济方)

【组成】阿魏、甘草、东引桃枝、青蒿、槟榔、葱白。(中医方剂大辞典)

万全散 wan quan san

【英文名】Wan Quan Powder

【异名】万金散(中医方剂大辞典、幼幼新书、卫生总微)

【组成】(1)苍术、厚朴、陈皮、青皮、军姜、良姜、砂仁、草果、益智、香附、粉草、杜乌药、丁皮、大腹皮、紫苏、桂皮。(中医方剂大辞典)(2)沉香、丁香、人参、五味子、当归、赤芍药、白术、桂心。(中医方剂大辞典)(3)白僵蚕、附子、半夏、细辛、藿香叶、芎䓖、羌活、牵牛、干姜。(中医方剂大辞典)(4)嫩柏根、水圹根、狸咬柴、乌苞根、青玉刈、生蓝叶、溪枫根、穿山蜈蚣、薄荷。(中医方剂大辞典)(5)防风、人参、蝉蜕。(中医方剂大辞典)

万全膏 wan quan gao

【英文名】Wan Quan Plaster

【组成】羌活、川芎、细辛、石菖蒲、木通、麻黄、脑、麝香。(中医方剂大辞典)

万安丸 wan an wan

【英文名】Wan An Pill

【组成】(1)白术、茯苓、人参、陈皮、苍术、厚朴、猪苓、泽泻、干姜、官桂、甘草。(中医方剂大辞典)(2)知母。(中医方剂大辞典)(3)黑牵牛。(中医方剂大辞典)(4)苁蓉、干薯蓣、五味子、杜仲、牛膝、菟丝子、赤石脂、白茯苓、泽泻、山茱萸、巴戟、熟干地黄、附子、牡丹皮、官桂。(中医方剂大辞典)(5)肉苁蓉、干薯蓣、五味子、杜仲、牛膝、菟丝子、泽泻、白茯苓、熟干地黄、当归、山茱萸、巴戟、赤茯苓。(中医方剂大辞典)(6)川楝子、知母、甘草、茴香、莲子心、木香、晚蚕砂。(中医方剂大辞典)(7)大戟、甘遂、牵牛、五灵脂、芫花、胆矾、细墨、巴豆、芫青、斑蝥、石膏、延胡索、吴茱萸。(中医方剂大辞典)(8)干蝎、白花蛇、桃仁、肉苁蓉、槟榔、木香、当归、茴香子、羌活、芎䓖、天麻、桂心、沉香、白附子、阿魏、安息香。(中医方剂大辞典)(9)虎头骨、藜芦、雄黄、鬼臼、天雄、芜荑、皂荚。(中医方剂大辞典)(10)冬白术、云苓、泽泻、广藿香、官桂、紫苏、制半夏、茅苍术、草蔻仁、神曲、陈皮、麦芽、山楂、枳壳、厚朴、羌活、独活、生甘草、丹参、苡仁米。(中医方剂大辞典)(11)牵牛、胡椒、木香、小茴香。(中医方剂大辞典)

万安丹 wan an dan

【英文名】Wan An Pellet

【组成】半夏、白术、附子、硫黄、朱砂。(中医方剂大辞典)

万安汤 wan an tang

【英文名】Wan An Decoction

【组成】(1)八解散、羌活、桔梗。(中医方剂大辞典)(2)人参、甘草、大川乌、草果子、干姜。(中医方剂大辞典)

万安饮 wan an yin

【英文名】Wan An Drink

【组成】人参、当归、大黄、防风、柴胡、枳壳、半夏、芍药、黄芩、甘草、滑石末。(中医方剂大辞典)

万安散 wan an san

【英文名】Wan An Powder

【组成】(1)桔梗、硼砂、生甘草、冰片、山豆根。(中医方剂大辞典)(2)小茴香、木香、黑牵牛。(中医方剂大辞典)(3)大黄、雷丸、木香、苦葶苈、樟柳根、黑牵牛、白牵牛、槟榔。(中医方剂大辞典)(4)紫苏叶、陈皮、香附子、桔梗、白芷、半夏、甘草、前胡、藁本、干葛。(中医方剂大辞典)(5)苍术、厚朴、陈皮、槟榔、常山。(中医方剂大辞典)(6)五倍子、密陀僧、白丁香。(中医方剂大辞典)(7)人参、茯苓、木香、芍药、川楝子、川芎、厚朴、神曲、麦芽、干姜、熟地、黄术、当归、枳壳、茴香、青皮、荆三棱、桂心。(中医方剂大辞典)(8)全蝎、朱砂、麻黄、生薄荷叶、厚朴、白术。(中医方剂大辞典)(9)蛤蟆、蛇蜕皮、蝉壳。(中医方剂大辞典)(10)海金沙、滑石、续随子、蝼蛄。(中医方剂大辞典)

万安膏 wan an gao

【英文名】Wan An Onitment

【组成】(1)平胃散、苏合香丸。(中医方剂大辞典)(2)川乌、草乌、归尾、蛤蟆、巴豆、白及、大黄、血余、连翘、蜂房、白蔹、川山甲、蒺藜、木鳖子、何首乌、槐枝、柳枝、桑枝、榆枝、楮枝、桃枝。(中医方剂大辞典)(3)人参、木香、沉香、藿香、厚朴、甘草、陈皮、青皮、干姜、肉桂、使君子、泽泻、苍术、茯苓、猪苓。(中医方剂大辞典)(4)木香、沉香、檀香、香附、槟榔、白术、肉蔻、薄荷、人参、甘草、辰砂、琥珀、真珠、青黛、犀角、黄芪、麝香、使君子、天竺黄。(中医方剂大辞典)

万字丸 wan zi wan

【英文名】Wan Zi Pill

【组成】白花蛇、白蒺藜、白僵蚕、白附子、威灵仙、风子肉、土麻仁、川黄连。(中医方剂大辞典)

万寿丸 wan shou wan

【英文名】Wan Shou Pill

【组成】(1)干蜗牛、干蚯蚓、蛇蜕皮、干蛤蟆、使君子、没食子、麝香。(中医方剂大辞典)(2)人参、白茯苓、青桔皮、犀角屑、朱砂、木香、川大黄、当归、牛黄、麝香。(中医方剂大辞典)

万寿方 wan shou fang

【英文名】Wan Shou Prescription

【组成】干蜗牛、干蚯蚓、蛇蜕皮、干蛤蟆、使君子、没食子、麝香。(中医方剂大辞典)

万应丸 wan ying wan

【英文名】Wan Ying Pill

【异名】朱砂万应丸(中医方剂大辞典、全国中药成药处方集)

【组成】(1)槟榔、大黄、黑丑、皂荚、苦楝根皮。(中医方剂大辞典)(2)干漆、牛膝末、生地黄汁。(中医方剂大辞典)(3)没药、乳香、木香、白附子、乌药、蒺藜子、乌头、硇砂。(中医方剂大辞典)(4)甘遂、芫花、大戟、大黄、三棱、巴豆、干漆、蓬术、当归、桑皮、硼砂、泽泻、山栀仁、槟榔、木通、雷丸、诃子、黑牵牛、五灵脂、皂角、木香、丁香、肉桂、肉豆蔻、白术、黄芪、没药、附子、茯苓、赤芍药、川芎、牡丹皮、白牵牛、干姜、陈皮、芸台、地黄、鳖甲、青皮、南星。(中医方剂大辞典)(5)白牵牛、槟榔、肉豆蔻。(中医方剂大辞典)(6)五倍子、胡黄连、青皮、陈皮、黄柏、神曲、麦芽、三棱、莪术、芜荑、槟榔、龙胆草、川楝子肉、使君子肉。(中医方剂大辞典)(7)硇砂、阿魏、大黄、吴茱萸、青礞石、肉桂、木香、青皮、玄胡索、五灵脂、小茴香、川山甲、乳香、没药、当归、石菖蒲、皂角、干漆、槟榔、陈皮、枳壳、京三棱。(中医方剂大辞典)(8)荆三棱、干葛根、大戟、芫花、巴豆。(中医方剂大辞典)(9)大腹子、使君子、贯众、土朱、雷丸、木香、鸡心槟榔、自然铜、锦纹大黄、黑牵牛。(中医方剂大辞典)(10)麦芽、神曲、雷丸、陈皮、甘草、京三棱、莪术、槟榔、芜荑、鹤虱、使君子。(中医方剂大辞典)(11)黑丑、大黄、槟榔、雷丸、南木香、沉香。(中医方剂大辞典)(12)知母、青皮。(中医方剂大辞典)(13)人参、白术、茯苓、甘草、当归、川芎、白芍、熟地、半夏、柴胡、黄芩、黄连、地骨皮、知母、桔梗、陈皮、防风、薄荷、麻黄、枳壳、羌活、独活、藁本、石膏、细辛、天麻、肉桂、木香。(中医方剂大辞典)(14)大黄、巴豆霜、广郁金、滴乳香、明雄黄、朱砂。(中医方剂大辞典)

万应丹 wan ying dan

【英文名】Wan Ying Pellet

【组成】(1)人中白、神曲、白卜子、地骷髅、砂仁、陈香橼。(中医方剂大辞典)(2)建青黛、鸡肫皮、牛胆消、山栀仁、黄连末、生黄芩、真熊胆、人中白、大红绒灰、西牛黄、雄黄、青梅干、硼砂、枯矾、儿茶、铜青、珍珠。(中医方剂大辞典)(3)斑蝥、川乌、草乌、三棱、莪术、首乌、大茴、生地、熟地、黑丑、白丑、雄黄、五灵脂、朱砂、龟板、全蝎、甲片、半夏、大黄、白芍、赤芍、麻黄、升麻、僵蚕、杏仁、生草、川蜈蚣、麝香。(中医方剂大辞典)(4)香附、皂矾、干漆、山棱、青皮、山栀、麦芽、干姜、针砂、神曲、枳壳、枳实、山楂、莪术、乌药。(中医方剂大辞典)(5)江子霜、木香、丁香、乳香、猪牙皂、皂矾、沉香、葶苈子。(中医方剂大辞典)(6)青蒿节、红云、雪。(中医方剂大辞典)(7)乌药、防风、紫苏、半夏、川芎、厚朴、香附、白芷、甘草、枳壳、青皮、麦芽、白蔻、朱砂、草果、神曲。(中医方剂大辞典)

万应茶 wan ying cha

【英文名】Wan Ying Tea(药品标准－中药成方制剂标准)

【组成】大黄、木香、豆蔻、陈皮、檀香、厚朴、广藿香、紫苏叶、香薷、薄荷、木瓜、枳壳、羌活、前胡、泽泻、白术、明党参、肉桂、丁香、山楂、肉豆蔻、小茴香、茯苓、砂仁、槟榔、白扁豆、桔梗、猪苓、香附、白芷、半夏、苍术、甘草、茶叶。(药品标准－中药成方制剂标准 1994 年)

万应散 wan ying san

【英文名】Wan Ying Powder

【异名】万亿丸(中医方剂大辞典、饲鹤亭集方)

【组成】(1)甘遂、威灵仙、五灵脂。(中医方剂大辞典)(2)江子仁、飞辰砂。(中医方剂大辞典)

万应锭 wan ying ding

【英文名】Wan Ying Lozenges

【异名】金鼠矢(中医方剂大辞典、全国中药成药处方集)

【组成】(1)乳香、儿茶、没药、香墨、胡黄连。(中医方剂大辞典)(2)京墨、儿茶、胡黄连、川黄连、冰片、麝香当门子、犀牛黄、熊胆。(中医方剂大辞典)(3)陈胆星、生锦纹、天竺黄、红芽大戟、千金子霜、生玄胡索、象贝母、川黄连、仙半夏、明天麻、建神曲、毛慈姑、陈京墨、胡黄连、麒麟竭、净腰黄、真熊胆、麝香、大梅片。(中医方剂大辞典)(4)胡连、黄连、儿茶、朱砂、熊胆、冰片、麝香、古墨。(中医方剂大辞典)(5)川黄连、胡黄连、明乳香、净没药、孩儿茶、生大黄、延胡索、麒麟竭、明天麻、真熊胆、陈京墨、自然铜、梅花冰片、原麝香。(中医方剂大辞典)

万应膏 wan ying gao

【英文名】Wan Ying Plaster

【组成】(1)黄丹、没药、乳香、血余、紫矿、槐角、鳖子、蛤蚧、白蔹、白及、当归、官桂、麝香、白芷、杏仁、柳枝条、脂麻油、血竭。(中医方剂大辞典)(2)当归、芍药、白蔹、白及、白芷、木鳖子、杏仁、轻粉、乳香、黄芪、巴豆、雄黄、好油、蓖麻子、白矾、没药、黄丹、血余。(中医方剂大辞典)(3)黄柏、芍药、白芷、黄芪、木鳖仁、杏仁、当归、白及、生地黄、官桂、玄参、没药、乳香、白蔹、黄蜡、黄芩、大黄、黄丹、脂麻油。(中医方剂大辞典)(4)小油、黄丹、槐条、柳条、龙骨、虎骨、乌鱼骨、骨碎补、龟骨、血余、金花、自然铜、当归、没药、乳香。(中医方剂大辞典)(5)当归、黄芪、防风、香白芷、五倍子、生熟地黄、白蔹、白及、赤芍药、玄参、乳香、没药、黄丹、油。(中医方剂大辞典)(6)乳香、木鳖子、当归、黄丹、桃枝、槐枝、清脂麻油。(中医方剂大辞典)(7)木鳖子、穿山甲、槐条、柳条、巴豆、蓖麻子、川芎、当归、防风、黄丹、血竭、没药、阿魏。(中医方剂大辞典)(8)沥青、乳香、没药、轻粉、雄黄、木鳖子、黄蜡、油。(中医方剂大辞典)(9)羌活、独活、荆芥、防风、黄柏、赤芍、栀子、川芎、当归、细辛、连翘、木鳖、甘草、苏木、红花、玄参、升麻、松节、地榆、白及、白芡、半夏、木瓜、薄荷、生地、白菊、降香、知母、贝母、僵蚕、骨皮、苦参、麻黄、蝉退、牙皂、枳壳、白术、云皮、黄芪、猪苓、泽泻、牛膝、木通、良姜、秦艽、淮药、艾叶、故纸、炮姜、牵牛、灵仙、杏仁、木贼、车前、刘寄奴、续断、乌药、陈皮、槐花、香附、砂仁、牛蒡、远志、三棱、木香、天冬、麦冬、山奈、芫花、大蓟、骨碎补、山豆根、菖蒲、桂枝、苍术、萆薢、花粉、海桐皮、青皮、阿胶、桔梗、黄芩、大黄、姜黄、全蝎、白矾、血余、苏叶、黄丹、水粉。(中医方剂大辞典)(10)天麻、艾、白及、巴豆、白松香、香油、硇砂、铜绿、人言、细茶、木鳖子、皮消、斑蝥、黄蜡。(中医方剂大辞典)(11)木香、川芎、牛膝、生地、细辛、白芷、秦艽、归尾、枳壳、独活、防风、大风子、羌活、黄芩、南星、蓖麻子、半夏、苍术、贝母、赤芍、杏仁、白蔹、茅香、两头尖、艾叶、连翘、川乌、甘草节、肉桂、良姜、续断、威灵仙、荆芥、藁本、丁香、金银花、丁皮、藿香、红花、青风藤、乌药、苏木、玄参、白鲜皮、僵蚕、草乌、桃仁、五加皮、山栀、牙皂、苦参、穿山甲、五倍子、降真节、骨碎补、苍耳头、蝉蜕、蜂房、鳖甲、全蝎、麻黄、白及、大黄、娱松、蛇退、桃树皮、柳树皮、榆树皮、槐树皮、桑树皮、楮树皮。(中医方剂大辞典)(12)苍耳根叶。(中医方剂大辞典)(13)香油、黄连、黄柏、黄芩、柏枝、槐枝、府丹、乳香、没药、血竭、孩儿茶、象皮灰、海螵蛸、半夏、龙骨、阿魏。(中医方剂大辞典)(14)川乌、草乌、生地、白蔹、白及、象皮、官桂、白芷、当归、赤芍、羌活、苦参、土木鳖、穿山甲、乌药、甘草、独活、玄参、定粉、大黄。(中医方剂大辞典)(15)松香、葱汁、生姜汁、黄柏、生大黄、甘草、苦参、苍术。(中医方剂大辞典)(16)制南星、大黄、川乌、桃仁、红花、羌活、当归、独活、半夏、草乌、生姜、松香末、密陀僧、硫磺、葱白。(中医方剂大辞典)(17)松香、蓖麻仁、巴豆仁、康青、杏仁、胆矾。(中医方剂大辞典)(18)透骨草、附子、桂心、江子、山甲、香油、漳丹、冰片、轻粉、麝香。(中医方剂大辞典)(19)白芷、玄参、木鳖子、官桂、大黄、血余、当归、赤芍、生地。(中医方剂大辞典)(20)生地、黄柏、归尾、山甲、蜈松、蛇退、甘草、巴豆、蓖麻、红花、桃仁、大黄。(中医方剂大辞典)(21)羌活、透骨草、当归、赤芍、甲片、生地、防风、灵脂、连翘、官桂、白及、白蔹、白芷、草乌、乌药、川军、川乌、苦参、牙皂、木鳖肉。(中医方剂大辞典)(22)附子、红花、血余、莪术、桂枝、羌活、独活、僵蚕、秦艽、麻黄、当归、川乌、防风、威灵仙、草乌、大黄、赤芍、山栀、桃仁、三棱、白芷、全虫、五加皮、良姜、生地、香附、乌药。(中医方剂大辞典)

万补丸 wan bu wan

【英文名】Wan Bu Pill

【组成】(1)苍术、厚朴、陈皮、甘草、小茴。(中医方剂大辞典)(2)人参、当归、草豆蔻、嫩茄茸、乳香、白术、阳起石、细肉桂、缩砂仁、赤石脂、钟乳、肉豆蔻、白姜、荜茇、茴香、丁香、厚朴、白茯苓、地榆、大麦芽、神曲、大附子。(中医方剂大辞典)

万灵丸 wan ling wan

【英文名】Wan Ling Pill

【异名】大黄丸(中医方剂大辞典、杨氏家藏方、普济方)

【组成】(1)石菖蒲。(中医方剂大辞典)(2)当归、川芎、熟地黄、茯苓、干姜、桂、白术、芍药、甘草、附子。(中医方剂大辞典)(3)红曲、白胶香、破故纸、蚕沙、乌头、木鳖子、牵牛、五灵脂。(中医方剂大辞典)(4)川常山。(中医方剂大辞典)(5)百草霜、轻粉。(中医方剂大辞典)(6)朱砂、血竭、莲蕊、麝香。(中医方剂大辞典)(7)黑牵牛、大腹子、京三棱、广木香、雷丸、蓬术。(中医方剂大辞典)(8)羌活、薄荷叶、川芎、玄参、地榆、麻黄、防风、天麻、吴白芷、白僵蚕、牛蒡子、蔓荆子、旋覆花、荆芥穗、甘菊、何首乌、大川乌、甘草、蝉蜕。(中医方剂大辞典)(9)硫黄、白矾、猪牙皂角、附子、皂角刺、刺猬皮、榼藤子。(中医方剂大辞典)(10)大黄、黑牵牛、破故纸。(中医方剂大辞典)(11)京三棱、茴香、斑蝥。(中医方剂大辞典)(12)赤芍药、五灵脂、防风、草乌头、细辛、海桐皮、山茵陈、骨碎补、地龙、黑狗脊、牛膝、何首乌、蔓荆子、白附子、川乌头、巨胜子、仙术、芫花、黑牵牛、青皮、御米子。(中医方剂大辞典)(13)牡丹皮、川藁本、川当归、白茯苓、赤石脂、香白芷、官桂、白薇、京芎、延胡索、白芍药、白术、甘草、沉香、没药。(中医方剂大辞典)(14)硇砂、没药、乳香、丁香、巴豆、肉豆蔻。(中医方剂大辞典)(15)木香、黄连、蓬莪术、陈皮、青橘、槟榔。(中医方剂大辞典)(16)苦葫芦子、苦葫芦瓤、牵牛子。(中医方剂大辞典)(17)雄黄、陈桔皮、京三棱、巴豆、大黄、肉苁蓉、干漆、白牵牛、胡椒、天南星、藿香叶、诃黎勒、白术、杏仁、木香、青桔皮。(中医方剂大辞典)

万灵丹 wan ling dan

【英文名】Wan Ling Pellet

【异名】万露丹(中医方剂大辞典、博济、普济方)

【组成】(1)明雄精、制甘石、牙消、真云麝当门子、大梅冰、飞月石、广牛黄。(中医方剂大辞典)(2)沉香、乳香、砂仁、香附米、姜黄、丁香、藿香、白芷、黄连、枳实、甘草、巴豆霜、黄芩、厚朴、木香、牙皂、青皮、连翘、大黄、草豆蔻、陈皮、黄柏、生地、南山楂、川芎、红花、栀子、杏仁、雄黄、朱砂、血竭。(中医方剂大辞典)(3)朱砂、盐花、雄黄、明矾、枫香、赤石脂、黄丹、琥珀、轻粉、麝香、片脑、巴豆、蓖麻子。(中医方剂大辞典)(4)半夏、南星、瓦楞子、青礞石、沉香、青皮、莪术、三棱、香附、白芍。(中医方剂大辞典)(5)川乌、石菖蒲、桂心、黄连、人参、桔梗、干姜、杏仁、厚朴、威灵仙、吴茱萸、紫菀、柴胡、防风、猪牙皂角、甘遂、白茯苓、巴豆。(中医方剂大辞典)(6)轻粉、血竭、麝香、蜈蚣、龙脑、蟾酥、硇砂。(中医方剂大辞典)(7)败龟壳、五灵脂、虎胫骨、自然铜、生地黄、麻黄、川乌、草乌、乳香、木香。(中医方剂大辞典)(8)肉桂、川黄连、蓬莪术、肉豆蔻、槟榔、陈皮、木香、丁香、巴豆、杏仁。(中医方剂大辞典)(9)光明朱砂、大天南星、黄沙牛胆。(中医方剂大辞典)(10)牛黄、麝香、熊胆、腻粉、干蝎、朱砂、巴豆、木香、白附子、蝉壳。(中医方剂大辞典)

万灵片 wan ling pian

【英文名】Wan Ling Tablet(药品标准 - 中药成方制剂标准)

【组成】茅苍术、制川乌、当归、何首乌、麻黄、制草乌、甘草、全蝎、羌活、川芎、天麻、石斛、防风、荆芥、细辛、雄黄、朱砂。(药品标准 - 中药成方制剂标准 1992 年)

万灵汤 wan ling tang

【英文名】Wan Ling Decoction

【异名】万灵散(中医方剂大辞典、圣济总录)

【组成】(1)罂子粟、甘草。(中医方剂大辞典)(2)前胡、柴胡、秦艽、甘草、茴香子、木香、桂、槟榔、肉豆蔻、芍药、青桔皮、芎䓖、甜葶苈、桔梗。(中医方剂大辞典)

万灵油 wan ling you

【英文名】Wan Ling Oil

【组成】冰片、麝香、薄荷冰、蕤仁霜、潮脑、硼砂、白蜡、香油。(中医方剂大辞典)

万灵散 wan ling san

【英文名】Wan Ling Powder

【组成】(1)牡丹皮、芍药、当归、蓬术、川乌、青桔皮、官桂、牛膝。(中医方剂大辞典)(2)当归、赤芍、乌药、青皮、白术、肉桂、黑牵牛。(中医方剂大辞典)(3)桂、当归、莪术、木香、地黄。(中医方剂大辞典)

万灵膏 wan ling gao

【英文名】Wan Ling Plaster

【异名】万应膏(中医方剂大辞典、疡科心得集、家用膏丹丸散方)

【组成】(1)玄参、苦参、生地黄、黄连、大黄、当归、川芎、赤芍、官桂、蓖麻仁、木鳖仁、巴仁、山甲、杏仁、发团、党参、熟地、草乌、白芍、沉香、丁香、木香。(中医方剂大辞典)(2)玄参、苦参、生地黄、黄连、黄芩、山栀、大黄、当归、川芎、白芷、赤芍、羌活、独活、防风、连翘、花粉、桔梗、五倍子、皂角、白及、白蔹、山慈姑、红大戟、官桂、蓖麻仁、木鳖仁、巴仁、山甲、杏仁、发团、槐枝、柳枝、桃枝、马齿苋。(中医方剂大辞典)(3)生地、归身、川芎、苍耳子、大蓟、尖槟、甘菊、蒲公英、生大黄、土槿皮、羌活、独活、红花、川乌、草乌、赤芍、紫草、香附、川椒、番木鳖、桂枝、狗脊、泽兰、生姜、胡椒、附子、牙皂、白附子、荆芥、金银花、黄柏、山慈姑、生首乌、全虫、玄胡、僵蚕、百部、南星、白蒺藜、山甲、白芷、白芥子、花粉、益母草、蛇床子、川牛膝、黄芪、大风子肉、细辛、苦参、龟板、桑寄生、升麻、黄芩、胡麻、杜菖蒲根、冬瓜皮、天麻、杨树须、闹洋花、茜草、茯苓。(中医方剂大辞典)(4)羌活、防风、秦艽、苍术、独活、白芷、萆薢、大麻、川乌、草乌、干姜、当归、木瓜、川芎、牛膝、防己、豨莶风藤、半夏、前胡、枸杞、南星、虎骨、白茄根、麻黄、苍耳子、高良姜、晚蚕沙、威灵仙、五加皮、玄胡索、川续断、红花、桃仁、苏木、枳壳、丹皮、骨碎补、乌药、闹羊花、绵花子。(中医方剂大辞典)(5)鹳筋草、透骨草、紫丁香根、当归、自然铜、血竭、没药、川芎、赤芍、红花、川牛膝、五加皮、石菖蒲、茅山术、木香、秦艽、蛇床子、肉桂、川附、半夏、石斛、萆薢、鹿茸、虎胫骨、麝香。(中医方剂大辞典)(6)木鳖、蓖麻、威灵仙、当归、川芎、赤芍、防风、荆芥、羌活、独活、生地黄、白芷、黄芩、黄连、黄柏、姜黄、蛇退、麻油。(中医方剂大辞典)(7)血余、皂角、黄蜡、松香、当归、大黄、玄参、白芷、生地、赤芍药、乳香、没药、威灵仙、密陀僧、飞丹、赤炼、乌梢、蜂房、癞蟖。(中医方剂大辞典)(8)香油、白芷、赤芍、大黄、黄连、白芍、两头尖、玄参、川芎、生地、川椒、胎发、穿山甲、熟地、杏仁、槐角、黄柏、归尾、木鳖、黄香、蓖麻子、巴豆。(中医方剂大辞典)(9)甘遂、蓖麻子仁、樟脑。(中医方剂大辞典)(10)香油、血余。(中医方剂大辞典)(11)木香、乳香、没药、血竭、蟾酥、紫石英、雄黄、犀角、麝香。(中医方剂大辞典)(12)香油、槐枝、柳枝、椿枝、杏枝、白芷、赤芍药、大黄、人参、黄连、白芍药、草乌、苦参、川芎、生地黄、川椒、胎发、川山甲、熟地黄、槐子、杏仁、当归、蓖麻、巴豆、黄柏、木鳖。(中医方剂大辞典)(13)归尾、红花、大黄、苏木、桃仁、杏仁、三棱、蓬术、枳壳、枳实、苍术、厚朴、槟榔、青皮、白芥子、香附、青木香、乌药、水红花根、野苧根、生地、川椒、肉桂、干漆、皂角、玄胡索、白芷、仙灵脾、南星、半夏、荆芥、羌活、独活、巴豆、麻黄、秦艽、木鳖子、大风子、赤芍、海风藤、防己、川山甲、蜂房、白附子、高良姜、骨碎补。(中医方剂大辞典)(14)黄丹、皂荚、巴豆、麻油、白及、白蔹、槐枝。(中医方剂大辞典)(15)脂麻油、黄蜡、乳香、龙骨。(中医方剂大辞典)(16)南青木香、木鳖仁、桃仁、蓖麻仁、巴豆仁、地黄、白芷、防风、川芎、黄芪、羌活、当归、黄连、蓬术、露蜂房、槐枝、柳枝、乳香、没药、轻粉、黄丹。(中医方剂大辞典)(17)清油、妇人油发、侧松枝、沥青、卷柏、太平白芷、当归、木鳖肉、柏枝香、白胶香、没药、乳香、黄丹、剪刀草末。(中医方剂大辞典)

万和散 wan he san

【英文名】Wan He Powder

【组成】茴香、萝卜子、官桂、蓬莪术、白芷、陈皮、麦蘖、荆三棱、干姜、甘草、白术、桔梗、牵牛子。(中医方剂大辞典)

万金丸 wan jin wan

【英文名】Wan Jin Pill

【异名】万金丹(中医方剂大辞典);如圣丸(中医方剂大辞典)

【组成】(1)平胃散、夜明砂、针砂、皂矾。(中医方剂大辞典)(2)苍术、陈皮、厚朴、夜明砂。(中医方剂大辞典)(3)木香、全蝎、胡椒。(中医方剂大辞典)(4)镇心丸、天麻防风丸、牛黄清心丸、抱龙丸、麝香、龙脑、朱砂。(中医方剂大辞典)(5)蒿节内虫、辰砂、轻粉、麝香。(中医方剂大辞典)(6)海浮石、草乌头、巴豆、乳香、没药。(中医方剂大辞典)(7)木贼、何首乌、荆芥穗、防风、鸡冠花、枳壳、五倍子、黄芪、槐花、槐角、猪蹄甲、皂角子、皂角刺、麝香皮子、榼藤子、百药煎、刺猬皮。(中医方剂大辞典)(8)天雄、附子、草乌头、骨碎补、白胶香、川乌头、防风、天南星、锡蔺脂、萆薢、白附子、自然铜、胡芦巴、破故纸、白僵蚕、五灵脂、赤小豆、糯米、乳香、没药。(中医方剂大辞典)(9)安息香、乳香、丁香、木香、沉香、无食子、肉豆蔻、当归、麒麟竭、没药、密陀僧、阿魏、巴豆、砒霜。(中医方剂大辞典)(10)槟榔、肉豆蔻、青桔皮、干姜、木香、巴豆。(中医方剂大辞典)(11)熟干地黄、天门冬、巨胜子、白茯苓、甘菊花、肉苁蓉、牛膝、山芋、桂、酸枣仁、甘草、巴戟天。(中医方剂大辞典)(12)木香、干姜、大黄、陈桔皮、巴豆。(中医方剂大辞典)(13)硫黄、巴豆、柴胡、附子、干姜、陈桔皮、桔梗、青黛、当归。(中医方剂大辞典)

万金丹 wan jin dan

【英文名】Wan Jin Pellet

【组成】(1)赤矾、牛黄、金脚信、乳香、没药、朱砂、黄丹。(中医方剂大辞典)(2)藿香叶、踯躅花、天南星、甘松、麻黄、吴白芷、甘草、蔓荆子、川乌、何首乌、草乌头、五灵脂、白胶香、麝香、没药、蛤粉。(中医方剂大辞典)(3)朱砂、麝香、珍珠、白僵蚕、琥珀、全蝎、脑子、犀角、干胭脂、天南星、钩藤、巴豆。(中医方剂大辞典)(4)朱砂、全蝎、轻粉、雀儿饭瓮。

(中医方剂大辞典)(5)阿魏、朱砂、砒霜、丁香、巴豆、木香、相思子。(中医方剂大辞典)

万金汤 wan jin tang

【英文名】Wan Jin Decoction

【组成】肉桂、陈皮、干姜、当归、茯苓、枳壳、甘草、厚朴、半夏、桔梗、芍药、苍术、川芎、麦芽、山楂、乌药、香附。(中医方剂大辞典)

万金散 wan jin san

【英文名】Wan Jin Powder

【异名】内托散(中医方剂大辞典、外科精要)

【组成】(1)大黄、白芷。(中医方剂大辞典)(2)桔梗、川芎、前胡、苍术、枳壳、蜀椒、甘草。(中医方剂大辞典)(3)郁金、荜茇、薄荷、甘草、细辛、盆消、蜈蚣、两头尖、青黛、川芎、雄黄、白芷、乳香、石膏、蝎梢、麻黄。(中医方剂大辞典)(4)防风、人参、蝉蜕。(中医方剂大辞典)(5)槐花。(中医方剂大辞典)(6)沉香、丁香、人参、五味子、当归、乳香、肉桂、赤芍、白术。(中医方剂大辞典)(7)泽乌头、吴白芷、甘草、雄黄、藿香。(中医方剂大辞典)(8)苦梗、川芎、前胡、苍术、甘草、独活、枳壳。(中医方剂大辞典)(9)栝楼、大甘草节、没药。(中医方剂大辞典)(10)牛皮胶。(中医方剂大辞典)(11)续断、杜仲、防风、牛膝、白茯苓、人参、桂、当归、甘草、川芎、独活、秦艽、熟干地黄。(中医方剂大辞典)(12)罂粟壳、桔皮、甘草。(中医方剂大辞典)(13)川独活。(中医方剂大辞典)(14)干漆、雄黄。(中医方剂大辞典)(15)椿根皮、楝实、胡粉、藁本、臭桔皮。(中医方剂大辞典)(16)硫黄、蛤粉。(中医方剂大辞典)(17)白槟榔、苦楝根、石榴根皮、鹤虱、藜芦。(中医方剂大辞典)(18)石斛、防风、巴戟天、天雄、干地黄、石南、远志、乌头、干姜、桂心、蜀椒、瞿麦、茵陈、秦艽、茵芋、黄芪、蔷薇、独活、细辛、牛膝、柏子、泽泻、杜仲、山茱萸、通草、甘草。(中医方剂大辞典)(19)生砂、轻粉、蜈蚣。(中医方剂大辞典)(20)人参、於术、云苓、当归、白芍、沉香、乳香、肉桂、丁香。(中医方剂大辞典)(21)香附子、当归尾、五灵脂。(中医方剂大辞典)(22)栝楼、没药、乳香、甘草节。(中医方剂大辞典)(23)猪胆、黄连、青黛、薄荷、僵蚕、白矾、朴消。(中医方剂大辞典)

万金膏 wan jin gao

【英文名】Wan Jin Plaster

【组成】(1)川羌活、正川芎、北细辛、淮木通、净麻黄、石菖蒲。(中医方剂大辞典)(2)文蛤、黄连、防风、荆芥穗、苦参、铜绿。(中医方剂大辞典)(3)天冬、杏仁、贝母、百部、紫菀、冬花、百合。(中医方剂大辞典)(4)黄连、粉霜、轻粉、铅粉、樟脑、银珠、冰片。(中医方剂大辞典)(5)黄连、黄芩、黄柏、栀子、防风、连翘、白芷、当归、薄荷、朴消。(中医方剂大辞典)(6)羌活、川芎、细辛、石菖蒲、木通、麻黄、龙脑、麝香。(中医方剂大辞典)(7)蜡、乱发、轻粉、油、白及。(中医方剂大辞典)(8)川乌、草乌、白芷、黄柏皮、藁本、荆芥、蝉蜕、肉桂、白僵蚕、赤小豆、乳香、没药、天花粉。(中医方剂大辞典)(9)黄芪、当归、白芷、杏仁、防风、羌活、独活、官桂、白蔹、狼毒、乳香、没药、黄连、黄丹、清油、桑白皮。(中医方剂大辞典)(10)五倍子、赤芍药、大黄、官桂、当归、玄参、干地黄、虢丹、当归、羌活、云母、巴豆、乳香、滑石、白胶香、没药。(中医方剂大辞典)(11)大甘草根节、真麻油、黄丹。(中医方剂大辞典)(12)黄连、黄柏、黄芩、白及、白蔹、龙骨、当归、厚朴、川芎、没药、槐枝、柳枝、猪牙皂角、鳖甲、苦参、香白芷、木鳖子仁、草乌、乌贼鱼骨、乳香、黄丹、清麻油。(中医方剂大辞典)

万宝丹 wan bao dan

【英文名】Wan Bao Pellet

【组成】水银、密陀僧、白矾、食盐、火消、明雄黄、朱砂、滁州青瓷器。(中医方剂大辞典)

万参散 wan shen san

【英文名】Wan Shen Powder

【组成】萎蕤、干葛、人参、甘草、芎。(中医方剂大辞典)

万宝油 wan bao you

【英文名】Wan Bao Oil(药品标准－中药成方制剂标准)

【组成】薄荷脑、樟脑、薄荷油、桉油、丁香酚、肉桂油、广藿香油、甘松油、浓氨溶液、血竭。(药品标准－中药成方制剂标准 1994 年)

万春膏 wan chun gao

【英文名】Wan Chun Plaster

【组成】(1)桑枝、槐枝、柳枝、麻油、生大黄、白芷、当归、红花、防风、羌活、独活、生香附、南星、木瓜、佛手、乳香、没药、沉香、丁香、木香、白芥子、肉桂、麝。(中医方剂大辞典)(2)川芎、连翘、穿山甲、黄柏、柴胡、南星、山栀、防风、泽泻、白鲜皮、麻黄、羌活、山药、巴豆、白芷、当归、半夏、川连、薄荷、何首乌、桔梗、远志、威灵仙、五倍子、乳香、桃仁、白术、青皮、大风子、苍耳头、续断、前胡、赤芍、黄芩、没药、龙骨、细辛、良姜、淮熟地、藁本、川乌、五加皮、升麻、茵陈、草乌、青风藤、白蔹。(中医方剂大辞典)

万胜散 wan sheng san

【英文名】Wan Sheng Powder

【组成】(1)虎胫骨、海桐皮、乌药、附子、松节。(中医方剂大辞典)(2)海带、海藻、芫花、甘遂、大戟、甜葶苈、樟柳根、续随子、巴戟。(中医方剂大辞典)

万病丸 wan bing wan

【英文名】Wan Bing Pill

【组成】(1)远志、泽泻、石斛、柏子仁、云母、石韦、杜仲、天雄、牛膝、菖蒲、山芋、熟干地黄、肉苁蓉、续断、干姜、甘菊花、桂、五味子、蛇床子、山茱萸、桔梗、防风、白术、附子、天门冬、细辛。(中医方剂大辞典)(2)杏仁。(中医方剂大辞典)(3)硼砂、阿魏、大黄、吴茱萸、青礞石、肉桂、木香、玄胡索、五灵脂、小茴香、穿山甲、乳香、没药、当归、石菖蒲、皂角、干漆、槟榔、陈皮、枳壳、荆三棱、丁香、莪术、良姜、甘遂、芫花、大戟、雄黄、巴豆。(中医方剂大辞典)(4)雄黄、狼毒、附子、乌头、巴豆、甘遂、芫花、大戟、桃仁、桂、当归、川芎、蜀椒、吴茱萸、厚朴、干姜、鳖甲、大黄、柴胡、枳壳、干漆、犀角、槟榔、朱砂。(中医方剂大辞典)(5)熟干地黄、当归。(中医方剂大辞典)(6)雄黄、丹砂、麝香、龙脑、芦荟、木香、槟榔、牛黄、胡黄连、青黛、巴豆、桂、人参。(中医方剂大辞典)

万病汤 wan bing tang

【英文名】Wan Bing Decoction

【组成】当归、细辛、矾石、甘草。(中医方剂大辞典)

万病散 wan bing san

【英文名】Wan Bing Powder

【异名】附子散(中医方剂大辞典、圣惠、圣济总录);无忧散(中医方剂大辞典、原书同卷);万病无忧散(中医方剂大辞典、御药院方)

【组成】(1)牵牛子、桑白皮、白术、黄芪、丁香、陈桔皮、破故纸。(中医方剂大辞典)(2)黄芪、木通、桑白皮、陈皮、白术、木香、胡椒、牵牛子。(中医方剂大辞典)(3)附子、川乌头、朱砂、芫青、川椒、雄黄、干姜、人参、细辛、莽草、鬼臼、蜈蚣、蜥蜴。(中医方剂大辞典)

万益丹 wan yi dan

【英文名】Wan Yi Pellet

【组成】滴乳香、没药、真血竭、明硼砂。(中医方剂大辞典)

万痊膏 wan quan gao

【英文名】Wan Quan Plaster

【组成】乳香、没药、半夏、当归、续断、杏仁、桃仁、巴豆、木鳖子、芫花、大戟、川芎、熟地黄、芍药、苍术、防风、干姜、桂、蛇床子、松枝、桃枝、乱发、芝麻油。(中医方剂大辞典)

万消丸 wan xiao wan

【英文名】Wang Xiao Pill

【组成】乳香、没药、雄黄、当归、炙甲片、天虫、制香附、蟾酥、甘草。(江苏中医杂志 1993,(8))

万生丸子 wan sheng wan zi

【英文名】Wan Sheng Pill

【组成】沉香、藿香、丁香、青橘、牵牛子、白檀、海蛤、瞿麦、豆蔻、大戟。(中医方剂大辞典)

万寿药酒 wan shou yao jiu

【英文名】Wan Shou Wine

【组成】红枣、石菖蒲、川郁金、全当归、五加皮、陈皮、茯神、牛膝、麦冬、红花。(中医方剂大辞典)

万寿香面 wan shou xiang mian

【英文名】Wan Shou Xiang Powder

【组成】檀香、甘松、广木香、零陵香、芸香、白芷、辛夷、公丁香、山奈、大黄、香草、排草。(中医方剂大辞典)

万寿香盒 wan shou xiang he

【英文名】Wan Shou Powder

【组成】桂枝、五加皮、排草香、春花、小茴香、公丁香、苍术、粉丹皮、甘松香、白芷、大茴香、广湘黄、灵草、高良姜、大山柰。(中医方剂大辞典)

万年春酒 wan nian chun jiu

【英文名】Wan Nian Chun Wine(药品标准－中药成方制剂标准)

【组成】红参、枸杞子、地枫皮、玉竹、锁阳、川牛膝、淫羊藿、丹参、红花、狗脊、白术。(药品标准－中药成方制剂标准 1991 年)

万应灵丹 wan ying ling dan

【英文名】 Wan Ying Ling Pellet

【异名】万应灵膏(中医方剂大辞典、疡医大全、何氏济生论)

【组成】(1)川芎、石菖蒲、白芷、羌活、苏叶、茅术、半夏、薄荷、大黄、木香、川乌、草乌、独活、当归、葛根、细辛、胆星、甘草、牙皂、蟾酥、明矾、麝香。(中医方剂大辞典)(2)水银、青盐、生铅、生矾、火消、白砒、硼砂、明雄黄。(中医方剂大辞典)

万应灵膏 wan ying ling gao

【英文名】Wan Ying Ling Plaster

【组成】(1)当归、生地、白芷、银花、川乌、防风、荆芥、赤芍、羌独活、僵蚕、蝉衣、蒺藜、灵仙、首乌、鲜皮、川牛膝、山甲、蛇退、甘草、陀僧、官桂、黄柏、草乌、乳香、没药、东丹。(中医方剂大辞典)(2)生地、川附、香附、乌药、五加皮、桂枝、当归、防风、羌活、独活、秦艽、天虫、全蝎、灵仙、川乌、草乌、白芷、良姜、大黄、麻黄、赤芍、三棱、桃仁、红花、头发、麻油。(中医方剂大辞典)(3)当归、赤芍、川军、白及、白蔹、羌活、乌药、木鳖子、苦参、连翘、皂角、生地、防风、甘草、山柰、五灵脂、半夏、桃枝、枣枝、桑枝。(中医方剂大辞典)(4)川芎、白芷、干生地、熟地、当归、白术、陈皮、香附、枳壳、乌药、半夏、青皮、细辛、知母、贝母、黄连、黄芩、黄柏、桂枝、大黄、桑白皮、柴胡、薄荷、赤芍、木通、桃仁、玄参、猪苓、泽泻、桔梗、前胡、升麻、麻黄、牛膝、杜仲、山药、远志、续断、良姜、何首乌、甘草、连翘、藁本、茵陈、地榆、防风、荆芥、羌活、金银花、独活、白蒺藜、苦参、僵蚕、天麻、南星、川乌、草乌、威灵仙、白鲜皮、五加皮、益母草、两头尖、五倍子、巴戟肉、川山甲、芫花、附子、肉桂、虎骨、鹿茸、生地、山栀、红花、丹皮、三棱、蓬术、木香、全蝎、鳖甲、青风藤、地骨皮、干姜、补骨脂、蜈蚣、苍耳头、桃枝、柳枝、槐枝、桑枝、楝枝、楮枝。(中医方剂大辞典)

万应神曲 wan ying shen qu

【英文名】Wan Ying Shen Qu Tablet

【组成】荆芥、防风、桔梗、冬术、苍术、香薷、葛根、枳壳、苏叶、羌活、诃子、青蒿、川厚朴、淡黄芩、片黄柏、明天麻、生香附、粉甘草、蕲艾绒、绵茵陈、苍耳草、山楂肉、使君子、赤小豆、生谷芽、生麦芽、川连、川郁金、川桂枝、上沉香、广木香、阳砂仁、白芍药、广陈皮、槟榔、石菖蒲、熟半夏、高良姜、天花粉、白扁豆、福泽泻、柴胡、薄荷叶、川木通、白杏仁、车前子。(中医方剂大辞典)

万应神膏 wan ying shen gao

【英文名】Wan Ying Shen Emplastrum

【组成】木香、川芎、牛膝、生地、细辛、白芷、秦艽、归尾、枳壳、独活、羌活、防风、黄芩、南星、半夏、苍术、贝母、赤芍、白蔹、香薷、艾叶、连翘、甘草、肉桂、良姜、续断、荆芥、藁本、丁香、藿香、红花、乌药、苏子、玄参、麻黄、桃仁、山栀、牙皂、苦参、风子、蓖麻、风藤、灵仙、五加皮、两头尖、五倍、山甲、故纸、苍耳、真降香、全蝎、蝉退、蝉房、鳖甲、白及、大黄、蛇退、蜈蚣、桃枝、柳枝、槐枝、榆枝、桑枝、楝枝、楮枝。(中医方剂大辞典)

万附葶方 wan fu ting fang

【英文名】Wang Fu Ting Prescription

【组成】万年青、附子、葶苈子。(浙江中医杂志 1990,(5))

万氏化斑汤 wan shi hua ban tang

【英文名】Wan Shi Hua Ban Decoction

【组成】玄参、知母、石膏、牛蒡子、麦冬、淡竹叶、桔梗、甘草。(中医方剂大辞典)

万氏润燥膏 wan shi run zao gao

【英文名】Wan Shi Run Zao Oinment

【组成】猪脂、白蜜。(中医方剂大辞典)

万发林搽剂 wan fa lin cha ji

【英文名】Wang Fa Lin Liniment

【组成】人参、黄芪、何首乌、当归、黑糯米、路路通、生姜。(中成药研究 1992,14(6))

万圣神应丹 wan sheng shen ying dan

【英文名】Wan Sheng Shen Ying Pellet

【异名】万全神应丹(中医方剂大辞典)

【组成】莨菪科。(中医方剂大辞典)

万年延寿丹 wan nian yan shou dan

【英文名】Wan Nian Yan Shou Pellet

【组成】川乌、苍术、花椒、小茴香、白茯苓、南木香。(中医方剂大辞典)

万年青煎剂 wan nian qing jian ji

【英文名】Wang Nian Qing Decoction

【组成】万年青、黄芪、党参、菟丝子、玉竹、女贞子、香菇、首乌、仙灵脾、丹参、桑寄生、当归、鸡血藤、薏仁、水线草、败酱草、土茯苓、虎杖根、黄柏、山豆根、南柴胡、甘草等。(中医杂志 1989,(5))

万节通痹方 wan jie tong bi fang

【英文名】Wang Ji Tong Bi Prescription

【组成】(1)蜈蚣、炙乌梢蛇、全蝎、僵蚕、地龙、蜣螂虫、炙豹骨、露蜂房、老鹳草、制川乌、细辛、牛膝、制乳香、没药、当归、甘草。(中医杂志 1989,(12))(2)蜈蚣、炙乌梢蛇、全蝎、僵蚕、地龙、蜣螂虫、炙豹骨、露蜂房、老鹳草、制川乌、细辛、牛膝、制乳香、没药、当归、甘草、麝香、羊肝、海狗肾、生黄芪。(中医杂志 1989,(12))(3)蜈蚣、炙乌梢蛇、全蝎、蚕、地龙、蜣螂虫、炙豹骨、露蜂房、麝香、酥、冰片、细辛、牛膝、乳香、没药、马钱子、白芨、三七、大黄。(中医杂志 1989,(12))

万全不传方 wan quan bu chuan fang

【英文名】Wan Quan Bu Chuan Prescription

【组成】阿胶、大芎、人参、白术、五味子、麦门冬、当归、茯苓、黄芪、续断、干地黄、甘草、木香、鳖甲、柴胡。(中医方剂大辞典)

万全金花散 wan quan jin hua san

【英文名】Wan Quan Jin Hua Powder

【组成】车螯、生黄柏、干芦皮、生甘草。(中医方剂大辞典)

万全茯苓散 wan quan fu ling san

【英文名】Wan Quan Fu ling Powder

【组成】赤茯苓、黄连、阿胶、黄柏。(中医方剂大辞典)

万全逍遥散 wan quan xiao yao san

【英文名】Wan Quan Xiao Yao Powder

【组成】人参、黄芪、白术、白茯苓、柴胡。(中医方剂大辞典)

万寿地芝丸 wan shou di zhi wan

【英文名】Wan Shou Di Zhi Pill

【组成】生姜、天门冬、枳壳、甘菊。(中医方剂大辞典)

万应山楂丸 wan ying shan zha wan

【英文名】Wan Ying Shan Zha Pill

【组成】桔皮、厚朴、枳壳、青皮、槟榔、大黄、莪术、三棱、麦芽、神曲、木香、甘草、山楂。(中医方剂大辞

典）

万应化毒膏 wan ying hua du gao

【英文名】Wan Ying hua Du Plaster

【组成】漳丹、宫粉、铜绿、大绿、生山甲、香油。（中医方剂大辞典）

万应午时茶 wan ying wu shi cha

【英文名】Wan Ying Wu Shi Tea

【组成】川厚朴、砂仁、桔梗、羌活、干葛、香薷、茵陈、白芍药、枳壳、黄芩、木瓜、防风、陈皮、苏叶、白芷、大腹皮、青蒿、茯苓、麦芽、苍术、扁豆、藿香、山楂、滑石、薄荷、甘草、川黄连、陈红茶。（中医方剂大辞典）

万应无忧散 wan ying wu you san

【英文名】Wan Ying Wu You Powder

【组成】当归身、焦术、炒黄芩、广皮、益母草、大熟地、大川芎、茯苓块、炙草、大腹皮。（中医方剂大辞典）

万应太平丹 wan ying tai ping dan

【英文名】Wan Ying Tai Ping Pellet

【组成】南星、木香、细辛、羌活、硼砂、冰片、蟾酥、沉香、檀香、香橼、白芷、佛手。（中医方剂大辞典）

万应头风膏 wan ying tou feng gao

【英文名】Wan Ying Tou Feng Plaster

【组成】万应灵膏药肉、细辛、白芷、薄荷油。（中医方剂大辞典）

万应甘和茶 wan ying gan he cha

【英文名】Wan Ying Gan He Tea(药品标准－中药成方制剂标准)

【组成】藿香、厚朴、紫苏、白术、苍术、陈皮、茯苓、泽泻、木瓜、苦杏仁、砂仁、半夏、甘草、白扁豆、茶叶。（药品标准－中药成方制剂标准 1994 年）

万应白玉丸 wan ying bai yu wan

【英文名】Wan Ying Bai Yu Pill

【组成】生白矾。（中医方剂大辞典）

万应夺命散 wan ying duo ming san

【英文名】Wan Ying Duo Ming Powder

【组成】乳香、没药、丁香、木香、苦丁香、麝香、蟾蜍、血竭、巴霜。（中医方剂大辞典）

万应至宝膏 wan ying zhi bao gao

【英文名】Wan ying Zhi Bao Plaster

【组成】松香、沥青、麻油。（中医方剂大辞典）

万应回生膏 wan ying hui sheng gao

【英文名】Wan Ying Hui Sheng Plaster

【组成】(1)生地、独活、玄参、木鳖、当归、红花、升麻、韭子、草乌、檀香、牛膝、虎骨、荆芥、苏木、羌活、麻黄、青皮、川断、川乌、杜仲、熟地、防风、赤芍、秦艽、香附、桂枝、松节、乌药、桃仁、蒲黄、补骨脂、灵仙、刘寄奴、骨碎补、玄胡、灵脂、丹皮、血余。（中医方剂大辞典）(2)生地、熟地、当归、川乌、草乌、红花、灵仙、寄奴、杜仲、木瓜、牛膝、胡索、桂枝、防风、骨脂、荆芥、独活、赤芍、碎补、香附、桃仁、升麻、丹皮、苏木、青皮、乌药、韭子、松节、蒲黄、秦艽、续断、玄参、麻黄、虎骨、猴骨。（中医方剂大辞典）

万应红玉膏 wan ying hong yu gao

【英文名】Wan Ying Hong Yu Plaster

【组成】麻油、鸡子黄、血余、黄蜡、樟冰、黄丹。（中医方剂大辞典）

万应吹喉散 wan ying chui hou san

【英文名】Wan Ying Chui Hou Powder

【组成】(1)牛黄、珍珠、灯草炭、梅片、黄柏、甘草、血竭、乳香、朱砂、儿茶、白芷、薄荷、青黛。（中医方剂大辞典）(2)上犀黄、滴乳石、儿茶、黄连、川郁金、上血竭、青黛、真硼砂、生甘草、灯草灰、白芷、黄柏、薄荷、大梅冰、珍珠、辰砂。（中医方剂大辞典）

万应针头丸 wan ying zhen tou wan

【英文名】Wan Ying Zhen Tou Pill

【异名】万应铁针丸(中医方剂大辞典)

【组成】麝香、血竭、蟾酥、轻粉、硇砂、片脑、蜈蚣。（中医方剂大辞典）

万应抵金散 wan ying di jin san

【英文名】Wan Ying Di Jin Powder

【组成】罂粟壳、萝卜子、黑豆、石榴皮、甘草。（中医方剂大辞典）

万应乳香膏 wan ying ru xiang gao

【英文名】Wan Ying Ru Xiang Plaster

【组成】白及、木鳖子、蓖麻子、白蔹、防风、川归、天花粉、大风子、土归、官桂、葱鼓、金银花、九里花、川柏、苦参、连翘、赤芍、生地、荆芥、蜈蚣、蜂房、鸡子壳、何首乌、白芷、血竭、蝉退、川山甲、槐枝、柳枝、乳香、没药、白松香。（中医方剂大辞典）

万应宝珍膏 wan ying bao zhen gao

【英文名】Wan Ying Bao Zhen Plaster

【异名】万应灵膏(中医方剂大辞典、全国中药成药处方集)

【组成】(1)生地黄、茅术、枳壳、五加皮、莪术、桃仁、山柰、当归、川乌、陈皮、乌药、三棱、川军、何首乌、草乌、柴胡、防风、刘寄奴、牙皂、川芎、官桂、羌活、威灵仙、赤芍药、天南星、香附、荆芥、白芷、海风藤、藁本、川续断、高良姜、独活、麻黄、甘松、连翘。（中医方剂大辞典）(2)淡附子、鲜红花、血余、莪术、桂枝、羌活、独活、白僵蚕、秦艽、麻黄、当归、制川乌、防风、威灵仙、制草乌、生大黄、赤芍、生山栀、桃仁、三棱、白芷、淡全虫、五加皮、良姜、生地、香附、乌药。（中医方剂大辞典）

万应保赤丹 wan ying bao chi dan

【英文名】Wan Ying Bao chi Pellet

【组成】巴豆霜、胆星、神曲。(中医方剂大辞典)

万应保胎丸 wan ying bao tai wan

【英文名】Wan Ying Bao Tai Pill

【组成】于术、延胡索、黄芩、香附、红花、茯苓、没药。(中医方剂大辞典)

万应神曲膏 wan ying shen qu gao

【英文名】Wan Ying Shen Qu Plaster

【组成】前胡、大黄、苍术、莪术、防风、良姜、姜黄、山楂、柴胡、厚朴、紫苏、豆蔻、葛根、槟榔、薏米、黄芩、荆芥、麻黄、青皮、使君子、甘草、黄柏、百合、栀子、薄荷、羌活、陈皮、蒲黄、扁豆、杏仁、车前子、泽兰、独活、木香、益母草、麦芽、乌药、桔梗、腹皮、砂仁、诃子、猪苓、茯苓、三棱、芡实、草果、半夏、淮药、木通、藿香、枳实。(中医方剂大辞典)

万应剪金丸 wan ying jian jin wan

【英文名】Wan Ying Jian Jin Pill

【组成】当门子、香附、槟榔、沉水香、青皮、黑白丑、胡黄连、芜荑、建神曲、枳壳、三棱、桃仁、西大黄、当归身、商陆、黄芩、莪术、草果、广藿香、金毛狗脊、广木香、青木香、苍术、川黄连。(中医方剂大辞典)

万应清凉膏 wan ying qing liang gao

【英文名】Wan Ying Qing Liang Plaster

【组成】木鳖、蓖麻子、当归、生地、苦参、苍耳子、生大黄、黄芩、黄柏、玄参、天花粉、桃仁、白芷、角刺、川山甲、僵蚕、全蝎、黄蜂房、甘草、槐枝、虾蟆。(中医方剂大辞典)

万应喉中散 wan ying hou zhong san

【英文名】Wan Ying Hou Zhong Powder

【组成】上犀黄、滴乳石、真珍珠、劈辰砂、灯草灰、儿茶、大梅片、白芷、片黄柏、苏薄荷、甘草、青黛、上血竭。(中医方剂大辞典)

万应喉症散 wan ying hou zheng san

【英文名】Wan Ying Hou Zheng Powder

【组成】西瓜霜、飞辰砂、犀角尖、西牛黄、明腰黄、人中白、珍珠粉、梅冰片、麝香。(中医方剂大辞典)

万应琥珀膏 wan ying hu po gao

【英文名】Wan Ying Hu Po Plaster

【组成】全当归、大黄、上血竭、川黄连、小生地、黄芩、真琥珀、生甘草、大风子肉、黄柏、枯矾。(中医方剂大辞典)

万应痢疾丸 wan ying li ji wan

【英文名】Wan Ying Li Ji Pill

【组成】大归身、广皮、木香、茅术、紫厚朴、枳壳、白豆蔻、生甘草、小木通、蓬术、三棱、陈米。(中医方剂大辞典)

万应紫金膏 wan ying zi jin gao

【英文名】Wan Ying Zi Jin Plaster

【组成】(1)沥青、威灵仙、蓖麻子、木鳖子、乳香、没药、黄蜡、生姜。(中医方剂大辞典)(2)赤芍、当归、红花、黄芩、连翘、黄柏、僵蚕、蝉退、白芷、甘草、胎发、大黄、银花、蜈蚣、川乌、草乌、羌活、苍术、细辛、川椒、秦艽、乳香、没药、骨碎补、首乌、蛇床子、木鳖子、大风子、生南星、生半夏。(中医方剂大辞典)

万应黑虎膏 wan ying hei hu gao

【英文名】Wan Ying Hei Hu Plaster

【组成】多年小粉、五倍子、白芷、天花粉、干姜、龟版、白及、南星、昆布、白芥子、肉桂、乌药。(中医方剂大辞典)

万应愈风酒 wan ying yu feng jiu

【英文名】Wan Ying Yu Feng Wine

【组成】金毛狗脊、川牛膝、海风藤、川桂枝、左秦艽、大熟地、补骨脂、川杜仲、千年健、追地风、藏红花、枸杞子、肥玉竹、西羌活、生川乌、官桂、黄芪、党参、肉桂、明天麻、女贞、淡附子、威灵仙、全当归、油松、野桑枝、红曲、赤沙糖、白蜜糖、桂元肉、鹿角胶。(中医方剂大辞典)

万应蝉花散 wan ying chan hua san

【英文名】Wan Ying Chan Hua Powder

【组成】蝉蜕、蛇蜕、川芎、防风、羌活、炙甘草、当归、白茯苓、赤芍药、苍术、石决明。(中医方剂大辞典)

万灵五香膏 wan ling wu xiang gao

【英文名】Wan Ling Wu Xiang Plaster(药品标准-中药成方制剂标准)

【组成】穿山甲、羌活、桃仁、肉桂、大黄、没药、玄参、马钱子、怀牛膝、赤芍、血余炭、红花、乳香、苦杏仁、地黄、麝香、生川乌、白芷、当归、川芎、续断。(药品标准-中药成方制剂标准 1991 年)

万灵木香丸 wan ling mu xiang wan

【英文名】Wan Ling Mu Xiang Pill

【组成】木香、附子、槟榔、缩砂、干姜、桂、陈桔皮、肉豆蔻、茴香子。(中医方剂大辞典)

万灵夺命丹 wan ling duo ming dan

【英文名】Wan ling Duo Ming Pellet

【组成】(1)朱砂、盐花、雄黄、明矾、枫香、黄丹、赤石脂、琥珀、轻粉、麝香、片脑、巴豆、蓖麻子。(中医方剂大辞典)(2)朱砂、巴豆仁、血竭、麝香。(中医方剂大辞典)

万灵针头丸 wan ling zhen tou wan

【英文名】Wan Ling Zhen Tou Pill

【组成】乳香、麝香、米脑、犀角、砒霜、夜游将军、白及、蟾汁、寒食面。(中医方剂大辞典)

万灵黑虎丹 wan ling hei hu dan

【英文名】Wan Ling Hei Hu Pellet

【组成】(1)益母草、轻粉、血竭、青黛、乳香、没药、麝香、梅片、蜈蚣。(中医方剂大辞典)(2)蜈蚣、全蝎、僵蚕、穿山甲、磁石、公丁香、母丁香、元寸香、冰片。(中医方剂大辞典)

万灵筋骨酒 wan ling jin gu jiu

【英文名】Wan Ling Jin Gu Wine

【组成】木爪、人参、灵芝、鸡血藤、乌稍蛇、草乌、苍术、穿山甲。

万灵筋骨膏 wan ling jin gu gao

【英文名】Wan Ling Jin Gu Plaster

【组成】大黄、槟榔、五倍子、香附、山甲、全蝎、羌活、防风、杏仁、芫花、细辛、牵牛子、土鳖虫、厚朴、甘遂、木鳖子、三棱、莪术、川乌、天麻子、生地、草乌、独活、猪牙皂角、黄柏、肉桂、大戟、枳壳、麻黄、巴豆、当归、玄参、黄连、柳枝、蕲蛇、蜈蚣。(中医方剂大辞典)

万杯不醉丹 wan bei bu zui dan

【英文名】Wan Bei bu Zhui Pellet

【组成】白葛根、白果芽、细芽茶、绿豆花、葛花、陈皮、菊花蕊、豌豆花、真牛黄、青盐。(中医方剂大辞典)

万金不换丹 wan jin bu huan dan

【英文名】Wan Jin Bu Huan Pellet

【组成】辰砂、防风、荆芥、苍术、黄芩。(中医方剂大辞典)

万金水澄膏 wan jin shui cheng gao

【英文名】Wan Jin Shui Cheng Plaster

【组成】乳香、没药、广木香、轻粉、雄黄、辰砂、白及、黄药子、乌骨鸡骨。(中医方剂大辞典)

万金钩藤散 wan jin diao teng san

【英文名】Wan Jin Diao Teng Powder

【组成】钩藤、天竺黄、地骨皮、茯神、犀龟、龙胆、川芒消、甘草、赤茯苓、川大黄。(中医方剂大辞典)

万宝代针膏 wan bao dai zhen gao

【英文名】Wan Bao Dai Zhen Plaster

【异名】万应代针膏(中医方剂大辞典、外科方外奇方)

【组成】硼砂、血竭、轻粉、蟾酥、麝香、蜈蚣、脑子、雄黄。(中医方剂大辞典)

万病无忧酒 wan bing wu you jiu

【英文名】Wan Bing Wu You Wine

【组成】(1)当归、白芷、防风、羌活、荆芥穗、地骨皮、牛膝、杜仲、木瓜、大茴香、破故纸、五加皮、威灵仙、钩藤、石楠藤、乌药、紫金皮、自然铜、木香、乳香、没药、甘草、雄黑豆。(中医方剂大辞典)(2)防风、白芷、五灵脂、川牛膝、台芎、荆芥穗、甘草、天台乌药、八角茴香、木瓜、地骨皮、乳香、没药、南木香、羌活、赤芍药、五加皮、故纸、自然铜、威灵仙、当归、紫荆皮、杜仲、黑小豆。(中医方剂大辞典)

万病无忧散 wan bing wu you san

【英文名】Wan Bing Wu You Powder

【组成】槟榔、大黄、甘草、黑牵牛。(中医方剂大辞典)

万病无忧膏 wan bing wu you gao

【英文名】Wan Bing Wu You Plaster

【异名】万应膏(中医方剂大辞典、回春、奇方类编)

【组成】川乌、草乌、大黄、当归、赤芍、白芷、连翘、白蔹、白及、乌药、官桂、木鳖子、槐枝、桃枝、柳枝、桑枝、枣枝、苦参、皂角。(中医方剂大辞典)

万病回生丹 wan bing hui sheng dan

【英文名】Wan Bing Hui Sheng Pellet

【组成】明雄黄、胆矾、滑石。(中医方剂大辞典)

万病黄精丸 wan bing huang jing wan

【英文名】Wan Bing Huang Jing Pill

【组成】黄精、天门冬、白蜜。(中医方剂大辞典)

万病紫菀丸 wan bing zi wan wan

【英文名】Wan Bing Zi Wan Pill

【异名】万应紫菀丸(中医方剂大辞典、奇效良方)

【组成】紫菀、吴茱萸、柴胡、厚朴、桔梗、茯苓、皂荚、桂枝、干姜、黄连、蜀椒、巴豆、人参、川乌、羌活、独活、防风。(中医方剂大辞典)

万病遇仙丹 wan bing yu xian dan

【英文名】Wan Bing Yu Xian Pellet

【组成】黑牵牛、大黄、三棱、莪术、猪牙皂角、茵陈、枳壳、槟榔、木香。(中医方剂大辞典)

万病解毒丸 wan bing jie du wan

【英文名】Wan Bing Jie Du Pill

【异名】玉枢丹(中医方剂大辞典、活人方)

【组成】(1)射干、文蛤、杏仁、石膏、续随子、蚤休、土朱、大戟、山豆根、山慈菇、白药子、大黄、麝香、青黛、威灵仙、白芷、黄连、风化消。(中医方剂大辞典)(2)麝香、朱砂、山豆根、雄黄、续随子、紫河车、独脚莲、红芽大戟、山慈姑、五倍子。(中医方剂大辞典)(3)大黄、大戟、连翘、寒水石、白玉簪、白芷、黄芩、茯苓、石膏、滑石、天花粉、甘草、薄荷、干葛、山慈姑、青黛、贯众。(中医方剂大辞典)(4)文蛤、山慈姑、红芽大戟、全蝎、大山豆根、续随子、麝香、朱砂、雄黄。(中医方剂大辞典)

万通炎康片 wan tong yan kang pian

【英文名】Wan Tong Yan Kang Tablet

【组成】玄参、肿节风等。(广西民间验方、《卫生部药品标准》1996年)

万捶青云膏 wan chui qing yun gao

【英文名】Wan Chui Qing Yun Plaster

【组成】白松香、蓖麻子、杏仁、铜青、乳香、没药、轻粉。(中医方剂大辞典)

万山观芦吸散 wan shan guan lu xi san

【英文名】Wan Shan Guan Lu Xi Powder

【组成】款冬花、鹅管石、佛耳草、枯矾、甘草、官桂。

（中医方剂大辞典）

万灵九转还丹 wan ling jiu zhuan huan dan

【英文名】Wan Ling Jiu Zhuan Huan Pellet

【组成】真鸦片、当门子、百草霜、西黄。（中医方剂大辞典）

万灵至宝仙酒 wan ling zhi bao xian jiu

【英文名】Wan Ling Zhi Bao Xian Wine

【组成】淫羊藿、列当、仙茅、雄黄、黄柏、知母、当归。（中医方剂大辞典）

万氏牛黄清心丸 wan shi niu huang qing xin wan

【英文名】Wan Shi Niu Huang Qing Xin Pill

【组成】牛黄、朱砂、黄连、黄芩、栀子、郁金。((91)闽卫药准字60号)

万氏牛黄清心片 wan shi niu huang qing xin pian

【英文名】Wan Shi Niu Huang Qing Xin Tablet(药品标准－中药成方制剂标准)

【组成】牛黄、朱砂、黄连、黄芩、栀子、郁金。(药品标准－中药成方制剂标准1993年)

万应如意痢疾丸 wan ying ru yi li ji wan

【英文名】Wan ying Ru Yi Li Ji Pill

【组成】紫苏、桔梗、前胡、陈皮、枳壳、神曲、羌活、山楂肉、防风、藿香、白芷、厚朴、川芎、薄荷、茅术、麦芽、萝卜子、当归、甘草、姜半夏、茯苓、广木香、砂仁。（中医方剂大辞典）

万应乳症内消丸 wan ying ru zheng nei xiao wan

【英文名】Wan Ying Ru Zheng Nei Xiao Pill

【组成】鲜石首鱼脊翅、小青皮。（中医方剂大辞典）

万应济世救苦膏 wan ying ji shi jiu ku gao

【英文名】Wan Ying Ji Shi Jiu Ku Plaster

【组成】蓖麻肉、甘遂、当归、大黄、京三棱、淮生地、木鳖肉、川乌、莪术、草乌、川羌活、白芷、红芽大戟、黄柏、江子肉、上官桂、枳壳、川朴、猪牙皂、杏仁、北防风、全蝎、玄参、花粉、香附米、芫花、桃仁、花槟榔、北细辛、川山甲、川黄连、龙衣退、金头蜈蚣、倍子、陀僧。（中医方剂大辞典）

万金不易妙灵丹 wan jin bu yi miao ling dan

【英文名】Wan Jin Bu Yi Miao Ling Pellet

【组成】生甘草、大黄、黑丑、白丑、槟榔、白雷丸。（中医方剂大辞典）

万病太乙归魂散 wan bing tai yi gui hun san

【英文名】Wan Bing Tai Yi Gui Hun Powder

【组成】五灵脂、木鳖肉、粉霜、朱砂、腻粉、巴豆、川乌。（中医方剂大辞典）

万应救急熊锭神丹 wan ying jiu ji xiong ding shen dan

【英文名】Wan Ying Jiu Ji Xiong Ding Shen Pellet

【异名】熊锭神丹（中医方剂大辞典、经验汇钞良方续录）

【组成】川黄连、乳香、胡黄连、没药、血竭、儿茶、自然铜、生大黄、陈京墨、熊胆、明天麻、冰片、玄胡索、麝香。（中医方剂大辞典）

兀子矾散 wu zi fan san

【英文名】Wu Zi Fan Powder

【组成】兀子矾、麝香、吴白矾、云母粉、桂心、龙骨、没食子、黄连。（中医方剂大辞典）

寸气丸 cun qi wan

【英文名】Cun Qi Pill

【组成】大蒜、附子、赤小豆。（中医方剂大辞典）

寸金丹 cun jin dan

【英文名】Cun Jin Pellet

【异名】寸金丸（中医方剂大辞典、百一、局方）

【组成】(1)神曲、苍术、白芷、甘草、川芎、茯苓、防风、草果、前胡、桔皮、砂仁、羌活、法半夏、藿香、苏叶、木香、厚朴、薄荷、香附、乌药、白豆蔻、枳壳。（中医方剂大辞典）(2)香附子、川羌活、山楂肉、川芎、新会皮、前胡、干葛、紫苏叶、赤苓、广木香、薄荷、砂仁、茅术、赤芍、乌药、防风、广藿香、白芷、厚朴、生甘草、生蔻仁、枳壳、草蔻、六神曲。（中医方剂大辞典）(3)乌药、防风、羌活、前胡、川芎、砂仁、厚朴、藿香、半夏、木香、紫苏、薄荷、苍术、香附、赤茯苓、白芷、陈皮、枳壳、炙草、白豆蔻、草果仁。（中医方剂大辞典）(4)藿香、苍术、川厚朴、陈广皮、吴神曲、紫苏叶、生白芍、赤茯苓、桔梗、白芷、法半夏、砂仁、广木香。（中医方剂大辞典）(5)川芎、乌头、甘草、荆芥、薄荷。（中医方剂大辞典）(6)当归、楮实子、川楝子、全蝎、巴豆。（中医方剂大辞典）

寸金汤 cun jin tang

【英文名】Cun Jin Decoction

【组成】郁金、大黄、皂荚、马牙消、当归、山栀子、人参、甘草、赤芍药、雄黄。（中医方剂大辞典）

寸金散 cun jin san

【英文名】Cun Jin Powder

【组成】(1)天花粉、赤芍、白芷、姜黄、白及、芙蓉叶。（中医方剂大辞典）(2)大蜈蚣。（中医方剂大辞典）(3)黄蜡、白矾、陈皮。（中医方剂大辞典）(4)紫苏花、胡椒、韶脑、破故纸、蛇床子。（中医方剂大辞典）(5)天麻、川芎、白芷、藿香、防风、人参、雄黄、地龙、甘草、蝎。（中医方剂大辞典）(6)蛇床子、韶脑、胡芦巴、紫稍花。（中医方剂大辞典）(7)黄药子、土马鬃、甘草。（中医方剂大辞典）(8)蝉壳、紫河车、白术、芎。（中医方剂大辞典）(9)蛇头、全蝎、麻黄、蜈蚣、草乌头。（中医方剂大辞典）(10)虾蟆、新砖。（中医方剂大辞典）(11)鸡子壳、槟榔、麝香、腻粉、黄柏、密陀僧。（中医方剂大辞典）(12)干漆。（中医方剂大辞典）(13)新蒲黄、新白面、牛黄、生龙脑。

(中医方剂大辞典)

寸金锭子 cun jin ding zi

【英文名】Cun Jin Lozenges

【组成】(1)朱砂、黄丹、明矾、砒霜、轻粉、花碱、白及、蟾酥、脑子、麝香。(中医方剂大辞典)(2)麝香、轻粉、硫黄、雄黄、雌黄、藤黄、砒霜、粉霜、黄丹、干漆、牡蛎、红藤根。(中医方剂大辞典)

寸金塌气丸 cun jin ta qi wan

【英文名】Cun Jin Ta Qi Pill

【组成】陈皮、香附子、大黄、木香、青礞石、斑蝥、丁香、青娘子、虻虫、京墨、麝香、三棱、蓬术、巴豆、干漆、干姜、槟榔、芫花、水蛭。(中医方剂大辞典)

上丹 shang dan

【英文名】Shang Pellet

【组成】五味子、百部、玉女、苁蓉、思仙木、不凋草、细草、仙人杖、防风、茯苓、思益、柏子仁、干薯蓣。(中医方剂大辞典)

上马丸 shang ma wan

【英文名】Shang Ma Pill

【组成】川乌、木香、虎骨、牛膝、杜仲、木瓜、当归、龟版、自然铜、黄芪、白术。(中医方剂大辞典)

上马散 shang ma san

【英文名】Shang Ma Powder

【组成】朴消、薄荷、荆芥、枳壳、莲房。(中医方剂大辞典)

上气丸 shang qi wan

【英文名】Shang Qi Pill

【组成】干姜、桂心、款冬花、附子、五味子、巴豆。(中医方剂大辞典)

上池饮 shang chi yin

【英文名】Shang Chi Drink

【组成】人参、台白术、白茯苓、当归、川芎、杭白芍、生地黄、熟地黄、南星、半夏、陈皮、羌活、防风、天麻、牛膝、川红花、柳枝、黄芩、黄柏、酸枣仁、乌药、甘草。(中医方剂大辞典)

上青丸 shang qing wan

【英文名】Shang Qing Pill

【异名】上清丸(中医方剂大辞典、丹溪心法附余)

【组成】羚羊角、犀角、牛黄、黄连、厚朴、黄芩、川芎、羌活、蝉蜕、白芷、菊花、大黄、防风、草决明、地肤子、滑石、生地黄、熟地黄、牵牛。(中医方剂大辞典)

上青散 shang qing san

【英文名】Shang Qing Decoction

【组成】蓝青、知母、甘草、杏仁、黄芩、升麻、柴胡、石膏、寒水、山栀、赤芍药、羚羊角。(中医方剂大辞典)

上真散 shang zhen san

【英文名】Shang Zhen Powder

【组成】浮萍草。(中医方剂大辞典)

上清丸 shang qing wan

【英文名】Shang Qing Pill(中国中医药学主题词表)

【异名】上清噙化丸(中医方剂大辞典、济阳纲目)

【组成】(1)羚羊角、犀角、牛黄、琥珀、厚朴、黄芩、川芎、白芷、菊花、防风、羌活、草决明、生地、熟地、防己、黑牵牛、蝉蜕、地肤子、滑石。(中医方剂大辞典)(2)大黄、僵蚕、姜黄、蝉蜕。(中医方剂大辞典)(3)薄荷叶、甘草、硼砂、桔梗。(中医方剂大辞典)(4)玄参、薄荷叶、荆芥穗、苦桔梗、生甘草、归尾、熟大黄、陈皮、片芩、枳壳、川芎。(中医方剂大辞典)(5)乌梅肉、薄荷。(中医方剂大辞典)(6)薄荷、柴胡、蔓荆子、白芷、苏叶、陈皮、半夏、甘草、桔梗、黄芩、麦冬、天门冬。(中医方剂大辞典)(7)薄荷、桔梗、甘草、白豆蔻、片脑。(中医方剂大辞典)(8)龙脑、硼砂、薄荷、川芎、桔梗、甘草。(中医方剂大辞典)(9)玄参、乌梅、薄荷叶、川芎、防风、桔梗、砂仁、甘草。(中医方剂大辞典)(10)玄参、乌梅、薄荷叶、川芎、防风、桔梗、砂仁、甘草。(中医方剂大辞典)(11)薄荷叶、硼砂、天花粉、天竺黄、风化消、百药煎、防风、孩儿茶、桔梗、甘草。(中医方剂大辞典)(12)薄荷叶、百药煎、砂仁、硼砂、冰片、桔梗、甘草、玄明粉、诃子。(中医方剂大辞典)(13)硼砂、川芎、薄荷、桔梗、冰片、玄明粉。(中医方剂大辞典)(14)百药煎、薄荷、砂仁、片脑、玄明粉、甘松、桔梗、诃子、硼砂、寒水石。(中医方剂大辞典)(15)薄荷、川芎、防风、桔梗、砂仁、甘草。(中医方剂大辞典)(16)薄荷、百药煎、桔梗、寒水石、砂仁、甘松、玄明粉。(中医方剂大辞典)

上清丹 shang qing dan

【英文名】Shang Qing Pellet

【异名】上清丸(中医方剂大辞典、普济方)

【组成】天南星、茴香。(中医方剂大辞典)

上清汤 shang qing tang

【英文名】Shang Qing Decoction

【组成】人参、蔓荆子、防风、葛根、黄芪、甘草。(中医方剂大辞典)

上清散 shang qing san

【英文名】Shang Qing Powder

【组成】(1)白芷、川芎、生甘草、草乌。(中医方剂大辞典)(2)薄荷、荆芥、防风、山栀、甘草、黄芩、桔梗、连翘。(中医方剂大辞典)(3)薄荷、川芎、防风、桔梗、甘草、荆芥、菊花、玄参、黄芩。(中医方剂大辞典)(4)川芎、薄荷、荆芥穗、盆消、石膏、桔梗。(中医方剂大辞典)(5)川芎、郁金、芍药、荆芥穗、薄荷叶、芒消、乳香、没药、脑子。(中医方剂大辞典)(6)元参、薄荷、荆芥、甘草、归尾、桔梗、陈皮、黄芩、川芎、枳

壳。(中医方剂大辞典)

上感汤 shang gan tang

【英文名】Shang Gan Decoction

【组成】银花、连翘、蓝根、黄芩、生石膏、淡竹叶、荆芥、建曲、防风、僵蚕。(贵阳中医学院学报 1984,(1))

上二黄丸 shang er huang wan

【英文名】Shang Er Huang Pill

【异名】二黄丸(中医方剂大辞典、内外伤辨、玉机微义)

【组成】黄芩、黄连、升麻、柴胡、甘草。(中医方剂大辞典)

上下甲丸 shang xia jia wan

【英文名】Shang Xia Jia Pill

【组成】鳖甲、龟版、侧柏、瓜蒌子、半夏、黄连、黄芩、炒柏。(中医方剂大辞典)

上品锭子 shang pin ding zi

【英文名】Shang Pin Lozenges

【组成】(1)白明矾、白砒、乳香、没药、牛黄。(中医方剂大辞典)(2)红矾、乳香、没药、朱砂、牛黄、硇砂、白信。(中医方剂大辞典)

上洞小丹 shang dong xiao dan

【英文名】Shang Dong Xiao Pellet

【组成】辰砂、黄柏、蜜。(中医方剂大辞典)

上清饮子 shang qing yin zi

【英文名】Shang Qing Drink

【组成】灯心、通草、车前子、泽泻、瞿麦、琥珀、扁蓄、茯苓、猪苓、木通。(中医方剂大辞典)

上清喉片 shang qing hou pian

【英文名】Shang Qing Hou Tablet

【组成】儿茶、薄荷、硼砂、槟榔、甘草、乌梅、冰片、诃子、山豆根。(中医方剂大辞典)

上感冲剂 shang gan chong ji

【英文名】Shang Gan Medicinal instant granule

【组成】大青叶、蒲公英、苏叶、薄荷、桔梗、杏仁、前胡、APC、维生素 C、扑尔敏、白砂糖。(山东中医杂志 1982,(2))

上下两济丹 shang xia liang ji dan

【英文名】Shang Xia Liang Ji Pill

【组成】人参、熟地、白术、山茱萸、肉桂、黄连。(中医方剂大辞典)

上下两疏汤 shang xia liang shu tang

【英文名】Shang Xia Liang Shu Decoction

【组成】茯苓、白术、泽泻、薏仁、防风、白芷、升麻、荆芥、梧桐泪、甘草。(中医方剂大辞典)

上下相资汤 shang xia xiang zi tang

【英文名】Shang Xia Xiang Zi Decoction

【组成】熟地、山茱萸、葳蕤、人参、元参、沙参、当归、麦冬、北五味、牛膝、车前子。(中医方剂大辞典)

上下兼养丹 shang xia jian yang dan

【英文名】Shang Xia Jian Yang Pellet

【组成】熟地、杜仲、麦冬、北五味。(中医方剂大辞典)

上下清凉散 shang xia qing liang san

【英文名】Shang Xia Qing Liang Powder

【组成】黄芩、麦冬、白芍、甘草、栀子。(中医方剂大辞典)

上宫清化丸 shang gong qing hua wan

【英文名】Shang Gong Qing Hua Pill

【组成】黄连、桔梗、山豆根、粉草、薄荷、硼砂。(中医方剂大辞典)

上消痈疮散 shang xiao yong chuang san

【英文名】Shang Xiao Yong Chuang Powder

【组成】金银花、当归、川芎、蒲公英、生甘草、桔梗、黄芩。(中医方剂大辞典)

上海蛇药片 shang hai she yao pian

【英文名】Shang Hai She Yao Tablet(药品标准－中药成方制剂标准)

【组成】穿心莲、墨旱莲等。(药品标准－中药成方制剂标准 1998 年)

上清川芎丸 shang qing chuan xiong wan

【英文名】Shang Qing Chuan Xiong Pill

【组成】川芎、薄荷、桔梗、防风、甘草、细辛、白砂仁、脑子。(中医方剂大辞典)

上清龙脑散 shang qing long nao san

【英文名】Shang Qing Long Nao Powder

【组成】川芎、郁金、广芩、盆消、谷精草、龙骨、麝香、乳香。(中医方剂大辞典)

上清拨云丸 shang qing bo yun wan

【英文名】Shang Qing Bo Yun Pill

【组成】羚羊角、犀角、牛黄、黄连、黄芩、川芎、白芷、当归、菊花、大黄、防风、草决明、羌活、生地、滑石、地肤子、蝉蜕。(中医方剂大辞典)

上痛光明汤 shang tong guang ming tang

【英文名】Shang Tong Guang Ming Decoction

【组成】青葙子、密蒙花、龙胆草、甘菊花、地骨皮、一寸金、金鸡舌、天荞麦、藤鸡辰。(中医方剂大辞典)

上海舒康贴膏 shang hai shu kang tie gao

【英文名】Shang Hai Shu Kang Tie Plaster

【组成】山楂、氧化锌。((93)沪卫药准字第 2109－039 号)

上清白附子丸 shang qing bai fu zi wan

【英文名】Shang Qing Bai Fu Zi Pill

【组成】白附子、半夏、川芎、天南星、白僵蚕、菊花、陈皮、旋覆花、天麻、全蝎。(中医方剂大辞典)

上感清口服液 shang gan qing kou fu ye

【英文名】Shang Gan Qing Liquid

【组成】北柴胡、葛根、黄芩、桔梗等。(中成药研究 1992,14(1))

上上龙虎如意丹 shang shang long hu ru yi dan

【英文名】Shang Shang Long Hu Ru Yi Pellet

【组成】红硇砂、朱砂、当门麝、明雄精、大梅片、杜蟾酥、白降丹、五倍子、玄参、乳香、雌黄、没药、前胡、胆矾、轻粉、寒水石、明矾、紫草。(中医方剂大辞典)

口炎散 kou yan san

【英文名】Kou Yan Powder

【组成】银花、黄柏、冰片、延胡索、当归、复方新诺明、灭滴灵、硫酸锌。(中级医刊 1991,26(6))

口服液 kou fu ye

【英文名】Peroral Liquids(中国中医药学主题词表)

【定义】是指药材用水或其他溶剂,采用适宜方法提取,经浓缩制成的单剂量包装内服液体剂型。(中药药剂学)

口疡平 kou yang ping

【英文名】Kou Yang Ping Powder

【组成】青黛、硼砂、氧化锌粉。(陕西中医 1991,12(2))

口药粉 kou yao fen

【英文名】Kou Yao Powder

【组成】秋苦瓜霜、硼砂、青黛、人指甲、人中白、元明、冰片。(中国中药杂志 1989,14(11))

口疮汤 kou chuang tang

【英文名】Kou Chuang Decoction

【组成】细辛、甘草、桂心。(中医方剂大辞典)

口疮饮 kou chuang yin

【英文名】Kou Chuang Drink

【组成】小蓟、白芨、当归、生地、法半夏、陈皮、竹茹、茯苓、甘松、胡连、石菖蒲。(内蒙古中医药 1992,11(3))

口疮散 kou chuang san

【英文名】Kou Chuang Powder

【组成】五倍子、枯矾、冰片。(吉林中医 1993,(4))

口喉宁 kou hou ning

【英文名】Kou Hou Ning Tablet

【组成】薄荷、金银花、丁香、佩兰、藿香、香薷、细辛、桂枝、绿茶、冰片。(辽宁中医杂志 1993,(1))

口溃停 kou kui ting

【英文名】Kou Kui Ting Decoction

【组成】板蓝根、柴胡、黄芪、银耳。(湖北中医杂志 1993,15(5))

口糜散 kou mi san

【英文名】Kou Mi Powder

【组成】(1)薄荷叶、川黄柏、青黛、白硼砂、朱砂、冰片。(中医方剂大辞典)(2)黄柏、黄连、雄黄、没药、片脑。(中医方剂大辞典)

口服蜂乳 kou fu feng ru

【英文名】Kou Fu Feng Ru Liquid

【组成】蜂蜜、蜂王浆

口疳吹药 kou gan chui yao

【英文名】Kou Gan Powder(药品标准-中药成方制剂标准)

【组成】青黛、冰片、黄连、甘草、玄明粉、儿茶、硼砂、人中白、僵蚕、山豆根、薄荷。(药品标准-中药成方制剂标准 1991 年)

口炎清冲剂 kou yan qing chong ji

【英文名】Kou Yan Qing Medicinal Instant Granule

【组成】天冬、麦冬、玄参、金银花、甘草。((89)粤卫药准字第 A32-041 号)

口炎清颗粒 kou yan qing ke li

【英文名】Kou Yan Qing Granule(药品标准-中药成方制剂标准)

【组成】天冬、麦冬、玄参、金银花、甘草。(药品标准-中药成方制剂标准 1998 年)

口疳八味汤 kou gan ba wei tang

【英文名】Kou Gan Ba Wei Decoction

【组成】大青叶、鲜生地、生石膏、鲜芦根、黑玄参、京赤芍、粉丹皮、生甘草。(上海中医药杂志 1981,(5))

口腔溃疡汤 kou qiang kui yang tang

【英文名】Kou Qiang Kui Yang Decoction

【组成】生黄芪、茯苓、白术、甘草、生地、玄参、黄连、黄芩、土茯苓、穿山甲、三七粉、柴胡。(北京中医学院学报 1992,15(4))

口腔溃疡散 kou qiang kui yang san

【英文名】Kou Qiang Kui Yang Powder

【组成】生甘草、金银花、冰片、雄黄、朱砂、滑石。(吉林中医 1987,(4))

口腔溃疡膜 kou qiang kui yang mo

【英文名】Kou Qiang Kui Yang Membranae

【组成】雄黄、青黛、梅片、石膏等。(中成药研究 1988,(7))

口咽清含漱液 kou yan qing han shu ye

【英文名】Kou Yan Qing Han Su Liquid

【组成】决明子等。(中药药理与临床 1991,7(6))

口腔炎喷雾剂 kou qiang yan pen wu ji

【英文名】Kou Qiang Yan Aerosol(药品标准-中药成方制剂标准)

【组成】蜂房、蒲公英、皂角刺、忍冬藤。(药品标准-中药成方制剂标准 1996 年)

山牛汤 shan niu tang

【英文名】Shan Niu Decoction

【组成】土茯苓、忍冬、防风、天麻、黑参、辛夷仁、川芎、黑豆、芽茶。(中医方剂大辞典)

山龙丸 shan long wan

【英文名】Shan Long Pill

【组成】蜥蜴、海蛤、乌头。(中医方剂大辞典)

山甲汤 shan jia tang

【英文名】Shan Jia Decoction

【组成】穿山甲、木鳖子。(中医方剂大辞典)

山甲散 shan jia san

【英文名】Shan Jia Powder

【组成】(1)山甲、通草、桔叶、蒌仁、荆子、麦芽、公英、钩藤、王不留行。(中医方剂大辞典)(2)五倍子、穿山甲。(中医方剂大辞典)

山白汤 shan bai tang

【英文名】Shan Bai Decoction

【组成】炒山药、炒白术、车前子、甘草。(山东中医杂志 1986,(6))

山芋丸 shan yu wan

【英文名】Shan Yu Pill

【组成】(1)山芋、酸枣仁、柏子仁、茯神、山茱萸。(中医方剂大辞典)(2)山芋、石斛、牛膝、鹿茸、白茯苓、五味子、续断、巴戟天、山茱萸、人参、桂、熟干地黄、泽泻、杜仲、蛇床子、远志、菟丝子、天雄、覆盆子、肉苁蓉。(中医方剂大辞典)(3)山芋、仙灵脾、车前子、菟丝子。(中医方剂大辞典)(4)山芋、牛膝、菟丝子、白茯苓、巴戟天、泽泻、赤石脂、五味子、杜仲、山茱萸。(中医方剂大辞典)(5)山芋、熟干地黄、磁石、菊花、黄芪、茯神、木通、升麻、独活。(中医方剂大辞典)(6)山芋、巴戟天、菟丝子、肉苁蓉、山茱萸、人参、陈曲、牛膝、杜仲、续断、桑寄生、生干地黄。(中医方剂大辞典)(7)山芋、黄芪、远志、五味子、牛膝、柏子仁、桂、巴戟天、熟干地黄。(中医方剂大辞典)(8)山芋、车前子、韭子、菟丝子、附子、白龙骨、山茱萸、五味子、牡丹皮、白茯苓、石斛、牛膝、桂、熟干地黄、肉苁蓉。(中医方剂大辞典)(9)山芋、天雄、硫黄、白茯苓、五味子、磁石、熟干地黄。(中医方剂大辞典)(10)山芋、白术、人参。(中医方剂大辞典)(11)山芋、五味子、黄芪、白术、人参。(中医方剂大辞典)(12)山芋、熟干地黄、黄芪、菖蒲、远志。(中医方剂大辞典)(13)山芋、熟干地黄、柏子仁、茯神、人参、防风、丹参、贝母、菖蒲、甘草、远志。(中医方剂大辞典)

山芋汤 shan yu tang

【英文名】Shan Yu Decoction

【组成】山芋、生干地黄、防风、茯神、山茱萸、桂、天雄、远志、细辛、枳实、甘菊花、甘草。(中医方剂大辞典)

山芋面 shan yu mian

【英文名】Shan Yu Mian Powder

【组成】生山芋、苎麻根。(中医方剂大辞典)

山芋散 shan yu san

【英文名】Shan Yu Powder

【组成】(1)山芋、防风、细辛、山茱萸、蔓荆实、芍药、升麻。(中医方剂大辞典)(2)山芋、白芷、桔梗、防风、羌活、石膏、寒水石、石决明、当归、赤茯苓、藿香叶、零陵香、大黄、牛膝、人参、决明子、郁金、栀子仁、桑根白皮、葛根、狗脊、甘草、生干地黄、木贼、蒺藜子、陈桔皮、玄参、沙参、木香、苍术。(中医方剂大辞典)(3)山芋、防风、升麻、山茱萸、细辛、菊花、蔓荆实。(中医方剂大辞典)(4)山芋、甘草、五味子、甘菊花、细辛、山茱萸、升麻、蔓荆实、防风。(中医方剂大辞典)

山芋粥 shan yu zhou

【英文名】Shan Yu Grule

【组成】山芋。(中医方剂大辞典)

山羊酒 shan yang jiu

【英文名】Shan Yang Wine

【组成】山羊血、三七、黑糖、童便、酒。(中医方剂大辞典)

山杏煎 shan xing jian

【英文名】Shan Xing Decoction

【组成】山杏仁、吴茱萸。(中医方剂大辞典)

山花汤 shan hua tang

【英文名】Shan Hua Decoction

【组成】山楂、赤芍、玉竹、路路通、红花、地龙、当归尾、丹参。(新中医 1991,(6))

山花晶 shan hua jing

【英文名】Shan Hua Granule(药品标准－中药成方制剂标准)

【异名】山花晶冲剂(药品标准－中药成方制剂标准)

【组成】山楂、菊花、枸杞子。(药品标准－中药成方制剂标准 1991 年)

山虎汤 shan hu tang

【英文名】Shan Hu Decoction

【组成】蛤蚧尾、生地、沉香、破故纸、人参、沙参、茯苓、山药、贝母、杏仁。(中医方剂大辞典)

山栀丸 shan zhi wan

【英文名】Shan Zhi Pill

【组成】山栀子。(中医方剂大辞典)

山栀汤 shan zhi tang

【英文名】Shan Zhi Decoction

【异名】山栀子汤(中医方剂大辞典、幼幼新书、普济方)

【组成】(1)山栀、木通、黄芩、白术、陈皮、甘草。(中医方剂大辞典)(2)炒山栀、瞿麦、炙草、葱白、姜。(中医方剂大辞典)(3)山栀子、白鲜皮、赤芍药、川升麻、寒水石、甘草。(中医方剂大辞典)

山栀散 shan zhi san

【英文名】Shan Zhi Powder

【异名】山栀子散(中医方剂大辞典、东医宝鉴·内景篇)

【组成】(1)山栀子。(中医方剂大辞典)(2)山栀。(中医方剂大辞典)(3)牡丹皮、山栀仁、黄芩、大黄、麻黄、木香。(中医方剂大辞典)

山药丸 shan yao wan

【英文名】Shan Yao Pill

【组成】(1)山药、菟丝子、附子、韭菜子、肉桂、五味子、牛膝、白茯苓、金钗、石斛、肉苁蓉、熟干地黄、白龙骨、山茱萸、牡丹皮、车前子。(中医方剂大辞典)(2)杜仲、牛膝、马钱子、甘草、山药、木香、乳香、没药、自然铜、年健、羌活、地风、红花、防风、续断、柴胡、狗脊、麻黄。(中医方剂大辞典)(3)杜仲、续断、山药。(中医方剂大辞典)(4)山药、人参、茯苓、五味子、细辛、地黄、防风。(中医方剂大辞典)(5)山药、干地黄、人参、茯苓、防风、泽泻。(中医方剂大辞典)(6)干山药、牛膝、苁蓉、石菖蒲、巴戟、楮实、山茱萸、五味子、远志、白茯苓、杜仲、枸杞子、茴香、熟地黄。(中医方剂大辞典)

山药饦 shan yao tuo

【英文名】Shan Yao Tuo Paste

【组成】羊骨、萝卜、葱白、草果、陈皮、良姜、胡椒、缩砂、山药。(中医方剂大辞典)

山药汤 shan yao tang

【英文名】Shan Yao Decoction

【组成】(1)山药、粟米、杏仁。(中医方剂大辞典)(2)山药、白术、粟米、木香、人参、甘草。(中医方剂大辞典)

山药面 shan yao mian

【英文名】Shan Yao Mian Powder

【组成】白面、鸡子、生姜汁、豆粉、山药。(中医方剂大辞典)

山药散 shan yao san

【英文名】Shan Yao Powder

【组成】山药。(中医方剂大辞典)

山药粥 shan yao zhou

【英文名】Shan Yao Gruel

【组成】(1)山药、米。(中医方剂大辞典)(2)羊肉、山药。(中医方剂大辞典)

山药膏 shan yao gao

【英文名】Shan Yao Soft Extract

【组成】山药。(中医方剂大辞典)

山柰汤 shan nai tang

【英文名】Shan Nai Decoction

【组成】山柰、桂、野艾蒿、杜松实、大黄。(中医方剂大辞典)

山莲散 shan lian san

【英文名】Shan Lian Powder

【组成】鲫鱼、山羊屎、麝香。(中医方剂大辞典)

山海丹 shan hai dan

【英文名】Shan Hai Pellet

【组成】海马、穿山甲、水银、雄黄、儿茶、麝香、黄柏。(中医方剂大辞典)

山梅丸 shan mei wan

【英文名】Shan Mei Pill

【组成】乌梅、常山。(中医方剂大辞典)

山鹿丸 shan lu wan

【英文名】Shan Lu Pill

【组成】山药、鹿角、发灰。(中医方剂大辞典)

山麻膏 shan ma gao

【英文名】Shan Ma Plaster

【异名】山药膏(中医方剂大辞典、杂病源流犀烛)

【组成】生山药、蓖麻仁。(中医方剂大辞典)

山葛汤 shan ge tang

【英文名】Shan Ge Decoction

【组成】黑参、黄芩、枳壳、葛根、麻黄、栀子仁、甘草。(中医方剂大辞典)

山楂丸 shan zha wan

【英文名】Shan Zha Pill(药品标准－中药成方制剂标准)

【组成】山楂。(药品标准－中药成方制剂标准 1994年)

山楂汤 shan zha tang

【英文名】Shan Zha Decoction

【组成】(1)山楂、陈皮、桔梗、苏子、枳壳、柴胡、杏仁。(中医方剂大辞典)(2)山楂肉、柴胡、麦芽、青皮、陈皮、白芍、薄荷。(中医方剂大辞典)

山楂饮 shan zha yin

【英文名】Shan Zha Drink

【组成】(1)山楂、糖。(中医方剂大辞典)(2)山楂子、半夏、茯苓、木香、枳壳、陈皮、杏仁、细辛、甘草。(中医方剂大辞典)

山楂粥 shan zha zhou

【英文名】Shan Zha Grule

【组成】(1)山楂、粳米、沙糖。(中医方剂大辞典)(2)山楂肉、桂皮。(中医方剂大辞典)

山蓟汤 shan ji tang

【英文名】Shan Ji Decoction

【组成】人参、白茯苓、白术、甘草、藿香叶、丁香、糯米、

白扁豆。(中医方剂大辞典)

山蓟膏 shan ji gao

【英文名】Shan Ji Ointment

【组成】白术、白蜜。(中医方剂大辞典)

山蜂酒 shan feng jiu

【英文名】Shan Feng Wine

【组成】蜂窝、麝香。(中医方剂大辞典)

山精丸 shan jing wan

【英文名】Shan Jing Pill

【组成】苍术、桑椹子、枸杞子、地骨皮。(中医方剂大辞典)(2)术。(中医方剂大辞典)

山精饼 shan jing bing

【英文名】Shan Jing Cake

【组成】术。(中医方剂大辞典)

山蕲散 shan qi san

【英文名】Shan Qi Powder

【组成】当归、没药、乱发、凌霄花、红花子、伏龙肝、干柏木、松烟墨、鲤鱼鳞。(中医方剂大辞典)

山薯面 shan shu mian

【英文名】Shan Shu Mian Powder

【组成】山薯。(中医方剂大辞典)

山薯粥 shan shu zhou

【英文名】Shan Shu Grule

【组成】山薯。(中医方剂大辞典)

山鞠散 shan ju san

【英文名】Shan Ju Powder

【组成】芎䓖、当归。(中医方剂大辞典)

山白草丸 shan bai cao wan

【英文名】Shan Bai Cao Pill

【组成】山豆根、白藓皮、草河车、夏枯草、鱼腥草、三棱、炒莪术、王不留行、大青叶。(中医方剂大辞典)

山龙药酒 shan long yao jiu

【英文名】Shan Long Wine(药品标准－中药成方制剂标准)

【组成】称钩风、徐长卿、大血藤、麻口皮子药、川芎、当归、白芍、熟地黄。(药品标准－中药成方制剂标准 1990 年)

山芋拨刀 shan yu bo dao

【英文名】Shan Yu Bo Dao Decoction

【组成】山芋、白面、羊肉、生姜汁。(中医方剂大辞典)

山豆根丸 shan dou gen wan

【英文名】Shan Dou Gen Pill

【组成】山豆根、大黄、升麻、朴消。(中医方剂大辞典)

山豆根方 shan dou gen fang

【英文名】Shan Dou Gen Prescription

【异名】山豆根汤(中医方剂大辞典、奇效良方)

【组成】(1)山豆根、射干、升麻。(中医方剂大辞典)(2)山豆根、紫苏叶。(中医方剂大辞典)

山豆根汤 shan dou gen tang

【英文名】Shan Dou Gen Decoction

【组成】(1)山豆根、凌霄根、栀子、淡竹叶、艾叶、灯草。(中医方剂大辞典)(2)山豆根、桔梗、连翘、甘草、元参、薄荷、射干、陈皮、麦冬。(中医方剂大辞典)(3)山豆根、射干、猪牙皂角、杏仁。(中医方剂大辞典)(4)射干、麦冬、花粉、甘草、玄参、山豆根。(中医方剂大辞典)

山苍子汤 shan cang zi tang

【英文名】Shan Cang Zi Decoction

【组成】山苍子、茯苓、附子、党参、制首乌、淫羊藿、熟地、枸杞、麦冬、山楂、桂枝、泽泻、丹参、黄芪。(湖北中医杂志 1993,(6))

山茄子散 shan qie zi san

【英文名】Shan Qie Zi Powder

【组成】山茄子、撮山合、石决明。(中医方剂大辞典)

山珍冲剂 shan zhen chong ji

【英文名】Shan Zhen Medicinal instant granule

【组成】山慈菇、黄药子、猫爪草、海藻、屈头鸡、海蛤壳、莪术、郁金、千层纸等。(新中医 1992,(5))

山栀子丸 shan zhi zi wan

【英文名】Shan Zhi Zi Pill

【组成】(1)山栀子、草乌头、干姜。(中医方剂大辞典)(2)山栀子、山茱萸、地榆、桔梗、细辛、羌活、独活、麻黄、甘草、鹿茸、虎骨、白芷、藁本、红蓝花、乌蛇、桂、胡椒、干姜。(中医方剂大辞典)

山栀子汤 shan zhi zi tang

【英文名】Shan Zhi Zi Decoction

【组成】(1)当归、芍药、茯苓、甘草、山栀子。(中医方剂大辞典)(2)山栀子、黄芩、前胡、甘草。(中医方剂大辞典)(3)山栀子、大黄、黄芩、知母、甘草。(中医方剂大辞典)(4)山栀子、大黄、朴消、甘草、石膏、黄芩、大青、竹茹、郁金。(中医方剂大辞典)(5)山栀子、大青、升麻、阿胶。(中医方剂大辞典)

山栀子饮 shan zhi zi yin

【英文名】Shan Zhi Zi Drink

【组成】山栀子、竹茹、豉、大青、陈桔皮。(中医方剂大辞典)

山栀子散 shan zhi zi san

【英文名】Shan Zhi Zi Powder

【组成】(1)山栀子。(中医方剂大辞典)(2)山栀子仁。(中医方剂大辞典)(3)山栀子、芎䓖、藁本、当归、蔓荆实、桔梗、羌活、白蒺藜、白茯苓、防风、侧子、天麻。(中医方剂大辞典)

山栀子膏 shan zhi zi gao

【英文名】Shan Zhi Zi Plaster

【异名】山栀膏(中医方剂大辞典、普济方)
【组成】栀子仁。(中医方剂大辞典)

山栀仁汤 shan zhi ren tang
【英文名】Shan Zhi Ren Decoction
【组成】山栀、半夏、广皮、竹茹、木香、甘草、黄连。(中医方剂大辞典)

山茵陈丸 shan yin chen wan
【英文名】Shan Yin Chen Pill
【组成】山茵陈、山栀子、秦艽、大黄、朴消、郁李仁。(中医方剂大辞典)

山茵陈汤 shan yin chen tang
【英文名】Shan Yin Chen Decoction
【组成】山茵陈、泽泻、瓜蒌根、猪苓、甘草、生地黄。(中医方剂大辞典)

山茵陈散 shan yin chen san
【英文名】Shan Yin Chen Powder
【异名】茵陈汤(中医方剂大辞典、医统)
【组成】(1)当归、厚朴、陈皮、青皮、牛膝、紫菀、人参、茯苓、附子、枳壳、白芷、干姜、赤芍、羌黄、藁本、木香、茵陈、柴胡、桔梗、桂。(中医方剂大辞典)(2)栀子、茵陈、枳实、赤茯苓、葶苈、甘草。(中医方剂大辞典)(3)山茵陈、栀子、枳壳。(中医方剂大辞典)(4)山茵陈、苍术、麻黄、石膏。(中医方剂大辞典)

山茱萸丸 shan zhu yu wan
【英文名】Shan Zhu Yu Pill
【组成】(1)山茱萸、鹿茸、附子、五味子、苁蓉、巴戟、泽泻、禹馀粮、牡丹皮、磁石、麦门冬、赤石脂、白龙骨、栝楼、熟干地黄、韭子、桂心。(中医方剂大辞典)(2)山茱萸、菊花、大黄、独活、甘草、防风、蔓荆实、秦艽、栀子、附子、朴消。(中医方剂大辞典)(3)山茱萸、干姜、巴豆。(中医方剂大辞典)(4)山茱萸、吴茱萸、食茱萸、楝实、马蔺花、茴香子、青桔皮、陈桔皮、干姜、京三棱、附子。(中医方剂大辞典)(5)山茱萸、黄芪、杜仲、肉苁蓉、桂、牛膝、韭子。(中医方剂大辞典)(6)山茱萸、栝楼根、土瓜根、苦参、龙骨、黄连。(中医方剂大辞典)(7)山茱萸、山芋、巴戟天、菟丝子、人参、天雄、楮实、覆盆子、五味子、萆薢、牛膝、桂、熟干地黄。(中医方剂大辞典)(8)山茱萸、杜仲、茯神、枳壳、甘草、贝母、天门冬、白茯苓、麦门冬、生干地黄、百部、防风、远志。(中医方剂大辞典)(9)山茱萸、生干地黄、山芋、牛膝、泽泻、萆薢、天雄、蛴螬、车前子、干漆、狗脊、白术、地肤子、茵芋。(中医方剂大辞典)(10)山茱萸、熟地黄、牡丹皮、牛膝、茯苓、泽泻、鹿茸。(中医方剂大辞典)(11)山茱萸、薯蓣、牛膝、天雄、菟丝子、五味子、楮实、萆薢、覆盆子、桂心、石斛、巴戟、干地黄、牡蛎粉。(中医方剂大辞典)

山茱萸汤 shan zhu yu tang
【英文名】Shan Zhu Yu Decoction
【组成】山茱萸。(浙江中医学院学报 1993,17(5))

山茱萸散 shan zhu yu san
【英文名】Shan Zhu Yu Powder
【组成】(1)山茱萸、当归、防风、柴胡、薯蓣、旋覆花、石膏。(中医方剂大辞典)(2)山茱萸、附子、薯蓣、王荪、牡桂、干地黄、干漆、秦艽、天雄、白术、狗脊。(中医方剂大辞典)(3)山茱萸、甘菊、人参、山药、茯神、川芎。(中医方剂大辞典)(4)山茱萸、吴茱萸、硇砂、紫梢花、零陵香、藿香叶、丁香皮、木通、细辛、续断、远志、蛇床子、木鳖子、天仙子。(中医方剂大辞典)(5)山茱萸、肉桂、薯蓣、天雄、茯苓、人参、芎藭、白术、独活、五加皮、大黄、防风、干姜、丹参、厚朴、细辛、桔梗、甘菊花、甘草、贯众、陈桔皮、陈麦曲、大麦蘖。(中医方剂大辞典)(6)山茱萸、肉桂、薯蓣、天雄、茯苓、人参、芎藭、白术、独活、五加皮、大黄、防风、干姜、丹参、厚朴、细辛、桔梗、甘菊花、甘草、贯众、陈桔皮、陈麦曲、大麦蘖。(中医方剂大辞典)(7)山茱萸、羌活、薏苡仁、桂心、羚羊角、当归、甘草、黑豆、白茯苓、防风、生干地黄、麻黄。(中医方剂大辞典)(8)山茱萸、赤石脂、萆薢、牛膝、肉苁蓉、狗脊、牡蛎、黄芪、土瓜根。(中医方剂大辞典)(9)山茱萸、薯蓣、菖蒲、土瓜根、甘菊花、木通、防风、赤茯苓、天雄、牛膝、沉香、甘草、远志、生干地黄、蔓荆子。(中医方剂大辞典)(10)山茱萸、牛膝、桂心。(中医方剂大辞典)(11)山茱萸、天雄、麻黄、川乌头、川椒、白术、茵芋、防风、丹参、牛膝、细辛、莽草、石南、桂心。(中医方剂大辞典)(12)山茱萸、天雄、麻黄、川椒、萆薢、桂心、川乌头、防风、甘草、牛膝、狗脊、莽草、石南、踯躅花。(中医方剂大辞典)(13)山茱萸、防风、薯蓣、芎藭、细辛、甘菊花、天雄。(中医方剂大辞典)(14)山茱萸、甘菊花、荆芥穗、秦艽、芎藭、茯神、蔓荆子、山栀子、羚羊角屑、汉防己、藁本、甘草。(中医方剂大辞典)

山萸肉粥 shan yu rou zhou
【英文名】Shan Yu Rou Grule
【组成】山茱萸肉、粳米、白糖。(中医方剂大辞典)

山香圆片 shan xiang yuan pian
【英文名】Shan Xiang Yuan Tablet(药品标准－中药成方制剂标准)
【异名】喉特灵片(药品标准－中药成方制剂标准)
【组成】山香圆叶。(药品标准－中药成方制剂标准 1996年)

山菊参饮 shan ju shen yin
【英文名】Shan Ju Shen Drink
【组成】山楂、菊花、丹参。(山东中医杂志 1993,12

(1))

山楂子散 shan zha zi san

【英文名】Shan Zha Zi Powder

【组成】楂肉。(中医方剂大辞典)

山楂冲剂 shan zha chong ji

【英文名】Shan Zha Medicinal Instant Granule

【组成】(1)山楂。((91)苏卫药准字 1698－1 号)(2)山楂、柠檬酸。((86)闽卫药准字 20927 号)(3)山楂、柠檬酸、食盐、香兰素。((93)浙卫药准字 0072－3 号)

山瘴疟酒 shan zhang nue jiu

【英文名】Shan Zhang Nue Wine

【组成】常山、鳖甲、升麻、附子、乌贼骨。(中医方剂大辞典)

山慈姑酊 shan ci gu ding

【英文名】Shan Ci Gu Tincture

【组成】山慈菇假球茎。(中国中西医结合杂志 1992,12(3))

山东阿胶膏 shan dong e jiao gao

【英文名】Shan Dong E Jiao Ointment

【组成】阿胶、党参、黄芪等。(鲁卫药准字(1995)第 008208 号)

山甲内消散 shan jia nei xiao san

【英文名】Shan Jia Nei Xiao Powder

【异名】黄甲串(中医方剂大辞典、外科十三方考)

【组成】当归、甘草、大黄、穿山甲、僵蚕、黑牵牛、土木鳖。(中医方剂大辞典)

山甲路通汤 shan jia lu tong tang

【英文名】Shan Jia Lu Tong Decoction

【组成】穿山甲、路路通、黄芪、太子参、仙茅、仙灵脾、桂枝、干姜、当归、枸杞子、鸡血藤、丹参、甘草。(新中医 1990,(10))

山庄降脂片 shan zhuang jiang zhi pian

【英文名】Shan Zhuang Jiang Zhi Tablet(药品标准－中药成方制剂标准)

【组成】决明子、山楂、荷叶。(药品标准－中药成方制剂标准 1998 年)

山芋四倍丸 shan yu si bei wan

【英文名】Shan Yu Si Bei Pill

【组成】山芋、枸杞子、甘菊花、熟干地黄。(中医方剂大辞典)

山芋苁蓉丸 shan yu cong rong wan

【英文名】Shan Yu Cong Rong Pill

【组成】山芋、肉苁蓉、牛膝、菟丝子、五味子、杜仲、泽泻、熟干地黄、茯神、人参、山茱萸、桂、巴戟天、石斛、鹿茸、蛇床子、远志、续断、覆盆子、天雄、甘草。(中医方剂大辞典)

山芝麻合剂 shan zhi ma he ji

【英文名】Shan Zhi Ma Mixture

【组成】山芝麻根、芭蕉叶灰、石灰乳。(中草药 1972,(2))

山李子煎丸 shan li zi jian wan

【英文名】Shan Li Zi Jian Pill

【组成】山李子根、蔷薇根。(中医方剂大辞典)

山芪降糖片 shan qi jiang tang pian

【英文名】Shan Qi Jiang Tang Tablet

【组成】生地、丹参、桃树脂、黄芪、山药、苍术、玄参。(浙江中医杂志 1993,28(11))

山鸡大补酒 shan ji da bu jiu

【英文名】Shan Ji Da Bu Wine(药品标准－中药成方制剂标准)

【组成】鸡肉、茯苓、麻雀、杜仲、人参、麦冬、鹿茸、白芍、三七、枸杞子、黄芪、当归、白术、小茴香、石斛、玉竹。(药品标准－中药成方制剂标准 1993 年)

山栀五苓散 shan zhi wu ling san

【英文名】Shan Zhi Wu Ling Powder

【组成】栀子仁、白术、白茯苓、猪苓、泽泻、官桂。(中医方剂大辞典)

山栀地黄汤 shan zhi di huang tang

【英文名】Shan Zhi Di Huang Decoction

【组成】山栀、生地、芍药、知母、贝母、瓜蒌仁、天花粉、牡丹皮、麦门冬。(中医方剂大辞典)

山栀香附丸 shan zhi xiang fu wan

【英文名】Shan Zhi Xiang Fu Pill

【组成】山栀子、香附子、吴茱萸。(中医方剂大辞典)

山茶鹿角汤 shan cha lu jiao tang

【英文名】Shan Cha Lu Jiao Decoction

【组成】(1)山海螺、香茶菜、鹿角片、绿萼梅、生白芍、八月、白蒺藜、路路通、桔核、大麦芽、小青皮。(浙江中医学院学报 1993,(3))(2)穿山甲、生牡蛎、皂角刺。(浙江中医学院学报 1993,(3))

山药地黄丸 shan yao di huang wan

【英文名】Shan Yao Di Huang Pill

【异名】水芝丹(中医方剂大辞典)

【组成】山药、远志、熟地黄、天门冬、龙齿、五味子、白茯苓、麦门冬、车前子、茯神、地骨皮、桂。(中医方剂大辞典)

山药附子丸 shan yao fu zi wan

【英文名】Shan Yao Hu Zi Pill

【组成】茯神、山药、人参、五味子、附子、石斛、牛膝、苁蓉、远志、鹿茸、泽泻、山茱萸、蛇床子、黄芪、诃子、桂、熟地黄、麻仁、钟乳粉、槟榔。(中医方剂大辞典)

山香圆颗粒 shan xiang yuan ke li

【英文名】Shan Xiang Yuan Granule(药品标准－中药成

方制剂标准)
【组成】山香圆叶。(药品标准-中药成方制剂标准 1998年)

山海丹胶囊 shan hai dan jiao nang
【英文名】Shan Hai Dan Capsule
【组成】人参、三七、山羊血、海藻、丹参、灵芝、葛根、连翘心、苏合香等。((91)卫药准字Z-02号)

山楂内消丸 shan zha nei xiao wan
【英文名】Shan Zha Nei Xiao Pill
【组成】山楂、麦芽、五灵脂、桔皮、香附、法半夏、青皮、厚朴、砂仁、三棱、莪术、莱菔子。(中医方剂大辞典)

山楂化浊汤 shan zha hua zhuo tang
【英文名】Shan Zha Hua Zhuo Decoction
【组成】焦山楂、淮山药、云茯苓、车前子、川萆薢、金樱子、石菖蒲、炙甘草。(湖北中医杂志 1992,(1))

山楂化滞丸 shan zha hua zhi wan
【英文名】Shan Zha Hua Zhi Pill
【组成】山楂、神曲、麦芽、砂莲子、薏米、炒扁豆、芡实、锅渣、赤糖。(中医方剂大辞典)

山楂曲术丸 shan zha qu zhu wan
【英文名】Shan Zha Qu Zhu Pill
【组成】黄芩、白术、白芍、半夏、神曲、山楂。(中医方剂大辞典)

山楂米壳汤 shan zha mi qiao tang
【英文名】Shan Zha Mi Qiao Decoction
【组成】山楂、米壳。(陕西中医 1992,13(7))

山楂降压丸 shan zha jiang ya wan
【英文名】Shan Zha Jiang Ya Pill(药品标准-中药成方制剂标准)
【组成】山楂、夏枯草、菊花、小蓟、泽泻、决明子。(药品标准-中药成方制剂标准 1991年)

山楂桔核丸 shan zha ju he wan
【英文名】Shan Zha Ju He Pill
【组成】山楂、桔核、茴香、山栀、柴胡、牡丹皮、桃仁、大茴香、吴茱萸。(中医方剂大辞典)

山楂调中丸 shan zha tiao zhong wan
【英文名】Shan Zha Tiao Zhong Pill(药品标准-中药成方制剂标准)
【组成】山楂、山药、白扁豆、芡实、薏苡仁、六神曲、麦芽、莲子肉、茯苓。(药品标准-中药成方制剂标准 1991年)

山楂黄酮片 shan zha huang tong pian
【英文名】Sha Zha Huang Tong Tablet)
【组成】山楂叶。(山西医药杂志 1988,17(1))

山精寿子丸 shan jing shou zi wan
【英文名】Shan Jing Shou Zi Pill
【组成】山药、黄精、黑枣、怀牛膝、何首乌、川杜仲、川续断、大熟地、草覆盆子、沙苑蒺藜、巴戟天、肉苁蓉、远志、菟丝子、白茯苓、山萸肉、五味子、枸杞。(中医方剂大辞典)

山甲全蝎胶囊 shan jia quan xie jiao nang
【英文名】Shan Jia Quan Xie Capsule
【组成】炮山甲、全蝎、蜈蚣、延胡等。(江苏中医杂志 1993,(5))

山豆根注射液 shan dou gen zhu she ye
【英文名】Shan Dou Gen Injection
【组成】山豆根。(中国实验临床免疫学杂志 1990,2(6))

山药薏苡仁粥 shan yao yi yi ren zhou
【英文名】Shan Yao Yi Yi Ren Gruel
【组成】炒山药、炒薏苡仁。(中西医结合杂志 1986,6(11))

山莨菪麝香膏 shan lang dang she xiang gao
【英文名】Shan Lang Dang She Xiang Plaster(药品标准-中药成方制剂标准)
【组成】麝香、唐古特瑞香、山莨菪、干姜、乳香、没药、冰片、樟脑、水杨酸甲酯。(药品标准-中药成方制剂标准 1997年)

山绿茶降压片 shan lv cha jiang ya pian
【英文名】Shan Lv Cha Jiang Ya Tablet(药品标准-中药成方制剂标准)
【组成】山绿茶。(药品标准-中药成方制剂标准 1998年)

山腊梅清感茶 shan la mei qing gan cha
【英文名】Shan La Mei Qing Gan Tea
【组成】山腊梅叶等。(赣卫药健字 96Z-01号)

山楂麦曲颗粒 shan zha mai qu ke li
【英文名】Shan Zha Mai Qu Granule(药品标准-中药成方制剂标准)
【组成】山楂、麦芽、黔曲。(药品标准-中药成方制剂标准 1997年)

山楂益母草汤 shan zha yi mu cao tang
【英文名】Shan Zha Yi Mu Cao Decoction
【组成】山楂、益母草、当归、川芎、陈皮、香附、干姜。(中医方剂大辞典)

山楂精降脂片 shan zha jing jiang zhi pian
【英文名】Shan Zha Jing Jiang Zhi Tablet(药品标准-中药成方制剂标准)
【组成】山楂。(药品标准-中药成方制剂标准 1994年)

山甲白薇泽兰饮 shan jia bai wei ze lan yin
【英文名】Shan Jia Bai Wei Ze Lan Drink
【组成】山甲、白薇、泽兰。(中医方剂大辞典)

山茄子清凉颗粒 shan qie zi qing liang ke li
【英文名】Shan Qie Zi Qing Liang Granule(药品标准－中药成方制剂标准)
【组成】玫瑰茄。(药品标准－中药成方制剂标准 1998 年)

千岁丹 qian sui dan
【英文名】Qian Sui Pellet
【组成】伏翼、芫荑。(中医方剂大辞典)

千年药 qian nian yao
【英文名】Qian Nian Yao Decoction
【组成】苍术、羌活、乌药、风藤、防己、防风、白芷、大黄、独活、藁本、桔梗、草乌、柴胡、黄芩。(中医方剂大辞典)

千里马 qian li ma
【英文名】Qian Li Ma Pill
【组成】大黄、红曲、川芎、乌药、蚯蚓。(中医方剂大辞典)

千里浆 qian li jiang
【英文名】Qian Li Jiang Pill
【组成】木瓜、紫苏叶、桂、乌梅肉、赤茯苓。(中医方剂大辞典)

千里鞋 qian li xie
【英文名】Qian Li Xie Powder
【组成】草乌、细辛、防风。(中医方剂大辞典)

千针散 qian zhen san
【英文名】Qian Zhen Powder
【组成】(1)千针草、地榆、防风、生干地黄、定粉、硼砂。(中医方剂大辞典)(2)刺蓟、木贼、白面。(中医方剂大辞典)

千转丹 qian zhuan dan
【英文名】Qian Zhuan Pellet
【组成】牛涎、蜜、木鳖子。(中医方剂大辞典)

千金丸 qian jin wan
【英文名】Qian Jin Pill
【异名】神炒千金丸(中医方剂大辞典、卫生家宝、产科备要);保生丸(中医方剂大辞典)
【组成】(1)沙参、丹参、苦参、桂心、石膏、人参、大黄、半夏、干姜、戎盐、巴豆、附子。(中医方剂大辞典)(2)大黄、木香。(中医方剂大辞典)(3)神曲、麦蘖、乌梅肉、干姜、缩砂。(中医方剂大辞典)(4)木香、乌梅、肉桂、硇砂、胡椒、巴豆。(中医方剂大辞典)(5)乌头、附子、川椒、桂心、吴茱萸、菖蒲、远志、人参、茯苓、苍术、枳壳、茴香、神曲、麦蘖、胡椒、干姜、肉豆蔻、木香、缩砂、红豆、三棱、蓬术、陈皮、白豆蔻、丁香、藿香、甘草、桔梗、薏苡、山药、白扁豆、良姜、益智。(中医方剂大辞典)(6)雄黄、明信、玄精、雌黄、鹅管、明霜、蛤蚧。(中医方剂大辞典)(7)大黄。(中医方剂大辞典)(8)南星、半夏、白矾。(中医方剂大辞典)(9)硫黄、白茯苓、山药、附子、半夏、青皮。(中医方剂大辞典)(10)朱砂、全蝎、白丁香、腻粉、麝香。(中医方剂大辞典)(11)石斛、秦艽、川椒、细辛、防风、贝母、熟干地黄、甘草、当归、大麻仁、黄芩、干姜、大豆蘖、石膏。(中医方剂大辞典)(12)野葛、斑蝥、雄黄、雌黄、干姜、鬼臼、瓜蒂、丹砂、礜石、沙参、莽草、椒目、地胆。(中医方剂大辞典)(13)雄黄、鬼臼、徐长卿、礜石、雌黄、干姜、蜀椒、地胆、野葛、斑蝥、射罔。(中医方剂大辞典)(14)丹参、干姜、附子、人参、戎盐、半夏、大黄、苦参、桂、石膏、巴豆。(中医方剂大辞典)(15)猪血、不灰木、蓝根、水银、鸡子、腻粉。(中医方剂大辞典)(16)川楝子、川芎。(中医方剂大辞典)(17)朱砂、雄黄、腻粉、半夏。(中医方剂大辞典)(18)生大黄、滑石、皂角、巴豆。(中医方剂大辞典)(19)礜石、附子、雄黄、真珠、巴豆仁、藜芦、蜈蚣、麝香、犀角。(中医方剂大辞典)(20)甘草、贝母、秦椒、干姜、桂心、黄芩、石斛、石膏、粳米、大豆黄卷、当归、麻子、蒲黄。(中医方剂大辞典)(21)矾石、踯躅、细辛、半夏、藜芦、丹参、承露、巴豆、苦参、雄黄、大黄、芒消、大戟、乌头、狼毒、野葛。(中医方剂大辞典)

千金汤 qian jin tang
【英文名】Qian Jin Decoction
【组成】(1)桂心。(中医方剂大辞典)(2)青蒿、柴胡、秦艽、柳枝、桃枝、茯神、麻黄、桂、知母、白茯苓、鳖甲、枳壳、常山、天灵盖、槟榔。(中医方剂大辞典)(3)陈皮、升麻、射干。(中医方剂大辞典)(4)蜀椒、牡蛎。(中医方剂大辞典)

千金饮 qian jin yin
【英文名】Qian Jin Drink
【组成】(1)广木香、防己、五加皮、地骨皮、桑白皮、紫苏、木瓜。(中医方剂大辞典)(2)广木香、乌药、干姜、肉桂、白芍、砂仁、甘草、木通。(中医方剂大辞典)

千金茶 qian jin cha
【英文名】Qian Jin Tea(药品标准－中药成方制剂标准)
【组成】香藿、甘草、香附、苍术、石菖蒲、厚朴、羌活、陈皮、贯众、柴胡、紫苏、半夏、川芎、薄荷、枳壳、玉叶金花、桔梗、荆芥、广藿香、茶叶。(药品标准－中药成方制剂标准 1991 年)

千金散 qian jin san
【英文名】Qian Jin Powder(药品标准－中药成方制剂标准)
【组成】全蝎、僵蚕、牛黄、朱砂、冰片、黄连、胆南星、天麻、甘草。(药品标准－中药成方制剂标准 1994

年)

千金膏 qian jin gao

【英文名】Qian Jin Plaster

【组成】(1)沥青、黄蜡、散绿。(中医方剂大辞典)(2)橡斗子、细茶、白姜、甘草、白芷。(中医方剂大辞典)(3)定粉、南粉、腻粉、黄丹。(中医方剂大辞典)

千斧丸 qian fu wan

【英文名】Qian Fu Pill

【组成】柳絮矾、雷丸、柴胡、樟柳根、木瓜、干漆、白矾、胆矾、芫花、槟榔、茴香、石斛、定粉、不蚛皂角、桂、青皮。(中医方剂大辞典)

千秋丸 qian qiu wan

【英文名】Qian Qiu Pill

【组成】芎䓖、天南星、草乌头。(中医方剂大辞典)

千秋散 qian qiu san

【英文名】Qian Qiu Powder

【异名】金锁匙(中医方剂大辞典)

【组成】山楂、陈皮、木香、瓦楞子、胡连、砂仁、鸡肫皮。(中医方剂大辞典)

千钟酒 qian zhong jiu

【英文名】Qian Zhong Wine

【组成】蜜曲陆、缩砂仁、白姜。(中医方剂大辞典)

千捶纸 qian chui zhi

【英文名】Qian Chui Zhi Membranae

【组成】白砒、明雄。(中医方剂大辞典)

千捶膏 qian chui gao

【英文名】Qian Chui Plaster

【异名】秘传千捶膏(中医方剂大辞典);麝香膏(中医方剂大辞典)

【组成】(1)白松香、蓖麻仁、杏仁、铜青、乳香、没药、轻粉。(中医方剂大辞典)(2)白胶香、蓖麻子、乳香、没药。(中医方剂大辞典)(3)天麻子、杏仁、雄黄、乳香、没药、轻粉、白及、松香。(中医方剂大辞典)(4)杏仁、江子、蓖麻子、铜青、松香。(中医方剂大辞典)(5)蓖麻子肉、松香、银朱、杏仁、广丹、轻粉、茶油。(中医方剂大辞典)(6)麝香、冰片、乳香、没药、樟脑、银朱、白蜡、松香、蓖麻子肉。(中医方剂大辞典)(7)贝母、松香、阿魏、儿茶、银朱、没药、文蛤、扫盆、川乌、草乌、生南星、生半夏、甲片、桂心、腰黄、公丁香、母丁香、土狗。(中医方剂大辞典)(8)蓖麻子、天南星、乳香、没药、急性子、银朱、血竭、上元寸。(中医方剂大辞典)(9)银朱、朱砂、康青、洋庄、乳香、没药、明雄、蜂窝、蜈蚣、全蝎、斑蝥、松香、火消、月石、磁石、蟾酥、杏仁、番八仁、荔枝核、巴豆仁、蓖麻仁。(中医方剂大辞典)(10)沥青、杏仁、乳香、没药、轻粉、香油、黄蜡。(中医方剂大辞典)(11)鲜桃仁、松香、樟脑、朱砂。(中医方剂大辞典)(12)蓖麻、杏仁、山豆仁、胡桃仁、枫香脂、乳香、没药。(中医方剂大辞典)(13)杏仁、蓖麻仁、琥珀、冰片、珍珠、麒麟竭、当门子、乳香、没药、铜绿、黄丹、龙骨、轻粉、龙眼肉、松香。(中医方剂大辞典)(14)松香、巴豆仁、蓖麻仁、杏仁、乳香、没药、铜绿。(中医方剂大辞典)(15)松香、蓖麻仁、杏仁、铜青、乳香、没药。(中医方剂大辞典)(16)松香、蓖麻子、柏油、白蜡、大黄、银朱、牡蛎。(中医方剂大辞典)(17)夏枯草、蓖麻肉、杏仁、核桃肉、轻粉、铜青、松香、黄占、乳香、没药、儿茶。(中医方剂大辞典)(18)松香、杏仁、乳香、没药、轻粉、麝香、珍珠、血竭、铜绿、黄占、蓖麻子。(中医方剂大辞典)(19)沥青、杏仁、蓖麻仁。(中医方剂大辞典)(20)蓖麻子、杏仁、黄丹、软黄香、没药、乳香、轻粉、麝香。(中医方剂大辞典)(21)松香、蓖麻子仁。(中医方剂大辞典)

千喜片 qian xi pian

【英文名】Qian Xi Tablet

【组成】穿心莲、千里光。(赣卫药准字(1996)第079008号)

千缗汤 qian min tang

【英文名】Qian Min Decoction

【组成】(1)陈皮、半夏、茯苓、茯神、麦冬、沉香、甘草。(中医方剂大辞典)(2)半夏、皂角、甘草、南星。(中医方剂大辞典)(3)半夏、皂角、甘草、生姜。(中医方剂大辞典)

千两金丸 qian liang jin wan

【英文名】Qian Liang Jin Pill

【组成】蚵蚾草、铜青、大黄、皂角。(中医方剂大辞典)

千里马散 qian li ma san

【英文名】Qian Li Ma Powder

【异名】神验散(中医方剂大辞典)

【组成】路上草鞋。(中医方剂大辞典)

千里光汤 qian li guang tang

【英文名】Qian Li Guang Decoction

【组成】千里光、海金沙、甘草、菊花。(中医方剂大辞典)

千里光散 qian li guang san

【英文名】Qian Li Guang Powder

【组成】菊花、千里光、甘草。(中医方剂大辞典)

千里光膏 qian li guang gao

【英文名】Qian Li Guang Plaster

【组成】千里光、防风、荆芥、黄柏、金银花、当归、生地、川椒、白芷、大黄、红花、苦参。(中医方剂大辞典)

千里奔散 qian li ben san

【英文名】Qian Li Ben Powder

【异名】千里散(中医方剂大辞典)

【组成】行远路骡蹄心。(中医方剂大辞典)

千里望散 qian li wang san

【英文名】Qian Li Wang Powder

【组成】钱。(中医方剂大辞典)

千金盐汤 qian jin yan tang

【英文名】Qian Jin Yan Decoction

【组成】川百药煎、雄黄、延胡索。(中医方剂大辞典)

千金秘方 qian jin mi fang

【英文名】Qian Jin Mi Prescription

【组成】川蜜、麻油、无灰酒。(中医方剂大辞典)

千金散子 qian jin san zi

【英文名】Qian Jin Powder

【组成】罂粟。(中医方剂大辞典)

千锤草散 qian chui cao san

【英文名】Qian Chui Cao Powder

【组成】凿柄。(中医方剂大辞典)

千斤保命丸 qian jin bao ming wan

【英文名】Qian Jin Bao Ming Pill

【组成】杜仲、续断。(中医方剂大辞典)

千年退斑汤 qian nian tui ban tang

【英文名】Qian Nian Tui Ban Decoction

【组成】人中白、青黛、长松根。(中医方剂大辞典)

千里水壶芦 qian li shui hu lu

【英文名】Qian Li Shui Hu Lu Pill

【组成】白沙糖、杨梅、薄荷、乌梅、百药煎、天门冬、麦门冬、檀香。(中医方剂大辞典)

千里水葫芦 qian li shui hu lu

【英文名】Qian Li Shui Hu Lu

【组成】硼砂、柿霜、乌梅肉、薄荷叶、白砂糖。(中医方剂大辞典)

千里光明汤 qian li guang ming tang

【英文名】Qian Li Guang Ming Decoction

【组成】青木香、黄连、黄柏、黄芪、防风、荆介、苦参、苍耳子、蛇床子、羌活、升麻、麻黄、甘草、鸡肠草、冬青叶。(中医方剂大辞典)

千里光洗剂 qian li guang xi ji

【英文名】Qian Li Guang Lotion

【组成】千里光。(中医方剂大辞典)

千里健步散 qian li jian bu san

【英文名】Qian Li Jian Bu Powder

【组成】细辛、防风、白芷、草乌。(中医方剂大辞典)

千里流水汤 qian li liu shui tang

【英文名】Qian Li Liu Shui Decoction

【异名】半夏汤(中医方剂大辞典、圣济总录);温胆汤(中医方剂大辞典、普济方);千里水汤(中医方剂大辞典、普济方);千金流水汤(中医方剂大辞典、准绳·伤寒)

【组成】半夏、麦门冬、茯苓、酸枣仁、甘草、桂心、黄芩、远志、萆薢、人参、生姜、秫米。(中医方剂大辞典)

千里梅花丸 qian li mei hua wan

【英文名】Qian Li Mei Hua Pill

【组成】枇杷叶、干葛末、百药煎、乌梅肉、腊梅花、甘草。(中医方剂大辞典)

千金一笑散 qian jin yi xiao san

【英文名】Qian Jin Yi Xiao Powder

【组成】(1)细辛、人参、秦艽、菊花、白芷、甘草、当归、薄荷、葱白。(中医方剂大辞典)(2)巴豆、胡椒。(中医方剂大辞典)

千金子胶囊 qian jin zi jiao nang

【英文名】Qian Jin Zi Capsule

【组成】千金子。(中医杂志 1958,(10))

千金广济丸 qian jin guang ji wan

【英文名】Qian Jin Guang Ji Pill

【组成】紫檀香、槟榔、香附、苍术、白檀香、干姜、厚朴、陈皮、神曲、炒荜茇、丁香、枳实、麝香。(中医方剂大辞典)

千金不易丹 qian jin bu yi dan

【英文名】Qian Jin Bu Yi Pellet

【组成】海螵蛸、文蛤、黄连、猪胆。(中医方剂大辞典)

千金不换丹 qian jin bu huan dan

【英文名】Qian Jin Bu Huan Pellet

【组成】水龙骨、硼砂。(中医方剂大辞典)

千金不换饼 qian jin bu huan bing

【英文名】Qian Jin Bu Huan Lozenges

【组成】雄黄、细辛、官桂、牙皂、川乌、羌活、骨碎补、白附子、苍术、麝香。(中医方剂大辞典)

千金五套丸 qian jin wu tao wan

【英文名】Qian Jin Wu Tao Pill

【组成】南星、半夏、良姜、干姜、白术、茯苓、丁香、木香、青皮、橘红。(中医方剂大辞典)

千金止咳丸 qian jin zhi ke wan

【英文名】Qian Jin Zhi Ke Pill(药品标准－中药成方制剂标准)

【组成】麻黄、甘草、苦杏仁、法半夏、黄芩、天南星、紫苏子、薄荷、桔梗、浙贝母、桑白皮、陈皮、紫菀。(药品标准－中药成方制剂标准 1993 年)

千金止带丸 qian jin zhi dai wan

【英文名】Qian Jin Zhi Dai Pill

【组成】香附、椿根皮、红鸡冠花、补骨脂、木香、白芍、杜仲、白术、续断、青黛、玄胡索、小茴香、牡蛎、人参、川芎、当归。(中医方剂大辞典)

千金止带散 qian jin zhi dai san

【英文名】Qian Jin Zhi Dai Powder

【组成】熟地、光条、茯苓、杜仲、白果、乌贼骨、于术、广

皮、苍术、酒芍、牡蛎、远志、枣仁。(中医方剂大辞典)

千金内托汤 qian jin nei tuo tang

【英文名】Qian Jin Nei Tuo Decoction

【组成】党参、黄芪、防风、官桂、川朴、白芷、川芎、桔梗、当归、甘草。(中医方剂大辞典)

千金内托散 qian jin nei tuo san

【英文名】Qian Jin Nei Tuo Powder

【组成】(1)羌活、独活、藁本、防风、归梢、归身、连翘、黄芩、黄芪、参、甘草、陈皮、苏木、五味、蘗、知母、生地、黄连、汉防己、桔梗、栀子、猪苓、麦冬、大黄。(中医方剂大辞典)(2)黄芪、白芷、厚朴、甘草、茯苓、连翘、人参、当归、芍药、木香、川芎、防风、金银花。(中医方剂大辞典)(3)黄芪、人参、当归、川芎、炒芍、白芷、防风、银花、厚朴、瓜蒌、官桂、桔梗、甘草、甜酒。(中医方剂大辞典)(4)玄参、人参、桔梗、青皮、陈皮、连翘、甘草、川芎、当归、赤芍、蒌仁、花粉、银花、川朴、防风。(中医方剂大辞典)(5)人参、黄芪、防风、厚朴、当归、白芷、川芎、桔梗、白芍、甘草。(中医方剂大辞典)(6)人参、官桂、甘草、川芎、白芷、芍药、木香、没药、乳香、连翘、防风、厚朴、当归。(中医方剂大辞典)(7)党参、银花、甘草、当归、连翘、赤芍、花粉、蒌仁、桔梗、白术、陈皮、防风、川芎、青皮、厚朴、荆芥、黄芪。(中医方剂大辞典)(8)金银花、人参、黄芪、当归、赤芍、川芎、花粉、白芷、桂皮、桔梗、防风、甘草。(中医方剂大辞典)(9)人参、黄芪、甘草、官桂、当归、白芍药、川芎、白芷、山楂、厚朴、木香、防风。(中医方剂大辞典)(10)人参、当归、白芷、厚朴、防风、黄芪、川芎、甘草、官桂、黄芩、白术。(中医方剂大辞典)(11)当归、芍药、白芷、川芎、羌活、桔梗、川山甲、皂角刺、连翘、人参、官桂、黄连、甘草。(中医方剂大辞典)(12)人参、当归、黄芪、白芍、川芎、官桂、甘草、山楂肉、广木香、防风、白芷、厚朴。(中医方剂大辞典)(13)黄芪、人参、当归、川芎、防风、桔梗、白芷、厚朴、薄荷、甘草。(中医方剂大辞典)

千金内补散 qian jin nei bu san

【英文名】Qian Jin Nei Bu Powder

【组成】人参、黄芪、川芎、当归、白芷、桔梗、官桂、甘草。(中医方剂大辞典)

千金内消散 qian jin nei xiao san

【英文名】Qian Jin Nei Xiao Powder

【异名】加减真人活命饮(中医方剂大辞典、寿世保元)

【组成】大黄、赤芍药、白芷、木鳖子、乳香、没药、皂角刺、白僵蚕、瓜蒌仁、天花粉、归尾、穿山甲、金银花、甘草。(中医方剂大辞典)

千金化气汤 qian jin hua qi tang

【英文名】Qian Jin Hua Qi Decoction

【组成】青皮、陈皮、枳壳、香附、白豆蔻、砂仁、木香、丁香、半夏、草果、干姜、槟榔、川芎、白芷、三棱、莪术、玄胡索、厚朴、大腹皮、白芍、小茴香、甘草。(中医方剂大辞典)

千金化毒丸 qian jin hua du wan

【英文名】Qian Jin Hua Du Pill

【组成】白矾。(中医方剂大辞典)

千金化铁丸 qian jin hua tie wan

【英文名】Qian Jin Hua Tie Pill

【组成】当归、白芍、川芎、生地、白术、白茯苓、陈皮、青皮、半夏、枳实、木香、香附、槟榔、莱菔子、三棱、红花、干漆、桃仁、莪术、硇砂、琥珀。(中医方剂大辞典)

千金化积散 qian jin hua ji san

【英文名】Qian Jin Hua Ji Powder

【组成】木香、延胡索、蜈蚣、三七、炙山甲、干漆、芥穗炭、全蝎、麝香。(中医方剂大辞典)

千金化痰丸 qian jin hua tan wan

【英文名】Qian Jin Hua Tan Pill

【组成】胆星、半夏、陈皮、白茯苓、枳实、海石、天花粉、黄芩、黄柏、知母、当归、天麻、防风、白附子、白术、大黄、甘草。(中医方剂大辞典)

千金升麻散 qian jin sheng ma san

【英文名】Qian Jin Sheng Ma Powder

【组成】升麻、射干、姜、桔皮。(中医方剂大辞典)

千金乌龙膏 qian jin wu long gao

【英文名】Qian Jin Wu Long Plaster

【组成】陈小粉、白芷、肉桂、五倍子、干姜、桔梗、龟版、白芍药、白蔹、威灵仙、苍术、乌药、飞盐、蛤粉、白及。(中医方剂大辞典)

千金失笑散 qian jin shi xiao san

【英文名】Qian Jin Shi Xiao Powder

【组成】当归尾、没药。(中医方剂大辞典)

千金地黄丸 qian jin di huang wan

【英文名】Qian Jin Di Huang Pill

【组成】黄连、生地黄。(中医方剂大辞典)

千金托里散 qian jin tuo li san

【英文名】Qian Jin Tuo Li Powder

【组成】(1)保元汤、川芎、当归、肉桂、白芷、防风、桔梗、白芍、天冬、连翘、忍冬、生姜。(中医方剂大辞典)(2)蛇床子、牡蛎、甘草、大黄。(中医方剂大辞典)(3)连翘、黄芪、厚朴、川芎、防风、桔梗、白芷、芍药、官桂、木香、乳香、当归、没药、甘草、人参。(中医方剂大辞典)(4)人参、厚朴、白芷、川芎、黄芪、防风、肉桂、桔梗、当归身、甘草。(中医方剂大辞典)

千金导气汤 qian jin dao qi tang

【英文名】Qian Jin Dao Qi Decoction

【组成】丁香、木香、砂仁、白豆蔻、香附、乌药、枳实、当归、川芎、白芷、白芍、白术、青皮、陈皮、桔梗、肉桂、厚朴、干姜、三棱、莪术、角茴、小茴、牛膝、红花、杜仲、干漆、乳香、没药、甘草。(中医方剂大辞典)

千金豕膏丸 qian jin shi gao wan

【英文名】Qian Jin Shi Gao Pill

【组成】烧发灰、杏仁。(中医方剂大辞典)

千金进食丸 qian jin jin shi wan

【英文名】Qian Jin Jin Shi Pill

【组成】神曲、大麦蘖、乌梅、干姜。(中医方剂大辞典)

千金竹茹汤 qian jin zhu ru tang

【英文名】Qian Jin Zhu Ru Decoction

【组成】竹茹、麦冬、小麦、甘草、干葛、大枣。(中医方剂大辞典)

千金吹喉散 qian jin chui hou san

【英文名】Qian Jin Chui Hou Powder

【组成】白僵蚕、人中黄、犀牛黄、硼砂、青黛、人中白、冰片、儿茶。(中医方剂大辞典)

千金坠降丹 qian jin zhui jiang dan

【英文名】Qian Jin Zhui Jiang Pellet

【组成】水银、铅、皂矾、朴消、青盐、硼砂、白砒、雄黄。(中医方剂大辞典)

千金补肾丸 qian jin bu shen wan

【英文名】Qian Jin Bu Shen Pill

【组成】(1)党参、熟地、山药、杜仲、当归、茯苓、萸肉、枸杞子、菟丝子、苁蓉。(中医方剂大辞典)(2)山茱萸、干姜、巴戟天、芍药、泽泻、桂心、菟丝子、黄芪、干地黄、远志、蛇床子、石斛、当归、细辛、苁蓉、牡丹、人参、甘草、附子、菖蒲、羊肾、防风、茯苓。(中医方剂大辞典)

千金固肾丸 qian jin gu shen wan

【英文名】Qian Jin Gu Shen Pill

【组成】熟地、枣皮、茯苓、远志肉、龙骨、巴戟、苁蓉、莲蕊、牡蛎、胡桃、韭子、莲子、菟丝子、肉桂、补骨脂、杜仲。(中医方剂大辞典)

千金肥儿丸 qian jin fei er wan

【英文名】Qian Jin Fei Er Pill

【组成】白术、苍术、陈皮、甘草、厚朴、癞蛤蟆、禹余粮、黄连、神曲、牡蛎、青蒿、山楂、鳖甲、胡黄连、芦荟、夜明砂、使君子、鹤虱。(中医方剂大辞典)

千金肥儿饼 qian jin fei er bing

【英文名】Qian Jin Fei Er Lozenges

【组成】莲子、茯苓、芡实、干山药、扁豆、薏苡仁、神曲、麦芽、山楂、甘草、人参、使君子、白糯米。(中医方剂大辞典)

千金定吼丸 qian jin ding hou wan

【英文名】Qian Jin Ding Hou Pill

【组成】南星、半夏、大黄、白附子、贝母、枳实、黄连、连翘、天麻、僵蚕、瓜蒌、桔梗、沉香、青礞石、黄芩。(中医方剂大辞典)

千金抱龙丸 qian jin bao long wan

【英文名】Qian Jin Bao Long Pill

【异名】十全抱龙丸(中医方剂大辞典、医学启蒙)

【组成】天竺黄、琥珀、胆南星、枳壳、白茯神、甘草、干山药、辰砂、白硼砂、明雄黄、麝香、沉香。(中医方剂大辞典)

千金枯痔散 qian jin ku zhi san

【英文名】Qian Jin Ku Zhi Powder

【组成】红砒、白矾。(中医方剂大辞典)

千金枳壳汤 qian jin zhi ke tang

【英文名】Qian Jin Zhi Ke Decoction

【组成】枳壳、甘草、黄连、木贼、当归、阿胶、槐花、荆介穗、山栀仁、大黄。(中医方剂大辞典)

千金封脐膏 qian jin feng qi gao

【英文名】Qian Jin Feng Qi Plaster

【组成】(1)锁阳、花椒、附子、吴茱萸、韭菜子、紫梢花、白芷、生地、当归、熟地、天冬、麦冬、鹿茸、杜仲、海蛆。(中医方剂大辞典)(2)天门冬、生地黄、熟地黄、木鳖子、附子、蛇床子、麦门冬、紫梢花、杏仁、远志、牛膝、肉苁蓉、官桂、肉豆蔻、菟丝子、虎骨、鹿茸。(中医方剂大辞典)

千金贴痞膏 qian jin tie pi gao

【英文名】Qian Jin Tie Pi Plaster

【组成】黄丹、阿魏、乳香、没药、两头尖、当归、白芷、川山甲、木鳖子、麝香。(中医方剂大辞典)

千金种子丹 qian jin zhong zi dan

【英文名】Qian Jin Zhong Zi Pellet

【组成】蒺藜、莲须、山茱萸、覆盆子、鸡头实、龙骨。(中医方剂大辞典)

千金保孕丸 qian jin bao yun wan

【英文名】Qian Jin Bao Yun Pill(药品标准-中药成方制剂标准)

【组成】杜仲、白术、菟丝子、熟地黄、当归、续断、黄芩、厚朴、黄芪、川芎、陈皮、阿胶、艾叶、白芍、枳壳、砂仁、川贝母、甘草。(药品标准-中药成方制剂标准1990年)

千金保孕丹 qian jin bao yun dan

【英文名】Qian Jin Bao Yun Pellet

【异名】千金保孕丸(中医方剂大辞典、寿世保元、仙拈集)

【组成】当归、熟地黄、人参、白术、条芩、陈皮、香附子、续断、杜仲。(中医方剂大辞典)

千金保孕方 qian jin bao yun fang

【英文名】Qian Jin Bao Yun Prescription

【组成】糯米、杜仲、川断。(中医方剂大辞典)

千金保孕汤 qian jin bao yun tang

【英文名】Qian Jin Bao Yun Decoction

【组成】人参、黄芪、白术、川归、甘草、黄芩、杜仲、桑寄生、川续断、白芍药、砂仁。(中医方剂大辞典)

千金保生丸 qian jin bao sheng wan

【英文名】Qian Jin Bao Sheng Pill

【组成】防风、石膏、糯米、川椒、黄芩、秦艽、厚朴、贝母、细辛、石斛、大豆、黄卷、白姜、火麻仁、甘草、熟地黄、当归、没药。(中医方剂大辞典)

千金保命丹 qian jin bao ming dan

【英文名】Qian Jin Bao Ming Pellet

【组成】朱砂、真珠、南星、麻黄、白附子、雄黄、龙脑、琥珀、僵蚕、犀角、门冬子、枳壳、地骨皮、神曲、茯神、远志、人参、柴胡、金箔、牛黄、天麻、胆矾、脑子、麝香、牙消、毫车、天竺黄、防风、甘草、桔梗、白术、升麻、蝉蜕、黄芩、荆芥。(中医方剂大辞典)

千金保胎丸 qian jin bao tai wan

【英文名】Qian Jin Bao Tai Pill

【异名】保胎丸(中医方剂大辞典、回春)

【组成】当归、川芎、熟地、阿胶、艾叶、砂仁、条芩、益母草、杜仲、白术、陈皮、续断、香附米。(中医方剂大辞典)

千金保胎膏 qian jin bao tai gao

【英文名】Qain Jin Bao Tai Plaster

【组成】当归、白芍、生地、甘草、续断、黄芪、白术、苁蓉、木香、黄芩、益母草。(中医方剂大辞典)

千金保童丸 qian jin bao tong wan

【英文名】Qian Jin Bao Tong Pill

【组成】人参、白术、茯苓、芦荟、胡黄连、黄连、芜荑仁、使君子、夜明砂、蚵皮、龙胆草、柴胡、苍术、青皮、陈皮、砂仁、木香、槟榔、三棱、莪术、香附、枳实、神曲、山楂、麦芽、莱菔子、水红花子、阿魏。(中医方剂大辞典)

千金活命丹 qian jin huo ming dan

【英文名】Qian Jin Huo Ming Pellet

【组成】生芪、人参、附子、鳖虱、胡麻、归身、白术、肉桂、白蒺藜、茯苓、制首乌、白芷、荆芥、甘草、毛慈菇、文蛤、乳香、没药。(中医方剂大辞典)

千金神曲丸 qian jin shen qu wan

【英文名】Qian Jin Shen Qu Pill

【组成】磁石、朱砂、神曲、沉香。(中医方剂大辞典)

千金射干汤 qian jin she gan tang

【英文名】Qian Jin She Gan Decoction

【组成】射干、麻黄、紫菀、甘草、生姜、细辛、阿胶、半夏、桂心、大枣。(中医方剂大辞典)

千金消毒散 qian jin xiao du san

【英文名】Qian Jin Xiao Du Powder

【组成】(1)连翘、黄芩、当归尾、金银花、皂角刺、赤芍、天花粉、牡蛎、防风、大黄、芒消、麻黄。(中医方剂大辞典)(2)连翘、黄连、赤芍、金银花、归尾、皂角刺、牡蛎、天花粉、大黄、芒消。(中医方剂大辞典)

千金消盐散 qian jin xiao yan san

【英文名】Qian Jin Xiao Yan Powder

【组成】千金不换丹、西瓜蜒蚰消、食盐。(中医方剂大辞典)

千金消暑丸 qian jin xiao shu wan

【英文名】Qian Jin Xiao Shu Pill

【组成】半夏、茯苓、甘草。(中医方剂大辞典)

千金消癖丸 qian jin xiao pi wan

【英文名】Qian Jin Xiao Pi Pill

【组成】芦荟、阿魏、青黛、木香、厚朴、槟榔、陈皮、麦芽、使君子、胡黄连、山楂肉、香附、三棱、莪术、水红花子、神曲、人参、茯苓、白术、甘草。(中医方剂大辞典)

千金润下丸 qian jin run xia wan

【英文名】Qian Jin Run Xia Pill

【组成】大麻仁、郁李仁、菟丝子、枳壳、牛膝、车前子、山药、肉苁蓉、威参、大黄、陈皮、桃仁。(中医方剂大辞典)

千金调经散 qian jin tiao jing san

【英文名】Qian Jin Tiao Jing Powder

【组成】当归、白芍、川芎、人参、阿胶、牡丹皮、吴茱萸、肉桂、甘草、半夏、麦门冬。(中医方剂大辞典)

千金衔化丸 qian jin xian hua wan

【英文名】Qian Jin Xian Hua Pill

【组成】玄明粉、石膏、玄参、白硼砂、薄荷叶、黄柏、冰片。(中医方剂大辞典)

千金稀痘丹 qian jin xi dou dan

【英文名】Qian Jin Xi Dou Pellet

【组成】珍珠、甘草、黑豆、绿豆、小黑豆、灯心、细茶、鲜羊屎。(中医方剂大辞典)

千金腹痛方 qian jin fu tong fang

【英文名】Qian Jin Fu Tong Prescription

【组成】熟地、黄芪、白术、当归、白芍、川芎、炙草、桂心、大枣、炮姜。(中医方剂大辞典)

千金漏芦汤 qian jin lou lu tang

【英文名】Qian Jin Lou Lu Decoction

【组成】(1)漏芦、白蔹、黄芩、麻黄、枳实、升麻、芍药、甘草、大黄、芒消、连翘。(中医方剂大辞典)(2)大黄、白蔹、甘草、赤芍药、黄芩、白及、升麻、麻黄、枳壳、山栀子、当归须。(中医方剂大辞典)

千金藤素片 qian jin teng su pian

【英文名】Qian Jin Teng Su Tablet

【组成】千金藤素。((89)黔卫药准字 92 号)

千金藿香汤 qian jin huo xiang tang
【英文名】Qian Jin Huo Xiang Decoction
【组成】藿香、生姜、青竹茹、炙草。(中医方剂大辞典)
千柏鼻炎片 qian bai bi yan pian
【英文名】Qian Bai Bi Yan Tablet(药品标准－中药成方制剂标准)
【组成】千里光、卷柏、羌活、决明子、麻黄、川芎、白芷。(药品标准－中药成方制剂标准 1991 年)
千捶红玉膏 qian chui hong yu gao
【英文名】Qian Chui Hong Yu Plaster
【组成】蓖麻子、松香、南星、半夏、乳香、没药、银朱。(中医方剂大辞典)
千捶绿云膏 qian chui lv yun gao
【英文名】Qian Chui Lv Yun Plaster
【组成】(1)蓖麻子、松香、海藻、昆布、南星、半夏、杏仁、糠青。(中医方剂大辞典)(2)松香、乳香、没药、血竭、铜绿、杏仁、孩儿茶、蓖麻子、麻油、乳汁。(中医方剂大辞典)
千紫红胶囊 qian zi hong jiao nang
【英文名】Qian Zi Hong Capsule(药品标准－中药成方制剂标准)
【组成】千里光、大红袍、钻地风、紫地榆、杨梅根。(药品标准－中药成方制剂标准 1997 年)
千紫红颗粒 qian zi hong ke li
【英文名】Qian Zi Hong Granule(药品标准－中药成方制剂标准)
【异名】千紫红冲剂(药品标准－中药成方制剂标准)
【组成】大红袍、紫地榆、千里光、杨梅根、钻地风。(药品标准－中药成方制剂标准 1996 年)
千缗导痰汤 qian min dao tan tang
【英文名】Qian Min Dao Tan Decoction
【组成】天南星、半夏、陈皮、枳壳、赤茯苓、皂荚、甘草。(中医方剂大辞典)
千里水葫芦丸 qian li shui hu lu wan
【英文名】Qian Li Shui Hu Lu Pill
【组成】党参、麦冬、甘草、葛根、乌梅肉、诃子肉、百药煎。(中医方剂大辞典)
千里光白及膏 qian li guang bai ji gao
【英文名】Qian Li Guang Bai Ji Plaster
【组成】千里光溶液、白及粉。(中医方剂大辞典)
千金大养脾丸 qian jin da yang pi wan
【英文名】Qain Jin Da Yang Pi Pill
【组成】枳壳、神曲、陈皮、麦糵、茴香、白姜、缩砂、肉豆蔻、三棱、茯苓、良姜、薏苡仁、益智、胡椒、木香、白扁豆、丁香、白术、红豆、藿香、山药、苦梗、人参、甘草、蓬莪术。(中医方剂大辞典)
千金不易膏药 qian jin bu yi gao yao
【英文名】Qian Jin Bu Yi Plaster
【组成】鲫鱼。(中医方剂大辞典)
千金升白冲剂 qian jin sheng bai chong ji
【英文名】Qian Jin Sheng Bai Medicinal Instant Granule
【组成】甘草、蜂蜜等。(《河南省药品标准》1990 年)
千金牡丹皮散 qian jin mu dan pi san
【英文名】Qian Jin Mu Dan Pi Powder
【组成】牡丹皮、苡仁、桃仁、瓜蒌仁。(中医方剂大辞典)
千金保胎孕丸 qian jin bao tai yun wan
【英文名】Qian Jin Bao Tai Yun Pill
【组成】续断、杜仲、白术、黄芩、当归。(中医方剂大辞典)
千柏鼻炎胶囊 qian bai bi yan jiao nang
【英文名】Qian Bai Bi Yan Capsule(药品标准－中药成方制剂标准)
【组成】千里光、羌活、卷柏、川芎、草决明、白芷、麻黄。(药品标准－中药成方制剂标准 1997 年)
千金不易万明膏 qian jin bu yi wan ming gao
【英文名】Qian Jin Bu Yi Wan Ming Plaster
【组成】黄连、当归、夜明砂、天麻、防风、赤石脂、青葙子、赤芍药、楮实子、荆芥、龙胆草、白蒺藜、大黄、蝉蜕、甘菊花、枸杞子、草决明、白芍药、蜜蒙花、知母、苦葶苈、防己、茯苓、麦门冬、桑白皮、牛蒡子、旋覆花、青盐、蕤仁、五味子、槐花、艾叶、连翘、贝母、白杞、石菖蒲、木贼、羌活、车前子、独活、川芎、栀子、生地。(中医方剂大辞典)
千金不换刀圭散 qian jin bu huan dao gui san
【英文名】Qian Jin Bu Huan Dao Gui Powder
【组成】川乌、草乌、苍术、人参、白茯苓、两头尖、甘草、僵蚕、白花蛇、石斛、川芎、白芷、细辛、当归、防风、麻黄、荆芥、全蝎、何首乌、天麻、藁本。(中医方剂大辞典)
千金不换内消丸 qian jin bu huan nei xiao wan
【英文名】Qian Jin Bu Huan Nei Xiao Pill
【组成】苍术、枳壳、青皮、三棱、蓬莪、香附、大茴香、干漆、藿香、陈皮、厚朴、砂仁、破故纸、猪牙皂角、黑牵牛、草果、百草霜。(中医方剂大辞典)
千金不换挝痞膏 qian jin bu huan wo pi gao
【英文名】Qian Jin Bu Huan Wo Pi Plaster
【组成】血竭、乳香、没药、阿魏、大黄、雄黄、米壳、巴豆、人言、川山甲、芥子、鸽粪、皮消、野葡萄、凤仙草、蓖麻子。(中医方剂大辞典)
千金夺命鳖牙膏 qian jin duo ming bie ya gao
【英文名】Qian Jin Duo Ming Bie Ya Plaster
【组成】白芷、红皮、白术、青皮、细辛、红芍药、白附子、败龟、通草、虎骨、骨碎补、苍术、海蛤、当归、蜜陀僧、干姜、鳖牙、没药、桂、木鳖子、腽模枝、补腽膪

根、黑附子、血竭。(中医方剂大辞典)

千金神草熏药方 qian jin shen cao xun yao fang

【英文名】Qian Jin Shen Cao Xun Yao Prescription

【组成】千金草。(中医方剂大辞典)

千金秘授保睛丸 qian jin mi shou bao jing wan

【英文名】Qian Jin Mi Shou Bao Jing Pill

【组成】羚羊角、天竺黄、天门冬、柴胡、细辛、菴蕳子、远志、黄芪、木通、知母、款冬花、侧柏叶、夏枯草、甘草、百部、木香、乌犀、白珠、海蛤、鹿茸、人参、琥珀、石膏、秦皮、地肤子、井泉石、车前子、龙胆草、草决明、防风、泽泻、玄参、牛蒡子、白蒺藜、砂仁、旋覆花、威灵仙、蔓荆子、枳实、木贼、秦艽、诃子、葶苈子、蕤仁、牛膝、山冬青子、陈皮、菖蒲、当归、苍术、菟丝子、菊花、川芎、石斛、巴戟、肉苁蓉、五味子、黄连、苍耳子、香附子、连翘、谷精草、桔梗、黄芩、牡荆、茯苓、芍药、扁豆、细茶、石决明、云母石、沉香、生地、熟地、黄柏、山药、薏苡仁、酸枣仁、仙灵脾、麻黄、蒲黄、青葙子、豆蔻、山茱萸、枸杞、密蒙花、麦门冬。(中医方剂大辞典)

千捶万应化痞膏 qian chui wan ying hua pi gao

【英文名】Qian Chui Wan Ying Hua Pi Plaster

【组成】乳香、硇砂、天竺黄、轻粉、没药、儿茶、阿魏、芦荟、土木鳖、蓖麻仁、蜈蚣、川山甲、百草霜。(中医方剂大辞典)

千金不易比天助阳补精膏 qian jin bu yin bi tian zhu yang bu jing gao

【英文名】Qian Jin Bu Yi Bi Tian Zhu Yang Bu Jing Plaster

【组成】香油、甘草、远志、牛膝、虎胫骨、川续断、熟地黄、肉苁蓉、鹿茸、蛇床子、天门冬、生地黄、菟丝子、肉豆蔻、川楝子、紫梢花、木鳖子、杏仁、官桂、大附子、谷精草。(中医方剂大辞典)

千金苇茎汤加滑石杏仁汤 qian jin wei jing tang jia Hua shi xing ren tang

【英文名】Qian Jin Wei Jing Decoction Jia Hua Shi Xing Ren Decoction

【组成】苇茎、薏苡仁、桃仁、冬瓜仁、滑石、杏仁。(中医方剂大辞典)

乞马粥 qi ma zhou

【英文名】Qi Ma Gruel

【组成】羊肉、粱米。(中医方剂大辞典)

乞力伽散 qi li jia san

【英文名】Qi Li Jia Powder

【组成】白术、白茯苓、白芍药、甘草。(中医方剂大辞典)

川乌丸 chuan wu wan

【英文名】Chuan Wu Pill

【组成】(1)没药、川乌、麝香。(中医方剂大辞典)(2)川乌头、干蝎。(中医方剂大辞典)(3)乌头、韭菜。(中医方剂大辞典)(4)川乌、当归、杜仲、骨碎补、五灵脂。(中医方剂大辞典)(5)大川乌、木鳖子、当归、赤芍药、苏木、独活、羌活、没药、五灵脂、穿山甲。(中医方剂大辞典)(6)川乌、草乌、五灵脂、土茴香、黑豆、赤土、百草霜。(中医方剂大辞典)

川乌酒 chuan wu jiu

【英文名】Chuan Wu Wine

【组成】川乌、黑豆、酒。(中医方剂大辞典)

川乌散 chuan wu san

【英文名】Chuan Wu Powder

【组成】(1)川乌、草乌头、藿香叶、川芎、甘草、白芷、川蝎、雄黄。(中医方剂大辞典)(2)防风、附子、细辛、白茯苓、川乌、菖蒲、干姜、白芷、川芎、甘草节。(中医方剂大辞典)(3)川乌、细辛、川芎、防风、生地、当归、乌药、甘草、人参。(中医方剂大辞典)(4)川乌、天麻、南星、半夏。(中医方剂大辞典)(5)川乌、全蝎、木香。(中医方剂大辞典)(6)川乌、螟蛉窠土。(中医方剂大辞典)(7)大川乌、草果子、干姜、良姜。(中医方剂大辞典)

川乌粥 chuan wu zhou

【英文名】Chuan Wu Gruel

【异名】乌头粥(中医方剂大辞典)

【组成】川乌。(中医方剂大辞典)

川乌煎 chuan wu jian

【英文名】Chuan Wu Decoction

【组成】川乌。(中医方剂大辞典)

川归汤 chuan gui tang

【英文名】Chuan Gui Decoction

【组成】(1)川芎、当归、益母草。(中医方剂大辞典)(2)当归、川芎、熟地、白芍、延胡索、红花、香附、青皮、泽兰、丹皮、桃仁泥。(中医方剂大辞典)

川芎丸 chuan xiong wan

【英文名】Chuan Xiong Pill

【异名】大川芎丸(中医方剂大辞典、法律)

【组成】(1)川芎、龙脑、薄荷叶、细辛、防风、桔梗、甘草。(中医方剂大辞典)(2)川芎、天麻。(中医方剂大辞典)(3)川芎、薄荷叶、防风、细辛。(中医方剂大辞典)(4)川芎、防风、菊花、羌活、天麻、甘草、荆芥穗。(中医方剂大辞典)(5)草乌、苍术、川芎。(中医方剂大辞典)(6)川芎、羌活、天麻、旋覆花、秦皮、南星、藁本、黑牵牛。(中医方剂大辞典)(7)石菖蒲、桔梗、荆芥穗、薄荷叶、川芎、牛蒡子、甘草。(中医方剂大辞典)(8)川芎、大黄。(中医方剂大辞典)(9)川芎、荆芥、天麻、川乌、乌药、羌活、黑牵牛、当归、金钗、石斛。(中医方剂大辞典)(10)川芎、甘

菊花、细辛、白术、白芷。(中医方剂大辞典)

川芎汤 chuan xiong tang

【英文名】Chuan Xiong Decoction

【异名】川芎散(中医方剂大辞典、准绳·女科)

【组成】(1)川芎、藁本、苍术。(中医方剂大辞典)(2)川芎、当归、荆芥穗。(中医方剂大辞典)(3)川芎、羌活、羚羊角屑、酸枣仁、芍药、桑肉皮、防风。(中医方剂大辞典)(4)川芎、蚯蚓。(中医方剂大辞典)(5)川芎、白芷、防风、当归、赤芍、生地、羌活、陈皮、黄荆子、花粉、茄皮。(中医方剂大辞典)(6)川芎、苍术、羌活、防风、荆芥、甘草。(中医方剂大辞典)(7)川芎、羌活、苍术。(中医方剂大辞典)(8)川芎、白术、羌活。(中医方剂大辞典)

川芎饮 chuan xiong yin

【英文名】Chuan Xiong Drink

【组成】川芎、苏叶、枳壳、桔梗、陈皮、前胡、半夏、茯苓、木香。(中医方剂大辞典)

川芎茶 chuan xiong cha

【英文名】Chuan Xiong Tea

【组成】紫苏叶、生姜、川芎梗叶、陈皮、菖蒲。(中医方剂大辞典)

川芎散 chuan xiong san

【英文名】Chuan Xiong Powder

【异名】川芎甘菊散(中医方剂大辞典、杏苑)

【组成】(1)甘菊花、川芎、荆子、薄荷。(中医方剂大辞典)(2)僵蚕、甘菊花、石膏、川芎。(中医方剂大辞典)(3)川芎、细辛、羌活、槐花、石膏、香附子、甘草、荆芥、薄荷、茵陈、防风、菊花。(中医方剂大辞典)(4)川芎、白芷、细辛。(中医方剂大辞典)(5)五加皮、海桐皮、川乌、牡丹皮、川芎、赤芍药、干姜、肉桂。(中医方剂大辞典)(6)川芎、细辛、白茯苓、白术、粉草、桂枝。(中医方剂大辞典)(7)川芎、羌活、防风、菊花、荆芥穗、僵蚕、抚芎、苍术、白芷、石膏、细辛、芎须、香附、川乌、淮乌。(中医方剂大辞典)(8)川芎、人参、枳壳、沉香、香附子、木香。(中医方剂大辞典)(9)川芎、当归、生地黄、伏龙肝、龙骨、芍药、蒲黄、御米壳。(中医方剂大辞典)(10)川芎。(中医方剂大辞典)(11)川芎、柴胡、羌活、防风、藁本、生甘草、升麻、熟甘草、生地黄、黄连、黄芩。(中医方剂大辞典)(12)乌药皮、川芎。(中医方剂大辞典)(13)川芎、荆芥、甘菊、薄荷、蝉壳、蔓荆子、甘草。(中医方剂大辞典)(14)川芎、槐子。(中医方剂大辞典)(15)川芎、桂心、木香、当归、桃仁。(中医方剂大辞典)(16)川芎、白芷、细辛、龙脑叶、猪牙、皂角子。(中医方剂大辞典)(17)川芎、白芷、荆芥、羌活、消鼠粘子、升麻。(中医方剂大辞典)(18)川芎、白芷、细辛、荜茇、石膏、防风。(中医方剂大辞典)(19)川芎、柴胡、半夏曲、甘草、甘菊、细辛、人参、前胡、防风。(中医方剂大辞典)(20)川芎、白芷、防风、赤芍、生地、当归、羌活、花粉、陈皮、桔梗、黄荆子。(中医方剂大辞典)(21)川芎、当归、槟榔、肉桂、麻黄、防己、木通、石菖蒲、细辛、白芷、木香、川椒、炙草。(中医方剂大辞典)(22)川芎、当归、茯苓、厚朴。(中医方剂大辞典)(23)旋覆花、半夏、甘草、石膏、细辛、蔓荆子、藁本、羌活、荆芥、地黄、当归、川芎。(中医方剂大辞典)(24)川芎、生干地黄、白芍、枳壳。(中医方剂大辞典)(25)山茱萸、山药、甘菊花、人参、茯神、川芎。(中医方剂大辞典)(26)川芎、羌活、防风、细辛、旋覆花、藁本、蔓荆子、石膏、甘草。(中医方剂大辞典)(27)甘菊、石膏、川芎。(中医方剂大辞典)(28)川芎、菊花、细辛、鼠粘子、石膏、僵蚕、蒺藜。(中医方剂大辞典)(29)川芎、甘草。(中医方剂大辞典)(30)石膏、川芎、白附子、甘草、羌活、菊花、地骨皮。(中医方剂大辞典)(31)川芎、人参、吴茱萸、茯苓、桔梗、当归、制朴、乌药、枳壳、甘草。(中医方剂大辞典)(32)川芎、细辛、羌活、槐花、甘草、香附子、石膏、荆芥穗、薄荷叶、菊花、茵陈、藁本、白芷、钩藤、防风。(中医方剂大辞典)(33)川芎、藁本、细辛、白芷、羌活、甘草、苍术。(中医方剂大辞典)

川芎煎 chuan xiong jian

【英文名】Chuan Xiong Decoction

【组成】老大芎。(中医方剂大辞典)

川芎膏 chuan xiong gao

【英文名】Chuan Xiong Plaster

【组成】(1)川芎、细辛、藁本、白芷、麻黄、甘草、杏仁、龙脑、麝香、羌活。(中医方剂大辞典)(2)川芎、细辛、藁本、白芷、甘草、杏仁、龙脑、麝香。(中医方剂大辞典)

川连饮 chuan lian yin

【英文名】Chuan Lian Drink

【组成】川连、地骨皮、白矾、槐条、铜青、川椒。(中医方剂大辞典)

川连散 chuan lian san

【英文名】Chuan Lian Powder

【组成】宣连。(中医方剂大辞典)

川附丸 chuan fu wan

【英文名】Chuan Fu Pill

【组成】川乌、附子、官桂、川椒、菖蒲、甘草、骨碎补、天麻、白术。(中医方剂大辞典)

川附散 chuan fu san

【英文名】Chuan Fu Powder

【组成】川芎、白附子、牛蒡子、荆芥。(中医方剂大辞典)

川草散 chuan cao san

【英文名】Chuan Cao Powder

【组成】川芎、白芷、甘草、赤芍药、当归、黄连。(中医方剂大辞典)

川韭丸 chuan jiu wan

【英文名】Chuan Jiu Pill

【组成】破故纸。(中医方剂大辞典)

川活散 chuan huo san

【英文名】Chuan Huo Powder

【组成】羌活、萝卜子。(中医方剂大辞典)

川姜丸 chuan jiang wan

【英文名】Chuan Jiang Pill

【组成】川姜。(中医方剂大辞典)

川桔散 chuan jie san

【英文名】Chuan Jie Powder

【组成】川芎、防风、桔梗、鼠粘子、山栀仁、白芷、玄参、枳壳、黄芩、花粉、乌药、甘草、陈皮。(中医方剂大辞典)

川消散 chuan xiao san

【英文名】Chuan Xiao Powder

【异名】川朴散(中医方剂大辞典、准绳·幼科)

【组成】(1)川朴消、紫雪、盐。(中医方剂大辞典)(2)川消。(中医方剂大辞典)

川粉散 chuan fen san

【英文名】Chuan Fen Powder

【组成】川山甲、铅粉、轻粉。(中医方剂大辞典)

川黄散 chuan huang san

【英文名】Chuan Huang Powder

【组成】大黄、川芎、甘草、黄芩、枳壳。(中医方剂大辞典)

川椒丸 chuan jiao wan

【英文名】Chuan Jiao Pill

【组成】川椒、白茯苓、柏子仁、芎䓖、人参、桂心、黄芪、干姜、枸杞子、薯蓣、枳实、牛膝、厚朴、肉苁蓉、石斛、熟干地黄、菟丝子。(中医方剂大辞典)

川椒茶 chuan jiao cha

【英文名】Chuan Jiao Tea

【组成】细茶、川椒。(中医方剂大辞典)

川椒散 chuan jiao san

【英文名】Chuan Jiao Powder

【组成】(1)露蜂房、僵蚕、川椒、茄蒂。(中医方剂大辞典)(2)川椒、诃子、白姜、辣桂、川芎、细辛、白术。(中医方剂大辞典)(3)川椒、官桂、川芎、当归、青皮、陈皮、枳壳、槟榔、赤茯苓、青木香、南木香、荜澄茄、白豆蔻仁、甘草。(中医方剂大辞典)(4)川椒、当归、川乌头、甘草、枳壳、附子、干姜、桂心、吴茱萸。(中医方剂大辞典)(5)川椒、莽草、细辛、菖蒲、牛膝、枳壳根皮。(中医方剂大辞典)(6)川椒、盐、露蜂房。(中医方剂大辞典)

川楝丸 chuan lian wan

【英文名】Chuan Lian Pill

【异名】金铃子丸(中医方剂大辞典、得效)

【组成】(1)川楝子、茴香、附子。(中医方剂大辞典)(2)木香、槟榔、三棱、蓬术、青皮、陈皮、川楝肉、芫花、辣桂、牵牛、巴豆。(中医方剂大辞典)(3)干漆、雄黄、巴豆霜。(中医方剂大辞典)

川楝汤 chuan lian tang

【英文名】Chuan Lian Decoction

【组成】(1)川楝子、大茴、小茴、猪苓、泽泻、白术、乌药、槟榔、乳香、玄胡索、木香、麻黄。(中医方剂大辞典)(2)川楝子、小茴香、破故纸、青盐、三棱、山茱萸、莪术、通草、桔核、荔枝核、甘草。(中医方剂大辞典)

川楝散 chuan lian san

【英文名】Chuan Lian Powder

【组成】(1)大斑蝥、巴豆、川槿皮。(中医方剂大辞典)(2)川楝子、破故纸、茴香、干姜、葫芦巴、炮附子。(中医方剂大辞典)(3)川楝子肉、马兰花、茴香。(中医方剂大辞典)(4)炒桔核、川楝肉、山楂、香附、青皮、吴茱萸、玄胡索、小茴香、山栀子、苍术。(中医方剂大辞典)(5)川楝子、青皮、木香、茴香、巴豆。(中医方剂大辞典)(6)川楝子、茴香、青木香、辣桂、南木香。(中医方剂大辞典)

川膝煎 chuan xi jian

【英文名】Chuan Xi Decoction

【组成】大乌头、牛膝。(中医方剂大辞典)

川大黄丸 chuan dai huang wan

【英文名】Chuan Dai Huang Pill

【组成】(1)川大黄、黄芩、黄连、当归、赤茯苓、黄芪、生干地黄、赤芍药、柴胡、栀子仁。(中医方剂大辞典)(2)川大黄、川朴消、大戟、甘遂、芫花、椒目、甜葶苈。(中医方剂大辞典)

川大黄散 chuan dai huang san

【英文名】Chuan Dai Huang Powder

【组成】(1)川大黄、黄芩、赤芍药、知母、川升麻、鳖甲、赤茯苓、栀子仁、柴胡、川朴消。(中医方剂大辞典)(2)川大黄、赤芍药、黄芪、黄芩、玄参、丹参、枳壳。(中医方剂大辞典)(3)川大黄、炙甘草、当归、赤芍药、川乌头、桂心。(中医方剂大辞典)(4)川大黄、川芒消、赤芍药、桑根白皮、大麻仁、枳壳、防葵、陈桔皮。(中医方剂大辞典)(5)川大黄、川朴消、当归、桂心、虻虫、桃仁。(中医方剂大辞典)(6)川大黄、甘草、黄柏、甘菊花、旋覆花、桑根白皮、槟榔、黄连、白芷、芜菁花。(中医方剂大辞典)

川山甲散 chuan shan jia san

【英文名】Chuan San Jia Powder

【组成】(1)川山甲、天花粉、白芷。(中医方剂大辞典)(2)川山甲、木鳖子、乌龙角。(中医方剂大辞典)(3)露蜂房、蛇蜕、头发、川山甲。(中医方剂大辞典)(4)川山甲、鳖甲、赤芍药、大黄、桂心、川芎、芫花、当归、麝香。(中医方剂大辞典)

川木通汤 chuan mu tong tang

【英文名】Chuan Mu Tong Decoction

【组成】木通。(中医方剂大辞典)

川升麻散 chuan sheng ma san

【英文名】Chuan Sheng Ma Powder

【组成】(1)川升麻、炮白附子。(中医方剂大辞典)(2)川升麻、半夏、赤茯苓、枳壳、黄芩、杏仁、细辛、羚羊角屑、生干地黄、炙甘草。(中医方剂大辞典)(3)川升麻、参、黄连、大青、柴胡、知母、黄芩、炙甘草、地骨皮。(中医方剂大辞典)(4)细辛、防风、川芎、白芷、升麻。(中医方剂大辞典)(5)川升麻、络石、当归、射干、犀角屑、炙甘草、杏仁、木通。(中医方剂大辞典)(6)川升麻、羚羊角屑、白药、玄参、麦门冬、前胡、石膏、炙甘草、川朴消。(中医方剂大辞典)

川乌头丸 chuan wu tou wan

【英文名】Chuan Wu Tou Pill

【组成】(1)川乌头、五灵脂。(中医方剂大辞典)(2)川乌头、芫花、三棱、桂心、鳖甲、防葵、干漆、硼砂、川大黄、木香。(中医方剂大辞典)(3)川乌头、白花蛇肉、雄黄、白僵蚕、天南星、麝香、朱砂、腻粉、天麻、当归、天雄、干蝎、麻黄、蝉壳、独活、芎䓖、地龙、乳香。(中医方剂大辞典)(4)川乌头、天南星、白僵蚕、桂心、赤箭、安息香、麝香、牛黄。(中医方剂大辞典)(5)川乌头、吴茱萸、京三棱、炙甘草、细辛、桂心、藁本、木香、郁李仁。(中医方剂大辞典)

川乌头汤 chuan wu tou tang

【英文名】Chuan Wu Tou Decoction

【组成】川乌头、汉椒、生姜。(中医方剂大辞典)

川乌头散 chuan wu tou san

【英文名】Chuan Wu Tou Powder

【组成】(1)川乌头、桂枝。(中医方剂大辞典)(2)川乌头、炙甘草、细辛、川椒、干姜、赤茯苓、防风、当归、秦艽、炮附子、桂心、赤芍药、独活、牛膝。(中医方剂大辞典)

川归滴丸 chuan gui di wan

【英文名】Chuan Gui Drop Pill

【组成】川芎、当归。(中草药 1990,21(7))

川白姜散 chuan bai jiang san

【英文名】Chuan Bai Jiang Powder

【组成】木香、陈皮、槟榔、官桂、川白姜、炙甘草。(中医方剂大辞典)

川朴消丸 chuan pu xiao wan

【英文名】Chuan Pu Xiao Pill

【组成】川朴消、川芒消、马牙消、川乌头、椒目、甜葶苈、莨菪子、杏仁。(中医方剂大辞典)

川芎冲剂 chuan xiong chong ji

【英文名】Chuan Xiong Medicinal Instant Granule

【组成】川芎。(中西医结合杂志 1987,7(1))

川当归散 chuan dang gui san

【英文名】Chuan Dang Gui Pwder

【组成】川当归、牡丹皮、白芍药、子芩、木通、华阴细辛、麦门冬、甘草、生地黄。(中医方剂大辞典)

川苦楝散 chuan ku lian san

【英文名】Chuan Ku Lian Powder

【异名】川楝散(中医方剂大辞典、育婴秘诀)

【组成】木香、茴香、川楝子。(中医方剂大辞典)

川黄连丸 chuan huang lian wan

【英文名】Chuan Huang Lian Pill

【异名】麦门冬丸(中医方剂大辞典、普济方)

【组成】川黄连、白天花粉、麦门冬。(中医方剂大辞典)

川甜消散 chuan tian xiao san

【英文名】Chuan Tian Xiao Powder

【组成】川甜消、重楼、金线草、板兰根、白茯苓、蒲黄、紫河车、百药煎、贯众、莲子心、白僵蚕、樘子、土马椶、马屁勃、螺青、甘草、龙脑。(中医方剂大辞典)

川楝子丸 chuan lian zi wan

【英文名】Chuan Lian Zi Pill

【组成】(1)川楝子、木香、破故纸。(中医方剂大辞典)(2)川楝子、续随子、轻粉。(中医方剂大辞典)(3)川楝子、陈粟米、茴香、芫花、硇砂。(中医方剂大辞典)

川楝子汤 chuan lian zi tang

【英文名】Chuan Liang Zi Decoction

【组成】川楝肉、木香、槟榔、熟半夏、枳实、广皮、炙甘草。(中医方剂大辞典)

川楝子散 chuan lian zi san

【英文名】Chuan Lian Zi Powder

【组成】川楝子、滑州茴香、木香、巴戟天、炮附子。(中医方剂大辞典)

川槿皮锭 chuan jin pi ding

【英文名】Chuan Jin Pi Lozenges

【组成】乌梅肉、番打麻、海螵蛸。(中医方剂大辞典)

川贝止咳露 chuan bei zhi ke lou

【英文名】Chuan Bei Zhi Ke Syrup(药品标准－中药成方制剂标准)

【组成】川贝母、枇杷叶、百部、前胡、桔梗、桑白皮、薄

荷脑。(药品标准－中药成方制剂标准 1997 年)

川贝半夏液 chuan bei ban xia ye

【英文名】Chuan Bei Ban Xia Oral Liquid(药品标准－中药成方制剂标准)

【组成】川贝母、半夏、梨清膏。(药品标准－中药成方制剂标准 1998 年)

川贝母胶囊 chuan bei mu jiao nang

【英文名】Chuan Bei Mu Capsule(药品标准－中药成方制剂标准)

【组成】川贝母。(药品标准－中药成方制剂标准 1991 年)

川贝米壳散 chuan bei mi qiao san

【英文名】Chuan Bei Mi Qiao Powder

【组成】川贝母、米壳、苏子、百部、杏仁、陈皮、法半夏。(山东中医杂志 1990,9(6))

川贝枇杷露 chuan bei pi pa lu

【英文名】Chuan Bei Pi Pa Syrup(药品标准－中药成方制剂标准)

【组成】川贝母、枇杷叶、百部、前胡、桔梗、桑白皮、薄荷脑。(药品标准－中药成方制剂标准 1998 年)

川贝梨糖浆 chuan bei li tang jiang

【英文名】Chuan Bei Li Syrup(药品标准－中药成方制剂标准)

【组成】川贝母、南沙参、雪梨清膏。(药品标准－中药成方制剂标准 1997 年)

川贝清肺露 chuan bei qing fei lu

【英文名】Chuan Bei Qing Fei Syrup

【组成】川贝母、侧柏叶、沙参、银耳。((86)鄂卫药准字 38 号)

川乌灵脂丸 chuan wu ling zhi wan

【英文名】Chuan Wu LIng Zhi Pill

【组成】川乌头、天南星、五灵脂。(中医方剂大辞典)

川乌通圣散 chuan wu tong sheng san

【英文名】Chuan Wu Tong Sheng Powder

【组成】川乌、防风、石膏、川芎、全蝎、苍术、枳壳、僵蚕、麝香、桔梗、蝉蜕、当归、薄荷。(中医方剂大辞典)

川方五子丸 chuan fang wu zi wan

【英文名】Chuan Fang Wu Zi Pill

【组成】菟丝子、家韭子、益智子、茴香子、蛇床子。(中医方剂大辞典)

川芎三白汤 chuan xiong san bai tang

【英文名】Chuan Xiong San Bai Decoction

【组成】川芎、白芷、白芍、白蒺藜、菊花、蝉蜕、地龙、黄芩、栀子、钩藤、甘草。(山东中医杂志 1990,9(5))

川芎三黄散 chuan xiong san huang san

【英文名】Chuan Xiong San Huang Powerds

【组成】大黄、川芎、黄连、黄芩。(中医方剂大辞典)

川芎升麻汤 chuan xiong sheng ma tang

【英文名】Chuan Xiong Sheng Ma Decoction

【组成】川芎、川升麻、当归、白芍药。(中医方剂大辞典)

川芎止痛汤 chuan xiong zhi tong tang

【英文名】Chuan Xiong Zhi Tong Decoction

【组成】川芎、荆芥、防风、全蝎、荜茇、蜈蚣、天麻、细辛。(新中医 1984,(7))

川芎白芷散 chuan xiong bai zhi san

【英文名】Chuan Xiong Bai Zhi Powder

【组成】(1)川芎、白芷、白芍、甘草。(2)川芎、白芷、晚蚕沙、僵蚕、冰片。(现代中医 1990,3(1))

川芎石膏汤 chuan xiong shi gao tang

【英文名】Chuan Xiong Shi Gao Decoction

【异名】川芎石膏散(中医方剂大辞典、审视瑶函)

【组成】(1)川芎、石膏、麻黄、苍术、葛根、甘草。(中医方剂大辞典)(2)川芎、石膏、升麻、细辛、草乌、白芷、防风、羌活。(中医方剂大辞典)(3)川芎、白茯苓、薄荷、防风、石膏、白芷。(中医方剂大辞典)(4)川芎、赤芍药、当归、山栀、黄芩、大黄、菊花、荆芥、人参、白术、滑石、寒水石、甘草、桔梗、缩砂仁、石膏、防风、连翘、薄荷叶。(中医方剂大辞典)

川芎当归散 chuan xiong dang gui san

【英文名】Chuan Xiong Dang Gui Powder

【组成】川芎、当归、羌活、旋覆花、华阴细辛、蔓荆子、防风、石膏、藁本、荆芥穗、半夏曲、干地黄、甘草。(中医方剂大辞典)

川芎肉桂汤 chuan xiong rou gui tang

【英文名】Chuan Xiong Rou Gui Decoction

【异名】川羌肉桂汤(中医方剂大辞典、兰室秘藏)

【组成】酒汉防己、防风、神曲、独活、川芎、柴胡、肉桂、当归梢、甘草、苍术、羌活、桃仁。(中医方剂大辞典)

川芎行经散 chuan xiong xing jing san

【英文名】Chuan Xiong Xing Jing Powder

【组成】羌活、白芷、防风、荆芥、薄荷、蔓荆子、独活、柴胡、炙甘草、当归、川芎、枳壳、桔梗、茯苓。(中医方剂大辞典)

川芎防风散 chuan xiong fang feng san

【英文名】Chuan Xiong Fang Feng Powder

【组成】川芎、防风、羌活、干姜、荆芥、甘草、甘松、白芷。(中医方剂大辞典)

川芎牡丹散 chuan xiong mu dan san

【英文名】Chuan Xiong Mu Dan Powder

【组成】牡丹、陈桔皮、芎、诃子、木香、当归、白术、玄胡索、京三棱、半夏、甘草、干姜、羌活、桂。(中医方剂

大辞典）

川芎羌活散 chuan xiong qiang huo san

【英文名】Chuan Xiong Qiang Huo Powder

【组成】(1)川芎、羌活、蔓荆子、防风、白芷、细辛、藁本、石膏。(中医方剂大辞典)(2)羌活、细辛、川芎、藁本、荆芥、白芷、防风。(中医方剂大辞典)

川芎阿胶汤 chuan xiong e jiao tang

【英文名】Chuan Xiong E Jiao Decoction

【组成】川芎、生地黄、小蓟、阿胶、竹茹、当归、续断、地榆、伏龙肝。(中医方剂大辞典)

川芎和解散 chuan xiong he jie san

【英文名】Chuan Xiong He Jie Powder

【组成】净苍术、藁本、炒甘草、防风。(中医方剂大辞典)

川芎定痛饮 chuan xiong ding tong yin

【英文名】Chuan Xiong Ding Tong Drink

【组成】川芎、钩藤、菊花、白蒺藜、薏苡仁、白蔻、半夏、赤芍、川牛膝。(北京中医学院学报 1986,9(4))

川芎注射液 chuan xiong zhu she ye

【英文名】Chuan Xiong Injection

【组成】赤芍、丹参、当归、川芎。(中西医结合杂志 1986,6(4))

川芎神功散 chuan xiong shen gong san

【英文名】Chuan Xiong Shen Gong Powder

【组成】川芎、甘草、川乌头、吴白芷、天南星、麻黄。(中医方剂大辞典)

川芎茶调丸 chuan xiong cha tiao wan

【英文名】Chuan Xiong Cha Tiao Pill(药品标准－中药成方制剂标准)

【组成】川芎、白芷、羌活、细辛、防风、荆芥、薄荷、甘草。(药品标准－中药成方制剂标准 1989 年)

川芎茶调片 chuan xiong cha tiao pian

【英文名】Chuan Xiong Cha Tiao Tablet(药品标准－中药成方制剂标准)

【组成】川芎、白芷、羌活、细辛、防风、薄荷、荆芥、甘草。(药品标准－中药成方制剂标准 1991 年)

川芎茶调散 chuan xiong cha tiao san

【英文名】Chuan Xiong Cha Tiao Powder

【组成】(1)川芎、荆芥、白芷、桔梗、甘草、黄芩、川贝母、黑山栀。(中医方剂大辞典)(2)川芎、防风、羌活、甘草、石决明、木贼、石膏、炒荆芥、菊花、薄荷叶。(中医方剂大辞典)(3)薄荷叶、川芎、荆芥、香附子、防风、白芷、羌活、甘草。(中医方剂大辞典)

川芎香附汤 chuan xiong xiang fu tang

【英文名】Chuan Xiong Xiang Fu Decoction

【组成】川芎、香附子、羌活、苍术、细辛、茵陈、甘菊、薄荷、白芷、荆芥、甘草。(中医方剂大辞典)

川芎柴胡汤 chuan xiong chai hu tang

【英文名】Chuan Xiong Chai Hu Decoction

【组成】川芎、柴胡、黄芩、茯苓、甘草、当归、陈皮、贝母、山楂、红花子。(中医方剂大辞典)

川芎通气散 chuan xiong tong qi san

【英文名】Chuan Xiong Tong Qi Powder

【组成】天花粉、川芎、川山甲。(中医方剂大辞典)

川芎黄芪汤 chuan xiong huang qi tang

【英文名】Chuan Xiong Huang Qi Decoction

【组成】川芎、黄芪。(中医方剂大辞典)

川芎葱白汤 chuan xiong cong bai tang

【英文名】Chuan Xiong Cong Bai Decoction

【组成】川芎、葱白。(中医方剂大辞典)

川连戊巳汤 chuan lian wu si tang

【英文名】Chuan Lian Wu Si Decoction

【组成】白芍药、甘草、川黄连。(中医方剂大辞典)

川连枳壳汤 chuan lian zhi ke tang

【英文名】Chuan Lian Zhi Ke Decoction

【组成】(1)川连、枳壳、木通、甘草、大腹皮、地骨皮。(中医方剂大辞典)(2)川黄连、枳壳、陈皮、甘草。(中医方剂大辞典)

川连枳桔汤 chuan lian zhi jie tang

【英文名】Chuan Lian Zhi Jie Decoction

【组成】枳桔汤加川连、桔皮。(中医方剂大辞典)

川连茯苓汤 chuan lian fu ling tang

【英文名】Chuan Lian Fu Ling Decoction

【异名】黄连茯苓汤(中医方剂大辞典、医方类聚)

【组成】黄连、茯苓、麦门冬、车前子、通草、远志、半夏、黄芩、炙甘草。(中医方剂大辞典)

川香柴郁散 chuan xiang chai yu san

【英文名】Chuan Xiang Chai Yu Powder

【组成】木香、香附、柴胡、川芎、郁金、赤芍。(中西医结合杂志 1986,6(12))

川椒乌梅汤 chuan jiao wu mei tang

【英文名】Chuan Jiao Wu Mei Decoction

【组成】川椒、乌梅。(中医方剂大辞典)

川椒白芷汤 chuan jiao bai zhi tang

【英文名】Chuan Jiao Bai Zhi Decoction

【组成】姜黄片、北细辛、香白芷、川花椒、北防风、生地黄、黄柏、煅铜绿、牡丹皮。(实用中西医结合杂志 1992,5(2))

川椒白芷散 chuan jiao bai zhi san

【英文名】Chuan Jiao Bai Zhi Powder

【组成】川椒、白芷。(中医方剂大辞典)

川椒面拌粥 chuan jiao mian ban zhou

【英文名】Chuan Jiao Mian Ban Gruel

【组成】川椒、白面。(中医方剂大辞典)

川楝茴香散 chuan lian hui xiang san

【英文名】Chuan Lian Hui Xiang Powder

【组成】木香、茴香、川楝子。(中医方剂大辞典)

川楝猬皮丸 chuan lian wei pi wan

【英文名】Chuan Lian Wei Pi Pill

【组成】猬皮、雷丸、男发、川楝白皮、黑芝麻、槐角子、乳香、牛角腮、麝香、雄猪左蹄甲。(中医方剂大辞典)

川贝止咳糖浆 chuan bei zhi ke tang jiang

【英文名】Chuan Bei Zhi Ke Syrup(药品标准－中药成方制剂标准)

【组成】川贝母、杏仁水、款冬花、紫苏叶、紫菀、前胡、桔梗、陈皮、甘草。(药品标准－中药成方制剂标准1998年)

川贝止嗽合剂 chuan bei zhi sou he ji

【英文名】Chuan Bei Zhi Sou Mixture(药品标准－中药成方制剂标准)

【组成】紫菀、紫苏叶、川贝母、桔梗、清半夏、甘草、杏仁水、薄荷水。(药品标准－中药成方制剂标准1991年)

川贝枇杷糖浆 chuan bei pi pa tang jiang

【英文名】Chuan Bei Pi Pa Syrup(药品标准－中药成方制剂标准)

【组成】(1)川贝母、枇杷叶。((82)川卫药准字第1845号、(92)滇卫药准字27Z第970号、(91)苏卫药准字1696－7号)(2)川贝母、枇杷叶、薄荷脑、桔梗。((86)沪卫药ZZ－0044－准字第116号、(93)津卫药ZZ－0044－准字第0801号、(91)闽卫药准字1号、(88)豫卫药准字ZZ－0044－38076号、(92)豫卫药准字ZZ－0044－49062号、(85)沪卫药准字第187号)

川贝银耳糖浆 chuan bei yin er tang jiang

【英文名】Chuan Bei Yin Er Syrup(药品标准－中药成方制剂标准)

【组成】川贝母、银耳、雪梨。(药品标准－中药成方制剂标准1992年)

川贝清肺糖浆 chuan bei qing fei tang jiang

【英文名】Chuan Bei Qing Fei Syrup(药品标准－中药成方制剂标准)

【异名】川贝清肺露(药品标准－中药成方制剂标准)

【组成】枇杷叶、苦杏仁、川贝母、麦冬、地黄、甘草、桔梗、薄荷。(药品标准－中药成方制剂标准1990年)

川升麻揩齿散 chuan sheng ma kai chi san

【英文名】Chuan Sheng Ma Kai Chi Powder

【组成】川升麻、炮白附子、密陀僧、露蜂房、槐枝灰。(中医方剂大辞典)

川芎茶调冲剂 chuan xiong cha tiao chong ji

【英文名】Chuan Xiong Cha Tiao Granule(药品标准－中药成方制剂标准)

【组成】川芎、白芷、羌活、细辛、防风、薄荷、荆芥、甘草。(药品标准－中药成方制剂标准1991年)

川芎嗪注射液 chuan xiong qin zhu she ye

【英文名】Chuan Xiong Qin Injection

【组成】川芎嗪的磷酸盐或盐酸盐(苏卫药准字(837107－1号)

川芎茶调口服液 chuan xiong cha tiao kou fu ye

【英文名】Chuan Xiong Cha Tiao Oral Liquid(药品标准－中药成方制剂标准)

【组成】川芎、白芷、羌活、细辛、防风、薄荷、荆芥、甘草。(药品标准－中药成方制剂标准1998年)

川芎茶调袋泡剂 chuan xiong cha tiao dai pao ji

【英文名】Chuan Xiong Cha Tiao Tea(药品标准－中药成方制剂标准)

【组成】川芎、白芷、羌活、细辛、防风、薄荷、荆芥、甘草、茶叶。(药品标准－中药成方制剂标准1993年)

川芎蒲黄黑神散 chuan xiong pu huang hei shen san

【英文名】Chuan Xiong Pu Huang Hei Shen Powder

【组成】地黄、当归、肉桂、干姜、白芍药、炙甘草、真蒲黄、炮附子、黑豆、川芎。(中医方剂大辞典)

川贝罗汉止咳冲剂 chuan bei luo han zhi ke chong ji

【英文名】Chuan Bei Luo Han Zhi Ke Granule(药品标准－中药成方制剂标准)

【组成】川贝母、枇杷叶、桔梗、薄荷脑、罗汉果。(药品标准－中药成方制剂标准1993年)

久疟丸 jiu nue wan

【英文名】Jiu Nue Pill

【组成】砒霜、乳香、半夏。(中医方剂大辞典、杂病源流犀烛、急救经验良方)

久疟饮 jiu nue yin

【英文名】Jiu Nue Drink

【组成】(1)人参、于白术、云苓、制半夏、青皮、柴胡、草蔻仁、龙骨、煨姜、大枣。(中医方剂大辞典)(2)白术、生姜、当归。(中医方剂大辞典)

久泻方 jiu xie fang

【英文名】Jiu Xie Prescription

【组成】炙椿皮、茯苓、川黄连、炒干姜、石榴皮、防风、广木香、炙粟壳、元胡。(实用中西医结合杂志1993,6(12))

久泻汤 jiu xie tang

【英文名】Jiu Xie Decoction

【组成】白术、山楂、赤芍、茯苓、乌梅、肉桂、赤石脂。(陕西中医1991,12(8))

久咳汤 jiu ke tang
【英文名】Jiu Ke Decoction
【组成】茯苓、陈皮、半夏、当归、莪术、桔梗、枳壳、瓜蒌根、甘草。(中医方剂大辞典)

久疮膏 jiu chuang gao
【英文名】Jiu Chuang Plaster
【组成】当归、防风、黄芪、芍药、白芷、乳香、黄丹、黄蜡。(中医方剂大辞典)

久痢丸 jiu li wan
【英文名】Jiu Li Pill(药品标准－中药成方制剂标准)
【异名】久痢丹(药品标准－中药成方制剂标准)
【组成】椿皮、黄连、厚朴、鸦胆子、枳壳、木香、党参、茯苓、白术、甘草、当归。(药品标准－中药成方制剂标准 1989 年)

久痢丹 jiu li dan
【英文名】Jiu Li Pellet
【组成】椿皮、广木香、黄连、白术、茯苓、枳壳、甘草、当归尾、野党参、厚朴、鸦胆子仁。(中医方剂大辞典)

久道汤 jiu dao tang
【英文名】Jiu Dao Decoction
【组成】人参、白术、黄芪、茯苓、甘草、白芥子、神曲、肉桂、麦冬、北五味、苏子。(中医方剂大辞典)

久嗽丸子 jiu sou wan zi
【英文名】Jiu Sou Pill
【组成】海蛤粉、胆星、杏仁、诃子、青黛、皂角荚。(中医方剂大辞典)

久嗽神膏 jiu sou shen gao
【英文名】Jiu Sou Shen Plaster
【组成】萝卜、生姜、大贝母。(中医方剂大辞典)

久芝清心丸 jiu zhi qing xin wan
【英文名】Jiu Zhi Qing Xin Pill(药品标准－中药成方制剂标准)
【组成】大黄、黄芩、桔梗、山药、丁香、牛黄、麝香、冰片、朱砂、雄黄、薄荷脑。(药品标准－中药成方制剂标准 1993 年)

久近烂脚膏 jiu jin lan jiao gao
【英文名】Jiu Jin Lan Jiao Plaster
【组成】芦甘石、冰片、乳香、没药、川连、煅象皮、九一丹。(中医方剂大辞典)

久疟全消方 jiu nue quan xiao fang
【英文名】Jiu Nue Quan Xiao Prescription
【异名】久疟全消丸(中医方剂大辞典、急救经验良方)
【组成】威灵仙、醋莪术、炒麦芽、生首乌、金毛狗脊、青蒿子、黄丹、穿山甲、醋鳖甲。(中医方剂大辞典)

久咳苈芪汤 jiu ke li qi tang
【英文名】Jiu Ke Li Qi Decoction
【组成】潞党参、白术、干姜、陈皮、茯苓、黄芪、半夏、葶苈子、紫菀、款冬花、细辛、五味子、甘草。(云南中医杂志 1991,12(4))

久炼太素丹 jiu lian tai su dan
【英文名】Jiu Lian Tai Su Pellet
【组成】礜石、阳起石、寒水石、矾石。(中医方剂大辞典)

久强脑立清 jiu qiang nao li qing
【英文名】Jiu Qiang Nao Li Qing Pill(药品标准－中药成方制剂标准)
【异名】北京脑立清(药品标准－中药成方制剂标准)
【组成】磁石、赭石、牛膝、清半夏、酒曲、酒曲、薄荷脑、冰片、猪胆粉、朱砂。(药品标准－中药成方制剂标准 1998 年)

久嗽不止丸 jiu sou bu zhi wan
【英文名】Jiu Sou Bu Zhi Pill
【组成】马勃。(中医方剂大辞典)

久嗽噙化丸 jiu sou qin hua wan
【英文名】Jiu Sou Qin Hua Pill
【组成】龙脑、薄荷叶、百部、麦门冬、天门冬、桑白皮、枇杷叶、贝母、桔梗、炙甘草、天花粉、玄参、北五味、款冬花蕊、紫菀、柿霜、橘红。(中医方剂大辞典)

夕阳养生液 xi yang yang sheng ye
【英文名】Xi Yang Yang Sheng Wine
【组成】五味子、远志、蛇床子、紫河车、人参、枸杞子。(甘卫药健证字 96013)

广圣散 guang sheng san
【英文名】Guang Sheng Powder
【组成】苍木、川乌、草乌、蝎梢、地龙、天麻、细辛、川芎、白芷。(中医方剂大辞典)

广灵丹 guang ling dan
【英文名】Guang Ling Pellet
【组成】银朱、生羽、炙乳没、青黛、藿香、薄荷、明雄、僵蚕、洋樟、半夏、细辛、白芷、大黄、木鳖子、牙皂、茅术、木香、冰片。(中医方剂大辞典)

广泽汤 guang ze tang
【英文名】Guang Ze Decoction
【组成】麦冬、生地、车前子、刘寄奴。(中医方剂大辞典)

广顺散 guang shun san
【英文名】Guang Shun Powder
【组成】炙甘草、肉桂、干姜、乌梅肉、紫苏叶。(中医方剂大辞典)

广胤丹 guang yin dan
【英文名】Guang Yin Pellet
【组成】黄芪、人参、川续断、泽兰叶、熟地黄、牡丹皮、延胡索、白芍药、川芎、白薇、嫩鹿茸、白茯苓、当归、肉苁蓉、防风、藁本、华细辛、陈皮、蓬莪术、京三棱、

干姜、木香、肉桂、山茱萸、甘草、炮黑附子、覆盆子。(中医方剂大辞典)

广疮膏 guang chuang gao

【英文名】Guang Chuang Plaster

【组成】(1)黄连、黄蜡、木鳖子、蕲艾、韶粉、白蜡、雄黄、芦甘石、龙骨、冰片。(中医方剂大辞典)(2)松香、杏仁、乳香、没药、黄蜡、轻粉、蓖麻子、麝香。(中医方剂大辞典)

广济丹 guang ji dan

【英文名】Guang Ji Pellet

【组成】白术、苍术、陈皮、厚朴、甘草、蒺藜、丹参。(中医方剂大辞典)

广济贴 guang ji tie

【英文名】Guang Ji Emplastrum

【组成】松脂、膃脂、椒叶、白蜡、蛇衔、黄芪、芎䓖、白芷、当归、细辛、芍药。(中医方剂大辞典)

广益汤 guang yi tang

【英文名】Guang Yi Decoction

【组成】茵陈、金钱草、郁金、柴胡、败酱草、丹参、板蓝根、茯苓、萆薢、米仁。(江西中医药 1984,(6))

广羚散 guang ling san

【英文名】Guang Ling Powder(药品标准－中药成方制剂标准)

【异名】犀羚散(药品标准－中药成方制剂标准)

【组成】胆南星、黄连、栀子、黄芩、天竺黄、天麻、全蝎、钩藤、琥珀、雄黄、朱砂、牛黄、羚羊角、广角、冰片、麝香。(药品标准－中药成方制剂标准 1991 年)

广嗣丸 guang si wan

【英文名】Guang Si Pill

【组成】沉香、丁香、茱萸、官桂、白及、蛇床子、木鳖子、杏仁、砂仁、细辛。(中医方剂大辞典)

广东神曲 guang dong shen qu

【英文名】Guang Dong Shen Qu Tablet(药品标准－中药成方制剂标准)

【组成】前胡、甘草、大黄、使君子、高良姜、百合、苍术、栀子、莪术、薄荷、防风、羌活、姜黄、陈皮、山楂、蒲黄、柴胡、麦芽、厚朴、白扁豆、紫苏叶、苦杏仁、葛根、车前草、槟榔、泽兰、薏苡仁、独活、荆芥、木香、麻黄、益母草、青皮、乌药、桔梗、诃子、大腹皮、香附、猪苓、三棱。(药品标准－中药成方制剂标准 1998 年)

广东凉茶 guang dong liang cha

【英文名】Guang Dong Liang Tea(药品标准－中药成方制剂标准)

【组成】岗梅根、木蝴蝶、淡竹叶、金沙藤、火炭母、五指柑、金樱根、布渣叶、山芝麻、金钱草。(药品标准－中药成方制剂标准 1990 年)

广西蛇药 guang xi she yao

【英文名】Guang Xi She Yao Tablet

【组成】铁扫帚、七叶莲等。(桂卫药准字(1989)04 号)

广茂煮散 guang shu zhu san

【英文名】Guang Shu Decoction

【组成】蓬莪术、槟榔、官桂、炮附子、炙甘草、芎䓖、白术。(中医方剂大辞典)

广嗣良方 guang si liang fang

【英文名】Guang Si Liang Prescription

【组成】(1)山茱萸、香附子、川芎、熟地黄、白芍药、益母草、条芩、蛇床子、覆盆子、玄胡索、陈皮、苍术、砂仁、丹参、当归、白丝毛乌骨雄鸡。(中医方剂大辞典)(2)山茱萸、天门冬、麦门冬、黄芪、补骨脂、菟丝子、枸杞子、当归、覆盆子、蛇床子、川巴戟、山药、熟地黄、黄犬肾、白龙骨、人参、韭子、琐阳、白术、杜仲、陈皮、紫河车。(中医方剂大辞典)

广嗣药枕 guang si yao zhen

【英文名】Guang Si Yao Zhen Powder

【组成】香附、柴胡、青皮、木香、川芎、枳实、砂仁、陈皮、玫瑰花、合欢花、夜交藤、白菊花、白芍、益母草、丹皮、淫羊藿等。(陕西中医 1991,12(5))

广大重明汤 guang da chong ming tang

【英文名】Guang Da Chong Ming Decoction

【组成】(1)防风、川花椒、龙胆草、甘草、细辛。(中医方剂大辞典)(2)龙胆草、防风、生甘草、细辛。(中医方剂大辞典)(3)防风、北细辛、甘草、龙胆草、菊花。(中医方剂大辞典)

广丹白及膏 guang dan bai ji gao

【英文名】Guang Dan Bai Ji Plaster

【组成】广丹、白及面、凡士林。(中医方剂大辞典)

广东蛇药片 guang dong she yao pian

【英文名】Guang Dong She Yao Tablet(药品标准－中药成方制剂标准)

【组成】柚叶、蛇王藤。(药品标准－中药成方制剂标准 1998 年)

广朴止泻液 guang pu zhi xie ye

【英文名】Guang Pu Zhi Xie Mixture

【组成】藿香、厚朴等。(时珍国药研究 1993,4(4))

广茂化癖丸 guang mao hua pi wan

【英文名】Guang Mao Hua Pi Pill

【组成】朱砂、当归、代赭石、枳壳、广茂、京三棱、麝香、巴豆霜、木香。(中医方剂大辞典)

广茂溃坚丸 guang shu kui jian wan

【英文名】Guang Shu Kui Jian Pill

【组成】木香、青皮、陈皮、广茂、乌梅、京三棱、大椒、巴豆。(中医方剂大辞典)

广茂溃坚汤 guang shu kui jian tang

【英文名】Guang Shu Kui Jian Decoction

【组成】广莪、红花、升麻、吴茱萸、生甘草、柴胡、泽泻、神曲、青皮、陈皮、生厚朴、黄芩、黄连、益智仁、草豆蔻仁、当归梢、半夏。(中医方剂大辞典)

广毒至灵丹 guang du zhi ling dan

【英文名】Guang Du Zhi Ling Pellet

【组成】生大黄、生川连、广珠、黄芩、朱砂、百部、核桃夹、肥皂荚灰、血余、骨余。(中医方剂大辞典)

广笔鼠粘汤 guang bi shu nian tang

【英文名】Guang Bi Shu Nian Decoction

【异名】广笔牛子汤(中医方剂大辞典、喉科种福)

【组成】贝母、鼠粘子、玄参、射干、甘草、栝楼根、怀生地、白僵蚕、连翘、竹叶。(中医方剂大辞典)

广福延龄丹 guang fu yan ling dan

【英文名】Guang Fu Yan Ling Pellet

【组成】丹砂、雄黄、人参、白茯苓、白术、乳香。(中医方剂大辞典)

广嗣既济丸 guang si ji ji wan

【英文名】Guang Si Ji Ji Pill

【组成】人参、天门冬、麦门冬、柏子仁、酸枣仁、远志肉、菟丝子、白茯苓、甘枸杞、生地黄、熟地黄、牡丹皮、当归、五味子、沙苑蒺藜、山茱萸肉、山药、石斛、牛膝、虎胫骨、甘菊花、石菖蒲、杜仲、破故纸、肉苁蓉、鹿角胶、玄武胶。(中医方剂大辞典)

广东凉茶颗粒 guang dong liang cha ke li

【英文名】Guang Dong Liang Cha Granule(药品标准－中药成方制剂标准)

【组成】岗梅、山芝麻、五指柑、淡竹叶、木蝴蝶、布渣叶、火炭母、金沙藤、广金钱草、金樱根。(药品标准－中药成方制剂标准 1998 年)

广术香附桃仁丸 guang zhu xiang fu tao ren wan

【英文名】Guang Zhu Xiang Fu Tao Ren Pill

【组成】海石、三棱、莪术、香附子、红花、桃仁、五灵脂。(中医方剂大辞典)

广嗣延龄至宝丹 guang si yan ling zhi bao dan

【英文名】Guang Si Yan Ling Zhi Bao Pellet

【组成】鹿茸、大石燕、熟地、苁蓉、川山甲、枸杞、朱砂、附子、天冬、琐阳、破故纸、当归、紫稍花、凤仙花子、海马、淫羊藿、砂仁、丁香、地骨、杜仲、牛膝、细辛、甘菊、炙甘草。(中医方剂大辞典)

广谱消炎骨友液 guang pu xiao yan gu you ye

【英文名】Guang Pu Xiao Yan Gu You Liquid

【组成】九节茶、田三七、鹿筋、土大黄、大飞扬、红根子、白花蛇、皂角刺、椿树皮、豺骨、虎杖、金钱草、抱树莲、珍珠、西洋参、制乳香、制没药、甘草、金银花、仙人掌、满山香。(福建中医药 1993,23(3))

亡虫丸 wang chong wan

【英文名】Wang Chong Pill

【组成】紫菀、射干、白龙骨。(中医方剂大辞典)

门冬丸 men dong wan

【英文名】Men Dong Pill

【组成】麦门冬、黄连。(中医方剂大辞典)

门冬粥 men dong zhou

【英文名】Men Dong Gruel

【组成】麦门冬。(中医方剂大辞典)

门冬膏 men dong gao

【英文名】Men Dong Ointment

【组成】(1)麦门冬。(中医方剂大辞典)(2)天门冬。(中医方剂大辞典)

门君汤 men jun tang

【英文名】Men Jun Decoction

【组成】人参、茯苓、白术、甘草、肉桂、神曲、柴胡。(中医方剂大辞典)

门冬饮子 men dong yin zi

【英文名】Men Dong Drink

【组成】(1)麦门冬、地骨皮、知母、石膏、生地、丹皮、白芍药。(中医方剂大辞典)(2)天门冬、麦门冬、桑白皮、枳壳、桔梗、荆芥、甘草。(中医方剂大辞典)(3)人参、枸杞、白茯苓、甘草、五味子、麦门冬。(中医方剂大辞典)

门冬山药汤 men dong shan yao tang

【英文名】Men Dong Shan Yao Decoction

【组成】麦门冬、山药、人参、甘草、生地黄、神曲、桔梗、紫菀、犀角、白茯苓、柴胡、黄芩、大豆卷、芍药、白术、防风、阿胶、茯神、芎、当归、朱砂、干姜。(中医方剂大辞典)

门冬甘露饮 men dong gan lu yin

【英文名】Men Dong Gan Lu Drink

【组成】麦门冬、黑参、黄芩、栝楼根、连翘、生甘草、灯心、竹叶。(中医方剂大辞典)

门冬安神丸 men dong an shen wan

【英文名】Men Dong An Shen Pill

【组成】麦冬、川黄连、生地、白茯神、远志、朱砂、甘草。(中医方剂大辞典)

门冬知母汤 men dong zhi mu tang

【英文名】Men Dong Zhi Mu Decoction

【组成】门冬、知母。(中医方剂大辞典)

门冬清肺汤 men dong qing fei tang

【英文名】Men Dong Qing Fei Decoction

【组成】(1)天门冬、麦门冬、净知母、鲜桑叶、怀生地、枯黄芩、地骨皮、信前胡、北沙参、炙甘草。(中医方剂大辞典)(2)天门冬、麦门冬、知母、贝母、桔梗、款冬花、甘草、牛蒡子、杏仁、马兜铃、桑白皮、地骨皮。(中医方剂大辞典)

门冬清肺饮 men dong qing fei yin

【英文名】Men Dong Qing Fei Drink

【组成】(1)天冬、麦冬、桑白皮、杏仁、黄芩、五味子、阿胶、桔梗、甘草、苏叶、乌梅肉。(中医方剂大辞典)(2)知母、贝母、天门冬、麦门冬、桔梗、甘草、牛蒡子、石膏、杏仁、马兜铃、糯米。(中医方剂大辞典)(3)紫菀茸、黄芪、白芍药、甘草、人参、麦门冬、当归身、五味子。(中医方剂大辞典)

己戍丹 ji shu dan

【英文名】Ji Shu Pellet

【组成】(1)麝香、牛黄、炉甘石、雄黄、火消、黄丹、冰片。(中医方剂大辞典)(2)西牛黄、飞腰黄、珠粉、红硇砂、麝香、冰片、玛瑙、马牙消。(中医方剂大辞典)

己字化毒丸 ji zi hua du wan

【英文名】Ji Zi Hua Du Pill

【组成】牛黄、牙皂、木香、生生乳、乳香、没药、川山甲、白鲜皮、朱砂、雄黄、月月红、熟大黄、僵蚕、血竭。(中医方剂大辞典)

己椒苈黄汤 ji jiao li huang tang

【英文名】Ji Jiao Li Huang Decoction

【组成】防己、椒目、葶苈子、生大黄。(江苏中医 1991,(5))

已风丹 yi feng dan

【英文名】Yi Feng Pellet

【组成】天竺黄、防风、钩藤、白僵蚕、干全蝎、白附子。(中医方剂大辞典)

已寒丸 yi han wan

【英文名】Yi Han Pill

【组成】(1)肉桂、茯苓、良姜、乌头、炮附子、干姜、芍药、茴香。(中医方剂大辞典)(2)吴茱萸、炮附子、良姜、肉桂、川乌头、厚朴、赤石脂、缩砂仁、丁香、肉豆蔻。(中医方剂大辞典)(3)附子、川乌头、干姜、良姜、胡椒、荜茇、荜澄茄、红豆、桂。(中医方剂大辞典)(4)炮附子、干姜、茴香、良姜、茯苓、桂。(中医方剂大辞典)

已嗽丸 yi sou wan

【英文名】Yi Sou Pill

【组成】款冬花、百部、紫菀、皂角。(中医方剂大辞典)

已试鲤鱼汤 yi shi li yu tang

【英文名】Yi Shi Li Yu Decoction

【异名】杏仁散(中医方剂大辞典、普济方)

【组成】杏仁、贝母、桂心、桔皮、人参、炙甘草、厚朴、麻黄、茯苓、胡麻、白前、鲤鱼、生姜、半夏。(中医方剂大辞典)

巳药 si yao

【英文名】Si Yao Powder

【组成】梅花、冰片、雄精、焰消。(中医方剂大辞典)

卫元汤 wei yuan tang

【英文名】Wei Yuan Decoction

【组成】(1)人参、当归、防风、红花、黄芪、芍药、桔梗、甘草。(中医方剂大辞典)(2)人参、白术、全蝎、山楂、半夏、当归、橘红、枳壳、乌梅。(中医方剂大辞典)

卫生丸 wei sheng wan

【英文名】Wei Sheng Pill(药品标准 - 中药成方制剂标准)

【组成】黄芪、党参、当归、白芍、熟地黄、川芎、茯苓、白术、甘草、人参、砂仁、鹿角胶、香附。(药品标准 - 中药成方制剂标准 1993 年)

卫生汤 wei sheng tang

【英文名】Wei Sheng Decoction

【组成】(1)青皮、防风、连翘、黄连、钩藤、知母、胆星、甘草、鼠粘子、山楂肉。(中医方剂大辞典)(2)陈皮、茯苓、甘草、人参、白术、山药、泽泻、苡仁。(中医方剂大辞典)(3)人参、白术、茯苓、陈皮、甘草、山药、苡仁、泽泻、黄连。(中医方剂大辞典)(4)白芍药、当归、黄芪、甘草、人参。(中医方剂大辞典)(5)地骨皮、生干地黄、甘草、白芍药。(中医方剂大辞典)(6)当归、余容、黄芪、炙甘草。(中医方剂大辞典)(7)白术、升麻、人参、茯苓、川连、木香、山药、泽泻、扁豆、炙草。(中医方剂大辞典)(8)白芷、连翘、花粉、荆芥、甘草节、蒡子、防风、乳香、没药、金银花、贝母、当归尾。(中医方剂大辞典)(8)人参、茯苓、玄参、天花粉、麦冬、生地、丹皮。(中医方剂大辞典)(10)人参、白术、白薇、甘草、榧子、槟榔、使君子、干葛。(中医方剂大辞典)(11)羌活、防风、白芷、山甲、石决明、沉香、红花、连翘、金银花、皂角刺、归尾、甘草节、花粉、乳香、大黄。(中医方剂大辞典)

卫生宝 wei sheng bao

【英文名】Wei Sheng Bao Pill

【组成】大竺黄、钩藤、千金霜、琥珀、麝香、僵蚕、重楼、雄黄、牛黄、茅慈姑、朱砂、文蛤、江珠、大戟、红人参。(中医方剂大辞典)

卫生散 wei sheng san

【英文名】Wei Sheng Powder(药品标准 - 中药成方制剂标准)

【组成】琥珀、天竺黄、钩藤、毛慈姑、朱砂、僵蚕、红参、千金子霜、重楼、牛黄、大戟、五倍子、雄黄、麝香、珍珠。(药品标准 - 中药成方制剂标准 1991 年)

卫生膏 wei sheng gao

【英文名】Wei Sheng Plaster

【组成】人参、枸杞、牛膝、天冬、麦冬、黄芪、生地、龙眼肉、五味子、鹿角胶、虎骨胶、龟胶、炼蜜、梨胶、霞天胶。(中医方剂大辞典)

卫产膏 wei chan gao

【英文名】Wei Chan Plaster

【组成】醋红花、酒川芍、酒当归、醋大黄、台乌药、吴萸、苏木、香附、蒲黄、灵脂、延胡、桂枝、党参、熟地、白术、黄芪、萸肉、川乌、草乌、苍术、羌活、独活、防风、细辛、赤芍、白芍、丹皮、南星、半夏、制厚朴、陈皮、醋青皮、醋三稜、醋莪术、木瓜、苏梗、香白芷、山楂、神曲、麦芽、杜仲、川续断、熟牛膝、秦艽、荆穗、肉苁蓉、枳壳、桔梗、槟榔、鳖血、柴胡、杏仁、桃仁、大茴、良姜、炙甘草、菟丝子、蛇床子、黑远志、柏子仁、熟枣仁、五味子、灵仙、草果仁、益智仁、白附子、马鞭草、辰砂、麦冬、车前子、泽泻、木通、木鳖仁、山甲、生姜、大蒜头、葱白、韭、黑小豆、艾、干荷叶、凤仙、胡椒、川椒、干姜、炮姜炭、大枣、乌梅、槐枝、桑枝、桃枝、柳枝、发团。(中医方剂大辞典)

卫君汤 wei jun tang

【英文名】Wei Jun Decoction

【组成】(1)人参、白术、茯苓、甘草、菖蒲、苏叶、半夏、桔梗、丹参。(中医方剂大辞典)(2)人参、巴戟天、茯苓、白芍、白术、陈皮、肉桂、半夏。(中医方剂大辞典)

卫经丹 wei jing dan

【英文名】Wei jing Pellet

【组成】砂仁、丁香、荜茇、厚朴、白豆蔻仁、人参、肉豆蔻、神曲、半夏曲、炮附子、荜澄茄、陈皮、干姜、白术、鹿茸、麝香。(中医方剂大辞典)

卫真汤 wei zhen tang

【英文名】Wei Zhen Decoction

【组成】人参、当归、青皮、丁香、川牛膝、生地黄、白茯苓、木香、肉豆蔻、熟地黄、山药、金钗石斛。(中医方剂大辞典)

卫睾丸 wei gao wan

【英文名】Wei Gao Pill

【组成】附子、甘草、玄胡索、柴胡、白术、肉桂、黄芪。(中医方剂大辞典)

卫臂散 wei bi san

【英文名】Wei Bi Powder

【组成】黄芪、当归、防风、白芥子、白芍、茯苓、熟地、枸杞、薏苡仁。(中医方剂大辞典)

卫心仙丹 wei xin xian dan

【英文名】Wei Xin Xian Pellet

【组成】(1)大黄、没药、乳香、白蜡、松香、骨碎补、当归、三七根、败龟版、麝香。(中医方剂大辞典)(2)大黄、当归、红花、桃仁、生地、丹皮、木耳、白芥子。(中医方剂大辞典)

卫生宝丸 wei sheng bao wan

【英文名】Wei Sheng Bao Pill(药品标准－中药成方制剂标准)

【异名】卫生宝丹(药品标准－中药成方制剂标准)

【组成】黄芩、玄参、天花粉、麦冬、竹茹、僵蚕、荆芥穗、薄荷、桔梗、柴胡、紫苏叶、苦杏仁、六神曲、甘草、朱砂粉、羚羊角粉、水牛角浓缩粉、冰片、雄黄粉。(药品标准－中药成方制剂标准 1991 年)

卫生宝丹 wei sheng bao dan

【英文名】Wei Sheng Bao Pellet

【组成】羚羊角、玄参、金银花、薄荷。

卫侯青膏 wei hou qing gao

【英文名】Wei Huo Qing Plaster

【异名】青膏(中医方剂大辞典、普济方)

【组成】当归、栝楼根、干地黄、甘草、蜀椒、半夏、桂心、芎劳、细辛、黄芩、桔梗、天雄、藜芦、皂荚、厚朴、乌头、莽草、干姜、人参、黄连、寄生、续断、戎盐、黄野葛、生竹茹、巴豆、石南、杏仁、猪脂、苦酒。(中医方剂大辞典)

卫生济世汤 wei sheng ji shi tang

【英文名】Wei Sheng Ji Shi Decoction

【组成】刘寄奴、乳没、羌活、当归、骨碎、红胡、山甲珠、白芷、玉丰、桂枝、皂茨、草节。(中医方剂大辞典)

卫生润肠丸 wei sheng run chang wan

【英文名】Wei Sheng Run Chang Pill

【组成】川羌活、当归、大黄、麻仁、桃仁、皂角子、防风、秦艽。(中医方剂大辞典)

卫生培元丸 wei sheng pei yuan wan

【英文名】Wei Sheng Pei Yuan Pill(药品标准－中药成方制剂标准)

【组成】白术、当归、杜仲、枸杞子、茯苓、白芍、山药、人参、党参、熟地黄、酸枣仁、砂仁、丹参、甘草、鹿茸、黄芪、肉桂、远志、陈皮、川芎。(药品标准－中药成方制剂标准 1991 年)

卫主生气汤 wei zhu sheng qi tang

【英文名】Wei Zhu Sheng Qi Decoction

【组成】人参、白术、麦冬、北五味、白芍、白芥子、炒枣仁、玄参。(中医方剂大辞典)

卫阳生化汤 wei yang sheng hua tang

【英文名】Wei Yang Sheng Hua Decoction

【组成】炙黄芪、炙桂枝、生左牡蛎、川芎、当归、桃仁、炙甘草、炮姜、酒炒白芍。(中医方剂大辞典)

卫生防疫宝丹 wei sheng fang yi bao dan

【英文名】Wei Sheng Fang Yi Bao Pill

【组成】粉甘草、细辛、香白芷、薄荷冰、冰片、朱砂。(中医方剂大辞典)

女宝 nv bao

【英文名】Nv Bao Capsule

【组成】人参、鹿胎、鹿茸、红花、川芎、丹参、丹皮、牛膝、桃仁、三棱、元胡、沉香、香附、陈皮、砂仁、槟榔、青皮、吴茱萸、肉桂、附子、小茴香、文术、白术、白芍、干漆、泽泻、茯苓、蒲黄炭、陈棕炭、银柴胡、木香、厚朴、荆芥、炮姜、海螵蛸、紫豆蔻、杜仲、乳鹿、甘草、当归、阿胶、龟申、鳖甲、熟地黄、赤芍。(《吉林省药品标准》1984 年)

女圣丸 nv sheng wan

【英文名】Nv Sheng Pill

【组成】香附。(中医方剂大辞典)

女贞丹 nv zhen dan

【英文名】Nv Zhen Plaster

【异名】二至丸(中医方剂大辞典、医便)

【组成】冬青子。(中医方剂大辞典)

女贞汤 nv zhen tang

【英文名】Nv Zhen Decoction

【组成】女贞子、生地、龟版、当归、茯苓、石斛、花粉、萆薢、牛膝、车前子、大淡菜。(中医方剂大辞典)

女贞散 nv zhen san

【英文名】Nv Zhen Powder

【组成】黄丹、紫菀。(中医方剂大辞典)

女贞膏 nv zhen gao

【英文名】Nv Zhen Plaster

【组成】黄连、黄芩、黄柏、黄芪、连翘、薄荷、山栀、山豆根、冬青叶、菊花、千里光花、密蒙花。(中医方剂大辞典)

女金丸 nv jin wan

【英文名】Nv Jin Pill

【组成】当归、党参、香附、益母草、川芎、白芷、熟地黄、陈皮。((91)吉卫药准字 ZZ－0046－2045 号)

女金丹 nv jin dan

【英文名】Nu Jin Pellet

【组成】元胡、阿胶、赤石脂、人参、当归、砂仁。((80)京卫药准字第 969 号)

女金片 nv jin pian

【英文名】Nv Jin Tablet(药品标准－中药成方制剂标准)

【组成】鹿角霜、砂仁、赤石脂、陈皮、茯苓、白薇、熟地黄、甘草、益母草、阿胶、没药、当归、延胡索、白芍、白术、白芷、川芎、黄芩、牡丹皮、肉桂、藁本、香附、党参。(药品标准－中药成方制剂标准 1998 年)

女宝丹 nv bao dan

【英文名】Nv Bao Pellet

【组成】当归、生地、白芍、川芎、白术、条芩、陈皮、阿胶、香附、砂仁。(中医方剂大辞典)

女经膏 nv jing gao

【英文名】Nv Jing Ointment

【组成】制鳖甲、白茯苓、益母草、大熟地、当归、炙甘草、地骨皮、淡黄芩、川芎、南沙参、制香附、陈阿胶、炒白芍、丹参、雪梨清膏、青蒿、川断、白蜜、焦白术、杜仲。(中医方剂大辞典)

女真散 nv zhen san

【英文名】Nv Zhen Powder

【组成】黄丹、女菀。(中医方剂大辞典)

女萎丸 nv wei wan

【英文名】Nv Wei Pill

【异名】云实丸(中医方剂大辞典)

【组成】(1)女萎、乌头、桂心、黄连、云实、藜芦、代赭。(中医方剂大辞典)(2)女萎、半夏、藜芦、炮附子。(中医方剂大辞典)

女葳膏 nv wei gao

【英文名】Nv Wei Plaster

【组成】女葳、炮附子、鸡舌香、青木香、麝香、白芷。(中医方剂大辞典)

女贞子膏 nv zhen zi gao

【英文名】Nv Zhen Zi Concentrated Decoction(药品标准－中药成方制剂标准)

【组成】女贞子。(药品标准－中药成方制剂标准 1993 年)

女贞皮酒 nv zhen pi jiu

【英文名】Nv Zhen Pi Wine

【组成】女贞皮。(中医方剂大辞典)

女金糖浆 nv jin tang jiang

【英文名】Nv Jin Syrup(药品标准－中药成方制剂标准)

【组成】当归、白芍、川芎、熟地黄、党参、白术、茯苓、甘草、肉桂、益母草、牡丹皮、没药、延胡索、藁本、白芷、黄芩、白薇、香附、砂仁、陈皮、赤石脂、鹿角霜、阿胶。(药品标准－中药成方制剂标准 1998 年)

女宝胶丸 nv bao jiao wan

【英文名】Nv Bao Gelatin-coated Pill

【组成】人参、鹿茸、丹皮、茯苓、川芎、沉香、醋元胡、阿胶、醋龟板、炮姜、肉桂、木香、当归、红花、鹿胎、乳鹿。((86)吉卫药准字 330058 号)

女宝胶囊 nv bao jiao nang

【英文名】Nv Bao Capsule(药品标准－中药成方制剂标准)

【组成】人参、川芎、鹿胎粉、银柴胡、牡丹皮、沉香、吴茱萸、肉桂、延胡索、木香、香附、当归、海螵蛸、青皮、荆芥穗、炮姜、丹参、阿胶、泽泻、附子、甘草、桃仁、杜仲、牛膝、红花、豆蔻、鹿茸、茯苓、乳鹿粉、砂仁、白术、陈皮、龟甲。(药品标准－中药成方制剂标准 1991 年)

女胜金丹 nv sheng jin dan

【英文名】Nv Sheng Jin Pill(药品标准－中药成方制剂标准)

【组成】香附、当归、赤芍、白芍、白芷、川芎、红参、白术、远志、牡丹皮、肉桂、牛膝、茯苓、白薇、熟地黄、藁本、甘草、乳香、沉香、朱砂、没药、延胡索、琥珀、赤石脂、白石脂。(药品标准－中药成方制剂标准1993年)

女科金丹 nv ke jin dan

【英文名】Nv Ke Jin Pellet

【组成】人参、蕲艾、枳壳、黄芩、棉芪、香附、橘红、茯苓、丹参、砂仁、苁蓉、木香、抚芎、白芍、琥珀、淮药、归身、川断、川贝、甘草、羌活、杜仲、于术、潼蒺、紫苏、血余、麦冬、腹皮、川朴、生地、莲肉、菟丝、沉香、楂肉、阿胶、益母。(中医方剂大辞典)

女贞剪红丸 nv zhen jian hong wan

【英文名】Nv Zhen Jian Hong Pill

【组成】冬青子肉、红花。(中医方剂大辞典)

女贞寄生汤 nv zhen ji sheng tang

【英文名】Nv Zhen Ji Sheng Decoction

【组成】女贞子、桑寄生、生薏苡仁、生黄芪、玉竹、制首乌、沙参、生地、炒麦芽、陈皮。(中医方剂大辞典)

女宝调经丸 nv bao tiao jing wan

【英文名】Nv Bao Tiao Jing Pill

【组成】全当归、乌药、丹参、香附、白芍、小胡麻、广皮、川芎、益母草。(中医方剂大辞典)

女科十珍丸 nv ke shi zhen wan

【英文名】Nv Ke Shi Zhen Pill(药品标准－中药成方制剂标准)

【组成】香附、党参、白术、茯苓、当归、白芍、熟地黄、川芎、茺蔚子、甘草。(药品标准－中药成方制剂标准1994年)

女科白凤丹 nv ke bai feng dan

【英文名】Nv Ke Bai Feng Pellet

【组成】白丝毛雌鸡、川石斛、香青蒿、人参、北沙参、麦冬、生地、熟地、丹参、白术、茯苓、黄芪、当归、牛膝、秦艽、鳖甲胶、艾叶、地骨皮、川贝、川芎、川连、丹皮、银胡。(中医方剂大辞典)

女科地黄丸 nv ke di huang wan

【英文名】Nv Ke Di Huang Pill

【组成】熟地、山萸、山药、丹皮、茯苓、艾叶、香附、阿胶。(中医方剂大辞典)

女科妇宝丹 nv ke fu bao dan

【英文名】Nv Ke Fu Bao Pellet

【组成】当归、川芎、艾绒、白芍药、香附、阿胶、熟地黄。(中医方剂大辞典)

女萎石膏汤 nv wei shi gao tang

【英文名】Nv Wei Shi Gao Decoction

【组成】知母、石膏、炙甘草、杭米、牡桂、女萎、竹叶。(中医方剂大辞典)

女服紫石英丸 nv fu zi shi ying wan

【英文名】Nv Fu Zi Shi Ying Pill

【组成】紫石英、禹余粮、熟地黄、辛夷仁、厚朴、卷柏、石斛、川续断、柏子仁、川乌、川芎、海螵蛸、牡丹皮、川当归、炙粉草、桑寄生、华阴细辛、吴茱萸。(中医方剂大辞典)

女服益母胜金丹 nv fu yi mu sheng jin dan

【英文名】Nv Fu Yi Mu Sheng Jin Pellet

【组成】大生地、当归、白芍药、淮牛膝、川芎、茺蔚子、杜仲、白术、丹参、香附米。(中医方剂大辞典)

女科乌鸡白凤丸 nv ke wu ji bai feng wan

【英文名】Nv Ke Wu Ji Bai Feng Pill

【组成】白毛雄乌鸡、党参、白芍、川断、桑螵蛸、炒于术、炙黄芪、广郁金、川藁本、茯苓、制香附、地骨皮、萸肉、炙甘草、杜仲、煅龙骨、丹皮、当归、丹参、煅牡蛎、延胡索、川芎、怀山药、白薇、红花。(中医方剂大辞典)

丸剂 wan ji

【英文名】Pills(医学主题词表)

【定义】指将药物研成细粉或用药材提取物,加适宜的粘合剂制成的圆形固体剂型。(中药药剂学)

小串 xiao chuan

【英文名】Xiao Chuan Pill

【异名】白头兵(中医方剂大辞典)

【组成】南星、半夏、滑石、巴霜。(中医方剂大辞典)

小刀圭 xiao dao gui

【英文名】Xiao Dao Gui Paste

【组成】黄牛犊、人参、茯苓、绵黄芪、良姜、肉桂、陈皮、甘草、花椒、白盐、醇酒。(中医方剂大辞典)

小下汤 xiao xia tang

【英文名】Xiao Xia Decoction

【组成】生地、当归、白芍、丹皮、栀子、大黄、木通、车前。(中医方剂大辞典)

小元门 xiao yuan men

【英文名】Xiao Yuan Men Powder

【组成】麻黄、川芎、乳香、没药、甲片、马前㶶。(中医方剂大辞典)

小白汤 xiao bai tang

【英文名】Xiao Bai Decoction

【组成】小柴胡汤、白虎汤。(中医方剂大辞典)

小白降 xiao bai jiang

【英文名】Xiao Bai Jiang Pellet

【组成】水银、火消、生矾、食盐。(中医方剂大辞典)

小圣散 xiao sheng san

【英文名】Xiao Sheng Powder

【组成】御米壳、陈皮、炮干姜、炙甘草。(中医方剂大辞典)

小曲散 xiao qu san

【英文名】Xiao Qu Powder

【组成】小麦曲、锅煤、狗头骨、乳香、五倍子。(中医方剂大辞典)

小朱散 xiao zhu san

【英文名】Xiao Zhu Powder

【组成】成块赤土、当归。(中医方剂大辞典)

小阴丹 xiao yin dan

【英文名】Xiao Yin Pellet

【组成】当归、白芍药、白术、茯苓、藁本、白芷、延胡索、熟地黄、牡蛎、人参、没药、炙甘草、南木香、煅赤石脂、炮大附子、烧蚕退纸。(中医方剂大辞典)

小红丸 xiao hong wan

【英文名】Xiao Hung Pill

【组成】(1)巴豆、庄黄、胆星、雄黄、辰砂。(中医方剂大辞典)(2)锦大黄、秘传黑虎丹。(中医方剂大辞典)(3)南星、半夏、白矾、全蝎、巴豆、代赭、白附、杏仁、朱砂。(中医方剂大辞典)(4)赤石脂、干姜、枣、艾叶、川椒、乌梅。(中医方剂大辞典)(5)明信、明丹。(中医方剂大辞典)(6)天南星、朱砂、巴豆。(中医方剂大辞典)(7)乌头、何首乌、苍术、蛇床子、五灵脂、牛膝、赤小豆、白胶香、当归、乳香。(中医方剂大辞典)(8)骨碎补、土当归、川乌、白杨皮、肉桂、莪术、丁香、干姜、川芎、细辛、附子、乳香、没药、芍药。(中医方剂大辞典)(9)真牛黄、真阿魏、南木香、真雷丸、鸡肫皮。(中医方剂大辞典)

小红升 xiao hong sheng

【英文名】Xiao Hong Sheng Pellet

【组成】真水银、净明矾、提净火消。(中医方剂大辞典)

小麦汤 xiao mai tang

【英文名】Xiao Mai Decoction

【组成】(1)小麦、竹叶、石膏。(中医方剂大辞典)(2)滑石、甘草、地骨皮、人参、麻黄、大黄、知母、羌活、葶苈、小麦。(中医方剂大辞典)(3)小麦、人参、炙甘草、芍药、石膏、生干地黄、黄芪、木通、升麻、黄芩、前胡、麦门冬。(中医方剂大辞典)(4)小麦、芦根、竹茹、人参、白茯苓。(中医方剂大辞典)(5)小麦、通草。(中医方剂大辞典)(6)小麦、穲草。(中医方剂大辞典)(7)小麦、人参、厚朴、甘草、生姜汁、青竹茹、茯苓。(中医方剂大辞典)(8)小麦、栝楼根、麦门冬。(中医方剂大辞典)(9)小麦、昆布、厚朴、桔皮、炮附子、海藻、生姜、半夏、白前、杏仁。(中医方剂大辞典)

小麦饮 xiao mai yin

【英文名】Xiao Mai Drink

【组成】(1)小麦、小豆。(中医方剂大辞典)(2)生小麦。(中医方剂大辞典)(3)小麦。(中医方剂大辞典)

小麦散 xiao mai san

【英文名】Xiao Mai Powder

【组成】小麦曲、干姜、细辛、附子、椒目、官桂。(中医方剂大辞典)

小麦粥 xiao mai zhou

【英文名】Xiao Mai Gruel

【组成】(1)小麦、粳米、大枣。(中医方剂大辞典)(2)小麦。(中医方剂大辞典)

小豆丸 xiao dou wan

【英文名】Xiao Dou Pill

【组成】赤小豆、硫黄、附子。(中医方剂大辞典)

小豆汁 xiao dou zhi

【英文名】Xiao Dou Juice

【组成】小豆。(中医方剂大辞典)

小豆汤 xiao dou tang

【英文名】Xiao Dou Decoction

【组成】小豆。(中医方剂大辞典)

小豆饮 xiao dou yin

【英文名】Xiao Dou Drink

【组成】赤小豆、蜀椒、乌雌鸡。(中医方剂大辞典)

小豆散 xiao dou san

【英文名】Xiao Dou Powder

【组成】赤小豆。(中医方剂大辞典)

小还丹 xiao huan dan

【英文名】Xiao Huan Pellet

【组成】(1)肉苁蓉、肉豆蔻、山芋。(中医方剂大辞典)(2)腻粉、水银、硫黄、大巴豆肉。(中医方剂大辞典)(3)皂角刺、白鹅、苦参。(中医方剂大辞典)

小灵丹 xiao ling dan

【英文名】Xiao Ling Pellet

【组成】硫黄、雄黄。

小青汤 xiao qing tang

【英文名】Xiao Qing Decoction

【组成】柴胡、黄芩、党参、大枣、鲜姜、桑叶、生石膏、麦冬、杏仁、炙杷叶、沙参、苏子、生地、炙甘草。(中医函授通讯 1993,(6))

小枣丸 xiao zao wan

【英文名】Xiao Zao Pill

【组成】厚朴、苍术、陈皮、甘草、绿矾。(中医方剂大辞典)

小枣丹 xiao zao dan

【英文名】Xiao Zao Pellet

【组成】防风、僵蚕、首乌、全蝎、羌活、独活、芍药、生地、威灵仙、蔓荆子、牛蒡子、苦参、胡麻、大黄、黄芩、枸杞子、薄荷、南星、天麻、荆芥、柳枝、山栀、炙甘草、白术、壬子肉、两头尖。(中医方剂大辞典)

小金丹 xiao jin dan

【英文名】Xiao Jin Pellet

【组成】(1)枫香脂、五灵脂、马钱子、草乌、地龙、乳香、没药、麝香。((84)川卫药准字 3115 号)(2)麝香、乳香、没药、五灵脂、木鳖子。((80)京卫药准字第 987 号)(3)麝香、木鳖子、制草乌、枫香脂、乳香、没药、五灵脂、当归、地龙。((91)苏卫药准 ZZ－0053 字 1038－1 号)

小毒膏 xiao du gao

【英文名】Xiao Du Plaster

【组成】蟛蜞膏。(中医方剂大辞典)

小春膏 xiao chun gao

【英文名】Xiao Chun Plaster

【组成】桐油、黄丹、川山甲、蜈蚣、白鹅毛、血余、乳香、没药、血竭、车米、韶粉。(中医方剂大辞典)

小柏汤 xiao bai tang

【英文名】Xiao Bai Decoction

【组成】龙胆、黄连、子柏。(中医方剂大辞典)

小柏散 xiao bai san

【英文名】Xiao Bai Powder

【组成】没药、红花、乳香、黄柏、小柏、桔叶。(中医方剂大辞典)

小茸丸 xiao rong wan

【英文名】Xiao Rong Pill

【异名】小鹿茸丸(中医方剂大辞典、普济方)

【组成】鹿茸、川牛膝、苁蓉、木瓜、杜仲、菟丝子、当归、熟地黄、天麻、青盐。(中医方剂大辞典)

小草丸 xiao cao wan

【英文名】Xiao Cao Pill

【组成】小草、桂心、蜀椒、干姜、细辛、附子。(中医方剂大辞典)

小草汤 xiao cao tang

【英文名】Xiao Cao Decoction

【组成】小草、黄芪、麦门冬、当归、酸枣仁、石斛、人参、炙甘草。(中医方剂大辞典)

小草散 xiao cao san

【英文名】Xiao Cao Powder

【组成】小草、柏子仁、犀角屑、赤茯苓、铁精、龙齿、天竺黄、生干地黄、琥珀末。(中医方剂大辞典)

小品汤 xiao pin tang

【英文名】Xiao Pin Decoction

【组成】黄芪、人参、白芍药、白茯苓、半夏、肉桂、甘草、当归。(中医方剂大辞典)

小胃丹 xiao wei dan

【英文名】Xiao Wei Pellet

【组成】芫花、甘遂、大戟、大黄、黄柏。(中医方剂大辞典)

小神丸 xiao shen wan

【英文名】Xiao Shen Pill

【异名】蒺藜苦参丸(中医方剂大辞典)

【组成】白蒺藜、北蝉蜕、北全蝎、荆芥穗、北防风、大风子肉、羌活、当归、大川芎、土麻仁、白苦参。(中医方剂大辞典)

小神丹 xiao shen dan

【英文名】Xiao Shen Pellet

【组成】真丹、白蜜。(中医方剂大辞典)

小浴方 xiao yu fang

【英文名】Xiao Yu Prescription

【组成】川椒、苦参、蛇床子、香附子、白矾、白芷、狗脊、细辛、桂心。(中医方剂大辞典)

小理丸 xiao li wan

【英文名】Xiao Li Pill

【组成】人参、干姜、甘草、白术。(中医方剂大辞典)

小营煎 xiao ying jian

【英文名】Xiao Ying Decoction

【组成】(1)当归、熟地、白芍、山药、川续断、枸杞。(中医方剂大辞典)(2)当归、熟地、芍药、山药、枸杞、炙甘草。(中医方剂大辞典)

小黄丸 xiao huang wan

【英文名】Xiao Huang Pill

【组成】(1)人参、黄芩、南星、半夏、生姜。(中医方剂大辞典)(2)南星、半夏、黄芩。(中医方剂大辞典)(3)黄芩、半夏、白术、陈皮、青皮、黄芪、泽泻、干姜。(中医方剂大辞典)(4)半夏、巴豆霜、黄柏末。(中医方剂大辞典)

小黄膏 xiao huang gao

【英文名】Xiao Huang Ointment

【异名】黄龙膏(中医方剂大辞典、儒门事亲、卫生宝鉴)

【组成】黄柏、黄芩、大黄。(中医方剂大辞典)

小惊丸 xiao jing wan

【英文名】Xiao Jing Pill

【组成】郁金、黄连、牙消、木香、藿香、龙胆草、全蝎。(中医方剂大辞典)

小惊药 xiao jing yao

【英文名】Xiao Jing Yao Pill

【组成】茯苓、茯神、山药、防风、羌活、蝉蜕、远志、僵蚕、白芷、白附子、荆芥、川芎、赭石、铁朵粉、朱砂、金箔、麻黄、甘草。(中医方剂大辞典)

小黑丸 xiao hei wan

【英文名】Xiao Hei Pill

【组成】(1)木香、丁香、肉蔻、杏仁、百草霜、巴霜。(中医方剂大辞典)(2)白蔹、白及、南星、芍药、当归、细辛、赤小豆、百草霜。(中医方剂大辞典)

小黑膏 xiao hei gao

【英文名】Xiao Hei Ointment

【异名】小黑散(中医方剂大辞典、圣济总录)
【组成】天南星、乌头、薄荷、玄参。(中医方剂大辞典)
小锋顶 xiao feng ding
【英文名】Xiao Feng Ding Powder
【组成】炒五灵脂、枯矾。(中医方剂大辞典)
小蒜汁 xiao suan zhi
【英文名】Xiao Suan Juice
【组成】小蒜。(中医方剂大辞典)
小蓟汤 xiao ji tang
【英文名】Xiao Ji Decoction
【异名】小蓟根汤(中医方剂大辞典、鸡峰)
【组成】(1)小蓟、鸡苏、青竹茹、麦门冬、生地黄。(中医方剂大辞典)(2)小蓟。(中医方剂大辞典)(3)小蓟、生地黄汁、白术。(中医方剂大辞典)(4)小蓟根、生地、赤芍、木通、蒲黄、甘草梢、淡竹叶、滑石、灯心。(中医方剂大辞典)(5)去梗小蓟。(中医方剂大辞典)(6)伏龙肝、桑寄生、续断、地榆、艾叶、阿胶、当归、赤石脂、厚朴、生姜、小蓟根。(中医方剂大辞典)
小蓟饮 xiao ji yin
【英文名】Xiao Ji Drink
【组成】小蓟根叶、益母草。(中医方剂大辞典)
小蓟散 xiao ji san
【英文名】Xiao Ji Powder
【组成】(1)佛座须、小蓟。(中医方剂大辞典)(2)百草霜、小蓟、香附子、蒲黄。(中医方剂大辞典)
小膏子 xiao gao zi
【英文名】Xiao Plaster
【组成】丹参、黄蜡、豉、葱白、清油。(中医方剂大辞典)
小蜜丸 xiao mi wan
【英文名】Small Honeyed Pills(医学主题词表)
【定义】是指药材细粉以蜂蜜和水为粘合剂,采用塑制法或泛制法制成的丸剂。(中药药剂学)
小二龙串 xiao er long chuan
【英文名】Xiao Er Long Chuan Powder
【组成】黑白丑、生大黄。(中医方剂大辞典)
小丁沉丸 xiao ding chen wan
【英文名】Xiao Ding Chen Pill
【组成】(1)丁香、沉香、木香、槟榔、白豆蔻、麝香、人参、桂、白茯苓、甘草、干姜、诃黎勒皮、白术、青桔皮。(中医方剂大辞典)(2)甘草、缩砂、白芷、阿魏、麝香、木香、丁香、陈皮、益智、茴香、生姜、沉香。(中医方剂大辞典)
小丁香丸 xiao ding xiang wan
【英文名】Xiao Ding Xiang Pill
【异名】丁香丸(中医方剂大辞典、普济方)
【组成】(1)丁香、沉香、乳香、茴香子、桂、槟榔、肉豆蔻、荜茇、阿魏、巴豆。(中医方剂大辞典)(2)五灵脂、丁香、木香、肉豆蔻、巴豆。(中医方剂大辞典)
小丁香散 xiao ding xiang san
【英文名】Xiao Ding Xiang Powder
【异名】丁香散(中医方剂大辞典、鸡峰)
【组成】丁香、附子、生姜。(中医方剂大辞典)
小丁香煎 xiao ding xiang jian
【英文名】Xiao Ding Xiang Decoction
【组成】丁香、木香、硇砂、粉霜、五灵脂、肉豆蔻、巴豆。(中医方剂大辞典)
小七气汤 xiao qi qi tang
【英文名】Xiao Qi Qi Decoction
【组成】人参、半夏、炙甘草、肉桂。(中医方剂大辞典)
小七香丸 xiao qi xiang wan
【英文名】Xiao Qi Xiang Pill
【异名】七香丸(中医方剂大辞典、百一)
【组成】(1)甘松、益智仁、香附子、丁香皮、炒甘草、蓬莪术、缩砂仁。(中医方剂大辞典)(2)香附、缩砂、益智、陈皮、蓬术、丁皮、甘松。(中医方剂大辞典)(3)香附子、京三棱、丁香皮、缩砂仁、蓬莪术、益智仁、甘松、甘草。(中医方剂大辞典)
小八风散 xiao ba feng san
【英文名】Xiao Ba Feng Powder
【组成】(1)人参、当归、天雄、附子、防风、独活、川椒、天门冬、干姜、山茱萸、五味子、前胡、麻黄、白芷、莽草。(中医方剂大辞典)(2)天雄、当归、人参、附子、防风、天门冬、蜀椒、独活、乌头、秦艽、细辛、白术、干姜、麻黄、山茱萸、五味子、桔梗、白芷、柴胡、莽草。(中医方剂大辞典)
小儿金丹 xiao er jin dan
【英文名】Xiao Er Jin Pellet
【组成】川贝、橘红、羌活、生地、木通、大青叶、芥穗、桔梗、前胡、山川柳、赤芍、制南星、玄参、薄荷、钩藤、制半夏、枳壳、葛根、天麻、防风、甘草、炒牛蒡子。(中医方剂大辞典)
小儿积散 xiao er ji san
【英文名】Xiao Er Ji Powder(药品标准-中药成方制剂标准)
【组成】使君子、贯众、石榴皮、槟榔、雷丸、牵牛子、百部、木香、茯苓、山药、甘草。(药品标准-中药成方制剂标准 1991 年)
小三生丹 xiao san sheng dan
【英文名】Xiao San Sheng Pellet
【组成】朱砂、水银、硫黄、生铁。(中医方剂大辞典)
小三黄汤 xiao san huang tang
【英文名】Xiao San Huang Decoction

【组成】大黄、栀子、黄芩、豉。(中医方剂大辞典)

小三棱煎 xiao san leng jian

【英文名】Xiao San Leng Decoction

【组成】荆三棱、蓬莪术、芫花。(中医方剂大辞典)

小已寒丸 xiao yi han wan

【英文名】Xiao Yi Han Pill

【异名】强中丸(中医方剂大辞典)

【组成】艾叶、苍术、陈皮、吴茱萸。(中医方剂大辞典)

小女曲散 xiao nv qu san

【英文名】Xiao Nv Qu Powder

【异名】女曲散(中医方剂大辞典、千金)

【组成】女曲、干姜、细辛、椒目、炮附子、桂心。(中医方剂大辞典)

小元门顶 xiao yuan men ding

【英文名】Xiao Yuan Men Ding Powder

【组成】番木鳖、当归、羌活、白芷、雄黄、甲片、僵蚕、乳香、没药。(中医方剂大辞典)

小无比散 xiao wu bi san

【英文名】Xiao Wu Bi Powder

【组成】(1)桂府滑石、石膏、粉草、寒水石、郁金。(中医方剂大辞典)(2)朱砂、片脑、麝香、牛黄。(中医方剂大辞典)

小木香散 xiao mu xiang san

【英文名】Xiao Mu Xiang Powder

【组成】胡椒、木香、糯米。(中医方剂大辞典)

小五饮丸 xiao wu yin wan

【英文名】Xiao Wu Yin Pill

【组成】半夏、甘遂、大戟、牵牛、芫花、紫菀、附子、泽泻、木香、沉香。(中医方剂大辞典)

小五退散 xiao wu tui san

【英文名】Xiao Wu Tui Powder

【组成】蝉蜕、蛇蜕、蚕纸、乌鸡卵壳、男子发。(中医方剂大辞典)

小五香汤 xiao wu xiang tang

【英文名】Xiao Wu Xiang Decoction

【组成】木香、沉香、乳香、藿香、连翘、麝香。(中医方剂大辞典)

小车螯散 xiao che ao san

【英文名】Xiao Che Ao Powder

【组成】(1)车螯、轻粉、甘草、大黄。(中医方剂大辞典)(2)紫贝大车螯。(中医方剂大辞典)

小太平丸 xiao tai ping wan

【英文名】Xiao Tai Ping Pill

【组成】人参、五味子、天门冬、麦门冬、玄参、徽墨。(中医方剂大辞典)

小中风片 xiao zhong feng pian

【英文名】Xiao Zhong Feng Tablet

【组成】丹参、草决明等。(中国医药学报 1991,6(4))

小化癖丸 xiao hua pi wan

【英文名】Xiao Hua Pi Pill

【组成】青皮末、蝎梢、胡椒、麝香、晋枣。(中医方剂大辞典)

小分气丸 xiao fen qi wan

【英文名】Xiao Fen Qi Pill

【组成】(1)木香、槟榔、楝实、干姜、青桔皮、蓬莪术、巴豆、半夏、大黄、雄黄。(中医方剂大辞典)(2)青桔皮、胡芦巴、沉香、补骨脂、蓬莪术、白豆蔻仁、茴香子。(中医方剂大辞典)

小分清饮 xiao fen qing yin

【英文名】Xiao Fen Qing Drink

【组成】茯苓、泽泻、薏仁、猪苓、枳壳、厚朴。(中医方剂大辞典)

小牛黄丸 xiao niu huang wan

【英文名】Xiao Niu Huang Pill

【异名】牛黄丸(中医方剂大辞典、金鉴)

【组成】(1)牛黄、珍珠、琥珀、朱砂、雄黄、滴乳石、乳香、没药、母丁香、沉香、麝香、当归尾、白芷梢、人参。(中医方剂大辞典)(2)玄参、荆芥穗、苦参、大川乌、宣连、真牛黄。(中医方剂大辞典)(3)熟大黄、川郁金、胆星、槟榔、川厚朴、甘草、广木香、川连。(中医方剂大辞典)(4)胆星、朱砂、巴霜。(中医方剂大辞典)(5)黑白丑、大黄、胆星、枳实、半夏、牙皂。(中医方剂大辞典)(6)干葛、炙甘草、黄芩、防风、麝、山栀子。(中医方剂大辞典)

小牛膝丸 xiao niu xi wan

【英文名】Xiao Niu Xi Pill

【组成】牛膝、防风、附子、赤小豆、人参、地龙、檀香、乳香。(中医方剂大辞典)

小乌玉丹 xiao wu yu dan

【英文名】Xiao Wu Yu Pellet

【组成】乳香、麝香、芝麻、苦楝根、槐角子、雷丸、乱油头发、黄牛角、生猪前甲、南星、穿山甲、白矾、半夏、枳壳。(中医方剂大辞典)

小乌头丸 xiao wu tou wan

【英文名】Xiao Wu Tou Pill

【异名】乌头丸(中医方剂大辞典、普济方)

【组成】乌头、炙甘草、茱萸、细辛、半夏、附子、藁本。(中医方剂大辞典)

小乌沉汤 xiao wu chen tang

【英文名】Xiao Wu Chen Decoction

【异名】乌沉汤(中医方剂大辞典、丹溪心法附余);抑气散(中医方剂大辞典、张氏医通)

【组成】(1)乌药、香附子、乳香、沉香。(中医方剂大辞典)(2)乌药、炒甘草、香附子。(中医方剂大辞典)

(3)乌药、甘草、香附。(中医方剂大辞典)

小乌金丸 xiao wu jin wan

【英文名】Xiao Wu Jin Pill

【异名】乌金丸(中医方剂大辞典、经验女科)

【组成】海金沙、僵蚕、侧柏叶、小茴香、百草霜、川芎、防风、当归、厚朴、苍术。(中医方剂大辞典)

小乌犀丸 xiao wu xi wan

【英文名】Xiao Wu Xi Pill

【组成】乌犀、朱砂、天麻、羌活、芎䓖、防风、干蝎、白僵蚕、甘菊花、地龙、蔓荆子、干姜、牛黄、麝香、天南星、败龟、白花蛇、肉桂、炮附子、木香、人参、海桐皮、虎胫骨、当归。(中医方剂大辞典)

小丹搨方 xiao dan ta fang

【英文名】Xiao Dan Ta Prescription

【组成】升麻、黄连、大黄、芎䓖、黄芩、芒消、当归、炙甘草、羚羊角。(中医方剂大辞典)

小风门顶 xiao feng men ding

【英文名】Xiao Feng Men Ding Powder

【异名】独脚顶(中医方剂大辞典)

【组成】(1)麻黄、官桂、木鳖子。(中医方剂大辞典)(2)当归、麻黄、白芷、川芎、杏仁、生草、苍术、草乌、羌活。(中医方剂大辞典)

小风引汤 xiao feng yin tang

【英文名】Xiao Feng Yin Decoction

【异名】风引汤(中医方剂大辞典、圣济总录);小防风引汤(中医方剂大辞典、普济方)

【组成】(1)独活、防风、当归、赤茯苓、大豆、人参、干姜、附子、石斛。(中医方剂大辞典)(2)独活、茯苓、人参、防风、当归、甘草、干姜、石斛、附子、大豆。(中医方剂大辞典)(3)独活、防风、茯苓、炙甘草、人参、当归、干姜、附子、大豆。(中医方剂大辞典)(4)独活、茯苓、人参、防风、甘草、干姜、附子、大豆。(中医方剂大辞典)(5)防风、独活、细辛、川芎、五味子、白茯苓、人参、白芍药、白术、炙甘草。(中医方剂大辞典)

小风髓丹 xiao feng sui dan

【英文名】Xiao Feng Sui Pellet

【异名】养真丹(中医方剂大辞典)

【组成】甘草、黄柏。(中医方剂大辞典)

小艾叶汤 xiao ai ye tang

【英文名】Xiao Ai Ye Decoction

【组成】炒艾叶、当归、阿胶、芎䓖、甘草。(中医方剂大辞典)

小正气散 xiao zheng qi san

【英文名】Xiao Zheng Qi Powder

【组成】半夏、厚朴、藿香、陈皮、甘草。(中医方剂大辞典)

小甘露饮 xiao gan lu yin

【英文名】Xiao Gan Lu Drink

【组成】黄芩、升麻、茵陈、栀子仁、桔梗、生地黄、石斛、炙甘草。(中医方剂大辞典)

小龙胆丸 xiao long dan wan

【英文名】Xiao Long Dan Pill

【异名】龙胆丸(中医方剂大辞典、圣济总录)

【组成】龙胆、黄连、芍药、甘草、黄柏、大黄、黄芩、人参、栀子仁。(中医方剂大辞典)

小龙荟丸 xiao long hui wan

【英文名】Xiao Long Hui Pill

【组成】当归、草龙胆、山栀、黄连、川芎、大黄、芦荟、木香。(中医方剂大辞典)

小归命汤 xiao gui ming tang

【英文名】Xiao Gui Ming Decoction

【异名】小归命散(中医方剂大辞典、婴童百问)

【组成】人参、白术、茯苓、炙甘草、辰砂、龙脑、麝香。(中医方剂大辞典)

小生犀散 xiao sheng xi san

【英文名】Xiao Sheng Xi Powder

【组成】犀角、地骨皮、赤芍、柴胡、干葛、甘草。(中医方剂大辞典)

小白术汤 xiao bai zhu tang

【英文名】Xiao Bai Zhu Decoction

【组成】白术、当归、厚朴、龙骨、艾叶、生姜。(中医方剂大辞典)

小白术散 xiao bai zhu san

【英文名】Xiao Bai Zhu Powder

【组成】白术、甘草、白茯苓、桑白皮。(中医方剂大辞典)

小半夏丸 xiao ban xia wan

【英文名】Xiao Ban Xia Pill

【异名】沉香堕痰丸(中医方剂大辞典、御药院方);半夏丸(中医方剂大辞典、普济方)

【组成】(1)半夏。(中医方剂大辞典)(2)半夏、胡椒。(中医方剂大辞典)(3)半夏、木香、沉香、青桔皮、槟榔。(中医方剂大辞典)

小半夏汤 xiao ban xia tang

【英文名】Xiao Ban Xia Decoction

【异名】桔皮半夏汤(中医方剂大辞典、宣明论);半夏生姜汤(中医方剂大辞典、活人书)

【组成】(1)半夏、生姜、桂心、甘草。(中医方剂大辞典)(2)半夏、生姜、桔皮。(中医方剂大辞典)(3)半夏、生姜。(中医方剂大辞典)

小半夏饮 xiao ban xia yin

【英文名】Xiao Ban Xia Drink

【组成】半夏、白茯苓、陈皮、炙甘草。(中医方剂大辞

典)

小半夏散 xiao ban xia san

【英文名】Xiao Ban Xia Powder

【异名】半夏汤(中医方剂大辞典、圣济总论)

【组成】半夏、人参、葛根。(中医方剂大辞典)

小地黄丸 xiao di huang wan

【英文名】Xiao Di Huang Pill

【异名】地黄丸(中医方剂大辞典、卫生家宝产科备要)

【组成】人参、炮干姜。(中医方剂大辞典)

小芎辛汤 xiao xiong xin tang

【英文名】Xiao Xiong Xin Decoction

【组成】川芎、细辛、白术、炙甘草。(中医方剂大辞典)

小夺命散 xiao duo ming san

【英文名】Xiao Duo Ming Powder

【异名】小夺命丹(中医方剂大辞典、良明汇集)

【组成】千头子、槐花子、地丁。(中医方剂大辞典)

小百中饮 xiao bai zhong yin

【英文名】Xiao Bai Zhong Drink

【组成】人参、当归、川芎、茯苓、牛膝、甘草、土茯苓。(中医方剂大辞典)

小百劳散 xiao bai lao san

【英文名】Xiao Bai Lao Powder

【组成】炒御米壳。(中医方剂大辞典)

小至宝丸 xiao zhi bao wan

【英文名】Xiao Zhi Bao Pill

【组成】荆芥、防风、何首乌、威灵仙、蔓荆子、菖蒲、苦参。(中医方剂大辞典)

小当归丸 xiao dang gui wan

【英文名】Xiao Dang Gui Pill

【组成】当归、桂、威灵仙茸。(中医方剂大辞典)

小朱砂丸 xiao zhu sha wan

【英文名】Xiao Zhu Sha Pill

【异名】小丹砂丸(中医方剂大辞典、圣济总录)

【组成】(1)朱砂、胆星、人参、茯苓、珍珠、半夏、龙脑、麝香。(中医方剂大辞典)(2)朱砂、巴豆、半夏、杏仁。(中医方剂大辞典)

小竹沥汤 xiao zhu li tang

【英文名】Xiao Zhu Li Decoction

【组成】淡竹沥、射干、杏仁、独活、枳实、白术、防己、防风、秦艽、芍药、甘草、茵芋、茯苓、黄芩、麻黄。(中医方剂大辞典)

小延龄丹 xiao yan ling dan

【英文名】Xiao Yan Ling Pellet

【组成】水银、黑铅、朱砂、雄黄。(中医方剂大辞典)

小决明散 xiao jue ming san

【英文名】Xiao Jue Ming Powder

【组成】草决明、青葙子、干葛、槐花、败荷叶。(中医方剂大辞典)

小安肾丸 xiao an shen wan

【英文名】Xiao An Shen Pill

【组成】香附子、川乌、川楝子、熟干地黄、茴香、川椒。(中医方剂大辞典)

小安胃丸 xiao an wei wan

【英文名】Xiao An Wei Pill

【组成】大熟地、香附、金铃子、小茴、川椒。(中医方剂大辞典)

小异功散 xiao yi gong san

【英文名】Xiao Yi Gong Powder

【异名】加味四君子汤(中医方剂大辞典、种痘新书)

【组成】(1)人参、白术、桔皮、白茯。(中医方剂大辞典)(2)人参、茯苓、白术、甘草、陈皮、木香。(中医方剂大辞典)(3)人参、麦门冬、杏仁、北五味、陈皮、白术。(中医方剂大辞典)

小防风汤 xiao fang feng tang

【英文名】Xiao Fang Feng Decoction

【异名】防风汤(中医方剂大辞典、医学集成)

【组成】(1)防风、秦艽、羌活、附子。(中医方剂大辞典)(2)大黄、山栀子、炙甘草、赤芍药、川当归、防风、羌活。(中医方剂大辞典)

小如圣汤 xiao ru sheng tang

【英文名】Xiao Ru Sheng Decoction

【组成】甘草、防风、枳壳、桔梗。(中医方剂大辞典)

小红绵散 xiao hong mian san

【英文名】Xiao Hong Mian Powder

【组成】天麻、人参、全蝎、麻黄、甘草、茯苓、白附、红花、荆芥、辰砂、麝香。(中医方剂大辞典)

小麦曲粥 xiao mai qu zhou

【英文名】Xiao Mai Qu Gruel

【组成】小麦曲、粳米。(中医方剂大辞典)

小麦煎汤 xiao mai jian tang

【英文名】Xiao Mai Jian Decoction

【组成】麻黄、炮白术、干葛、白茯苓、甘草、麦子。(中医方剂大辞典)

小进食丸 xiao jin shi wan

【英文名】Xiao Jin Shi Pill

【组成】代赭、当归、朱砂、枳壳、木香、麝香、巴豆霜。(中医方剂大辞典)

小豆叶羹 xiao dou ye geng

【英文名】Xiao Dou Ye Thick Soup

【组成】小豆叶。(中医方剂大辞典)

小豆食方 xiao dou shi fang

【英文名】Xiao Dou Shi Prescription

【组成】小豆、黄蜡。(中医方剂大辞典)

小芥子酒 xiao jie zi jiu

【英文名】Xiao Jie Zi Wine

【组成】小芥子。(中医方剂大辞典)

小杏仁煎 xiao xing ren jian

【英文名】Xiao Xing Ren Decoction

【组成】杏仁、紫菀、款冬花、茯苓。(中医方剂大辞典)

小龟甲散 xiao gui jia san

【英文名】Xiao Gui Jia Powder

【组成】龟甲、桑耳、桑寄生、乌贼鱼骨、当归、柏叶、白芍药、禹余粮、吴茱萸、芎䓖。(中医方剂大辞典)

小沉香丸 xiao chen xiang wan

【英文名】Xiao Chen Xiang Pill

【组成】(1)丁香、沉香、乳香、茴香、肉桂、槟榔、肉豆蔻、荜茇、阿魏、巴豆。(中医方剂大辞典)(2)沉香、香附子、炙甘草、丁香皮、缩砂仁、益智仁、甘松、蓬莪术。(中医方剂大辞典)(3)沉香、丁香、木香、枳壳、人参、赤茯苓、云蓝根、玄参、诃黎勒、白豆蔻、肉豆蔻、丁香皮、桂、麝香、白术。(中医方剂大辞典)(4)青桔皮、陈桔皮、缩砂仁、木香、京三棱、蓬莪术、丁香皮、乌梅、巴豆、硇砂、肉桂。(中医方剂大辞典)

小羌活膏 xiao qiang huo gao

【英文名】Xiao Qiang Huo Ointment

【组成】羌活、防风、天麻、白附子、藿香叶、天南星、麝香。(中医方剂大辞典)

小诃子散 xiao he zi san

【英文名】Xiao He Zi Powder

【组成】诃子、干姜、桂、龙骨、附子、肉豆蔻、当归、定粉。(中医方剂大辞典)

小补心丸 xiao bu xin wan

【英文名】Xiao Bu Xin Pill

【组成】天门冬、麦门冬、干山药、熟干地黄、五味子、石菖蒲、人参、茯神、茯苓、远志、官桂、地骨皮、酸枣仁、龙齿、柏子仁。(中医方剂大辞典)

小补心丹 xiao bu xin dan

【英文名】Xiao Bu Xin Pellet

【组成】鹿茸、伏火朱砂、伏火灵砂、当归、阳起石、附子、钟乳粉。(中医方剂大辞典)

小补血汤 xiao bu xue tang

【英文名】Xiao Bu Xue Decoction

【组成】川芎䓖、党参、阿胶、生姜。(中医方剂大辞典)

小补阴丸 xiao bu yin wan

【英文名】Xiao Bu Yin Pill

【组成】(1)炙漏天机、炙鳖甲、熟地黄、人参、黄柏。(中医方剂大辞典)(2)黄柏、知母、夜明砂。(中医方剂大辞典)

小补髓汤 xiao bu sui tang

【英文名】Xiao Bu Sui Decoction

【组成】柴茸、大缩砂仁。(中医方剂大辞典)

小灵宝丹 xiao ling bao dan

【英文名】Xiao Ling Bao Pellet

【异名】辟邪丹(中医方剂大辞典)

【组成】(1)炮附子、天麻、全蝎、炒白僵蚕、藿香叶、南星、白附子。(中医方剂大辞典)(2)天灵盖、虎头骨、鬼箭、白术、朱砂、雄黄、麝香。(中医方剂大辞典)

小灵脂丸 xiao ling zhi wan

【英文名】Xiao Ling Zhi Pill

【组成】防风、五灵脂、川乌头。(中医方剂大辞典)

小阿胶丸 xiao e jiao wan

【英文名】Xiao E Jiao Pill

【组成】真阿胶、宣黄连、白茯苓。(中医方剂大辞典)

小阿胶散 xiao e jiao san

【英文名】Xiao E Jiao Powder

【组成】炒透明阿胶、紫苏叶。(中医方剂大辞典)

小阿魏丸 xiao a wei wan

【英文名】Xiao A Wei Pill

【异名】石碱丸(中医方剂大辞典、医学入门)

【组成】(1)独蒜、黄丹。(中医方剂大辞典)(2)山楂、石碱、半夏。(中医方剂大辞典)(3)三棱、蓬莪术、青皮、胡椒、木香、麝香、阿魏。(中医方剂大辞典)

小附著散 xiao fu zhu san

【英文名】Xiao Fu Zhu Powder

【组成】细辛、天雄、甘草、桂心、附子、乌头、干姜、雄黄、真朱。(中医方剂大辞典)

小驱风散 xiao qu feng san

【英文名】Xiao Qu Feng Powder

【组成】人参、肉桂、大川乌头、麻黄、炙甘草、防风、汉防己、白术、黄芩、芎䓖、赤芍药、白茯苓。(中医方剂大辞典)

小青龙丹 xiao qing long dan

【英文名】Xiao Qing Long Pellet

【异名】小青龙汤(中医方剂大辞典、女科秘要)

【组成】甘草、干姜、五味、杏仁、半夏。(中医方剂大辞典)

小青龙汤 xiao qing long tang

【英文名】Xiao Qing Long Decoction

【异名】青龙汤(中医方剂大辞典、校注妇人良方、外台)

【组成】(1)桂心、五味子、麻黄、白芍药、细辛、干姜、甘草、半夏、杏仁。(中医方剂大辞典)(2)麻黄、桂枝、白芍、甘草、干姜、半夏、五味。(中医方剂大辞典)(3)麻黄、芍药、细辛、干姜、炙甘草、桂枝、五味子、半夏。(中医方剂大辞典)(4)麻黄、白芍、干姜、炙甘草、细辛、桂枝、半夏、五味子、炮附子。(中医方剂大辞典)(5)半夏、茯苓、细辛、甘草、官桂、麻黄、

芍药、干姜、五味子。(中医方剂大辞典)

小刺蓟煎 xiao ci ji jian

【英文名】Xiao Ci Ji Decoction

【组成】刺蓟、白薄荷、荆芥、生地黄、柏叶、赤芍药、甘草。(中医方剂大辞典)

小抱龙丸 xiao bao long wan

【英文名】Xiao Bao Long Pill

【组成】醋半夏、炙甘草。(中医方剂大辞典)

小拨云散 xiao bo yun san

【英文名】Xiao Bo Yun Powder

【组成】黄芩、甘草、栀子、大黄、芍药、郁金、龙胆草、羌活、蝉蜕、木贼、当归、蒙花、蒺藜。(中医方剂大辞典)

小肾奇方 xiao shen qi fang

【英文名】Xiao Shen Qi Prescription

【组成】沉香、木香、公丁香、母丁香、川楝子、破故纸、龙骨、大茴香、小茴香、官桂、葫芦巴、陈皮、白茯苓、人参、荔枝核。(中医方剂大辞典)

小败毒膏 xiao bai du gao

【英文名】Xiao Bai Du Ointment(药品标准－中药成方制剂标准)

【组成】蒲公英、金银花、天花粉、黄柏、大黄、白芷、陈皮、乳香、当归、赤芍、木鳖子、甘草。(药品标准－中药成方制剂标准 1993 年)

小岩蜜汤 xiao yan mi tang

【英文名】Xiao Yan Mi Decoction

【组成】大黄、雄黄、青羊脂、干姜、桂心、芍药、炙甘草、细辛、干地黄、吴茱萸、当归。(中医方剂大辞典)

小钩藤饮 xiao gou teng yin

【英文名】Xiao Gou Teng Drink

【组成】钩藤、蝉蜕、防风、人参、麻黄、僵蚕、天麻、全蝎、甘草、川芎、麝香。(中医方剂大辞典)

小和中饮 xiao he zhong yin

【英文名】Xiao He Zhong Drink

【组成】陈皮、山楂、茯苓、厚朴、甘草、扁豆。(中医方剂大辞典)

小乳香丸 xiao ru xiang wan

【英文名】Xiao Ru Xiang Pill

【组成】乳香、没药、半夏、五灵脂、牵牛子、槟榔、猪牙皂荚、肉豆蔻。(中医方剂大辞典)

小金牙酒 xiao jin ya jiu

【英文名】Xiao Jin Ya Wine

【组成】金牙、细辛、地肤子、莽草、干地黄、蒴藋根、防风、附子、茵芋、续断、蜀椒、独活。(中医方剂大辞典)

小金牙散 xiao jin ya san

【英文名】Xiao Jin Ya Powder

【组成】金牙、雄黄、萆薢、黄芩、蜀椒、由跋、桂心、莽草、天雄、朱砂、麝香、乌头、牛黄、蜈蚣、细辛、萎蕤、犀角、干姜、黄连。(中医方剂大辞典)

小金丝膏 xiao jin si gao

【英文名】Xiao Jin Si Ointment

【组成】沥青、白胶香、乳香、没药、黄蜡。(中医方剂大辞典)

小金箔丸 xiao jin bo wan

【英文名】Xiao Jin Bo Pill

【组成】金箔、朱砂、琥珀、雄黄、硼砂、铅白霜、白龙脑、生犀末、天竺黄、寒水石、牛黄。(中医方剂大辞典)

小泽兰丸 xiao ze lan wan

【英文名】Xiao Ze Lan Pill

【组成】(1)泽兰、芜荑、藁本、炙厚朴、细辛、人参、柏子仁、白术、蜀椒、白芷、干姜、食茱萸、防风、石膏、桂心、当归、芎䓖、炙甘草。(中医方剂大辞典)(2)泽兰、当归、甘草、芎䓖、柏子仁、防风、茯苓、白芷、蜀椒、藁本、细辛、白术、桂心、芜荑、人参、食茱萸、厚朴、石膏。(中医方剂大辞典)(3)泽兰、当归、甘草、芎䓖、防风、茯苓、白芷、蜀椒、藁本、细辛、白术、桂心、芜荑、厚朴、石膏。(中医方剂大辞典)

小定风珠 xiao ding feng zhu

【英文名】Xiao Ding Feng Zhu Ointment

【组成】鸡子黄、真阿胶、生龟版、童便、淡菜。(中医方剂大辞典)

小定心汤 xiao ding xin tang

【英文名】Xiao Ding Xin Decoction

【组成】茯苓、桂心、甘草、芍药、干姜、远志、人参、大枣。(中医方剂大辞典)

小定志丸 xiao ding zhi wan

【英文名】Xiao Ding Zhi Pill

【异名】定志丸(中医方剂大辞典、证治要诀类方)

【组成】(1)酸枣仁、人参、白茯神、远志、乳香。(中医方剂大辞典)(2)菖蒲、远志、茯苓、茯神、人参。(中医方剂大辞典)

小建中丸 xiao jian zhong wan

【英文名】Xiao Jian Zhong Pill

【组成】胡椒、红豆、炒白芷、干姜、缩砂仁、茴香、炙甘草、阿魏、益智仁。(中医方剂大辞典)

小建中汤 xiao jian zhong tang

【英文名】Xiao Jian Zhong Decoction

【异名】芍药汤(中医方剂大辞典、外台);桂心汤(中医方剂大辞典、圣济总录);建中汤(中医方剂大辞典、伤寒明理论);桂枝芍药汤(中医方剂大辞典、伤寒图歌活人指掌)

【组成】(1)酒白芍、炙甘草、肉桂。(中医方剂大辞典)(2)芍药、桂心、炙甘草。(中医方剂大辞典)(3)官桂、陈皮、干姜、甘草。(中医方剂大辞典)(4)桂枝、炙甘草、大枣、芍药、生姜、胶饴。(中医方剂大辞典)(5)桂枝、甘草、生姜、白芍、阿胶、黄芩。(中医方剂大辞典)

小建脾丸 xiao jian pi wan

【英文名】Xiao Jian Pi Pill

【组成】木香、草豆蔻、厚朴、茴香、干姜、荆三棱、神曲、大麦蘖、陈皮。(中医方剂大辞典)

小建脾散 xiao jian pi san

【英文名】Xiao Jian Pi Powder

【组成】厚朴、生姜、大枣、半夏、甘草、人参、陈皮、良姜、白豆蔻、白术、炒神曲、藿香叶。(中医方剂大辞典)

小降气汤 xiao jiang qi tang

【英文名】Xiao Jiang Qi Decoction

【异名】快气散(中医方剂大辞典、丹溪心法)

【组成】(1)缩砂仁、香附子、甘草。(中医方剂大辞典)(2)香附子、炙甘草、缩砂仁、沉香。(中医方剂大辞典)(3)家紫苏、天台乌药、白芍药、陈皮、炙甘草。(中医方剂大辞典)(4)紫苏子、前胡、厚朴、甘草、桔皮、当归、半夏、桂。(中医方剂大辞典)

小驻车丸 xiao zhu che wan

【英文名】Xiao Zhu Che Pill

【组成】(1)黄连、白姜、阿胶、神曲、当归。(中医方剂大辞典)(2)当归、诃子、干姜、黄连。(中医方剂大辞典)

小承气汤 xiao cheng qi tang

【英文名】Xiao Cheng Qi Decoction

【组成】(1)大黄、枳实、甘草。(中医方剂大辞典)(2)大黄、姜厚朴、煨枳壳。(中医方剂大辞典)(3)生地黄、黄芩、山栀子仁、大黄。(中医方剂大辞典)(4)姜厚朴、蒸大黄、炒枳实。(中医方剂大辞典)(5)蒸大黄、姜厚朴、炒枳壳。(中医方剂大辞典)(6)大黄、厚朴、枳实。(中医方剂大辞典)(7)大黄、薄荷、杏仁、蝉蜕、甘草、羌活、天麻、当归、赤芍药、防风。(中医方剂大辞典)

小珍珠丸 xiao zhen zhu wan

【英文名】Xiao Zhen Zhu Pill

【组成】半夏、白矾、寒水石。(中医方剂大辞典)

小枳壳丸 xiao zhi ke wan

【英文名】Xiao Zhi Ke Pill

【组成】枳壳、半夏、白术、赤茯苓、炒干姜。(中医方剂大辞典)

小柏叶汤 xiao bai ye tang

【英文名】Xiao Bai Ye Decoction

【组成】柏叶、艾叶、干姜、阿胶。(中医方剂大辞典)

小胡连丸 xiao hu lian wan

【英文名】Xiao Hu Lian Pill

【组成】胡黄连、阿魏、神曲、黄连、麝香。(中医方剂大辞典)

小胡椒丸 xiao hu jiao wan

【英文名】Xiao Hu Jiao Pill

【组成】胡椒、干姜、款冬花。(中医方剂大辞典)

小草还丹 xiao cao huan dan

【英文名】Xiao Cao Huai Pellet

【组成】地黄、茱萸、青皮、萆薢、干姜、石榴皮、厚朴。(中医方剂大辞典)

小茵陈丸 xiao yin chen wan

【英文名】Xiao Yin Chen Pill

【组成】茵陈、枳壳、白术、赤茯苓、甜葶苈、半夏、当归、川椒、大黄、甘遂。(中医方剂大辞典)

小茵陈汤 xiao yin chen tang

【英文名】Xiao Yin Chen Decoction

【组成】附子、甘草、茵陈蒿。(中医方剂大辞典)

小茴香丸 xiao hui xiang wan

【英文名】Xiao Hui Xiang Pill

【组成】茴香、土茴香、干生姜、附子、桃仁、黄桔皮、川楝子、胡芦巴、巴戟末、赤茯苓、木通、丁香、木香。(中医方剂大辞典)

小茴香汤 xiao hui xiang tang

【英文名】Xiao Hui Xiang Decoction

【组成】川楝、小茴香、黑豆、桃仁、青皮、丹皮、木通。(中医方剂大辞典)

小茴香酒 xiao hui xiang jiu

【英文名】Xiao Hui Xiang Wine

【组成】小茴香。(中医方剂大辞典)

小茴香散 xiao hui xiang san

【英文名】Xiao Hui Xiang Powder

【组成】小茴香、丹参、木香、砂仁、白芍、台乌药、党参、槟榔、没药、蒲黄、五灵脂、炙甘草。(中医杂志 1991,32(11))

小复苏饮 xiao fu su yin

【英文名】Xiao Fu Su Drink

【组成】白僵、蝉蜕、神曲、生地、木通、车前子、黄芩、黄柏、栀子、黄连、知母、桔梗、牡丹皮。(中医方剂大辞典)

小香连丸 xiao xiang lian wan

【英文名】Xiao Xiang Lian Pill

【组成】(1)黄连、干姜、当归、阿胶。(中医方剂大辞典)(2)木香、诃子肉、黄连。(中医方剂大辞典)(3)蕲艾、陈香薷、苦参、青木香、甘草、川黄连、槟榔、牵牛、乌药。(中医方剂大辞典)

小香胶散 xiao xiang jiao san

【英文名】Xiao Xiang Jiao Powder

【组成】白胶香。(中医方剂大辞典)

小香薷汤 xiao xiang ru tang
【英文名】Xiao Xiang Ru Decoction
【组成】香薷、人参、白扁豆。(中医方剂大辞典)
小保安汤 xiao bao an tang
【英文名】Xiao Bao An Decoction
【组成】当归、茯苓、川芎、黄芪、麦门冬、陈皮、桔梗、人参、白术、半夏、甘草、藿香。(中医方剂大辞典)
小保和丸 xiao bao he wan
【英文名】Xiao Bao He Pill
【组成】(1)白术、山楂、神曲、陈皮、白芍。(中医方剂大辞典)(2)山楂、神曲、茯苓、陈皮、白术、白芍。(中医方剂大辞典)
小追风散 xiao zhui feng san
【英文名】Xiao Zhui Feng Powder
【组成】明雄黄、草乌、蝎尾、蝉壳、乌蛇、防风。(中医方剂大辞典)
小独圣丸 xiao du sheng wan
【英文名】Xiao Du Sheng Pill
【组成】巴豆、肉桂、硇砂、半夏、丁皮、乌梅、干姜、当归、三棱。(中医方剂大辞典)
小独活汤 xiao du huo tang
【英文名】Xiao Du Huo Decoction
【异名】干葛汤(中医方剂大辞典、准绳·女科)
【组成】独活、葛根、生姜、炙甘草。(中医方剂大辞典)
小活血丹 xiao huo xue dan
【英文名】Xiao Huo Xue Pellet
【异名】活血丹(中医方剂大辞典、卫生宝鉴)
【组成】安息香、当归、延胡索、木香、桃仁、柏子仁、泽兰叶、牡丹皮、干姜、黄芪、桂心、艾叶、大附子、虎杖、山茱萸、吴茱萸、杜仲、肉苁蓉、厚朴。(中医方剂大辞典)
小活络丸 xiao huo luo wan
【英文名】Xiao Huo Luo Pill(药品标准－中药成方制剂标准)
【组成】制川乌、地龙、制草乌、乳香、胆南星、没药。(药品标准－中药成方制剂标准 1992 年)
小活络丹 xiao huo luo dan
【英文名】Xiao Huo Luo Pellet
【组成】川乌、草乌、当归、川芎、白芍、乳香、没药、地龙肉、香附、胆星。(中医方剂大辞典)
小活络片 xiao huo luo pian
【英文名】Xiao Huo Luo Tablet(药品标准－中药成方制剂标准)
【组成】制川乌、制草乌、胆南星、地龙、乳香、没药。(药品标准－中药成方制剂标准 1998 年)
小前胡汤 xiao qian hu tang
【英文名】Xiao Qian Hu Decoction
【组成】前胡、半夏、生姜、黄芩、人参、炙甘草、干枣。(中医方剂大辞典)
小姜香丸 xiao jiang xiang wan
【英文名】Xiao Jiang Xiang Pill
【组成】香附子、陈皮、丁香皮、麦蘖、缩砂仁、神曲、蓬莪术、炙甘草。(中医方剂大辞典)
小秦艽散 xiao qin jiao san
【英文名】Xiao Qin Jiao Powder
【组成】秦艽、茯苓、牡蛎、附子、黄芩、人参、干姜、细辛、白术、蜀椒、桔梗、防风、桂心。(中医方剂大辞典)
小桔皮丸 xiao ju pi wan
【英文名】Xiao Jiu Pi Pill
【组成】桔皮、木香、缩砂仁、槟榔、青皮、半夏。(中医方剂大辞典)
小桂枝丸 xiao gui zhi wan
【英文名】Xiao Gui Zhi Pill
【组成】桂心、干姜、蜀椒、乌头、附子、前胡、芎䓖、白薇、防葵、吴茱萸。(中医方剂大辞典)
小桃花丸 xiao tao hua wan
【英文名】Xiao Tao Hua Pill
【组成】赤石脂、龙骨、密佗僧、定粉、黄丹。(中医方剂大辞典)
小真珠丸 xiao zhen zhu wan
【英文名】Xiao Zhen Zhu Pill
【组成】木香、白丁香、丁香、滑石、巴豆、轻粉。(中医方剂大辞典)
小真珠散 xiao zhen zhu san
【英文名】Xiao Zhen Zhu Powder
【组成】定粉、黄丹、白蔹。(中医方剂大辞典)
小莽草散 xiao mang cao san
【英文名】Xiao Mang Cao Powder
【组成】莽草、麻黄、天麻、萆薢、防风、芎䓖、羌活、柏子仁、白术、细辛、松脂、牛膝、山茱萸、泽泻、赤芍药、枳壳、附子、白附子、天南星、干蝎、乌蛇肉、当归、石龙芮、犀角屑、杜仲、白僵蚕、半夏、铅霜、牛黄、麝香。(中医方剂大辞典)
小柴胡片 xiao chai hu pian
【英文名】Xiao Chai Hu Tablet(药品标准－中药成方制剂标准)
【组成】柴胡、姜半夏、黄芩、党参、甘草、生姜、大枣。(药品标准－中药成方制剂标准 1993 年)
小柴胡汤 xiao chai hu tang
【英文名】Xiao Chai Hu Decoction(中国中医药学主题词表)
【异名】柴胡汤(中医方剂大辞典、金匮);黄芪汤(中医方剂大辞典、千金);三禁汤(中医方剂大辞典、此事

难知)；人参汤(中医方剂大辞典、得效)；和解散(中医方剂大辞典、伤寒六书)

【组成】(1)柴胡、黄芩、半夏、陈皮、甘草。(中医方剂大辞典)(2)柴胡、黄芩、广皮、甘草。(中医方剂大辞典)(3)柴胡、黄芩、山栀、柿蒂、陈皮、砂仁、半夏、竹茹、藿香、沉香、木香、茴香、甘草。(中医方剂大辞典)(4)柴胡、黄芩、薄荷、当归、茯苓、甘草。(中医方剂大辞典)(5)柴胡、黄连、半夏、人参、炙甘草。(中医方剂大辞典)(6)柴胡、黄芩、人参、半夏、陈皮、知母、当归、地骨皮、白芍。(中医方剂大辞典)(7)柴胡、黄芩、五味子、制半夏、白芍药、人参、桑白皮。(中医方剂大辞典)(8)柴胡、赤芍、甘草、半夏、黄芩、人参、生姜、大枣。(中医方剂大辞典)(9)柴胡、桔梗、连翘、花粉、葛根、黄芩、广皮、木通。(中医方剂大辞典)(10)柴胡、甘草、元参、黄芩、制半夏、桔梗。(中医方剂大辞典)(11)人参、花粉、黄芩、柴胡、甘草。(中医方剂大辞典)(12)柴胡、黄芩、广皮、甘草、川芎、天麻、半夏。(中医方剂大辞典)(13)柴胡、黄芩、广皮、甘草、半夏、人参。(中医方剂大辞典)(14)柴胡、黄芩、人参、炙甘草、半夏。(中医方剂大辞典)(15)柴胡、黄芩、赤芍药、半夏、枳实、人参、炙甘草。(中医方剂大辞典)(16)柴胡、黄芩、人参、半夏、炙甘草、生姜、大枣。(中医方剂大辞典)

小健脾丸 xiao jian pi wan

【英文名】Xiao Jian Pi Pill

【组成】(1)党参、陈曲、扁豆、谷芽、砂仁、甘草、茯苓、枳壳、山楂、广陈皮、白术、桔梗、建莲、山药、生姜、红枣。(中医方剂大辞典)(2)白术、山楂、白芍、莲肉、山药、苡仁、麦芽粉、砂仁、枳实、陈皮、黄连、大粉草、木香。(中医方剂大辞典)

小狼毒丸 xiao hen du wan

【英文名】Xiao Hen Du Pill

【组成】狼毒、旋覆花、附子、半夏、白附子、茼茹。(中医方剂大辞典)

小胶艾汤 xiao jiao ai tang

【英文名】Xiao Jiao Ai Decoction

【组成】阿胶、艾叶。(中医方剂大辞典)

小凉惊丸 xiao liang jing wan

【英文名】Xiao Liang Jing Pill

【组成】郁金、黄连、牙消、木香、藿香、龙胆草、全蝎。(中医方剂大辞典)

小消风散 xiao xiao feng san

【英文名】Xiao Xiao Feng Powder

【组成】川芎、荆芥穗、薄荷叶、苍术、川乌、石膏、炙甘草、防风。(中医方剂大辞典)

小流气饮 xiao liu qi yin

【英文名】Xiao Liu Qi Drink

【组成】蝉蜕、甘草、羌活、天麻、当归、芍药、防风、大黄、龙脑叶、杏仁。(中医方剂大辞典)

小调中汤 xiao tiao zhong tang

【英文名】Xiao Tiao Zhong Decoction

【组成】(1)茯苓、当归、白芍药、陈皮、白术。(中医方剂大辞典)(2)黄连、甘草、瓜蒌仁、半夏。(中医方剂大辞典)

小调经散 xiao tiao jing san

【英文名】Xiao Tiao Jing Powder

【组成】(1)归身、赤芍、丹皮、桂心、赤苓、炙草、陈皮、干姜、细辛。(中医方剂大辞典)(2)白芷、没药、肉桂、甘草、赤芍药、细辛、当归、玄胡索、琥珀、麝。(中医方剂大辞典)(3)没药、琥珀、桂心、芍药、当归。(中医方剂大辞典)(4)归须、白术、半夏、甘草、丹皮、赤苓、防风、香附、陈皮、赤芍、人参、川芎、黄芪、生地、没药。(中医方剂大辞典)

小陷胸丸 xiao xian xiong wan

【英文名】Xiao Xian Xiong Pill

【组成】枳实、半夏、黄连、草豆蔻。(中医方剂大辞典)

小陷胸汤 xiao xian xiong tang

【英文名】Xiao Xian Xiong Decoction(中医方剂大辞典)

【异名】陷胸汤(中医方剂大辞典、圣惠)

【组成】(1)瓜蒌、熟半夏、川连、甘草。(中医方剂大辞典)(2)黄连、半夏、栝楼实。(中医方剂大辞典)

小通气散 xiao tong qi san

【英文名】Xiao Tong Qi Powder

【组成】陈皮、苏嫩茎叶、枳壳、木通。(中医方剂大辞典)

小通圣散 xiao tong sheng san

【英文名】Xiao Tong Sheng Powder

【组成】当归、薄荷、羌活、防风、栀子、粉草、大黄、川芎、防已、桔梗。(中医方剂大辞典)

小理中丸 xiao li zhong wan

【英文名】Xiao Li Zhong Pill

【组成】红豆、莪术、缩砂仁、草豆蔻、青皮、陈皮、干姜、京三棱、肉桂、良姜、牵牛、阿魏。(中医方剂大辞典)

小理中汤 xiao li zhong tang

【英文名】Xiao Li Zhong Decoction

【组成】苍术、生姜、甘草。(中医方剂大辞典)

小理中煎 xiao li zhong jian

【英文名】Xiao Li Zhong Decoction

【组成】荜澄茄、草豆蔻、姜黄、良姜、缩砂、青皮、阿魏、陈皮。(中医方剂大辞典)

小萝皂丸 xiao luo zao wan

【英文名】Xiao Luo Zao Pill

【组成】萝卜子、皂角、南星、瓜蒌仁、海粉。(中医方剂

大辞典）

小菟丝丸 xiao tu si wan

【英文名】Xiao Tu Si Pill

【异名】小菟丝石莲丸（医方剂大辞典、医学实在易）

【组成】(1)茯蓉、鹿茸、五味子、川附子、菟丝子、牡蛎、鸡内金、桑螵蛸。（中医方剂大辞典）(2)石莲肉、白茯苓、菟丝子。（中医方剂大辞典）

小菊花膏 xiao ju hua gao

【英文名】Xiao Ju Hua Ointment

【组成】黄连、黄芩、大黄、菊花、羌活、苍术、荆芥穗、防风。（中医方剂大辞典）

小黄芩汤 xiao huang qin tang

【英文名】Xiao Huang Qin Decoction

【组成】黄芩、大黄、枳壳、大腹。（中医方剂大辞典）

小黄芪丸 xiao huang qi wan

【英文名】Xiao Huang Qi Pill

【组成】(1)防风、黄芪、芎䓖、皂角子仁黄、枳壳。（中医方剂大辞典）(2)黄芪、覆盆子、牛膝、鳖甲、石斛、白术、肉苁蓉、附子、五味子、人参、沉香、肉桂、熟干地黄。（中医方剂大辞典）(3)熟干地黄、川芎、枳壳、绵黄芪、防风。（中医方剂大辞典）

小黄芪酒 xiao huang qi jiu

【英文名】Xiao Huang Qi Wine

【组成】黄芪、附子、蜀椒、防风、牛膝、细辛、桂心、独活、白术、芎䓖、甘草、秦艽、乌头、大黄、葛根、干姜、山茱萸、当归。（中医方剂大辞典）

小黄芪散 xiao huang qi san

【英文名】Xiao Huang Qi Poweder

【组成】黄芪、赤小豆、土蒺藜、枳实、防风。（中医方剂大辞典）

小排风散 xiao pai feng san

【英文名】Xiao Pai Feng Powder

【组成】天麻、防风、羌活、桂心、附子、白附子、人参、萆薢、白蒺藜、朱砂、芎䓖、麻黄、当归、白茯苓、木香、威灵仙、白僵蚕、甘菊花、细辛、藁本、白术、槟榔、犀角屑、羚羊角屑、海桐皮、白芷、枳壳、麝香。（中医方剂大辞典）

小接骨散 xiao jie gu san

【英文名】Xiao Jie Gu Powder

【组成】牡蛎、青蛤粉、木鳖子仁。（中医方剂大辞典）

小银箔丸 xiao yin bo wan

【英文名】Xiao Yin Bo Pill

【组成】水银、半夏、天南星、白矾、人参、白茯苓、铅霜、腻粉、青黛、银箔。（中医方剂大辞典）

小鹿茸丸 xiao lu rong wan

【英文名】Xiao Lu Rong Pill

【组成】鹿茸、苁蓉、当归、熟地黄、茴香、破故纸、石斛、人参、白术、五味子。（中医方剂大辞典）

小鹿骨煎 xiao lu gu jian

【英文名】Xiao Lu Gu Decoction

【组成】鹿骨、枸杞根。（中医方剂大辞典）

小麻仁丸 xiao ma ren wan

【英文名】Xiao Ma Ren Pill

【组成】麻仁、当归、桃仁、生地、枳壳。（中医方剂大辞典）

小清空膏 xiao qing kong gao

【英文名】Xiao Qing Kong Ointment

【组成】片黄芩。（中医方剂大辞典）

小清凉散 xiao qing liang san

【英文名】Xiao Qing Liang Powder

【组成】白僵蚕、蝉蜕、银花、泽兰、当归、生地、石膏、黄连、黄芩、栀子、牡丹皮、紫草。（中医方剂大辞典）

小续命丸 xiao xu ming wan

【英文名】Xiao Xu Ming Pill

【异名】附硫丸（中医方剂大辞典、幼幼新书、活幼口议）

【组成】(1)汉防己、桂、人参、杏仁、白芍药、甘草、麻黄、芎䓖、防风、附子、何首乌、川牛膝、草乌头、黄芩。（中医方剂大辞典）(2)附子、硫黄枣、蝎梢。（中医方剂大辞典）

小续命汤 xiao xu ming tang

【英文名】Xiao Xu Ming Decoction（中国中医药学主题词表）

【异名】续命汤（中医方剂大辞典、外台）；黄芩汤（中医方剂大辞典、圣济总录）；小续命加姜汁汤（中医方剂大辞典、伤寒图歌活人指掌）

【组成】(1)炙甘草、桂、麻黄、芎䓖、当归、干姜、黄芩、石膏、杏仁。（中医方剂大辞典）(2)麻黄、木香、缩砂仁、人参、芎䓖、炙甘草、杏仁、汉防己、桂心、北防风、附子、川乌、白芍药、黄芩、独活。（中医方剂大辞典）(3)麻黄、甘草、桂心、石膏、芎䓖、干姜、黄芩、当归。（中医方剂大辞典）(4)麻黄、人参、桂心、白术、芍药、甘草、防己、黄芩、芎䓖、当归。（中医方剂大辞典）(5)麻黄、桂心、甘草、生姜、人参、芎䓖、白术、附子、防己、芍药、黄芩、防风。（中医方剂大辞典）(6)麻黄、桂心、炙甘草、防风、芍药、白术、人参、川芎、附子、防己。（中医方剂大辞典）(7)龙芽草、刘寄奴。（中医方剂大辞典）(8)麻黄、防己、人参、黄芩、桂心、甘草、芍药、芎䓖、杏仁、附子、防风、生姜。（中医方剂大辞典）

小续命饮 xiao xu ming yin

【英文名】Xiao Xu Ming Drink

【组成】通草、赤曲、苏木、甘草、山楂、麦芽、丹皮、当归、乌药、川甲、香附、红花。（中医方剂大辞典）

小琥珀散 xiao hu po san
【英文名】Xiao Hu Po Powder
【组成】(1)当归、乌药、蓬术。(中医方剂大辞典)(2)川芎、川当归、桑寄生。(中医方剂大辞典)(3)琥珀、没药、肉豆蔻仁、血竭、木香、官桂、人参、赤茯苓、当归、牡丹皮、赤芍药、延胡索。(中医方剂大辞典)

小葶苈汤 xiao ting li tang
【英文名】Xiao Ting Li Decoction
【组成】葶苈、桑根白皮、大枣。(中医方剂大辞典)

小提毒丹 xiao ti du dan
【英文名】Xiao Ti Du Pellet
【组成】陈降香、红升、生石膏、青黛。(中医方剂大辞典)

小提盆散 xiao ti pen san
【英文名】Xiao Ti Pen Powder
【组成】灶突墨、沧盐。(中医方剂大辞典)

小紫双丸 xiao zi shuang wan
【英文名】Xiao Zi Shuang Pill
【组成】代赭、丹砂、川大黄、木香、犀角屑、当归、杏仁、巴豆。(中医方剂大辞典)

小紫苏饮 xiao zi su yin
【英文名】Xiao Zi Su Drink
【组成】紫苏、厚朴、白茯苓、半夏、甘草。(中医方剂大辞典)

小紫菀丸 xiao zi wan wan
【英文名】Xiao Zi Wan Pill
【异名】小紫丸(中医方剂大辞典、外台、普济方)
【组成】干姜、甘皮、细辛、款冬花、紫菀、附子。(中医方剂大辞典)

小蛜蝌丸 xiao yi wan
【英文名】Xiao Yi Pill
【组成】蛜蝌、白附子、朵粉、朱砂、青黛、香墨、金箔、青柳条、细茶、麝香、防风、羌活、珍珠、白矾、天麻、茯神、远志、山药。(中医方剂大辞典)

小黑龙丸 xiao hei long wan
【英文名】Xiao Hei Long Pill
【组成】(1)青礞石、青黛、芦荟、胆星。(中医方剂大辞典)(2)大皂角、干虾蟆、使君子、青黛、雄黄、龙胆。(中医方剂大辞典)

小黑神丸 xiao hei shen wan
【英文名】Xiao Hei Shen Pill
【组成】乌头、芫花、干姜。(中医方剂大辞典)

小黑神散 xiao hei shen san
【英文名】Xiao Hei Shen Powder
【异名】胜金散(中医方剂大辞典、朱氏集验方)
【组成】香白芷、百草霜。(中医方剂大辞典)

小腊茶煎 xiao la cha jian
【英文名】Xiao La Cha Decoction
【组成】铜钱、乌头。(中医方剂大辞典)

小惺惺丸 xiao xing xing wan
【英文名】Xiao Xing Xing Pill
【组成】母猪粪、辰砂、脑麝、牛黄、蛇黄。(中医方剂大辞典)

小温中丸 xiao wen zhong wan
【英文名】Xiao Wen Zhong Pill
【异名】温中丸(中医方剂大辞典、准绳·类方、张氏医通)
【组成】(1)陈皮、半夏、神曲、茯苓、白术、香附子、针砂、苦参、黄连、甘草。(中医方剂大辞典)(2)针砂、香附、神曲、白术、半夏、甘草、陈皮、黄连、苦参。(中医方剂大辞典)(3)苍术、神曲、针砂、半夏、川芎、栀子、香附。(中医方剂大辞典)(4)针砂、苍术、神曲、川芎、栀子、香附。(中医方剂大辞典)(5)针砂、苦参、白术、山楂、吴茱萸、苍术、川芎、神曲、香附米。(中医方剂大辞典)(6)针砂、糯米。(中医方剂大辞典)(7)青皮、香附、苍术、半夏、白术、陈皮、苦参、黄连、针砂。(中医方剂大辞典)(8)苍术、川芎、香附、神曲、针砂。(中医方剂大辞典)(9)干姜、半夏、天南星、茯苓、丁香、陈桔皮。(中医方剂大辞典)

小温金散 xiao wen jin san
【英文名】Xiao Wen Jin Powder
【组成】人参、石莲肉、川巴戟、益智仁、黄芪、萆薢、麦门冬、赤茯苓、甘草。(中医方剂大辞典)

小温经汤 xiao wen jing tang
【英文名】Xiao Wen Jing Decoction
【异名】温经汤(中医方剂大辞典、妇科玉尺)
【组成】(1)桂枝、白芷、白术、川芎、当归、熟地黄、枳壳、白芍、羌活、柴胡、砂仁、黄芩、香附、甘草、小茴。(中医方剂大辞典)(2)当归、附子。(中医方剂大辞典)

小犀角丸 xiao xi jiao wan
【英文名】Xiao Xi Jiao Pill(中医方剂大辞典)
【组成】犀角、青皮、陈皮、黑牵牛、连翘。(中医方剂大辞典)

小塌气丸 xiao ta qi wan
【英文名】Xiao Ta Qi Pill
【组成】牵牛、茴香、陈皮。(中医方剂大辞典)

小槐子丸 xiao huai zi wan
【英文名】Xiao Huai Zi Pill
【组成】槐子仁、龙骨、白矾、硫黄、枳实、干漆、桑木耳。(中医方剂大辞典)

小槐实丸 xiao huai shi wan
【英文名】Xiao Huai Shi Pill

【异名】槐子丸(中医方剂大辞典、千金、圣济总录)
【组成】槐子、白糖、矾石、硫黄、大黄、干漆、龙骨。(中医方剂大辞典)

小蓟饮子 xiao ji yin zi

【英文名】Xiao Ji Yin Zi Decoction(中国中医药学主题词表)
【异名】小蓟汤(中医方剂大辞典、医学正传);小蓟饮(中医方剂大辞典、明医指掌)
【组成】生地黄、小蓟根、通草、滑石、山栀仁、蒲黄、淡竹叶、当归、藕节、甘草。(中医方剂大辞典)

小蓟根汤 xiao ji gen tang

【英文名】Xiao Ji Gen Decoction
【组成】小蓟根、当归、阿胶、芎䓖、青竹茹、续断、地榆根、伏龙肝。(中医方剂大辞典)

小硼砂散 xiao peng sha san

【英文名】Xiao Peng Sha Powder
【组成】(1)硼砂、马牙消、白矾、龙脑。(中医方剂大辞典)(2)硼砂、马消石、桔梗、甘草、薄荷。(中医方剂大辞典)

小蜈蚣散 xiao wu gong san

【英文名】Xiao Wu Gong Powder
【组成】蜈蚣、全蝎。(中医方剂大辞典)

小解毒汤 xiao jie du tang

【英文名】Xiao Jie Du Decoction
【组成】山归来、滑石、泽泻、阿胶、茯苓、木通、忍冬、大黄。(中医方剂大辞典)

小滚脓丹 xiao gun nong dan

【英文名】Xiao Gun Nong Pellet
【组成】水银、火消、白矾、胆矾、青矾、淮盐。(中医方剂大辞典)

小槟榔丸 xiao bing lang wan

【英文名】Xiao Bing Lang Pill
【组成】枳壳、陈皮、牵牛。(中医方剂大辞典)

小酸枣汤 xiao suan zao tang

【英文名】Xiao Suan Zao Decoction
【组成】酸枣仁、知母、生姜、甘草、茯苓、芎䓖。(中医方剂大辞典)

小嘉禾散 xiao jia he san

【英文名】Xiao Jia He Powder
【组成】木香、丁香、丁皮、巴戟、紫苏叶、白茯苓、苍术、肉豆蔻、附子、沉香、苦梗、粉草、茴香、山药、白豆蔻仁、扁豆。(中医方剂大辞典)

小镇心丸 xiao zhen xin wan

【英文名】Xiao Zhen Xin Pill
【异名】镇心丸(中医方剂大辞典、幼幼新书、普济方)
【组成】(1)辰砂、姜半夏、杏仁、巴豆霜。(中医方剂大辞典)(2)紫石英、朱砂、茯神、银屑、雄黄、菖蒲、人参、桔梗、干姜、远志、甘草、当归、桂心、防风、细辛、铁精、防己。(中医方剂大辞典)(3)蓬莪术、荆三棱、桔皮、青皮、胡椒、干姜、阿魏、矾红。(中医方剂大辞典)(4)朱砂、铁粉、京墨、脑子、麝香。(中医方剂大辞典)

小镇心散 xiao zhen xin san

【英文名】Xiao Zhen Xin Powder
【组成】人参、远志、白术、附子、桂心、黄芪、细辛、干姜、龙齿、防风、菖蒲、干地黄、赤小豆、茯苓。(中医方剂大辞典)

小藿香散 xiao huo xiang san

【英文名】Xiao Huo Xiang Powder
【组成】丁香、枇杷叶、干葛、赤茯苓、藿香叶、甘草。(中医方剂大辞典)

小蟾酥丸 xiao chan su wan

【英文名】Xiao Chan Su Pill
【组成】蟾酥、明雄、蜈蚣。(中医方剂大辞典)

小鳖甲汤 xiao bie jia tang

【英文名】Xiao Bie Jia Decoction
【组成】鳖甲、黄芩、升麻、麻黄、羚羊角、桂心、杏仁、前胡、乌梅、薤白。(中医方剂大辞典)

小麝香丸 xiao she xiang wan

【英文名】Xiao She Xiang Pill
【组成】(1)吴茱萸、木香、桂、陈粟米。(中医方剂大辞典)(2)麝香、丁香皮、木香、益智、甘松、莎草根、蓬莪术。(中医方剂大辞典)(3)麝香、雄黄、当归、丹砂、干姜、桂心、芍药、莽草、犀角、栀子仁、巴豆、附子、乌头、蜈蚣。(中医方剂大辞典)

小儿七珍丸 xiao er qi zhen wan

【英文名】Xiao Er Qi Zhen Pill(药品标准－中药成方制剂标准)
【异名】小儿七珍丹(药品标准－中药成方制剂标准)
【组成】雄黄、天麻、天竺黄、全蝎、僵蚕、清半夏、钩藤、桔梗、黄芩、巴豆霜、胆南星、蝉蜕、蟾酥、沉香、水牛角浓缩粉、羚羊角、人工牛黄、麝香、朱砂。(药品标准－中药成方制剂标准 1998 年)

小儿七珍丹 xiao er qi zhen dan

【英文名】Xiao Er Qi Zhen Pellet
【组成】珍珠、僵蚕、天竹黄、麝香。((83)晋卫药准字第 47－064 号)

小儿七珍片 xiao er qi zhen pian

【英文名】Xiao Er Qi Zhen Tablet(药品标准－中药成方制剂标准)
【组成】朱砂、天竺黄、胆南星、巴豆霜、全蝎、天麻、蜈蚣、雄黄。(药品标准－中药成方制剂标准 1998 年)

小儿久嗽丸 xiao er jiu sou wan

【英文名】Xiao Er Jiu Sou Pill(药品标准－中药成方制

剂标准)

【组成】石膏、枇杷叶、竹茹、桑叶、法半夏、款冬花、桑白皮、葶苈子、石菖蒲、海浮石、藿香、紫苏子、忍冬藤、苦杏仁、沉香、僵蚕、麻黄。(药品标准－中药成方制剂标准 1998 年)

小儿太极丸 xiao er tai ji wan

【英文名】Xiao Er Tai Ji Pill

【异名】太极丸(中医方剂大辞典、温疫论、幼幼集成)

【组成】天竺黄、胆星、大黄、麝香、冰片、僵蚕。(中医方剂大辞典)

小儿止泻片 xiao er zhi xie pian

【英文名】Xiao Er Zhi Xie Tablet

【组成】山楂炭、炮姜炭。(中医方剂大辞典)

小儿止泻汤 xiao er zhi xie tang

【英文名】Xiao Er Zhi Xie Decoction

【组成】肉桂、肉豆蔻、党参、白术、茯苓、藿香。(实用中西医结合杂志 1990,3(1))

小儿止泻栓 xiao er zhi xie shuan

【英文名】Xiao Er Zhi Xie Suppository

【组成】雄黄、枯矾、山楂、米壳、乌梅、诃子、儿茶。(中医杂志 1989,(3))

小儿止泻散 xiao er zhi xie san

【英文名】Xiao Er Zhi Xie Powder

【组成】(1)苍术炭、白术炭、莲子、炒扁豆、炒山药、通草、茯苓、车前子、煨诃子、煨肉豆蔻、姜厚朴、甘草。(中医方剂大辞典)(2)白术、藿香叶、滑石、苡米、扁豆、炒芡实米、泽泻、党参、厚朴、车前子、莲子肉、砂仁。(中医方剂大辞典)

小儿止咳丸 xiao er zhi ke wan

【英文名】Xiao Er Zhi Ke Pill

【组成】胆星、黄芩、白前、杏仁、麻黄。

小儿止咳汤 xiao er zhi ke tang

【英文名】Xiao Er Zhi Ke Decoction

【组成】荆芥、防风、陈皮、杏仁、炙甘草、炙前胡、炙款冬花、炙紫菀、姜半夏、炒苏子、炒莱菔子、浙贝母、桑白皮、焦三仙。(浙江中医杂志 1992,(5))

小儿止咳散 xiao er zhi ke san

【英文名】Xiao Er Zhi Ke Powder

【组成】紫菀、桔梗、陈皮、荆芥、甘草、五味子、炙麻黄。(现代中医 1992,5(3))

小儿止嗽丸 xiao er zhi sou wan

【英文名】Xiao Er Zhi Sou Pill(药品标准－中药成方制剂标准)

【组成】玄参、麦冬、苦杏仁、胆南星、紫苏子、槟榔、天花粉、紫苏叶、川贝母、知母、瓜蒌子、甘草、桔梗、竹茹、桑白皮。(药品标准－中药成方制剂标准 1991 年)

小儿升血灵 xiao er sheng xue ling

【英文名】Xiao Er Sheng Xue Ling Medicinal Instant Granule

【组成】皂矾、黄芪等。(山东中医学院学报 1984,8(2))

小儿化毒散 xiao er hua du san

【英文名】Xiao Er Hua Du Powder

【组成】牛黄、珍珠、雄黄、大黄、黄连、甘草、天花粉、川贝母、赤芍、乳香、没药、冰片。(中医方剂大辞典)

小儿化食丸 xiao er hua shi wan

【英文名】Xiao Er Hua Shi Pill(药品标准－中药成方制剂标准)

【组成】山楂、六神曲、麦芽、槟榔、三棱、大黄、莪术、牵牛子。(药品标准－中药成方制剂标准 1992 年)

小儿化食丹 xiao er hua shi dan

【英文名】Xiao Er Hua Shi Pellet

【组成】神曲、山楂、麦芽、槟榔、莪术、三棱、白丑、黑丑、大黄。(中医方剂大辞典)

小儿化积膏 xiao er hua ji gao

【英文名】Xiao Er Hua Ji Ointment

【组成】桔皮、厚朴、芒消、甘草、甘遂、大黄、川乌、草乌、苍术、大戟、巴豆、芫花、郁金、水红花子、商陆、附子、莱菔子、三棱、莪术、官桂、干蟾、山甲。(中医方剂大辞典)

小儿化湿汤 xiao er hua shi tang

【英文名】Xiao Er Hua Shi Decoction

【组成】苍术、陈皮、茯苓、泽泻、炒麦芽、六一散。(中医方剂大辞典)

小儿化滞散 xiao er hua zhi san

【英文名】Xiao Er Hua Zhi Powder(药品标准－中药成方制剂标准)

【组成】山楂、麦芽、六神曲、槟榔、鸡内金、牵牛子、木香、砂仁、陈皮、熟大黄。(药品标准－中药成方制剂标准 1990 年)

小儿化痰丸 xiao er hua tan wan

【英文名】Xiao Er Hua Tan Pill

【组成】全蝎、僵蚕、薄荷、桔梗、钩藤、川贝、胆星、天竺黄、广皮、飞腰黄、飞朱砂、六曲粉。(中医方剂大辞典)

小儿牛黄散 xiao er niu huang san

【英文名】Xiao Er Niu Huang Powder

【组成】大黄、浙贝、黄连、花粉、赤芍、甘草、银花、连翘、炒二丑、制没药、制乳香。(中医方剂大辞典)

小儿四症丸 xiao er si zheng wan

【英文名】Xiao Er Si Zheng Pill(药品标准－中药成方制剂标准)

【组成】紫苏叶、广藿香、白术、茯苓、苍术、麦芽、陈皮、法半夏、厚朴、泽泻、天花粉、六神曲、猪苓、山楂、白芷、砂仁、桔梗、滑石、琥珀、朱砂、木香。(药品标准－中药成方制剂标准 1991 年)

小儿白术散 xiao er bai zhu san

【英文名】Xiao Er Bai Zhu Powder

【组成】人参、茯苓、白术、前胡、黄桔皮、藿香、枇杷叶、半夏、桔梗、甘草、草豆蔻。(中医方剂大辞典)

小儿百乐片 xiao er bai le pian

【英文名】Xiao Er Bai Le Tablet(药品标准－中药成方制剂标准)

【组成】麦冬、钩藤、僵蚕、金银花、天花粉、玄参、大黄、连翘、川贝母、桔梗、橘红、陈皮、薄荷脑、荆芥油、天竺黄、甘草、牛蒡子、六神曲、麦芽、山楂、柴胡、水牛角、雄黄、朱砂、冰片、羚羊角、牛黄。(药品标准－中药成方制剂标准 1992 年)

小儿百寿丸 xiao er bai shou wan

【英文名】Xiao Er Bai Shou Pill(药品标准－中药成方制剂标准)

【组成】钩藤、僵蚕、胆南星、天竺黄、桔梗、木香、砂仁、陈皮、苍术、茯苓、山楂、六神曲、麦芽、薄荷、滑石、甘草、朱砂、人工牛黄。(药品标准－中药成方制剂标准 1989 年)

小儿百寿丹 xiao er bai shou dan

【英文名】Xiao Er Bai Shou Pellet

【组成】桔梗、薄荷、山楂、竺黄、牛黄。((80)京卫药准字第 1372 号)

小儿百效片 xiao er bai xiao pian

【英文名】Xiao Er Bai Xiao Tablet(药品标准－中药成方制剂标准)

【组成】羚羊角、水牛角浓缩粉、牛黄、冰片、薄荷脑、荆芥穗油、桔梗、川贝母、天竺黄、天花粉、大黄、雄黄、朱砂、玄参、麦冬、钩藤、连翘、甘草、陈皮、麦芽、六神曲、山楂、柴胡、金银花、橘红、牛蒡子、僵蚕。(药品标准－中药成方制剂标准 1998 年)

小儿厌食方 xiao er yan shi fang

【英文名】Xiao Er Yan Shi Prescription

【组成】太子参、山药、炒扁豆、生麦芽、鸡内金、莱菔子、陈皮。(山东中医杂志 1992,11(1))

小儿至宝丸 xiao er zhi bao wan

【英文名】Xiao Er Zhi Bao Pill

【组成】山楂、六神曲、陈皮、紫苏叶、胆南星、人工牛黄、朱砂、茯苓。((91)京卫药准字第 187 号)

小儿至宝丹 xiao er zhi bao dan

【英文名】Xiao Er Zhi Bao Pellet

【组成】(1)厚朴、炒苍术、制半夏、桔梗、黄连、藿香叶、山楂、陈皮、芥穗、广木香、砂仁、炒麦芽、花粉、枳壳、甘草、大黄、木通。(中医方剂大辞典)(2)七气汤、妙香散、六一散、胆南星。(中医方剂大辞典)

小儿至宝锭 xiao er zhi bao ding

【英文名】Xiao Er Zhi Bao Lozenges

【组成】紫苏叶、广藿香、薄荷、羌活、陈皮、白附子、胆南星、白芥子、川贝母、槟榔、山楂、茯苓、六神曲、麦芽、琥珀、冰片、天麻、钩藤、僵蚕。

小儿吐泻宁 xiao er tu xie ning

【英文名】Xiao Er Tu Xie Ning Powder(药品标准－中药成方制剂标准)

【异名】小儿吐泻宁散(药品标准－中药成方制剂标准)

【组成】广藿香、姜半夏、陈皮、白术、茯苓、厚朴、甘草。(药品标准－中药成方制剂标准 1991 年)

小儿回春丸 xiao er hui chun wan

【英文名】Xiao Er Hui Chun Pill(药品标准－中药成方制剂标准)

【组成】全蝎、朱砂、蛇含石、天竺黄、川贝母、胆南星、人工牛黄、白附子、天麻、僵蚕、雄黄、防风、羌活、麝香、冰片、甘草、钩藤。(药品标准－中药成方制剂标准 1989 年)

小儿回春丹 xiao er hui chun dan

【英文名】Xiao Er Hui Chun Pellet

【组成】(1)桔红、胆南星、防风、竹叶、桑叶、金银花、连翘、羌活、茯苓、僵蚕、甘草、麻黄、薄荷、蝉蜕、赤芍、川贝、牛蒡子、三春柳、杏仁。(中医方剂大辞典)(2)西牛黄、珠粉、天竺黄、胆星、煅青蠓石、川贝、制半夏、制南星、黄连、胡黄连、九节菖蒲、麝香、飞朱砂。(中医方剂大辞典)

小儿安神丸 xiao er an shen wan

【英文名】Xiao Er An Shen Pill

【组成】茯神、山药、胆星、天竺黄、酸枣仁、陈皮、山栀仁、黄连、桔梗、炙甘草、辰砂。(中医方剂大辞典)

小儿导赤片 xiao er dao chi pian

【英文名】Xiao Er Dao Chi Tablet(药品标准－中药成方制剂标准)

【组成】大黄、滑石、地黄、栀子、甘草、关木通、茯苓。(药品标准－中药成方制剂标准 1998 年)

小儿进食片 xiao er jin shi pian

【英文名】Xiao Er Jin Shi Tablet(药品标准－中药成方制剂标准)

【组成】佛手、石斛、麦芽、枳壳、龙胆、山楂、六神曲、苍术、九香虫、石菖蒲。(药品标准－中药成方制剂标准 1993 年)

小儿抗惊片 xiao er kang jing pian

【英文名】Xiao Er Kang Jing Tablet(药品标准－中药成方制剂标准)

【组成】朱砂、天竺黄、胆南星、巴豆霜、全蝎、天麻、蜈

蚣。(药品标准－中药成方制剂标准 1997 年)

小儿良友散 xiao er liang you san

【英文名】Xiao Er Liang You Powder(药品标准－中药成方制剂标准)

【组成】薄荷、天麻、钩藤、全蝎、僵蚕、蝉蜕、天竺黄、朱砂、牛黄、雄黄、琥珀。(药品标准－中药成方制剂标准 1990 年)

小儿启脾丸 xiao er qi pi wan

【英文名】Xiao Er Qi Pi Pill(药品标准－中药成方制剂标准)

【组成】人参、白术、茯苓、陈皮、山药、莲子、山楂、六神曲、麦芽、泽泻。(药品标准－中药成方制剂标准 1998 年)

小儿奇应丸 xiao er qi ying wan

【英文名】Xiao Er Qi Ying Pill

【组成】麝香、羚羊角、牛胆汁浸膏、水牛角浓缩粉、雄黄、党参、牛黄、盐酸奎宁、冰片、沉香、朱砂、桔梗、法半夏、白附子、樟脑。(《黑龙江省药品标准》1986 年)

小儿抽风散 xiao er chou feng san

【英文名】Xiao Er Chou Feng Powder(药品标准－中药成方制剂标准)

【组成】蜈蚣、全蝎、蝉蜕、僵蚕、半夏、天南星、厚朴、橘红、枳壳、甘草、朱砂、土鳖虫、钩藤、薄荷。(药品标准－中药成方制剂标准 1991 年)

小儿明目丸 xiao er ming mu wan

【英文名】Xiao Er Ming Mu Pill(药品标准－中药成方制剂标准)

【组成】赤芍、黄芩、栀子、天花粉、大黄、金根花、菊花、车前子、黄连、薄荷、甘草。(药品标准－中药成方制剂标准 1990 年)

小儿金丹片 xiao er jin dan pian

【英文名】Xiao Er Jin Dan Tablet(药品标准－中药成方制剂标准)

【组成】朱砂、橘红、平贝母、胆南星、前胡、玄参、清半夏、大青叶、关木通、桔梗、荆芥穗、羌活、西河柳、地黄、枳壳、赤芍、钩藤、葛根、牛蒡子、天麻、甘草、防风、冰片、水牛角浓缩粉、羚羊角粉、薄荷脑。(药品标准－中药成方制剂标准 1989 年)

小儿泄泻停 xiao er xie xie ting

【英文名】Xiao Er Xie Xie Ting Medicinal Instant Granule

【组成】苍术、羌活、车前子、大黄。((85)浙卫药准字 0554－1 号)

小儿泻痢片 xiao er xie li pian

【英文名】Xiao Er Xie Li Tablet(药品标准－中药成方制剂标准)

【组成】葛根、黄芩、黄连、厚朴、白芍、茯苓、焦楂、乌梅、甘草、滑石粉。(药品标准－中药成方制剂标准 1998 年)

小儿珍贝散 xiao er zhen bei san

【英文名】Xiao Er Zhen Bei Powder(药品标准－中药成方制剂标准)

【组成】牛黄、珍珠、川贝母、天竺黄、沉香、胆南星、煅硼砂、冰片。(药品标准－中药成方制剂标准 1991 年)

小儿胃风丸 xiao er wei feng wan

【英文名】Xiao Er Wei Feng Pill

【组成】人参、茯苓、白术、天麻、防风、全蝎。(中医方剂大辞典)

小儿胃宝丸 xiao er wei bao wan

【英文名】Xiao Er Wei Bao Pill(药品标准－中药成方制剂标准)

【组成】山楂、山药、麦芽、六神曲、鸡蛋壳。(药品标准－中药成方制剂标准 1997 年)

小儿胃宝片 xiao er wei bao pian

【英文名】Xiao Er Wei Bao Tablet(药品标准－中药成方制剂标准)

【组成】山楂、山药、麦芽、六神曲、鸡蛋壳。(药品标准－中药成方制剂标准 1997 年)

小儿咳喘丹 xiao er ke chuan dan

【英文名】Xiao Er Ke Chuan Pellet

【组成】贝母、生石膏、硼砂、朱砂。(上海中医药杂志 1993,12(3))

小儿咳喘灵 xiao er ke chuan ling

【英文名】Xiao Er Ke Chuan Ling Syrup

【组成】麻黄、金银花、苦杏仁、板蓝根、甜菊糖。

小儿咳嗽锭 xiao er ke sou ding

【英文名】Xiao Er Ke Sou Lozenges

【组成】沙参、茯苓、木香、甘草、桔梗、川贝母、前胡、花粉、桔皮、枳壳、法半夏、杏仁。(中医方剂大辞典)

小儿香桔丹 xiao er xiang ju dan

【英文名】Xiao Er Xiang Ju Pellet

【组成】木香、陈皮、白术、茯苓、山楂、法半夏。

小儿香桔丸 xiao er xiang ju wan

【英文名】Xiao Er Xiang Ju Pill

【组成】木香、橘红、神曲、麦芽、青皮。(婴童百问、《卫生部药品标准》1989 年)

小儿便秘通 xiao er bian mi tong

【英文名】Xiao Er Bian Mi Tong Medicinal Instant Granule

【组成】杏仁、枳实、厚朴、火麻仁、陈皮、白芍、郁李仁、当归、炒四仙、大黄、甘草。(山西中医 1993,9(6))

小儿保安丸 xiao er bao an wan

【英文名】Xiao Er Bao An Pill(药品标准－中药成方制

剂标准)

【组成】半夏、木香、薄荷、细辛、天麻、苦杏仁、茯苓、桂枝、苍术、桔梗、厚朴、前胡、广藿香、钩藤、僵蚕、柴胡、羌活、珍珠、黄连、琥珀、麦芽、朱砂、陈皮、冰片、大腹皮、防风、六神曲、甘草。(药品标准－中药成方制剂标准 1989 年)

小儿肺闭宁 xiao er fei bi ning

【英文名】Xiao Er Fei Bi Ning Tablet

【组成】麻黄、杏仁、生石膏、黄芩、葶苈子、紫苏子、海浮石、桔梗、橘红、前胡、细辛、川贝母、麦冬、五味子、人参、甘草、旋覆花等。(《天津市药品标准》1982 年)

小儿肺炎散 xiao er fei yan san

【英文名】Xiao Er Fei Yan Powder(药品标准－中药成方制剂标准)

【组成】朱砂、牛黄、冰片、生石膏、天麻、川贝母、黄连、法半夏、胆南星、桑白皮、甘草。(药品标准－中药成方制剂标准 1991 年)

小儿急惊丸 xiao er ji jing wan

【英文名】Xiao Er Ji Jing Pill

【组成】制半夏、芦荟、青黛、煅龙齿、川贝母、全蝎、钩藤、黄芩、柴胡、枳壳、天竺黄、橘红、陈胆星、僵蚕、薄荷、丹皮、石菖蒲、飞滑石、天麻、连翘。(中医方剂大辞典)

小儿急惊粉 xiao er ji jing fen

【英文名】Xiao Er Ji Jing Powder

【组成】犀角、牛黄、全蝎、朱砂、天麻、珍珠。

小儿急惊散 xiao er ji jing san

【英文名】Xiao Er Ji Jing Powder(药品标准－中药成方制剂标准)

【组成】天麻、钩藤、全蝎、僵蚕、天竺黄、半夏、猪牙皂、防风、羌活、薄荷、蓼大青叶、连翘、天花粉、板蓝根、甘草、冰片、朱砂、珍珠、羚羊角、麝香、人工牛黄、琥珀、雄黄。(药品标准－中药成方制剂标准 1989 年)

小儿退烧宁 xiao er tui shao ning

【英文名】Xiao Er Tui Shao Ning Syrup

【组成】僵蚕、蝉蜕、薄荷、荆芥、桔梗、黄芩、连翘、神曲、玄参、竹叶、山栀、甘草。(湖北中医杂志 1982,(3))

小儿退热汤 xiao er tui re tang

【英文名】Xiao Er Tui Re Decoction

【组成】金银花、白菊花、荆芥、白芷、生地、黄芦根、七叶一枝花、板蓝根、淡竹叶、生甘草。(云南中医杂志 1988,9(2))

小儿珠黄散 xiao er zhu huang san

【英文名】Xiao Er Zhu Huang Powder(药品标准－中药成方制剂标准)

【组成】大黄、牵牛子、槟榔、黄连、化橘红、珍珠、牛黄、琥珀、朱砂、冰片。(药品标准－中药成方制剂标准 1996 年)

小儿热必清 xiao er re bi qing

【英文名】Xiao Er Re Bi Qing Tablet

【组成】牛黄、珍珠、冰片、朱砂。(中成药 1992,14(4))

小儿健脾丸 xiao er jian pi wan

【英文名】Xiao Er Jian Pi Pill(药品标准－中药成方制剂标准)

【组成】人参、白术、茯苓、甘草、陈皮、法半夏、白扁豆、山药、莲子、南山楂、桔梗、砂仁、六神曲、麦芽、玉竹。(药品标准－中药成方制剂标准 1998 年)

小儿健脾片 xiao er jian pi pian

【英文名】Xiao Er Jian Pi Tablet(药品标准－中药成方制剂标准)

【组成】人参、白术、胡黄连、使君子、山楂、神曲、麦芽、茯苓、芦荟、甘草、黄连。(药品标准－中药成方制剂标准 1998 年)

小儿健脾散 xiao er jian pi san

【英文名】Xiao Er Jian Pi Powder(药品标准－中药成方制剂标准)

【异名】娃娃宝(药品标准－中药成方制剂标准)

【组成】党参、石莲子、木香、广藿香、茯苓、黄芪、白扁豆、六神曲、白芷、甘草。(药品标准－中药成方制剂标准 1991 年)

小儿脐风散 xiao er qi feng san

【英文名】Xiao Er Qi Feng Powder(药品标准－中药成方制剂标准)

【组成】全蝎、猪牙皂、大黄、当归、巴豆霜、硇砂、朱砂、牛黄。(药品标准－中药成方制剂标准 1991 年)

小儿疳积糖 xiao er gan ji tang

【英文名】Xiao Er Gan Ji Tang(药品标准－中药成方制剂标准)

【组成】葫芦茶、独脚金、槟榔、苦楝皮。(药品标准－中药成方制剂标准 1990 年)

小儿消炎栓 xiao er xiao yan shuan

【英文名】Xiao Er Xiao Yan Suppositories(药品标准－中药成方制剂标准)

【组成】金银花、连翘、黄芩。(药品标准－中药成方制剂标准 1991 年)

小儿消咳片 xiao er xiao ke pian

【英文名】Xiao Er Xiao Ke Tablet(药品标准－中药成方制剂标准)

【组成】白屈菜、百部、天冬、南沙参、白前、侧柏叶、木蝴蝶。(药品标准－中药成方制剂标准 1993 年)

小儿消食片 xiao er xiao shi pian

【英文名】Xiao Er Xiao Shi Tablet

【组成】鸡内金、山楂、六神曲、麦芽、槟榔、陈皮。((94)豫卫药审字第 22 号)

小儿消积丸 xiao er xiao ji wan

【英文名】Xiao Er Xiao Ji Pill

【组成】枳壳、黄芩、厚朴、青皮、大黄、香附、巴豆霜、三棱、莪术、槟榔、陈皮、牵牛子、木香、朱砂。(《卫生部药品标准》1990 年)

小儿调中丸 xiao er tiao zhong wan

【英文名】Xiao Er Tiao Zhong Pill

【组成】黄连、木香、桔皮、厚朴、苍术、白术、茯苓、枳实、南楂肉、神曲、玄胡、桔梗、当归、白芍、黄芩、甘草。(中医方剂大辞典)

小儿康冲剂 xiao er kang chong ji

【英文名】Xiao Er Kang Medicinal Instant Granule(药品标准－中药成方制剂标准)

【组成】太子参、葫芦茶、山楂、乌梅、蝉蜕、白芍、麦芽、榧子、槟榔、陈皮、茯苓、白术。(药品标准－中药成方制剂标准 1992 年)

小儿康糖浆 xiao er kang tang jiang

【英文名】Xiao Er Kang Syrup

【组成】白术、使君子、山楂、神曲。((85)津卫药准字第 625 号)

小儿惊风丸 xiao er jing feng wan

【英文名】Xiao Er Jing Feng Pill

【组成】葛根、天花粉、天麻、全蝎、防风、茯苓、僵蚕、升麻、葶苈子、黄连、竹黄、麻黄、琥珀、朱砂、麝香、人工牛黄、冰片。((86)闽卫药准字 20338 号)

小儿惊风片 xiao er jing feng pian

【英文名】Xiao Er Jing Feng Tablet(药品标准－中药成方制剂标准)

【组成】琥珀、防风、僵蚕、天麻、川贝母、胆南星、关白附、天竺黄、全蝎、朱砂、冰片、麝香、甘草、钩藤。(药品标准－中药成方制剂标准 1998 年)

小儿惊风散 xiao er jing feng san

【英文名】Xiao Er Jing Feng Powder

【组成】全蝎、僵蚕、雄黄、朱砂、甘草。(中医方剂大辞典)

小儿惊安丸 xiao er jing an wan

【英文名】Xiao Er Jing An Pill(药品标准－中药成方制剂标准)

【组成】牛黄、麝香、天竺黄、僵蚕、全蝎、天麻、朱砂、升麻、天花粉、葶苈子、防风、葛根、麻黄、冰片、茯苓、黄连、琥珀。(药品标准－中药成方制剂标准 1995 年)

小儿羚羊散 xiao er ling yang san

【英文名】Xiao Er Ling Yang Powder(药品标准－中药成方制剂标准)

【组成】羚羊角、天竺黄、朱砂、甘草、冰片、金银花、紫草、连翘、牛蒡子、浮萍、赤芍、西河柳、牛黄、黄连、葛根、川贝母、水牛角。(药品标准－中药成方制剂标准 1990 年)

小儿清肺丸 xiao er qing fei wan

【英文名】Xiao Er Qing Fei Pill(药品标准－中药成方制剂标准)

【组成】前胡、天花粉、薄荷、桑白皮、苦杏仁、紫苏子、桔梗、紫苏、甘草、旋复花、枳壳、化橘红、莱菔子、黄芩、浮海石。(药品标准－中药成方制剂标准 1998 年)

小儿清肺散 xiao er qing fei san

【英文名】Xiao Er Qing Fei Powder(药品标准－中药成方制剂标准)

【组成】茯苓、清半夏、川贝母、百部、黄芩、胆南星、石膏、沉香、白前、冰片。(药品标准－中药成方制剂标准 1990 年)

小儿清热片 xiao er qing re pian

【英文名】Xiao Er Qing Re Tablet(药品标准－中药成方制剂标准)

【组成】黄柏、灯心草、栀子、钩藤、雄黄、黄连、朱砂、龙胆、黄芩、大黄、薄荷油。(药品标准－中药成方制剂标准 1992 年)

小儿清热灵 xiao er qing re ling

【英文名】Xiao Er Qing Re Ling Tablet(药品标准－中药成方制剂标准)

【组成】白屈菜、北寒水石、黄芩、重楼、柴胡、天竺黄、紫荆皮、射干、板蓝根、牛黄、菊花、冰片、蝉蜕、珍珠、黄连、麝香。(药品标准－中药成方制剂标准 1991 年)

小儿清解散 xiao er qing jie san

【英文名】Xiao Er Qing Jie Powder

【组成】蝉蜕、僵蚕、大黄、柴胡、黄芩、银花、紫苏、石膏、知母、甘草等。(辽宁中医杂志 1993,(10))

小儿琥珀丸 xiao er hu po wan

【英文名】Xiao Er Hu Po Pill(药品标准－中药成方制剂标准)

【组成】山药、甘草、枳壳、琥珀、天竺黄、木香、人参、茯苓、胆南星、朱砂。(药品标准－中药成方制剂标准 1989 年)

小儿喜食片 xiao er xi shi pian

【英文名】Xiao Er Xi Shi Tablet(药品标准－中药成方制剂标准)

【组成】六神曲、枳壳、白术、山楂、稻芽、麦芽。(药品标准－中药成方制剂标准 1990 年)

小儿葫芦散 xiao er hu lu san

【英文名】Xiao Er Hu Lu Powder(药品标准－中药成方

制剂标准）
【组成】橘红、茯苓、朱砂、鸡内金、天竺黄、僵蚕、半夏曲、琥珀、全蝎、天麻、川贝母、冰片、葫芦峨。（药品标准－中药成方制剂标准 1993 年）

小儿疏表丸 xiao er shu biao wan
【英文名】Xiao Er Shu Biao Pill（药品标准－中药成方制剂标准）
【组成】淡豆豉、玄参、桑叶、陈皮、连翘、薄荷、赤芍、金银花、蝉蜕、白茅根、葛根、板蓝根、前胡、黄芩、荆芥穗、大青叶、栀子、天花粉、西河柳、水牛角浓缩粉。（药品标准－中药成方制剂标准 1998 年）

小儿感冒散 xiao er gan mao san
【英文名】Xiao Er Gan Mao Powder（药品标准－中药成方制剂标准）
【异名】宝宝感冒散（药品标准－中药成方制剂标准）
【组成】羌活、荆芥穗、防风、苍术、白芷、葛根、川芎、苦杏仁、地黄、黄芩、甘草、牛黄。（药品标准－中药成方制剂标准 1997 年）

小儿鼻炎片 xiao er bi yan pian
【英文名】Xiao Er Bi Yan Tablet（药品标准－中药成方制剂标准）
【组成】藁本、防风、白芷、苍耳子、蓼大青叶、蒲公英、升麻、甘草。（药品标准－中药成方制剂标准 1991 年）

小儿暖脐膏 xiao er nuan qi gao
【英文名】Xiao Er Nuan Qi Plaster（药品标准－中药成方制剂标准）
【组成】桔核、小茴香、官桂、炮姜、白胡椒、川楝子、吴茱萸、荔枝核、麝香。（药品标准－中药成方制剂标准 1990 年）

小儿腹泻宁 xiao er fu xie ning
【英文名】Xiao Er Fu Xie Ning Syrup（药品标准－中药成方制剂标准）
【异名】小儿腹泻宁糖浆（药品标准－中药成方制剂标准）
【组成】党参、白术、茯苓、葛根、甘草、广藿香、木香。（药品标准－中药成方制剂标准 1991 年）

小儿腹泻汤 xiao er fu xie tang
【英文名】Xiao Er Fu Xie Decoction
【组成】肉桂、肉豆蔻、党参、白术、茯苓、藿香。（广西中医药 1989，(5)）

小儿腹泻散 xiao er fu xie san
【英文名】Xiao Er Fu Xie Powder（药品标准－中药成方制剂标准）
【组成】广藿香、肉豆蔻、丁香、赤石脂、地榆、伏龙肝、石榴皮、寒水石。（药品标准－中药成方制剂标准 1992 年）

小儿解热丸 xiao er jie re wan
【英文名】Xiao Er Jie Re Pill（药品标准－中药成方制剂标准）
【组成】全蝎、胆南星、防风、羌活、天麻、麻黄、钩藤、薄荷、猪牙皂、青礞石、竹黄、陈皮、茯苓、甘草、琥珀、僵蚕、蜈蚣、珍珠、朱砂、牛黄、麝香、冰片。（药品标准－中药成方制剂标准 1998 年）

小儿解热栓 xiao er jie re shuan
【英文名】Xiao Er Jie Re Suppository
【组成】黄芩提取物、金银花提取物、安乃近。（鲁卫药准字第 009230 号(1995)）

小儿解颅煎 xiao er xie lu jian
【英文名】Xiao Er Xie Lu Decoction
【组成】龟版、生地黄。（中医方剂大辞典）

小儿解感片 xiao er jie gan pian
【英文名】Xiao Er Jie Gan Tablet（药品标准－中药成方制剂标准）
【组成】大青叶、柴胡、黄芩、荆芥、桔梗、甘草。（药品标准－中药成方制剂标准 1998 年）

小儿增食丸 xiao er zeng shi wan
【英文名】Xiao Er Zeng Shi Pill（药品标准－中药成方制剂标准）
【组成】焦山楂、焦神曲、焦麦芽、焦槟榔、黄芩、化橘红、砂仁、枳壳、代代花、鸡内金、莱菔子。（药品标准－中药成方制剂标准 1998 年）

小儿增食片 xiao er zeng shi pian
【英文名】Xiao Er Zeng Shi Tablet（药品标准－中药成方制剂标准）
【组成】茯苓、三棱、陈皮、山楂、麦芽、神曲、肉豆蔻、香附、枳壳、槟榔、大黄、甘草。（药品标准－中药成方制剂标准 1998 年）

小儿敷脐散 xiao er fu qi san
【英文名】Xiao Er Fu Qi Powder
【组成】吴茱萸、苍术、干姜、白术。（中医研究 1991，(2)）

小儿镇惊丸 xiao er zhen jing wan
【英文名】Xiao Er Zhen Jing Pill（药品标准－中药成方制剂标准）
【组成】甘草、胆南星、枳壳、朱砂、天竺黄、茯苓、全蝎、蝉蜕、僵蚕、琥珀、硝石、白附子。（药品标准－中药成方制剂标准 1989 年）

小儿镇惊散 xiao er zhen jing san
【英文名】Xiao Er Zhen Jing Powder（药品标准－中药成方制剂标准）
【组成】甘草、胆南星、枳壳、朱砂、天竺黄、茯苓、全蝎、蝉蜕、僵蚕、琥珀、硝石、白附子。（药品标准－中药成方制剂标准 1991 年）

小儿磨积片 xiao er mo ji pian

【英文名】Xiao Er Mo Ji Tablet(药品标准－中药成方制剂标准)

【组成】泽泻、半夏、山楂、茯苓、白术、陈皮、苍术、厚朴、甘草、广藿香、干酵母、糖化素。(药品标准－中药成方制剂标准 1995 年)

小儿癖积丸 xiao er pi ji wan

【英文名】Xiao Er Pi Ji Pill

【组成】(1)三棱、莪术、阿魏、芦荟、白术、陈皮、水红花子、大黄、穿山甲、木鳖仁。(中医方剂大辞典)(2)三棱、莪术、阿魏、芦荟、白术、陈皮、水红花子、大黄。(中医方剂大辞典)

小儿癖积膏 xiao er pi ji gao

【英文名】Xiao Er Pi Ji Plaster

【组成】水红花子、大黄、朴消、山栀子、石灰、酒酵。(中医方剂大辞典)

小九转灵丹 xiao jiu zhuan ling dan

【英文名】Xiao Jiu Zhuan Ling Pellet

【组成】制灵砂、芦荟、制朱砂、洛阳花。(中医方剂大辞典)

小三五七散 xiao san wu qi san

【英文名】Xiao San Wu Qi Powder

【组成】天雄、山茱萸、薯蓣。(中医方剂大辞典)

小天南星丸 xiao tian nan xing wan

【英文名】Xiao Tian Nan Xing Pill

【组成】(1)天南星、人参、赤茯苓、珍珠末、半夏、丹砂、麝香、龙脑。(中医方剂大辞典)(2)天南星、白附子、天麻、全蝎。(中医方剂大辞典)

小牛角鳃散 xiao niu jiao si san

【英文名】Xiao Niu Jiao Si Powder

【组成】(1)小牛角鳃、龙骨、禹余粮、干姜、当归、炙阿胶、续断。(中医方剂大辞典)(2)牛角鳃、鹿茸、禹余粮、当归、干姜、续断、阿胶、乌贼骨、龙骨、赤小豆。(中医方剂大辞典)

小叶增生汤 xiao ye zeng sheng tang

【英文名】Xiao Ye Zeng Sheng Decoction

【组成】柴胡、广郁金、当归、赤芍、白芍、胡芦巴、生山楂、枸桔李、生麦芽、青皮、陈皮、枳壳、生甘草。(江苏中医 1993,(14))

小半夏合剂 xiao ban xia he ji

【英文名】Xiao Ban Xia Mixture(药品标准－中药成方制剂标准)

【组成】姜半夏、生姜。(药品标准－中药成方制剂标准 1991 年)

小地黄煎丸 xiao di huang jian wan

【英文名】Xiao Di Huang Jian Pill

【组成】生地黄、鹿角胶、紫苏子、酥、生姜、蜜、酒。(中医方剂大辞典)

小肉苁蓉散 xiao rou cong rong san

【英文名】Xiao Rou Cong Rong Powder

【组成】肉苁蓉、枸杞子、天雄、石斛、远志、续断、原蚕蛾、菟丝子、熟干地黄。(中医方剂大辞典)

小伏龙肝散 xiao fu long gan san

【英文名】Xiao Fu Long Gan Powder

【组成】伏龙肝、赤芍药、当归、黄芪、犀角屑、刺蓟、生地黄。(中医方剂大辞典)

小麦门冬汤 xiao mai men dong tang

【英文名】Xiao Mai Men Dong Decoction

【组成】人参、白茯苓、小麦、麦门冬、桔皮、半夏、白术、炙甘草、乌梅、姜。(中医方剂大辞典)

小豆末敷方 xiao dou mo fu fang

【英文名】Xiao Dou Mo Powder

【组成】小豆。(中医方剂大辞典)

小牡丹煎丸 xiao mu dan jian wan

【英文名】Xiao Mu Dan Jian Pill

【组成】良姜、附子、当归、牡丹皮、熟地黄、玄胡。(中医方剂大辞典)

小沉香煎丸 xiao chen xiang jian wan

【英文名】Xiao Chen Xiang Jian Pill

【组成】乳香、沉香、肉豆蔻、杏仁、百草霜、木香、丁香、巴豆。(中医方剂大辞典)

小沉麝煎丸 xiao chen she jian wan

【英文名】Xiao Chen She Jian Pill

【组成】乌梅、巴豆、丁香、胡椒。(中医方剂大辞典)

小青木香丸 xiao qing mu xiang wan

【英文名】Xiao Qing Mu Xiang Pill

【组成】青木香、胡椒、白姜、乌药、茴香。(中医方剂大辞典)

小青龙冲剂 xiao qing long chong ji

【英文名】Xiao Qing Long Medicinal Instant Granule(药品标准－中药成方制剂标准)

【组成】麻黄、桂枝、白芍、干姜、细辛、甘草、法半夏、五味子。(药品标准－中药成方制剂标准 1991 年)

小青龙合剂 xiao qing long he ji

【英文名】Xiao Qing Long Mixture

【组成】(1)麻黄、桂枝、白芍、干姜、五味子。((92)京卫药 ZZ－0052－准字第 066 号)(2)麻黄、桂枝、白芍、干姜、细辛、甘草、法半夏、五味子。((90)粤卫药准字第 A19－088 号)

小青龙糖浆 xiao qing long tang jiang

【英文名】Xiao Qing Long Syrup(药品标准－中药成方制剂标准)

【组成】麻黄、桂枝、白芍、细辛、法半夏、杏仁、干姜、甘草、五味子。(药品标准－中药成方制剂标准 1998

年)

小枇杷叶散 xiao pi pa ye san

【英文名】Xiao Pi Pa Yie Powder

【组成】枇杷叶、丁香、陈桔皮、香薷、麦门冬、干木瓜、白茅根、甘草。(中医方剂大辞典)

小使君子汤 xiao shi jun zi tang

【英文名】Xiao Shi Jun Zi Decoction

【组成】使君子、苍术、芍药、人参、茯苓、黄桔皮、白芜荑。(中医方剂大辞典)

小胡黄连丸 xiao hu huang lian wan

【英文名】Xiao Hu Huang Lian Pill

【组成】胡黄连、黄连、辰砂、芦荟、麝香。(中医方剂大辞典)

小荜澄茄煎 xiao bi cheng qie jian

【英文名】Xiao Bi Cheng Qie Decoction

【组成】青桔皮、陈桔皮、缩砂、荜澄茄、神曲、大麦芽。(中医方剂大辞典)

小桔皮煎丸 xiao ju pi jian wan

【英文名】Xiao Ju Pi Jian Pill

【组成】三棱、莪术、青皮、陈皮、神曲、麦蘖。(中医方剂大辞典)

小柴胡冲剂 xiao chai hu chong ji

【英文名】Xiao Chai Hu Granule (药品标准－中药成方制剂标准)

【组成】柴胡、姜半夏、黄芩、党参、甘草、生姜、大枣。(药品标准－中药成方制剂标准 1993 年)

小柴胡汤丸 xiao chai hu tang wan

【英文名】Xiao Chai Hu Tang Pill(药品标准－中药成方制剂标准)

【组成】柴胡、法半夏、黄芩、党参、大枣、甘草、生姜。(药品标准－中药成方制剂标准 1997 年)

小消化水丸 xiao xiao hua shui wan

【英文名】Xiao Xiao Hua Shui Pill

【异名】小消化丸(中医方剂大辞典、外台、圣济总录)

【组成】芫花、甘遂、大黄、葶苈、巴豆。(中医方剂大辞典)

小料紫金膏 xiao liao zi jin gao

【英文名】Xiao Liao Zi Jin Ointment

【组成】女贞实、九里明、十里光、菊花汁、龙胆草汁、猪胆、羊肝、白蜜。(中医方剂大辞典)

小菟丝子丸 xiao tu si zi wan

【英文名】Xiao Tu Si Zi Pill

【组成】石莲肉、菟丝子、白茯苓、山药。(中医方剂辞典)

小菊花膏丸 xiao ju hua gao wan

【英文名】Xiao Ju Hua Gao Pill

【组成】黄连、枯黄芩、大黄、干菊花、羌活、苍术、荆芥、防风。(中医方剂大辞典)

小铜镜鼻汤 xiao tong jing bi tang

【英文名】Xiao Tong Jing Bi Decoction

【组成】铜镜鼻、大黄、甘草、黄芩、芒消、干地黄、桃仁。(中医方剂大辞典)

小蓟琥珀散 xiao ji hu po san

【英文名】Xiao Ji Hu Po Powder

【组成】小蓟、琥珀。(中医方剂大辞典)

小解五毒散 xiao jie wu du san

【英文名】Xiao Jie Wu Du Powder

【组成】山茵陈、麻黄、苍术、石膏。(中医方剂大辞典)

小丁香半夏散 xiao ding xiang ban xia san

【英文名】Xiao Ding Xiang Ban Xia Powder

【组成】藿香、半夏、丁香。(中医方剂大辞典)

小儿止泻糖浆 xiao er zhi xie tang jiang

【英文名】Xiao Er Zhi Xie Syrup

【组成】大青叶、乌梅、山楂、白术、薤白、甘草、硫酸庆大霉素、尼泊金甲酯、单糖浆。(中药材 1991,14(1))

小儿止咳糖浆 xiao er zhi ke tang jiang

【英文名】Xiao Er Zhi Ke Syrup(药品标准－中药成方制剂标准)

【组成】甘草流浸膏、桔梗流浸膏、氯化铵、橙皮酊。(药品标准－中药成方制剂标准 1991 年)

小儿止嗽金丸 xiao er zhi sou jin wan

【英文名】Xiao Er Zhi Sou Jin Pill(药品标准－中药成方制剂标准)

【组成】玄参、知母、麦冬、苦杏仁、竹茹、紫苏子、槟榔、桔梗、胆南星、桑白皮、川贝母、天花粉、瓜蒌子、甘草、紫苏叶。(药品标准－中药成方制剂标准 1996 年)

小儿止嗽金丹 xiao er zhi sou jin dan

【英文名】Xiao Er Zhi Sou Jin Pellet

【组成】(1)玄参、麦冬、杏仁、炒苏子、焦槟榔、胆星、知母、苏叶、桔梗、竹茹粉、生桑皮、川贝、花粉、生蒌仁、甘草。(中医方剂大辞典)(2)胆星、明天麻、白附子、全蝎、乳香、赭石、僵蚕。(中医方剂大辞典)

小儿止嗽糖浆 xiao er zhi sou tang jiang

【英文名】Xiao Er Zhi Sou Syrup(药品标准－中药成方制剂标准)

【组成】玄参、麦冬、胆南星、杏仁水、桔梗、竹茹、桑白皮、天花粉、川贝母、瓜蒌子、甘草、紫苏子、知母、紫苏叶油。(药品标准－中药成方制剂标准 1998 年)

小儿牛黄颗粒 xiao er niu huang ke li

【英文名】Xiaoer Niu Huang Granule(药品标准－中药成方制剂标准)

【组成】钩藤、僵蚕、天麻、全蝎、黄连、大黄、胆南星、浙

贝母、天竺黄、法半夏、化橘红、滑石、牛黄、朱砂、麝香、冰片。(药品标准－中药成方制剂标准 1997 年)

小儿生血糖浆 xiao er sheng xue tang jiang

【英文名】Xiao Er Sheng Xue Syrup(药品标准－中药成方制剂标准)

【组成】熟地黄、山药、大枣、硫酸亚铁。(药品标准－中药成方制剂标准 1997 年)

小儿厌食合剂 xiao er yan shi he ji

【英文名】Xiao Er Yan Shi Mixture

【组成】麦冬、玉竹、槟榔等。(中医杂志 1988,29(6))

小儿百日咳散 xiao er bai ri ke san

【英文名】Xiao Er Bai Ri Ke Powder(药品标准－中药成方制剂标准)

【组成】牛蒡子、川贝母、旋覆花、紫苏子、桑白皮、枳壳、陈皮、山楂、葶苈子、百部、桔梗、法半夏、青蒿、麻黄。(药品标准－中药成方制剂标准 1994 年)

小儿抗痫胶囊 xiao er kang xian jiao nang

【英文名】Xiao Er Kang Xian Capsule

【组成】(1)人参、云苓、半夏、胆南星、石菖蒲、橘红。(陕西中医 1990,(4))(2)太子参、茯苓、半夏、陈皮、石菖蒲、胆星、枳壳、天麻等。(中国医药学报 1993,8(增刊))

小儿肝炎冲剂 xiao er gan yan chong ji

【英文名】Xiao Er Gan Yan Medicinal Instant Granule

【组成】茵陈、白术。(山西中医 1992,8(4))

小儿治哮灵片 xiao er zhi xiao ling pian

【英文名】Xiao Er Zhi Xiao Ling Tablet(药品标准－中药成方制剂标准)

【组成】地龙、麻黄、侧柏叶、射干、紫苏子、黄芩、北刘寄奴、白鲜皮、苦参、甘草、细辛、川贝母、橘红、僵蚕、冰片。(药品标准－中药成方制剂标准 1998 年)

小儿肺闭宁片 xiao er fei bi ning pian

【英文名】Xiao Er Fei Bi Ning Tablet(药品标准－中药成方制剂标准)

【组成】石膏、麻黄、紫苏子、大枣、桔梗、苦杏仁、川贝母、橘红、人参、前胡、甘草、枳壳、海浮石、五味子、葶苈子、细辛、麦冬、黄芩、旋复花。(药品标准－中药成方制剂标准 1995 年)

小儿咳宁糖浆 xiao er ke ning tang jiang

【英文名】Xiao Er Ke Ning Syrup(药品标准－中药成方制剂标准)

【组成】川贝母、麦冬、紫苑、白茅根、天南星、知母、北沙参、桔梗、制百部、龙胆、地龙、白及、芦根、款冬花。(药品标准－中药成方制剂标准 1998 年)

小儿咳喘冲剂 xiao er ke chuan chong ji

【英文名】Xiao Er Ke Chuan Granule(药品标准－中药成方制剂标准)

【组成】麻黄、川贝母、苦杏仁、黄芩、天竺黄、紫苏子、僵蚕、山楂、莱菔子、石膏、鱼腥草、细辛、茶叶、甘草、桔梗。(药品标准－中药成方制剂标准 1995 年)

小儿咽扁冲剂 xiao er yan bian chong ji

【英文名】Xiao Er Yan Bian Medicinal instant granule(药品标准－中药成方制剂标准)

【组成】金银花、射干、金果榄、桔梗、玄参、麦冬、牛黄、冰片。(药品标准－中药成方制剂标准 1993 年)

小儿退热冲剂 xiao er tui re chong ji

【英文名】Xiao Er Tui Re Medicinal Instant Granule

【组成】银花、连翘、前胡、荆芥、防风、僵蚕、钩藤、山楂、蝉蜕、薄荷、甘草。(湖北中医杂志 1987,(6))

小儿退热颗粒 xiao er tui re ke li

【英文名】Xiao Er Tui Re Granule(药品标准－中药成方制剂标准)

【组成】大青叶、板蓝根、金银花、连翘、栀子、牡丹皮、黄芩、淡竹叶、地龙、重楼、柴胡、白薇。(药品标准－中药成方制剂标准 1998 年)

小儿健胃糖浆 xiao er jian wei tang jiang

【英文名】Xiao Er Jian Wei Syrup(药品标准－中药成方制剂标准)

【组成】沙参、稻芽、白芍、玉竹、麦芽、山楂、麦冬、陈皮、荷叶、牡丹皮、山药。(药品标准－中药成方制剂标准 1995 年)

小儿健脾贴膏 xiao er jian pi tie gao

【英文名】Xiao Er Jan Pi Plaster(药品标准－中药成方制剂标准)

【组成】丁香、吴茱萸、五倍子、磁石、冰片、麝香。(药品标准－中药成方制剂标准 1995 年)

小儿顿咳糖浆 xiao er dun ke tang jiang

【英文名】Xiao Er Dun Ke Syrup

【组成】百部、白前、前胡、天竺子、棉花梗、金沸草梗、甘草、蜂蜜。(江苏中医 1965,(1))

小儿清肺冲剂 xiao er qing fei chong ji

【英文名】Xiao Er Qing Fei Medicinal Instant Granule

【组成】麻黄、苦杏仁、前胡、黄芩、石膏。((85)京卫药准字第 165 号)

小儿清咽冲剂 xiao er qing yan chong ji

【英文名】Xiao Er Qing Yan Granule(药品标准－中药成方制剂标准)

【组成】玄参、蒲公英、牛蒡子、薄荷、蝉蜕、板蓝根、连翘、牡丹皮、青黛。(药品标准－中药成方制剂标准 1992 年)

小儿清热冲剂 xiao er qing re chong ji

【英文名】Xiao Er Qing Re Medicinal Instant Granule

【组成】连翘、黄芩、大青叶、生甘草。(上海中医药杂志 1986,(1))

小儿清热合剂 xiao er qing re he ji

【英文名】Xiao Er Qing Re Misture

【组成】板蓝根、黄芩、鱼腥草、银花、牛蒡子、大黄、防风、荆芥、葛根、柴胡、生石膏。(中医杂志 1989,(6))

小儿清感灵片 xiao er qing gan ling pian

【英文名】Xiao Er Qing Gan Ling Tablet(药品标准-中药成方制剂标准)

【组成】羌活、荆芥穗、防风、苍术、白芷、葛根、川芎、地黄、苦杏仁、黄芩、甘草、牛黄。(药品标准-中药成方制剂标准 1990 年)

小儿清解冲剂 xiao er qing jie chong ji

【英文名】Xiao Er Qing Jie Medlicinal Lnstant Granule(药品标准-中药成方制剂标准)

【组成】金银花、连翘、地骨皮、青黛、白薇、地黄、广藿香、石膏。(药品标准-中药成方制剂标准 1993 年)

小儿麻甘冲剂 xiao er ma gan chong ji

【英文名】Xiao Er Ma Gan Medicinal Instant Granule(药品标准-中药成方制剂标准)

【组成】麻黄、黄芩、紫苏子、甘草、桑白皮、苦杏仁、地骨皮、石膏。(药品标准-中药成方制剂标准 1993 年)

小儿喜食糖浆 xiao er xi shi tang jiang

【英文名】Xiao Er Xi Shi Syrup(药品标准-中药成方制剂标准)

【组成】六神曲、枳壳、白术、山楂、稻芽、麦芽。(药品标准-中药成方制剂标准 1995 年)

小儿智力糖浆 xiao er zhi li tang jiang

【英文名】Xiao Er Zhi Li Syrup(药品标准-中药成方制剂标准)

【组成】龟甲、龙骨、远志、石菖蒲、雄鸡。(药品标准-中药成方制剂标准 1993 年)

小儿感冒冲剂 xiao er gan mao chong ji

【英文名】Xiao Er Gan Mao Medicinal Instant Granule

【组成】(1)广藿香、菊花、薄荷、板蓝根。((92)京卫药准字 ZZ-0051 第 088 号)(2)广藿香、菊花、大青叶、板蓝根、地黄、地骨皮、薄荷、石膏。(《北京市药品标准》1983 年)

小五石泽兰丸 xiao wu shi ze lan wan

【英文名】Xiao Wu Shi Ze Lan Pill

【组成】钟乳、紫石英、矾石、白石英、赤石脂、当归、甘草、石膏、阳起石、干姜、泽兰、苁蓉、龙骨、桂心、白术、芍药、厚朴、人参、蜀椒、山茱萸、柏子仁、藁本、芜荑。(中医方剂大辞典)

小飞蓬外用方 xiao fei Peng wai yong fang

【英文名】Xiao Fei Peng Wai Yong Prescription

【组成】小飞蓬、白芨。(陕西中医 1988,9(4))

小半夏茯苓汤 xiao ban xia fu ling tang

【英文名】Xiao Ban Xia Fu Ling Decoction

【组成】陈皮、茯苓、半夏、甘草、黄芩。(中医方剂大辞典)

小灵宝三倍丸 xiao ling bao san bei wan

【英文名】Xiao Ling Bao San Bei Pill

【组成】草乌头、苍术、葱白。(中医方剂大辞典)

小花清风藤汤 xiao hua qing feng teng tang

【英文名】Xiao Hua Qing Feng Teng Decoction

【组成】小花清风藤

小青龙口服液 xiao qing long kou fu ye

【英文名】Xiao Qing Long Oral Liquid(药品标准-中药成方制剂标准)

【组成】麻黄、桂枝、白芍、干姜、细辛、甘草、半夏、五味子。(药品标准-中药成方制剂标准 1998 年)

小柴胡加桂汤 xiao chai hu jia gui tang

【英文名】Xiao Chai Hu Jia Gui Decoction

【组成】(1)柴胡、党参、半夏、肉桂、炙甘草。(中医方剂大辞典)(2)桂枝、黄芩、人参、甘草、半夏、芍药、大枣、生姜、柴胡。(中医方剂大辞典)(3)小柴胡汤去人参、桂。(中医方剂大辞典)(4)柴胡、人参、炙甘草、半夏、黄芩、桂。(中医方剂大辞典)

小黄连阿胶丸 xiao huang lian e jiao wan

【英文名】Xiao Huang Lian E Jiao Pill

【组成】肉豆蔻、茯苓、诃子、黄连、阿胶。(中医方剂大辞典)

小儿乙型肝炎方 xiao er yi xing gan yan fang

【英文名】Xiao Er Yi Xing Gan Yan Prescription

【组成】生大黄、虎杖、黄柏、丹参、白术、贯众、女贞子、艾叶、苍术、甘草。(中医杂志 1987,(3))

小儿七星茶冲剂 xiao er qi xing cha chong ji

【英文名】Xiao Er Qi Xing Cha Granule(药品标准-中药成方制剂标准)

【组成】薏苡仁、稻芽、山楂、淡竹叶、钩藤、蝉蜕、甘草。(药品标准-中药成方制剂标准 1994 年)

小儿七星茶糖浆 xiao er qi xing cha tang jiang

【英文名】Xiao Er Qi Xing Cha Syrup(药品标准-中药成方制剂标准)

【组成】薏苡仁、稻芽、山楂、淡竹叶、钩藤、蝉蜕、甘草。(药品标准-中药成方制剂标准 1994 年)

小儿止泻安冲剂 xiao er zhi xie an chong ji

【英文名】Xiao Er Zhi Xie An Medicinal Instant Granule

【组成】赤石脂、肉豆蔻、茯苓等。(中西医结合杂志 1986,6(7))

小儿止泻灵胶囊 xiao er zhi xie ling jiao nang

【英文名】Xiao Er Zhi Xie Ling Capsule(药品标准-中药成方制剂标准)

【组成】人参、鸡内金、茯苓、诃子、芡实、薏苡仁、罂粟壳、六神曲、白术、金樱子。(药品标准-中药成方制剂标准1998年)

小儿牛黄清心散 xiao er niu huang qing xin san

【英文名】Xiao Er Niu Huang Qing Xin Powder(药品标准-中药成方制剂标准)

【组成】天麻、胆南星、黄连、赤芍、大黄、全蝎、水牛角、僵蚕、牛黄、琥珀、雄黄、冰片、朱砂、金礞石。(药品标准-中药成方制剂标准1990年)

小儿牛黄清肺片 xiao er niu huang qing fei pian

【英文名】Xiao Er Niu Huang Qing Fei Tablet(药品标准-中药成方制剂标准)

【组成】法半夏、茯苓、黄芩、石膏、川贝母、百部、胆南星、白前、冰片、牛黄。(药品标准-中药成方制剂标准1991年)

小儿急惊风锭子 xiao er ji jing feng ding zi

【英文名】Xiao Er Ji Jing Feng Lozenges

【组成】麻黄、甘草、蝉蜕、僵蚕、全蝎、陈胆星、白附子、防风、川乌、天麻、川芎、白芷、党参、南薄荷、白术、木香、干姜、蜂蜜、牛黄、冰片、轻粉、麝、朱砂、雄黄。(中医方剂大辞典)

小儿肠胃康颗粒 xiao er chang wei kang ke li

【英文名】Xiao Er Chang Wei Kang Granule(药品标准-中药成方制剂标准)

【组成】鸡眼草、地服草、谷精草、夜明砂、蚕砂、蝉蜕、谷芽、盐酸小檗碱、木香、党参、麦冬、玉竹、赤芍、甘草。(药品标准-中药成方制剂标准1998年)

小儿参术健脾丸 xiao er shen zhu jian pi wan

【英文名】Xiao Er Shen Zhu Jian Pi Pill(药品标准-中药成方制剂标准)

【组成】党参、白术、甘草、芡实、白扁豆、山药、莲子肉、陈皮、山楂、六神曲、麦芽、茯苓、薏苡仁。(药品标准-中药成方制剂标准1991年)

小儿宝泰康冲剂 xiao er bao tai kang chong ji

【英文名】Xiao Er Bao Tai Kang Medicinal instant granule

【组成】生地、连翘、浙贝母、竹叶柴胡、玄参、茶叶、蒲公英、马兰、滇紫草、桔梗、莱菔子、甘草。((92)卫药准字Z-26号)

小儿肺热平胶囊 xiao er fei re ping jiao nang

【英文名】Xiao Er Fei Re Ping Capsule(药品标准-中药成方制剂标准)

【组成】牛黄、地龙、珍珠、拳参、牛胆粉、甘草、平贝母、麝香、射干、朱砂、黄连、黄芩、羚羊角、寒水石、冰片、紫草、柴胡。(药品标准-中药成方制剂标准1993年)

小儿咳喘口服液 xiao er ke chuan kou fu ye

【英文名】Xiao Er Ke Chuan Liquid

【组成】麻黄、石膏、黄芩、金银花、连翘、苦杏仁等。((93)卫药准字Z-47号)

小儿咳喘宁糖浆 xiao er ke chuan ning tang jiang

【英文名】Xiao Er Ke Chuan Ning Syrup

【组成】麻黄、苦杏仁、生石膏、甘草、前胡、紫苏子、陈皮、桔梗、黄芩、桑白皮、瓜蒌、莱菔子、山楂、六神曲、麦芽。(药品标准-中药成方制剂标准1994年)

小儿咳喘灵冲剂 xiao er ke chuan ling chong ji

【英文名】Xiao Er Ke Chuan Ling Medicinal Instant Granule(药品标准-中药成方制剂标准)

【组成】麻黄、金银花、苦杏仁、板蓝根、石膏、甘草、瓜蒌。(药品标准-中药成方制剂标准1991年)

小儿咳嗽宁糖浆 xiao er ke sou ning tang jiang

【英文名】Xiao Er Ke Sou Ning Syrup(药品标准-中药成方制剂标准)

【组成】桑白皮、桑叶、苦杏仁、牛蒡子、瓜蒌、前胡、黄芩、桔梗、六神曲、麦芽、山楂、枇杷叶、陈皮、芦根、浙贝母。(药品标准-中药成方制剂标准1997年)

小儿咳嗽灵冲剂 xiao er ke sou ling chong ji

【英文名】Xiao Er Ke Sou Ling Medicinal Instant Granule

【组成】麻黄、金银花、板蓝根、杏仁。((93)冀卫药准字第8551号)

小儿胃速停冲剂 xiao er wei su ting chong ji

【英文名】Xiao Er Wei Xu Ting Medicinal Instant Granule

【组成】地锦草、云苓、山楂炭、白芍、乌梅、甘草等。(中西医结合杂志1991,(2))

小儿退热口服液 xiao er tui re kou fu ye

【英文名】Xiao Er Tui Re Oral Liquid(药品标准-中药成方制剂标准)

【组成】大青叶、板蓝根、金银花、连翘、栀子、牡丹皮、黄芩、淡竹叶、地龙、重楼、柴胡、白薇。(药品标准-中药成方制剂标准1992年)

小儿健脾止泻丸 xiao er jian pi zhi xie wan

【英文名】Xiao Er Jian Pi Zhi Xie Pill(药品标准-中药成方制剂标准)

【组成】党参、白术、茯苓、甘草、丁香、砂仁、肉豆蔻、山药、豆蔻。(药品标准-中药成方制剂标准1992年)

小儿健脾止泻膏 xiao er jian pi zhi xie gao

【英文名】Xiao Er Jian Pi Zhi Xie Emplastrum

【组成】丁香、肉桂。(山西中医1991,7(6))

小儿消食健胃丸 xiao er xiao shi jian wei wan

【英文名】Xiao Er Xiao Shi Jian Wei Pill(药品标准-中

药成方制剂标准)

【组成】六神曲、山楂、莱菔子、茯苓、陈皮、连翘、枳壳、砂仁、广藿香、清半夏、厚朴。(药品标准-中药成方制剂标准1993年)

小儿消积化虫散 xiao er xiao ji hua chong san

【英文名】Xiao Er Xiao Ji Hua Chong Powde(药品标准-中药成方制剂标准)r

【组成】茯苓、海螵蛸、鹤虱、槟榔、雷丸、三棱、莪术、鸡内金、使君子、红花。(药品标准-中药成方制剂标准1995年)

小儿热咳清胶囊 xiao er re ke qing jiao nang

【英文名】Xiao Er Re Ke Qing Capsule

【组成】麻黄、荆芥、苦杏仁、百部等。((98)卫药准字Z-115号)

小儿惊风七厘散 xiao er jing feng qi li san

【英文名】Xiao Er Jing Feng Qi Li Powder(药品标准-中药成方制剂标准)

【组成】牛黄、麝香、雄黄、天竺黄、琥珀、蝉蜕、全蝎、僵蚕、胆南星、天麻、钩藤、白附子、紫苏叶、法半夏、薄荷、羌活、独活、白术、山药、白芍、陈皮、天花粉、黄连、厚朴、黄芩、栀子、猪牙皂、龙齿、茯苓、甘草、冰片、朱砂、芒硝。(药品标准-中药成方制剂标准1996年)

小儿清肺止咳片 xiao er qing fei zhi ke pian

【英文名】Xiao Er Qing Fei Zhi Ke Tablet(药品标准-中药成方制剂标准)

【组成】紫苏叶、菊花、葛根、川贝母、苦杏仁、枇杷叶、紫苏子、桑白皮、前胡、射干、栀子、黄芩、知母、板蓝根、牛黄、冰片。(药品标准-中药成方制剂标准1991年)

小儿清热化痰栓 xiao er qing re hua tan shuan

【英文名】Xiao Er Qing Re Hua Tan Suppository(药品标准-中药成方制剂标准)

【组成】牛黄、水牛角、忍冬藤、连翘、大黄、黄芩、石膏、青礞石、平贝母、淡竹叶、甘草。(药品标准-中药成方制剂标准1998年)

小儿清热止咳丸 xiao er qing re zhi ke wan

【英文名】Xiao Er Qing Re Zhi Ke Pill(药品标准-中药成方制剂标准)

【组成】麻黄、苦杏仁、石膏、甘草、紫苏子、葶苈子、莱菔子、白前、胆南星、黄芩、大枣。(药品标准-中药成方制剂标准1992年)

小儿清热宁颗粒 xiao er qing re ning ke li

【英文名】Xiao Er Qing Re Ning Granule(药品标准-中药成方制剂标准)

【组成】羚羊角粉、牛黄、金银花、黄芩、柴胡、板蓝根、水牛角浓缩粉、冰片。(药品标准-中药成方制剂标准1997年)

小儿暑感宁糖浆 xiao er shu gan ning tang jiang

【英文名】Xiao Er Shu Gan Ning Syrup(药品标准-中药成方制剂标准)

【组成】香薷、佩兰、扁豆花、黄连、黄芩、厚朴、青蒿、芦根、滑石粉、甘草、苦杏仁、薄荷、荆芥穗。(药品标准-中药成方制剂标准1993年)

小儿脾健灵糖浆 xiao er pi jian ling tang jiang

【英文名】Xiao Er Jian Pi Ling Syrup(药品标准-中药成方制剂标准)

【组成】脾水解物、三七总皂甙、黄芪。(药品标准-中药成方制剂标准1998年)

小儿感冒宁糖浆 xiao er gan mao ning tang jiang

【英文名】Xiao Er Gan Mao Ning Syrup(药品标准-中药成方制剂标准)

【组成】薄荷、荆芥穗、苦杏仁、牛蒡子、黄芩、桔梗、前胡、白芷、栀子、山楂、六神曲、麦芽、芦根、金银花、连翘。(药品标准-中药成方制剂标准1994年)

小儿腹泻外敷膏 xiao er fu xie wai fu gao

【英文名】Xiao Er Fu Xie Wai Fu Plaster

【组成】吴茱萸、苍术、白扁豆、丁香、胡椒。(光明中医1992,(1))

小儿解表口服液 xiao er jie biao kou fu ye

【英文名】Xiao Er Jie Biao Liquid

【组成】金银花、连翘、牛蒡子、牛黄等。((95)卫药准字Z-61号)

小儿清热镇惊散 xiao er qing re zhen jing san

【英文名】Xiao Er Qing Re Zhen Jing Powder(药品标准-中药成方制剂标准)

【组成】黄连、胆南星、天竺黄、全蝎、僵蚕、甘草、牛黄、朱砂、冰片。(药品标准-中药成方制剂标准1991年)

小半夏加茯苓汤 xiao ban xia jia fu ling tang

【英文名】Xiao Ban Xia Jia Fu Ling Decoction

【组成】(1)半夏、生姜、茯苓、白术、陈皮、甘草。(中医方剂大辞典)(2)半夏、生姜、茯苓。(中医方剂大辞典)(3)半夏、白茯苓、炙甘草、生姜。(中医方剂大辞典)

小半夏加桔皮汤 xiao ban xia jia ju pi tang

【英文名】Xiao Ban Xia Jia Ju Pi Decoction

【组成】半夏、陈皮、白术、茯苓、甘草。(中医方剂大辞典)

小麦面十四味煎 xiao mai mian shi si wei jian

【英文名】Xiao Mai Mian Shi Si Wei Decoction

【组成】小麦、生葛根、生栝楼、胡麻、堇竹根、生茅根、生芦根、乌梅、冬瓜汁、生麦门冬汁、生姜汁、牛乳、白蜜。(中医方剂大辞典)

小青龙加石膏汤 xiao qing long jia shi gao tang
【英文名】Xiao Qing Long Jia Shi Gao Decoction
【组成】麻黄、芍药、桂枝、细辛、甘草、干姜、五味子、半夏、石膏。(中医方剂大辞典)
小活络丹加味方 xiao huo luo dan jia wei fang
【英文名】Xiao Huo Luo Dan Jia Wei Perscription
【组成】川乌、草乌、胆星、地龙、乳香、没药、天麻、豨莶草、于术、当归、白芍、桑寄生、抚芎、生地、橘红。(中医方剂大辞典)
小柴胡六君子汤 xiao chai hu liu jun zi tang
【英文名】Xiao Chai Hu Liu Ju Zi Decoction
【组成】柴胡、黄芩、陈皮、半夏、茯苓、白术、枳壳、人参、甘草、姜。(中医方剂大辞典)
小柴胡加大黄汤 xiao chai hu jia dai Huang tang
【英文名】Xiao Chai Hu Jia Dai Huang Decoction
【组成】人参、北柴胡、片黄芩、法半夏、炙甘草、锦庄黄。(中医方剂大辞典)
小柴胡加地黄汤 xiao chai hu jia di huang tang
【英文名】Xiao Chai Hu Jia Di Huang Decoction
【异名】地黄汤(中医方剂大辞典、女科百问);人参汤(中医方剂大辞典、普济方);小柴胡汤(中医方剂大辞典、妇人良方);小柴胡加生地黄汤(中医方剂大辞典、痘疹心法)
【组成】柴胡、人参、半夏、黄芩、甘草、生干地黄。(中医方剂大辞典)
小柴胡加竹茹汤 xiao chai hu jia zhu ru tang
【英文名】Xiao Chai Hu Jia Zhu Ru Decoction
【组成】柴胡、半夏、黄芩、人参、炙甘草、竹茹、桔皮。(中医方剂大辞典)
小柴胡加芒硝汤 xiao chai hu jia mang xiao tang
【英文名】Xiao Chai Hu Jia Mang Xiao Decoction
【组成】柴胡、黄芩、人参、炙甘草、半夏、芒硝。(中医方剂大辞典)
小柴胡加防风汤 xiao chai hu jia fang feng tang
【英文名】Xiao Chai Hu Jia Fang Feng Decoction
【异名】柴胡加防风汤(中医方剂大辞典、医学纲目)
【组成】柴胡、人参、半夏、黄芩、生姜、甘草、防风、大枣。(中医方剂大辞典)
小柴胡加枳桔汤 xiao chai hu jia zhi jie tang
【英文名】Xiao Chai Hu JIa Zhi Jie Decoction
【组成】(1)柴胡、半夏、甘草、人参、黄芩、枳壳、桔梗。(中医方剂大辞典)(2)柴胡、黄芩、广皮、甘草、枳壳、桔梗。(中医方剂大辞典)
小柴胡加栀子汤 xiao chai hu jia zhi zi tang
【英文名】Xiao Chai Hu Jia Zhi Zi Decoction
【组成】小柴胡汤、栀子。(中医方剂大辞典)
小柴胡加茯苓汤 xiao chai hu jia fu ling tang
【英文名】Xiao Chai Hu Jia Fu Ling Decoction
【组成】柴胡、黄芩、人参、甘草、半夏、生姜、生枣、茯苓。(中医方剂大辞典)
小柴胡加香薷汤 xiao chai hu jia xiang ru tang
【英文名】Xiao Chai Hu Jia Xiang Ru Decoction
【组成】柴胡、黄芩、人参、半夏、甘草、香薷、藿香、青蒿。(中医方剂大辞典)
小柴胡加常山汤 xiao chai hu jia chang shan tang
【英文名】Xiao Chai Hu Jia Chang Shan Decoction
【组成】小柴胡汤、常山。(中医方剂大辞典)
小柴胡加葛根汤 xiao chai hu jia ge gen tang
【英文名】Xiao Chai Hu Jia Ge Gen Decoction
【组成】柴胡、甘草、大枣、人参、黄芩、生姜、葛根。(中医方剂大辞典)
小柴胡合四物汤 xiao chai hu he si wu tang
【英文名】Xiao Chai Hu He Si Wu Decoction
【组成】柴胡、黄芩、半夏、人参、甘草、当归、川芎、白芍药、熟地、龙胆草、青皮、干葛。(中医方剂大辞典)
小陷胸加芩枳汤 xiao xian xiong jia qin zhi tang
【英文名】Xiao Xian Xiong Jia Qin Zhi Decoction
【组成】栝楼实、半夏、川连、酒芩、枳实。(中医方剂大辞典)
小陷胸加枳实汤 xiao xian xiong jia zhi shi tang
【英文名】Xiao Xian Xiong Jia Zhi Shi Decoction
【组成】黄连、栝楼、枳实、半夏。(中医方剂大辞典)
小接命熏脐秘方 xiao jie ming xun qi mi fang
【英文名】Xiao Jie Ming Xun Qi Mi Prescription
【组成】乳香、没药、鼠粪、青盐、续断、麝香。(中医方剂大辞典)
小儿化痰止咳冲剂 xiao er hua tan zhi ke chong ji
【英文名】Xiao Er Hua Tan Zhi Ke Granule(药品标准-中药成方制剂标准)
【组成】桔梗流浸膏、桑白皮流浸膏、吐根酊、盐酸麻黄碱。(药品标准-中药成方制剂标准 1994 年)
小儿化痰止咳糖浆 xiao er hua tan zhi ke tang jiang
【英文名】Xiao Er Hua Tan Zhi Ke Syru(药品标准-中药成方制剂标准)
【组成】桔梗流浸膏、桑白皮流浸膏、吐根酊、盐酸麻黄碱。(药品标准-中药成方制剂标准 1994 年)
小儿风热清口服液 xiao er feng re qing kou fu ye
【英文名】Xiao Er Feng Re Qing Liquid
【组成】金银花、连翘、僵蚕。
小儿白贝止咳糖浆 xiao er bai bei zhi ke tang jiang
【英文名】Xiao Er Bai Bei Zhi Ke Syrup(药品标准-中药成方制剂标准)
【组成】白屈菜、瓜蒌、半夏、平贝母。(药品标准-中药成方制剂标准 1998 年)
小儿百部止咳糖浆 xiao er bai bu zhi ke tang jiang

【英文名】Xiao Er Bai Bu Zhi Ke Syrup(药品标准－中药成方制剂标准)

【组成】百部、苦杏仁、桔梗、桑白皮、麦冬、知母、黄芩、陈皮、甘草、天南星、枳壳。(药品标准－中药成方制剂标准1991年)

小儿秃疮敛疮油药 xiao er tu chuang lian chuang you yao

【英文名】Xiao Er Tu Chuang Lian Chang Oil

【组成】轻粉、枯矾、香油、黄柏、大黄、生栀子。(中医方剂大辞典)

小儿肺热咳喘冲剂 xiao er fei re ke chuan chong ji

【英文名】Xiao Er Fei Re Ke Chuan Medicinal Instant Granule

【组成】麻黄、杏仁、生石膏、甘草、金银花、连翘、知母、黄芩、板蓝根、麦冬、鱼腥草。(中医杂志1989,(4))

小儿肺热咳喘颗粒 xiao er fei re ke chuan ke li

【英文名】Xiao Er Fei Re Ke Chuan Granule(药品标准－中药成方制剂标准)

【组成】麻黄、苦杏仁、生石膏、甘草、银花、连翘、知母、黄芩、板蓝根、麦冬、鱼腥草。(药品标准－中药成方制剂标准1998年)

小儿咳喘灵口服液 xiao er ke chuan ling kou fu ye

【英文名】Xiao Er Ke Chuan Ling Liquid

【组成】麻黄、杏仁、石膏、银花、黄芩、甘草等。(《卫生部药品标准》1991年)

小儿复方鸡内金散 xiao er fu fang ji nei jin san

【英文名】Xiao Er Fu Fang Ji Nei Jin Powder(药品标准－中药成方制剂标准)

【组成】鸡内金、六神曲。(药品标准－中药成方制剂标准1997年)

小儿健脾扶运糖浆 xiao er jian pi fu yun tang jiang

【英文名】Xiao Er Jian Pi Fu Yun Syrup

【组成】炒党参、炒白术、苍术、藿香、川朴、煨木香、陈皮、茯苓、炒米仁、神曲、焦楂炭、炒谷芽、炒麦芽。(浙江中医学院学报1991,15(5))

小儿宣肺止嗽颗粒 xiao er xuan fei zhi sou ke li

【英文名】Xiao Er Xuan Fei Zhi Sou Granule

【组成】前胡、薄荷、桑白皮、苦杏仁等。((98)卫药准字Z－027号)

小儿清肺化痰颗粒 xiao er qing fei hua tan ke li

【英文名】Xiao Er Qing Fei Hua Tan Granule(药品标准－中药成方制剂标准)

【组成】麻黄、石膏、苦杏仁、前胡、黄芩、紫苏子、葶苈子、竹茹。(药品标准－中药成方制剂标准1998年)

小柴胡加五味子汤 xiao chai hu jia wu wei zi tang

【英文名】Xiao Chai Hu Jia Wu Wei Zi Decoction

【组成】柴胡、黄芩、人参、甘草、半夏、生姜、生枣、五味子。(中医方剂大辞典)

小柴胡加生地黄汤 xiao chai hu jia sheng di huang tang

【英文名】Xiao Chai Hu Jia Sheng Di Huang Decoction

【组成】柴胡、黄芩、人参、半夏、甘草、大枣、生地黄、栀子、枳壳。(中医方剂大辞典)

小柴胡加牡丹皮汤 xiao chai hu jia mu dan pi tang

【英文名】Xiao Chai Hu Jia Mu Dan Pi Decoction

【组成】柴胡、黄芩、人参、半夏、大枣、甘草、生姜、牡丹皮。(中医方剂大辞典)

小柴胡合小陷胸汤 xiao chai hu he xiao xian xiong tang

【英文名】Xiao Chai Hu He Xiao Xian Xiong Decoction

【组成】人参、柴胡、黄芩、半夏、甘草、黄连、枳实、枳壳、桔梗、竹叶、粳米、栝楼仁。(中医方剂大辞典)

小陷胸汤加枳梗汤 xiao xian xiong tang jia zhi geng tang

【英文名】Xiao Xian Xiong Tang Jia Zhi Geng Decoction

【组成】黄连、半夏、栝楼子、枳壳、桔梗。(中医方剂大辞典)

小儿上呼吸道感染方 xiao er shang hu xi dao gan ran fang

【英文名】Xiao Er Shang Fu Xi Dao Gan Ran Prescription

【组成】银花、玄参、白前、杏仁、荆芥、薄荷、甘草。(云南中医杂志1988,9(6))

小儿清肺化痰口服液 xiao er qing fei hua tan kou fu ye

【英文名】Xiao Er Qing Fei Hua Tan Oral Liquid(药品标准－中药成方制剂标准)

【组成】麻黄、前胡、黄芩、紫苏子、石膏、苦杏仁、葶苈子、竹茹。(药品标准－中药成方制剂标准1995年)

小儿清热消炎口服液 xiao er qing re xiao yan kou fu ye

【英文名】Xiao Er Qing Re Xiao Yan Liquid

【组成】麻黄、苦杏仁、石膏、甘草、黄芩。((85)京卫药准字第232号)

小儿清热解毒口服液 xiao er qing re jie du kou fu ye

【英文名】Xiao Er Qing Re Jie Du Liquid

【组成】金银花、连翘、石膏、生地、玄参、麦冬、地丁、胆草、黄芩、知母、板蓝根、栀子。(河南中药1984,2(1))

小儿葛根芩连灌肠液 xiao er ge gen qin lian guan chang ye

【英文名】Xiao Er Ge Gen Qin Lian Guan Chang Liquid

【组成】葛根、黄芩、黄连、甘草。(现代中医1992,5(1))

小承气加生地苁蓉汤 xiao cheng qi jia sheng di cong rong tang

【英文名】Xiao Cheng Qi Jia Sheng Di Cong Rong Decoction

【组成】大黄、厚朴、枳实、肉苁蓉、生地黄、白蜜。(中医方剂大辞典)

小承气加芍药地黄汤 xiao cheng qi jia shao yao di Huang tang

【英文名】Xiao Cheng Qi Jia Shao Yao Di Huang Decoction

【组成】大黄、厚朴、枳实、芍药、生地。(中医方剂大辞典)

小承气加麦冬元参汤 xiao cheng qi jia mai dong yuan shen tang

【英文名】Xiao Cheng Qi Jia Mai Dong Yuan Shen Decoction

【组成】大黄、厚朴、枳实、麦冬、元参、白蜜。(中医方剂大辞典)

小柴胡去参加青皮汤 xiao chai hu qu shen jia qing pi tang

【英文名】Xiao Chai Hu Qu Shen Jia Qing Pi Decoction

【组成】小柴胡汤去人参,加青皮。(中医方剂大辞典)

小柴胡去枣加牡蛎汤 xiao chai hu qu zao jia mu li tang

【英文名】Xiao Chai Hu Qu Zao Jia Mu Li Decoction

【组成】小柴胡汤去枣,加牡蛎汤。(中医方剂大辞典)

小柴胡加干姜牡蛎汤 xiao chai hu jia gan jiang mu li tang

【英文名】Xiao Chai Hu Jia Gan Jiang Mu Li Decoction

【组成】小柴胡汤、干姜、牡蛎。(中医方剂大辞典)

小柴胡加干姜陈皮汤 xiao chai hu jia gan jiang chen pi tang

【英文名】Xiao Chai Hu Jia Gan Jiang Chen Pi Decoction

【组成】小柴胡汤、干姜、陈皮。(中医方剂大辞典)

小柴胡加芒硝大黄汤 xiao chai hu jia mang xiao dai huang tang

【英文名】Xiao Chai Hu Jia Mang Xiao Dai Huang Decoction

【组成】柴胡、黄芩、半夏、甘草、大黄、芒消、大枣、生姜。(中医方剂大辞典)

小柴胡加花粉芍药汤 xiao chai hu jia hua fen shao yao tang

【英文名】Xiao Chai Hu Jia Hua Fen Shao Yao Decoction

【组成】柴胡、黄芩、半夏、甘草、生姜、芍药、天花粉。(中医方剂大辞典)

小儿急性肾小球肾炎方 xiao er ji xing shen xiao qiu shen yan fang

【英文名】Xiao Er Ji Xing Shen Xiao Qiu Shen Yan Prescription

【组成】益母草、白茅根、蛇舌草、连翘、丹皮、丹参、泽泻。(山东中医杂志 1989,8(2))

小青龙去麻黄加杏仁汤 xiao qing long qu ma huang jia xing ren tang

【英文名】Xiao Qing Long Qu Ma Huang Jia Xing Ren Decoction

【异名】小青龙去麻黄加杏子汤(中医方剂大辞典)

【组成】小青龙汤去麻黄,加杏仁。(中医方剂大辞典)

小青龙去麻黄加附子汤 xiao qing long qu ma huang jia fu zi tang

【英文名】Xiao Qing Long Qu Ma Huang Jia Fu Zi Decoction

【组成】小青龙汤去麻黄,加附子。(中医方剂大辞典)

小青龙去麻黄加茯苓汤 xiao qing long qu ma huang jia fu ling tang

【英文名】Xiao Qing Long Qu Ma Huang Jia Fu Ling Decoction

【组成】小青龙汤去麻黄,加茯苓。(中医方剂大辞典)

小柴胡去半夏加栝楼汤 xiao chai hu qu ban xia jia guo lou tang

【英文名】Xiao Chai Hu Qu Ban Xia Jia Guo Lou Decoction

【组成】柴胡、黄芩、人参、大枣、甘草、生姜、栝楼根。(中医方剂大辞典)

小柴胡去黄芩加芍药汤 xiao chai hu qu huang qin jia shao yao tang

【英文名】Xiao Chai Hu Qu Huang Qin Jia Shao Yao Decoction

【组成】小柴胡汤去黄芩,加芍药。(中医方剂大辞典)

小柴胡去黄芩加茯苓汤 xiao chai hu qu huang qin jia fu ling tang

【英文名】Xiao Chai Hu Qu Huang Qin Jia Fu Ling Decoction

【组成】小柴胡汤去黄芩,加茯苓汤。(中医方剂大辞典)

小柴胡加桃仁五灵脂汤 xiao chai hu jia tao ren wu ling zhi tang

【英文名】Xiao Chai Hu Jia Tao Ren Wu Ling Zhi Decoction

【组成】小柴胡汤、桃仁、五灵脂。(中医方剂大辞典)

小柴胡加生姜桔皮竹茹汤 xiao chai hu jia sheng jiang ju pi zhu ru tang

【英文名】Xiao Chai Hu Jia Sheng Jiang Ju Pi Zhu Ru Decoction

【组成】小柴胡汤、生姜、桔皮、竹茹。(中医方剂大辞典)

小续命去附子减桂一半汤 xiao xu ming qu fu zi jian gui yi ben tang

【英文名】Xiao Xu Ming Qu Fu Zi Jian Gui Yi Ban Decoction

【组成】小续命汤去附子，减桂枝一半。（中医方剂大辞典）

小柴胡去半夏加人参栝楼汤 xiao chai hu qu ban xia jia ren shen gua lou tang

【英文名】Xiao Chai Hu Qu Ban Xia Jia Ren Shen Gua Lou Decoction

【组成】小柴胡汤去半夏，加人参、栝楼实。（中医方剂大辞典）

小柴胡去人参加芍药瓜蒌根汤 xiao chai hu qu ren shen jia shao yao gua lou gen tang

【英文名】Xiao Chai Hu Qu Ren Shen Jia Shao Yao Gua Lou Gen Decoction

【组成】小柴胡汤去人参，加芍药、瓜蒌根。（中医方剂大辞典）

小半夏加茯苓汤再加厚朴杏仁方 xiao ban xia jia fu ling tang zai jia hou po xing ren fang

【英文名】Xiao Ban Xia Jia Fu Ling Zai Jia Hou Po Xing Ren Decoction

【组成】半夏、茯苓块、厚朴、生姜、杏仁。（中医方剂大辞典）

小柴胡去参枣生姜加五味子干姜汤 xiao chai hu qu shen zao sheng jiang jia wu wei zi gan jiang tang

【英文名】Xiao Chai Hu Qu Shen Zao Sheng Jiang Jia Wu Wei Zi Gan Jiang Decoction

【组成】小柴胡汤去人参、大枣、生姜，加五味子、干姜。（中医方剂大辞典）

小续命去附子减桂一半加芍药一倍汤 xiao xu ming qu fu zi jian gui yi ben jia shao yao yi bei tang

【英文名】Xiao Xu Ming Qu Fu Zi Jian Gui Yi Ban Jia Shao Yao Yi Bei Decoction

【组成】小续命汤去附子减桂枝一半，加芍药一倍。（中医方剂大辞典）

飞乌膏 fei wu gao

【英文名】Fei Wu Plaster

【组成】烧朱砂作水银上黑烟、矾石。（中医方剂大辞典）

飞丹散 fei dan san

【英文名】Fei Dan Powder

【组成】飞丹、人中黄、轻粉、水粉。（中医方剂大辞典）

飞龙丹 fei long dan

【英文名】Fei Long Pellet

【异名】蟾酥丸（中医方剂大辞典、外科全生集）

【组成】寒水石、蟾酥、蜈蚣、血竭、乳香、没药、雄黄、胆矾、铜青、僵蚕、全蝎、穿山甲、红砒、枯矾、朱砂、冰片、角刺、轻粉、蜗牛。（中医方剂大辞典）

飞生丸 fei sheng wan

【英文名】Fei Sheng Pill

【组成】(1)蛇蜕皮、飞生皮、马衔。（中医方剂大辞典）(2)飞生、槐子、故弩箭羽。（中医方剂大辞典）

飞白散 fei bai san

【英文名】Fei Bai Powder

【组成】老姜、砒、斑蝥末。（中医方剂大辞典）

飞步丸 fei bu wan

【英文名】Fei Bu Pill

【组成】(1)北防风、北细辛、木瓜、川乌、草乌、晚蚕沙、火焮草、苍耳叶。（中医方剂大辞典）(2)紫荆皮、五加皮、肥川乌、苍术、木鳖子仁。（中医方剂大辞典）(3)木鳖子仁、川乌、草乌、白胶香、白芍药、乳香。（中医方剂大辞典）

飞步丹 fei bu dan

【英文名】Fei Bu Pellet

【组成】苍术、小茴香、杜仲、肉苁蓉、菟丝子、八角茴香、南木香、韭子、破故纸、川楝子、葫芦巴、川牛膝、胡桃肉、川乌。（中医方剂大辞典）

飞步饮 fei bu yin

【英文名】Fei Bu Drink

【组成】人参、白术、当归、牛膝、莲子。（中医方剂大辞典）

飞补汤 fei bu tang

【英文名】Fei Bu Decoction

【组成】黄芪、白茯苓、白术、人参、五味子、神曲、乌药、沉香、石斛、苡仁、桔皮、甘草。（中医方剂大辞典）

飞灵丹 fei ling dan

【英文名】Fei Ling Pellet

【组成】辰砂、水磨雄黄。（中医方剂大辞典）

飞矾丹 fei fan dan

【英文名】Fei Fan Pellet

【组成】飞过枯矾、半夏、天南星、白僵蚕。（中医方剂大辞典）

飞矾散 fei fan san

【英文名】Fei Fan Powder

【组成】白矾、白草霜。（中医方剂大辞典）

飞虎散 fei hu san

【英文名】Fei Hu Powder

【组成】白附子、香白芷、荆芥穗、石膏、薄荷叶、天麻、川芎、防风、两头尖、苍术。（中医方剂大辞典）

飞黄丹 fei huang dan

【英文名】Fei Huang Pellet

【组成】带毛雀儿、金丝矾。（中医方剂大辞典）

飞黄散 fei huang san

【英文名】Fei Huang Powder

【组成】(1)曾青、雌黄、白矾石、磁石、雄黄、丹砂。（中医方剂大辞典）(2)丹砂、雌黄、磁石、曾青、白石英、礜石、石膏、钟乳、雄黄、云母。（中医方剂大辞典）

(3)雄黄、鸡白屎、藜芦、丹砂、干鳗鲡鱼。(中医方剂大辞典)

飞雪汤 fei xue tang

【英文名】Fei Xue Decoction

【组成】(1)麻黄、石膏、芫花、川大黄。(中医方剂大辞典)(2)麻黄、石膏、黄芩、芒消。(中医方剂大辞典)

飞蛇散 fei she san

【英文名】Fei She Powder

【组成】蛇总管、乌桕叶、芙蓉叶、蒲公英、银花叶、荆芥、黄柏、薄荷、枯矾、樟脑、冰片。(中医方剂大辞典)

飞霜丹 fei shuang dan

【英文名】Fei Shuang Pellet

【组成】硇砂、粉霜。(中医方剂大辞典)

飞马金丹 fei ma jin dan

【英文名】Fei Ma Jin Pellet

【组成】巴豆霜、广木香、赖橘红、五灵脂、广郁金、上雄黄、制锦纹、飞辰砂、明乳香、净没药、山慈菇、百草霜。(中医方剂大辞典)

飞水银霜 fei shui yin shuang

【英文名】Fei Shui Yin Powder

【组成】水银、朴消、大醋、黄矾、锡、玄精、盐花。(中医方剂大辞典)

飞鸱头丸 fei chi tou wan

【英文名】Fei Chi Tou Pill

【组成】飞鸱头、铅丹。(中医方剂大辞典)

飞尸走马汤 fei shi zou ma tang

【英文名】Fei Shi Zou Ma Decoction

【异名】走马汤(中医方剂大辞典、千金);走马散(中医方剂大辞典、圣惠);走马汤(中医方剂大辞典、金匮)

【组成】巴豆、杏仁。(中医方剂大辞典)

飞龙夺命丸 fei long duo ming wan

【英文名】Fei Long Duo Ming Pill(药品标准-中药成方制剂标准)

【异名】飞龙夺命丹(药品标准-中药成方制剂标准)

【组成】乳香、没药、血竭、蜈蚣、铜绿、胆矾、寒水石、蜗牛、轻粉、雄黄、麝香、蟾酥、冰片、朱砂。(药品标准-中药成方制剂标准 1991 年)

飞龙夺命丹 fei long duo ming dan

【英文名】Fei Long Duo Ming Pellet

【异名】渊然真人夺命丹(中医方剂大辞典、丹溪心法附余);再生丹(中医方剂大辞典、增补内经拾遗)

【组成】(1)硼砂、地鳖虫、自然铜、血竭、木香、当归、桃仁、蓬术、五加皮、猴骨、玄胡索、三棱、苏木、五灵脂、赤芍、韭子、蒲黄、破故纸、广皮、川贝、枳壳、朱砂、葛根、桑寄生、肉桂、乌药、羌活、麝香、杜仲、秦艽、前胡、土狗、青皮。(中医方剂大辞典)(2)朱砂、明雄黄、灯心炭、人中白、明矾、青黛、麻黄、真珠、牙皂、当门子、硼砂、西牛黄、杜蟾酥、火消、飞真金。(中医方剂大辞典)(3)玄精石、白矾、皂矾、火消、硼砂、硇砂。(中医方剂大辞典)(4)干蟾酥、血竭、没药、寒水石、硼砂、雄黄、乳香、朱砂、明矾、轻粉、冰片、蜗牛、蜈蚣。(中医方剂大辞典)(5)大南星、雄黄、巴豆、黄丹、信石、乳香、麝香、斑蝥、硇砂。(中医方剂大辞典)(6)朱砂、南星、半夏、黄丹、血竭、乳香、没药、硼砂、硇砂、人言、麝香、巴豆、斑蝥。(中医方剂大辞典)(7)天南星、半夏、巴豆、硇砂、信石、黄丹、乳香、斑蝥、麝。(中医方剂大辞典)(8)蟾酥、血竭、乳香、没药、雄黄、轻粉、胆矾、麝香、铜绿、寒水石、朱砂、海羊、天龙、脑子。(中医方剂大辞典)(9)当归、赤芍、三棱、寸香、土狗、土鳖、莪术、青皮、蒲黄、碎补、加皮、广皮、硼砂、然铜、木香、乌药、朱砂、胡索、桂心、香附、寄奴、桂枝、血竭、羌活、前胡、贝母、葛根、秦艽、桃仁、苏木、杜仲、猴骨、韭菜子、古钱。(中医方剂大辞典)(10)犀黄、辰砂、麻黄、人中黄、麝香、腰黄、月石、青黛、珍珠、蟾酥、明矾、银消、冰片、牙皂、灯草炭、金箔。(中医方剂大辞典)(11)巴豆霜、番白硇砂、白砒霜、斑蝥虫、制乳香、明雄黄、鹿角霜、广丹、蟾酥、麝香。(中医方剂大辞典)

飞剑斩黄龙 fei jian zhan huang long

【英文名】Fei Jian Zhan Huang Long Powder

【组成】指甲、灯草、壁虱。(中医方剂大辞典)

飞廉分清汤 fei lian fen qing tang

【英文名】Fei Lian Fen Qing Decoction

【组成】飞廉草、萹蓄、凤尾草、茯苓、菟丝子、熟地。(云南中医杂志 1988,9(2))

飞腾神骏膏 fei teng shen jun gao

【英文名】Fei Teng Shen Jun Ointment

【组成】麻黄、杏仁、防风、地骨皮、甘草、木鳖子、头发、灯草、黑铅。(中医方剂大辞典)

飞扬肠胃炎片 fei yang chang wei yan pian

【英文名】Fei Yang Chang Wei Yan Tablet(药品标准-中药成方制剂标准)

【组成】飞扬草、火炭母、救必应。(药品标准-中药成方制剂标准 1991 年)

飞龙阿魏化坚膏 fei long a wei hua jian gao

【英文名】Fei Long A Wei Hua Jian Plaster

【组成】蟾酥丸、金头蜈蚣。(中医方剂大辞典)

飞龙换骨还元水火仙丹 fei long huan gu huan yuan shui huo xian dan

【英文名】Fei Long Huan Gu Huan Yuan Shui Huo Xian Pellet

【组成】制粉霜、阿魏、槐花、当归尾、白芷、小丁香、乳香、没药、雄黄、朱砂、牛黄、冰片、制砒霜。(中医方剂大辞典)

马乞 ma qi

【英文名】Ma Qi Paste

【组成】白面、羊肉二脚子。(中医方剂大辞典)

马土散 ma tu san

【英文名】Ma Tu Powder

【组成】白马粪、新黄土。(中医方剂大辞典)

马毛散 ma mao san

【英文名】Ma Mao Powder

【异名】马尾散(中医方剂大辞典、普济方)

【组成】马毛、赤茯苓、牡蛎、鳖甲。(中医方剂大辞典)

马兰汤 ma lan tang

【英文名】Ma Lan Decoction

【组成】马兰。(中医方剂大辞典)

马兰膏 ma lan gao

【英文名】Ma Lan Plaster

【组成】(1)马兰头。(中医方剂大辞典)(2)马兰根。(中医方剂大辞典)

马苋散 ma xian san

【英文名】Ma Xian Powder

【组成】马齿苋、乌蛇肉、蒺藜子、乱发、曲头棘针、绯帛子。(中医方剂大辞典)

马苋膏 ma xian gao

【英文名】Ma Xian Plaster

【组成】鲜马齿苋、生猪脂油、杏仁、轻粉、冰片、宫粉。(中医方剂大辞典)

马尾散 ma wei san

【英文名】Ma Wei Powder

【组成】白马尾。(中医方剂大辞典)

马齿丹 ma chi dan

【英文名】Ma Chi Pellet

【组成】马齿苋、白面。(中医方剂大辞典)

马齿散 ma chi san

【英文名】Ma Chi Powder

【组成】马齿菜、木香、印成盐、丹砂。(中医方剂大辞典)

马齿粥 ma chi zhou

【英文名】Ma Chi Gruel

【异名】马齿菜粥(中医方剂大辞典、饮善正要)

【组成】马齿菜、粳米。(中医方剂大辞典)

马齿煎 ma chi jian

【英文名】Ma Chi Decoction

【组成】马齿苋。(中医方剂大辞典)

马齿膏 ma chi gao

【英文名】Ma Chi Plaster

【组成】马齿苋、蜡。(中医方剂大辞典)

马鸣散 ma ming san

【英文名】Ma Ming Powder

【组成】(1)人中白、蚕退纸、五倍子、白矾、硼砂。(中医方剂大辞典)(2)人中白、马鸣退、五倍子、白矾。(中医方剂大辞典)

马明汤 ma ming tang

【英文名】Ma Ming Decoction

【组成】马明退、青黛、大黄、甘草。(中医方剂大辞典)

马勃丸 ma bo wan

【英文名】Ma Bo Pill

【组成】马勃、白矾灰、恶实、陈桔皮。(中医方剂大辞典)

马勃散 ma bo san

【英文名】Ma Bo Powder

【组成】(1)马勃、薄荷、桔梗、连翘、杏仁、通草。(中医方剂大辞典)(2)马屁勃。(中医方剂大辞典)

马宝散 ma bao san

【英文名】Ma Bao Powder

【组成】马宝末、黄玉金、葶苈子、桑白皮、白前、马兜铃。(江苏中医 1962,(11))

马南汤 ma nan tang

【英文名】Ma Nan Decoction

【组成】羚羊角、天南星、全蝎、地龙、菖蒲、半夏、僵蚕、皂角、天麻、柴胡、木耳、马钱子。(山西中医 1988,4(6))

马骨末 ma gu mo

【英文名】Ma Gu Mo Powder

【组成】马骨。(中医方剂大辞典)

马前散 ma qian san

【英文名】Ma Qian Powder

【组成】(1)番木鳖、山芝麻、乳香末、箬叶、穿山甲。(中医方剂大辞典)(2)木鳖、母丁香、麝香。(中医方剂大辞典)

马通汤 ma tong tang

【英文名】Ma Tong Decoction

【组成】(1)马通汁、干地黄、阿胶、当归、艾叶。(中医方剂大辞典)(2)赤马通汁、生艾叶、阿胶、当归、干姜、墨。(中医方剂大辞典)

马通散 ma tong san

【英文名】Ma Tong Powder

【组成】赤马粪。(中医方剂大辞典)

马衔汤 ma xian tang

【英文名】Ma Xian Decoction

【组成】马衔铁。(中医方剂大辞典)

马鼠膏 ma shu gao

【英文名】Ma Shu Plaster

【组成】鼠尾草、马鞭草。(中医方剂大辞典)

马蔺丸 ma lin wan

【英文名】Ma Lin Pill

【组成】马蔺、肉桂、桃仁、海藻、海带、昆布、厚朴、枳实、楝子、延胡。(中医方剂大辞典)

马蔺汤 ma lin tang

【英文名】Ma Lin Decoction

【组成】(1)马蔺子、升麻。(中医方剂大辞典)(2)马蔺、蒴藋根、茺蔚子、白矾、白蒺藜、茵芋、羊桃根、霄花、蓖麻叶。(中医方剂大辞典)

马蔺散 ma lin san

【英文名】Ma Lin Powder

【组成】马蔺子、干姜、黄连。(中医方剂大辞典)

马蹄丸 ma ti wan

【英文名】Ma Ti Pill

【组成】(1)白马蹄、白马鬐毛、蒲黄、鹿茸、禹余粮、白芷、续断、小蓟根、人参、干地黄、柏子仁、黄芪、茯苓、当归、乌贼骨、伏龙肝、苁蓉、艾叶。(中医方剂大辞典)(2)白马蹄、白石脂、禹余粮、牡蛎粉、龙骨、乌贼鱼骨、白僵蚕、熟干地黄、当归、附子、甘草。(中医方剂大辞典)(3)白马蹄、禹余粮、龙骨、乌贼骨、白僵蚕、赤石脂。(中医方剂大辞典)

马蹄汤 ma ti tang

【英文名】Ma Ti Decoction

【组成】马蹄、猫儿毛、男子头垢。(中医方剂大辞典)

马蹄散 ma ti san

【英文名】Ma Ti Powder

【组成】白马前蹄。(中医方剂大辞典)

马蹄膏 ma ti gao

【英文名】Ma Ti Plaster

【组成】白马蹄。(中医方剂大辞典)

马蝎散 ma xie san

【英文名】Ma Xie Powder

【组成】马钱子、全蝎、广地龙、五菖蒲、制半夏、僵蚕、乳香、没药、生甘草、生绿豆。(上海中医药杂志 1986,(7))

马鞭酒 ma bian jiu

【英文名】Ma Bian Wine

【组成】马鞭草。(中医方剂大辞典)

马鞭散 ma bian san

【英文名】Ma Bian Powder

【组成】(1)生地黄、蒲黄、马鞭草。(中医方剂大辞典)(2)石楠藤、凉藤子、晚祥西、雪里开、马蹄金、铁马鞭、鬼腰带根。(中医方剂大辞典)

马牙消丸 ma ya xiao wan

【英文名】Ma Ya Xiao Pill

【组成】(1)马牙消、天南星、丹砂、黄连。(中医方剂大辞典)(2)马牙消、铅霜、川大黄、白矾、太阴玄精、寒水石、麝香、甘草。(中医方剂大辞典)

马牙消散 ma ya xiao san

【英文名】Ma Ya Xiao Powder

【异名】白龙散(中医方剂大辞典、普济方)

【组成】(1)马牙消。(中医方剂大辞典)(2)马牙消、消石、硼砂、山豆根、甘草。(中医方剂大辞典)(3)马牙消、马勃、牛黄、川大黄、甘草。(中医方剂大辞典)(4)马牙消、朱砂、龙齿、犀角屑、黄芩、甘草。(中医方剂大辞典)(5)马牙消、消石、硼砂。(中医方剂大辞典)(6)马牙消、黄连末、硇砂、芦荟末、珍珠末、龙脑。(中医方剂大辞典)

马牙消煎 ma ya xiao jian

【英文名】Ma Ya Xiao Decoction

【组成】马牙消、木通、升麻、瞿麦穗、犀角屑、马蔺子、射干、玄参。(中医方剂大辞典)

马兰合剂 ma lan he ji

【英文名】Ma Lan Mixture

【组成】马兰、车前草、茵陈。(中草药 1973,(6))

马先蒿散 ma xian hao san

【英文名】Ma Xian Hao Powder

【组成】(1)马先蒿。(中医方剂大辞典)(2)马薪蒿。(中医方剂大辞典)

马芹涂方 ma qin tu fang

【英文名】Ma Qin Liniment

【组成】马芹子汁。(中医方剂大辞典)

马护干散 ma hu gan san

【英文名】Ma Hu Gan Powder

【组成】马护干。(中医方剂大辞典)

马屁勃丸 ma pi bo wan

【英文名】Ma Pi Bo Pill

【组成】马屁勃。(中医方剂大辞典)

马屁勃散 ma pi bo san

【英文名】Ma Pi Bo Powder

【组成】马屁勃、蛇皮、皂荚子。(中医方剂大辞典)

马齿苋片 ma chi xian pian

【英文名】Ma Chi Xian Tablet(药品标准－中药成方制剂标准)

【组成】鲜马齿苋。(药品标准－中药成方制剂标准 1991 年)

马齿苋汁 ma chi xian zhi

【英文名】Ma Chi Xian Juice

【异名】马齿汁(中医方剂大辞典、卫生总微)

【组成】马齿苋。(中医方剂大辞典)

马齿苋汤 ma chi xian tang

【英文名】Ma Chi Xian Decoction

【组成】马齿苋、蜜麻黄、苦杏仁、生甘草。(实用中医

内科杂志 1989,3(4))

马齿苋酒 ma chi xian jiu

【英文名】Ma Chi Xian Wine

【组成】马齿苋。(中医方剂大辞典)

马齿苋粉 ma chi xian fen

【英文名】Ma Chi Xian Powder

【组成】蛇床子、马齿苋、侧柏叶粉、丝瓜叶、芙蓉叶、蚌壳粉、苦参、大黄、陈小麦粉、枯矾、炉甘石、甘草。(中医方剂大辞典)

马齿苋散 ma chi xian san

【英文名】Ma Chi Xian Powder

【组成】(1)马齿苋、没石子、麻黄、麝香、兰香根灰。(中医方剂大辞典)(2)马齿苋、猪脂膏、石蜜。(中医方剂大辞典)(3)马齿苋、常苋。(中医方剂大辞典)

马齿苋膏 ma chi xian gao

【英文名】Ma Chi Xian Plaster

【异名】大马齿膏(中医方剂大辞典、医学入门)

【组成】(1)马齿苋、白矾、皂荚。(中医方剂大辞典)(2)马齿苋。(中医方剂大辞典)(3)马齿苋、黄丹、黄柏、枯白矾、孩儿茶、轻粉。(中医方剂大辞典)(4)马齿苋、腊月淳麻烛烬。(中医方剂大辞典)(5)马齿苋、槲白皮、麝香、杏仁。(中医方剂大辞典)

马齿苋羹 ma chi xian geng

【英文名】Ma Chi Xian Thick Soup

【组成】马齿苋菜。(中医方剂大辞典)

马齿矾丸 ma chi fan wan

【英文名】Ma Chi Fan Pill

【异名】马齿矾石丸(中医方剂大辞典、圣济总录)

【组成】马齿矾。(中医方剂大辞典)

马齿菜方 ma chi cai fang

【英文名】Ma Chi Cai Prescription

【组成】马齿菜。(中医方剂大辞典)

马齿菜汁 ma chi cai zhi

【英文名】Ma Chi Cai Juice

【异名】马齿菜汁粥(中医方剂大辞典、圣惠)

【组成】马齿菜汁、蜜、粟米。(中医方剂大辞典)

马绊绳散 ma ban sheng san

【英文名】Ma Ban Sheng Powder

【组成】故马绊绳。(中医方剂大辞典)

马通粟丸 ma tong su wan

【英文名】Ma Tong Su Pill

【异名】马通粟粒丸(中医方剂大辞典、千金)

【组成】马通中粟、杏仁、紫菀、细辛、石膏、秦艽、半夏、茯苓、五味子。(中医方剂大辞典)

马钱子丸 ma qian zi wan

【英文名】Ma Qian Zi Pill

【组成】马钱子、炙麻黄、制川乌、制草乌、炒牛膝、炒苍术、制乳香、制没药、炒僵蚕、炒全蝎、炙甘草。(江苏中医杂志 1986,7(1))

马钱子酊 ma qian zi ding

【英文名】Ma Qian Zi Tincture

【组成】马钱子。

马钱子散 ma qian zi san

【英文名】Ma Qian Zi Powder(药品标准－中药成方制剂标准)

【组成】马钱子、地龙。(药品标准－中药成方制剂标准 1991 年)

马兜铃丸 ma dou ling wan

【英文名】Ma Dou Ling Pill

【组成】(1)马兜铃、半夏、杏仁、巴豆。(中医方剂大辞典)(2)马兜铃、柴胡、茯苓、黑参、桔梗、细辛。(中医方剂大辞典)

马兜铃丹 ma dou ling dan

【英文名】Ma Dou Ling Pellet

【异名】马兜铃丸(中医方剂大辞典、卫生总微)

【组成】马兜铃、紫苏子、人参、款冬花、木香、杏仁。(中医方剂大辞典)

马兜铃汤 ma dou ling tang

【英文名】Ma Dou Ling Decoction

【组成】(1)桔梗、甘草、马兜铃。(中医方剂大辞典)(2)马兜铃、桑根白皮、甘草、葶苈、半夏、生姜。(中医方剂大辞典)(3)马兜铃、桑根白皮、升麻、甘草。(中医方剂大辞典)(4)马兜铃、杏仁、柴胡、贝母、桔梗、紫菀、麻黄、麦门冬、大腹皮、大黄、羌活。(中医方剂大辞典)(5)马兜铃、木通、陈皮、桔皮、紫苏茎叶。(中医方剂大辞典)

马兜铃饮 ma dou ling yin

【英文名】Ma Dou Ling Drink

【异名】马兜铃散(中医方剂大辞典、普济方)

【组成】(1)马兜铃、桑根白皮、甘草、升麻、灯心。(中医方剂大辞典)(2)马兜铃、桂枝、甜葶苈。(中医方剂大辞典)

马兜铃散 ma dou ling san

【英文名】Ma Dou Ling Powder

【组成】(1)马兜铃、桑根白皮、川升麻、灯心、甘草、大腹皮、赤茯苓、枳壳。(中医方剂大辞典)(2)马兜铃、人参、贝母、甘草、杏仁、甜葶苈、麻黄、五味子、威灵仙、桑根白皮、款冬花、陈桔皮、皂荚。(中医方剂大辞典)(3)马兜铃、黄芪、甘草、玄参、杏仁、络石。(中医方剂大辞典)(4)马兜铃、桑根白皮、甘草、白前、桔梗、款冬花。(中医方剂大辞典)(5)马兜铃、桑根白皮、汉防己、麻黄、白茯苓、柴胡、白前、大腹皮、桔皮、桔梗、五味子、甘草、紫菀、杏仁。(中医方剂大辞典)(6)马兜铃、苏子、枳壳、桔梗、甘草、桑白皮、陈皮、砂仁。(中医方剂大辞典)(7)马兜铃、枳壳、桔梗、甘草、大腹皮、陈皮、苏叶、五味子。(中医方剂大辞典)(8)马兜铃、甘草、百部、杏仁。(中医方剂大辞典)(9)马兜铃、桑根白皮、汉防己、甘草、半夏、甜葶苈、百合、天门冬、赤茯苓。(中医方剂大辞典)(10)马兜铃根、木香、楝实。(中医方剂大辞典)(11)马兜铃、黄芩、知母、白茯苓、紫菀、麻黄、甘草、杏仁、贝母、大黄。(中医方剂大辞典)(12)马兜铃、麻黄、五味子、甘草。(中医方剂大辞典)(13)马兜铃、甘草。(中医方剂大辞典)(14)马兜铃、紫苏叶、桔梗、人参、桑根白皮、甘草、大腹皮、贝母、陈桔皮、五味子。(中医方剂大辞典)(15)马兜铃、人参、贝母、甘草、杏仁、甜葶苈、麻黄、知母、皂荚、五灵脂、威灵仙、桑根白皮、款冬花、陈桔皮、黄明胶。(中医方剂大辞典)

马脾风散 ma pi feng san

【英文名】Ma Pi Feng Powder

【组成】辰砂、轻粉、甘遂。(中医方剂大辞典)

马蔺子丸 ma lin zi wan

【英文名】Ma Lin Zi Pill

【组成】马蔺子、附子、干姜、甘草、神曲、麦蘖、阿胶、黄连、蜀椒。(中医方剂大辞典)

马蔺子饮 ma lin zi yin

【英文名】Ma Lin Zi Drink

【组成】马蔺子、地榆、艾叶、赤石脂、当归、龙骨、白茯苓。(中医方剂大辞典)

马蔺子散 ma lin zi san

【英文名】Ma Lin Zi Powder

【组成】(1)马蔺子、地榆、厚朴、艾叶、白术、赤石脂、龙骨、当归、肉豆蔻。(中医方剂大辞典)(2)马蔺子、地骨皮、川升麻、黄芩、马牙消、犀角屑、甘草、大青、苦竹叶。(中医方剂大辞典)(3)马蔺子、地榆根皮、厚朴、熟艾、赤石脂、龙骨、茯苓、当归。(中医方剂大辞典)

马蔺花丸 ma lin hua wan

【英文名】Ma Lin Hua Pill

【异名】秘传马蔺花丸(中医方剂大辞典、医学正传)

【组成】(1)马蔺花、延胡索、肉桂、桔核、海带、昆布、海藻、金铃子、枳壳、桃仁、厚朴。(中医方剂大辞典)(2)马蔺花、川楝实、桔核、海藻、海带、昆布、桃仁、厚朴、木通、枳实、玄胡索、肉桂、木香、槟榔。(中医方剂大辞典)

马蔺根汤 ma lin gen tang

【英文名】Ma Lin Gen Decoction

【组成】马蔺根、升麻、瞿麦、射干、犀角屑、木通、玄参。(中医方剂大辞典)

马蔺根散 ma lin gen san

【英文名】Ma Lin Gen Powder

【组成】(1)马蔺根、川升麻、射干、犀角屑、玄参、木通、蘧麦、甘草。(中医方剂大辞典)(2)马蔺根、川升麻、大黄、射干、犀角屑、木通、玄参、棘针、甘草。(中医方剂大辞典)

马蔺浴汤 ma lin yu tang

【英文名】Ma Lin Yu Decoction

【组成】马蔺子、蒴藋、茺蔚子、白蒺藜、羊桃根、萹竹、茵芋、白矾。(中医方剂大辞典)

马蹄灰方 ma ti hui fang

【英文名】Ma Ti Hui Prescription

【组成】马蹄。(中医方剂大辞典)

马缰灰散 ma jiang hui san

【英文名】Ma Jiang Hui Powder

【组成】马缰灰、弓弦灰。(中医方剂大辞典)

马蹄屑汤 ma ti xie tang

【英文名】Ma Ti Xie Decoction

【异名】马蹄汤(中医方剂大辞典、圣济总录)

【组成】白马蹄、赤石脂、禹余粮、乌贼骨、龙骨、牡蛎、附子、干地黄、当归、甘草、白僵蚕。(中医方剂大辞典)

马鞭草散 ma bian cao san

【英文名】Ma Bian Cao Powder

【组成】(1)马鞭草、荆芥穗、北柴胡、乌梅肉、枳壳、白术、羌活、白芍药、秦艽、天台乌药、麻黄、木香、当归、川乌、甘草。(中医方剂大辞典)(2)马鞭草根。(中医方剂大辞典)(3)芜菁根、马鞭草。(中医方剂大辞典)

马白消骨散 ma bai xiao gu san

【英文名】Ma Bai Xiao Gu Powder

【组成】制马钱子、白花蛇、当归、庶虫、血竭、防风、威灵仙、透骨草。(实用中医内科杂志 1993,7(4))

马应龙眼药 ma ying long yan yao

【英文名】Ma Ying Long Eye drops Preparation

【组成】甘石粉、麝香、珍珠、熊胆、生硇砂、冰片、硼砂、琥珀。(中医方剂大辞典)

马坤止血汤 ma kun zhi xue tang

【英文名】Ma Kun Zhi Xue Decoction

【组成】马齿苋、坤草、贯众、生地榆、仙鹤草、续断、乌贼骨、芥穗炭、三七粉。(甘肃中医 1993,6(3))

马英注射液 ma ying zhu she ye

【英文名】Ma Ying Injection

【组成】马鞭草、蒲公英、黄芩等。(中西医结合杂志 1989,9(9))

马齿苋合剂 ma chi xian he ji

【英文名】Ma Chi Xian Mixture

【组成】马齿苋、紫草、败酱草、大青叶。（新医药学杂志 1977,(3)）

马齿苋洗方 ma chi xian xi fang

【英文名】Ma Chi Xian Lotion

【组成】马齿苋。（中医方剂大辞典）

马齿苋洗剂 ma chi xian xi ji

【英文名】Ma Chi Xian Lotion

【组成】马齿苋、苍术、苦参、细辛、陈皮、蜂房、蛇床子、白芷。（中医方剂大辞典）

马齿苋敷方 ma chi xian fu fang

【英文名】Ma Chi Xian Paste

【组成】马齿苋叶。（中医方剂大辞典）

马齿散熨方 ma chi san yun fang

【英文名】Ma Chi San Hot Medicated compress

【组成】马齿子、人苋子。（中医方剂大辞典）

马思答吉汤 ma si da ji tang

【英文名】Ma Si Da Ji Decoction

【组成】羊肉、一脚子、草果、官桂、回回豆子。（中医方剂大辞典）

马钱治痹汤 ma qian zhi bi tang

【英文名】Ma Qian Zhi Bi Decoction

【组成】炙马钱子、炮附子、桂枝、赤芍、防风、苍术、元芪、当归、甘草。（实用中医内科杂志 1987,1(1)）

马钱通关散 ma qian tong guan san

【英文名】Ma Qian Tong Guan Powder

【组成】马钱子、蜈蚣、冰片。（中医杂志 1986,27(9)）

马家五积丸 ma jia wu ji wan

【英文名】Ma Jia Wu Ji Pill

【组成】缩砂仁、红豆、黑牵牛、萝卜子、赤小豆、丁香、青皮、陈皮、香附子、干漆、荆三棱、大戟、桔梗、枳壳。（中医方剂大辞典）

马海治瘫丸 ma hai zhi tan wan

【英文名】Ma Hai Zhi Tan Pill

【组成】制马钱子、海风藤、黄芪、当归、千年健、水蛭、川大黄。（中医杂志 1985,26(5)）

马剥平胃散 ma bo ping wei san

【英文名】Ma Bo Ping Wei Powder

【组成】马剥儿。（中医方剂大辞典）

马兜铃根汤 ma dou ling gen tang

【英文名】Ma Dou Ling Gen Decoction

【组成】(1)马兜铃根、襄荷根。（中医方剂大辞典）(2)马兜铃根。（中医方剂大辞典）

马蔺花煎丸 ma lin hua jian wan

【英文名】Ma Lin Hua Jian Pill

【组成】马蔺花、大附子、巴豆、芫花、白附子、破故纸、牵牛子、槟榔、陈皮、羌活。（中医方剂大辞典）

马鞭草合剂 ma bian cao he ji

【英文名】Ma Bian Cao Mixture

【组成】马鞭草、生地榆、红枣。（上海中医药杂志 1979,(4)）

马鞭草敷方 ma bian cao fu fang

【英文名】Ma Bian Cao Paste

【组成】马鞭草。（中医方剂大辞典）

马鬃蛇药酒 ma zong she yao jiu

【英文名】Ma Zong She Wine(药品标准－中药成方制剂标准)

【组成】马鬃蛇、千斤拔、黑老虎、杜仲藤、桑寄生、龙须藤、鸣血藤、牛大力、山苍子、半枫荷、走马胎、狗脊、大樱子。（药品标准－中药成方制剂标准 1993 年）

马牙消点眼方 ma ya xiao dian yan fang

【英文名】Ma Ya Xiao Dian Yan Ophthalmic Prescription

【组成】马牙消、蕤仁、杏仁、石胆、乌贼鱼骨、赤石脂、黄连、象胆、珍珠。（中医方剂大辞典）

马齿苋汁涂方 ma chi xian zhi tu fang

【英文名】Ma Chi Xian Liniment

【异名】马齿苋涂方(中医方剂大辞典、普济方)

【组成】马齿苋。（中医方剂大辞典）

马齿苋还黑散 ma chi xian huan hei san

【英文名】Ma Chi Xian Huan Hei Powder

【组成】马齿苋子、白茯苓、熟干地黄、泽泻、卷柏、人参、松脂、桂心。（中医方剂大辞典）

马齿苋涂敷方 ma chi xian tu fu fang

【英文名】Ma Chi Xian Paste

【组成】马齿苋、大蒜、干姜。（中医方剂大辞典）

马钱复痿灵汤 ma qian fu wei ling tang

【英文名】Ma Qian Fu Wei Ling Decoction

【组成】黄芪、山药、白术、炙甘草、当归、丹参、川芎、熟地、肉苁蓉、地龙、川牛膝、杜仲、桑寄生、附子、制马钱子粉。（北京中医杂志 1986,(6)）

马齿实拌葱豉粥 ma chi shi ban cong chi zhou

【英文名】Ma Chi Shi Ban Cong Chi Gruel

【组成】马齿实。（中医方剂大辞典）

马应龙八宝眼膏 ma ying long ba bao yan gao

【英文名】Ma Ying Long Ba Bao Eye Ointment(药品标准－中药成方制剂标准)

【组成】炉甘石、琥珀、麝香、牛黄、珍珠、冰片、硼砂、硇砂。（药品标准－中药成方制剂标准 1992 年）

马应龙麝香痔疮膏 ma ying long she xiang zhi chuang gao

【英文名】Man Ying Long She Xiang Zhi Chuang Bill Ointment(药品标准—中药成方制剂标准)

【组成】麝香、牛黄、珍珠、琉璃、硼砂、冰片、炉甘石。（药品标准—中药成方制剂标准 1998 年）

子药 zi yao

【英文名】Zi Yao Powder

【组成】明朱砂、硼砂、梅冰片、元胡粉。(中医方剂大辞典)

子午丸 zi wu wan

【英文名】Zi Wu Pill

【组成】榧子、莲肉、枸杞子、白龙骨、川巴戟、破故纸、真琥珀、苦楮实、白矾、赤茯苓、白茯苓、莲花须、芡实、白牡蛎、文蛤。(中医方剂大辞典)

子丑散 zi chou san

【英文名】Zi Chou Powder

【组成】鼠粪、黑牵牛。(中医方剂大辞典)

子龙丸 zi long wan

【英文名】Zi Long Pill

【组成】白蔻仁、川厚朴、甘遂、红大戟、白芥子。(中医方剂大辞典)

子母散 zi mu san

【英文名】Zi Mu Powder

【组成】蒺藜子、贝母。(中医方剂大辞典)

子花煎 zi hua jian

【英文名】Zi Hua Decoction

【组成】槐子、川山甲。(中医方剂大辞典)

子芩丸 zi qin wan

【英文名】Zi Qin Pill

【组成】(1)条黄芩。(中医方剂大辞典)(2)条芩、当归。(中医方剂大辞典)

子芩汤 zi qin tang

【英文名】Zi Qin Decoction

【组成】(1)子芩、枳壳、黄柏、石膏、竹叶、榉皮、人参。(中医方剂大辞典)(2)子芩、知母、女萎、竹叶、黄柏、甘草。(中医方剂大辞典)

子芩散 zi qin san

【英文名】Zi Qin Powder

【组成】(1)子芩、干葛、柴胡、赤芍药、甘草、石膏。(中医方剂大辞典)(2)子芩、知母、女萎、黄柏、甘草、赤芍药。(中医方剂大辞典)(3)子芩、冬葵子、车前子、茅根、滑石。(中医方剂大辞典)(4)子芩、赤茯苓、川升麻、人参、犀角屑、钩藤、甘草。(中医方剂大辞典)(5)子芩、川升麻、栀子仁、大青、甘草。(中医方剂大辞典)(6)子芩、葛根、木通、紫苏茎叶、川升麻、赤茯苓、芦根、柴胡、大腹皮、槟榔、麦门冬、犀角屑、石膏、甘草、赤芍药。(中医方剂大辞典)(7)子芩、蒲黄、伏龙肝、青竹茹。(中医方剂大辞典)(8)子芩、赤茯苓、甘草、芎䓖、百合、知母。(中医方剂大辞典)(9)子芩、栀子仁、远志、桂心、黄连。(中医方剂大辞典)(10)子芩、麦门冬、葛根、川升麻、前胡、玄参、犀角屑、赤芍药、槟榔、马牙消。(中医方剂大辞典)(11)子芩、升麻、龙脑、大黄。(中医方剂大辞典)(12)升麻、子芩、犀角屑、大黄。(中医方剂大辞典)(13)子芩、赤茯苓、甘草、柴胡、葛根、麻黄、石膏、五加皮。(中医方剂大辞典)(14)黄芪、白芍药、子芩、人参、白茯苓、麦门冬、桔梗、生干地黄。(中医方剂大辞典)(15)黄芩、栝楼根、茯神、甘草、胡黄连。(中医方剂大辞典)

子规丸 zi gui wan

【英文名】Zi Gui Pill

【组成】京芥、牡丹皮、桂、白芍药。(中医方剂大辞典)

子鸣散 zi ming san

【英文名】Zi Ming Powder

【组成】空房鼠窟前后土、麝香。(中医方剂大辞典)

子宫丸 zi gong wan

【英文名】Zi Gong Pill

【组成】乳香、没药、蛇床子、雄黄、血竭、白矾。

子宫锭 zi gong ding

【英文名】Zi Gong Troche(药品标准－中药成方制剂标准)

【组成】乳香、儿茶、钟乳石、硼砂、硇砂、蛇床子、没药、雄黄、血竭、红丹、冰片、麝香、白矾。(药品标准－中药成方制剂标准 1989 年)

子悬汤 zi xuan tang

【英文名】Zi Xuan Decoction

【组成】(1)人参、当归身、白芍、黄芩、丹参、苏叶、陈皮、砂仁、香附。(中医方剂大辞典)(2)生地、当归、白芍、丹皮、黄芩、栀子、木通、杜仲。(中医方剂大辞典)

子淋散 zi lin san

【英文名】Zi Lin Powders

【组成】(1)麦门冬、赤茯苓、大腹皮、木通、甘草、淡竹叶。(中医方剂大辞典)(2)麦冬、赤苓、大腹绒、车前子、淡竹叶。(中医方剂大辞典)

子油熏药 zi you xun yao

【英文名】Zi You Fumigant

【组成】大风子、地肤子、蓖麻子、蛇床子、祁艾、苏子、苦杏仁、银杏、苦参子。(中医方剂大辞典)

子母两快汤 zi mu liang kuai tang

【英文名】Zi Mu Liang Kuai Decoction

【组成】熟地、麦冬、当归、山茱萸、茯苓、芡实、山药、玄参。(中医方剂大辞典)

子母两富汤 zi mu liang fu tang

【英文名】Zi Mu Liang Fu Decoction

【组成】熟地、麦冬。(中医方剂大辞典)

子母两濡汤 zi mu liang ru tang

【英文名】Zi Mu Liang Ru Decoction

【组成】麦冬、天冬、紫菀、甘草、苏叶、天花粉、熟地、玄参、丹皮、牛膝。(中医方剂大辞典)

子芩防风散 zi qin fang feng san

【英文名】Zi Qin Fang Feng Powders

【组成】条芩、防风。(中医方剂大辞典)

子肿子气汤 zi zhong zi qi tang

【英文名】Zi Zhong Zi Qi Decoction

【组成】白术、香附、当归、川芎、茯苓、苍术、腹毛、苏梗。(中医方剂大辞典)

子宫内灸丸 zi gong nei jiu wan

【英文名】Zi Gong Nei Jiu Pill

【异名】内灸丸(中医方剂大辞典)

【组成】麝香、皂荚、蜀椒。(中医方剂大辞典)

子震落红丸 zi zhen luo hong wan

【英文名】Zi Zhen Luo Hong Pill

【组成】生地、蒲黄、真阿胶三钱、桔梗、芍药、秦当归、甘草、艾叶。(中医方剂大辞典)

子芩伏龙肝散 zi qin fu long gan san

【英文名】Zi Qin Fu Long Gan Powders

【组成】甘草、川芎、伏龙肝、子芩、赤芍药。(中医方剂大辞典)

子童桑白皮汤 zi tong sang bai pi tang

【英文名】Zi Tong Sang Bai Pi Decoction

【异名】童根桑白皮汤(中医方剂大辞典)

【组成】童根桑白皮、茯苓、人参、麦门冬、干葛、干山药、桂心、甘草。(中医方剂大辞典)

四画

比天膏 bi tian gao

【英文名】Bi Tian Ointment

【组成】片脑、牛黄、乳香、没药、龙骨、血竭、赤石脂、麝香、轻粉、麻黄、川芎、白芷、薄荷、草乌、全蝎、连翘、防风、黄芩、黄连、大黄、知母、贝母、当归、苍术、羌活、栀子仁、桔梗、柴胡、荆芥、五倍子、海螵蛸、白及、穿山甲、木鳖子、大枫子、椿皮、桑枝、槐枝、乱发、蛇蜕、柳枝。(中医方剂大辞典)

比圣丸 bi sheng wan

【英文名】Bi Sheng Pill

【组成】(1)青州枣、诃子皮、草豆蔻、肉豆蔻、木香。(中医方剂大辞典)(2)椿荚、生蕈、甘草。(中医方剂大辞典)

比圣丹 bi sheng dan

【英文名】Bi Sheng Pellet

【组成】干全蝎、羌活、白附子、天南星、黑附子。(中医方剂大辞典)

比圣汤 bi sheng tang

【英文名】Bi Sheng Decoction

【组成】马兜铃根。(中医方剂大辞典)

比圣散 bi sheng san

【英文名】Bi Sheng Powders

【组成】硇砂、血竭、没药、海马、桂、木香、朱砂、干漆、虻虫、龙脑、水蛭、当归、硼砂、阿魏。(中医方剂大辞典)

比和饮 bi he yin

【英文名】Bi He Drink

【组成】人参、白术、茯苓、藿香、陈皮、砂仁、神曲、甘草。(中医方剂大辞典)

比金丸 bi jin wan

【英文名】Bi Jin Pill

【异名】小青丸(中医方剂大辞典、普济方)

【组成】(1)牛黄、麝香、乌犀角屑、朱砂、乌蛇肉、干蝎、雄黄、水银、金箔、银箔、雀儿饭瓮、天南星、羚羊角屑。(中医方剂大辞典)(2)南星、半夏、真珠、巴豆、朱砂、轻粉、麝香、真郁金末。(中医方剂大辞典)(3)人参、琥珀、白茯苓、远志肉、朱砂、天麻、石菖蒲、川芎、南星、麝、青黛。(中医方剂大辞典)(4)天南星、全蝎、白花蛇、草乌头、麝香、蜈蚣、乳香、朱砂。(中医方剂大辞典)(5)榼藤子、附子、硫黄、白矾、螺皮、枳壳、猪牙皂荚。(中医方剂大辞典)(6)密陀僧、白矾、槐实、皂荚。(中医方剂大辞典)(7)铅白霜、青黛、甘草。(中医方剂大辞典)(8)没药、五灵脂、皂荚、白丁香、硇砂、乳香、巴豆。(中医方剂大辞典)(9)郁金、紫石英、白石英、白茯苓、水银、黑铅、甘草、龙脑。(中医方剂大辞典)(10)滑石、腻粉、青黛、天南星、巴豆。(中医方剂大辞典)

比金丹 bi jin dan

【英文名】Bi Jin Pellet

【组成】人参、白茯苓、远志、山药、辰砂、天麻、石菖蒲、川芎、炙甘草、天南星、麝。(中医方剂大辞典)

比金散 bi jin san

【英文名】Bi Jin Powders

【异名】立效散(中医方剂大辞典);紫金散(中医方剂大辞典、普济方)

【组成】(1)蜀葵叶。(中医方剂大辞典)(2)槟榔。(中医方剂大辞典)(3)白僵蚕、蛇蜕皮。(中医方剂大辞典)(4)雄黄。(中医方剂大辞典)(5)麻黄、白芷、细辛、荆芥穗、菊花、防风、石膏、何首乌、川芎、薄荷、干蝎、草乌头。(中医方剂大辞典)(6)蝟皮、皂角刺、藤子、猪牙皂角、白矾。(中医方剂大辞典)(7)黄柏。(中医方剂大辞典)

比惊丸 bi jing wan

【英文名】Bi Jing Pill

【组成】轻粉、滑石、南星、青黛。(中医方剂大辞典)

比圣饼子 bi sheng bing zi

【英文名】Bi Sheng Cake

【组成】大戟、甘遂。(中医方剂大辞典)

比天保贞膏 bi tian bao zhen gao

【英文名】Bi Tian Bao Zhen Ointment

【组成】蛇床子、川楝子、熟地、生地、生杏仁、官桂、川断、川附片、牛膝、菟丝子、木鳖子、谷精草、紫梢花、天冬、麦冬、肉果、苁蓉、甘草、虎骨。(中医方剂大辞典)

支感丹 zhi gan dan

【英文名】Zhi Gan Pellet

【组成】菟丝子、白茯苓、秋石。(中医方剂大辞典)

支扩成方 zhi kuo cheng fang

【英文名】Zhi Kuo Cheng Prescription

【组成】参三七、蒲黄炭、甜杏仁、款冬花、川贝母、橘白、橘络、阿胶、党参、海蛤粉、南天竺、百合、生白术、牡蛎、糯米、白芨。(新中医 1983,(9))

支气管炎片 zhi qi guan yan pian

【英文名】Zhi Qi Guan Yan Tablet(药品标准 - 中药成方制剂标准)

【组成】矮地茶、黄芩、地龙、甘草、盐酸麻黄碱。(药品标准 - 中药成方制剂标准 1993 年)

云开散 yun kai san

【英文名】Yun Kai Powders

【组成】白蒺藜、石决明、炙甘草、防风、栀炭、羌活、茯苓、蔓荆子、当归、川芎、赤芍、苍术、花粉、甘菊、茺蔚子、淡黄芩、蝉衣、蛇蜕。(中医方剂大辞典)

云台散 yun tai san

【英文名】Yun Tai Powders

【组成】云台子、蔓青子、萝卜子、荆芥子、芫荽子、蒿苣子、莙达子、葱子。(中医方剂大辞典)

云台膏 yun tai gao

【英文名】Yun Tai Ointment

【异名】夔膏(中医方剂大辞典)

【组成】(1)大黄、木鳖子、玄参、生地、金银藤、甘草、土贝母、黄芪、当归、薄荷梗、赤芍、川芎、白芷、杏仁、生草乌、黄柏、僵蚕、生山甲、全蝎、生南星、蜂房、蛇退、蝉退、牡蛎、生半夏、羌活、防风、连翘、苍术、香附、桔皮、花粉、干蟾、五倍子、蓖麻子、川连、细辛、红花、官桂、丁香、头发、桑枝、槐条、柳条、苍耳子、老蒜、葱。(中医方剂大辞典)(2)生大黄、木鳖仁、玄参、生地、忍冬藤、生甘草节、南薄荷、土贝母、朴消、生黄芪、当归、茅苍术、羌活、独活、防风、连翘、香附、乌药、陈皮、青皮、天花粉、川芎、白芷、山栀、赤芍、苦杏仁、桃仁、生草乌、生川乌、生南星、生半夏、生黄柏、黄连、细辛、五倍子、僵蚕、生山甲、蜈蚣、全蝎、露蜂房、黄芩、蝉蜕、蛇蜕、干地龙、蟾皮、生牡蛎、皂角、红花、蓖麻仁、发团、甘遂、大戟、延胡、灵脂、远志、郁金、荆芥、蒲黄、蜘蛛、生姜、葱白、大蒜头、槐枝、柳枝、桑枝、苍耳草、风仙草、野紫苏、紫地丁、益母草、石菖蒲、川椒。(中医方剂大辞典)

云母丸 yun mu wan

【英文名】Yun Mu Pill

【组成】(1)云母粉、白茯苓、钟乳粉、柏子仁、人参、续断、桂心、甘菊花、生干地黄。(中医方剂大辞典)(2)云母、白矾。(中医方剂大辞典)(3)云母粉、大豆黄、白茯苓、松脂、巨胜、蜡、椒。(中医方剂大辞典)(4)云母粉、石钟乳、白石英、肉苁蓉、石膏、天门冬、人参、续断、菖蒲、菌桂、泽泻、秦艽、紫芝、五加皮、鹿茸、地肤子、薯蓣、石斛、杜仲、桑上寄生、细辛、干地黄、荆花、柏叶、赤箭、酸枣仁、五味子、牛膝、菊花、远志、萆薢、茜根、巴戟天、赤石脂、地黄花、枸杞、桑螵蛸、茯苓、天雄、山茱萸、白术、菟丝子、松实、黄芪。(中医方剂大辞典)

云母水 yun mu shui

【英文名】Yun Mu Water - paste Pill

【组成】白云母。(中医方剂大辞典)

云母散 yun mu san

【英文名】Yun Mu Powders

【组成】(1)云母粉。(中医方剂大辞典)(2)吴茱萸、干姜、诃黎勒皮、白矾灰。(中医方剂大辞典)(3)云母粉、白茯苓、附子、龙骨、赤石脂。(中医方剂大辞典)

云母膏 yun mu gao

【英文名】Yun Mu Plaster

【组成】(1)云母、焰消、甘草、槐枝、柳枝、桑白皮、侧柏叶、桔皮、川椒、白芷、没药、赤芍、官桂、当归、黄芪、血竭、菖蒲、白及、川芎、白蔹、木香、防风、厚朴、桔梗、柴胡、党参、苍术、黄芩、龙胆草、合欢、乳香、茯苓。(中医方剂大辞典)(2)云母、消石、甘草、槐枝、柏叶、柳枝、桑白皮、桔皮、桔梗、防风、桂心、苍术、菖蒲、黄芩、高良姜、柴胡、厚朴、人参、芍药、胡椒子、龙胆草、白芷、白及、白蔹、黄芪、芎劳、茯苓、夜合花、附子、盐花、松脂、当归、木香、麒麟竭、没药、麝香、乳香、黄丹、水银、大麻油。(中医方剂大辞典)

云实丸 yun shi wan

【英文名】Yun Shi Pill

【组成】云实、附子、龙骨、女萎。(中医方剂大辞典)

云香精 yun xiang jing

【英文名】Yun Xiang Jing(药品标准 - 中药成方制剂标准)

【组成】白芷、皂角、桂枝、香莪术、五味藤、白木香、千斤拔、朱砂根、羊耳菊、枫荷桂、虎杖、双铁线、过江龙、风藤、穿壁风、鸡骨香、了刁竹、山豆根、细辛、薄荷脑、樟脑。(药品标准 - 中药成方制剂标准 1998 年)

云雪散 yun xue san

【英文名】Yun Xue Powders

【组成】云雪、蒲黄。(中医方剂大辞典)

云母石散 yun mu shi san

【英文名】Yun Mu Shi Powders

【组成】云母石末。(中医方剂大辞典)

云芝糖肽 yun zhi tang tai

【英文名】Yun Zhi Tang Tai Tablet

【组成】云芝。(中成药研究 1988,(11))

云芝胶囊 yun zhi jiao nang

【英文名】Yun Zhi Capsule

【组成】云芝菌。(《中国药典》1977 年版)

云南白药 yun nan bai yao

【英文名】Yun Nan Bai Yao(药品标准-中药成方制剂标准)

【组成】三七、重楼等。(药品标准-中药成方制剂标准 1998 年)

云南蛇药 yun nan she yao

【英文名】Yun Nan She Yao(药品标准-中药成方制剂标准)

【组成】紫金龙、臭牡丹、白花蛇舌草、虎杖、夏枯草、半边莲、鱼腥草、杠板归、龙胆、茜草、白茅根。(药品标准-中药成方制剂标准 1998 年)

云母芎䓖散 yun mu xiong qiong san

【英文名】Yun Mu Xiong Qiong Powders

【组成】云母、芎䓖、代赭、东门边木、白僵蚕、乌贼骨、白垩、蝟皮、鳖甲、桂心、伏龙肝、生鲤鱼头。(中医方剂大辞典)

云芝菌胶囊 yun zhi jun jiao nang

【英文名】Yun Zhi Jun Capsule(药品标准-中药成方制剂标准)

【组成】云芝。(药品标准-中药成方制剂标准 1991 年)

云林润身丸 yun lin run shen wan

【英文名】Yun Lin Run Shen Pill

【组成】当归、白术、白茯苓、香附米、陈皮、枳实、黄连、白芍药、山楂肉、神曲、人参、山药、莲肉、炙甘草。(中医方剂大辞典)

云南七龙散 yun nan qi long san

【英文名】Yun Nan Qi Long Powders

【组成】三七、紫金龙。((92)滇卫药准字第 44Z 第 416 号)

云南白药片 yun nan bai yao pian

【英文名】Yun Nan Bai Yao Tablet(药品标准-中药成方制剂标准)

【组成】三七、重楼。(药品标准-中药成方制剂标准 1998 年)

云南白药膏 yun nan bai yao gao

【英文名】Yun Nan Bai Yao Plaster

【组成】三七、重楼等。(药品标准-中药成方制剂标准 1998 年)

云南红药散 yun nan hong yao san

【英文名】Yun Nan Hong Yao Powders(药品标准-中药成方制剂标准)

【组成】三七、重楼、紫金龙、玉葡萄根、滑叶跌打、大麻药、金铁锁、石菖蒲、西南黄芩、制黄草乌。(药品标准-中药成方制剂标准 1998 年)

云南花粉片 yun nan hua fen pian

【英文名】Yun Nan Hua Fen Tablet(药品标准-中药成方制剂标准)

【组成】荞麦花粉、油菜花粉。(药品标准-中药成方制剂标准 1998 年)

云芝肝泰冲剂 yun zhi gan tai chong ji

【英文名】Yun Zhi Gan Tai Medicinal Instant Granule

【组成】云芝多糖、蔗糖粉。(《吉林省药品标准》1986 年)

云芝肝泰颗粒 yun zhi gan tai ke li

【英文名】Yun Zhi Gan Tai Granule(药品标准-中药成方制剂标准)

【组成】真菌云芝。(药品标准-中药成方制剂标准 1997 年)

云芝糖肽胶囊 yun zhi tang tai jiao nang

【英文名】Yun Zhi Tang Tai Capsule

【组成】多糖肽聚合物。((98)卫药准字 Z-096 号)

云南白药胶囊 yun nan bai yao jiao nang

【英文名】Yun Nan Bai Yao Capsule(药品标准-中药成方制剂标准)

【组成】三七、重楼等。(药品标准-中药成方制剂标准 1998 年)

云南红药胶囊 yun nan hong yao jiao nang

【英文名】Yun Nan Hong Yao Capsule(药品标准-中药成方制剂标准)

【异名】云南七龙散胶囊

【组成】三七、重楼、紫金龙、玉葡萄根、滑叶跌打、大麻药、金铁锁、石菖蒲、西南黄芩、制黄草乌。(药品标准-中药成方制剂标准 1998 年)

云南白药气雾剂 yun nan bai yao qi wu ji

【英文名】Yun Nan Bai Yao Aerosol(药品标准-中药成方制剂标准)

【组成】三七、重楼等。(药品标准-中药成方制剂标准 1998 年)

元及散 yuan ji san

【英文名】Yuan Ji Powders

【组成】五味子。(中医方剂大辞典)

元吉丹 yuan ji dan

【英文名】Yuan Ji Pellet

【组成】条参、焦术、茯苓、半夏、白蔻、砂仁、附子、炮

姜、大枣。(中医方剂大辞典)

元朱丹 yuan zhu dan

【英文名】Yuan Zhu Pellet

【组成】硼砂、元明粉、朱砂、梅片。(中医方剂大辞典)

元红散 yuan hong san

【英文名】Yuan Hong Powders

【组成】荔枝。(中医方剂大辞典)

元寿丹 yuan shou dan

【英文名】Yuan Shou Pellet

【组成】龟壳。(中医方剂大辞典)

元阳丹 yuan yang dan

【英文名】Yuan Yang Pellet

【组成】乌头、干姜。(中医方剂大辞典)

元妙饮 yuan miao yin

【英文名】Yuan Miao Drink

【组成】花粉、元参、陈皮、桔梗、山栀、黄连、灯心、竹叶。(中医方剂大辞典)

元明醋 yuan ming cu

【英文名】Yuan Ming Cu Paste

【组成】元明粉。(中医方剂大辞典)

元始膏 yuan shi gao

【英文名】Yuan Shi Ointment

【组成】川芎、当归、红花、白芍、连翘、丹皮、甘草、荆芥、防风、僵蚕。(中医方剂大辞典)

元首汤 yuan shou tang

【英文名】Yuan Shou Decoction

【组成】当归、元胡、何首乌、苦参、酸枣根皮。(河北中医 1982,(3))

元戟膏 yuan ji gao

【英文名】Yuan Ji Plaster

【异名】调敷散(中医方剂大辞典、医级)

【组成】大戟、芫花、甘遂、海藻。(中医方剂大辞典)

元颖膏 yuan ying gao

【英文名】Yuan Ying Plaster

【组成】井底泥。(中医方剂大辞典)

元霜丹 yuan shuang dan

【英文名】Yuan Shuang Pellet

【组成】浮萍、麦冬、炙甘草、元参、丹皮、芍药、生姜、大枣。(中医方剂大辞典)

元霜散 yuan shuang san

【英文名】Yuan Shuang Powders

【异名】万金散(中医方剂大辞典)

【组成】薄荷叶、僵蚕、青黛、朴消、白矾、川连、硼砂。(中医方剂大辞典)

元霜锭 yuan shuang ding

【英文名】Yuan Shuang Lozenges

【组成】牙皂玄胡索、青黛、当门子。(中医方剂大辞典)

元胡索散 yuan hu suo san

【英文名】Yuan Hu Suo Powders

【组成】元胡索、干蝎。(中医方剂大辞典)

元天苦救汤 yuan tian ku jiu tang

【英文名】Yuan Tian Ku Jiu Decoction

【组成】苦参、元参、天花粉。(中医方剂大辞典)

元阳秋石丹 yuan yang qiu shi dan

【英文名】Yuang Yang Qiu Shi Powders

【组成】小便。(中医方剂大辞典)

元参钩藤汤 yuan shen gou teng tang

【英文名】Yuan Shen Gou Teng Decoction

【组成】元参、生地、山药、白芍、麦冬、夏枯草、钩藤、菊花、丹参、木香、茯苓、泽泻。(山西医药杂志 1978,(4))

元参桔梗饮 yuan shen jie geng yin

【英文名】Yuan Shen Jie Geng Drink

【组成】元参、黄芩、板蓝根、黄连、山豆根、桔梗、甘草。(中级医刊 1985,20(7))

元胡止痛片 yuan hu zhi tong pian

【英文名】Yuan Hu Zhi Tong Tablet

【组成】(1)元胡、白芷。((91)鲁卫药准字 ZZ－0059 第 445－10 号)(2)延胡索、白芷。((91)苏卫药准字 ZZ－0059－1119－3 号)(3)延胡索、白芷。((84)豫卫药 ZZ－0059－准字 37008 号)(4)延胡索、白芷。((91)ZZ－0059－京卫药准字(91)第 190 号)(5)元胡、白芷。((86)豫卫药准字 ZZ－0059－49045 号)

元滑苓甘散 yuan hua ling gan san

【英文名】Yuan Hua Ling Gan Powders

【组成】元明粉、滑石、茯苓、甘草。(中医方剂大辞典)

元胡止痛胶囊 yuan hu zhi tong jiao nang

【英文名】Yuan Hu Zhi Tong Capsule(药品标准－中药成方制剂标准)

【组成】天麻、当归、附、杜仲、独活、茯苓、川牛膝、生地黄、肉桂、姜活、玄参。(药品标准－中药成方制剂标准 1993 年)

元胡止痛口服液 yuan hu zhi tong kou fu ye

【英文名】Yuan Hu Zhi Tong Tablet

【组成】延胡索、白芷。((98)卫药准字 Z－058 号)

无上饮 wu shang yin

【英文名】Wu Shang Drink

【组成】人参、黄芪、陈皮、桔梗、贝母、当归、山药、川芎。(中医方剂大辞典)

无比丸 wu bi wan

【英文名】Wu Bi Pill

【组成】(1)干姜、附子、泽泻、桂、巴豆。(中医方剂大辞典)(2)高良姜、缩砂仁、桂、干姜、赤芍药。(中医方剂大辞典)(3)青桔皮、巴豆。(中医方剂大辞典)(4)白术、槟榔、防风、牵牛、密陀僧、郁李仁、斑蝥。(中医方剂大辞典)(5)紫河车、草龙胆、炙甘草、鳖甲、桔梗、胡黄连、大黄、苦参、黄柏、知母、秋石、贝母、犀角屑、蓬莪术、消石、败鼓皮心、辰砂。(中医方剂大辞典)(6)象牙屑、血竭、没药、乳香、明雄黄、明朱砂、蜂房、蝉退、牙皂荚。(中医方剂大辞典)(7)巴豆、硫黄、胡椒。(中医方剂大辞典)(8)代赭石、芜荑、雷丸、干漆、神曲。(中医方剂大辞典)(9)京三棱、牵牛子、胆矾、槟榔、芫花、腻粉、续随子、硇砂、木香、铁粉、大枣。(中医方剂大辞典)

无比散 wu bi san

【英文名】Wu Bi Powders

【组成】(1)碌。(中医方剂大辞典)(2)青黛、白僵蚕、甘草、马牙消、板蓝根、紫河车、薄荷、桔梗。(中医方剂大辞典)(3)片脑、麝香、牛黄、朱砂、胭脂米、蟾酥。(中医方剂大辞典)(4)麝香、真蟾酥、绿矾、胆矾、没药。(中医方剂大辞典)(5)土瓜根、苦参粉、黄连、鹿茸、栝楼、雄鸡肠、牡蛎、白石脂、炙甘草、黄芪、桑螵蛸、白龙骨、鸡肶胵、黄皮。(中医方剂大辞典)(6)黄牛粪、龙脑。(中医方剂大辞典)(7)蛇蜕皮、炒甘草末。(中医方剂大辞典)

无比膏 wu bi gao

【英文名】Wu Bi Plaster

【组成】(1)仙茅、蓖麻子、独颗蒜、浮萍草、桃胶、自然铜。(中医方剂大辞典)(2)香油、黄连、黄柏、当归、木鳖子、白及、白蔹、何首乌、赤芍药、桃仁、川芎、生地黄、熟地黄、南星、半夏、巴豆、防风、草乌、白芷、白芍药。(中医方剂大辞典)

无心散 wu xin san

【英文名】Wu Xin Powders

【组成】远志。(中医方剂大辞典)

无尘汤 wu chen tang

【英文名】Wu Chen Decoction(中医方剂大辞典、医心方)

【组成】糖霜、脑子。(中医方剂大辞典)

无回丹 wu hui dan

【英文名】Wu Hui Pellet

【组成】碱、藤黄、雄黄、大黄、蟾酥、麝香、血竭、甲片。(中医方剂大辞典)

无价宝 wu jia bao

【英文名】Wu Jia Bao Pellet

【异名】壮阳丹(中医方剂大辞典)

【组成】川楝子、牛膝、槟榔、菟丝子、蛇床子、干姜、穿山甲、莲肉、乳香、沉香、白檀香、鹿茸、巴戟、大茴香、仙灵脾、破故纸、凤眼草、胡芦巴、人参、泽泻、山药、五味子、熟地黄、麦门冬、肉苁蓉、茯苓、白芍药。(中医方剂大辞典)

无价散 wu jia san

【英文名】Wu jia Powders

【异名】化毒散(中医方剂大辞典、普济方、经验方);四味万两金丹(中医方剂大辞典、疮疡经验全书);万金散(中医方剂大辞典、古今医鉴);四灵无价散(中医方剂大辞典、治痘全书);万两黄金散;四圣散(中医方剂大辞典、救偏琐言、备用良方)

【组成】(1)公猪粪。(中医方剂大辞典)(2)无病小儿粪。(中医方剂大辞典)(3)烟沥、枯矾、柏末、飞丹。(中医方剂大辞典)(4)青皮、陈皮、桑白皮、猪苓、车前子、泽泻、续随子、甜葶苈、樟柳很、大戟、白牵牛末、甘遂、川椒、木香、木通、郁李仁。(中医方剂大辞典)(5)辰砂、轻粉、甘遂。(中医方剂大辞典)(6)人粪、猫粪、猪粪、犬粪。(中医方剂大辞典)

无名丸 wu ming wan

【英文名】Wu Ming Pill

【组成】赤茯苓、大戟、甘遂、芫花、槟榔、青皮、黑牵牛。(中医方剂大辞典)

无名丹 wu ming dan

【英文名】Wu Ming Pellet

【组成】苍术、川乌、龙骨、破故纸、川楝子、茴香。(中医方剂大辞典)

无名散 wu ming san

【英文名】Wu Ming Powders

【组成】(1)天仙藤、乌药、香白芷、香附子、炙甘草、沉香。(中医方剂大辞典)(2)真麝、金陀僧、冰片、三仙丹、朱砂、广丹、黑砂、枯矾。(中医方剂大辞典)(3)杨梅皮、鹿角霜、石灰、无名异。(中医方剂大辞典)

无尘汤 wu chen tang

【英文名】Wu Chen Decoction(中医方剂大辞典、医心方)

【组成】糖霜、脑子。(中医方剂大辞典)

无极丸 wu ji wan

【英文名】Wu Ji Pill(药品标准-中药成方制剂标准)

【组成】甘草、石膏、滑石粉、糯米、薄荷脑、冰片、丁香、砂仁、白豆蔻、肉桂、牛黄、人造香。(药品标准-中药成方制剂标准1993年)

无极丹 wu ji dan

【英文名】Wu Ji Pellet

【组成】甘草、石膏、滑石、糯米粉、砂仁、紫豆蔻仁、公丁香、肉桂、麝香、牛黄、冰片、薄荷冰、朱砂。(中医方剂大辞典)

无极膏 wu ji gao

【英文名】Wu Ji Plaster(中医方剂大辞典、圣惠)

【组成】大黄。(中医方剂大辞典)

无花汤 wu hua tang

【英文名】Wu Hua Decoction

【组成】无花果叶。(中医方剂大辞典)

无忧丸 wu you wan

【英文名】Wu You Decoction

【组成】(1)经霜桑叶、经霜蓖麻叶、御米壳。(中医方剂大辞典)(2)黑牵牛、槟榔、猪牙皂角、三棱、莪术。(中医方剂大辞典)

无忧汤 wu you tang

【英文名】Wu You Decoction

【组成】白芍、竹茹、枣仁、人参、当归。(中医方剂大辞典)

无忧酒 wu you jiu

【英文名】Wu You Wine

【组成】防风、牛膝、羌活、鳖甲、虎骨、松节、蚕沙、白术、萆薢、当归、秦艽、苍耳子、枸杞、茄根皮、杜仲、红花、藁本、香蛇。(中医方剂大辞典)

无忧散 wu you san

【英文名】Wu You Powders

【异名】金价丹(中医方剂大辞典、痘疹仁端录);保产无忧散(中医方剂大辞典、普济方);保生无忧散(中医方剂大辞典、女科·撮要);保产神效方(中医方剂大辞典、傅青主女科);保产无虞散(中医方剂大辞典、郑氏家传女科万金方);千金不换方(中医方剂大辞典、胎产心法);保安煎(中医方剂大辞典、古方汇精);保产无忧汤(中医方剂大辞典、笔花医镜);便产神方(中医方剂大辞典、良方集腋);仙传保产无忧散(中医方剂大辞典、卫生鸿宝)

【组成】(1)黄芪、木通、桑白皮、陈皮、胡椒、白术、木香、牵牛。(中医方剂大辞典)(2)萝卜子。(中医方剂大辞典)(3)人参、石膏、陈皮、半夏、茯苓、枳实、麦冬、枣仁、甘草。(中医方剂大辞典)(4)当归、枳实、白芍、乳香、麦冬、神曲、陈皮、木香、诃肉、血余、甘草。(中医方剂大辞典)(5)腊月黄牛胆。(中医方剂大辞典)(6)重楼金线草、甜消、板兰根、茯苓、蒲黄、紫河车、百药煎、贯众、莲子心、白僵蚕、小豆子、山豆根、土马鬃、马屁勃、螺儿青、甘草、龙脑。(中医方剂大辞典)(7)菟丝饼、当归、川芎、白芍、甘草、荆芥穗、黄芪、厚朴、枳壳、艾叶、真贝母、羌活。(中医方剂大辞典)(8)琥珀、生地黄。(中医方剂大辞典)(9)人牙、雄黄、珍珠。(中医方剂大辞典)(10)白牵牛、白芜荑、槟榔、黑牵牛、大黄、雷丸。(中医方剂大辞典)(11)朴消、青黛。(中医方剂大辞典)(12)秋葵子。(中医方剂大辞典)(13)当归、川芎、白芍药、木香、炙甘草、枳壳、乳香、血余。(中医方剂大辞典)

无食膏 wu shi gao

【英文名】Wu Shi Plaster

【组成】肥皂荚、没石子。(中医方剂大辞典)

无敌丸 wu di wan

【英文名】Wu Di Pill

【组成】(1)苍术、虎胫骨、川乌头、萆薢、杜仲、干木瓜、防风、天麻、牛膝、乳香、没药、金毛狗脊。(中医方剂大辞典)(2)川萆薢、虎骨、续断、川山甲、乳香、没药、茴香、狗嵴、当归、砂仁、鹿茸、杜仲、地龙、青盐、菟丝子。(中医方剂大辞典)(3)赤土、穿山甲、苍术、自然铜、赤小豆、赤芍药、山栀子、桔皮、木鳖子、香白芷、木瓜、苏木、生地黄、熟地黄、荆芥、地龙、骨碎补、晚蚕沙、当归、紫荆皮、乳香、没药、大乌头。(中医方剂大辞典)(4)杜仲、川牛膝、木瓜、山薢、虎骨、天麻、乳香、草乌头、龙骨、苍术、没药、金毛狗脊。(中医方剂大辞典)

无射丸 wu she wan

【英文名】Wu She Pill

【异名】牡蛎角石散(中医方剂大辞典)

【组成】牡蛎、鹿角霜、轻粉。(中医方剂大辞典)

无痕散 wu hen san

【英文名】Wu Hen Powders

【组成】腊茶。(中医方剂大辞典)

无惜散 wu xi san

【英文名】Wu Xi Powders

【组成】浮萍、犀角屑、钩藤钩。(中医方剂大辞典)

无碍丸 wu ai wan

【英文名】Wu Ai Pill

【组成】大腹、蓬莪术、三棱、木香、槟榔。(中医方剂大辞典)

无上仙丹 wu shang xian dan

【英文名】Wu Shang Xian Pellet

【组成】轻粉、水银、朴消、樟脑、石膏。(中医方剂大辞典)

无上神丹 wu shang shen dan

【英文名】Wu Shang Shen Pellet

【组成】沉香、木香、乳香、没药、丁香、牙皂、明雄、黑丑、槟榔、三棱、巴豆仁。(中医方剂大辞典)

无比饮子 wu bi yin zi

【英文名】Wu Bi Drink

【组成】罂粟壳、杏仁、山栀子、五味子、阿胶、甘草。(中医方剂大辞典)

无价金丹 wu jia jin dan

【英文名】Wu Jia Jin Pellet

【组成】白术、枳实、苍术、猪苓、麦芽、神曲、半夏、泽泻、赤茯苓、川芎、黄连、白螺蛳、砂仁、草豆蔻、黄芩、青皮、莱菔子、生姜、陈皮、香附子、瓜蒌仁、槟

榔、川厚朴、木香、甘草。(中医方剂大辞典)

无价宝膏 wu jia bao gao

【英文名】Wu Jia Bao Plaster

【组成】甘草、远志、牛膝、肉苁蓉、虎骨、川续断、蛇床子、鹿茸、天门冬、生地黄、熟地黄、肉豆蔻、川楝子、麦门冬、紫梢花、木鳖子、杏仁、官桂、大附子、谷精草、菟丝子、金墨鹅鸰油。(中医方剂大辞典)

无名异散 wu ming yi san

【英文名】Wu Ming Yi Powders

【组成】(1)无名异、甜瓜子、乳香、没药、牡蛎粉。(中医方剂大辞典)(2)无名异。(中医方剂大辞典)(3)无名异、没药、麒麟竭、木香、人参、赤茯苓、白芷、当归、虎杖、黄芩、黄芪、牡丹、桂心、生干地黄。(中医方剂大辞典)

无名异膏 wu ming yi gao

【英文名】Wu Ming Yi Plaster

【组成】(1)无名异、没药、麝香、檀香、丹砂、沉香、麒麟竭、乳香、突厥白、白蔹、白及、白芷、鸡舌香、鸡骨香、当归、芎䓖、大黄、牛膝、防槐枝、柳枝、桑枝、蜡、铅丹、青油。(中医方剂大辞典)(2)无名异、麒麟竭、柳枝、蜡、铅丹、油。(中医方剂大辞典)

无定河饮 wu ding he yin

【英文名】Wu Ding He Drink

【组成】黄芪、法夏、生附、熟附子、炙草。(中医方剂大辞典)

无食子丸 wu shi zi wan

【英文名】Wu Shi Zi Pill

【组成】(1)无食子、地榆、黄连、黄柏、酸石榴皮。(中医方剂大辞典)(2)无食子、甘草炙、龙骨、当归、黄连、人参。(中医方剂大辞典)(3)无食子、牛黄、麝香、丁香、雄黄、青黛、木香、丹砂、蟾酥、熊胆、蜗牛壳。(中医方剂大辞典)

无食子散 wu shi zi san

【英文名】Wu Shi Zi Powders

【组成】(1)无食子、干马齿苋、莲子草、石榴皮、巨胜子、生地黄、柳皮、羌活、诃黎勒皮、牛膝、生姜皮、生胡桃皮、白芷、青盐、皂荚。(中医方剂大辞典)(2)无食子。(中医方剂大辞典)(3)无食子。(中医方剂大辞典)

无敌药酒 wu di yao jiu

【英文名】Wu Di Wine(药品标准－中药成方制剂标准)

【组成】黄芪、当归、熟地黄、赤芍、人参、白术、菟丝子、川芎、杜仲、桂枝、肉桂、桃仁、覆盆子、女贞子、金樱子、葫芦巴、骨碎补、肉苁蓉、血竭、白芷、枸杞子、乳香、没药、炮象皮、穿山甲、桑寄生、续断、熟地黄、细辛、紫丹参、牡丹皮、黄精、葛根、三棱、地龙、鸡血藤羔、木瓜、丝瓜络、秦艽。(药品标准－中药成方制剂标准1998年)

无烟灸条 wu yan jiu tiao

【英文名】Wu Yan Jiu Tiao

【组成】羌活、细辛、白芷、甘松、木香、艾叶炭。(药品标准－中药成方制剂标准1998年)

无菌制剂 wu jun zhi ji

【英文名】Preparations

【定义】是指按药典规定,对中药制剂进行灌封、灭菌、质检等一系列制备后的无菌产品。(中药药剂学)

无上光明丹 wu shang guang ming dan

【英文名】Wu Shang Guang Ming Pellet

【组成】鹰爪黄连、玄明粉、苏薄荷。(中医方剂大辞典)

无比山药丸 wu bi shan yao wan

【英文名】Wu Bi Shan Yao Pill(药品标准－中药成方制剂标准)

【组成】山药、熟地黄、杜仲、肉苁蓉、山茱萸、茯苓、菟丝子、巴戟天、泽泻、牛膝、五味子、赤石脂。(药品标准－中药成方制剂标准1994年)

无比六一散 wu bi liu yi san

【英文名】Wu Bi Liu Yi Powders

【组成】滑石、甘草、辰砂、雄黄、朱砂。(中医方剂大辞典)

无比地黄丸 wu bi di huang wan

【英文名】Wu Bi Di Huang Pill

【组成】肉苁蓉、枸杞子、当归、川芎、防风、菊花、楮实、巴戟、荆芥穗、白蒺藜、决明子、生干地黄。(中医方剂大辞典)

无比沉香丸 wu bi chen xiang wan

【英文名】Wu Bi Chen Xiang Pill

【组成】沉香、檀香、南木香、乳香、没药、丁香、附子、八角茴香、荆三棱、广茂、胡椒、官桂、良姜、巴豆、青皮、陈皮、大麦蘖、川乌、甘草、川椒。(中医方剂大辞典)

无比香薷散 wu bi xiang ru san

【英文名】Wu Bi Xiang Ru Powders

【异名】香薷散(中医方剂大辞典、活人书)

【组成】厚朴、黄连、香薷穗。(中医方剂大辞典)

无比神应膏 wu bi shen ying gao

【英文名】Wu Bi Shen Ying Plaster

【组成】白蔹、白及、木鳖子仁、香白芷、官桂、杏仁、当归、乳香、没药、桂花、苏合香、黄丹、真香油、槐柳条。(中医方剂大辞典)

无比神验方 wu bi shen yan fang

【英文名】Wu Bi Shen Yan Prescription

【异名】槐桃膏(中医方剂大辞典、圣济总录)

【组成】羊粪、瓦松、铁粉、胡桃仁、槐胶。(中医方剂大辞典)

无比薯蓣丸 wu bi shu yu wan

【英文名】Wu Bi Shu Yu Pill

【异名】无比山药丸(中医方剂大辞典、局方);山芋丸(中医方剂大辞典、圣济总录);苁蓉丸(中医方剂大辞典、圣济总录);山药丸(中医方剂大辞典、直指);万安丸(中医方剂大辞典、御药院方)

【组成】薯蓣、苁蓉、五味子、菟丝子、杜仲、牛膝、泽泻、干地黄、山茱萸、茯神、巴戟天、赤石脂。(中医方剂大辞典)

无心草涂方 wu xin cao tu fang

【英文名】Wu Xin Cao Paste

【组成】无心草根。(中医方剂大辞典)

无价保真丸 wu jia bao zhen wan

【英文名】Wu Jia Bao Zhen Pill

【组成】制熟地、全当归、川芎、杜仲、白茯苓、甘草、金樱子、金石斛、淫羊霍。(中医方剂大辞典)

无忧解毒丸 wu you jie du wan

【英文名】Wu You Jie Du Pill

【组成】蓝根、蓝花、蓝叶、茯苓、茯神、土马騌、小茵陈、蓝子、伏龙肝、凤髓、大黄、甘草、薄荷、干葛、贯众、大豆、蛇黄、寒水石、龙脑、麝香。(中医方剂大辞典)

无极回生膏 wu ji hui sheng gao

【英文名】Wu Ji Hui Sheng Ointment

【组成】猫眼草、木鳖子、独角莲、蟾酥、守宫、乳香、没药、白芨、百合、黄丹、麝香。(山西医药杂志 1988,17(5)

无忌紫金丸 wu ji zi jin wan

【英文名】Wu Ji Zi Jin Pill

【异名】紫金丸(中医方剂大辞典、赤水玄珠)

【组成】针砂、紫金皮、香附子、三棱、苍术、陈皮、青皮、厚朴、缩砂。(中医方剂大辞典)

无敌大将军 wu di da jiang jun

【英文名】Wu Di Da Jiang Jun Pellet

【异名】无敌丹 (中医方剂大辞典、外科方外奇方)

【组成】桑柴灰、茄杆灰、矿灰、梅花冰片、牛黄、珍珠、透明雄黄、明矾、朱砂、白硼砂、真麝香、铜青、硇砂、火消、轻粉、乳香、制没药。(中医方剂大辞典)

无敌丹胶囊 wu di dan jiao nang

【英文名】Wu Di Dan Capsule(药品标准 – 中药成方制剂标准)

【组成】黄芪、杜仲、续断、肉苁蓉、苏木、川芎、没药、淫羊藿、怀牛膝、骨碎补、补骨脂、熟地、细辛、桂枝、血竭、三七、当归、乳香、香加皮、羌活。(药品标准 – 中药成方制剂标准 1998 年)

无比蔓荆子汤 wu bi man jing zi tang

【英文名】Wu Bi Man Jing Zi Decoction

【组成】黄芪、人参、黄连、柴胡、蔓荆子、当归、葛根、防风、生草、细辛叶。(中医方剂大辞典)

无敌止痛搽剂 wu di zhi tong cha ji

【英文名】Wu Di Zhi Tong Liniment(药品标准 – 中药成方制剂标准)

【组成】生川乌、生草乌、生南星、红花、莪术、冰片、乳香、没药、姜黄、丁香、细辛、赤芍。(药品标准 – 中药成方制剂标准 1998 年)

天浆 tian jiang

【英文名】Tian Jiang Ointment

【组成】野红花、豨莶草、五叶草。(中医方剂大辞典)

天一丸 tian yi wan

【英文名】Tian Yi Pill

【异名】天二丸(中医方剂大辞典、医学入门);天一水串(中医方剂大辞典、串雅内编)

【组成】(1)天冬、麦冬、当归、生地、茯苓、山药、黄柏、知母、酒连、黄芪、五味子、朱砂。(中医方剂大辞典)(2)山药、虎骨、杞子、归身、白芍、生地、麦冬、琐阳、菟丝、补骨、牛膝、熟地、河车。(中医方剂大辞典)(3)黄柏、知母、生地、丹皮、杞子、五味子、牛膝、茯苓。(中医方剂大辞典)(4)灯心、赤白茯苓、滑石、猪苓、泽泻、人参。(中医方剂大辞典)

天一汤 tian yi tang

【英文名】Tian Yi Decoction

【组成】地骨皮、玄参、芡实、山药、牛膝、丹皮、熟地、肉桂。(中医方剂大辞典)

天丁散 tian ding san

【英文名】Tian Ding Powders

【异名】天疔散(中医方剂大辞典、普济方)

【组成】(1)山丹花蕊、香白芷、牛蒡子根、天丁、苍耳芽、大力子、雄黄。(中医方剂大辞典)(2)皂角刺。(中医方剂大辞典)

天山丹 tian shan dan

【英文名】Tian Shan Pellet

【组成】天竺黄、山楂、丹参、泽泻。(云南中医杂志 19889(4))

天山汤 tian shan tang

【英文名】Tian Shan Decoction

【组成】天冬、花粉、桔核、海藻、昆布、山豆根、炮山甲、蒲公英、夏枯草、牡蛎、甘草。(广西中医药 1986,9(3))

天义散 tian yi san

【英文名】Tian Yi Powders

【异名】山甲散(中医方剂大辞典)

【组成】穿山甲。(中医方剂大辞典)

天马散 tian ma san
【英文名】Tian Ma Powders
【组成】蚕退壳、雄黄、马桶碱、马蹄壳、冰片、西牛黄。(中医方剂大辞典)

天元散 tian yuan san
【英文名】Tian Yuan Powders(中医方剂大辞典、奇效良方)
【组成】雄黄汁。(中医方剂大辞典)

天开丹 tian kai dan
【英文名】Tian Kai Pellet
【组成】甘石、熊胆、珍珠、朱砂、硼砂、胆矾、青盐、硇砂、乳香、没药。(中医方剂大辞典)

天王散 tian wang san
【英文名】Tian Wang Powders
【组成】天南星、天麻、麝香。(中医方剂大辞典)

天中茶 tian zhong cha
【英文名】Tian Zhong Medicinal Instant Granule
【组成】厚朴、广陈皮、山楂、羌活、小青皮、干葛、防风、乌药、川乌、枳壳、白芷、茱萸、石菖蒲、甘草、广木香、砂仁、香附、广藿香、茅术、莪术、槟榔、茯苓、麦芽、神曲、紫苏、木通。(中医方剂大辞典)

天中散 tian zhong san
【英文名】Tian Zhong Powders
【组成】棕子。(中医方剂大辞典)

天乌散 tian wu san
【英文名】Tian Wu Powders
【异名】狐肝散(中医方剂大辞典)
【组成】(1)天南星、草乌头、赤小豆、黄柏。(中医方剂大辞典)(2)腊月乌鸦、腊月野狐肝、麝、天麻、犀角、干蝎、白僵蚕、蝉蜕、牛黄、荆芥、藿香、天南星、白附子、腻粉、桑螵蛸、乌蛇。(中医方剂大辞典)

天水丸 tian shui wan
【英文名】Tian Shui Pill
【组成】白滑石、大粉草。(中医方剂大辞典)

天水散 tian shui san
【英文名】Tian Shui Powders
【组成】(1)滑石、甘草、黄柏。(中医方剂大辞典)(2)人参、当归、川芎、白术、陈皮、楂肉、黄芩、木香、上桂、淫羊藿、穿山甲、甘草。(中医方剂大辞典)

天龙丸 tian long wan
【英文名】Tian Long Pill
【组成】僵蚕、甘草。(中医方剂大辞典)

天仙丸 tian xian wan
【英文名】Tian Xian Pill
【异名】大玉辰丹(中医方剂大辞典)
【组成】(1)附子、川乌头、海带、海藻、茴香、胡芦巴、天仙子、硫黄、干姜。(中医方剂大辞典)(2)木香、硫黄、怀香子、附子、葫芦巴、补骨脂、金铃子、桂、巴戟天、槟榔、牛膝、萆薢、青桔皮、沉香。(中医方剂大辞典)

天仙丹 tian xian dan
【英文名】Tian Xian Pellet
【组成】三仙大红升丹、天仙子、五虎拔毒丹、梅片。(中医方剂大辞典)

天仙饮 tian xian yin
【英文名】Tian Xian Drink
【组成】姜黄、天仙藤、羌活、白术、白芷梢、半夏。(中医方剂大辞典)

天仙面 tian xian mian
【英文名】Tian Xian Mian Paste
【组成】糯米。(中医方剂大辞典)

天仙饼 tian xian bing
【英文名】Tian Xian Lozenges
【组成】天仙子、飞罗面。(中医方剂大辞典)

天仙烟 tian xian yan
【英文名】Tian Xian Yan Aerosol
【组成】天仙子。(中医方剂大辞典)

天仙散 tian xian san
【英文名】Tian Xian Powders
【组成】(1)天仙子、草乌头、蛇床子、牡蛎、干姜。(中医方剂大辞典)(2)天仙子、铅丹、大枣、诃黎勒皮、赤石脂。(中医方剂大辞典)

天仙膏 tian xian gao
【英文名】Tian Xian Ointment
【组成】天南星、白及、草乌头、白僵蚕。(中医方剂大辞典)

天冬膏 tian dong gao
【英文名】Tian Dong Ointment
【组成】(1)天门冬、生地黄。(中医方剂大辞典)(2)天冬。(中医方剂大辞典)

天台散 tian tai san
【英文名】Tian Tai Powders
【组成】麻黄、陈皮、乌药、僵蚕、川芎、枳壳、桔梗、白芷、干姜、防风、羌活、天麻、当归、续断、威灵仙、乳香、没药、甘草、麝香。(中医方剂大辞典)

天丝饮 tian si yin
【英文名】Tian Si Drink
【组成】巴戟天、菟丝子。(中医方剂大辞典)

天地丸 tian di wan
【英文名】Tian Di Pill
【异名】辟谷丹(中医方剂大辞典、万氏家抄方)
【组成】天门冬、熟地黄。(中医方剂大辞典)

天地煎 tian di jian
【英文名】Tian Di Decoction

【组成】天门冬、熟地。(中医方剂大辞典)

天尘丹 tian chen dan

【英文名】Tian Chen Powders(中医方剂大辞典、外科精要)

【组成】头垢、雄黄、朱砂。(中医方剂大辞典)

天全散 tian quan san

【英文名】Tian Quan Powders

【组成】天南星、全蝎。(中医方剂大辞典)

天池膏 tian chi gao

【英文名】Tian Chi Ointment

【组成】天花粉、黄连、人参、知母、白术、五味子、麦门冬、藕汁、生地黄汁、人乳、牛乳、生姜汁。

天花丸 tian hua wan

【英文名】Tian Hua Pill

【组成】黄连、白扁豆、辰砂、铁艳粉、牡蛎、知母、苦参、天花粉、芦荟、金箔、银箔。(中医方剂大辞典)

天花散 tian hua san

【英文名】Tian Hua Powders

【组成】(1)天花粉、桔梗、白茯苓、诃子肉、石菖蒲、炙甘草。(中医方剂大辞典)(2)天花粉、甘草。(中医方剂大辞典)(3)天花粉、生干地黄、干葛、麦门冬、北五味子、甘草。(中医方剂大辞典)(4)花粉、薄荷、干葛、防风、僵蚕、朱砂、老竺黄、黄连、甘草、郁金、硼砂、冰片、麝香。(中医方剂大辞典)(5)天花粉、白芷、乳香、没药、赤芍药、贝母、归尾、金银花、穿山甲。(中医方剂大辞典)

天灵丹 tian ling dan

【英文名】Tian Ling Pellet

【组成】干蟾、天灵盖、莨菪子、胡黄连、砒霜、麝香。(中医方剂大辞典)

天灵散 tian ling san

【英文名】Tian Ling Powders

【组成】(1)天灵盖、槟榔、麝香、阿魏、甘遂、安息香、朱砂。(中医方剂大辞典)(2)天灵盖、黄连。(中医方剂大辞典)(3)天灵盖。(中医方剂大辞典)(4)天灵盖、虎胫骨。(中医方剂大辞典)

天灵膏 tian ling gao

【英文名】Tian Ling Plaster

【组成】天灵盖、熏陆香、葵根、李根、葱根、麝香。(中医方剂大辞典)

天附散 tian fu san

【英文名】Tian Fu Powders

【组成】天麻、附子、防风、甘草。(中医方剂大辞典)

天青膏 tian qing gao

【英文名】Tian Qing Ointment

【组成】青黛、天麻、白附子、麝香、天竺黄、全蝎、乌梢蛇。(中医方剂大辞典)

天茄散 tian qie san

【英文名】Tian Qie Powders

【组成】茄种、附子、羌活。(中医方剂大辞典)

天竺丸 tian zhu wan

【英文名】Tian Zhu Pill

【组成】天竺黄、明天麻、钓藤钩、枣仁、麦冬、人参、远志、白芍药、天冬、茯神、橘红。(中医方剂大辞典)

天竺散 tian zhu san

【英文名】Tian Zhu Powders

【组成】(1)天竺黄、马牙消、炙甘草、蛤粉、丹砂。(中医方剂大辞典)(2)天竺黄、僵蚕、山栀子、蝉退、连翘、郁金、甘草。(中医方剂大辞典)

天竺膏 tian zhu gao

【英文名】Tian Zhu Plaster

【组成】大风子、蛇床子、牛蒡子、川羌活、独活、蓖麻子、白练皮、白及、破故纸、白芷、蜂房、桑寄生、防风、南星、陈皮、土茯苓、木鳖、皂角刺、白芍、红花、苍耳子、川乌、半夏、归身、归尾、黄柏、草乌、甘草节、穿山甲、杜仲、天花粉、附子、黄丹、姜汁、葱汁、头发、麻油、桃、柳、槐桑、枣枝。(中医方剂大辞典)

天命饮 tian ming yin

【英文名】Tian Ming Drink

【组成】白商陆根、生姜自然汁、黄酒。(中医方剂大辞典)

天柏茶 tian bai cha

【英文名】Tian Bai Tea

【组成】天门冬、侧柏叶、细茶。(中医方剂大辞典)

天柱丸 tian zhu wan

【英文名】Tian Zhu Pill

【组成】蛇含石、川郁金。(中医方剂大辞典)

天星丸 tian xing wan

【英文名】Tian Xing Pill

【组成】胆星、全蝎、蝉退、防风、白附子、天麻、僵蚕、麝香。(中医方剂大辞典)

天香散 tian xiang san

【英文名】Tian Xiang Powders

【组成】(1)天南星、半夏、川乌、川香、白芷。(中医方剂大辞典)(2)琥珀、乳香、白胶香、白芷、当归、蛤粉、枯矾、密陀僧。(中医方剂大辞典)

天香膏 tian xiang gao

【英文名】Tian Xiang Plaster

【组成】白芷、杏仁、麝香、没药、乳香、白及、官桂、白蔹、归身、苏木、羌活、陶丹、桃、柳、槐、桑枝、麻油。(中医方剂大辞典)

天保丸 tian bao wan

【英文名】Tian Bao Pill

【组成】羌活、前胡、法夏、陈皮、柴胡、赤芍、茯苓、川

芎、枳壳、厚朴、桔梗、苍术、升麻、干葛、甘草、苏合油。(中医方剂大辞典)

天保宁 tian bao ning

【英文名】Tian Bao Ning Tablet

【组成】银杏黄酮甙。((93)浙卫药准字第0647-1号)

天疮散 tian chuang san

【英文名】Tian Chuang Powders

【组成】滑石、粉草、枯矾、绿豆粉。(中医方剂大辞典)

天蚕片 tian can pian

【英文名】Tian Can Tablet(药品标准-中药成方制剂标准)

【组成】白僵蛹。(药品标准-中药成方制剂标准1998年)

天真丸 tian zhen wan

【英文名】Tian Zhen Pill

【异名】太真丸(中医方剂大辞典、丹溪心法附余)

【组成】(1)南星、白附子、川乌、半夏、全蝎、乌蛇肉、白僵蚕、花蛇肉、麝香、朱砂。(中医方剂大辞典)(2)羊肉、肉苁蓉、当归、湿山药、天门冬。(中医方剂大辞典)(3)佛袈裟、威灵仙、当归、缩砂、莲子肉、干地黄、广茂、甘草、牡丹皮、牛膝、木香、白术、白茯苓。(中医方剂大辞典)(4)松香、苦参、独活、皂角、白芷、全蝎、牛膝、白花蛇。(中医方剂大辞典)(5)肉苁蓉、甘枸杞、独活、沉香、芡实、巴戟、朱砂、母丁香、菟丝饼、阳起石、锁阳、知母、麝香。(中医方剂大辞典)

天真丹 tian zhen dan

【英文名】Tian Zhen Pellet

【组成】(1)肉桂、琥珀、杜仲、萆薢、没药、芦巴、戟肉、小茴、黑铅、补骨脂。(中医方剂大辞典)(2)沉香、巴戟、茴香、萆薢、胡芦巴、破故纸、杜仲、牵牛、琥珀、肉桂。(中医方剂大辞典)

天真膏 tian zhen gao

【英文名】Tian Zhen Plaster

【组成】(1)生地、麦冬、元参、知母、沙参、生黄芪、桑皮、生薏苡仁、白茯苓、枣仁、茯神、当归、丹皮、紫苑、橘红、白术。(中医方剂大辞典)(2)初生小儿解下黑粪。(中医方剂大辞典)(3)白术、白芍、沙参、白茯苓、陈皮、丹皮、当归身。(中医方剂大辞典)

天疱丸 tian pao wan

【英文名】Tian Pao Pill

【组成】轻粉、朱砂、雄黄、陈石灰。(中医方剂大辞典)

天浆散 tian jiang san

【英文名】Tian Jiang Powders

【异名】安脐散(中医方剂大辞典、直指小儿)

【组成】(1)石决明、僵蚕、川山甲、防风、连翘、羌活、乳香、金银花、黄连、归尾、大黄、天花粉。(中医方剂大辞典)(2)罂粟壳、乌梅、甘草、干姜、酸石榴皮。(中医方剂大辞典)(3)天浆子、乱发、蜈蚣、羚羊角、麝香。(中医方剂大辞典)

天通丸 tian tong wan

【英文名】Tian Tong Pill

【组成】熟干地黄、天门冬、白术、炮干姜、当归、石斛、甘草、肉苁蓉、芍药、人参、大黄、紫苑、白茯苓、防风、麻仁、白芷、蜀椒、杏仁。(中医方剂大辞典)

天萝散 tian luo san

【英文名】Tian Luo Powders

【组成】丝瓜藤。(中医方剂大辞典)

天黄丸 tian huang wan

【英文名】Tian Huang Pill

【组成】天花粉、黄连。(中医方剂大辞典)

天黄散 tian huang san

【英文名】Tian Huang Powders

【组成】天南星、雄黄。(中医方剂大辞典)

天麻丸 tian ma wan

【英文名】Tian Ma Pill

【组成】(1)天麻、羌活、牛膝、当归、生地黄、杜仲、玄参、制附子。((81)吉卫药准字430113)(2)天麻((82)吉卫药准字430330)(3)天麻、羌活、独活、杜仲、牛膝、粉、当归、地黄、玄参、制附子。((80)川卫药准字-1334号)(4)天麻、当归、杜仲、羌活、附子、生地黄

天麻丹 tian ma dan

【英文名】Tian Ma Pellet

【组成】乌头、苍术、全蝎、荆芥、防风、天麻。(中医方剂大辞典)

天麻片 tian ma pian

【英文名】Tian Ma Tablet(药品标准-中药成方制剂标准)

【组成】天麻、羌活、独活、杜仲、牛膝、粉萆薢、附子、当归、地黄、玄参。(药品标准-中药成方制剂标准1991年)

天麻饮 tian ma yin

【英文名】Tian Ma Drink

【组成】天麻、川乌。(中医方剂大辞典)

天麻汤 tian ma tang

【英文名】Tian Ma Decoction

【组成】(1)天麻、黄芪、甘草、人参、茯苓、桂、续断、萆薢、升麻、羌活、巴戟、牛膝、苍术。(中医方剂大辞典)(2)天麻、家菊花、川芎、当归身、羌活、白芍药、甘草。(中医方剂大辞典)(3)天麻、麻黄、羌活、附子、桂、杏仁、人参、细辛、白术。(中医方剂大辞典)(4)天麻、诃黎勒、木香、芸薹子。(中医方剂大辞

典)(5)天麻、附子、干蝎、羌活、芎䓖、白附子、牛膝、麻黄、白花蛇、枸杞、白芷、人参、萆薢、海桐皮、防风、桂、酸枣仁、白蒺藜、当归、炙甘草、乳香。(中医方剂大辞典)(6)天麻、白蒺藜、广陈皮。(中医方剂大辞典)(7)天麻、羌活、人参、桂、白术、麻黄、杏仁、附子。(中医方剂大辞典)(8)天南星、天麻、麝香。(中医方剂大辞典)

天麻饼 tian ma bing

【英文名】Tian Ma Pill

【异名】如圣饼子(中医方剂大辞典、普济方)

【组成】(1)川乌、天麻、防风、干姜、羌活、甘草、半夏、天南星。(中医方剂大辞典)(2)天麻、芎䓖、白芷。(中医方剂大辞典)

天麻酒 tian ma jiu

【英文名】Tian Ma Wine

【组成】天麻、牛膝、附子、杜仲。(中医方剂大辞典)

天麻散 tian ma san

【英文名】Tian Ma Powders

【异名】定命饮子(中医方剂大辞典、活幼口议);川芎天麻散(中医方剂大辞典、普济方);独活散(中医方剂大辞典、圣济总录)

【组成】(1)川乌、桂、半夏、天麻、天南星。(中医方剂大辞典)(2)天麻、防风、甘草、川芎、羌活、白芷、麻黄。(中医方剂大辞典)(3)天麻、川芎、川升麻、半夏、防风、细辛、羌活、荆芥穗、蝉壳、甘草。(中医方剂大辞典)(4)天麻、防风、细辛、芎䓖、干葛、僵蚕。(中医方剂大辞典)(5)天麻、朱砂、麝香、南星。(中医方剂大辞典)(6)川芎、细辛、苦参、地骨皮、菖蒲、何首乌、蔓荆子、薄荷叶、杜蒺藜、牛蒡子、荆芥穗、蚵蚾草、威灵仙、防风、天麻、甘草。(中医方剂大辞典)(7)天麻、荆芥穗、生地黄、独活、当归、桂、白僵蚕、防风、延胡索。(中医方剂大辞典)(8)天麻、乌蛇肉、麻黄、桂、独活、芎䓖、白附子、天南星、白僵蚕、羚羊角屑、柏子仁、麝香。(中医方剂大辞典)(9)天麻、羌活、芎䓖、防风、蒺藜子、桂、当归、白附子、干蝎、乌头、枳壳、天南星、麻黄、地骨皮。(中医方剂大辞典)(10)天麻、附子、甘草、乌头、麻黄、芜荑仁、柴胡、秦艽、鳖甲、藁本、前胡。(中医方剂大辞典)(11)天麻、附子、麻黄、白花蛇肉、防风、细辛、芎䓖、菖蒲、荆芥穗、黄芪、桑根白皮、蒺藜子、杏仁、牛黄、麝香。(中医方剂大辞典)(12)天麻、防风、细辛、附子、藁本、乌蛇、羌活、芎䓖、菊花、桂、麻黄、干姜、独活、甘草、阿胶、白鲜皮。(中医方剂大辞典)(13)天麻、藿香、石膏、莎草根、王瓜。(中医方剂大辞典)(14)天麻、白附子、羌活、防风、牛膝、麻黄、芎䓖、独活、当归、桂、蒺藜子、白鲜皮、黄芩、秦艽、升麻、天麻。(中医方剂大辞典)(15)天麻、白花蛇、槐实子、羌活、防风、蔓荆实、白鲜皮、晚蚕沙、枳壳、威灵仙、甘草。(中医方剂大辞典)(16)天麻、防风、羌活、菊花、杏仁、甘草。(中医方剂大辞典)(17)天麻、天竺黄、天南星、干蝎。(中医方剂大辞典)(18)天麻、乌头、天南星、防风、白附子、雄黄、麝香。(中医方剂大辞典)(19)天麻、防葵、牛黄、真珠末、天竹黄、威灵仙、蜣螂、芒消。(中医方剂大辞典)(20)天麻、白附子、天南星、干蝎、半夏。(中医方剂大辞典)(21)天麻、天南星、犀角屑、独活、防风、阿胶、芎䓖、酸枣仁、麻黄、白附子、羚羊角屑、龙脑。(中医方剂大辞典)(22)天麻、独活、白僵蚕、白附子、麻黄、羚羊角屑、半夏、防风、犀角屑、阿胶、甘草、铅霜、龙脑。(中医方剂大辞典)(23)天麻、羌活、天南星、桂心、乌蛇肉、当归、麻黄、防风、牛膝、乌犀角屑、侧子、柏子仁、白僵蚕、干蝎、朱砂、牛黄、麝香。(中医方剂大辞典)(24)天麻、防风、枳壳、茺蔚子、白僵蚕、白蒺藜、凌霄花、踯躅花。(中医方剂大辞典)(25)天麻、羌活、附子、白蒺藜、干蝎、硫黄、萆薢、木香、槟榔、干姜、桂心。(中医方剂大辞典)(26)天麻、乌蛇、白附子、白僵蚕、防风、麻黄、甘菊花、白鲜皮、藁本、羌活、独活、细辛、阿胶、干蝎、当归、桂心、白茯苓、干姜、甘草。(中医方剂大辞典)(27)天麻、天南星、白附子、附子、麻黄、桂心、乌头、半夏、干姜。(中医方剂大辞典)(28)天麻、腻粉、干蝎、硇砂、防风、细辛、川乌头、羌活、蝉壳。(中医方剂大辞典)(29)天麻、麻黄、防风、芎䓖、枳壳、荆芥、桂心、附子、独活、白术、当归、石膏。(中医方剂大辞典)(30)天麻、麒麟竭、白僵蚕、干蝎、防风、犀角屑、麻黄、牛黄、麝香。(中医方剂大辞典)(31)天麻、白附子、羌活、防风、牛膝、麻黄、芎䓖、萆薢、独活、当归、桂心、干蝎、僵蚕。(中医方剂大辞典)(32)天麻、麒麟竭、白僵蚕、干蝎、防风、犀角屑、麝香。(中医方剂大辞典)(33)天麻、蝉壳、阿胶、地骨皮、麦门冬、薏苡仁、独活、白鲜皮、羚羊角屑、防风、附子、人参、牛蒡子、赤芍药、甘草、桑根白皮。(中医方剂大辞典)(34)天麻、当归、防风、独活、麻黄、桂心、细辛、附子、蔓荆子。(中医方剂大辞典)(35)天麻、干蝎、乌蛇、天南星、白附子、天雄、白僵蚕、干姜、槟榔、人参、芎䓖、麻黄。(中医方剂大辞典)(36)天麻、桂心、附子、麻黄、防风、当归、羌活、独活、木香、细辛、芎䓖、羚羊角屑。(中医方剂大辞典)(37)天麻、附子、川乌头、干蝎、石膏、白附子、天南星、雄黄、麝香。(中医方剂大辞典)(38)全蝎、天麻、丁香、南星、木香、青皮、白附子。(中医方剂大辞典)(39)天麻、天南星、防风、荆芥。(中医方剂大辞典)(40)天麻、何首乌、胡麻子、蔓荆子、威灵仙、菖蒲、荆芥穗、地骨皮、苦参、白蒺藜、甘菊花、牛蒡子、薄荷。(中医方剂大辞典)(41)天麻、全蝎、地黄、木瓜、没药、乳香、川山甲、川芎、乌头、牛膝、当归。(中医方剂大辞典)(42)青黛、天麻、白附子、甘草、川芎、白芷。(中医方剂大辞典)(43)天麻、防风、麻黄、甘草、麻黄、羌活、黄芩、川大黄。(中医方剂大辞典)(44)天麻、荆芥穗、甘草、麻黄、全蝎。(中医方剂大辞典)(45)藜芦、天麻、狼毒、白芷、茼草、钓苓根、草乌头、贯仲、细辛、雄黄、轻粉。(中医方剂大辞典)(46)天麻花。(中医方剂大辞典)(47)半夏、生姜、白茯苓、白术、甘草、天麻。(中医方剂大辞典)

天麻煎 tian ma jian

【英文名】Tian Ma Decoction

【组成】(1)川乌头、草乌头、荆芥穗、干薄荷、当归。(中医方剂大辞典)(2)天麻、干蝎、羌活、防风、五灵脂、附子、白术、赤小豆。(中医方剂大辞典)(3)天麻、附子、桂心、防风、白附子、独活、牛膝、石斛、鹿角胶、补骨脂、萆薢、当归、芎劳、山茱萸、白蒺藜、海桐皮、仙灵脾、巴戟、沉香、木香、麝香。(中医方剂大辞典)(4)天麻、天蓼木。(中医方剂大辞典)

天麻膏 tian ma gao

【英文名】Tian Ma Ointment

【组成】(1)全蝎、牛黄、白附子、天麻、雄黄、诃子、白术、藿香叶、白豆蔻、砂仁、白僵蚕。(中医方剂大辞典)(2)天麻、当归、防风、乌头、独活、细辛、乌蛇、半夏、干蝎、白僵蚕。(中医方剂大辞典)(3)生地、羌活、当归、牛膝、元参、杜仲、独活。(中医方剂大辞典)(4)防风、天麻、人参、甘草、白僵蚕、全蝎、白附子。(中医方剂大辞典)(5)草乌头、钓苓根、木鳖子、天麻、藜芦、川芎、狼毒、轻粉、粉霜、腊猪脂、黄腊、油。(中医方剂大辞典)

天绿散 tian lv san

【英文名】Tian Lv Powders

【组成】铜绿、天茄。(中医方剂大辞典)

天棚散 tian peng san

【英文名】Tian Peng Powders

【组成】干瓦松。(中医方剂大辞典)

天葵丸 tian kui wan

【英文名】Tian Kui Pill

【组成】紫背天葵、海藻、海带、昆布、贝母、桔梗、海螵蛸。(中医方剂大辞典)

天葵饮 tian kui yin

【英文名】Tian Kui Drink

【组成】寒水石、滑石、归尾、绿豆、赤小豆、甘草、紫背天葵。(中医方剂大辞典)

天雄丸 tian xiong wan

【英文名】Tian Xiong Pill

【组成】(1)天雄、肉苁蓉、雀卵、破故纸、雄蚕蛾、菟丝子。(中医方剂大辞典)(2)蛤蚧、朱砂、沉香、丁香、阳起石、钟乳粉、木香、紫梢花、晚蚕蛾、牡蛎粉、天雄、桂、石燕子、鹿茸、白术、苁蓉、菟丝子、龙骨、海马、乳香。(中医方剂大辞典)(3)天雄、鹿茸、菟丝子、肉苁蓉、羌活、山茱萸、覆盆子、巴戟、五味子、桂心、石龙芮、石南叶、牛膝、防风、熟干地黄。(中医方剂大辞典)(4)天雄、阿魏、菖蒲、沉香、厚朴、草豆蔻、槟榔、干姜、桃仁。(中医方剂大辞典)(5)天雄、桃仁、桂、蘹香子、蜀椒、干蝎。(中医方剂大辞典)(6)天雄、人参、山芋、桂、黄芪、白茯苓、柏子仁、山茱萸、酸枣仁。(中医方剂大辞典)(7)天雄、铅丹、人参。(中医方剂大辞典)(8)天雄、乌头、石龙芮、王孙、王不留行、蜀椒、肉苁蓉、当归、天麻、蛇床子。(中医方剂大辞典)(9)天雄、附子、桂、干姜、防风。(中医方剂大辞典)(10)天雄、黄芪、熟干地黄、蒺藜子、白茯苓、牛膝、防风、石斛、附子、独活、山芋、白术、桂。(中医方剂大辞典)(11)天雄、防风、牛膝、桂、干姜、细辛、人参、栝楼根、白术。(中医方剂大辞典)(12)天雄、桂、羌活、当归、白术、天麻、芎劳、乌药、陈桔皮、续断、石斛、白茯苓、干姜、白芷、干蝎、干漆。(中医方剂大辞典)(13)天雄、枳实、桔皮、甘遂、牵牛、大腹子。(中医方剂大辞典)(14)天雄、白龙骨、桑螵蛸、牡蛎。(中医方剂大辞典)(15)天雄、茴香、薯蓣、椒红。(中医方剂大辞典)(16)天雄、鹿角屑、硫黄。(中医方剂大辞典)(17)天雄、肉苁蓉、白马茎、雄蚕蛾、雀卵、菟丝子。(中医方剂大辞典)(18)天雄、石斛、补骨脂、天麻、麋角屑、泽泻、巴戟、五味子、柏子仁、沉香、肉苁蓉、鹿茸、菟丝子、山茱萸、续断、熟干地黄、杜仲、防风、腽肭脐、木香、龙骨。(中医方剂大辞典)(19)天雄、独活、杜仲、附子、牛膝、干漆、桂心、没药、巴戟、鹿茸、蝉壳、虎胫骨、萆薢、乳香、蝉螂、天麻、白花蛇、狗脊、川乌头、当归、芎劳、地龙、朱砂、败龟、麝香。(中医方剂大辞典)(20)天雄、蛇床子、细辛、大黄、杜仲、柏子仁、白茯苓、防风、萆薢、菖蒲、泽泻、栝楼、桂心、薯蓣、远志、川椒、牛膝、石韦、山茱萸、白术。(中医方剂大辞典)(21)天雄、覆盆子、鹿茸、巴戟、菟丝子、五味子、肉苁蓉、牛膝、桂心、石龙芮、石南、熟地黄。(中医方剂大辞典)(22)天雄、柏子仁、山茱萸、牛膝、桂心、酸枣仁。(中医方剂大辞典)(23)天雄、盆口米。(中医方剂大辞典)(24)天雄、桂心、羌活、当归、五加皮、天麻、芎劳、酸枣仁、陈桔皮、续断、石斛、赤茯苓、鹿角胶、薏苡仁、牛膝、木香、槟榔。(中医方剂大辞典)(25)天雄、羚羊角屑、牛黄、麝香、天麻、桑螵蛸、蝉壳、牛膝、附子、桂心、当归、芎劳、羌活、白僵蚕、五加皮、乌蛇肉、薏苡仁、麻黄、防风、干蝎、乳香、仙灵脾、道人头、朱砂。(中医方剂大辞典)(26)天雄、人参、丹参、沙参、白花蛇、羚羊角屑、芎䓖、白僵蚕、独活、防风、牛膝、萆薢、麻黄、甘菊花、天麻、桂心、当归、枳壳、干蝎、蝉壳、细辛、白蒺藜、仙灵脾、白附子、蔓荆子、阿胶、麝香。(中医方剂大辞典)(27)天雄、麻黄、天麻、桂心、天南星、半夏、羌活、腻粉、干蝎、麝香、朱砂、牛黄、雄黄、防风。(中医方剂大辞典)(28)天雄、天南星、白附子、半夏、天麻、干蝎、羌活、白花蛇肉、芎䓖、白僵蚕、桂心、防风、白鲜皮、菊花、木香、巴豆、朱砂、雄黄、麝香。(中医方剂大辞典)(29)天雄、麻黄、天麻、桂心、天南星、羌活、雄黄、腻粉、干蝎、麝香、朱砂、牛黄、乌蛇。(中医方剂大辞典)(30)天雄、人参、防风、鹿茸、远志、牡蛎、薯蓣、泽泻、牛膝、黄芩、五味子、山茱萸、肉苁蓉、桃仁、熟地黄。(中医方剂大辞典)(31)天雄、石斛、五味子、巴戟、白茯苓、熟干地黄、远志、人参、补骨脂、蛇床子、泽泻、薯蓣、石南、萆薢、附子、沉香、石龙芮、桂心、棘刺、黄芪、白龙骨、菟丝子、杜仲、肉苁蓉。(中医方剂大辞典)

天雄汤 tian xiong tang

【英文名】Tian Xiong Decoction

【组成】天雄、前胡、芎䓖、枳壳、细辛、黄芩、茯神、羌活、独活、防风、桂、甘草、麻黄、芍药。(中医方剂大辞典)

天雄酒 tian xiong jiu

【英文名】Tian Xiong Wine

【组成】天雄、杜仲、牛膝、仙灵脾、乌蛇、石斛、侧子、防风、桂心、芎䓖、川椒、白术、五加皮、酸枣仁。(中医方剂大辞典)

天雄散 tian xiong san

【英文名】Tian Xiong Powders

【异名】石龙芮汤(中医方剂大辞典、圣济总录);远志散(中医方剂大辞典、圣惠)

【组成】(1)天雄、腻粉、麝香。(中医方剂大辞典)(2)天雄、雄黄、川芎、全蝎、白僵蚕、荜茇。(中医方剂大辞典)(3)天雄、钟乳粉、石膏、雄黄、朱砂。(中医方剂大辞典)(4)天雄、附子、五味子、白术、人参、白芷、细辛、乌头、柴胡、麦门冬、干姜、麻黄、山茱萸、蜀椒、桔梗、当归、防风。(中医方剂大辞典)(5)天雄、天麻、天南星、桂、麻黄、当归、独活、乌蛇、干蝎、白僵蚕。(中医方剂大辞典)(6)天雄。(中医方剂大辞典)(7)天雄、当归、细辛、附子、甘草、干姜、生地黄、苦参、藜芦。(中医方剂大辞典)(8)天雄、细辛、山茱萸、干姜、山芋。(中医方剂大辞典)(9)天雄、蜈蚣、莽草、雄黄、干姜、乌头、真珠、桂、蜀椒、细辛、芫青、丹砂、防风、斑蝥、犀角、鬼臼。(中医方剂大辞典)(10)天雄、山茱萸、桂、附子、秦艽、独活、山芋、白敛、干姜、狗脊、干漆、防风。(中医方剂大辞典)(11)天雄、防风、山茱萸、芎䓖、薯蓣、人参、白术、远志、独活、桂心、葛根、茯神、莽草、石膏、甘菊花。(中医方剂大辞典)(12)川乌头、桂心、川椒、天雄、莽草、雄黄、朱砂、木香、虎头骨。(中医方剂大辞典)(13)天雄、桂心、石南、莽草、茵芋、狼毒、木香、雄黄、麝香。(中医方剂大辞典)(14)天雄、白石脂、露蜂窠。(中医方剂大辞典)(15)天雄、羌活、木香、川大黄、大麻仁、桂心、诃黎勒皮、枳壳、青桔皮、萆薢、防风、独活、芎䓖、山茱萸、桑根白皮、大腹皮、汉防己、槟榔、郁李仁。(中医方剂大辞典)(16)天雄、桃仁、川楝子、胡芦巴、胡椒、干蝎、海藻、蘹香子。(中医方剂大辞典)(17)天雄、五味子、薯蓣、熟干地黄、巴戟、续断、蛇床子、远志、桂心。(中医方剂大辞典)(18)天雄、白术、桂心、侧子、当归、牛膝、干漆、狗脊、防风、吴茱萸、枳壳、丹参。(中医方剂大辞典)(19)天雄、独活、桂心、当归、酸枣仁、木香、干蝎、枳壳、麝香。(中医方剂大辞典)(20)天雄、白敛、桂心、附子、吴茱萸、干姜、薯芋、干漆、狗脊、防风、当归、枳壳。(中医方剂大辞典)(21)天雄、石斛、羌活、麻黄、萆薢、防风、赤箭、牛膝、赤芍药、肉桂、当归、木香、薏苡仁、槟榔、枳壳。(中医方剂大辞典)(22)天雄、独活、羚羊角屑、白鲜皮、防风、踯躅花、麻黄、芎䓖、酸枣仁、川乌头、桂心、牛黄。(中医方剂大辞典)(23)天雄、当归、雄黄、桂心、独活、木香、干蝎、天南星、地龙、朱砂、麝香。(中医方剂大辞典)(24)天雄、麻黄、当归、白术、半夏、肉桂、川椒、干姜、厚朴、陈桔皮。(中医方剂大辞典)(25)天雄、远志、续断、蛇床仁、桂心、菟丝子、肉苁蓉、雄蚕蛾、石龙芮。(中医方剂大辞典)(26)天雄、蛇床子、远志、菟丝子、肉苁蓉、五味子、麋茸、巴戟、杜仲。(中医方剂大辞典)(27)天雄、石龙芮、独活、防风、麻黄、茯神、杜仲、萆薢、丹参、桂心、羌活、五味子、细辛、牛膝、当归、人参、枳壳。(中医方剂大辞典)(28)天雄、五味子、远志、苁蓉、蛇床子、菟丝子。(中医方剂大辞典)(29)天雄、防风、芎䓖、人参、独活、桂心、葛根、白术、远志、薯蓣、茯神、山茱萸、莽草。(中医方剂大辞典)(30)天雄、白术、桂枝、龙骨。(中医方剂大辞典)

天雄膏 tian xiong gao

【英文名】Tian Xiong Plaster

【组成】(1)蜈蚣、天雄、白附子、朱砂、细辛、轻粉、雄黄、白术、郁金、半夏、生姜汁。(中医方剂大辞典)(2)天雄、天南星、天麻、丹砂、黄腊。(中医方剂大辞典)

天赐膏 tian ci gao

【英文名】Tian Ci Plaster

【组成】焰消、黄丹、冰片。(中医方剂大辞典)

天然散 tian ran san

【英文名】Tian Ran Powders

【组成】铅粉。(中医方剂大辞典)

天魂汤 tian hun tang

【英文名】Tian Hun Decoction

【组成】甘草、桂枝、茯苓、干姜、人参、附子。(中医方剂大辞典)

天蛾散 tian e san

【英文名】Tian E Powders

【组成】晚蚕蛾。(中医方剂大辞典)

天蓼散 tian liao san

【英文名】Tian Liao Powders

【组成】天蓼、天麻、何首乌、王不留行。(中医方剂大辞典)

天蓼粥 tian liao zhou

【英文名】Tian Liao Gruel

【异名】天蓼木粥(中医方剂大辞典)

【组成】天蓼。(中医方剂大辞典)

天霜散 tian shuang san

【英文名】Tian Shuang Powders

【组成】辰砂、粉霜、轻粉、南星、蝎尾、白附子、藿香叶。(中医方剂大辞典)

天门冬丸 tian men dong wan

【英文名】Tian Men Dong Pill

【异名】硼砂丸(中医方剂大辞典);天冬丸(中医方剂大辞典、仙拈集);调肺丸(中医方剂大辞典、圣济总录)

【组成】(1)天门冬、青黛、生蒲黄、油发灰、姜黄。(中医方剂大辞典)(2)天门冬、麦门冬、紫菀、百合、贝母、桔梗、人参、生干地黄、桂、甘草、阿胶、杏仁、陈桔皮。(中医方剂大辞典)(3)天门冬、玄参、牛蒡子、百药煎、紫苏叶、甘草、人参。(中医方剂大辞典)(4)鬼臼、天门冬、巴豆、莽草、皂角、雄黄。(中医方剂大辞典)(5)天门冬、麦门冬、生地黄。(中医方剂大辞典)(6)天门冬、甘草、杏仁、贝母、白茯苓、阿胶。(中医方剂大辞典)(7)天门冬、防风、茯神、川芎、白芷、人参。(中医方剂大辞典)(8)天门冬。(中医方剂大辞典)(9)天门冬、白茯苓、白蜡、白蜜、白羊脂。(中医方剂大辞典)(10)天门冬、玄参、恶实、百药煎、紫苏叶、甘草、人参、硼砂、龙脑。(中医方剂大辞典)(11)天门冬、白茯苓、人参、枳实、甘草、槟榔。(中医方剂大辞典)(12)天门冬、桑根白皮、白茯苓、杏仁、甘草、贝母。(中医方剂大辞典)(13)天门冬、鸡内金、桑螵蛸、土瓜根、肉苁蓉、熟地黄、栝楼根、知母、泽泻、鹿茸、五味子、赤石脂、牡蛎、苦参。(中医方剂大辞典)(14)天门冬、地骨皮、人参、甘草、黄芪、枸杞子、甘菊花、防风、黄芩、赤芍药、生地黄。(中医方剂大辞典)(15)天门冬、甘草、杏仁、人参、贝母、五味子、阿胶、桑根白皮。(中医方剂大辞典)(16)天门冬、白茯苓、杏仁、贝母、生地黄、甘草、人参、乌梅。(中医方剂大辞典)(17)天门冬。(中医方剂大辞典)(18)天门冬、赤茯苓、麦门冬、知母、桑根白皮、黄芪、黄连、栝楼根、升麻、生地黄、甘草。(中医方剂大辞典)(19)天门冬、枳壳、白术、人参、苦参、独活。(中医方剂大辞典)(20)天门冬、玄参、恶实、甘草、人参、硼砂、龙脑。(中医方剂大辞典)(21)天门冬、木通、桑根白皮、川大黄、杏仁、大麻仁、郁李仁、紫菀。(中医方剂大辞典)(22)天门冬、百合、前胡、半夏、贝母、桔梗、桑根白皮、紫菀、汉防己、赤茯苓、杏仁、生地黄。(中医方剂大辞典)(23)天门冬、射干、肉桂、黄芪、杏仁、栝楼根、玄参、远志、百部、紫菀、马兜铃。(中医方剂大辞典)(24)天门冬、贝母、白茯苓、杏仁、甘草。(中医方剂大辞典)(25)天门冬、款冬花、五味子、人参、白茯苓、贝母、甘草、萝卜子、熟干地黄。(中医方剂大辞典)(26)天门冬、麦门冬、人参、前胡、桑白皮根、射干、百合、杏仁、五味子、紫菀、贝母、甘草。(中医方剂大辞典)(27)天门冬、牛膝、麦门冬、人参、紫菀、黄芪、杏仁、白茯苓、鳖甲、薯蓣、五味子、石斛、枸杞子、熟干地黄、沉香、诃黎勒皮、肉苁蓉。(中医方剂大辞典)(28)天门冬、大麻仁、桔梗、升麻、贝母、五味子、款冬花、紫菀、麻黄、陈桔皮、甘草、紫苏子、诃黎勒皮、川大黄、杏仁、厚朴。(中医方剂大辞典)(29)天门冬、汉防己、葶苈、桑根白皮、杏仁、枳壳、甘草。(中医方剂大辞典)(30)天门冬、麦门冬、人参、赤茯苓、百合、桑根白皮、紫菀、杏仁、贝母、前胡、五味子、甘草。(中医方剂大辞典)(31)天门冬。(中医方剂大辞典)(32)天冬门、通草、黄芪、防风、干地黄、桑寄生、人参、羌活、大黄、白芷、升麻、泽兰、茯神、天雄、黄芩、枳实、五味子。(中医方剂大辞典)

天门冬汤 tian men dong tang

【英文名】Tian Men Dong Decoction

【异名】天冬汤(中医方剂大辞典、盘珠集);天冬汤(中医方剂大辞典、冯氏锦囊、杂证)

【组成】(1)天冬、贝母、人参、甘草、桑皮、桔梗、紫苏、赤茯苓、麻黄。(中医方剂大辞典)(2)远志、白芍药、天门冬、麦门冬、黄芪、藕节、阿胶、没药、当归、生地黄、人参、甘草。(中医方剂大辞典)(3)天门冬、马兜铃、百部。(中医方剂大辞典)(4)天门冬、紫菀茸、知母、桑白皮、五味子、桔梗。(中医方剂大辞典)(5)天门冬、升麻、黄芩、前胡、甘草。(中医方剂大辞典)(6)天门冬、麦门冬、柴胡、桑根白皮、甘草、山芋、人参、熟干地黄、生干地黄、枇杷叶、枳壳、石斛、白茯苓。(中医方剂大辞典)(7)天门冬、葛根、生姜、桂心、麻黄、芍药、杏仁、甘草。(中医方剂大辞典)

天门冬饮 tian men dong yin

【英文名】Tian Men Dong Drink

【组成】天门冬、紫菀茸、知母、桑白皮、五味子、桔梗。(中医方剂大辞典)

天门冬酒 tian men dong jiu

【英文名】Tian Meng Dong Wine

【组成】(1)天门冬、湿荆、生地黄、五加皮、白糯米、曲。(中医方剂大辞典)(2)醇酒、细曲、糯米、天门冬。(中医方剂大辞典)(3)天门冬、糯米、细曲。(中医方剂大辞典)(4)天门冬、百部。(中医方剂大辞典)

天门冬散 tian men dong san

【英文名】Tian Men Dong Powders

【组成】(1)天门冬、紫菀、知母、桑白皮、五味子、桔梗。(中医方剂大辞典)(2)天门冬。(中医方剂大辞典)(3)天门冬、石菖蒲、远志、熟地黄、山茱萸、桂、石韦、白术、白茯苓。(中医方剂大辞典)(4)天门冬、桑根白皮、升麻、枳壳、甘草、大黄。(中医方剂大辞典)(5)天门冬、桑根白皮、赤茯苓、柴胡、百合、紫菀、蓝叶、甘草。(中医方剂大辞典)(6)天门冬、前胡、赤茯苓、黄芪、杏仁、桑根白皮、生干地黄、当归、百合、款冬花、赤芍药、甘草。(中医方剂大辞典)(7)天门冬、前胡、赤茯苓、甘草、升麻、百合、黄芩、白前、柴胡、杏仁、桑根白皮、桔梗。(中医方剂大辞典)(8)天门冬、旋覆花、桑根白皮、紫菀、生干地黄、甘草。(中医方剂大辞典)(9)天门冬、黄芪、桑根白皮、柴胡、鳖甲、人参、白术、木香、白芍药、当归、地骨皮、桂心、甘草、熟干地黄、白茯苓。(中医方剂大辞典)(10)天门冬、羚羊角屑、人参、黄芪、枸杞子、酸枣仁、芎䓖、车前子、当归、桂心、泽泻、甘草。(中医方剂大辞典)(11)天门冬、紫菀、赤茯苓、甘草、陈桔皮、桑根白皮、杏仁、人参、麻黄。(中医方剂大辞典)(12)天门冬、赤茯苓、生干地黄、枳壳、细辛、贝母、前胡、甘草。(中医方剂大辞典)

天门冬粥 tian men dong zhou

【英文名】Tian Men Dong Gruel

【组成】天门冬、粳米、冰糖。(中医方剂大辞典)

天门冬煎 tian men dong jian

【英文名】Tian Men Dong Decoction

【异名】天门冬煎丸(中医方剂大辞典、圣济总录)

【组成】(1)天门冬、麦门冬、款冬花、桔梗、紫菀、白前、生地黄、杏仁、白蜜。(中医方剂大辞典)(2)天门冬、白茯苓、贝母、杏仁、甘草。(中医方剂大辞典)(3)生天门冬汁、人参、生麦门冬汁、生姜汁、生地黄汁、桂、赤苓、甘草、牛黄、半夏。(中医方剂大辞典)(4)天门冬、生地黄。(中医方剂大辞典)(5)天门冬。(中医方剂大辞典)(6)生天门冬。(中医方剂大辞典)(7)天门冬、紫菀、桔梗、贝母、赤茯苓、桑根白皮、木通、生地黄汁、生麦门冬汁、生姜汁、藕汁、酥、白蜜。(中医方剂大辞典)(8)天门冬、紫菀、桔梗、贝母、赤茯苓、木通、桑根白皮、生地黄汁、藕汁、生麦门冬汁、酥、白蜜。(中医方剂大辞典)(9)天门冬、生地黄汁、生姜汁、杏仁、白蜜、牛酥、款冬花、升麻、百部根、紫菀、麻黄、甘草。(中医方剂大辞典)(10)天门冬、麦门冬、款冬花、贝母、紫菀、茯苓、升麻、生姜汁、蜜、酥、地黄汁。(中医方剂大辞典)(11)天门冬、桔皮、生地黄、白蜜、牛酥、白糖、杏仁、贝母、紫菀、通草、百部根、白前、甘草、人参。(中医方剂大辞典)(12)天门冬、杏仁、椒、桂心、厚朴、杜仲、苦参、附子、干姜、乌头、人参、蜈蚣。(中医方剂大辞典)(13)天门冬、酒、紫菀。(中医方剂大辞典)

天门冬膏 tian men dong gao

【英文名】Tian Men Dong Ointment

【组成】(1)天门冬。(中医方剂大辞典)(2)天门冬、麦门冬、款冬花、贝母、紫菀、白前、生地黄、杏仁、白蜜、酥。(中医方剂大辞典)

天中药茶 tian zhong yao cha

【英文名】Tian Zhong Tea

【组成】细茶、石菖蒲、羌活、陈皮、川芎、细辛、麦芽、吴茱萸、生甘草、干姜、枳实、苏叶、朱砂、明雄黄。(中医方剂大辞典)

天仙子丸 tian xian zi wan

【英文名】Tian Xian Zi Pill

【组成】天仙子、干姜、陈桔皮、诃黎勒皮。(中医方剂大辞典)

天仙藤汤 tian xian teng tang

【英文名】Tian Xian Teng Decoction

【组成】(1)天仙藤、鳖甲、黄芪、牛膝、柴胡、甘草、乌药、五加皮、芍药、木香。(中医方剂大辞典)(2)天仙藤、秦艽、鳖甲、柴胡、麻黄、芍药、甘草、防风、前胡。(中医方剂大辞典)

天仙藤散 tian xian teng san

【英文名】Tian Xian Teng Powders

【组成】(1)天仙藤、香附、陈皮、甘草、乌药、茯苓、白术、大腹皮、人参、紫苏、当归、杏仁、厚朴、白芍。(中医方剂大辞典)(2)天仙藤、江西术、条芩、阳春砂、大腹皮、炒枳壳、香附、白茯苓、冬瓜子。(中医方剂大辞典)(3)天仙藤、香附子、陈皮、甘草、乌药。(中医方剂大辞典)(4)天仙藤。(中医方剂大辞典)(5)天仙藤、甘草、桔梗、青皮、香附子、天台乌药、白芷、陈皮。(中医方剂大辞典)

天冬合剂 tian dong he ji

【英文名】Tian Dong Mixture

【组成】(1)天冬、麦冬、百部、蒌仁、橘红、竹茹、半夏。(江西中医药1958,(11))(2)天冬、麦冬、百部根、鲜竹茹、瓜蒌仁、橘红皮。(中药通报1955,1(2))

天冬饮子 tian dong yin zi

【英文名】Tian Dong Drink

【组成】(1)五味子、甘草、白芍、黄芪、人参、当归、麦冬、紫菀。(中医方剂大辞典)(2)天门冬、知母、茺蔚子、防风、辽五味、茯苓、熟地黄、羌活、荆芥穗、川芎、白芍药、当归。(中医方剂大辞典)

天花粉丸 tian hua fen wan

【英文名】Tian Hua Fen Pill

【组成】天花粉、黄连、茯苓、当归。(中医方剂大辞典)

天花粉酒 tian hua fen jiu

【英文名】Tian Hua Fen Wine

【组成】天花粉、苍耳子、金银花、当归。(中医方剂大辞典)

天花粉散 tian hua fen san

【英文名】Tian Hua Fen Powders

【组成】花粉、生地、麦冬、干葛、五味、甘草、粳米。(中医方剂大辞典)

天灵盖丸 tian ling gai wan

【英文名】Tian Ling Gai Pill

【组成】(1)天灵盖、紫河车、石蜥蜴、獭肝、蜈蚣、黄鹰粪、金线虾蟆、蛤蚧。(中医方剂大辞典)(2)天灵盖、蟾酥、汗袜灰、砒霜、麝香、驴蹄护。(中医方剂大辞典)(3)天灵盖、砒霜、胡黄连、人粪、莨菪子。(中医方剂大辞典)(4)天灵盖、阿魏、朱砂、麝香、白芥子、安息香、砒霜、豉、乌驴蹄护干灰、熏陆香、绿豆、巴豆、猢狲脑骨、虎粪中骨。(中医方剂大辞典)(5)天灵盖、猢狲头骨、虎头骨、朱砂、雄黄、麝香、绿豆粉、砒霜。(中医方剂大辞典)(6)天灵盖、麝香。(中医方剂大辞典)(7)天灵盖、地骨皮、麦门冬、腻铁粉、赤茯苓、黄连。(中医方剂大辞典)

天灵盖饮 tian ling gai yin

【英文名】Tian Ling Gai Drink

【组成】天灵盖、柴胡、鳖甲、贝母、桑根白皮、知母、桃枝、柳枝、青蒿、豉心、甘草、葱白、薤白、阿魏。(中医方剂大辞典)

天灵盖汤 tian ling gai tang

【英文名】Tian Ling Gai Decoction

【组成】(1)天灵盖、麝香、桃仁、朱砂、豉。(中医方剂大辞典)(2)天灵盖、柴胡、鳖甲、桑根白皮、知母、青蒿、甘草、阿魏。(中医方剂大辞典)

天灵盖散 tian ling gai san

【英文名】Tian Ling Gai Powders

【组成】(1)天灵盖、槟榔、甘遂、阿魏、安息香、麝香。(中医方剂大辞典)(2)天灵盖、狗骨、白矾、麝香。(中医方剂大辞典)(3)天灵盖、黄连。(中医方剂大辞典)(4)天灵盖、鳖甲、柴胡、安息香、当归、地骨皮、栀子仁、人参、赤茯苓、贝母、桃仁、麦门冬、阿魏、黄连、生干地黄、槟榔。(中医方剂大辞典)(5)天灵盖、狗头骨、白矾、麝香、黄连、黄柏。(中医方剂大辞典)(6)天灵盖、桃仁、熏陆香、麝香。(中医方剂大辞典)(7)天灵盖、阿魏、木香、安息香、猪牙皂、甘草。(中医方剂大辞典)(8)天灵盖、柴胡、桑根白皮、鳖甲、知母、麦门冬、青蒿、甘草。(中医方剂大辞典)(9)天灵盖、柴胡、鳖甲、桑根白皮、知母、青蒿、桃枝、柳枝、甘草、阿魏。(中医方剂大辞典)(10)天灵盖、鳖甲、柴胡、诃黎勒、桂心、栀子仁、人参、赤茯苓、贝母、桃仁、麦门冬、地骨皮、生干地黄、槟榔、黄芪。(中医方剂大辞典)

天灵盖膏 tian ling gai gao

【英文名】Tian Ling Gai Plaster

【组成】天灵盖、虎下颌骨、腊月猪脂、附子、人参、铁精、川乌头。(中医方剂大辞典)

天竺饮子 tian zhu yin zi

【英文名】Tian Zhu Drink

【异名】天竺散(中医方剂大辞典、永类钤方);天竺黄散(中医方剂大辞典、得效)

【组成】天竺黄、川郁金、甘草、栀子仁、连翘、雄黄、瓜蒌根。(中医方剂大辞典)

天竺黄丸 tian zhu huang wan

【英文名】Tian Zhu Huang Pill

【组成】(1)天竺黄、牛黄、朱砂、麝香、黄连、铁粉、远志、甘菊花、马牙消、龙齿、茯神、龙脑、金银箔、甘草。(中医方剂大辞典)(2)天竺黄、朱砂、巴豆、麝香、乌头。(中医方剂大辞典)(3)南星、半夏、天花粉、贝母。(中医方剂大辞典)(4)当归、川芎、白芷、人参、茯苓、麦门冬、防风、荆芥、薄荷、苍耳子、香附子、蔓荆子、秦艽、甘草、天竺黄。(中医方剂大辞典)(5)天竺黄、蛇肉、全蝎、金箔、人参、铁粉、朱砂、牛黄、蜈蚣、麝香、脑子、天麻。(中医方剂大辞典)(6)天竺黄、青黛、白附子、黄连、地龙、麝香、夜明砂、龙胆、干蝎。(中医方剂大辞典)(7)天竺黄、牛黄、雄黄、龙脑、犀角、麝香、水银、丹砂、西甘石、天麻、乌蛇、干蝎、白僵蚕、蝉壳、桑螵蛸、羚羊角、莎草根、附子、白附子、羌活、独活、蔓荆实、麻黄、狐肝。(中医方剂大辞典)(8)天竺黄、干蝎、雄黄、熊胆、麝香、犀角屑、朱砂、胡黄连、芦荟、丁香、龙脑、蟾酥、杏仁、巴豆。(中医方剂大辞典)(9)天竺黄、天南星、铅霜、胡黄连、牛黄。(中医方剂大辞典)(10)天竺黄、牛黄、麝香、龙脑、木香、丁香、雄蚕蛾、雄黄、胡黄连、朱砂、金箔、腻粉、熊胆、芦荟、犀角屑。(中医方剂大辞典)(11)天竺黄、黄连、大黄、牡蛎粉、黄芩、栀子仁、远志。(中医方剂大辞典)(12)天竺黄、黄连、柴胡、羚羊角屑、蔓荆子、犀角屑、防风、子芩、川升麻、麦门冬、甘草、玄参、白蒺蒺、朱砂、木香、龙脑、麝香、牛黄。(中医方剂大辞典)(13)天竺黄、水银、黑铅、夜明砂、朱砂、雄黄。(中医方剂大辞典)(14)天竺黄、犀角屑、朱砂、甘菊花、子芩、防风、甘草、石膏、苦参。(中医方剂大辞典)

天竺黄丹 tian zhu huang dan

【英文名】Tian Zhu Huang Pellet

【组成】天竺黄、晚蚕蛾、白僵蚕、大黄、朱砂、青黛、麝香。(中医方剂大辞典)

天竺黄汤 tian zhu huang tang

【英文名】Tian Zhu Huang Decoction

【组成】天竺黄、郁金、僵蚕、胆星、黑栀、蝉退、甘草。(中医方剂大辞典)

天竺黄散 tian zhu huang san

【英文名】Tian Zhu Huang Powders

【异名】牙消散(中医方剂大辞典)

【组成】(1)天竺黄、升麻、子芩、茯神、犀角屑、赤芍药、人参、铅霜、麦门冬、甘草、栀子仁、黄连。(中医方剂大辞典)(2)天竺黄、人参、侧柏叶、大黄、鹿角屑、黄芪、赤茯苓、马兜铃、鹿角胶。(中医方剂大辞典)(3)瓜根、甘草、郁金、天竺黄、连翘、防风、牙消。(中医方剂大辞典)(4)天竺黄、马牙消、铅霜。(中医方剂大辞典)(5)天竺黄、牡蛎粉、白芍药、犀角屑、白附子、天麻、干蝎、人参。(中医方剂大辞典)(6)天竺黄、天南星、草乌、马牙消、丁香、腻粉、龙脑、川郁金、白僵蚕、脑子、麝香。(中医方剂大辞典)(7)天竺黄、郁金、茯神、甘草、硼砂、牙消、白芷、川芎、僵蚕、枳壳、朱砂、麝香、蝉壳。(中医方剂大辞典)(8)天竺黄、蝉蜕、山栀子仁、甘草、郁金、白僵蚕、龙齿。(中医方剂大辞典)(9)天竺黄、郁金、甘草、朱砂、麝香、山栀子仁、干葛、全蝎、马牙消、僵蚕、蝉蜕。(中医方剂大辞典)(10)天竺黄、人参、甘草、郁金、白药子。(中医方剂大辞典)(11)天竺黄、甘草、朱砂、雄黄、白附子、全蝎、轻粉、郁金、牙硝、脑麝。(中医方剂大辞典)(12)天竺黄、牛黄、知母、钩藤、芍药、犀角、升麻、龙服、柴胡、防风、人参、桔梗、大黄、山栀子仁、玄参、雄蚕蛾、白茯苓、蜣螂、龙骨、槟榔。(中医方剂大辞典)(13)天竺黄、郁金、粉霜、铅白霜、山栀子仁。(中医方剂大辞典)(14)天竺黄、人参、胡黄连、使君子、半夏、藿香、丹砂、麝香、蝎梢、甘草。(中医方剂大辞典)(15)天竺黄、郁金、犀角、黄芩、龙脑、人参、甘草。(中医方剂大辞典)(16)天竺黄、大黄、丹砂、马牙消、郁金。(中医方剂大辞典)(17)天竺黄、蝉蜕、白僵蚕、山栀子仁、甘草、郁金。(中医方剂大辞典)(18)天竺黄、芎䓖、防己。(中医方剂大辞典)(19)天竺黄、黄连、赤石脂、栀子仁、葛根、甘草、牛黄、樗树根皮、龙骨、犀角屑、土瓜根。(中医方剂大辞典)(20)天竺黄、黄连、马牙消、栀子仁、葛根、甘草、牛黄、款冬花、紫菀、犀角屑、土瓜根。(中医方剂大辞典)(21)天竺黄、牛黄、雄黄、朱砂、芦荟、蟾头、龙脑、麝香、胡黄连、犀角屑、木香、钩藤、甘草。(中医方剂大辞典)(22)天竺黄、牛黄、知母、赤芍药、犀角屑、钩藤、玄参、桔梗、龙骨、川大黄、白僵蚕、茯神、蜣螂、槟榔。(中医方剂大辞典)(23)天竺黄、牛黄、胡黄连、犀角屑、天麻、蝉壳。(中医方剂大辞典)(24)天竺黄、大黄、天麻、柏枝、蝉壳、白附子、郁金、干蝎。(中医方剂大辞典)(25)天竺黄、甘草、川大黄、马牙消、蒲黄、藿香。(中医方剂大辞典)(26)天竺黄、钩藤、甘草、赤芍药、人参、牛黄。(中医方剂大辞典)(27)天竺黄、黄连、茯神、甘草、川芒消、犀角屑、栝楼根、川升麻。(中医方剂大辞典)(28)天竺黄、黄连、栀子仁、大黄、马牙消、甘草。(中医方剂大辞典)(29)天竺黄、知母、川大黄、人参、犀角屑、黄芪、白茯苓、马兜铃、麦门冬、生干地黄、鹿角胶、甘草。(中医方剂大辞典)(30)天竺黄、川郁金、茯苓、麦门冬、蝉蜕、全蝎、白僵、甘草、朱砂、龙脑、麝。(中医方剂大辞典)(31)天竺黄、腊茶、甘草、全蝎、绿豆、荆芥穗、雄黄、枯矾。(中医方剂大辞典)(32)天竺黄、大黄、蝉蜕、白僵蚕、川羌活、全蝎、甘草。(中医方剂大辞典)

天南星丸 tian nan xing wan

【英文名】Tian Nan Xing Pill

【异名】太白丹(中医方剂大辞典、卫生宝鉴);硫黄丸(中医方剂大辞典、朱氏集验方);南星丸(中医方剂大辞典、普济丸)

【组成】(1)天南星、天麻、附子、干蝎、白僵蚕、藿香叶、白附子。(中医方剂大辞典)(2)天南星、白附子、干蝎、白花蛇、桂、附子。(中医方剂大辞典)(3)天南星、丁香、麝香、龙脑、辰砂。(中医方剂大辞典)(4)天南星、天麻、白附子、腻粉、牛膝、白僵蚕、羌活、槐胶、羚羊角屑、防风、干蝎、蝉壳、白花蛇、麝香、黑附子。(中医方剂大辞典)(5)天南星、天雄、白附子、半夏、水银。(中医方剂大辞典)(6)天南星、朱砂、水银、麝香、金箔、银箔、巴豆。(中医方剂大辞典)(7)天南星、腻粉、白附子、半夏、麻黄、五灵脂、干蝎、金箔、银箔、槐子、防风、朱砂、犀角屑、牛黄、麝香。(中医方剂大辞典)(8)天南星、半夏。(中医方剂大辞典)(9)天南星、半夏、白矾、雄黄。(中医方剂大辞典)(10)天南星、白附子、白矾、皂荚子仁、半夏。(中医方剂大辞典)(11)天南星、白附子、干蝎、白花蛇、赤箭、川乌头、麻黄、防风、藿香、腻粉、麝香。(中医方剂大辞典)(12)天南星、半夏、皂荚根皮、白矾。(中医方剂大辞典)(13)天南星、白花蛇肉、附子、槟榔、肉桂、独活、天麻、麻黄、朱砂、干蝎、腻粉。(中医方剂大辞典)(14)天南星、天麻、白附子、羌活、白僵蚕、麻黄、白花蛇、犀角屑、槐胶、栀子仁、槐实。(中医方剂大辞典)(15)天南星、天麻、白附子、白僵蚕、乌蛇肉、羌活、茯苓、干蝎、朱砂。(中医方剂大辞典)(16)天南星、白附子、腻粉、龙脑、乌蛇肉、干蝎、麻黄、附子、牛黄、麝香、朱砂。(中医方剂大辞典)(17)天南星、细辛、附子、防风、天麻、半夏、白附子、旋覆花、芎䓖。(中医方剂大辞典)(18)天南星、桂心、独活、附子、白附子、天麻、芎䓖、当归、麻黄、麝香、香墨、牛黄、鹿角胶。(中医方剂大辞典)(19)南星。(中医方剂大辞典)(20)天南星、白矾、寒水石、半夏、白附子、干姜。(中医方剂大辞典)(21)天南星。(中医方剂大辞典)(22)全蝎、白附子、五灵脂、蝉蜕、天南星。(中医方剂大辞典)(23)天南星、朱砂、蝎、轻粉。(中医方剂大辞典)(24)天南星、白附子、干蝎、牛黄、龙脑、丹砂、雄黄、天浆子。(中医方剂大辞典)(25)天南星、半夏、腻粉、滑石、巴豆。(中医方剂大辞典)(26)天南星、半夏、人参、白茯苓、白矾。(中医方剂大辞典)(27)天南星、井泉石、甘草、石决明。(中医方剂大辞典)(28)天南星、芎䓖、香墨。(中医方剂大辞典)(29)天南星、半夏、白附子、木香。(中医方剂大辞典)(30)天南星、硫黄、石膏、消石。(中医方剂大辞典)(31)天南星、石膏。(中医方剂大辞典)(32)天南星、半夏、天麻、石膏、白附子、滑石。(中医方剂大辞典)(33)天南星、白附子、石膏、犀角屑、甘草、丹砂、龙脑。(中医方剂大辞典)(34)天南星、乌蛇、白僵蚕、天麻、干蝎、白附子、雄黄、琥珀、麝香、牛黄、龙脑、丹砂。(中医方剂大辞典)(35)天南星、天麻、白附子、羌活、白僵蚕、白花蛇、麻黄、犀角、槐实、槐胶、生栀子仁、羚羊角。(中医方剂大辞典)(36)天南星、半夏、乌头、草乌头、木鳖子、自然铜、滑石、乳香。(中医方剂大辞典)(37)天南星、白芷、麻黄、防风、羌活、独活、芎䓖、天麻、白芍药、桔梗、细辛、白僵蚕、甘草、干姜、龙脑、麝香。(中医方剂大辞典)(38)天南星、地龙、土虺蛇。(中医方剂大辞典)

天南星散 tian nan xing san

【英文名】Tian Nan Xing Powders

【组成】(1)天南星。(中医方剂大辞典)(2)天南星。(中医方剂大辞典)(3)蝎、人参、蛇退、天南星。(中医方剂大辞典)(4)天南星。(中医方剂大辞典)(5)天南星、雄黄、乌头。(中医方剂大辞典)(6)南星、干姜、白附子、麻黄、全蝎、朱砂、麝香。(中医方剂大辞典)(7)蜈蚣、天南星、防风、草乌头。(中医方剂大辞典)(8)天南星。(中医方剂大辞典)(9)天南星、半夏、青皮、白矾。(中医方剂大辞典)(10)天南星。(中医方剂大辞典)(11)天南星、雄黄。(中医方剂大辞典)(12)天南星。(中医方剂大辞典)(13)天南星、附子、黄柏、铅丹、麝香。(中医方剂大辞典)(14)天南星。(中医方剂大辞典)(15)天南星、菊花、自然铜、防风、芎䓖。(中医方剂大辞典)(16)天南星、半夏、附子、乌头。(中医方剂大辞典)(17)天南星、谷精草、甘草、黄芩、麝香。(中医方剂大辞典)(18)天南星、蝎梢、生附子、附子、天麻、腻粉、半夏。(中医方剂大辞典)(19)天南星、白附子、附子、乌蛇、干蝎。(中医方剂大辞典)(20)天南星、半夏、蝎梢、麻黄、川乌头、赤箭、桂心、麝香。(中医方剂大辞典)(21)天南星、白附子、干蝎、羌活、附子、防风、萆薢、丹参、藁本、天麻、乌蛇、桂心、威灵仙、牛膝、踯躅、川乌头、犀角屑、麻黄、白僵蚕、牛黄、麝香。(中医方剂大辞典)(22)天南星、半夏、干蝎、肉桂、白花蛇、白僵蚕、细辛、白附子、犀角、腻粉、天竺黄。(中医方剂大辞典)(23)天南星、附子、干姜、半夏、汉防己、天麻、葶苈、麝香。(中医方剂大辞典)(24)天南星、白附子、桑螵蛸、白僵蚕、藿香、干蝎、朱砂、麝香、腻粉。(中医方剂大辞典)

天南星粥 tian nan xing zhou

【英文名】Tian Nan Xing Gruel

【组成】天南星。(中医方剂大辞典)

天南星煎 tian nan xing jian

【英文名】Tian Nan Xing Decoction

【组成】天南星、白附子、干蝎、白花蛇、天麻。(中医方剂大辞典)

天南星膏 tian nan xing gao

【英文名】Tian Nan Xing Plaster

【异名】南星膏(中医方剂大辞典、医方类聚);南星散(中医方剂大辞典、准绳、疡医);消瘤丹(中医方剂大辞典、青囊秘传);南星醋糊剂(中医方剂大辞典、中医皮肤病学简编)

【组成】(1)天南星、黄柏、赤小豆、皂角。(中医方剂大辞典)(2)天南星。(中医方剂大辞典)(3)天南星、蜈蚣、乌梢蛇、全蝎、朱砂、牛黄、麝。(中医方剂大辞典)(4)生天南星。(中医方剂大辞典)

天香饮子 tian xiang yin zi

【英文名】Tian Xiang Drink

【组成】缩砂仁、天南星、香附子。(中医方剂大辞典)

天浆子丸 tian jiang zi wan

【英文名】Tian Jiang Zi Pill

【组成】(1)天浆子、青黛、乌蛇、丹砂、麝香、葶苈、龙脑、雄黄、腻粉、白附子、独角仙、干蝎、蝉蜕、蟾酥。

(中医方剂大辞典)(2)天浆子、芎䓖、蚱蝉、川大黄、蜣螂、知母、牛黄、人参、生干地黄、虻虫、桂心、蛴螬。(中医方剂大辞典)(3)天浆子、蝉壳、棘刺、蚕纸、防风、朱砂、麝香。(中医方剂大辞典)

天浆子散 tian jiang zi san

【英文名】Tian Jiang Zi Powders

【异名】三味天浆子散(中医方剂大辞典、御药院方)

【组成】(1)天浆子、蝎梢、犀角屑、丹砂、雄黄、附子、天南星、白附子、半夏、水银、乳香、白花蛇、白僵蚕、腻粉、牛黄、麝香、金箔、银箔。(中医方剂大辞典)(2)天浆子、白僵蚕、干蝎。(中医方剂大辞典)

天萝饼子 tian luo bing zi

【英文名】Tian Luo Bing Zi Pill

【组成】僵蚕、防风、天萝子、陈白梅、胆矾、酸米醋。(中医方剂大辞典)

天麻饮子 tian ma yin zi

【英文名】Tian Ma Drink

【组成】天麻、防风、当归、川芎、羌活、威灵仙、五加皮、白芍药、肉桂、木香、酸枣仁、犀角屑、海桐皮、人参、白术、干葛、细辛、甘草。(中医方剂大辞典)

天麻草汤 tian ma cao tang

【英文名】Tian Ma Cao Decoction

【组成】天麻草。(中医方剂大辞典)

天麻饼子 tian ma bing zi

【英文名】Tian Ma Bing Zi Pill

【异名】天麻饼(中医方剂大辞典、疡科捷径)

【组成】天麻、草乌、川芎、细辛、苍术、甘草、川乌、薄荷、甘松、防风、白芷、白附子、雄黄、全蝎。(中医方剂大辞典)

天麻浴汤 tian ma yu tang

【英文名】Tian Ma Yu Decoction

【组成】天麻、蝎尾、朱砂末、白矾、麝香、乌蛇肉、青黛。(中医方剂大辞典)

天麻浸酒 tian ma jin jiu

【英文名】Tian Ma Wine

【组成】天麻、骨碎补、松节、败龟、龙骨、虎骨、乌蛇、白花蛇、恶实根、附子、羌活、独活、牛膝、当归、芎䓖、大麻仁、干熟地黄、茄子根、原蚕沙。(中医方剂大辞典)

天麻素片 tian ma su pian

【英文名】Tian Ma Su Tablet

【组成】天麻素。((92)滇卫药准字 IX 第 257 号)

天麻胶囊 tian ma jiao nang

【英文名】Tian Ma Capsule(药品标准－中药成方制剂标准)

【组成】天麻、羌活、独活、杜仲、牛膝、粉萆薢、附子、当归、地黄、玄参。(药品标准－中药成方制剂标准 1991 年)

天麻煎丸 tian ma jian wan

【英文名】Tian Ma Jian Pill

【异名】沉香天麻煎丸(中医方剂大辞典)

【组成】(1)天麻、牛膝、杏仁、生地黄、胡芦巴、天雄、石斛、沉香、巴戟天、玳瑁、桂、白花蛇、槟榔、独活、芎䓖、大腹、当归、木香、益智、远志、干姜、酸枣仁。(中医方剂大辞典)(2)五灵脂、附子、白术、赤小豆、天麻、干蝎、羌活、防风。(中医方剂大辞典)

天葵草膏 tian kui cao gao

【英文名】Tian Kui Cao Plaster

【组成】天葵草。(中医方剂大辞典)

天雄浸酒 tian xiong jin jiu

【英文名】Tian Xiong Wine

【组成】(1)天雄、附子、防风、独活、当归、白术、五加皮、芎䓖、桂、干姜。(中医方剂大辞典)(2)天雄、蜀椒、乌头、茵芋、干姜、附子、防风、羊踯躅。(中医方剂大辞典)(3)天雄、川椒、干姜、茵芋、附子、肉桂、牛膝、川乌头、白蔹、踯躅花。(中医方剂大辞典)

天雄煎丸 tian xiong jian wan

【英文名】Tian Xiong Jian Pill

【组成】天雄、牛膝、踯躅花。(中医方剂大辞典)

天蓼木丸 tian liao mu wan

【英文名】Tian Liao Mu Pill

【组成】天蓼木、天麻、芎䓖、独活、细辛、防风、藁本、白附子、乌蛇、巴戟、石斛、附子、蛇床仁、麝香、晚蚕。(中医方剂大辞典)

天蓼木酒 tian liao mu jiu

【英文名】Tian Liao Mu Wine

【组成】天蓼木、秫米、细曲、黑豆。(中医方剂大辞典)

天蓼木煎 tian liao mu jian

【英文名】Tian Liao Mu Decoction

【组成】天蓼木、赤箭、独活、防风、芎䓖、仙灵脾、牛膝、天雄、山茱萸、巴戟、萆薢、茵芋、海桐皮、桂心、沉香。(中医方剂大辞典)

天一生水丸 tian yi sheng shui wan

【英文名】Tian Yi Sheng Water Paste Pill

【组成】熟地黄、山茱萸、白茯苓、天门冬、麦门冬、黄柏、知母、山药。(中医方剂大辞典)

天一生津饮 tian yi sheng jin yin

【英文名】Tian Yi Sheng Jin Drink

【组成】怀生地、人参、天花粉、天门冬、麦冬、知母、木瓜、白芍、当归、生甘草、升麻。(中医方剂大辞典)

天一补真丹 tian yi bu zhen dan

【英文名】Tian Yi Bu Zhen Pellet

【组成】羊、熟地黄、山药、山茱萸、牡丹皮、白茯苓、泽泻、陈皮、缩砂。(中医方剂大辞典)

天下第一方 tian xia di yi fang
【英文名】Tian Xia Di Yi Prescription
【组成】杏仁、轻粉、儿茶、冰片。(中医方剂大辞典)
天门冬大煎 tian men dong da jian
【英文名】Tian Meng Dong Da Decoction
【异名】天门冬丸(中医方剂大辞典、鸡峰)
【组成】天门冬、生地黄、枸杞根、獐骨、酥、白蜜、茯苓、柏子仁、桂心、白术、萎蕤、菖蒲、远志、泽泻、薯蓣、人参、石斛、牛膝、杜仲、细辛、独活、枳实、芎䓖、黄芪、苁蓉、续断、狗脊、萆薢、白芷、巴戟天、五加皮、覆盆子、桔皮、胡麻仁、大豆黄卷、茯神、石南、甘草、蜀椒、薏苡仁、阿胶、大枣、鹿角胶、蔓荆子。(中医方剂大辞典)
天门冬饮子 tian men dong yin zi
【英文名】Tian Men Dong Drink
【异名】天冬饮(中医方剂大辞典、叶氏女科)
【组成】天门冬、知母、茺蔚子、防风、五味子、茯苓、川羌活、人参。(中医方剂大辞典)
天门冬煎丸 tian men dong jian wan
【英文名】Tian Men Dong Jian Pill
【组成】生天门冬、枸杞根、酥、生地黄、鹿髓、牛髓、桂、白术、萎蕤、菖蒲、远志、泽泻、山芋、人参、石斛、牛膝、杜仲、细辛、蔓荆实、独活、枳壳、芎䓖、黄芪、肉苁蓉、续断、狗脊、萆薢、白芷、巴戟天、五加根皮、覆盆子、陈桔皮、胡麻仁、大豆卷、白茯苓、甘草、石南叶、柏子仁、蜀椒、阿胶、鹿角胶、大枣、薏苡仁。(中医方剂大辞典)
天马夺命丹 tian ma duo ming dan
【英文名】Tian Ma Duo Ming Powders
【组成】青木香。(中医方剂大辞典)
天元二仙丹 tian yuan er xian dan
【英文名】Tian Yuan Er Xian Pellet
【组成】浑元散、人参、黄芪、生附子。(中医方剂大辞典)
天元接髓丹 tian yuan jie sui dan
【英文名】Tian Yuan Jie Sui Pellet
【组成】人参、黄芪、橘红、全蝉蜕、当归、怀生地、鹿茸、附子、官桂。(中医方剂大辞典)
天王补心丸 tian wang bu xin wan
【英文名】Tian Wang Bu Xin Pill(药品标准－中药成方制剂标准)
【异名】天王补心浓缩丸(药品标准－中药成方制剂标准);天王补心丹(中医方剂大辞典、得效)
【组成】丹参、当归、党参、石菖蒲、茯苓、五味子、麦冬、天冬、地黄、玄参、桔梗、远志、甘草、酸枣仁、朱砂、柏子仁。(药品标准－中药成方制剂标准 1993 年)
天王补心丹 tian wang bu xin dan
【英文名】Tian Wang Bu Xin Pellet
【组成】丹参、当归、石菖蒲、党参、茯苓、五味子、麦冬、天冬、地黄、玄参、远志、酸枣、柏子仁、桔梗、甘草、朱砂。((91)苏卫药 ZZ－0148 准字 1586－1 号)
天王补心液 tian wang bu xin ye
【英文名】Tian Wang Bu Xin Oral Liquid(药品标准－中药成方制剂标准)
【组成】丹参、当归、石菖蒲、党参、茯苓、五味子、麦冬、天冬、地黄、玄参、远志、酸枣仁、柏子仁、桔梗、甘草。(药品标准－中药成方制剂标准 1994 年)
天月闲来丹 tian yue xian lai dan
【英文名】Tian Yue Xian Lai Pellet
【组成】焰消、白矾、水银、食盐、黑矾。(中医方剂大辞典)
天凤胃痛散 tian feng wei tong san
【英文名】Tian Feng Wei Tong Powders(药品标准－中药成方制剂标准)
【组成】鸡蛋壳、天花粉。(药品标准－中药成方制剂标准 1997 年)
天水五苓散 tian shui wu ling san
【英文名】Tian Shui Wu Ling Powders
【组成】五苓散、天水散。(中医方剂大辞典)
天水涤肠汤 tian shui di chang tang
【英文名】Tian Shui Di Chang Decoction
【组成】生山药、滑石、生杭芍、潞党参、白头翁、粉甘草。(中医方剂大辞典)
天仙牙痛宁 tian xian ya tong ning
【英文名】Tian Xian Ya Tong Ning Powders
【组成】天仙子、细辛、冰片等。(中国医药学报 1992,7(2))
天仙圣化丹 tian xian sheng hua dan
【英文名】Tian Xian Sheng Hua Pellet
【组成】川芎、防风、羌活、独活、胡麻子、金毛狗脊、苦参、猪牙皂角、当归、荆芥、蝉蜕、全蝎、僵蚕、何首乌、香白芷、苍耳草。(中医方剂大辞典)
天仙换骨丹 tian xian huan gu dan
【英文名】Tian Xian Huan Gu Pellet
【组成】狗脊、细辛、当归、蝉蜕、白芷、川芎、牛黄、水蛭、大风子、乌药、防风、牙皂、白及、全蝎。(中医方剂大辞典)
天冬钟乳酒 tian dong zhong ru jiu
【英文名】Tian Dong Zhong Ru Wine
【组成】钟乳粉、天门冬、五加皮、干姜、蛇床子、丹参、熟地、杜仲、续断、地骨皮。(中医方剂大辞典)
天生白虎汤 tian sheng bai hu tang
【英文名】Tian Sheng Bai Hu Decoction
【组成】西瓜汁。(中医方剂大辞典)
天母降压片 tian mu jiang ya pian
【英文名】Tian Mu Jiang Ya Tablet

【组成】天麻、珍珠母、钩藤、菊花等。((98)卫药准字 Z-006号)

天台乌药丸 tian tai wu yao wan

【英文名】Tian Tai Wu Yao Pill

【组成】天台乌药、半夏、白姜、羊屎。(中医方剂大辞典)

天台乌药散 tian tai wu yao san

【英文名】Tian Tai Wu Yao Powders(中国中医药学主题词表)

【组成】天台乌药、木香、茴香、青皮、良姜、槟榔、川楝子、巴豆。(中医方剂大辞典)

天地苁蓉汤 tian di cong rong tang

【英文名】Tian Di Cong Rong Decoction

【组成】生地、天冬、甘草、肉苁蓉、麻仁、白蜜、阿胶、当归。(中医方剂大辞典)

天虫息痛汤 tian chong xi tong tang

【英文名】Tian Chong Xi Tong Decoction

【组成】天虫、蝉蜕、双勾、柴胡、郁金、川芎、香附、半夏、白芥子、白芍、甘草。(内蒙古中医药 1988,(4))

天麦二冬散 tian mai er dong san

【英文名】TIan Mai Er Dong Powders

【组成】二冬、二母、桔梗、甘草、阿胶、生地黄、桑白皮、真苏子、黄连。(中医方剂大辞典)

天花青露散 tian hua qing lu san

【英文名】Tian Hua Qing Lu Powders

【组成】白及、白蔹、白薇、白芷、白鲜皮、朴消、青黛、黄柏、老龙骨、天花粉、青露、大黄。(中医方剂大辞典)

天花刮毒散 tian hua gua du san

【英文名】Tian Hua Gua Du Powders

【组成】天花粉、黄柏、南星、赤芍药、姜黄。(中医方剂大辞典)

天灵明月丹 tian ling ming yue dan

【英文名】Tian Ling Ming Yue Pellet

【组成】雄黄、木香、天灵盖、兔粪、鳖甲、轻粉。(中医方剂大辞典)

天灵盖饮子 tian ling gai yin zi

【英文名】Tian Ling Gai Drink

【组成】天灵盖、鳖甲、桃仁、柴胡、知母、青蒿、甘草、豉、葱白。(中医方剂大辞典)

天茄青矾散 tian qie qing fan san

【英文名】Tian Qie Qing Fan Powders

【组成】天茄子、黑矾。(中医方剂大辞典)

天和追风膏 tian he zhui feng gao

【英文名】Tian He Zhui Feng Plaster(药品标准-中药成方制剂标准)

【组成】生草乌、麻黄、细辛、羌活、乌药、白芷、高良姜、独活、威灵仙、生川乌、肉桂、红花、桃仁、苏木、赤芍、乳香、没药、当归、蜈蚣、蛇蜕、海风藤、牛膝、续断、香加皮、红大戟、麝香酮、广西血竭、肉桂油、冰片、薄荷脑、辣椒流浸膏、丁香罗勒油、月桂氮卓酮、樟脑、水杨酸甲酯。(药品标准-中药成方制剂标准 1998 年)

天竺牙消散 tian zhu ya xiao san

【英文名】Tian Zhu Ya Xiao Powders

【组成】天竺黄、牙消、丹砂、生龙脑、栝楼根、滑石。(中医方剂大辞典)

天竺黄饮子 tian zhu huang yin zi

【英文名】Tian Zhu Huang Drink

【组成】天竺黄、人参、茯苓、茯神、生地黄、远志、龙骨、防风、玄胡索、麦门冬、大腹子、犀角屑。(中医方剂大辞典)

天竺黄饼子 tian zhu huang bing zi

【英文名】Tian Zhu Huang Bing Zi Pill

【组成】牛胆南星、薄荷叶、天竺黄、朱砂、片脑、茯苓、甘草、天花粉。(中医方剂大辞典)

天南星贴方 tian nan xing tie fang

【英文名】Tian Nan Xing Tie Prescription

【组成】天南星、黄柏。(中医方剂大辞典)

天南星煎丸 tian nan xing jian wan

【英文名】Tian Nan Xing Jian Pill

【组成】天南星、白附子、天麻。(中医方剂大辞典)

天黄灵冲剂 tian huang ling chong ji

【英文名】Tian Huang Ling Medicinal Instant Granule

【组成】天虫、黄芪、地黄、仙灵脾、党参、川芎、当归、首乌、麦冬、五味子、细辛等。(中西医结合杂志 1989,9(12))

天黄猴枣散 tian huang hou zao san

【英文名】Tian Huang Hou Zao Powders(药品标准-中药成方制剂标准)

【组成】天竺黄、天麻、猴枣、珍珠、胆南星、僵蚕、冰片、薄荷脑、牛黄、珍珠层粉、全蝎。(药品标准-中药成方制剂标准 1995 年)

天保采薇汤 tian bao cai wei tang

【英文名】Tian Bao Cai Wei Decoction

【组成】(1)羌活、前胡、半夏、陈皮、柴胡、赤芍、白茯苓、川芎、枳壳、厚朴、桔梗、苍术、升麻、葛根、藿香、独活、甘草。(中医方剂大辞典)(2)升麻、羌活、苍术、柴胡、桔梗、干葛、防风、独活、荆芥、川芎、前胡、薄荷、甘草。(中医方剂大辞典)

天津痔疮膏 tian jin zhi chuang gao

【英文名】Tian Jin Zhi Chuang Plaster

【组成】金银花、苦参、乳香、冰片、红花、地榆、槐角、雷丸、苍术。((85)津卫药准字第 484 号)

天津感冒片 tian jin gan mao pian

【英文名】Tian Jin Gan Mao Tablet

【组成】金银花、连翘、桔梗、牛蒡子、羚羊角粉。((85)津卫药准字第531号)

天根月窟膏 tian gen yue ku gao

【英文名】Tian Gen Yue Ku Ointment

【组成】鹿茸、乌骨鸡、鲍鱼、鹿角胶、鸡子黄、海参、龟板、羊腰子、桑螵蛸、乌贼骨、茯苓、牡蛎、洋参、菟丝子、龙骨、莲子、桂圆肉、熟地、沙苑蒺藜、白芍、芡实、归身、小茴香、补骨脂、枸杞子、肉苁蓉、萸肉、石英、生杜仲、牛膝、萆薢、白蜜。(中医方剂大辞典)

天真玉髓丸 tian zhen yu sui wan

【英文名】Tian Zhen Yu Sui Pill

【组成】白蒺藜、草胡麻、苦参、荆芥、当归身、防风、海风藤、枳壳、白术、木通、乳香、没药、牛膝、川桂枝、重全蝎、大风子、虎骨。(中医方剂大辞典)

天真百畏丸 tian zhen bai wei wan

【英文名】Tian Zhen Bai Wei Pill

【组成】淳酒、丹砂、水银、桂心、干姜、藜芦、乌头、蜀椒、菖蒲、柏子仁。(中医方剂大辞典)

天麻二陈汤 tian ma er chen tang

【英文名】Tian Ma Er Chen Decoction

【组成】(1)半夏、白茯苓、广皮、甘草、天麻。(中医方剂大辞典)(2)防风、白术、茯苓、川芎、橘红、半夏、白芷、天麻、甘草。(中医方剂大辞典)

天麻人参煎 tian ma ren shen jian

【英文名】Tian Ma Ren Shen Decoction

【组成】天麻、人参、白茯苓、天竺黄、甘草、铅白霜、龙脑、丹砂。(中医方剂大辞典)

天麻化痰丸 tian ma hua tan wan

【英文名】Tian Ma Hua Tan Pill

【组成】天麻、南星、半夏、软石膏、雄黄。(中医方剂大辞典)

天麻乌蛇丸 tian ma wu she wan

【英文名】Tian Ma Wu She Pill

【组成】天麻、乌蛇、天南星、半夏、藿香叶、乌头、白附子、腻粉、仙灵脾、雄黄、铅白霜、丁香、犀角、人参、麝香、龙脑、干蝎、丹砂、槐胶、桑螵蛸、蛇黄。(中医方剂大辞典)

天麻白术丸 tian ma bai zhu wan

【英文名】Tian Ma Bai Zhu Pill

【组成】天麻、白术、天南星、半夏、白附子、川芎、白僵蚕、寒水石、薄荷叶、赤茯苓、旋覆花。(中医方剂大辞典)

天麻半夏汤 tian ma ban xia tang

【英文名】Tian Ma Ban Xia Decoction

【组成】天麻、半夏、桔皮、柴胡、黄芩、甘草、白茯苓、前胡、黄连。(中医方剂大辞典)

天麻头痛片 tian ma tou tong pian

【英文名】Tian Ma Tou Tong Tablet(药品标准－中药成方制剂标准)

【组成】天麻、白花、川芎、荆芥、当归、乳香。(药品标准－中药成方制剂标准1998年)

天麻地龙丸 tian ma di long wan

【英文名】Tian Ma Di Long Pill

【组成】天麻、地龙、羌活、附子、桂心、没药、荆芥穗、麝香。(中医方剂大辞典)

天麻地榆丸 tian ma di yu wan

【英文名】Tian Ma Di Yu Pill

【组成】天麻、地榆、玄参、金铃子、乌头、乌药、防风、乳香、麝香、龙脑、丹砂、没药、自然铜。(中医方剂大辞典)

天麻防风丸 tian ma fang feng wan

【英文名】Tian Ma Fang Feng Pill

【异名】天麻煎丸(中医方剂大辞典、御药院方);琥珀丸(中医方剂大辞典、普济方)

【组成】(1)防风、天麻、川芎、羌活、白芷、草乌头、白附子、荆芥、当归、甘草、白滑石。(中医方剂大辞典)(2)天麻、防风、人参、胆星、雄黄、甘草、全蝎、僵蚕。(中医方剂大辞典)(3)大天麻、防风、人参、干蝎、白僵蚕、甘草、朱砂、雄黄、麝香、牛黄、天南星、白附子。(中医方剂大辞典)(4)防风、天麻、人参、白僵蚕、干全蝎、白附子、甘草、朱砂、牛黄、麝香。(中医方剂大辞典)(5)白僵蚕、干蝎、天麻、防风、人参、朱砂、雄黄、麝香、甘草、牛黄。(中医方剂大辞典)

天麻羌活丸 tian ma qiang huo wan

【英文名】Tian Ma Qiang Huo Pill

【组成】天麻、羌活、白芷、芎䓖、藁本、芍药、细辛、麻黄、麝香、牛黄。(中医方剂大辞典)

天麻虎骨散 tian ma hu gu san

【英文名】Tian Ma Hu Gu Powders

【异名】虎骨散(中医方剂大辞典、圣济总录)

【组成】虎胫骨、天麻、木香、羌活、川芎、黄芪、白蒺藜、青桔皮、大腹子皮、宫桂、槟榔、沉香、桃仁、茯苓、干葛、干薯蓣、海桐皮、五味子、败龟、白鲜皮、肉苁蓉、大附子、甘草。(中医方剂大辞典)

天麻注射液 tian ma zhu she ye

【英文名】Tian Ma Injection

【组成】天麻。(中医方剂大辞典)

天麻定喘汤 tian ma ding chuan tang

【英文名】Tian Ma Ding Chuan Decoction

【异名】天麻定喘饭(中医方剂大辞典、保婴撮要)

【组成】天麻、防风、羌活、甘草、人参、桔梗、白术、川芎、半夏曲。(中医方剂大辞典)

天麻定喘饮 tian ma ding chuan yin

【英文名】Tian Ma Ding Chuan Drink

【组成】天麻、防风、甘草、人参、桔梗、白术、川芎、半夏。(中医方剂大辞典)

天麻钩藤汤 tian ma gou teng tang

【英文名】Tian Ma Gou Teng Decoction

【组成】钩藤、天麻、蝉蜕、防风、人参、麻黄、僵蚕、蝎尾、甘草、芎䓖、麝香。(中医方剂大辞典)

天麻钩藤饮 tian ma gou teng yin

【英文名】Tian Ma Gou Teng Drink(中国中医药学主题词表)

【组成】天麻、钩藤、生决明、山栀、黄芩、川牛膝、杜仲、益母草、桑寄生、夜交藤、朱茯神。(中医方剂大辞典)

天麻神妙丸 tian ma shen miao wan

【英文名】Tian Ma Shen Miao Pill

【组成】天麻、僵蚕、蝎、轻粉、白附子。(中医方剂大辞典)

天麻追风膏 tian ma zhui feng gao

【英文名】Tian Ma Zhui Feng Plaster(药品标准－中药成方制剂标准)

【组成】天麻、乌梢蛇、桂枝、油松节、桑枝、麻黄、威灵仙、白附子、生川乌、生草乌、防风、粉草薢、薄荷、独活、当归、川牛膝、钩藤、荆芥、秦艽、川芎、续断、防己、干姜、红花、细辛、藁本、补骨脂、羌活、乳香、没药、丁香、冰片。(药品标准－中药成方制剂标准1990年)

天麻退翳散 tian ma tui yi san

【英文名】Tian Ma Tui Yi Powders

【组成】当归、熟地黄、川芎、赤芍药、白僵蚕、蝉蜕、羌活、防风、荆芥、木贼、石决明、白蒺藜、白芷、甘草、麦门冬、黄芩尾、羊角天麻、枳壳、蔓荆子、菊花、蜜蒙花。(中医方剂大辞典)

天麻除风丸 tian ma chu feng wan

【英文名】Tian Ma Chu Feng Pill

【组成】天麻、防风、细辛、藁本、川芎、香白芷、干山药、黄芪、蝎梢、当归、甘草、白附子。(中医方剂大辞典)

天麻除湿汤 tian ma chu shi tang

【英文名】Tian Ma Chu Shi Decoction

【异名】白术散(中医方剂大辞典、普济方)

【组成】白术、天麻、人参、干姜、全蝎、附子。(中医方剂大辞典)

天麻首乌片 tian ma shou wu pian

【英文名】Tian Ma Shou Wu Tablet(药品标准－中药成方制剂标准)

【组成】天麻、白芷、何首乌、熟地黄、丹参、川芎、当归、制漠藜、桑叶、墨旱莲、女贞子、白芍、黄精、甘草。(药品标准－中药成方制剂标准1998年)

天麻黄芪汤 tian ma huang qi tang

【英文名】Tian Ma Huang Qi Decoction

【组成】天麻、芍药、神曲、羌活、茯苓、人参、黄连、当归、黄芪、甘草、升麻、葛根、黄柏、苍术、泽泻、柴胡。(中医方剂大辞典)

天麻琥珀丸 tian ma hu po wan

【英文名】Tian Ma Hu Po Pill

【组成】煨天麻、琥珀、乌药、茯神、肉桂、黄柏、防己、秦艽、煅牡蛎、豨莶草、钩藤、柴胡、广郁金、怀牛膝。(中医方剂大辞典)

天麻搜风汤 tian ma sou feng tang

【英文名】Tian Ma Sou Feng Decoction

【组成】天麻、防风、钩藤、僵蚕、全蝎、蜈蚣、石膏、甘草、犀角。(中医方剂大辞典)

天麻蜂王浆 tian ma feng wang jiang

【英文名】Tian Ma Feng Wang Jiang Oral Liquid

【组成】天麻、蜂王浆。((85)吉卫药准字第430268号)

天雄石斛丸 tian xiong shi hu wan

【英文名】Tian Xiong Shi Hu Pill

【组成】天雄、石斛、肉苁蓉、牛膝、独活、巴戟天、桂、补骨脂、生干地黄。(中医方剂大辞典)

天雄鸡子方 tian xiong ji zi fang

【英文名】Tian Xiong Ji Zi Prescription

【组成】天雄、鸡子、附子。(中医方剂大辞典)

天鸿铨秘方 tian hong quan mi fang

【英文名】Tian Hong Quan Mi Prescription

【组成】椿根白皮、左草红花、当归、灯芯草、竹叶、粉甘草、红糖、黄酒。(山东中医杂志1984,(5))

天喜同经丸 tian xi tong jing wan

【英文名】Tian Xi Tong Jing Pill

【组成】芦荟、蔗糖、肉桂、干姜、豆蔻、硫酸亚铁。((82)粤卫药准字第A19－047号)

天雁减肥茶 tian yan jian fei cha

【英文名】Tian Yan Jian Fei Tea

【组成】荷叶、车前草等。(《安徽省药品标准》(1987年))

天慈夺命丹 tian ci duo ming dan

【英文名】Tian Ci Duo Ming Pellet

【组成】当归、防风、川芎、羌活、狗脊、独活。(中医方剂大辞典)

天蓼木浸酒 tian liao mu jin jiu

【英文名】Tian Liao Mu Wine

【组成】(1)天蓼木。(中医方剂大辞典)(2)天蓼木、石斛、防风、地骨皮、桑根白皮、生地黄、远志、牛膝、菟

丝子、槐子、白蒺藜、乌蛇、乌鸡粪。(中医方剂大辞典)

天一止咳糖浆 tian yi zhi ke tang jiang

【英文名】Tian Yi Zhi Ke Syrup(药品标准－中药成方制剂标准)

【组成】百部流浸膏、桔梗流浸膏、远志流浸膏、盐酸麻黄碱、氯化铵、薄荷脑。(药品标准－中药成方制剂标准 1992 年)

天门冬地黄膏 tian men dong di huang gao

【英文名】Tian Men Dong Di Huang Ointment

【组成】天门冬、生地黄。(中医方剂大辞典)

天龙熄风颗粒 tian long xi feng ke li

【英文名】Tian Long Xi Feng Granule

【组成】天麻、钩藤、白芍、地龙、熊胆粉等。((98)卫药准字 Z－119 号)

天麻六君子汤 tian ma liu jun zi tang

【英文名】Tian Ma Lui Jun Zi Decoction

【组成】党参、白术、半夏、天麻、茯苓、陈皮、炙草。(中医方剂大辞典)

天麻四君子汤 tian ma si jun zi tang

【英文名】Tian Ma Si Jun Zi Decoction

【组成】(1)人参、白术、白茯苓、天麻、麦门冬、甘草。(中医方剂大辞典)(2)人参、白术、白茯苓、天麻、甘草。(中医方剂大辞典)

天麻苏合香丸 tian ma su he xiang wan

【英文名】Tian Ma Su He Xiang Pill

【组成】(1)天麻、防风、人参、辰砂、雄黄、麝香、甘草、全蝎、僵蚕、牛黄、南星、苏合油。(中医方剂大辞典)(2)天麻防风丸、苏合香丸。(中医方剂大辞典)

天雄沉香煎丸 tian xiong chen xiang jian wan

【英文名】Tian Xiong Chen Xiang Jian Pill

【组成】天雄、防风、紧小黑豆、汉椒、草乌头、附子、牛膝、沉香、天麻、丁香、木香、羌活、干姜、官桂、肉苁蓉、紫巴戟。(中医方剂大辞典)

天麻钩藤冲剂 tian ma gou teng chong ji

【英文名】Tian Ma Gou Teng Medicinal Instant Granule

【组成】天麻、钩藤、杜仲、牛膝、石决明、桑寄生、茯苓、夜交藤。((85)川卫药准字－3600 号)

天麻钩藤颗粒 tian ma gou teng ke li

【英文名】Tian Ma Gou Teng Granule(药品标准－中药成方制剂标准)

【组成】天麻、钩藤、石决明、栀子、黄芩、牛膝、杜仲、益母草、桑寄生、首乌藤、茯苓。(药品标准－中药成方制剂标准 1998 年)

天麻素注射液 tian ma su zhu she ye

【英文名】Gastraodin Injection

【组成】天麻素。((92)滇卫药准字 IX－33)

天麻蜜环菌片 tian ma mi huan jun pian

【英文名】Tian Ma Mi Huan Jun Tablet(药品标准－中药成方制剂标准)

【组成】蜜环菌。(药品标准－中药成方制剂标准 1998 年)

天下乌须第一方 tian xia wu xu di yi fang

【英文名】Tian Xia Wu Xu Di Yi Prescription

【组成】(1)五倍子、红铜末、皂矾、白及。(中医方剂大辞典)(2)五倍子、乌黑霜、红铜末、明矾末、青盐、没食子、诃子。(中医方剂大辞典)

天下第一金疮药 tian xia di yi jin chuang yao

【英文名】Tian Xia Di Yi Jin Chuang Yao Plaster

【组成】雄猪油、松香、黄蜡、面粉、樟脑、麝香、冰片、血竭、儿茶、乳香、没药。(中医方剂大辞典)

天山大黄浸膏片 tian shan dai huang jin gao pian

【英文名】Tian Shan Dai Huang Jin Gao Tablet

【组成】天山大黄。(陕西中医 1984,5(2))

天生一粒元珠丹 tian sheng yi li yuan zhu dan

【英文名】Tian Sheng Yi Li Yuan Zhu Pellet

【组成】莱脑子。(中医方剂大辞典)

天地父母七精散 tian di fu mu qi jing san

【英文名】Tian Di Fu Mu Qi Jing Powders

【组成】竹实、地肤子、黄精、桃胶、蔓菁子、松脂、苣胜。(中医方剂大辞典)

天麻头风灵胶囊 tian ma tou feng ling jiao nang

【英文名】Tian Ma Tou Feng Ling Capsule(药品标准－中药成方制剂标准)

【组成】天麻、牛膝、玄参、地黄、当归、杜仲、川芎、槲寄生、野菊花、钩藤。(药品标准－中药成方制剂标准 1991 年)

天紫红女金胶囊 tian zi hong nv jin jiao nang

【英文名】Tian Zi Hong Nv Jin Capsule(药品标准－中药成方制剂标准)

【组成】黄芪、党参、山药、甘草、熟地黄、当归、阿胶、白术、茯苓、杜仲、川芎、陈皮、香附、肉桂、三七、砂仁、桑寄生、益母草、小茴香、牛膝、木香、白芍、丁香、艾叶、益智仁、延胡索、肉苁蓉、续断、地榆、荆芥、酸枣。(药品标准－中药成方制剂标准 1998 年)

天麻灵芝口服液 tian ma ling zhi kou fu ye

【英文名】Tian Ma Ling Zhi Liquid

【组成】天麻、灵芝、何首乌、黄精、淫羊藿。((91)黔卫药健字 Z－2 号)

天麻眩晕宁合剂 tian ma xuan yun ning he ji

【英文名】Tian Ma Xuan Yun Ning Mixture(药品标准－中药成方制剂标准)

【组成】天麻、钩藤、泽泻、半夏、白术、茯苓、白芍、竹茹、川芎、甘草、陈皮、生姜。(药品标准－中药成方

制剂标准 1997 年)

天下第一消发背方 tian xia di yi xiao fa bei fang

【英文名】Tian Xia Di Yi Xiao Fa Bei Prescription

【组成】紫花地丁、金银花、川连、黄花地丁、槐花。(中医方剂大辞典)

开门散 kai men san

【英文名】Kai Men Powders

【组成】白芍、白术、茯苓、陈皮、当归、柴胡、苏叶、牛膝、车前子、栀子、天花粉。(中医方剂大辞典)

开牙散 kai ya san

【英文名】Kai Ya Powders

【组成】(1)乌梅肉、冰片、麝香。(中医方剂大辞典)(2)细辛、南星、朴消、麝、蝎梢。(中医方剂大辞典)

开气散 kai qi san

【英文名】Kai Qi Powders

【组成】枳壳、甘草。(中医方剂大辞典)

开心散 kai xin san

【英文名】Kai Xin Powders

【异名】远志散(中医方剂大辞典、医方类聚)

【组成】远志、人参、茯苓、菖蒲。(中医方剂大辞典)

开邪散 kai xie san

【英文名】Kai Xie Powders

【组成】白术、茯苓、前胡、柴胡、甘草、猪苓、人参、青皮、枳壳、白豆蔻、山楂、半夏。(中医方剂大辞典)

开闭丹 kai bi dan

【英文名】Kai Bi Pellet

【组成】黄芪、当归、肉桂、甘草、菖蒲、远志、柴胡、香附、天花粉。(中医方剂大辞典)

开闭煎 kai bi jian

【英文名】Kai Bi Decoction

【组成】夏枯草、白茅根、荠草、瞿麦、茯苓、冬葵子、西洋参、滑石、甘草。(中医方剂大辞典)

开关丹 kai guan dan

【英文名】Kai Guan Pellet

【组成】胆星、瓦楞子、生矾、枯矾、雄黄、牛黄、琥珀、乳香、没药、珍珠、白降丹、白砒、麝香。(中医方剂大辞典)

开关散 kai guan san

【英文名】Kai Guan Powders

【异名】嚏惊开关散(中医方剂大辞典、玉机微义);破棺散(中医方剂大辞典、普济方)

【组成】(1)乌梅肉。(中医方剂大辞典)(2)香附子、川芎、荆芥穗、僵蚕、细辛叶、猪牙皂角。(中医方剂大辞典)(3)蟾酥、铅白霜。(中医方剂大辞典)(4)蜈蚣、白僵蚕、天南星、麝香、猪牙皂角。(中医方剂大辞典)(5)天南星、白龙脑。(中医方剂大辞典)(6)消石、铅丹、白矾、砒霜。(中医方剂大辞典)(7)川芎、薄荷、盆消、白芷、全蝎、僵蚕、天麻、细辛。(中医方剂大辞典)(8)硼砂、丁香、麻黄、大黄、当归、广木香、粉甘草、上沉香、橘红、豆霜、牛黄、麝香、梅片、朱砂。(中医方剂大辞典)(9)牙皂、白芷、细辛、冰片、麝香、蟾酥。(中医方剂大辞典)(10)川芎、牙皂、麝香。(中医方剂大辞典)(11)闹洋花、牙皂、细辛、荆芥、麝香、灯心炭。(中医方剂大辞典)(12)番木鳖、好黄酒。(中医方剂大辞典)(13)牙皂、僵蚕。(中医方剂大辞典)(14)牙皂、细辛、明雄、法夏、广木香、陈皮、藿香、桔梗、薄荷、贯众、白芷、防风、甘草、枯矾。(中医方剂大辞典)(15)皂角刺、细辛、冰片。(中医方剂大辞典)(16)白僵蚕、全蝎、牙消、硼砂、胆矾、薄荷叶、牙皂、冰片。(中医方剂大辞典)(17)川芎、杭白芷。(中医方剂大辞典)(18)白矾、巴豆。(中医方剂大辞典)(19)升麻、台乌、苍术。(中医方剂大辞典)(20)乌梅肉、冰片、生南星。(中医方剂大辞典)(21)五谷虫、木香、沉香。(中医方剂大辞典)(22)牙皂、细辛、南星、川乌尖、石菖蒲。(中医方剂大辞典)(23)蜂房灰、白僵蚕。(中医方剂大辞典)(24)川芎、白芷、北细辛、薄荷叶。(中医方剂大辞典)

开导汤 kai dao tang

【英文名】Kai Dao Decoction

【组成】乌药、香附、槟榔、陈皮、车前、当归、羌活、延胡、灵脂、厚朴、小茴、甘草。(中医方剂大辞典)

开导散 kai dao san

【英文名】Kai Dao Powders

【组成】当归、陈皮、枳壳、桔梗、腹皮、槟榔、苍术、厚朴、玄参、黄柏、甘草。(中医方剂大辞典)

开阳汤 kai yang tang

【英文名】Kai Yang Decoction

【组成】附子、补骨脂、益智、当归、杜仲、乌药、木香、广皮、青皮、茯苓、姜。(中医方剂大辞典)

开怀散 kai huai san

【英文名】Kai Huai Powders

【组成】青皮、陈皮、半夏、白茯苓、三棱、莪术、香附、槟榔、草豆蔻、柴胡、红花、枳实、甘草。(中医方剂大辞典)

开板丹 kai ban dan

【英文名】Kai Ban Pellet

【组成】黄丹、黄蜡、乳香、没药、杏仁、巴豆。(中医方剂大辞典)

开郁汤 kai yu tang

【英文名】Kai Yu Decoction

【组成】(1)白芍、昆布、桔梗、白芷、夏枯草、花粉、连翘、金银花、香附。(中医方剂大辞典)(2)陈皮、半夏、茯苓、姜连、炒栀、苍术、抚芎、香附、砂仁、神曲、山楂。(中医方剂大辞典)(3)香附、贝母、苍术、抚芎、神曲、山栀、陈皮、茯苓、枳壳、苏梗、甘草。(中医方剂大辞典)(4)柴胡、青皮、香附、青葙子、防风、荆芥、决明、车前子、川芎、栀仁。(中医方剂大辞典)(5)山栀、陈神曲、桔梗、香附、川贝母、茯苓、广皮、抚芎。(中医方剂大辞典)

开郁散 kai yu san

【英文名】Kai Yu Powders

【组成】(1)真郁金、生明矾。(中医方剂大辞典)(2)白芍、当归、白芥子、柴胡、甘草、全蝎、白术、茯苓、郁金、香附、天葵草。(中医方剂大辞典)(3)羌活、陈皮、半夏、木通、大腹皮、槟榔、茯苓、抚芎、连翘、甘草、栀子仁、香附。(中医方剂大辞典)

开明丸 kai ming wan

【英文名】Kai Ming Pill

【组成】熟地黄、菟丝子、车前子、麦门冬、蕤仁、决明子、地肤子、茺蔚子、枸杞子、黄芩、五味子、防风、泽泻、细辛、杏仁、北葶苈、青葙子、桂皮、羊肝。(中医方剂大辞典)

开明汤 kai ming tang

【英文名】Kai Ming Decoction

【组成】羌活、白芷、荆芥、防风、菊花、川芎、生地、黄芩、当归尾、蔓荆子、草决明、薄荷、灯心、生姜。(中医方剂大辞典)

开明散 kai ming san

【英文名】Kai Ming Powders

【组成】蒺藜、防风、羌活、川芎、天麻、茯苓、蝉壳、苍术、细辛、荆芥、茺蔚子、甘草、甘菊。(中医方剂大辞典)

开明膏 kai ming gao

【英文名】Kai Ming Plaster

【组成】黄丹、青盐、海螵蛸、朱砂、硼砂、诃子、冬蜜、槐、柳枝。(中医方剂大辞典)

开胃丸 kai wei wan

【英文名】Kai Wei Pill

【组成】(1)木香、白术、人参、当归、白豆蔻。(中医方剂大辞典)(2)白芍药、麝香、人参、木香、蓬莪术、白术、当归。(中医方剂大辞典)(3)半夏、白豆蔻、白术、人参、陈桔皮。(中医方剂大辞典)

开胃散 kai wei san

【英文名】Kai Wei Paowder

【组成】(1)砂仁、枳壳、陈皮、茯苓、肉桂、甘草、藿香、厚朴。(中医方剂大辞典)(2)天南星、半夏、川乌头、白附子、芎、防风、雄黄、朱砂、牛黄、麝香。(中医方剂大辞典)(3)白术、茯苓、人参、石莲子。(中医方剂大辞典)(4)人参、藿香、黄桔皮、木香、丁香、胡椒、茯苓、良姜、甘草、诃子肉。(中医方剂大辞典)(5)诃黎勒皮、人参、甘草。(中医方剂大辞典)

开骨膏 kai gu gao

【英文名】Kai Gu Ointment

【组成】乳香。(中医方剂大辞典)

开迷散 kai mi san

【英文名】Kai Mi Powders

【组成】当归、白术、白芍药、柴胡、白茯苓、甘草、桃仁、苏木、红花、远志、生地黄。(中医方剂大辞典)

开结丸 kai jie wan

【英文名】Kai Jie Pill

【组成】黑丑、熟大黄、半夏、制南星、白矾、皂荚、葶苈子、木香、青皮、枳实。(中医方剂大辞典)

开结汤 kai jie tang

【英文名】Kai Jie Decoction

【组成】柴胡、续断、神曲、香附、川芎、丹皮、当归、熟地、白术、甘草。(中医方剂大辞典)

开疳散 kai gan san

【英文名】Kai Gan Powders

【组成】煅月石、青黛、元明粉、制石膏、冰片、黄柏。(新医药学杂志 1973,(9))

开笑散 kai xiao san

【英文名】Kai Xiao Powders

【组成】白芷、细辛、良姜、荜茇、川椒、香附、蜂房。(中医方剂大辞典)

开窍引 kai qiao yin

【英文名】Kai Qiao Yin Decoction

【组成】石菖蒲、谷精草、枸杞子、菊花。(中医方剂大辞典)

开窍剂 kai qiao ji

【英文名】Resuscitating agents(中国中医药学主题词表)

【组成】指凡以芳香开窍药为主组成,具有开窍醒神作用,治疗窍闭神昏证的方剂。(方剂学)

开脬煎 kai pao jian

【英文名】Kai Pao Decoction

【组成】石韦、茯苓、车前子、冬葵子。(中医方剂大辞典)

开脾汤 kai pi tang

【英文名】Kai Pi Decoction

【组成】小柴胡、苍术、茵陈、香附、枳实、藿香、泽泻、茯苓、砂仁、白扁豆。(中医方剂大辞典)

开滞汤 kai zhi tang

【英文名】Kai Zhi Decoction

【组成】白芍、五灵脂、木通。(中医方剂大辞典)

开滞膏 kai zhi gao

【英文名】Kai Zhi Ointment

【组成】车前、滑石、大云、木通、乌梅、杏仁。(中医方

剂大辞典)

开痰饮 kai tan yin

【英文名】Kai Tan Drink

【组成】柴胡、半夏、甘草、炒栀子、陈皮、薄荷、枳壳、苍术、茯苓。(中医方剂大辞典)

开膜丹 kai mo dan

【英文名】Kai Mo Pellet

【组成】硇砂、硼砂、青盐。(中医方剂大辞典)

开膈膏 kai ge gao

【英文名】Kai Ge Plaster

【组成】党参、白术、苍术、黄芪、茯苓、甘草、生地、熟地、当归、白芍、川芎、天冬、麦冬、黄连、黄柏、知母、贝母、青皮、陈皮、半夏、胆星、乌药、香附、厚朴、枳实、桔梗、瓜蒌、连翘、红花、神曲、麦芽、山楂、槟榔、木通、苏子、草蔻仁、砂仁、木香、丁香、藿香、乳香、大黄、巴豆、黑丑、莪术、三棱、草乌、官桂、雄黄、明矾、郁金、牙皂、生姜、乌梅、凤仙子。(中医方剂大辞典)

开噤汤 kai jin tang

【英文名】Kai Jin Decoction

【组成】(1)人参、麦冬、煅石膏、栀子、川连、黄芩、黄柏、生地、当归、射干、杏仁、槟榔、枳壳、生甘草、花粉。(中医方剂大辞典)(2)砂仁、砂糖、细茶、生姜。(中医方剂大辞典)

开噤散 kai jin san

【英文名】Kai Jin Powders

【组成】人参、川黄连、石菖蒲、丹参、石莲子、茯苓、陈皮、陈米、冬瓜仁、荷叶蒂。(中医方剂大辞典)

开壅汤 kai yong tang

【英文名】Kai Yong Decoction

【组成】红花、当归尾、牛膝、桃仁、柴胡、丹皮、大黄、香附、郁金、天花粉、延胡索。(中医方剂大辞典)

开翳散 kai yi san

【英文名】Kai Yi Powders

【组成】浮水甘石、奎溏珍珠、琥珀、白珠砂、玛瑙、珊瑚、熊胆、人退、白丁香、头梅片。(中西医结合眼科1986,6(1))

开刀麻药 kai dao ma yao

【英文名】Kai Dao Ma Yao Powders

【组成】草乌、川乌、半夏、生南星、蟾酥、番木鳖、白芷、牙皂。(中医方剂大辞典)

开光锭子 kai guang ding zi

【英文名】Kai Guang Lozenges

【组成】炉甘石、硼砂、珍珠、片脑、牛黄、雄黄。(中医方剂大辞典)

开明饼子 kai ming bing zi

【英文名】Kai Ming Bing Zi Pill

【组成】乌贼鱼骨、黄蜡。(中医方剂大辞典)

开胃冲剂 kai wei chong ji

【英文名】Kai Wei Medicinal Instant Granule

【组成】(1)生二谷芽、生稻芽、荷叶、香橼皮、佛手、白芍、甘草、使君子、冬瓜子。(2)生谷芽、生稻芽、荷叶、沙参、麦冬、玉竹、石斛、生地、丹皮。(中医杂志1981,22(3))

开元固气丸 kai yuan gu qi wan

【英文名】Kai Yuan Gu Qi Pill

【组成】(1)新鲜地骨皮、生姜。(中医方剂大辞典)(2)西党参、绵芪、白术、川楝、青皮、当归身、茴香、官桂、赤芍、白芍、柴胡、升麻、熟地、炙甘草、新会皮、青木香、橘核。(中医方剂大辞典)

开气消痰汤 kai qi xiao tan tang

【英文名】Kai Qi Xiao Tan Decoction

【异名】开结导痰汤(中医方剂大辞典、寿世保元)

【组成】陈皮、半夏、枯芩、前胡、桔梗、枳壳、枳实、香附、木香、僵蚕、羌活、荆芥、槟榔、射干、威灵仙、甘草。(中医方剂大辞典)

开心肥健方 kai xin fei jian fang

【英文名】Kai Xin Fei Jian Prescription

【组成】人参、大猪肪。(中医方剂大辞典)

开发腠理汤 kai fa cou li tang

【英文名】Kai Fa Cou Li Decoction

【组成】荆芥、防风、前胡、桔梗、枳壳、干葛、柴胡、羌活、广皮、甘草、升麻。(中医方剂大辞典)

开光复明丸 kai guang fu ming wan

【英文名】Kai Guang Fu Ming Pill

【组成】(1)石决明、菊花、黄连、草红花、桃仁、当归尾、黄芩、胆草、石燕、大黄、白蒺藜、朱砂、琥珀、猪苦胆。(中医方剂大辞典)(2)栀子、川连、黄芩、黄柏、大黄、泽泻、玄参、红花、胆草、赤芍、归尾、菊花、防风、生地、石决明、蒺藜、羚羊、冰片。(中医方剂大辞典)

开关立效散 kai guan li xiao san

【英文名】Kai Guan Li Xiao Powders

【组成】真雄精、细辛、真牛黄、牙皂、真麝香、薄荷、大梅片。(中医方剂大辞典)

开关利膈丸 kai guan li ge wan

【英文名】Kai Guan Li Ge Pill

【组成】人参、当归、木香、槟榔、枳壳、大黄。(中医方剂大辞典)

开关神应散 kai guan shen ying san

【英文名】Kai Guan Shen Ying Powders

【组成】(1)盆消、白僵蚕、青黛、蒲黄、麝香、甘草、马勃、片脑。(中医方剂大辞典)(2)蜈蚣、胆矾、全蝎、僵蚕、蝉退、蟾酥、穿山甲、川乌尖、乳香。(中医方

剂大辞典)

开青散黑汤 kai qing san hei tang

【英文名】Kai Qing San Hei Decoction

【组成】人参、白术、当归、附子、肉桂。(中医方剂大辞典)

开郁二陈汤 kai yu er chen tang

【英文名】Kai Yu Er Chen Decoction

【组成】(1)陈皮、白茯苓、苍术、香附、川芎、半夏、青皮、莪术、槟榔、甘草、木香。(中医方剂大辞典)(2)苍术、香附、川芎、青皮、莪术、槟榔、木香。(中医方剂大辞典)(3)陈皮、茯苓、苍术、川芎、香附、半夏、青皮、甘草、木香。(中医方剂大辞典)

开郁化痰汤 kai yu hua tan tang

【英文名】Kai Yu Hua Tan Decoction

【组成】半夏、枳实、贝母、香附、白茯苓、山楂、陈皮、黄连、苍术、桔梗、甘草。(中医方剂大辞典)

开郁正元散 kai yu zheng yuan san

【英文名】Kai Yu Zheng Yuan Powders

【异名】消积正元散(中医方剂大辞典、保命歌括)

【组成】白术、陈皮、青皮、香附、山楂、海粉、桔梗、茯苓、玄胡索、神曲、砂仁、麦芽、甘草。(中医方剂大辞典)

开郁四物汤 kai yu si wu tang

【英文名】Kai Yu Si Wu Decoction

【组成】香附、归身、白芍药、熟地黄、川芎、黄芪、蒲黄、地榆、人参、白术、升麻。(中医方剂大辞典)

开郁至神汤 kai yu zhi shen tang

【英文名】Kai Yu Zhi Shen Decoction

【组成】人参、香附、茯苓、白术、当归、白芍、陈皮、甘草、栀子、柴胡。(中医方剂大辞典)

开郁老蔻丸 kai yu lao kou wan

【英文名】Kai Yu Lao Kou Pill

【组成】紫蔻、贡桂、丁香、当归、山楂、白术、炙军、乌药、甘草、青皮、莱菔、陈皮、木香、砂仁、莪术、半夏、三棱、枳壳、草果仁、槟榔、川芎、神曲、沉香。(中医方剂大辞典)

开郁导气汤 kai yu dao qi tang

【英文名】Kai Yu Dao Qi Decoction

【组成】苍术、香附、川芎、白芷、茯苓、滑石、栀子、神曲、陈皮、干姜、甘草。(中医方剂大辞典)

开郁和中汤 kai yu he zhong tang

【英文名】Kai Yu He Zhong Decoction

【组成】人参、白术、白茯苓、甘草、香附子、苍术、黄连、川芎、陈皮、青皮、栀子仁、柴胡。(中医方剂大辞典)

开郁降痰汤 kai yu jiang tan tang

【英文名】Kai Yu Jiang Tan Decoction

【组成】杏仁、枳壳、黄芩、苏子、桔梗、香附、贝母、瓜蒌仁、山楂、甘草。(中医方剂大辞典)

开郁种玉汤 kai yu zhong yu tang

【英文名】Kai Yu Zhong Yu Decoction

【异名】开郁种子汤(中医方剂大辞典、医学集成)

【组成】白芍、香附、当归、白术、丹皮、茯苓、花粉。(中医方剂大辞典)

开郁香连丸 kai yu xiang lian wan

【英文名】Kai Yu Xiang Lian Pill

【组成】川黄连、香附子。(中医方剂大辞典)

开郁顺气丸 kai yu shun qi wan

【英文名】Kai Yu Shun Qi Pill

【组成】柴胡、青皮、榔片、香附、木香、枳壳、酒芍、山栀、黄芩、姜夏、川芎、神曲、紫朴、砂仁、广皮、苍术、乌药、茯苓、盔沉、当归、甘草、桔梗、莱菔。(中医方剂大辞典)

开郁逐瘀汤 kai yu zhu yu tang

【英文名】Kai Yu Zhu Yu Decoction

【组成】香附、郁金、延胡、归尾、川芎、青皮、枳壳。(中医方剂大辞典)

开郁流气散 kai yu liu qi san

【英文名】Kai Yu Liu Qi Powders

【组成】槐花、远志。(中医方剂大辞典)

开郁通络饮 kai yu tong luo yin

【英文名】Kai Yu Tong Luo Drink

【组成】香圆皮、广郁金、延胡、远志、真新绛、陈木瓜、蜣螂虫、丝通草、佛手。(中医方剂大辞典)

开郁清痰丸 kai yu qing tan wan

【英文名】Kai Yu Qing Tan Pill

【组成】半夏、陈皮、香附、川芎、苍术、白芷、白术、羌活、当归、桔梗、黄芩、玄参、黄连、石膏、连翘、贝母、枳壳、螵蛸、海浮石、青黛、昆布、甘草、天花粉。(中医方剂大辞典)

开郁理气汤 kai yu li qi tang

【英文名】Kai Yu Li Qi Decoction

【组成】香附、沉香、半夏、苏子、枳实、萝卜子、丁香、大腹皮、藿香。(中医方剂大辞典)

开郁舒肝丸 kai yu shu gan wan

【英文名】Kai Yu Shu Gan Pill

【组成】香附、沉香、陈皮、甘草、枳壳、六曲、乌药、茯苓、山楂、厚朴、青皮、砂仁、元胡、槟榔、白术。(中医方剂大辞典)

开肺宣郁汤 kai fei xuan yu tang

【英文名】Kai Fei Xuan Yu Decoction

【组成】粉甘草、秋桔梗、川郁金、炒枳壳、炙枇杷叶、炙紫菀。(陕西中医 1993,14(1))

开肺解毒汤 kai fei jie du tang

【英文名】Kai Fei Jie Du Decoction

【组成】桔梗、牛蒡子、黄芩、连翘、银花、赤小豆、生甘草、马勃。(中医方剂大辞典)

开胃山楂丸 kai wei shan zha wan

【英文名】Kai Wei Shan Zha Pill

【组成】山楂、六曲、槟榔、山药、白扁豆、鸡内金、枳壳、麦芽、砂仁。(中医方剂大辞典)

开胃正气散 kai wei zheng qi san

【英文名】Kai Wei Zheng Qi Powders

【组成】(1)丁香、沉香、藿香、黄桔皮、半夏、厚朴、甘草、人参。(中医方剂大辞典)(2)厚朴、半夏、生姜、陈桔皮、藿香叶、甘草、人参、白术。(中医方剂大辞典)

开胃利膈丸 kai wei li ge wan

【英文名】Kai Wei Li Ge Pill

【组成】瓜蒌皮、枳实、落水沉、砂仁、香附、桔梗、白蔻仁、苍术、藿香梗、广皮、厚朴、三仙。(中医方剂大辞典)

开胃阿胶散 kai wei e jiao san

【英文名】Kai Wei E Jiao Powders

【异名】阿胶散(中医方剂大辞典、普济方)

【组成】阿胶、木香、糯米。(中医方剂大辞典)

开胃炒面方 kai wei chao mian fang

【英文名】Kai Wei Chao Mian Prescription

【组成】白盐、姜、炒面、茴香、杏仁、甘草、枸杞、胡桃、芝麻。(中医方剂大辞典)

开胃健脾丸 kai wei jian pi wan

【英文名】Kai Wei Jian Pi Pill

【组成】(1)白术、厚朴、桔皮、枳实。(中医方剂大辞典)(2)粉沙参、青皮、甘草、茯苓、泽泻、枳实、法夏、广木香、白术、砂仁、神曲、炮干姜、猪苓、草蔻仁、麦芽、桔皮。(中医方剂大辞典)(3)党参、茯苓、广陈皮、法夏、白术、砂仁、广木香、甘草、建莲、大枣、干姜、桔梗、淮毛皮。(中医方剂大辞典)

开胃通滞汤 kai wei tong zhi tang

【英文名】Kai Wei Tong Zhi Decoction

【组成】山栀、曲、香附、陈皮、苍术、甘草、黄芩、滑石、干姜、白芷、川芎。(中医方剂大辞典)

开胃救亡汤 kai wei jiu wang tang

【英文名】Kai Wei Jiu Wang Decoction

【组成】人参、金银花、山药、生甘草、薏仁、玄参、白术。(中医方剂大辞典)

开胃理脾丸 kai wei li pi wan

【英文名】Kai Wei Li Pi Pill

【组成】党参、白术、茯苓、甘草、山药、陈皮、木香、白芍、焦神曲、焦麦芽、焦谷芽。(药品标准－中药成方制剂标准 1993 年)

开胃填精汤 kai wei tian jing tang

【英文名】Kai Wei Tian Jing Decoction

【组成】人参、白术、熟地、麦冬、山茱萸、北五味、巴戟天、茯苓、肉豆蔻。(中医方剂大辞典)

开胃醒脾丸 kai wei xing pi wan

【英文名】Kai Wei Xing Pi Pill

【组成】厚朴、生老姜。(中医方剂大辞典)

开结化痰汤 kai jie hua tan tang

【英文名】Kai Jie Hua Tan Decoction

【组成】陈皮、半夏、茯苓、桔梗、枳壳、贝母、瓜蒌仁、黄连、黄芩、栀子、苏子、桑皮、朴消、杏仁、甘草。(中医方剂大辞典)

开结导饮丸 kai jie dao yin wan

【英文名】Kai Jie Dao Yin Pill

【组成】槟榔、甘遂、赤芍药、威灵仙、泽泻、葶苈、乳香、没药、牵牛、大戟、陈皮。(中医方剂大辞典)

开结妙功丸 kai jie miao gong wan

【英文名】Kai Jie Miao Gong Pill

【异名】妙功丸(中医方剂大辞典、儒门事亲);妙效丸(中医方剂大辞典、普济方)

【组成】荆三棱、茴香、川乌头、神曲、麦芽、大黄、干姜、巴豆、半夏、桂、牵牛。(中医方剂大辞典)

开结枳实丸 kai jie zhi shi wan

【英文名】Kai Jie Zhi Shi Pill

【异名】开结导引丸(中医方剂大辞典、东医宝鉴、外形篇、宝鉴);开郁导饮丸(中医方剂大辞典、东医宝鉴、外形篇、丹溪心法)

【组成】(1)枳实、白术、半夏、天南星、白矾、苦葶苈、大黄、木香、黑牵牛、大皂角、青皮、旋复花。(中医方剂大辞典)(2)桔皮、白术、泽泻、茯苓、麦蘖面、炒曲、干生姜、青皮、枳实、半夏。(中医方剂大辞典)

开结舒经汤 kai jie shu jing tang

【英文名】Kai Jie Shu Jing Decoction

【异名】开结舒筋汤(中医方剂大辞典、杂病源流犀烛)

【组成】紫苏、陈皮、香附、台乌、川芎、苍术、羌活、南星、半夏、当归、桂枝、甘草。(中医方剂大辞典)

开胸利气丸 kai xiong li qi wan

【英文名】Kai Xiong Li Qi Pill

【组成】广木香、陈皮、沉香、黄连、枳壳、砂仁、香附、法半夏、乌药、五灵脂、莱菔子、三棱、莪术、青皮、厚朴、穿山甲、当归、槟榔、玄胡、大黄、黑白丑。(中医方剂大辞典)

开胸顺气丸 kai xiong shun qi wan

【英文名】Kai Xiong Shun Qi Pill

【组成】(1)木香、陈皮、香附、莪术、牵牛子、大黄。((80)京卫药准字第 1209 号)(2)槟榔、牵牛子、陈皮、木香、厚朴、猪牙皂、三棱、莪术。((81)豫卫药准字 ZZ－0058－49007 号)

开胸消食片 kai xiong xiao shi pian

【英文名】Kai Xiong Xiao Shi Tablet(药品标准－中药成

方制剂标准)

【组成】熟大黄、甘草、神曲、乌药、青皮、木香、麦芽、枳实、厚朴、山楂、槟榔、莱菔子。(药品标准－中药成方制剂标准 1995 年)

开胸理气丸 kai xiong li qi wan

【英文名】Kai Xiong Li Qi Pill(药品标准－中药成方制剂标准)

【组成】木香、陈皮、厚朴、三棱、莪术、牵牛子、槟榔、猪牙皂。(药品标准－中药成方制剂标准 1992 年)

开窍消痰汤 kai qiao xiao tan tang

【英文名】Kai Qiao Xiao Tan Decoction

【组成】人参、白术、半夏、皂角、陈皮。(中医方剂大辞典)

开痰安虫汤 kai tan an chong tang

【英文名】Kai Tai An Chong Decoction

【组成】乌梅、苦参、淮膝、桔皮、杜仲、川楝、当归、香附、天雄、吴萸、杏仁、甘草。(中医方剂大辞典)

开痰降火汤 kai tan jiang huo tang

【英文名】Kai Tan Jiang Huo Decoction

【组成】黄连、黄芩、黄柏、大黄、半夏、胆草、木通、瓜蒌子、车前、胆星、朴消、甘草。(中医方剂大辞典)

开痰顺气汤 kai tan shun qi tang

【英文名】Kai Tan Shun Qi Decoction

【组成】枳壳、青皮、木香、沉香、槟榔。(中医方剂大辞典)

开痰神应丹 kai tan shen ying dan

【英文名】Kai Tan Shen Ying Pellet

【组成】直芫花。(中医方剂大辞典)

开解六郁膏 kai jie liu yu gao

【英文名】Kai Jie Liu Yu Plaster

【组成】香附、川郁金、枳实、青皮、山田、姜黄、广木香、橘红、红花、全当归、苏梗子、沉香、麝香、莱菔子、白芥子、茅苍术。(中医方剂大辞典)

开障去翳散 kai zhang qu yi san

【英文名】Kai Zhang Qu Yi Powders

【组成】黄连、黄芩、川军、连翘、生地、胆草、菊花、银花、薄荷、木贼、川羌活、蝉蜕、赤芍、防风、荆芥、甘草、黄柏。(中医方剂大辞典)

开膈利痰汤 kai ge li tan tang

【英文名】Kai Ge Li Tan Decoction

【组成】半夏、茯苓、陈皮、枳实、桔梗、瓜蒌仁、黄连、香附、甘草。(中医方剂大辞典)

开豁腠理汤 kai huo cou li tang

【英文名】Kai Huo Cou Li Decoction

【组成】升麻、葛根、羌活、荆芥、防风、前胡、紫苏、牛蒡子、陈皮、甘草、桔梗、枳壳。(中医方剂大辞典)

开心薯蓣肾气丸 kai xin shu yu shen qi wan

【英文名】Kai Xin Shu Yu Shen Qi Pill

【组成】肉苁蓉、山茱萸、干地黄、远志、蛇床子、五味子、防风、茯苓、牛膝、菟丝子、杜仲、薯蓣。(中医方剂大辞典)

开关润喉蓬莱雪 kai guan run hou peng lai xue

【英文名】Kai Guan Run Hou Peng Lai Xue Powders

【组成】片脑、麝香、硼砂、明乳香、没药、全蝎、防风、百药煎、朴消、薄荷叶、粉草。(中医方剂大辞典)

开郁顺气解毒汤 kai yu shun qi jie du tang

【英文名】Kai Yu Shun Qi Jie Du Decoction

【组成】青皮、当归、甘草、抚芎、生地、柴胡、香附、陈皮、栀仁、赤芍、连翘、砂仁、桔梗、花粉、乌药、黄芩、羌活、金银花。(中医方剂大辞典)

井苔散 jing tai san

【英文名】Jing Tai Powders

【组成】井中苔、土马鬃。(中医方剂大辞典)

井金散 jing jin san

【英文名】Jing Jin Powders

【异名】一井散(中医方剂大辞典、医学纲目)

【组成】(1)土黄、硇砂、雄黄、轻粉、朱砂、乳香、没药、麝香、片脑。(中医方剂大辞典)(2)土黄、硇砂、雄黄、粉霜、轻粉、乳香、没药。(中医方剂大辞典)

井黄煎 jing huang jian

【英文名】Jing Huang Decoction

【组成】虾蟆、诃黎勒皮、使君子、胡黄连、蝉蜕、无食子、芦荟、芜荑、熊胆、夜明砂、丹砂、雄黄、木香、肉豆蔻、牛黄、麝香。(中医方剂大辞典)

井泉石散 jing quan shi san

【英文名】Jing Quan Shi Powders

【组成】(1)井泉石、蝉壳、蛇蜕皮、甘草。(中医方剂大辞典)(2)井泉石、晚蚕沙、夜明砂、石决明、甘菊花、黄连。(中医方剂大辞典)

不二丸 bu er wan

【英文名】Bu Er Pill

【组成】(1)常山、尖槟榔。(中医方剂大辞典)(2)苍术、草乌、羌活、杏仁、巴豆。(中医方剂大辞典)(3)巴豆、朱砂、寒食饼。(中医方剂大辞典)(4)巴豆、杏仁、黄蜡、砒霜、白胶香、黄丹、乳香、朱砂、木鳖子。(中医方剂大辞典)

不二饮 bu er yin

【英文名】Bu Er Drink

【组成】(1)西丁、靛花。(中医方剂大辞典)(2)柴胡、黄芩、常山、槟榔、知母、芍药、青皮、甘草。(中医方剂大辞典)(3)常山、槟榔、知母、贝母。(中医方剂大辞典)

不二散 bu er san

【英文名】Bu Er Powders

【异名】护心散(中医方剂大辞典、赤水玄珠)

【组成】(1)密陀僧、硫黄、草乌、红砒。(中医方剂大辞典)(2)杜蜈蚣、雄精。(中医方剂大辞典)(3)常山、槟榔、贝母。(中医方剂大辞典)(4)莲肉、真鸦片。(中医方剂大辞典)(5)人言、飞面、白扁豆末、细茶末。(中医方剂大辞典)(6)甘草、豆粉。(中医方剂大辞典)(7)罂粟壳、甘草、青皮、陈皮、当归、甜藤。(中医方剂大辞典)(8)紫河车、绿豆粉、甘草、薄荷、信。(中医方剂大辞典)(9)白面、砒。(中医方剂大辞典)(10)牡蛎、蝟皮。(中医方剂大辞典)(11)腻粉、麝香。(中医方剂大辞典)

不二膏 bu er gao

【英文名】Bu Er Plaster

【组成】(1)大黄、黄柏、黄连、乳香、没药、轻粉、血竭、孩儿茶、片脑、水银。(中医方剂大辞典)(2)金石斛、乳香、川贝、没药、天麻、甘草、巴豆肉。(中医方剂大辞典)

不老丸 bu lao wan

【英文名】Bu Lao Pill

【组成】川厚朴、川白姜、肉豆蔻、白术、附子、肉桂、丁香、荜茇。(中医方剂大辞典)

不老丹 bu lao dan

【英文名】Bu Lao Pellet

【组成】苍术、何首乌、地骨皮。(中医方剂大辞典)

不老汤 bu lao tang

【英文名】Bu Lao Decoction

【组成】香附子、姜黄、甘草。(中医方剂大辞典)

不再散 bu zai san

【英文名】Bu Zai Powderss

【组成】黄丹、百草霜。(中医方剂大辞典)

不夺散 bu duo san

【英文名】Bu Duo Powders

【组成】防风、荆芥、生地、勾藤、角茴、木瓜、苓蒡、紫金皮、五加皮、白芷、槟榔、木香、羌活、独活、归尾、天台乌、威灵仙、杜仲、芍药、牛膝、乳香、没药、故纸、五灵脂、石南藤、自然铜。(中医方剂大辞典)

不忘散 bu wang san

【英文名】Bu Wang Powders

【组成】菖蒲、茯苓、茯神、人参、远志。(中医方剂大辞典)

不育方 bu yu fang

【英文名】Bu Yu Prescription

【组成】(1)熟地、仙灵脾、山萸肉、枸杞子、女贞子、党参、茯苓、菟丝子、牡蛎、丹皮。(山东中医杂志 1990,9(5))(2)生熟地、山药、茯苓、枸杞子、泽泻、王不留行、知母、黄柏、仙灵脾、炒蜂房、菟丝子、桑椹子、覆盆子、沙苑子。(山东中医杂志 1990,9(5))(3)熟地、枸杞子、肉苁蓉、女贞子、肉桂、黄精、桑椹子。(山东中医杂志 1990,9(5))

不卧散 bu wo san

【英文名】Bu Wo Powders

【异名】神仙不卧散(中医方剂大辞典、普济方)

【组成】(1)猪牙皂角、玄胡、青黛。(中医方剂大辞典)(2)川芎、石膏、藜芦、甘草、人参、细辛。(中医方剂大辞典)(3)苍术、川芎、甘草、藁本。(中医方剂大辞典)

不惊丸 bu jing wan

【英文名】Bu Jing Pill

【组成】(1)枳壳、淡豆豉。(中医方剂大辞典)(2)枳壳、淡豆豉、芜荑仁、蝎梢。(中医方剂大辞典)

不惊丹 bu jing dan

【英文名】Bu Jing Pellet

【组成】枳壳、淡豆豉、茯神、南星、蝎梢、芜荑。(中医方剂大辞典)

不醉丹 bu zui dan

【英文名】Bu Zui Pellet

【组成】白葛花、天门冬、白茯苓、牡丹蕊、小豆花、缩砂仁、葛根、官桂、甘草、海盐、木香、泽泻、人参、陈皮、枸杞。(中医方剂大辞典)

不醉方 bu zui fang

【英文名】Bu Zui Prescription

【组成】绿豆、小豆、葛根。(中医方剂大辞典)

不灰木散 bu hui mu san

【英文名】Bu Hui Mu Powders

【组成】(1)不灰木、滑石、凝水石、板兰根、甘草。(中医方剂大辞典)(2)不灰木、贝母、甘草。(中医方剂大辞典)(3)不灰木、密陀僧、黄柏、腻粉、麝香。(中医方剂大辞典)(4)不灰木、延胡叶、子芩、黄药、甘草、甘菊花、羌活。(中医方剂大辞典)

不传妙方 bu chuan miao fang

【英文名】Bu Chuan Miao Prescription

【组成】绿柳树根皮、川椒、枯矾、全蝎。(中医方剂大辞典)

不龟手膏 bu gui shou gao

【英文名】Bu Gui Shou Plaster

【组成】猪脂油、白蜡、白芷、升麻、猪牙皂、丁香、麝香。(中医方剂大辞典)

不换金丸 bu huan jin wan

【英文名】Bu Huan Jin Pill

【组成】当归、没药、玄胡索、川芎、藁本、人参、白茯苓、牡丹皮、甘草、白芍药、白术、熟干地黄、白芷、白薇。(中医方剂大辞典)

不换金丹 bu huan jin dan

【英文名】Bu Huan Jin Pellet

【组成】荆芥穗、白僵蚕、天麻、甘草、羌活、川芎、白附

子、川乌头、蝎梢、藿香叶、薄荷、防风。(中医方剂大辞典)

不换金散 bu huan jin san

【英文名】Bu Huan Jin Powders

【组成】(1)姜黄、草龙胆、干葛。(中医方剂大辞典)(2)新罂粟壳、甘草、陈桔皮。(中医方剂大辞典)(3)藿香、厚朴、苍术、陈皮、半夏、甘草。(中医方剂大辞典)(4)厚朴、陈桔皮、甘草、藿香叶、苍术、半夏、草果子、人参。(中医方剂大辞典)(5)槐实、臭椿根皮、荆芥穗。(中医方剂大辞典)(6)三棱、莪术、巴豆。(中医方剂大辞典)(7)半夏、厚朴、苍术、陈皮、人参、藿香、茯苓、木香。(中医方剂大辞典)

不饥耐老方 bu ji nai lao fang

【英文名】Bu Ji Nai Lao Prescription

【组成】麻子、大豆。(中医方剂大辞典)

不老地仙丹 bu lao di xian dan

【英文名】Bu Lao Di Xian Pellet

【组成】当归、牛膝、苁蓉、虎骨、真川椒、川萆薢、蒺藜、川芎、白附子、黄芪、园白南星、何首乌、羌活、独活、杜仲、没药、防风、赤小豆、地龙、茴香、木鳖子、血竭、乳香。(中医方剂大辞典)

不泻内消丸 bu xie nei xiao wan

【英文名】Bu Xie Nei Xiao Pill

【组成】(1)桔皮、砂仁、厚朴、麦芽、山楂、三棱、神曲、莪术、枳壳、香附、木香、青皮、莱菔子。(中医方剂大辞典)(2)制香附、白术、枳实、广皮、神曲、小山楂、麦芽、青皮、半夏、砂仁、莱菔子、三棱、莪术。(中医方剂大辞典)

不觉退管锭子 bu jue tui guan ding zi

【英文名】Bu Jue Tui Guan Lozenges

【组成】象牙末、万年冰、青盐、轻粉、密陀僧。(中医方剂大辞典)

不换金正气散 bu huan jin zheng qi san

【英文名】Bu Huan Jin Zheng Qi Powders

【组成】(1)苍术、厚朴、陈皮、甘草、木香、鲜藿香。(中医方剂大辞典)(2)人参、五味、麦冬、杏仁。(中医方剂大辞典)(3)陈皮、厚朴、藿香叶、半夏、甘草。(中医方剂大辞典)(4)厚朴、陈皮、苍术、半夏、白茯苓、紫苏叶、甘草、神曲。(中医方剂大辞典)(5)苍术、厚朴、粉甘草、橘红、藿香叶、半夏、木香、人参、白茯苓。(中医方剂大辞典)

不换金卷云丹 bu huan jin juan yun dan

【英文名】Bu Huan Jin Juan Yun Pellet

【异名】不换金拔云丹(中医方剂大辞典、审视瑶函)

【组成】大石蟹、黄连、黄柏、黄芩、大黄、细辛、桔梗、防风、荆芥、栀子、薄荷、羌活、乌药、陈皮、枳壳、前胡、当归、姜黄、木贼、菊花、干姜、桑白皮。(中医方剂大辞典)

不换金摩娑囊 bu huan jin mo suo nang

【英文名】Bu Huan Jin Mo Suo Nang Powders

【组成】乌头、附子、南星。(中医方剂大辞典)

木一 mu yi

【英文名】Mu Yi Powders

【组成】荆芥、连翘、防风、红花、青皮、桔梗、枳壳、山楂、卜子。(中医方剂大辞典)

木五 mu wu

【英文名】Mu Wu Powders

【组成】赤芍、大黄、花粉、黄连、乳香、川贝、雄黄、牛蒡、穿山甲、生甘草。(中医方剂大辞典)

木瓜丸 mu gua wan

【英文名】Mu Gua Pill(药品标准－中药成方制剂标准)

【异名】木瓜大蜜丸(药品标准－中药成方制剂标准);木瓜牛膝丸(中医方剂大辞典、得效)

【组成】木瓜、当归、川芎、白芷、威灵仙、狗脊、牛膝、鸡血藤、海风藤、人参、制川乌、制草乌。(药品标准－中药成方制剂标准 1998 年)

木瓜丹 mu gua dan

【英文名】Mu Gua Pellet

【组成】木瓜、羌活、独活、附子。(中医方剂大辞典)

木瓜片 mu gua pian

【英文名】Mu Gua Tablet(药品标准－中药成方制剂标准)

【组成】木瓜、当归、川芎、白芷、威灵仙、狗脊、牛膝、鸡血藤、海风藤、人参、制川乌、制草乌。(药品标准－中药成方制剂标准 1995 年)

木瓜曲 mu gua qu

【英文名】Mu Gua Qu Powders

【组成】木瓜、沉香、辰砂。(中医方剂大辞典)

木瓜汤 mu gua tang

【英文名】Mu Gua Decoction

【异名】木瓜散(中医方剂大辞典、明医指掌);木瓜煎(中医方剂大辞典、妇人良方)

【组成】(1)木瓜、生姜、甘草、盐。(中医方剂大辞典)(2)木瓜、吴茱萸、茴香、甘草。(中医方剂大辞典)(3)米斗子、木瓜、干姜、甘草。(中医方剂大辞典)(4)木瓜、生姜。(中医方剂大辞典)(5)木瓜、白术、藿香叶、甘草、五味子、白茯苓、陈桔皮、草豆蔻、人参、干姜。(中医方剂大辞典)(6)干木瓜、诃黎勒皮、大腹子、吴茱萸、陈桔皮。(中医方剂大辞典)(7)干木瓜、吴茱萸、陈桔皮、高良姜、槟榔。(中医方剂大辞典)(8)木瓜、木香、陈桔皮、人参、大腹。(中医方剂大辞典)(9)木瓜汁、木香。(中医方剂大辞典)(10)木瓜、青铜钱、乌梅。(中医方剂大辞典)(11)木瓜、厚朴、干姜、人参。(中医方剂大辞典)

(12)木瓜、桂。(中医方剂大辞典)(13)木瓜、木香、槟榔、生姜、甘草、黑豆、人参。(中医方剂大辞典)(14)干木瓜、白术、白芷、黄连、附子、石膏、赤石脂、桑白皮、桂、芎䓖、当归、白豆蔻、芍药、黄芩、龙骨。(中医方剂大辞典)(15)木瓜、生姜、吴茱萸。(中医方剂大辞典)(16)木瓜、蜜、生姜。(中医方剂大辞典)(17)木瓜。(中医方剂大辞典)(18)木瓜、桑叶、大枣。(中医方剂大辞典)(19)人参、木瓜、橘红、枇杷叶、麦冬、藿香、竹茹、姜。(中医方剂大辞典)(20)干木瓜、白檀、沉香、茴香、白豆蔻、砂仁、粉草、干生姜。(中医方剂大辞典)(21)木瓜、白沙蜜。(中医方剂大辞典)(22)羊肉、草果、回回豆子。(中医方剂大辞典)(23)生姜、木瓜、白盐、甘草、紫苏、缩砂、山药。(中医方剂大辞典)

木瓜饮 mu gua yin

【英文名】Mu Gua Drink

【组成】(1)木瓜。(中医方剂大辞典)(2)生木瓜、白术。(中医方剂大辞典)(3)干木瓜、白芷、厚朴、白术、木香、桂、黄连、当归、缩沙蜜、龙骨、诃黎勒皮、陈桔皮、杏仁、赤石脂。(中医方剂大辞典)

木瓜酒 mu gua jiu

【英文名】Mu Gua Wine

【组成】(1)红花、千年健、川芎、桑寄生、秦艽、牛膝、羌活、独活、陈皮、五加皮、当归、木瓜、玉竹、生山栀。(中医方剂大辞典)(2)木瓜、木香、丝瓜络、伸筋草、干地龙。(中医方剂大辞典)(3)木瓜、杉木屑。(中医方剂大辞典)(4)干木瓜、五灵脂、川牛膝、当归、白芍药、川萆薢、川天麻、天台乌药、防风、黄芪、威灵仙、虎胫骨、川续断、乳香、没药、白僵蚕、松节、川乌头。(中医方剂大辞典)

木瓜浆 mu gua jiang

【英文名】Mu Gua Jiang Decoction

【组成】木瓜。(中医方剂大辞典)

木瓜散 mu gua san

【英文名】Mu Gua Powders

【组成】(1)木瓜、车前子、罂粟壳。(中医方剂大辞典)(2)大腹皮、紫苏、羌活、木香、茯苓、陈皮、甘草、木瓜。(中医方剂大辞典)(3)虎胫骨、五加皮、木瓜、当归、甘草、酸枣仁、人参、桑寄生、柏子仁、黄芪。(中医方剂大辞典)(4)干木瓜、益智、桂、草豆蔻、红豆蔻、干姜、高良姜、陈桔皮、厚朴、甘草、麦蘖、陈曲、生姜、丁香、沉香、盐。(中医方剂大辞典)(5)大腹、紫苏、木瓜、甘草、木香、羌活。(中医方剂大辞典)(6)干木瓜、高良姜、陈桔皮、桂心、诃黎皮、沉香、厚朴、甘草、半夏。(中医方剂大辞典)(7)木瓜、桂心、麦门冬。(中医方剂大辞典)(8)木瓜、桂心、草豆蔻。(中医方剂大辞典)(9)木瓜、艾叶、当归、木香、桂心、诃黎勒、肉豆蔻、人参、白术、陈桔皮、厚朴。(中医方剂大辞典)(10)木瓜皮、槟榔、桑根白皮、紫苏茎叶、木香、半夏、枳壳、羚羊角屑、防风。(中医方剂大辞典)(11)木瓜、槟榔、人参、赤茯苓、桑根白皮、羚羊角屑、吴茱萸、木通、紫苏茎叶。(中医方剂大辞典)(12)木瓜、紫金皮、香附子。(中医方剂大辞典)

木瓜煎 mu gua jian

【英文名】Mu Gua Decoction

【组成】(1)吴萸、木瓜、槟榔、生姜。(中医方剂大辞典)(2)木瓜、没药、乳香。(中医方剂大辞典)(3)吴茱萸、生姜、木瓜、茴香、甘草、茱萸。(中医方剂大辞典)

木兰汤 mu lan tang

【英文名】Mu Lan Decoction

【组成】木兰、枳实、黄芩、白术、漏芦根、白蔹、升麻、芍药、桔梗、生姜、大黄。(中医方剂大辞典)

木兰散 mu lan san

【英文名】Mu Lan Powders

【组成】木兰皮。(中医方剂大辞典)

木兰膏 mu lan gao

【英文名】Mu Lan Plaster

【组成】(1)木兰、栀子。(中医方剂大辞典)(2)木兰、白芷、黄连、黄柏、芍药、栀子、黄芩、狼牙、夜干、蛇床子。(中医方剂大辞典)(3)木兰、防风、白芷、青木香、牛膝、独活、藁本、当归、芍药、杜衡、辛夷、芎䓖、细辛、麝香、附子。(中医方剂大辞典)

木耳丸 mu er wan

【英文名】Mu Er Pill

【组成】(1)苍术、川椒、当归、杜仲、附子、灵仙、川牛膝、木耳。(中医方剂大辞典)(2)虎骨、苍术、杜仲炭、川乌、草乌、川附子、肉桂、乳香、牛膝、木耳。(中医方剂大辞典)

木耳散 mu er san

【英文名】Mu Er Powders

【组成】(1)木耳、当归、川芎、牛膝、杜仲、木瓜、乳香、没药。(中医方剂大辞典)(2)木耳、白砂糖。(中医方剂大辞典)(3)陈棕、木耳、莲房、槐木。(中医方剂大辞典)

木耳粥 mu er zhou

【英文名】Mu Er Gruel

【组成】(1)银耳、粳米、大枣。(中医方剂大辞典)(2)白木耳、白粳米。(中医方剂大辞典)

木沉散 mu chen san

【英文名】Mu Chen Powders

【组成】木香、益智、沉香、蓬术、草豆蔻、白豆蔻。(中医方剂大辞典)

木郁丹 mu yu dan

【英文名】Mu Yu Pill

【组成】白药子、细辛、藿香叶、赤茯苓、甘草。（中医方剂大辞典）

木果粥 mu guo zhou

【英文名】Mu Guo Gruel

【组成】木果。（中医方剂大辞典）

木乳丸 mu ru wan

【英文名】Mu Ru Pill

【组成】皂角、天南星、半夏、白附子、晋矾。（中医方剂大辞典）

木乳散 mu ru san

【英文名】Mu Ru Powders

【组成】(1)木乳、蒺藜子、黄芪、人参、枳壳、甘草。（中医方剂大辞典）(2)木乳、贝母、甘草、杏仁。（中医方剂大辞典）(3)皂荚树白皮、贝母、枳壳、麻黄、百合、甘草。（中医方剂大辞典）(4)木乳、麻黄、栀子仁、甘草、贝母、百合、杏仁、桑根白皮、款冬花、紫菀。（中医方剂大辞典）(5)木乳、旋覆花、枳壳、石膏、甘菊花、防风、芎䓖、甘草、荆芥。（中医方剂大辞典）

木油汁 mu you zhi

【英文名】Mu Oil

【组成】柽木。（中医方剂大辞典）

木炭散 mu tan san

【英文名】Mu Tan Powders

【组成】木炭。（中医方剂大辞典）

木香丸 mu xiang wan

【英文名】Mu Xiang Pill

【异名】木香没药丸（中医方剂大辞典、杨氏家藏方）；消痰丸（中医方剂大辞典、普济方）；木香槟榔丸（中医方剂大辞典、圣剂总录）

【组成】(1)木香、槟榔、陈皮、商陆、木通。（中医方剂大辞典）(2)木香、羌活、芎䓖、郁李仁、桂心、槟榔、川大黄。（中医方剂大辞典）(3)香附子、苍术、木贼、川乌、木香。（中医方剂大辞典）(4)木香、枳壳、川大黄、牵牛子、诃黎勒皮。（中医方剂大辞典）(5)木香、槟榔、诃黎勒皮、丁香、桂心、牵牛子、麝香、大腹皮、桃仁、陈桔皮、吴茱萸。（中医方剂大辞典）(6)木香、桂心、芎䓖、羌活、附子、大黄、槟榔、干姜、郁李仁、牵牛子、青桔皮。（中医方剂大辞典）(7)木香、白术、槟榔、高良姜、益智仁、红豆蔻、草豆蔻、神曲、吴茱萸、青桔皮、蓬莪术、枳壳。（中医方剂大辞典）(8)木香、附子、巴豆、蟾酥、青桔皮、肉豆蔻、朱砂、人参。（中医方剂大辞典）(9)木香、蝉壳、肉豆蔻、黄丹、朱砂、夜明砂、麝香、赤石脂、黄连、田父、蜗牛。（中医方剂大辞典）(10)木香、蓬莪术、白术、人参、当归、麝香、白芍药。（中医方剂大辞典）(11)木香、诃黎勒、黄芪、鳖甲、白术、赤茯苓、桂心、枳壳、陈桔皮、当归、槟榔、五味子。（中医方剂大辞典）(12)木香、干姜、草豆蔻、桂心、当归、陈桔皮、附子、巴豆。（中医方剂大辞典）(13)木香、川乌头、附子、干姜、巴豆、当归。（中医方剂大辞典）(14)木香、羌活、槟榔、桂心、青桔皮、蓬莪术。（中医方剂大辞典）(15)木香、白术、人参、赤茯苓、吴茱萸、干姜、桂心、陈桔皮、诃黎勒、槟榔、神曲、大麦蘖、当归、川大黄、桔梗。（中医方剂大辞典）(16)木香、青桔皮、芫花。（中医方剂大辞典）(17)木香、鳖甲、桂心、吴茱萸、诃黎勒皮、槟榔、枳实、牵牛子。（中医方剂大辞典）(18)木香、川大黄、硫黄。（中医方剂大辞典）(19)川大黄、木香、鳖甲。（中医方剂大辞典）(20)木香、槟榔、川大黄、大麻仁、牛膝、枳壳、诃黎勒皮、桂心、紫苏子、萆薢、羚羊角屑、独活、前胡、防风、赤芍药。（中医方剂大辞典）(21)木香、京三棱、牵牛子、人参、青桔皮、草豆蔻、槟榔、赤茯苓、郁李仁。（中医方剂大辞典）(22)木香、朱砂、槟榔、代赭、鳖甲、杏仁、京三棱、巴豆、当归、犀角屑。（中医方剂大辞典）(23)木香、赤石脂、蝉壳、麝香、肉豆蔻、黄连、黄丹、田父、熊胆、夜明砂、干蟾。（中医方剂大辞典）(24)木香、胡黄连、当归、诃黎勒、青桔皮、麝香。（中医方剂大辞典）(25)木香、麝香、胡黄连、芦荟、蟾头、香墨、青黛、雄黄、熊胆、使君子。（中医方剂大辞典）(26)木香、芎䓖、当归、桔梗、黄芩。（中医方剂大辞典）(27)木香、当归、白术、白芷、芎䓖、槟榔、桂心、桃仁、干姜、厚朴、芫花。（中医方剂大辞典）(28)木香、诃黎勒、龙骨、附子、黄连、干姜、当归、吴茱萸。（中医方剂大辞典）(29)木香、京三棱、槟榔、桂心、附子、没药、阿魏、桃仁、鳖甲、芎䓖、虻虫、水蛭、当归、牡丹、赤芍药、硇砂、川大黄、干漆。（中医方剂大辞典）(30)木香、干姜、当归、附子、羌活、桂心、莨菪子。（中医方剂大辞典）(31)木香、川大黄、桂心、槟榔、青桔皮、巴豆。（中医方剂大辞典）(32)木香、萝卜子、陈桔皮、白术、槟榔。（中医方剂大辞典）(33)木香、川大黄、枳壳、厚朴、桃仁、槟榔、当归。（中医方剂大辞典）(34)木香、槟榔、桂心、诃黎勒、白术、当归、赤芍药、厚朴、神曲、陈桔皮、草豆蔻。（中医方剂大辞典）(35)木香、附子、巴豆、槟榔、吴茱萸、桂心、麝香。（中医方剂大辞典）(36)木香、鹤虱、槟榔、诃黎勒、芜荑、附子、干姜、川大黄。（中医方剂大辞典）(37)木香、槟榔、赤芍药、枳壳、诃黎勒、桂心、陈桔皮、吴茱萸。（中医方剂大辞典）(38)木香、鳖甲、三棱、大黄、陈桔皮、苍术、桔梗、槟榔、郁李仁、柴胡。（中医方剂大辞典）(39)木香、荜澄茄、附子、干姜、吴茱萸、桂心、诃黎勒皮、硫黄、陈桔皮。(中医方剂大辞典)(40)木香、诃黎勒、肉豆蔻、麝香。(中医方剂大辞典)(41)木香、桂心、槟榔、诃黎勒皮、桃仁、枳壳。(中医方剂大辞典)(42)木香、人参、白术、甘草、枳壳、干姜、麦蘖、槟榔。(中医方剂大辞典)(43)木香、鳖甲、白茯苓、柴胡、半夏、桔梗、枳壳、五味子、陈桔皮、黄芪、桃仁、白芍药。(中医方剂大辞典)(44)木香、人参、青桔皮、槟榔、吴茱萸、诃黎勒皮、草豆蔻、桂心、郁李仁。(中医方剂大辞典)(45)木香、桂心、川升麻、白术、川大黄、厚朴、知母、槟榔、川朴消。(中医方剂大辞典)(46)木香、诃黎勒、白术、附子、芜荑、良姜、厚朴、肉豆蔻、干姜、甘草。(中医方剂大辞典)(47)木香、附子、赤石脂、吴茱萸、缩砂、诃黎勒、高良姜、陈桔皮、当归、草豆蔻、白术、厚朴。(中医方剂大辞典)(48)木香、蓬莪术、缩砂仁、青皮、朱砂。(中医方剂大辞典)(49)木香、人参、白术、三棱。(中医方剂大辞典)(50)木香、丁香、干姜、麦芽、陈皮、巴豆。(中医方剂大辞典)(51)木香、三棱、人参、白茯苓。(中医方剂大辞典)(52)木香、川乌。(中医方剂大辞典)(53)人参、木香、茯苓、没药、青桔皮、蓄蔄子、槟榔、白豆蔻仁、水银、当归、金牙石、麒麟竭、薄荷、荆芥穗、犬胆、不蚛皂角。(中医方剂大辞典)(54)木香、硇砂、茴香、金铃子、丁香、沉香、青桔皮。(中医方剂大辞典)(55)黄连、肉豆蔻、木香。(中医方剂大辞典)(56)木香、白茯苓。(中医方剂大辞典)(57)木香、沉香、青皮、肉豆蔻、牵牛。(中医方剂大辞典)(58)木香、青黛、槟榔、豆蔻、麝香、续随子、虾蟆。(中医方剂大辞典)(59)木香、干蝎、阿魏、茴香子、天麻、海蛤、牛膝、葫芦巴、银矿。(中医方剂大辞典)(60)木香、附子、巴戟天、茴香子、莲实肉、蛇床子。(中医方剂大辞典)(61)木香、肉豆蔻、砂仁、麝香、续随子、干蟾。(中医方剂大辞典)(62)木香、槟榔。(中医方剂大辞典)(63)木香、青皮、砂仁、巴豆、杏仁、乌梅、黄蜡。(中医方剂大辞典)(64)木香、白术、人参、白茯苓。(中医方剂大辞典)(65)木香、豆豉、巴豆。(中医方剂大辞典)(66)木香、鳖甲、牵牛子、川大黄、赤茯苓。(中医方剂大辞典)(67)木香、肉豆蔻、牵牛。(中医方剂大辞典)(68)青木香、紫葛、紫参、玄参、丹参、苦参、人参、石膏、代赭石、细辛、桂心、独活、苁蓉、干姜、齐盐、吴蓝、巴豆。(中医方剂大辞典)(69)木香、苦楝子、蓬莪术、茴香子、桂心。(中医方剂大辞典)(70)山茱萸、莲花芯、茯苓、木香、破故纸、菟丝子、胡桃肉。(中医方剂大辞典)(71)木香、诃黎勒。(中医方剂大辞典)(72)木香、白槟榔、大黄、枳实、附子、干姜、朴消。(中医方剂大辞典)(73)木香、茯神、人参、白术、枳壳、当归、京三棱、知母、鳖甲、大黄、生姜、槟榔、桂。(中医方剂大辞典)(74)木香、草豆蔻、槟榔、青桔皮、陈桔皮、肉豆蔻、京三棱。(中医方剂大辞典)(75)木香、黑犬胆。(中医方剂大辞典)(76)木香、牵牛子、防己、陈桔皮、槟榔、诃黎勒、羚羊角。(中医方剂大辞典)(77)木香、常山、牡蛎、大黄、知母、麻黄、鳖甲、乌梅、当归、丹砂。(中医方剂大辞典)(78)木香、肉豆蔻、草豆蔻、小蒜、菖蒲、陈曲、干椿根白皮、麦蘖、阿魏。(中医方剂大辞典)(79)木香、甘草、白术、陈桔皮、天南星、半夏、白芷、干姜。(中医方剂大辞典)(80)木香、莎草根、蓬莪术、青桔皮、甘松、甘草。(中医方剂大辞典)(81)木香、皂矾、百药煎、蒸饼、平胃散、红枣肉、针砂。(中医方剂大辞典)(82)木香、槟榔、枳实、枳壳、萝卜子、黑牵牛、白豆蔻、檀香、甘草。(中医方剂大辞典)(83)木香、乳香、朱砂、甘遂、槟榔、苦葫芦子。(中医方剂大辞典)(84)枳壳、木香、大黄、芎䓖、郁李仁。(中医方剂大辞典)(85)木香、鳖甲、羌活、柴胡、半夏、桔梗、知母、陈桔皮、五味子、秦艽、天灵盖、桃仁。(中医方剂大辞典)(86)苍术、巴豆、京三棱。(中医方剂大辞典)(87)木香、丁香、三棱、莪术、青皮、陈皮、槟榔、白豆蔻、巴豆肉。(中医方剂大辞典)(88)木香、硇砂、蓬术、胡椒、干漆、半夏、桂心、缩砂、青皮、附子、三棱、干姜。(中医方剂大辞典)(89)木香、白茯苓、茴香、益智仁、陈皮、苍术、香附子。(中医方剂大辞典)(90)丁香、乳香、木香、麝香、安息香、沉香、藿香、青桔皮、陈皮、槟榔、诃子皮、京三棱、蓬莪术、肉豆蔻、肉桂、猪牙皂角、巴豆、细墨。(中医方剂大辞典)(91)木香、白芷、干蝎、阿魏、当归、漏芦。(中医方剂大辞典)(92)木香、槟榔、芎䓖、羌活、大黄、附子、人参、枳壳、牵牛子、陈桔皮。(中医方剂大辞典)(93)木香、犀角、芍药、连翘、白蔹、射干、海藻、乌蛇、玄参、大黄、昆布。(中医方剂大辞典)(94)木香、槟榔、羌活、桂、陈桔皮、大黄、牵牛子。(中医方剂大辞典)(95)木香、石南、肉苁蓉、牛膝、菖蒲、茴香子、楝实。(中医方剂大辞典)(96)木香、桂、槟榔、茴香子、蓬莪术、桃仁、莱菔子、青桔皮、厚朴。(中医方剂大辞典)(97)木香、陈桔皮、莱菔子、青桔皮、桂、牵牛子。(中医方剂大辞典)(98)木香、附子、硇砂。(中医方剂大辞典)(99)木香、肉豆蔻、陈桔皮、干姜、附子、郁李仁、麦门冬、熟艾、鳖甲、陈曲、柴胡、厚朴、钟乳、桂。(中医方剂大辞典)(100)木香、槟榔、桂、附子、萆薢、芍药、郁李仁。(中医方剂大辞典)(101)木香、蓬莪术、缩砂仁、青皮、朱砂、代赭石、大丁香、川巴豆肉。(中医方剂大辞典)(102)黄连、木香、紫厚朴、缩砂仁、夜明砂、诃子肉。(中医方剂大辞典)(103)没药、木香、舶上茴香、钩藤、全蝎、乳香。(中医方剂大辞典)(104)青皮、木香、黄连、橘红、胡椒。(中医方剂大辞典)(105)木香、人参、茯苓、青皮、陈皮、肉豆蔻、京三棱。(中医方剂大辞典)(106)木香、破故纸、高良姜、缩砂仁、厚朴、赤石脂、陈皮、肉桂、白术、胡椒、吴茱萸、槟榔、肉豆蔻。(中医方剂大辞典)(107)丁香、肉豆蔻、五灵脂、木香、巴豆。(中医方剂大辞典)(108)地胆虫、斑猫、红娘子、巴豆、川楝子、川椒、茴香、木香。(中医方剂大辞典)(109)官桂、干姜、木香、大黄、蓬莪术、芫花、枳壳、陈皮、半夏、牵牛、茴香、巴豆。(中医方剂大辞典)(110)木香、肉桂、茯苓、槟榔、当归。(中医方剂大辞典)(111)木香、升麻、白术、芍药、枳壳、白茯苓、大黄、槟榔。(中医方剂大辞典)(112)木香、槟榔、大黄、桂、麻子仁、姜屑、诃黎勒、枳壳、山茱萸、牛膝、附子、萆薢、芎䓖、独活、羚羊角、前胡、牵牛子。(中医方剂大辞典)(113)木香、没药、附子、乌药、蒺藜子、天南星、白附子、硇砂、木瓜。(中医方剂大辞典)(114)木香、肉豆蔻、青桔皮、槟榔。(中医方剂大辞典)(115)木香、青桔皮、蓬莪术。(中医方剂大辞典)(116)木香、肉豆蔻仁、缩砂仁、赤石脂。(中医方剂大辞典)(117)木香、丁香、缩砂仁、肉豆蔻、诃黎勒皮、藿香叶、赤石脂。(中医方剂大辞典)(118)木香、诃黎勒。(中医方剂大辞典)(119)木香、乌头、当归、乌梅肉。(中医方剂大辞典)(120)木香、白垩、肉豆蔻仁、丁香、干姜、诃黎勒、龙骨、黄连。(中医方剂大辞典)(121)木香、草乌头、肉豆蔻、胡粉、巴豆。(中医方剂大辞典)(122)木香、蜀椒、干姜。(中医方剂大辞典)(123)木香、硇砂、附子、高良姜、胡椒、硫黄、巴豆。(中医方剂大辞典)(124)木香、干姜、乌头、桂。(中医方剂大辞典)(125)木香、吴茱萸、青桔皮、巴豆、硇砂。(中医方剂大辞典)(126)木香、硇砂、当归、礞石、大黄、陈曲、麦糵、墨、白面、大戟、干漆、腻粉、豉、巴豆仁。(中医方剂大辞典)(127)木香、丁香、巴豆、硇砂、大枣、乌梅。(中医方剂大辞典)(128)木香、槟榔、陈桔皮、丁香、京三棱、干姜、蓬莪术、巴豆、硇砂。(中医方剂大辞典)(129)木香、诃黎勒、人参、槟榔、大黄、郁李仁、赤茯苓、枳壳、芍药、消石、紫苏子、干姜。(中医方剂大辞典)(130)木香、桂、京三棱、蓬莪术、胡椒、青桔皮、槟榔、诃黎勒、大黄、白牵牛。(中医方剂大辞典)(131)木香、槟榔、肉豆蔻仁、大黄、牵牛子、郁李仁、续随子、木通、胡椒。(中医方剂大辞典)(132)木香、丹砂、硫黄、硇砂、槟榔、肉豆蔻仁、半夏、巴豆。(中医方剂大辞典)(133)木香、牵牛子、皂荚。(中医方剂大辞典)(134)木香、莎草根、京三棱、白术、沉香、硇砂、好茶末、益智子、桂、丁香、乌梅肉、巴豆、肉豆蔻。(中医方剂大辞典)(135)木香、芜荑、青桔皮、莱菔子、诃黎勒、曲、大麦糵。(中医方剂大辞典)(136)木香、青桔皮、陈桔皮、羌活、半夏、槟榔、桔梗、枳实、厚朴、白术、甘草。(中医方剂大辞典)(137)木香、京三棱、芫花、槟榔、厚朴、干姜、桂、陈桔皮。(中医方剂大辞典)(138)木香、丁香、肉豆蔻、补骨脂、荜澄茄、桂、益智、青桔皮、京三棱、蓬莪术、葫芦巴、槟榔、硇砂。(中医方剂大辞典)(139)木香、蝎梢、胡椒、青桔皮、陈桔皮、莱菔子、草豆蔻。(中医方剂大辞典)(140)木香、荜澄茄、牵牛子、槟榔、补骨脂。(中医方剂大辞典)(141)木香、茴香子、缩砂蜜、青桔皮、蓬莪术、红豆、高良姜、楝实、丁香皮、陈桔皮、桔梗、芍药、益智、五味子、桂、甘草、胡椒。(中医方剂大辞典)(142)木香、黄连、诃子皮、无食子、赤石脂、厚朴、当归。(中医方剂大辞典)(143)木香、升麻、鳖甲、甘草、玄参、猪苓、犀角、槟榔、豉。(中医方剂大辞典)(144)木香、附子、大黄、厚朴、人参、芍药、桂、京三棱、独活、干姜、芎䓖、羌活、甘草、陈桔皮、槟榔。(中医方剂大辞典)(145)木香、人参、白茯苓、槟榔、白术、干姜、陈桔皮、诃黎勒、桂、郁李仁、甘草、吴茱萸。(中医方剂大辞典)(146)木香、肉豆蔻、大黄、槟榔、干姜、蓬莪术、香墨、巴豆。(中医方剂大辞典)(147)木香、巴豆、干漆、吴茱萸、槟榔、附子、猪牙皂荚、白芜荑、当归、桂心、干姜。(中医方剂大辞典)(148)木香、鳖甲、琥珀、柴胡、白术、干姜、陈桔皮、人参、桂心、吴茱萸、厚朴、当归、赤芍药、京三棱、延胡索、附子、芎䓖、牡丹、熟干地黄。(中医方剂大辞典)(149)木香、诃黎勒、缩砂、丁香、肉豆蔻、人参、甘草、干姜、厚朴。(中医方剂大辞典)(150)木香、硼、白矾、黄丹、龙骨。(中医方剂大辞典)(151)木香、地榆、当归、甘草、黄连、枳壳、黄芪、犀角屑。(中医方剂大辞典)(152)木香、槟榔、川大黄、桂心、巴豆霜、川乌头。(中医方剂大辞典)(153)木香、甘遂、青桔皮、腻粉、水银、萝卜子、汉防己、巴豆、瞿麦、泽泻。(中医方剂大辞典)(154)木香、槟榔、硼砂、青桔皮、吴茱萸、巴豆。(中医方剂大辞典)(155)木香、海蛤、肉佳、槟榔、诃黎勒皮、汉防己、桑根白皮、旋覆花、郁李仁。(中医方剂大辞典)(156)木香、肉豆蔻、青桔皮、槟榔。(中医方剂大辞典)(157)木香、犀角、生干地黄、萎蕤、杜仲、沉香、白术、石膏、当归、芎䓖、知母、柴胡、肉苁蓉、槟榔、茴香子、人参、白茯苓、附子。(中医方剂大辞典)(158)木香、肉豆蔻、人参、白茯苓、桂、槟榔、阿魏、丁香。(中医方剂大辞典)(159)木香、昆布、海藻、干姜、细辛、海蛤、蜀椒。(中医方剂大辞典)(160)木香、槟榔、大黄、麻子仁、牵牛子末、郁李仁、枳壳。(中医方剂大辞典)(161)木香、枳壳、槟榔、芍药、防风、黄芪、牛膝、茯苓、附子、桂、大黄、诃黎勒皮。(中医方剂大辞典)(162)木香、没药、乌药、天南星、白附子、附子、乌头、蒺藜子。(中医方剂大辞典)(163)干蝎、胡椒、木香。(中医方剂大辞典)(164)槟榔、陈桔皮、青木香、人参、厚朴、官桂、大附子、羌活、京三棱、独活、干姜、甘草、芎䓖、川大黄、芍药、牵牛子、肉豆蔻。(中医方剂大辞典)(165)木香、草豆蔻、槟榔、青桔皮、半夏、干姜。(中医方剂大辞典)(166)木香、青桔皮、槟榔、桂心、干姜、人参、细辛、吴茱萸、川乌头、贝母。(中医方剂大辞典)(167)木香、青桔皮、桂心、白术、益智子、肉豆蔻、细辛、吴茱萸、干姜。(中医方剂大辞典)(168)木香、人参、赤茯苓、甘草、汉椒、桂心、细辛、赤芍药、陈桔皮、川大黄、干姜、附子、郁李仁、厚朴、诃黎勒皮。(中医方剂大辞典)(169)木香、肉豆蔻、诃黎勒皮、槟榔、桂心、麝香。(中医方剂大辞典)(170)木香、京三棱、五灵脂、芫花、百草霜、硼砂、皂荚。(中医方剂大辞典)(171)木香、桂心、五灵脂、干姜、香墨、巴豆、猪牙皂荚。(中医方剂大辞典)(172)木香、肉桂、大朝、京三棱、附子、干姜、地霜、干漆、青桔皮、腻粉、巴豆。(中医方剂大辞典)(173)木香、蓬莪术、京三棱、巴豆、朱砂。(中医方剂大辞典)(174)木香、肉豆蔻、槟榔、巴豆、干姜、半夏、朱砂、陈桔皮。(中医方剂大辞典)

木香丹 mu xiang dan

【英文名】Mu Xiang Pellet

【组成】木香、川乌头、皂角、缩砂、巴豆霜。(中医方剂大辞典)

木香汤 mu xiang tang

【英文名】Mu Xiang Decoction

【异名】青木香散(中医方剂大辞典);木香散(中医方剂大辞典、普济方)

【组成】(1)木香、枳壳、旋复花、白术、桑根白皮、半夏曲、人参、赤茯苓、槟榔、前胡、甘草、细辛。(中医方剂大辞典)(2)木香、青皮、姜黄、麦蘖、甘草、盐、蓬术。(中医方剂大辞典)(3)木香、吴茱萸、升麻、熏陆香、鸡舌香、雄黄、甘草、鳖甲、射干。(中医方剂大辞典)(4)木香、枳壳、芍药、槟榔、桑根白皮、黄芪、草豆蔻、枇杷叶、黄连、桂心、人参。(中医方剂大辞典)(5)青木香、高良姜、豆蔻子。(中医方剂大辞典)(6)青木香、熏陆香、丁香、矾石、麝香。(中医方剂大辞典)(7)木香、香附、青皮、广皮、枳实、柴胡、苏梗、炙草。(中医方剂大辞典)(8)木香、槟榔、木通、青皮、小茴、陈皮、泽泻、生草梢。(中医方剂大辞典)(9)木香、黄连、木通、黄柏、枳壳、陈皮、大黄。(中医方剂大辞典)(10)木香、大黄、陈桔皮。(中医方剂大辞典)(11)木香、青桔皮、白豆蔻、郁李仁。(中医方剂大辞典)(12)黄连、木香、干姜、乳香。(中医方剂大辞典)(13)南星、白附子、天麻、木香、桔皮、白茯苓、石莲肉、黄芪、白术、石菖蒲、甘草。(中医方剂大辞典)(14)木香、木通、槟榔、舶上茴香、当归、赤芍药、青皮、泽泻、辣桂、橘红、甘草。(中医方剂大辞典)(15)青木香、瓜蒌。(中医方剂大辞典)(16)木香、白术、干姜、厚朴、龙骨、当归、诃黎勒。(中医方剂大辞典)(17)木香、高良姜、白术、桔梗、白茯苓。(中医方剂大辞典)(18)木香、黄连、诃黎勒皮、龙骨、厚朴。(中医方剂大辞典)(19)木香、没药、乌头、当归、五加皮、无食子、桂、血竭、槟榔、赤芍药。(中医方剂大辞典)(20)木香、鸡舌香、鳖甲、升麻、熏陆香、乌藜根、雄黄、吴茱萸、甘草。(中医方剂大辞典)(21)木香、藿香叶、沉香、熏陆香、丁香。(中医方剂大辞典)(22)木香、陈桔皮、厚朴、半夏、白术、甘草、桂、大腹皮、黄芪、人参、桔梗、芍药。(中医方剂大辞典)(23)木香、鬼箭羽、桔梗、紫苏茎叶、当归、白槟榔。(中医方剂大辞典)(24)木香、诃黎勒皮、槟榔、厚朴、青桔皮、白术、人参、桂、赤茯苓。(中医方剂大辞典)(25)木香、槟榔、乌头、细辛、当归、吴茱萸、枳壳、甘草。(中医方剂大辞典)(26)木香、槟榔、细辛、赤茯苓、人参、芍药、当归、桂、前胡、青桔皮。(中医方剂大辞典)(27)木香、槟榔、人参、芍药、桔梗、赤茯苓、诃黎勒、当归。(中医方剂大辞典)(28)木香、半夏、人参、赤茯苓、白术、干姜、甘草、桂、厚朴、枳壳、陈桔皮、草豆蔻、槟榔、诃黎勒。(中医方剂大辞典)(29)木香、枸杞子、沉香、山芋、附子、天麻、半夏、秦艽、当归、鳖甲、黄芪、牛膝、羌活、枳壳、巴戟天、白茯苓、肉豆蔻、柴胡、人参、甘草。(中医方剂大辞典)(30)木香、白槟榔、红雪。(中医方剂大辞典)(31)木香、郁李仁、防己、紫苏茎、桑根白皮、赤茯苓、大腹。(中医方剂大辞典)(32)木香、羚羊角、赤茯苓、陈桔皮、犀角、半夏、独活、龙骨、吴茱萸、乌梅。(中医方剂大辞典)(33)青木香、大黄、生黑豆皮、红雪。(中医方剂大辞典)(34)木香、摈榔、赤茯苓、郁李仁、牛膝、吴茱萸、大黄、桂。(中医方剂大辞典)(35)木香、陈桔皮、白术、桑根白皮、桂、木通。(中医方剂大辞典)(36)木香、五加皮、桑根白皮、槟榔、桃仁、郁李仁、松节、薏苡仁、陈桔皮。(中医方剂大辞典)(37)木香、海马子、大黄、青桔皮、白牵牛、巴豆。(中医方剂大辞典)(38)木香、桂、赤茯苓、槟榔、桑根白皮、甘草、陈桔皮、紫苏茎叶。(中医方剂大辞典)(39)木香、桔梗、人参、白茯苓、枳壳、桂、槟榔。(中医方剂大辞典)(40)木香、槟榔、芍药、厚朴、羌活、京三棱、独活、芎䓖、大黄、干姜、人参、附子、桔皮。(中医方剂大辞典)(41)木香、干姜、桂、芍药、白术、枳壳、陈桔皮、甘草。(中医方剂大辞典)(42)木香、桂、槟榔、赤芍药、吴茱萸、当归。(中医方剂大辞典)(43)木香、槟榔、陈桔皮、石榴根、吴茱萸、薏苡根。(中医方剂大辞典)(44)木香、桂、芍药、白术、陈桔皮、枳壳、甘草。(中医方剂大辞典)(45)木香、当归、桔梗、吴茱萸、鳖甲、槟榔。(中医方剂大辞典)(46)木香、沉香、青桔皮、京三棱、桂、当归、槟榔、厚朴。(中医方剂大辞典)(47)木香、桃仁、茴香子、羌活、青桔皮、当归、芎䓖、乌头。(中医方剂大辞典)(48)木香、胡椒、高良姜、甘草、蓬莪术。(中医方剂大辞典)(49)木香、陈桔皮、人参、陈曲、甘草、大枣、厚朴、麦蘖、莪术。(中医方剂大辞典)(50)木香、人参、附子、甘草、白茯苓、草豆蔻、干姜、陈曲、麦蘖。(中医方剂大辞典)(51)木香、黄连、当归、附子、吴茱萸、厚朴。(中医方剂大辞典)(52)木香、木瓜、紫苏、草豆蔻。(中医方剂大辞典)(53)木香、木瓜、紫苏茎。(中医方剂大辞典)(54)木香、草豆蔻、陈桔皮、陈曲、白术、荜茇、桂、厚朴、人参、柴胡、甘草、桃仁。(中医方剂大辞典)

木香饮 mu xiang yin

【英文名】Mu Xiang Drink

【组成】(1)木香、黄芩、木通、陈桔皮、冬葵子、瞿麦穗、槟榔、茅根、赤茯苓。(中医方剂大辞典)(2)木香、诃黎勒皮、槟榔。(中医方剂大辞典)(3)木香、枳壳、柴胡、当归、干姜。(中医方剂大辞典)(4)木香、黄连。(中医方剂大辞典)(5)川楝子、茴香、元胡索、南木香、使君子。(中医方剂大辞典)(6)南木香、甘草、青木香、吴茱萸、宣木瓜、真桔皮、苏茎叶、槟榔。(中医方剂大辞典)

木香饼 mu xiang bing

【英文名】Mu Xiang Bing Pill

【组成】(1)木香、炒陈皮、炒神曲、炒麦芽、煨肉蔻、人参、厚朴、煨诃子肉、炒扁豆、炒甘草。(中医方剂大辞典)(2)木香、生地黄。(中医方剂大辞典)

木香散 mu xiang san

【英文名】Mu Xiang Powders

【异名】安胎和气散(中医方剂大辞典);五味木香散(中医方剂大辞典、医家入门);槟榔散(中医方剂大辞典、疡科选粹);化坚汤(中医方剂大辞典、洁古家珍);生肌散(中医方剂大辞典、传信适用方);木香三使汤(中医方剂大辞典、卫生总微);木香白术散(中医方剂大辞典);木香汤(中医方剂大辞典、圣济总录)

【组成】(1)木香、胡黄连、当归、诃黎勒、青桔皮、麝香。(中医方剂大辞典)(2)茱萸、桃仁。(中医方剂大辞典)(3)木香、白槟榔、红雪。(中医方剂大辞典)(4)木香、桃仁、草豆蔻、诃黎勒皮、桂心、槟榔、麦蘖、白术、甘草。(中医方剂大辞典)(5)木香、鳖甲、诃黎勒皮、槟榔、桂心、川大黄。(中医方剂大辞典)(6)木香、附子、人参、丁香、干姜、陈桔皮、诃黎勒皮、草豆蔻、射干。(中医方剂大辞典)(7)米壳、神曲、甘草、干姜。(中医方剂大辞典)(8)木香、青桔皮、姜黄、麦蘖、蓬莪术、甘草、盐。(中医方剂大辞典)(9)木香、陈桔皮、荜茇、干姜、诃黎勒皮、大腹皮、桂心、附子、甘草。(中医方剂大辞典)(10)木香、诃黎勒、当归、白术、肉豆蔻。(中医方剂大辞典)(11)木香、吴茱萸、诃黎勒、桃仁、麝香。(中医方剂大辞典)(12)木香、诃黎勒皮。(中医方剂大辞典)(13)木香、槟榔、赤茯苓、人参、当归、桂心、前胡、青桔皮。(中医方剂大辞典)(14)木香、枳壳、白芷、蓬莪术、白术、益智、甘草、桂、青桔皮、人参、京三棱。(中医方剂大辞典)(15)木香、高良姜、赤芍药、赤茯苓、芎䓖、干姜、陈桔皮、诃黎勒、草豆蔻、枳壳、牵牛子。(中医方剂大辞典)(16)木香、槟榔、黄连、莽草。(中医方剂大辞典)(17)木香、诃黎勒皮、槟榔、白术、青桔皮、赤茯苓、人参、厚朴、桂心。(中医方剂大辞典)(18)木香、枫香脂、生菖蒲。(中医方剂大辞典)(19)木香、青桔皮、槟榔、白术、沉香、茴香子、木瓜、桂心、蓬莪术、杉木节。(中医方剂大辞典)(20)木香、乳香、母丁香、麝香、当门子。(中医方剂大辞典)(21)木香、草豆蔻、桂心、附子、白术、白芍药、丁香、甘草、诃黎勒皮。(中医方剂大辞典)(22)木香、槟榔、黄连。(中医方剂大辞典)(23)木香、诃黎勒皮、草豆蔻、人参、陈桔皮、半夏、附子、干姜、甘草、益智子、白术、白茯苓。(中医方剂大辞典)(24)木香、高良姜、草豆蔻。(中医方剂大辞典)(25)木香、大黄、升麻、白蔹、芒消、赤小豆。(中医方剂大辞典)(26)木香、旋覆花、赤茯苓、陈桔皮、槟榔、紫苏茎叶。(中医方剂大辞典)(27)木香。(中医方剂大辞典)(28)木香、枳壳、柴胡、当归、干姜、吴茱萸。(中医方剂大辞典)(29)木香、草豆蔻、桂心、陈桔皮、神曲、白术、荜茇、人参、甘草、柴胡、桃仁、厚朴。(中医方剂大辞典)(30)木香、干姜、茴香子、桂心、桃仁、槟榔、鸡舌香、青桔皮、荜澄茄。(中医方剂大辞典)(31)木香、丁香、乳香、茴香子、桂心、硫黄。(中医方剂大辞典)(32)木香、白蒺藜、茴香子、羌活、赤茯苓、青桔皮、桃仁、诃黎勒皮、附子、沉香、槟榔。(中医方剂大辞典)(33)木香、肉豆蔻、人参、附子、当归、干姜、甘草、陈桔皮、苍术、吴茱萸、厚朴。(中医方剂大辞典)(34)木香、人参、芎䓖、青桔皮、白术、肉桂、附子、当归、厚朴、草豆蔻、高良姜、吴茱萸。(中医方剂大辞典)(35)木香、桃仁、吴茱萸、青桔皮、槟榔、桂心、蓬莪术、当归、干姜。(中医方剂大辞典)(36)木香、贝母、甘草、杏仁。(中医方剂大辞典)(37)木香、黄芩、木通、陈桔皮、冬葵子、瞿麦穗、槟榔、赤茯苓、茅根。(中医方剂大辞典)(38)干木瓜、益智、桂、草豆蔻、红豆蔻、干姜、高良姜、陈桔皮、厚朴、甘草、麦蘖、神曲、生姜、丁香、沉香、盐。(中医方剂大辞典)(39)木香、蓬莪术、胡桃仁。(中医方剂大辞典)(40)生姜、熟地黄、良姜、南木香、芍药、陈皮、陈大米。(中医方剂大辞典)(41)木香、槟、归、连。(中医方剂大辞典)(42)南木香、地榆、黄连、青皮、赤芍药、枳壳、乳香、甘草。(中医方剂大辞典)(43)黑牵牛末、大腹子、槟榔、雷丸、锡灰、三棱、莪术、木香、大黄。(中医方剂大辞典)(44)木香、槟榔、半夏、犀角屑、旋覆花、赤茯苓、陈桔皮、紫苏茎叶、甘草。(中医方剂大辞典)(45)川楝子、木香、使君子肉、延胡索、茴香。(中医方剂大辞典)(46)木香、诃黎勒皮、槟榔。(中医方剂大辞典)(47)白术、麦芽、木香、人参、陈红曲、茯苓、神曲、甘草、青皮、当归。(中医方剂大辞典)(48)木香、当归、白术、桂、白茯苓。(中医方剂大辞典)(49)木香、青桔皮、槟榔、诃黎勒皮、沉香、杉木节、茴香子、泽泻、赤茯苓、紫苏茎叶。(中医方剂大辞典)(50)木香、马蔺花、楝实、巴豆、茴香子、硇砂。(中医方剂大辞典)(51)木香、槟榔、木通。(中医方剂大辞典)(52)木香、羌活、槟榔、牡丹皮、当归、桂、青桔皮、蓬莪术。(中医方剂大辞典)(53)木香、赤茯苓、牡丹、防风、槟榔、泽泻、郁李仁。(中医方剂大辞典)(54)木香、萆薢、车前子、牛膝、羚羊角、陈桔皮、杏仁、独活、丹参、桂、杜仲、秦艽。(中医方剂大辞典)(55)木香、桂心、芎䓖、赤芍药、草豆蔻、白术、川大黄、槟榔、陈桔皮、当归。(中医方剂大辞典)(56)木香、沉香、桂、胡椒、肉豆蔻仁、当归、龙骨、赤石脂、干姜、附子、甙甘草、密陀僧。(中医方剂大辞典)(57)木香、川朴消、桃仁、赤芍药、柴胡、白术。(中医方剂大辞典)(58)木香、肉豆蔻、槟榔、干姜。(中医方剂大辞典)(59)木香、吴茱萸、当归、赤芍药、槟榔、干姜、细辛、桂心、人参。(中医方剂大辞典)(60)木香、黄连。(中医方剂大辞典)(61)木香、犀角屑、槟榔、麝香、白术、当归、桂心、桃仁、川大黄。(中医方剂大辞典)(62)木香、阿胶、黎勒、黄连。(中医方剂大辞典)(63)木香、人参、白茯苓、当归、白芍药、桂心、麦门冬、远志、五味子、京三棱、白术、诃黎勒、厚朴、陈桔皮。(中医方剂大辞典)(64)木香、青桔皮、赤芍药、吴茱萸、当归、槟榔、附子、柴胡、麝香。(中医方剂大辞典)(65)木香、阿胶、诃黎勒、黄连、干姜、吴茱萸、龙骨。(中医方剂大辞典)(66)青木香、黄连、诃黎勒皮、龙骨、厚朴。(中医方剂大辞典)(67)木香、蓬莪术、京三棱、益智、陈桔皮、甘草。(中医方剂大辞典)(68)木香、槟榔、青桔皮、肉豆蔻、食茱萸、红豆蔻、干姜、白术、葛根、草豆蔻、虎杖、麻黄、厚朴、桂、羌活、人参、川芎。(中医方剂大辞典)(69)木香、青桔皮、白芷、沉香、茴香子、桂、蓬莪术、杉木节、枳壳、木瓜。(中医方剂大辞典)(70)木香、青桔皮、白豆蔻、郁李仁。(中医方剂大辞典)(71)木香、茴香子、芍药、干姜、甘草、青桔皮、乌药。(中医方剂大辞典)(72)木香、丁香、檀香、人参、沉香、白茯苓、甘草、槟榔。(中医方剂大辞典)(73)木香、丁香、槟榔、诃黎勒皮、桂、茅香、枳壳、大黄、干木瓜。(中医方剂大辞典)(74)木香、吴茱萸、当归、甘草、芍药、细辛、槟榔、干姜、桂。(中医方剂大辞典)(75)木香、干姜、茴香子、桃仁、桂心、槟榔、青桔皮、鸡舌香、荜澄茄、白术。(中医方剂大辞典)(76)青木香、茴香子、桃仁、丁香、蜀椒、蒺藜子、陈桔皮、槟榔。(中医方剂大辞典)(77)木香、槟榔、青桔皮、桂、桃仁、人参。(中医方剂大辞典)(78)木香、丁香、白术、菖蒲、山姜子、桂、甘草、人参、吴茱萸、白豆蔻仁、陈桔皮、肉豆蔻、高良姜、草豆蔻。(中医方剂大辞典)(79)木香、诃黎勒、附子、干姜、厚朴、枳实、赤茯苓、甘草、当归。(中医方剂大辞典)(80)生姜、木香、沉香、蓬莪术、白术、陈桔皮、甘草、桂、舶上茴香。(中医方剂大辞典)(81)丁香、木香、当归、肉豆蔻仁、甘草、附子、赤石脂、藿香叶、诃子。(中医方剂大辞典)(82)木香、沉香、肉豆蔻、槟榔、官桂、青桔皮、陈桔皮、荆三棱、蓬莪术、益智、马蔺花、诃子皮、丁香、胡椒、没药、甘草、牵牛子、茴香。(中医方剂大辞典)(83)厚朴、陈桔皮、甘草、人参、白茯苓、枇杷叶、木香、神曲、前胡、旋覆花、大腹皮。(中医方剂大辞典)(84)木香、肉豆蔻、官桂、没药、当归、龙骨、诃黎、密陀僧、胡椒、干姜、赤石脂、甘草、陈桔皮。(中医方剂大辞典)(85)木香、桂心、桃仁、陈桔皮、厚朴、肉豆惹、赤石脂、大附子、皂荚。(中医方剂大辞典)(86)木香、破故纸、高良姜、砂仁、厚朴、赤芍药、陈橘红、肉桂、白术、胡椒、吴茱萸、肉豆蔻、槟榔。(中医方剂大辞典)(87)羌活、麻黄、防风、木香、槟榔、附子、白术、川乌头、草豆蔻、陈桔皮、牛膝、杏仁、当归、人参、茯苓、甘草、川芎、官桂。(中医方剂大辞典)(88)木香、槟榔、白及、白蔹、鸡内金、根子黄皮、肉桂、麝香、黄蜀葵花。(中医方剂大辞典)(89)草豆蔻、人参、茯苓、防风、藿香、陈桔皮。(中医方剂大辞典)(90)木香、白矾、黄连、龙骨、桃白皮、麝香。(中医方剂大辞典)(91)木香、厚朴、白术、龙骨、当归、干姜、诃黎勒。(中医方剂大辞典)(92)木香、诃黎勒、臭樗树皮、木贼、黄连。(中医方剂大辞典)(93)木香、白蒺藜、地肤子、昆布、枳壳、槐子、狐阴。(中医方剂大辞典)(94)木香、熏陆香、沉香、鸡骨香、黄芩、麻黄、连翘、海藻、射干、升麻、枳实、牛蒡子、川大黄。(中医方剂大辞典)(95)木香、鬼箭羽、桔梗、当归、紫苏茎叶、槟榔。(中医方剂大辞典)(96)木香、鳖甲、赤茯苓、牵牛子、川大黄。(中医方剂大辞典)(97)木香、大腹皮、人参、赤茯苓、青桔皮、诃黎勒皮、桂心、前胡、半夏、丁香、甘草。(中医方剂大辞典)(98)木香、桑根白皮、陈桔皮、川大黄、益智子、草豆蔻、麝香。(中医方剂大辞典)(99)木香、高良姜、白术、桔梗、赤茯苓。(中医方剂大辞典)(100)木香、当归、甘草、芎䓖、赤芍药、白术、高良姜、青桔皮、厚朴。(中医方剂大辞典)(101)木香、当归、赤芍药、芎䓖、桂心。(中医方剂大辞典)(102)木香、附子、熟干地黄、芎䓖、当归、陈桔皮、人参、白茯苓、黄芪、白芍药、桂心、白术、甘草。(中医方剂大辞典)(103)木香、厚朴、诃黎勒、甘草、黄连、白术、当归、龙骨、赤石脂、干姜、阿胶。(中医方剂大辞典)(104)木香、甘草、阿胶、地榆、当归、赤芍药、黄连、诃黎勒皮、熟干地黄。(中医方剂大辞典)(105)木香、干姜、白术、地榆、黄连、艾叶、阿胶、当归、芎䓖。(中医方剂大辞典)(106)木香、神曲、桂心、白术、干姜、陈桔皮、草豆蔻、诃黎勒、人参、甘草。(中医方剂大辞典)(107)木香、白术、前胡、赤茯苓、川大黄、诃黎勒、桂心、大腹皮、枳壳。(中医方剂大辞典)(108)木香、吴茱萸、芎䓖、桂心、高良姜、当归、桃仁。(中医方剂大辞典)(109)木香、白术、桂心、诃黎勒皮、鳖甲、赤芍药、川大黄、当归、桃仁。(中医方剂大辞典)(110)木香、赤芍药、伏龙肝、鹤虱、当归、槟榔。(中医方剂大辞典)(111)木香、京三棱、蓬勃术、芎䓖、延胡索、桃仁、当归、桂心、牛李子、麝香、琥珀、槟榔。(中医方剂大辞典)(112)木香、郁李仁、桂心、赤芍药、桑根白皮、大腹皮、赤茯苓、槟榔、紫雪。(中医方剂大辞典)(113)木香、紫葛、紫檀、川朴消、赤小豆、川升麻、白蔹、白矾。(中医方剂大辞典)(114)木香、桂心、白蔹、赤小豆、莽草、附子、半夏、羊桃根。(中医方剂大辞典)(115)木香、鸡舌香、沉香、薰陆香、麝香、射干、连翘、川升麻、黄芪、木通、独活、桑寄生、甘草、川大黄、川芒消。(中医方剂大辞典)(116)木香、红豆蔻、干姜、当归、诃黎勒、赤石脂。(中医方剂大辞典)(117)木香、甘草、干姜、白术、熟地黄、黄芩、柏叶、当归、黄连。(中医方剂大辞典)(118)木香、附子、阿胶、白术、赤石脂、草豆蔻、干姜、桂心、厚朴。(中医方剂大辞典)(119)木香、龙骨、白术、黄连、灶中黄土、当归。(中医方剂大辞典)(120)木香、樗树皮、茜根、地榆、甘草、犀角屑、黄连、当归。(中医方剂大辞典)(121)木香、附子、黄连、当归、吴茱萸、厚朴。(中医方剂大辞典)(122)木香、南黄连、槟榔、白芷。(中医方剂大辞典)(123)木香、大腹皮、官桂、前胡、陈皮、丁香、诃子、人参、半夏、赤茯苓、甘草、缩砂仁。(中医方剂大辞典)(124)鸳丝藤、木香、赤芍药。(中医方剂大辞典)(125)肉豆蔻、故纸、白术、白茯苓、木香、甘草。(中医方剂大辞典)(126)木香、青皮、玄胡索、土茴香、马扑儿。(中医方剂大辞典)(127)地骨皮、木香、穿山甲、麝香。(中医方剂大辞典)(128)木香、大戟、白牵牛。(中医方剂大辞典)(129)木香、槟榔。(中医方剂大辞典)(130)木香、青桔皮、半夏、枳壳、诃黎勒皮、桂心、前胡、五味子。(中医方剂大辞典)(131)木香、沉香、乳香、甘草、川芎、胡椒、陈皮、人参、晋矾、桂心、干姜、缩砂、茴香、天茄。(中医方剂大辞典)(132)木香、桃仁、诃黎勒皮、甘草、枳实、白术、昆布、干姜、陈桔皮、鳖甲、桂心。(中医方剂大辞典)(133)木香、陈皮、良姜、干姜、诃子皮、赤芍药、枳实、草豆蔻、黑牵牛、川芎。(中医方剂大辞典)(134)木香、桂心、人参、细辛、诃黎勒皮、干姜、白术、甘草、附子、鳖甲、吴茱萸、青桔皮、京三棱、槟榔、赤茯苓、厚朴、当归、茴香子。(中医方剂大辞典)(135)木香、人参、半夏、赤茯苓、甘草、槟榔、桑根白皮、陈桔皮、桂心、枳实。(中医方剂大辞典)(136)木香、黄连、当归、地榆、甘草、赤芍药。(中医方剂大辞典)(137)木香、犀角屑、赤芍药、白术、人参、枳壳、黄芩、当归。(中医方剂大辞典)(138)木香、汉防己、赤芍药、玄参、白蔹、川大黄、川芒消、黄芩、紫葛、赤小豆。(中医方剂大辞典)(139)木香、犀角屑、玄参、羚羊角屑、桑根白皮、川升麻、紫雪、射干、槟榔。(中医方剂大辞典)(140)木香、五加皮、松节、桑根白皮、薏苡仁、槟榔、桃仁、陈桔皮、郁李仁。(中医方剂大辞典)(141)生地、枳壳、木香。(中医方剂大辞典)(142)莪术、木香、丁香、甘草。(中医方剂大辞典)(143)甘草、干姜、附子、丁香、木香、肉豆蔻、广藿香、诃子肉、赤石脂。(中医方剂大辞典)(144)木香、甘草、肉果、诃子肉、苍术、泽泻、厚朴、茯苓、干姜、车前子、广皮、白术、木通、猪苓、肉桂。(中医方剂大辞典)(145)木香、桂心、大麻仁、葵子、瞿麦、泽泻、苣蔗、青桔皮。(中医方剂大辞典)(146)诃子、黄连、木香、厚朴、夜明砂、槟榔、缩砂、陈皮。(中医方剂大辞典)(147)木香、木通、细辛、鸡苏、槟榔、人参、赤茯苓、当归、桃仁。(中医方剂大辞典)(148)木香、前胡、黄芪、白茯苓、白术、厚朴、诃子、陈皮、肉桂、人参、丁香。(中医方剂大辞典)(149)木香、青皮、陈粟米、巴豆、草豆蔻、蜣螂。(中医方剂大辞典)(150)木香、鬼箭羽、桔梗、丁香、陈桔皮、桃仁、槟榔、紫苏茎叶、当归。(中医方剂大辞典)(151)木香、甘草、罂粟壳。(中医方剂大辞典)(152)木香、当归、青桔皮、甘遂、芫花、大戟。(中医方剂大辞典)(153)木香、人参、陈皮、甘草、白术、山药。(中医方剂大辞典)(154)木香、赤茯苓、槟榔、木通、前胡、半夏、枳壳、草豆蔻、甘草、人参、白术、陈桔皮。(中医方剂大辞典)(155)益智子、陈皮、茴香、姜黄、香附子、京三棱、神曲、盐。(中医方剂大辞典)(156)木香、鳖甲、前胡、赤芍药、枳壳、半夏、甘草、白术、槟榔。(中医方剂大辞典)(157)木香、白术、五味子、细辛、甘草、干姜、款冬花、桂、附子。(中医方剂大辞典)(158)木香、厚朴、槟榔、陈桔皮、白术、甘草、高良姜、前胡。(中医方剂大辞典)(159)黄芪、人参、龙脑、蝎、干姜、桔皮、附子、甘草。(中医方剂大辞典)(160)木香、赤茯苓、昆布、桔梗、木通、桑根白皮、半夏、射干、枇杷叶、枳壳、桂心、人参。(中医方剂大辞典)(161)木香、白术、藿香、益智、肉豆蔻。(中医方剂大辞典)(162)木香、人参、赤茯苓、神曲、桃仁、麦蘖、肉豆蔻、青桔皮、甘草。(中医方剂大辞典)(163)陈皮、青皮、肉豆蔻、丁香。(中医方剂大辞典)(164)木香、当归、桑螵蛸、川大黄、瞿麦、子芩、芎劳、槟榔、滑石。(中医方剂大辞典)(165)木香、吴茱萸、桂心。(中医方剂大辞典)(166)白术、人参、茯苓、川芎。(中医方剂大辞典)(167)木香、青桔皮、槟榔、诃黎勒、柴胡、桂心、当归、白术、鳖甲。(中医方剂大辞典)(168)木香、陈皮、巴豆。(中医方剂大辞典)(169)木香、诃黎勒、人参、桂心、白术、京三棱、芎劳、陈桔皮、槟榔、赤茯苓、桔梗、枳实、吴茱萸、甘草。(中医方剂大辞典)(170)木香、诃黎勒、前胡、白术、丁香、人参、厚朴、陈桔皮、鳖甲、枳壳、桂心、当归、槟榔、赤茯苓、甘草。(中医方剂大辞典)(171)木香、芎劳、枳壳、桃仁、陈桔皮、桂心、赤芍药、人参、槟榔。(中医方剂大辞典)(172)木香、酸枣仁、人参、白术、黄芪、诃黎勒皮、槟榔、柴胡、桂心、白茯苓。(中医方剂大辞典)(173)木香、豉、葱白、麻黄、干薄荷。(中医方剂大辞典)(174)木香、黄连、青桔皮、栀子仁、地榆。(中医方剂大辞典)(175)木香、鳖甲、诃黎勒皮、槟榔、赤茯苓、郁李仁。(中医方剂大辞典)(176)木香、人参、赤茯苓、白术、陈桔皮、桂心、槟榔、草豆蔻、丁香、厚朴、半夏、诃黎勒皮、甘草、附子、枳实。(中医方剂大辞典)(177)木香、青皮、白术、姜黄、草豆蔻、阿魏、荜澄茄。(中医方剂大辞典)(178)木香、干姜、茯苓、甘草、木通、丁香、陈皮。(中医方剂大辞典)(179)山栀子、木通、车前子、淡竹叶、生地黄、黄芩、灯心。(中医方剂大辞典)(180)木香、干姜、茯苓、木瓜、甘草、丁香。(中医方剂大辞典)(181)木香、人参、紫香。(中医方剂大辞典)

木香煎 mu xiang jian

【英文名】Mu Xiang Decoction

【组成】(1)南木香、肉豆蔻、使君子、胡黄连、五灵脂、干蟾、巴豆、麝香。(中医方剂大辞典)(2)木香、干蝎、桂心、青桔皮、阿魏、附子、桃仁。(中医方剂大辞典)

木香膏 mu xiang gao

【英文名】Mu Xiang Plaster

【组成】(1)木香、细辛、当归、芎劳、木通、蕤仁、白芷。(中医方剂大辞典)(2)木香、零陵香、细辛。(中医方剂大辞典)(3)硫黄、蜗牛壳、木香、杏仁、朱粉。(中医方剂大辞典)(4)木香、槟榔、当归。(中医方剂大辞典)(5)木香、川乌、地骨皮、羌活、甘草、白芷、八角茴香、天南星、革麻、官桂、巴豆、细辛、大黄、荆芥、黄连、防风、苦参、生姜、生葱。(中医方剂大辞典)(6)木香。(中医方剂大辞典)

木香糁 mu xiang shen

【英文名】Mu Xiang Shen Powders

【组成】木香、槟榔、虢丹、轻粉。(中医方剂大辞典)

木贼丸 mu zei wan

【英文名】Mu Zei Pill

【组成】木贼、榼藤子仁、乌贼鱼骨。(中医方剂大辞典)

木贼汤 mu zei tang

【英文名】Mu Zei Decoction

【组成】木贼。(中医方剂大辞典)

木贼散 mu zei san

【英文名】Mu Zei Powders

【组成】(1)木贼、枳壳、干姜、大黄。(中医方剂大辞典)(2)木贼。(中医方剂大辞典)(3)木耳、木贼。(中医方剂大辞典)(4)木贼节、赤芍药、神曲、荷叶、柏叶。(中医方剂大辞典)(5)木贼、苍术、蒺藜、防风、羌活、川芎、甘草。(中医方剂大辞典)(6)木贼、木馒头、枳壳、槐角、茯苓、荆芥。(中医方剂大辞典)(7)木贼、甘菊、枸杞子、荆芥穗、苍术、熟干地黄。(中医方剂大辞典)(8)木贼草。(中医方剂大辞典)(9)木贼、麻黄、甘草。(中医方剂大辞典)

木贼煎 mu zei jian

【英文名】Mu Zei Decoction

【组成】半夏、青皮、木贼、厚朴、白苍术、槟榔。(中医方剂大辞典)

木通丸 mu tong wan

【英文名】Mu Tong Pill

【组成】(1)木通、昆布、干姜、甜葶苈、羚羊角屑、人参、海藻、射干、槟榔。(中医方剂大辞典)(2)木通、玄参、连翘、川升麻、败酱、麻仁、川大黄、赤芍药、犀角屑、黑豆、昆布。(中医方剂大辞典)(3)木通、椒目、附子、厚朴、川芒消、甜葶苈、半夏、川大黄、杏仁。(中医方剂大辞典)(4)木通、杏仁、紫苏茎叶、柴胡、陈桔皮、五味子。(中医方剂大辞典)(5)木通、细辛、附子。(中医方剂大辞典)(6)木通、附子、干姜、赤茯苓、防风、桂心、细辛、麻黄、杏仁。(中医方剂大辞典)(7)木通、牡蛎、麦门冬。(中医方剂大辞典)(8)磁石、石菖蒲、远志、破故纸、木通、麝香。(中医方剂大辞典)(9)木通、黄芩、冬葵子、生干地黄。(中医方剂大辞典)(10)木通、车前子、大黄、连翘、玄参、知母。(中医方剂大辞典)(11)木通、菖蒲、磁石、熏陆香、杏仁、巴豆、蜡、附子。(中医方剂大辞典)(12)木通、细辛、桂、菖蒲、当归、独活、附子、礜石。(中医方剂大辞典)

木通汤 mu tong tang

【英文名】Mu Tong Decoction

【异名】木通散(中医方剂大辞典、奇效良方)

【组成】(1)牛膝、丹皮、细辛、连翘、金银花、泽兰、白及、蒲黄、木通、延胡索。(中医方剂大辞典)(2)木通。(中医方剂大辞典)(3)木通、车前、猪苓、泽泻、连翘、花粉、金银花、瓜蒌子。(中医方剂大辞典)(4)木通、石菖蒲、防风、枳壳、全蝎、僵蚕、甘草、木香、南星。(中医方剂大辞典)(5)木通、木猪苓、瞿麦、滑石、甘草、芍药。(中医方剂大辞典)(6)木通、石菖蒲、防风、北梗、桑螵蛸、全蝎、直僵蚕、甘草、南星。(中医方剂大辞典)(7)木通、桑根白皮、桔梗、赤芍药、葶苈子、白茅根。(中医方剂大辞典)(8)木通、升麻、赤芍药、黄芩、栀子仁、麦门冬、犀角、大黄、枳壳。(中医方剂大辞典)(9)木通、升麻、大黄、麻黄、犀角、石膏、甘草。(中医方剂大辞典)(10)木通、大黄、陈桔皮。(中医方剂大辞典)(11)木通、桑根白皮、滑石、芒消、葵子。(中医方剂大辞典)(12)木通、枳壳、甘草、紫草茸。(中医方剂大辞典)(13)木通、钟乳、漏芦、栝楼根、甘草。(中医方剂大辞典)(14)木通、黄芩、石韦、榆白皮、冬葵子、甘草、白术。(中医方剂大辞典)(15)木通、石韦、陈桔皮、赤茯苓、芍药、桑根白皮、人参。(中医方剂大辞典)(16)木通、赤茯苓、桑根白皮、射干、百合、大腹。(中医方剂大辞典)(17)木通、防风、赤芍药、白芷、山栀子仁、大黄。(中医方剂大辞典)(18)木通、滑石、冬葵子。(中医方剂大辞典)(19)木通、鸡苏叶、石膏、刺蓟根、生干地黄。(中医方剂大辞典)(20)木通、木香、细辛、草豆蔻、人参、赤茯苓、桃仁、肉豆蔻。(中医方剂大辞典)(21)木通、冬葵子、灯心。(中医方剂大辞典)(22)木通、冬葵子、冬瓜子、滑石、瞿麦穗、黄芩、白茅根。(中医方剂大辞典)(23)木通、石韦、瞿麦穗、冬葵子。(中医方剂大辞典)(24)木通、大黄、滑石、麻子仁。(中医方剂大辞典)(25)木通、赤茯苓、赤芍药、吴茱萸、槟榔、紫菀、郁李仁。(中医方剂大辞典)(26)木通、瞿麦穗、生地黄、赤茯苓、白茅根、大青、秦艽。(中医方剂大辞典)(27)木通、桔梗、桑根白皮、升麻、黄芩、牵牛子、生地黄。(中医方剂大辞典)(28)木通、羚羊角、芍药、络石、升麻、射干、杏仁。(中医方剂大辞典)(29)木通、桑根白皮、泽泻、防己、赤茯苓、石韦、大腹。(中医方剂大辞典)(30)木通、络石、升麻、射干、犀角屑、玄参、桔梗、山栀子仁、芍药、青竹茹、朴消。(中医方剂大辞典)(31)木通、葛根、青桔皮、槟榔、滑石、瞿麦穗。(中医方剂大辞典)(32)木通、白杨皮、川升麻、露蜂房、赤芍药、甘草。(中医方剂大辞典)

木通饮 mu tong yin

【英文名】Mu Tong Drink

【组成】(1)木通、甘草、枳壳、芍药、漏芦、桑根白皮、黄芩、淡竹叶。(中医方剂大辞典)(2)木通、冬葵根、陈桔皮、甘草、当归、蒲黄、瞿麦穗。(中医方剂大辞典)(3)木通、车前子、黄芩、郁李仁、大黄。(中医方剂大辞典)(4)木通、桑根白皮、泽泻、防己、赤茯苓、石韦、大腹。(中医方剂大辞典)(5)木通、羚羊角、旋覆花、芦根、桑根白皮、黄连、赤芍药、大黄、甘草。(中医方剂大辞典)(6)木通、茅根、瞿麦、芍药、滑石、乱发。(中医方剂大辞典)(7)木通、黄芩、滑石、甘草、漏芦、甜葶苈。(中医方剂大辞典)(8)木通、冬葵子、滑石、石韦。(中医方剂大辞典)(9)木通、桔梗、桑根白皮、升麻、黄芩、恶实。(中医方剂大辞典)

木通散 mu tong san

【英文名】Mu Tong Powders

【异名】木通饮(中医方剂大辞典、奇效良方);木通汤(中医方剂大辞典、圣济总录)

【组成】(1)木通、黄芩、栀子仁、漏芦、木瓜根、川大黄、甘草、川朴消。(中医方剂大辞典)(2)木通、车前子、石韦、瞿麦、赤茯苓、石燕。(中医方剂大辞典)(3)木通、甜葶苈、木香、青桔皮、当归、赤茯苓。(中医方剂大辞典)(4)滑石、木通、葵子。(中医方剂大辞典)(5)木通、甜葶苈、赤茯苓。(中医方剂大辞典)(6)木通、石韦、王不留行、滑石、白术、瞿麦、鸡苏、葵子、赤茯苓、木香、当归、赤芍药。(中医方剂大辞典)(7)木通、葵根、葳蕤、大青、桔梗、栀子仁、白茅根。(中医方剂大辞典)(8)木通、川大黄、枳壳、黄芩、赤芍药、前胡、白术、栀子仁、甘草、半夏。(中医方剂大辞典)(9)木通、麻黄、甜葶苈、松萝、桔梗、乌梅肉、桑根白皮、甘草。(中医方剂大辞典)(10)木通、紫苏茎叶、猪苓、桑根白皮、槟榔、赤茯苓。(中医方剂大辞典)(11)木通、赤茯苓、玄参、桑根白皮、白薇、泽泻、人参、郁李仁、泽漆。(中医方剂大辞典)(12)木通、麦门冬、赤茯苓、白前、石膏、桑根白皮、犀角屑、杏仁、甘草。(中医方剂大辞典)(13)木通、防风、栀子仁、升麻、石膏、麻黄、桂心。(中医方剂大辞典)(14)木通、海藻、昆布、松萝、桂心、蛤蚧、白蔹、琥珀。(中医方剂大辞典)(15)木通、赤茯苓、羚羊角屑、升麻、马蔺根、大黄、芒消、前胡、桑根白皮。(中医方剂大辞典)(16)木通、生干地黄、桑螵蛸、麦门冬、赤茯苓、车前子、地骨皮、冬葵子。(中医方剂大辞典)(17)木通、甜葶苈、白茯苓。(中医方剂大辞典)(18)木通、枳实、琥珀、赤芍药、茅根、甘草。(中医方剂大辞典)(19)木通、栀子仁、川升麻、紫苏茎叶、杏仁、赤茯苓、贝母、桑根白皮、枳壳。(中医方剂大辞典)(20)木通、桑根白皮、葛根、射干、紫菀、半夏、马兜铃。(中医方剂大辞典)(21)木通、赤茯苓、车前叶、滑石、瞿麦。(中医方剂大辞典)(22)木通、吴茱萸、桂心、细辛、甘草。(中医方剂大辞典)(23)木通、芦根、陈桔皮、人参、葛根、麦门冬。(中医方剂大辞典)(24)木通、羚羊角屑、川升麻、射干、赤芍药、芦根、甘草。(中医方剂大辞典)(25)木通、槟榔、羚羊角屑、赤芍药、黄芩、当归、车前子、甘草。(中医方剂大辞典)(26)木通、通草、地龙、紫金花。(中医方剂大辞典)(27)木通、香附子、陈皮、乌药、木瓜、紫苏、甘草。(中医方剂大辞典)(28)地龙、通草、木通。(中医方剂大辞典)(29)木通、贝母、白芷、甘草。(中医方剂大辞典)(30)木通、条芩、木香、槟榔、紫苏、枳壳、白术、白茯苓。(中医方剂大辞典)(31)木通、黑豆、滑石。(中医方剂大辞典)(32)木通、瞿麦、荆芥、薄荷、白芷、天花粉、甘草、赤芍药、麦门冬、生干地黄、山栀子、车前子、连翘。(中医方剂大辞典)(33)木香、木通、槟榔、独活、丹参。(中医方剂大辞典)(34)木通、萹蓄、大黄、赤茯苓、甘草、瞿麦、滑石、山栀仁、车前子、黄芩。(中医方剂大辞典)(35)山栀、大黄、羌活、木通、赤茯苓、甘草。(中医方剂大辞典)(36)木通、薏苡仁、葶苈、甘草、川升麻、北梗、桃仁、赤茯苓、牡丹皮、生干地黄、甜瓜子、败酱、赤芍药、大黄、朴消。(中医方剂大辞典)(37)生干地黄、木通、荆芥、地骨皮、桑白皮、甘草、北梗。(中医方剂大辞典)(38)木通、青皮、川楝子、萝卜子、舶上茴香、莪术、木香、滑石。(中医方剂大辞典)(39)海金砂、舶上茴香、巴戟、大戟、甘遂、芫花、木通、滑石、通草。(中医方剂大辞典)(40)木通、滑石、甘草、赤芍、生地、陈皮、人参、黄芪、川芎、山栀、归尾、葱白、冬葵子、车前子。(中医方剂大辞典)(41)人参、斑蝥、鹤虱、大黄、牡蛎、枳壳、荜澄茄、丁香。(中医方剂大辞典)(42)木通、滑石、甘草、焰消、三叶草。(中医方剂大辞典)(43)木通、川升麻、川大黄、朴消、甘草、栀子仁。(中医方剂大辞典)(44)木通、胆矾。(中医方剂大辞典)(45)木通、干地黄、黄蜀葵花、鲤甲、芫青、斑蝥、糯米。(中医方剂大辞典)(46)木通、甘草、槟榔、麻黄、秦艽、瞿麦穗、干姜。(中医方剂大辞典)(47)当归、栀子仁、芍药、甘草、赤茯苓、木通。(中医方剂大辞典)(48)紫苏根、木通、陈皮、甘草。(中医方剂大辞典)(49)木通、薏苡仁、生干地黄、甘草、桔梗、丹参、麦门冬、赤芍药、赤茯苓、败酱、牡丹、黄芪。(中医方剂大辞典)(50)木通、生地黄、粳米。(中医方剂大辞典)(51)木通、甘草、葵子、川大黄、滑石、牵牛子。(中医方剂大辞典)(52)木通、桑根白皮、滑石、冬葵子、川芒消。(中医方剂大辞典)(53)木通、大麻仁、玄参、川升麻、败酱、连翘、大黄、川芒消、犀角屑。(中医方剂大辞典)(54)木通、升麻、麦门冬、知母、犀角屑、杏仁、甘草、栀子仁。(中医方剂大辞典)(55)木通、防风、川升麻、羚羊角屑、桂心、甘草。(中医方剂大辞典)(56)木通、栝楼根、漏芦、麦门冬、芦根、人参、赤茯苓、大腹皮、陈桔皮、茅根、甘草。(中医方剂大辞典)(57)木通、大麻仁、葵子、滑石、槟榔、枳实。(中医方剂大辞典)(58)木通、木香、诃黎勒皮、香薷、枳壳、槟榔、桑根白皮、子芩、鸡苏茎叶。(中医方剂大辞典)(59)木通、车前子、甘草、葵根、瞿麦、滑石。(中医方剂大辞典)(60)木通、葵子、茅根、榆白皮、瞿麦、大麻仁、贝齿、滑石、甘草。(中医方剂大辞典)(61)木通、黄芪、玄参、沉香、赤芍药、子芩、败酱、露蜂房、汉防己、川朴消。(中医方剂大辞典)(62)木通、知母、赤芍药、当归、生干地黄、川升麻、黄芪、枳实、甘草、赤茯苓、前胡、麦门冬、黄芩、芎䓖。(中医方剂大辞典)

木通粥 mu tong zhou

【英文名】Mu Tong Gruel

【组成】木通、粳米。(中医方剂大辞典)

木通膏 mu tong gao

【英文名】Mu Tong Plaster

【组成】(1)木通、白芷、细辛、摩勒香。(中医方剂大辞典)(2)木通、黄丹、细辛、茵陈、琥珀、朱砂、清麻油。(中医方剂大辞典)(3)木通、甘草、当归、白芷、防风、细辛、栀子仁、黄连、垂柳枝、黄芩、黄丹、黄蜡、清麻油。(中医方剂大辞典)(4)木通、露蜂房、连翘、黄芩、商陆、黄芪、牛蒡根、乳头香、松脂、蜡、黄丹、羊肾脂、绯帛、消石、曲头棘针。(中医方剂大辞典)(5)鹅毛翎根筒、灯心、木通、地龙。(中医方剂大辞典)

木萸汤 mu yu tang

【英文名】Mu Yu Decoction

【组成】木瓜、槟榔、吴茱萸。(中医方剂大辞典)

木萸散 mu yu san

【英文名】Mu Yu Powders

【组成】吴萸、木瓜、食盐。(中医方剂大辞典)

木犀煎 mu xi jian

【英文名】Mu Xi Decoction

【组成】蓬莪术、甘草、檀香、熟蜜。(中医方剂大辞典)

木槟汤 mu bing tang

【英文名】Mu Bing Decoction

【组成】木香、槟榔、延胡索、金铃子、三棱、莪术、厚朴、桔梗、川芎、当归、白芍、黄芩、甘草。(中医方剂大辞典)

木槿散 mu jin san

【英文名】Mu Jin Powders

【异名】木槿膏(中医方剂大辞典、仙拈集)

【组成】木槿花。(中医方剂大辞典)

木鳖丸 mu bie wan

【英文名】Mu Bie Pill

【组成】土木鳖、母丁香、麝香。(中医方剂大辞典)

木鳖膏 mu bie gao

【英文名】Mu Bie Plaster

【异名】木鳖蛋(中医方剂大辞典、仙拈集)

【组成】(1)真麻油、番木鳖。(中医方剂大辞典)(2)木鳖。(中医方剂大辞典)(3)木鳖子、大鲫鱼。(中医方剂大辞典)(4)木鳖、独蒜、雄黄。(中医方剂大辞典)(5)木鳖仁。(中医方剂大辞典)

木占斯散 mu zhan si san

【英文名】Mu Zhan Si Powders

【异名】内补散(中医方剂大辞典、千金)

【组成】(1)木占斯、桂心、人参、细辛、败酱、干姜、厚朴、炙甘草、防风、桔梗。(中医方剂大辞典)(2)木占斯、厚朴、炙甘草、细辛、栝楼、防风、干姜、人参、桔梗、败酱。(中医方剂大辞典)

木瓜煎丸 mu gua jian wan

【英文名】Mu Gua Jian Pill

【异名】木瓜丸(中医方剂大辞典、普济方)

【组成】(1)木瓜、菊花、地骨皮、骨碎补、牛膝、吴茱萸、胡椒、荜澄茄。(中医方剂大辞典)(2)甜瓜子、天麻、薏苡、乳香、白龙骨。(中医方剂大辞典)(3)木瓜、艾叶、椒子、干姜、炮附子。(中医方剂大辞典)(4)巴戟天、肉苁蓉、大附子、补骨脂、椒红、牛膝、茴香、防风、木香、青桔皮。(中医方剂大辞典)(5)木瓜、黑豆、陈皮、吴茱萸、附子、桂、芎䓖、羌活、肉豆蔻、槟榔。(中医方剂大辞典)(6)木瓜、硇砂、羌活、菊花、地骨皮、骨碎补、牛膝、吴茱萸、胡椒、荜澄茄、诃黎勒、桂、葫芦巴、补骨脂、巴戟天、人参、干姜、炙甘草。(中医方剂大辞典)(7)木瓜、牛膝、天麻、干蝎。(中医方剂大辞典)

木兰皮膏 mu lan pi gao

【英文名】Mu Lan Pi Plaster

【组成】(1)木兰皮、芍药、射干、蛇床子、白芷、黄连、黄柏、黄芩、狼牙、山栀子、猪脂。(中医方剂大辞典)(2)木兰皮、牡荆子、秦艽、附子、川大黄、石南、苦参、白矾、珍珠末、雄黄、水银、松脂。(中医方剂大辞典)(3)木兰皮、防风、白芷、木香、牛膝、赤芍药、独活、杜衡、当归、白附子、细辛、芎䓖、麝香。(中医方剂大辞典)

木防己丸 mu fang ji wan

【英文名】Mu Fang Ji Pill

【组成】木防己、川大黄、人参、葶苈、杏仁。(中医方剂大辞典)

木防己汤 mu fang ji tang

【英文名】Mu Fang Ji Decoction

【组成】(1)木防己、石膏、桂枝、姜黄、杏仁、桑枝。(中医方剂大辞典)(2)木防己、桂枝木、大豆黄卷、茯皮、天花粉、菖蒲汁。(中医方剂大辞典)(3)木防己、通草、生苡仁、青松针、桂枝、滑石、丝瓜络、嫩桑枝。(中医方剂大辞典)(4)木防、炙甘草、桂心、茯苓、黄芪、生姜、白术、芍药。(中医方剂大辞典)(5)木防己、石膏、桂枝、人参。(中医方剂大辞典)(6)生石膏、桂枝、木防己、杏仁、生香附、炙甘草、苍术。(中医方剂大辞典)

木防己酒 mu fang ji jiu

【英文名】Mu Fang Ji Wine

【组成】木防己、铅丹、防风、桂心、龙齿、丹砂、炙甘草、独活、细辛、当归、干姜、莽草。(中医方剂大辞典)

木防己散 mu fang ji san

【英文名】Mu Fang Ji Powders

【组成】木防己、羌活、防风、羚羊角屑、桂心、荆芥穗、薏苡仁、麻黄、桑寄生、黄松木节、甘炙草。(中医方剂大辞典)

木防己膏 mu fang ji gao

【英文名】Mu Fang Ji Plaster

【组成】木防己、茵芋。(中医方剂大辞典)

木沉煎丸 mu chen jian wan

【英文名】Mu Chen Jian Pill

【组成】木香、沉香、陈皮、当归、槟榔、肉桂、胡椒、芫花。(中医方剂大辞典)

木星饮子 mu xing yin zi

【英文名】Mu Xing Drink

【组成】(1)木香、吴茱萸、桔梗、大腹子、大黄、厚朴。(中医方剂大辞典)(2)朱砂、郁金。(中医方剂大辞典)(3)常山、炙甘草、茴香、槟榔、木香。(中医方剂大辞典)

木香饼子 mu xiang bing zi

【英文名】Mu Xiang Ointment

【组成】(1)缩砂仁、檀香、甘松、丁香、蓬莪术、木香。

(中医方剂大辞典)(2)木香、姜黄、香白芷、香附子、甘松、芎䓖、缩砂仁、桂、炙甘草。(中医方剂大辞典)(3)木香、甘草、姜黄、香附子、缩砂仁、甘松。(中医方剂大辞典)

木香扁丸 mu xiang bian wan

【英文名】Mu Xiang Bian Pill

【组成】木香、硇砂、半夏、桂、荜茇、杏仁、巴豆。(中医方剂大辞典)

木香顿散 mu xiang dun san

【英文名】Mu Xiang Dun Powders

【异名】补气汤(中医方剂大辞典、普济方)

【组成】(1)木香、人参、附子、白术、藿香、炙甘草、白茯苓、橘红、枳壳。(中医方剂大辞典)(2)木香、缩砂仁、良姜、干姜、丁香、胡椒、陈皮、青皮、红豆、草果仁、甘草、白豆蔻仁。(中医方剂大辞典)

木香粗散 mu xiang cu san

【英文名】Mu Xiang Cu Powders

【组成】木香、诃子。(中医方剂大辞典)

木香煮散 mu xiang zhu san

【英文名】Mu Xiang Decoction

【组成】(1)砒霜、黄丹。(中医方剂大辞典)(2)木香、茱萸、炙甘草、罂粟壳。(中医方剂大辞典)(3)木香、白术、缩砂、益智、藿香、人参、丁香、青桔皮、陈桔皮、桔梗、桂、厚朴、高良姜、炙甘草。(中医方剂大辞典)(4)木香、吴茱萸、陈桔皮、柴胡、麝香、槟榔、芍药、郁李仁、当归。(中医方剂大辞典)(5)木香、人参、白茯苓、白术、半夏、厚朴、干姜、桂、枳实、炙甘草、陈桔皮、槟榔、草豆蔻、诃黎勒。(中医方剂大辞典)(6)紫苏叶、青桔皮、当归、白芍药、乌药、白茯苓、桔梗、半夏、川芎、黄芪、防风、炙甘草、陈桔皮、枳壳、大腹皮。(中医方剂大辞典)(7)木香、青黛。(中医方剂大辞典)

木香搭方 mu xiang da fang

【英文名】Mu Xiang Da Prescription

【组成】木香、犀角屑、大黄、升麻、黄芩、栀子仁、黄连、甘草、芒消、射干、黄柏、紫檀香、羚羊角屑、白蔹、地黄汁、麝香。(中医方剂大辞典)

木香锉散 mu xiang cuo san

【英文名】Mu Xiang Cuo Powders

【组成】木香、鳖甲、银州柴胡、秦艽、黄芪、知母、茯苓、人参、桔梗、白术、炙甘草、防风、肉豆蔻、半夏、枳壳、芍药。(中医方剂大辞典)

木贼饮子 mu zei yin zi

【组成】Mu Zei Drink

【组成】木贼草、川芎。(中医方剂大辞典)

木贼草膏 mu zei cao gao

【英文名】Mu Zei Cao Plaster

【组成】木贼草。(中国中西医结合杂志 1993,13(6))

木笔花散 mu bi hua san

【英文名】Mu Bi Hua Powders

【组成】木笔花、生麝香、葱白。(中医方剂大辞典)

木通锉散 mu tong cuo san

【英文名】Mu Tong Cuo Powders

【组成】木通、瞿麦、滑石、山栀子仁、茯苓、甘草、续随子、车前子。(中医方剂大辞典)

木猪苓丸 mu zhu ling wan

【英文名】Mu Zhu Ling Pill

【组成】半夏、木猪苓。(中医方剂大辞典)

木馒头散 mu man tou san

【英文名】Mu Man Tou Powders

【组成】木馒头、棕灰、乌梅肉、炙甘草。(中医方剂大辞典)

木鳖子丸 mu bie zi wan

【英文名】Mu Bie Zi Pill

【组成】沉香、枳壳、五灵脂、木鳖子。(中医方剂大辞典)

木鳖子散 mu bie zi san

【英文名】Mu Bie Zi Powders

【组成】木鳖子、郁金。(中医方剂大辞典)

木鳖子膏 mu bie zi gao

【英文名】Mu Bie Zi Plaster

【组成】木鳖子、黄蜡乳香。(中医方剂大辞典)

木鳖裹方 mu bie guo fang

【英文名】Mu Bie Guo Prescription

【组成】木鳖子、桂、芸苔子、丁香。(中医方剂大辞典)

木土两平汤 mu tu liang ping tang

【英文名】Mu Tu Liang Ping Decoction

【组成】石膏、茯苓、苍术、炒栀子、白芍、甘草。(中医方剂大辞典)

木瓜万补丸 mu gua wan bu wan

【英文名】Mu Gua Wan Bu Pill

【组成】人参、白术、阳起石、肉苁蓉、肉桂、缩砂仁、赤石脂、肉豆蔻、当归、钟乳粉、草豆蔻、沉香、地榆、荜茇、白姜、茴香、大麦蘖、神曲、丁香、厚朴、乳香、白茯苓、罂粟壳、大附子、嫩茄茸。(中医方剂大辞典)

木瓜分气丸 mu gua fen qi wan

【英文名】Mu Gua Fen Qi Pill

【组成】干木瓜、姜黄、陈橘、黑牵牛、蓬莪术、萝卜子。(中医方剂大辞典)

木瓜牛膝丸 mu gua niu xi wan

【英文名】Mu Gua Niu Xi Pill

【组成】木瓜、川乌、牛膝、萆薢、茴香、羌活、青皮、青盐、狗脊、巴戟、海桐皮。(中医方剂大辞典)

木瓜虎骨丸 mu gua hu gu wan

【英文名】Mu Gua Hu Gu Pill

【组成】木瓜、麒麟竭、没药、乳香、虎胫骨、木香、自然铜、枫、香脂、败龟、骨碎补、甜瓜子、桂、当归、地龙、安息香。(中医方剂大辞典)

木瓜败毒散 mu gua bai du san

【英文名】Mu Gua Bai Du Powders

【组成】宣木瓜、败毒散。(中医方剂大辞典)

木瓜茱萸汤 mu gua zhu yu tang

【英文名】Mu Gua Zhu Yu Decoction

【异名】吴茱萸汤(中医方剂大辞典、圣济总录);干姜汤(中医方剂大辞典、普济方)

【组成】(1)木瓜、吴茱萸、干姜、桂、木香、白槟榔。(中医方剂大辞典)(2)吴茱萸、木瓜、槟榔。(中医方剂大辞典)

木瓜除湿汤 mu gua chu shi tang

【英文名】Mu Gua Chu Shi Decoction

【组成】木瓜、甘草、槟榔、独活、白藓、苏梗、砂仁、香附子、川芎、荆芥、白芷、陈皮。(中医方剂大辞典)

木瓜紫苏散 mu gua zi su san

【英文名】Mu Gua Zi Su Powders

【组成】木瓜、大腹皮、紫苏、陈皮、茯苓、炙甘草、木香、羌活。(中医方剂大辞典)

木瓜粳米汤 mu gua jing mi tang

【英文名】Mu Gua Geng Mi Decoction

【异名】木瓜汤(中医方剂大辞典、圣济总录)

【组成】木瓜、仓粳米。(中医方剂大辞典)

木瓜槟榔丸 mu gua bing lang wan

【英文名】Mu Gua Bing Lang Pill

【异名】木香丸(中医方剂大辞典、普济方)

【组成】槟榔、木香、木瓜、吴茱萸。(中医方剂大辞典)

木瓜槟榔散 mu gua bing lang san

【英文名】Mu Gua Bing Lang Powders

【组成】槟榔、木瓜、紫苏、陈皮、甘草、木香、当归、赤芍。(中医方剂大辞典)

木耳豆腐煎 mu er dou fu jian

【英文名】Mu Er Dou Fu Decoction

【组成】大黑木耳、生豆腐、食盐。(中医方剂大辞典)

木耳舒筋丸 mu er shu jin wan

【英文名】Mu Er Shu Jin Pill(药品标准－中药成方制剂标准)

【组成】木耳、当归、川芎、枸杞子、苍术、杜仲、牛膝、白巨胜子。(药品标准－中药成方制剂标准 1990 年)

木舌金丝膏 mu she jin si gao

【英文名】Mu She Jin Si Plaster

【组成】吴茱萸。(中医方剂大辞典)

木连散痈汤 mu lian san yong tang

【英文名】Mu Lian San Yong Decoction

【组成】生黄芪、当归、木连、豨签、苍耳子、紫花地丁、生地、玄参、牵牛、柴胡、赤芍。(中医方剂大辞典)

木香二皮丸 mu xiang er pi wan

【英文名】Mu Xiang Er Pi Pill

【组成】木香、槟榔、陈皮、青皮、大戟、甘遂、肉豆蔻、牵牛末。(中医方剂大辞典)

木香人参汤 mu xiang ren shen tang

【英文名】Mu Xiang Ren Shen Decoction

【组成】木香、人参、黄芪、防风、牛膝、炙甘草、当归、荆芥穗、巴戟天、半夏、鳖甲、桂、白茯苓、秦艽、柴胡、附子、羌活、枳壳、干蝎、肉豆蔻、熟干地黄。(中医方剂大辞典)

木香人参散 mu xiang ren shen san

【英文名】Mu Xiang Ren Shen Powders

【组成】木香、人参、茯苓、白术、肉豆蔻、枇杷叶、厚朴、丁香、藿香叶、炙甘草、干姜、陈皮。(中医方剂大辞典)

木香三棱丸 mu xiang san leng wan

【英文名】Mu Xiang San Leng Pill

【组成】(1)芫花、京三棱、青桔皮、干漆、木香、川大黄。(中医方剂大辞典)(2)木香、丁香、砂仁、红豆、姜屑、甘松、良姜、厚朴、香附子、枳实、枳壳、萝卜子、荆三棱、石三棱、鸡爪三棱、槟榔、青皮、陈皮、莪术、神曲、麦芽、甘草、牵牛、苍术、荜澄茄、白豆蔻、雷丸、青木香、藕节。(中医方剂大辞典)(3)木香、京三棱、石三棱、肉豆蔻、广术、三棱、青皮、槟榔、巴豆。(中医方剂大辞典)(4)木香、丁香、京三棱、蓬莪术、枳壳、青皮、川楝子、茴香、巴豆、朱砂。(中医方剂大辞典)(5)木香、桂、青皮、陈皮、京三棱、茂术、大麦蘖、槟榔。(中医方剂大辞典)(6)木香、三棱、蓬莪术、大麦蘖、神曲、白术、陈皮、干姜、黑牵牛。(中医方剂大辞典)(7)青木香、破故纸、茴香、黑牵牛、甘遂、芫花、大戟、京三棱、蓬莪术、川楝子、葫芦巴、巴戟、巴豆、陈米、缩砂仁。(中医方剂大辞典)(8)芫花、京三棱、青皮、陈皮、茴香、干漆、蓬莪术、硇砂、干姜、桂、槟榔、巴豆。(中医方剂大辞典)(9)木香、京三棱、补骨脂、牵牛子、丁香皮、干漆、陈桔皮、乌梅肉、五灵脂、巴豆霜、沉香。(中医方剂大辞典)(10)木香、京三棱、槟榔、乌梅肉、缩砂仁、青桔皮、巴豆。(中医方剂大辞典)

木香三棱汤 mu xiang san leng tang

【英文名】Mu Xiang San Leng Decoction

【异名】木香三棱散(中医方剂大辞典、赤水玄珠)

【组成】木香、京三棱、陈皮、炙甘草、益智仁、神曲、蓬莪术。(中医方剂大辞典)

木香三棱散 mu xiang san leng san

【英文名】Mu Xiang San Leng Powders

【异名】木香三棱煎(中医方剂大辞典、医统)

【组成】(1)木香、京三棱、炙甘草、青桔皮、山芋、白茯苓。(中医方剂大辞典)(2)木香、枳壳、白芷、蓬莪术、白术、益智仁、陈曲、京三棱、炙甘草、桂、青桔皮。(中医方剂大辞典)(3)黑牵牛、大腹子、槟榔、木香、雷丸、大黄、锡灰、三棱、蓬术。(中医方剂大辞典)

木香干漆丸 mu xiang gan qi wan

【英文名】Mu Xiang Gan Qi Pill

【组成】木香、干漆、肉豆蔻、京三棱、青桔皮、陈桔皮、桂、槟榔、补骨脂、牵牛子。(中医方剂大辞典)

木香大安丸 mu xiang da an wan

【英文名】Mu Xiang Da An Pill

【组成】木香、黄连、陈皮、白术、山楂肉、莱菔子、枳实、连翘、神曲、麦蘖、砂仁。(中医方剂大辞典)

木香大腹丸 mu xiang da fu wan

【英文名】Mu Xiang Da Fu Pill

【组成】木香、槟榔、丁香、桂、大腹、陈桔皮、牵牛子、吴茱萸、诃黎勒皮。(中医方剂大辞典)

木香万安丸 mu xiang wan an wan

【英文名】Mu Xiang Wan An Pill

【组成】木香、拣桂、甘遂、牵牛、大戟、大黄、红皮、槟榔、皂角、半夏、蜜。(中医方剂大辞典)

木香不二丸 mu xiang bu er wan

【英文名】Mu Xiang Bu Er Pill

【组成】木香、肉豆蔻、诃子、巴豆、淡豆豉末。(中医方剂大辞典)

木香五物汤 mu xiang wu wu tang

【英文名】Mu Xiang Wu Wu Decoction

【组成】青木香、丁香、熏陆香、白矾、麝香。(中医方剂大辞典)

木香五积丸 mu xiang wu ji wan

【英文名】Mu Xiang Wu Ji Pill

【组成】三棱、蓬莪术、木香、丁香、陈皮、神曲、芫花。(中医方剂大辞典)

木香内消丸 mu xiang nei xiao wan

【英文名】Mu Xiang Nei Xiao Pill

【组成】(1)南木香、京三棱、结猪苓、宣泽泻、川楝肉、正广皮、香附米、杭青皮。(中医方剂大辞典)(2)木香、三棱、猪苓、泽泻、川楝子肉、陈皮、青皮、小茴香、海藻、香附。(中医方剂大辞典)

木香见晛丸 mu xiang jian xian wan

【英文名】Mu Xiang Jian Xian Pill

【异名】巴豆三棱丸(中医方剂大辞典、兰室秘藏)

【组成】神曲、京三棱、石三棱、草豆蔻、香附子、升麻、柴胡、木香、巴豆霜。(中医方剂大辞典)

木香化虫丸 mu xiang hua chong wan

【英文名】Mu Xiang Hua Chong Pill

【组成】槟榔、木香、鹤虱、贯仲、锡灰、干漆、使君子肉、轻粉、巴豆肉、雷丸。(中医方剂大辞典)

木香化滞丸 mu xiang hua zhi wan

【英文名】Mu Xiang Hua Zhi Pill

【组成】(1)沉香、大黄、丁香、木香、陈皮、三棱、蓬术、青皮、巴豆仁、乌梅肉。(中医方剂大辞典)(2)木香、京三棱、青桔皮、补骨脂、黑牵牛。(中医方剂大辞典)

木香化滞汤 mu xiang hua zhi tang

【英文名】Mu Xiang Hua Zhi Decoction

【异名】消痞汤(中医方剂大辞典、内外伤辨)

【组成】(1)枳实、柴胡、木香、陈皮、甘草、半夏、草蔻、当归、红花、香附。(中医方剂大辞典)(2)半夏、草豆蔻仁、炙甘草、柴胡、木香、桔皮、枳实、当归梢、红花。(中医方剂大辞典)(3)木香、槟榔、人参、陈皮、泽泻、黄连、白术、枳壳、厚朴、白芍药、茯苓。(中医方剂大辞典)

木香化滞饮 mu xiang hua zhi yin

【英文名】Mu Xiang Hua Zhi Drink

【组成】人参、白术、茯苓、木香、陈皮、藿香、姜黄、白豆蔻、檀香、大腹皮、桔梗、砂仁、青皮。(中医方剂大辞典)

木香化滞散 mu xiang hua zhi san

【英文名】Mu Xiang Hua Zhi Powders

【组成】木香、白术、陈皮、桔梗、腹皮、茯苓、人参、砂仁、青皮、藿香、姜黄、檀香、白果。(中医方剂大辞典)

木香分气丸 mu xiang fen qi wan

【英文名】Mu Xiang Fen Qi Pill(药品标准-中药成方制剂标准)

【组成】木香、砂仁、丁香、檀香、香附、广藿香、陈皮、厚朴、枳实、豆蔻、莪术、山楂、白术、甘松、槟榔、甘草。(药品标准-中药成方制剂标准1991年)

木香分气汤 mu xiang fen qi tang

【英文名】Mu Xiang Fen Qi Decoction

【异名】小流气饮(中医方剂大辞典)

【组成】木香、赤茯苓、木猪苓、泽泻、半夏、枳壳、紫苏子、槟榔。(中医方剂大辞典)

木香分气饮 mu xiang fen qi yin

【英文名】Mu Xiang Fen Qi Drink

【组成】乌药、木香、甘草、陈皮、香附子、枳壳、缩砂。(中医方剂大辞典)

木香乌荆丸 mu xiang wu jing wan

【英文名】Mu Xiang Wu Jing Pill

【组成】木香、荆芥穗、川乌。(中医方剂大辞典)

木香乌梅丸 mu xiang wu mei wan

【英文名】Mu Xiang Wu Mei Pill

【组成】乌梅肉、木香、百草霜、丝瓜、黄连、柏皮、黄芩、栀子、当归、大黄、半夏、枳壳、陈皮。(中医方剂大辞典)

木香平气丸 mu xiang ping qi wan

【英文名】Mu Xiang Ping Qi Pill

【组成】木香、沉香、丁香、肉豆蔻仁、丹砂、麝香、槟榔、桂、厚朴、乳香、半夏。(中医方剂大辞典)

木香正气散 mu xiang zheng qi san

【英文名】Mu Xiang Zheng Qi Powders

【组成】木香、楂肉、黄连、白芍、枳实、白术、苏叶。(中医方剂大辞典)

木香甘连汤 mu xiang gan lian tang

【英文名】Mu Xiang Gan Lian Decoction

【组成】黄连、甘草、木香。(中医方剂大辞典)

木香甘遂散 mu xiang gan sui san

【英文名】Mu Xiang Gan Sui Powders

【组成】木香、甘遂、白牵牛。(中医方剂大辞典)

木香归蝉散 mu xiang gui chan san

【英文名】Mu Xiang Gui Chan Powders

【组成】木香散、白芷、当归、蝉蜕。(中医方剂大辞典)

木香四七丸 mu xiang si qi wan

【英文名】Mu Xiang Si Qi Pill

【组成】木香、射干、羚羊角、犀角、槟榔、元参、桑白皮、升麻、半夏、厚朴、陈皮、赤茯苓。(中医方剂大辞典)

木香生化汤 mu xiang sheng hua tang

【英文名】Mu Xiang Sheng Hua Decoction

【组成】川芎、当归、陈皮、黑姜。(中医方剂大辞典)

木香白术丸 mu xiang bai zhu wan

【英文名】Mu Xiang Bai Zhu Pill

【组成】白术、豆蔻仁、缩砂仁、诃子皮、藿香、丁香、木香。(中医方剂大辞典)

木香白术散 mu xiang bai zhu san

【英文名】Mu Xiang Bai Zhu Powders

【异名】丁香半夏汤(中医方剂大辞典)

【组成】(1)木香、白术、半夏曲、槟榔、茯苓、甘草。(中医方剂大辞典)(2)木香、白术、陈皮、丁香、麦蘖。(中医方剂大辞典)(3)诃黎勒、厚朴、当归、木香、干姜、白术。(中医方剂大辞典)(4)木香、丁香、半夏曲、白术、槟榔、茯苓、炙甘草。(中医方剂大辞典)(5)白术、茯苓、人参、木香、甘草。(中医方剂大辞典)

木香半夏丸 mu xiang ban xia wan

【英文名】Mu Xiang Ban Xia Pill

【组成】(1)木香、半夏、陈皮、白茯苓、干生姜、草豆蔻仁、白附子、人参。(中医方剂大辞典)(2)木香、半夏、丁香、白僵蚕、白术、青皮、陈皮。(中医方剂大辞典)

木香半夏丹 mu xiang ban xia dan

【英文名】Mu Xiang Ban Xia Pellet

【异名】木香半夏丸(中医方剂大辞典、卫生总微)

【组成】木香、半夏、肉豆蔻、藿香叶、丁香、白术。(中医方剂大辞典)

木香当归散 mu xiang dang gui san

【英文名】Mu Xiang Dang Gui Powders

【组成】川芎、当归、人参、官桂、三棱、蓬莪术、青皮、神曲、厚朴、麦蘖、干姜、小茴香、木香、陈皮、甘草、枳壳。(中医方剂大辞典)

木香行气散 mu xiang xing qi san

【英文名】Mu Xiang Xing Qi Powders

【组成】黄芪、桑白皮、木通、白术、木香、黑牵牛。(中医方剂大辞典)

木香交加散 mu xiang jiao jia san

【英文名】Mu Xiang Jiao Jia Powders

【组成】六和汤、藿香正气散。(中医方剂大辞典)

木香灯草丸 mu xiang deng cao wan

【英文名】Mu Xiang Deng Cao Pill

【组成】木香、红花、灯草。(中医方剂大辞典)

木香异功散 mu xiang yi gong san

【英文名】Mu Xiang Yi Gong Powders

【组成】当归、茯苓、木香、肉桂、人参、陈皮、丁香、白术、川芎、附子、肉果、黄芪。(中医方剂大辞典)

木香导气丸 mu xiang dao qi wan

【英文名】Mu Xiang Dao Qi Pill

【组成】(1)木香、槟榔、青皮、广术、黄连、黄柏、香附、大黄、枳壳、黑牵牛。(中医方剂大辞典)(2)神曲、麦蘖、萝卜子、青皮、木香、陈皮、牵牛末、杏仁。(中医方剂大辞典)(3)木香、乳香、丁香、茴香、川楝子、破故纸、胡芦巴、荆三棱、香附子、甘草、杜仲。(中医方剂大辞典)

木香导气汤 mu xiang dao qi tang

【英文名】Mu Xiang Dao Qi Decoction

【组成】(1)大黄、槟榔、厚朴、白芍药、黄连、归尾、茯苓、朴消、木香。(中医方剂大辞典)(2)木香、厚朴、槟榔、甘草、枳壳、大黄、黄芩、黄连。(中医方剂大辞典)

木香导饮丸 mu xiang dao yin wan

【英文名】Mu Xiang Dao Yin Pill

【组成】京三棱、蓬莪术、青皮、陈皮、白术、槟榔、枳壳、木香、半夏、白茯苓、干葛。(中医方剂大辞典)

木香导滞丸 mu xiang dao zhi wan

【英文名】Mu Xiang Dao Zhi Pill

【组成】(1)大黄、黄柏、黑丑、青皮、厚朴、槟榔、枳壳、砂仁、三棱、莪术、神曲、当归、桔皮、香附、黄芩、山

楂、木香。(中医方剂大辞典)(2)枳实、厚朴、槟榔、黄连、黄芩、黄柏、大黄、木香、黑牵牛。(中医方剂大辞典)

木香导滞汤 mu xiang dao zhi tang

【英文名】Mu Xiang Dao Zhi Decoction

【组成】(1)木香、白芍、当归、枳壳、槟榔、大黄、黄连。(中医方剂大辞典)(2)木香、延胡索、香附米、枳实、台乌药、陈皮、五灵脂、郁金、炮姜、甘草。(中医方剂大辞典)

木香如意丸 mu xiang ru yi wan

【英文名】Mu Xiang Ru Yi Pill

【组成】木香、丁皮、丁香、青木香、枳实、枳壳、青皮、陈皮、大黄、小姜黄、黑牵牛、巴豆、小茵陈、大麦蘖、皂角。(中医方剂大辞典)

木香豆蔻丸 mu xiang dou kou wan

【英文名】Mu Xiang Dou kou Pill

【异名】豆蔻丸(中医方剂大辞典、卫生总微)

【组成】(1)木香、肉豆蔻、黄连、地榆、当归、白芍药。(中医方剂大辞典)(2)青木香、肉豆蔻。(中医方剂大辞典)(3)白蔻仁、良姜、青皮、官桂、丁香、檀香、藿香、三棱、蓬术、山奈、甘草、陈皮、山楂、香附、甘松、木香。(中医方剂大辞典)(4)诃子、干姜、木香。(中医方剂大辞典)(5)木香、草豆蔻、槟榔、陈桔皮、青桔皮、京三棱、肉豆蔻。(中医方剂大辞典)

木香豆蔻散 mu xiang dou kou san

【英文名】Mu Xiang Dou Kou Powders

【组成】(1)人参、木香、肉豆蔻、白豆蔻、甘草。(中医方剂大辞典)(2)木香、陈皮、黑牵牛、草豆蔻、良姜、干姜、诃子肉、赤芍药、枳实、川芎。(中医方剂大辞典)

木香芥粒丸 mu xiang jie li wan

【英文名】Mu Xiang Jie Li Pill

【组成】陈粟米、巴豆、陈皮、槟榔、人参、木香。(中医方剂大辞典)

木香利气丸 mu xiang li qi wan

【英文名】Mu Xiang Li Qi Pill

【组成】槟榔、青皮、陈皮、黑丑、大黄、川连、枳壳、香附、莪术、砂仁。(中医方剂大辞典)

木香快气丸 mu xiang kuai qi wan

【英文名】Mu Xiang Kuai Qi Pill

【组成】木香、陈皮、青皮、砂仁、枳壳、槟榔、荜茇、白术、白豆蔻。(中医方剂大辞典)

木香快气散 mu xiang kuai qi san

【英文名】Mu Xiang Kuai Qi Powders

【组成】白豆蔻、甘草、缩砂仁、丁香、木香、青桔皮、香附子、厚朴。(中医方剂大辞典)

木香快斑汤 mu xiang kuai ban tang

【英文名】Mu Xiang Kuai Ban Decoction

【异名】木香快斑散(中医方剂大辞典、片玉痘疹)

【组成】(1)木香、黄芪、人参、桂心、青皮、诃子肉。(中医方剂大辞典)(2)人参、黄芪、木香、桂心、诃子肉、青皮、炙甘草、归尾、白术、陈皮、茯苓、生姜。(中医方剂大辞典)

木香羌活散 mu xiang qiang huo san

【英文名】Mu Xiang Qiang Huo Powders

【组成】南木香、藁本、羌活、川芎、人参、白术、薏苡仁、大槟榔、枳壳、白茯苓、荆芥穗。(中医方剂大辞典)

木香诃子散 mu xiang he zi san

【英文名】Mu Xiang He Zi Powders

【组成】木香、诃子皮、当归。(中医方剂大辞典)

木香补肾丸 mu xiang bu shen wan

【英文名】Mu Xiang Bu Shen Pill

【组成】怀庆生地、菟丝子、肉苁蓉、黄精、黑枣肉、牛膝、蛇床子、茯苓、远志、当归身、丁香、大茴香、木香、枸杞子、巴戟、杜仲、青盐、人参。(中医方剂大辞典)

木香启中汤 mu xiang qi zhong tang

【英文名】Mu Xiang Qi Zhong Decoction

【组成】人参、白术、茯苓、甘草、半夏、枳壳、香附、缩砂、白豆蔻、木香、陈皮。(中医方剂大辞典)

木香附子汤 mu xiang fu zi tang

【英文名】Mu Xiang Fu Zi Decoction

【组成】附子、南木香。(中医方剂大辞典)

木香青皮丸 mu xiang qing pi wan

【英文名】Mu Xiang Qing Pi Pill

【组成】青皮、陈皮、枳壳、枳实、三棱、蓬莪术、槟榔、麦蘖、神曲、香附、砂仁、白豆蔻、木香、半夏、荜澄茄、益智仁。(中医方剂大辞典)

木香和中丸 mu xiang he zhong wan

【英文名】Mu Xiang He Zhong Pill

【组成】(1)木香、黄芩、青礞石、枳壳、槟榔、青皮、橘红、滑石、沉香、大黄、黑牵牛。(中医方剂大辞典)(2)木香、沉香、槟榔、枳实、蓬莪术、青皮、桔皮、当归、黄芩、木通、黄连、白豆蔻、三棱、牙皂、郁李仁、缩砂、黄柏、香附子、大黄、牵牛。(中医方剂大辞典)

木香和脾饮 mu xiang he pi yin

【英文名】Mu Xiang He Pi Drink

【组成】木香、丁香、白术、炙甘草、芎䓖、人参、草豆蔻、沉香、大腹皮、诃黎勒。(中医方剂大辞典)

木香使君丹 mu xiang shi jun dan

【英文名】Mu Xiang Shi Jun Pellet

【组成】使君子、木香、丁香、厚朴、没石子、胡黄连、肉豆蔻、芦荟、麝香。(中医方剂大辞典)

木香金铃丸 mu xiang jin ling wan

【英文名】Mu Xiang Jin Ling Pill

【组成】木香、乳香、没药、大附子、小茴香、川楝肉、玄胡索、全蝎、人参。(中医方剂大辞典)

木香炒连丸 mu xiang chao lian wan

【英文名】Mu Xiang Chao Lian Pill

【组成】黄连、诃子、木香。(中医方剂大辞典)

木香泽泻汤 mu xiang ze xie tang

【英文名】Mu Xiang Zhe Xie Decoction

【组成】木香、芍药、青皮、泽泻、木通、槟榔、桔皮、大茴、当归、甘草、桂。(中医方剂大辞典)

木香定痛丸 mu xiang ding tong wan

【英文名】Mu Xiang Ding Tong Pill

【组成】川楝子、木香、茱萸、当归。(中医方剂大辞典)

木香参苏饮 mu xiang shen su yin

【英文名】Mu Xiang Shen Su Drink

【组成】人参、苏叶、桔梗、干葛、前胡、陈皮、茯苓、枳壳、木香、半夏。(中医方剂大辞典)

木香承气丸 mu xiang cheng qi wan

【英文名】Mu Xiang Cheng Qi Pill

【组成】枳实、厚朴、槟榔、木香、大黄。(中医方剂大辞典)

木香枳术丸 mu xiang zhi zhu wan

【英文名】Mu Xiang Zhi Zhu Pill

【异名】木香枳实丸(中医方剂大辞典、内外伤辨、普济方)

【组成】(1)木香、枳实、白术。(中医方剂大辞典)(2)木香、枳实、白术、干姜、陈皮、炒曲、人参。(中医方剂大辞典)

木香枳壳丸 mu xiang zhi qiao wan

【英文名】Mu Xiang Zhi Qiao Pill

【组成】(1)大黄、黑丑、茯苓、白术、厚朴、半夏曲、人参、木香、青皮、陈皮、槟榔、神曲、三棱、蓬术、麦芽。(中医方剂大辞典)(2)木香、枳壳、槟榔、半夏、青皮、陈皮、白茯苓、白术、京三棱、广茂、黑牵牛、人参、神曲、大麦蘖、枳实、干姜。(中医方剂大辞典)(3)木香、槟榔、陈皮、黄连、蓬术、当归、枳壳、青皮、黄柏、香附子、黑牵牛。(中医方剂大辞典)(4)木香、枳壳、枳实、青皮、陈皮、京三棱、广术、玄胡索、香附子、槟榔、牵牛。(中医方剂大辞典)(5)木香、商枳壳、黄芪、熟干地黄、当归、防风、槐角子。(中医方剂大辞典)

木香枳壳汤 mu xiang zhi qiao tang

【英文名】Mu Xiang Zhi Qiao Decoction

【组成】(1)党参、白术、枳壳、厚朴、乌药、当归、陈皮、木香。(中医方剂大辞典)(2)木香、枳壳、黄连、麻黄、贝母、百合、紫菀、款冬花、桑根白皮、天雄、白石脂、昆布、黄芩、旋覆花、杏仁。(中医方剂大辞典)

木香枳壳散 mu xiang zhi qiao san

【英文名】Mu Xiang Zhi Qiao Decoction

【组成】木香、枳壳、白芷、蓬莪术、白术、炙甘草、桂、益智子、青桔皮、陈曲、京三棱。(中医方剂大辞典)

木香枳实丸 mu xiang zhi shi wan

【英文名】Mu Xiang Zhi Shi Pill

【组成】(1)木香、枳实、干生姜、白术、泽泻、缩砂仁、槟榔、青皮、赤茯苓、半夏。(中医方剂大辞典)(2)木香、枳实、赤茯苓、人参、诃黎勒皮、大黄、郁李仁。(中医方剂大辞典)

木香枳黄丸 mu xiang zhi huang wan

【英文名】Mu Xiang Zhi Huang Pill

【组成】大黄、木香、枳壳、郁李仁、青皮、木通、桔皮、巴豆。(中医方剂大辞典)

木香茵陈汤 mu xiang yin chen tang

【英文名】Mu Xiang Yin Chen Decoction

【组成】木香、茵陈、槟榔、枳壳、蓬术、黄连、黄柏、大黄、牵牛、香附、当归、田螺壳。(中医方剂大辞典)

木香厚朴汤 mu xiang hou po tang

【英文名】Mu Xiang Hou Po Decoction

【组成】木香、桂心、桃仁、陈皮、厚朴、肉豆蔻、赤石脂、皂角子、大附。(中医方剂大辞典)

木香保命丹 mu xiang bao ming dan

【英文名】Mu Xiang Bao Ming Pellet

【组成】木香、白附子、官桂、杜仲、厚朴、藁本、独活、羌活、海桐皮、白芷、甘菊花、牛膝、白花蛇、全蝎、威灵仙、天麻、当归、蔓荆子、虎骨、天南星、大防风、山药、炙甘草、赤箭、麝香、朱砂。(中医方剂大辞典)

木香顺气丸 mu xiang shun qi wan

【英文名】Mu Xiang Shun Qi Pill

【组成】(1)广木香、大川乌、三柰、巴豆、丁香、川芎、萝卜子。(中医方剂大辞典)(2)木香、槟榔、青皮、大黄、黑牵牛末。(中医方剂大辞典)(3)黑牵牛子、破故纸、枳壳、陈皮、香附子、木香、萝卜子、大腹皮。(中医方剂大辞典)(4)沉香、木香、当归、白茯苓、山药、郁李仁、槟榔、菟丝子、牛膝、枳壳、独活、防风、火麻仁、大黄。(中医方剂大辞典)(5)当归、木香、独活、牛膝、防风、大黄、槟榔、麻仁、车前子、郁李仁、枳壳、菟丝子、干山药、山茱萸。(中医方剂大辞典)(6)京三棱、石三棱、鸡爪三棱、槟榔、木香、陈桔皮、半夏、人参、白茯苓、萝卜子、白豆蔻仁、缩砂仁、黑牵牛。(中医方剂大辞典)(7)全蝎、茴香、肉豆蔻、木香、胡椒、姜黄、青桔皮、萝卜子。(中医方剂大辞典)(8)木香、苍术、川朴、青皮、草蔻、益智仁、当归、茯苓、陈皮、半夏、升麻、柴胡、干姜、吴萸、泽泻。(中医方剂大辞典)(9)陈皮、乌药、枳实、槟榔、厚朴、枳壳、香附、黄芩、青皮、黑丑、大黄、桔梗、木香、三棱、莪术、山楂、官桂、甘松、吴茱萸。(中医方剂大辞典)(10)黑牵牛、广木香、补骨脂、荜澄茄、槟

榔。(中医方剂大辞典)

木香顺气片 mu xiang shun qi pian

【英文名】Mu Xiang Shun Qi Tablet(药品标准－中药成方制剂标准)

【组成】香附、乌药、陈皮、木香、莱菔子、枳壳、茯苓、山楂、六神曲、麦芽、槟榔、青皮、甘草。((87)鲁卫药准字457－30)

木香顺气汤 mu xiang shun qi tang

【英文名】Mu Xiang Shun Qi Decoction

【组成】(1)广木香、葛根、乌药、阳春砂、大腹皮、川朴、防风、广皮、炒神曲、炒车前。(中医方剂大辞典)(2)良姜、干姜、茴香、陈皮、缩砂、厚朴、桔梗、苍术、甘草、丁香皮、肉桂。(中医方剂大辞典)(3)木香、草蔻、苍术、厚朴、当归、升麻、柴胡。(中医方剂大辞典)(4)木香、香附、苍术、厚朴、陈皮、甘草、枳壳。(中医方剂大辞典)(5)木香、厚朴、青皮、陈皮、益智仁、白茯苓、泽泻、干生姜、半夏、吴茱萸、当归、升麻、柴胡、草豆蔻、苍术。(中医方剂大辞典)

木香顺气散 mu xiang shun qi san

【英文名】Mu Xiang Shun Qi Powders

【组成】(1)木香、砂仁、乌药、香附、青皮、陈皮、半夏、厚朴、枳壳、官桂、干姜、甘草。(中医方剂大辞典)(2)乌药、木香、香附子、姜黄、砂仁、甘草。(中医方剂大辞典)(3)木香、香附、槟榔、青皮、陈皮、厚朴、苍术、枳壳、砂仁、炙甘草。(中医方剂大辞典)(4)茴香、木香、槟榔、香附子、三棱、莪术、荜澄茄、良姜、青桔皮。(中医方剂大辞典)(5)茱萸、白茯苓、升麻、木香、厚朴、陈皮、青皮、益智、豆蔻、苍术、柴胡、人参、泽泻、当归。(中医方剂大辞典)

木香冠心片 mu xiang guan xin pian

【英文名】Mu Xiang Guan Xin Tablet

【组成】水蛭、九香虫、蛰虫丸、郁金、茵陈。(陕西中医1993,14(8))

木香饼子丸 mu xiang bing zi wan

【英文名】Mu Xiang Bing Zi Pill

【组成】广木香、沉香、白豆蔻、藿香、檀香、丁香、蓬莪术、甘松。(中医方剂大辞典)

木香神曲丸 mu xiang shen qu wan

【英文名】Mu Xiang Shen Qu Pill

【组成】(1)荜澄茄、木香、草豆蔻仁、干姜、高良姜、神曲、麦蘖、肉桂、陈皮。(中医方剂大辞典)(2)木香、神曲、厚朴、麦蘖、干姜、陈皮、肉豆蔻、荆三棱、舶上茴香。(中医方剂大辞典)

木香神效散 mu xiang shen xiao san

【英文名】Mu Xiang Shen Xiao Powders

【组成】南木香、青皮、陈皮、麦蘖、大枳壳、京三棱、蓬莪术、神曲、炙甘草、北白芍药、川白芷、肉桂、元胡索、破故纸、荜澄茄、丁香。(中医方剂大辞典)

木香桔皮丸 mu xiang ju pi wan

【英文名】Mu Xiang Ju Pi Pill

【组成】(1)木香、丁香、陈桔皮、青桔皮、京三棱、蓬莪术、乌梅、肉桂、缩砂仁、黑牵牛。(中医方剂大辞典)(2)干蝎、胡椒、木香、青桔皮、萝卜子。(中医方剂大辞典)

木香桔皮汤 mu xiang ju pi tang

【英文名】Mu Xiang Jue Pi Decoction

【组成】橘红、半夏、茯苓、白术、厚朴、木香、大腹皮、缩砂仁、木通、生姜、炙甘草。(中医方剂大辞典)

木香桃仁丹 mu xiang tao ren dan

【英文名】Mu Xiang Tao Ren Pellet

【组成】木香、桃仁、黑狗脊、鹤虱、槟榔、苦楝根皮。(中医方剂大辞典)

木青流气饮 mu qing liu qi yin

【英文名】Mu Qing Liu Qi Drink

【组成】半夏、陈皮、厚朴、青皮、甘草、香附、紫苏叶、人参、赤茯苓、木瓜、石菖蒲、白术、白芷、麦冬、草果仁、肉桂、莪术、大腹皮、丁香、皮槟榔、木香、藿香叶、木通。(中医杂志1989,(6))

木香破气散 mu xiang po qi san

【英文名】Mu Xiang Po Qi Powders

【异名】不老汤(中医方剂大辞典)

【组成】木香、甘草、香附子、乌药、片姜黄。(中医方剂大辞典)

木香逐气丸 mu xiang zhu qi wan

【英文名】Mu Xiang Zhu Qi Pill

【组成】橘红、青皮、槟榔、南木香、川巴豆肉。(中医方剂大辞典)

木香热呷散 mu xiang re xia san

【英文名】Mu Xiang Re Xia Powders

【组成】木香、肉豆蔻、肉桂、陈桔皮、紫花术、炙甘草。(中医方剂大辞典)

木香消谷丸 mu xiang xiao gu wan

【英文名】Mu Xiang Xiao Gu Pill

【组成】青皮、陈皮、桂、干姜、牵牛、木香。(中医方剂大辞典)

木香消胀丸 mu xiang xiao zhang wan

【英文名】Mu Xiang Xiao Zhang Pill

【组成】木香、槟榔、陈皮、大腹子、萝卜子、枳壳、桑白皮、紫苏子、香附子。(中医方剂大辞典)

木香消毒汤 mu xiang xiao du tang

【英文名】Mu Xiang Xiao Du Decoction

【组成】木香、大黄、竹叶、连翘、独活、栀子仁。(中医方剂大辞典)

木香消痞丸 mu xiang xiao pi wan

【英文名】Mu Xiang Xiao Pi Pill

【组成】(1)木香、柴胡、桔皮、炙甘草、半夏、干姜、当归尾、红花。(中医方剂大辞典)(2)木香、郁李仁、砂仁、杏仁、甘草、桔梗。(中医方剂大辞典)

木香消痞汤 mu xiang xiao pi tang

【英文名】Mu Xiang Xiao Pi Decoction

【组成】柴胡、陈皮、炙甘草、半夏、生姜、归梢、红花、枳实、木香、草蔻。(中医方剂大辞典)

木香流气饮 mu xiang liu qi yin

【英文名】Mu Xiang Liu Qi Drink

【异名】木香流气散(中医方剂大辞典、嵩崖尊生)

【组成】(1)川芎、当归、紫苏、桔梗、青皮、陈皮、乌药、黄芪、枳实、茯苓、防风、半夏、白芍、甘草节、大腹皮、木香、槟榔、泽泻、枳壳、牛膝。(中医方剂大辞典)(2)半夏、陈皮、青皮、甘草、香附子、紫苏、人参、赤茯苓、白术、川芎、菖蒲、白芷、草果、官桂、莪术、大腹皮、丁皮、槟榔、木香、藿香、木通。(中医方剂大辞典)(3)制茅术、川朴、广木香、大腹皮、阳春砂、冬瓜皮、炒苡仁、带皮苓、乌药、路路通、蒲种壳。(中医方剂大辞典)(4)木香、沉香、砂仁、苏子、橘红、枳壳、郁金、腹皮、甜葶苈。(中医方剂大辞典)(5)木香、猪苓、泽泻、赤苓、半夏、枳壳、槟榔、苏子、灯心。(中医方剂大辞典)(6)半夏、香附子、炙甘草、蓬术、紫苏、大腹皮、白芷、陈皮、丁香皮、肉桂、厚朴、藿香叶、槟榔、木香、草果仁、天门冬、赤茯苓、干木瓜、白术、人参、石菖蒲。(中医方剂大辞典)

木香益黄散 mu xiang yi huang san

【英文名】Mu Xiang Yi Huang Powders

【组成】陈皮、青皮、诃子肉、丁香、木香、炙甘草。(中医方剂大辞典)

木香宽中散 mu xiang kuan zhong san

【英文名】Mu Xiang Kuan Zhong Powders

【组成】(1)木香、肉豆蔻仁、白茯苓、炙甘草、陈曲、诃黎勒皮、人参、麦蘖、草豆蔻、白豆蔻、附子。(中医方剂大辞典)(2)青皮、陈皮、丁香、厚朴、炙甘草、白豆蔻、香附、砂仁、木香。(中医方剂大辞典)

木香调中丸 mu xiang tiao zhong wan

【英文名】Mu Xiang Tiao Zhong Pill

【组成】木香、青皮、陈皮、槟榔、肉豆蔻、京三棱、诃子皮、草豆蔻仁。(中医方剂大辞典)

木香调气散 mu xiang tiao qi san

【英文名】Mu Xiang Tiao Qi Powders

【组成】(1)木香、乌药、香附、枳壳、青皮、砂仁、厚朴、陈皮、官桂、抚芎、苍术、甘草。(中医方剂大辞典)(2)木香、丁香、砂仁、藿香、白蔻、陈皮、半夏、枳壳、甘草、姜。(中医方剂大辞典)(3)白蔻仁、檀香、木香、丁香、香附、藿香、炙甘草、砂仁、陈皮。(中医方剂大辞典)(4)木香、藿香、砂仁、豆蔻、甘草。(中医方剂大辞典)

木香调胃散 mu xiang tiao wei san

【英文名】Mu Xiang Tiao Wei Powders

【异名】木香调胃汤(中医方剂大辞典、竹林女科)

【组成】木香、陈皮、甘草、三棱、莪术、车前子、大腹皮、红豆、砂仁、苍术、木通、山楂、萆薢、姜皮。(中医方剂大辞典)

木香通气丸 mu xiang tong qi wan

【英文名】Mu Xiang Tong Qi Pill

【组成】(1)南木香、茴香、槟榔、海金沙、破故纸、陈皮、牵牛。(中医方剂大辞典)(2)人参、木香、玄胡、陈皮、黑牵牛、槟榔、丁香、荆三棱、广茂、半夏、茴香、木通、神曲、麦蘖、青皮。(中医方剂大辞典)(3)京三棱、蓬术、芫花、木香、槟榔、大腹子。(中医方剂大辞典)(4)木香、京三棱、玄胡索、当归、黄芩、桔梗、连翘、大黄、桂、牵牛、甘草、大栀子、黄柏。(中医方剂大辞典)

木香通气散 mu xiang tong qi san

【英文名】Mu Xiang Tong Qi Powders

【组成】木香、戎盐、京三棱、厚朴、枳实、炙甘草、干姜、蓬术。(中医方剂大辞典)

木香通真散 mu xiang tong zhen san

【英文名】Mu Xiang Tong Zhen Powders

【组成】木香、人参、官桂、川芎、陈皮、茯苓、青皮、神曲、厚朴、茴香、槟榔、桃仁。(中医方剂大辞典)

木香理中汤 mu xiang li zhong tang

【英文名】Mu Xiang Li Zhong Decoction

【组成】(1)理中汤、木香、甘草、干姜。(中医方剂大辞典)(2)白术、炮姜、木香、楂肉、泽兰、肉桂、茯苓、荆芥、赤芍、砂糖。(中医方剂大辞典)(3)陈皮、半夏、甘草、木香、白术、砂仁、枳实、青皮。(中医方剂大辞典)

木香理气丸 mu xiang li qi wan

【英文名】Mu Xiang Li Qi Pill

【组成】青桔皮、桔梗、桂、槟榔、木香、杏仁。(中医方剂大辞典)

木香理气片 mu xiang li qi pian

【英文名】Mu Xiang Li Qi Tablet(药品标准－中药成方制剂标准)

【组成】木香、香附、乌药、青皮、陈皮、枳实、枳壳、厚朴、三棱、莪术、山楂、槟榔、吴茱萸、肉桂、甘松、桔梗、黄芩、大黄、牵牛子。(药品标准－中药成方制剂标准 1995 年)

木香黄连丸 mu xiang huang lian wan

【英文名】Mu Xiang Huang Lian Pill

【组成】木香、黄连、香附子。(中医方剂大辞典)

木香黄连汤 mu xiang huang lian tang

【英文名】Mu Xiang Huang Lian Decoction

【组成】木香、黄连、川木通、川黄柏、枳壳、陈皮、大黄。(中医方剂大辞典)

木香黄连散 mu xiang huang lian san

【英文名】Mu Xiang Huang Lian Powders

【组成】木香、黄连、诃黎勒、肉豆蔻、炙甘草。(中医方剂大辞典)

木香黄芪汤 mu xiang huang qi tang

【英文名】Mu Xiang Huang Qi Decoction

【组成】黄芪、木香、人参、炙甘草、白芍药、肉桂、白茯苓、牡蛎、白术、柴胡。(中医方剂大辞典)

木香硇砂丸 mu xiang nao sha wan

【英文名】Mu Xiang Nao Sha Pill

【组成】丁香、木香、硇砂、干漆、细墨、大黄、附子、官桂、乳香、广术、青皮、京三棱、没药、巴豆霜、猪牙皂角、干姜。(中医方剂大辞典)

木香猪肚丸 mu xiang zhu du wan

【英文名】Mu Xiang Zhu Du Pill

【组成】木香、附子、郁李仁、干姜、陈皮、麦冬、肉豆蔻、熟艾、鳖甲柴胡、神曲、厚朴、钟乳粉、桂心。(中医方剂大辞典)

木香猪靥散 mu xiang zhu ye san

【英文名】Mu Xiang Zhu Ye Powders

【组成】南木香、青木香、孩儿茶、海螵蛸、朱砂、雄黄。(中医方剂大辞典)

木香蛤蚧丸 mu xiang ge jie wan

【英文名】Mu Xiang Bang Pill

【组成】蛤蚧、生鳖甲、白茯苓、川芎、当归、北五味子、牛膝、绵黄芪、柴胡、知母、贝母、鸡心槟榔、明阿胶、巴戟、桃仁、肉豆蔻、木香、秦艽、羌活、破故纸、生发。(中医方剂大辞典)

木香犀角丸 mu xiang xi jiao wan

【英文名】Mu Xiang Xi Jiao Pill

【组成】青木香、犀角、羚羊角、升麻、玄参、猪苓、槟榔、鳖甲、炙甘草、豉。(中医方剂大辞典)

木香塌气丸 mu xiang ta qi wan

【英文名】Mu Xiang Ta Qi Pill

【组成】(1)丁香、胡椒、郁李仁、蝎尾、木香、槟榔、枳实、白牵牛。(中医方剂大辞典)(2)胡椒、草蔻、木香、蝎梢。(中医方剂大辞典)(3)木香、青皮、陈皮、白豆蔻仁、缩砂仁、荆三棱、蓬莪术、荜澄茄、萝卜子、枳实、威灵仙。(中医方剂大辞典)(4)陈皮、萝卜子、胡椒、木香、草豆蔻、青皮、蝎尾。(中医方剂大辞典)

木香塌肿散 mu xiang ta zhong san

【英文名】Mu Xiang Ta Zhong Pill

【组成】海金沙、猪苓、甘遂、大黄、木香、轻粉、麝香。(中医方剂大辞典)

木香楝子散 mu xiang lian zi san

【英文名】Mu Xiang Lian Zi Powders

【异名】木香神效散(中医方剂大辞典、医钞类编)

【组成】川楝子、萆薢、石菖蒲、青木香、荔枝核。(中医方剂大辞典)

木香溻肿汤 mu xiang ta zhong tang

【英文名】Mu Xiang Ta Zhong Decoction

【组成】木香、犀角、大黄、栀子仁、升麻、黄芩、黄连、射干、黄柏、白蔹、炙甘草、朴消、紫檀、羚羊角。(中医方剂大辞典)

木香槟榔丸 mu xiang bing lang wan

【英文名】Mu Xiang Bing Lang Pill

【组成】(1)木香、槟榔、青皮、蓬术、枳壳、黄柏、大黄、香附、黑丑。(中医方剂大辞典)(2)木香、槟榔、黄连、当归、枳壳、青皮、陈皮、大黄、黄芩、黄柏、牵牛、香附子、广茂。(中医方剂大辞典)(3)木香、槟榔、当归、黄连、枳壳、青皮、黄柏、黄芩、陈皮、三棱、香附、丑末、莪术、大黄。(中医方剂大辞典)(4)木香、沉香、槟榔、广茂、黄连、青皮、陈皮、巴戟、当归、枳壳、大黄、拣香附子、黄柏皮、黑牵牛。(中医方剂大辞典)(5)木香、槟榔、枳壳、杏仁、青皮、半夏曲、皂角、郁李仁。(中医方剂大辞典)(6)木香、槟榔、白术、枳实、陈皮、香附。(中医方剂大辞典)(7)槟榔、木香、枳壳、青皮、陈皮、白蔻、沉香、苏梗。(中医方剂大辞典)(8)木香、槟榔、大黄。(中医方剂大辞典)(9)木香、槟榔、陈皮、莪术、枳壳、黄连、黄柏、大黄、牵牛、香附、当归、田螺、茵陈。(中医方剂大辞典)(10)木香、槟榔、羌活、芎䓖、桂、郁李仁、大黄。(中医方剂大辞典)(11)木香、槟榔、青皮、陈皮、麦蘖面、枳实、白术、厚朴。(中医方剂大辞典)(12)广木香、黄连、黄芩、青皮、黄柏、槟榔、陈皮、莪术、枳壳、黑丑、厚朴、大黄、香附、当归、干姜。(中医方剂大辞典)(13)大黄、黑丑、香附、木香、槟榔、枳壳、青皮、当归、陈皮、三棱、蓬术、黄连、木通、萝卜子、郁金、甘草。(中医方剂大辞典)(14)木香、槟榔、枳壳、橘红、青皮、黑牵牛、莪术、黄柏、当归、大黄、黄连。(中医方剂大辞典)(15)木香、槟榔、青皮、陈皮、广术、黄连、商枳壳、黄柏、大黄、香附子、牵牛。(中医方剂大辞典)(16)黑丑、槟榔、木香、大黄。(中医方剂大辞典)

木香槟榔汤 mu xiang bing lang tang

【英文名】Mu Xiang Bing Lang Decoction

【组成】(1)木香、槟榔、香附子、枳壳、缩砂仁、桔皮、青皮。(中医方剂大辞典)(2)木香、槟榔。(中医方剂大辞典)

木香槟榔散 mu xiang bing lang san

【英文名】Mu Xiang Bing Lang Powders

【组成】(1)黄连、真麻油、艾叶、木香、槟榔。(中医方剂大辞典)(2)木香、槟榔、黄连。(中医方剂大辞典)(3)木香、槟榔、黄连、乳香、轻粉、密陀僧。(中医方剂大辞典)(4)木香、槟榔、沉香、磁石、诃黎勒、茴香子、芎䓖、白芷、牡蛎、桂、陈桔皮。(中医方剂大辞典)

木香槟榔煎 mu xiang bing lang jian

【英文名】Mu Xiang Bing Lang Decoction

【组成】木香、槟榔、干漆、硇砂、肉豆蔻、胡椒、肉桂。(中医方剂大辞典)

木香缩砂散 mu xiang suo sha san

【英文名】Mu Xiang Suo Sha Powders

【组成】木香、缩砂仁、枳壳、诃黎勒皮。(中医方剂大辞典)

木香鳖甲汤 mu xiang bie jia tang

【英文名】Mu Xiang Bie Jia Decoction

【组成】木香、鳖甲、柴胡、秦艽、黄芪、知母、白茯苓、人参、桔梗、白术、炙甘草、防风、肉豆蔻、半夏、枳壳、芍药。(中医方剂大辞典)

木贼草合剂 mu zei cao he ji

【英文名】Mu Zei Cao Mixture

【组成】木贼草、板蓝根、茵陈。(新医药学杂志 174,(3))

木贼荣皮汤 mu zei rong pi tang

【英文名】Mu Zei Rong Pi Decoction

【组成】木贼、麻黄、紫荆皮、白鲜皮、地肤子、苍术。(中医方剂大辞典)

木通二陈汤 mu tong er chen tang

【英文名】Mu Tong Er Chen Decoction

【组成】木通、陈皮、白茯苓、半夏、甘草、枳壳。(中医方剂大辞典)

木通川芎丸 mu tong chuan xiong wan

【英文名】Mu Tong Chuan Xiong Pill

【组成】木通、川芎、白术、杏仁、桔梗、龙脑、薄荷、官桂、缩砂、附子。(中医方剂大辞典)

木通子芩汤 mu tong zi qin tang

【英文名】Mu Tong Zi Qin Decoction

【组成】白茅根、赤芍药、滑石、木通、子芩、乱发灰、葵子。(中医方剂大辞典)

木通车前汤 mu tong che qian tang

【英文名】Mu Tong Che Qian Decoction

【组成】木通、车前子、山栀、川连、知母、黄柏、生地、甘草。(中医方剂大辞典)

木通芍药汤 mu tong shao yao tang

【英文名】Mu Tong Shao Yao Decoction

【组成】木通、芍药、白术、川芎、陈皮、干葛、甘草。(中医方剂大辞典)

木通枳壳汤 mu tong zhi qiao tang

【英文名】Mu Tong Zhi Qiao Decoction

【组成】木通、枳壳。(中医方剂大辞典)

木通茴香丸 mu tong hui xiang wan

【英文名】Mu Tong Hui Xiang Pill

【组成】川楝子、青桔皮、茴香、木通、巴豆、海金沙、滑石。(中医方剂大辞典)

木通桂枝汤 mu tong gui zhi tang

【英文名】Mu Tong Gui Zhi Decoction

【组成】木通、桂、吴茱萸、细辛、甘草、葱白、大枣。(中医方剂大辞典)

木通犀角散 mu tong xi jiao san

【英文名】Mu Tong Xi Jiao Powders

【组成】木通、犀角、桑根白皮、黄芩、大黄、玄参、茯神、旋覆花、甘菊花、甘草。(中医方剂大辞典)

木耳调脂胶囊 mu er tiao zhi jiao nang

【英文名】Mu Er Tiao Zhi Capsule

【组成】木耳等。

木茯车前子汤 mu fu che qian zi tang

【英文名】Mu Fu Che Qian Zi Decoction

【组成】白术、茯苓、车前子、泽泻、芍药、陈皮、炙甘草。(中医方剂大辞典)

木香诃黎勒丸 mu xiang he li le wan

【英文名】Mu Xiang He Li Le Pill

【组成】木香、诃黎勒、白术、桂、芜荑、附子、厚朴、高良姜、肉豆蔻、炙甘草、炮干姜。(中医方剂大辞典)

木香金铃子丸 mu xiang jin ling zi wan

【英文名】Mu Xiang Jin Ling Zi Powders

【组成】木香、茴香、甘草、金铃子肉、知母、白茯苓、川芎、当归、麝香。(中医方剂大辞典)

木香荜澄茄丸 mu xiang bi cheng qie wan

【英文名】Mu Xiang Bi Cheng Qie Pill

【异名】荜澄茄丸(中医方剂大辞典、鸡峰)

【组成】荜澄茄、川楝子、木香、舶上茴香、桃仁、蝎。(中医方剂大辞典)

木香顺气颗粒 mu xiang shun qi ke li

【英文名】Mu Xian Shun Qi Granule

【组成】木香、槟榔、厚朴、砂仁、苍术、陈皮、生姜等。

木香通气饮子 mu xiang tong qi yin zi

【英文名】Mu Xiang Tong Qi Drink

【组成】青皮、木香、槟榔、陈皮、香白芷、萝卜子、藿香叶、甘草、人参、枳壳。(中医方剂大辞典)

木香硇砂煎丸 mu xiang nao sha jian wan

【英文名】Mu Xiang Nao Sha Jian Pill

【异名】木香煎丸(中医方剂大辞典、圣济总录)

【组成】木香、大黄、荆三棱、巴豆、官桂、青皮、筒子漆、蓬术、附子、干姜、香墨、硇砂。(中医方剂大辞典)

木鳖子贴熁膏 mu bie zi tie xie gao
【英文名】Mu Bie Zi Tie Xie Plaster
【组成】木鳖子、川椒、虎胫骨、龟甲、松节。(中医方剂大辞典)
木瓜桂心二物饮 mu gua gui xin er wu yin
【英文名】Mu Gua Gui Xin Er Wu Drink
【组成】木瓜、桂心。(中医方剂大辞典)
木香干姜枳术丸 mu xiang gan jiang zhi zhu wan
【英文名】Mu Xiang Gan Jiang Zhi Zhu Pill
【异名】木香枳术干姜丸(中医方剂大辞典)
【组成】木香、干姜、枳实、白术。(中医方剂大辞典)
木香苡仁去疣汤 mu xiang yi ren qu you tang
【英文名】Mu Xiang Yi Ren Qu You Decoction
【组成】木贼、生苡仁、香附。(四川中医 1987,5(5))
木香顺气枳壳丸 mu xiang shun qi zhi qiao wan
【英文名】Mu Xiang Shun Qi Zhi Qiao Pill
【组成】枳壳、当归、半夏、广茂、荆三棱、益智仁、玄胡、缩砂仁、青皮、黑牵牛、木香、雷丸。(中医方剂大辞典)
木防己加茯苓芒消汤 mu fang ji jia fu ling mang xiao tang
【英文名】Mu Fang Ji Jia Fu Ling Mang Xiao Decoction
【异名】木防己汤去石膏加茯苓芒消汤(中医方剂大辞典、金匮);防己加茯苓芒消汤(中医方剂大辞典、医醇剩义)
【组成】木防己、桂枝、人参、芒消、茯苓。(中医方剂大辞典)
木香人参生姜枳术丸 mu xiang ren shen sheng jiang zhi zhu wan
【英文名】Mu Xiang Ren Shen Sheng Jiang Zhi Zhu Pill
【异名】木香人参干姜枳术丸(中医方剂大辞典、保命歌括)
【组成】干生姜、木香、人参、陈皮、枳实、白术。(中医方剂大辞典)
瓦甘散 wa gan san
【英文名】Wa Gan Powders
【组成】瓦楞子、炙甘草、炒白术、延胡索。(陕西中医 1989,10(12))
瓦垄丸 wa long wan
【英文名】Wa Long Pill
【异名】瓦垄子丸(中医方剂大辞典、女科指掌)
【组成】香附、当归、牡丹皮、桃仁、大黄、川芎、红花、瓦垄子。(中医方剂大辞典)
瓦垄子丸 wa long zi wan
【英文名】Wa Long Zi Pill
【组成】瓦垄子。(中医方剂大辞典)
瓦楞子丸 wa leng zi wan
【英文名】Wa Leng Zi Pill
【组成】瓦楞子、山甲、生雷丸、生水蛭、桃仁、莪术、三棱、泽泻、枳实、生黄芪、鳖甲、鹤虱、阿魏、北柴胡、当归、杭芍、海藻、白术。(中医杂志 1959,(2))
瓦粉瓜蒌丸 wa fen gua lou wan
【英文名】Wa Fen Gua Lou Pill
【组成】瓦垄子、黄瓜蒌、广陈皮。(中医方剂大辞典)
王子汤 wang zi tang
【英文名】Wan Zi Decoction
【组成】赤石脂、黄连、炙甘草、干姜、黄芩、胶指大、黄蜡。(中医方剂大辞典)
王公汤 wang gong tang
【英文名】Wang Gong Decoction
【组成】王不留行、生甘草、蒲公英、车前子。(中医方剂大辞典)
王瓜散 wang gua san
【英文名】Wang Gua Powders
【组成】(1)王瓜根、桂心、白石脂、菟丝子、牡蛎。(中医方剂大辞典)(2)荆芥穗、木香、川芎、天麻、麻黄、防风、细辛、炙甘草、王瓜。(中医方剂大辞典)
王瓜酒 wang gua jiu
【英文名】Wang Gua Wine
【组成】王瓜。(中医方剂大辞典)
王母桃 wang mu tao
【英文名】Wang Mu Tao Pill
【组成】白术、大怀熟、何首乌、巴戟、枸杞子、人参。(中医方剂大辞典)
王瓜根汤 wang gua gen tang
【英文名】Wang Gua Gen Decoction
【组成】王瓜根。(中医方剂大辞典)
王师雨饮 wang shi yu yin
【英文名】Wang Shi Yu Drink
【组成】玉竹、天冬、麦冬、生地、阿胶、桔梗、甘草。(中医方剂大辞典)
王仉丹砂 wang ni dan sha
【英文名】Wang Ni Dan Sha Pellet
【组成】光明辰砂、甘草、远志、槟榔、诃黎勒皮、紫桂肉。(中医方剂大辞典)
王不留行汤 wang bu liu xing tang
【英文名】Wang Bu Liu Xing Decoction
【组成】(1)王不留行、桂、桔梗、大黄、当归、炙甘草、雷丸、玄胡索、白及、天雄、槟榔、桑根白皮。(中医方剂大辞典)(2)王不留行、桃东南枝、茱萸根皮、蛇床子、牡荆子、苦竹叶、蒺藜子、大麻仁。(中医方剂大辞典)(3)穿山甲、麦门冬、王不留行、当归、白芍药、熟地黄、茯苓、通草、川芎、甘草。(中医方剂大辞典)
王不留行散 wang bu liu xing san
【英文名】Wang Bu Liu Xing Powders

【异名】神散(中医方剂大辞典、千金)

【组成】(1)王不留行、甘遂、石韦、葵子、木通、车前子、滑石、蒲黄、赤芍药、当归、桂心。(中医方剂大辞典)(2)王不留行、赤芍药、木通、当归、滑石、子芩、生干地黄、榆白皮。(中医方剂大辞典)(3)王不留行、龙骨、野葛皮、当归、干姜、桂心、栝楼根。(中医方剂大辞典)(4)王不留行、甘草、冶葛、桂心、当归。(中医方剂大辞典)(5)王不留行。(中医方剂大辞典)(6)王不留行、当归、乱发灰、葵子、车前子、鲤鱼齿、赤芍药、枳实。(中医方剂大辞典)(7)王不留行、甘遂、葵子、车前子、木通、滑石、赤芍药、桂心、蒲黄、当归。(中医方剂大辞典)(8)王不留行、蒴藋细叶、桑东南根白皮、甘草、川椒、黄芩、干姜、芍药、厚朴。(中医方剂大辞典)

王氏双解散 wang shi shuang jie san

【英文名】Wang Shi Shuang Jie Powders

【组成】羚羊角、石膏、荆芥、防风、川连、蝉衣、粘子、山楂、生甘草。(中医方剂大辞典)

王氏牙痛方 wang shi ya tong fang

【英文名】Wang Shi Ya Tong Prescription

【组成】当归、丹皮、生地、细辛、白芷、荆芥、防风、生石膏、青皮、甘草。(山东中医杂志 1983,(6))

王氏玉芝丸 wang shi yu zhi wan

【英文名】Wang Shi Yu Zhi Pill

【组成】猪肚、建莲子。(中医方剂大辞典)

王氏玄明粉 wang shi xuan ming fen

【英文名】Wang Shi Xuan Ming Powders

【组成】玄明粉、寒水石、黄连、珍珠、辰砂。(中医方剂大辞典)

王乔轻身方 wang qiao qing shen fang

【英文名】Wang Qiao Qing Shen Prescription

【组成】茯苓、桂心。(中医方剂大辞典)

王君河车方 wang jun he che fang

【英文名】Wang Jun He Che Prescription

【组成】紫河车、生地、牛膝、五味子、覆盆子、巴戟、诃黎勒、鼓子花、苦耽、泽泻、甘菊花、菖蒲、干漆、柏子仁、白茯苓、黄精、苁蓉、石斛、远志、杏仁、苣胜子。(中医方剂大辞典)

王监京墨丸 wang jian jing mo wan

【英文名】Wang Jian Jing Mo Pill

【组成】青黛、使君子、芦荟、牛胆南星、川墨、腻粉、麝、脑。(中医方剂大辞典)

王道无忧散 wang dao wu you san

【英文名】Wang Dao Wu You Powders

【组成】当归、白芍、川芎、生地黄、赤芍、白术、白茯苓、赤茯苓、砂仁、枳实、香附、乌药、陈皮、半夏、藿香、槟榔、猪苓、木通、天门冬、麦门冬、黄柏、知母、黄芩、粉甘草。(中医方剂大辞典)

王氏保赤丸 wang shi bao chi wan

【英文名】Wang Shi Bao Chi Pill

【组成】大黄、黄连、巴豆霜、川贝母、姜淀粉、荸荠粉、天南星、朱砂。(《江苏省药品标准》(1977 年))

王不留行糊剂 wang bu liu xing hu ji

【英文名】Wang Bu Liu Xing Paste

【组成】王不留行。(成都中医学院学报 1987,(2))

王中王口服液 wang zhong wang kou fu ye

【英文名】Wang Zhong Wang Liquid

【组成】(1)多糖、豆磷脂、麦饭石精。((92)吉卫药准字 130114 号)(2)人参多糖、豆磷脂、麦饭石精、蜂蜜。((89)粤卫药准字第 K7-014 号)

王回回狗皮膏 wang hui hui gou pi gao

【英文名】Wang Hui Hui Gou Pi Plaster(药品标准-中药成方制剂标准)

【组成】玄参、当归、木瓜、生地、苏木、赤芍、白芷、羌活、大黄、厚朴、荜茇、高良姜、椿皮、官桂、油松节、独活、鹿角、阿魏、丁香、肉桂、乳香、没药、冰片、樟脑。(药品标准-中药成方制剂标准 1998 年)

五烹 wu peng

【英文名】Wu Peng Powders

【组成】龙砂、朱砂。(中医方剂大辞典)

五九散 wu jiu san

【英文名】Wu Jiu Powders

【组成】白牵牛、大黄、五倍子、干莲蕊、矾红、黄连、当归、没药、乳香。(中医方剂大辞典)

五尸丸 wu shi wan

【英文名】Wu Shi Pill

【组成】芍药、桂心、吴茱萸、丹砂、芎䓖、乌头、干姜、蜀椒、栀子仁、巴豆、芫花、野葛皮。(中医方剂大辞典)

五子丸 wu zi wan

【英文名】Wu Zi Pill

【组成】(1)菟丝子、家韭子、益智子仁、茴香、蛇床子。(中医方剂大辞典)(2)覆盆子、杜仲、菟丝子、巴戟、枸杞子、远志、五味子、茯神、肉苁蓉、当归、山茱萸、牛膝、干山药、萆薢、熟干地黄、黄精、破故纸、青盐、柏子仁、石菖蒲。(中医方剂大辞典)(3)余甘子、覆盆子、菟丝子、五味子、车前子。(中医方剂大辞典)(4)枸杞子、菟丝子、五味子、车前子、覆盆子。(中医方剂大辞典)(5)苏子、葶苈子、车前子、大腹子、卜子。(中医方剂大辞典)(6)火麻仁、紫苏子、松子肉、杏仁、芝麻。(中医方剂大辞典)

五子散 wu zi san

【英文名】Wu Zi Powders

【组成】(1)白萝卜子、紫苏子、白芥子、山楂子、香附

子。(中医方剂大辞典)(2)火麻仁、紫苏子、松子、杏仁、蔓菁子。(中医方剂大辞典)

五云膏 wu yun gao

【英文名】Wu Yun Pellet

【组成】银黝子、黄丹、香油。(中医方剂大辞典)

五五丹 wu wu dan

【英文名】Wu Wu Pellet

【组成】熟石膏、升丹。(中医方剂大辞典)

五五酒 wu wu jiu

【英文名】Wu Wu Wine

【组成】糯米、黍米、胡麻、大麦米、小黑豆、圆眼肉、红枣肉、白果肉、胡桃肉、莲肉、松子仁、柏子仁、杏核仁、芡实仁、薏苡仁、枸杞子、冬青子、菟丝子、覆盆子、蒺藜子、巴戟、甘菊、首乌、加皮、桑椹、白酒浆、好烧酒。(中医方剂大辞典)

五仁丸 wu ren wan

【英文名】Wu Ren Pill

【组成】(1)郁李仁、瓜子仁、柏子仁、松子仁、麻仁。(中医方剂大辞典)(2)杏仁、郁李仁、柏子仁、酸枣仁、火麻子仁。(中医方剂大辞典)(3)火麻仁、柏子仁、叭杏仁、瓜蒌仁、郁李仁。(中医方剂大辞典)

五气丹 wu qi dan

【英文名】Wu Qi Pellet

【组成】阴炼秋石、红铅、人乳粉、牛乳粉、酥油。(中医方剂大辞典)

五斤丸 wu jin wan

【英文名】Wu Jin Pill

【组成】大木瓜、牛膝、肉苁蓉、天麻、虎骨、没药、川乌头、山药。(中医方剂大辞典)

五乌丸 wu wu wan

【英文名】Wu Wu Pill

【组成】细辛、何首乌、乌药、川乌、淮乌、乌豆、防风、粉草。(中医方剂大辞典)

五丹丸 wu dan wan

【英文名】Wu Dan Pill

【组成】来复丹、黑锡丹、震灵丹、金液丹、养正丹。(中医方剂大辞典)

五凤丸 wu feng wan

【英文名】Wu Feng Pill

【组成】鸡子、干漆、蜡、吴茱萸、东行根皮、粳米粉。(中医方剂大辞典)

五凤散 wu feng san

【英文名】Wu Feng Powders

【组成】小乌沉汤、小消风散。(中医方剂大辞典)

五方丸 wu fang wan

【英文名】Wu Fang Pill

【组成】青黛、辰砂、桂心、白矾、白芷、巴霜、黑附子、麝香、硫黄、雄黄。(中医方剂大辞典)

五平散 wu ping san

【英文名】Wu Ping Powders

【组成】五皮散、平胃散。(中医方剂大辞典)

五石丸 wu shi wan

【英文名】Wu Shi Pill

【组成】(1)钟乳、紫石英、石膏脂、白矾、白石英、肉苁蓉、甘草、天雄、熟干地黄、龙骨。(中医方剂大辞典)(2)紫石英、钟乳粉、白石英、赤石脂、石膏、五味子、熟干地黄、麦门冬、黄芪、白茯苓、白术、当归、人参、甘草、桂心、芎藭。(中医方剂大辞典)

五石汤 wu shi tang

【英文名】Wu Shi Decoction

【组成】(1)寒水石、消石、赤石脂、龙骨、牡蛎、甘草、黄芩、栝楼根、知母、桂心、石膏、大黄。(中医方剂大辞典)(2)白石英、钟乳、赤石脂、石膏、紫石英、牡蛎、人参、黄芩、白术、甘草、栝楼根、芎藭、桂心、防己、当归、干姜、独活、葛根。(中医方剂大辞典)(3)紫石英、钟乳、白石英、赤石脂、石膏、茯苓、白术、桂心、芎藭、甘草、薤白、人参、当归、生姜、大枣。(中医方剂大辞典)

五石膏 wu shi gao

【英文名】Wu Shi Plaster

【组成】青黛、黄柏末、枯矾、蛤粉、炉甘石、煅石膏、滑石、凡士林、麻油。(中医方剂大辞典)

五龙丸 wu long wan

【英文名】Wu Long Pill

【异名】散流注丸(中医方剂大辞典、疡科心得集·家用膏丹丸散方)

【组成】山甲、全虫、槐米、僵蚕、土贝母。(中医方剂大辞典)

五龙丹 wu long dan

【英文名】Wu Long Pellet

【组成】甘遂、大黄、赤豆、苦葶苈、木通。(中医方剂大辞典)

五龙汤 wu long tang

【英文名】Wu Long Decoction

【组成】(1)陈麻黄、荆芥穗、白桔梗、牛蒡子、庄大黄。(中医方剂大辞典)(2)黄连、紫草茸、芍药、生地黄。(中医方剂大辞典)

五龙针 wu long zhen

【英文名】Wu Long Zhen Plaster

【组成】硫黄、皂角、朱砂、雄黄。(中医方剂大辞典)

五龙散 wu long san

【英文名】Wu Long Powders

【组成】(1)蛇床子、花椒、牙消、枯矾、土消。(中医方剂大辞典)(2)生南星、生半夏、全当归、生大黄、陈

小粉。(中医方剂大辞典)

五龙膏 wu long gao

【英文名】Wu Long Plaster

【组成】(1)五龙草、金银花、豨莶草、车前草、陈小粉。(中医方剂大辞典)(2)川黄柏、烟胶、白芷、白鲜皮、地榆炭。(中医方剂大辞典)(3)硫黄、白矾、白芷、川椒、吴茱萸。(中医方剂大辞典)

五叶汤 wu ye tang

【英文名】Wu Ye Decoction

【异名】五叶散(中医方剂大辞典、济阳纲目)

【组成】(1)枇杷叶、野苏叶、椒叶、苍耳叶、葡萄叶。(中医方剂大辞典)(2)五叶草。(中医方剂大辞典)

五仙丸 wu xian wan

【英文名】Wu Xian Pill

【组成】(1)自然铜、大栗、黑豆、白桑柴灰、接骨木灰。(中医方剂大辞典)(2)大黄、皂角、雷丸、苦楝根、木香。(中医方剂大辞典)(3)天仙子、五灵脂。(中医方剂大辞典)(4)丁香、巴豆。(中医方剂大辞典)

五仙丹 wu xian dan

【英文名】Wu Xian Pellet

【组成】(1)天麻、全蝎、白附子、辰砂、珍珠青礞石、巴霜、金银箔。(中医方剂大辞典)(2)天麻、全蝎、白附子、辰砂、巴霜。(中医方剂大辞典)

五仙汤 wu xian tang

【英文名】Wu Xian Decoction

【组成】(1)茶叶、核桃仁、艾叶、绿豆、葱根。(中医方剂大辞典)(2)细茶、山楂、甘草、广陈皮、老姜。(中医方剂大辞典)

五仙酒 wu xian jiu

【英文名】Wu Xian Wine

【组成】何首乌、川山甲、龟版、全蝎、虎胫骨。(中医方剂大辞典)

五仙散 wu xian san

【英文名】Wu Xian Powders

【组成】(1)红粉霜、明矾、密陀僧、川槿皮、杏仁。(中医方剂大辞典)(2)钩藤、川椒、秦艽、地肤子、肉桂、附子。(中医方剂大辞典)(3)知母、川贝、栝楼、桑皮、桔梗、杏仁、蜜炙款冬。(中医方剂大辞典)(4)天麻、白附、僵蚕、乳香、没药。(中医方剂大辞典)(5)嫩黄芪、拣参、白术、当归、炙甘草。(中医方剂大辞典)

五仙膏 wu xian gao

【英文名】Wu Xian Plaster

【组成】大黄、肥皂角、生姜、生葱、大蒜。(中医方剂大辞典)

五生丸 wu sheng wan

【英文名】Wu Sheng Pill

【组成】(1)天南星、半夏、附子、白附子、天麻、白矾、朱砂。(中医方剂大辞典)(2)川乌头、附子、天南星、半夏、干生姜。(中医方剂大辞典)(3)川乌、草乌、南星、五灵脂、没药。(中医方剂大辞典)(4)干姜、乌头、半夏、附子、大豆末。(中医方剂大辞典)(5)南星、半夏、川乌、白附子、大豆。(中医方剂大辞典)(6)金毛狗脊、川乌、防风、川萆薢、蓬莪术。(中医方剂大辞典)

五生饮 wu sheng yin

【英文名】Wu Sheng Drink

【组成】生韭、生藕、京墨、侧柏、生地。(中医方剂大辞典)

五生散 wu sheng san

【英文名】Wu Sheng Powders

【组成】天雄、附子尖、防风、天南星、川续断。(中医方剂大辞典)

五生膏 wu sheng gao

【英文名】Wu Sheng Plaster

【组成】(1)附子、吴茱萸、蛇床子、当归、桂心。(中医方剂大辞典)(2)生附子、当归、吴茱萸、桂、木香。(中医方剂大辞典)

五白散 wu bai san

【英文名】Wu Bai Powders

【组成】(1)白附子、白僵蚕、白蒺藜、白鲜皮、白花蛇。(中医方剂大辞典)(2)香白芷、白鲜皮、白及、白薇、白蔹。(中医方剂大辞典)(3)白及、白芷、白僵蚕、白蔹、白芍药、天南星、赤小豆。(中医方剂大辞典)

五白膏 wu bai gao

【英文名】Wu Bai Plaste

【组成】白马、白牛、白羊、白猪、白鸡屎、漏芦。(中医方剂大辞典)

五汁丸 wu zhi wan

【英文名】Wu Zhi Pill

【组成】滑石、土菖蒲根、韭、葱、老姜、鲜艾叶。(中医方剂大辞典)

五汁饮 wu zhi yin

【英文名】Wu Zhi Drink

【组成】(1)竹沥、梨汁、莱菔汁、鲜石菖蒲、薄荷油。(中医方剂大辞典)(2)生萝卜汁、生姜汁、白蜜、陈细茶汁、生藕汁。(中医方剂大辞典)(3)梨汁、荸荠汁、鲜苇根汁、麦冬汁、藕汁。(中医方剂大辞典)(4)芦锥、荸荠、甘蔗、竹沥、姜汁。(中医方剂大辞典)(5)芦根汁、生姜汁、韭汁、沉香汁、竹沥。(中医方剂大辞典)

五汁煎 wu zhi jian

【英文名】Wu Zhi Decoction

【组成】生藕汁、刺蓟汁、生地黄汁、生姜汁、白蜜。(中

医方剂大辞典)

五汁膏 wu zhi gao

【英文名】Wu Zhi Plaster

【组成】(1)竹沥、荆沥、梨汁、姜汁、饴糖。(中医方剂大辞典)(2)梨汁、藕汁、萝卜汁、荸荠汁、姜汁。(中医方剂大辞典)(3)鲜胡桃皮、鲜酸石榴皮、黑桑椹、旱莲草、鲜生地黄。(中医方剂大辞典)(4)白萝卜、姜、葱、韭、莱子。(中医方剂大辞典)(5)蜂蜜、姜汁、白萝卜汁、梨汁、人乳。(中医方剂大辞典)(6)天冬、麦冬、生地、贝母、丹皮、茯苓、阿胶、薄荷、犀角、羚羊、梨汁、藕汁、莱菔汁、人乳、甘蔗汁。(中医方剂大辞典)

五玄散 wu xuan san

【英文名】Wu Xuan Powders

【异名】五元散(中医方剂大辞典、济阳纲目)

【组成】猪牙皂角、绿矾、明矾、赤小豆、葱管黎芦。(中医方剂大辞典)

五加片 wu jia pian

【英文名】Wu Jia Tablet(药品标准－中药成方制剂标准)

【组成】五加根。(药品标准－中药成方制剂标准1998年)

五加酒 wu jia jiu

【英文名】Wu Jia Wine

【异名】五加皮酒(中医方剂大辞典、普济方)

【组成】(1)五加皮。(中医方剂大辞典)(2)五加皮、枸杞根皮。(中医方剂大辞典)(3)五加皮、枸杞子、干地黄、丹参、杜仲、干姜、天门冬、蛇床子、乳床。(中医方剂大辞典)(4)五加皮、枸杞皮、干地黄、丹参、杜仲、干姜、附子、钟乳床。(中医方剂大辞典)

五加散 wu jia san

【英文名】Wu Jia Powders

【组成】五加、天门冬、茯苓、桂、椒、冬葵子。(中医方剂大辞典)

五圣丸 wu sheng wan

【英文名】Wu Sheng Pill

【组成】(1)五灵脂、肉桂、乳香、没药、木香。(中医方剂大辞典)(2)黑牵牛、皂角、枯矾、半夏、陈皮。(中医方剂大辞典)(3)川大黄、全蝎、黑白牵牛、僵蚕、蝉退。(中医方剂大辞典)(4)肥皂角、青桔皮、白矾、干薄荷、乳香、雷丸。(中医方剂大辞典)(5)当归、熟干地黄、川芎、白芍药、生干地黄。(中医方剂大辞典)

五圣丹 wu sheng dan

【英文名】Wu Sheng Pellet

【组成】(1)火消、冰片、麝香、雄精、炉甘石。(中医方剂大辞典)(2)天南星、半夏、陈皮、甘草、杏仁。(中医方剂大辞典)(3)乌梅、巴豆、半夏、丁香。(中医方剂大辞典)(4)雄黄、雌黄、朴消、绿矾、白矾。(中医方剂大辞典)

五圣汤 wu sheng tang

【英文名】Wu Sheng Decoction

【组成】(1)金银花、玄参、黄芪、麦冬、人参。(中医方剂大辞典)(2)鼠尾草、豉、栀子仁、生姜、桃皮。(中医方剂大辞典)(3)罂粟壳、枳壳、甘草、麻黄、良姜。(中医方剂大辞典)(4)苍术、山楂、厚朴、陈皮、车前。(中医方剂大辞典)(5)贯众、黄连、甘草、吴茱萸、白茯苓。(中医方剂大辞典)

五圣饮 wu sheng yin

【英文名】Wu Sheng Drink

【组成】萍蓬根、车前子、蜀黍、苏木、甘草。(中医方剂大辞典)

五圣散 wu sheng san

【英文名】Wu Sheng Powders

【异名】五圣汤(中医方剂大辞典、医学入门)

【组成】(1)大黄、生姜、瓜蒌、皂角针、甘草、金银花。(中医方剂大辞典)(2)沉香流气饮、人参败毒散、小续命汤除去附子、三和散、香苏散。(中医方剂大辞典)(3)松香、轻粉、川椒、黄丹、枯矾。(中医方剂大辞典)(4)乳香、没药、地骨皮、无名异、麝香。(中医方剂大辞典)(5)朴消、豆豉、白米、葱白、甘草。(中医方剂大辞典)

五圣膏 wu sheng gao

【英文名】Wu Sheng Plaster

【组成】大风子肉、蛇床子、水银、枯矾、白锡。(中医方剂大辞典)

五皮丸 wu pi wan

【英文名】Wu Pi Pill

【组成】桔皮、大腹皮、桑皮、茯苓皮、干姜皮。(中医方剂大辞典)

五皮汤 wu pi tang

【英文名】Wu Pi Decoction

【异名】五加皮汤(中医方剂大辞典、痘科辨要)

【组成】(1)地骨皮、五加皮、桑皮、桂枝、姜皮、大腹皮。(中医方剂大辞典)(2)羌活、防风、苍术、木通、桂枝、猪苓、防己、桑皮、甘草、灯心。(中医方剂大辞典)(3)槐皮、桃皮、樗根白皮、柳皮、枣皮。(中医方剂大辞典)(4)五加皮、苍术、桔梗、木通、桑白皮、姜皮、防风、猪苓、泽泻。(中医方剂大辞典)(5)桑白皮、大腹皮、茯苓皮、生姜皮、五加皮。(中医方剂大辞典)(6)桑白皮、地骨皮、生姜皮、大腹皮、五加皮。(中医方剂大辞典)

五皮饮 wu pi yin

【英文名】Wu Pi Drink

【组成】(1)大腹皮、茯苓皮、陈皮、五加皮、姜皮。(中医方剂大辞典)(2)五加皮、地骨皮、桑白皮、茯苓皮、生姜皮。(中医方剂大辞典)(3)陈皮、桑皮、生姜皮、大腹皮、茯苓皮、白术、槟榔。(中医方剂大辞典)

五皮散 wu pi san

【英文名】Wu Pi Powders

【异名】五皮饮(中医方剂大辞典、三因)

【组成】(1)生姜皮、大腹皮、茯苓皮、桑白皮、五加皮。(中医方剂大辞典)(2)茯苓皮、地骨皮、陈皮、大腹皮、青皮、槟榔、泽泻、姜黄、猪苓。(中医方剂大辞典)(3)五加皮、海桐皮、白鲜皮、地骨皮、牡丹皮、乳香、没药、川乌、草乌。(中医方剂大辞典)(4)五加皮。(中医方剂大辞典)(5)大腹皮、桑白皮、生姜皮、茯苓皮、桔皮、木香。(中医方剂大辞典)(6)五加皮、地骨皮、生姜皮、大腹皮、茯苓皮。(中医方剂大辞典)(7)生姜皮、桑白皮、陈桔皮、大腹皮、茯苓皮。(中医方剂大辞典)

五芝丸 wu zhi wan

【英文名】Wu Zhi Pill

【组成】大黄、礞石、南星、半夏、皂角、枳壳、风化消、黄芩。(中医方剂大辞典)

五灰散 wu hui san

【英文名】Wu Hui Powders

【异名】鳖甲散(中医方剂大辞典)

【组成】(1)蓬壳、黄绢、血余、百草霜、棕皮、山栀、蒲黄、墨、血竭。(中医方剂大辞典)(2)艾灰、矾灰、莲蓬灰、牡蛎灰、海螵蛸。(中医方剂大辞典)(3)鳖甲、猬皮、蹄甲、蜂房、蛇蜕。(中医方剂大辞典)(4)蜈蚣、穿山甲、生鹿角、血管鹅毛、血余。(中医方剂大辞典)

五灰煎 wu hui jian

【英文名】Wu Hui Decoction

【组成】石灰、蒴藋灰、桑灰、炭灰、蕈灰。(中医方剂大辞典)

五灰膏 wu hui gao

【英文名】Wu Hui Plaster

【组成】(1)荞麦、石灰、青桑柴、白砒、白矾。(中医方剂大辞典)(2)桑柴灰、秫秸灰、茄根灰、荞麦秸灰、石灰。(中医方剂大辞典)(3)桑柴灰、枣柴灰、黄荆灰、桐子壳灰、荞麦杆灰。(中医方剂大辞典)(4)桑柴灰、毛竹灰、豆箕灰、栗柴灰、荞麦灰。(中医方剂大辞典)(5)桑柴灰、枣柴灰、荞麦秸灰。(中医方剂大辞典)(6)荞麦灰、荆柴、蓟柴、山白竹、杉枝。(中医方剂大辞典)

五百丸 wu bai wan

【英文名】Wu Bai Pill

【组成】(1)丁香、巴豆、缩砂仁、胡椒、乌梅。(中医方剂大辞典)(2)郁李仁、胡椒、丁香、黑牵牛、萝卜子。(中医方剂大辞典)

五邪丸 wu xie wan

【英文名】Wu Xie Pill

【组成】(1)芎䓖、龙角、茯苓、紫石英、防风、厚朴、铁精、甘草、远志、丹参、大黄、栀子仁、桂心、细辛、菖蒲、椒、人参、干姜、附子、吴茱萸。(中医方剂大辞典)(2)丹砂、雄黄、龙骨、马目毒公、鬼箭、鬼臼、赤小豆、芫青、桃仁。(中医方剂大辞典)

五邪汤 wu xie tang

【英文名】Wu Xie Decoction

【异名】禹余粮饮(中医方剂大辞典、圣济总录)

【组成】(1)禹余粮、防风、桂心、芍药、远志、独活、甘草、人参、石膏、牡蛎、秦艽、白术、防己、菖蒲、黄丹、茯神、蛇蜕皮。(中医方剂大辞典)(2)菖蒲、秦艽、桂心、当归、禹余粮、人参、附子、黄芩、甘草、远志、防风、龙骨、赤石脂、茯苓、芍药、芎䓖、防己。(中医方剂大辞典)(3)人参、白术、茯苓、菖蒲、茯神。(中医方剂大辞典)

五伤丹 wu shang dan

【英文名】Wu Shang Pellet

【组成】乳香、没药、川椒、赤芍药、川芎、当归。(中医方剂大辞典)

五伤汤 wu shang tang

【英文名】Wu Shang Decoction

【组成】当归、白芍药、人参、川芎、甘草、桂、阿胶。(中医方剂大辞典)

五行汤 wu xing tang

【英文名】Wu Xing Decoction

【组成】黄柏。(中医方剂大辞典)

五行散 wu xing san

【英文名】Wu Xing Powders

【组成】荆皮、川蒲、独活、赤芍、白芷。(中医方剂大辞典)

五行膏 wu xing gao

【英文名】Wu Xing Plaster

【组成】炒紫荆皮、炒独活、炒赤芍、白芷、石菖蒲、细辛、香附、炒乳香、炒没药。(四川中医 1990,8(12))

五色丸 wu se wan

【英文名】Wu Se Pill

【组成(1)黄芩、大黄、黄连。(中医方剂大辞典)(2)朱砂、青黛、白定粉、光墨、密陀僧。(中医方剂大辞典)

五色汤 wu se tang

【英文名】Wu Se Decoction

【组成】茯苓、苡仁、黄柏、黄芪、荆芥、红花、乌柏根、白

矾。(中医方剂大辞典)

五色串 wu se chuan

【英文名】Wu Se Chuan Powders

【组成】黑丑头末、槟榔、大黄、木耳。(中医方剂大辞典)

五色膏 wu se gao

【英文名】Wu Se Plaster

【组成】石灰、东丹、铜绿。(中医方剂大辞典)

五虫散 wu chong san

【英文名】Wu Chong Powders

【组成】全虫、蜈蚣、地龙、水蛭、白花蛇。(实用中医内科杂志 1993,7(2))

五阴煎 wu yin jian

【英文名】Wu Yin Decoction

【异名】五饮煎(中医方剂大辞典、虚损启微)

【组成】熟地、山药、扁豆、炙甘草、茯苓、芍药、五味子、人参、白术。(中医方剂大辞典)

五红散 wu hong san

【英文名】Wu Hong Powders

【组成】煅明矾、雄黄。(中医方剂大辞典)

五均汤 wu jun tang

【英文名】Wu Jun Decoction

【组成】麻黄、荆芥、桔梗、杏仁、甘草。(中医方剂大辞典)

五豆汤 wu dou tang

【英文名】Wu Dou Decoction

【异名】五豆饮(中医方剂大辞典、医学六要)

【组成】黑豆、黄豆、绿豆、青豆、赤小豆、干葛、甘草、贯众。(中医方剂大辞典)

五花丸 wu hua wan

【英文名】Wu Hua Pill

【组成】(1)党参、槟榔、蓼实、阿魏、芦荟、文术、川朴、麦芽、神曲、山楂、香附、三棱、炙草、白术、胡连、木香、青黛、白苓、使君子。(中医方剂大辞典)(2)金沸草、砂仁、川椒皮、甘草、白菊花、黄柏、枸杞子、巴戟。(中医方剂大辞典)(3)金沸草、巴戟、川椒皮、枸杞子、白菊花。(中医方剂大辞典)

五花汤 wu hua tang

【英文名】Wu Hua Decoction

【组成】水芦花、红花、槐花、茅花、白鸡冠花。(中医方剂大辞典)

五花散 wu hua san

【英文名】Wu Hua Powders

【组成】白楝花、白风仙花、白菊花、白荷花、银花。(中医方剂大辞典)

五劳丸 wu lao wan

【英文名】Wu Lao Pill

【组成】黄常山、桃仁、辣桂、淡豉、乌梅肉。(中医方剂大辞典)

五牡丸 wu mu wan

【英文名】Wu Mu Pill

【组成】牡蒙、牡桂、牡荆子、牡丹皮、牡蛎、人参、天雄、桑寄生、狗脊、雷丸、石长生、萹蓄、小豆、贯众、东门鸡头末。(中医方剂大辞典)

五伯散 wu bo san

【英文名】Wu Bo Powders

【组成】五倍子。(中医方剂大辞典)

五谷丹 wu gu dan

【英文名】Wu Gu Pellet

【组成】五谷虫。(中医方剂大辞典)

五谷露 wu gu lu

【英文名】Wu Gu Distillate

【组成】粟米、粳米、大麦、糯米、芝麻、砂仁。(中医方剂大辞典)

五饮丸 wu yin wan

【英文名】Wu Yin Pill

【组成】(1)青皮、陈皮、半夏、南星、枳实、茯苓、白术、香附子、真苏子、山楂肉、神曲、白矾、皂角、生姜。(中医方剂大辞典)(2)远志、苦参、藜芦、白术、甘遂、五味子、大黄、石膏、桔梗、半夏、紫菀、乌贼骨、前胡、芒消、芫花、当归、人参、栝楼根、大戟、贝母、茯苓、芍药、黄芩、葶苈、桂、恒山、薯预、厚朴、细辛、附子、巴豆、苁蓉、甘草。(中医方剂大辞典)(3)青桔皮、京三棱、乌梅肉、石榴、大戟、甘遂、芫花、巴豆、杏仁、豉、五灵脂、苦葶苈。(中医方剂大辞典)

五饮汤 wu yin tang

【英文名】Wu Yin Decoction

【组成】旋覆花、人参、陈皮、枳实、白术、茯苓、厚朴、半夏、泽泻、猪苓、前胡、桂心、芍药、甘草。(中医方剂大辞典)

五辛丸 wu xin wan

【英文名】Wu Xin Pill

【组成】丁香、胡椒、荜茇、良姜、桂心。(中医方剂大辞典)

五辛汤 wu xin tang

【英文名】Wu Xin Decoction

【组成】蜀椒、细辛、桂心、干姜、吴茱萸、芍药、防风、苦参、地黄、甘草、当归、栀子、乌梅、大枣。(中医方剂大辞典)

五补丸 wu bu wan

【英文名】Wu Bu Pill

【组成】(1)黄芪、人参、附子、当归、白芍。(中医方剂大辞典)(2)枸杞、锁阳、续断、蛇床、两头尖。(中医方剂大辞典)(3)巴戟、牛膝、山药、白蒺藜、菟丝子、木香、人参、白茯苓、黄芪、川椒、苁蓉、远志、附子、桂、茴香、五味子、山茱萸、破故纸。(中医方剂大辞典)(4)人参、白茯苓、地骨皮、熟地黄、干地黄。(中医方剂大辞典)(5)巴戟、牛膝、山芋、蜀椒、苁蓉、附子、黄芪、桃仁、补骨脂、茴香子、舶上茴香、木香、人参、白茯苓、山茱萸、五味子、桂、羌活。(中医方剂大辞典)(6)人参、茯苓、地骨衣、干地黄、牛膝。(中医方剂大辞典)(7)人参、五加皮、五味子、天雄、牛膝、防风、远志、石斛、薯蓣、狗脊、苁蓉、地黄、巴戟天、茯苓、菟丝子、覆盆子、石龙芮、萆薢、石南、蛇床子、白术、天门冬、杜仲、鹿茸。(中医方剂大辞典)(8)防风、人参、苁蓉、地黄、羚羊角、麦门冬、天门冬、芍药、独活、干姜、白术、丹参、食茱萸、甘草、茯神、升麻、黄芪、菊花、地骨皮、五加皮、石斛、牛膝、薯蓣、秦艽、芎䓖、生姜屑、桂心、防己、黄芩、寒水石、附子、石膏。(中医方剂大辞典)

五补汤 wu bu tang

【英文名】Wu Bu Decoction

【组成】(1)五味子、黄芪、白术、桂、人参、厚朴、白茯苓、当归、甘草、沉香、熟地黄、干地黄、陈桔皮、半夏。(中医方剂大辞典)(2)莲子、枸杞子、山药、锁阳。(中医方剂大辞典)(3)黄芪、附子、人参、槟榔、白术、百合、酸枣仁、白茯苓、麦门冬、桂。(中医方剂大辞典)(4)桂心、甘草、五味子、人参、麦门冬、小麦、枸杞根白皮、薤白、生姜、粳米。(中医方剂大辞典)

五补散 wu bu san

【英文名】Wu Bu Powders

【组成】厚朴、净陈皮、茴香、丁香皮、益智仁、缩砂仁、神曲、甘草、良姜、桔梗、肉桂、木香。(中医方剂大辞典)

五灵丸 wu ling wan

【英文名】Wu Ling Pill

【异名】五灵脂丸(中医方剂大辞典、普济方)

【组成】(1)丁香、辰砂、五灵脂。(中医方剂大辞典)(2)南星、五灵脂、草乌。(中医方剂大辞典)(3)五灵脂、木香、马兜铃、葶苈。(中医方剂大辞典)(4)五灵脂、没药、乳香、川乌头。(中医方剂大辞典)

五灵丹 wu ling dan

【英文名】Wu Ling Pellet

【组成】(1)莲房、人发、棕榈、柏叶、黄芩。(中医方剂大辞典)(2)土茯苓、麦门冬、蓖麻肉、杏仁、白果肉、门冬。(中医方剂大辞典)

五灵汤 wu ling tang

【英文名】Wu Ling Decoction

【组成】(1)葶苈、木通、赤茯苓、防己、陈桔皮。(中医方剂大辞典)(2)诃黎勒皮、木通、赤茯苓、防己、陈桔皮。(中医方剂大辞典)

五灵散 wu ling san

【英文名】Wu Ling Powders

【组成】(1)五灵脂。(中医方剂大辞典)(2)梧桐律、定粉、砒霜、麝香。(中医方剂大辞典)(3)鸡屎子、金脑香、蜈蚣、脱壳藤、紫金藤。(中医方剂大辞典)(4)五灵脂、干姜、蓬莪术。(中医方剂大辞典)(5)五灵脂、当归、蜀椒、姜黄。(中医方剂大辞典)(6)海螵蛸、川贝母、血竭、乳香、没药。(中医方剂大辞典)(7)五灵脂、蒲黄、官桂、雄黄、甘草。(中医方剂大辞典)

五灵膏 wu ling gao

【英文名】Wu Ling Plaster

【组成】五灵脂、松脂、黄蜡、黄丹、蟾酥。(中医方剂大辞典)

五妙丸 wu miao wan

【英文名】Wu Miao Pill

【组成】黑丑、补骨脂、川楝肉、半夏、茴香、丁香、玄胡索。(中医方剂大辞典)

五妙汤 wu miao tang

【英文名】Wu Miao Decoction

【组成】豆腐浆、腐皮、生鸡蛋、圆眼肉、白糖。(中医方剂大辞典)

五妙散 wu miao san

【英文名】Wu Miao Powders

【组成】(1)干莲肉、炒陈米、陈白鲞、炒苡仁、炒山药。(中医方剂大辞典)(2)蛇床子、杏仁、硫黄、白矾、大枫子。(中医方剂大辞典)

五纬丸 wu wei wan

【英文名】Wu Wei Pill

【组成】附子、硫黄、桂、干姜。(中医方剂大辞典)

五枝汤 wu zhi tang

【英文名】Wu Zhi Decoction

【异名】五枝浴(中医方剂大辞典、串雅外编)

【组成】(1)桃枝、槐枝、桑枝、梅枝、柳枝。(中医方剂大辞典)(2)桑枝、槐枝、桃枝、柳枝。(中医方剂大辞典)(3)桑枝、槐枝、榆枝、桃枝、柳枝。(中医方剂大辞典)(4)桃嫩枝、柳嫩枝、棘嫩枝、梅嫩枝、槐嫩枝。(中医方剂大辞典)(5)桑枝、槐枝、楮枝、柳枝、桃枝。(中医方剂大辞典)

五枝酒 wu zhi jiu

【英文名】Wu Zhi Wine

【组成】夜合枝、花桑枝、槐枝、柏枝、石榴枝、防风、羌活、糯米、小麦曲、黑豆。(中医方剂大辞典)

五枝散 wu zhi san

【英文名】Wu Zhi Powders

【组成】(1)桃枝、李枝、梅枝、桑枝、榴枝、通草、穿山甲、全蝎、沉香、木香、槟榔、灯草、红花。(中医方剂大辞典)(2)桃枝、李枝、梅枝、桑枝、石榴皮、青蒿、苦楝根、生兰膏七叶、葱白。(中医方剂大辞典)(3)青桑枝、柳枝、石榴皮、桃枝、梅枝、青蒿。(中医方剂大辞典)

五枝煎 wu zhi jian
【英文名】Wu Zhi Decoction
【组成】花桑枝、槐枝、桃枝、百灵藤枝、柳枝、黑豆、附子、肉桂、天麻、羌活、猪脊、牛膝、仙灵脾、天蓼木子、芎䓖、当归、海桐皮、威灵仙、安息香、乳香、槟榔。(中医方剂大辞典)

五枝膏 wu zhi gao
【英文名】Wu Zhi Plaster
【组成】(1)香油、黄丹、槐枝、梧桐枝、柳枝、桑枝、桃枝。(中医方剂大辞典)(2)香油、桃枝、柳枝、橘枝、梅枝、桑枝、蓖麻子。(中医方剂大辞典)(3)桃枝、柳枝、槐枝、桑枝、枣枝、银朱。(中医方剂大辞典)

五苓片 wu ling pian
【英文名】Wu Ling Tablet(药品标准-中药成方制剂标准)
【组成】茯苓、泽泻、猪苓、桂枝、白术。(药品标准-中药成方制剂标准 1995 年)

五苓散 wu ling san
【英文名】Wu Ling Powders
【组成】猪苓、泽泻、白术、茯苓、桂枝。

五郁汤 wu yu tang
【英文名】Wu Yu Decoction
【组成】香附、川芎、青皮、栀子、神曲、甘草。(中医方剂大辞典)

五郁散 wu yu san
【英文名】Wu Yu Powders
【组成】广郁金、五倍子。(中医杂志 1983,24(11))

五奇汤 wu qi tang
【英文名】Wu Qi Decoction
【组成】诃子、肉豆蔻、草豆蔻、木香、甘草。(中医方剂大辞典)

五拗汤 wu ao tang
【英文名】Wu Ao Powders
【异名】五拗散(中医方剂大辞典、普济方)
【组成】(1)麻黄、干姜、杏仁、细芽茶、生石膏。(中医方剂大辞典)(2)麻黄、杏仁、甘草、荆芥、桔梗。(中医方剂大辞典)

五虎丹 wu hu dan
【英文名】Wu Hu Pellet
【组成】红花、天南星、当归、白芷、防风。

五虎片 wu hu pian
【英文名】Wu Hu Tablet
【组成】五味子、虎杖、丹参、灵芝。(陕西中医 1989,10(4))

五虎汤 wu hu tang
【英文名】Wu Hu Decoction
【组成】(1)苏子、陈皮、知母、桔梗、杏仁、石膏、枳实、麻黄、五味子、甘草。(中医方剂大辞典)(2)紫苏、生姜、乌梅、葱头。(中医方剂大辞典)(3)麻黄、杏仁、石膏、甘草、桑皮、细辛、生姜。(中医方剂大辞典)(4)五灵脂、木鳖子、穿山甲、白芷、大黄实人、虚人。(中医方剂大辞典)(5)全蝎、僵蚕、山甲、蜈蚣、斑蝥、生大黄。(中医方剂大辞典)(6)麻黄、杏仁、甘草、细茶、石膏。(中医方剂大辞典)(7)天南星、草乌头、川乌头、半夏、皂角。(中医方剂大辞典)

五虎饮 wu hu yin
【英文名】Wu Hu Drink
【组成】杏仁、苏梗、木贼、陈皮、知母、北五味、桔梗、甘草、石膏、蒌仁。(中医方剂大辞典)

五虎茶 wu hu cha
【英文名】Wu Hu Tea
【组成】生姜、葱白、核桃、细茶、黑豆。(中医方剂大辞典)

五虎粉 wu hu fen
【英文名】Wu Hu Powders
【组成】白矾、焰消、雄黄、朱砂、水银。(中医方剂大辞典)

五虎散 wu hu san
【英文名】Wu Hu Powders
【异名】一醉散(中医方剂大辞典)
【组成】(1)当归、红花、白芷、防风、南星。(中医方剂大辞典)(2)姜黄、炉甘石、花粉、大黄、川柏。(中医方剂大辞典)(3)番木鳖、川蜈蚣、花粉、北细辛、蒲黄、白芷、紫草、甲片、雄黄。(中医方剂大辞典)

五虎膏 wu hu gao
【英文名】Wu Hu Plaster
【组成】瞎地鞭蛇、天龙、蜈蚣、全蝎、当归、穿山甲、象贝母、川乌、草乌、羌活、独活、番木鳖、连翘、大黄、麻黄、血余、白及、佩兰叶、银花、蝉衣、乳香、没药、生地、新绛屑、生葱、生姜。(中医方剂大辞典)

五肾丸 wu shen wan
【英文名】Wu Shen Pill
【组成】破故纸、胡桃肉、五味子、吴茱萸。(中医方剂大辞典)

五味丸 wu wei wan
【英文名】Wu Wei Pill
【组成】(1)人参、五味、故纸、白术、吴萸、巴戟、山药、茯苓、肉蔻、龙骨。(中医方剂大辞典)(2)茯苓、人参、麦门冬、青竹茹、生姜屑。(中医方剂大辞典)

(3)桂、诃黎勒皮、槟榔、附子、干姜。(中医方剂大辞典)(4)硫黄、消石、五灵脂、陈皮、青皮。(中医方剂大辞典)

五味汤 wu wei tang

【英文名】Wu Wei Decoction

【异名】五味子汤(中医方剂大辞典、杂病源流犀烛)

【组成】(1)五味、人参、麦冬、杏仁、陈皮、白术。(中医方剂大辞典)(2)鳗鲡鱼、五味子。(中医方剂大辞典)(3)五味子、良姜、陈皮、茴香、甘草、盐。(中医方剂大辞典)(4)五味子、甘草、细辛、常山、麻黄。(中医方剂大辞典)(5)五味子、黄芩、柴胡、芒消、麦门冬、石膏、黄连、甘草、当归、大黄。(中医方剂大辞典)

五味饮 wu wei yin

【英文名】Wu Wei Drink

【组成】五味子、白茯苓、沉香。(中医方剂大辞典)

五味散 wu wei san

【英文名】Wu Wei Powders

【组成】五味子、滑石、黄柏。(中医方剂大辞典)

五味膏 wu wei gao

【英文名】Wu Wei Ointment

【异名】五味子膏(中医方剂大辞典、济阳纲目)

【组成】北五味子。(中医方剂大辞典)

五果茶 wu guo cha

【英文名】Wu Guo Tea

【组成】胡桃、银杏、大枣、生栗。(中医方剂大辞典)

五果膏 wu guo gao

【英文名】Wu Guo Ointment

【组成】龙眼肉、红枣肉、核桃肉、莲子肉、榧子肉。(中医方剂大辞典)

五物汤 wu wu tang

【英文名】Wu Wu Decoction

【组成】(1)人参、当归身、川芎、白芍、炙草。(中医方剂大辞典)(2)木香、槟榔、白术、制朴、甘草。(中医方剂大辞典)(3)瓜蒌、皂角刺、没药、乳香、甘草。(中医方剂大辞典)(4)当归、川芎、熟地、白芍、麦芽。(中医方剂大辞典)

五物散 wu wu san

【英文名】Wu Wu Powders

【组成】莨菪子、白矾、硼砂、牙消、朴消。(中医方剂大辞典)

五物煎 wu wu jian

【英文名】Wu Wu Decoction

【组成】当归、熟地、芍药、川芎、肉桂。(中医方剂大辞典)

五和汤 wu he tang

【英文名】Wu He Decoction

【组成】(1)好酒、麻油、白蜜、鸡蛋白、童便。(中医方剂大辞典)(2)当归、赤茯苓、甘草、大黄、枳壳。(中医方剂大辞典)

五金汤 wu jin tang

【英文名】Wu Jin Decoction

【组成】金钱草、郁金、鸡内金、马蹄金、金钟子。(实用中西医结合杂志 1992,5(9))

五服丹 wu fu dan

【英文名】Wu Fu Pellet

【组成】雄黄、雌黄、硫黄、辰砂、阳起石。(中医方剂大辞典)

五鱼散 wu yu san

【英文名】Wu Yu Powders

【组成】五倍子、黄柏、二花、鱼腥草、野菊花、海螵蛸、枯矾、冰片。(湖北中医杂志 1987,(4))

五京丸 wu jing wan

【英文名】Wu Jing Pill

【组成】(1)干姜、吴茱萸、白头翁、白附子、牡蛎、当归、芍药、黄芩、椒子、狼牙。(中医方剂大辞典)(2)干姜、蜀椒、附子、吴茱萸、当归、狼毒、黄芩、牡蛎。(中医方剂大辞典)

五泻汤 wu xie tang

【英文名】Wu Xie Decoction

【组成】黄柏、知母、木通、栀子、生地黄、甘草、黑参、桔梗、黄芩、防风。(中医方剂大辞典)

五宝丹 wu bao dan

【英文名】Wu Bao Pellet

【组成】(1)钟乳石、朱砂、珍珠、琥珀、冰片。(中医方剂大辞典)(2)铅粉、珍珠、滴乳粉、琥珀、朱砂。(中医方剂大辞典)(3)夜明砂、晚蚕砂、凤凰退、老母鸭肝、雄鸡肝。(中医方剂大辞典)(4)枯矾、铜绿、五味子、雄黄、蛇床子、桃仁。(中医方剂大辞典)(5)熟石膏、腰黄、胆矾、硼砂、冰片。(中医方剂大辞典)(6)灵磁石、朱砂、雄精、梅片、元寸香。(中医方剂大辞典)

五宝饮 wu bao yin

【英文名】Wu Bao Drink

【组成】金银、黄芪、甘草、归身、人参。(中医方剂大辞典)

五宝散 wu bao san

【英文名】Wu Bao Powders

【组成】(1)橄榄核、寒水石、冰片、牛黄、濂珠。(中医方剂大辞典)(2)滑石、白占、甘草、轻粉、冰片。(中医方剂大辞典)(3)石钟乳、朱砂、珍珠、冰片、琥珀。(中医方剂大辞典)(4)人指甲。(中医方剂大辞典)

五宝霜 wu bao shuang

【英文名】Wu Bao Distillate

【组成】水银、朱砂、雄黄、白矾、绿矾。(中医方剂大辞典)

五参丸 wu shen wan

【英文名】Wu Shen Pill

【组成】(1)人参、丹参、苦参、沙参、玄参。(中医方剂大辞典)(2)人参、杜参、玄参、苦参、沙参、紫参。(中医方剂大辞典)(3)丹参、人参、苦参、玄参、沙参、蔓荆子、何首乌、紫菀、威灵仙、木香、乳香。(中医方剂大辞典)(4)人参、苦参、丹参、玄参、沙参、巴豆、蟅虫、葶苈、干姜、炮附、防风、椒。(中医方剂大辞典)(5)人参、丹参、玄参、沙参、苦参、茯神、秦艽、白附子、枳壳、羌活、川大黄、乌蛇、细辛、白鲜皮、防风。(中医方剂大辞典)(6)玄参、沙参、丹参、苦参、人参、秦艽、干姜、酸枣仁。(中医方剂大辞典)(7)人参、苦参、丹参、元参、沙参、柴胡、茯苓、巴豆、蟅虫、黄芩、葶苈、杏仁。(中医方剂大辞典)(8)人参、苦参、沙参、丹参、玄参。(中医方剂大辞典)

五参汤 wu shen tang

【英文名】Wu Shen Decoction

【组成】党参、生黄芪、苦参、丹参、玄参、沙参、银花、连翘、柏子仁。(天津中医学院学报 1993,(4))

五参饮 wu shen yin

【英文名】Wu Shen Drink

【组成】党参、丹参、苦参、炒枣仁、炙甘草、北沙参、玄参、当归、麦冬、五味子、甘松。(四川中医 1992,(9))

五参散 wu shen san

【英文名】Wu Shen Powders

【组成】(1)人参、玄参、丹参、沙参、苦参、蒺藜子、秦艽、栀子仁、枳壳、黄芩、乌蛇、独活、茯神、山芋、麻黄、细辛、防风。(中医方剂大辞典)(2)人参、沙参、丹参、玄参、苦参、山芋、茯神、独活、细辛、麻黄、木通、羚羊角、防风、白鲜皮、山茱萸、甘菊花、芎䓖。(中医方剂大辞典)(3)苦参、沙参、枳壳、丹参、玄参、紫参、蒺藜子。(中医方剂大辞典)(4)人参、沙参、丹参、玄参、苦参、木通、蔡黎子、乌蛇、干蝎、天麻、赤箭、何首乌、陈桔皮、黄芩、蚕蛾。(中医方剂大辞典)(5)人参、沙参、丹参、苦参、玄参、白花蛇。(中医方剂大辞典)(6)人参、紫参、白附子、栝楼根、天麻、玄参、沙参、丹参。(中医方剂大辞典)(7)乌蛇、麻黄、大黄、白附子、漏芦、沙参、玄参、五加皮、干蝎、丹参、白僵蚕、羌活、甘草。(中医方剂大辞典)

五草汤 wu cao tang

【英文名】Wu Cao Decoction

【组成】(1)夏枯草、鲜垂盆草、龙胆草、白花蛇舌草、金钱草、丹参、生山楂、生麦芽、生大黄、车前子。(陕西中医 1992,13(1))(2)鱼腥草、旱莲草、益母草、车前草、灯芯草、半枝莲。(中医杂志 1991,32(3))

五珍丸 wu zhen wan

【英文名】Wu Zhen Pill

【组成】青皮、干姜、五灵脂、蓬莪术。(中医方剂大辞典)

五珍丹 wu zhen dan

【英文名】Wu Zhen Pellet

【组成】天南星、白僵蚕、川乌头、蝎梢、半夏。(中医方剂大辞典)

五毒丹 wu du dan

【英文名】Wu Du Pellet

【组成】丹砂、雄黄、矾石、磁石、石胆。(中医方剂大辞典)

五毒锭 wu du ding

【英文名】Wu Du Lozenges

【组成】雄黄、朱砂、胆矾、蟾酥、麝香。(中医方剂大辞典)

五毒膏 wu du gao

【英文名】Wu Du Plaster

【组成】(1)赤炼蛇、癞蟾、穿山甲、壁虎、蜈蚣。(中医方剂大辞典)(2)蜀椒、当归、朱砂、乌头、苦酒、猪肪、巴豆、雄黄。(中医方剂大辞典)

五厘散 wu li san

【英文名】Wu Li Powders

【组成】官桂、五灵脂、丁香、枳壳、木香、红花、胡椒、雄黄、巴豆霜。(中医方剂大辞典)

五星丸 wu xing wan

【英文名】Wu Xing Pill

【组成】白丁香、赤小豆、乳香、轻粉、巴豆。(中医方剂大辞典)

五骨散 wu gu san

【英文名】Wu Gu Powders

【组成】鲮鲤项骨、猕猴项骨、虎项骨、黄犬项骨、野猫项骨、天雄、肉苁蓉。(中医方剂大辞典)

五复丸 wu fu wan

【英文名】Wu Fu Pill

【组成】青木香丸、海藻丸、消疝丸、内消丸、安肾丸。(中医方剂大辞典)

五香丸 wu xiang wan

【英文名】Wu Xiang Pill

【组成】(1)枳壳、干姜、香附、防风、丁香、苍术、南星、附子、白术、川芎、厚朴、天麻、前胡、荆芥、茯苓、陈皮、苏叶、木香、朱砂、荜拔、乳香、沉香、良姜、白芷、砂仁、玉桂、羌活、独活、冰片、麝香、薄荷、白豆蔻、檀香、北细辛、僵蚕。(中医方剂大辞典)(2)广木香、沉香、降香、肉桂、檀香。(中医方剂大辞典)(3)

五灵脂、香附、黑丑、白丑、沉香。(中医方剂大辞典)(4)乳香、木香、沉香、枫香、麝香、没药、天麻、白附子、干蝎、川乌、草乌、白花蛇、乌蛇、地龙、大附子、蝉蜕、白蒺藜、麒麟竭、无名异、自然铜、朱砂。(中医方剂大辞典)(5)杏仁、升药底、花椒、樟冰、大黄、蛇床子、黄柏、西丁、大风子肉。(中医方剂大辞典)(6)舶上茴香、丁香、乳香、木香、麝香、蛤蚧、血竭、沙苑蒺藜、黑牵牛。(中医方剂大辞典)(7)青木香、麝香、沉香、苏合香、鸡舌香、犀角屑、吴蓝叶、黄连、栀子、当归、甘草、防风、黄芪、黄芩、芍药、仁蔘、升麻、大黄、巴豆。(中医方剂大辞典)(8)木香、沉香、苏合香、麝香、犀角、大黄、鸡舌香、吴蓝叶、栀子仁、熟干地黄、白芍药、人参、白茯苓。(中医方剂大辞典)(9)木香、丁香、鸡舌香、乳香、沉香、肉豆蔻、甘草、厚朴、诃黎勒、芎蔚、干姜。(中医方剂大辞典)(10)沉香、丁香、白檀香、茴香子、荜澄茄、青桔皮、胡椒、缩砂、赤茯苓、白芷、牛膝、甘草、木香、麝香、莲莪术、枳壳、葛花、肉豆蔻、槟榔、半夏、人参、桂、荜拔、赤小豆花、葛根。(中医方剂大辞典)(11)丁香、木香、沉香、安息香、乳香、硇砂、丹砂、肉豆蔻、桂、京三棱、当归、陈桔皮、槟榔、荜澄茄、附子、巴豆。(中医方剂大辞典)(12)沉香、熏陆香、木香、藿香、丁香、续断、熟干地黄、白芍药、侧子、石长生、厚朴、败酱、人参、白茯苓、鹿角屑、虎胫骨。(中医方剂大辞典)(13)沉香、丁香、熏陆香、黄连、鬼臼、麝香、木香、黄芩、羚羊角屑、甘草、犀角屑、栀子仁。(中医方剂大辞典)(14)沉水香、青木香、丁香、朱砂、麝香、犀角、熏陆香、栀子仁、连翘、石膏、芒消、蜀升麻、大青、干蓝、栝楼、干葛、茵陈、黄芩、肉桂、芎蔚、茯苓、巴豆、大黄。(中医方剂大辞典)(15)牛黄、犀角、升麻、沉香、熏陆甘、当归、桂心、青木香、麝香、雄黄、鬼箭羽、巴豆、诃黎勒皮、朱砂、槟榔仁、干姜、吴茱萸、甘草、豆蔻、桃仁、附子。(中医方剂大辞典)(16)丁香、藿香、零陵香、青木香、甘松香、桂心、白芷、当归、香附子、槟榔、麝香。(中医方剂大辞典)(17)青木香、犀角屑、升麻、羚羊角屑、黄芩、栀子仁、沉香、丁香、熏陆香、麝香、鬼臼、大黄、芒消。(中医方剂大辞典)(18)豆蔻、丁香、藿香、零陵香、青木香、白芷、桂心、香附子、松香、当归、槟榔。(中医方剂大辞典)(19)熏陆香、藿香、青木香、鸡舌香、鬼臼、大黄、当归、升麻、朱砂、牡丹、雄黄。(中医方剂大辞典)

五香汤 wu xiang tang

【英文名】Wu Xiang Decoction

【异名】五香散(中医方剂大辞典、圣惠)

【组成】(1)人参、白术、肉桂、肥鸭。(中医方剂大辞典)(2)丁香、沉香、益智、茴香、陈皮、干姜、羌活、香附、木香、炙草、附子。(中医方剂大辞典)(3)沉香、藿香、鸡舌香、青木香、熏陆香、射干、升麻、鳖甲、蓝实、大黄、犀角、鹿齿、乌梅。(中医方剂大辞典)(4)木香、丁香、沉香、乳香、麝香、升麻、独活、连翘、桑寄生、木通、大黄。(中医方剂大辞典)(5)麝香、木香、丁香、沉香、乳香、芍药、枳实、射干、连翘、黄芩、麻黄、升麻、甘草、大黄。(中医方剂大辞典)(6)沉香、枫香、藿香、鸡舌香、木香、射干、升麻、鳖甲、蓝实、大黄、犀角屑、贝齿、乌梅。(中医方剂大辞典)(7)木香、熏陆香、海藻、麝半、沉香、枳实、升麻、射干、大黄、竹沥。(中医方剂大辞典)(8)麝香、青木香、鸡舌香、藿香、熏陆香、当归、黄芩、升麻、芒消、大黄。(中医方剂大辞典)(9)青木香、藿香、沉香、丁香、熏陆香。(中医方剂大辞典)(10)沉香、熏陆香、麝香、青木香、鸡舌香。(中医方剂大辞典)

五香串 wu xiang chuan

【英文名】Wu Xiang Chuan Pill

【组成】(1)丁香、广木香、沉香、降香、巴霜、朱砂。(中医方剂大辞典)(2)沉香、丁香、木香、檀香、乳香、巴豆霜、大黄、甘草、郁金、苍术、五灵脂、陈皮、厚朴、雄黄、豆蔻肉。(中医方剂大辞典)

五香饮 wu xiang yin

【英文名】Wu Xiang Drink

【异名】五香汤(中医方剂大辞典、宣明论)

【组成】沉香、木香、鸡舌香、熏陆香、麝香、连翘。(中医方剂大辞典)

五香散 wu xiang san

【英文名】Wu Xiang Powders

【异名】五香圣散(中医方剂大辞典、普济方)

【组成】(1)沉香、木香、熏陆香、麝香、丁香、羚羊角屑、连翘、子芩、升麻、麦门冬、赤芍药、玄参、当归、犀角屑、甘草、地骨皮、大黄、黄芪。(中医方剂大辞典)(2)沉香、麝香、木香、藿香、乳香、黄芪、槟榔、当归、枳壳、白茯苓、白蒺藜、大黄、白芍药、卷柏、芎蔚、熟干地黄。(中医方剂大辞典)(3)沉香、丁香、麝香、熏陆香、鬼箭羽、当归、豆蔻仁、牛黄、鬼臼桔皮、金牙、犀角屑、羚羊角屑、大黄、升麻、桔梗、桃仁、光明砂、安息香。(中医方剂大辞典)(4)甲香、犀角、鳖甲、熏陆香、升麻、乌翣、丁香、青木香、沉香、黄连、甘草、壮蛎、羚羊角、黄芩、吴茱萸、黄柏。(中医方剂大辞典)(5)毕豆、黄芪、白茯苓、萎蕤、杜若、商陆、大豆、黄卷、白芷、当归、白附子、冬瓜仁、杜蘅、白僵蚕、辛夷仁、香附子、丁子香、蜀水花、旋覆花、防风、木兰、芎蔚、藁本、皂荚、白胶、杏仁、梅肉、酸浆、水萍、天门冬、白术、土瓜根、猪胰。(中医方剂大辞典)(6)丁香、木香、乳香、沉香、麝香、腰黄。(中医方剂大辞典)(7)丁香、木香、沉香、肉桂、麝香。(中医方剂大辞典)(8)沉香、檀香、木香、零陵香、麝香。(中医方剂大辞典)(9)五倍子、白芷。(中医方剂大辞典)(10)香附子、乌药、陈皮、羌活、莪术。(中医方剂大辞典)(11)乌药、益智仁、香附子、苍术、青桔皮、陈桔皮、甘草。(中医方剂大辞典)(12)木香、丁香、藿香、沉香。(中医方剂大辞典)(13)沉香、乳香、丁香、木香、藿香。(中医方剂大辞典)(14)沉香、丁香、木香、麝香、熏陆香、鬼箭羽、当归、没药、肉豆蔻仁、牛黄、桂、鬼臼、陈桔皮、金牙、犀角、羚羊角、大黄、人参、升麻、桔梗、桃仁、丹砂、安息香、附子。(中医方剂大辞典)(15)沉香、丁香、木香、熏陆香、升麻、连翘、麝香。(中医方剂大辞典)

五香煎 wu xiang jian

【英文名】Wu Xiang Decoction

【异名】五香散(中医方剂大辞典、普济方)

【组成】丁香、沉香、麝香、木香、藿香、白术、诃黎勒皮、白茯苓、陈桔皮、甘草、黄芪。(中医方剂大辞典)

五香膏 wu xiang gao

【英文名】Wu Xiang Plaster

【组成】(1)槐枝、柽枝、桃枝、桑枝、柳枝。(中医方剂大辞典)(2)沉香、藿香、鸡舌香、青木香、熏陆香、射干、升麻、鳖甲、蓝实、大黄、犀角、鹿齿、乌梅。(中医方剂大辞典)(3)沉香、煎香、木香、丁香、麝香、熊胆、芦荟、黄丹、黄蜡、乱发、油。(中医方剂大辞典)(4)丁香、木香、白檀香、熏陆香、麝香、黄芪、白芷、细辛、防风、芎䓖、当归、甘草、桑根白皮、槐枝、乱发、垂柳枝、黄丹、清麻油。(中医方剂大辞典)(5)藿香、松香、甲香、鸡舌香、附子、续断、乌喙、泽兰、防风、细辛、白术、白芷、松叶、莽草、柏叶、大皂荚、甘草、猪膏。(中医方剂大辞典)

五重膏 wu chong gao

【英文名】Wu Chong Plaster

【组成】大鲋鱼、生姜、干姜、胡椒、白芥子、独头蒜。(中医方剂大辞典)

五顺汤 wu shun tang

【英文名】Wu Shun Decoction

【组成】生姜、草果、甘草、缩砂、胡椒。(中医方剂大辞典)

五食丸 wu shi wan

【英文名】Wu Shi Pill

【异名】神效五食汤丸(中医方剂大辞典、卫生宝鉴)

【组成】大戟、甘遂、猪牙皂荚、胡椒、芫花、巴豆。(中医方剂大辞典)

五胆丸 wu dan wan

【英文名】Wu Dan Pill

【异名】四胆丸(中医方剂大辞典、圣济总录)

【组成】(1)熊胆、黄牛胆、青鱼、鲤鱼胆、青羊胆、石决明、夜明砂、麝香。(中医方剂大辞典)(2)鲤鱼胆、鸡胆、狗胆、猪胆、羊胆、蛇黄。(中医方剂大辞典)(3)猪胆、狗胆、牛胆、鲫鱼胆、猬胆。(中医方剂大辞典)(4)龙胆、虎胆、熊胆、猪胆、芦荟、麝香、白矾灰、荆芥。(中医方剂大辞典)

五胆膏 wu dan gao

【英文名】Wu Dan Plaster

【组成】(1)熊胆、鲭胆、鲤胆、猪胆、羊胆、川蜜。(中医方剂大辞典)(2)青羊胆、黄牛胆汁、熊胆、鲤鱼胆、乌鸡胆、牛黄。(中医方剂大辞典)(3)猪胆汁、黄牛胆汁、羊胆汁、鲤鱼、胆汁、白蜜、胡黄连、青皮、黄连、熊胆。(中医方剂大辞典)

五胜汤 wu sheng tang

【英文名】Wu Sheng Decoction

【组成】木香、密陀僧、蝉壳、甘草、黄明牛胶。(中医方剂大辞典)

五胜散 wu sheng san

【英文名】Wu Sheng Powders

【组成】甘草、石膏、白术、五味子、干姜。(中医方剂大辞典)

五音锭 wu yin ding

【英文名】Wu Yin Lozenges

【组成】雄黄、熊胆、京墨、朱砂、麝香、牛黄。(中医方剂大辞典)

五将丸 wu jiang wan

【英文名】Wu Jiang Pill

【组成】仙灵脾、牛膝、木瓜、萆薢、狗脊。(中医方剂大辞典)

五养膏 wu yang gao

【英文名】Wu Yang Plaster

【组成】生地、熟地、天冬、麦冬、附子、肉桂、远志、牛膝、苁蓉、肉蔻仁、杏仁、木鳖仁、菟丝子、蛇床子、鹿胶、虎胶、雄黄、硫黄、赤石脂、龙骨、朱砂、沉香、木香、麝香、黄蜡、杜仲、元参、当归、防风、白芍、黄芪、白芷、续断、甘草、山甲、地龙、丁香、乳香、没药、厚朴、血竭、桑枝、槐枝、柳枝。(中医方剂大辞典)

五宣散 wu xuan san

【英文名】Wu Xuan Powders

【组成】瞿麦、木通、甘草、虎杖、滑石。(中医方剂大辞典)

五美丹 wu mei dan

【英文名】Wu Mei Pellet

【组成】熟地、当归、山茱萸、麦冬、山药。(中医方剂大辞典)

五美散 wu mei san

【英文名】Wu Mei Powders

【组成】(1)黄丹、枯矾、黄柏、熟石膏。(中医方剂大辞典)(2)东丹、皮脂、硫黄、雄精、轻粉。(中医方剂大辞典)

五神丸 wu shen wan

【英文名】Wu Shen Pill

【组成】(1)自然铜、川椒、当归、没药、乳香。(中医方剂大辞典)(2)巴豆、麝香、官桂、朱砂、白矾、白芷、青黛、黑附子、硫黄、雄黄。(中医方剂大辞典)

五神丹 wu shen dan

【英文名】Wu Shen Pellet

【组成】柏树叶、鱼腥草、皱面草、草决明、地松节。(中医方剂大辞典)

五神汤 wu shen tang

【英文名】Wu Shen Decoction(中国中医药学主题词表)

【异名】四汁饮(中医方剂大辞典、永类钤方)

【组成】(1)荆芥、苏叶、细茶、姜、冰糖。(中医方剂大辞典)(2)茯苓、车前子、金银花、牛膝、紫花地丁。(中医方剂大辞典)(3)生藕汁、生地黄汁、白蜜、刺蓟汁、生姜汁。(中医方剂大辞典)

五神散 wu shen san

【英文名】Wu Shen Powders

【组成】(1)轻粉、枯矾、黄柏、朱砂、雄黄。(中医方剂大辞典)(2)金线钓葫芦、紫河车、续随子、雄黄、麝香。(中医方剂大辞典)(3)草果、玄胡索、五灵脂、没药、乳香。(中医方剂大辞典)(4)荆芥穗、乌贼鱼骨、木贼、白术、甘草。(中医方剂大辞典)(5)荆芥穗、白术、木贼、青盐、甘草。(中医方剂大辞典)(6)附子、干姜、诃黎勒、延胡索、乌梅。(中医方剂大辞典)(7)雄黄、硫黄、黄丹、密陀僧、南星。(中医方剂大辞典)

五神膏 wu shen gao

【英文名】Wu Shen Plaster

【组成】(1)杏仁、玄参、蛇蜕、蜂房、乱发。(中医方剂大辞典)(2)血余、蛇蜕、蜂房、玄参、杏仁。(中医方剂大辞典)

五退散 wu tui san

【英文名】Wu Tui Powders

【组成】(1)人退、山甲、蝉退、龙退、凤退。(中医方剂大辞典)(2)蝉退、蛇退、荆芥、猪蹄退、穿山甲、川乌、粉草、蚕退。(中医方剂大辞典)(3)蝉退、蛇退、蚕退壳、猪退蹄、鲮鲤甲、菊花、防风、草决明、石决明、甘草。(中医方剂大辞典)(4)蝉退、猪退、蚕蜕、穿山甲、防风、荆芥、石决明、川乌、草决明、甘草、蛇蜕。(中医方剂大辞典)(5)龙退、蝉退、凤凰退、佛退、人退。(中医方剂大辞典)

五根汤 wu gen tang

【英文名】Wu Gen Decoction

【组成】(1)葱根、韭根、槐根、地骨皮、土茯苓。(中医方剂大辞典)(2)桃根、柳根、楝根、桑根、槐根。(中医方剂大辞典)

五根饮 wu gen yin

【英文名】Wu Gen Drink

【组成】过江龙、虎黄波、钉地根、埔银根、穿山龙。(中医方剂大辞典)

五积丸 wu ji wan

【英文名】Wu Ji Pill

【组成】(1)人参、白茯苓、厚朴、黄连、川乌、巴豆。(中医方剂大辞典)(2)大肥皂角。(中医方剂大辞典)(3)缩砂仁、木香、丁香、肉豆蔻、大曲饼、三棱、莪茂、白茯苓、腻粉、人参、白术、代赭石、白姜、麦芽、百草霜、巴豆。(中医方剂大辞典)(4)大黄、黄柏、槟榔、山豆、蛤粉、雷丸。(中医方剂大辞典)(5)黄连肝肾积、心肺积、脾积、厚朴肝心脾积、肺胃积、巴豆霜、川乌肝肺积、心肾脾积、干姜心肝积、肾积、茯苓、人参肝肺肾积、心积。(中医方剂大辞典)(6)丑头末、黄连、陈皮、青皮、山楂。(中医方剂大辞典)(7)硇砂、干漆、大戟、甘遂、五灵脂、广术、玄胡、丁香、大椒、枳壳、沉香、白术、青皮、陈皮、槟榔、木香、干姜、鳖甲、当归、芍药、木通、泽泻、茴香、半夏、官桂、厚朴、茯苓、白豆蔻、藿香、肉豆蔻、缩砂仁、巴豆、没药、乳香、血竭、麝香、大黄、牵牛、麦蘖、神曲、京三棱、青礞石、牛膝、商陆、芫花。(中医方剂大辞典)(8)南星、郁金、巴豆、肉桂、僵蚕、使君子。(中医方剂大辞典)(9)沉香、木香、当归、附子、青桔皮、丁香、大黄、缩砂仁、半夏、陈桔皮、京三棱、蓬莪术、槟榔、胆矾、细松烟墨。(中医方剂大辞典)(10)面、大枣、巴豆。(中医方剂大辞典)(11)酸石榴、巴豆、甘遂、大戟、芫花、京三棱、大黄、杏仁、五灵脂、豉、葶苈、乌梅。(中医方剂大辞典)(12)巴豆、黄柏末、使君子肉、蛤粉、苦楝根末、雷丸。(中医方剂大辞典)

五积丹 wu ji dan

【英文名】Wu Ji Pellet

【组成】皂荚、巴豆。(中医方剂大辞典)

五积汤 wu ji tang

【英文名】Wu Ji Decoction

【组成】厚朴、陈皮、桔梗、苍术、川芎、白芷、白茯苓、当归、香附、半夏、枳壳、肉桂、甘草、白芍、麻黄、青皮、姜、葱。(中医方剂大辞典)

五积饼 wu ji bing

【英文名】Wu Ji Lozenges

【组成】三棱、莪术、青皮、陈皮、木香、黄连、川楝肉、槟榔、神曲、麦芽、砂仁、使君子肉、胡黄连、白术、龙胆草、山楂肉、干蟾蜍。(中医方剂大辞典)

五积酒 wu ji jiu

【英文名】Wu Ji Wine

【组成】五积散去麻黄、防己、杜仲、牛膝。(中医方剂大辞典)

五积散 wu ji san

【英文名】Wu Ji Powders(中国中医药学主题词表)

【组成】(1)苍术、桔梗、陈皮、吴白芷子、厚朴、枳壳、官桂、芍药、白茯苓、当归、人参、川芎、甘草、半夏、干姜。(中医方剂大辞典)(2)苍术、桔梗、枳壳、陈皮、芍药、白芷、川芎、川归、甘草、肉桂、茯苓、半夏、厚朴、干姜、麻黄。(中医方剂大辞典)(3)白芷、川芎、桔梗、芍药、炙甘草、茯苓、当归、桂枝、半夏、陈皮、枳壳、麻黄、苍术、厚朴。(中医方剂大辞典)(4)白芷、桔梗、当归、陈皮、川芎、甘草、茯苓、枳壳、半夏、麻黄、肉桂、厚朴、生姜、葱白。(中医方剂大辞典)(5)石榴皮、荆三棱、巴豆、五灵脂、葶苈、大戟、芫花、甘遂、杏仁、大黄、乌梅、盐豉。(中医方剂大辞典)(6)苍术、白芷、法夏、桔梗、川芎、银花、僵蚕、厚朴、枳壳、粉草、煨姜。(中医方剂大辞典)(7)苍术、厚朴、陈皮、甘草、干姜、桂心、半夏、枳壳。(中医方剂大辞典)(8)肉桂、干姜、当归、白芍、半夏、枳壳、桔梗、白芷、麻黄、川芎。(中医方剂大辞典)

五倍丸 wu bei wan

【英文名】Wu Bei Pill

【组成】(1)巴戟、枸杞子、菊花、旋覆花、蕤仁。(中医方剂大辞典)(2)五倍子、川芎、菊花、荆芥穗、旋覆花。(中医方剂大辞典)(3)五倍子。(中医方剂大辞典)(4)巴戟天、枸杞子、旋覆花、菊花、蜀椒。(中医方剂大辞典)

五倍丹 wu bei dan

【英文名】Wu Bei Pellet

【组成】五倍子。(中医方剂大辞典)

五倍汤 wu bei tang

【英文名】Wu Bei Decoction

【组成】(1)白术、羌活、防风、甘草、姜黄。(中医方剂大辞典)(2)五倍子。(中医方剂大辞典)

五倍散 wu bei san

【英文名】Wu Bei Powders

【组成】(1)五倍子。(中医方剂大辞典)(2)海螵蛸、五倍子、乳香、芜荑、豆粉、白鳝头、龙骨、麝香。(中医方剂大辞典)(3)五倍子、甘草、滑石、虢丹。(中医方剂大辞典)

五倍膏 wu bei gao

【英文名】Wu Bei Plaster

【组成】五倍子。(中医方剂大辞典)

五效丸 wu xiao wan

【英文名】Wu Xiao Pill

【组成】豆腐锅巴、川连。(中医方剂大辞典)

五疳丸 wu gan wan

【英文名】Wu Gan Pill

【异名】五疳保童丸(中医方剂大辞典、局方)

【组成】(1)熊胆、芜荑、麝香、胡黄连、大干蟾。(中医方剂大辞典)(2)青黛、雄黄、麝香、芦荟、熊胆、胡黄连、黄连、龙胆、苦楝根、白鳝鱼、虾蟆灰、蜗牛、夜明砂、蟾头、五倍子、青桔皮、天浆子。(中医方剂大辞典)(3)桔皮、干蟾、鸡内金、山楂、麦芽、莱菔子、水红花子、白术、党参、茯苓、芜荑、山药、苍术、木香、槟榔、三棱、莪术、使君子、砂仁、胡连、青皮、夜明砂、枳实、黄连、神曲、建曲、香附、胆草、柴胡。(中医方剂大辞典)(4)羊肝、海螵蛸、白米。(中医方剂大辞典)(5)胡黄连、川黄连、山楂、神曲、麦芽、香附子、砂仁、白术、茯苓。(中医方剂大辞典)(6)胡黄连、牛黄、密陀僧、夜明砂、绿矾。(中医方剂大辞典)(7)绿矾、密陀僧、夜明砂。(中医方剂大辞典)(8)川楝子、川芎。(中医方剂大辞典)

五疳散 wu gan san

【英文名】Wu Gan Powders

【组成】白术、白茯苓、使君子、甘草、山楂肉、麦芽、金樱子肉、莲子心、橘红、麦冬、芡实、青皮。(中医方剂大辞典)

五疰丸 wu zhu wan

【英文名】Wu Zhu Pill

【异名】雄黄丸(中医方剂大辞典、圣惠)

【组成】(1)丹砂、礜石、雄黄、巴豆、藜芦、附子、蜈蚣。(中医方剂大辞典)(2)丹砂、雄黄、附子、甘遂、豉、巴豆。(中医方剂大辞典)

五疰汤 wu zhu tang

【英文名】Wu Zhu Decoction

【组成】大黄、甘草、乌头、生姜、桂心、芍药、当归、蜜。(中医方剂大辞典)

五粉糕 wu fen gao

【英文名】Wu Fen Cake

【组成】芡实、白茯苓、干山药、莲肉、薏苡仁。(中医方剂大辞典)

五益膏 wu yi gao

【英文名】Wu Yi Ointment

【组成】玉竹、黄芪、白术、熟地、枸杞子。(中医方剂大辞典)

五通丸 wu tong wan

【英文名】Wu Tong Pill

【组成】(1)椒目、附子、厚朴、杏仁、半夏、葶苈、芒消、大黄。(中医方剂大辞典)(2)广木香、五灵脂、麻黄、没药、乳香。(中医方剂大辞典)(3)干姜、巴豆、陈桔皮、黄连、白术。(中医方剂大辞典)

五通散 wu tong san
【英文名】Wu Tong Powders
【组成】(1)五灵脂、干姜、良姜、青皮、陈皮。(中医方剂大辞典)(2)巴豆、白面、郁李仁、盐豉、伏龙肝。(中医方剂大辞典)

五通膏 wu tong gao
【英文名】Wu Tong Plaster
【异名】经验五通膏(中医方剂大辞典、寿世保元)
【组成】生地、生姜、葱白、萝卜子、田螺肉。(中医方剂大辞典)

五黄丸 wu huang wan
【英文名】Wu Huang Pill
【组成】(1)大黄、芒消、甘草、生地黄、栀子、黄芩、黄连。(中医方剂大辞典)(2)牛黄、芦荟、阿魏、天竺黄、雄黄、胡黄连、蜈蚣。(中医方剂大辞典)

五黄丹 wu huang dan
【英文名】Wu Huang Pellet
【组成】生大黄、人中黄、明雄黄、广姜黄、牛黄、朱砂、冰片、蝉退壳、僵蚕。(中医方剂大辞典)

五黄汤 wu huang tang
【英文名】Wu Huang Decoction
【组成】黄芪、黄连、黄芩、黄柏、大黄。(中医方剂大辞典)

五黄散 wu huang san
【英文名】Wu Huang Powders
【异名】乳香膏(中医方剂大辞典、普济方)
【组成】(1)鸡脚大黄、硫黄、雄黄、姜黄、藤黄。(中医方剂大辞典)(2)黄柏、黄连、黄芩、黄丹、大黄。(中医方剂大辞典)(3)黄丹、黄连、黄芩、黄柏、大黄、乳香。(中医方剂大辞典)(4)硫黄、五倍子。(中医方剂大辞典)(5)黄连、黄芩、黄柏、栀子黄、大黄。(中医方剂大辞典)

五黄膏 wu huang gao
【英文名】Wu Huang Plaster
【组成】五倍子、黄芩贰等。((98)卫药准字 Z-055 号)

五野丸 wu ye wan
【英文名】Wu Ye Pill
【异名】牛黄丸(中医方剂大辞典、普济方)
【组成】牛黄、麝香、蜀椒、雄黄、大黄、当归、蜀乌头、蜀天雄、消石、人参、桂心、朱砂、细辛、干姜、石蜥蜴、巴豆、鬼臼。(中医方剂大辞典)

五蛊汤 wu gu tang
【英文名】Wu Gu Decoction
【异名】犀角散(中医方剂大辞典、圣惠)
【组成】犀角、蘘荷根、黄连、绛草、当归、羚羊皮。(中医方剂大辞典)

五铢散 wu zhu san
【英文名】Wu Zhu Powders
【组成】人参、白茯苓、青黛、地龙、白附子、全蝎、天南星、附子、蜈蚣、麝香、乳香、古文钱。(中医方剂大辞典)

五得汤 wu de tang
【英文名】Wu De Decoction
【组成】当归、白芍、大黄、黄连、广木香。(中医方剂大辞典)

五痔散 wu zhi san
【英文名】Wu Zhi Powders
【组成】(1)赤小豆、黄芪、附子、白蔹、桂心、芍药、黄芩。(中医方剂大辞典)(2)鳖甲、猬皮、猪甲、蜂房、蛇皮。(中医方剂大辞典)

五淋丸 wu lin wan
【英文名】Wu Lin Pill(药品标准-中药成方制剂标准)
【组成】海金沙、关木通、栀子、黄连、石韦、茯苓皮、琥珀、地黄、白芍、川芎、当归、甘草。(药品标准-中药成方制剂标准 1991 年)

五淋汤 wu lin tang
【英文名】Wu Lin Decoction
【组成】生地、二冬、知母、黄柏、甘草梢、牛膝、车前、茯苓。(中医方剂大辞典)

五淋散 wu lin san
【英文名】Wu Lin Powders(中国中医药学主题词表)
【组成】(1)赤茯苓、赤芍药、当归、甘草。(中医方剂大辞典)(2)赤茯苓、赤芍药、山栀子、生甘草、当归、黄芩、车前子、淡竹叶、灯心、木通、滑石、葵子、葶苈。(中医方剂大辞典)(3)牛膝根、葵子、滑石、瞿麦。(中医方剂大辞典)(4)木通、滑石、甘草、山栀仁、赤芍药、茯苓、淡竹叶、山茵陈。(中医方剂大辞典)(5)山栀子、车前子、当归尾、甘草。(中医方剂大辞典)(6)赤茯苓、当归、生地、泽泻、条芩、生甘草、木通、赤芍药、车前子、滑石、山栀。(中医方剂大辞典)(7)当归、小蓟、赤芍、山栀仁、赤茯苓、甘草、灯心。(中医方剂大辞典)(8)赤茯苓、赤芍药、山栀仁、生甘草、当归、黄芪。(中医方剂大辞典)

五兽饮 wu shou yin
【英文名】Wu Shou Drink
【组成】草果子、生姜、大枣子、乌梅、人参、厚朴、陈皮、甘草。(中医方剂大辞典)

五落散 wu luo san
【英文名】Wu Luo Powders
【组成】大黄、麦门冬、栝楼、白薇、甘草、当归、干地黄、山茱萸、桑螵蛸、石斛、茯苓、桂心、铁屑、厚朴、吴茱萸。(中医方剂大辞典)

五黑散 wu hei san
【英文名】Wu Hei Powders

【组成】(1)白术、生地、荆芥、蒲黄、栀子。(中医方剂大辞典)(2)黄连、山栀、天冬、麦冬、黄芩。(中医方剂大辞典)

五等丸 wu deng wan

【英文名】Wu Deng Pill

【组成】黄柏、香豉、牡丹、防风、桂心。(中医方剂大辞典)

五痫丸 wu xian wan

【英文名】Wu Xian Pill

【组成】(1)牡蛎粉、天竺黄、琥珀屑、皂角、明矾、煅磁石、全蝎、煅龙齿、钩藤、煅礞石、朴消、橘红、煅皂矾、胆星、没药、郁金、蛤粉、天麻、芦荟、胡黄连、雄黄、龙胆草、石菖蒲。(中医方剂大辞典)(2)鱼线胶、朱砂、明矾、铅粉、明雄黄、煅皂矾。(中医方剂大辞典)(3)朱砂、南星、草龙胆、巴豆仁、全蝎。(中医方剂大辞典)(4)露蜂房、石绿、桂心、远志肉、人参、朱砂。(中医方剂大辞典)(5)天南星、乌蛇、朱砂、全蝎、半夏、雄黄、蜈蚣、白僵蚕、白附子、麝香、白矾、皂角。(中医方剂大辞典)

五痫汤 wu xian tang

【英文名】Wu Xian Decoction

【组成】大黄、钩藤皮、蜂房、麻黄、柴胡、山栀仁、知母、芍药、升麻、蚱蝉、石膏、蛇蜕、杏仁。(中医方剂大辞典)

五痫煎 wu xian jian

【英文名】Wu Xian Decoction

【组成】钩藤、知母、子芩、甘草、升麻、沙参、寒水石、蚱蝉、蜣螂。(中医方剂大辞典)

五痛丸 wu tong wan

【英文名】Wu Tong Pill

【组成】萆薢、故纸、牛膝、木瓜、杜仲、续断。(中医方剂大辞典)

五槐丸 wu huai wan

【英文名】Wu Huai Pill

【组成】五倍子、槐花、百药煎。(中医方剂大辞典)

五蒸丸 wu zheng wan

【英文名】Wu Zheng Pill

【组成】(1)胡黄连、地骨皮、生地黄、川归、石督、青蒿、鳖甲。(中医方剂大辞典)(2)乌梅、鸡骨、紫菀、芍药、大黄、黄芩、细辛、知母、矾石、栝楼、桂心。(中医方剂大辞典)

五蒸汤 wu zheng tang

【英文名】Wu Zheng Decoction

【组成】甘草、茯苓、人参、竹叶、葛根、干地黄、知母、黄芩、石膏、粳米。(中医方剂大辞典)

五雷丹 wu lei dan

【英文名】Wu Lei Pellet

【组成】(1)蜈蚣、全蝎、僵蚕、滑石、巴豆。(中医方剂大辞典)(2)蛇含石、南星、白附子、辰砂、麝香、青礞石、天麻、牛黄、天竺黄、羌活、茯苓、防风、全蝎、川乌、郁金、雄黄、龙脑、金箔。(中医方剂大辞典)

五蜕散 wu tui san

【英文名】Wu Tui Powders

【组成】指甲、炮山甲、蝉蜕、蛇蜕、哺退鸡蛋壳白皮。(中医方剂大辞典)

五愈丸 wu yu wan

【英文名】Wu Yu Pill

【组成】桂心、细辛、干姜、白前、甘草、蜀椒、代赭、通草、款冬花、芫花、伏龙肝、紫菀、牡蛎。(中医方剂大辞典)

五解汤 wu jie tang

【英文名】Wu Jie Decoction

【组成】(1)山栀子仁、黄芩、甘草、大黄、朴消。(中医方剂大辞典)(2)麻黄、白术、桔梗、石膏、杏仁、越桃。(中医方剂大辞典)(3)麻黄、白术、葛根、甘草、山栀子仁、桔梗、石膏、杏仁。(中医方剂大辞典)

五解散 wu jie san

【英文名】Wu Jie Decoction

【组成】藿香叶、人参、白术、半夏、甘草、白茯苓、陈桔皮、厚朴。(中医方剂大辞典)

五痹丸 wu bi wan

【英文名】Wu Bi Pill

【组成】补骨脂、荜澄茄、槟榔、黑丑、木香。(中医方剂大辞典)

五痹汤 wu bi tang

【英文名】Wu Bi Decoction

【异名】舒经汤(中医方剂大辞典、永类钤方)

【组成】(1)麻黄、桂枝、黄芪、甘草、葛根、白芷、羌活、虎骨、红花、附子、防己、防风、羚角。(中医方剂大辞典)(2)人参、白术、茯苓、甘草、白芍、当归、细辛、五味、黄芩。(中医方剂大辞典)(3)片子姜黄、羌活、白术、防己、炙甘草。(中医方剂大辞典)

五痹散 wu bi san

【英文名】Wu Bi Powders

【组成】白僵蚕、生大黄。(中医方剂大辞典)

五痿汤 wu wei tang

【英文名】Wu Wei Decoction

【组成】人参、白术、茯苓、炙甘草、当归、苡仁、麦冬、黄柏、知母。(中医方剂大辞典)

五煎膏 wu jian gao

【英文名】Wu Jian Ointment

【组成】旱莲汁、黑桑椹、何首乌、生地黄、白茯苓。(中医方剂大辞典)

五福丸 wu fu wan

【英文名】Wu Fu Pill

【组成】生蚯蚓、五福化毒丹。(中医方剂大辞典)

五福丹 wu fu dan

【英文名】Wu Fu Pellet

【组成】朱砂、硫黄、雄黄、硼砂、消石。(中医方剂大辞典)

五福饮 wu fu yin

【英文名】Wu Fu Drink

【组成】人参、熟地、当归、白术、炙甘草。(中医方剂大辞典)

五福散 wu fu san

【英文名】Wu Fu Powders

【组成】硫黄、升药底、蝉蜕、东丹。(中医方剂大辞典)

五福膏 wu fu gao

【英文名】Wu Fu Plaster

【组成】全蝎、蜈蚣、巴豆、斑蝥、独头蒜、清油。(中医方剂大辞典)

五嗽丸 wu sou wan

【英文名】Wu Sou Pill

【组成】炙皂荚、干姜、桂。(中医方剂大辞典)

五膈丸 wu ge wan

【英文名】Wu Ge Pill

【异名】琥珀丸(中医方剂大辞典、圣济总录、奇效良方)

【组成】(1)白术、木香、诃黎勒、陈桔皮、昆布、桃仁、大黄、桂、半夏、槟榔、枳实、五味子、琥珀。(中医方剂大辞典)(2)人参、炮附子、远志、桂心、细辛、干姜、蜀椒。(中医方剂大辞典)(3)干姜、麦门冬、炮附子、细辛、蜀椒、远志、炙甘草、人参、吴茱萸、桂心。(中医方剂大辞典)(4)蜀椒、干姜、桂心、芍药、半夏、细辛、茯苓、前胡。(中医方剂大辞典)(5)吴茱萸、曲、杏仁、干姜、蜀椒、好豉。(中医方剂大辞典)(6)大黄、牵牛、木香、陈皮。(中医方剂大辞典)(7)麦门冬、炙甘草、椒、远志、炮附子、干姜、人参、桂、细辛。(中医方剂大辞典)(8)桑根白皮、紫苏叶、赤茯苓、陈桔皮、槟榔、生姜、厚朴、旋覆花。(中医方剂大辞典)

五膈散 wu ge san

【英文名】Wu Ge Powders

【组成】(1)枳壳、木香、青皮、大腹子、白术、半夏曲、丁香、天南星、炮干姜、麦芽、草果仁、炙甘草。(中医方剂大辞典)(2)人参、炙黄芪、白术、麦冬、官桂、炮附子、干姜、远志、台椒、北细辛、百部、杏仁。(中医方剂大辞典)(3)人参、赤茯苓、厚朴、枳壳、桂、炙甘草、陈曲、诃梨勒皮、白术、陈桔皮、炮干姜、京三棱、槟榔、木香。(中医方剂大辞典)

五鲜饮 wu xian yin

【英文名】Wu Xian Drink

【组成】鲜沙参、鲜生地、芦根、茅根、甘蔗汁。(中医方剂大辞典)

五精丸 wu jing wan

【英文名】Wu Jing Pill

【组成】秋石、鹿角霜、茯苓、阳起石、山药。(中医方剂大辞典)

五精酒 wu jing jiu

【英文名】Wu Jing Wine

【组成】黄精、天门冬、松叶、白术、枸杞。(中医方剂大辞典)

五瘟丹 wu wen dan

【英文名】Wu Wen Pill

【异名】运气五瘟丹(中医方剂大辞典、伤暑全书)

【组成】(1)甘草、黄芩、黄柏、山栀、黄连、香附、苍术、紫苏、陈皮、雄黄、朱砂。(中医方剂大辞典)(2)黄芩、黄山栀、黄柏、黄连、甘草、香附子、紫苏。(中医方剂大辞典)

五噎丸 wu ye wan

【英文名】Wu Ye Pill

【异名】人参丸(中医方剂大辞典、圣惠)

【组成】(1)干姜、蜀椒、食茱萸、人参、桂心、细辛、白术、茯苓、炮附子、桔皮。(中医方剂大辞典)(2)人参、半夏、桂心、防葵、炮附子、细辛、炙甘草、食茱萸、紫菀、干姜、芍药、枳实、炮乌头。(中医方剂大辞典)

五噎散 wu ye san

【英文名】Wu Ye Powders

【异名】五噎汤(中医方剂大辞典、医学入门)

【组成】(1)人参、半夏、桔梗、白豆蔻仁、木香、杵头糠、白术、荜澄茄、沉香、枇杷叶、干生姜、炙甘草。(中医方剂大辞典)(2)人参、茯苓、厚朴、枳壳、桂心、炙甘草、诃子、白术、桔皮、炮姜、三棱、神曲、麦蘖、木香、槟榔、蓬术。(中医方剂大辞典)

五德丸 wu de wan

【英文名】Wu De Pill

【组成】补骨脂、吴茱萸、木香、干姜、北五味。(中医方剂大辞典)

五德饮 wu de yin

【英文名】Wu De Drink

【组成】熟地、麦冬、玄参、川芎、肉桂。(中医方剂大辞典)

五蹄膏 wu ti gao

【英文名】Wu Ti Plaster

【组成】川黄连、黑丑、白丑、沙参、元参、柴胡、连翘、香附、莪术、三棱、木香、地骨皮、神曲、山楂、麦芽、白芥子、天花粉、巴豆肉。(中医方剂大辞典)

五磨饮 wu mo yin

【英文名】Wu Mo Drink

【组成】党参、乌药、槟榔、正沉香、木香。(中医方剂大辞典)

五瘿丸 wu ying wan

【英文名】Wu Ying Pill

【组成】(1)鹿靥。(中医方剂大辞典)(2)菖蒲、海蛤、白蔹、续断、海藻、松萝、桂心、蜀椒、半夏、倒挂草、神曲、羊靥。(中医方剂大辞典)

五骨串 wu gu chuan

【英文名】Wu Gu Chuan Decoction

【组成】千金子、甘遂、葶苈子、牙皂、槟榔。(中医方剂大辞典)

五藏散 wu zang san

【英文名】Wu Zang Powders

【组成】秦艽、独活、茯神、薯蓣、山茱萸。(中医方剂大辞典)

五蟾丸 wu chan wan

【英文名】Wu Chan Pill

【组成】(1)干蟾、胡黄连、黄连、白芜荑。(中医方剂大辞典)(2)五灵脂、黄连。(中医方剂大辞典)

五海丸 wu hai wan

【英文名】Wu Hai Pill(药品标准－中药成方制剂标准)

【组成】海带、海藻、昆布、陈皮、槟榔、浙贝母、蛤壳、桔梗、夏枯草。(药品标准－中药成方制剂标准1993年)

五瘕丸 wu jia wan

【英文名】Wu Jia Pill(药品标准－中药成方制剂标准)

【组成】三棱、莪术、当归、赤芍、延胡索、槟榔、陈皮、青皮、枳壳、枳实、五灵脂、山楂、干漆、干姜、木香、吴茱萸、使君子、雷丸、牵牛子、莱菔子、牛膝、六神曲、红曲、大黄、硇砂、芒硝、大腹皮。(药品标准－中药成方制剂标准1990年)

五藤汤 wu teng tang

【英文名】Wu Teng Decoction

【组成】(1)海风藤、石楠藤、宽筋藤、鸡血藤、四方藤、十大功劳叶、桑枝、苍耳子、艾叶。(广西中医药1985,8(4))(2)青风藤、雷公藤、忍冬藤、海风藤、络石藤、蕲蛇、蜈蚣、仙灵脾、当归、白芥子、鸡血藤、生黄芪。(中医正骨1992,4(4))

五藤饮 wu teng yin

【英文名】Wu Teng Drink

【组成】忍冬藤、络石藤、青风藤、海风藤、鸡血藤、制川乌。(四川中医1987,5(2))

五分帛膏 wu fen bo gao

【英文名】Wu Fen Bo Plaster

【组成】五分帛、乱发、黄芩、紫菀、莨菪子、倒钩棘刺、乳香、石盐、黄蜡、麝香、黄丹、胡粉、生麻油、松脂、水银。(中医方剂大辞典)

五石软膏 wu shi ruan gao

【英文名】Wu Shi Plaster

【组成】制甘石、煅石膏、飞滑石、明矾、青黛。(中医方剂大辞典)

五仙浴汤 wu xian yu tang

【英文名】Wu Xian Yu Tang Lotion

【组成】雄黄、荆芥、何首乌、苦参、朴消。(中医方剂大辞典)

五白五汤 wu bai wu tang

【英文名】Wu Bai Wu Decoction

【组成】猪苓、云苓、泽泻、白术、桂枝、桑皮、陈皮、生姜皮、大腹皮、茯苓皮、白茅根。(陕西中医1988,9(1))

五瓜蒌散 wu gua lou san

【英文名】Wu Gua Lou Powders

【组成】陈瓜蒌。(中医方剂大辞典)

五汁饮子 wu zhi yin zi

【英文名】Wu Zhi Drink

【组成】甘蔗汁、藕汁、韭菜汁、梨汁、鲜芦根汁。(中医方剂大辞典)

五汁肺丸 wu zhi fei wan

【英文名】Wu Zhi Fei Pill

【组成】(1)雄猪肺、藕汁、青甘蔗汁、梨汁、茅根汁、白花百合汁。(中医方剂大辞典)(2)雄猪肺、藕汁、油秋梨汁、甘蔗汁、茅草根汁、百合汁。(中医方剂大辞典)

五加皮丸 wu jia pi wan

【英文名】Wu Jia Pi Pill

【组成】(1)五加皮、远志。(中医方剂大辞典)(2)五加皮、芍药、当归、大腹子、芎劳、牛膝、陈皮、石南叶、薏苡仁、赤小豆、麻黄、杏仁、木瓜、独活、杜仲、萆薢、牵牛头末。(中医方剂大辞典)(3)续断、杜仲、芎劳、独活、五加皮、狗脊、萆薢、芍药、诃子肉。(中医方剂大辞典)

五加皮汤 wu jia pi tang

【英文名】Wu Jia Pi Decoction

【组成】(1)五加根皮。(中医方剂大辞典)(2)五加皮。(中医方剂大辞典)(3)五加皮、炮乌头、芍药、牡丹皮、海桐皮、桂、炮干姜、芎劳。(中医方剂大辞典)(4)五加皮、玄参、桑根白皮、麦门冬、茯神。(中医方剂大辞典)(5)五加皮、玄参、独活、桑根白皮、茯神、麦门冬。(中医方剂大辞典)(6)当归、没药、五加皮、皮消、青皮、川椒、香附子、丁香、麝香、老葱、地骨皮、丹皮。(中医方剂大辞典)(7)五加皮、芍药、萆薢、芦根、杜仲。(中医方剂大辞典)(8)羌活、羚羊角、赤芍药、防风、五加皮、秦艽、枳实、炙甘草。(中医方剂大辞典)(9)五味皮、芍药、萆薢、桂、芦根、杜仲。(中医方剂大辞典)(10)五加皮、丹参、石斛、杜仲、炮附子、牛膝、秦艽、防风、桂心、独活、茯苓、麦门冬、地骨皮、薏苡仁。(中医方剂大辞典)(11)五加皮、萆薢、独活、防己、牛膝、桂、赤茯苓、防风、炮附子、薏苡仁、当归、秦艽、茵芋、海桐皮、赤芍药、羌活、麻黄、丹参。(中医方剂大辞典)

五加皮饮 wu jia pi yin

【英文名】Wu Jia Pi Drink

【组成】当归、木瓜、生地黄、熟地黄、羌活、薏仁、防风、荆芥、赤芍、苦参、大风藤、五加皮、甘草、僵蚕。(中医方剂大辞典)

五加皮酒 wu jia pi jiu

【英文名】Wu Jia Pi Wine(药品标准－中药成方制剂标准)

【组成】五加皮、青风藤、当归、川芎、海风藤、木瓜、威灵仙、白芷、白术、红花、牛膝、菊花、党参、姜黄、独活、川乌、草乌、玉竹、豆蔻、檀香、肉豆蔻、丁香、砂仁、木香、陈皮、肉桂。(药品标准－中药成方制剂标准 1989 年)

五加皮散 wu jia pi san

【英文名】Wu Jia Pi Powders

【异名】牛膝散(中医方剂大辞典、袖珍小儿)

【组成】(1)椿头根、五加皮。(中医方剂大辞典)(2)五加皮、牛膝、五味子、桂心、白茯苓、当归、炙甘草、人参、白芍药、黄芪、白术、炮附子。(中医方剂大辞典)(3)五加皮、茵芋、防风、天南星、白花蛇、天雄、白僵蚕、干蝎、蜂儿、桂心、酸枣仁、当归、麻黄、炙甘草、炮干姜。(中医方剂大辞典)(4)当归、甘草、五加皮、木香、白茯苓。(中医方剂大辞典)(5)真五加皮、牛膝、酸木瓜。(中医方剂大辞典)(6)五加皮、桂心、芎藭、羌活、秦艽、防风、杏仁、萆薢、枳壳、当归、炮附子、牛膝、薏苡仁、丹参。(中医方剂大辞典)(7)五加皮、桂心、羌活、丹参、防风、枳壳、赤勺药、羚羊角屑、槟榔。(中医方剂大辞典)(8)五加皮、杜仲。(中医方剂大辞典)(9)五加皮、杜仲、萆薢、狗脊、阿胶、防风、芎藭、细辛、杏仁。(中医方剂大辞典)(10)五加皮、防风、白术、炮附子、萆薢、芎藭、桂心、赤芍药、枳壳、荆芥、羚羊角屑、丹参、麻黄、羌活、炙甘草。(中医方剂大辞典)(11)五加皮、萆薢、海桐皮、虎胫骨、牛膝、防风、薏苡仁、鼠粘子、仙灵脾、当归、续断、炮附子、杜仲、熟干地黄。(中医方剂大辞典)(12)五加皮、羌活、芎藭、黄芩、防风、酸枣仁、羚羊角屑、当归、威灵仙、赤茯苓。(中医方剂大辞典)(13)五加皮、薏苡仁、防风、牛膝、赤茯苓、独活、丹参、枳壳、川升麻、麻黄、羚羊角屑、汉防己、桂心、黄芪、石膏。(中医方剂大辞典)(14)五加皮、羚羊角、羌活、防风、赤芍、秦艽、枳实、甘草。(中医方剂大辞典)(15)五加皮、油松节、木瓜。(中医方剂大辞典)(16)真五加皮。(中医方剂大辞典)(17)五加皮、赤芍药、川大黄。(中医方剂大辞典)(18)五加皮、赤茯苓、玄参、吴茱萸、生甘草、黄芩、瞿麦、柴胡、赤芍药、木通、大麻仁。(中医方剂大辞典)(19)五加皮、腹皮、苓皮、骨皮、姜皮。(中医方剂大辞典)

五加参晶 wu jia shen jing

【英文名】Wu Jia Shen Jing Medicinal Instant Granule

【组成】刺五加。

五加参精 wu jia shen jing

【英文名】Wu Jia Shen Jing(药品标准－中药成方制剂标准)

【组成】刺五加、蜂蜜。(药品标准－中药成方制剂标准 1992 年)

五百丸子 wu bai wan zi

【英文名】Wu Bai Pill

【组成】巴豆、丁香、缩砂仁、胡椒、乌梅。(中医方剂大辞典)

五色大串 wu se da chuan

【英文名】Wu Se Da Chuan Powders

【组成】黑丑、白丑、姜黄、干面、榆面、神曲、木耳、楂肉、巴霜、红曲。(中医方剂大辞典)

五色灵药 wu se ling yao

【英文名】Wu Se Ling Yao Pellet

【组成】食盐、黑铅、枯白矾、枯皂矾、水银、火消。(中医方剂大辞典)

五色粉霜 wu se fen shuang

【英文名】Wu Se Fen Shuang Pellet

【组成】水银、铅、火消、白矾、青盐。(中医方剂大辞典)

五饮主方 wu yin zhu fang

【英文名】Wu Yin Zhu Prescription

【组成】茯苓、制半夏、广橘红、车前子、嫩桑皮、前胡、生姜。(中医方剂大辞典)

五灵脂丸 wu ling zhi wan

【英文名】Wu Ling Zhi Pill

【组成】(1)五灵脂、硫黄、硇砂、木香、芫花、巴豆。(中医方剂大辞典)(2)五灵脂、炮川乌头、麝香、硫黄、干漆、巴豆、硇砂。(中医方剂大辞典)(3)五灵脂、代赭、巴豆霜。(中医方剂大辞典)(4)五灵脂、巴豆、木香。(中医方剂大辞典)(5)五灵脂、蟾酥、蝉壳、夜明砂、蜗牛、青黛、麝香、雄黄。(中医方剂大辞典)(6)五灵脂、马牙消、木香、阿魏、硼砂、水银、腻粉、朱砂、桂心、青礞石。(中医方剂大辞典)(7)五灵脂、防葵、桂心、猪牙皂荚、巴豆、木香。(中医方剂大辞典)(8)五灵脂。(中医方剂大辞典)(9)五灵脂、麝香。(中医方剂大辞典)(10)灵脂、神曲。(中医方剂大辞典)(11)蝉蜕、炮附子、五灵脂、南星、干蝎、麝香。(中医方剂大辞典)(12)五灵脂、炮乌头、芍药、海桐皮、生干地黄、红花子、牡丹皮、防风、芎䓖、当归、紫葳。(中医方剂大辞典)(13)五灵脂、附子、天南星、干蝎、蝉壳。(中医方剂大辞典)(14)五灵脂、炮附子、天麻、白僵蚕、天南星、乌头、乌蛇、白花蛇、地龙、牛黄、龙脑、麝香、白附子。(中医方剂大辞典)(15)五灵脂。(中医方剂大辞典)(16)五灵脂、陈桔皮、木香、川大黄、巴豆霜。(中医方剂大辞典)

五灵脂丹 wu ling zhi dan

【英文名】Wu Ling Zhi Pellet

【异名】五灵脂丸(中医方剂大辞典、卫生总微)

【组成】五灵脂、蝉壳、款冬花、蟾头、青黛、雄黄。(中医方剂大辞典)

五灵脂汤 wu ling zhi tang

【英文名】Wu Ling Zhi Decoction

【组成】(1)五灵脂、香附。(中医方剂大辞典)(2)归尾、陈皮、白术、川芎、白芍、茯苓、人参、炙草、五灵脂。(中医方剂大辞典)(3)五灵脂、马兜铃、槟榔。(中医方剂大辞典)(4)五灵脂、陈桔皮、炙甘草、五味子、桑根白皮、杏仁、参、马兜铃。(中医方剂大辞典)

五灵脂散 wu ling zhi san

【英文名】Wu Ling Zhi Powders

【组成】(1)五灵脂、当归、蜀椒、姜黄。(中医方剂大辞典)(2)五灵脂、乌贼鱼骨。(中医方剂大辞典)(3)五灵脂。(中医方剂大辞典)(4)五灵脂、荆芥穗、防风、羌活、独活、甘草、穿山甲、骨碎补、草乌、麝香。(中医方剂大辞典)(5)穿山甲、五灵脂、黄丹、白矾、轻粉。(中医方剂大辞典)(6)五灵脂、白矾。(中医方剂大辞典)(7)五灵脂、茯苓、丁香、人参、木香、朱砂。(中医方剂大辞典)(8)五灵脂、赤箭、龙骨、麝香、芦荟、丁香、熊胆、胡黄连。(中医方剂大辞典)(9)五灵脂、雄黄。(中医方剂大辞典)

五君子煎 wu jun zi jian

【英文名】Wu Jun Zi Decoction

【组成】人参、白术、茯苓、炙甘草、干姜。(中医方剂大辞典)

五味子丸 wu wei zi wan

【英文名】Wu Wei Zi Pill

【组成】(1)五味子、磁石、杜仲、炮附子、木香、青桔皮、茴香子、煅龙骨。(中医方剂大辞典)(2)五味子、白茯苓、前胡、半夏、麦门冬、山茱萸、贝母。(中医方剂大辞典)(3)五味子、菟丝子、鹿茸、巴戟天、肉苁蓉、杜仲。(中医方剂大辞典)(4)人参、五味子、破故纸、白术、山药、白茯苓、吴茱萸、川巴戟、肉果、煅龙骨。(中医方剂大辞典)(5)五味子、甘草、五倍子、风化消。(中医方剂大辞典)(6)五味子、覆盆子、仙灵脾。(中医方剂大辞典)(7)五味子、熟地黄、肉苁蓉、菟丝子。(中医方剂大辞典)(8)五味子、熟干地黄、肉苁蓉、牛膝、菟丝子、泽泻、白茯苓、巴戟天、赤石脂、山茱萸、杜仲、山芋、石膏、远志、柏子。(中医方剂大辞典)(9)五味子、续断、牛膝、炮附子、桂、杜仲、茴香子、白茯苓、芎䓖、当归、山芋、槟榔、吴茱萸、细辛、青桔皮。(中医方剂大辞典)(10)五味子、龙骨、牡蛎、牛膝、桂、山茱萸、萆薢、白茯苓、巴戟天、山芋、石斛、续断、炮附子、吴茱萸。(中医方剂大辞典)(11)五味子。(中医方剂大辞典)(12)阿胶、熟地黄、白茯苓、麦门冬、山药、五味子、贝母、柏子仁、人参、百部、茯神、远志、防风、杜仲。(中医方剂大辞典)(13)苁蓉、蛇床子、菟丝子、远志、五味子。(中医方剂大辞典)(14)五味子、牡荆子、菟丝子、车前子、菥蓂子、薯蓣、石斛、熟干地黄、杜仲、鹿茸、远志、炮附子、蛇床子、芎䓖、山茱萸、天雄、人参、白茯苓、黄芪、牛膝、桂心、肉苁蓉、巴戟、钟乳粉。(中医方剂大辞典)(15)五味子、白茯苓、车前子、巴戟、肉苁蓉、菟丝子。(中医方剂大辞典)(16)砒霜、五味子、金箔、黄药、银箔、绿豆粉、密陀僧、腻粉。(中医方剂大辞典)(17)北五味子。(中医方剂大辞典)(18)五味子、续断、地黄、鹿茸、炮附子。(中医方剂大辞典)(19)大罂粟壳、五味子。(中医方剂大辞典)(20)人参、白术、山药、五味子、补骨脂、肉果、益智仁。(中医方剂大辞典)(21)五味子、续断、山药、人参、菟丝子、白茯苓、山茱萸、柏子仁、川芎、牛膝、远志、龙骨。(中医方剂大辞典)(22)五味子、川巴戟、肉苁蓉、人参、菟丝子、熟地黄、覆盆子、白术、益智仁、土茴香、骨碎补、白龙骨壮蛎。(中医方剂大辞典)(23)五味子、桂心、大杏仁、青皮、细辛、人参、槟榔、炮干姜、炮附子。(中医方剂大辞典)(24)五味子、熟干地黄、补骨脂、牛膝、杜仲、石斛、山芋、海桐皮、黄芪、菟丝子、天雄。(中医方剂大辞典)(25)五味子、石龙芮、炮乌头、石斛、萆薢、菟丝子、防风、棘刺、小草、山芋、牛膝、枸杞根、细辛、桂、萎蕤、麦门冬、炮干姜、厚朴。(中医方剂大辞典)(26)五味子、天门冬、白芍药、防己、车前子、槟榔、牵牛子、大黄、消石。(中医方剂大辞典)

五味子汤 wu wei zi tang

【英文名】Wu Wei Zi Decoction

【异名】五味子散(中医方剂大辞典、圣惠);五味汤(中医方剂大辞典、嵩崖尊生);五味子煎(中医方剂大辞典、寿亲养老);加味生脉散(中医方剂大辞典、医

学入门)；五味子散(中医方剂大辞典、鸡峰)

【组成】(1)五味、山萸、龙骨、牡蛎、首乌、远志、五倍子、地骨皮。(中医方剂大辞典)(2)生脉散、陈皮、甘草。(中医方剂大辞典)(3)川牛膝、防己、槟榔、赤芍药、五味子、牛蒡子。(中医方剂大辞典)(4)五味子、人参、麦门冬、陈皮。(中医方剂大辞典)(5)五味子、桔梗、紫菀、甘草、续服、地黄、桑根白皮、竹茹、赤小豆。(中医方剂大辞典)(6)五味子、当归、麻黄、干姜、桂心、人参、紫菀、甘草、细辛、款冬花、大黄。(中医方剂大辞典)(7)五味子、人参、麦门冬、杏仁。(中医方剂大辞典)(8)五味子、紫苏、麻黄、细辛、赤茯苓、紫菀、黄芩、陈皮、桑白皮、官桂、葶苈、半夏、甘草。(中医方剂大辞典)(9)五味子、杏仁、桂心、防风、炙甘草、赤芍药、川芎、川椒。(中医方剂大辞典)(10)五味子、甘草、当归、大黄、芒消、麦门冬、黄芩、前胡、石膏、黄连。(中医方剂大辞典)(11)五味子、紫菀、桔梗、续断、竹茹、桑白皮、人参、知母、熟地黄、甘草。(中医方剂大辞典)(12)五味子、前胡、紫菀、炙甘草、桂心、生姜、枣、山茱萸。(中医方剂大辞典)(13)五味子、炙甘草、紫菀、桂心、炮附子、麻黄、干姜、芎䓖、细辛、干枣。(中医方剂大辞典)(14)五味子、桂、炮干姜。(中医方剂大辞典)(15)五味子、干姜、麦门冬、桂、桑根白皮、粳米。(中医方剂大辞典)(16)北五味、紫苏叶、人参、沙糖。(中医方剂大辞典)(17)北五味子、杏仁、橘红、麻黄、炙甘草、生干姜、辣桂。(中医方剂大辞典)(18)五味子、胡桃肉、生姜、甘草、杏仁。(中医方剂大辞典)(19)五味子、黄芪、人参、麦门冬、炙粉草。(中医方剂大辞典)(20)五味子、桂心、炙甘草、细辛、干姜、紫菀、大枣、麻黄。(中医方剂大辞典)(21) 五味子、当归、芍药、白术、炙甘草、桂心。(中医方剂大辞典)(22)五味子、山芋、半夏、鹿茸、白术、炮附子、牛膝、炙甘草、槟榔、熟干地黄、干姜、白豆蔻、木香、丁香、白茯苓。(中医方剂大辞典)(23)五味子、黄芪、枳壳、大腹、桑根白皮、白术、桂、槟榔、陈桔皮、厚朴、防己。(中医方剂大辞典)(24)甘草、桂、五味子、杏仁、生姜。(中医方剂大辞典)(25)五味子、白术、紫苏茎叶、桔梗、半夏。(中医方剂大辞典)(26)桔皮、炙甘草、麻黄、真北五味子、杏仁。(中医方剂大辞典)(27)五味子、人参、桑根白皮、麦门冬、防风、麻黄、细辛、炙甘草、白前、杏仁、枳壳、甜葶苈。(中医方剂大辞典)(28)五味子、人参、黄芪、阿胶、桂、熟干地黄、紫菀、炮干姜、杏仁、白术、紫苏叶。(中医方剂大辞典)(29)五味子、蒺藜子、麻黄、桑根白皮、白石脂、杏仁、百合、贝母、款冬花、枳壳、紫菀、柴胡、旋覆花、桂。(中医方剂大辞典)(30)陈桔皮、麻黄、炙甘草、杏仁、五味子、白茯苓。(中医方剂大辞典)(31)五味子、附子、巴戟、鹿茸、山茱萸、熟地黄、杜仲。(中医方剂大辞典)(32)五味子、人参、诃黎勒、白术、白茯苓、桔梗、枳壳、前胡、贝母、陈桔皮、炙甘草、半夏、麦门冬、炮干姜、桂。(中医方剂大辞典)(33)五味子、前胡、当归、黄芪、生干地黄、人参、小麦、黄芩、麦门冬、炙甘草、桂、升麻。(中医方剂大辞典)(34)五味子、款冬花、桂、人参、麦门冬、桑根白皮。(中医方剂大辞典)(35)五味子、炮附子、木香、槟榔、白术、桂、炮干姜、炙甘草。(中医方剂大辞典)(36)五味子、紫苏子、麻黄、细辛、紫菀、黄芩、炙甘草、人参、桂、当归、半夏。(中医方剂大辞典)(37)五味子。(中医方剂大辞典)(38)人参、五味子、麦门冬、杏仁、桔皮。(中医方剂大辞典)(39)五味子、白茯苓、人参、芎䓖、远志、酸枣仁、熟地黄、麦门冬、桑寄生。(中医方剂大辞典)(40)五味子、大枣、桑根白皮、藁本、钟乳、款冬花、鸡苏。(中医方剂大辞典)

五味子饮 wu wei zi yin

【英文名】Wu Wei Zi Drink

【组成】五味子、麻黄、阿胶、陈桔皮、炙甘草、杏仁。(中医方剂大辞典)

五味子酒 wu wei zi jiu

【英文名】Wu Wei Zi Wine

【组成】五味子、防风、枸杞子、牛膝、牡丹、肉苁蓉、黄芩、白术、丹参、当归、五加皮、泽泻、炙甘草、枳壳、桂、厚朴、知母、细辛、白芷。(中医方剂大辞典)

五味子散 wu wei zi san

【英文名】Wu Wei Zi Powders

【异名】五味子汤(中医方剂大辞典、圣济总录)；紫菀汤(中医方剂大辞典、圣济总录)；溏泄散(中医方剂大辞典、仙拈集)

【组成】(1)五味子、当归、赤芍药、白术、茯神、陈皮、桂心、炙甘草。(中医方剂大辞典)(2)五味子、炙甘草、当归、人参、白术、麦门冬、赤茯苓、桔梗、前胡、黄芩。(中医方剂大辞典)(3)五味子、诃黎勒皮、人参、桂心、熟干地黄、菖蒲、白茯苓、黄芪、钟乳粉。(中医方剂大辞典)(4)五味子、人参、当归、黄芪、芎䓖、白茯苓。(中医方剂大辞典)(5)五味子、半夏、紫菀、枇杷叶、前胡、陈桔皮、桔梗、杏仁、诃黎勒皮、赤茯苓、枳壳、炙甘草。(中医方剂大辞典)(6)五味子、桂心、炙甘草、细辛、炮干姜、紫菀、麻黄、陈桔皮。(中医方剂大辞典)(7)五味子、木香、诃黎勒皮、炙甘草、前胡、陈桔皮、桂心、半夏。(中医方剂大辞典)(8)五味子、陈桔皮、紫菀、贝母、杏仁、麻黄、麦门冬、炙甘草、赤茯苓、柴胡。(中医方剂大辞典)(9)五味子、麻黄、炙甘草、细辛、贝母。(中医方剂大辞典)(10)五味子、细辛、贝母、柴胡、桑根白皮、射干、陈桔皮、炙甘草。(中医方剂大辞典)(11)五味子、桂心、炮附子、款冬花、桔梗、紫苏茎叶、干姜。(中医方剂大辞典)(12)五味子、白石英、钟乳粉、桂心、桑根白皮、紫菀、紫苏子、麦门冬、陈桔皮、杏仁。(中医方剂大辞典)(13)五味子、续断、人参、紫苏子、钟乳粉、半夏、白茯苓、陈桔皮、白术、桂心、黄芪、熟干地黄、炙甘草、紫菀。(中医方剂大辞典)(14)五味子、诃黎勒皮、人参、枳壳、前胡、陈桔皮、紫苏茎叶、大腹皮、麦门冬、半夏、炙甘草。(中医方剂大辞典)(15)五味子、酸枣仁、人参、白术、炙甘草、黄芪、诃黎勒皮、柴胡。(中医方剂大辞典)(16)五味子、诃黎勒、紫菀、桂心、麻黄、炮干姜、前胡、细辛、款冬花、木香、炙甘草。(中医方剂大辞典)(17)五味子、白术、紫苏子、炮附子、桂心、半夏、诃黎勒、桔梗、木香。(中医方剂大辞典)(18)五味子、白石英、钟乳、款冬花、陈桔皮、桂心、赤茯苓、麦门冬、紫菀、紫苏子、杏仁、人参。(中医方剂大辞典)(19)五味子、吴茱萸。(中医方剂大辞典)(20)五味子、黄芪、炙甘草、人参、桂、羌活、炮干姜、细辛、炮附子、白术。(中医方剂大辞典)

五味子煎 wu wei zi jian

【英文名】Wu Wei Zi Decoction

【组成】(1)五味子、款冬花、木通、细辛、杏仁、人参、桂心、青竹茹、菖蒲、酥、枣膏、白蜜、生姜汁。(中医方剂大辞典)(2)五味子、桂、炮川乌头。(中医方剂大辞典)

五味子膏 wu wei zi gao

【英文名】Wu Wei Zi Soft Extract

【异名】蛇床子膏(中医方剂大辞典、圣惠)

【组成】五味子、菟丝子、苁蓉、雄黄、松脂、蛇床子、远志、雌黄、白蜜、鸡屎。(中医方剂大辞典)

五味实散 wu wei shi san

【英文名】Wu Wei Shi Powders

【组成】细辛、五味子、白芍药、甘草、半夏、桂。(中医方剂大辞典)

五宝仙丹 wu bao xian dan

【英文名】Wu Bao Xian Pellet

【组成】珍珠、琥珀、片脑、朱砂、滴乳石、飞面、土茯苓。(中医方剂大辞典)

五毒锭子 wu du ding zi

【英文名】Wu Du Lozenges

【组成】朱砂、雄黄、麝香、蟾酥。(中医方剂大辞典)

五香串丸 wu xiang chuan wan

【英文名】Wu Xiang Chuan Pill

【组成】沉香、丁香、木香、檀香、乳香、巴豆霜、大黄、甘草、郁金、苍术、陈皮、厚朴、五灵脂、雄黄、豆蔻肉。(中医方剂大辞典)

五香饭灰 wu xiang fan hui

【英文名】Wu Xiang Fan Powders

【组成】焦饭滞、焦六曲、焦山楂、焦麦芽、枳实、莱菔子、槟榔、雷丸、制川朴、广木香、广皮、炒黑丑、炒白丑。(中医方剂大辞典)

五柴胡饮 wu chai hu yin

【英文名】Wu Chai Hu Drink

【组成】柴胡、当归、熟地、白术、芍药、炙甘草、陈皮。(中医方剂大辞典)

五倍子丸 wu bei zi wan

【英文名】Wu Bei Zi Pill

【组成】五倍子、茯苓。(中医方剂大辞典)

五倍子汤 wu bei zi tang

【英文名】Wu Bei Zi Decoction

【组成】(1)五倍子。(中医方剂大辞典)(2)五倍子、朴消、桑寄生、莲房、荆芥。(中医方剂大辞典)

五倍子粉 wu bei zi fen

【英文名】Wu Bei Zi Powders

【组成】五倍子。(中医方剂大辞典)

五倍子散 wu bei zi san

【英文名】Wu Bei Zi Powders

【组成】(1)孩儿茶、五倍子、龙骨。(中医方剂大辞典)(2)川五倍子、干川地龙。(中医方剂大辞典)(3)五倍子、地榆。(中医方剂大辞典)(4)五倍子、甘草。(中医方剂大辞典)(5)五倍子、大黄、黄柏。(中医方剂大辞典)(6)五倍子、生甘草、乌梅、黄柏、枯矾。(中医方剂大辞典)(7)五倍子、癞虾蟆草、轻粉、冰片。(中医方剂大辞典)(8)五倍子、地榆、诃子。(中医方剂大辞典)(9)五倍子、地龙、黄连、乳香、木香、密陀僧、槟榔。(中医方剂大辞典)(10)五倍子、槐花。(中医方剂大辞典)(11)五倍子、羌活、防风。(中医方剂大辞典)(12)大艾、五倍子、乌梅、川芎。(中医方剂大辞典)(13)五倍子。(中医方剂大辞典)(14)五倍子、黄丹。(中医方剂大辞典)(15)五倍子、黄柏、当归、腻粉、白矾、漏芦。(中医方剂大辞典)

五倍子膏 wu bei zi gao

【英文名】Wu Bei Zi Plaster

【组成】(1)五倍子、黄柏末、轻粉。(中医方剂大辞典)(2)五倍子。(中医方剂大辞典)(3)漏芦、五倍子、黄柏。(中医方剂大辞典)(4)五倍子、腻粉、砒霜。(中医方剂大辞典)

五积散酒 wu ji san jiu

【英文名】Wu Ji San Wine(药品标准－中药成方制剂标准)

【组成】茯苓、当归、白芍、桔梗、苍术、白芷、厚朴、陈皮、枳壳、麻黄、半夏、桂枝、甘草、川芎、干姜。(药

品标准－中药成方制剂标准 1991 年）

五疸神丹 wu dan shen dan

【英文名】Wu Dan Shen Pellet

【组成】绿矾。（中医方剂大辞典）

五烟神丹 wu yan shen dan

【英文名】Wu Yan Shen Pellet

【组成】石胆、丹砂、雄黄、矾石、磁石。（中医方剂大辞典）

五蛊胀丸 wu gu zhang wan

【英文名】Wu Gu Zhang Pill

【组成】官桂、归尾、槟榔、橘红、枳壳、莪术、三棱、大黄、青皮、黑丑、白商陆、芫花、大戟、甘遂、赤小豆、椒目、木香、砂仁、干漆、枳实。（中医方剂大辞典）

五粒松酒 wu li song jiu

【英文名】Wu Li Song Wine

【组成】五粒松叶、麻黄、防风、黄芪、独活、秦艽、牛膝、生地黄、芎䓖。（中医方剂大辞典）

五兽饮子 wu shou yin zi

【英文名】Wu Shou Drink

【组成】人参、草果、半夏、桔皮、炙甘草。（中医方剂大辞典）

五痫风膏 wu xian feng gao

【英文名】Wu Xian Feng Plaster

【组成】皂角。（中医方剂大辞典）

五福灵丹 wu fu ling dan

【英文名】Wu Fu Ling Pellet

【组成】朱砂、雄黄、雌黄、阳起石、硫黄。（中医方剂大辞典）

五精煎丸 wu jing jian wan

【英文名】Wu Jing Jian Pill

【组成】白茯苓、甘菊花、菖蒲、桂、天门冬、白术、人参、牛膝、生黄精、生地黄。（中医方剂大辞典）

五磨饮子 wu mo yin zi

【英文名】Wu Mo Drink（中国中医药学主题词表）

【组成】木香、乌角沉香、槟榔、枳实、台乌药。（中医方剂大辞典）

五酯胶囊 wu zhi jiao nang

【英文名】Wu Zhi Capsule（药品标准－中药成方制剂标准）

【组成】五味子的醇浸膏。（药品标准－中药成方制剂标准 1996 年）

五苓散片 wu ling san pian

【英文名】Wu Ling San Tablet

【组成】茯苓、白术、猪苓、桂枝、泽泻。

五虎合剂 wu hu he ji

【英文名】Wu Hu Mixture

【组成】葛根、蒲公英、王不留行、柴胡、穿破石、银花、救必应、鬼羽箭、苦瓜。（陕西中医 1991,12(2)）

五重软膏 wu chong ruan gao

【英文名】Wu Chong Ointment

【组成】五倍子、重楼、甘油。（中草药 1975,(6)）

五香伤膏 wu xiang shang gao

【英文名】Wu Xiang Shang Plaster（药品标准－中药成方制剂标准）

【组成】穿山甲、马钱子、血余炭、地黄、乳香、没药、丁香、山柰、辛夷、冰片、檀香、木香、赤芍、血竭、大黄、当归、肉桂、白芷、红花、桃仁、续断、川芎、玄参、怀牛膝、生川乌、羌活、苦杏仁。（药品标准－中药成方制剂标准 1998 年）

五子二仙汤 wu zi er xian tang

【英文名】Wu Zi Er Xian Decoction

【组成】五味子、覆盆子、车前子、枸杞、菟丝子、当归、巴戟、仙茅、仙灵脾、黄柏、知母。（实用中医内科杂志 1989,3(3)）

五七犀角饮 wu qi xi jiao yin

【英文名】Wu Qi Xi Jiao Drink

【组成】犀角、人参、茯苓、甘草、远志、麝香、龙胆草、黄芩。（中医方剂大辞典）

五子十皮汤 wu zi shi pi tang

【英文名】Wu Zi Shi Pi Decoction

【组成】茯苓皮、草果皮、牡丹皮、生姜皮、大腹皮、地骨皮、木瓜皮、木通皮、五加皮、甘草皮、大腹子、车前子、葶苈子、紫苏子、菟丝子。（中医方剂大辞典）

五子五皮汤 wu zi wu pi tang

【英文名】Wu Zi Wu Pi Decoction

【组成】(1)紫苏子、香附子、车前子、莱菔子、葶苈子、栀子皮、陈皮、赤茯苓皮、大腹皮、生姜皮。（中医方剂大辞典）(2)五加皮、地骨皮、茯苓皮、大腹皮、生姜皮、杏仁、苏子、葶苈子、白芥子、莱菔子。（中医方剂大辞典）

五子五皮饮 wu zi wu pi yin

【英文名】Wu Zi Wu Pi Drink

【异名】五子五皮汤（中医方剂大辞典、张氏医通）

【组成】(1)加皮、广皮、姜皮、茯苓皮、腹皮、萝卜子、白芥子、苏子、葶苈子、车前子。（中医方剂大辞典）(2)苏子、葶苈、桑皮、腹绒、菔子、车前、陈皮、地肤子、苓皮、姜皮。（中医方剂大辞典）(3)苏子、山楂子、萝卜子、葶苈子、香附子、桑皮、陈桔皮、大腹皮、茯苓皮、生姜皮。（中医方剂大辞典）(4)紫苏子、萝卜子、葶苈子、香附子、车前子、陈皮、茯苓皮、大腹皮、桑白皮、生姜皮。（中医方剂大辞典）

五子内消丸 wu zi nei xiao wan

【英文名】Wu Zi Nei Xiao Pill

【组成】(1)香附子、橘核、汉防己、花椒子、玄胡索、山楂子、黄柏、山栀子、防风、川楝子、茅山苍术、小茴香、沉香、人参、白茯苓。(中医方剂大辞典)(2)橘核、香附子、花椒子、山栀、山楂子、茅术、甘草、茴香、黄柏、元胡索、汉防己、防风、人参。(中医方剂大辞典)

五子全鹿丸 wu zi quan lu wan

【英文名】Wu Zi Quan Lu Pill

【组成】金樱子、枸杞子、菟丝子、黄柏、白茯苓、牛膝、杜仲、车前子、五味子。(中医方剂大辞典)

五子壮阳汤 wu zi zhuang yang tang

【英文名】Wu Zi Zhuang Yang Decoction

【组成】菟丝子、枸杞子、车前子、五味子、淫羊藿、鹿茸、熟地、当归、炙甘草等。(中药药理与临床 1989,5(2))

五子芥风丸 wu zi jie feng wan

【英文名】Wu Zi Jie Feng Pill

【组成】胡麻子、蒺藜子、车前子、澄茄子、大风子、荆芥、防风。(中医方剂大辞典)

五子衍宗丸 wu zi yan zong wan

【英文名】Wu Zi Yan Zong Pill

【组成】(1)枸杞子、菟丝子、覆盆子、五味子。((86)京卫药准字第 042 号)(2)枸杞子、菟丝子、覆盆子、五味子、车前子。((91)闽卫药准字 46 号)

五子衍宗片 wu zi yan zong pian

【英文名】Wu Zi Yan Zong Tablet(药品标准－中药成方制剂标准)

【组成】五味子、车前子、枸杞子、覆盆子、菟丝子。(药品标准－中药成方制剂标准 1991 年)

五子排石汤 wu zi pai shi tang

【英文名】Wu Zi Pai Shi Decoction

【组成】留行子、车前子、冬葵子、川楝子、急性子、金钱草、生内金、枳壳、京三棱、蓬莪术、泽泻、川牛膝、六一散。(浙江中医学院学报 1990,14(2))

五子温胆汤 wu zi wen dan tang

【英文名】Wu Zi Wen Dan Decoction

【组成】陈皮、半夏、茯苓、枳实、竹茹、甘草、苏子、白芥子、葶苈子、莱菔子、五味子。(国医论坛 1990,(6))

五牙稀痘丹 wu ya xi dou dan

【英文名】Wu Ya Xi Dou Pellet

【组成】菟丝子、玄参、人牙、龙牙、虎牙、犬牙、犀牙、紫竹、白水牛虱、伏菟虫、干丝瓜、桑虫。(中医方剂大辞典)

五仁润肠丸 wu ren run chang wan

【英文名】Wu Ren Run Chang Pill

【组成】生地、桃仁、火麻仁、郁李仁、柏子仁、苁蓉、广皮、熟军、当归、松子仁。(中医方剂大辞典)

五仁斑龙胶 wu ren ban long jiao

【英文名】Wu Ren Ban Long Colloid

【组成】鹿角、人参、天门冬、麦门冬、甘枸杞子、川牛膝。(中医方剂大辞典)

五仁桔皮汤 wu ren ju pi tang

【英文名】Wu Ren Ju Pi Decocton

【组成】甜杏仁、松子仁、郁李净仁、原桃仁、柏子仁、广桔皮。(中医方剂大辞典)

五仁醇胶囊 wu ren chun jiao nang

【英文名】Wu Ren Chun Capsule

【组成】北五味子。(陕卫药准(1982) 006 号)

五气朝元丹 wu qi chao yuan dan

【英文名】Wu Qi Chao Yuan Pellet

【组成】雄黄、雌黄、硫黄、乌玄参、青铅。(中医方剂大辞典)

五石乌头丸 wu shi wu tou wan

【英文名】Wu Shi Wu Tou Pill

【组成】(1)钟乳、紫石英、白石英、石硫黄、黄芩、白薇、白术、矾石、干地黄、芍药、炮附子、炮乌头、吴茱萸、蜀椒、人参、细辛、白石脂、赤石脂、山茱萸、天雄、芎䓖、麦门冬、前胡、半夏、龙骨、桂心、远志、茯苓、黄连、当归、紫菀、禹余粮、云母粉、炙甘草。(中医方剂大辞典)(2)钟乳、紫石英、硫黄、赤石脂、矾石、枳实、甘草、白术、紫菀、山茱萸、防风、白薇、桔梗、天雄、皂荚、细辛、苁蓉、人参、附子、藜芦、干姜、吴茱萸、蜀椒、桂心、麦门冬、乌头、厚朴、远志、茯苓、当归、枣膏、干地黄。(中医方剂大辞典)

五石更生散 wu shi geng sheng san

【英文名】Wu Shi Geng Sheng Powders

【组成】炼成钟乳、白石英、紫石英、赤石脂、硫黄、海蛤、防风、桔梗、桂心、栝楼根、细辛、人参、炮干姜、防葵、白术。(中医方剂大辞典)

五石护命散 wu shi hu ming san

【英文名】Wu Shi Hu Ming Powders

【组成】(1)炼成钟乳、紫石英、白石英、硫黄、赤石脂、海蛤、防风、黄芪、麦门冬、生干地黄、桂心、桔梗、栝楼根、白术、干姜、细辛、人参、附子。(中医方剂大辞典)(2)紫石英、白石英、钟乳、石硫黄、赤石脂、海蛤、栝楼、干姜、白术、人参、桔梗、细辛、防风、炮黑附子、桂心。(中医方剂大辞典)

五石肾气丸 wu shi shen qi wan

【英文名】Wu Shi Shen Qi Pill

【组成】白石英、紫石英、钟乳、赤石脂、禹余粮、薯蓣、远志、细辛、茯苓、菟丝子、苁蓉、炮附子、干地黄、干姜、桂心、海蛤、白术、石斛、五味子、山茱萸、人参、续断、杜仲、泽泻、蛇床子、桔梗、牛膝、天门冬、鹿茸、当归、炙甘草。(中医方剂大辞典)

五石黄芪丸 wu shi huang qi wan

【英文名】Wu Shi Huang Qi Pill

【组成】黄芪、紫石英、赤石脂、石硫黄、石斛、白石脂、白矾石、桂心、乌头、炼钟乳、芎䓖、防风、茯苓、干姜、枣、当归、细辛、人参、肉苁蓉、炮附子、干地黄、芍药、炙甘草、白术。(中医方剂大辞典)

五石镇心丸 wu shi zhen xin wan

【英文名】Wu Shi Zhen Xin Pill

【组成】紫石英、白术、茯苓、海蛤、菖蒲、白石英、杏仁、硫黄、远志、细辛、牛黄、铁精、卷柏、阿胶、麦门冬、苁蓉、钟乳、银屑、大豆卷、当归、干姜、大枣、人参、防风、薯蓣、炙甘草、泽泻、白蔹、前胡、石膏、干地黄、芍药、桔梗、柏子仁、桂心、炮乌头、秦艽、半夏、大黄、黄芪。(中医方剂大辞典)

五四求嗣汤 wu si qiu si tang

【英文名】Wu Si Qiu Si Decoction

【组成】枸杞子、菟丝子、覆盆子、车前子、五味子、人参、茯苓、白术、仙灵脾、续断、甘草。(云南中医杂志 1993,14(1))

五龙软金丹 wu long ruan jin dan

【英文名】Wu Long Ruan Jin Pellet

【组成】沉香、檀香、八角茴香、乳香、安息香、麝香、莲子心、犀角、丁香、朱砂、川山甲、仙灵脾、益智仁。(中医方剂大辞典)

五叶芦根汤 wu ye lu gen tang

【英文名】Wu Ye Lu Gen Decoction

【组成】藿香叶、薄荷叶、鲜荷叶、枇杷叶、佩兰叶、芦根、冬瓜仁。(中医方剂大辞典)

五叶茅根汤 wu ye mao gen tang

【英文名】Wu Ye Mao Gen Decoction

【组成】桑叶、淡竹叶、枇杷叶、兰叶、生侧柏叶、鲜茅根。(中医方剂大辞典)

五仙助肾丹 wu xian zhu shen dan

【英文名】Wu Xian Zhu Shen Pellet

【组成】八角茴香、破故纸、杜仲、青盐、肉苁蓉。(中医方剂大辞典)

五白止血散 wu bai zhi xue san

【英文名】Wu Bai Zhi Xue Decoction

【组成】五倍子、白芨。(实用中西医结合杂志 1992,5(8))

五白玉粉散 wu bai yu fen san

【英文名】Wu Bai Yu Fen Powders

【组成】大灰、生蛤粉、铅粉、土粉、轻粉。(中医方剂大辞典)

五玄苦柏汤 wu xuan ku bai tang

【英文名】Wu Xuan Ku Bai Decoction

【组成】五味子、玄明粉、黄柏、苦参、金银花。(中医药学报 1992,(5))

五汁一枝煎 wu zhi yi zhi jian

【英文名】Wu Zhi Yi Zhi Decoction

【组成】鲜生地汁、鲜茅根汁、鲜生藕汁、鲜淡竹沥、鲜生姜汁、紫苏旁枝。(中医方剂大辞典)

五汁安中饮 wu zhi an zhong yin

【英文名】Wu Zhi An Zhong Drink

【组成】牛乳、韭汁、姜汁、藕汁、梨汁。(中医方剂大辞典)

五汁猪肺丸 wu zhi zhu fei wan

【英文名】Wu Zhi Zhu Fei Pill

【组成】雄猪肺、藕汁、蔗汁、梨汁、茅根汁、百合汁。(中医方剂大辞典)

五加三皮散 wu jia san pi san

【英文名】Wu Jia San Pi Powders

【组成】五加皮、桂皮、绵皮、良姜、砂仁。(中医方剂大辞典)

五加四灵散 wu jia si ling san

【英文名】Wu Jia Si Ling Powders

【组成】五加皮、骨碎补、川续断、威灵仁。(中医方剂大辞典)

五加皮药酒 wu jia pi yao jiu

【英文名】Wu Jia Pi Wine

【组成】(1)五加皮、熟地、丹参、杜仲、蛇床子、干姜、地骨皮、天门冬、钟乳石。(中医方剂大辞典)(2)五加皮、川牛膝、黄芪、玉竹、防风、佛手、桑枝、当归、陈皮、木瓜、苏木、松节、川芎、建栀、杜仲、秦艽。(中医方剂大辞典)(3)当归、青风藤、海风藤、川芎、灵仙、木瓜、白术、白芷、怀牛膝、红花、菊花、五加皮、广皮、党参、色姜黄、独活、制川乌、制草乌、肉豆蔻、檀香、蔻仁、公丁香、砂仁、广木香、肉桂、玉竹。(中医方剂大辞典)

五加皮浸酒 wu jia pi jin jiu

【英文名】Wu Jia Pi Wine

【异名】五加皮酒(中医方剂大辞典、医统)

【组成】(1)五加皮、地骨皮、熟干地黄、丹参、天门冬、杜仲、蛇床子、干姜、钟乳粉。(中医方剂大辞典)(2)五加皮、枳壳、独活、乌喙、炮干姜、石南、丹参、防风、白术、地骨皮、芎䓖、猪椒根、熟干地黄、牛膝、虎胫骨、枸杞子、秦艽。(中医方剂大辞典)(3)五加皮、枳壳、独活、地骨皮、防风、丹参、熟干地黄、牛膝、乌喙、炮干姜、石南叶、虎胫骨。(中医方剂大辞典)

五加灰涂方 wu jia hui tu fang

【英文名】Wu Jia Hui Paste

【组成】五加叶、根。(中医方剂大辞典)

五加参冲剂 wu jia shen chong ji

【英文名】Wu Jia Shen Medicinal Instant Granule

【组成】刺五加。((82)黑卫药准字 1623)

五加参颗粒 wu jia shen ke li

【英文名】Wu Jia Shen Granule(药品标准－中药成方制

剂标准）

【组成】刺五加。（药品标准－中药成方制剂标准 1997年）

五圣还童散 wu sheng huan tong san

【英文名】Wu Sheng Huan Tong Powders

【组成】白盐、青盐、黑牵牛、酸石榴皮、硇砂、地龙、川楝子、百药煎、香白芷、威灵仙、藿香叶、细辛、当归、仙灵脾、乌贼鱼骨、熟干地黄、胡桃、蛇蜕、蝉蜕、不蛀皂角。（中医方剂大辞典）

五皮止痒饮 wu pi zhi yang yin

【英文名】Wu Pi Zhi Yang Drink

【组成】梓白皮、川楝皮、榆白皮、白鲜皮、海桐皮、生熟地、地肤子、蛇床子、苦参、首乌、当归、赤芍、红花、甘草。（福建中医药 1991,22(6)）

五皮渗湿汤 wu pi shen shi tang

【英文名】Wu Pi Shen Shi Decoction

【组成】腹皮、姜皮、青皮、赤茯皮、陈皮、苍术、苏子、秦艽、木通、车前、当归。（中医方剂大辞典）

五老还童丹 wu lao huan tong dan

【英文名】Wu Lao Huan Tong Pellet

【异名】五老还童丸（中医方剂大辞典、北京市中药成方选集）

【组成】赤石脂、川椒、辰砂茯神、乳香。（中医方剂大辞典）

五百罗汉丸 wu bai luo han wan

【英文名】Wu Bai Luo Han Pill

【组成】乌梅、胡椒、丁香、巴豆、缩砂。（中医方剂大辞典）

五虫四藤汤 wu chong si teng tang

【英文名】Wu Cong Si Teng Decoction

【组成】蜈蚣、地龙、忍冬藤、钩藤、乌梢蛇、地鳖虫、全蝎、鸡血藤、络石藤、黄芪、丹参。（浙江中医杂志 1986,(5)）

五虫玉屏汤 wu chong yu ping tang

【英文名】Wu Cong Yu Ping Decoction

【组成】地龙、乌蛇、僵蚕、蜈蚣、蝉蜕、黄芪、防风、苍术、苦参、土茯苓、何首乌。（辽宁中医杂志 1989,(3)）

五虫蠲痹汤 wu chong juan bi tang

【英文名】Wu Chong Juan Bi Decoction

【组成】豨签草、当归、海桐皮、防己、钻地风、全蝎、蜈蚣、地龙、乌梢蛇、土鳖虫。（辽宁中医杂志 1991,(2)）

五伤接骨膏 wu shang jie gu gao

【英文名】Wu Shang Jie Gu Ointment

【组成】没药、乳香、川椒、芍药、川芎、川当归、自然铜。（中医方剂大辞典）

五行神验丸 wu xing shen yan wan

【英文名】Wu Xing Shen Yan Pill

【组成】淀花、桂、干姜、巴豆、硫黄、麝香。（中医方剂大辞典）

五色戒烟丸 wu se jie yan wan

【英文名】Wu Se Jie Yan Pill

【组成】潞党参、炙黄芪、肥玉竹、制半夏、旋覆花、薄橘红、甘杞子、云茯苓、白蔻仁、使君子、厚杜仲、益智仁、酸枣仁、炮姜炭、上肉桂、广木香、沉香片、罂粟壳、金牛草、川贝母、青盐、赤砂糖、甘草、淡菜、红枣、烟灰。（中医方剂大辞典）

五色鸡肝散 wu se ji gan san

【英文名】Wu Se Ji Gan Powders

【组成】石决明、炉甘百、赤石脂、朱砂、海螵蛸、雄黄、白滑石。（中医方剂大辞典）

五色蟾酥墨 wu se chan su mo

【英文名】Wu Se Chan Su Mo Liniment

【组成】雄黄、银朱、胆矾、韶粉、藤黄、铜绿、硼砂、麝香。（中医方剂大辞典）

五灯头草膏 wu deng tou cao gao

【英文名】Wu Deng Tou Cao Plaster

【组成】五灯头草、麻油、雄黄、血竭、麝香、梅片、白信、干姜、川乌、草乌。（中医方剂大辞典）

五花芍草汤 wu hua shao cao tang

【英文名】Wu Hua Shao Cao Decoction

【组成】玫瑰花、佛手花、绿萼梅、白扁豆花、厚朴花、白芍、炙甘草。（浙江中医学院学报 1993,(6)）

五花茶颗粒 wu hua cha ke li

【英文名】Wu Hua Cha Granule（药品标准－中药成方制剂标准）

【异名】五花茶冲剂（药品标准－中药成方制剂标准）

【组成】金银花、鸡蛋花、木棉花、槐花、葛花、甘草。（药品标准－中药成方制剂标准 1996 年）

五花解酒汤 wu hua jie jiu tang

【英文名】Wu Hua Jie Jiu Decoction

【组成】白葛花、旋覆花、金银花、木槿花、当归、款冬花、腹皮、木香。（中医方剂大辞典）

五更太平丸 wu geng tai ping wan

【英文名】Wu Geng Tai Ping Pill（药品标准－中药成方制剂标准）

【组成】天冬、麦冬、知母、川贝母、款冬花、苦杏仁、当归、黄连、阿胶、地黄、熟地黄、蒲黄、京墨、桔梗、薄荷。（药品标准－中药成方制剂标准 1991 年）

五利大黄汤 wu li dai huang tang

【英文名】Wu Li Dai Huang Decoction

【组成】大黄、丹皮、冬瓜子、桃仁、滑石。（中医方剂大辞典）

五秀重明丸 wu xiu chong ming wan

【英文名】Wu Xiu Chong Ming Pill

【组成】甘菊、荆芥穗、木贼、楮实、川椒。(中医方剂大辞典)

五辛宽膈汤 wu xin kuan ge tang

【英文名】Wu Xin Kuan Ge Decoction

【组成】丁香、檀香、胡椒、桔梗、炮干姜、缩砂仁、炙甘草、陈桔皮。(中医方剂大辞典)

五补人参丸 wu bu ren shen wan

【英文名】Wu Bu Ren Shen Pill

【异名】人参丸(中医方剂大辞典、普济方)

【组成】人参、白茯苓、地骨皮、黄芪、熟干地黄。(中医方剂大辞典)

五补鹿茸煎 wu bu lu rong jian

【英文名】Wu Bu Lu Rong Decoction

【组成】鹿茸、天门冬、熟干地黄、苁蓉、巴戟、五加皮、五味子、天雄、人参、防风、牛膝、远志、石斛、狗脊、薯蓣、萆薢、石南菜、蛇床子、白术、菟丝子、覆盆子、石龙芮、杜仲、茯苓。(中医方剂大辞典)

五灵升压汤 wu ling sheng ya tang

【英文名】Wu Ling Sheng Ya Decoction

【组成】五味子、淫羊藿、黄芪、当归、川芎、白酒。(浙江中医杂志 1993,28(6))

五灵止痛散 wu ling zhi tong san

【英文名】Wu Ling Zhi Tong Powders

【组成】冰片、五灵脂、炒蒲黄。(中成药研究 1988,(8))

五灵至圣散 wu ling zhi sheng san

【英文名】Wu Ling Zhi Sheng Powders

【组成】五灵脂、白薇、细辛、骨碎补。(中医方剂大辞典)

五灵脂饼子 wu ling zhi bing zi

【英文名】Wu Ling Zhi Pill

【组成】五灵脂、芦荟。(中医方剂大辞典)

五灵蝉退丸 wu ling chan tui wan

【英文名】Wu Ling Chan Tui Pill

【组成】蝉退、五灵脂、砒、雄黄、杏仁、轻粉、淡豆、马兜铃。(中医方剂大辞典)

五妙水仙膏 wu miao shui xian gao

【英文名】Wu Miao Shui Xian Plaster

【组成】黄连、紫草、五倍子、生石膏、生石灰。(云南中医杂志 1989,10(5))

五枝萍水汤 wu zhi ping shui tang

【英文名】Wu Zhi Ping Shui Decoction

【组成】柳枝、桃枝、槐枝、桑枝、楮枝、浮萍。(中医方剂大辞典)

五枝淋蘸方 wu zhi lin zhan fang

【英文名】Wu Zhi Lin Zhan Presciption

【组成】槐枝、柳枝、桑枝、椒枝、吴茱萸枝。(中医方剂大辞典)

五苓五皮散 wu ling wu pi san

【英文名】Wu Ling Wu Pi Powders

【组成】茯苓皮、白术、猪苓、泽泻、五加皮、肉桂、陈皮、生姜皮、大腹皮、地骨皮。(中医方剂大辞典)

五苓平胃汤 wu ling ping wei tang

【英文名】Wu Ling Pin Wei Decoction

【组成】柴胡、黄芩、苍术、半夏、甘草、白术、陈皮、茯苓、厚朴、猪苓、泽泻、桂枝。(中医方剂大辞典)

五芩甘露饮 wu qin gan lu yin

【英文名】Wu Qin Gan Lu Drink

【组成】五苓散加寒水石、滑石、石膏。(中医方剂大辞典)

五苔头草膏 wu tai tou cao gao

【英文名】Wu Tai Tou Cao Plaster

【组成】雄黄、血竭、麝香、冰片、白信、干姜、川乌、草乌、五苔头鲜草。(中医方剂大辞典)

五虎二陈汤 wu hu er chen tang

【英文名】Wu Hu Er Chen Decoction

【组成】麻黄、杏仁、石膏、桔皮、半夏、茯苓、甘草、人参、木香、沉香、细茶。(中医方剂大辞典)

五虎下西川 wu hu xia xi chuan

【英文名】Wu Hu Xia Xi Chuan Decoction

【组成】(1)蜈蚣、全蝎、僵蚕、蝉蜕、山甲、当归、赤芍、黄芩、栀子、连翘、枳壳、银花、防风、荆芥、生地、木通、猪苓、二丑、大黄、芒消、黄连、白芷、甘草。(中医方剂大辞典)(2)大风肉末、蛇床子末、枯矾末、水银、白锅。(中医方剂大辞典)(3)炙鳖甲、蜈蚣、全蝎、土炒天虫、生军。(中医方剂大辞典)(4)穿山甲、黄芪、白芷、当归、生地。(中医方剂大辞典)

五虎拔毒丹 wu hu ba du dan

【英文名】Wu Hu Ba Du Pellet

【组成】露蜂房、蝉蜕、蜈蚣、全壁虎、三仙丹、明腰黄、元寸。(中医方剂大辞典)

五虎定喘汤 wu hu ding chuan tang

【英文名】Wu Hu Ding Chuan Decoction

【组成】杏仁、赤石膏、半夏、细茶、粉草。(中医方剂大辞典)

五虎追风散 wu hu zhui feng san

【英文名】Wu Wei Zhui Feng Powders(中国中医药学主题词表)

【组成】蝉蜕、天南星、明天麻、全虫、炒僵蚕。(中医方剂大辞典)

五虎神效膏 wu hu shen xiao gao

【英文名】Wu Hu Shen Xiao Plaster

【组成】蜈蚣、生军、川乌、全蝎、苦杏仁、白芍、羌活、苏合香、黄芪、玄参、甘草节、皂角、白及、赤芍、连翘、独活、生地、乌药、白蔹、乳香、官桂、当归、木鳖子肉、苦参、炙没药、蛇蜕、血酥、蜂房、活大蟾。(中医方剂大辞典)

五虎搜山方 wu hu sou shan fang

【英文名】Wu Hu Sou Shan Presciption

【组成】蜈蚣、全蝎、蝉蜕、僵蚕、防风、荆芥、连翘、当归、甘草、白正、芒消、川山甲、金银花、大黄。(中医方剂大辞典)

五虎搜毒丸 wu hu sou du wan

【英文名】Wu Hu Sou Du Pill

【组成】金银花、蜈蚣、全蝎、僵蚕、防风、荆芥、连翘、土茯苓、野大黄、炮山甲、朴消、白芷、甘草、当归。(中医方剂大辞典)

五虎解瘟汤 wu hu jie wen tang

【英文名】Wu Hu Jie Wen Decoction

【组成】麻黄、白芷、石膏、桔梗、杏仁。(中医方剂大辞典)

五金硝石汤 wu jin xiao shi tang

【英文名】Wu Jin Xiao Shi Decoction

【组成】金钱草、金银花、海金砂、鸡内金、郁金、芒硝、熟大黄、柴胡、枳壳、甘草。(四川中医 1993,11(4))

五味大黄丸 wu wei dai huang wan

【英文名】Wu Wei Dai Huang Pill

【组成】大黄、大麻子、芒消、干葛、桑根白皮。(中医方剂大辞典)

五味子冲剂 wu wei zi chong ji

【英文名】Wu Wei Zi Medicinal Instant Granule

【组成】五味子。(中成药研究 1985,(7))

五味子合剂 wu wei zi he ji

【英文名】Wu Wei Zi Mixture

【组成】酸枣仁、淮山药、当归、五味子、山萸肉。(陕西中医 1989,10(12))

五味子制剂 wu wei zi zhi ji

【英文名】Wu Wei Zi Pill

【组成】五味子。(中西医结合杂志 1986,6(6))

五味子锉散 wu wei zi cuo san

【英文名】Wu Wei Zi Cuo Powders

【组成】炮干姜、炙甘草、陈皮、桂、茯苓、五味子。(中医方剂大辞典)

五味子蜜丸 wu wei zi mi wan

【英文名】Wu Wei Zi Mi Pill

【组成】北五味子。(中医方剂大辞典)

五味子颗粒 wu wei zi ke li

【英文名】Wu Wei Zi Granule(药品标准－中药成方制剂标准)

【异名】五味子冲剂(药品标准－中药成方制剂标准)

【组成】五味子。(药品标准－中药成方制剂标准 1996年)

五味子糖浆 wu wei zi tang jiang

【英文名】Wu Wei Zi Syrup(药品标准－中药成方制剂标准)

【组成】五味子。(药品标准－中药成方制剂标准 1990年)

五味天冬丸 wu wei tian dong wan

【英文名】Wu Wei Tian Dong Pill

【组成】天冬、五味子。(中医方剂大辞典)

五味木香丸 wu wei mu xiang wan

【英文名】Wu Wei Mu Xiang Pill

【组成】木香、白龙骨、诃子肉、赤石脂、肉豆蔻。(中医方剂大辞典)

五味五皮饮 wu wei wu pi yin

【英文名】Wu Wei Wu Pi Drink

【组成】茯苓皮、桑白皮、陈皮、大腹皮、山楂、栀子、生姜皮。(中医方剂大辞典)

五味六两丸 wu wei liu liang wan

【英文名】Wu Wei Liu Liang Pill

【组成】两头尖、天麻、五灵脂、何首乌、白蒺藜。(中医方剂大辞典)

五味止血汤 wu wei zhi xue tang

【英文名】Wu Wei Zhi Xue Decoction

【组成】地榆、白芨、旱莲草、侧柏叶、蒲黄。(中西医结合杂志 1989,9(12))

五味去湿散 wu wei qu shi san

【英文名】Wu Wei Qu Shi Powders

【组成】黄柏、蛤粉、轻粉、白芷、石膏、冰片。(中医方剂大辞典)

五味石膏汤 wu wei shi gao tang

【英文名】Wu Wei Shi Gao Decoction

【组成】五味、石膏、杏仁、半夏、元参、茯苓、桔梗、生姜。(中医方剂大辞典)

五味白术散 wu wei bai zhu san

【英文名】Wu Wei Bai Zhu Powders

【组成】白术、陈皮、木通、川芎、赤茯苓。(中医方剂大辞典)

五味半夏汤 wu wei ban xia tang

【英文名】Wu Wei Ban Xia Decoction

【组成】半夏、紫菀、细辛、阿胶、桂。(中医方剂大辞典)

五味竹叶汤 wu wei zhu ye tang

【英文名】Wu Wei Zhu Ye Decoction

【异名】兼味竹叶汤(中医方剂大辞典)

【组成】竹叶、五味子、前胡、当归、干地黄、人参、小麦、黄芪、黄芩、麦门冬、生姜、甘草(炙)、升麻、大枣、桂

心。(中医方剂大辞典)

五味麦冬汤 wu wei mai dong tang

【英文名】Wu Wei Mai Dong Decoction

【组成】麦冬、百部、归身、生地、款冬花、片芩、白芍、阿胶、贝母、花粉、茅根、茜根。(中医方剂大辞典)

五味杏仁汤 wu wei xing ren tang

【英文名】Wu Wei Xing Ren Decoction

【组成】陈皮、麻黄、甘草、杏仁、五味子、白茯苓。(中医方剂大辞典)

五味迎春膏 wu wei ying chun gao

【英文名】Wu Wei Ying Chun Plaster

【组成】熟地黄、阿胶、香附末、羚羊角、黄连。(中医方剂大辞典)

五味沙棘散 wu wei sha ji san

【英文名】Wu Wei Sha Ji Powders

【组成】沙棘膏、木香、白葡萄干、甘草、栀子。(中医方剂大辞典)

五味败毒散 wu wei bai du san

【英文名】Wu Wei Bai Du Powders

【组成】羌活、独活、前胡、柴胡、枳壳、桔梗、甘草、人参、茯苓、川芎、大黄、苍术。(中医方剂大辞典)

五味活血汤 wu wei huo xue tang

【英文名】Wu Wei Huo Xue Decoction

【组成】公英、地丁、银花、紫背天葵、蚤休、归尾、赤芍、红丹参、鸡血藤、川牛膝、黄芪、防己。(中医方剂大辞典)

五味桂枝汤 wu wei gui zhi tang

【英文名】Wu Wei Gui Zhi Decoction

【组成】桂、葛根、麻黄、山栀子仁、石膏。

五味消毒饮 wu wei xiao du yin

【英文名】Wu Wei Xiao Du Drink

【组成】金银花、野菊花、蒲公英、紫花地丁、紫背天葵子。(中医方剂大辞典)

五味理中丸 wu wei li zhong wan

【英文名】Wu Wei Li Zhong Pill

【组成】炙甘草、人参、桂、炮干姜、高良姜。(中医方剂大辞典)

五味清浊散 wu wei qing zhuo san

【英文名】Wu Wei Qing Zhuo Powders

【组成】石榴、红花、豆蔻、肉桂、荜茇。(中医方剂大辞典)

五味槟榔丸 wu wei bing lang wan

【英文名】Wu Wei Bing Lang Pill

【组成】(1)蔻仁、猴槟榔、槟榔、人参、陈皮、枣槟榔、厚朴、青果、于术、乌梅、神曲、食盐。(中医方剂大辞典)(2)槟榔、枣槟榔、蔻仁、食盐、砂仁、公丁香、鲜姜、马牙槟榔。(中医方剂大辞典)(3)枣槟榔、豆蔻仁、桔皮、公丁香、砂仁、大青盐。(中医方剂大辞典)

五味麝香丸 wu wei she xiang wan

【英文名】Wu Wei She Xiang Pill

【组成】麝香、诃子、黑草乌、木香、石菖蒲。((91)甘卫药准字 ZZ-0067-第 831(2)-15 号)

五物人参饮 wu wu ren shen yin

【英文名】Wu Wu Ren Shen Drink

【异名】五物人参汤(中医方剂大辞典、婴童百问)

【组成】人参、炙甘草、生地黄、麦门冬、茅根。(中医方剂大辞典)

五物香薷汤 wu wu xiang ru tang

【英文名】Wu Wu Xiang Ru Decoction

【异名】五物香薷饮(中医方剂大辞典、医方集解)

【组成】香薷、白扁豆、厚朴、白茯苓、炙甘草。(中医方剂大辞典)

五制黄柏丸 wu zhi huang bai wan

【英文名】Wu Zhi Huang Bai Pill

【组成】黄柏。(中医方剂大辞典)

五胀分消丸 wu zhang fen xiao wan

【英文名】Wu Zhang Fen Xiao Pill

【组成】萝卜子、巴豆肉、炙牙皂、枳壳、生川军、琥珀末、紫降香、蝼蛄。(中医方剂大辞典)

五炒川楝丸 wu chao chuan lian wan

【英文名】Wu Chao Chuan Lian Pill

【组成】川楝肉。(中医方剂大辞典)

五油隔纸膏 wu you ge zhi gao

【英文名】Wu You Ge Zhi Plaster

【组成】香油、松沥油、木油、猪油、鸡子油。(中医方剂大辞典)

五草六木汤 wu cao liu mu tang

【英文名】Wu Cao Liu Mu Decoction

【组成】椿树枝、槐树枝、桃树枝、柳树枝、千茄柯、桑树枝、楮树枝、天麻、苍耳草、金银藤、辣蓼。(中医方剂大辞典)

五草茅根汤 wu cao mao gen tang

【英文名】Wu Cao Mào Gen Decoction

【组成】茜草、紫草、益母草、皮、白茅根、仙鹤草、旱莲草、大枣。(陕西中医 1993,14(9))

五荟苏木汤 wu hui su mu tang

【英文名】Wu Hui Su Mu Decoction

【组成】白术、茯苓、猪苓、泽泻、官桂、紫苏、木瓜。(中医方剂大辞典)

五指化毒丸 wu zhi hua du wan

【英文名】Wu Zhi Hua Du Pill

【组成】水牛角浓缩粉、连翘、青黛、黄连、牛蒡子、玄参、地黄、桔梗、芒硝、赤芍、甘草。(寿世保元、中国

药典(1995年版))

五种解毒丹 wu zhong jie du dan

【英文名】Wu Zhong Jie Du Pellet

【组成】红芽大戟、斑蝥、东引桃根白皮。(中医方剂大辞典)

五香白术散 wu xiang bai zhu san

【英文名】Wu Xiang Bai Zhu Powders

【组成】沉香、木香、明乳香、丁香、藿香叶、白术、罗参、白茯苓、薏苡仁、山药、扁豆、桔梗、缩砂、白豆蔻、粉草莲肉。(中医方剂大辞典)

五香半夏丸 wu xiang ban xia wan

【英文名】Wu Xiang Ban Xia Pill

【组成】(1)沉香、麝香、木香、丁香、藿香叶、半夏、肉豆蔻、人参、陈皮。(中医方剂大辞典)(2)沉香、檀香、丁香、木香、白豆蔻、陈桔皮、藿香叶、人参、半夏。(中医方剂大辞典)

五香夺命丹 wu xiang duo ming dan

【英文名】Wu Xiang Duo Ming Pellet

【组成】沉香、木香、丁香、乳香、没药、葶苈、牙皂、巴豆。(中医方剂大辞典)

五香如圣丸 wu xiang ru sheng wan

【英文名】Wu Xiang Ru Sheng Pill

【组成】木香、沉香、藿香叶、乳香、麝香、巴豆、陈桔皮。(中医方剂大辞典)

五香百消丸 wu xiang bai xiao wan

【英文名】Wu Xiang Bai Xiao Pill

【组成】五灵脂、香附、牵牛。(中医方剂大辞典)

五香导气丸 wu xiang dao qi wan

【英文名】Wu Xiang Dao Qi Pill

【组成】沉香、檀香、制香附、广木香、紫丁香、砂仁、枳实、槟榔、姜汁、厚朴、菖蒲、郁李仁。(中医方剂大辞典)

五香连翘丸 wu xiang lian qiao wan

【英文名】Wu Xiang Lian Qiao Decoction

【组成】木香、沉香、人参、鸡舌香、乳香、芍药、玄参、海藻、桂、大黄、芒消、恶实、桃仁、当归、连翘、麝香。(中医方剂大辞典)

五香连翘汤 wu xiang lian qiao tang

【英文名】Wu Xiang Lian Qiao Decoction

【异名】李氏五香连翘散(中医方剂大辞典、医方类聚);连翘散(中医方剂大辞典、普济方);五香散(中医方剂大辞典、圣惠)

【组成】(1)沉香、藿香叶、木香、丁香、麝香、连翘、射干、独活、升麻、炙甘草、寄生草、大黄。(中医方剂大辞典)(2)沉香、乳香、生甘草、木香、连翘、射干、升麻、独活、桑寄生、木通、丁香、大黄、麝香。(中医方剂大辞典)(3)青木香、鸡舌香、桑寄生、沉香、木通、生黄芪、大黄、麝香、乳香、藿香、川升麻、连翘。(中医方剂大辞典)(4)青木香、沉香、熏陆香、丁香、麝香、射干、升麻、独活、寄生、连翘、通草、大黄。(中医方剂大辞典)(5)乳香、木香、沉香、丁香、连翘、射干、升麻、黄芪、木通、独活、桑寄生、甘草。(中医方剂大辞典)(6)青木香、熏陆香、鸡舌香、沉香、麻黄、黄芩、大黄、麝香、连翘、海藻、射干、升麻、枳实、竹沥。(中医方剂大辞典)(7)木香、沉香、鸡舌香、麝香、熏陆、射干、紫葛、升麻、独活、寄生、炙甘草、连翘、大黄、淡竹沥。(中医方剂大辞典)(8)木香、沉香、丁香、乳香、麝香、升麻、独活、桑寄生、连翘、木通。(中医方剂大辞典)(9)木香、麝香、乳香、沉香、藿香、连翘。(中医方剂大辞典)(10)木香、沉香、连翘、射干、开麻、黄芪、木通、甘草、丁香、乳香、大黄、麝、桑寄生、独活。(中医方剂大辞典)(11)木香、独活、射干、连翘、炙甘草、桑寄生、升麻、沉香、鸡舌香、乳香、大黄、麝香。(中医方剂大辞典)(12)连翘、蜀升麻、熏陆香、淡竹沥、麝香、青木香、丁香、独活、寄生、射干、甘草、沉香、大黄、朴消。(中医方剂大辞典)(13)乳香、木香、沉香、丁香、香附、黄芪、射干、连翘、升麻、木通、独活、桑寄生、甘草。(中医方剂大辞典)(14)青木香、母丁香、黄熟沉香、当门麝香、乳香、川升麻、桑寄生、川独活、木通、牛舌大黄、连翘。(中医方剂大辞典)(15)桑白皮、木香、连翘、沉香、黄芪、升麻、木通、麝香、独活、丁香、乳香、大黄、甘草。(中医方剂大辞典)(16)木香、沉香、丁香、连翘、射干、升麻、黄芪、木通、乳香、桑寄生、独活、麝香。(中医方剂大辞典)

五香连翘散 wu xiang lian qiao san

【英文名】Wu Xiang Lian Qiao Powders

【组成】木香、鸡舌香、沉香、熏陆香、麝香、连翘、射干、川升麻、黄芪、木通、独活、桑寄生、甘草、川大黄。(中医方剂大辞典)

五香拈痛丸 wu xiang nian tong wan

【英文名】Wu Xiang Nian Tong Pill

【组成】木香、官桂、丁香、乳香、藿香叶、沉香、斑蝥、巴豆。(中医方剂大辞典)

五香枳实汤 wu xiang zhi shi tang

【英文名】Wu Xiang Zhi Shi Decoction

【组成】青木香、麝香、鸡舌香、熏陆香、沉香、升麻、黄芩、白蔹、麻黄、防风、秦艽、枳实、大黄、漏芦。(中医方剂大辞典)

五香追毒丸 wu xiang zhui du wan

【英文名】Wu Xiang Zhui Du Pill

【组成】(1)老君须、母丁香、苦丁香、去油乳香、去油没药、巴豆霜、广木香、炒黑牛蒡子、上沉香、血竭、辰砂、蟾酥。(中医方剂大辞典)(2)乳香、血竭、巴豆

霜、老君须、母丁香、连翘、没药、沉香、广木香、苦丁香。(中医方剂大辞典)

五香流气饮 wu xiang liu qi yin

【英文名】Wu Xiang Liu Qi Drink

【组成】(1)藿香、丁香、沉香、木香、小茴香、银花、甲珠、茯苓、牛膝、车全仁、甘草。(中医方剂大辞典)(2)金银花、姜蚕、连翘、羌活、独活、瓜蒌仁、小茴、藿香、丁香、木香、沉香、甘草。(中医方剂大辞典)

五香麻黄汤 wu xiang ma huang tang

【英文名】Wu Xiang Ma Huang Decoction

【异名】五香汤(中医方剂大辞典、圣济总录)

【组成】麝香、熏陆香、鸡舌香、沉香、青木香、麻黄、防风、独活、秦艽、萎蕤、甘草、白薇、枳实。(中医方剂大辞典)

五香鳖甲饮 wu xiang bie jia yin

【英文名】Wu Xiang Bie Jia Drink

【异名】五香鳖甲散(中医方剂大辞典、御药院方)

【组成】鳖甲、大黄、人参、附子、枳壳、牛膝、桂、熟干地黄、厚朴、五味子、木香、丁香、当归、白术、芍药、白茯苓、肉豆蔻、沉香、京三棱、羌活、槟榔。(中医方剂大辞典)

五香蠲痛丸 wu xiang juan tong wan

【英文名】Wu Xiang Juan Tong Pill

【组成】(1)木香、藿香叶、沉香、麝香、乳香、牵牛。(中医方剂大辞典)(2)丁香、藿香、木香、乳香、沉香、桂心、吴茱萸、青皮、蓬莪术、枳实、京三棱、硇砂、牵牛末、桔皮。(中医方剂大辞典)

五神还童丹 wu shen huan tong dan

【英文名】Wu Shen Huan Tong Pellet

【异名】五精丸(中医方剂大辞典、医统)

【组成】赤石脂、川椒、辰砂、茯神、乳香。(中医方剂大辞典)

五神返魂丹 wu shen fan hun dan

【英文名】Wu Shen Fan Hun Pellet

【组成】朱砂、牛黄、安息香、砒霜、大蜘蛛。(中医方剂大辞典)

五退还光丸 wu tui huan guang wan

【英文名】Wu Tui Huan Guang Pill

【组成】刺猬皮、枳实、蚕退、防风、蝉退、苍术、蛇退、草决明、猪前爪、甘草。(中医方剂大辞典)

五绝透关散 wu jue tou guan san

【英文名】Wu Jue Tou Guan Powders

【组成】生半夏、牙皂。(中医方剂大辞典)

五根熏洗方 wu gen xun xi fang

【英文名】Wu Gen Xun Xi Prescription

【组成】韭根、艾根、楮根、菖蒲根、枸杞根。(中医方剂大辞典)

五积匀气丸 wu ji yun qi wan

【英文名】Wu Ji Yun Qi Pill

【组成】杏仁、巴豆、木香、黑附子、当归、小坯。(中医方剂大辞典)

五积交加酒 wu ji jiao jia jiu

【英文名】Wu Ji Jiao Jia Wine

【组成】白芷、陈皮、厚朴、枳壳、桔梗、川芎、白芍、苍术、当归、茯苓、半夏、官桂、干姜、麻黄、甘草、小茴、牛膝、杜仲、大附子、川乌、吴茱萸、槟榔、木瓜、草果、砂仁、破故纸、羌活、胡芦巴、威灵仙。(中医方剂大辞典)

五积交加散 wu ji jiao jia san

【英文名】Wu Ji Jiao Jia Powders

【异名】交加散(中医方剂大辞典、普济方)

【组成】(1)五积散、人参败毒散、木瓜。(中医方剂大辞典)(2)生料五积散、人参败毒散。(中医方剂大辞典)(3)当归、川芎、生地、白芍、苍术、厚朴、茯苓、陈皮、半夏、桔梗、羌活、独活、前胡、柴胡、干姜、枳壳、肉桂、甘草、生姜。(中医方剂大辞典)(4)羌活、苍术、防风、枳壳、陈皮、柴胡、当归、川芎、独活、白芷、半夏、麻黄、桔梗、白茯苓、厚朴、桂枝、甘草。(中医方剂大辞典)

五倍子复方 wu bei zi fu fang

【英文名】Wu Bei Zi Prescription

【组成】五倍子、人中白、青黛、精梅片、煅石膏。(中医方剂大辞典)

五倍子煎剂 wu bei zi jian ji

【英文名】Wu Bei Zi Decoction

【组成】五倍子。(浙江中医学院学报 1987,11(6))

五倍苦矾散 wu bei ku fan san

【英文名】Wu Bei Ku Fan Powders

【组成】五倍子、枯矾。(中医方剂大辞典)

五疳肥儿丸 wu gan fei er wan

【英文名】Wu Gan Fei Er Pill

【组成】芦荟、胡连、龙胆草、白术、茯苓、地骨皮、银柴胡、麦芽、萝卜子、神曲、使君子、枳壳、夜明砂、青皮、川连、人参、山楂、芜荑、槟榔、木香、砂仁、三棱、莪术。(中医方剂大辞典)

五疳保童丸 wu gan bao tong wan

【英文名】Wu Gan Bao Tong Pill

【组成】(1)大干虾蟆、皂角、蛤粉、麝香。(中医方剂大辞典)(2)柴胡、青皮、芦荟、丹皮、白芍、鳖甲、槟榔、炙草、香附、枳壳、使君子、青蒿子、白术、丹参、当归、茯苓、山楂、神曲、胡连、芜荑、雷丸、鹤虱、五谷虫。(中医方剂大辞典)(3)使君子肉、广陈皮、峡曲、胡黄连、夜明砂、芦荟、人参、茯苓、五谷虫、京三棱、虾蟆。(中医方剂大辞典)(4)青黛、夜明砂、五

倍子、苦楝根、芦荟、熊胆、黄连、龙胆草、干蟾、麝香、芜荑、蝉壳。(中医方剂大辞典)

五疳消食丸 wu gan xiao shi wan

【英文名】Wu Gan Xiao Shi Pill

【异名】五疳消积丸(中医方剂大辞典、幼科指南)

【组成】(1)香附子、京三棱、石三棱、青皮、陈皮、缩砂、使君子、黄连、莪术、芜荑、萝卜子、木香、干虾蟆、芦荟、槟榔、苦楝根、干漆、阿魏、胡黄连。(中医方剂大辞典)(2)使君子、麦蘖、陈皮、麦曲、芜荑、草龙胆、黄连、糖球子。(中医方剂大辞典)(3)麦芽、使君子、黄连、橘红、草龙胆、芜荑。(中医方剂大辞典)

五疳消积丸 wu gan xiao ji wan

【英文名】Wu Gan Xiao Ji Pill

【组成】(1)川黄连、芜荑、龙胆草、炒麦芽、焦山楂、广陈皮、炒神曲。(中医方剂大辞典)(2)君子仁、五灵脂、当归尾、大黄、槟榔、玄胡、黑白丑、山楂、甘草。(中医方剂大辞典)(3)三棱、蓬术、陈皮、神曲、麦芽、青皮、山楂、萝卜子、槟榔、川楝子。(中医方剂大辞典)

五疳消积散 wu gan xiao ji san

【英文名】Wu Gan Xiao Ji Powders

【异名】保童丸(中医方剂大辞典)

【组成】(1)三棱、莪术、神曲、麦芽、青皮、山楂、君子、槟榔、川楝、黑豆、陈皮。(中医方剂大辞典)(2)三棱、莪术、神曲、麦芽、川楝、青皮、山楂肉、卜子、槟榔、黑丑、陈皮。(中医方剂大辞典)

五海瘿瘤丸 wu hai ying liu wan

【英文名】Wu Hai Ying Liu Pill

【组成】海带、海藻、海螵蛸、昆布、浮麦、白芷、广木香、海粉。(中医方剂大辞典)

五黄青白散 wu huang qing bai san

【英文名】Wu Huang Qing Bai Powders

【组成】牛黄、黄柏、大黄、儿茶、川连、雄黄、青黛、枯矾、人中白、冰片。(中医方剂大辞典)

五停五积丸 wu ting wu ji wan

【英文名】Wu Ting Wu Ji Pill

【组成】(1)使君子肉、巴豆肉。(中医方剂大辞典)(2)老松香、黄连、潮脑、朱砂。(中医方剂大辞典)

五羚丹胶囊 wu ling dan jiao nang

【英文名】Wu Ling Dan Capsule(药品标准－中药成方制剂标准)

【组成】五味子、丹参、羚羊角。(药品标准－中药成方制剂标准 1998 年)

五淋二赤散 wu lin er chi san

【英文名】Wu Lin Er Chi Powders

【组成】赤芍药、赤茯苓、山栀子、甘草、当归。(中医方剂大辞典)

五淋化石丸 wu lin hua shi wan

【英文名】Wu Lin Hua Shi Pill(药品标准－中药成方制剂标准)

【组成】广金钱草、鸡内金、泽泻、沙牛、琥珀、黄芪、石韦、海金沙、车前子、甘草、延胡索。(药品标准－中药成方制剂标准 1998 年)

五淋化石丹 wu lin hua shi dan

【英文名】Wu Lin Hua Shi Pellet

【组成】海金沙、车前子、鸡内金、琥珀、石韦、泽泻。(中成药 1993,(6))

五淋白浊丸 wu lin bai zhuo wan

【英文名】Wu Lin Bai Zhuo Pill

【组成】(1)公英、地丁、瞿麦、萹蓄、木通、泽泻、金砂、灯心、竹叶、甘草、猪苓、土苓、萝茶、滑石、赤苓、赤芍、蝉退、车前、凤眼草、石韦、通草、山栀、贡桂。(中医方剂大辞典)(2)赤茯苓、猪苓、泽泻、瞿麦、草梢、白术、萆薢、萹蓄、车前子、栀子、椿皮、荜澄茄。(中医方剂大辞典)

五淋白浊散 wu lin bai zhuo san

【英文名】Wu Lin Bai Zhuo Powders

【组成】桂枝、萹蓄、胆草、木香、知母、地榆、海金砂、苦参、前仁、粉草、琥珀、生地、黄柏、滑石。(中医方剂大辞典)

五淋绕治散 wu lin rao zhi san

【英文名】Wu Lin Rao Zhi Powders

【组成】银消。(中医方剂大辞典)

五淋绛宫汤 wu lin jiang gong tang

【英文名】Wu Lin Jiang Gong Decoction

【组成】露蜂房、血余、白茅根。(中医方剂大辞典)

五粒回春丸 wu li hui chun wan

【英文名】Wu Li Hui Chun Pill(药品标准－中药成方制剂标准)

【组成】水牛角浓缩粉、黄连、黄芩、关木通、青叶、地黄、葛根、玄参、赤芍、天花粉、柴胡、淡豆豉、荆芥穗、前胡、西河柳、桔梗、浙贝母、牛蒡子、羚羊角。(药品标准－中药成方制剂标准 1998 年)

五粒回春丹 wu li hui chun dan

【英文名】Wu Li Hui Chun Pellet

【组成】橘红、胆南星、防风、竹叶、茯苓、炒僵蚕、甘草、金银花、桑叶、连翘、麻黄、薄荷、蝉蜕、山川柳、赤芍、川贝母、杏仁、羌活、牛蒡子、牛黄、冰片、麝香、犀角、羚羊、珍珠、琥珀。(中医方剂大辞典)

五兽三匮丹 wu shou san kui dan

【英文名】Wu Shou San Kui Pellet

【异名】五兽三匮丸(中医方剂大辞典、医学入门)

【组成】鹿茸、麒麟竭、虎胫骨、牛膝、狗脊、辰砂、附子、

宣木瓜。(中医方剂大辞典)

五痨麝香散 wu lao she xiang san

【英文名】Wu Lao She Xiang Powders

【组成】天灵盖、柴胡、犀角屑、甘草、东引桃枝、青蒿、东引柳枝、石榴皮、阿胶、薤白、葱白、麝香。(中医方剂大辞典)

五痫再生丸 wu xian zai sheng wan

【英文名】Wu Xian Zai Sheng Pill

【组成】(1)白附子、法夏、南星、皂角、蜈蚣、天虫、乌蛇。(中医方剂大辞典)(2)大黄、海沉香、黄芩、胆星、礞石、白矾、百药煎。(中医方剂大辞典)

五痫通明丸 wu xian tong ming wan

【英文名】Wu Xian Tong Ming Pill

【组成】牙皂、半夏、生南星、黑丑。(中医方剂大辞典)

五蜂石软膏 wu feng shi ruan gao

【英文名】Wu Feng Shi Ointment

【组成】蜂蜜、五倍子、炉甘石。(中医方剂大辞典)

五福化毒丹 wu fu hua du dan

【英文名】Wu Fu Hua Du Pellet

【异名】五福化毒丸(中医方剂大辞典、鳞爪集)

【组成】(1)桔梗、玄参、青黛、牙消、人参、茯苓、甘草、银箔、麝香、金箔。(中医方剂大辞典)(2)玄参、桔梗、甘草、牙消、青黛、人参、茯苓、黄连。(中医方剂大辞典)(3)玄参、桔梗、赤苓、人参、黄连、龙胆草、青黛、牙消、甘草、冰片、朱砂、金箔。(中医方剂大辞典)(4)犀角、桔梗、生地黄、赤茯苓、牛蒡子、朴消、连翘、玄参、粉草、青黛。(中医方剂大辞典)(5)生地黄、天门冬、玄参、甘草、硼砂、青黛、麦门冬。(中医方剂大辞典)(6)生熟地黄、元参、天门冬、麦门冬、甘草、甜消、青黛。(中医方剂大辞典)(7)黄连、黄芩、生大黄、银花、生甘草。(中医方剂大辞典)(8)生地、连翘、桔梗、元参、赤勺、甘草、黄连、胆草、青黛、芒消、银花、牛蒡子、犀角粉。(中医方剂大辞典)(9)桔梗、生地、赤芍、牛蒡子、玄参、连翘、甘草、芒消、青黛、黄连。(中医方剂大辞典)(10)犀角、元参、薄荷、桔梗、银花、大黄、青黛、甘草、川连。(中医方剂大辞典)(11)玄参、尖生、花粉、僵蚕、桔梗、瓜蒌、甘草、天冬、麦冬。(中医方剂大辞典)

五福延寿丹 wu fu yan shou dan

【英文名】Wu Fu Yan Shou Pellet

【组成】(1)五味子、人参、远志、石菖蒲、山萸、大茴香、生地、熟地黄、杜仲、白茯苓、肉苁蓉、枸杞子、菟丝子、山药、牛膝、川椒、缩砂、黄柏、知母、木瓜、覆盆子。(中医方剂大辞典)(2)五味子、肉苁蓉、牛膝、菟丝子、杜仲、天冬、广木香、巴戟、山药、鹿茸、车前子、菖蒲、泽泻、生地、熟地、人参、乳香、没药、枸杞子、大茴、覆盆子、赤石脂、地骨皮、杏仁、山茱萸、柏子仁、川椒、川楝肉、远志、龙骨、白茯苓、当归。(中医方剂大辞典)

五福延龄丹 wu fu yan ling dan

【英文名】Wu Fu Yan Ling Pellet

【组成】沉香、木香、五味子、菟丝子、苁蓉、天门冬、巴戟、杜仲、山药、鹿茸、车前子、石菖蒲、生地黄、熟地黄、枸杞、人参、山茱萸、远志、赤石脂、白茯苓、覆盆子、杏仁、柏子仁、当归、牛膝、川楝子、川椒。(中医方剂大辞典)

五福寿命丹 wu fu shou ming dan

【英文名】Wu Fu Shou Ming Pellet

【组成】枸杞子、白矾、天麻、半夏、干姜。(中医方剂大辞典)

五福还瞳丹 wu fu huan tong dan

【英文名】Wu Fu Huan Tong Pellet

【组成】赤石脂、川椒、辰砂、茯神、乳香。(中医方剂大辞典)

五膈宽中散 wu ge kuan zhong san

【英文名】Wu Ge Kuan Zhong Powders

【异名】宽中散(中医方剂大辞典、得效)

【组成】(1)白术、陈皮、香附、白蔻、砂仁、青皮、槟榔、半夏曲、茯苓、厚朴、甘草、木香。(中医方剂大辞典)(2)厚朴、炙甘草、木香、白豆蔻仁。(中医方剂大辞典)(3)白豆蔻、炙甘草、木香、厚朴、缩砂仁、丁香、青皮、陈皮、香附子。(中医方剂大辞典)

五膈翻胃散 wu ge fan wei san

【英文名】Wu Ge Fan Wei Powders

【组成】人参、桔梗、沉香、半夏、白术、炙甘草、白豆蔻、杵头糠、荜澄茄、枇杷叶、木香。(中医方剂大辞典)

五噎膈气丸 wu ye ge qi wan

【英文名】Wu Ye Ge Qi Pill

【组成】半夏、桔梗、肉桂、枳壳。(中医方剂大辞典)

五瘿昆布方 wu ying kun bu fang

【英文名】Wu Ying Kun Bu Prescription

【组成】昆布。(中医方剂大辞典)

五霞至宝丹 wu xia zhi bao dan

【英文名】Wu Xia Zhi Bao Pellet

【组成】当归尾、玄胡、红曲、灵脂、槟榔、硇砂、山楂、干漆、木香、赤芍、枳壳、吴茱萸、三棱、炮姜、川牛膝、莪术、黑丑、神曲、枳实、莱菔子、芒消、大黄。(中医方剂大辞典)

五臌点眼方 wu gu dian yan fang

【英文名】Wu Gu Dian Yan Prescription

【组成】麝香、珍珠。(中医方剂大辞典)

五加皮三骰酒 wu jia pi san tou jiu

【英文名】Wu Jia Pi San Tou Wine

【组成】五加、牛膝、丹参、枸杞根、金银花、松节、枳壳。

（中医方剂大辞典）

五加减正气散 wu jia jian zheng qi san

【英文名】Wu Jia Jian Zheng Qi Powders

【组成】藿香梗、广皮、茯苓块、厚朴、大腹皮、谷芽、苍术。（中医方剂大辞典）

五加参归芪精 wu jia shen gui qi jing

【英文名】Wu Jia Shen Gui Qi Jing Liquid（药品标准－中药成方制剂标准）

【组成】刺五加、当归、黄芪。（药品标准－中药成方制剂标准 1990 年）

五加参蛤蚧精 wu jia shen ge jie jing

【英文名】Wu Jia Shen Ge Jie Jing Liquid（药品标准－中药成方制剂标准）

【组成】刺五加、蛤蚧、肉苁蓉、人参、人参露。（药品标准－中药成方制剂标准 1990 年）

五加参蜂王浆 wu jia shen feng wang jiang

【英文名】Wu Jia Shen Feng Wang Jiang Liquid

【组成】五加参。（(86)吉卫药准字 430011）

五补麦门冬汤 wu bu mai men dong tang

【英文名】Wu Bu Mai Men Dong Decoction

【异名】麦门冬汤（中医方剂大辞典、普济方）

【组成】麦门冬、五味子、人参、桂、炙甘草、地骨皮、小麦、粳米。（中医方剂大辞典）

五灵脂含化丸 wu ling zhi han hua wan

【英文名】Wu Ling Zhi Han Hua Pill

【组成】五灵脂、杏仁、黄丹。（中医方剂大辞典）

五灵止痛胶囊 wu ling zhi tong jiao nang

【英文名】Wu Ling Zhi Tong Capsule（药品标准－中药成方制剂标准）

【组成】五灵脂、蒲黄、冰片。（药品标准－中药成方制剂标准 1996 年）

五味人参饮子 wu wei ren shen yin zi

【英文名】Wu Wei Ren Shen Drink

【组成】人参、炙甘草、生地黄、麦门冬。（中医方剂大辞典）

五味天浆子散 wu wei tian jiang zi san

【英文名】Wu Wei Tian Jiang Zi Powders

【组成】天浆子、朱砂末、龙脑、蜈蚣、干蝎。（中医方剂大辞典）

五味麦门冬汤 wu wei mai men dong tang

【英文名】Wu Wei Mai Men Dong Decoction

【异名】麦门冬汤（中医方剂大辞典、千金）

【组成】(1)麦门冬、五味子、人参、炙甘草、石膏。（中医方剂大辞典）(2)麦门冬、石膏、寒水石、炙甘草、桂心。（中医方剂大辞典）

五味补骨脂丸 wu wei bu gu zhi wan

【英文名】Wu Wei Bu Gu Zhi Pill

【组成】补骨脂、附子、桂、胡桃仁、安息香。（中医方剂大辞典）

五味麝香饼子 wu wei she xiang bing zi

【英文名】Wu Wei She Xiang Bing Zi Pill

【组成】麝香、青黛、全蝎、蜈蚣、石膏。（中医方剂大辞典）

五苓止痛胶囊 wu ling zhi tong jiao nang

【英文名】Wu Ling Zhi Tong Capsule（药品标准－中药成方制剂标准）

【组成】蒲黄、五灵脂、冰片。（(85)粤卫药准字第 A13－024；A13－025 号）

五倍子浸膏片 wu bei zi jin gao pian

【英文名】Wu Bei Zi Jin Gao Tablet

【组成】五倍子、藿香。（山东中医杂志 1986,(4)）

五粒松叶浸酒 wu li song ye jin jiu

【英文名】Wu Li Shong Yie Qin Wine

【组成】五粒松叶、麻黄、防风、天雄、独活、秦艽、肉桂、牛膝、生地黄。（中医方剂大辞典）

五子衍宗口服液 wu zi yan zong kou fu ye

【英文名】Wu Zi Yan Zong Oral Liquid（药品标准－中药成方制剂标准）

【组成】枸杞子、菟丝子、覆盆子、五味子、车前子。（药品标准－中药成方制剂标准 1997 年）

五子桃仁真武汤 wu zi tao ren zhen wu tang

【英文名】Wu Zi Tao Ren Zhen Wu Decoction

【组成】菟丝子、枸杞子、覆盆子、车前子、桃仁、白术、白芍、五味子、红花、川附子、茯苓、生姜。（陕西中医 1992,13(11)）

五子益肾补元丸 wu zi yi shen bu yuan wan

【英文名】Wu Zi Yi Shen Bu Yuan Pill

【组成】生地、白茯苓、山茱萸、泽泻、干山药、牡丹皮、柏子仁、覆盆子、楮实子、枸杞子、菟丝子。（中医方剂大辞典）

五子益肾养心丸 wu zi yi shen yang xin wan

【英文名】Wu Zi Yi Shen Yang Xin Pill

【组成】六味地黄丸加甘枸杞子、柏子仁、覆盆子、楮实子、沙苑蒺藜子。（中医方剂大辞典）

五芝地仙金髓丹 wu zhi di xian jin sui dan

【英文名】Wu Zhi Di Xian Jin Sui Pellet

【组成】人参、生于术、云苓、甘菊、枸杞、大生地、麦冬、陈皮、葛根、蔓荆子、神曲。（中医方剂大辞典）

五芝地仙金髓膏 wu zhi di xian jin sui gao

【英文名】Wu Zhi Di Xian Jin Sui Concentrated（药品标准－中药成方制剂标准）

【组成】人参、白术、茯苓、菊花、枸杞子、地黄、麦冬、陈皮、葛根、蔓荆子、神曲。（药品标准－中药成方制剂标准 1990 年）

五疔五发奇效丸 wu ding wu fa qi xiao wan
【英文名】Wu Ding Wu Fa Qi Xiao Pill
【组成】乳香、没药、血竭、木香、巴豆。(中医方剂大辞典)

五苓加茵陈蒿汤 wu ling jia yin chen hao tang
【英文名】Wu Ling Jia Yin Cheng Hao Decoction
【组成】茵陈蒿汤、五苓散。(中医方剂大辞典)

五苓散加葵子汤 wu ling san jia kui zi tang
【英文名】Wu Ling Powders Jia Kui Zi Dcoction
【组成】赤苓、猪苓、葵子、枳实、瞿麦、车前、木通、黄芩、滑石、甘草。(中医方剂大辞典)

五炁朝元紫霞丹 wu qi zhao yuan zi xia dan
【英文名】Wu Qi Zhao Yuan Zi Xia Pellet
【组成】(1)硫黄、雄黄、朱砂、雌黄、倭铅、黑铅。(中医方剂大辞典)(2)南铅、北铅、雌黄、雄黄、倭硫黄。(中医方剂大辞典)

五虎红药神仙丹 wu hu hong yao shen xian dan
【英文名】Wu Hu Hong Yao Shen Xian Pellet
【组成】猴骨、儿胎、鹿胎、血竭、琥珀、人参、自然铜。(中医方剂大辞典)

五味消毒化疔饮 wu wei xiao du hua ding yin
【英文名】Wu Wei Xiao Du Hua Ding Drink
【组成】金银花、蒲公英、紫花地丁草、野菊花、天葵子、皂刺。(中医方剂大辞典)

五物甘草生摩膏 wu wu gan cao sheng mo gao
【英文名】Wu Wu Gan Cao Sheng Mo Ointment
【异名】生甘草膏(中医方剂大辞典、圣惠)
【组成】甘草、防风、白术、雷丸、桔梗。(中医方剂大辞典)

五物雄黄饪茹膏 wu wu xiong huang lv ru gao
【英文名】Wu Wu Xiong Huang Lv Ru Plaster
【组成】雄黄、白蔹、雌黄茹、乱发。(中医方剂大辞典)

五胆偃月坠翳丸 wu dan yan yue zhui yi wan
【英文名】Wu Dan Yan Yue Zhui Yi Pill
【组成】石决明、麝香、青鱼胆、鲤鱼胆、青羊胆、牛胆、熊胆。(中医方剂大辞典)

五云宫秘授固真丹 wu yun gong mi shou gu zhen dan
【英文名】Wu Yun Gong Mi Shou Gu Zhen Pellet
【组成】菟丝子、当归、生地、山药、枸杞、莲肉、知母、黄柏、五味子、苁蓉、茯苓、杜仲、远志、真秋石、沉香。(中医方剂大辞典)

五苓去桂加香薷汤 wu ling qu gui jia xiang ru tang
【英文名】Wu Ling Qu Gui Jia Xiang Ru Decoction
【组成】猪苓、茯苓、泽泻、白术、香薷。(中医方剂大辞典)

五苓去桂加滑石散 wu ling qu gui jia hua shi san
【英文名】Wu Ling Qu Gui Jia Hua Shi Powders
【组成】五苓散去桂、滑石。(中医方剂大辞典)

五苓加附子商陆汤 wu ling jia fu zi shang lu tang
【英文名】Wu Ling Jia Fu Zi Shang Lu Decoction
【组成】五苓散、附子、商陆。(中医方剂大辞典)

五香汤加茱萸犀角汤 wu xiang tang jia zhu yu xi jiao tang
【英文名】Wu Xiang Tang Jia Zhu Yu Xi Jiao Decoction
【组成】木香、藿香叶、沉香、熏陆香、鸡舌香、吴茱萸、犀角。(中医方剂大辞典)

五苓散加防己桂枝薏仁方 wu ling san jia fang ji gui zhi yi ren fang
【英文名】Wu Ling San Jia Fang Ji Gui Zhi Yi Ren Prescription
【组成】五苓散、防己、桂枝、薏仁。(中医方剂大辞典)

五苓散加附子苍术木瓜汤 wu ling san jia fu zi cang zhu mu gua tang
【英文名】Wu Ling San Jia Fu Zi Cang Zhu Mu Gua Decoction
【组成】五苓散、附子、苍术、木瓜。(中医方剂大辞典)

五香去大黄加人参黄芪犀角汤 wu xiang qu dai huang jia ren shen huang qi xi jiao tang
【英文名】Wu Xiang Qu Dai Huang Jia Ren Shen Huang Qi Xi Jiao Decoction
【组成】木香、沉香、乳香、丁香、粉草、人参、黄芪、犀角、麝香。(中医方剂大辞典)

牙仙丹 ya xian dan
【英文名】Ya Xian Pellet
【组成】玄参、生地。(中医方剂大辞典)

牙皂散 ya zao san
【英文名】Ya Zao Powders
【组成】(1)猪牙皂角、紫背浮萍、白梅肉。(中医方剂大辞典)(2)牙皂。(中医方剂大辞典)

牙宣药 ya xuan yao
【英文名】Ya Xuan Yao Powders
【异名】牙宣散(中医方剂大辞典、景岳全书)
【组成】荜茇、胡椒、良姜、乳香、麝香、细辛、青盐、雄黄。(中医方剂大辞典)

牙疳散 ya gan san
【英文名】Ya Gan Powders
【异名】人中白散(中医方剂大辞典)
【组成】(1)煅人中白、方儿茶、黄柏、煅硼砂、薄荷、飞青黛、川黄连、冰片。(中医方剂大辞典)(2)血竭、人中白、儿茶、青黛、生硼砂、青果炭、冰片。(中医方剂大辞典)(3)煅甘石、镜面朱砂、牛黄、珍珠。(中医方剂大辞典)(4)人中白、绿矾、五倍子、冰片。(中医方剂大辞典)(5)珍珠、铜青、煅白矾、千里沉石灰。(中医方剂大辞典)(6)人粪、麝香。(中医方

剂大辞典）

牙疳膏 ya gan gao

【英文名】Ya Gan Plaster

【组成】麝香。（中医方剂大辞典）

牙疼饮 ya teng yin

【英文名】Ya Teng Drink

【组成】石膏、升麻、大生地、防风、薄荷叶、荆芥穗、前胡、天麻、甘草。（中医方剂大辞典）

牙疼药 ya teng yao

【英文名】Ya Teng Yao Powders

【组成】(1)月石、火消、青盐、洋冰。（中医方剂大辞典）(2)荜茇、蟾酥、川椒、精盐。（中医方剂大辞典）(3)荜茇、白芷、冰片、高良姜、明雄、细辛、川椒。（中医方剂大辞典）

牙消散 ya xiao san

【英文名】Yao Xiao Powders

【组成】(1)狗大牙。（中医方剂大辞典）(2)白僵蚕、马牙消。（中医方剂大辞典）(3)马牙消、龙脑、蕤仁。（中医方剂大辞典）

牙病方 ya bing fang

【英文名】Ya Bing Prescription

【组成】荆芥、丹皮、青皮、防风、玄参、生地、生石膏、灯心、甘草。（衡阳中医 1985 年）

牙痛汤 ya tong tang

【英文名】Ya Tong Decoction

【组成】生石膏、生地、玄参、薄荷、细辛、升麻、地骨皮、谷精草、黄连、大黄、川牛膝。（湖北中医杂志 1984，(5)）

牙痛灵 ya tong ling

【英文名】Ya Tong Ling Decoction

【组成】当归、生地、菊花、薄荷、甘草等。（甘肃中医学院学报 1992，9(4)）

牙痛散 ya tong san

【英文名】Ya Tong Powders

【组成】荜茇、石膏。（中医方剂大辞典）

牙周合剂 ya zhou he ji

【英文名】Ya Zhou Mixture

【组成】牛黄、连翘、甘草、白芷、黄连、栀子、黄芪、黄芩、北细辛、银花、生地、龙胆草、牡丹皮、大黄、红花、生石膏等。（浙江中医学院学报 1993，(2)）

牙科灵丹 ya ke ling dan

【英文名】Ya Ke Ling Pellet

【组成】麻黄、天麻、蜂房、升麻、生石膏、防风、薄荷、柿霜、白芷、细辛、生地、甘草。（中医方剂大辞典）

牙痛药水 ya tong yao shui

【英文名】Ya Tong Liquid(药品标准－中药成方制剂标准)

【组成】荜茇、高良姜、细辛、丁香、冰片。（药品标准－中药成方制剂标准 1990 年）

牙周灵散剂 ya zhou ling san ji

【英文名】Ya Zhou Ling Powders

【组成】冰片、蜂房、象牙屑等。（山西中医 1993，9(5)）

牙药紫金散 ya yao zi jin san

【英文名】Ya Yao Zi Jin Powders

【组成】生地黄。（中医方剂大辞典）

牙药麝香散 ya yao she xiang san

【英文名】Ya Yao She Xiang Powders

【组成】(1)绿矾、石胆、五倍子、诃子皮、何首乌、白茯苓、白龙骨、甘松、藿香叶、缩砂仁、零陵香、百药煎、细辛、麝香。（中医方剂大辞典）(2)绿矾、石燕子、生地黄、青黛、青盐、炒石胆、五倍子、诃子皮、何首乌、龙骨、白茯苓、缩砂仁、甘松、零陵香、藿香叶、百药煎、细辛、龙脑、麝香。（中医方剂大辞典）

牙疳回疳散 ya gan hui gan san

【英文名】Ya Gan Hui Gan Powders

【组成】真人中白、陈蚕茧、五倍子、制明矾、川连末、芦荟末、犀牛黄、青黛、冰片、螬子窠。（中医方剂大辞典）

牙疳速效散 ya gan su xiao san

【英文名】Ya Gan Su Xiao Powders

【组成】寒水石、蒲黄、文蛤、青黛、冰片。（中医方剂大辞典）

牙疼塞耳丸 ya teng sai er wan

【英文名】Ya Teng Sai Er Pill

【组成】川乌底、草乌尖、蜈蚣顶、全蝎梢、雄黄、川椒。（中医方剂大辞典）

牙痛一笑散 ya tong yi xiao san

【英文名】Ya Tong Yi Xiao Poweder

【组成】火消、玄明粉、生石膏、黄柏、全蝎、青盐、月石、雄黄、真蟾酥、冰片。（中医方剂大辞典）

牙痛一粒丸 ya tong yi li wan

【英文名】Ya Tong Yi Li Pill

【组成】(1)朱砂、雄黄、甘草。((92)甘卫药准字 ZZ－0069－第 877(2)－15 号)(2)蟾酥、朱砂、雄黄、甘草。((89)粤卫药准字第 A22－062 号)(3)蟾酥、朱砂、雄黄、甘草。((86)粤卫药准字第 A16－073 号)(4)蟾酥、甘草、雄黄。((91)苏卫药准字(91)1096－1 号)(5)蟾酥、朱砂、雄黄、甘草。((88)川卫药准字－4643 号)

牙痛一粒丹 ya tong yi li dan

【英文名】Ya Tong Yi Li Pellet

【组成】蟾酥、五灵脂、薄荷冰、麝香。（中医方剂大辞典）

牙痛玉带膏 ya tong yu dai gao

【英文名】Ya Tong Yu Dai Plaster

【组成】僵蚕、细辛、藁本、川芎、防风、升麻、白芷、当归、月石牙皂、青盐、珍珠、龙骨、阳起石、宫粉、白蜡、冰片、麝香。(中医方剂大辞典)

牙痛立止散 ya tong li zhi san

【英文名】Ya Tong Li Zhi Powders

【组成】荜茇、川椒、石膏、青盐。(中医方剂大辞典)

牙痛安胶囊 ya tong an jiao nang

【英文名】Ya Tong An Capsule

【组成】甲硝基羟乙唑、人工牛黄。((90)吉卫药准字430266号)

牙痛金鞭散 ya tong jin bian san

【英文名】Ya Tong Jin Bian Powders

【组成】牛黄、麝香、冰片、明雄黄、珍珠、硼砂。(中医方剂大辞典)

车术散 che zhu san

【英文名】Che Zhu Powders

【组成】白术、车前子。(中医方剂大辞典)

车肝散 che gan san

【英文名】Che Gan Powders

【组成】细辛、黄芩、防风、茺蔚子、木贼、大黄、车前子。(中医方剂大辞典)

车金膏 che jin gao

【英文名】Che Jin Ointment

【组成】炒车前子、炒鸡内金。(黑龙江中医药 1991,(1))

车前汤 che qian tang

【英文名】Che Qian Decoction

【组成】(1)车前草、玫瑰花、大黄。(中医方剂大辞典)(2)车前子、枳壳、归尾、赤芍、木通、桔梗、大黄、芒消。(中医方剂大辞典)(3)车前子。(中医方剂大辞典)(4)车前子、淡竹叶、黄芩、阿胶、生地黄。(中医方剂大辞典)

车前饮 che qian yin

【英文名】Che Qian Drink

【组成】(1)车前子、生地、条芩、草梢。(中医方剂大辞典)(2)车前子、蒙花、草决明、羌活、白蒺藜、龙胆草、菊花、粉草。(中医方剂大辞典)

车前散 che qian san

【英文名】Che Qian Powders

【组成】(1)槟榔、木通、陈桔皮、赤芍药、车前子、赤茯苓、当归、滑石、石韦。(中医方剂大辞典)(2)食茱萸、车前子、雄黄、乳香、赤石脂、龙骨。(中医方剂大辞典)(3)牡蛎、车前子、甘草、川朴消。(中医方剂大辞典)(4)车前子、草决明、蜜蒙花、白蒺藜、龙胆草、羌活、菊花、甘草、黄柏、前胡、细辛。(中医方剂大辞典)(5)车前子、赤茯苓、赤芍药、木通、石韦、陈皮、槟榔、川芎、滑石、当归、栀子、枳壳、甘草。(中医方剂大辞典)(6)密蒙花、羌活、菊花、白蒺藜、粉草、草决明、车前子、黄芩、龙胆草。(中医方剂大辞典)(7)车前子、菊花、蛇蜕、甘草、京三棱、石决明、草决明、井泉石、枳实。(中医方剂大辞典)(8)车前子末、牛耳中垢。(中医方剂大辞典)(9)车前子、小麦。(中医方剂大辞典)

车莲饮 che lian yin

【英文名】Che Lian Drink

【组成】旱莲草、车前草。(中医方剂大辞典)

车脂方 che zhi fang

【英文名】Che Zhi Prescription

【组成】车辖。(中医方剂大辞典)

车脂膏 che zhi gao

【英文名】Che Zhi Plaster

【组成】车辖脂。(中医方剂大辞典)

车银散 che yin san

【英文名】Che Yin Powders

【组成】车前子、银花、防风、鸡内金。(广西中医药 1985,8(6))

车螯酒 che ao jiu

【英文名】Che Ao Wine

【组成】车螯壳、灯心、蜜、栝楼。(中医方剂大辞典)

车螯散 che ao san

【英文名】Che Ao Powders

【组成】(1)紫背车螯、轻粉、甘草、大黄、黄芩、漏芦、瓜根。(中医方剂大辞典)(2)紫背大车螯、炙甘草、轻粉。(中医方剂大辞典)(3)车螯壳、黄连、蚬壳。(中医方剂大辞典)

车前子丸 che qian zi wan

【英文名】Che Qian Zi Pill

【异名】驻景丸(中医方剂大辞典、圣济总录)

【组成】(1)车前子、菟丝子、蔓荆子、决明子、白茯苓、黄连、白芍药、地骨皮、牛膝、黄芪。(中医方剂大辞典)(2)车前子、甘菊花、芎藭、黄连、当归、大黄、黄芩。(中医方剂大辞典)(3)车前子、决明子、黄连、蓝实、黄芩、玄参、沙参、瞿麦穗、地骨皮、秦皮、蕤仁。(中医方剂大辞典)(4)车前子、人参、决明子、黄连、黄芩、大黄、细辛、炙甘草。(中医方剂大辞典)(5)车前子、麦门冬、玄参、泽泻、苦参、羚羊角、枳壳、菊花。(中医方剂大辞典)(6)车前子、羚羊角屑、防风、菟丝子、决明子。(中医方剂大辞典)(7)车前子、决明子、栀子仁、黄连、牵牛子、羚羊角屑、木通、川大黄。(中医方剂大辞典)(8)车前子、决明子、栀子仁、黄连、牵牛子、枸杞子、甘草、熊胆、牛胆汁、猪胆。(中医方剂大辞典)(9)车前子、牵牛子、石决明、青葙子、甘菊花、川升麻、木香、秦皮、石膏、槐子、麦门冬、真珠末、犀角屑、芎藭。(中医方剂大辞典)(10)车前子、磁石、石斛、菟丝子、熟干地黄、远志、泽泻、牛膝、桂心、蒺藜子、白茯苓、山茱萸、五味子、巴戟、肉苁蓉、炙甘草、黄芪、人参。(中医方剂大辞典)(11)车前子、菊花、生干地黄、麦门冬。(中医方剂大辞典)

车前子汤 che qian zi tang

【英文名】Che Qian Zi Decoction

【异名】车前子散(中医方剂大辞典、鸡峰);车前汤(中医方剂大辞典、圣济总录)

【组成】(1)厚朴、泽泻、车前子。(中医方剂大辞典)(2)蒲黄、芍药、黄芩、生地、当归、牡蛎、车前子。(中医方剂大辞典)(3)车前子、茜根、黄芩、阿胶、地骨皮、红蓝花。(中医方剂大辞典)(4)车前子、瞿麦、当归、黄芩、郁金。(中医方剂大辞典)(5)车前子、木通、黄芩、郁李仁、大黄。(中医方剂大辞典)(6)车前子、冬葵根。(中医方剂大辞典)(7)车前子、决明子、青葙子、黄连、防风、菊花、炙甘草、芎䓖、萎蕤。(中医方剂大辞典)(8)车前子、葵根、木通。(中医方剂大辞典)(9)车前子、木通、黄芩、郁李仁。(中医方剂大辞典)(10)车前子。(中医方剂大辞典)

车前子饮 che qian zi yin

【英文名】Che Qian Zi Drink

【异名】车前粥(中医方剂大辞典、医统)

【组成】(1)车前子、甘菊花、天雄、当归、京三棱、黄连、熟干地黄、桔梗、延胡索、萆薢、柴胡、赤芍药、赤石脂、石膏、桂。(中医方剂大辞典)(2)车前子、青粱米。(中医方剂大辞典)

车前子散 che qian zi san

【英文名】Che Qian Zi Powders

【异名】车前子汤(中医方剂大辞典、圣济总录);车前滑石散(中医方剂大辞典、医统)

【组成】(1)车前子、木通、泽泻、当归、桑螵蛸、桂、滑石。(中医方剂大辞典)(2)车前子、木贼、菟丝子、椒目。(中医方剂大辞典)(3)车前子、海金沙、井泉石、滑石、葶苈。(中医方剂大辞典)(4)车前子、木通、瞿麦、生干地黄、炙甘草。(中医方剂大辞典)(5)车前子、子芩、滑石、木通、赤茯苓、琥珀、炙甘草。(中医方剂大辞典)(6)车前子、石燕、麦门冬。(中医方剂大辞典)(7)车前子、滑石。(中医方剂大辞典)(8)车前子、防风、甘菊花、炙甘草、人参、菥蓂子、青葙子、栀子仁、黄连。(中医方剂大辞典)(9)车前子、滑石、阿胶。(中医方剂大辞典)(10)车前子、贝齿、赤茯苓、白术、木通、赤芍药。(中医方剂大辞典)(11)车前子、秦艽、甘草、犀角屑。(中医方剂大辞典)(12)车前子、赤茯苓、玄参、防风、黄芩、川大黄、犀角屑、炙甘草、栀子仁。(中医方剂大辞典)(13)车前子、决明子、秦皮、黄连、赤芍药、芎䓖、川大黄、甘草、栀子仁。(中医方剂大辞典)(14)车前子、川升麻、羚羊角屑、赤芍药、黄芩、川大黄、麦门冬、甘草。(中医方剂大辞典)(15)车前子、黄芩、黄连、决明子、玄参、炙甘草、黄芪、麦门冬。(中医方剂大辞典)(16)车前子、王不留行、冬葵子、生干地黄、桂心、甘草、木通、石韦、滑石。(中医方剂大辞典)(17)车前子、淡竹叶、荆芥穗、赤茯苓、灯心。(中医方剂大辞典)(18)白茯苓、木猪苓、车前子、人参、香薷。(中医方剂大辞典)(19)车前子、榆白皮、滑石、当归、瞿麦穗。(中医方剂大辞典)(20)车前子、五味子、芍药、细辛、白茯苓、玄参、人参、大黄、桔梗。(中医方剂大辞典)(21)车前子、黄连。(中医方剂大辞典)(22)车前子、槟榔。(中医方剂大辞典)(23)车前子、牛膝、桑根白皮、蒲黄。(中医方剂大辞典)

车前子煎 che qian zi jian

【英文名】Che Qian Zi Decoction

【组成】车前子、生地黄汁、白蜜、好酥。(中医方剂大辞典)

车前叶汤 che qian ye tang

【英文名】Che Qian Ye Decoction

【组成】车前叶、茜根、黄芩、阿胶、地骨皮、红蓝花。(中医方剂大辞典)

车前叶散 che qian ye san

【英文名】Che Qian Ye Powders

【组成】车前叶、石韦、当归、白芍药、蒲黄。(中医方剂大辞典)

车前草汤 che qian cao tang

【英文名】Che Qian Cao Decotion

【异名】车前草方(中医方剂大辞典)

【组成】(1)车前草叶。(中医方剂大辞典)(2)车前草、小麦。(中医方剂大辞典)(3)车前草、常山、升麻、白粳米、豉、生甘草。(中医方剂大辞典)(4)车前草、干蓝、淡竹叶。(中医方剂大辞典)

车前草饮 che qian cao yin

【英文名】Che Qian Cao Drink

【异名】车前汁饮(中医方剂大辞典)

【组成】车前草。(中医方剂大辞典)

车前饼子 che qian bing zi

【英文名】Che Qian Bing Zi Pill

【组成】(1)车前草、牛蒡子、地龙粪、青盐、大黄。(中医方剂大辞典)(2)车前叶、牛蒡叶、地龙粪、盐、秦皮。(中医方剂大辞典)

车膏涂方 che gao tu fang

【英文名】Che Plaster

【组成】车膏。(中医方剂大辞典)

车山楂罂汤 che shan zha ying tang

【英文名】Che Shan Zha Ying Decoction

【组成】车前子、山药、焦山楂、罂粟壳。(山东中医杂志 1988,7(1))

车前八珍散 che qian ba zhen san

【英文名】Che Qian Ba Zhen Powders

【组成】白茯苓、白术、当归、川芎、人参、白芍、车前、熟地、炙甘草。(中医方剂大辞典)

车前门冬丸 che qian men dong wan

【英文名】Che Qian Men Tong Pill

【组成】车前子、麦门冬、防风、枳壳、生地黄、白茯苓、人参、苦参。(中医方剂大辞典)

车前子叶羹 che qian zi ye geng

【英文名】Che Qian Zi Ye Thick Soup

【组成】车前子叶、葱白、粳米。(中医方剂大辞典)

车前子草散 che qian zi cao san

【英文名】Che Qian Zi Cao Powders

【组成】车前草、榆白皮、乱发。(中医方剂大辞典)

车前子涂方 che qian zi tu fang

【英文名】Che Qian Zi Paste

【组成】车前子。(中医方剂大辞典)

车前木通汤 che qian mu tong tang

【英文名】Che Qian Mu Tong Decoction

【组成】车前子、木通。(中医方剂大辞典)

车前四物汤 che qian si wu tang

【英文名】Che Qian Si Wu Decoction

【组成】当归、车前子、生地、川芎、赤芍。(中医方剂大辞典)

车前利湿汤 che qian li shi tang

【英文名】Che Qian Li Shi Decoction

【组成】白术、白芍、白茯苓、苡仁、当归、白扁豆、车前子、神曲、怀牛膝。(中医方剂大辞典)

车苓术药止泻散 che ling zhu yao zhi xie san

【英文名】Che Ling Zhu Yao Zhi Xie Powders

【组成】车前子、白茯苓、山药、白术、炙甘草。(河北中医 1981,(4))

太一丸 tai yi wan

【英文名】Tai Yi Pill

【异名】益智太乙丸(中医方剂大辞典、普济方)

【组成】金箔、真珠、丹砂、玳瑁、阿胶、龙脑、雄黄、琥珀、麝香、牛黄、安息香。(中医方剂大辞典)

太一丹 tai yi dan

【英文名】Tai Yi Pellet

【异名】太乙丹(中医方剂大辞典、卫生总微)

【组成】(1)川芎、川乌、草乌、白芷、白附子、黑附子、细辛、半夏、天南星、天麻。(中医方剂大辞典)(2)天南星、石膏、干葛、前胡、川芎、白僵蚕、白附子、防风。(中医方剂大辞典)(3)禹余粮、玄精石、金星石、银星石、阳起石、紫石英、白石英、甘锅石、磁石、礞石、消石、硫黄、丹砂、乳香、腻粉、阿魏、巴豆、杏仁。(中医方剂大辞典)(4)丙丁膏、曲、朱砂、雄黄、琥珀、甘草末。(中医方剂大辞典)(5)川乌头、干蝎、白僵蚕、天麻、天南星、羌活、踯躅、朱砂、乳香、白附子、附子、牛黄、雄黄、安息香、麝香、白花蛇肉、龙脑。(中医方剂大辞典)

太一散 tai yi san

【英文名】Tai Yi Powders

【异名】太乙散(中医方剂大辞典、幼科类萃)

【组成】(1)川芎、石膏、藜芦、甘草。(中医方剂大辞典)(2)独活、续断、杜仲、肉桂、牛膝、黑附子、白茯苓、人参、防风、白芍药、当归、川芎、熟干地黄、秦艽、甘草、细辛。(中医方剂大辞典)(3)天浆子、南星、白附子、天麻、防风、茯苓、全蝎、朱砂、麝。(中医方剂大辞典)(4)大附子、甘草、石韦、石膏、滑石。(中医方剂大辞典)

太一膏 tai yi gao

【英文名】Tai Yi Plaster

【异名】太乙膏(中医方剂大辞典、证治要诀类方)

【组成】(1)桂枝、玄参、白芷、大黄、广茂、生地黄、芍药、当归。(中医方剂大辞典)(2)赤芍药、大黄、香白芷、官桂、玄参、当归、生干地黄。(中医方剂大辞典)

太乙丸 tai yi wan

【英文名】Tai Yi Pill

【组成】半夏、南星、天花粉、五灵脂、苦葶苈、巴豆、朱砂。(中医方剂大辞典)

太乙丹 tai yi dan

【英文名】Tai Yi Pellet

【组成】(1)广木香、麝香、丁香、茅术、沉香、西黄、雄黄。(中医方剂大辞典)(2)顶好藤黄、赤小豆、天南星、川五倍子、当门子。(中医方剂大辞典)(3)五灵脂、木鳖子、草乌、僵蚕、钱子地龙、川乌、防风、白胶香、麝香、脑子、好墨、桑柴炭。(中医方剂大辞典)

太乙散 tai yi san

【英文名】Tai Yi Powders

【异名】太一散(中医方剂大辞典、御药院方)

【组成】天浆子、蝎、防风、天麻、朱砂。(中医方剂大辞典)

太乙煎 tai yi jian

【英文名】Tai Yi Decoction

【组成】熟地、生地、山药、鳖甲、枣皮、丹皮、骨皮。(中医方剂大辞典)

太乙膏 tai yi gao

【英文名】Tai Yi Plaster

【组成】(1)麻油、桐油、血余。(中医方剂大辞典)(2)当归、生地、白芍、玄参、大黄、甘草。(中医方剂大辞典)(3)肉桂、白芷、当归、玄参、赤芍、生地、大黄、土木鳖、乳香、没药、阿魏、轻粉、血余、黄丹。(中医方剂大辞典)(4)赤芍药、生地黄、香白芷、玄参、官桂、大黄、当归、木鳖子、白及、绯丹、白蔹。(中医方剂大辞典)(5)玄参、白芷、生地、甘草、当归、血余、大黄。(中医方剂大辞典)(6)黄丹、木鳖子、巴豆、大麻子、柳枝、槐枝、桃枝、香白芷、苍术、杏仁、穿山甲、清油、没药、川芎、当归、人参、乳香、轻粉、黄连、黄芩、黄柏、铜青。(中医方剂大辞典)(7)脑子、轻粉、乳香、麝香、没药、黄丹。(中医方剂大辞典)(8)好虢丹、男生发、木鳖仁、肥白巴豆肉。(中医方剂大辞典)(9)白芷、乳香、没药、苍术、白胶香、石膏、黄丹。(中医方剂大辞典)

太子宝 tai zi bao

【英文名】Tan Zi Bao Liquid

【组成】太子参、灵芝、茯苓、山楂、麦芽、谷芽等。(《福建省药品标准》(1992年))

太仓丸 tai cang wan

【英文名】Tai Cang Pill

【组成】(1)白豆蔻仁、缩砂仁、陈仓米。(中医方剂大辞典)(2)白豆蔻仁、缩砂、陈米、丁香。(中医方剂大辞典)(3)桔皮、陈仓米。(中医方剂大辞典)

太仓散 tai cang san

【英文名】Tai Cang Powders

【组成】(1)仓米或白米。(中医方剂大辞典)(2)陈苍米、沉香末。(中医方剂大辞典)

太公丸 tai gong wan

【英文名】Tai Gong Pill

【组成】干姜、白矾。(中医方剂大辞典)

太平丸 tai ping wan

【英文名】Tai Ping Pill

【组成】(1)胆南星、木香、细辛、羌活、硼砂、冰片、酒化蟾酥、沉香、檀香、香橼、白芷、佛手。(中医方剂大辞典)(2)陈皮、厚朴、木香、乌药、白芥子、草豆蔻、三棱、蓬术、干姜、牙皂、泽泻。(中医方剂大辞典)(3)天门冬、麦门冬、知母、贝母、款冬花、杏仁、当归、地黄、黄连、阿胶珠、蒲黄、京墨、桔梗、薄荷、白蜜、麝香。(中医方剂大辞典)(4)黄连、芍药。(中医方剂大辞典)

太平散 tai ping san

【英文名】Tai Ping Powders

【组成】川乌、生草乌、生半夏、荜茇、生南星、细辛、胡椒、蟾酥。(中医方剂大辞典)

太平膏 tai ping gao

【英文名】Tai Ping Ointment

【组成】(1)紫菀茸、款冬花、杏仁霜、知母、川贝母、茜根、薄荷末、百药煎、粉草、海粉、诃子肉、嫩儿茶。(中医方剂大辞典)(2)片脑、轻粉、乳香、没药、麝。(中医方剂大辞典)(3)防风、荆芥、栀子、连翘、黄芩、大黄、羌活、独活、当归、生地、赤芍、甘草、金银花、五倍子、两头尖、头发、白及、白蔹、山慈菇、香油。(中医方剂大辞典)

太白丸 tai bai wan

【英文名】Tai Bai Pill

【异名】大白丸(中医方剂大辞典、普济方);太白丹(中医方剂大辞典)

【组成】(1)石灰、蛤粉。(中医方剂大辞典)(2)天麻、细辛、芎䓖、白附子、天南星、半夏、蝎梢、寒水石、附子、白僵蚕、阿胶、人参。(中医方剂大辞典)(3)玄明石、半夏、硫黄。(中医方剂大辞典)

太白丹 tai bai dan

【英文名】Tai Bai Pellet

【组成】(1)天南星、细辛、附子、芎、天麻、半夏、白附子、青皮、木香、寒水石、白僵蚕。(中医方剂大辞典)(2)通明白矾、成炼钟乳、寒水石。(中医方剂大辞典)(3)枯矾、寒水石、元精石、半夏、天虫、天南星、白附子。(中医方剂大辞典)(4)鹿角霜、瓷药、蛤粉、天南星、白蒺藜、蝉蜕、麝香、川乌头。(中医方剂大辞典)

太白汤 tai bai tang

【英文名】Tai Bai Decoction

【组成】附子、青桔皮、茴香子、干姜、木香。(中医方剂大辞典)

太白散 tai bai san

【英文名】Tai Bai Powders

【组成】(1)白石膏。(中医方剂大辞典)(2)石膏、川芎、甘草。(中医方剂大辞典)(3)附子、草乌头、天南星、藿香叶、人参、当归、水银、麝香。(中医方剂大辞典)(4)天南星、乌蛇肉、蝎梢、白附子、川乌头尖。(中医方剂大辞典)(5)粉霜、轻粉、白牵牛。(中医方剂大辞典)(6)山芋。(中医方剂大辞典)

太白膏 tai bai gao

【英文名】Tai Bai Plaster

【组成】寒水石。(中医方剂大辞典)

太玄丹 tai xuan dan

【英文名】Tai Xuan Pellet

【组成】白犀角、山慈菇、玄明粉、麻黄、血竭、甘草、黄连、雄黄。(中医方剂大辞典)

太圣散 tai sheng san

【英文名】Tai Sheng Powders

【组成】御米壳、甘草、芍药、川芎。(中医方剂大辞典)

太阳丸 tai yang wan

【英文名】Tai Yang Pill

【组成】硫黄、附子。(中医方剂大辞典)

太阳丹 tai yang dan

【英文名】Tai Yang Pellet

【组成】(1)大川乌、石膏、白芷、甘菊。(中医方剂大辞典)(2)北细辛、麻黄、干姜、桂枝、附子。(中医方剂大辞典)(3)石膏、川芎、白芷、甘草、脑子。(中医方剂大辞典)(4)川乌、南星。(中医方剂大辞典)(5)脑子、川芎、甘草、白芷各、石膏、大川乌。(中医方剂大辞典)

太阳汤 tai yang tang

【英文名】Tai Yang Decoction

【组成】白术、炒干姜、当归、炒山药、熟附子、甘草、白芍、生姜、红枣。(中医方剂大辞典)

太阳膏 tai yang gao

【英文名】Tai Yang Plaster(药品标准－中药成方制剂标准)

【组成】薄荷油、阿拉伯胶、骨胶。(药品标准－中药成方制剂标准 1991 年)

太阴丸 tai yin wan

【英文名】Tai Yin Pill

【组成】淮干面、老紫苏。(中医方剂大辞典)

太极丸 tai ji wan

【英文名】Tai Ji Pill

【组成】(1)茯苓、赤石脂、胎发、朱砂、肉苁蓉、破故纸、巴戟、龙骨、鹿角霜。(中医方剂大辞典)(2)生兔、雄黄。(中医方剂大辞典)(3)黄柏、知母、破故纸、胡桃仁、砂仁。(中医方剂大辞典)

太极丹 tai ji dan

【英文名】Tai Ji Pellet

【组成】五倍子。(中医方剂大辞典)

太极光 tai ji guang

【英文名】Tai Ji Guang Powders

【组成】孔雀尾、乳香、没药、蜈蚣、全蝎、磁石、麝香、蝼蛄、雄黄、朱砂、水银、牙硝、硫黄。(中医方剂大辞典)

太极汤 tai ji tang

【英文名】Tai Ji Decoction

【组成】知母、黄柏、破故纸、胡桃肉、砂仁。(南京中医学院学报 1992,(2))

太极膏 tai ji gao

【英文名】Tai Ji Plaster

【异名】鸡蛋膏(中医方剂大辞典)

【组成】柳枝、桑枝、槐枝、桃枝、李枝、梅枝、杏枝、鸡蛋、葱、真好铅粉、真麻油。(中医方剂大辞典)

太极霜 tai ji shuang

【英文名】Tai Ji Agent

【组成】黑铅。(中医方剂大辞典)

太和丸 tai he wan

【英文名】Tai He Pill

【组成】(1)桔皮、砂仁、山楂、木香、白芍、茯苓、神曲、半夏曲、白术、麦芽、当归、炙香附、蔻仁、炒苍术、甘草。(中医方剂大辞典)(2)红丹、杏仁、巴豆仁、乳香、没药。(中医方剂大辞典)(3)白术、陈皮、半夏、神曲、麦芽、山楂、泽泻、川连、扁豆、山药、茯苓、白蔻、砂仁、莲子、香附、谷精草、甘草、薏仁。(中医方剂大辞典)(4)紫苏、陈皮、香附、羌活、苍术、川芎、枳壳、山楂、神曲、麦芽、炙甘草。(中医方剂大辞典)(5)白术、白茯苓、怀山药、莲肉、当归身、白芍药、陈皮、川黄连、山楂、枳实、半夏、神曲、香附、木香、龙眼肉、炙甘草、人参、白豆蔻、嫩黄芪。(中医方剂大辞典)(6)人参、白术、白茯苓、半夏、枳实、陈皮、当归、川芎、香附、白芍药、神曲、麦芽、山楂、木香、厚朴、萝卜子、缩砂、炙甘草。(中医方剂大辞典)(7)人参、白术、白茯苓、陈皮、半夏、枳实、黄连、当归、山楂、木香、白芍、香附、神曲、麦芽、白豆蔻、龙眼、炙大粉草。(中医方剂大辞典)

太和汤 tai he tang

【英文名】Tai He Decoction

【组成】前胡、枇杷叶、鳖甲、白茯苓、桔梗、白芷、五味子、白术、厚朴、半夏、京三棱、藿香、防风、人参、柴胡、桂、桑白皮、当归、芍药、枳壳、牡丹皮、炙甘草、知母、杏仁。(中医方剂大辞典)

太和饼 tai he bing

【英文名】Tai He Bing Pill

【组成】人参、白术、白茯苓、山药、木香、炙甘草、肉果、白豆蔻、砂仁、山楂肉、史君子肉。(中医方剂大辞典)

太和散 tai he san

【英文名】Tai He Powders

【组成】(1)紫苏、陈皮、香附、羌活、枳壳、苍术、厚朴、山楂、神曲、麦芽、炙草。(中医方剂大辞典)(2)干地黄、当归、人参、地骨皮、赤芍药、甘草。(中医方剂大辞典)(3)梧桐律、生于地黄、白茯苓、华阴细辛、川芎、升麻、香白芷、麝香、青盐、猪牙皂角。(中医方剂大辞典)

太和膏 tai he gao

【英文名】Tai He Ointment

【组成】当归、川芎、肉苁蓉、舶上茴香、川苦楝、破故纸、白茯苓、枸杞子、葫芦巴、远志、白术、黄蜡、葱白、胡桃。(中医方剂大辞典)

太府丹 tai fu dan

【英文名】Tai Fu Pellet

【组成】甘遂。(中医方剂大辞典)

太素丹 tai su dan

【英文名】Tai Su Pellet

【异名】白丹(中医方剂大辞典、普济方)
【组成】炼成钟乳粉、真阳起石。(中医方剂大辞典)

太素膏 tai su gao
【英文名】Tai Su Ointment
【组成】轻粉、冰片。(中医方剂大辞典)

太清饮 tai qing yin
【英文名】Tai Qing Drink
【组成】知母、石斛、木通、石膏。(中医方剂大辞典)

太清散 tai qing san
【英文名】Tai Qing Powders
【组成】铜青、姜粉。(中医方剂大辞典)

太碧丹 tai bi dan
【英文名】Tai Bi Pellet
【组成】光明砂、滑石、腻粉、舶上硫黄、鹰粪小巴豆。(中医方剂大辞典)

太一白丸 tai yi bai wan
【英文名】Tai Yi Bai Pill
【组成】狼毒、桂心、乌头、附子、芍药。(中医方剂大辞典)

太一赤丸 tai yi chi wan
【英文名】Tai Yi Chi Pill
【异名】太乙赤丸(中医方剂大辞典、普济方)
【组成】朱砂、硼砂、硇砂、铅白霜、粉霜、舶上硫黄、干漆、金银箔、金牙石、紫石英、天麻、川羌活、独活、巴豆去。(中医方剂大辞典)

太一神丹 tai yi shen dan
【英文名】Tai Yi Shen Pellet
【组成】上好砒霜、寒水石、龙脑、麝香。(中医方剂大辞典)

太乙灵丹 tai yi ling dan
【英文名】Tai Yi Ling Pellet
【组成】丹参、赤小豆、鬼箭羽、红芽大戟、锦纹大黄、生香附、金银花、文蛤壳、滑石、法半夏、桔梗、雌黄、山慈姑、茅术、紫苏叶、新会皮、广藿香、千金霜、明雄黄、川乌、广木香、山豆根、生麻黄、升麻、朱砂、北细辛、麝香。(中医方剂大辞典)

太乙金丹 tai yi jin dan
【英文名】Tai Yi Jin Pellet
【组成】全蝎、防风、白附子、僵蚕、天麻、朱砂、牛胆南星、天竺黄、蝉蜕、麝香、牛黄、天浆子、干蟾、赤脚蜈蚣。(中医方剂大辞典)

太乙神丹 tai yi shen dan
【英文名】Tai Yi Shen Pellet
【组成】雄黄、文蛤、山慈姑、红芽大戟、千金子、朱砂、麝香。(中医方剂大辞典)

太乙神针 tai yi shen zhen
【英文名】Tai Yi Shen Zhen Powders
【组成】(1)艾绒、硫黄、麝香、乳香、没药、松香、桂枝、杜仲、枳壳、皂角、细辛、川芎、独活、雄黄、山甲、白芷、全蝎。(中医方剂大辞典)(2)人参、三七、山羊血、千年健、钻地风、肉桂、真川椒、乳香、没药、穿山甲、小茴香、苍术、真蕲艾、甘草、麝香、防风。(中医方剂大辞典)(3)羌活、独活、黄连、麝香、乳香。(中医方剂大辞典)

太乙神灸 tai yi shen jiu
【英文名】Tai Yi Shen Jiu Agent
【组成】僵蚕、全虫、薄荷、蟾酥、雄黄、荆芥、二乌、防风、灵仙、麝香、牙消、辰砂、白芷、潮脑、粉草。(中医方剂大辞典)

太乙神浆 tai yi shen jiang
【英文名】Tai Yi Shen Jiang Drink
【组成】肥蟹、好严漆。(中医方剂大辞典)

太平丸酒 tai ping wan jiu
【英文名】Tai Ping Wan Wine
【组成】糯米酒糟、红曲、六神曲、小麦麸、白僵蚕、全蝉蜕。(中医方剂大辞典)

太素神丹 tai su shen dan
【英文名】Tai Su Shen Pellet
【组成】牡蛎、硫黄、腻粉。(中医方剂大辞典)

太傅白膏 tai fu bai gao
【英文名】Tai Fu Bai Ointment
【异名】太一神膏(中医方剂大辞典)
【组成】蜀椒、附子、升麻、巴豆、芎䓖、杏仁、狸骨、细辛、白芷、甘草、白术。(中医方剂大辞典)

太一万金丹 tai yi wan jin dan
【英文名】Tai Yi Wan Jin Pellet
【组成】代赭石、全蝎、朱砂、琥珀、南星、白附子、防风、乌蛇肉、天麻、麝。(中医方剂大辞典)

太一归魂散 tai yi gui hun san
【英文名】Tai Yi Gui Hun Powders
【组成】五灵脂、木鳖肉、粉霜、朱砂、腻粉、巴豆、川乌。(中医方剂大辞典)

太一守中丹 tai yi shou zhong dan
【英文名】Tai Yi Shou Zhong Pellet
【组成】熟干地黄、天门冬、远志、白茯苓、萆薢、实子、木香、人参、地骨皮、牛膝、地肤子。(中医方剂大辞典)

太一护命丸 tai yi hu ming wan
【英文名】Tai Yi Hu Ming Pill
【异名】太乙护命丸(中医方剂大辞典、普济方)
【组成】(1)甘菊花、麦门冬、枸杞子、白术、人参、白茯苓、远志、菖蒲、桂、熟干地黄。(中医方剂大辞典)(2)阳起石、硫黄、附子、金星石、银星石、白石英、紫石英、礞石、滑石、消石、凝水石、磁石、太阴玄精石、

甘锅子、不灰木、丹砂、巴豆、杏仁。(中医方剂大辞典)

太一金华散 tai yi jin hua san

【英文名】Tai Yi Jin Hua Powders

【异名】太乙金华散(中医方剂大辞典、幼幼新书)

【组成】木香、官桂、白干姜、陈皮、白芜荑、当归、白术、吴茱萸、大黄、槟榔、附子、黄连、皂荚、巴豆、肉豆蔻。(中医方剂大辞典)

太一金锁丹 tai yi jin suo dan

【英文名】Tai Yi Jin Suo Pellet

【组成】钟乳、芡实、大豆黄卷、巴戟天、附子、补骨脂、鹿茸、肉苁蓉。(中医方剂大辞典)

太一保生丹 tai yi bao sheng dan

【英文名】Tai Yi Bao Sheng Pellet

【组成】全蝎、白附子、直僵蚕、牛胆南星、蝉壳、琥珀、麝、防风、朱砂。(中医方剂大辞典)

太一追命丸 tai yi zhui ming wan

【英文名】Tai Yi Zhui Ming Pill

【组成】蜈蚣、丹砂、附子、矾石、雄黄、藜芦、鬼臼、巴豆。(中医方剂大辞典)

太一追命丹 tai yi zhui ming dan

【英文名】Tai Yi Zhui Ming Pellet

【异名】夺命丸(中医方剂大辞典、圣济总录)

【组成】蜈蚣、巴豆、附子、白矾、藜芦、雄黄、鬼臼。(中医方剂大辞典)

太一神应膏 tai yi shen ying gao

【英文名】Tai Yi Shen Ying Ointment

【组成】川乌、草乌、黄连、黄柏、赤芍、白芍、玄胡索、归尾、良姜、木鳖、僵蚕、乱发、紫荆皮、地龙、石南藤、川山甲、白芷、川芎、牵牛、槐花、五倍子、地骨皮、杏仁、花椒、茴香、茅香、玄参、苍耳、桂皮、南星、瓜蒌、苦参、苍术、五加皮、防风、熟地黄、密陀僧、丁香、内消、藁本、生地黄、何首乌、细辛、江子、蓖麻子、旱莲草、人参、百药煎、黄芪、羌活、甘草节、五灵脂、地蜈蚣根、独活。(中医方剂大辞典)

太一神明丸 tai yi shen ming wan

【英文名】Tai Yi Shen Ming Pill

【组成】雄黄、真珠、丹砂、藜芦、附子、斑蝥、杏仁、地胆、矾石、赤足蜈蚣、巴豆、鬼臼、特生礜石。(中医方剂大辞典)

太一神精丹 tai yi shen jing dan

【英文名】Tai Yi Shen Jing Pellet

【组成】丹砂、曾青、雌黄、雄黄、磁石、金牙。(中医方剂大辞典)

太一银朱丹 tai yi yin zhu dan

【英文名】Tai Yi Yin Zhu Pellet

【异名】太乙银朱丹(中医方剂大辞典、普济方)

【组成】黑铅、水银、铁粉、甘草、天南星、朱砂、腻粉。(中医方剂大辞典)

太一麝香汤 tai yi she xiang tang

【英文名】Tai Yi She Xiang Pill

【组成】草乌头、细辛、新茶芽。(中医方剂大辞典)

太乙无名丸 tai yi wu ming wan

【英文名】Tai Yi Wu Ming Pill

【组成】三棱、莪术、归尾、赤芍、元胡、槟榔、五灵脂、干漆、广木香、干姜、神曲、莱菔子、芒消、吴萸、黑丑、山楂、牛膝、红曲、枳实、枳壳、紫硇砂、大黄、大腹皮。(中医方剂大辞典)

太乙五行膏 tai yi wu xing gao

【英文名】Tai Yi Wu Xing Ointment

【组成】牛蹄甲、马蹄甲、驴蹄甲、猪蹄甲、羊蹄甲、连翘、三棱、莪术、黑丑、白丑、木香、胡连、沙参、地骨皮、玄参、柴胡、白芥子、天花粉、山楂、麦芽、神曲。(中医方剂大辞典)

太乙吸毒膏 tai yi xi du gao

【英文名】Tai Yi Xi Du Plaster

【组成】炮山甲、金银花、生大黄、全当归、上广皮、天花粉、赤芍、大生地、薄荷叶、青防风、香白芷、大贝母、制乳香、制没药、甘草节、皂角刺。(中医方剂大辞典)

太乙还元丹 tai yi huan yuan dan

【英文名】Tai Yi Huan Yuan Pellet

【组成】炮附、人参、白术、炮姜、半夏、陈皮、炙草、沉香、白蔻、丁香、茯苓、神曲。(中医方剂大辞典)

太乙灵应膏 tai yi ling ying gao

【英文名】Tai Yi Ling Ying Plaster

【组成】玄参、生地黄、大黄、黄柏、黄芩、槐花、红花、白芷、官桂、血竭、当归须、地榆、川羌活、乳香、没药、赤芍药、杏仁、防风、猪牙皂、白胶香、刘寄奴。(中医方剂大辞典)

太乙金锁丸 tai yi jin suo wan

【英文名】Tai Yi Jin Suo Pill

【组成】五色龙骨、覆盆子、莲蕊、芡实、鼓子花。(中医方剂大辞典)

太乙备急散 tai yi bei ji san

【英文名】Tai Yi Bei Ji Powders

【组成】雄黄、桂心、芫花、丹砂、蜀椒、藜芦、巴豆、野葛、附子。(中医方剂大辞典)

太乙保生丹 tai yi bao sheng dan

【英文名】Tai Yi Bao Sheng Pellet

【组成】(1)人参、防风、天麻、蝎梢、龙脑、茯神、首草、枣仁、朱砂、麝香。(中医方剂大辞典)(2)羚羊角、蝉衣、牛蒡、白附子、橘红、僵蚕、天麻、桔梗、生南星、全蝎、牙皂、蟾酥、当门子、蜣螂、车前、天竺黄、

茯神。(中医方剂大辞典)

太乙保和汤 tai yi bao he tang

【英文名】Tai Yi Bao He Decoction

【异名】紫草透肌汤(中医方剂大辞典)

【组成】桔梗、紫草、川芎、山楂、木通、人参、红花、生地、甘草、糯米。(中医方剂大辞典)

太乙保安膏 tai yi bao an gao

【英文名】Tai Yi Bao An Ointment

【组成】羌活、僵蚕、草乌、独活、川乌、麻黄、桂枝、乌药、防风、当归、良姜、荆芥、小枫藤、闹羊花。(中医方剂大辞典)

太乙种子丸 tai yi zhong zi wan

【英文名】Tai Yi Zhong Zi Pill

【组成】鱼鳔、真桑螵蛸、韭子、莲须、熟地、杜仲、牛膝、枸杞子、沙蒺藜、人参、菟丝子、天冬、龟板、鹿茸、破故纸、肉苁蓉、白茯苓、远志肉、当归、青盐。(中医方剂大辞典)

太乙神应丸 tai yi shen ying wan

【英文名】Tai Yi Shen Ying Pill

【组成】人乳、牛乳、白果汁、杜仲、破故纸、白鲜皮、白茯苓、川牛膝、当归、黍米金丹。(中医方剂大辞典)

太乙消毒丸 tai yi xiao du wan

【英文名】Tai Yi Xiao Du Pill

【组成】生大黄、大麻、麻黄、干姜、松萝茶、绿豆粉、甘草、朱砂、雄黄。(中医方剂大辞典)

太乙流金方 tai yi liu jin fang

【英文名】Tai Yi Liu Jin Prescription

【组成】雄黄、雌黄、矾石、鬼箭、羖羊角。(中医方剂大辞典)

太乙救主丹 tai yi jiu zhu dan

【英文名】Tai Yi Jiu Zhu Pellet

【组成】牙猪心、金箔纸、真辰砂。(中医方剂大辞典)

太乙救苦丹 tai yi jiu ku dan

【英文名】Tai Yi Jiu Ku Pellet

【组成】丹参、箭羽、饭豆、藿香、大黄、升麻、桔梗、广皮、银花、毛姑、倍子、香附、茅术、麻黄、豆根、半夏、木香、苏叶、滑石、大戟、千金霜、细辛、川乌、雌黄、雄黄、朱砂、麝香。(中医方剂大辞典)

太乙救苦散 tai yi jiu ku san

【英文名】Tai Yi Jiu Ku Powders

【组成】火消、雄精、麝香。(中医方剂大辞典)

太乙混元丹 tai yi hun yuan dan

【英文名】Tai Yi Hun Yuan Pellet

【组成】紫河车、白梅花、辰砂、滑石、香附米、粉草、甘松、莪术、砂仁、益智、山药、人参、黄芪、白茯苓、白茯神、远志、桔梗、木香、麝香、牛黄、天竺黄。(中医方剂大辞典)

太乙紫金丹 tai yi zi jin dan

【英文名】Tai Yi Zi Jin Pellet

【组成】山慈姑、川文蛤、红芽大戟、白檀香、安息香、苏合油、千金霜、雄黄、琥珀、冰片、当门子。(中医方剂大辞典)

太乙紫金片 tai yi zi jin pian

【英文名】Tai Yi Zi Jin Tablet

【组成】茅慈菇、五倍子、千金子霜、红毛大戟、麝香、梅冰片、苏合油。(中医方剂大辞典)

太乙紫金锭 tai yi zi jin ding

【英文名】Tai Yi Zi Jin Lozenges

【异名】玉枢丹(中医方剂大辞典)

【组成】(1)毛慈姑、文蛤、大戟、千金霜、雄黄、朱砂、麝香、丁香、冰片。(中医方剂大辞典)(2)生大黄、茅苍术、川芎、紫苏、黄柏、荆芥、大茴、香附、桂皮、薄荷、细辛、杜仲、陈皮、生草、川椒。(中医方剂大辞典)(3)山慈姑、五倍子、麝香、千金子、红芽大戟、朱砂、雄黄、山豆根。(中医方剂大辞典)(4)红芽大戟、千金子、草河车、朱砂、腰面雄黄、毛慈姑、五倍子、麝香。(中医方剂大辞典)

太乙聚宝丹 tai yi ju bao dan

【英文名】Tai Yi Ju Bao Pellet

【组成】薄荷、儿茶、青黛、明雄黄、人中白、黄柏。(中医方剂大辞典)

太乙镇金丹 tai yi zhen jin dan

【英文名】Tai Yi Zhen Jin Pellet

【组成】生姜。(中医方剂大辞典)

太上五神茶 tai shang wu shen cha

【英文名】Tai Shang Wu Shen Medicinal Instant Granule

【组成】陈细六安茶、山楂、麦芽、紫苏叶、陈皮、厚朴、干姜。(中医方剂大辞典)

太上五蛊丸 tai shang wu gu wan

【英文名】Tai Shang Wu Gu Pill

【组成】雄黄、椒目、巴豆、莽草、芫花、真朱、鬼臼、矾石、藜芦、斑蝥、蜈蚣、獭肝、附子。(中医方剂大辞典)

太上青金丹 tai shang qing jin dan

【英文名】Tai Shang Qing Jin Pill

【组成】芫花、黑豆、巴豆、五灵脂。(中医方剂大辞典)

太上混元丹 tai shang hun yuan dan

【英文名】Tai Shang Hun Yuan Pellet

【组成】紫河车、沉香、人参、白茯苓、苁蓉、乳香、麝香。(中医方剂大辞典)

太上紫霞丹 tai shang zi xia dan

【英文名】Tai Shang Zi Xia Pellet

【组成】硫黄、针砂、五倍子。(中医方剂大辞典)

太上避瘟散 tai shang bi wen san

【英文名】Tai Shan Bi Wen Powders

【组成】朱砂、白芷、木香、檀香、薄荷冰。

太山磐石散 tai shan pan shi san

【英文名】Tai Shan Pan Shi Powders

【组成】人参、黄芪、白术、炙甘草、当归、川芎、白芍药、熟地黄、续断、糯米、黄芩、砂仁。(中医方剂大辞典)

太平养肺丸 tai ping yang fei wan

【英文名】Tai Ping Yang Fei Pill

【组成】酒制熟地、生地、天冬、麦冬、当归、杏仁、川贝、冬花、阿胶、桔梗、蒲黄、京墨、百部、诃子肉、梅片、麝香。(中医方剂大辞典)

太白再生丸 tai bai zai sheng wan

【英文名】Tai Bai Zai Sheng Pill

【组成】阳起石、生硫黄、南星、大附子。(中医方剂大辞典)

太白蓼胶囊 tai bai liao jiao nang

【英文名】Tai Bai Liao Capsule

【组成】太白蓼。(陕西中医 1983,4(5))

太阳二妙丸 tai yang er miao wan

【英文名】Tai Yang Er Miao Pill

【组成】黄柏、独活。(中医方剂大辞典)

太阳经嚏药 tai yang jing ti yao

【英文名】Tai Yang Jing Ti Yao Powders

【组成】防风、羌活、红豆。(中医方剂大辞典)

太阳流珠丹 tai yang liu zhu dan

【英文名】Tai Yang Liu Zhu Pellet

【组成】硫黄、马牙消、盐花、硼砂。(中医方剂大辞典)

太阳紫粉丹 tai yang zi fen dan

【英文名】Tai Yang Zi Fen Pellet

【组成】硫黄、马牙消、水银。(中医方剂大辞典)

太阴玄精丸 tai yin xuan jing wan

【英文名】Tai Yin Xuan Jing Pill

【组成】太阴玄精、铁粉。(中医方剂大辞典)

太极升降丸 tai ji sheng jiang wan

【英文名】Tai Ji Sheng Jiang Pill(药品标准 - 中药成方制剂标准)

【组成】僵蚕、蝉蜕、姜黄、大黄、天竺黄、冰片、胆南星。(药品标准 - 中药成方制剂标准 1990 年)

太极黑铅膏 tai ji hei qian gao

【英文名】Tai Ji Hei Qian Plaster

【组成】锅煤、松香、青黛、水粉、杏仁、西铜绿、乳香、没药、上片、上寸。(中医方剂大辞典)

太和妙灵丸 tai he miao ling wan

【英文名】Tai He Miao Ling Pill(药品标准 - 中药成方制剂标准)

【异名】太和妙灵丹(药品标准 - 中药成方制剂标准)

【组成】钩藤、僵蚕、全蝎、天麻、羌活、荆芥穗、防风、柴胡、薄荷、蓼大青叶、金银花、法半夏、天竺黄、天南星、橘红、赤芍、栀子、黄芩、关木通、麦冬、玄参、甘草、羚羊角粉、琥珀粉、朱砂、冰片。(药品标准 - 中药成方制剂标准 1991 年)

太岳活血丹 tai yue huo xue dan

【英文名】Tai Yue Huo Xue Pellet

【组成】乱发、栗楔、皂角刺、大黑豆、花桑枝、蓖麻仁、乳香、细墨、硇砂。(中医方剂大辞典)

太真红玉膏 tai zhen hong yu gao

【英文名】Tai Zhen Hong Yu Plaster

【异名】红玉膏(中医方剂大辞典、串雅内篇)

【组成】轻粉、滑石、杏仁。(中医方剂大辞典)

太清四扇丹 tai qing si shan dan

【英文名】Tai Qing Si Shan Pellet

【异名】通神保明丹(中医方剂大辞典、圣济总录)

【组成】丹砂、麒麟竭、没药、麝香。(中医方剂大辞典)

太仓公蜂房散 tai cang gong feng fang san

【英文名】Tai Cang Gong Feng Fang Powders

【组成】露蜂房、冰片、白僵蚕、乳香。(中医方剂大辞典)

太仓公辟瘟丹 tai cang gong pi wen dan

【英文名】Tai Cang Gong Pi Wen Pellet

【组成】茅术、台乌、黄连、白术、羌活、川芎、草乌、细辛、紫草、防风、独活、藁本、白芷、香附、当归、荆芥、天麻、官桂、甘松、三奈、干姜、麻黄、牙皂、芍药、甘草、麝香。(中医方剂大辞典)

太阴玄精石散 tai yin xuan jing shi san

【英文名】Tai Yin Xuan jing shi Powders

【组成】玄精石、石决明、蝉蜕、羌活、甘草、菊花。(中医方剂大辞典)

太一神明陷冰丸 tai yi shen ming xian bing wan

【英文名】Tai Yi Shen Ming Xian Bing Pill

【组成】雄黄、丹砂、礜石、大黄、当归、巴豆、芫青、桂心、真珠、附子、蜈蚣、乌头、犀角、鬼臼、射罔、黎芦、麝香、牛黄、人参、杏仁、蜥蜴、斑蝥、樗鸡、地胆。(中医方剂大辞典)

太一流金大道散 tai yi liu jin da dao san

【英文名】Tai Yi Liu Jin Da Dao Powders

【组成】踯躅花、肉桂、干姜、附子、细辛、朱砂、皂角、藜芦、牡丹皮。(中医方剂大辞典)

太乙救苦万珍膏 tai yi jiu ku wan zhen gao

【英文名】Tai Yi Jiu Ku Wan Zhen Plaster

【组成】当归、厚朴、青皮、丹皮、白芍、杏仁、牛膝、全虫、白头翁、杜仲、松节、蒲公英、桔梗、灵仙、川连、五灵脂、海藻、腹皮、五味子、榆白皮、五加皮、栀子、槿皮、桃仁、甘草、木通、防风、连翘、蜈蚣、桑皮、白芷、木瓜、枳壳、桂心、樟丹、香油、山甲、川芎。(中

医方剂大辞典)

太乙救苦辟瘟丹 tai yi jiu ku bi wen dan

【英文名】Tai Yi Jiu Ku Bi Wen Pellet

【组成】麻黄、升麻、广藿香、广陈皮、绵纹大黄、山慈姑、广木香、山豆根、饭赤豆、鬼箭羽、千金子、雌黄、川乌、麝香、杜苏叶、桔梗、明雄黄、金银花、香附、川五倍、苍术、大半夏、紫丹参、劈砂、红芽大戟、北细辛、滑石。(中医方剂大辞典)

太白九转还元丹 tai bai jiu zhuan huan yuan dan

【英文名】Tai Bai Jiu Zhuan Huan Yuan Pellet

【组成】南星、白芷、半夏、花粉、川乌、川贝母、草乌、麝香、山慈姑、真磁石。(中医方剂大辞典)

太上延年万胜追魂散 tai shang yan nian wan sheng zhui hun san

【英文名】Tai Shang Yan Nian Wan Sheng Zhui Hun Powders

【组成】人参、柴胡、杏仁、天灵盖、蜀椒、桃柳心。(中医方剂大辞典)

太上灵应无比神异膏 tai shang ling ying wu bi shen yi gao

【英文名】Tai Shang Ling Ying Wu Bi Shen Yi Plaster

【组成】露蜂房、蛇蜕皮、玄参、绵黄芪、杏仁、黄丹、乱发。(中医方剂大辞典)

犬骨灰涂方 quan gu hui tu fang

【英文名】Quan Gu Hui Paste

【组成】犬枯骨。(中医方剂大辞典)

尤美抗菌脂 you mei kang jun zhi

【英文名】You Mei Kang Jun Zhi Plaster

【组成】金银花、野菊花、苦地丁、黄连、苍耳子等。(京卫药准字(93)-14号)

廿四味流气饮 nian si wei liu qi yin

【英文名】Nian Si Wei Liu Qi Drink

【组成】半夏、陈皮、厚朴、青皮、甘草、香附、紫苏叶、人参、赤茯苓、干木瓜、白术、白芷、麦门冬、草果仁、肉桂、蓬莪术、大腹皮、丁香皮、槟榔、木香、木通、沉香、枳壳、大黄。(中医方剂大辞典)

戈制半夏 ge zhi ban xia

【英文名】Ge Zhi Ban Xia Powders

【组成】姜半夏、龙涎香、毛橘红、伽楠香。(中医方剂大辞典)

巨圣散 ju sheng san

【英文名】Ju Sheng Powders

【组成】大黄、乳香、麝香、丹砂、腻粉、雄黄、蝎梢、白附子。(中医方剂大辞典)

巨用散 ju yong san

【英文名】Ju Yong Powder

【组成】当归、桔梗、瞿麦穗、桂府滑石、海蛤、灯心草、甘草。(中医方剂大辞典)

巨胜丸 ju sheng wan

【英文名】Ju Sheng Pill

【组成】(1)金铃子、知母、小茴香、单枝甘草、广木香、秋蚕沙、莲子心、好芽茶。(中医方剂大辞典)(2)巨胜子、白茯苓、甘菊花。(中医方剂大辞典)(3)巨胜子、覆盆子、巴戟、天雄、酸枣仁、甘菊花、白茯苓、薯蓣、桂心、天门冬、熟干地黄。(中医方剂大辞典)(4)巨胜、杏仁、细辛、生地黄、陈桔皮、续断、旋覆花、覆盆子、白芷、附子、秦皮、桂心、青葙子、秦椒、熟干地黄。(中医方剂大辞典)

巨胜丹 ju sheng dan

【英文名】Ju Sheng Pellet

【异名】巨胜丸(中医方剂大辞典、普济方)

【组成】巨胜、当归、生地黄、芍药、胡粉。(中医方剂大辞典)

巨胜汤 ju sheng tang

【英文名】Ju Sheng Decoction

【组成】巨胜、甘草、麦门冬、芍药。(中医方剂大辞典)

巨胜酒 ju sheng jiu

【英文名】Ju Sheng Wine

【异名】巨胜浸酒(中医方剂大辞典、圣济总录)

【组成】巨胜、薏苡仁、生干地黄。(中医方剂大辞典)

巨胜散 ju sheng san

【英文名】Ju Sheng Powders

【组成】巨胜、白茯苓、泽泻。(中医方剂大辞典)

巨胜粥 ju sheng zhou

【英文名】Ju Sheng Gruel

【组成】巨胜子。(中医方剂大辞典)

巨胜煎 ju sheng jian

【英文名】Ju Sheng Decoction

【组成】巨胜、地黄、杏仁、桂末、黑豆黄子、乳苏。(中医方剂大辞典)

巨胜子丸 ju sheng zi wan

【英文名】Ju Sheng Zi Pill

【组成】(1)巨胜子、柏子仁、生地黄、熟地黄、酸枣仁、人参、茯苓、山药、楮实、莲肉、续断、五味子、牛膝、何首乌、枸杞子、肉苁蓉、破故纸、巴戟、天门冬、覆盆子、菟丝子、芡实、鹿茸、胡桃。(中医方剂大辞典)(2)胡麻、生地、菟丝子、肉苁蓉、枸杞子、破故纸、杜仲、茯苓、当归、牛膝、麦冬、五味子、人参、附子、何首乌。(中医方剂大辞典)(3)熟地黄、生地黄、首乌、牛膝、天门、枸杞、苁蓉、菟丝、巨胜子、茯苓、柏子仁、天雄、酸枣仁、破故纸、巴戟、五味子、覆盆子、山药、楮实、续断、韭子、鸡头实、川椒、莲蕊、胡芦巴、木香。(中医方剂大辞典)

巨胜七子丸 ju sheng qi zi wan

【英文名】Ju Sheng Qi Zi Pill

【组成】甘菊花、旋覆花、吴白芷、白茯苓、牛膝、覆盆子、旱莲子。(中医方剂大辞典)

巨胜七宝丸 ju sheng qi bao wan

【英文名】Ju Sheng Qi Bao Pill

【组成】猬皮、附子、白矾、硫黄、榼藤子、猪牙皂角、皂角刺。(中医方剂大辞典)

巨胜茯苓丸 ju sheng fu ling wan

【英文名】Ju Sheng Fu Ling Pill

【组成】巨胜、白茯苓。(中医方剂大辞典)

止气汤 zhi qi tang

【英文名】Zhi Qi Decoction

【组成】熟地、肉桂、茯苓、丹皮、麦冬。(中医方剂大辞典)

止失汤 zhi shi tang

【英文名】Zhi Shi Decoction

【组成】人参、当归、麦冬、山茱萸。(中医方剂大辞典)

止吐汤 zhi tu tang

【英文名】Zhi Tu Decoction

【组成】(1)扁豆衣、扁豆花、旋复花、代赭石、砂仁壳、豆蔻壳、藿香、姜竹茹、陈皮、姜半夏、茯苓、炒吴茱萸、炒黄连。(中医方剂大辞典)(2)胡椒菜。(中医方剂大辞典)

止吐散 zhi tu san

【英文名】Zhi Tu Powders

【组成】白术、茯苓、砂仁、藿香、半夏、陈皮、炙草、丁香。(中医方剂大辞典)

止传汤 zhi chuan tang

【英文名】Zhi Chuan Decoction

【组成】熟地、玄参、百合、白芥子、荆芥、茯苓、沙参、地骨皮、桑叶。(中医方剂大辞典)

止血丸 zhi xue wan

【英文名】Zhi Xue Pill

【组成】椿皮、旱三七。(中医方剂大辞典)

止血丹 zhi xue dan

【英文名】Zhi Xue Pellet

【组成】(1)川连、湘黄、降香末、血余、煅龙骨、陀僧、血竭、蒲黄炭、生半夏。(中医方剂大辞典)(2)川军炭、槐花炭、蒲黄炭、当归炭、阿胶炭。(中医方剂大辞典)(3)蒲黄。(中医方剂大辞典)

止血方 zhi xue fang

【英文名】Zhi Xue Prescription

【组成】马齿苋、益母草、生蒲黄、茜草、仙鹤草、地榆、升麻。(山东中医杂志 1983,(5))

止血片 zhi xue pian

【英文名】Zhi Xue Tablet(药品标准-中药成方制剂标准)

【组成】墨旱莲、地锦草、拳参、土大黄、珍珠母。(药品标准-中药成方制剂标准 1991 年)

止血汤 zhi xue tang

【英文名】Zhi Xue Decoction

【组成】(1)当归、川芎、官桂。(中医方剂大辞典)(2)当归头、川芎、白术、炙草、白芍、黄芩、生地、干姜、升麻、棕炭。(中医方剂大辞典)

止血灵 zhi xue ling

【英文名】Zhi Xue Ling Tablet

【组成】补骨脂、赤石脂。(中级医刊 1985,20(4))

止血饮 zhi xue yin

【英文名】Zhi Xue Drink

【组成】藕节汁、侧柏汁、茅根汁、韭汁、童便。(中医方剂大辞典)

止血剂 zhi xue ji

【英文名】Hemostatic agents(中国中医药学主题词表)

【定义】指以止血药为主组成,治疗血溢脉外,离经妄行而出现的吐血、衄血、咳血、便血、尿血、崩漏等各种出血证。(方剂学)

止血药 zhi xue yao

【英文名】Zhi Xue Yao Powders

【组成】陈石灰、黄连、黄柏、大黄。(中医方剂大辞典)

止血粉 zhi xue fen

【英文名】Zhi Xue Powders

【组成】(1)川贝母、阿胶珠、三七面。(中医方剂大辞典)(2)韭汁、石灰。(中医方剂大辞典)

止血胶 zhi xue jiao

【英文名】Zhi Xue Glue(药品标准-中药成方制剂标准)

【组成】白及、阿胶。(药品标准-中药成方制剂标准 1998 年)

止血散 zhi xue san

【英文名】Zhi Xue Powders

【组成】(1)陈石灰、大黄。(中医方剂大辞典)(2)干蝙蝠、代赭、头发、红蓝花、蝟皮。(中医方剂大辞典)(3)乌樟根、白芷、鹿茸、当归、芎藭、干地黄、续断。(中医方剂大辞典)(4)白矾、孩儿茶。(中医方剂大辞典)(5)莲蓬壳、黄绢、血余、百草霜、棕榈皮。(中医方剂大辞典)(6)参三七。(中医方剂大辞典)(7)钓樟根、当归、芎藭、干地黄、续断、鹿茸、龙骨。(中医方剂大辞典)(8)狗头骨灰、黄丹、密陀僧、血竭、石灰。(中医方剂大辞典)(9)血竭末。(中医方剂大辞典)(10)龙骨、无名异、乳香、没药、五倍子、白矾。(中医方剂大辞典)(11)花蕊石、阿胶珠、大蓟、小蓟、侧柏炭、焦栀、牡蛎、龙骨、代赭石。(中医方剂大辞典)(12)血竭、没药、龙骨、灯心、苏木、桔梗、降真香、当归、鸡、红花。(中医方剂大辞典)(13)皂角刺、胡桃仁、破故纸、槐花。(中医方剂大辞典)

(14)千叶石榴花。(中医方剂大辞典)(15)风化石灰、麒麟血、鸡子。(中医方剂大辞典)(16)白矾、红花、乳香、没药、芦荟。(中医方剂大辞典)

止血煎 zhi xue jian

【英文名】Zhi Xue Decoction

【组成】马勃、大黄。(中医杂志 1989,(4))

止血膏 zhi xue gao

【英文名】Zhi Xue Ointment

【组成】梨汁、藕汁、茅根汁、生地、侧柏叶、当归、青蒿。(中医方剂大辞典)

止汗汤 zhi han tang

【英文名】Zhi Han Decoction

【组成】(1)生地、元参、沙参、石斛、麦冬、山栀、连翘、竹叶、龙骨、牡蛎、浮小麦、五倍子。(中医方剂大辞典)(2)当归、黄芪、枣仁。(中医方剂大辞典)

止汗粉 zhi han fen

【英文名】Zhi Han Powders(中医方剂大辞典、医钞类编)

【组成】(1)牡蛎粉、龙骨、浮麦。(中医方剂大辞典)(2)麻黄根、牡蛎粉、败扇灰、栝楼、白术、米粉。(中医方剂大辞典)

止汗散 zhi han san

【英文名】Zhi Han Powders

【异名】止汗汤(中医方剂大辞典、嵩崖尊生);败蒲散(中医方剂大辞典、痘疹传心录)

【组成】(1)牡蛎、白术、白芷、甘草、防风。(中医方剂大辞典)(2)故蒲扇灰。(中医方剂大辞典)(3)人参、白术、茯苓、黄芪、当归、甘草。(中医方剂大辞典)(4)人参、当归、熟地、麻黄根、黄连、浮小麦、大枣。(中医方剂大辞典)(5)牡蛎、小麦麸。(中医方剂大辞典)(6)白茯苓、牡蛎粉。(中医方剂大辞典)

止红汤 zhi hong tang

【英文名】Zhai Hong Decoction

【组成】梨子、鲜藕、荷叶、茅根、大枣、柿饼。(中医方剂大辞典)

止红散 zhi hong san

【英文名】Zhi Hong Powders

【组成】柴胡、胡黄连、宣连。(中医方剂大辞典)

止声汤 zhi sheng tang

【英文名】Zhi Sheng Decoction

【组成】麻黄、天门冬、桔梗、甘草、茯苓、山豆根、射干、陈皮、半夏、青黛。(中医方剂大辞典)

止呃汤 zhi e tang

【英文名】Zhi E Decoction

【组成】(1)茯神、苍术、白术、薏仁、芡实、半夏、人参、陈皮、丁香、吴茱萸。(中医方剂大辞典)(2)茯神、苍术、白术、薏仁、芡实、半夏、人参、陈皮、丁香、吴茱萸。(中医方剂大辞典)

止呕汤 zhi ou tang

【英文名】Zhi Ou Decoction

【组成】木瓜。(中医方剂大辞典)

止呕煎 zhi ou jian

【英文名】Zhi Ou Decoction

【组成】吴萸、干姜、砂仁。(中医方剂大辞典)

止鸣丹 zhi ming dan

【英文名】Zhi Ming Pellet

【组成】白芍、柴胡、炒栀子、生地、麦冬、菖蒲、茯苓、半夏。(中医方剂大辞典)

止疟丹 zhi nue dan

【英文名】Zhi Nue Pellet

【组成】常山、草果仁、半夏曲、香附米、青皮、真六神曲。(中医方剂大辞典)

止疟饮 zhi nue yin

【英文名】Zhi Nue Drink

【组成】青皮、陈皮、当归、知母、乌梅。(中医方剂大辞典)

止疟果 zhi nue guo

【英文名】Zhi Nue Guo(中医方剂大辞典、何氏济生论)

【组成】大荸荠。(中医方剂大辞典)

止泪丹 zhi lei dan

【英文名】Zhi Lei Pellet

【组成】甘石、硼砂、铜绿、麝香、冰片。(中医方剂大辞典)

止泪汤 zhi lei tang

【英文名】Zhi Lei Decoction

【组成】菊花、酒黄芩、决明子、细辛、车前子、薏苡仁。(中医方剂大辞典)

止泪散 zhi lei san

【英文名】Zhi Lei Powders

【组成】炉甘石、海螵蛸、片脑。(中医方剂大辞典)

止泻丸 zhi xie wan

【英文名】Zhi Xie Pill

【异名】止泻丸(中医方剂大辞典、脉因证治、赤水玄珠)

【组成】(1)云苓、薄荷、陈仓米、苏梗、藿香、防风、烟灰。(中医方剂大辞典)(2)肉豆蔻、滑石。(中医方剂大辞典)

止泻方 zhi xie fang

【英文名】Zhi Xie Prescription

【组成】车前子、炒山楂、宣木瓜、罂粟壳。(辽宁中医杂志 1982,(7))

止泻水 zhi xie shui

【英文名】Zhi Xie Decoction

【组成】茯苓、苍术、陈皮、山楂、黄芩。(湖北中医杂志

1983,(3))

止泻汤 zhi xie tang

【英文名】Zhi Xie Decoction

【组成】(1)陈皮、白术、赤苓、甘草、苍术。(中医方剂大辞典)(2)白术、茯苓、炙甘草、白芍、陈皮、车前、木通。(中医方剂大辞典)

止泻灵 zhi xie ling

【英文名】Zhi Xie Ling Powders

【组成】(1)苍术、茯苓、滑石、甘草、猪苓、鸡内金、焦神曲、焦麦芽、焦山楂、藿香。(黑龙江中医药 1988,(1))(2)党参、白术、茯苓、车前子、木香、胡椒、黄芪、肉桂、丁香、黄连。(陕西中医 1993,14(9))

止泻定 zhi xie ding

【英文名】Zhi Xie Ding Capsule

【组成】铁苋菜、黄连素、甘草。(中医杂志 1986,27(6))

止泻粉 zhi xie fen

【英文名】Zhi Xie Powders

【组成】雄黄、枯矾、冰片、儿茶、樟丹、黄柏、松香、诃子、御米壳。(山东中医杂志 1991,10(4))

止泻液 zhi xie ye

【英文名】Zhi Xie Decoction

【组成】炒神曲、炒麦芽、山药、炒白术、带壳高粱、车前子。(时珍国药研究 1992,3(2))

止泻散 zhi xie san

【英文名】Zhi Xie Powders

【组成】党参、白术、扁豆、山药、云苓、泽泻、薏米、莲肉、陈皮、甘草。(中医方剂大辞典);车前子、白茯苓、山药、炙甘草。(中医方剂大辞典)

止泻膏 zhi xie gao

【英文名】Zhi Xie Ointment

【组成】苍白术、车前子、云苓、诃子、苡米、吴萸、丁香、胡椒、山楂。(山东中医杂志 1985,(5))

止沸汤 zhi fei tang

【英文名】Zhi Fei Decoction

【组成】熟地、麦冬、地骨皮。(中医方剂大辞典)

止经丸 zhi jing wan

【英文名】Zhi Jing Pill

【组成】条芩、阿胶。(中医方剂大辞典)

止经汤 zhi jing tang

【英文名】Zhi Jing Decoction

【组成】当归、白芍药、熟地、川芎、香附、阿胶、黄芩、蒲黄、白术、侧柏叶、砂仁、甘草。(中医方剂大辞典)

止带丸 zhi dai wan

【英文名】Zhi Dai Pill

【组成】(1)鹿角霜、牡蛎、醋炙海螵蛸、酒炒当归、酒炒白芍、熟地、盐水炒杜仲、川断、盐水炒潼蒺藜、茯苓、莲心、盐黄柏、醋椿根皮。(2)当归、川芎、白术、人参、山药、杜仲、香附、青黛、牡蛎、破故纸、续断、椿根皮。(中医方剂大辞典)

止带片 zhi dai pian

【英文名】Zhi Dai Tablet(药品标准－中药成方制剂标准)

【组成】白术、苍术、陈皮、荆芥、党参、甘草、柴胡、山药、车前子、白芍。(药品标准－中药成方制剂标准 1997 年)

止带汤 zhi dai tang

【英文名】Zhi Dai Decoction

【组成】(1)桑螵蛸、海螵蛸、生龙骨、生牡蛎、莲须、白果、菟丝子、沙苑子、桑寄生、薏苡仁、茯苓、川续断。(中医方剂大辞典)(2)龙胆草、黄柏、生地、当归、赤芍、椒目、甘草。(中医方剂大辞典)

止咯膏 zhi ka gao

【英文名】Zhi Ka Ointment

【组成】生地、牛膝。(中医方剂大辞典)

止咳丸 zhi ke wan

【英文名】Zhi Ke Pill(药品标准－中药成方制剂标准)

【组成】川贝母、罂粟壳、防风、桔梗、葶苈子、紫苏子、法半夏、麻黄、白前、前胡、紫苏叶、厚朴、白果、桑叶、黄芩、硼砂、南沙参、薄荷、陈皮、枳壳、茯苓、甘草。(药品标准－中药成方制剂标准 1996 年)

止咳片 zhi ke pian

【英文名】Zhi Ke Tablet(药品标准－中药成方制剂标准)

【组成】百部、前胡、苦杏仁。(药品标准－中药成方制剂标准 1991 年)

止咳散 zhi ke san

【英文名】Zhi Ke Powders

【组成】桑皮、川贝、寸冬、甘草。(中医方剂大辞典)

止咳煎 zhi ke jian

【英文名】Zhi Ke Decoction

【组成】黄芩、杏仁、川贝、紫菀、冬花、陈皮、生艾叶、地龙、蝉衣。(陕西中医 1990,11(4))

止迷汤 zhi mi tang

【英文名】Zhi Mi Decoction

【组成】白茯苓、生甘草、瓜蒂、陈皮。(中医方剂大辞典)

止逆丸 zhi ni wan

【英文名】Zhi Ni Pill

【组成】沉香、丁香、木香、吴茱萸、半夏、水银、硫黄。(中医方剂大辞典)

止逆汤 zhi ni tang

【英文名】Zhi Ni Decoction

【组成】(1)附子、白术、车前子、吴茱萸。(中医方剂大

辞典)(2)川干姜、甘草。(中医方剂大辞典)

止逆饮 zhi ni yin

【英文名】Zhi Ni Drink

【组成】陈墨。(中医方剂大辞典)

止衄汤 zhi nv tang

【英文名】Zhi Nv Decoction

【组成】(1)人乳、童便、好酒。(中医方剂大辞典)(2)生地、麦冬、玄参。(中医方剂大辞典)

止衄散 zhi nv san

【英文名】Zhi Nv Powders

【组成】(1)绵黄芪、赤茯苓、芍药、当归、炙阿胶、熟干地黄。(中医方剂大辞典)(2)蒲黄、建青黛、滴乳香、净没药、真血竭、明硼砂。(中医方剂大辞典)(3)黄芪、赤茯苓、白芍药、当归、生地黄、阿胶、甘草、柏叶。(中医方剂大辞典)(4)黄芪、赤茯苓、白芍药、当归、生干地黄、阿胶。(中医方剂大辞典)

止射丹 zhi she dan

【英文名】Zhi She Pellet

【组成】黄芩、槐花、荆芥、瓦松、生地、当归。(中医方剂大辞典)

止息汤 zhi xi tang

【英文名】Zhi Xi Decoction

【组成】人参、熟地、牛膝、麦冬、破故纸、胡桃仁、干姜。(中医方剂大辞典)

止疳散 zhi gan san

【英文名】Zhi Gan Powders

【组成】芦荟、黄连、薄荷、茯苓、甘草、半夏、桑白皮。(中医方剂大辞典)

止疼丹 zhi teng dan

【英文名】Zhi Teng Pellet(中医方剂大辞典、幼幼新书)

【组成】大黄、芒硝、血竭、没药。(中医方剂大辞典)

止疼散 zhi teng san

【英文名】Zhi Teng Powders

【组成】高良姜。(中医方剂大辞典)

止痉汤 zhi jing tang

【英文名】Zhi Jing Decoction

【组成】紫丹参、杭白芍、葛根、广地龙。(中医杂志 1985,26(3))

止痉散 zhi jing san

【英文名】Zhi jing Powders

【组成】全蝎、蜈蚣。(中医方剂大辞典)

止消丸 zhi xiao wan

【英文名】Zhi Xiao Pill

【组成】菟丝子、茯苓、莲肉、五味子。(中医方剂大辞典)

止消汤 zhi xiao tang

【英文名】Zhi Xiao Decoction

【组成】石膏、人参、茯神、玄参、生地、知母、麦芽、谷芽、神曲。(中医方剂大辞典)

止崩汤 zhi beng tang

【英文名】Zhi Beng Decoction

【组成】(1)生地炭、熟地炭、阿胶珠、莲房炭、山萸炭、当归身、黑升麻、黑芥穗、仙鹤草、五味子、五倍子、茅根炭、鸡冠花炭。(中医方剂大辞典)(2)当归、川芎、白芍、生地、荆芥、条芩、防风、升麻、白术、蒲黄、阿胶、地榆、黄柏。(中医方剂大辞典)

止旋饮 zhi xuan yin

【英文名】Zhi Xuan Drink

【组成】大黄、岕茶、枳实、生姜。(中医方剂大辞典)

止痒丸 zhi yang wan

【英文名】Zhi Yang Pill

【组成】生地、玄参、当归、红花、茜草、白芍、苦参、苍耳子、白蒺藜。(中医方剂大辞典)

止痒汤 zhi yang tang

【英文名】Zhi Yang Decoction

【组成】(1)皮胶、白矾、硫黄、蛤蟆草。(中医方剂大辞典)(2)大粉甘草。(中医方剂大辞典)

止痒酊 zhi yang ding

【英文名】Zhi Yang Tincture(药品标准-中药成方制剂标准)

【组成】白鲜皮、土荆皮、苦参。(药品标准-中药成方制剂标准 1998 年)

止痒散 zhi yang san

【英文名】Zhi Yang Powders

【组成】活虾蟆。(中医方剂大辞典)

止淋散 zhi lin san

【英文名】Zhi Lin Powders

【组成】地丁、刘寄奴。(中医方剂大辞典)

止喘丸 zhi chuan wan

【英文名】Zhi Chuan Pill

【组成】荜茇、胡椒、人参、胡桃肉。(中医方剂大辞典)

止喘灵 zhi chuan ling

【英文名】Zhi Chuan Ling Decoction

【组成】炙麻黄、甘草、白果、射干、杏仁、茶叶、生姜、葱白。(浙江中医杂志 1990,(3))

止喘膏 zhi chuan gao

【英文名】Zhi Chuan Ointment

【组成】川乌、连翘、当归、白芷、木鳖子、白芷、官桂、茯苓、赤芍、草乌、白薇、牙皂、桑枝、枣枝、乌药、桃枝、柳枝。(中西医结合杂志 1991,(5))

止啼汤 zhi ti tang

【英文名】Zhi Ti Decoction

【组成】(1)黄连、甘草。(中医方剂大辞典)(2)人参、黄芪、当归、麦冬、橘红、甘草、天花粉。(中医方剂

大辞典)

止喧丹 zhi xuan dan

【英文名】Zhi Xuan Pellet

【组成】白芍、柴胡、栀子、熟地、山茱萸、麦冬、白芥子。(中医方剂大辞典)

止遗汤 zhi yi tang

【英文名】Zhi Yi Decoction(中医方剂大辞典、保婴撮要)

【组成】莲须、芡实、益智仁、盐知母、黄柏、菟丝子、茯神、龙骨、牡蛎、沙苑蒺藜、首乌、枸杞子、金樱子。(中医方剂大辞典)

止痘丹 zhi dou dan

【英文名】Zhi Dou Pellet

【组成】生甘草、金银花、玄参、贝母、苦参、丹皮、黄芩。(中医方剂大辞典)

止痢丸 zhi li wan

【英文名】Zhi Li Pill

【组成】(1)破故纸、乌梅炭、五味炭、赤石脂、禹余粮、煅龙骨、五倍子、山楂、海桐皮、诃子、罂粟壳、石榴皮、鸡冠花、明矾、明雄黄、椿根白皮、鹿角霜、牛角灰、羊角灰、荜茇、金樱子。(中医方剂大辞典)(2)生黄芪、熟黄芪、生大黄、熟大黄。(中医方剂大辞典)

止痢汤 zhi li tang

【英文名】Zhi Li Decoction

【组成】(1)银花、焦山楂、地榆、苦参、黄连、木香、甘草、雄黄、葛根、榔片、滑石。(四川中医 1990,8(7))(2)穿心莲、鱼腥草、黄柏。(新中医 1975,(2))

止痢灵 zhi li ling

【英文名】Zhi Li Ling Decoction

【组成】黄芩、黄柏、白头翁、马齿苋、秦皮、白芍、槟榔、木香。(南京中医学院学报 1987,(2))

止痢散 zhi li san

【英文名】Zhi Li Powders(中医方剂大辞典、全国中药成药处方集)

【组成】赤石脂、白龙骨、阿胶、诃子肉、广木香、干姜、黄连、制甘草。(中医方剂大辞典)

止痫灵 zhi xian ling

【英文名】Zhi Xian Ling Medicinal Instant Granule

【组成】黄芪、黄精、柴胡、三棱、莪术、丹参、川芎、二丑末、青礞石、菖蒲 10g,川连面、黄芩、蜈蚣、生龙骨、生牡蛎、珍珠母。(中医杂志 1986,27(3))

止痫散 zhi xian san

【英文名】Zhi Xian Powders

【组成】羚羊角粉、雄黄、琥珀、全蝎、僵蚕、薄荷、钩藤、朱砂、蝉蜕、蜈蚣、牛黄、天竺黄、天麻、甘草、珍珠、麝香、金箔。(河北中医 1988,(2))

止痛丸 zhi tong wan

【英文名】Zhi Tong Pill

【组成】(1)羌活、郁李仁、大黄、槟榔、木香、桂心、川芎。(中医方剂大辞典)(2)高良姜、没药。(中医方剂大辞典)(3)芸薹子、斑蝥。(中医方剂大辞典)(4)吴茱萸、槟榔、茴香子。(中医方剂大辞典)(5)生地、栀子、黄芩、柴胡、黄连、元参、寸冬、大黄、木香、白芷、丁香、苍术、木通、辛荑、乳香、小茴、薄荷、羊草。(中医方剂大辞典)(6)木鳖子肉、胡椒。(中医方剂大辞典)

止痛方 zhi tong fang

【英文名】Zhi Tong Prescription

【组成】(1)生石膏、郁金、白芍、菊花、僵虫、蔓荆子、炒枣仁、夜交藤、龙骨、山栀、红花、石斛。(吉林中医 1987,(4))(2)防风、川芎、天麻、白芷、菊花、羌活、地龙、枳壳。(陕西中医 1990,11(7))

止痛水 zhi tong shui

【英文名】Zhi Tong Liquid(药品标准－中药成方制剂标准)

【组成】闹羊花、防己、延胡索、细辛。(药品标准－中药成方制剂标准 1990 年)

止痛快 zhi tong kuai

【英文名】Zhi Tong Kuai Decoction

【组成】当归、母草、川苇、细辛、丹参、白芍、泽兰、元胡、乌药、白芷。(陕西中医 1989,10(1))

止痛灵 zhi tong ling

【英文名】Zhi Tong Ling Tablet

【组成】木香、九香虫等。(湖南中医学院学报 1990,10(3))

止痛饮 zhi tong yin

【英文名】Zhi Tong Drink

【组成】生姜、豆豉、胡椒。(中医方剂大辞典)

止痛药 zhi tong yao

【英文名】Zhi Tong Yao Powders

【组成】当归、牛膝、川芎、淮生苄、赤芍药、白芷、羌活、独活、杜仲、续断、肉桂、八角茴香、乳香、没药、南木香、丁皮、沉香、血竭。(中医方剂大辞典)

止痛酊 zhi tong ding

【英文名】Zhi Tong Tincture

【组成】川乌、草乌、细辛、红花等。

止痛液 zhi tong ye

【英文名】Zhi Tong Decoction

【组成】蟾酥、人工牛黄等。(山东中医杂志 1992,11(1))

止痛散 zhi tong san

【英文名】Zhi Tong Powders

【异名】止疼散(中医方剂大辞典、医学纲目)

【组成】(1)大蒜、巴豆、盐豉。(中医方剂大辞典)(2)归身、西红花、血竭、乳香、没药、三七、元寸。(中医方剂大辞典)(3)乳香、没药、人中白、木耳、自然铜。(中医方剂大辞典)(4)黄麻、头发、乳香。(中医方剂大辞典)(5)柴胡、甘草、瓜蒌根、当归、黄芩、生地黄。(中医方剂大辞典)(6)防风、荆芥、当归、蕲艾、牡丹皮、鹤虱、升麻、苦参、铁线透骨草、赤芍药、川椒、甘草。(中医方剂大辞典)(7)桃胶、松脂、黄柏。(中医方剂大辞典)(8)木香、紫葛、檀香、川朴硝。(中医方剂大辞典)(9)铅霜、白矾、黄柏、麝香。(中医方剂大辞典)(10)小麦。(中医方剂大辞典)

止痛膏 zhi tong gao

【英文名】Zhi Tong Plaster

【组成】(1)油、当归、白芷、桂心、芎䓖、藁本、细辛、密陀僧、黄丹、麝香、鹿角胶、蜡、朱砂、盐花、腻粉、乳香。(中医方剂大辞典)(2)大皂荚针、白矾。(中医方剂大辞典)(3)莨菪子。(中医方剂大辞典)(4)泥蜂窠、乳香。(中医方剂大辞典)(5)朴硝、炉星灰。(中医方剂大辞典)(6)羊脂、松脂、猪脂。(中医方剂大辞典)

止渴丸 zhi ke wan

【英文名】Zhi Ke Pill

【组成】黄连、无名异。(中医方剂大辞典)

止渴汤 zhi ke tang

【英文名】Zhi Ke Decoction

【组成】(1)人参、甘草、麦门冬、茯苓、桔梗、天花粉、干葛、泽泻、干木瓜、百药煎、猪苓、缩砂仁。(中医方剂大辞典)(2)甘草、人参、麦门冬、茯苓、桔梗、天花粉、干葛、泽泻。(中医方剂大辞典)

止渴散 zhi ke san

【英文名】Zhi Ke Powders

【组成】金银花、蒲公英。(中医方剂大辞典)

止嗽丸 zhi sou wan

【英文名】Zhi Sou Pill(药品标准－中药成方制剂标准)

【组成】紫菀、白前、荆芥、甘草、百部、桔梗、陈皮。(药品标准－中药成方制剂标准 1989 年)

止嗽丹 zhi sou dan

【英文名】Zhi Sou Pellet

【组成】皂角、官桂、干姜、白矾。(中医方剂大辞典)

止嗽片 zhi sou pian

【英文名】Zhi Sou Tablet(药品标准－中药成方制剂标准)

【组成】紫菀、白前、荆芥、甘草、百部、桔梗、陈皮。(药品标准－中药成方制剂标准 1995 年)

止嗽饮 zhi sou yin

【英文名】Zhi Sou Drink

【组成】薏苡仁、杏仁、山药、竹叶、梨。(中医方剂大辞典)

止嗽散 zhi sou san

【英文名】Zhi Sou Powders(中国中医药学主题词表、三因)

【组成】(1)半夏、枯白矾。(中医方剂大辞典)(2)法半夏、冰糖、食盐。(中医方剂大辞典)(3)桔梗、荆芥、紫菀、百部、白前、甘草、陈皮。(中医方剂大辞典)(4)桔梗、甘草、白前、橘红、百部、紫菀。(中医方剂大辞典)

止嗽膏 zhi sou gao

【英文名】Zhi Sou Ointment

【组成】白芥子、枣仁、法半夏、蚤休、黄芩。(湖北中医杂志 1993,15(1))

止晕汤 zhi yun tang

【英文名】Zhi Yun Decoction

【组成】野菊、黄芩、生地、生石膏、云苓、桂枝、白术、泽泻、陈皮、半夏、龙骨、生牡蛎、甘草。(山东中医杂志 1984,(6))

止漏散 zhi lou san

【英文名】Zhi Lou Powders(中医方剂大辞典、圣济总录)

【组成】熟地、干姜。(中医方剂大辞典)

止久泻丸 zhi jiu xie wan

【英文名】Zhi Jiu Xie Pill

【组成】黄丹、枯矾、黄蜡、石榴皮。(中医方剂大辞典)

止血一号 zhi xue yi hao

【英文名】Zhi Xue Yi Hao Liquid

【组成】檵木、紫珠草、蒲公英。(中医急症通讯 1986,(9))

止血宁片 zhi xue ning pian

【英文名】Zhi Xue Ning Tablet(药品标准－中药成方制剂标准)

【组成】三七、紫珠草、马齿苋、槐花、血余炭、花蕊石。(药品标准－中药成方制剂标准 1998 年)

止血冲剂 zhi xue chong ji

【英文名】Zhi Xue Medicinal Instant Granule

【组成】黄连、半夏、赤芍、丹皮、茜草、白莲等。(中国医药学报 1989,4(3))

止血合剂 zhi xue he ji

【英文名】Zhi Xue Mixture

【组成】(1)地榆炭、仙鹤草、煅瓦楞、田三七、甘草。(湖南中医杂志 1989,(4))(2)杭白芍、炙甘草、炙乌贼骨、白芨片、生槐花、生地榆、脱力草。(3)生大黄、白芨片、参三七。(上海中医药杂志 1987,(4))(4)焦地榆、白芨、大蓟、小蓟、生大黄、甘草、阿胶、大枣。(陕西中医 1991,12(2))

止汗红粉 zhi han hong fen

【英文名】Zhi Han Hong Powders

【异名】红粉散(中医方剂大辞典、类证治裁)
【组成】麻黄根、牡蛎、赤石脂、龙骨。(中医方剂大辞典)

止汗神丹 zhi han shen dan
【英文名】Zhi Han Shen Pellet
【组成】人参、当归、北五味、桑叶。(中医方剂大辞典)

止汗粉药 zhi han fen yao
【英文名】Zhi Han Powders
【组成】牡蛎、附子、麻黄根。(中医方剂大辞典)

止汗温粉 zhi han wen fen
【英文名】Zhi Han Wen Powders
【组成】川芎、白芷、藁本。(中医方剂大辞典)

止冷泪散 zhi leng lei san
【英文名】Zhi Leng Lei Powders
【组成】雄黄、曾青、白矾、细辛、干姜、龙脑。(中医方剂大辞典)

止泻冲剂 zhi xie chong ji
【英文名】Zhi Xie Medicinal Instant Granule
【组成】杨梅根、黄锁梅根、山楂、金银花等。(云南中医杂志 1992,13(2))

止泻合剂 zhi xie he ji
【英文名】Zhi Xie Mixture
【组成】(1)葛根、黄芩、黄柏、白芍、槟榔、秦皮、木香、白头翁、马齿苋。(中西医结合杂志 1986,6(8))(2)黄连、葛根、黄芩、车前草、扁豆、山楂、湘神曲、藿香。(新中医 1990,(12))

止泻灵片 zhi xie ling pian
【英文名】Zhi Xie Ling Tablet(药品标准－中药成方制剂标准)
【组成】五倍子、鸡矢藤、车前草、儿茶、伏龙肝、陈皮、党参、白术、莱菔子、地胆草、滑石粉。(药品标准－中药成方制剂标准 1995 年)

止泻胶囊 zhi xie jiao nang
【英文名】Zhi Xie Capsule
【组成】青黛、白矾。(中药材 1992,15(1))

止泻糖浆 zhi xie tang jiang
【英文名】Zhi Xie Syrup
【组成】苍术、厚朴、陈皮、葛根、麦芽、黄芩、黄连、茯苓、扁豆、甘草。(湖南中医杂志 1987,(4))

止咳梨浆 zhi ke li jiang
【英文名】Zhi Ke Li Oral Liquid(药品标准－中药成方制剂标准)
【组成】梨清膏、陈皮、半夏、浙贝母、橘红。(药品标准－中药成方制剂标准 1990 年)

止喘灵剂 zhi chuan ling ji
【英文名】Zhi Chuan Ling Agent
【组成】炙麻黄、杏仁、白果、半夏、茶叶、甘草、射干、地龙、五味子、生姜。(国医论坛 1989,(6))

止痒药粉 zhi yang yao fen
【英文名】Zhi Yang Powders(中医方剂大辞典、圣济总录)
【组成】老松香、官粉、枯矾、乳香、轻粉、冰片、密陀僧、炉甘石。(中医方剂大辞典)

止痒药膏 zhi yang yao gao
【英文名】Zhi Yang Plaster
【组成】止痒药粉、祛湿药膏。(中医方剂大辞典)

止痒洗剂 zhi yang xi ji
【英文名】Zhi Yang Lotion(中医方剂大辞典、博济)
【组成】黄柏、地榆、苦参、甘草、银花、荆芥。(中医方剂大辞典)

止痒洗药 zhi yang xi yao
【英文名】Zhi Yang Lotion
【组成】苦参、地肤子、白鲜皮、蛇床子、鹤虱、大枫子、蜂房、川军、生杏仁、枯矾、黄柏。(山东中医杂志 1984,(3))

止遗合剂 zhi yi he ji
【英文名】Zhi Yi Mixture
【组成】当归、车前草、炙麻黄。(江苏中医 1990,11(8))

止痢宁片 zhi li ning pian
【英文名】Zhi Li Ning Tablet(药品标准－中药成方制剂标准)
【组成】穿心莲、苦参、木香。(药品标准－中药成方制剂标准 1990 年)

止痢冲剂 zhi li chong ji
【英文名】Zhi Li Granule(药品标准－中药成方制剂标准)
【组成】葛根、黄连、黄芩、木香、槟榔、地锦草。(药品标准－中药成方制剂标准 1991 年)

止痢合剂 zhi li he ji
【英文名】Zhi Li Mixture
【组成】(1)白头翁、火炭团、马齿苋、凤尾草、石榴皮。(新医药学杂志 1977,(6))(2)黄芩、黄柏、槟榔、白芍、白头翁、木香、秦皮、马齿苋。(安徽中医学院学报 1984,3(3))

止痢灵片 zhi li ling pian
【英文名】Zhi Li Ling Tablet
【组成】呋喃唑酮、蟾酥、雄黄。((85)苏卫药准字 1763－1 号)

止痢神丸 zhi li shen wan
【英文名】Zhi Li Shen Pill
【组成】川黄连、茱萸、粟壳。(中医方剂大辞典)

止痢胶囊 zhi li jiao nang
【英文名】Zhi Li Capsule

【组成】白头翁、石榴皮。

止痛仙丹 zhi tong xian dan

【英文名】Zhi Tong Xian Pellet

【组成】(1)人参、茯苓、天南星、附子。(中医方剂大辞典)(2)贯众、白芍、栀子、甘草。(中医方剂大辞典)

止痛煎剂 zhi tong jian ji

【英文名】Zhi Tong Decoction

【组成】大黄、苦参、赤芍、苏木、红花、黄柏、地榆、蒲公英、血竭。(实用中西医结合杂志 1993,6(3))

止渴锉散 zhi ke cuo san

【英文名】Zhi Ke Cuo Powders

【组成】枇杷叶、白干葛、生姜、大乌梅、大草果、淡竹叶、甘草。(中医方剂大辞典)

止嗽金丹 zhi sou jin dan

【英文名】Zhi Sou Jin Pellet

【组成】贝母、知母、桔梗、杏仁、乌梅、五味、花粉、清夏、冬花、白果仁。(中医方剂大辞典)

止嗽神丹 zhi sou shen dan

【英文名】Zhi Sou Shen Pellet

【组成】人参、白芍、酸枣仁、北五味子、麦冬、苏子、益智仁、白芥子。(中医方剂大辞典)

止嗽烟筒 zhi sou yan tong

【英文名】Zhi Sou Yan Tong

【组成】冬花蕊、鹅管石、雄黄、艾叶。(中医方剂大辞典)

止久泻痢丸 zhi jiu xie li wan

【英文名】Zhi Jiu Xie Li Pill

【组成】黄丹、明矾、黄蜡。(中医方剂大辞典)

止吐速效汤 zhi tu su xiao tang

【英文名】Zhi Tu Su Xiao Decoction

【组成】人参、白术、砂仁、茯苓、陈皮、麦芽、半夏、干姜、山楂。(中医方剂大辞典)

止吐透格汤 zhi tu tou ge tang

【英文名】Zhi Tu Tou Ge Decoction

【组成】陈皮、半夏、茯苓、厚朴、苍术、藿香、砂仁、白豆蔻。(中医方剂大辞典)

止血化瘀丹 zhi xue hua yu dan

【英文名】Zhi Xue Hua Yu Pellet

【组成】生地、黄连、三七、降香、赤芍、大黄、红花、当归、丹皮、黄芩、蒲黄、郁金、甘草、阿胶。(中医方剂大辞典)

止血凤灵丹 zhi xue feng ling dan

【英文名】Zhi Xue Feng Ling Pelllet

【组成】鲜鸡蛋、生半夏、真轻粉、爪儿血竭。(中医方剂大辞典)

止血立应散 zhi xue li ying san

【英文名】Zhi Xue Li Ying Powders

【组成】大黄、青黛、槐花、血余。(中医方剂大辞典)

止血立效散 zhi xue li xiao san

【英文名】Zhi Xue Li Xiao Powders

【组成】生地黄、熟地黄、枸杞、地骨皮、白芍药、当归。(中医方剂大辞典)

止血血竭散 zhi xue xue jie san

【英文名】Zhi Xue Xue jie Powders

【组成】血竭、龙骨、食盐、多年石灰。(中医方剂大辞典)

止血安宫汤 zhi xue an gong tang

【英文名】Zhi Xue An Gong Decoction

【组成】生地、黄柏、益母草、枳实、升麻、贯众、地榆。(吉林中医 1987,(6))

止血完肌散 zhi xue wan ji san

【英文名】Zhi Xue Wan Ji Powders

【组成】当归、海螵蛸、龙骨、鳖甲、乳香、血竭。(中医方剂大辞典)

止血补伤丹 zhi xue bu shang dan

【英文名】Zhi Xue Bu Shang Pellet

【组成】白附子、白芷、天麻、防风、生南星、羌活。(中医方剂大辞典)

止血灵胶囊 zhi xue ling jiao nang

【英文名】Zhi Xue Ling Capsule(药品标准－中药成方制剂标准)

【组成】扶芳藤、蒲公英、黄芪、地榆。(药品标准－中药成方制剂标准 1998 年)

止血定痛片 zhi xue ding tong pian

【英文名】Zhi Xue Ding Tong Tablet(药品标准－中药成方制剂标准)

【组成】三七、花蕊石、海螵蛸、甘草。(药品标准－中药成方制剂标准 1991 年)

止血定痛散 zhi xue ding tong san

【英文名】Zhi Xue Ding Tong Powders

【异名】止血定痛丹(中医方剂大辞典、内外验方秘传)

【组成】(1)生南星、生大黄、降香末、蒲黄炭、血竭、煅龙骨、黄连、儿茶、棉花灰、陈石灰。(中医方剂大辞典)(2)当归、乳香、没药、桃仁、川断、乌药、荆芥、防风、白芍、木通、甘草、陈皮。(中医方剂大辞典)(3)真檀香、陈矿灰、云苓、蝉蜕、蛇蜕、生半夏、珍珠、象皮。(中医方剂大辞典)

止血秘红丹 zhi xue mi hong dan

【英文名】Zhi Xue Mi Hong Pellet

【组成】盔沉、生赭石、大黄、生铁末、肉桂、旱三七。(中医方剂大辞典)

止血益母丸 zhi xue yi mu wan

【英文名】Zhi Xue Yi Mu Pill

【组成】益母草、大蓟、香附、丹参、条芩、熟地黄、萸肉、

干山药、白茯苓、丹皮、泽泻。(中医方剂大辞典)

止血清胃方 zhi xue qing wei fang

【英文名】Zhi Xue Qing Wei Prescription

【组成】蒲公英、白芨、五倍子、田七、乌贼骨、赤石脂、生大黄。(实用中西医结合杂志 1992,5(4))

止血黑绒絮 zhi xue hei rong xu

【英文名】Zhi Xue Hei Rong Xu

【组成】元参、茜草、寄奴、大黄、黄芩、黄柏、乌梅、五倍。(中医方剂大辞典)

止血痢疾丸 zhi xue li ji wan

【英文名】Zhi Xue Li Ji Pill

【组成】鸦胆子、桂元肉。(中医方剂大辞典)

止血愈疡汤 zhi xue yu yang tang

【英文名】Zhi Xue Yu Yang Decoction

【组成】党参、白术、茯苓、当归、白芍、丹参、三七、黄连、地榆、陈皮、白芨、甘草。(湖南中医学院学报 1993,13(2))

止汗生血饮 zhi han sheng xue yin

【英文名】Zhi Han Sheng Xue Drink

【组成】当归、川芎、麻黄根、桂枝、羌活、防风、羚羊角、天麻、附子、炙草、人参。(中医方剂大辞典)

止红肠辟丸 zhi hong chang pi wan

【英文名】Zhi Hong Chang Pi Pill(药品标准－中药成方制剂标准)

【组成】地黄、当归、黄芩、地榆、栀子、白芍、槐花、阿胶、荆芥穗、侧柏叶、黄连、乌梅、升麻。(药品标准－中药成方制剂标准 1990 年)

止红肠澼丸 zhi hong chang pi wan

【英文名】Zhi Hong Chang Pi Pill

【组成】生地炭、地榆炭、升麻、乌梅、黄连、当归、栀子、槐花、阿胶、黄芩、白芍、侧柏炭、荆芥穗。(中医方剂大辞典)

止呕人参汤 zhi ou ren shen tang

【英文名】Zhi Ou Ren Shen Decoction

【异名】人参汤(中医方剂大辞典、圣济总录)

【组成】人参、生芦根、栀子仁、萎蕤、黄芩、知母、茯苓、白术、石膏、桔皮。(中医方剂大辞典)

止呕四物汤 zhi ou si wu tang

【英文名】Zhi Ou Si Wu Decoction

【组成】当归、白芍、川芎、半夏、陈皮、人参、白术、白茯苓、枳壳、槟榔。(中医方剂大辞典)

止呕安胎饮 zhi ou an tai yin

【英文名】Zhi Ou An Tai Drink

【组成】人参、青皮、广皮、半夏、白茯苓、吴茱萸、炙草。(中医方剂大辞典)

止泪补肝散 zhi lei bu gan san

【英文名】Zhi Lei Bu Gan Powders

【组成】(1)白蒺藜、当归、熟地黄、川芎、白芍、木贼、防风、羌活、香附。(中医方剂大辞典)(2)蒺藜、当归、熟地黄、白芍药、川草、木贼、防风、夏枯草。(中医方剂大辞典)

止泻如神丸 zhi xie ru shen wan

【英文名】Zhi Xie Ru Shen Pill

【异名】如神止泻丸(中医方剂大辞典、局方)

【组成】半夏、苍术、川乌。(中医方剂大辞典)

止泻利颗粒 zhi xie li ke li

【英文名】Zhi Xie Li Granule(药品标准－中药成方制剂标准)

【组成】杨梅根、钻地风、山楂、金银花。(药品标准－中药成方制剂标准 1996 年)

止泻灵一号 zhi xie ling yi hao

【英文名】Zhi Xie Ling Yi Hao Powders

【组成】车前子、炒苍术、白茯苓、桂枝、薏苡仁、滑石、鸡内金等。(中医药学报 1989,(2))

止泻灵冲剂 zhi xie ling chong ji

【英文名】Zhi Xie Ling Medicinal Instant Granule

【组成】党参、白术、茯苓、山药、陈皮等。(《卫生部药品标准》(1995 年))

止泻灵颗粒 zhi xie ling ke li

【英文名】Zhi Xie Ling Granule(药品标准－中药成方制剂标准)

【组成】党参、白术、陈皮、白扁豆、甘草、薏苡仁、山药、莲子、泽泻、茯苓。(药品标准－中药成方制剂标准 1998 年)

止泻灵糖浆 zhi xie ling tang jiang

【英文名】Zhi Xie Ling Syrup(药品标准－中药成方制剂标准)

【组成】五倍子、鸡矢藤、车前草、儿茶、伏龙肝、陈皮、党参、白术、莱菔子、地胆草、滑石粉。(药品标准－中药成方制剂标准 1995 年)

止泻定痛丹 zhi xie ding tong dan

【英文名】Zhi Xie Ding Tong Pellet

【组成】人参、白术、附子、茯苓、泽泻、猪苓、肉桂。(中医方剂大辞典)

止泻胃苓丸 zhi xie wei ling wan

【英文名】Zhi Xie Wei Ling Pill

【组成】桂楠、赤苓、白术、苍术、陈皮、炙草、泽泻、猪苓、川朴、木通。(中医方剂大辞典)

止泻调中汤 zhi xie tiao zhong wan

【英文名】Zhi Xie Tiao Zhong Decoction

【组成】黄芪、党参、甘草、白术、当归、白芍、川芎、红花、附子、良姜、官桂。(中医方剂大辞典)

止泻温中散 zhi xie wen zhong san

【英文名】Zhi Xie Wen Zhong Powders

【组成】广木香、黄连、茯苓、川朴、砂仁、白芍、半夏、陈皮、于术、藿香、干姜、甘草、泽泻、车前子、丁香、沉香、人参、槟榔。(中医方剂大辞典)

止泻暖脐膏 zhi xie nuan qi gao

【英文名】Zhi Xie Nuan Qi Plaster

【异名】止泻丹(中医方剂大辞典、丁甘仁家传珍方选)

【组成】丁香、胡椒、硫黄、绿豆粉。(中医方剂大辞典)

止泻敷脐散 zhi xie fu qi san

【英文名】Zhi Xie Fu Qi Powders

【组成】吴萸、肉桂、黄连、木香、苍术。(陕西中医 1991,12(8))

止咳口服液 zhi ke kou fu ye

【英文名】Zhi Ke Liquid

【组成】紫菀、杏仁、菊花、桑叶、桔梗、牛蒡子、百部、玄参等。(时珍国药研究 1993,4(4))

止咳化痰丸 zhi ke hua tan wan

【英文名】Zhi Ke Hua Tan Pill

【组成】(1)天门冬、麦门冬、黄芩、半夏、款冬花、川贝母、桑白皮、生阿胶、制杏仁、五味子、甘草。(中医方剂大辞典)(2)桔皮、枯矾、胆南星、沉香、淡豆豉、川贝母、砂仁、法半夏、苏子、广木香、天竺黄、青礞石、葶苈、秋石。(中医方剂大辞典)

止咳化痰汤 zhi ke hua tan tang

【英文名】Zhi Ke Hua Tan Decoction

【组成】川贝、浙贝、制半夏、竹茹、冬花、炙桑皮。(中医方剂大辞典)

止咳平喘汤 zhi ke ping chuan tang

【英文名】Zhi Ke Ping Chuan Decoction

【组成】(1)炙麻黄、桔梗、陈皮、甘草、杏仁、百部、紫菀、款冬花、白前、板蓝根、生石膏。(安徽中医学院学报 1993,12(3))(2)炙麻黄、杏仁、黄芩、川贝、茶叶、生石膏、桑白皮、甘草、白果。(四川中医 1990,8(10))

止咳平喘膏 zhi ke ping chuan gao

【英文名】Zhi Ke Ping Chuan Ointment

【组成】黄车、大黄、麻黄、葶苈子、细辛、丹参。(山东中医杂志 1989,8(1))

止咳定喘丸 zhi ke ding chuan wan

【英文名】Zhi Ke Ding Chuan Pill

【组成】杏仁、麻黄、石膏、苏子、川朴、广皮、甘草、米壳、松萝茶。(中医方剂大辞典)

止咳定喘片 zhi ke ding chuan pian

【英文名】Zhi Ke Ding Chuan Tablet(药品标准－中药成方制剂标准)

【组成】香白芷、虎刺、矮地茶、罗汉果、水田七。(药品标准－中药成方制剂标准 1998 年)

止咳枇杷露 zhi ke pi pa lu

【英文名】Zhi Ke Pi Pa Distillate

【组成】百部、白前、枇杷叶、桑皮、桔梗。

止咳青果丸 zhi ke qing guo wan

【英文名】Zhi Ke Qing Guo Pill

【组成】藏青果、杏仁、麻黄、浙贝母、冬花、黄芩。

止咳桃花散 zhi ke tao hua san

【英文名】Zhi Ke Tao Hua Powders(药品标准－中药成方制剂标准)

【组成】川贝母、麝香、冰片、薄荷、朱砂、半夏、石膏。(药品标准－中药成方制剂标准 1997 年)

止咳橘红丸 zhi ke ju hong wan

【英文名】Zhi Ke Ju Hong Pill

【组成】桔红、杏仁、麦冬、法夏、石膏。

止咳喘冲剂 zhi ke chuan chong ji

【英文名】Zhi Ke Chuan Granule(药品标准－中药成方制剂标准)

【组成】满山红、桔梗、甘草。(药品标准－中药成方制剂标准 1991 年)

止咳橘红丸 zhi ke ju hong wan

【英文名】Zhi Ke Ju Hong Pill(药品标准－中药成方制剂标准)

【组成】化橘红、陈皮、法半夏、茯苓、甘草、紫苏子、苦杏仁、紫菀、款冬花、麦冬、瓜蒌皮、知母、桔梗、地黄、石膏。(药品标准－中药成方制剂标准 1990 年)

止带妙应丸 zhi dai miao ying wan

【英文名】Zhi Dai Miao Ying Pill

【组成】极陈石灰、茯苓、莲须、山药。(中医方剂大辞典)

止逆奠安汤 zhi ni dian an tang

【英文名】Zhi Ni Dian An Decoction

【组成】人参、白术、肉桂、丁香。(中医方剂大辞典)

止疼消肿汤 zhi teng xiao zhong tang

【英文名】Zhi Teng Xiao Zhong Decoction

【组成】黄连、生地、赤芍、归尾、赤茯苓、防风、细辛、大黄、桑白皮、甘菊、谷精草、生甘草。(中医方剂大辞典)

止痉愈风散 zhi jing yu feng san

【英文名】Zhi Jing Yu Feng Powders

【组成】全蝎、蜈蚣、炒芥穗、独活。(中医方剂大辞典)

止眩除晕汤 zhi xuan chu yun tang

【英文名】Zhi Xuan Chu Yun Decoction

【组成】半夏、桂枝、泽兰、陈皮、牛膝、生姜、车前子、牡蛎、白术、茯苓、琥珀。(陕西中医 1986,7(12))

止崩固冲汤 zhi beng gu chong tang

【英文名】Zhi Beng Gu Chong Decoction

【组成】白术、白芍、苦参、鹿角霜、续断、地榆炭、海螵蛸、淮山药、煅龙骨、煅牡蛎、茜草。(湖南中医杂志

1989,(3))

止脱救痢汤 zhi tuo jiu li tang

【英文名】Zhi Tuo Jiu Li Decoction

【组成】人参、白术、白芍、肉桂、茯苓、甘草、赤石脂末。(中医方剂大辞典)

止麻复原汤 zhi ma fu yuan tang

【英文名】Zhi Ma Fu Yuan Decoction

【组成】黄芪、丹参、川断、鸡血藤、桑枝、川芎、当归、山楂、黑木耳、桑寄生、红花、桃仁、桂枝、伸筋草、甘草、地龙。(陕西中医 1993,14(8))

止麻消痰饮 zhi ma xiao tan yin

【英文名】Zhi Ma Xiao Tan Drink

【组成】(1)黄连、半夏、瓜蒌、黄芩、茯苓、桔梗、枳壳、陈皮、天麻、细辛、甘草、南星。(中医方剂大辞典)(2)黄连、贝母、瓜蒌仁、黄芩、茯苓、桔梗、枳壳、橘红、南星、天麻、甘草、细辛。(中医方剂大辞典)

止痒永安汤 zhi yang yong an tang

【英文名】Zhi Yang Yong An Decoction(中医方剂大辞典、肘后方)

【组成】(1)苍术、麻黄、白芷、蝉蜕、薄荷、独活、赤芍、天麻、桃仁、甘草、荆芥穗、当归尾、僵蚕、藏红花。(中医方剂大辞典)(2)荆芥、防风、麻黄、桂枝、白芷、羌活、蝉衣、当归、赤芍、桃仁、红花。(中医方剂大辞典)

止痒消炎水 zhi yang xiao yan shui

【英文名】Zhi Yang Xiao Yan Liquid(药品标准－中药成方制剂标准)

【组成】苦参、白鲜皮、蛇床子、薄荷脑、冰片、水杨酸、麝香草酚。(药品标准－中药成方制剂标准 1994 年)

止焚安胎饮 zhi fen an tai yin

【英文名】Zhi Fen An Tai Drink(中医方剂大辞典、本事)

【组成】白菊、青蒿、茯苓、生地、知母、白术、人参、天花粉。(中医方剂大辞典)

止痛二姜丸 zhi tong er jiang wan

【英文名】Zhi Tong Er Jiang Pill

【组成】良姜、干姜、乳香、没药、细辛、枳实、延胡、灵脂、炒白术、丁香、白豆蔻。(中医方剂大辞典)

止痛太阳丹 zhi tong tai yang dan

【英文名】Zhi Tong Tai Yang Pellet

【组成】川乌、天南星。(中医方剂大辞典)

止痛灭瘢丹 zhi tong mie ban dan

【英文名】Zhi Tong Mie Ban Pellet

【组成】葱白、砂糖。(中医方剂大辞典)

止痛出毒散 zhi tong chu du san

【英文名】Zhi Tong Chu Du Powders

【组成】石榴花、艾叶心、蜀葵花。(中医方剂大辞典)

止痛四物汤 zhi tong si wu tang

【英文名】Zhi Tong Si Wu Decoction

【组成】(1)当归、川芎、白芍、熟地黄、秦艽、丹参、羌活、骨碎补、木瓜、良姜、均姜、五加皮、玄胡索。(中医方剂大辞典)(2)当归、生地黄、防风、白头翁、黄芪、紫草、羌活、茯苓、麦门冬、白芍药、甘草、升麻。(中医方剂大辞典)

止痛风湿丸 zhi tong feng shi wan

【英文名】Zhi Tong Feng Shi Pill(药品标准－中药成方制剂标准)

【组成】制川乌、地龙、制草乌、乳香、威灵仙、栀子、没药、黄柏、黄芩、制马钱子、甘草。(药品标准－中药成方制剂标准 1997 年)

止痛生肌丸 zhi tong sheng ji wan

【英文名】Zhi Tong Sheng Ji Pill

【组成】东丹、槐花、大冰片。(中医方剂大辞典)

止痛生肌散 zhi tong sheng ji san

【英文名】Zhi Tong Sheng Ji Powders

【组成】(1)石膏、牡蛎、滑石。(中医方剂大辞典)(2)乳香、没药、儿茶、象皮、龙骨、石膏、黄丹、三七。(中医方剂大辞典)

止痛生肌膏 zhi tong sheng ji gao

【英文名】Zhi Tong Sheng Ji Plaster

【组成】麒麟竭、没药、黄丹、乳香、当归、白芷。(中医方剂大辞典)

止痛托里散 zhi tong tuo li san

【英文名】Zhi Tong Tuo Li Powders

【组成】乳香、没药、三七、苏木末、白术、红花、归尾、生芪、熟地、琥珀末、肉桂。(中医方剂大辞典)

止痛至圣丹 zhi tong zhi sheng dan

【英文名】Zhi Tong Zhi Sheng Pellet

【组成】苍术、白芍、当归、肉桂、良姜。(中医方剂大辞典)

止痛当归散 zhi tong dang gui san

【英文名】Zhi Tong Dang gui Powders

【组成】(1)白芷、粟壳、炙甘草、乳香、没药。(中医方剂大辞典)(2)当归、甘草、藁本、桂心、木占斯。(中医方剂大辞典)

止痛如神汤 zhi tong ru shen tang

【英文名】Zhi Tong Ru Shen Decoction

【组成】秦艽、桃仁、皂角子、苍术、防风、黄柏、当归尾、泽泻、尖槟榔、熟大黄。(中医方剂大辞典)

止痛麦煎散 zhi tong mai jian san

【英文名】Zhi Tong Mai Jian Powders

【组成】滑石、鳖甲、川乌、秦艽、前胡。(中医方剂大辞典)

止痛灵宝散 zhi tong ling bao san

【英文名】Zhi Tong Ling Bao Powders

【组成】鬼系腰、皂角刺、瓜蒌、甘草节、没药、明乳香。(中医方剂大辞典)

止痛妙绝饮 zhi tong miao jue yin

【英文名】Zhi Tong Miao Jue Drink

【组成】人参、大黄。(中医方剂大辞典)

止痛拔毒散 zhi tong ba du san

【英文名】Zhi Tong Ba Du Powders

【组成】升麻、甘草节、鼠粘子、乳香、山栀、黄连、归须、川芎、白芍、生地、桃仁、黄芩、羌活、独活、桔梗、白芷、青皮、蝉壳、连翘、金银花。(中医方剂大辞典)

止痛拔毒膏 zhi tong ba du gao

【英文名】Zhi Tong Ba Du Plaster

【组成】斑蝥、柳根、木鳖子、乳香、没药、麝香、松脂。(中医方剂大辞典)

止痛乳香丸 zhi tong ru xiang wan

【英文名】Zhi Tong Ru Xiang Pill

【组成】五灵脂、乳香、没药、草乌、夏蚕砂、木鳖子。(中医方剂大辞典)

止痛贴熁膏 zhi tong tie xie gao

【英文名】Zhi Tong Tie Xie Plaster

【组成】桂心、附子、乳香、川椒、吴茱萸、白及、生姜汁、酒。(中医方剂大辞典)

止痛神功散 zhi tong shen gong san

【英文名】Zhi Tong Shen Gong Powders

【组成】大黄、没药、甘草、绿豆粉、苏木、乳香。(中医方剂大辞典)

止痛消炎膏 zhi tong xiao yan gao

【英文名】Zhi Tong Xiao Yan Plaster

【组成】生大黄面、芒硝面、乳香面、没药面、生马钱子面、冰片。(北京中医学院学报 1985,8(3))

止痛消结膏 zhi tong xiao jie gao

【英文名】Zhi Tong Xiao Jie Ointment

【组成】附子、桂枝、仙灵脾、菟丝子、陈皮、僵蚕、当归、赤芍、乳香、没药、三棱、昆布、海藻、牛蒡子、麝香。(湖南中医学院学报 1991,11(2))

止痛排石汤 zhi tong pai shi tang

【英文名】Zhi Tong Pai Shi Decoction

【组成】枳实、大黄、芒硝、滑石、木通、木香、冬葵子、肉桂、金钱草、海金砂、鸡内金、灯芯草、甘草。(中医急症通讯 1989,(11－12))

止痛喷雾剂 zhi tong pen wu ji

【英文名】Zhi Tong Aerosol(药品标准－中药成方制剂标准)

【组成】樟脑、薄荷脑、水杨酸甲醋、苯海拉明。((87)粤卫药准字第 B－044 号)

止痛雷火针 zhi tong lei huo zhen

【英文名】Zhi Tong Lei Huo Zhen Powders

【组成】蕲艾末、雄黄、没药、丁香、白芷、麝香、乳香。(中医方剂大辞典)

止痛蠲痹汤 zhi tong juan bi tang

【英文名】Zhi Tong Juan Bi Decoction

【组成】当归、白芍、追风箭、熟地、制乳香、制没药、玄胡索、制香附子、川芎、全蝎、蜈蚣。(湖北中医杂志 1992,(1))

止痢灵合剂 zhi li ling he ji

【英文名】Zhi Li Ling Mixture

【组成】黄芪、白芍、黄柏、广木香、槟榔、白头翁。(现代中医 1989,2(3))

止渴四物汤 zhi ke si wu tang

【英文名】Zhi Ke Si Wu Decoction

【组成】(1)当归、川芎、白芍、生地黄、柴胡、前胡、五味子、麦门冬、干葛、人参、天花粉、知母、石膏、乌梅。(中医方剂大辞典)(2)熟地黄、当归、白芍、川芎、知母、黄柏、茯苓、黄芪。(中医方剂大辞典)

止渴圣效散 zhi ke sheng xiao san

【英文名】Zhi Ke Shen Xiao Powders

【组成】干葛、白芷、黄丹、细墨。(中医方剂大辞典)

止渴润燥汤 zhi ke run zao tang

【英文名】Zhi Ke Run Zao Decoction

【异名】止消润燥汤(中医方剂大辞典、杂病源流犀烛)

【组成】小椒、防风、荆芥、草梢、红花、桃仁、麻仁、杏仁、升麻、柴胡、当归、熟地、知母、黄柏、石膏、细辛。(中医方剂大辞典)

止嗽七汁膏 zhi sou qi zhi gao

【英文名】Zhi Sou Qi Zhi Ointment(中医方剂大辞典、圣惠)

【组成】枇杷叶、藕汁、梨汁、白果汁、荸荠汁、萝卜汁、人乳、秋露水、童便。(中医方剂大辞典)

止嗽太和丸 zhi sou tai he wan

【英文名】Zhi Sou Tai He Pill

【组成】胆星、茯苓、厚朴、前胡、生桑皮、生紫菀、桔梗、橘红、制半夏、黄芩、薄荷叶、川贝、炒苏子、麻黄、生石膏、香橼、甘草、熟军、陈皮、杏仁。(中医方剂大辞典)

止嗽化痰丸 zhi sou hua tan wan

【英文名】Zhi Sou Hua Tan Pill(药品标准－中药成方制剂标准)

【组成】桔梗、知母、前胡、陈皮、大黄、甘草、川贝母、石膏、苦杏仁、紫苏叶、葶苈子、款冬花、百部、玄参、麦冬、密蒙花、天冬、五味子、枳壳、瓜蒌子、半夏、木香、马兜铃、桑叶、罂粟壳。(药品标准－中药成方制剂标准 1995 年)

止嗽六君汤 zhi sou liu jun tang

【英文名】Zhi Sou Liu Jun Decoction

【组成】党参、陈皮、核桃、款冬花、半夏、茯苓、白术、甘草。(中医方剂大辞典)

止嗽四物汤 zhi sou si wu tang

【英文名】Zhi Sou Si Wu Decoction

【组成】当归、川芎、赤芍、生地黄、前胡、桔梗、紫苏、杏仁、金沸草、黄芩、知母、贝母、桑白皮、甘草。(中医方剂大辞典)

止嗽百花丸 zhi sou bai hua wan

【英文名】Zhi Sou Bai Hua Pill

【组成】阿胶、花粉、桔梗、款冬、知母、百部、黄芩、丹皮、杏仁、茯苓、桑皮、山药、寸冬、紫菀、生地、百合、川贝、玄参、天冬、甘草。(中医方剂大辞典)

止嗽达痰片 zhi sou da tan pian

【英文名】Zhi Sou Da Tan Tablet

【组成】陈皮、姜半夏、茯苓、炙甘草、制军、黄芩、竹沥、姜汁等。(中成药研究 1989,(1))

止嗽扫痰丸 zhi sou sao tan wan

【英文名】Zhi Sou Sao Tan Pill(药品标准－中药成方制剂标准)

【组成】法半夏、款冬花、白果、川贝母、陈皮、枳壳、甘草、桑白皮、瓜蒌子、紫苏子、百合、麻黄。(药品标准－中药成方制剂标准 1991 年)

止嗽护肺汤 zhi sou hu fei tang

【英文名】Zhi Sou Hu Fei Decoction

【组成】荆芥、杏仁、前胡、苏子、黄芩、陈皮、莱菔子、百部。(中西医结合杂志 1986,6(10))

止嗽青果丸 zhi sou qing guo wan

【英文名】Zhi Sou Qing guo Pill

【组成】(1)藏青果、杏仁、苏子、麻黄、贝母、桑皮、银杏、法半夏、石膏、黄芩、苏叶、冬花、甘草。(中医方剂大辞典)(2)冬花、白果仁、川贝、清半夏、甘草、兜铃、生石膏、杏仁、百合、黄芩、麻黄、桑皮、西青果。(中医方剂大辞典)

止嗽青果片 zhi sou qing guo pian

【英文名】Zhi Sou Qing Guo Tablet(药品标准－中药成方制剂标准)

【组成】甘草、半夏、马兜铃、青果、紫苏子、百合、桑白皮、川贝母、瓜蒌子、白果、款冬花、麻黄、陈皮。(药品标准－中药成方制剂标准 1998 年)

止嗽定喘汤 zhi sou ding chuan tang

【英文名】Zhi Sou Ding Chuan Decoction

【组成】桔梗、紫菀、炒杏仁、浙贝母、沙参、麦冬、炙枇杷叶、白前、炙麻黄、甘草、生石膏、芦根。(河北中医学院学报 1989,4(1))

止嗽立效丸 zhi sou li xiao wan

【英文名】Zhi Sou Li Xiao Pill(药品标准－中药成方制剂标准)

【组成】麻黄、苦杏仁、石膏、甘草、葶苈子、罂粟壳、莱菔子。(药品标准－中药成方制剂标准 1993 年)

止嗽定喘丸 zhi sou ding chuan wan

【英文名】Zhi Sou Ding Chuan Pill

【组成】生芍、甘草、橘红、清夏、生石膏、白前、麻黄、干姜、前胡、炒杏仁、五味子、海浮石、桂枝、紫菀、生牡蛎。(中医方剂大辞典)

止嗽定喘片 zhi sou ding chuan pian

【英文名】Zhi Sou Ding Chuan Tablet(药品标准－中药成方制剂标准)

【组成】石膏、麻黄、甘草、苦杏仁。(药品标准－中药成方制剂标准 1998 年)

止嗽保金丹 zhi sou bao jin dan

【英文名】Zhi Sou Bao Jin Pellet

【组成】白术、党参、云苓、厚朴、冬花、甘草、川贝、陈皮、百合、杏仁、法夏、槟榔、黄芩、五味、寸冬、天冬、麻黄、紫菀、米壳、知母、桑皮。(中医方剂大辞典)

止嗽清宣丹 zhi sou qing xuan dan

【英文名】Zhi Sou Qing Xuan Pellet

【组成】款冬花、甜杏仁、蜜桑皮、紫苏子、广桔皮、五味子、麻黄、甘草、真羚羊角、白果仁。(中医方剂大辞典)

止漏绝神丹 zhi lou jue shen dan

【英文名】Zhi Lou Jue Shen Pellet

【组成】白术、熟地、三七根末。(中医方剂大辞典)

止泻一、二号 zhi xie yi er hao

【英文名】Zhi Xie Yi Er Hao Liquid

【组成】一号方:苍术、厚朴、陈皮、泽泻、云苓、藿香、神曲、车前草。二号方:一号方加葛根、黄连、金银花。(湖北中医杂志 1984,(4))

止泻补液合剂 zhi xie bu ye he ji

【英文名】Zhi Xie Bu Ye Mixture

【组成】藿香、苍术、厚朴、云苓等。(中医杂志 1987,(8))

止泻保童冲剂 zhi xie bao tong chong ji

【英文名】Zhi Xie Bao Tong Granule(药品标准－中药成方制剂标准)

【组成】人参、白术、茯苓、白扁豆、苍术、广藿香、木香、丁香、檀香、砂仁、肉豆蔻、肉桂、吴茱萸、芡实、薏苡仁、车前草、滑石、黄连、诃子肉、天冬、麦冬、槟榔。(药品标准－中药成方制剂标准 1992 年)

止泻退热微丸 zhi xie tui re wei wan

【英文名】Zhi Xie Tui Re Wei Pill

【组成】葛根、黄连、黄芩、大青叶、板蓝根、甘草。(中国实验临床免疫学杂志 1990,2(5))

止泻痢四物汤 zhi xie li si wu tang

【英文名】Zhi Xie Li Si Wu Decoction

【组成】当归、川芎、苍术、白术、木香、丁香、干姜、官桂、香附子、厚朴、车前子、诃子肉、肉豆蔻。(中医方剂大辞典)

止泻增液冲剂 zhi xie zeng ye chong ji

【英文名】Zhi Xie Zeng Ye Medicinal Instant Granule

【组成】马鞭草、辣蓼草、蛇泡草、生地、麦冬、6-542、蔗糖。(中西医结合杂志 1991,(2))

止咳平喘糖浆 zhi ke ping chuan tang jiang

【英文名】Zhi Ke Ping Chuan Syrup(药品标准-中药成方制剂标准)

【组成】麻黄、苦杏仁、石膏、水半夏、陈皮、茯苓、桑白皮、罗汉果、鱼腥草、甘草、薄荷油。(药品标准-中药成方制剂标准 1991 年)

止咳宁嗽胶囊 zhi ke ning sou jiao nang

【英文名】Zhi Ke Ning Sou Capsule(药品标准-中药成方制剂标准)

【组成】桔梗、荆芥、百部、紫菀、白前、前胡、款冬花、麻黄、陈皮、苦杏仁、防风。(药品标准-中药成方制剂标准 1994 年)

止咳枇杷冲剂 zhi ke pi pa chong ji

【英文名】Zhi Ke Pi Pa Granule(药品标准-中药成方制剂标准)

【组成】枇杷叶、白前、桔梗、桑白皮、百部、薄荷脑。(药品标准-中药成方制剂标准 1990 年)

止咳枇杷合剂 zhi ke pi pa he ji

【英文名】Zhi Ke Pi Pa Mixture(药品标准-中药成方制剂标准)

【组成】枇杷叶、白前、桑白皮、桔梗、百部、薄荷脑。(药品标准-中药成方制剂标准 1994 年)

止咳枇杷糖浆 zhi ke pi pa tang jiang

【英文名】Zhi Ke Pi Pa Syrup(药品标准-中药成方制剂标准)

【组成】枇杷叶、白前、桑白皮、桔梗、百部、薄荷油。(药品标准-中药成方制剂标准 1994 年)

止咳祛痰颗粒 zhi ke qu tan ke li

【英文名】Zhi Ke Qu Tan Granule(药品标准-中药成方制剂标准)

【组成】桔梗、百部、苦杏仁、盐酸麻黄碱。(药品标准-中药成方制剂标准 1998 年)

止喘灵气雾剂 zhi chuan ling qi wu ji

【英文名】Zhi Chuan Ling Aerosol(药品标准-中药成方制剂标准)

【组成】洋金花总生物碱、盐酸克仑特罗。(药品标准-中药成方制剂标准 1993 年)

止喘灵注射液 zhi chuan ling zhu she ye

【英文名】Zhi Chuan Ling Injection

【组成】麻黄、杏仁。

止痛化癥胶囊 zhi tong hua zheng jiao nang

【英文名】Zhi Tong Hua Zheng Capsule

【组成】黄芪、党参、白术、山药、丹参、芡实、鸡血藤、三棱、莪术、当归、全蝎、热蛰虫、蜈蚣、鱼腥草、败酱草、延胡索、川楝子、肉桂、炮姜等。(上海中医药杂志 1989,(3))

止痛消炎软膏 zhi tong xiao yan ruan gao

【英文名】Zhi Tong Xiao Yan Bill Ointment(药品标准-中药成方制剂标准)

【组成】独活、生天南星、生草乌、皂荚、芒硝、水杨酸甲酯、冰片。(药品标准-中药成方制剂标准 1997 年)

止咳定喘口服液 zhi ke ding chuan kou fu ye

【英文名】Zhi Ke Ding Chuan Liquid

【组成】麻黄、甘草。((89)卫药准字第 Z-20 号)

止嗽咳喘宁糖浆 zhi sou ke chuan ning tang jiang

【英文名】Zhi Sou Ke Chuan Ning Syrup(药品标准-中药成方制剂标准)

【组成】地龙、黄芩、罂粟壳、苦杏仁、紫苏子、法半夏、薄荷油。(药品标准-中药成方制剂标准 1993 年)

止痛排脓生肌神秘方 zhi tong pai nong sheng ji shen mi fang

【英文名】Zhi Tong Pai Nong Sheng Ji Shen Mi Prescription

【组成】生地黄汁、防风、羊肾脂、麻油、乳香、黄蜡、乱发、当归、甘草、白蔹。(中医方剂大辞典)

少阳丸 shao yang wan

【英文名】Shao Yang Pill

【组成】(1)童子血余灰、新鹿角灰、败龟板灰、蝉蜕、乳香、没药。(中医方剂大辞典)(2)苍术、人参、杜仲、破故纸、山药、白茯苓、白芍药、胡桃仁。(中医方剂大辞典)

少阳丹 shao yang dan

【英文名】Shao Yang Pellet

【组成】(1)苍术、地骨皮、桑椹。(中医方剂大辞典)(2)硝石、硫黄、五灵脂、青皮、陈皮、麻黄、苍术、茴香子、附子、丹砂。(中医方剂大辞典)

少阳汤 shao yang tang

【英文名】Shao Yang Decoction

【组成】金银花、当归、川芎、龙胆草、夏枯草、栀子、白芷、薄荷。(中医方剂大辞典)

少年红合剂 shao nian hong he ji

【英文名】Shao Nian Hong Mixture

【组成】少年红、白点秤、野荞麦、葫芦茶、玉叶金花。(广西中医药 1979,(1))

少林正骨精 shao lin zheng gu jing

【英文名】Shao Lin Zheng Gu Liquid

【异名】少林正骨酊剂(药品标准－中药成方制剂标准)

【组成】接骨仙桃草、当归、五加皮、独活、羌活、三棱、莪术、土鳖虫、艾叶、延胡索、花椒、寻骨风、血竭、乳香、伸筋草、活络草、苏木、薄荷脑、樟脑、冰片。(药品标准－中药成方制剂标准 1992 年)

少林夺命丹 shao lin duo ming dan

【英文名】Shao Lin Duo Ming Pellet

【组成】当归、草乌、明没药、滴乳香、血竭、半两钱、自然铜。(中医方剂大辞典)

少阴甘桔汤 shao yin gan jie tang

【英文名】Shao Yin Gan Jie Decoction

【组成】桔梗、甘草、陈皮、川芎、黄芩、柴胡、玄参、羌活、升麻。(中医方剂大辞典)

少乳煮酒方 shao ru zhu jiu fang

【英文名】Shao Ru Zhu Wine

【组成】当归、生地、熟地、牡蛎、木通、川芎、白芍。(中医方剂大辞典)

少腹化瘀汤 shao fu hua yu tang

【英文名】Shao Fu Hua Yu Decoction

【组成】红藤、牛膝、桃仁、红花、当归、元胡、赤芍、炮姜、柴胡、桂枝、香附、川楝子、小茴香。(中医方剂大辞典)

少腹逐瘀汤 shao fu zhu yu tang

【英文名】Shao Fu Zhu Yu Decoction(中国中医药学主题词表)

【组成】小茴香、干姜、元胡、没药、当归、川芎、官桂、赤芍、蒲黄、灵脂。(中医方剂大辞典)

少腹逐瘀散 shao fu zhu yu san

【英文名】Shao Fu Zhu Yu Powders

【组成】锦纹大黄、干漆、山甲、蜈蚣、海菊花。(中医方剂大辞典)

少腹消症汤 shao fu xiao zheng tang

【英文名】Shao Fu Xiao Zheng Decoction

【组成】柴胡、枳实、败酱草、红藤、川楝子、玄胡、苡米、桃仁、红花、三棱、莪术、甘草。(湖北中医杂志 1991,(5))

少阳感冒冲剂 shao yang gan mao chong ji

【英文名】Shao Yang Gan Mao Granule(药品标准－中药成方制剂标准)

【组成】柴胡、黄芩、生晒参、甘草、半夏、干姜、大枣、青蒿。(药品标准－中药成方制剂标准 1989 年)

少林风湿跌打膏 shao lin feng shi die da gao

【英文名】Shao Lin Feng Shi Die Da Plaster(药品标准－中药成方制剂标准)

【组成】生川乌、生草乌、乌药、白及、白芷、白蔹、土鳖虫、木瓜、三棱、莪术、当归、赤芍、肉桂、大黄、连翘、血竭、乳香、没药、三七、儿茶、薄荷脑、水杨酸甲酯、冰片、麝香。(药品标准－中药成方制剂标准 1990 年)

少林活络祛痛散 shao lin huo luo qu tong san

【英文名】Shao Lin Huo Luo Qu Tong Powders

【组成】川乌、草乌、鸡血藤、川芎、地龙、羌活、血竭、细辛。(中医研究 1992,(1))

少林祛风止痛散 shao lin qu feng zhi tong san

【英文名】Shao Lin Qu Feng Zhi Tong Powders

【组成】川乌、草乌、红花、川椒、透骨草、登姜石、羌活、独活等。(河南中药 1985,3(1))

中丹 zhong dan

【英文名】Zhong Pellet

【组成】(1)雄黄、赤石脂。(中医方剂大辞典)(2)黄芪、白芍药、当归、黑附子、黄芩、蜀椒、白茯苓、人参、桂心。(中医方剂大辞典)(3)砒、辰砂。(中医方剂大辞典)

中九丸 zhong jiu wan

【英文名】Zhong Jiu Pill

【组成】(1)锅烈、金丹、石青、银翠、蟾酥、熊胆、珍珠、麝香。(中医方剂大辞典)(2)锅烈、金丹、银翠。(中医方剂大辞典)

中久丸 zhong jiu wan

【英文名】Zhong Jiu Pill

【组成】麝香、乳香、没药、轻粉、乌金石、雄黄、狗宝、蟾酥、粉霜、黄蜡、硇砂、鲤鱼胆、狗胆、金头蜈蚣、头胎男乳。(中医方剂大辞典)

中分散 zhong fen san

【英文名】Zhong Fen Powders

【组成】螳螂、蜥蜴、赤足蜈蚣。(中医方剂大辞典)

中风丸 zhong feng wan

【英文名】Zhong Feng Pill

【组成】槐花、当归、制川乌、玄参、麻黄、茯苓、防风、薄荷、甘草、牙皂、冰片。(中药药理与临床 1986,2(1))

中风膏 zhong feng gao

【英文名】Zhong Feng Ointment

【组成】当归、川芎、羌活、赤芍等。(甘卫普制准字(94)098－04)

中正丸 zhong zheng wan

【英文名】Zhong Zheng Pill

【组成】紫河车、鹿角胶、龟胶、玄参、熟地、山茱萸、地骨皮、人参、白术、白芍、炒枣仁、枸杞子、麦冬、人乳、砂仁。(中医方剂大辞典)

中正汤 zhong zheng tang

【英文名】Zhong Zheng Decoction

【异名】酸枣散(中医方剂大辞典、圣济总录、普济方)

【组成】茯神、酸枣仁、黄芪、羌活、熟干地黄、甘菊花、柏子仁、防风、人参、白芍药、当归、甘草。(中医方剂大辞典)

中白散 zhong bai san

【英文名】Zhong Bai Powders

【组成】(1)人中白、儿茶、黄柏、青黛、冰片、黄连、硼砂。(中医方剂大辞典)(2)人中白、粉儿茶、净青黛、薄荷末、元明粉、轻马勃、酸梅片。(中医方剂大辞典)

中成药 zhong cheng yao

【英文名】Chinese patent drugs(中国中医药学主题词表)

【异名】中药成药(中药商品学)

【定义】指以中药材为原料,在中医药理论指导下,按规定的处方和制法大量生产,有特有名称,并标明功能主治、用法用量和规格的药品。(中药药剂学)

中行丸 zhong xing wan

【英文名】Zhong Xing Pill

【组成】白芍药、甘草、犀角屑、威灵仙。(中医方剂大辞典)

中和丸 zhong he wan

【英文名】Zhong He Pill

【组成】(1)厚朴、白术、半夏、陈皮、槟榔、炙甘草、木香、枳实。(中医方剂大辞典)(2)苍术、黄芩、半夏、香附。(中医方剂大辞典)(3)良姜、乌梅肉、茴香、干姜、神曲、小麦蘖、白茯苓、甘草、苍术。(中医方剂大辞典)

中和汤 zhong he tang

【英文名】Zhong he Decoction

【组成】(1)菖蒲、牛蒡子、羌活、川芎、防风、漏芦、荆芥、麦门冬、前胡、甘草。(中医方剂大辞典)(2)粟米、杏仁、草果、甘草、生姜、白盐。(中医方剂大辞典)(3)白术、黄桔皮、厚朴、人参、甘草、茯苓。(中医方剂大辞典)(4)人参、当归身、砂仁、香附、白芍、茯苓、藿香、陈皮、炙甘草。(中医方剂大辞典)(5)人参、黄芪、白术、白芷、川芎、当归、甘草、桔梗、白芍、肉桂、麦冬、藿香。(中医方剂大辞典)(6)人参、黄芪、厚朴、白芷、川芎、当归、粉草、桔梗、白芍、肉桂、防风、藿香。(中医方剂大辞典)(7)人参、厚朴、当归、防风、白芷、肉桂、桔梗、川芎、白芍药、沉香、檀香、乳香、藿香叶、紫苏叶、黄芪、甘草。(中医方剂大辞典)(8)麻黄、杏仁、紫苏子、桑白皮、赤茯苓、柴胡、陈皮、款冬花、细辛、甘草、马兜铃。(中医方剂大辞典)(9)香附子。(中医方剂大辞典)(10)苍术、干葛、桔梗、碎桂、白芷、麻黄、茱萸、厚朴、陈皮、甘草。(中医方剂大辞典)(11)神曲、生服子、淡黄芩、姜半夏、茯苓、山楂、茅山术、川连。(中医方剂大辞典)(12)苍术、川乌、厚朴、陈皮、甘草、草果。(中医方剂大辞典)(13)紫苏、香附、陈皮、甘草、木香。(中医方剂大辞典)

中和散 zhong he san

【英文名】Zhong He Powders

【组成】(1)人参、茯苓、白术、当归、川芎、木香、肉苁蓉、肉桂。(中医方剂大辞典)(2)雄黄、大黄、五灵脂。(中医方剂大辞典)(3)人参、白茯苓、白术、甘草、干葛、白扁豆、黄芪、藿香。(中医方剂大辞典)(4)犀角屑、瓜蒌根、川升麻、寒水石、葛根、胡黄连、生干地黄、麦门冬、甘草。(中医方剂大辞典)(5)厚朴、白术、干姜、甘草。(中医方剂大辞典)(6)附子、大黄。(中医方剂大辞典)

中岳汤 zhong yue tang

【英文名】Zhong Yue Decoction

【组成】赤芍药、甘草。(中医方剂大辞典)

中金丸 zhong jin wan

【英文名】Zhong Jin Pill

【组成】苍术。(中医方剂大辞典)

中金丹 zhong jin dan

【英文名】Zhong Jin Pellet

【异名】中金丸(中医方剂大辞典、鸡峰)

【组成】人参、白术、枣肉。(中医方剂大辞典)

中经丸 zhong jing wan

【英文名】Zhong Jing Pill

【组成】神曲、干姜、麦蘖、吴茱萸。(中医方剂大辞典)

中宫丸 zhong gong wan

【英文名】Zhong Gong Pill

【组成】黄土、赤苓皮、生大黄、槐花、明矾、生甘草。(中医方剂大辞典)

中结丸 zhong jie wan

【英文名】Zhong Jie Pill

【组成】禹余粮、巴豆、朱砂、定粉、麝香。(中医方剂大辞典)

中黄汤 zhong huang tang

【英文名】Zhong Huang Decoction

【组成】犀角、石膏、甘草、淡竹叶、生地黄、地骨皮、生麦门冬、芦根。(中医方剂大辞典)

中黄散 zhong huang san

【英文名】Zhong Huang Powders

【组成】定粉、铅丹、海螵蛸、龙骨、诃黎勒。(中医方剂大辞典)

中黄膏 zhong huang gao

【英文名】Zhong Huang Plaster

【组成】草乌、防风、藁本、大黄、白芷、当归、苦参、生地黄、玄参、乳香、没药、木鳖子仁、蓖麻子、猪牙皂荚、桐油、松香。(中医方剂大辞典)

中虚丹 zhong xu dan
【英文名】Zhong Xu Pellet
【组成】朱砂、附子、豮猪心、酸枣仁、滴乳香。(中医方剂大辞典)
中暑汤 zhong shu tang
【英文名】Zhong Shu Decoction
【组成】香薷、扁豆、木瓜、葛根、麦冬、五味、白术、黄芪、人参、甘草、陈皮、茯苓、乌梅。(中医方剂大辞典)
中膈丸 zhong ge wan
【英文名】Zhong Ge Pill
【组成】芫花、甘遂、大戟、泽泻、青桔皮、木香、硇砂、乳香、巴豆。(中医方剂大辞典)
中风一号 zhong feng yi hao
【英文名】Zhong Feng Yi Hao Decoction
【组成】生白芍、钩藤、天虫、益母草、生蒲黄、羌活、珍珠母、竹沥、半夏。(浙江中医学院学报 1989,13(4))
中国人丹 zhong guo ren dan
【英文名】Zhong Guo Ren Pellet
【组成】甘草、草豆蔻、木香、槟榔、茯苓、砂仁、桔皮、肉桂、小茴香、公丁香、青果、薄荷冰、冰片、红花、麝香。(中医方剂大辞典)
中药制剂 zhong yao zhi ji
【英文名】Drug Preparations
【定义】是以中医理论为指导,运用现代科学技术,研究中药药剂的配制理论、生产技术、质量控制与合理应用的综合性应用技术。(中药药剂学)
中品锭子 zhong pin ding zi
【英文名】Zhong Pin Lozenges
【组成】(1)白明矾、白砒、乳香、没药、牛黄。(中医方剂大辞典)(2)白矾、乳香、没药、朱砂、牛黄、硇砂、金信。(中医方剂大辞典)
中候黑丸 zhong hou hei wan
【英文名】Zhong Hou Hei Pill
【异名】中军候黑丸(中医方剂大辞典、千金)
【组成】桔梗、桂心、巴豆、杏仁、芫花。(中医方剂大辞典)
中庸饮子 zhong yong yin zi
【英文名】Zhong Yong Drink
【组成】海金砂、续随子、姜、中庸、蜜。(中医方剂大辞典)
中山还童酒 zhong shan huan tong jiu
【英文名】Zhong Shan Huan Tong Wine
【组成】马蔺花、马蔺根。(中医方剂大辞典)
中风一号方 zhong feng yi hao fang
【英文名】Zhong Feng Yi Hao Prescription
【组成】制大黄、桃仁、水蛭、胆南星、广郁金。(浙江中医杂志 1993,28(12))
中风回春丸 zhong feng hui chun wan
【英文名】Zhong Feng Hui Chun Pill(药品标准－中药成方制剂标准)
【组成】丹参、川芎、红花、当归、威灵仙、鸡血藤、地龙、络石藤、伸筋草、忍冬藤、僵蚕、土鳖虫、全蝎、金钱白花蛇、桃仁、蜈蚣、川牛膝、茺蔚子、木瓜。(药品标准－中药成方制剂标准 1998 年)
中风回春片 zhong feng hui chun pian
【英文名】Zhong Feng Hui Chun Tablet
【组成】全蝎、金钱白花蛇、鸡血藤、地龙。((87)豫卫药准字 10108 号)
中风再造丸 zhong feng zai zao wan
【英文名】Zhong Feng Zai Zao Pill(药品标准－中药成方制剂标准)
【组成】黄芪、当归、川芎、桃仁、红花、地龙、丹参、血竭、三七、乳香、没药、琥珀、牛膝、淫羊藿、乌稍蛇、全蝎、僵蚕、穿山甲、狗骨、苏合香、冰片、水牛角、牛黄、龟甲、朱砂、天麻、钩藤、菊花、防风、羌活、白芷、麻黄、葛根、桂枝、细辛、附子。(药品标准－中药成方制剂标准 1997 年)
中成药分类 zhong cheng yao fen lei
【英文名】Chinese Patent Drugs Classification
【定义】是根据不同的使用目的对中成药进行科学分类的方法。(中药商品学)
中成药命名 zhong cheng yao ming ming
【英文名】Chinese Patent Drugs Nomenclature
【定义】是有关中成药的命名方法的论述。(中药商品学)
中成药鉴定 zhong cheng yao jian ding
【英文名】Chinese patent medicines authentication(中药鉴定学)
【定义】是通过一定的检测手段和方法对中成药组成进行品种和质量把关,控制中成药的质量的过程。(中药商品学)
中国神方丙 zhong guo shen fang bing
【英文名】Zhong Guo Shen Fang Bing Capsule
【组成】生地、山萸肉、龟胶。(中药药理与临床 1991,7(5))
中华跌打丸 zhong hua die da wan
【英文名】Zhong Hua Die Da Pill
【组成】金不换、假蒟叶、地耳草、牛尾蕨、鹅不食草、牛膝、乌药、红杜仲、鬼划符、山桔叶、大力王、刘寄奴、过江龙、毛老虎、穿破石、两面针、鸡血藤、丢了棒、岗梅、木鳖子、丁茄根、半边莲、独活、苍术、急性子、栀子、制川乌、丁香、香附、钻朗风、桂枝、樟脑。(药

品标准－中药成方制剂标准1998年）

中华跌打酒 zhong hua die da jiu

【英文名】Zhong Hua Die Da Wine（药品标准－中药成方制剂标准）

【组成】金不换、假蒟叶、地耳草、牛尾蕨、鹅不食草、牛膝、乌药、红杜仲、鬼画符、山桔叶、大力王、刘寄奴、过江龙、毛老虎、穿破石、两面针、鸡血藤、丢了棒、岗梅、木鳖子、丁茄根、半边莲、独活、苍术、急性子、栀子、制川乌、丁香、香附、钻朗风、桂枝、樟脑。（药品标准－中药成方制剂标准1998年）

中和补心丹 zhong he bu xin dan

【英文名】Zhong He Bu Xin Pellet

【组成】麦冬、远志、菖蒲、香附、天冬、花粉、白术、贝母、熟地、茯神、人参、当归、牛膝、黄芪、木通。（中医方剂大辞典）

中和灵宝饮 zhong he ling bao yin

【英文名】Zhong He Ling Bao Drink

【组成】羌活、防风、川芎、生地、细辛、黄芩、柴胡、甘草、干葛、白芷、石膏。（中医方剂大辞典）

中和种子丸 zhong he zhong zi wan

【英文名】Zhong He Zhong Zi Pill

【组成】菟丝子、白茯苓、山茱萸、怀熟地、怀山药、枸杞子、远志、车前子、覆盆子、麦门冬、五味子、鱼膘胶、嫩鹿茸、当归身、柏子仁、人参、川牛膝、沙苑蒺藜、川杜仲。（中医方剂大辞典）

中和理阴汤 zhong he li yin tang

【英文名】Zhong He Li Yin Decoction

【组成】人参、燕窝、山药、扁豆、莲肉、老米。（中医方剂大辞典）

中药术后方 zhong yao shu hou fang

【英文名】Zhong Yao Shu Hou Prescription

【组成】大黄、枳壳、延胡、甘草。（上海中医药杂志1987,(4)）

中药外敷方 zhong yao wai fu fang

【英文名】Zhong Yao Wai Fu Prescription

【组成】小茴香、没药、红花、当归、川芎、千年健、透骨草、赤芍、艾叶、延胡索、芒硝、黄连。（辽宁中医杂志1993,(12)）

中药复方三 zhong yao fu fang san

【英文名】Zhong Yao Fu Fang San Decoction

【组成】黄芪、花粉、制首乌、地骨皮、三七、金果榄等。（中国医药学报1990,5(2)）

中药消水方 zhong yao xiao shui fang

【英文名】Zhong Yao Xiao Shui Prescription

【组成】生黄芪、苡仁、牵牛子、莪术、桃仁、红花。（中医杂志1991,32(7)）

中药粘合剂 zhong yao zhan he ji

【英文名】Zhong Yao Zhan He Agent

【组成】阿胶、白芨。（中医杂志1988,29(11)）

中药雾化液 zhong yao wu hua ye

【英文名】Zhong Yao Wu Hua Aerosol

【组成】炙麻黄、川贝母、鱼腥草、僵蚕、大青叶等。（山东中医学院学报1989,13(3)）

中消黄芪汤 zhong xiao huang qi tang

【英文名】Zhong Xiao Huang Qi Decoction

【组成】黄芪、人参、石膏、炙甘草、知母、粳米。（中医方剂大辞典）

中满分消丸 zhong man fen xiao wan

【英文名】Zhong Man Fen Xiao Pill

【组成】(1)厚朴、半夏、黄连、黄芩、枳实、白术、干生姜、茯苓、猪苓、泽泻、人参、甘草。（中医方剂大辞典）(2)枳实、黄连、厚朴、干姜、姜黄、猪苓、桔皮、甘草、白术、砂仁、泽泻、茯苓、半夏、黄芩。（中医方剂大辞典）(3)白术、人参、炙甘草、猪苓、姜黄、白茯苓、干生姜、砂仁、泽泻、桔皮、知母、黄芩、黄连、半夏、枳实、厚朴。（中医方剂大辞典）

中满分消汤 zhong man fen xiao tang

【英文名】Zhong Man Fen Xiao Decoction

【组成】(1)半夏、厚朴、黄连、黄柏、川乌、干姜、吴茱萸、草豆蔻、木香、人参、茯苓、泽泻、生姜。（中医方剂大辞典）(2)川乌、泽泻、黄连、人参、青皮、当归、生姜、麻黄、柴胡、干姜、荜澄茄、益智仁、半夏、茯苓、木香、升麻、黄芪、吴茱萸、厚朴、草豆蔻仁、黄柏。（中医方剂大辞典）

中风醒脑合剂 zhong feng xing nao he ji

【英文名】Zhong Feng Xing Nao Mixture

【组成】醒神露、醒神煮散、醒神散。（吉林中医1986,(2)）

中华肝灵胶囊 zhong hua gan ling jiao nang

【英文名】Zhong Hua Gan Ling Capsule（药品标准－中药成方制剂标准）

【组成】(1)柴胡、糖参、厚朴、三七、当归、木香、香附、川芎、鳖甲、郁金、青皮、枳实。(2)醋柴胡、糖参、姜厚朴、三七、当归、木香、醋香附、川芎、醋鳖甲、郁金、青皮、枳实。（药品标准－中药成方制剂标准1991年）

中华鳖大补膏 zhong hua bie da bu gao

【英文名】Zhong Hua Bie Da Bu Ointment

【组成】鳖、红花、枸杞、桑椹、首乌。

中药五零六方 zhong yao wu ling liu fang

【英文名】Zhong Yao Wu Ling Liu Prescription

【组成】硇砂、生管仲、红升丹、汉三七、麝香、梅片。（辽宁医学杂志1976,(1)）

中药倒模面膜 zhong yao dao mo mian mo

【英文名】Zhong Yao Dao Mo Mian Membranae

【组成】三黄膏、石膏粉。(山东中医杂志 1993,12(2))

中药雾化二号 zhong yao wu hua er hao

【英文名】Zhong Yao Wu Hua Er Hao Aerosol

【组成】玄参、石斛、花粉、蚤休。(辽宁中医杂志 1992,(3))

中成药性状鉴定 zhong cheng yao xing zhuang jian ding

【英文名】Chinese Patent Drugs Characteristis Identific

【定义】是依据中成药的形状、剂型、颜色、气味等进行鉴定。(中药鉴定学)

中成药显微鉴定 zhong cheng yao xian wei jian ding

【英文名】Chinese Patent Drugs Microscopic Identific

【定义】是采用中药显微鉴定方法对中成药的粉末特征进行分析鉴定。(中药鉴定学)

中成药理化鉴定 zhong cheng yao li hua jian ding

【英文名】Chinese Patent Drugs Chem Identific

【定义】是采用中药理化鉴定方法对中成药中化学成分的性质进行鉴定。(中药鉴定学)

中华果王口服液 zhong hua guo wang kou fu ye

【英文名】Zhong Hua Guo Wang Liquid

【组成】刺梨。

中华卷柏流浸膏 zhong hua juan bai liu jin gao

【英文名】Zhong Hua Juan Bai Unguentum

【组成】中华卷柏。(时珍国药研究 1991,2(2))

中晚期食道癌方 zhong wan qi shi dao ai fang

【英文名】Zhong Wan Qi Shi Dao Ai Prescription

【组成】党参、白芨、厚朴、青黛、花粉、生黄芪、大黄、甘草。(山东中医杂志 1990,9(5))

中华乌鸡精口服液 zhong hua wu ji jing kou fu ye

【英文名】Zhong Hua Wu Ji Jing Liquid

【组成】乌鸡、大枣。(京卫药健字 9209 号)

中华猕猴桃根注射液 zhong hua mi hou tao gen zhu she ye

【英文名】Zhong Hua Mi Hou Tao Gen Injection

【组成】软枣、猕猴桃根。(中国实验临床免疫学杂志 1993,5(2))

内化丹 nei hua dan

【英文名】Nei Hua Pellet

【组成】金银花、当归、车前子、生甘草、茯苓、薏苡。(中医方剂大辞典)

内托散 nei tuo san

【英文名】Nei Tuo Powders

【组成】(1)生黄芪、白芍药、苏细党、当归、金银花、天花粉、北防风、川芎、荆芥穗、生甘草、牛蒡子、陈皮、苦桔梗、皂角刺、白术、连翘。(中医方剂大辞典)(2)绵黄芪、甘草、金银花、牡蛎。(中医方剂大辞典)(3)绿豆粉、通明乳香。(中医方剂大辞典)(4)甘草、人参、甘菊花、玄参。(中医方剂大辞典)(5)黄芪、党参、川芎、丁香、糯米、炙草。(中医方剂大辞典)(6)黄芪、人参、当归、川芎、防风、白芷、肉桂、炙草、糯米。(中医方剂大辞典)(7)当归、芎䓖、芍药、白术、茯苓、黄芪、桂枝、忍冬花、甘草。(中医方剂大辞典)(8)黄芪、人参、当归、白术、茯苓、银花、生甘草、官桂、瓜蒌仁、白芷。(中医方剂大辞典)(9)红内消、当归、茹片、甘草节、羌活、黄芩、麝香。(中医方剂大辞典)(10)川乌、茯苓、苦杖、独活、白芷、甘草。(中医方剂大辞典)(11)桔梗、厚朴、白芷、防风、人参、黄芪、香附、陈皮、川芎、甘草、官桂、当归、赤芍、金银花、木香。(中医方剂大辞典)(12)大黄、牵牛。(中医方剂大辞典)(13)川芎、细辛、白芷梢。(中医方剂大辞典)(14)乳香、没药、甘草、御米壳。(中医方剂大辞典)(15)当归、熟地黄、木鳖子、川芎、草乌、芍药、细辛、自然铜。(中医方剂大辞典)(16)御米壳、甘草、雄黑豆、生姜。(中医方剂大辞典)(17)金银花、牡蛎、甘草、穿山甲、朴消。(中医方剂大辞典)(18)地榆、黄芪、粉草、忍冬花、川山甲、白芷。(中医方剂大辞典)(19)菟丝子、大力子、破故纸、朴消、川大黄。(中医方剂大辞典)(20)大黄、牡蛎、甘草、瓜蒌。(中医方剂大辞典)

内伤丸 nei shang wan

【英文名】Nei Shang Pill(中医方剂大辞典、兰室秘藏)

【组成】广七、桃仁、泽兰、大黄、明雄黄。(中医方剂大辞典)

内伤膏 nei shang gao

【英文名】Nei Shang Plaster

【组成】(1)羌活、麻黄、当归、公丁香、独活、生附子、苍术、草乌、升麻、红花、法半夏、川乌、白芷、姜皮、桂枝、菖蒲。(中医方剂大辞典)(2)毛鹿角、乌药、红花、全当归、木瓜、官桂、生姜、秦艽、老鹳草、离乡草、虎骨、商陆。(中医方剂大辞典)

内助丹 nei zhu dan

【英文名】Nei Zhu Pellet

【异名】内助散(中医方剂大辞典、种痘新书)

【组成】黄芪、人参、白术、茯苓、当归、陈皮、半夏、厚朴、肉桂、山楂、姜、枣、糯米。(中医方剂大辞典)

内应散 nei ying san

【英文名】Nei Ying Powders

【组成】青皮、陈皮、甘草、干姜。(中医方剂大辞典)

内灸丸 nei jiu wan

【英文名】Nei Jiu Pill(中医方剂大辞典、万氏家抄方)

【组成】(1)高良姜、肉桂、当归、茴香、干姜、肉豆蔻、半夏、附子。(中医方剂大辞典)(2)白艾叶、附子、当归、白芍药、海螵蛸、丁香。(中医方剂大辞典)(3)荜茇、诃黎勒、干姜、附子、桂心、白茯苓、人参、肉豆蔻、缩砂、当归、木香、胡椒。(中医方剂大辞典)(4)

艾叶。(中医方剂大辞典)(5)附子、白茯苓、远志、巴戟天、破故纸、虎头骨、牛膝、楝实、木香、吴茱萸、白牵牛。(中医方剂大辞典)(6)硫黄、阳起石、消石、太阴玄精石。(中医方剂大辞典)

内灸丹 nei jiu dan

【英文名】Nei Jiu Pellet

【组成】(1)荜茇、桂心、干姜、舶上硫黄、金钗石斛、附子、泽兰叶。(中医方剂大辞典)(2)荜茇、胡椒、干姜、良姜、丁香、附子、吴茱萸、肉桂、山茱萸、肉豆蔻、草豆蔻。(中医方剂大辞典)

内灸散 nei jiu san

【英文名】Nei Jiu Powders

【组成】(1)茴香、藿香、丁香皮、熟干地黄、肉桂、甘草、山药、当归、白术、白芷、藁本、干姜、川芎、黄芪、木香、陈皮、白芍药。(中医方剂大辞典)(2)莪术、良姜。(中医方剂大辞典)

内补丸 nei bu wan

【英文名】Nei Bu Pill

【异名】内补当归丸(中医方剂大辞典、女科百问);黄连丸(中医方剂大辞典、普济方)

【组成】(1)熟干地黄、附子、桂心、肉苁蓉、鹿茸、人参、山芋、柴胡、胡黄连、远志、细辛、白茯苓、钟乳。(中医方剂大辞典)(2)狼毒、天麻、附子、巴戟天、鹿茸、补骨脂、石斛、干蝎、萆薢、肉苁蓉、蒺藜子、天雄、独活、干漆、没药、桂心、腽肭脐。(中医方剂大辞典)(3)萆薢、牛膝、五加皮、白术、川乌头、丹参、枳实。(中医方剂大辞典)(4)黄芪、槐耳、苦参、白桐叶、龙骨、狸睛、漏芦、猬皮、萹蓄、败酱、续断、木香、厚朴、硫黄、猪后悬蹄甲。(中医方剂大辞典)(5)鹿茸、丝子、沙蒺藜、紫菀茸、黄芪、肉桂、桑螵蛸、肉苁蓉、附子、茯神、白蒺藜。(中医方剂大辞典)(6)熟干地黄、当归。(中医方剂大辞典)(7)黄连、当归、干姜、阿胶。(中医方剂大辞典)

内补丹 nei bu dan

【英文名】Nei Bu Pellet

【组成】黄连、山茱萸、干姜、当归、鳖甲、芫花、香白芷、干漆、川乌头、巴豆、乱发、桃仁、官桂、陈皮、芸苔、白龙骨。(中医方剂大辞典)

内补汤 nei bu tang

【英文名】Nei Bu Decoction(中国中医药学主题词表)

【组成】(1)黄柏、黄连、当归、赤芍、银花、连翘、黄芩、花粉、苏薄荷、川芎、防风、陈皮、茯苓、栀子、瓜蒌、元参、青皮、桔梗、黄芪。(中医方剂大辞典)(2)生地、当归、川柏、麻仁、乳香、没药、黄芩、木香。(中医方剂大辞典)(3)当归、白芍、川芎、熟地、陈皮、甘草、白术、黄芩。(中医方剂大辞典)(4)人参、续断、白芷、芍药、附子、当归、甘草、桂心、茯苓、干姜、芎䓖、干地黄、五味子、麦门冬、大枣。(中医方剂大辞典)(5)干地黄、升麻、当归、人参、生姜、麦门冬、芍药、大枣、远志、茯苓、大黄、黄芩、黄芪。(中医方剂大辞典)(6)人参、黄芪、当归、白术、川芎、甘草、茯苓、陈皮、厚朴。(中医方剂大辞典)(7)熟地黄、杜仲、黄芪、枳壳、茯苓、陈桔皮、人参、防风、川芎、白芍药、薯蓣、甘草、山茱萸。(中医方剂大辞典)

内补散 nei bu san

【英文名】Nei Bu Powders

【组成】(1)白芷、官桂、香附子、甘草。(中医方剂大辞典)(2)当归、桂心、人参、芎䓖、厚朴、防风、甘草、白芷、桔梗。(中医方剂大辞典)(3)人参、黄芪、白芷、当归、肉桂、桔梗、川芎、木香、甘草、防风、厚朴、阿胶、桔皮。(中医方剂大辞典)(4)附子、白姜、人参、甘草、陈皮、麻黄、官桂。(中医方剂大辞典)(5)干地黄、巴戟天、甘草、麦门冬、人参、苁蓉、石斛、五味子、桂心、茯苓、附子、菟丝子、山茱萸、远志、地麦。(中医方剂大辞典)(6)黄连、甘草、干姜、紫笋茶。(中医方剂大辞典)(7)皂角、青盐、北细辛、香附子、舶上茴香。(中医方剂大辞典)(8)青皮、破故纸、威灵仙、黑牵牛。(中医方剂大辞典)(9)沉香、丁香、木香、安息香、麝香、鳖甲、柴胡、熟干地黄、京三棱、白茯苓、人参、附子、槟榔、五味子、白芍药、甘草、厚朴、桃仁、肉豆蔻、秦艽、知母、牛膝、白术、地骨皮、大黄。(中医方剂大辞典)(10)附子、粉草、茯苓、陈皮、白姜、人参、麻黄、官桂。(中医方剂大辞典)(11)蜀椒、干姜、白蔹、黄芪、人参、桂心、甘草、小豆、附子、防风、芎䓖。(中医方剂大辞典)(12)黄芪、麦门冬、芎䓖、白茯苓、桂心、远志、当归、人参、甘草、五味子。(中医方剂大辞典)(13)续断、人参、附子、当归、熟干地黄、芎䓖、黄芪、白芍药、白芷、桂心、麦门冬、白茯苓、干姜、甘草、五味子。(中医方剂大辞典)(14)黄芪、枳壳、侧柏叶。(中医方剂大辞典)(15)蒲黄、当归、白芷、甘草、黄连、芎䓖、白石脂、熟干地黄。(中医方剂大辞典)

内固丸 nei gu wan

【英文名】Nei Gu Pill

【组成】(1)天雄、龙骨、鹿茸、牡蛎、韭子。(中医方剂大辞典)(2)硫黄、乌头、青桔皮、茴香子、楝实。(中医方剂大辞典)(3)茴香子、木香、楝实、草豆蔻、干姜、吴茱萸、葫芦巴、补骨脂、甘草。(中医方剂大辞典)(4)丹砂、硇砂、茴香子、芫花、延胡索、海蛤、楝实、半夏、葫芦巴、芸苔子、海桐皮、高良姜、没药、乳香、红娘子。(中医方剂大辞典)

内固丹 nei gu dan

【英文名】Nei Gu Pellet(中医方剂大辞典、不居集)

【组成】肉苁蓉、茴香、破故纸、胡芦巴、巴戟、黑附子、

川楝子、胡桃仁。(中医方剂大辞典)

内金丸 nei jin wan

【英文名】Nei Jin Pill

【组成】(1)鸡内金、信石、黄丹。(中医方剂大辞典)(2)鸡内金、雌黄、半夏、延胡索。(中医方剂大辞典)

内金散 nei jin san

【英文名】Nei Jin Powders

【组成】(1)鸡内金、菠菠根。(中医方剂大辞典)(2)鸡内金、白芷、铜青、麝香。(中医方剂大辞典)

内河汤 nei he tang

【英文名】Nei He Decoction

【组成】青皮、陈皮、三棱、莪术、神曲、麦芽、香附。(中医方剂大辞典)

内养丸 nei yang wan

【英文名】Nei Yang Pill

【组成】肉苁蓉、巴戟天、菊花、枸杞子。(中医方剂大辞典)

内痈煎 nei yong jian

【英文名】Nei Yong Decoction

【组成】白芷、大黄、绿豆、归尾、乳香、没药、番木鳖。(中医方剂大辞典)

内消丸 nei xiao wan

【英文名】Nei Xiao Pill

【组成】(1)附子、川乌、全蝎、僵蚕、乳香、草乌头、雄黄、没药。(中医方剂大辞典)(2)广茂、三棱、青皮、陈皮、牵牛、薄荷叶、皂角、沉香。(中医方剂大辞典)(3)青皮、陈皮、牵牛、薄荷叶、皂角。(中医方剂大辞典)(4)斑蝥。(中医方剂大辞典)(5)焰消、胡椒、虢丹。(中医方剂大辞典)(6)木香、茴香、沉香、硫黄、附子、硇砂、全蝎。(中医方剂大辞典)(7)寒水石、钟乳石、红粉片、冰片、琥珀、珍珠、水粉、朱砂。(中医方剂大辞典)(8)黑附子、川乌、草乌、干蝎、僵蚕、雄黄。(中医方剂大辞典)(9)青橘、木香、防己、丁香。(中医方剂大辞典)(10)人参、玄参、丹参、苦参、何首乌。(中医方剂大辞典)(11)三棱、蓬术、香附、槟榔、煨草果、青皮、枳壳、枳实、木香、去核山楂、炒神曲、炒麦芽、炒砂仁、陈皮。(中医方剂大辞典)(12)雄黄、滴乳香、蟾酥。(中医方剂大辞典)(13)陈皮、青皮、三棱、莪术、神曲、麦芽、香附。(中医方剂大辞典)(14)贝母、白药子。(中医方剂大辞典)(15)楂片、麦芽、灵脂、香附、陈皮、神曲、青皮、莱菔、厚朴、半夏、槟榔、枳实、砂仁、三棱。(中医方剂大辞典)

内消方 nei xiao fang

【英文名】Nei Xiao Prescription

【组成】(1)黄芩、苦参、防己、天花粉、连翘。(中医方剂大辞典)(2)小麦。(中医方剂大辞典)(3)附子、半夏、乌头、肉桂、甘遂、当归、乳香、没药、甘草、阿魏、琥珀。(中医方剂大辞典)(4)生铁、南星。(中医方剂大辞典)(5)枸橘、川楝、秦艽、陈皮、瓜蒌、赤芍、甘草、防风、泽泻。(中医方剂大辞典)(6)海藻。(中医方剂大辞典)(7)金银花、甘草、蒲公英、元参、当归。(中医方剂大辞典)

内消散 nei xiao san

【英文名】Nei Xiao Powders

【异名】五虎顶(中医方剂大辞典);小车螯散(中医方剂大辞典、普济方)

【组成】(1)防风、桑皮、牛蒡子、黄芩、荆芥、川连、浙贝、地骨皮、小甘草、西河柳。(中医方剂大辞典)(2)红内消、玄参、苦参、蔓荆子、威灵仙、甘草节、赤小豆。(中医方剂大辞典)(3)朴消、香附子、木鳖子、橘红。(中医方剂大辞典)(4)黄药、朴消。(中医方剂大辞典)(5)大黄、木香、连翘、丁香、栀子、沉香、没药、薄荷、甘草、黄芩。(中医方剂大辞典)(6)穿山甲、木通、自然铜。(中医方剂大辞典)(7)贝母、知母、金银花、白及、半夏、穿山甲、皂刺、乳香、赤芍、生甘草、万年青、花粉。(中医方剂大辞典)(8)雄鸡肫内皮、砂仁、神曲。(中医方剂大辞典)(9)花粉、苦参、皂角刺、土茯苓。(中医方剂大辞典)(10)瓜蒌、皂刺、金银花、大黄、生姜、甘草、白芷。(中医方剂大辞典)(11)飞罗面、牙皂、没药、朱砂、雄黄、百草霜、巴豆、儿茶、巴豆壳。(中医方剂大辞典)(12)红内消、玄参、苦参、蔓荆子、威灵仙。(中医方剂大辞典)(13)生地黄、木香。(中医方剂大辞典)(14)皂荚刺皮、乳香。(中医方剂大辞典)(15)车螯。(中医方剂大辞典)(16)人参、滑石、丹砂、斑蝥、麝香。(中医方剂大辞典)(17)皂角刺、桃仁、金银花、天花粉、厚朴、穿山甲、羚羊角、乳香、大黄。(中医方剂大辞典)(18)南薄荷、斑蝥。(中医方剂大辞典)(19)朱砂、血竭、斑蝥。(中医方剂大辞典)(20)归尾、连翘、羌活、独活、薄荷、桂枝、赤芍、白芷梢、防风、荆芥、细辛、藁本、小川芎、甘草节。(中医方剂大辞典)(21)芎䓖、白僵蚕、甘草。(中医方剂大辞典)(22)墨。(中医方剂大辞典)(23)川大黄、黄芩、黄连、黄药、地龙、乳香。(中医方剂大辞典)(24)赤小豆、人参、甘草、瞿麦、白蔹、当归、黄芩、防风、黄芪、沉香、川升麻。(中医方剂大辞典)(25)白芷、芍药、蜀椒、芒消、芎䓖、当归、干姜。(中医方剂大辞典)(26)赤小豆、人参、甘草、瞿麦、当归、猪苓、黄芩、白蔹、黄芪、薏苡仁、防风、升麻。(中医方剂大辞典)(27)白芷、白蔹、芎䓖、芍药、椒、干姜、当归、茵草。(中医方剂大辞典)(28)木鳖、蟾酥、麝香、雄精、僵蚕、川蜈蚣、甲片、全蝎。

（中医方剂大辞典）(29)陈皮、半夏、白茯苓、枳实、山楂肉、神曲、砂仁、香附、三棱、莪术、干生姜。（中医方剂大辞典）(30)蜈蚣、鸡子。（中医方剂大辞典）(31)生银、雄黄、婆娑石。（中医方剂大辞典）(32)消石、木通、紫檀香、甜葶苈、白蔹、莽草、大黄。（中医方剂大辞典）(33)瓜蒌、草节、金银花、连翘、柴胡、青皮。（中医方剂大辞典）(34)羌活、独活、苏木、红内消、当归、川芎、大黄、钓钩藤、白芷、红花、桃仁、甘草节、赤芍药、生地黄、瓜蒌根、紫金皮、金锁匙、血竭草。（中医方剂大辞典）(35)金银花、知母、大贝、白及、半夏、穿山甲、乳香、皂角刺。（中医方剂大辞典）

内消膏 nei xiao gao

【英文名】Nei Xiao Plaster

【组成】(1)蝟皮。（中医方剂大辞典）(2)肥皂荚、青盐、消石。（中医方剂大辞典）

内涤汤 nei di tang

【英文名】Nei Di Decoction

【组成】薏苡根、天花粉、甘草。（中医方剂大辞典）

内救散 nei jiu san

【英文名】Nei Jiu Powders

【组成】木香、人参、白术、茯苓、甘草、茯神、藿香。（中医方剂大辞典）

内解散 nei jie san

【英文名】Nei Jie Powders

【组成】(1)人参、山甲、黄芪、当归、芍药、川芎、皂角刺、金银花、山楂、甘草、木香。（中医方剂大辞典）(2)炮川乌、甘草、麻黄、沉香、苍术、防风、萆薢、杜仲。（中医方剂大辞典）(3)柴胡、黄芩、葛根、黄连、石斛、甘草。（中医方剂大辞典）

内塞散 nei sai san

【英文名】Nei Sai Powders

【异名】龙射丸（中医方剂大辞典）；黄芪散（中医方剂大辞典、普济方）

【组成】(1)牛黄、天竺黄、轻粉、乳香、没药、薄荷叶、冰片。（中医方剂大辞典）(2)黄芪、细辛、芍药、薏苡仁、白芷、瞿麦、赤小豆、干地黄、人参、防风。（中医方剂大辞典）(3)人参、白术、白茯苓、熟地黄、芍药、甘草、黄芪、肉桂、当归、黄芩、桔梗、防风。（中医方剂大辞典）(4)人参、当归、黄芪、芎藭、茯苓、防风、桂心、桔梗、远志、甘草、白芷、缩砂、香附子、厚朴、赤小豆、附子。（中医方剂大辞典）(5)熟干地黄、续断、人参、芍药、附子、枳壳、甘草、芎䓖、细辛、桂、槟榔、黄芪、当归、蜀椒、肉苁蓉。（中医方剂大辞典）(6)黄芪、当归、芎藭、白芷、干姜、黄芩、芍药、续断、附子、细辛、鹿茸。（中医方剂大辞典）

内障散 nei zhang san

【英文名】Nei Zhang Powders

【组成】代赭石、滑石、石膏、炉甘石、朱砂。（中医方剂大辞典）

内生肌丸 nei sheng ji wan

【英文名】Nei Sheng Ji Pill

【组成】枯矾、鹿角、芝麻。（中医方剂大辞典）

内异二号 nei yi er hao

【英文名】Nei Yi Er Hao Pill

【组成】生大黄、桃仁霜、鳖甲、琥珀。（中国中西医结合杂志 1993,13(1)）

内服散剂 nei fu san ji

【英文名】Oral Pulvers

【定义】是用于内服的散剂。（中药药剂学）

内府仙方 nei fu xian fang

【英文名】Nei Fu Xian Prescription

【组成】(1)甘草、破故纸、苍术、何首乌、人参、五加皮、草乌、肉苁蓉、砂仁、白术、杏仁、当归、川椒、小茴香、牛膝、虎骨、枳壳、半夏、香附、青皮、枸杞子、菟丝子、良姜、木香、厚朴、白扁豆、赤芍、陈皮、枳实、防风、生地黄、熟地、荆芥、天门冬、五味子、麦门冬、三棱、莪术、槟榔、吴茱萸、桔梗、桑白皮、藁本、胡桃肉、红枣。（中医方剂大辞典）(2)僵蚕、姜黄、蝉蜕、大黄。（中医方剂大辞典）

内追毒丹 nei zhui du dan

【英文名】Nei Zhui Du Pellet

【组成】大朱砂、雄黄、生麝香、生犀角、琥珀、黑角沉香。（中医方剂大辞典）

内庭奇方 nei ting qi fang

【英文名】Nei ting Qi Prescription

【组成】苍术、良姜、枯矾。（中医方剂大辞典）

内痈奇方 nei yong qi fang

【英文名】Nei Yong Qi Prescription

【组成】大鲫鱼、枯矾。（中医方剂大辞典）

内消毒散 nei xiao du san

【英文名】Nei Xiao Du Powders

【组成】白蔹、白及、白芷。（中医方剂大辞典）

内消神丹 nei xiao shen dan

【英文名】Nei Xiao Shen Pellet

【组成】僵蚕、乳香、没药、枯矾、炙山甲、铜绿、黄丹、全蝎、轻粉、蟾酥、麝香。（中医方剂大辞典）

内消神方 nei xiao shen fang

【英文名】Nei Xiao Shen Prescription

【组成】人参、天花粉、大黄、蒲公英、金银花、薏苡仁。（中医方剂大辞典）

内消浸酒 nei xiao jin jiu

【英文名】Nei Xiao Jin Wine

【组成】仙人仗草根并苗、羌活、杏仁。（中医方剂大辞典）

内痔栓剂 nei zhi shuan ji
【英文名】Nei Shi Suppository
【组成】五倍子、大黄、田螺壳、咸橄榄核、冰片。(山东中医杂志 1984,(4))

内鹿髓丸 nei lu sui wan
【英文名】Nei Lu Sui Pill
【组成】鹿脑髓、骨髓、脊髓。(中医方剂大辞典)

内外两解汤 nei wai liang jie tang
【英文名】Nei Wai Liang Jie Decoction
【组成】当归、白芍、陈皮、大黄、白芷、升麻、甘草。(中医方剂大辞典)

内托十全散 nei tuo shi quan san
【英文名】Nei Tuo Shi Quan Powders
【异名】内托十宣散(中医方剂大辞典、医学入门)
【组成】人参、当归、黄芪、芎䓖、防风、厚朴、桔梗、桂、甘草、白芷。(中医方剂大辞典)

内托十宣散 nei tuo shi xuan san
【英文名】Nei Tuo Shi Xuan Powders
【组成】人参、黄芪、白术、当归、白芍、厚朴、川芎、连翘、官桂、桔梗、防风、甘草、荆芥、金银花、白芷。(中医方剂大辞典)

内托千金散 nei tuo qian jin san
【英文名】Nei Tuo Qian Jin Powders
【组成】(1)人参、白芍、甘草、当归、川芎、黄芪、厚朴、白芷、木香、桔梗、牛蒡子、地肤子、糯米、鸡汁。(中医方剂大辞典)(2)人参、当归、黄芪、芍药、川芎、防风、甘草、瓜蒌、白芷、官桂、桔梗、金银花。(中医方剂大辞典)

内托升麻汤 nei tuo sheng ma tang
【英文名】Nei Tuo Sheng Ma Decoction
【组成】瓜蒌仁、连翘、甘草节、青皮、升麻。(中医方剂大辞典)

内托外消散 nei tuo wai xiao san
【英文名】Nei Tuo Wai Xiao Powders
【组成】水银、儿茶、冰片、轻粉、麝香、硼砂。(中医方剂大辞典)

内托生肌散 nei tuo sheng ji san
【英文名】Nei Tuo Sheng Ji Powders
【组成】生黄芪、甘草、生明乳香、生明没药、生杭芍、天花粉、丹参。(中医方剂大辞典)

内托白蔹散 nei tuo bai lian san
【英文名】Nei Tuo Bai Lian Powders
【组成】当归、赤芍、川芎、白芷、连翘、白蒺藜、白蔹、片芩、防风、桔梗、花粉、瓜蒌仁、柴胡、乳香、生甘草节。(中医方剂大辞典)

内托至奇汤 nei tuo zhi qi tang
【英文名】Nei Tuo Zhi Qi Decoction
【组成】天门冬、麦门冬、人参、白术、当归、茯苓、薏苡仁、川芎、陈皮、甘草、桔梗、银杏。(中医方剂大辞典)

内托安神散 nei tuo an shen san
【英文名】Nei Tuo An Shen Powders
【组成】人参、茯神、黄芪、白术、麦门冬、玄参、陈皮、酸枣仁、远志、甘草、石菖蒲、五味子。(中医方剂大辞典)

内托红散子 nei tuo hong san zi
【英文名】Nei Tuo Hong Powders
【组成】乌鱼骨、蜈蚣、雄黄、朱砂、胆矾、枯矾。(中医方剂大辞典)

内托均气散 nei tuo jun qi san
【英文名】Nei Tuo Jun Qi Powders
【组成】苏叶、干葛、广木香、黄芪、川芎、甘草、桔梗、白芍、紫草。(中医方剂大辞典)

内托护心散 nei tuo hu xin san
【英文名】Nei Tuo Hu Xin Powders
【组成】人参、当归梢、防风、大力子、酒连、酒芩、酒柏、荆芥穗、木通、桂枝、甘草、蝉蜕、连翘。(中医方剂大辞典)

内托连翘散 nei tuo lian qiao san
【英文名】Nei Tuo Lian Qiao Powders
【组成】连翘、甘草、大黄、薄荷、黄芩、朴消、白芷、赤芍、生地、黄栀。(中医方剂大辞典)

内托羌活汤 nei tuo qiang huo tang
【英文名】Nei Tuo Qiang Huo Decoction
【组成】(1)羌活、黄柏、防风、藁本、连翘、炙草、苍术、陈皮、肉桂。(中医方剂大辞典)(2)肉桂、连翘、炙甘草、苍术、桔皮、当归梢、防风、藁本、黄芪、黄柏、羌活。(中医方剂大辞典)

内托定痛散 nei tuo ding tong san
【英文名】Nei Tuo Ding Tong Powders
【组成】人参、黄芪、地黄、白芷、川芎、赤芍、防风、赤苓、甘草、乌药、桂心、枳壳、桔梗、木香。(中医方剂大辞典)

内托荣卫汤 nei tuo rong wei tang
【英文名】Nei Tuo Rong Wei Decoction
【组成】黄芪、柴胡、连翘、羌活、防风、当归身、生黄芩、炙甘草、人参、苍术、红花、桂枝。(中医方剂大辞典)

内托复煎散 nei tuo fu jian san
【英文名】Nei Tuo Fu Jian Powders
【组成】地骨皮、黄芪、芍药、黄芩、白术、茯苓、人参、柳桂、甘草、防己、当归、防风。(中医方剂大辞典)

内托追毒饮 nei tuo zhui du yin
【英文名】Nei Tuo Zhui Du Drink

【组成】人参、黄芪、厚朴、甘草、桔梗、枳壳、黄连、金银花、乌药、当归、芍药、白芷、川芎、防风。(中医方剂大辞典)

内托芪柴汤 nei tuo qi chai tang

【英文名】Nei Tuo Qi Chai Decoction

【组成】黄芪、柴胡、当归、黄连、羌活、肉桂、生地、全瓜蒌、黄芩。(中医方剂大辞典)

内托消毒散 nei tuo xiao du san

【英文名】Nei Tuo Xiao Du Powders

【组成】人参、黄芪、防风、白芷、川芎、当归、桔梗、连翘、升麻、柴胡、金银花、甘草节。(中医方剂大辞典)

内托流气饮 nei tuo liu qi yin

【英文名】Nei Tuo Liu Qi Drink

【组成】(1)人参、木香、乳香、当归、川芎、黄芪、芍药、防风、甘草、厚朴、枳壳、桔梗、乌药、白芷、槟榔、紫苏。(中医方剂大辞典)(2)人参、木香、黄芪、厚朴、甘草、紫苏、桔梗、枳壳、官桂、乌药、当归、白芍、防风、白芷、川芎、茯苓、陈皮、天花粉。(中医方剂大辞典)(3)人参、黄芪、厚朴、甘草、紫苏、桔梗、枳壳、乌药、细辛、当归、防风、川芎、白芷、鼠粘子、芍药。(中医方剂大辞典)(4)人参、木香、黄芪、厚朴、甘草、紫苏、桔梗、官桂、槟榔、乌药、枳壳、当归、川芎、芍药、白芷。(中医方剂大辞典)(5)人参、木香、黄芪、厚朴、甘草、紫苏、桔梗、枳壳、官桂、槟榔、乌梅、当归、芍药、白芷、川芎、防风、天花粉。(中医方剂大辞典)(6)苍术、黄柏、青皮、甘草、芍药、当归、白术、槟榔、川芎、羌活、独活、白芷、木瓜、牛膝、杜仲。(中医方剂大辞典)(7)人参、黄芪、厚朴、甘草、紫苏、桔梗、枳壳、官桂、槟榔、乌药、当归、防风、白芷、芍药、川芎、柴胡。(中医方剂大辞典)

内托黄芪丸 nei tuo huang qi wan

【英文名】Nei Tuo Huang Qi Pill

【异名】黄芪丸(中医方剂大辞典、赤水玄珠)

【组成】黄芪、当归、肉桂、木香、乳香、沉香。(中医方剂大辞典)

内托黄芪汤 nei tuo huang qi tang

【英文名】Nei Tuo Huang Qi Decoction

【组成】(1)柴胡、连翘、肉桂、黄芪、归尾、鼠粘子、黄柏、甘草、升麻。(中医方剂大辞典)(2)生地黄、黄柏、肉桂、羌活、当归梢、土瓜根、柴胡梢、连翘、黄芪。(中医方剂大辞典)(3)柴胡、连翘、肉桂、大力子、黄芪、当归尾、黄柏、升麻、白芷、甘草。(中医方剂大辞典)(4)黄芪、麦门冬、熟地黄、人参、茯苓、白术、川芎、官桂、远志、当归、甘草。(中医方剂大辞典)

内托黄芪散 nei tuo huang qi san

【英文名】Nei Tuo Huang Qi Powders

【组成】(1)当归、白芍、川芎、白术、陈皮、穿山甲、皂刺、黄芪、槟榔、紫肉桂。(中医方剂大辞典)(2)黄芪、连翘、葛根、甘草。(中医方剂大辞典)(3)川芎、当归、陈皮、白术、黄芪、白芍、穿山甲、角刺、槟榔。(中医方剂大辞典)

内托清气饮 nei tuo qing qi yin

【英文名】Nei Tuo Qing Qi Drink

【组成】(1)人参、黄芪、紫苏、桔梗、枳壳、金银花、青皮、甘草、厚朴、川芎、防风、天花粉、木香、羌活、当归、芍药。(中医方剂大辞典)(2)人参、茯苓、白术、官桂、陈皮、木瓜、紫苏、枳壳、甘草、芍药、当归、苍术、羌活、独活、川芎、白芷。(中医方剂大辞典)

内托清肝饮 nei tuo qing gan yin

【英文名】Nei Tuo Qing Gan Drink

【组成】人参、黄芪、厚朴、甘草、防风、桔梗、天花粉、白芍药、枳壳、藁本、升麻、乌药、当归、白芷、川芎、金银花。(中医方剂大辞典)

内伤发热方 nei shang fa re fang

【英文名】Nei Shang Fa Re Prescription

【异名】内伤散邪汤(中医方剂大辞典、石室秘录)

【组成】当归、柴胡、陈皮、栀子、甘草、白芍、花粉。(中医方剂大辞典)

内伤神效方 nei shang shen xiao fang

【英文名】Nei Shang Shen Xiao Prescription

【组成】(1)地鳖虫、骨碎补、乳香、没药、当归、大黄、煅自然铜、血竭、硼砂、辰砂。(中医方剂大辞典)(2)麝香、水蛭。(中医方剂大辞典)

内助调气汤 nei zhu tiao qi tang

【英文名】Nei Zhu Tiao Qi Decoction

【组成】人参、黄芪、白术、藿香、云茯苓、酒白芍、归身、牛蒡子。(中医方剂大辞典)

内针牛黄丸 nei zhen niu huang wan

【英文名】Nei Zhen Niu Huang Pill

【组成】牛黄、木香、青桔皮、干姜、川大黄、巴豆、猪牙皂荚。(中医方剂大辞典)

内补十宣饮 nei bu shi xuan yin

【英文名】Nei Bu Shi Xuan Drink

【组成】纹党、桔梗、川芎、草节、白芷、川朴、生芪、当归、桂枝、防风。(中医方剂大辞典)

内补人仁丸 nei bu ren ren wan

【英文名】Nei Bu Ren Ren Pill

【组成】人参、砂仁、沉香、木香、槐角子、生地、桑椹、熟地、山药、茯苓、川椒、大茴香、枸杞、旱莲草、甘草、苍术、何首乌。(中医方剂大辞典)

内补五香丸 nei bu wu xiang wan

【英文名】Nei Bu Wu Xiang Pill

【组成】沉香、熏陆香、木香、藿香、丁香、续断、熟干地

黄、白芍药、侧子、石长生、厚朴、败酱、人参、白茯苓、鹿角屑、虎胫骨。(中医方剂大辞典)

内补宁神汤 nei bu ning shen tang

【英文名】Nei Bu Ning Shen Decoction

【组成】黄芪、麦门冬、川芎、当归、茯苓、人参、五味子、远志、甘草、桂心。(中医方剂大辞典)

内补地黄丸 nei bu di huang wan

【英文名】Nei Bu Di Huang Pill

【组成】(1)熟地、归身、白芍、生地、玄参、知母、川柏、山药、萸肉、甘杞子、淡苁蓉。(中医方剂大辞典)(2)熟干地黄、桂、防风、乌头、芎䓖、桃仁、牛膝、石斛、干姜。(中医方剂大辞典)

内补芍药汤 nei bu shao yao tang

【英文名】Nei Bu Shao Yao Decoction

【组成】芍药、干地黄、桂心、当归、生姜、黄芪、茯苓、人参、麦门冬、甘草。(中医方剂大辞典)

内补芎归汤 nei bu xiong gui tang

【英文名】Nei Bu Xiong Gui Decoction

【组成】芎䓖、熟地、白芍、桂心、甘草、干姜、大枣、当归。(中医方剂大辞典)

内补芎䓖汤 nei bu xiong qiong tang

【英文名】Nei Bu Xiong Qiong Decoction

【组成】芎䓖、干地黄、芍药、桂心、甘草、干姜、大枣。(中医方剂大辞典)

内补芎䓖散 nei bu xiong qiong san

【英文名】Nei Bu Xiong Qiong Powders

【组成】芎䓖、熟干地黄、蛇衔草、当归、肉苁蓉、白芍药、干姜、续断、桂心、附子、细辛。(中医方剂大辞典)

内补当归丸 nei bu dang gui wan

【英文名】Nei Bu Dang Gui Pill

【组成】川断、阿胶、白芷、苁蓉、蒲黄、厚朴、吴茱萸、附子、当归、茯苓、川芎、白芍、甘草、干姜、熟地。(中医方剂大辞典)

内补当归汤 nei bu dang gui tang

【英文名】Nei Bu Dang Gui Decoction

【组成】当归、赤芍药、甘草、白芍药、川芎、乳香。(中医方剂大辞典)

内补当归散 nei bu dang gui san

【英文名】Nei Bu Dang Gui Powders

【组成】当归、芍药、干姜、辛夷、甘草。(中医方剂大辞典)

内补苁蓉散 nei bu cong rong san

【英文名】Nei Bu Cong Rong Powders

【组成】苁蓉、当归、炙甘草、芎䓖、黄芩、桂心、人参、芍药、干姜、吴茱萸、白及、厚朴、黄芪、蜀椒。(中医方剂大辞典)

内补养荣丸 nei bu yang rong wan

【英文名】Nei Bu Yang Rong Pill(药品标准-中药成方制剂标准)

【组成】当归、川芎、黄芪、甘草、香附、熟地黄、阿胶、白术、砂仁、益母草、白芍、艾叶炭、茯苓、陈皮、杜仲炭。(药品标准-中药成方制剂标准1993年)

内补黄芪丸 nei bu huang qi wan

【英文名】Nei Bu Huang Qi Pill

【组成】黄芪、白蒺藜、乌蛇肉、槐子仁、鹿茸、附子、蛸皮、枳壳、当归、沉香、槟榔、厚朴。(中医方剂大辞典)

内补黄芪汤 nei bu huang qi tang

【英文名】Nei Bu Huang Qi Decoction

【组成】(1)黄芪、人参、白术、茯苓、陈皮、当归、酸枣仁、五味、甘草。(中医方剂大辞典)(2)黄芪、当归、干地黄、麦门冬、生姜、大枣、芍药、芎䓖、人参、甘草。(中医方剂大辞典)(3)黄芪、干地黄、人参、茯苓、当归、芍药、芎䓖、桂心、远志、甘草、麦门冬、生姜、大枣。(中医方剂大辞典)(4)黄芪、当归、芍药、干地黄、半夏、茯苓、人参、桂心、远志、麦门冬、甘草、五味子、白术、泽泻、干姜、大枣。(中医方剂大辞典)(5)黄芪、茯苓、桂心、人参、麦门冬、甘草、生姜、远志、当归、五味子、大枣。(中医方剂大辞典)(6)黄芪、茯苓、芍药、麦门冬、甘草、厚朴、人参、生姜、干地黄。(中医方剂大辞典)

内补黄芪散 nei bu huang qi san

【英文名】Nei Bu Huang Qi Powders

【组成】黄芪、当归、芎䓖、甘草、龙骨、槐子、附子、白芍药。(中医方剂大辞典)

内补排脓散 nei bu pai nong san

【英文名】Nei Bu Pai Nong Powders

【组成】黄芪、当归、赤小豆、芎䓖、芍药、大黄。(中医方剂大辞典)

内固接骨丹 nei gu jie gu dan

【英文名】Nei Gu Jie Gu Pellet

【组成】古字钱、自然铜、硫黄。(中医方剂大辞典)

内固清心散 nei gu qing xin san

【英文名】Nei Gu Qing Xin Powders

【组成】(1)茯苓、辰砂、人参、玄明粉、白豆蔻、甘草、乳香、明雄黄、冰片、真豆粉。(中医方剂大辞典)(2)辰砂、茯苓、人参、白豆蔻、雄黄、绿豆、朴消、甘草、脑子、麝香、皂角。(中医方剂大辞典)

内金鹿茸丸 nei jin lu rong wan

【英文名】Nei Jin Lu Rong Pill

【组成】鸡内金、鹿茸、黄芪、牡蛎、五味子、附子、肉苁蓉、龙骨、远志、桑螵蛸。(中医方剂大辞典)

内府万灵膏 nei fu wan ling gao

【英文名】Nei Fu Wan Ling Plaster

【组成】白凤仙、紫丁香根、酒当归、醋煅自然铜、瓜儿血竭、没药、川芎、赤芍、醋淬钱、红花、川牛膝、五加皮、石菖蒲、苍术、木香、秦艽、蛇床子、川附子、肉桂、半夏、石斛、萆薢、鹿角、虎骨、麝香。(中医方剂大辞典)

内府牛黄丸 nei fu niu huang wan

【英文名】Nei Fu Niu Huang Pill

【组成】竹节白附子、天麻、九节石菖蒲、人乳粉、劈朱砂、牛黄、金箔。(中医方剂大辞典)

内府玉红膏 nei fu yu hong gao

【英文名】Nei Fu Yu Hong Plaster

【异名】经验玉红膏(中医方剂大辞典、经验广集)

【组成】硇砂、血竭、阿魏、雄黄、乳香、没药、儿茶、珍珠、象牙、轻粉、黄丹。(中医方剂大辞典)

内府头风方 nei fu tou feng fang

【英文名】Nei Fu Tou Feng Prescription

【组成】萝卜、麝。(中医方剂大辞典)

内府亚圣膏 nei fu ya sheng gao

【英文名】Nei Fu Ya Sheng Plaster

【组成】槐、柳、桑、榆、艾、象皮、驴甲、木鳖仁、炮甲、蝉蜕、蛇蜕、鸡子清、血余。(中医方剂大辞典)

内府绀珠膏 nei fu gan zhu gao

【英文名】Nei Fu Gan Zhu Plaster

【组成】麻油、当归、木鳖仁、知母、细辛、白芷、巴仁、五倍子、山慈菇、红芽大戟、续断、续随子、槐枝、柳枝。(中医方剂大辞典)

内府铁桶膏 nei fu tie tong gao

【英文名】Nei Fu Tie Tong Plaster

【组成】五倍、炒白及、胆矾、铜绿、明矾、郁金、轻粉。(中医方剂大辞典)

内府秘传方 nei fu mi chuan fang

【英文名】Nei Fu Mi Chuan Prescription

【异名】内府神效方(中医方剂大辞典、外科证治全书)

【组成】海藻、昆布、海带、海螵蛸、海粉、海螺、甘草。(中医方剂大辞典)

内府解瘟丹 nei fu jie wen dan

【英文名】Nei Fu Jie Wen Pellet

【组成】苍术、明雄黄、白芷、肉桂、艾叶、乳香、芸香、甘松、三奈、唵叭香、硫黄。(中医方剂大辞典)

内府蟾酥丸 nei fu chan su wan

【英文名】Nei Fu Chan Su Pill

【组成】蟾酥、血竭、乳香、没药、胡连、轻粉、冰片、麝香、朱砂。(中医方剂大辞典)

内药续生丸 nei yao xu sheng wan

【英文名】Nei Yao Xu Sheng Pill

【组成】母丁香、附子、肉豆蔻、枯矾、乌鱼骨。(中医方剂大辞典)

内造大金丹 nei zao da jin dan

【英文名】Nei Zao Da Jin Pellet

【组成】麻黄、生石膏、甘草、瓜蒌、木香、五味子、米壳、陈皮。(中医方剂大辞典)

内造伏虎丹 nei zao fu hu dan

【英文名】Nei Zao Fu Hu Pellet

【组成】真川贝母。(中医方剂大辞典)

内造蟾酥丸 nei zao chan su wan

【英文名】Nei Zao Chan Su Pill

【组成】蟾酥、轻粉、枯矾、寒水石、铜绿、乳香、胆矾、麝香、雄黄、蜗牛、朱砂。(中医方剂大辞典)

内消小豆散 nei xiao xiao dou san

【英文名】Nei Xiao Xiao Dou Powders(中医方剂大辞典)

【组成】赤小豆、糯米。(中医方剂大辞典)

内消化积丸 nei xiao hua ji wan

【英文名】Nei Xiao Hua Ji Pill

【组成】陈皮、神曲、麦蘖、广术京、三棱、枳实、雷丸、萝卜子、沉香、木香、益智仁、黑牵牛。(中医方剂大辞典)

内消升麻汤 nei xiao sheng ma tang

【英文名】Nei Xiao Sheng Ma Decoction

【组成】升麻、大黄、黄芩、当归、枳壳、甘草、芍药。(中医方剂大辞典)

内消地胆散 nei xiao di dan san

【英文名】Nei Xiao Di Dan Powders

【组成】地胆、滑石、川朴消。(中医方剂大辞典)

内消百疬汤 nei xiao bai li tang

【英文名】Nei Xiao Bai Li Decoction

【组成】半夏、天麻、川芎、金银花、归尾、白芷、皂刺、甘草节、防风、陈皮、天花粉、人参、白术、贝母、乳香、没药、赤芍。(中医方剂大辞典)

内消托里散 nei xiao tuo li san

【英文名】Nei Xiao Tuo Li Powders

【组成】红内消、山蜈蚣、虾蚣蜖、山慈菇、甘草节。(中医方剂大辞典)

内消防风散 nei xiao fang feng san

【英文名】Nei Xiao Fang Feng Powders

【组成】防风、升麻、白蔹、黄芩、猪苓、黄芪、瞿麦穗、薏苡仁、当归、甘草、人参、赤小豆。(中医方剂大辞典)

内消连翘丸 nei xiao lian qiao wan

【英文名】Nei Xiao Lian Qiao Pill

【组成】连翘、漏芦、胡桃肉、夏枯草、土瓜根、射干、泽兰、沙参、白及。(中医方剂大辞典)

内消牡蛎丸 nei xiao mu li wan

【英文名】Nei Xiao Mu Li Pill

【组成】牡蛎、皂荚子。(中医方剂大辞典)

内消沃雪汤 nei xiao wo xue tang

【英文名】Nei Xiao Wo Xue Decoction

【组成】(1)青皮、陈皮、制乳香、制没药、当归、丹皮、甘草节、广木香、皂角刺、穿山甲、山栀、浙贝。(中医方剂大辞典)(2)当归身、白芍药、黄芪、甘草节、金银花、天花粉、连翘、香白芷、穿山甲、皂角刺、贝母、乳香、没药、木香、青皮、广陈皮。(中医方剂大辞典)

内消羌活散 nei xiao qiang huo san

【英文名】Nei Xiao Qiang Huo Powders

【组成】羌活、白僵蚕。(中医方剂大辞典)

内消昆布散 nei xiao kun bu san

【英文名】Nei Xiao Kun Bu Powders

【异名】昆布散(中医方剂大辞典、普济方)

【组成】昆布、海藻、枳壳、牛蒡子、连翘、防风、玄参、何首乌、牵牛子、甘草、川大黄、皂荚子仁、牡荆子。(中医方剂大辞典)

内消乳疬方 nei xiao ru li fang

【英文名】Nei Xiao Ru Li Prescription

【组成】大贝母、白芷。(中医方剂大辞典)

内消肿毒方 nei xiao zhong du fang

【英文名】Nei Xiao Zhong Du Prescription

【组成】白蔹、白及、白芷。(中医方剂大辞典)

内消神效丸 nei xiao shen xiao wan

【英文名】Nei Xiao Shen Xiao Pill

【组成】甘草、土贝、乳香、没药、槐米、炙山甲、沉香、血竭、葶苈、血余、雄黄。(中医方剂大辞典)

内消退管丸 nei xiao tui guan wan

【英文名】Nei Xiao Tui Guan Pill

【异名】血竭内消丸(中医方剂大辞典)

【组成】蜂房、刺蝟皮、血竭、象牙、僵蚕、蝉蜕、木香、火消、乳香、没药。(中医方剂大辞典)

内消调经散 neixiao tiao jing san

【英文名】Nei Xiao Tiao Jing Powders

【组成】升麻、葛根、龙胆草、黄连、桔梗、连翘、黄芩、黄柏、莪术、三棱、甘草、当归尾、白芍。(中医方剂大辞典)

内消痔漏丸 nei xiao zhi lou wan

【英文名】Nei Xiao Zhi Lou Pill

【组成】(1)鱼膘、黄蜡、明矾、朱砂、珍珠、象牙。(中医方剂大辞典)(2)川黄连、槐花、冬青子。(中医方剂大辞典)

内消蜗牛丸 nei xiao wo niu wan

【英文名】Nei Xiao Wo Niu Pill

【组成】蜗牛子、薄荷末、丁香末。(中医方剂大辞典)

内消瘰疬丸 nei xiao luo li wan

【英文名】Nei Xiao Luo Li Pill

【组成】(1)玄参、连翘、当归、制军、花粉、生地、海石粉、薄荷、白蔹、川贝、朴消、青盐、生甘草、夏枯草。(中医方剂大辞典)(2)夏枯草、玄参、青盐、海藻、海粉、贝母、天花粉、白蔹、连翘、桔梗、当归、生地、枳壳、大黄、薄荷叶、消石、甘草。(中医方剂大辞典)

内消瘰疬方 nei xiao luo li fang

【英文名】Nei Xiao Luo Li Prescription

【组成】鼠粪、大枫子、巴豆。(中医方剂大辞典)

内消瘰疬片 nei xiao luo li pian

【英文名】Nei Xiao Luo Li Tablet(药品标准－中药成方制剂标准)

【组成】夏枯草、浙贝母、海藻、白蔹、天花粉、连翘、熟大黄、玄明粉、蛤壳、大青盐、枳壳、桔梗、薄荷脑、地黄、当归、玄参、甘草。(药品标准－中药成方制剂标准 1990 年)

内疏黄连汤 nei shu huang lian tang

【英文名】Nei Shu Huang Lian Decoction

【异名】黄连内疏汤(中医方剂大辞典、外科心法)

【组成】(1)黄连、芍药、当归、槟榔、木香、黄芩、薄荷、山栀子、桔梗、甘草、连翘。(中医方剂大辞典)(2)黄芪、人参、白术、当归、川芎、芍药、甘草节、黄连、连翘、白芷、羌活、陈皮、独活、金银花、防风、竹沥。(中医方剂大辞典)

内消痔管神方 nei xiao zhi guan shen fang

【英文名】Nei Xiao Zhi Guan Shen Prescription

【组成】琥珀、灯心、象牙屑、血余、蝟皮、雨前芽茶、蝉蜕、人指甲、穿山甲、当归、白茯苓、猪悬蹄甲壳、蜣螂、牛皮胶、小蜂房、蛇蜕。(中医方剂大辞典)

内消漏芦煮散 nei xiao lou lu zhu san

【英文名】Nei Xiao Lou Lu Decoction

【组成】漏芦、白蔹、黄芩、麻黄、白薇、枳实、升麻、芍药、大黄、甘草。(中医方剂大辞典)

内补石斛秦艽散 nei bu shi hu qin jiao san

【英文名】Nei Bu Shi Hu Qin Jiao Powders

【异名】石斛散(中医方剂大辞典、圣惠)

【组成】石斛、附子、天雄、桂心、独活、天门冬、秦艽、乌头、人参、干姜、当归、防风、杜仲、山茱萸、莽草、桔梗、细辛、麻黄、前胡、五味子、蜀椒、白芷、白术。(中医方剂大辞典)

内补托里流气饮 nei bu tuo li liu qi yin

【英文名】Nei Bu Tuo Li Liu Qi Drink

【组成】甘草节、茯苓、泽泻、猪苓、紫苏、山栀、黄连、台术、当归、川芎、生地、白芍、人参、黄芪、木通、青皮、香附、苦参、白蒺藜。(中医方剂大辞典)

内补当归建中汤 nei bu dang gui jian zhong tang

【英文名】Nei Bu Dang Gui Jian Zhong Decoction

【组成】当归、芍药、甘草、生姜、桂心、大枣。(中医方

剂大辞典)

内补竹叶黄芪汤 nei bu zhu ye huang qi tang

【英文名】Nei Bu Zhu Ye Huang Qi Decoction

【组成】竹叶、黄芪、甘草、芍药、黄芩、人参、桂心、大枣、干地黄、升麻、茯苓、生姜。(中医方剂大辞典)

内炙羌活木瓜丸 nei zhi qiang huo mu gua wan

【英文名】Nei Zhi Qiang Huo Mu Gua Pill

【组成】羌活、木瓜、天雄、桂、茴香子、牛膝、木香、陈桔皮、天麻、硇砂、艾、没药。(中医方剂大辞典)

内府秘传二黄膏 nei fu mi chuan er huang gao

【英文名】Nei Fu Mi Chuan Er Huang Plaster

【组成】威灵仙、黄柏、栀子、连翘、黄连、蔓荆子、大黄、黄参、荆芥、薄荷、蒺藜、牛蒡。(中医方剂大辞典)

内庭秘制白玉膏 nei ting mi zhi bai yu gao

【英文名】Nei Ting Mi Zhi Bai Yu Plaster

【组成】大鲫鱼、大虾蟆、巴豆仁、萆麻仁、真麻油。(中医方剂大辞典)

内消活关轻窍散 nei xiao huo guan qing qiao san

【英文名】Nei Xiao Huo Guan Qing Qiao Powders

【组成】附子、川乌、草乌、麻黄、沉香、苍术、防风、萆薢、杜仲。(中医方剂大辞典)

内消瘰疬应验方 nei xiao luo li ying yan fang

【英文名】Nei Xiao Luo Li Ying Yan Prescription

【组成】土贝母、白芷。(中医方剂大辞典)

内消瘰疬痰毒方 nei xiao luo li tan du fang

【英文名】Nei Xiao Luo Li Tan Du Prescription

【组成】羊角、威灵仙。(中医方剂大辞典)

内消湿痰流注神方 nei xiao shi tan liu zhu shen fang

【英文名】Nei Xiao Shi Tan Liu Zhu Prescription

【组成】吉祥草根。(中医方剂大辞典)

内托长肉闭口收功丸 nei tuo zhang rou bi kou shou gong wan

【英文名】Nei Tuo Zhang Rou Bi Kou Shou Gong Pill

【组成】胡黄连、川山甲、石决明、槐花。(中医方剂大辞典)

贝子散 bei zi san

【英文名】Bei Zi Powders

【组成】贝子。(中医方剂大辞典)

贝叶膏 bei ye gao

【英文名】Bei Ye Plaster

【组成】麻油、血余鸡子。(中医方剂大辞典)

贝母丸 bei mu wan

【英文名】Bei Mu Pill

【异名】百花丸(中医方剂大辞典、普济方);千金丸(中医方剂大辞典、普济方)

【组成】(1)贝母、甘草、秦椒、干姜、桂心、粳米、石膏、黄芩、大豆、黄卷、石斛、当归、大麻仁。(中医方剂大辞典)(2)贝母、款冬花、桂心、百合、紫菀、杏仁、木乳、甘草。(中医方剂大辞典)(3)贝母、桔梗、甘草、紫菀、杏仁。(中医方剂大辞典)(4)贝母、细辛、桂心、菖蒲、甘草、百合、紫菀、杏仁、陈桔皮。(中医方剂大辞典)(5)贝母、皂角子。(中医方剂大辞典)(6)贝母、天南星、人参、茯苓、炙甘草、白附子、皂角子。(中医方剂大辞典)(7)贝母。(中医方剂大辞典)(8)贝母、赤茯苓、紫菀、桑根白皮、五味子、杏仁、人参、大枣。(中医方剂大辞典)(9)贝母、甘草、杏仁。(中医方剂大辞典)(10)贝母、蛤蚧、紫菀、防己、桑根白皮、人参、赤茯苓、款冬花、天门冬、葶苈子、大黄、白槟榔、百部、紫苏子、木香、杏仁。(中医方剂大辞典)(11)贝母、款冬花、紫菀。(中医方剂大辞典)(12)贝母、白茯苓、麦门冬、山芋、百合、甘草、阿胶、五味子。(中医方剂大辞典)(13)贝母、炙甘草、旋覆花、杏仁、天门冬。(中医方剂大辞典)

贝母团 bei mu tuan

【英文名】Bei Mu Tuan Pill

【组成】川贝母。(中医方剂大辞典)

贝母汤 bei mu tang

【英文名】Bei Mu Decoction

【组成】(1)贝母、款冬花、麻黄、杏仁、甘草。(中医方剂大辞典)(2)贝母、桑根白皮、款冬花、甘草、陈桔皮。(中医方剂大辞典)(3)贝母、石膏、升麻、知母、黄芩、栀子、芍药、杏仁、柴胡、羚羊角、射干、甘草。(中医方剂大辞典)(4)贝母、甘草、麻黄、桂心、半夏、干姜、杏仁。(中医方剂大辞典)(5)贝母、连翘、当归、川芎、桔梗、白芷、赤芍、川续断、红花。(中医方剂大辞典)(6)川贝母、茯苓、车前子、当归、炙甘草、广陈皮、远志肉、枣仁、钩藤、牡丹皮、桂园肉、灯心。(中医方剂大辞典)(7)贝母、知母、半夏、秦艽、甜葶苈、甘草、杏仁、橘红。(中医方剂大辞典)(8)贝母、五味子、桑白皮、黄芩、陈皮、半夏、甘草、桂心、柴胡、木香、杏仁、干姜。(中医方剂大辞典)(9)贝母、甘草。(中医方剂大辞典)(10)贝母、桑白皮、五味子、甘草、款冬花、知母、杏仁。(中医方剂大辞典)(11)贝母、黄芩、干姜、陈皮、五味子、桑白皮、半夏、柴胡、桂心、木香、甘草。(中医方剂大辞典)(12)贝母、半夏、干姜、麻黄、甘草、款冬花。(中医方剂大辞典)(13)贝母、麦门冬、杏仁、生姜、石膏、黄芩、甘草、五味子、白术、淡竹叶。(中医方剂大辞典)(14)贝母、桑根白皮、紫菀、赤茯苓、五味子、杏仁、人参、葶苈。(中医方剂大辞典)

贝母饮 bei mu yin

【英文名】Bei Mu Drink

【异名】贝母汤(中医方剂大辞典)

【组成】(1)贝母、百合、紫菀、桑根白皮、桔梗、麦门冬、

大黄、甘草。(中医方剂大辞典)(2)贝母、石膏、桂心、麻黄、炙甘草、杏仁、生姜、半夏。(中医方剂大辞典)

贝母散 bei mu san

【英文名】Bei Mu Powders

【异名】贝母饮(中医方剂大辞典、圣济总录)

【组成】(1)贝母、桂心、射干、钟乳粉、桃仁、陈桔皮、百部、五味子、白石英、半夏、款冬花、甘草、厚朴、杏仁、羊肺。(中医方剂大辞典)(2)川山甲、贝母。(中医方剂大辞典)(3)知母、贝母。(中医方剂大辞典)(4)贝母、甘草、紫菀草、麦门冬、杏仁。(中医方剂大辞典)(5)贝母、紫菀、麦门冬、杏仁。(中医方剂大辞典)(6)贝母、知母、百部、阿胶、甘草、麻黄、杏仁、人参、茯苓、半夏曲饼子。(中医方剂大辞典)(7)贝母、紫菀、麦门冬、人参、杏仁。(中医方剂大辞典)(8)贝母、刺蓟、蒲黄。(中医方剂大辞典)(9)贝母、百合、杏仁、甘草、赤茯苓、麻黄、石膏、人参、柴胡。(中医方剂大辞典)(10)贝母、麦门冬、款冬花、杏仁、紫菀。(中医方剂大辞典)(11)贝母去心。(中医方剂大辞典)(12)贝母、皂荚子、葶苈子、甘草。(中医方剂大辞典)(13)贝母、甘草。(中医方剂大辞典)(14)贝母、麻黄、干姜、桂心、甘草。(中医方剂大辞典)(15)贝母、槐子。(中医方剂大辞典)(16)贝母、阿胶、甘草。(中医方剂大辞典)(17)贝母。(中医方剂大辞典)(18)贝母、桔梗、甘草、桂心、陈桔皮、人参、干姜、杏仁、半夏。(中医方剂大辞典)(19)贝母、麦门冬、甘草、麻黄、紫蔻、杏仁。(中医方剂大辞典)(20)贝母、白芷、当归、乳香、没药。(中医方剂大辞典)(21)贝母、桑白皮、五味子、甘草、款花、杏仁。(中医方剂大辞典)(22)贝母、细辛、人参、杏仁、川芎、罂粟壳、百部根、粉草、诃子。(中医方剂大辞典)(23)黄芪、青皮、茯苓、栝楼根、甘草、紫菀、白术、百合。(中医方剂大辞典)(24)贝母、金银花。(中医方剂大辞典)(25)麻黄、杏仁、人参、知母、贝母、甘草、石膏。(中医方剂大辞典)(26)贝母、桔梗、马兜铃、百合、款冬花、半夏、干姜、汉防己、麻黄、甘草、杏仁。(中医方剂大辞典)(27)贝母、鹿角胶、生干地黄、麦门冬、人参、黄芪、五味子、甘草。(中医方剂大辞典)

贝母粥 bei mu zhou

【英文名】Bei Mu Gruel

【组成】粳米、砂糖、贝母。(中医方剂大辞典)

贝母煎 bei mu jian

【英文名】Bei Mu Decoction

【组成】(1)贝母、知母、榧子仁。(中医方剂大辞典)(2)贝母、紫菀、五味子、百部、杏仁、甘草、桑根白皮、白前。(中医方剂大辞典)(3)贝母、紫菀、五味子、百部根、杏仁、甘草。(中医方剂大辞典)(4)贝母、桑皮、苏子、花粉、沙参、百合、前胡、射干、薄荷、枇杷叶。(中医方剂大辞典)

贝母膏 bei mu gao

【英文名】Bei Mu Plaster

【组成】(1)黑玄参、山栀、天花粉、川贝母、枳壳、橘红、百部、黄芩、杏仁、桔梗、粉甘草、薄荷。(中医方剂大辞典)(2)贝母、半夏、南星、五倍子、白芷、厚黄柏、苦参、虢丹、雄黄。(中医方剂大辞典)

贝齿散 bei chi san

【英文名】Bei Chi Powders

【异名】点眼贝齿散(中医方剂大辞典、圣济总录)

【组成】(1)贝齿、黄芪、当归、赤芍药、生干地黄、黄连、川升麻、桂心、犀角屑、甘草。(中医方剂大辞典)(2)贝齿、文蛤、海蛤、石决明、光明砂、龙脑。(中医方剂大辞典)(3)贝齿、手爪甲、龙骨。(中医方剂大辞典)(4)贝齿、琥珀、朱砂、龙脑、马牙消。(中医方剂大辞典)(5)贝齿、白鲜皮、猪苓、川大黄、瞿麦。(中医方剂大辞典)(6)贝子。(中医方剂大辞典)(7)贝齿、真珠。(中医方剂大辞典)(8)贝齿、真珠、龙脑。(中医方剂大辞典)(9)贝齿、铅丹。(中医方剂大辞典)(10)贝齿、葵子、石膏、滑石、阿胶。(中医方剂大辞典)(11)贝齿、葵子、石燕、滑石。(中医方剂大辞典)

贝齿煎 bei chi jian

【英文名】Bei Chi Decoction

【组成】贝齿、豆豉、三年醋。(中医方剂大辞典)

贝齿膏 bei chi gao

【英文名】Bei Chi Plaster

【异名】贝齿汤(中医方剂大辞典、普济方)

【组成】贝齿、葵子、石膏、滑石。(中医方剂大辞典)

贝香糖 bei xiang tang

【英文名】Bei Xiang Syrup

【组成】贝母、小香、蜂蜜、芝麻油、白糖。(陕西中医 1988,9(3))

贝羚散 bei ling san

【英文名】Bei Ling Powders

【组成】羚羊角、川贝母、青礞石、人工竺黄、猪胆汁、硼砂、麝香、沉香等。(《上海市药品标准》(1983 年))

贝蛤汤 bei ge tang

【英文名】Bei Ge Decoction

【组成】贝母、蛤蚧粉、獾油、山葡萄干、五味子、冰糖、硫黄。(实用中西医结合杂志 1989,2(3))

贝母合剂 bei mu he ji

【英文名】Bei Mu Mixture

【组成】贝母、苦参、党参。(辽宁中医杂志 1986,(9))

贝母花片 bei mu hua pian

【英文名】Bei Mu Hua Tablet(药品标准－中药成方制

剂标准）

【组成】贝母花。（药品标准－中药成方制剂标准1992年）

贝母梨膏 bei mu li gao

【英文名】Bei Mu Li Concentrated Decoction（药品标准－中药成方制剂标准）

【组成】川贝母、梨膏。（药品标准－中药成方制剂标准1990年）

贝莲猪肺 bei lian zhu fei

【英文名】Bei Lian Zhu Fei Thick Soup

【组成】健猪肺、贝母、莲肉。（中医方剂大辞典）

贝母二冬膏 bei mu er dong gao

【英文名】Bei Mu Er Dong Concentrated Decoction（药品标准－中药成方制剂标准）

【组成】川贝母、天冬、麦冬。（药品标准－中药成方制剂标准1997年）

贝母元参汤 bei mu yuan shen tang

【英文名】Bei Mu Yuan Shen Decoction

【组成】贝母、元参、甘草、黄芩。（中医方剂大辞典）

贝母瓜蒌汤 bei mu gua lou tang

【英文名】Bei Mu Gua Lou Decoction

【组成】贝母、瓜蒌仁、天南星、荆芥穗、防风、黄柏、羌活、黄芩、黄连、白术、桔皮、薄桂、半夏、威灵仙、天花粉、甘草。（中医方剂大辞典）

贝母瓜蒌散 bei mu gua lou san

【英文名】Bei Mu Gua Lou Powders

【组成】(1)贝母、瓜蒌仁、胆南星、黄芩、橘红、黄连、甘草、黑山栀。（中医方剂大辞典）(2)贝母、瓜蒌、南星、荆芥、防风、羌活、黄柏、黄芩、黄连、白术、陈皮、半夏、薄荷、甘草、威灵仙、天花粉。（中医方剂大辞典）(3)贝母、瓜蒌霜、茯苓、橘红、桔梗。（中医方剂大辞典）(4)川贝、瓜蒌仁、山栀、黄芩、橘红、甘草。（中医方剂大辞典）(5)贝母、瓜蒌、花粉、茯苓、橘红、桔梗。（中医方剂大辞典）

贝母麦冬饮 bei mu mai dong yin

【英文名】Bei Mu Mai Dong Drink

【组成】贝母、麦冬、薄荷叶、元参、栝楼仁、桔梗、甘草。（中医方剂大辞典）

贝母括痰丸 bei mu kuo tan wan

【英文名】Bei Mu Kuo Tan Pill

【组成】川贝、天竺黄、硼砂、文蛤。（中医方剂大辞典）

贝母绝经汤 bei mu jue jing tang

【英文名】Bei Mu Jue Jing Decoctio

【组成】贝母、当归须、红花、猪牙皂角、黑豆、虎杖。（中医方剂大辞典）

贝母黄芩汤 bei mu huang qin tang

【英文名】Bei Mu Huang Qin Decoction

【组成】川贝母、黄芩、麦门冬、茅根、滑石、瓜蒌仁、罂粟壳、青黛、甘草。（中医方剂大辞典）

贝蚕定喘汤 bei can ding chuan tang

【英文名】Bei Can Ding Chuan Decoction

【组成】僵蚕、川贝、白果、杏仁、苏子、麻黄、青黛、甘草、远志。（陕西中医1990,11(12)）

贝蒌止咳汤 bei ling zhi ke tang

【英文名】Bei Ling Zhi Ke Decoction

【组成】川贝粉、瓜蒌仁、百合、杏仁、甘草、麦冬、远志、苏子、白芥子、莱菔子、桑白皮、葶苈子、大红枣。（实用中西医结合杂志1992,5(1)）

贝母花流浸膏 bei mu hua liu jin gao

【英文名】Bei Mu Hua Liquid Extract

【组成】贝母花、乙醇。（药品标准－中药成方制剂标准1992年）

贝母枇杷糖浆 bei mu pi pa tang jiang

【英文名】Bei Mu Pi Pa Syrup

【组成】(1)贝母、桔梗、枇杷叶。((82)赣卫药准字43－3号)(2)枇杷叶、桔梗、贝母、杏仁香精、柠檬香精、薄荷脑。((81)鄂卫药准字1134号)(3)贝母、枇杷叶、桔梗、薄荷脑。((82)赣卫药准字44－5号)

贝母升麻鳖甲汤 bei mu sheng ma bie jia tang

【英文名】Bei Mu Sheng Ma Bie Jia Decoction

【组成】贝母、升麻、丹皮、元参、鳖甲。（中医方剂大辞典）

贝母白芷内消散 bei mu bai zhi nei xiao san

【英文名】Bei Mu Bai Zhi Nei Xiao Powders

【组成】大贝母、白芷。（中医方剂大辞典）

见天丸 jian tian wan

【英文名】Jian Tian Pill

【组成】羚羊角、党参、羌活、桔梗、栀子、黄芩、蒙花、枳壳、天麻、大黄、川芎、白芷、细辛、防风、藁本、木贼。（中医方剂大辞典）

见龙散 jian long san

【英文名】Jian Long Powders

【组成】云母、百草霜、白芷、乌龙尾、麝香。（中医方剂大辞典）

见晛丸 jian xian wan

【英文名】Jian Xian Pill

【组成】(1)附子、干姜、茴香、吴茱萸、巴戟、肉桂、莪术、桃仁、延胡索。（中医方剂大辞典）(2)附子、鬼箭羽、紫石英、泽泻、肉桂、玄胡索、木香、槟榔、血竭、水蛭、京三棱、桃仁、大黄。（中医方剂大辞典）(3)姜黄、京三棱、荜澄茄、陈皮、高良姜、人参、蓬莪术。（中医方剂大辞典）

见晛膏 jian xian gao

【英文名】Jian Xian Plaster

【组成】活短头发、大黄、灵仙、雄鼠粪、川乌、草乌、刘寄奴、土鳖虫、羌活、独活、红花、蛇床子、苍术、当归、生南星、生半夏、白芥子、桃仁、樟冰、甘松、山奈、花椒、猪牙皂、山甲、荜茇、没药、乳香、白芷、新鲜烟叶汁、新鲜商陆根汁、新鲜闹洋花汁、新鲜艾叶汁、白凤仙花汁、老生姜汁、葱汁、韭汁、大蒜汁。(中医方剂大辞典)

见血飞药液 jian xue fei yao ye

【英文名】Jian Xue Fei Yao Wine

【组成】见血飞、大黄、红花、白酒。(湖北中医杂志 1990,(2))

日月丹 ri yue dan

【英文名】Ri Yue Pellet

【组成】(1)朱砂、轻粉、蜈蚣。(中医方剂大辞典)(2)雄黄、硼砂、朴消、冰片、麝香、元明粉。(中医方剂大辞典)

日月散 ri yue san

【英文名】Ri Yue Powders

【组成】秦艽、独活。(中医方剂大辞典)

日生汤 ri sheng tang

【英文名】Ri Sheng Decoction

【组成】北南星、人参、冬瓜子仁。(中医方剂大辞典)

日应丹 ri ying dan

【英文名】Ri Ying Pellet

【组成】黑锡、硫黄、水银、铁粉、金箔、银箔。(中医方剂大辞典)

日雄丸 ri xiong wan

【英文名】Ri Xiong Pill

【组成】雄黄、丹砂、赤石脂。(中医方剂大辞典)

日精丹 ri jing dan

【英文名】Ri Jing Pellet

【组成】黄连、黄柏、龙胆草、防风、大黄、赤芍药、黄芩、当归、栀子、白菊花、脑荷、炉甘石、朱砂、硼砂、麝香、白矾。(中医方剂大辞典)

日月光明散 ri yue guang ming san

【英文名】Ri Yue Guang Ming Powders

【组成】熊胆、硇砂、琥珀、珍珠、玛瑙、冰片、牛黄、麝香、轻粉、没药、朱砂、青盐、枯矾、海螵蛸、元明粉、胆矾、甘石面、硼砂。(中医方剂大辞典)

日用仙酥丹 ri yong xian su dan

【英文名】Ri Yong Xian Su Pellet

【异名】日用仙酥汤(中医方剂大辞典、济阳纲目)

【组成】莲肉、柏子仁、杏仁、胡桃仁、枣肉、砂仁、酥油、白蜜。(中医方剂大辞典)

日精月华丹 ri jing yue hua dan

【英文名】Ri Jing Yue Hua Pellet

【组成】炉甘石、黄丹、川连、归身、朱砂、月石、白丁香、轻粉、海螵蛸、硇砂、熊胆、乳香、没药、麝香、片脑、珍珠、琥珀。(中医方剂大辞典)

日精月华光明膏 ri jing yue hua guang ming gao

【英文名】Ri Jing Yue Hua Guang Ming Plaster

【组成】(1)炉甘石、黄丹、绿豆粉、黄连、当归、朱砂、硼砂、玄明粉、决明粉、轻粉、白矾、白丁香、海螵蛸、自然铜、硇砂、熊胆、乳香、没药、鹰条、雄黄、青盐、胆矾、铜青、牙消、山猪胆、麝香、片脑、樟脑、鸡柏根、黄连、龙胆草、黄柏、生地黄、苦参、大黄、黄芩、栀子、赤芍药、防风、菊花、玄参、当归、羌活、木贼、蒺藜、连翘。(中医方剂大辞典)(2)好琥珀、马牙消、铜绿、真胆矾、硼砂、没药、乳香、青盐、朱砂、轻粉、麝香、片脑、防风、天花粉、黄连、当归、诃子、石决明、石膏、大鹅梨、猪胰、炉甘石、黄丹。(中医方剂大辞典)

日本国传巴豆涂方 ri ben guo chuan ba dou tu fang

【英文名】Ri Ben Guo Chuan Ba Dou Paste

【组成】巴豆、半夏、附子、蜣螂。(中医方剂大辞典)

日舒安天然药物洗液 ri shu an tian ran yao wu xi ye

【英文名】Ri Shu An Tian Ran Yao Wu Lotion

【组成】苦参、五倍子、白矾等。(黔卫药准字(1994)第67号)

仁丹 ren dan

【英文名】Ren Pill(药品标准－中药成方制剂标准)

【组成】陈皮、檀香、砂仁、豆蔻、甘草、木香、丁香、广藿香叶、儿茶、肉桂、薄荷脑、冰片、朱砂。(药品标准－中药成方制剂标准 1991 年)

仁寿丸 ren shou wan

【英文名】Ren Shou Pill

【组成】附子、桂心、白茯苓、山茱萸、五味子、杜仲、续断、枸杞子、熟地黄、巴戟、菟丝子、防风、牛膝。(中医方剂大辞典)

仁香汤 ren xiang tang

【英文名】Ren Xiang Decoction

【组成】白蔻仁、杜藿香、广木香、生香附、春砂仁、白檀香、母丁香、广陈皮、生甘草、淡竹茹。(中医方剂大辞典)

仁熟散 ren shu san

【英文名】Ren Shu Powders

【组成】人参、枳壳、五味子、桂心、山茱萸、甘菊花、茯神、枸杞子、柏子仁、熟地。(中医方剂大辞典)

仁康胶囊 ren kang jiao nang

【英文名】Ren Kang Capsule

【组成】抗肿瘤剂

化云汤 hua yun tang

【英文名】Hua Yun Decoction

【组成】黄连、当归、玄参、升麻。(中医方剂大辞典)

化元汤 hua yuan tang
【英文名】Hua Yuan Decoction
【组成】生鳖甲、川芎、当归、琥珀、黄芩、茯神、枣仁、鲜生地、泽兰、益母草、神曲。(中医方剂大辞典)
化木汤 hua mu tang
【英文名】Hua Mu Decoction
【组成】白术、附子、肉桂、杜若根、柴胡。(中医方剂大辞典)
化气丸 hua qi wan
【英文名】Hua Qi Pill
【组成】(1)香附、青皮、陈皮、砂仁、木香、川芎、茴香。(中医方剂大辞典)(2)官桂、陈皮、青皮、丁香、木香、缩砂、三棱、莪术、茯苓、人参、香附、甘草、厚朴、萝卜子、大黄、枳壳、槟榔、黑牵牛。(中医方剂大辞典)(3)紫苏子、干姜、槟榔、莱菔子、芜荑、青木香、诃黎勒、甘草、青桔皮、草豆蔻。(中医方剂大辞典)(4)巴豆、黄连、白面。(中医方剂大辞典)(5)木香、槟榔、硇砂、大黄、丹砂。(中医方剂大辞典)
化气汤 hua qi tang
【英文名】Hua Qi Decoction
【组成】(1)三棱、蓬术、青皮、陈皮、麦芽、神曲、香附、乌药、生姜、枳壳、厚朴、甘草。(中医方剂大辞典)(2)陈皮、青皮、三棱、蓬术、厚朴、苍术、香附、神曲、麦芽。(中医方剂大辞典)(3)沉香、胡椒、木香、缩砂、桂心、丁香皮、干姜、蓬莪术、茴香、青皮、陈皮、甘草。(中医方剂大辞典)(4)砂仁、香附、广皮、苏梗、川芎、枳壳。(中医方剂大辞典)
化气散 hua qi san
【英文名】Hua Qi Powders
【组成】三棱、莪术、青皮、陈皮、厚朴、神曲、麦芽、甘草、台乌、香附。(中医方剂大辞典)
化丹汤 hua dan tang
【英文名】Hua Dan Decoction
【组成】川独活、射干、麻黄、青木香、甘草、黄芩、薄桂、石膏末。(中医方剂大辞典)
化风丸 hua feng wan
【英文名】Hua Feng Pill
【组成】(1)鸡苏叶、羌活、芎䓖、羚羊角、防风、天麻、人参、干蝎、天南星、白僵蚕、龙脑、麝香。(中医方剂大辞典)(2)藁本、川芎、荆芥穗、细辛、炙甘草、草乌头、香白芷。(中医方剂大辞典)(3)天南星、白附子、乌头、寒水石、半夏末。(中医方剂大辞典)(4)荆芥穗、鸡苏叶、羌活、干蝎。(中医方剂大辞典)
化风丹 hua feng dan
【英文名】Hua Feng Pellet
【组成】黄连、酒大黄、桔红、僵蚕、胆南星、钩藤。
化风膏 hua feng gao
【英文名】Hua Feng Plaster
【组成】蓖麻子、鸡子。(中医方剂大辞典)
化水丹 hua shui dan
【英文名】Hua Shui Pellet
【组成】川乌头、炙甘草、牡蛎、蛤粉。(中医方剂大辞典)
化水汤 hua shui tang
【英文名】Hua Shui Decoction
【组成】人参、白术、生甘草、牛膝、萆薢、薏苡仁、半夏、白芥子。(中医方剂大辞典)
化石汤 hua shi tang
【英文名】Hua Shi Decoction(中国中医药学主题词表)
【组成】熟地、茯苓、苡仁、山茱萸、泽泻、麦冬、玄参。(中医方剂大辞典)
化龙丹 hua long dan
【英文名】Hua Long Pellet
【组成】(1)鲤鱼胆、伏龙肝。(中医方剂大辞典)(2)大鲤鱼、巴豆。(中医方剂大辞典)
化生丸 hua sheng wan
【英文名】Hua Sheng Pill
【组成】(1)蟾酥、血竭、蜗牛、铜绿、枯白矾、轻粉、朱砂。(中医方剂大辞典)(2)木香、槟榔、青皮、陈皮、三棱、莪术、川楝、芫花。(中医方剂大辞典)
化丝汤 hua si tang
【英文名】Hua Si Decoction
【组成】熟地、麦冬、贝母、玄参、茯苓、苏子、地骨皮、沙参、荆芥。(中医方剂大辞典)
化老汤 hua lao tang
【英文名】Hua Lao Decoction
【组成】人参、白术、生地、款冬花、白芥子、白芍、地骨皮、柴胡、甘草、麦冬。(中医方剂大辞典)
化虫丸 hua chong wan
【英文名】Hua Chong Pill(药品标准－中药成方制剂标准)
【组成】鹤虱、玄明粉、大黄、苦楝皮、雷丸、牵牛子、槟榔、芜荑、使君子。(药品标准－中药成方制剂标准 1994年)
化虫饮 hua chong yin
【英文名】Hua Chong Drink
【组成】槟榔、酸石榴根皮、红丹、雷丸、贯众、使君子肉、甘草、枳壳、大黄。(中医方剂大辞典)
化虫散 hua chong san
【英文名】Hua Chong Powders
【组成】(1)黄丹、锡灰、定粉。(中医方剂大辞典)(2)雷丸、鸡心槟榔、鹤虱、大使君子。(中医方剂大辞典)(3)白丁香、槟榔、雷丸。(中医方剂大辞典)(4)海参。(中医方剂大辞典)(5)五谷虫、使君肉。(中医方剂大辞典)(6)使君子、雷丸、鹤虱、甘草、大黄、花椒、槟榔。(中医方剂大辞典)(7)使君子、槟榔、鹤虱、贯仲、干漆、川芎、川楝子、木香、雷丸、雄黄、轻粉、锡灰、巴霜。(中医方剂大辞典)(8)雷丸、使君子、鹤虱、甘草、大黄。(中医方剂大辞典)

化肉膏 hua rou gao

【英文名】Hua Rou Plaster

【组成】桑枝灰、蔴梗灰、石灰。(中医方剂大辞典)

化血丹 hua xue dan

【英文名】Hua Xue Pellet

【组成】花蕊石、三七、血余。(中医方剂大辞典)

化阳汤 hua yang tang

【英文名】Hua Yang Decoction

【组成】元参、熟地、前仁、肉桂。(中医方剂大辞典)

化阴煎 hua yin jian

【英文名】Hua Yin Decoction

【组成】生地黄、熟地黄、牛膝、猪苓、泽泻、生黄柏、生知母、绿豆、龙胆草、车前子。(中医方剂大辞典)

化块丸 hua kuai wan

【英文名】Hua Kuai Pill

【组成】海粉、三棱、蓬术、红花、桃仁、五灵脂、香附子、石碱。(中医方剂大辞典)

化块丹 hua kuai dan

【英文名】Hua Kuai Pellet

【组成】人参、白术、肉桂、神曲、荸荠、鳖甲。(中医方剂大辞典)

化坚丸 hua jian wan

【英文名】Hua Jian Pill

【组成】(1)大生地、川芎、白芍、川楝子、当归、丹参、牡蛎、夏枯草、花粉、香附、半夏、石决明、郁金、青皮、橘核、全虫、沉香、茯苓、刺蔾、土贝母、延胡、柴胡、苏梗粉、两头尖。(中医方剂大辞典)(2)甘草、丹皮、桔皮、桃仁、杏仁、桂枝。(中医方剂大辞典)(3)方八、芫花、甲片、川乌、草乌、乳香、没药、当归、延胡、全蝎。(中医方剂大辞典)

化坚汤 hua jian tang

【英文名】Hua Jian Decoction

【组成】(1)党参、当归、青皮、玉竹、香附、僵蚕、白芍、佛手、郁金。(中医方剂大辞典)(2)白术、白茯苓、当归、川芎、香附、山楂、枳实、陈皮、半夏、红花、桃仁、莪术、甘草。(中医方剂大辞典)(3)升麻、葛、漏芦、牡丹皮、当归、生熟地黄各三钱 连翘、黄芪、芍药、桂、柴胡、黍粘、羌活、防风、独活、昆布、三棱、广术、人参、黄连、陈皮。(中医方剂大辞典)

化坚油 hua jian you

【英文名】Hua Jian Oil

【组成】透骨草、伸筋草、茜草、木通、松节、紫草根、地榆、昆布、刘寄奴、香油。(中医方剂大辞典)

化坚膏 hua jian gao

【英文名】Hua Jian Plaster

【组成】(1)白芥子、甘遂、地龙肉、威灵仙、急性子、透骨草、麻根、细辛、乌梅肉、生山甲、血余、江子、全蝎、防风、生草乌、紫硇砂。(中医方剂大辞典)(2)夏枯草、昆布、海藻、干姜、鹿角、五灵脂、甘遂、大戟、牡蛎、白芥子、雄黄、肉桂、麝香、信石。(中医方剂大辞典)(3)昆布、海藻、桃仁、红花、半夏、乳香、黄连、大黄、没药、黄柏、知母、寸香、瓦茎、活脚鱼、苋菜。(中医方剂大辞典)

化针散 hua zhen san

【英文名】Hua Zhen Powders

【组成】(1)青盐、硼砂、铜绿、白矾、乌梅、川椒、杏仁、花针。(中医方剂大辞典)(2)胆矾、明矾、青盐、川椒、乌梅、冰片。(中医方剂大辞典)

化狂丹 hua kuang dan

【英文名】Hua Kuang Pellet

【组成】人参、白术、茯神、附子、半夏、菟丝子、菖蒲、甘草。(中医方剂大辞典)

化肝煎 hua gan jian

【英文名】Hua Gan Decoction

【组成】(1)白芍药、贝母、青皮、陈皮、丹皮、炒栀子、郁金、香附、泽泻。(中医方剂大辞典)(2)青皮、陈皮、芍药、丹皮、栀子、泽泻、土贝母。(中医方剂大辞典)

化疔汤 hua ding tang

【英文名】Hua Ding Decoction

【组成】生荠苨、生甘草。(中医方剂大辞典)

化沙汤 hua sha tang

【英文名】Hua Sha Decoction

【组成】熟地、山茱萸、甘草、泽泻、车前子。(中医方剂大辞典)

化郁汤 hua yu tang

【英文名】Hua Yu Decoction

【组成】柴胡、香附、青皮、鹿角、赤芍、川芎、红花、郁金、昆布、当归、海藻、丹参、夏枯草。(实用中西医结合杂志 1991,4(11))

化郁膏 hua yu gao

【英文名】Hua Yu Plaster

【组成】归尾、鳖甲、巴豆、黄连、三棱、莪术、山甲、指甲、硼砂、硇砂、阿魏、麝香、肉桂、水蛭。(中医方剂大辞典)

化肾汤 hua shen tang

【英文名】Hua Shen Decoction

【组成】熟地、肉桂。(中医方剂大辞典)

化岩汤 hua yan tang

【英文名】Hua Yan Decoction

【组成】(1)黄芪、当归、白术、人参、茯苓、防风、白芥子、红花、金银花。(中医方剂大辞典)(2)人参、白术、黄芪、当归、忍冬藤、茜根、白芥子、茯苓。(中医方剂大辞典)

化乳丹 hua ru dan

【英文名】Hua Ru Pellet

【组成】当归、熟地、黄芪、麦冬、山茱萸、川山甲、菟丝子、枸杞子。(中医方剂大辞典)

化乳汤 hua ru tang

【英文名】Hua Ru Decoction

【组成】生、炙绵芪、当归、川芎、通草、白芷、柴胡。(中医方剂大辞典)

化炎汤 hua yan tang

【英文名】Hua Yan Decoction

【组成】玄参、甘菊花、麦冬、升麻、羚羊角、生地、荆芥。(中医方剂大辞典)

化鱼汤 hua yu tang

【英文名】Hua Yu Decoction

【组成】(1)大黄、金银花、蒲公英、归尾、荆芥。(中医方剂大辞典)(2)金银花、当归、生甘草、青黛、地榆、白矾、生黄芪。(中医方剂大辞典)

化毒丸 hua du wan

【英文名】Hua Du Pill(药品标准－中药成方制剂标准)

【组成】(1)连翘、黄连、桔梗、赤芍、玄参、水牛角。((80)京卫药准字第1394号)(2)玄参、桔梗、连翘、天花粉、金银花、地黄、茯苓、甘草、青黛、芒硝、薄荷。((82)吉卫药准字230195号)

化毒丹 hua du dan

【英文名】Hua Du Pellet

【异名】化毒丸(中医方剂大辞典、经验秘方);耆老丹(中医方剂大辞典、经验秘方)

【组成】(1)真犀角、川黄连、桔梗、玄参、薄荷叶、粉甘草、青黛、大黄、朱砂。(中医方剂大辞典)(2)金银花、夏枯草。(中医方剂大辞典)(3)生地、当归、赤芍、荆芥、防风、大力、连翘、黄芩、犀角、薄荷、桔梗、甘草。(中医方剂大辞典)(4)防风、连翘、桔梗、荆芥穗、当归、甘草、赤芍、山栀、黄芩、元参、薄荷、山豆根、犀角、羚羊角。(中医方剂大辞典)(5)乳香、川连、川贝、赤芍、冰片、雄黄、花粉、甘草。(中医方剂大辞典)(6)元参、桔梗、赤苓、黄连、龙胆草、薄荷、青黛、连翘、甘草。(中医方剂大辞典)(7)薄荷叶、荆芥穗、雄黄、辰砂、朴消、牙消、硼砂、甘草、桔梗、山豆根。(中医方剂大辞典)(8)银花、薄荷、僵蚕、细辛、枳壳、瓜蒌、川贝母。(中医方剂大辞典)(9)粉甘草末、川黄连、锦纹大黄、飞细朱砂。(中医方剂大辞典)(10)金银花、薄荷、细辛、枳壳、川贝母。(中医方剂大辞典)(11)玄参、桔梗、茯苓、青黛、甘草各、牙消。(中医方剂大辞典)(12)甘草、桔梗、玄参、人参、茯苓、薄荷、青黛、牙消。(中医方剂大辞典)(13)生地黄、熟地黄、天门冬、麦门冬、玄参、炙甘草、甜消、青黛。(中医方剂大辞典)(14)没药、乳香各、草乌头、浮石、巴豆。(中医方剂大辞典)(15)人参、甘草、硼砂、冰片、轻粉。(中医方剂大辞典)(16)煅石膏、轻粉。(中医方剂大辞典)

化毒汤 hua du tang

【英文名】Hua Du Decoction

【异名】紫茸散(中医方剂大辞典)

【组成】(1)桔梗、薄荷叶、荆芥穗、甘草、山豆根、牙消、硼砂、朴消、雄黄、朱砂。(中医方剂大辞典)(2)川连、黄芩、生地、防风、荆芥、连翘、栀子、赤芍。(中医方剂大辞典)(3)黄连、生地、红花、甘草、赤芍、荆芥、金银花、黏子。(中医方剂大辞典)(4)川黄连、木瓜、金银花、苡仁米、肥皂子、皂荚子、土茯苓、猪胰子。(中医方剂大辞典)(5)桂枝、麻黄、赤芍、防风、荆芥、羌活、桔梗、人参、川芎、牛蒡子、生姜。(中医方剂大辞典)(6)当归、川芎、赤芍、生地、防风、葛根、菊花、天花粉、蝉蜕、谷精草。(中医方剂大辞典)(7)紫草、升麻、甘草、蝉蜕、地骨皮、黄芩、木通。(中医方剂大辞典)(8)葛根、白芍、甘草、青皮、木香、枳壳、山楂、连翘。(中医方剂大辞典)(9)肉桂、白芍药、甘草、青皮、木香、枳壳、山楂肉、连翘。(中医方剂大辞典)(10)紫草茸、升麻、炙甘草、陈皮。(中医方剂大辞典)(11)炙甘草、黄连。(中医方剂大辞典)(12)紫草、升麻、炙甘草。(中医方剂大辞典)(13)杏仁、牡丹皮、黄芩、虎杖、麻黄、木香、芍药、柴胡、升麻、紫菀、贝母、连翘、荆芥穗、羌活。(中医方剂大辞典)

化毒饮 hua du yin

【英文名】Hua Du Drink

【组成】(1)赤芍、当归、甘草、大黄。(中医方剂大辞典)(2)木通、黄连、青皮、乳香、没药、大黄。(中医方剂大辞典)

化毒胶 hua du jiao

【英文名】Hua Du Colloid

【组成】紫草、大黄、归身、红花、甘草、麻油、血竭、乳香、没药、珍珠、硼砂。(中医方剂大辞典)

化毒散 hua du san

【英文名】Hua Du Powders

【异名】败毒散(中医方剂大辞典、普济方)

【组成】(1)白矾灰、铅丹、密陀僧、木鳖子仁。(中医方剂大辞典)(2)五倍子、松香、官粉、樟丹、冰片。(中医方剂大辞典)(3)升麻、紫草、广皮、甘草、柴胡、黄芩。(中医方剂大辞典)(4)生大黄、穿山甲、僵蚕、蜈蚣、归尾五。(中医方剂大辞典)(5)背阴草、金银藤。(中医方剂大辞典)(6)槐花、贯众。(中医方剂大辞典)(7)白芍药。(中医方剂大辞典)(8)巴豆、黄丹、雄黄。(中医方剂大辞典)(9)木通、麦门冬、蓝叶、犀角、炙甘草、马牙消。(中医方剂大辞典)(10)郁金、炙甘草。(中医方剂大辞典)(11)当归、白芍药、赤芍药、知母、苎麻根、白胶香、甘草、贝母、秦艽、生地黄、败龟、柴胡、前胡、官桂、熟生黄。(中医方剂大辞典)

化毒膏 hua du gao

【英文名】Hua Du Plaster

【异名】神效奇方(中医方剂大辞典)

【组成】(1)葱根、出衣粉、豆粉、头发灰、黄柏。(中医方剂大辞典)(2)黄柏、蝉衣、全蝎、乳香、没药、当归、白芷、红花、蛇蜕、生地、男发、蜈蚣、蓖麻子、马前子、赤芍。(中医方剂大辞典)

化茧散 hua jian san

【英文名】hua Jian Powders

【组成】臭牡丹末。(中医方剂大辞典)

化便丹 hua bian dan

【英文名】Hua Bian Pellet

【组成】芦荟、朱砂。(中医方剂大辞典)

化浊汤 hua zhuo tang

【英文名】Hua Zhuo Decoction

【组成】川朴、杜藿梗、青子芩、前胡、佩兰叶、大腹皮、小枳实、淡豆豉、焦山栀、紫金片。(中医方剂大辞典)

化涎丸 hua xian wan

【英文名】Hua Xian Pill

【异名】化痰丹(中医方剂大辞典、普济方)

【组成】半夏、干姜、黄连、桂心、木香、巴豆、牛黄、麝香、朱砂。(中医方剂大辞典)

化涎散 hua xian san

【英文名】Hua Xian Powders

【组成】凝水石、铅白霜、马牙消、雄黄、白矾、甘草。(中医方剂大辞典)

化核膏 hua he gao

【英文名】Hua He Plaster

【组成】菜油、壁虎、蜘蛛、蜗牛。(中医方剂大辞典)

化铁丸 hua tie wan

【英文名】Hua Tie Pill

【组成】(1)五灵脂、陈桔皮、青桔皮、陈糯米、巴豆。(中医方剂大辞典)(2)铁粉、蛇黄、牛黄、丹砂、麝香、金箔、银箔。(中医方剂大辞典)

化铁丹 hua tie dan

【英文名】Hua Tie Pellet

【异名】化铁丸(中医方剂大辞典、医统)

【组成】(1)乌梅、巴豆、胡椒、青陈皮、丁木香、萝卜子。(中医方剂大辞典)(2)管仲、赤茯苓、道人头。(中医方剂大辞典)(3)香附子、三棱、蓬莪术、半夏、丁香、肉豆蔻、杏仁、青皮、陈皮、高良姜。(中医方剂大辞典)(4)乌梅、巴豆、青皮、陈皮。(中医方剂大辞典)(5)乌梅、巴豆、胡椒、青皮、陈皮。(中医方剂大辞典)(6)砂仁、红豆、橘红、丁皮、茅术、香附、益智仁、肉桂、三棱、莪术、沉香、枳壳、青皮、麦芽、肉果、木香、白蔻肉、荜澄茄、丁香、草果、胡椒、巴霜。(中医方剂大辞典)

化铁散 hua tie san

【英文名】Hua Tie Powders

【组成】威灵仙、楮桃儿。(中医方剂大辞典)

化铁膏 hua tie gao

【英文名】Hua Tie Plaster

【组成】肥皂、生姜、葱、蒜、皮消、大黄末。(中医方剂大辞典)

化积丸 hua ji wan

【英文名】Hua Ji Pill

【异名】化痞丸(中医方剂大辞典、全国中药成药处方集);龟鳖化痞丸(中医方剂大辞典)

【组成】(1)三棱、莪术、阿魏、海浮石、瓦楞子、香附、雄黄、五灵脂、苏木。(中医方剂大辞典)(2)黄连、山栀、川芎、三棱、莪术、神曲、桃仁、香附、萝卜子、山楂。(中医方剂大辞典)(3)青皮、公丁香、硇砂、龟版、槟榔、广木香、莪术、牙皂、阿魏、鳖甲、枳实、甘草、广陈、枳壳、三棱、二丑。(中医方剂大辞典)(4)二丑、三棱、莪术、槟榔、茵陈、牙皂、枳壳、大黄、木香。(中医方剂大辞典)

化积串 hua ji chuan

【英文名】Hua Ji Chuan Powders

【组成】茶叶、罗苏。(中医方剂大辞典)

化积散 hua ji san

【英文名】Hua Ji Powders

【组成】(1)生地、鸡内金、胡黄连、砂仁、甘草、君子、神曲、陈皮、穿山甲、茯苓、扁豆、芜荑、南山楂、焦山楂、焦麦芽、焦神曲。(中医方剂大辞典)(2)槟榔、三棱、莪术。(中医方剂大辞典)(3)山楂、麦芽、神曲、槟榔、鸡内金、二丑。(中医方剂大辞典)(4)白丁香、净朴消、硇砂。(中医方剂大辞典)

化息散 hua xi san

【英文名】Hua Xi Powders

【组成】雄黄、枯矾、苦丁香。(中医方剂大辞典)

化疳丸 hua gan wan

【英文名】Hua Gan Pill

【组成】(1)腻粉、胡粉、胡黄连、雷丸、鹤虱、蜣螂、地龙。(中医方剂大辞典)(2)虾蟆灰、青黛、谷精草灰、牛黄、木香、丁香、熊胆、芦荟、朱砂、麝香、犀角

屑、腻粉、羚羊角屑、砒黄、槟榔、胡黄连。(中医方剂大辞典)

化疸汤 hua dan tang

【英文名】Hua Dan Decoction

【组成】茵陈、苍术、木通、山栀、茯苓、猪苓、泽泻、苡仁。(中医方剂大辞典)

化雪丹 hua xue dan

【英文名】Hua Xue Pellet

【组成】桃油、五倍子、枯矾、冰片。(中医方剂大辞典)

化蛊丸 hua gu wan

【英文名】Hua Gu Pill

【组成】三棱、莪术、干漆、硇砂、虻虫、水蛭、琥珀、肉桂、牛膝、大黄。(中医方剂大辞典)

化蛾丹 hua e dan

【英文名】Hua E Pellet

【组成】熟地、山萸肉、附子、车前子、麦冬、北五味。(中医方剂大辞典)

化瘀丸 hua yu wan

【英文名】Hua Yu Pill

【组成】柴胡、薄荷、栀子、归尾、红花、赤芍。(中医方剂大辞典)

化瘀丹 hua yu dan

【英文名】Hua Yu Pellet

【组成】归尾、赤芍、香附、元胡、苏木、红花、酒军、泽兰、甜酒。(中医方剂大辞典)

化瘀方 hua yu fang

【英文名】Hua Yu Prescription

【组成】枳壳、荆芥穗。(中医方剂大辞典)

化瘀片 hua yu pian

【英文名】Hua Yu Tablet

【组成】红藤、丹皮、赤芍、元胡、川楝子。(中草药 1992,23(2))

化瘀汤 hua yu tang

【英文名】Hua Yu Decoction

【组成】当归、熟地、白芍、川芎、肉桂、桃仁、红花。(中医方剂大辞典)

化瘀散 hua yu san

【英文名】Hua Yu Powders

【组成】(1)大黄、干漆、桃仁、土狗、青皮、川芎、枳实、厚朴、赤芍、归须、甘草、红花。(中医方剂大辞典)(2)苏木、红花、归尾、大黄。(中医方剂大辞典)

化瘀膏 hua yu gao

【英文名】Hua Yu Ointment

【组成】赤芍、蒲黄、虻虫、皂刺、山甲、没药、威灵仙、干漆、红娘、蜂房、藤黄、铅丹、血竭、麝香、沉香。(陕西中医 1993,14(6))

化痰丸 hua tan wan

【英文名】Hua Tan Pill

【异名】节斋化痰丸(中医方剂大辞典、医学入门);化痰顶(中医方剂大辞典、串雅补)

【组成】(1)胆星、半夏、礞石、枳实、麝香。(中医方剂大辞典)(2)半夏、陈皮、干姜、白术。(中医方剂大辞典)(3)生白矾、细茶。(中医方剂大辞典)(4)天络丝。(中医方剂大辞典)(5)天门冬、黄芩、海粉、橘红、桔梗、连翘、香附、青黛、芒消、瓜蒌仁。(中医方剂大辞典)(6)干姜、半夏(炮)、南星、枯矾、滑石、巴豆霜。(中医方剂大辞典)(7)南星、生姜、半夏、枯矾。(中医方剂大辞典)(8)明矾、白附子、南星、半夏。(中医方剂大辞典)(9)陈皮、半夏、茯苓、川芎、苍术、砂仁、栀子、制香附各、甘草、山楂、白术。(中医方剂大辞典)(10)黄芩、南星、贝母、滑石、白芥子、风化消。(中医方剂大辞典)(11)石青、石绿。(中医方剂大辞典)(12)半夏、南星、白矾、皂角、生姜。(中医方剂大辞典)(13)天南星、半夏、薄荷叶、人参、茯苓、白矾。(中医方剂大辞典)(14)半夏、人参、白茯苓、白术、桔梗、枳实、香附子、前胡、甘草(炙)。(中医方剂大辞典)(15)半夏、矾石。(中医方剂大辞典)(16)半夏、南星、黄芩、寒水石、黄连、猪牙皂角、薄荷、甘草(炙)。(中医方剂大辞典)(17)知母、杏仁、桔梗、莪术、葶苈、冬花、旋覆花、姜半夏、炙草、橘红、兜铃、五味子、麻黄、人参。(中医方剂大辞典)(18)瓜蒌霜、苦杏仁、煅瓦楞子、青海粉、制香附、海蛤粉、风化消、青连翘、苦桔梗、广皮红、姜汁。(中医方剂大辞典)(19)蛇含石。(中医方剂大辞典)(20)陈皮、半夏、枳实、茯苓、黄芩、黄连、南星、瓜蒌仁、杏仁、天粉、前胡、甘草。(中医方剂大辞典)(21)瓜蒌霜、天冬、海石、青黛、连翘、桔梗。(中医方剂大辞典)(22)南星、半夏、香附、瓜蒌仁、陈皮、茯苓、紫苏子、萝卜子、杏仁、枳壳。(中医方剂大辞典)(23)半夏、天南星、白附子、丹砂、槟榔、丁香。(中医方剂大辞典)

化痰汤 hua tan tang

【英文名】Hua Tan Decoction

【组成】茵陈、黑山栀、茯苓、猪苓、木通、泽泻、苡仁、苍术。(中医杂志 1966,(1))

化痰饮 hua tan yin

【英文名】Hua Tan Drink

【组成】天花粉、甘草、陈皮、半夏、苏子。(中医方剂大辞典)

化痰膏 hua tan gao

【英文名】Hua Tan Ointment

【组成】(1)梨汁、藕汁、芦菔汁、鲜薄荷汁、酒炒枯芩细末、白糖霜。(中医方剂大辞典)(2)生半夏、生胆星。(中医方剂大辞典)

化管丸 hua guan wan

【英文名】Hua Guan Pill

【组成】胡黄连、刺蝟、麝香。(中医方剂大辞典)

化腐丹 hua fu dan

【英文名】Hua Fu Pill

【组成】红升药、铜绿、石膏、炙乳没药、降药。(中医方剂大辞典)

化腐散 hua fu san

【英文名】Hua Fu Powders

【组成】真犀黄、辰砂、雄黄、冰片、蜂房、僵蚕、硼砂、玄明粉。(中医方剂大辞典)

化漏汤 hua lou tang

【英文名】Hua Lou Decoction

【组成】山楂、生甘草、大黄、厚朴、白芷、麦芽。(中医方剂大辞典)

化障汤 hua zhang tang

【英文名】Hua Zhang Decoction

【组成】生石决明、磁石、夏枯草、石斛、谷精、草密、蒙花、生地、白芍、枸杞、女贞子、白蒺藜、菊花、柴胡、炙甘草。(辽宁中医杂志 1986,(10))

化精丹 hua jing dan

【英文名】Hua Jing Pellet

【组成】熟地、人参、山茱萸、车前子、麦冬、牛膝、白术、生枣仁、沙参。(中医方剂大辞典)

化瘤丹 hua liu dan

【英文名】Hua Liu Pellet

【组成】白薇、黄连、生军、黄芩、川芎、明矾、当归、吴萸。(中医方剂大辞典)

化瘤膏 hua liu gao

【英文名】Hua Liu Plaster

【组成】矾石、芎䓖、当归、大黄、黄连、芍药、白蔹、黄芩、吴茱萸。(中医方剂大辞典)

化䘌丸 hua ni wan

【英文名】Hua Ni Pill

【异名】化虫丸(中医方剂大辞典、金鉴)

【组成】(1)芜荑、芦荟、青黛、川芎、白芷梢、胡黄连、川黄连、虾蟆灰。(中医方剂大辞典)(2)桃仁、槐子、陈艾。(中医方剂大辞典)(3)鹤虱、使君子、槟榔、芜荑、苦楝、白矾。(中医方剂大辞典)(4)黄连、蜀椒、苦楝根白皮。(中医方剂大辞典)(5)芦荟、使君子肉、龙胆草、黄连、五灵脂、川楝肉。(中医方剂大辞典)

化瘿丹 hua ying dan

【英文名】Hua Ying Pellet

【组成】(1)海带、海藻、海蛤、昆布、泽泻、连翘、猪靥、羊靥。(中医方剂大辞典)(2)海藻、桔梗、生甘草、陈皮、半夏、茯苓。(中医方剂大辞典)

化凝汤 hua ning tang

【英文名】Hua Ning Decoction

【组成】当归、黄芪、肉桂、茯苓、柴胡、甘草、羌活、半夏。(中医方剂大辞典)

化癌煎 hua ai jian

【英文名】Hua Ai Decoction

【组成】奇良、鹿角、桂枝、甘草。(中医方剂大辞典)

化癖丸 hua pi wan

【英文名】Hua Pi Pill

【异名】化癖丹(中医方剂大辞典、鸡峰)

【组成】(1)锦荘黄、炮黑姜、熟附子、九肋鳖甲。(中医方剂大辞典)(2)京三棱、石三棱、鸡爪、三棱、广术、木香、茯苓、枳壳、槟榔、青皮、荜澄茄、荜茇、硇砂、枳实、陈皮、黑牵牛、青礞石、香附子、大黄。(中医方剂大辞典)(3)南木香、陈皮、莪术、三棱、青皮、枳壳、槟榔、白术、丁香、细墨。(中医方剂大辞典)(4)生姜、丹砂、巴豆霜、硇砂、白滑石。(中医方剂大辞典)(5)巴豆霜、腻粉、硇砂、雄雀粪、黄鹰粪、朱砂。(中医方剂大辞典)

化癖丹 hua pi dan

【英文名】Hua Pi Pellet

【组成】雄黄、朱砂、虾蟆头、乌鸡子。(中医方剂大辞典)

化癖饮 hua pi yin

【英文名】Hua Pi Drink

【组成】柴胡、郁金、川芎、当归、香附、王不留行、瓜蒌仁、夏枯草、海浮石、熟大黄、甘草。(现代中医 1992,5(1))

化癖膏 hua pi gao

【英文名】Hua Pi Plaster

【组成】(1)大黄、白芷、三棱、莪术、木鳖、蜈蚣、山甲、巴豆、全蝎、大麻子、黄连、胡黄连、血竭、芦荟、轻粉、阿魏、草蔻、麝香、冰片、香油、黄丹。(中医方剂大辞典)(2)靛花。(中医方剂大辞典)(3)黄狗脑子、皮消、麝香、珍珠。(中医方剂大辞典)(4)真香油、好黄丹、川乌、甘遂、当归、甘草、蜣螂、穿山甲、木鳖子。(中医方剂大辞典)

化鳖汤 hua bie tang

【英文名】Hua Bie Decoction

【组成】人参、白术、白薇、百部、麝香、枳壳、槟榔(中医方剂大辞典)

化癥丸 hua zheng wan

【英文名】Hua Zheng Pill

【组成】(1)巴豆、蓬莪术、荆三棱、丁香皮、木香、厚朴、石菖蒲、良姜、虻虫、川牛膝、香附子、石莲。(中医方剂大辞典)(2)硇砂、巴豆、五灵脂、干姜、雄雀粪、猪牙皂荚。(中医方剂大辞典)

化癥液 hua zheng ye

【英文名】Hua Zheng Injection

【组成】红参、附子、川芎、大黄。(中西医结合杂志 1984,4(2))

化耳蕈方 hua er xun fang

【英文名】Hua Er Xun Prescription

【组成】雄黄、轻粉、硇砂、冰片。(中医方剂大辞典)

化疠仙丹 hua li xian dan

【英文名】Hua Li Xian Pellet

【组成】玄参、苍术、苍耳子、蒲公英、桔梗、金银花。(中医方剂大辞典)

化毒饮子 hua du yin zi

【英文名】Hua Du Drink

【组成】远志肉、当归、甘草节、连翘、川贝母、金银花、白茯神、钩藤、牡丹皮。(中医方剂大辞典)

化毒神丹 hua du shen dan

【英文名】Hua Du Shen Pellet

【组成】(1)楮实子、霜梅肉。(中医方剂大辞典)(2)生甘草、大黄、丹皮、当归、雷丸、蒲公英。(中医方剂大辞典)

化涎饼子 hua xian bing zi

【英文名】Hua Xian Bing Zi Agent

【组成】铁粉、人参、白术、蓬砂、马牙消、粉霜、牛黄、麝香、丹砂。(中医方剂大辞典)

化栓胶囊 hua shuan jiao nang

【英文名】Hua Shuan Capsule

【组成】藏红花、川芎、丹参、水蛭、穿山甲、血竭、鹿茸、白花蛇、首乌、全蝎、僵蚕、牛膝、乳香、没药、赤芍。(实用中西医结合杂志 1992,5(1))

化铁金丹 hua tie jin dan

【英文名】Hua Tie Jin Pellet

【组成】黄芪、人参、白术、当归、川芎、陈皮、青皮、香附、乌药、槟榔、枳壳、枳实、木香、沉香、苍术、山楂肉、神曲、草果、麦芽、草豆蔻、萝卜子、苏子、白芥子、三棱、莪术、厚朴、小茴香、白矾、牙皂、黄连、赤芍、柴胡、龙胆草、甘草、大黄、牵牛、乳香、没药、阿魏、硇砂、皮消。(中医方剂大辞典)

化酒饮子 hua jiu yin zi

【英文名】Hua Jiu Drink

【组成】黄连。(中医方剂大辞典)

化瘀洗方 hua yu xi fang

【英文名】Hua Yu Lotion

【组成】刘寄奴、川草薢、大蓟、小蓟、羌活、独活、桑枝、川芎、大黄、红花、地鳖虫。(中医方剂大辞典)

化结一号 hua jie yi hao

【英文名】Hua Jie Yi Hao Decoction

【组成】水蛭、赤芍、鸡内金、柴胡、夏枯草、败酱草、蒲公英、元参。(实用中西医结合杂志 1991,4(3))

化痰金丹 hua tan jin dan

【英文名】Hua Tan Jin Pellet

【组成】蒌仁、胆南星、清夏、枳壳、青皮、元芩、花粉、橘红、陈皮、大黄、沉香、海浮石。(中医方剂大辞典)

化痰涎方 hua tan xian fang

【英文名】Hua Tan Xian Prescription

【组成】明矾、白僵蚕。(中医方剂大辞典)

化痔灵片 hua zhi ling pian

【英文名】Hua Zhi Ling Tablet(药品标准－中药成方制剂标准)

【组成】黄连、琥珀、苦地胆、三七、五倍子、猪胆汁膏、石榴皮、枯矾、雄黄、槐花、乌梅、诃子。(药品标准－中药成方制剂标准 1997 年)

化管药条 hua guan yao tiao

【英文名】Hua Guan Yao Tiao Pellet

【组成】红升丹。(中医方剂大辞典)

化腐锭子 hua fu ding zi

【英文名】Hua Fu Lozenges

【组成】雄黄、雌黄、轻粉、白砒。(中医方剂大辞典)

化癖金丹 hua pi jin dan

【英文名】Hua Pi Jin Pellet

【组成】蟾酥、黄蜡、羚羊角、牛黄、麝香、巴豆肉、硇砂、冰片。(中医方剂大辞典)

化癣神丹 hua xuan shen dan

【英文名】Hua Xuan Shen Pellet

【组成】玄参、麦冬、五味子、白薇、鼠粘子、百部、甘草、紫菀、白芥子。(中医方剂大辞典)

化气四物汤 hua qi si wu tang

【英文名】Hua Qi Si Wu Decoction

【组成】川芎、赤芍、青皮、陈皮、香附、槟榔、木香、乌药、莪术、川乌、三棱、石菖蒲、良姜。(中医方剂大辞典)

化气沉香汤 hua qi chen xiang tang

【英文名】Hua Qi Chen Xiang Decoction

【异名】沉香汤(中医方剂大辞典、普济方)

【组成】沉香、黄芪、人参、茴香子、炙甘草、木香、桂、乌药、附子、石斛、牛膝、五味子、巴戟天、陈桔皮、高良姜。(中医方剂大辞典)

化气调经汤 hua qi tiao jing tang

【英文名】Hua Qi Tiao Jing Decoction

【组成】香附末、桔皮、羌活、白芷、甘草、牡蛎、天花粉、皂角刺。(中医方剂大辞典)

化水种子汤 hua shui zhong zi tang

【英文名】Hua Shui Zhong Zi Decoction

【异名】化水种玉丹(中医方剂大辞典、辨证录)

【组成】巴戟、白术、茯苓、人参、菟丝子、芡实、车前、肉桂。(中医方剂大辞典)

化石排石汤 hua shi pai shi tang

【英文名】Hua Shi Pai Shi Decoction

【组成】金钱草、茵陈、生鸡内金、广木香、大黄、芒硝、柴胡。(中医药学报 1993,(3))

化圣通滞汤 hua sheng tong zhi tang

【英文名】Hua Sheng Tong Zhi Decoction

【组成】金银花、蒲公英、天花粉、白芥子、附子、白芍、通草、木通、炒栀子、茯苓。(中医方剂大辞典)

化虫干漆丸 hua chong gan qi wan

【英文名】Hua Chong Gan Qi Pill

【组成】干漆、胆子矾。(中医方剂大辞典)

化虫定痛丹 hua chong ding tong dan

【英文名】Hua Chong Ding Tong Pellet

【组成】生地、白薇。(中医方剂大辞典)

化虫消毒丸 hua chong xiao du wan

【英文名】Hua Chong Xiao Du Pill

【组成】槟榔、酸榴皮根、真红丹、雷丸、贯众、炙甘草、使君子、枳壳、大黄。(中医方剂大辞典)

化虫消疳散 hua chong xiao gan san

【英文名】Hua Chong Xiao Gan Powders

【组成】川椒、乌梅、使君肉、槟榔、川楝肉、川连、吴萸、水红子、银胡、煅铅粉。(中医方剂大辞典)

化坚二陈丸 hua jian er chen wan

【英文名】Hua Jian Er Chen Pill

【组成】陈皮、半夏、白僵蚕、白茯苓、甘草、川黄连。(中医方剂大辞典)

化肝消毒汤 hua gan xiao du tang

【英文名】Hua Gan Xiao Du Decoction

【组成】白芍、当归、炒栀子、生甘草、金银花。(中医方剂大辞典)

化肝解毒汤 hua gan jie du tang

【英文名】Hua Gan Jie Du Decoction

【组成】平地木、虎杖、红藤、土茯苓、贯众、黑料豆、生甘草、升麻。(南京中医学院学报 1982,(1))

化疔内消散 hua ding nei xiao san

【英文名】Hua Ding Nei Xiao Powders

【组成】皂角针、金银花、知母、贝母、天花粉、穿山甲、白及、乳香、赤芍、半夏、甘草、紫河车。(中医方剂大辞典)

化疔救唇汤 hua ding jiu chun tang

【英文名】Hua Ding Jiu Chun Decoction

【组成】金银花、鲜生地、白果、桔梗、当归、赤芍、犀角、生甘草。(中医方剂大辞典)、

化疔漏芦汤 hua ding lou lu tang

【英文名】Hua Ding Lou Lu Decoction

【组成】漏芦、白蔹、黄芩、连翘、犀角、赤芍、桔梗、甘草。(中医方剂大辞典)

化饮调气方 hua yin tiao qi fang

【英文名】Hua Yi Tiao Qi Prescription

【组成】半夏、陈皮、枳实、茯苓、党参、大腹皮。(辽宁中医杂志 1987,(9))

化毒内托散 hua du nei tuo san

【英文名】Hua Du Nei Tuo Powders

【组成】乳香、知母、白及、贝母、半夏、穿山甲、金银花、皂角刺、天花粉。(中医方剂大辞典)

化毒生肌散 hua du sheng ji san

【英文名】Hua Du Sheng Ji Powders

【组成】黄柏、轻粉、儿茶、冰片、麝香、白薇、蚯蚓粪、炒铅粉、炒乳香、朝脑。(中医方剂大辞典)

化毒成浆汤 hua du cheng jiang tang

【英文名】Hua Du Cheng Jiang Decoction

【组成】连翘、紫草、归尾、桔梗、石膏、牛蒡子、黄芩、生地、知母、陈皮、甘草。(中医方剂大辞典)

化毒托里散 hua du tuo li san

【英文名】Huo Du Tuo Li Powders

【组成】玄参、木通、大黄、淡竹叶、栀子、生地黄、灯草。(中医方剂大辞典)

化毒除湿汤 hua du chu shi tang

【英文名】Hua Du Chu Shi Decoction

【组成】归尾、泽兰、苡仁、牡丹皮、赤芍、金银花、枳壳、川通草。(中医方剂大辞典)

化毒桂枝汤 hua du gui zhi tang

【英文名】Hua Du Gui Zhi Decoction

【组成】桂枝、全蝎、甲片。(中医方剂大辞典)

化毒海上方 hua du hai shang fang

【英文名】Hua Du Hai Shang Prescription

【组成】鲜苦参、人参。(中医方剂大辞典)

化毒救生丹 hua du jiu sheng dan

【英文名】Hua Du Jiu Sheng Pellet

【组成】生甘草、金银花、玄参、蒲公英、天花粉。(中医方剂大辞典)

化毒清表汤 hua du qing biao tang

【英文名】Hua Du Qing Biao Decoction

【组成】(1)葛根、薄荷叶、地骨皮、牛蒡子、连翘、防风、黄芩、黄连、玄参、生知母、木通、生甘草、桔梗。(中医方剂大辞典)(2)牛蒡子、连翘、天花粉、地骨皮、黄连、黄芩、山栀、知母、干葛、元参、桔梗、前胡、木通、甘草、薄荷、防风。(中医方剂大辞典)

化毒散软膏 hua du san ruan gao

【英文名】Hua Du San Ointment

【组成】(1)乳香、没药、川贝母、黄连、赤芍、天花粉、大黄、甘草、珍珠粉、牛黄、冰片、雄黄粉。(中医方剂大辞典)(2)苦参、薄荷、白芷、防风、芥穗、连翘、苍术、大黄、鹤虱草、威灵仙、白鲜皮、五倍子、大风子、青黛面、白蜡、香油。(中医方剂大辞典)

化毒解毒汤 hua du jie du tang

【英文名】Hua Du Jie Du Decoction

【组成】升麻、石膏、连翘子、牛蒡子、黄连、知母、元参、竹叶。(中医方剂大辞典)

化毒漏芦饮 hua du lou lu yin

【英文名】Hua Du Lou Lu Drink

【组成】漏芦、连翘、元参、牛蒡子、大黄、生甘草、犀角、黄芩、蓝叶。(中医方剂大辞典)

化骨至神丹 hua gu zhi shen dan

【英文名】Hua Gu Zhi Shen Pellet

【组成】当归、金银花、白芍、茵陈、龙胆草、白术、柴胡、生甘草。(中医方剂大辞典)

化食养脾汤 hua shi yang pi tang

【英文名】Hua Shi Yang Pi Decoction

【组成】人参、白茯苓、陈皮、半夏、神曲、麦芽、山楂、砂仁、甘草、白术。(中医方剂大辞典)

化浊活血汤 hua zhuo huo xue tang

【英文名】Hua Zhuo Huo Xue Decoction

【组成】泽泻、茵陈、海藻、大腹皮、泽兰、丹参、川芎、制首乌、苦丁茶。(江苏中医 1990,(10))

化浊通管汤 hua zhuo tong guan tang

【英文名】Hua Zhuo Tong Guan Decoction

【组成】泽兰叶、桂枝、猪苓、泽泻、益母草、琥珀、威灵仙、白芥子、王不留行、川牛膝、路路通、黄柏。(中国医药学报 1992,7(6))

化浊清睾汤 hua zhuo qing gao tang

【英文名】Hua Zhu Qing Gao Decoction

【组成】龙胆草、柴胡、土茯苓、革薢、车前子、滑石、泽泻、石菖蒲、栀子、川楝、甘草。(云南中医杂志 1992,13(1))

化涎水银丸 hua xian shui yin wan

【英文名】Hua Xian Shui Yin Pill

【组成】水银、生黑豆末。(中医方剂大辞典)

化疸复肝汤 hua dan fu gan tang

【英文名】Hua Dan Fu Gan Decoction

【组成】茵陈、金钱草、郁金、甘草、红糖。(内蒙古中医药 1990,9(1))

化铁丹眼水 hua tie dan yan shui

【英文名】Hua Tie Dan Yan Shui Suppository

【组成】雄鸡化骨、乌梅、杏仁、川椒、砂仁、风化消、古铜钱、新绣花针。(中医方剂大辞典)

化积口服液 hua ji kou fu ye

【英文名】Hua Ji Liquid

【组成】茯苓、莪术、雷丸、海螵蛸、三棱、红花、鸡内金。((93)京卫药准字第 119 号)

化积止痢汤 hua ji zhi li tang

【英文名】Hua Ji Zhi Li Decoction

【组成】神曲、广木香、槟榔、黄连、砂仁、麦芽。(中医方剂大辞典)

化积四物汤 hua ji si wu tang

【英文名】Hua Ji Si Wu Decoction

【组成】当归、川芎、赤芍、三棱、莪术、青皮、陈皮、枳壳枳实、槟榔、砂仁、香附、莲肉、乌梅、青木香、白豆蔻。(中医方剂大辞典)

化积保中丸 hua ji bao zhong wan

【英文名】Hua Ji Bao Zhong Pill

【组成】白术、苍术、陈皮、香附、山楂肉、神曲、半夏、萝卜子、白芥子、黄连、三棱、蓬术、青皮、槟榔、砂仁、木香、干漆炭、瓦楞子灰、人参。(中医方剂大辞典)

化积健脾汤 hua ji jian pi tang

【英文名】Hua Ji Jian Pi Decoction

【异名】消积化聚汤(中医方剂大辞典)

【组成】陈皮、厚朴、苍术、半夏、香附、枳实、青皮、山楂、槟榔、茯苓、甘草。(中医方剂大辞典)

化酒止痢汤 hua jiu zhi li tang

【英文名】Hua Jiu Zhi Li Decoction

【组成】人参、白术、山茱萸、黄连、茯苓、柞木枝、白芍、槟榔、薏仁。(中医方剂大辞典)

化淫消毒汤 hua yin xiao du tang

【英文名】Hua Yin Xiao Du Decoction

【组成】白芍、当归、炒栀子、苍术、生甘草、金银花、青黛、生地、土茯苓。(中医方剂大辞典)

化斑消癜汤 hua ban xiao dian tang

【英文名】Hua Ban Xiao Dian Decoction

【组成】土茯苓、紫草、生地、丹皮、当归、川芎、地龙、防己、苍术、薏苡仁、白鲜皮、地肤子。(内蒙古中医药 1992,11(4))

化斑解毒汤 hua ban jie du tang

【英文名】Hua Ban Jie Du Decoction

【组成】(1)黑玄参、肥知母、生石膏、川黄连、青连翘、干生地、凌霄花、生甘草。(中医方剂大辞典)(2)石膏、升麻、知母、鼠粘子、甘草、玄参、淡竹叶。(中医方剂大辞典)(3)元参、知母、石膏、牛蒡子、连翘、升麻、人中黄、大黄、淡竹叶。(中医方剂大辞典)(4)玄参、知母、石膏、人中黄、黄连、升麻、连翘、牛蒡子、甘草。(中医方剂大辞典)(5)当归、防风、白芷、赤芍药、连翘、甘草、牛蒡子、丹皮。(中医方剂大辞典)

化痞反正膏 hua pi fan zheng gao

【英文名】Hua Pi Fan Zheng Plaster

【组成】川乌、草乌、半夏、红芽大戟、芫花、甘草节、甘遂、细辛、姜黄、山甲、狼毒、牵牛、威灵仙、巴豆仁、三棱、蓬术、枳壳、白术、水红花子、葱白头、鳖甲、红苋菜、白芍、沙参、丹参、白及、贝母、藜芦、干蟾。(中医方剂大辞典)

化痞消积膏 hua pi xiao ji gao

【英文名】Hua Pi Xiao Ji Plaster

【组成】秦艽、三棱、莪术、蜈蚣、巴豆、当归、大黄、黄连、全蝎、山甲、木鳖、阿胶、阿魏、芦荟、麝香、片脑、没药、乳香。(中医方剂大辞典)

化痧宝花丸 hua sha bao hua wan

【英文名】Hua Sha Bao Hua Pill

【组成】郁金、细辛、降香、荆芥。(中医方剂大辞典)

化滞和中汤 hua zhi he zhong tang

【英文名】Hua Zhi He Zhong Decoction

【组成】白术、枳实、半夏、陈皮、炒黄连、茯苓、厚朴、炒神曲、麦芽、山楂、砂仁、甘草。(中医方剂大辞典)

化滞香薷饮 hua zhi xiang ru yin

【英文名】Hua Zhi Xiang Ru Drink

【组成】香薷、黄连、白扁豆、厚朴、猪苓、泽泻、白术、白茯苓、白芍药。(中医方剂大辞典)

化滞调中汤 hua zhi tiao zhong tang

【英文名】Hua Zhi Tiao Zhong Decoction

【组成】白术、人参、白茯苓、陈皮、厚朴、山楂肉、半夏、神曲、麦芽、砂仁。(中医方剂大辞典)

化湿清火汤 hua shi qing huo tang

【英文名】Hua Shi Qing Huo Decoction

【组成】薄荷、连翘、川贝、元参、云苓、银花、苡仁、焦栀、淡竹、荷叶、六一散。(中医方剂大辞典)

化湿解毒汤 hua shi jie du tang

【英文名】Hua Shi Jie Du Decoction

【组成】(1)土茯苓、紫草、大青叶、苡仁、苦参、白术、徐长卿、甘草、地肤子、昆布、海藻、代赭石、车前子。(上海中医药杂志 1989,(8))(2)银花、连翘、滑石、黄柏、黄芩、白鲜皮、海桐皮。(贵阳中医学院学报 1989,(4))

化瘀止血方 hua yu zhi xue fang

【英文名】Hua Yu Zhi Xue Prescription

【组成】丹参、三七、当归、川芎、香附、党参、益母草。(中医方剂大辞典)

化瘀止血汤 hua yu zhi xue tang

【英文名】Hua Yu Zhi Xue Decoction

【组成】丹参、赤芍、茜草、三七、降香。(中医方剂大辞典)

化瘀止痛汤 hua yu zhi tong tang

【英文名】Hua Yu Zhi Tong Decoction

【组成】当归、桃仁、红花、川芎、丹参、细辛、白芷、藁本、蜈蚣、龙骨、牡蛎、黄芪、生地、甘草。(吉林中医 1991,(5))

化瘀止痛膏 hua yu zhi tong gao

【英文名】Hua Yu Zhi Tong Ointment

【组成】(1)当归、川芎、桃仁、炒白芍、吴萸、肉桂、细辛、川牛膝、炙甘草、丹皮。(陕西中医 1991,12(12))(2)当归、白芍、红花、生地、母草、乌药、川芎、川牛膝、丹皮、桂枝、黄柏、黄芩、刘奇奴、蒲黄、桃仁、郁金、艾叶、乳香、没药、血竭、冰片、香油、广丹。(中医杂志 1961,(1))

化瘀四物汤 hua yu si wu tang

【英文名】Hua Yu Si Wu Decoction

【组成】熟地、当归、白芍、川芎、香附、五灵脂。(中医方剂大辞典)

化瘀导滞汤 hua yu dao zhi tang

【英文名】Hua Yu Dao Zhi Decoction

【组成】鲜生地、白茅根、栀子、牛角粉、丹参、桃仁、车前子、麦冬、滑石、玄明粉、枳实、大黄。(南京中医学院学报 1985,(4))

化瘀利湿汤 hua yu li shi tang

【英文名】Hua Yu Li Shi Decoction

【组成】益母草、紫草、荔枝草、车前草、制乳香、水蛭。(贵阳中医学院学报 1991,(3))

化瘀疗痔汤 hua yu liao zhi tang

【英文名】Hua Yu Liao Zhi Decoction

【组成】槐角、地榆、苦参、制乳香、没药、赤芍、丹皮、玄胡、桃仁、红花、鸡血藤、炒刺猬皮。(贵阳中医学院学报 1981,(2))

化瘀尿石汤 hua yu niao shi tang

【英文名】Hua Yu Niao Shi Decoction

【组成】三棱、莪术、赤芍、川牛膝、桃仁、枳壳、厚朴。(中西医结合杂志 1990,10(3))

化瘀和胃汤 hua yu he wei tang

【英文名】Hua Yu He Wei Decoction

【组成】三棱、广木香、丹参、厚朴、白芍、生甘草。(陕西中医 1991,12(9))

化瘀承气汤 hua yu cheng qi tang

【英文名】Hua Yu Cheng Qi Decoction

【组成】丹参、川牛膝、酒制大黄。(中国医药学报 1989,4(2))

化瘀荣脑汤 hua yu rong nao tang

【英文名】Hua Yu Rong Nao Decoction

【组成】当归、赤芍、熟地、川芎、红花、丹参、天麻、菊花、何首乌、酸枣仁、黑芝麻、生龙齿、核桃。(山东中医杂志 1992,11(1))

化瘀破症汤 hua yu po zheng tang

【英文名】Hua Yu Po Zheng Decoction

【组成】海藻、丹参、瓜蒌、橘核、牛膝、山楂、赤芍、蒲黄、五灵脂、三棱、莪术、延胡索、血竭、连翘、甲珠、桂枝、半夏、贝母、香附、青皮。(贵阳中医学院学报 1993,(1))

化瘀退斑汤 hua yu tui ban tang

【英文名】Hua Yu Tui Ban Decoction

【组成】丹参、赤芍、白芍、柴胡、当归、川芎、桃仁、生

地、薄荷、合欢皮。(安徽中医学院学报 1991,10(3))

化瘀益肾汤 hua yu yi shen tang

【英文名】Hua Yu Yi Shen Decoction

【组成】鸡血藤、桃仁、当归、木香、艾叶、焦三仙、三棱、莪术、车前子、杜仲、泽泻、佛手、川断。(实用中西医结合杂志 1992,5(12))

化瘀消肿膏 hua yu xiao zhong gao

【英文名】Hua Yu Xiao Zhong Plaster

【组成】乳香、没药、血竭、川乌、草乌、松香、雪上一枝蒿。(成都中医学院学报 1991,(3))

化瘀消痰汤 hua yu xiao tan tang

【英文名】Hua Yu Xiao Tan Decoction

【组成】当归、延胡索、甲珠、旋覆花、法半夏、炒白芥子、柴胡、青皮、丝瓜络、板蓝根、败酱草、连翘。(江苏中医 1991,(3))

化瘀消膜汤 hua yu xiao mo tang

【英文名】Hua Yu Xiao Mo Decoction

【组成】三棱、莪术、炒五灵脂、炒蒲黄、穿山甲、王不留行、香附、菟丝子、当归、山楂、党参、血竭。(浙江中医杂志 1992,(3))

化瘀消癥汤 hua yu xiao zheng tang

【英文名】Hua Yu Xiao Zheng Decoction

【组成】丹参、赤芍、当归、五灵脂、丹皮、香附、延胡索、泽兰、莪、酒制大黄。(山东中医杂志 1992,11(4))

化瘀通经散 hua yu tong jing san

【英文名】Hua Yu Tong Jing Powders

【组成】炒白术、天冬、生鸡内金。(中医方剂大辞典)

化瘀通络汤 hua yu tong luo tang

【英文名】Hua Yu Tong Luo Decoction

【组成】丹参、赤芍、当归、桃仁、红花、路路通、王不留行、川芎、穿山甲。(山东中医杂志 1990,9(3))

化瘀理膈丹 hua yu li ge dan

【英文名】Hua Yu Li Ge Pellet

【组成】三七、鸭胆子。(中医方剂大辞典)

化瘀降糖汤 hua yu jiang tang tang

【英文名】Hua Yu Jiang Tang Decoction

【组成】丹参、当归、生地、麦冬、花粉、石斛、丹皮、桃、赤芍、牛膝、枳壳。(陕西中医 1993,14(10))

化瘀清浊汤 hua yu qing zhuo tang

【英文名】Hua Yu Qing Zhuo Decoction

【组成】益母草、炮甲片、桃仁、红花、萆解、茯苓、菟丝子、黄芪、苡仁。(中成药研究 1993,(2))

化瘀清散汤 hua yu qing san tang

【英文名】Hua Yu Qing San Decoction

【组成】柴胡、葛根、丹参、杭菊、桑枝、丹皮、赤芍、红花、地龙、薄荷。(中医杂志 1981,22(3))

化瘀散合剂 hua yu san he ji

【英文名】Hua Yu San Mixture

【组成】当归、鳖甲、吴茱萸、炒大黄、桃仁、赤芍、槟榔、郁金、青皮、大戟、莪术、三棱、广木香、商陆、白参、甘遂、芫花、丹参、麦芽、大腹皮。(中国医药学报 1988,3(4))

化瘀煎冲剂 hua yu jian chong ji

【英文名】Hua Yu Jian Medicinal Instant Granule

【组成】炙刺猬皮、炒九香虫、炒五灵脂、元胡、乳香、没药、金铃子。(中医杂志 1992,33(10))

化瘀解毒汤 hua yu jie du tang

【英文名】Hua Yu Jie Du Decoction

【组成】牛蒡子、连翘、元参、知母、黄连、生石膏、鲜生地、制首乌、银花、紫草、白薇、竹叶。(中医方剂大辞典)

化痞清肺汤 hua pei qing fei tang

【英文名】Hua Pei Qing Fei Decoction

【组成】香青蒿、淡黄芩、广郁金、鲜石斛、鲜芦根、大豆卷、鲜竹茹、生苡仁、北沙参、麦门冬、栝楼仁、牛蒡子、益元散。(中医方剂大辞典)

化痰止嗽丸 hua tan zhi sou wan

【英文名】Hua Tan Zhi Sou Pill

【组成】寒水石、朱砂、玄明粉。(中医方剂大辞典)

化痰平喘片 hua tan ping chuan pian

【英文名】Hua Tan Ping Chuan Tablet

【组成】沙参、地龙、黄芩、百部、海浮石、暴马子皮、盐酸异丙嗪等。(中成药研究 1990,12(5))

化痰玉壶丸 hua tan yu hu wan

【英文名】Hua Tan Yu Hu Pill

【异名】玉壶丸(中医方剂大辞典、传家秘宝)

【组成】天南星、半夏、天麻、头白面。(中医方剂大辞典)

化痰四物汤 hua tan si wu tang

【英文名】Hua Tan Si Wu Decoction

【组成】当归、川芎、赤芍、陈皮、半夏、白茯苓、桔梗、枳实、青皮、香附米。(中医方剂大辞典)

化痰延寿丸 hua tan yan shou wan

【英文名】Hua Tan Yan Shou Pill

【组成】香附、南星、半夏、枳壳、白矾、黑牵牛、商陆。(中医方剂大辞典)

化痰延寿丹 hua tan yan shou dan

【英文名】Hua Tan Yan Shou Pellet

【组成】天麻、枸杞子、白矾、半夏、干生姜、人参。(中医方剂大辞典)

化痰定喘丸 hua tan ding chuan wan

【英文名】Hua Tan Ding Chuan Pill

【组成】雄黄、朱砂、蝉退、全蝎、僵蚕、南星、白附、轻

粉。(中医方剂大辞典)

化痰降火汤 hua tan jiang huo tang

【英文名】Hua Tan Jiang Huo Decoction

【组成】陈皮、半夏、茯苓、泽泻、黄柏、知母、甘草。(中医方剂大辞典)

化痰活血方 hua tan huo xue fang

【英文名】Hua Tan Huo Xue Prescription

【组成】半夏、天竺黄、石菖蒲、胆南星、丹参、葛根、川芎、桃仁、红花。(山东中医杂志 1993,12(3))

化痰桔梗丸 hua tan jie geng wan

【英文名】Hua Tan Jie Geng Pill

【组成】桔梗、半夏、茯苓、干姜。(中医方剂大辞典)

化痰健脾丸 hua tan jian pi wan

【英文名】Hua Tan Jian Pi Pill

【组成】人参、白术、枳实、半夏、陈皮、胆星各、蛤粉、赤苓。(中医方剂大辞典)

化痰消饮丸 hua tan xiao yin wan

【英文名】Hua Tan Xiao Yin Pill

【组成】橘红、人参、炒神曲、半夏、炒麦芽、白茯苓、缩砂仁。(中医方剂大辞典)

化痰消咳片 hua tan xiao ke pian

【英文名】Hua Tan Xiao Ke Tablet(药品标准－中药成方制剂标准)

【组成】紫花杜鹃、板栗壳、合成鱼腥草素、止咳酮。(药品标准－中药成方制剂标准 1997 年)

化痰消食汤 hua tan xiao shi tang

【英文名】Hua Tan Xiao Shi Decoction

【组成】海藻、昆布、海带、半夏、贝母、连翘、青皮、牡蛎、白石英、枳实、山楂、神曲、蛇莓。(中医方剂大辞典)

化痰润喉汤 hua tan run hou tang

【英文名】Hua Tan Run Hou Decoction

【组成】海藻、昆布、海蛤粉、浙贝母、射干、桔梗、山楂、苡仁、赤芍、三棱、莪术。(江苏中医 1989,(12))

化痰铁刷丸 hua tan tie shua wan

【英文名】Hua Tan Tie Shua Pill

【组成】白附子、南星、半夏、白矾、寒水石、干生姜、硇砂、轻粉、皂角。(中医方剂大辞典)

化痰通窍汤 hua tan tong qiao tang

【英文名】Hua Tan Tong Qiao Decoction

【组成】半夏、白术、生南星、泽泻、石菖蒲、桂枝、菊花。(湖南中医杂志 1989,(5))

化痰清火丸 hua tan qing huo wan

【英文名】Hua Tan Qing Huo Pill

【组成】犀角、归尾、连翘、赤芍、牛子、生地、丹皮、川连。(中医方剂大辞典)

化痰清火汤 hua tan qing huo tang

【英文名】Hua Tan Qing Huo Decoction

【组成】南星、半夏、陈皮、苍术、白术、白芍、黄连、黄芩、栀子、知母、石膏、甘草。(中医方剂大辞典)

化痰清眩丸 hua tan qing xuan wan

【英文名】Hua Tan Qing Xuan Pill

【组成】法夏、云茯苓、炒枳壳、元明粉、胆星。(中医方剂大辞典)

化痰熄风汤 hua tan xi feng tang

【英文名】Hua Tan Xi Feng Decoction

【组成】(1)海藻、菖蒲、半夏、南星、玄参、女贞子、菟丝子、生地、地龙、葛根、丹参、蜈蚣、全虫。(实用中医内科杂志 1988,2(3))(2)半夏、南星、夏枯草、石菖蒲、生牡蛎、地龙、蜈蚣、猪苓、茯苓、蟾酥、地鳖虫、天龙。(中医杂志 1988,29(1))

化痰熄风剂 hua tan xi feng ji

【英文名】Prescriptions for eliminating phlegm and subduing wind(方剂学－(英汉对照)新编实用中医文库)

【定义】指以平肝熄风药与化痰药为主,配伍健脾祛湿药组方,治疗内风夹痰证的方剂。(方剂学)

化腐生肌丹 hua fu sheng ji dan

【英文名】Hua Hu Sheng Ji Pellet

【组成】红升丹、轻粉、官粉、银珠、樟丹、乳香、没药、血竭、松香、冰片等。(北京中医杂志 1989,(5))

化腐生肌散 hua fu sheng ji san

【英文名】Hua Fu Sheng Ji Powders

【组成】(1)红升丹、朱砂、煅石膏、乳香、没药。(中医方剂大辞典)(2)煅甘石、轻粉、血竭、制乳香、制没药、梅片、麝香、珍珠。(中医方剂大辞典)(3)炉甘石、乳香、没药、明雄黄、硼砂、硇砂、冰片。(中医方剂大辞典)(4)儿茶、乳香、没药、血竭、三七、冰片、麝香。(中医方剂大辞典)

化腐紫霞膏 hua fu zi xia gao

【英文名】Hua Fu Zi Xia Plaster

【异名】化腐紫霜膏(中医方剂大辞典、外科十法)

【组成】轻粉、蓖麻仁、血竭、巴豆、朝脑、金顶砒、螺蛳肉。(中医方剂大辞典)

化癖三联汤 hua pi san lian tang

【英文名】Hua Pi San Lian Decoction

【异名】化癖三联丸(吉林中医 1987,(1))

【组成】海藻、甘草、柴胡、两头尖、大贝母、当归、没药、肉桂、半夏、青皮、白芥子、土虫、淫羊藿叶、功劳叶。(吉林中医 1987,(1))

化癖千锤膏 hua pi qian chui gao

【英文名】Hua Pi Qian Chui Plaster

【组成】皮消、川椒、蓖麻仁、黄香、绿豆。(中医方剂大辞典)

化癖如神散 hua pi ru shen san

【英文名】Hua Pi Ru Shen Powders

【组成】蟾酥、黄蜡、羚羊角、牛黄、麝香、巴豆肉、硇砂、冰片。(中医方剂大辞典)

化癥回生丹 hua zheng hui sheng dan

【英文名】Hua Zheng Hui Sheng Pellet

【组成】人参、安南桂、两头尖、麝香、片子姜黄、公丁香、川椒炭、虻虫、京三棱、蒲黄炭、藏红花、苏木、桃仁、苏子霜、五灵脂、降真香、干漆、当归尾、没药、白芍、杏仁、香附米、吴茱萸、元胡索、水蛭、阿魏、小茴香炭、川芎、乳香、良姜、艾炭、益母膏、熟地黄、鳖甲胶、大黄。(中医方剂大辞典)

化风清上沐方 hua feng qing shang mu fang

【英文名】Hua Feng Qing Shang Mu Prescription

【组成】(1)南薄荷、防风、白芷、粉葛、炒蔓荆、川芎、桑叶。(中医方剂大辞典)(2)南薄荷、防风、白芷、苏叶、明天麻、藁本、甘菊。(中医方剂大辞典)

化浊轻身颗粒 hua zhuo qing shen ke li

【英文名】Hua Zhuo Qing Shen Granule(药品标准－中药成方制剂标准)

【组成】何首乌、玄参、陈皮、益母草、龙胆、黄芪、冬瓜皮、陈皮、夏枯草。(药品标准－中药成方制剂标准 1998 年)

化脾积二圣丸 hua pi ji er sheng wan

【英文名】Hua Pi Ji Er Sheng Pill

【组成】雷丸、神曲、麦蘖、陈皮、青皮、茯苓、苦葶苈、石三棱、萝卜子、阿魏、白豆蔻、沉香、青木香、广木香、莪术、苍术、半夏、丁香。(中医方剂大辞典)

化瘀祛斑胶囊 hua yu qu ban jiao nang

【英文名】Hua Yu Qu Ban Capsule

【组成】柴胡、红花、黄芩。(天津南开医《天津市药品标准》(1990 年))

化瘀通络洗剂 hua yu tong luo xi ji

【英文名】Hua Yu Tong Luo Lotion

【组成】骨碎补、苏木、桑寄生、伸筋草、威灵仙、桃仁、续断、当归尾、桑枝、川芎、红花。(中医方剂大辞典)

化痰通络冲剂 hua tan tong luo chong ji

【英文名】Hua Tan Tong Luo Medicinal Instant Granule

【组成】法半夏、生白术、天麻、胆南星、丹参、香附、酒军。(北京中医学院学报 1993,16(3))

化管万应条子 hua guan wan ying tiao zi

【英文名】Hua Guan Wan Ying Medicated Thread Drainage

【组成】沙虱、大升吊。(中医方剂大辞典)

化寸白虫为水方 hua cun bai chong wei shui fang

【英文名】Hua Cun Bai Chong Wei Shui Prescription

【组成】榧子、槟榔、芜荑。(中医方剂大辞典)

化毒为水内托散 hua du wei shui nei tuo san

【英文名】Hua Du Wei Shui Nei Tuo Powders

【组成】乳香、穿山甲、白及、知母、贝母、半夏、金银花、皂角、天花粉。(中医方剂大辞典)

化毒消肿托里散 hua du xiao zhong tuo li san

【英文名】Hua Du Xiao Zhong Tuo Li Powders

【组成】人参、赤茯苓、白术、滑石、桔梗、金银花、荆芥穗、山栀子、当归、川芎、黄芪、赤芍、苍术、麻黄、大黄、黄芩、防风、甘草、薄荷、连翘、石膏、芒消。(中医方剂大辞典)

化毒排脓内托散 hua du pai nong nei tuo san

【英文名】Hua Du Pai Nong Nei Tuo Powders

【组成】人参、当归、川芎、防风。(中医方剂大辞典)

化毒散血拔毒散 hua du san xue ba du san

【英文名】Hua Du San Xue Ba Du Powders

【组成】赤芍、防风、白芷、内消、脚莲河车、北细辛、归尾、僵蚕、蝉退、五加皮。(中医方剂大辞典)

化涎半夏辰砂丸 hua xian ban xia chen sha wan

【英文名】Hua Xian Ban Xia Chen Sha Pill

【组成】天南星、半夏曲、人参、辰砂、皂、青桔皮、腻粉。(中医方剂大辞典)

化症回生口服液 hua zheng hui sheng kou fu ye

【英文名】Hua Zheng Hui Sheng Liquid

【组成】鳖甲胶、大黄、桃仁等。((98)卫药准字 Z-038 号)

化积滞通大肠方 hua ji zhi tong da chang fang

【英文名】Hua Ji Zhi Tong Da Chang Priscription

【组成】芫花、牵牛、鳖甲、狼毒、独活、大黄、羌活、牡丹皮、桔梗、当归、牛膝、荆芥穗、连翘、半夏。(中医方剂大辞典)

化湿解毒湿敷汤 hua shi jie du shi fu tang

【英文名】Hua Shi Jie Du Shi Fu Decoction

【组成】黄芩、连翘、茯苓、防风、黄柏、菊花、蒲公英。(辽宁中医杂志 1992,(11))

化痫止抽二号方 hua xian zhi chou er hao fang

【英文名】Hua Xian Zhi Chou Er Hao Prescription

【组成】青礞石、地龙、金蝎、钩藤、天麻、胆南星、二丑、法半夏、桃仁、红花、沉香、生大黄、人工牛黄、白矾。(湖北中医杂志 1982,(5))

化瘀解毒护肝汤 hua yu jie du hu gan tang

【英文名】Hua Yu Jie Du Hu Gan Decoction

【组成】黄芪、当归、土茯苓、黄连、山豆根、赤芍、茵陈、丹参、升麻、柴胡、半枝莲、甘草。(中医函授通讯 1990,(6))

化痰生津噙化丸 hua tan sheng jin qin hua wan

【英文名】Hua Tan Sheng Jing Qin Hua Pill

【组成】五倍子。(中医方剂大辞典)

化腐生肌定痛散 hua fu sheng ji ding tong san

【英文名】Hua Fu Sheng Ji Ding Tong Powders

【组成】生硼砂、朱砂、飞滑石、琥珀、冰片、甘草。(新中医 1985,(7))

化毒排脓内补十宣散 hua du pai nong nei bu shi xuan san

【英文名】Hua Du Pai Nong Nei Bu Shi Xuan Powders

【组成】黄芪、人参、当归、厚朴、桔梗、桂心、芎䓖、防风、甘草、白芷。(中医方剂大辞典)

从龙汤 cong long tang

【英文名】Cong Long Decoction

【组成】龙骨、牡蛎、生杭芍、清半夏、苏子、牛蒡子。(中医方剂大辞典)

从革解毒汤 cong ge jie du tang

【英文名】Cong Ge Jie Du Decoction

【组成】金银花、土茯苓、川芎、莪术、黄连、甘草。(中医方剂大辞典)

从种救急汤 cong zhong jiu ji tang

【英文名】Cong Zhong Jiu Ji Decoction

【组成】川芎、当归、炮姜、桃仁、炙草、荆芥。(中医方剂大辞典)

气下丸 qi xia wan

【英文名】Qi Xia Pill

【组成】麦门冬、甘草、人参、细辛、远志、干姜、川椒、桂、附子。(中医方剂大辞典)

气化汤 qi hua tang

【英文名】Qi Hua Decoction

【组成】白术、茯苓、猪苓、车前子、黄芪、升麻。(中医方剂大辞典)

气血通 qi xue tong

【英文名】Qi Xue Tong Medicinal Instant Granule

【组成】人参、丹参、沙参、元参等。(中药药理与临床 1989,5(2))

气针丸 qi zhen wan

【英文名】Qi Zhen Pill

【组成】(1)木香、槟榔、青皮、陈皮、大黄、牵牛。(中医方剂大辞典)(2)全蝎、木香、丁香、胡椒、肉豆蔻、片子姜黄、青皮。(中医方剂大辞典)(3)牵牛、木香、青皮、川大黄、槟榔。(中医方剂大辞典)

气郁汤 qi yu tang

【英文名】Qi Yu Decoction

【组成】(1)香附、苍术、橘红、制半夏、贝母、白茯苓、抚芎、紫苏叶、山栀仁、甘草、木香、槟榔。(中医方剂大辞典)(2)香附、苍术、抚芎。(中医方剂大辞典)

气奔汤 qi ben tang

【英文名】Qi Ben Decoction

【组成】厚朴、桂心、当归、细辛、芍药、石膏、甘草、黄芩、泽泻、吴茱萸、干地黄、桔梗、干姜。(中医方剂大辞典)

气疝饮 qi shan yin

【英文名】Qi Shan Drink

【组成】黄连、人参、白术、白芍、陈皮、甘草、生姜。(中医方剂大辞典)

气疝汤 qi shan tang

【英文名】Qi Shan Decoction

【组成】荔枝核、橘核、木香、延胡索、柴胡、肉桂。(浙江中医杂志 1990,(4))

气宝丸 qi bao wan

【英文名】Qi Bao Pill

【组成】(1)黑牵牛、大黄、槟榔、青皮、木香、羌活、川芎、陈皮、茴香、当归。(中医方剂大辞典)(2)茴香子、陈桔皮、槟榔、木香、黑牵牛。(中医方剂大辞典)

气复散 qi fu san

【英文名】Qi Fu Powders

【组成】甘草、白术、茯苓、人参、当归、生地、知母、五味子、麦门冬、黄芪、沉香、诃子、枳实、桔皮。(中医方剂大辞典)

气爽丹 qi shuang dan

【英文名】Qi Shuang Pellet

【组成】白芍、柴胡、炒栀子、苍术、茯苓、六曲、半夏、甘草、丹皮。(中医方剂大辞典)

气虚散 qi xu san

【英文名】Qi Xu Powders

【异名】参蒲散(中医方剂大辞典)

【组成】石菖蒲、人参、甘草、当归、木通、骨碎补。(中医方剂大辞典)

气淋汤 qi lin tang

【英文名】Qi Lin Decoction

【组成】生黄芪、知母、生杭芍、柴胡、生明乳香、生明没药。(中医方剂大辞典)

气痛丸 qi tong wan

【英文名】Qi Tong Pill(药品标准-中药成方制剂标准)

【组成】木香、甘草、赤石脂、枳壳、朱砂。(药品标准-中药成方制剂标准 1997 年)

气痞丸 qi pi wan

【英文名】Qi Pi Pill

【组成】乌头、甘草、葶苈子、大黄、芎䓖、芍药、炙甘皮。(中医方剂大辞典)

气痢丸 qi li wan

【英文名】Qi Li Pill

【组成】诃子、桔皮、厚朴。(中医方剂大辞典)

气雾剂 qi wu ji

【英文名】Aerosols(医学主题词表)

【定义】是指药材提取物或药物细粉与适宜的抛射剂

装在具有特制阀门系统的耐压严封容器中，使用时借助抛射剂的压力将内容物呈细雾状或其他形态喷出的剂型。（中药药剂学）

气瘕丸 qi jia wan

【英文名】Qi Jia Pill

【组成】蒲黄、苏梗、枳壳、草朴、元胡索、香附、五灵脂、木香、青皮、六曲、当归、甲片、皂角、白蔻、官桂、西党参。（中医方剂大辞典）

气六合汤 qi liu he tang

【英文名】Qi Liu He Decoction

【组成】四物汤加厚朴、陈皮。（中医方剂大辞典）

气血冲剂 qi xue chong ji

【英文名】Qi Xue Medicinal Instant Granule

【组成】人参、川芎。（中国中西医结合杂志 1992，12(11)）

气滞冲剂 qi zhi chong ji

【英文名】Qi Zhi Medicinal Instant Granule

【组成】柴胡、白芍、枳壳、甘草、香附、延胡。（上海中医药杂志 1985，(5)）

气管炎丸 qi guan yan wan

【英文名】Qi Guan Yan Pill（药品标准－中药成方制剂标准）

【组成】麻黄、苦杏仁、石膏、甘草、前胡、白前、百部、紫菀、款冬花、蛤壳、葶苈子、化橘红、桔梗、茯苓、半夏曲、远志、旋覆花、浮海石、紫苏子、党参、大枣、五味子、桂枝、薤白、白芍、桑叶、射干、黄芩、青黛、蒲公英。（药品标准－中药成方制剂标准 1991 年）

气管炎散 qi guan yan san

【英文名】Qi Guan Yan Powders

【组成】白芥子、甘遂、牙皂、延胡、生川乌、桂枝、花椒、公丁香。（江苏中医杂志 1993，(8)）

气分香苏饮 qi fen xiang su yin

【英文名】Qi Fen Xiang Su Drink

【组成】桑皮、陈皮、茯苓、香附、苏叶、桔梗、枳实、草果。（中医方剂大辞典）

气血双补丸 qi xue shuang bu wan

【英文名】Qi Xue Shuang Bu Pill（药品标准－中药成方制剂标准）

【组成】黄芪、当归、熟地黄、何首乌、党参、女贞子、白芍、川芎、丹参、白术、甘草。（药品标准－中药成方制剂标准 1993 年）

气血双补汤 qi xue shuang bu tang

【英文名】Qi Xue Shuang Bu Decoction

【组成】黄芪、白术、当归、白芍、五味、杜仲、川续断、升麻。（中医方剂大辞典）

气血双补剂 qi xue shuang bu ji

【英文名】Qi Xue reinforcing agents（中国中医药学主题词表）

【定义】指以补气药配伍补血药组方，治疗气血两虚证的方剂。（方剂学）

气血再生汤 qi xue zai sheng tang

【英文名】Qi Xue Zai Sheng Decoction

【组成】太子参、陈皮、鸡血藤、丹参、黄精、阿胶。（山西中医 1989，5(4)）

气血两补丹 qi xue liang bu dan

【英文名】Qi Xue Liang Bu Pellet

【组成】人参、茯苓、意仁、半夏、六曲、白术、甘草、肉桂、陈皮。（中医方剂大辞典）

气血两补汤 qi xue liang bu tang

【英文名】Qi Xue Liang Bu Decoction

【组成】人参、白术、炙甘草、枣仁、当归、熟地、白芍。（中医方剂大辞典）

气血两清剂 qi xue liang qing ji

【英文名】Qi－blood clearing agents（中国中医药学主题词表）

【定义】指具有清气凉血、泻火解毒作用以治疗气血两燔证的方剂。（方剂学）

气血注射液 qi xue zhu she ye

【英文名】Qi Xue Injection

【组成】人参、黄芪、当归。（中西医结合杂志 1987，7(1)）

气血峻补汤 qi xue jun bu tang

【英文名】Qi Xue Jun Bu Decoction

【组成】黄芪、当归、白术、川芎、红花、益母草。（中医方剂大辞典）

气血兼补汤 qi xue jian bu tang

【英文名】Qi Xue Jian Bu Decoction

【组成】人参、当归、川芎、荆芥、益母草。（中医方剂大辞典）

气块石燕散 qi kuai shi yan san

【英文名】Qi Kuai Shi Yan Powders

【组成】车蛾壳、蛤蜊壳、干姜、官桂、炙甘草。（中医方剂大辞典）

气实柴胡汤 qi shi chai hu tang

【英文名】Qi Shi Chai Hu Decoction

【组成】柴胡、黄芩、广皮、甘草、知母、石膏、地骨皮、天花粉。（中医方剂大辞典）

气滞血瘀汤 qi zhi xue yu tang

【英文名】Qi Zhi Xue Yu Decoction

【组成】当归、桃仁、赤芍、柴胡、川芎、牛膝、枳壳、郁金、丹参、元胡、鸡血藤。（四川中医 1983，1(3)）

气滞胃痛片 qi zhi wei tong pian

【英文名】Qi Zhi Wei Tong Tablet（药品标准－中药成方制剂标准）

【组成】柴胡、延胡索、枳壳、香附、白芍、甘草。(药品标准－中药成方制剂标准 1998 年)

气管炎合剂 qi guan yan he ji

【英文名】Qi Guan Yan Mixture

【组成】黄荆子、佛耳草、百部、肺形草、麻黄、沙氏鹿茸草、桑白皮。(浙江中医学院学报 1988,12(2))

气管炎膏药 qi guan yan gao yao

【英文名】Qi Guan Yan Ointment

【组成】牙皂、冬虫夏草、肉桂、生半夏、天南星、冰片、铅粉、芝麻油。(新中医 1982,(7))

气噎不下饮 qi ye bu xia yin

【英文名】Qi Ye Bu Xia Drink

【组成】枇杷叶、陈皮、生姜。(中医方剂大辞典)

气血康口服液 qi xue kang kou fu ye

【英文名】Qi Xue Kang Liquid

【组成】三七、黄芪、人参。((93)滇卫药健字 15Z 第 1918 号)

气滞胃痛冲剂 qi zhi wei tong chong ji

【英文名】Qi Zhi Wei Tong Medicinal Instant Granule

【组成】柴胡、枳壳、白芍、甘草、香附、延胡索。(《辽宁省药品标准》(1985 年))

气滞胃痛颗粒 qi zhi wei tong ke li

【英文名】Qi Zhi Wei Tong Granule(药品标准－中药成方制剂标准)

【组成】柴胡、延胡索、枳壳、香附、白芍、甘草。(药品标准－中药成方制剂标准 1998 年)

气管炎一号散 qi guan yan yi hao san

【英文名】Qi Guan Yan Yi Hao Powders

【组成】百部、桔梗、板蓝根、薄荷、党参、干姜、桑白皮、全瓜蒌、前胡、生甘草、炒杏仁、制香附、冬瓜仁、蛤蚧、黄芪、熟地、山药、川贝、枸杞、牛黄解毒片、硝苯吡啶片、复方新诺明片。(实用中西医结合杂志 1992,5(10))

气管炎橡胶膏 qi guan yan xiang jiao gao

【英文名】Qi Guan Yan Plaster(药品标准－中药成方制剂标准)

【组成】赤芍、乌药、白芷、桂枝、生草乌、紫苏子、白附子、荜澄茄、生天南星、罂粟壳、白芥子、皂荚、冰片、樟脑、薄荷脑、松节油、水杨酸甲酯。(药品标准－中药成方制剂标准 1990 年)

气管炎七十五号方 qi guan yan qi shi wu hao fang

【英文名】Qi Guan Yan Qi Shi Wu Hao Prescription

【组成】桃仁、红花、苏木、川芎、白芥子、百部、陈皮、赤芍、党参、黄精。(新医药学杂志 1979,(10))

气管炎咳嗽痰喘丸 qi guan yan ke sou tan chuan wan

【英文名】Qi Guang Yan Ke Sou Tan Chuan Pill

【组成】(1)浙贝母、橘红、款冬花、党参、远志、麻黄、前胡、五味子、苦杏仁、马兜铃。((80)京卫药准字第 943 号)(2)桔红、冬花、党参、麻黄、前胡、米壳。

仓公散 cang gong san

【英文名】Cang Gong Powders

【组成】(1)瓜蒂、藜芦、雄黄、矾石。(中医方剂大辞典)(2)特生礜石、皂荚、雄黄、藜芦。(中医方剂大辞典)

仓米汤 cang mi tang

【英文名】Cang Mi Decoction

【组成】仓粳米、薤白、羊脂、香豉。(中医方剂大辞典)

仓米饮 cang mi yin

【英文名】Cang Mi Drink

【组成】陈仓米。(中医方剂大辞典)

仓连煎 cang lian jian

【英文名】Cang Lian Decoction

【组成】陈仓米。(中医方剂大辞典)

仓卒散 cang zu san

【英文名】Cang Zu Powders

【异名】夺命散(中医方剂大辞典、普济方)

【组成】(1)山栀子、附子。(中医方剂大辞典)(2)山栀子。(中医方剂大辞典)

仓盐汤 cang yan tang

【英文名】Cang Yan Decoction

【组成】仓盐。(中医方剂大辞典)

仓廪汤 cang lin tang

【英文名】Cang Lin Decoction

【异名】仓廪散(中医方剂大辞典)

【组成】(1)人参、白茯苓、甘草、羌活、独活、柴胡、前胡、川芎、枳壳、桔梗、陈仓米、石莲肉。(中医方剂大辞典)(2)败毒散加陈仓米。(中医方剂大辞典)

仓廪散 cang lin san

【英文名】Cang Lin Powders

【组成】人参败毒散、黄连、陈仓米。(中医方剂大辞典)

仓公春酒 cang gong chun jiu

【英文名】Cang Gong Chun Wine

【组成】虾仁、蚕蛹、青葱管、生姜、枸杞。(山东中医学院学报 1993,17(2))

仓公下气汤 cang gong xia qi tang

【英文名】Cang Gong Xia Qi Decoction

【组成】(1)羌活、赤芍药、甘草、槟榔、青皮、大腹皮、陈皮、赤茯苓、半夏、桑白皮、桂心、紫苏茎。(中医方剂大辞典)(2)归身、川芎、白芍、茯苓、白术、甘草、陈皮、厚朴、木香、香附、乌药、杜仲、腹皮、紫苏、前胡。(中医方剂大辞典)

仓公当归汤 cang gong dang gui tang

【英文名】Cang Gong Dang Gui Decoction

【组成】当归、防风、独活、麻黄、附子、细辛。(中医方剂大辞典)

仓公璧钱散 cang gong bi qian san

【英文名】Cang Gong Bi Qian Powders

【组成】壁钱、白矾、冰片、儿茶。(中医方剂大辞典)

仓连人参汤 cang lian ren shen tang

【英文名】Cang Lian Ren Shen Decoction

【组成】黄连、陈仓米、人参。(中医方剂大辞典)

公英汤 gong ying tang

【英文名】Gong Ying Decoction

【组成】蒲公英、一见喜、淡黄芩、二宝花、野菊花、车前草、龙胆草。(中医方剂大辞典)

公英三味饮 gong ying san wei yin

【英文名】Gong Ying San Wei Drink

【组成】蒲公英、板蓝根、薄荷。(中国中医眼科杂志 1993,3(1))

公英芍药汤 gong ying shao yao tang

【英文名】Gong Ying Shao Yao Decoction

【组成】蒲公英、赤芍药、青皮、王不留行、甘草。(湖南中医杂志 1986,(1))

公英赤小豆煎 gong ying chi xiao dou jian

【英文名】Gong Ying Chi Xiao Dou Decoction

【组成】公英、小豆、连翘、赤芍、当归、蒲黄、穿山甲、甘草。(内蒙古中医药 1993,12(2))

分气丸 fen qi wan

【英文名】Fen Qi Pill

【异名】小分气丸(中医方剂大辞典、御药院方);塌气丸(中医方剂大辞典)

【组成】(1)糖球子、甘草、香附、藿香叶、甘松。(中医方剂大辞典)(2)木香、黑牵牛。(中医方剂大辞典)(3)木香、青皮、陈皮、白豆蔻仁、缩砂仁、京三棱、蓬莪术、荜澄茄、萝卜子、枳实、黑牵牛。(中医方剂大辞典)(4)香附子、姜黄、砂仁、甘松、蓬莪术、炙甘草、陈皮、木香。(中医方剂大辞典)(5)木香、檀香、丁香、姜黄、白豆蔻仁、香附子、砂仁、炙甘草。(中医方剂大辞典)(6)蝎、胡椒、木香、巴豆。(中医方剂大辞典)(7)巴豆、木香、附子。(中医方剂大辞典)(8)黑丑、青皮、陈皮、干姜、肉桂。(中医方剂大辞典)(9)附子、吴茱萸、当归、芎、陈皮、蓬莪术、干姜、延胡索桂、五味子、白芷、白及、益智仁、白术。(中医方剂大辞典)(10)藿香叶、草豆蔻、半夏、丁香、白矾。(中医方剂大辞典)(11)白术、木香、蓬莪术、干姜、桂、陈桔皮、炙甘草、缩砂仁、茴香子、干木瓜、益智仁、胡椒、阿魏。(中医方剂大辞典)(12)京三棱、蓬莪术、青桔皮、胡椒、阿魏。(中医方剂大辞典)(13)荆三棱、牵牛、大戟、芫花、甘遂、官桂。(中医方剂大辞典)

分气汤 fen qi tang

【英文名】Fen Qi Decoction

【组成】(1)炙甘草、干姜、熟干地黄、白茯苓、当归、细辛、白芍药、吴茱萸、肉桂、山栀子仁。(中医方剂大辞典)(2)麦门冬、槟榔、当归、人参、炙甘草、木通、羌活、芎劳、大腹皮、桑根白皮、大黄。(中医方剂大辞典)

分气饮 fen qi yin

【英文名】Fen Qi Drink

【异名】分气散(中医方剂大辞典、幼科类萃)

【组成】(1)茯苓、栀子、紫苏、白术、枳壳、蔻仁、木通、大腹皮、青皮、木香。(中医方剂大辞典)(2)桔梗、茯苓、陈皮、桑皮、大腹皮、枳壳、草果、萝卜子、苏子、苍术、厚朴、木通、半夏、木香。(中医方剂大辞典)(3)藿香、枇杷叶、贝母、陈皮、当归、厚朴、沉香、香附、苏子、白豆蔻。(中医方剂大辞典)(4)陈皮、茯苓、半夏、桔梗、大腹皮、紫苏梗、枳壳、白术、山栀、炙甘草。(中医方剂大辞典)(5)桔梗、茯苓、陈皮、桑皮、大腹皮、枳壳、草果、半夏、苏子、木瓜、木通、木香。(中医方剂大辞典)(6)北梗、赤茯苓、陈皮、桑白皮、大腹皮、枳壳、半夏曲、真苏子、紫苏、炙甘草、草果仁。(中医方剂大辞典)

分气散 fen qi san

【英文名】Fen Qi Powders

【组成】(1)旋覆花、麻黄、款冬花、炙甘草、陈桔皮、白术、前胡、丹参、桔梗、炒大枣、防葵、黄芪、五味子、枳壳、贝母、桃仁、萎蕤、葛根。(中医方剂大辞典)(2)仙人枯骨、槟榔、防己、白豆蔻、皂子、莱菔子、青桔皮、麝香、牵牛子。(中医方剂大辞典)(3)甘遂、商陆、白牵牛、槟榔、木香、白丁香、腻粉。(中医方剂大辞典)

分水丹 fen shui dan

【英文名】Fen Shui Pellet

【组成】(1)广藿香、泽泻、白扁豆、川厚朴、半夏、香薷草、砂仁、木瓜、紫苏、白术、苍术、猪苓、西滑石、肉桂、陈皮、白茯苓、石斛、甘草、白芷、桔梗。(中医方剂大辞典)(2)白术、车前。(中医方剂大辞典)

分水散 fen shui san

【英文名】Fen Shui Powderss

【异名】分水神丹(中医方剂大辞典)

【组成】(1)藿香叶、滑石、甘草、白术、车前子。(中医方剂大辞典)(2)土狗、轻粉。(中医方剂大辞典)

分利饮 fen li yin

【英文名】Fen Li Drink

【组成】泽泻、猪苓、怀牛膝、车前子、归尾、黄芩、黄连、甘草梢、薄荷。(中医方剂大辞典)

分金散 fen jin san

【英文名】Fen Jin Powders

【组成】硼砂、马牙消、脑、麝、人参、炙甘草。(中医方剂大辞典)

分肢散 fen zhi san

【英文名】Fen Zhi Powders

【组成】巴豆、川大黄、朴消。(中医方剂大辞典)

分经散 fen jing san

【英文名】Fen Jing Powders

【组成】红花、苏木、乳香、没药、败姜、姜黄、当归、芍药、川芎、木通、甘草、蓬术、生地黄、元胡索、牡丹皮、凌霄花。(中医方剂大辞典)

分味散 fen mei san

【英文名】Fen Mei Powders

【组成】琥珀、防风、元参、蔓荆子、牛蒡子、草决明、白蒺藜、甘草、细辛、苍术、大黄、甘菊。(中医方剂大辞典)

分浊饮 fen zhuo yin

【英文名】Fen Zhuo Drink

【组成】萝卜子、白茯苓、泽泻、车前子、甘草、黄柏、炒栀子。(中医方剂大辞典)

分浊散 fen zhuo san

【英文名】Fen Zhuo Powders

【组成】茯苓、车前子、猪苓、茵陈、栀子。(中医方剂大辞典)

分涎丸 fen xian wan

【英文名】Fen Xian Pill

【组成】水银、粉霜、干蝎、腻粉、脑子、麝香、天生黄、朱砂、天南星。(中医方剂大辞典)

分涎汤 fen xian tang

【英文名】Fen Xian Decoction

【组成】陈皮、新罗拣参、半夏、枳实、苦梗、天南星。(中医方剂大辞典)

分涎散 fen xian san

【英文名】Fen Xian Powders

【组成】(1)藿香叶、蝎梢、白附子、天南星、丹砂、腻粉、粉霜。(中医方剂大辞典)(2)白僵蚕、附子、半夏、细辛、藿香叶、芎䓖、羌活、干姜、牵牛。(中医方剂大辞典)

分消汤 fen xiao tang

【英文名】Fen Xiao Decoction

【组成】(1)苍术、白术、陈皮、厚朴、枳实、砂仁、木香、香附、猪苓、泽泻、大腹皮、茯苓。(中医方剂大辞典)(2)黄芩、炙草、青黛、桔梗、天花粉、麦冬、天冬、连翘、苦丁香。(中医方剂大辞典)

分消饮 fen xiao yin

【英文名】Fen Xiao Drink

【组成】(1)羌活、白芷、柴胡、川芎、枳壳、山楂、陈皮、猪苓、泽泻。(中医方剂大辞典)(2)苍术、白术、茯苓、陈皮、厚朴、枳实、生香附、大腹皮、泽泻、缩砂仁、广木香。(中医方剂大辞典)

分珠散 fen zhu san

【英文名】Fen Zhu Powders

【异名】安珠散(中医方剂大辞典、眼科菁华录)

【组成】槐花、白芷、地黄、栀子、荆芥、甘草、黄芩、龙胆草、赤芍药、当归。(中医方剂大辞典)

分理汤 fen li tang

【英文名】Fen Li Decoction

【组成】柴胡、升麻、葛根、羌活、防风、知母、石膏、黄芩、猪苓、川山甲、甘草。(中医方剂大辞典)

分清饮 fen qing yin

【英文名】Fen Qing Drink

【组成】(1)茯苓、泽泻、木通、猪苓、栀子、枳壳、茵陈。(中医方剂大辞典)(2)川萆薢、益智仁、乌药、茯苓、石菖蒲、枳壳、生甘草。(中医方剂大辞典)(3)茯苓、泽泻、米仁、猪苓、厚朴、枳壳、木通、栀子、车前。(中医方剂大辞典)(4)芡实、茯苓、黄蜡。(中医方剂大辞典)(5)陈皮、半夏、白茯苓、萆薢、木通、山栀仁、泽泻。(中医方剂大辞典)(6)益智、川萆薢、石菖蒲、车前子、赤茯苓、猪苓、泽泻、白术、枳壳、陈皮、升麻、甘草梢。(中医方剂大辞典)(7)益智仁、川萆薢、石菖蒲、天台乌药、白茯苓、甘草。(中医方剂大辞典)(8)益智仁、川萆薢、石菖蒲、乌药、茯苓、白芍药。(中医方剂大辞典)

分清散 fen qing san

【英文名】Fen Qing Powders

【异名】分清饮(中医方剂大辞典、明医指掌)

【组成】益智仁、萆薢、菖蒲。(中医方剂大辞典)

分痘汤 fen dou tang

【英文名】Fen Dou Decoction

【组成】升麻、元参、麦冬、当归、青蒿、生甘草、半夏、生地、荆芥。(中医方剂大辞典)

分瘀汤 fen yu tang

【英文名】Fen Yu Decoction

【组成】大黄、车前子、丹皮、当归、枳壳、柴胡。(中医方剂大辞典)

分膈丸 fen ge wan

【英文名】Fen Ge Pill

【组成】人参、槟榔、肉豆蔻仁、木香、茯苓、水银、没药、青橘、当归、不蛀皂角、麒麟竭。(中医方剂大辞典)

分气饮子 fen qi yin zi

【英文名】Fen Qi Drink

【组成】五味子、桔梗、白茯苓、炙甘草、陈桔皮、桑皮、草果、大腹皮、白术、枳壳、川当归、紫苏、苏子、半夏曲。(中医方剂大辞典)

分气煎丸 fen qi jian wan

【英文名】Fen Qi Jian Pill

【组成】香附子、陈桔皮、木香、丁香、姜黄。(中医方剂大辞典)

分心气饮 fen xin qi yin

【英文名】Fen Xin Qi Drink

【异名】心气饮(中医方剂大辞典、丹溪心法)

【组成】(1)紫苏茎叶、半夏、枳壳、青皮、陈橘红、大腹皮、桑白皮、木通、赤茯苓、南木香、槟榔、蓬莪术、麦门冬、桔梗、肉桂、香附、藿香、炙甘草。(中医方剂大辞典)(2)木香、桑白皮、丁香皮、大腹子、桔梗、麦门冬、草果仁、炙大腹皮、厚朴、白术、人参、香附子、紫苏、陈皮、藿香、炙甘草。(中医方剂大辞典)(3)苏梗、青皮、芍药、大腹皮、陈皮、官桂、赤茯苓、桑白皮、灯心、生姜。(中医方剂大辞典)(4)木通、丁香皮、人参、麦冬、厚朴、大腹皮。(中医方剂大辞典)(5)桔梗、枳壳、木香、槟榔、乌药、香附、木通、肉桂、芍药、茯苓、大腹皮、桑皮、青皮、陈皮、真紫苏、羌活、甘草。(中医方剂大辞典)(6)紫苏叶、半夏、青皮、陈皮、大腹皮、赤茯苓、桑皮、芍药、甘草、木通。(中医方剂大辞典)(7)木通、赤芍药、赤茯苓、肉桂、半夏、桑白皮、大腹皮、陈皮、青皮、甘草、羌活、紫苏。(中医方剂大辞典)

分心气散 fen xin qi san

【英文名】Fen Xin Qi Powders

【组成】紫苏梗、青皮、白芍、大腹皮、陈皮、木通、半夏、赤苓、桑皮、肉桂。(中医方剂大辞典)

分水神丹 fen shui shen dan

【英文名】Fen Shui Shen Pill

【组成】白术、茯苓、车前子、北五味、吴茱萸、酸枣仁。(中医方剂大辞典)

分气补心汤 fen qi bu xin tang

【英文名】Fen Qi Bu Xin Decoction

【组成】大腹皮、香附、白茯苓、桔梗、木通、炙甘草、川芎、前胡、青橘、枳壳、白术、细辛、木香。(中医方剂大辞典)

分气香苏饮 fen qi xiang su yin

【英文名】Fen Qi Xiang Su Drink

【组成】桑皮、陈皮、茯苓、大腹皮、香附、苏子、桂枝、五味子、草果、枳壳、姜。(中医方剂大辞典)

分气紫苏饮 fen qi zi su yin

【英文名】Fen Qi Zi Su Drink

【异名】分气紫苏汤(中医方剂大辞典、直指)

【组成】(1)五味子、桑白皮、陈皮、桔梗、草果仁、大腹皮、炙甘草、茯苓。(中医方剂大辞典)(2)枳壳、茯苓、大腹皮、陈皮、甘草、苏子、草果、白术、当归、紫苏、半夏、桑皮、五味子。(中医方剂大辞典)

分心气饮子 fen xin qi yin zi

【英文名】Fen Xin Qi Drink

【组成】青皮、陈皮、白茯苓、半夏、紫苏、大腹皮、厚朴、赤芍、桑白皮、木通、桔梗、甘草。(中医方剂大辞典)

分水车前散 fen shui che qian san

【英文名】Fen Shui Che Qian Powders

【组成】车前子。(中医方剂大辞典)

分水止鸣汤 fen shui zhi ming tang

【英文名】Fen Shui Zhi Ming Decoction

【组成】人参、白术、车前子、茯苓、肉桂、半夏。(中医方剂大辞典)

分水止泻丹 fen shui zhi xie dan

【英文名】Fen Shui Zhi Xie Pellet

【组成】党参、砂仁、扁豆、茯苓、猪苓、白术、莲子肉、车前子、泽泻、甘草、苡米、滑石、山药。(中医方剂大辞典)

分水消肿散 fen shui xiao zhong san

【英文名】Fen Shui Xiao Zhong Powders

【组成】茯苓、车前子、木通、猪苓、薏仁、桔梗、荆芥、白术。(中医方剂大辞典)

分阴理阳汤 fen yin li yang tang

【英文名】Fen Yin Li Yang Decoction

【组成】人参、苏叶、葛根、桔梗、北柴胡、黄芩、陈皮、甘草。(中医方剂大辞典)

分利五苓散 fen li wu ling san

【英文名】Fen Li Wu Ling Powders

【组成】猪苓、泽泻、白术、赤芍、阿胶、当归、川芎。(中医方剂大辞典)

分利化滞汤 fen li hua zhi tang

【英文名】Fen Li Hua Zhi Decoction

【组成】柴胡、薄荷、厚朴、陈皮、甘草、猪苓、枳壳、归尾、红花、黄芩、木香、山楂肉。(中医方剂大辞典)

分利顺元散 fen li shun yuan san

【英文名】Fen Li Shun Yuan Powders

【组成】川乌、附子、南星、木香。(中医方剂大辞典)

分消导气汤 fen xiao dao qi tang

【英文名】Fen Xiao Dao Qi Decoction

【异名】上下分消导气汤(中医方剂大辞典、回春)

【组成】桔梗、枳实、厚朴、青皮、香附子、茯苓、半夏、瓜蒌、黄连、桑白皮、槟榔、泽泻、川芎、麦芽、木通、甘草梢。(中医方剂大辞典)

分消利咽汤 fen xiao li yan tang

【英文名】Fen Qing Li Yan Decoction

【组成】生大黄、柴胡、黄芩、牛蒡子、山豆根、射干、木通、金银花、生甘草。(湖北中医杂志 1991,(4))

分消泄浊丸 fen xiao xie zhuo wan

【英文名】Fen Xiao Xie Zhuo Pill

【组成】大黄、西珀。(中医方剂大辞典)

分消宽中散 fen xiao kuan zhong san

【英文名】Fen Xiao Kuan Zhong Powders

【组成】白术、滑石、茯苓皮、香附、车前子、莱菔、半夏、泽泻、厚朴、白芍、山楂肉、苏梗、大腹皮、木香。(中医方剂大辞典)

分清止淋丸 fen qing zhi lin wan

【英文名】Fen Qing Zhi Lin Pill

【组成】木通、黄芩、甘草、大黄、茯苓、黄柏、滑石、扁蓄、泽泻、车前子、知母、瞿麦、生栀仁、猪苓。(中医方剂大辞典)

分湿内化丹 fen shi nei hua dan

【英文名】Fen Shi Nei Hua Pill

【组成】薏仁、金银花、茯苓、生甘草、牛膝、萆薢、半夏、肉桂。(中医方剂大辞典)

分解湿热汤 fen jie shi re tang

【英文名】Fen Jie Shi Re Decoction

【组成】车前子、厚朴、黄连、甘草、枳壳、槟榔、滑石。(中医方剂大辞典)

分湿消毒至神丹 fen shi xiao du zhi shen dan

【英文名】Fen Shi Xiao Du Zhi Shen Pellet

【异名】分湿消毒丹(中医方剂大辞典、疡医大全)

【组成】白蜡、黄丹、韭菜地上蚯蚓粪、冰片、朝脑、麝香、血竭、铅粉、炒松香、乳香、没药、铜绿、轻粉、儿茶。(中医方剂大辞典)

壬子丸 ren zi wan

【英文名】Ren Zi Pill

【组成】(1)吴茱萸、白茯苓、白蔹、当归、白及、牛膝、桂心、秦艽、没药、乳香、细辛、石菖蒲、附子、厚朴、人参、戎羊肉。(中医方剂大辞典)(2)人参、沉香、白及、白蔹、陈皮、吴茱萸、茯苓、白附子、五味子、牛膝、元胡索、蕲艾叶、厚朴、细辛、桂心、乳香、没药。(中医方剂大辞典)(3)吴萸、没药、九节菖蒲、川附片、乳香、肉桂、茯苓、牛膝、白蔹、厚朴、当归。(中医方剂大辞典)

壬癸散 ren gui san

【英文名】Ren Gui Powders

【组成】坏油船灰。(中医方剂大辞典)

壬水金丹 ren shui jin dan

【英文名】Ren Shui Jin Pellet

【组成】锦纹川大黄、乌梅肉、薄荷叶、枳壳、广木香、陈皮、九制胆星、文蛤、贝母、檀香、枸杞子、沉香、茯苓。(中医方剂大辞典)

壬氏连朴饮 ren shi lian po yin

【英文名】Ren Shi Lian Po Drink

【组成】制厚朴、川连、石菖蒲、半夏、香豉、焦山栀、芦根。(霍乱论)

壬字化毒丸 ren zi hua du wan

【英文名】Ren Zi Hua Du Pill

【组成】虎胫骨、龟版、川山甲、朱砂、月月红、蝉蜕末、没药、乳香、白鲜皮、雄黄、生生乳、牛黄、土贝母、沉香、琥珀。(中医方剂大辞典)

手膏 shou gao

【英文名】Shou Plaster

【组成】(1)栝楼瓤、杏仁。(中医方剂大辞典)(2)桃仁、杏仁、桔仁、赤畇、大枣、辛夷芎䓖、当归、牛脑、羊脑、白狗脑。(中医方剂大辞典)(3)白芷、芎䓖、藁本、萎蕤、冬瓜仁、楝仁、桃仁、枣肉、猪胰、冬瓜瓤汁、橘肉、栝楼子。(中医方剂大辞典)

手阳丹 shou yang dan

【英文名】Shou Yang Pellet

【组成】憨葱、陈蜂窝。(中医方剂大辞典)

手拈散 shou nian san

【英文名】Shou Nian Powders(中国中医药学主题词表)

【异名】七情手拈散(中医方剂大辞典、郑氏家传女科万金方)

【组成】(1)草果、玄胡索、五灵脂、没药。(中医方剂大辞典)(2)草果、玄胡索、五灵脂、乳香、没药、沉香、阿魏。(中医方剂大辞典)(3)草果、玄胡索、五灵脂、没药、乳香。(中医方剂大辞典)(4)大萝卜。(中医方剂大辞典)(5)枳壳、延胡索、小茴香、白芍药、乳香、没药、甘草。(中医方剂大辞典)

手背饮 shou bei yin

【英文名】Shou Bei Drink

【组成】炙甘草、土贝、半夏、皂刺、山甲、知母。(中医方剂大辞典)

手捻散 shou nian san

【英文名】Shou Nian Powders

【组成】牛蒡子、白芍、桃仁、大黄、红花、桂枝。(中医方剂大辞典)

手握丹 shou wo dan

【英文名】Shou Wo Pellet

【异名】回春散(中医方剂大辞典)

【组成】明矾、火消、胡椒、黄丹、丁香。(中医方剂大辞典)

手摩丸 shou mo wan

【英文名】Shou Mo Pill

【组成】豉。(中医方剂大辞典)

毛姜浸酒 mao jiang jin jiu

【英文名】Mao Jiang Wine

【组成】毛姜。(中医方剂大辞典)

毛鸡药酒 mao ji yao jiu

【英文名】Mao Ji Wine(药品标准 - 中药成方制剂标准)

【组成】干毛鸡、当归、川芎、白芷、红花、赤芍、桃仁、千年健、茯苓。(药品标准 - 中药成方制剂标准 1990

年）

毛鸡补血酒 mao ji bu xue jiu

【英文名】Mao Ji Bu Xue Wine（药品标准－中药成方制剂标准）

【组成】红毛鸡、熟地黄、当归、白芍、何首乌、黑豆、党参、甘草、白术、黄芪、续断、菟丝子、红花、川芎、益母草、丹参、乳香、没药、牡丹皮、五灵脂、延胡索、艾叶、砂仁、木香、香附。（药品标准－中药成方制剂标准 1998 年）

毛冬青胶囊 mao dong qing jiao nang

【英文名】Mao Dong Qing Capsule（药品标准－中药成方制剂标准）

【组成】毛冬青。（药品标准－中药成方制剂标准 1993 年）

毛冬青注射液 mao dong qing zhu she ye

【英文名】Mao Dong Qing Injection（药品标准－中药成方制剂标准）

【组成】毛冬青。（药品标准－中药成方制剂标准 1998 年）

毛冬青甲素注射液 mao dong qing jia sú zhu she ye

【英文名】Mao Dong Qing Jia Su Injection

【组成】毛冬青。

午药 wu yao

【英文名】Wu Drug（中医方剂大辞典）

【组成】川黄连、明矾、牙皂。（中医方剂大辞典）

午王丸 wu wang wan

【英文名】Wu Wang Pill

【组成】人参、莪术、山药、丁子、木香、黄柏、香附、槟榔、甘草。（中医方剂大辞典）

午时茶 wu shi cha

【英文名】Wu Shi Tea（药品标准－中药成方制剂标准）

【组成】苍术、柴胡、羌活、防风、白芷、川芎、广藿香、前胡、连翘、陈皮、山楂、枳实、麦芽、甘草、六神曲、桔梗、紫苏叶、厚朴、红茶。（药品标准－中药成方制剂标准 1997 年）

午后年干漱口方 wu hou nian gan shu kou fang

【英文名】Wu Hou Nian Gan Shu Kou Prescription

【组成】午后汁、万年干。（中医方剂大辞典）

牛羹 niu geng

【英文名】Niu Thick Soup

【组成】黄牛肉。（中医方剂大辞典）

牛牙散 niu ya san

【英文名】Niu Ya Powders

【组成】黄牛门牙。（中医方剂大辞典）

牛车肉 niu che rou

【英文名】Niu Che Meat

【组成】紫河车、牛肚。（中医方剂大辞典）

牛车散 niu che san

【英文名】Niu Che Powders

【组成】白芍、牛膝、前仁、黄柏。（中医方剂大辞典）

牛皮膏 niu pi gao

【英文名】Niu Pi Plaster

【组成】皮胶。（中医方剂大辞典）

牛灰散 niu hui san

【英文名】Niu Hui Powders

【组成】牛屎。（中医方剂大辞典）

牛肉脯 niu rou pu

【英文名】Niu Rou Pu Prescription

【组成】牛肉、胡椒、荜茇、陈皮、草果、缩砂、良姜。（中医方剂大辞典）

牛肉羹 niu rou geng

【英文名】Niu Rou Thick Soup

【组成】牛鼻肉。（中医方剂大辞典）

牛芒膏 niu mang gao

【英文名】Niu Mang Plaster

【组成】鲜牛蒡子叶、芒硝。（山东中医杂志 1982,(2)）

牛肝散 niu gan san

【英文名】Niu Gan Powders

【组成】黄牛肝、土瓜根、羚羊角屑、蕤仁、细辛、车前子。（中医方剂大辞典）

牛角散 niu jiao san

【英文名】Niu Jiao Powders

【组成】(1)猫儿粪、干姜、牛角腮、臭黄。（中医方剂大辞典）(2)沙牛角。（中医方剂大辞典）(3)牛角尖、水龙骨、松香、轻粉。（中医方剂大辞典）(4)黄牛角、麝角屑、白蔹、麝香、密陀僧、黄丹、蜣螂、羌活、海桐皮、仙灵脾、干地龙。（中医方剂大辞典）

牛齿散 niu chi san

【英文名】Niu Chi Powders

【组成】(1)牛齿。（中医方剂大辞典）(2)牛齿、鸡卵壳。（中医方剂大辞典）

牛齿膏 niu chi gao

【英文名】Niu Chi Plaster

【组成】水牛牙齿、太阴玄精石、乳香。（中医方剂大辞典）

牛肾粥 niu shen zhou

【英文名】Niu Shen Gruel

【组成】牛肾、阳起石、粳米。（中医方剂大辞典）

牛乳丸 niu ru wan

【英文名】Niu Ru Pill

【组成】黄牛乳、生姜汁。（中医方剂大辞典）

牛乳方 niu ru fang

【英文名】Niu Ru Prescription

【组成】(1)牛乳、生姜汁。（中医方剂大辞典）(2)钟

乳、人参、甘草、干地黄、黄芪、杜仲、苁蓉、茯苓、麦门冬、薯蓣、石斛。(中医方剂大辞典)

牛乳饮 niu ru yin

【英文名】Niu Ru Drink

【组成】(1)牛乳。(中医方剂大辞典)(2)牛乳、生姜汁。(中医方剂大辞典)

牛乳粥 niu ru zhou

【英文名】Niu Ru Gruel

【组成】粥、牛乳。(中医方剂大辞典)

牛郎串 niu lang chuan

【英文名】Niu Lang Chuan Prescription

【异名】小串(中医方剂大辞典、串雅补)

【组成】黑丑、槟榔。(中医方剂大辞典)

牛郎散 niu lang san

【英文名】Niu Lang Powders

【组成】黑丑、白丑、尖槟榔。(中医方剂大辞典)

牛骨膏 niu gu gao

【英文名】Niu Gu Ointment

【组成】黄犍牛骨。(中医方剂大辞典)

牛胆丸 niu dan wan

【英文名】Niu Dan Pill

【组成】(1)牛胆、钩藤、人参、羚羊角、藿香、广香、琥珀。(中医方剂大辞典)(2)犍牛儿胆、蛔胆、腻粉、麝香。(中医方剂大辞典)(3)牛胆、芫花、荛花、瓜蒂、大黄。(中医方剂大辞典)

牛胆散 niu dan san

【英文名】Niu Dan Powders

【组成】何首乌、白茯苓、槐角子、生地黄、当归。(中医方剂大辞典)

牛胆膏 niu dan gao

【英文名】Niu Dan Ointment

【组成】青黛、僵蚕、朴消、甘草。(中医方剂大辞典)

牛涎丸 niu xian wan

【英文名】Niu Xian Pill

【组成】老牛涎、糯米。(中医方剂大辞典)

牛涎方 niu xian fang

【英文名】Niu Xian Prescription

【组成】牛口沫。(中医方剂大辞典)

牛桔汤 niu jie tang

【英文名】Niu Jie Decoction

【组成】牛蒡子、桔梗、薄荷、葛根、象贝、柴胡、生甘草、枳壳。(中医方剂大辞典)

牛脂膏 niu zhi gao

【英文名】Niu Zhi Plaster

【组成】乳香、没药、樟脑、黄蜡、水牛油。(中医方剂大辞典)

牛胶饮 niu jiao yin

【英文名】Niu Jiao Drink

【组成】牛皮胶。(中医方剂大辞典)

牛胶散 niu jiao san

【英文名】Niu Jiao Powders

【组成】(1)水牛皮胶。(中医方剂大辞典)(2)牛皮胶、甘草。(中医方剂大辞典)(3)牛皮胶。(中医方剂大辞典)

牛脑丸 niu nao wan

【英文名】Niu Nao Pill

【组成】(1)熟地、杞子、萸肉、山药、鹿胶、菟丝子、龙齿、牛脑、黄芪。(中医方剂大辞典)(2)黄牸牛脑子、皮消末、蒸饼。(中医方剂大辞典)

牛脑丹 niu nao dan

【英文名】Niu Nao Pellet

【组成】白芷、川芎。(中医方剂大辞典)

牛脑散 niu nao san

【英文名】Niu Nao Powders

【组成】牛脑子、雄鸡肫。(中医方剂大辞典)

牛桑饮 niu sang yin

【英文名】Niu Sang Drink

【组成】牛蒡根。(中医方剂大辞典)

牛菟丸 niu tu wan

【英文名】Niu Tu Pill

【组成】牛膝、菟丝子。(中医方剂大辞典)

牛黄丸 niu huang wan

【英文名】Niu Huang Pill

【异名】神效牛黄丸(中医方剂大辞典、普济方)、三味牛黄丸(中医方剂大辞典、景岳全书)

【组成】(1)牛黄、人参、沉香、木香、枳壳、前胡、麝香、黄连、犀角、胡黄连。(中医方剂大辞典)(2)牛黄、大黄、巴豆。(中医方剂大辞典)(3)牛黄、麝香、人参、沉香、丁香、胡黄连、前胡、木香、生犀角、枳壳。(中医方剂大辞典)(4)牛黄、腻粉、天麻、桂、白附子、干蝎、天南星、石菖蒲、附子、羌活、麻黄、芎䓖、干姜、当归、独活、防风、麝香、乌蛇。(中医方剂大辞典)(5)牛黄、地榆、白附子、丁香、麝香、黄芪、雄黄、天麻、羌活、芎䓖。(中医方剂大辞典)(6)牛黄、龙脑、人参、玳瑁末、丹砂、麝香、白茯苓、安息香。(中医方剂大辞典)(7)牛黄、牛胆、钩藤、人参、羚羊角、藿香、麝香、虎睛。(中医方剂大辞典)(8)牛黄、犀角、金银箔、甘草。(中医方剂大辞典)(9)牛黄、麝香、辰砂、南星、白附子、蝎梢。(中医方剂大辞典)(10)白花蛇、人参、茯神、独活、钩藤、脑子、麝香、牛黄、朱砂、雀儿饭瓮。(中医方剂大辞典)(11)牛胆汁、南星末、全蝎、蝉壳、防风、白附子、天麻、直僵蚕、麝。(中医方剂大辞典)(12)牛黄、天竺黄、郁金、栀子仁。(中医方剂大辞典)(13)黄连、黄芩、龙胆草、大黄、牛黄。(中医方剂大辞典)(14)牛黄、牛胆制天南星末、滴乳香末、人参、天麻、防风、白僵蚕、茯神、朱砂、扇香、全蝎、脑子。(中医方剂大辞典)(15)牛黄、龙脑、麝香、雄黄、丹砂、天麻、乌犀、干蝎、羚羊角、羌活、独活、防风、细辛、白芷、赤茯苓、蝉蜕、麻黄、牛膝、芎藭、五加皮、白附子、乌蛇。(中医方剂大辞典)(16)牛黄、芦荟、天竺黄、血竭、没药、丹砂、续随子、皂荚灰、丁香、木香、干蝎、雄黄、甘遂、麝香、肉豆蔻、槟榔、龙脑。(中医方剂大辞典)(17)牛黄、乌头、粉霜、半夏、麝香、丹砂。(中医方剂大辞典)(18)牛黄、硇砂、丹砂、水银、硫黄、腻粉、龙脑、麝香、金薄、雄黄、天麻、麻黄、芎䓖、独活、人参、茯苓、牛膝、升麻、白芷、桂、芍药、缩砂仁、龙骨、细辛、枳壳、桔梗、葛根、当归、柴胡、杜仲、黄芪、木香、犀角、远志、防风、紫菀干蝎、乌蛇、肉豆蔻、蝉蜕、厚朴、生姜、附子、白僵蚕、藁本、青箱子、羌活。(中医方剂大辞典)(19)牛黄、龙脑、白僵蚕、干蝎、白附子、天南星、半夏、丹砂、乌蛇、天麻、雄黄、甘草、琥珀、麝香。(中医方剂大辞典)(20)牛黄、天南星、白附子、天雄、踯躅花、天麻、犀角、乌头。(中医方剂大辞典)(21)蛤粉、牙消、朱砂、人参、雄黄、龙脑、甘草、金箔、银箔、牛黄。(中医方剂大辞典)(22)牛黄、熊胆、人参、细辛、赤芍药、当归、瓜蒌根、防风、川大黄、蚱蝉、巴豆、蛇蜕、麝香、甘草。(中医方剂大辞典)(23)牛黄、麝香、蟾酥、巴豆。(中医方剂大辞典)(24)牛黄、川大黄。(中医方剂大辞典)(25)牛黄、黄连、决明子、蕤仁、犀角屑、龙脑。(中医方剂大辞典)(26)牛黄、朱砂、熊胆、龙脑、黄连、腻粉。(中医方剂大辞典)(27)牛黄、大戟、朱砂、麝香、枳壳、当归、鳖甲、川大黄、巴豆。(中医方剂大辞典)(28)牛黄、麝香、光明砂、真珠末、甘遂、虎睛仁、赤芍药、赤茯苓、杏仁、巴豆霜、牡蛎。(中医方剂大辞典)(29)牛黄、麝香、川芒消、甘遂、雄黄、蜈蚣、蚱蝉、巴豆霜、真珠、川椒。(中医方剂大辞典)(30)牛黄、光明砂、犀角屑、麝香、木香、人参、代赭、当归、槟榔、肉豆蔻、川大黄、鳖甲、杏仁、巴豆。(中医方剂大辞典)(31)牛黄、真珠末、朱砂、赤芍药、杏仁、赤茯苓、甘草、牡蛎粉、麝香、虾蟆灰、犀角屑、巴豆。(中医方剂大辞典)(32)牛黄、麝香、龙脑、青黛、熊胆、胡黄连、木香、犀角屑、芦荟、蟾酥。(中医方剂大辞典)(33)牛黄、朱砂、子芩、犀角屑、麝香。(中医方剂大辞典)(34)牛黄、雄黄、甘草、龙脑、麝香、黄连、芦荟、天竹黄。(中医方剂大辞典)(35)牛黄、雄黄、天竺黄、芦荟、胡黄连、麝香、丁香、黄连、熊胆、蟾酥、蛇蜕皮灰、青黛、犀角屑、天浆子。(中医方剂大辞典)(36)牛黄、雄黄、熊胆、朱砂、麝香、丁香、龙脑、甘松、胡黄连、腻粉、芦荟、水银、巴豆。(中医方剂大辞典)(37)牛黄、麝香、朱砂、真珠、牡蛎、虎睛、杏仁、巴豆、甘遂、赤芍药、赤茯苓、甘草。(中医方剂大辞典)(38)牛黄、雄黄、天竹黄、朱砂、犀角屑、蝉壳、干蝎、蜗牛、天浆子。(中医方剂大辞典)(39)牛黄、黄连、桂心、白附子、川大黄、腻粉、人参、茯神、朱砂、雄黄、龙脑、巴豆。(中医方剂大辞典)(40)牛黄、干蝎、防风、犀角屑、麝香、铅霜、天麻、天竹黄、白附子、乌蛇肉、天南星、腻粉、朱砂。(中医方剂大辞典)(41)牛黄、代赭、牡丹、麝香。(中医方剂大辞典)(42)牛黄、朱砂、芦荟、麝香、白僵蚕、龙齿、当归、赤芍药、钩藤、蜗牛、代赭、牡蛎。(中医方剂大辞典)(43)牛黄、牡蛎、川大黄、黄芩、龙角。(中医方剂大辞典)(44)牛黄、龙脑、麝香、熊胆、犀角屑、胡黄连、天竹黄、山栀子、郁李仁。(中医方剂大辞典)(45)牛黄、人参、茯神、芎藭、独活、犀角屑、羌活、麻黄、干蝎、防风、龙齿、赤箭、甘菊花、当归、桂心、麝香、羚羊角屑、生干地黄、朱砂。(中医方剂大辞典)(46)牛黄、麝香、川椒、雄黄、川大黄、当归、天雄、川乌头、消石、人参、川芒消、桂心、朱砂、细辛、干姜、蜥蜴、巴豆。(中医方剂大辞典)(47)牛黄、代赭、赤石脂、牡蛎粉、人参、虎睛、杏仁、巴豆、朱砂。(中医方剂大辞典)(48)牛黄、麝香、朱砂、真珠末、铅霜、犀角屑、牡蛎粉、甘草、巴豆、杏仁。(中医方剂大辞典)(49)牛黄、蚱蝉、龙齿、栀子仁、川升麻、犀角屑、胡黄连、钩藤、石膏、金箔、银箔、龙胆、川大黄、杏仁。(中医方剂大辞典)(50)牛黄、天南星、白附子、白僵蚕、干蝎、蝉壳、天麻、麝香、半夏。(中医方剂大辞典)(51)牛黄、人参、细辛、蚱蝉、川大黄、当归、蛇蜕皮、甘草、栝楼根、防风、麝香、巴豆、赤芍药。(中医方剂大辞典)(52)牛黄、川大黄、雄黄、附子、珍珠、甘草、细辛、人参、朱砂、鬼臼、莽草、川乌头、麝香、川椒、紫菀、巴豆、鬼箭羽、赤茯苓、桂心、干姜、地胆、野葛、芫青、蜥蜴、樗鸡。(中医方剂大辞典)(53)牛黄、黄连、黄芩、芎䓖、川大黄、栀子仁、马牙消、麦门冬、甘草、朱砂、麝香。(中医方剂大辞典)(54)牛黄、麝香、人参、沉香、丁香、木香、胡黄连、柴胡、犀角屑、枳壳、桃仁、鳖甲。(中医方剂大辞典)(55)牛黄、朱砂、麝香、龙脑、附子、羌活、白僵蚕、白附子、干蝎、芎䓖、天南星、当归、桂心、木香、天麻、防风、槟榔、独活。(中医方剂大辞典)(56)牛黄、龙脑、朱砂、金箔、银箔、麝香、天麻、羌活、蔓荆子、仙灵脾、独活、白僵蚕、乌蛇、麻黄、桂心、干蝎、白附子、天南星、羚羊角屑、防风、芎䓖、人参、当归、阿胶、白芷、细辛、附子、犀角屑、白茯苓、蝉壳。(中医方剂大辞典)(57)牛黄、朱砂、麝香、蜗牛、蟾酥、钩藤。(中医方剂大辞典)(58)牛黄、水银、朱砂、犀角屑、解香、蝎梢、天浆子、天南星。(中医方剂大辞典)(59)牛黄、朱砂、天浆子、蛜蝌、腻粉、半夏、天南星、麝香。(中医方剂大辞典)(60)牛黄、麝香、干蝎、晚蚕蛾、蜣螂、蚱蝉、波斯青黛。(中医方剂大辞典)(61)牛黄、甘草、陈桔皮、黄连、天南星、白附子、附子、干蝎、半夏、犀角屑、水银、金箔、硫黄、硇砂、朱砂、麝香、巴豆。(中医方剂大辞典)(62)牛黄、天竹黄、犀角屑、芎䓖、人参、白茯苓、麝香、龙脑、胡黄连、丁香、钩藤、龙齿。(中医方剂大辞典)(63)牛黄、川大黄、蝉壳、子芩、龙齿。(中医方剂大辞典)(64)牛黄、麝香、白附子、乌蛇、麻黄、白僵蚕、麻、羌活、附子、防风、虎胫骨、川大黄、桂心、羚羊角屑。(中医方剂大辞典)(65)牛黄、麝香、朱砂、踯躅花、乌蛇、羌活、人参、白僵蚕、独活、天南星、天雄、牛膝、赤茯苓、威灵仙、乌犀角屑、防风、羚羊角屑、芎䓖、当归、萆薢、天麻。(中医方剂大辞典)(66)牛黄、麝香、赤箭、白僵蚕、白附子、白花蛇肉、羌活、桂心、干蝎。(中医方剂大辞典)(67)牛黄、龙齿、虎睛、安息香、朱砂、犀角屑、铁粉、人参、独活、蜕赖、麝香、茯神、远志、防风、甘草。(中医方剂大辞典)(68)牛黄、雄黄、朱砂、水银、硫黄、麝香、阿胶、桂心、天南星、独活、白附子、赤箭、铅霜、龙脑。(中医方剂大辞典)(69)牛黄、天南星、灶突中煤、白附子、水银、铅、干蝎。(中医方剂大辞典)(70)牛黄、白龙骨、乌犀、朱砂、干蝎、黄芩。(中医方剂大辞典)(71)牛黄、杏仁。(中医方剂大辞典)(72)牛黄、朱砂、犀角屑、天竹黄、白附子、茯神、黄连、羚羊角屑、防风、玄参、枳壳、甘菊花、人参、黄芪、甘草、黄芩。(中医方剂大辞典)(73)牛黄、朱砂、犀角屑、川升麻、人参、麦门冬、黄芩、防风、赤茯苓、甘草。(中医方剂大辞典)(74)牛黄、犀角屑、天麻、天竹黄、白僵蚕、郁金、地龙、蜣螂、麝香、朱砂、干蝎、天南星、蚱蝉、白附子、乌蛇肉、乌鸦。(中医方剂大辞典)(75)牛黄、天竹黄、羌活、麝香、干蝎。(中医方剂大辞典)(76)牛黄、犀角屑、麝香、羚羊角屑、胡黄连、朱砂、钩藤、雄黄、水银、干蝎、天竹黄、乌蛇。(中医方剂大辞典)(77)牛黄、天竹黄、雄黄、龙脑、犀角屑、麝香、水银、干蝎、附子、朱砂、天麻、白僵蚕、蝉壳、桑螵蛸、羚羊角屑、香附子、白附子、羌活、独活、蔓荆子、麻黄、野狐肝、乌蛇。(中医方剂大辞典)(78)牛黄、龙脑、麝香、水银、朱砂、硫黄、硇砂、腻粉、白龙骨、天麻、牛膝、藁本、桔梗、白附子、木香、白僵蚕、肉桂、当归、防风、附子、天南星、独活、麻黄、干蝎、芎䓖、蔓荆子、乌蛇肉、犀角屑、蝉壳、羚羊角屑、天竹黄、槟榔。(中医方剂大辞典)(79)牛黄、远志、白龙骨、铁粉、龙脑、甘草、茯神、人参、黄连、铅霜、犀角屑、防风、麦门冬、朱砂。(中医方剂大辞典)(80)牛黄、朱砂、天竹黄、龙脑、木香、白附子、犀角屑、天南星、蛜蝌、铅霜、人参、茯神、天麻、防风。(中医方剂大辞典)(81)牛黄、赤箭、独活、乌犀角屑、防风、天南星、牛膝、萆薢、茵芋、汉防己、麻黄、仙灵脾、桂心、蝉壳、乌蛇肉、川乌头、天雄、桑螵蛸、晚蚕蛾、干蝎、铅霜、腻粉、朱砂、麝香。(中医方剂大辞典)(82)牛黄、麝香、朱砂、龙脑、白僵蚕、鹿角胶、白花蛇、白附子、天麻、白蒺藜、赤茯苓、白芷、羌活、独活、蔓荆子、麻黄、汉防己、木香、槟榔、藁本、防风、干蝎、当归。(中医方剂大辞典)(83)牛黄、麝香、白附子、天麻、白僵蚕、乌蛇、附子、羌活、天南星、干姜、桂心、芎䓖。(中医方剂大辞典)(84)牛黄、虎睛、茯神、石膏、川升麻、麦门冬、玄参、生干地黄、铁粉。(中医方剂大辞典)(85)牛黄、犀角屑、人参、茯神、胡黄连、龙胆、木香、羚羊角屑、朱砂、地骨皮、麦门冬、川升麻、甘草、麝香、龙脑。(中医方剂大辞典)(86)牛黄、龙脑、天竺黄、犀角屑、羚羊角屑、朱砂、黄芩、川升麻、甘草、防风、麝香、珍珠。(中医方剂大辞典)(87)枳实、黄连、胆星、天竺黄、天麻、僵蚕、全蝎、雄黄、龙齿、牛黄、麝香、冰片。(中医方剂大辞典)(88)上品陈胆南星、天竺黄、川古勇黄连、广郁金、五倍子、乌芋粉、象山贝母、关西牛黄、透明腰黄。(中医方剂大辞典)(89)牛黄、南星、尖贝、生半夏、白矾、朱砂、明雄、绿豆。(中医方剂大辞典)(90)牛黄、人参、赤茯苓、诃黎勒、蛤蚧、杏仁、甘草。(中医方剂大辞典)(91)胆星、全蝎、蝉衣、牛黄、白附子、天麻、麝香、水银。(中医方剂大辞典)(92)牛黄、赤箭、羌活、细辛、桂心、当归、甘菊花、防风、天雄、麻黄、蔓荆子、白术、杏仁、萆薢、茯神、山茱萸、羚羊角屑、芎䓖、犀角屑、五加皮、五味子、阿胶、人参、枫香、天南星、白附子、龙脑、麝香。(中医方剂大辞典)(93)胆南星、全蝎、蝉蜕、牛黄、白附子、僵蚕、防风、天麻、珍珠、犀角、麝香。(中医方剂大辞典)(94)牛黄、白附子、天竺黄、天麻、犀角屑、铅霜。(中医方剂大辞典)(95)牛黄、大黄、独活、升麻、琥珀、绿豆粉、大麻仁。(中医方剂大辞典)(96)牛黄、朱砂、天望黄、龙脑、黄芩、白附子、犀角屑、麦门冬、远志、地骨皮、甘草。(中医方剂大辞典)(97)牛黄、铁精、金银箔、石膏、龙齿、地骨皮、茯神、川升麻、玄参、人参、麦门冬、枳实、葳蕤、赤芍药、生干地黄、甘草、黄芩、朱砂、虎睛。(中医方剂大辞典)(98)羌活、连翘、陈胆星、甘草、花粉、黄芩、牛蒡子、薄荷、天麻、枳壳、全蝎、僵蚕、牛黄。(中医方剂大辞典)(99)雄黄、蜈蚣、芦荟、阿魏、天竺黄、牛黄。(中医方剂大辞典)(100)石燕、辰砂、磁石、石绿、轻粉、牛黄、粉霜、麝各、金银箔。(中医方剂大辞典)(101)胆星、天竹黄、雄黄、朱砂、牛黄、麝香。(中医方剂大辞典)(102)葛根、防风、山栀仁、甘草、黄芩、麝香。(中医方剂大辞典)(103)牛黄、白不灰木、黑牵牛、粉霜、朴消。(中医方剂大辞典)(104)牛黄、片龙脑、熊胆、雄黄、麒麟竭、朱砂、木香、蟾酥、麝。(中医方剂大辞典)(105)牛黄、龙脑、马牙消、铁焰粉。(中医方剂大辞典)(106)牛黄、雄黄、银粉、末砂、全蝎、巴豆。(中医方剂大辞典)(107)雄黄、天竺黄、牵牛末。(中医方剂大辞典)(108)牛黄、大黄、麝香。(中医方剂大辞典)(109)牛黄、白附子、肉桂、干蝎、芎䓖、石膏、白芷、藿香、朱砂、麝香。(中医方剂大辞典)(110)牛黄、朱砂、丹参、丹皮、郁金、冰片、甘草。(中医方剂大辞典)(111)牛黄、珍珠、天竺黄、琥珀、青黛、僵蚕、白附子、地龙、麝香、金箔、苏合油、香油。(中医方剂大辞典)(112)黄连、广木香、槟榔、大黄、当归、黑牵牛。(中医方剂大辞典)(113)茯神、远志、羚羊角、麦门冬、牛黄、犀角、龙脑、真阿胶、麝香、沉香、川芎、杏仁、人参、枳实、金箔、防风、当归、朱砂、大附子、桔梗、白芷、黄连。(中医方剂大辞典)(114)全蝎、僵蚕、天麻、羌活、防风、胆星、天竺黄、雄黄、牛黄、冰片、麝香。(中医方剂大辞典)(115)牛黄、象牙末、白僵蚕、红铅、冰片、明矾。(中医方剂大辞典)(116)牛黄、丹砂、天竺黄、蝎梢、白僵蚕、天南星、白附子。(中医方剂大辞典)(117)牛黄、玄参、干姜、苦参、丹参、桔梗、甘草、人参、甘遂、沙参、蟅虫、大黄、蜀椒、巴豆、葶苈。(中医方剂大辞典)(118)牛黄、大青、黄连、天麻、丹砂。(中医方剂大辞典)(119)牛黄、雀屎白、芍药、芎䓖、黄芪、干姜、甘草、人参、大黄、当归、黄芩、白面、巴豆。(中医方剂大辞典)(120)牛黄、丹砂、水银、鸡头许、蝎梢、天南星、腻粉、金箔、麝香。(中医方剂大辞典)(121)牛黄、蚰蜒、天南星、腻粉、半夏、麝香、天浆子、丹砂。(中医方剂大辞典)(122)牛黄、附子、真珠、巴豆、杏仁。(中医方剂大辞典)(123)牛黄、丹砂、雄黄、马牙消、麝香、龙脑、大黄、黄芩、山栀子仁、栝楼根、白药子、甘草、天竺黄、郁金。(中医方剂大辞典)(124)牛黄、龙脑、麝香、甘草、雄黄、天竺黄、丹砂、人参、远志、干蝎、山芋、白僵蚕、天南星、天麻。(中医方剂大辞典)(125)牛黄、漆花、甘草、白术、防风、钟乳粉、生干地黄。(中医方剂大辞典)(126)牛黄、珍珠、麝香、朱砂、龙齿、犀角、琥珀、天门冬、人参、茯苓、水银、麦门冬、防风、黄芩、知母、龙胆草、石菖蒲、白芍药、全蝎、甘草、蜂房、金箔、银箔。(中医方剂大辞典)(127)大黄、白牵牛。(中医方剂大辞典)(128)朱砂、轻粉、牛黄、僵蚕、全蝎。(中医方剂大辞典)(129)牛黄、小枣、甘草、甜消、朱砂、龙脑、寒水石。(中医方剂大辞典)(130)牛黄、天竺黄、郁金、大栀子仁。(中医方剂大辞典)(131)牛黄、芒消、甘草、人参、甘遂、沙参、蜚虫、大黄、蜀椒、巴豆、葶苈、真珠。(中医方剂大辞典)(132)天南星、腊日牛胆、朱砂、麝香。(中医方剂大辞典)(133)牛黄、阿魏、丹砂、安息香、肉豆蔻、桂、木香、当归、槟榔、桃仁。(中医方剂大辞典)

牛黄丹 niu huang dan

【英文名】Niu Huang Pellet

【异名】枸杞散(中医方剂大辞典)

【组成】(1)牛黄、生大黄、寒水石、升麻、粉霜、朱砂。(中医方剂大辞典)(2)牛黄、川大黄、粉霜、朱砂。(中医方剂大辞典)(3)乱发、牛黄、反钩棘、赤小豆、绯帛方、地骨皮。(中医方剂大辞典)

牛黄汤 niu huang tang

【英文名】Niu Huang Decoction

【组成】牛黄、麝香、朱砂、准麝香、生犀角、小枣、大黄、钩藤、升麻、甘草、鳖甲、丁香。(中医方剂大辞典)

牛黄串 niu huang chuan

【英文名】Niu Huang Chuan Pill

【组成】生大黄、细辛、巴霜。(中医方剂大辞典)

牛黄饮 niu huang yin

【英文名】Niu Huang Drink

【异名】牛黄散(中医方剂大辞典、普济方)

【组成】(1)牛黄、宣连、麝香、干地黄、龙胆草。(中医方剂大辞典)(2)牛黄、人参、豉、升麻、铁精、龙骨、白茯苓、栀子仁、天门冬、麦门冬。(中医方剂大辞典)

牛黄酒 niu huang jiu

【英文名】Niu Huang Wine

【组成】牛黄、钟乳、麻黄、秦艽、人参、桂心、龙角、白术、甘草、当归、细辛、杏仁、蜀椒、蜣螂。(中医方剂大辞典)

牛黄散 niu huang san

【英文名】Niu Huang Powders

【异名】雄黄散(中医方剂大辞典);人参散(中医方剂大辞典);清心散(中医方剂大辞典);圣散(中医方剂大辞典)

【组成】(1)牛黄、天竺黄、铅白霜、玄明粉、人参、白茯苓。(中医方剂大辞典)(2)牛黄。(中医方剂大辞典)(3)牛黄、天竹黄、铅霜、马牙消、人参、朱砂。(中医方剂大辞典)(4)牛黄、人参、真珠末、甘草、郁金、川大黄、朱砂、胡黄连。(中医方剂大辞典)(5)牛黄、麝香、雄黄、熊胆、芦荟、朱砂、天竹黄、夜明沙、犀角末、胡黄连末、白僵蚕、干蝎。(中医方剂大辞典)(6)牛黄、麝香、雄黄、龙脑、朱砂、虎睛仁、子芩、栀子仁、人参、川大黄、肉桂、甘草。(中医方剂大辞典)(7)牛黄、朱砂、茯神、栝楼根、苦参、甘草。(中医方剂大辞典)(8)牛黄、蝉壳、柴胡、栝楼子。

(中医方剂大辞典)(9)牛黄、麝香、雄黄、铅霜、丹砂、天南星、天麻、白附子、麻黄、桂、白僵蚕、干蝎、防风、独活、羌活、附子、当归。(中医方剂大辞典)(10)牛黄、绯帛方、乱发、曲头棘刺、赤小豆、地骨皮。(中医方剂大辞典)(11)牛黄、人参、大黄、当归、白茯苓、甘草、丹砂、麝香。(中医方剂大辞典)(12)牛黄、苦参、丹砂、麝香、羌活、当归、人参、独活、秦艽、前胡、枳壳、桂、茯苓、白术、白附子、玄参、丹参、防风、蔓荆实、干姜、沙参、防己、白芷、半夏、干蝎、天南星、牛膝、附子、麻黄、芎䓖、仙灵脾、黄芪、乌蛇。(中医方剂大辞典)(13)牛黄、何首乌、甘草、玄明粉。(中医方剂大辞典)(14)牛黄、朴消、甘草、升麻、山楝子、芍药。(中医方剂大辞典)(15)牛黄、白龙脑、金箔、朱砂、寒水石、真珠末、铅霜、犀角屑、甘草、防风、黄芩。(中医方剂大辞典)(16)牛黄、甘草、白附子、白僵蚕、犀角、羚羊角、丹砂、天南星、龙脑、天麻、蝎梢。(中医方剂大辞典)(17)牛黄、郁金末、人参末。(中医方剂大辞典)(18)牛黄、麝香、腻粉、天南星、桑螵蛸、干蝎、白花蛇。(中医方剂大辞典)(19)牛黄、犀角屑、人参、茯神、防风、细辛、蚱蝉、蛜蝌、朱砂、甘草。(中医方剂大辞典)(20)牛黄、黄芩、栀子仁、龙齿、犀角屑、寒水石、甘草、麝香。(中医方剂大辞典)(21)牛黄、栀子仁、子芩、柴胡、龙胆、甘草。(中医方剂大辞典)(22)牛黄、白薇、人参、麦门冬、茯神、远志、熟干地黄、朱砂、天竹黄、防风、独活、甘草、龙齿、龙脑、麝香。(中医方剂大辞典)(23)牛黄、龙脑、天麻、桂心、人参、芎䓖、独活、乌蛇、枳壳、秦艽、防风、蝎尾、天雄、甘草、金箔、藁本、银箔、当归、天南星、麝香。(中医方剂大辞典)(24)牛黄、麝香、琥珀、桂心、赤箭、白附子、铅霜、金箔、银箔、朱砂、羚羊角屑、虎头骨、犀角屑、茯神、人参、雄黄、干蝎、羌活。(中医方剂大辞典)(25)牛黄、龙脑、朱砂、雄黄、麝香、乌蛇肉、蝉壳、天南星、白附子、侧子、白僵蚕、桑螵蛸、芎䓖、防风、赤箭、紫葛、干蝎、干菊花、犀角屑、麻黄、羚羊角屑、蔓荆子、天竹黄、茵芋、牛膝、当归、藁本。(中医方剂大辞典)(26)牛黄、琥珀、真珠、牡蛎、龙脑、朱砂、麝香、金箔、银箔、桂心、当归、蒲黄。(中医方剂大辞典)(27)牛黄、麝香、木香、丁香、茴香子、乳香、朱砂、雄黄、黄丹、黄柏、苦参、腻粉。(中医方剂大辞典)(28)牛黄、犀角屑、防风、栝楼根、川大黄、甘草、白鲜皮、秦艽、麦门冬、栀子仁、杏仁。(中医方剂大辞典)(29)牛黄、甘草、人参、汉防己、犀角屑、羚羊角屑、生干地黄、牛蒡子、桂心。(中医方剂大辞典)(30)牛黄、龙脑、朱砂、太阴玄精。(中医方剂大辞典)(31)牛黄、龙脑、真珠末、金箔、铅霜、犀角末、太阴玄精。(中医方剂大辞典)(32)牛黄、朱砂、龙脑、甘草、犀角屑、甘菊花、天麻、槐子、人参、芎䓖、防风、车前子、决明子、黄芪、蔓荆子、羚羊角屑。(中医方剂大辞典)(33)牛黄、黄连、玄参、犀角屑、柴胡、川升麻、决明子、郁金、栀子仁。(中医方剂大辞典)(34)牛黄、犀角屑、栀子仁、川升麻、龙齿、茯神、天竹黄、人参、天麻、白鲜皮、甘草。(中医方剂大辞典)(35)牛黄、龙脑、朱砂、雄黄、麝香、乌蛇肉、蝉壳、天南星、白附子、侧子、白僵蚕、芎䓖、防风、天麻、紫葛、干蝎、甘菊花、犀角屑、麻黄、羚羊角屑、天竹黄、细辛、藁本。(中医方剂大辞典)(36)牛黄、防风、白僵蚕、朱砂、远志、黄连、玄参、川升麻、天门冬、犀角屑、天竹黄、白龙脑。(中医方剂大辞典)(37)牛黄、鬼箭羽、王不留行、徐长卿、远志、干姜、附子、五味子、石苇、黄芩、茯苓、桂心、代赭、菖蒲、麦门冬。(中医方剂大辞典)(38)牛黄、人参、栀子仁、川升麻、甘草、川大黄、槟榔、木香、犀角屑、羚羊角屑。(中医方剂大辞典)(39)牛黄、柴胡、黄连、黄芩、葛根、甘草。(中医方剂大辞典)(40)牛黄、麝香、朱砂、人参、赤茯苓、防风、芎䓖、甘草、桂心、犀角屑、地骨皮、天麻、麦门冬。(中医方剂大辞典)(41)牛黄、犀角屑、杏仁、防风、细辛、天竺黄、茯神、白鲜皮、川大黄、羌活、子芩、麦门冬、白僵蚕、槟榔、羚羊角屑、甘草、麝香。(中医方剂大辞典)(42)牛黄、犀角屑、川升麻、甘草、玄明粉、铅霜。(中医方剂大辞典)(43)牛黄、青黛、朱砂、礞石、半夏、南星、白附子、灵脂、僵蚕、蝎子面、大黄、寒石、巴豆。(中医方剂大辞典)(44)牛黄、龙脑、朱砂、雄黄、麝香、沙参、独活、羚羊角屑、犀角屑、乌蛇、蝉壳、天竺黄、防风、柏子仁、细辛、麦门冬、茯神、人参。(中医方剂大辞典)(45)牛黄、郁金、僵蚕、防风、甘草、胆星、明麻、蝉退、荆芥、力子。(中医方剂大辞典)(46)牛黄、青黛、雄黄、冰片、儿茶、硼砂、黄柏。(中医方剂大辞典)(47)牛黄、犀角屑、朱砂、麝香、羚羊角屑、防风、天麻、独活、人参、茯神、沙参、天竺黄、铁粉、川升麻、龙齿、麦门冬、白鲜皮、远志、龙脑、甘草。(中医方剂大辞典)(48)牛黄、蟾酥、冰片、麝香。(中医方剂大辞典)(49)川黄连、黄柏、薄荷、雄黄、火消、青黛、牛黄、冰片、硼砂、朱砂。(中医方剂大辞典)(50)牛黄、龙脑、乌犀角屑、天麻、防风、麻黄、羚羊角屑、甘菊花、蔓荆子、桑螵蛸、桂心、细辛、附子、独活、白僵蚕、乌蛇、干蝎、阿胶、蝉壳、朱砂、麝香。(中医方剂大辞典)(51)锦纹大黄、正槟榔、白牵牛、黑牵牛、辰砂、人参。(中医方剂大辞典)(52)郁金、甘草、巴豆、半夏、白附子、雄黄、朱砂、犀角、干蝎。(中医方剂大辞典)(53)牵牛、大黄、枳壳、甘草。(中医方剂大辞典)(54)牛黄、雄黄、轻粉、飞丹枯矾、川椒、乳香、没药、冰片、龙骨、贝母、五倍、白芷、白及、苦参、赤石脂。(中医方剂大辞典)(55)牛黄、人参、甘草、郁金、大黄、朱砂、胡黄连、珍珠。(中医方剂大辞典)(56)陈胆星、蝉退、防风、白附子、天麻、僵蚕、麝香、全蝎、牛黄。(中医方剂大辞典)(57)黄牛粪、牛黄、黄柏。(中医方剂大辞典)(58)牛黄、芦荟、僵蚕、孩儿茶、阿魏、甘草、大黄、穿山甲。(中医方剂大辞典)(59)牛黄、辰砂、白牵牛头末。(中医方剂大辞典)(60)朱砂、牛黄。(中医方剂大辞典)(61)牛黄。(中医方剂大辞典)(62)白牵牛、大黄。(中医方剂大辞典)(63)牛黄、片脑、硼砂、雄黄、青黛、朴消、黄连、黄柏、辰砂。(中医方剂大辞典)(64)铅霜、牛黄、铁粉。(中医方剂大辞典)(65)牛黄、朱砂、龙脑、铅霜、麝香、玄精石。(中医方剂大辞典)(66)牛黄、龙脑、丹砂、铅霜、太阴玄精石。(中医方剂大辞典)(67)郁金、甘草、桔梗、天花粉、蛤粉。(中医方剂大辞典)(68)牛黄、血竭、大黄、牙消、牵牛、牛蒡子、破故纸。(中医方剂大辞典)(69)天麻、牛黄、犀角、蝉蜕、甘草、天竺黄、胡黄连。(中医方剂大辞典)(70)全蝎、巴霜、轻粉、雄黄、朱砂、川郁金、麝、龙脑。(中医方剂大辞典)(71)川大黄、郁金。(中医方剂大辞典)(72)白牵牛头末、大黄。(中医方剂大辞典)(73)雄黄、地龙。(中医方剂大辞典)(74)肉桂、郁金、马牙消、甘草。(中医方剂大辞典)(75)牛黄、干蝎、麝香、雄黄、白附子、天南星、白僵蚕、天麻、半夏、丁香、丹砂、犀角、羌活、羚羊角、槟榔、麻黄、附子、乌蛇、蔓荆实、防风、当归。(中医方剂大辞典)(76)郁金、牛黄。(中医方剂大辞典)(77)郁金、甘草、桔梗、天花粉、葛粉。(中医方剂大辞典)(78)牛黄、犀角屑、羚羊角屑、雄黄、人参、硼砂、铁粉、铅霜、郁金、腻粉、辰砂、北矾、片脑、麝香、金箔、天南星。(中医方剂大辞典)(79)干全蝎、巴豆、轻粉、雄黄、川郁金、朱砂。(中医方剂大辞典)(80)牛黄、朱砂、麝香、蝎梢、天竺黄、钩藤。(中医方剂大辞典)(81)朱砂、麝香、脑子、水银、牛黄、狗黄、雄黄。(中医方剂大辞典)(82)甘草、郁金、马牙消、朱砂。(中医方剂大辞典)(83)牛黄、朱砂、雄黄、天南星、金银箔、轻粉、麝。(中医方剂大辞典)(84)牛黄、朱砂、蜗牛肉、干蝎、白僵蚕、天麻、白附子、乳香、麝、生龙脑、螳螂翅。(中医方剂大辞典)(85)牛黄、麝、朱砂、甘草、马牙消、天竺黄、郁金。(中医方剂大辞典)(86)牛黄、黄连、赤茯苓、犀角屑、铅霜、麦门冬、朱砂、马牙消、龙脑、甘草、升麻、子芩。(中医方剂大辞典)(87)牛黄、马牙消、铁粉、龙齿。(中医方剂大辞典)(88)牛黄、天竹黄、马牙消、铅霜。(中医方剂大辞典)(89)牛黄、赤芍药、露蜂房、黄芩、人参、葛根、甘草、蚱蝉、芎䓖、川芒消、蜣蜋、桂心、当归、石膏、蛇蜕、川大黄、杏仁。(中医方剂大辞典)(90)牛黄、木香、乳香、朱砂、白僵蚕、干蝎、羌活。(中医方剂大辞典)(91)牛黄、钩藤、石膏、甘草、蛇蜕、白蔹。(中医方剂大辞典)(92)牛黄、川大黄、柴胡、细辛、黄芩、当归、甘草、蚱蝉、防风、蜣蜋。(中医方剂大辞典)(93)牛黄、木香、羌活、白僵蚕、朱砂、干蝎、乳香、独活。(中医方剂大辞典)(94)牛黄、代赭、麝香、玄参、厚朴、升麻、射干、大黄、木香、白术、犀角、甘草。(中医方剂大辞典)(95)牛黄、大黄、甜消、甘草、人参。(中医方剂大辞典)(96)牛黄、丹砂、白蔹、露蜂房、杏仁、桂。(中医方剂大辞典)(97)牛黄、人参、大黄、当归、芍药、甘草。(中医方剂大辞典)

牛黄煎 niu huang jian

【英文名】Niu Huang Decoction

【组成】(1)大蚵蚾、诃子、使君子、胡黄连、蝉壳、墨石子、芦荟、芜荑、熊胆、朱砂、夜明砂、雄黄、肉豆蔻、牛黄、麝香、龙脑。(中医方剂大辞典)(2)牛黄、人参、生犀末、硼砂、白茯苓、薄荷、乳香、甘草、井泉石、乌金石、生干地黄、天麻。(中医方剂大辞典)

牛黄膏 niu huang gao

【英文名】Niu Huang Ointment

【组成】(1)蝎尾、巴豆肉、梅花脑、辰砂、郁金、牛黄、麝香。(中医方剂大辞典)(2)牛黄、牡蛎、人参、甘草。(中医方剂大辞典)(3)牛胆南星、全蝎、蝉蜕、僵蚕、白附子、防风、天麻。(中医方剂大辞典)(4)牛胆南星、川黄连、全蝎、蝉蜕、僵蚕、白附子、防风、明天麻、木香、麝香。(中医方剂大辞典)(5)雄黄、甘草末、川甜消、寒水石、脑子、绿豆粉。(中医方剂大辞典)(6)蝎尾、巴豆、梅花、脑、辰砂、郁金、牛黄、麝香。(中医方剂大辞典)(7)绿豆粉、牛黄、脑子、甜消、甘草末、硼砂、朱砂。(中医方剂大辞典)(8)雄黄、甘草末、甜消、朱砂、龙脑、寒水石。(中医方剂大辞典)(9)蛤粉、牙消、朱砂、人参、雄黄、龙脑、甘草、金箔、银箔、牛黄。(中医方剂大辞典)(10)白附子、蝎、郁金、雄黄、蝉蜕、腻粉、巴豆肉。(中医方剂大辞典)(11)人参、甘草、蛤粉、龙脑、雄黄、寒水石、牙消、朱砂。(中医方剂大辞典)(12)信、巴豆仁、雄黄、大黄、黄芩、黄连、硫黄、黄柏。(中医方剂大辞典)(13)牛黄、朱砂、郁金、脑子、甘草、牡丹皮。(中医方剂大辞典)(14)真牛黄、壮蛎粉、朱砂、雄黄、人参、甘草、龙脑。(中医方剂大辞典)(15)寒水石、雄黄、山栀子仁、甘草、牙消、铅白霜。(中医方剂大辞典)(16)牛黄、朱砂、雄黄、黄芩、山栀仁、栝楼根、白药子、甘草、天竺黄、马牙消、郁金、川大黄、麝、脑子。(中医方剂大辞典)(17)雄黄、朱砂、蛤粉、人参、茯苓、甘草、龙脑。(中医方剂大辞典)(18)郁金、天南星、粉霜、巴豆。(中医方剂大辞典)(19)川郁金、马牙消、甘草、朱砂、硼砂、寒水石、脑、麝。(中医方剂大辞典)(20)牛黄、脑、麝、马牙消、甘草、雄黄、川大黄、郁金。(中医方剂大辞典)(21)雄黄、天竺黄、甘草、白茯苓、龙脑、郁金、朱砂。(中医方剂大辞典)(22)牛黄、棘冈子、生朱砂、轻粉。(中医方剂大辞典)(23)牛黄、胆星、丹皮、琥珀、郁金、朱砂、蝎尾、冰片、麝香、甘草、竹沥、姜汁。(中医方剂大辞典)(24)牛黄、棘冈子、生朱砂、轻粉。(中医方剂大辞典)(25)牛黄、犀角、赤芍、防风、菊花、天竹黄、佛面金、佛面银。(中医方剂大辞典)

牛榔丸 niu lang wan

【英文名】Niu Lang Pill

【组成】槟榔、枳壳、黑牵牛、白牵牛。(中医方剂大辞典)

牛榔散 niu lang san

【英文名】Niu Lang Powders

【异名】牛郎顶(中医方剂大辞典、串雅内篇)

【组成】黑牵牛、槟榔。(中医方剂大辞典)

牛酥饮 niu su yin

【英文名】Niu Su Drink

【异名】牛酥散(中医方剂大辞典、普济方)

【组成】牛酥、冬葵子、滑石。(中医方剂大辞典)

牛酥煎 niu su jian

【英文名】Niu Su Decoction

【组成】真牛酥、秋葵子、白蜜、滑石、瞿麦穗、大豆黄卷。(中医方剂大辞典)

牛酥膏 niu su gao

【英文名】Niu Su Plaster

【组成】牛酥、蜡、雄黄、丹砂、藜芦、芎䓖、白芷、升麻、鳗鲡鱼、杏仁、藁本。(中医方剂大辞典)

牛脾粥 niu pi zhou

【英文名】Niu Pi Gruel

【组成】腊月牛脾、米。(中医方剂大辞典)

牛粪散 niu fen san

【英文名】Niu Fen Powders

【异名】太乙散(中医方剂大辞典、经验广集)

【组成】牛粪。(中医方剂大辞典)

牛粪膏 niu fen gao

【英文名】Niu Fen Plaster

【组成】黑牛粪、腊月猪脂。(中医方剂大辞典)

牛犀丸 niu xi wan

【英文名】Niu Xi Pill

【组成】牛黄、麝香、脑子、没药、沉香、檀香、乳香、辰砂、血竭、川芎、川乌、黑附子、白附子、防风、天麻、五灵脂、麻黄、薄荷、何首乌、牛胆天南星、生犀角屑。(中医方剂大辞典)

牛蒡丹 niu bang dan

【英文名】Niu Bang Pellet

【组成】牛蒡子、郁金、川朴消、枳壳、皂子。(中医方剂大辞典)

牛蒡汤 niu bang tang

【英文名】Niu Bang Decoction

【组成】(1)牛蒡子、大黄、防风、薄荷、荆芥、甘草。(中医方剂大辞典)(2)玄参、知母、石膏、连翘、升麻、麻黄、牛蒡、淡竹叶。(中医方剂大辞典)(3)陈皮、牛蒡、山栀、忍冬、甘草、蒌仁、黄芩、花粉、连翘、角针、柴胡、青皮。(中医方剂大辞典)(4)牛蒡子、升麻、黄药子、玄参、浮萍、桔梗、甘草、天花粉。(中医方剂大辞典)

牛蒡酒 niu bang jiu

【英文名】Niu Bang Wine

【组成】(1)牛蒡根。(中医方剂大辞典)(2)牛蒡子、生干地黄、枸杞子、牛膝。(中医方剂大辞典)

牛蒡散 niu bang san

【英文名】Niu Bang Powders

【组成】(1)牛蒡、乳香。(中医方剂大辞典)(2)牛蒡子。(中医方剂大辞典)(3)牛蒡子、麻黄、南星、牛膝。(中医方剂大辞典)(4)牛蒡子、荆芥、白芷、全蝎、甘草、防风。(中医方剂大辞典)(5)防风、荆芥、甘草、牛蒡子。(中医方剂大辞典)(6)[illegible]节、荆芥穗、牛蒡子。(中医方剂大辞典)

牛蒡粥 niu bang zhou

【英文名】Niu Bang Gruel

【组成】牛蒡根。(中医方剂大辞典)

牛蒡煎 niu bang jian

【英文名】Niu Bang Decoction

【组成】牛蒡叶汁、生地黄汁。(中医方剂大辞典)

牛蒡膏 niu bang gao

【英文名】Niu Bang Plaster

【组成】生牛蒡汁、赤小豆末、肉桂末。(中医方剂大辞典)

牛膝丸 niu xi wan

【英文名】Niu Xi Pill

【异名】接骨丹(中医方剂大辞典、普济方);大牛膝丸(中医方剂大辞典、鸡峰)

【组成】(1)牛膝、羌活、巴戟、桂心、五加皮、杜仲、补骨脂、石斛、安息香、附子、干姜、当归。(中医方剂大辞典)(2)牛膝、萆薢、酸枣仁、防风、杜仲、丹参、附子、芎䓖、当归、桂心、羌活、白茯苓、乳香、安息香、石斛。(中医方剂大辞典)(3)牛膝、柏子仁、桂心、白茯苓、白石英、黄芪、鹿茸、五味子、人参、附子、覆盆子、菟丝子、山茱萸、芎䓖、杜仲、熟干地黄、防风、石斛、肉苁蓉、磁石、补骨脂。(中医方剂大辞典)(4)牛膝、川椒、芎䓖、附子、木香、当归、干姜、白术、熟干地黄、桂心、泽兰、蓬莪茂、肉豆蔻、硼砂、青桔皮。(中医方剂大辞典)(5)牛膝、当归、防风、赤箭、天雄、丹参、五加皮、杜仲、桂心、石斛、威灵仙、仙灵脾、道人头、川乌头、虎胫骨。(中医方剂大辞典)(6)牛膝、生干地黄、当归、桂心、木香、五味子、肉苁蓉、神曲末、大麦糵、白术、人参、白茯苓、槟榔、陈桔皮。(中医方剂大辞典)(7)牛膝、丹参、独活、白蒺藜、萆薢、大麻仁、木香、桂心、附子、玄参、羚羊角屑、车前子。(中医方剂大辞典)(8)牛膝、当归、干姜、白芍药、厚朴、白术、芎䓖、附子、羌活、桂心、诃黎勒。(中医方剂大辞典)(9)牛膝、虎胫骨、羌活、海桐皮、当归、巴戟、芎䓖、薏苡仁、防风、桂心、杜仲、鹿茸、石斛、附子、熟干地黄、酸枣仁、肉苁蓉、仙灵脾、补骨脂、干蝎、天麻、木香、槟榔。(中医方剂大辞典)(10)牛膝、芍药、人参、大黄、牡丹皮、甘草、当归、芎䓖、桂心、䗪虫、蛴螬、蜚蠊、虻虫、水蛭。(中医方剂大辞典)(11)牛膝、石斛、狗脊、桂心、川椒、附子、干姜。(中医方剂大辞典)(12)牛膝、虎胫骨、羚羊角屑、松节、当归、附子、威灵仙、桂心。(中医方剂大辞典)(13)牛膝、生地黄。(中医方剂大辞典)(14)牛膝、黄、细辛、桃仁、川芎、当归须、水蛭。(中医方剂大辞典)(15)杜牛膝、紫金藤、厚肉桂、上当归、葵根、麝香。(中医方剂大辞典)(16)牛膝、附子、桂心、木香、吴茱萸、干姜、牵牛子。(中医方剂大辞典)(17)苁蓉、牛膝、防风、萆薢、海桐皮、自然铜、威灵仙、金毛狗脊、川乌头、没药、乳香、地龙、骨碎补、木鳖子。(中医方剂大辞典)(18)骨碎补、黑牵牛、香附子、当归、川楝子、何首乌、赤小豆、石楠叶、防风、芍药、乌药、地黄、木瓜。(中医方剂大辞典)(19)牛膝、泽泻、干地黄、茯神、山茱萸、川巴戟、赤石脂、杜仲、五味子、干山药、菟丝子、苁蓉。(中医方剂大辞典)(20)菟丝子、熟干地黄、薏苡仁、白茯苓、牛膝、五加皮、肉桂、石楠叶、附子、防风。(中医方剂大辞典)(21)牛膝、黄芪、侧子、羌活、人参、白附子、肉苁蓉、防风、芎䓖、桂心、巴戟、干蝎、白茯苓、五加皮、甘菊花、天麻、补骨脂、熟干地黄、萆薢、茵芋。(中医方剂大辞典)(22)牛膝、萆薢、杜仲、苁蓉、防风、菟丝子、白蒺藜、桂枝。(中医方剂大辞典)(23)牛膝、巴戟、天雄、肉苁蓉、附子、云母粉、熟干地黄、远志、续断、柏子仁、杜仲、川椒、山茱萸、防风、石斛、萆薢、石菖蒲、干姜、蛇床子、菟丝子。(中医方剂大辞典)(24)牛膝、肉苁蓉、川芎、羌活、当归、杜仲、麻黄、赤芍药、木香、没药、乳香、木瓜、附子、萆薢、大腹皮、五加皮、薏苡仁、续断。(中医方剂大辞典)(25)牛膝、干漆。(中医方剂大辞典)(26)牛膝、白芍药、远志、黄芪、肉苁蓉、杜仲、续断、蛇床子、薯蓣、菟丝子、白茯苓、人参、鹿茸、巴戟、柏子仁、桂心、五味子、石斛。(中医方剂大辞典)(27)牛膝、益智、大枣、干姜、桂、厚朴、陈桔皮、乌头、远志、蜜。(中医方剂大辞典)(28)牛膝、桃仁、牡丹皮、菴蕳子、桂、赤芍药、芎䓖、当归、大黄、蒲黄。(中医方剂大辞典)(29)牛膝、乌头、乳香、桂。(中医方剂大辞典)(30)牛膝、香、诃黎勒皮、菟丝子、人参、赤茯苓、槟榔、枳壳。(中医方剂大辞典)(31)牛膝、山茱萸、防风、羌活、乌头、芎䓖、地龙、槟榔。(中医方剂大辞典)(32)牛膝、肉苁蓉、防风、海桐皮、自然铜、威灵仙、狗脊、乌头、没药、乳香、骨碎补、地龙、木鳖子。(中医方剂大辞典)(33)牛膝、独活、桂、丹参、石斛、牡丹、防风、萆薢、薏苡仁、附子、白蒺藜、槟榔、麻黄。(中医方剂大辞典)(34)牛膝、芍药、桔梗、厚朴、生姜汁、大黄、柴胡、枳壳、槟榔、赤茯苓、诃黎勒皮、陈桔皮。(中医方剂大辞典)(35)牛膝、生地黄汁。(中医方剂大辞典)(36)牛膝、附子、补骨脂、桂、萆薢、当归、芎䓖、山茱萸、石斛、续断、细辛、木香。(中医方剂大辞典)(37)牛膝、五加皮、巴戟天、羌活、附子、菖蒲、桂、木香。(中医方剂大辞典)(38)牛膝、巴戟天、附子、羌活、桂、五加皮、杜仲、干姜。(中医方剂大辞典)(39)牛膝、白术、萆薢、丹参、乌头。(中医方剂大辞典)(40)牛膝、续断、芎䓖、萆薢。(中医方剂大辞典)(41)牛膝、川芎、续断、萆薢、丹参、黑狗脊、杜仲、独活、白术、枳壳、当归、白芍药、防风、干木瓜、熟干地黄。(中医方剂大辞典)(42)牛膝、柏子仁、白薇、杜仲、牡蛎、干姜、细辛、防风、川椒、附子、泽兰、桂心、紫菀、黄芪、熟干地黄、当归、五味子、萆薢、紫石英、甘草、白茯苓、厚朴。(中医方剂大辞典)(43)牛膝、赤芍药、甘草、鬼箭羽、人参、当归、白术、牡丹、虎杖、桂心、乌梅肉、白薇、川大黄、虻虫、水蛭、蒲黄、熟干地黄。(中医方剂大辞典)(44)牛膝、当归、白术、芎䓖、桂心、桃仁、川大黄、水蛭、鬼箭羽。(中医方剂大辞典)(45)牛膝、当归、桃仁、琥珀、芎䓖、川大黄、水蛭、鬼箭羽。(中医方剂大辞典)(46)牛膝、虎胫骨、没药、羌活、当归、桂心、败龟。(中医方剂大辞典)

牛膝汤 niu xi tang

【英文名】Niu Xi Decoction

【异名】牛膝葵子汤(中医方剂大辞典、医学从众录);三味牛膝汤(中医方剂大辞典、景岳全书)

【组成】(1)牛膝、青蒿子、羌活、柴胡、当归、秦艽、乌梅、芎䓖、甘草、青桔皮、酸枣仁、地骨皮、桂、藁本。(中医方剂大辞典)(2)牛膝、白茯苓、防风、芎䓖、人参、桂、独活、附子、甘草、当归、磁石、杏仁。(中医方剂大辞典)(3)牛膝、萆薢、麦门冬、赤茯苓、黄芪、芎䓖、防风、丹参、陈桔皮、人参、附子、独活、桂、甘草、当归、木香、杏仁。(中医方剂大辞典)(4)牛膝、防风、丹参、前胡、石斛、杜仲、秦艽、续断、陈桔皮、大麻仁。(中医方剂大辞典)(5)牛膝、干木瓜、牡丹、芎䓖、萆薢、桂、羌活、羚羊角、天雄、桑根白皮、黄芪。(中医方剂大辞典)(6)牛膝、萆薢、杜仲、防风、茯蓉、肉桂、蒺藜、菟丝子。(中医方剂大辞典)(7)当归、牛膝、白芍、元胡索、丹皮、肉桂、桃仁、木香。(中医方剂大辞典)(8)大牛膝、麝香、乳香。(中医方剂大辞典)(9)牛膝、当归、赤芍、虎骨、芒消、芎䓖、桃仁。(中医方剂大辞典)(10)延胡索、牛膝、当归。(中医方剂大辞典)(11)牛膝、归尾、黄芩、琥珀末。(中医方剂大辞典)(12)牛膝。(中医方剂大辞典)(13)牛膝、瞿麦、滑石、赤小豆、当归、木通、葵子。(中医方剂大辞典)(14)牛膝、白茯苓、人参、当归。(中医方剂大辞典)(15)独活、杜仲、牛膝、秦艽、防风、川芎、当归、人参、甘草、赤芍、陈皮、桔梗、白芷、香附、生地、桑寄生。(中医方剂大辞典)(16)牛膝、葵子、榆白皮、生地黄汁。(中医方剂大辞典)(17)牛膝、羌活、羚羊角、升麻、酸枣仁、芍药、防风、虎胫骨、栀子仁。(中医方剂大辞典)(18)牛膝、水银、朱砂。(中医方剂大辞典)(19)牛膝、滑石、当归、通草、葵子、瞿麦。(中医方剂大辞典)(20)牛膝、生地黄汁、当归、桂、芎䓖、蒲黄、瞿麦、消石。(中医方剂大辞典)(21)牛膝、朴消、生干地黄、桂、芎䓖、大黄、蒲黄。(中医方剂大辞典)(22)牛膝、冬葵子。(中医方剂大辞典)(23)牛膝、庵闾子、当归、芍药、芎䓖、土瓜根、朴消、牡丹皮、桂。(中医方剂大辞典)(24)牛膝、虻虫、大黄、黄芩、水蛭、土瓜根、桃仁、朴消。(中医方剂大辞典)(25)牛膝、牡丹皮、芍药、当归、柴胡、芎䓖、鳖甲、羌活、桃仁、陈桔皮、白蔷薇根、附子、京三棱、桂。(中医方剂大辞典)(26)牛膝、防风、甘李根皮、丹参、前胡、石斛、杜仲、秦艽、续断、鳖甲、陈桔皮、大麻仁。(中医方剂大辞典)(27)生牛膝根并叶、黄芩、当归。(中医方剂大辞典)(28)牛膝、柴胡、荆芥穗、桔梗、陈桔皮、青桔皮、人参、肉苁蓉、白茯苓、秦艽、知母、乌梅、甘草、乌头、黄连、败龟。(中医方剂大辞典)

牛膝饮 niu xi yin

【英文名】Niu Xi Drink

【组成】(1)牛膝、葵子、榆白皮、瞿麦穗。(中医方剂大辞典)(2)牛膝、干姜、乌头、草乌头、赤小豆、黑豆、地龙、樟柳根、附子、防风、山慈姑。(中医方剂大辞典)(3)大牛膝。(中医方剂大辞典)

牛膝酒 niu xi jiu

【英文名】Niu Xi Wine

【组成】(1)牛膝、生地黄、牛蒡根、生姜。(中医方剂大辞典)(2)牛膝、川芎、羌活、地骨皮、五加皮、薏苡仁、甘草、海桐皮、生地黄、杜仲。(中医方剂大辞典)(3)牛膝、山芋、芎䓖、附子、巴戟天、五味子、黄芪、山茱萸、人参、五加皮、肉苁蓉、生姜、防风、桂、茵芋、生地黄、蜀椒、磁石。(中医方剂大辞典)(4)牛膝、虎胫骨、羚羊角、枳壳。(中医方剂大辞典)(5)牛膝、秦艽、芎䓖、防风、桂、独活、丹参、白茯苓、杜仲、附子、石斛、干姜、麦门冬、地骨皮、五加皮、薏苡仁、大麻仁。(中医方剂大辞典)(6)牛膝、石南、乌头、天雄、茵芋、细辛。(中医方剂大辞典)(7)牛膝。(中医方剂大辞典)(8)生牛膝、生地黄。(中医方剂大辞典)

牛膝散 niu xi san

【英文名】Niu Xi Powders

【异名】牛膝煎(中医方剂大辞典、仙拈集);牛膝汤(中医方剂大辞典、圣济总录);芍药汤(中医方剂大辞典、普济方)

【组成】(1)牛膝、白芷、当归、芎䓖、甘草、生干地黄、槐子、厚朴、漏芦、青桔皮、何首乌、没药、防风、虎胫骨、芍药、墨。(中医方剂大辞典)(2)牛膝、羚羊角屑、漏芦、败酱、茯苓、酸枣仁、芎䓖、防风、枳壳。(中医方剂大辞典)(3)牛膝、白僵蚕、天南星、海桐皮、附子、麝香、丹砂、狼毒。(中医方剂大辞典)(4)牛膝、石斛、薯蓣、赤芍药、杜仲、萆薢、当归、桑寄生、熟干地黄。(中医方剂大辞典)(5)牛膝、山茱萸、桂。(中医方剂大辞典)(6)牛膝、当归、虎骨、赤芍药、芒消、桃仁、芎䓖。(中医方剂大辞典)(7)牛膝、川大黄、桂心、附子、鳖甲、甘草、白术、郁李仁。(中医方剂大辞典)(8)牛膝、麻黄、地龙、天南星、恶实根。(中医方剂大辞典)(9)牛膝、琥珀、赤芍药、延胡索、川大黄、牡丹、姜黄、桂心、虻虫、当归、桃仁、枳实。(中医方剂大辞典)(10)牛膝、琥珀、桃仁、羚羊角屑、当归、桂心、川大黄、姜黄、蒲黄。(中医方剂大辞典)(11)牛膝、刘寄奴、当归、芎䓖、赤芍药、桂心、红蓝花、琥珀。(中医方剂大辞典)(12)牛膝、当归、延胡索、芎䓖、鬼箭羽、益母草。(中医方剂大辞典)(13)牛膝、桂心、当归、菴蕳子、牡丹、蓬莪术、瞿麦、琥珀、防葵、刘寄奴、桃仁、甘草。(中医方剂大辞典)(14)牛膝、芎䓖、当归、赤芍药、川大黄、羚羊角屑、桂心、桃仁、刘寄奴。(中医方剂大辞典)(15)牛膝、桂心、芎䓖、川朴消、当归、蒲黄。(中医方剂大辞典)(16)牛膝、蒲黄、当归、雄鼠粪、芎䓖、生干地黄。(中医方剂大辞典)(17)牛膝、桂心、赤芍药、当归、木香、牡丹、延胡索、芎䓖、桃仁。(中医方剂大辞典)(18)牛膝、土瓜根、当归、丹参、赤芍药、桃仁、桂心、黄芩、川朴消、牡丹、生干地黄。(中医方剂大辞典)(19)牛膝、当归、芎䓖、牡丹、赤芍药、蒲黄、桃仁、桂心、柴胡、琥珀、鳖甲、秦艽、羚羊角屑、川大黄、荆芥。(中医方剂大辞典)(20)牛膝、独活、芎䓖、柏子仁、桂心、酸枣仁、附子、当归、熟干地黄、赤箭、白芍药、续断、细辛、藁本、萆薢、枳实、木香。(中医方剂大辞典)(21)牛膝、附子、仙灵脾、萆薢、羌活、防风、大腹皮、桑根白皮、郁李仁。(中医方剂大辞典)(22)牛膝、汉防己、牡丹、桂心、羚羊角屑、当归、赤芍药、桃仁、槟榔、川大黄、川芒消、甘草。(中医方剂大辞典)(23)牛膝、附子、萆薢、五加皮、丹参、当归、桂心、海桐皮、芎䓖、枳壳、仙灵脾、甘草。(中医方剂大辞典)(24)桃仁、归尾、牛膝、赤芍、生地、川芎、麝香、瞿麦、炒山栀、甘草。(中医方剂大辞典)(25)牛膝、桂心、当归、朴消、小茴、木瓜。(中医方剂大辞典)(26)牛膝、虎胫骨、赤芍药、琥珀、桂心、当归、芎䓖、没药、麒麟竭、干漆、防风、木香、地龙、羌活、酸枣仁、生干地黄。(中医方剂大辞典)(27)牛膝。(中医方剂大辞典)(28)鸡屎子、诈死子、两面龟、赤牛膝、紫金皮、山蜈蚣、凌霄根、脱壳藤、赤葛根、天布瓜根、背子蜈蚣。(中医方剂大辞典)(29)牛膝、独活、赤箭、当归、柏子仁、鹿角胶、芎䓖、附子、桂心、汉防己、羚羊角屑、萆薢、仙灵脾、乌蛇肉、麝香。(中医方剂大辞典)(30)牛膝、侧柏、荆芥穗、棕榈皮、黄牛角。(中医方剂大辞典)(31)降真香、牛膝、石灰、人骨、真龙骨、老松皮。(中医方剂大辞典)(32)牛膝。(中医方剂大辞典)(33)牛膝、独活、防风、当归、白茯苓、羚羊角屑、桂心、酸枣仁、附子。(中医方剂大辞典)(34)牛膝、牡丹皮、当归、丹参、生地黄、朴消、桃仁、芍药、桂、木香、黄芩、人参。(中医方剂大辞典)(35)牛膝、黄芪、续断、当归、滴乳香、没药、琥珀。(中医方剂大辞典)(36)牛膝、生地黄、地骨白皮、马齿苋、盐、猪牙皂荚、兰香根、馈饭。(中医方剂大辞典)(37)牛膝。(中医方剂大辞典)(38)牛膝、牡丹、桂心、泽泻、槟榔。(中医方剂大辞典)(39)牛膝、五加皮、丹参、木香、桂心、羌活、当归、防风、补骨脂、附子、安息香、白芍药、石斛、枳实、鹿茸、虎胫骨。(中医方剂大辞典)(40)牛膝、细辛。(中医方剂大辞典)(41)牛膝、生蘘荷根、刺柏叶。(中医方剂大辞典)(42)牛膝、细辛、丁香。(中医方剂大辞典)(43)牛膝、附子、熟干地黄、五加皮、桂心、当归、赤茯苓、防风、赤芍药、羚羊角屑、酸枣仁。(中医方剂大辞典)(44)牛膝、防己、槟榔、牵牛子。(中医方剂大辞典)(45)牛膝、细辛、硇砂。(中医方剂大辞典)(46)牛膝、硇砂、细辛、丹参、白术、郁李仁(中医方剂大辞典)

牛膝粥 niu xi zhou

【英文名】Niu Xi Gruel

【组成】牛膝苗叶、龙葵叶、生地黄、粳米。(中医方剂大辞典)

牛膝煎 niu xi jian

【英文名】Niu Xi Decoction

【组成】(1)牛膝、天麻、附子、羌活、当归。(中医方剂大辞典)(2)当归、川芎、牛膝、蒲黄、肉桂、朴消、丹皮。(中医方剂大辞典)(3)牛膝、当归、陈皮。(中医方剂大辞典)

牛膝膏 niu xi gao

【英文名】Niu Xi Plaster

【组成】(1)牛膝。(中医方剂大辞典)(2)牛膝、桃仁、当归尾、赤芍药、生地、川芎。(中医方剂大辞典)

牛髓丸 niu sui wan

【英文名】Niu Sui Pill

【组成】牛髓、羊髓、白蜜、酥、枣膏、茯苓、麦门冬、芎䓖、桂心、当归、甘草、羌活、干姜、干地黄、人参、五味子、防风、细辛、白术。(中医方剂大辞典)

牛髓汤 niu sui tang

【英文名】Niu Sui Decoction

【组成】牛髓、白蜜、杏仁、干山药、胡桃仁。(中医方剂大辞典)

牛髓膏 niu sui gao

【英文名】Niu Sui Ointment

【组成】(1)熟牛胻骨内髓、核桃仁。(中医方剂大辞典)(2)人参、牛髓、桃仁、杏仁、山药、蜂蜜、核桃肉。(中医方剂大辞典)

牛皮癣水 niu pi xuan shui

【英文名】Liu Pi Xuan Shui Liniment

【组成】官桂、良姜、细辛、斑蝥、白酒。(中药通报 1957,3(1))

牛李子丸 niu li zi wan

【英文名】Niu Li Zi Pill

【组成】(1)牛李子、蝙蝠粪、麝香、川大黄、威灵仙、琥珀、槟榔、青桔皮、京三棱、川乌头、牛膝、赤芍药、桃仁、阿魏。(中医方剂大辞典)(2)牛李子、牵牛子、吴茱萸、青桔皮、杏仁、葶苈。(中医方剂大辞典)

牛李子散 niu li zi san

【英文名】Niu Li Zi Powders

【组成】牛李子、桂心、红兰花、蒲黄、当归、棕榈皮。(中医方剂大辞典)

牛至冲剂 niu zhi chong ji

【英文名】Liu Zhi Medicinal Instant Granule

【组成】百里香酚、香荆齐酚。(湖北中医杂志 1990,(3))

牛角鰓丸 niu jiao si wan

【英文名】Niu Jiao Si Pill

【组成】(1)发灰、阿胶、代赭石、干姜、生地、马蹄壳、牛角鰓。(中医方剂大辞典)(2)牛角鰓灰、赤石脂、白龙骨、艾叶、桑耳、鹿茸、阿胶、干姜。(中医方剂大辞典)

牛角鰓散 niu jiao si san

【英文名】Niu Jiao Si Powders

【异名】牛䚡散(中医方剂大辞典、圣济总录)

【组成】(1)牛角䚡、鹿茸、当归、禹余粮、阿胶、干姜、续断、乌贼鱼骨、赤小豆。(中医方剂大辞典)(2)牛角䚡、槐耳、臭椿根、屋松。(中医方剂大辞典)(3)牛角䚡、当归、龙骨、干姜、熟艾、附子、黄柏、赤石脂、芎䓖、阿胶、厚朴、甘草、桔皮、石榴皮、芍药、大枣、黄连、升麻、蜀椒、桔皮。(中医方剂大辞典)(4)黄牛角䚡、橡实、侧柏叶。(中医方剂大辞典)(5)黄牛角䚡、侧柏叶、艾叶、当归、续断、地榆、赤石脂、伏龙肝。(中医方剂大辞典)(6)太阴玄精、铁粉。(中医方剂大辞典)(7)牛角䚡、白矾、橡实、木贼、芎䓖。(中医方剂大辞典)(8)硫黄、马牙消、水银。(中医方剂大辞典)

牛胆星丸 niu dan xing wan

【英文名】Niu Dan Xing Pill

【组成】陈极牛胆星、天竺黄、白芥子、香犀角尖、羚羊角尖、金箔、生龙齿、辰砂。(中医方剂大辞典)

牛屎熏方 niu shi xun fang

【英文名】Niu Shi Xun Prescription

【组成】苦瓠、牛屎。(中医方剂大辞典)

牛黄双丸 niu huang shuang wan

【英文名】Niu Huang Shuang Pill

【组成】(1)牛黄、马目毒公、附子、巴豆、雄黄、丹砂、真珠、甘草、牡蛎、蜀椒、白蜜、杏仁。(中医方剂大辞典)(2)牛黄、太山甘遂、真朱、杏仁、芍药、黄芩、巴豆。(中医方剂大辞典)

牛黄饮子 niu huang yin zi

【英文名】Niu Huang Drink

【组成】牛黄、雄黄、朱砂。(中医方剂大辞典)

牛黄散子 niu huang san zi

【英文名】Niu Huang Powders

【异名】牛黄散(中医方剂大辞典、玉案)

【组成】(1)黑牵牛、大黄、槟榔、甘草。(中医方剂大辞典)(2)牛黄、胡黄连、大黄、甘草、犀角。(中医方剂大辞典)

牛蒡子丸 niu bang zi wan

【英文名】Niu Bang Zi Pill

【组成】(1)牛蒡子、何首乌、干薄荷、雄黄、麝香、牛黄、皂荚。(中医方剂大辞典)(2)牛蒡子、川升麻、黄芩、秦艽、川大黄、防风、白蒺藜、枳壳、黄连、沙参、栀子仁。(中医方剂大辞典)(3)恶实、玄参、乌犀角、升麻、黄芩、木通、桔梗、甘草、土茯苓。(中医方剂大辞典)

牛蒡子汤 niu bang zi tang

【英文名】Niu Bang Zi Decoction

【组成】(1)陈皮、牛蒡子、山栀、金银花、甘草、瓜蒌仁、黄芩、天花粉、连翘、角针、柴胡、青皮。(中医方剂大辞典)(2)葛根、贯众、甘草、江西豆豉、牛蒡子。(中医方剂大辞典)(3)牛蒡子、玄参、升麻、桔梗、犀角、木通、黄芩、甘草。(中医方剂大辞典)(4)牛蒡子、归身、炙草、柴胡、连翘、黄芩、黄芪、地骨皮。(中医方剂大辞典)(5)恶实、玄参、乌犀角、升麻、黄芩、木通、桔梗、甘草、土茯苓。(中医方剂大辞典)

牛蒡子饮 niu bang zi yin

【英文名】Niu Bang Zi Drink

【组成】牛蒡子、前胡、黄连、黄芩、连翘、白附子、玄参、赤芍、羌活、防风、甘草。(中医方剂大辞典)

牛蒡子散 niu bang zi san

【英文名】Niu Bang Zi Powders

【组成】(1)炒牛蒡子。(中医方剂大辞典)(2)牛蒡子、新豆豉、羌活、干生地黄、黄芪。(中医方剂大辞典)(3)牛蒡子、栀子仁、甘草、川消、郁金、枳壳。(中医方剂大辞典)(4)牛蒡子、白矾、川大黄、当归、枳壳、芎䓖、甘草。(中医方剂大辞典)(5)牛蒡子、甘草。(中医方剂大辞典)(6)牛蒡子、木香、当归、京三棱、吴茱萸、槟榔、川大黄、鳖甲。(中医方剂大辞典)(7)牛蒡子、羚羊角屑、槟榔、郁李仁、青桔皮、川大黄。(中医方剂大辞典)(8)牛蒡子、连翘、黄连、玄参、甘草、荆芥、防风、紫草、川芎、当归、赤芍、生地黄、犀角。(中医方剂大辞典)

牛蒡子膏 niu bang zi gao

【英文名】Niu Bang Zi Plaster

【组成】牛蒡子根。(中医方剂大辞典)

牛蒡叶散 niu bang ye san

【英文名】Niu Bang Ye Powders

【组成】牛蒡叶。(中医方剂大辞典)

牛蒡叶羹 niu bang ye geng

【英文名】Niu Bang Ye Gruel

【组成】牛蒡叶、酥。(中医方剂大辞典)

牛蒡饮子 niu bang yin zi

【英文名】Niu Bang Drink

【组成】牛蒡、木通、片芩、玄参、升麻、山豆根、桔梗、甘草、犀角末、薄荷。(中医方剂大辞典)

牛蒡根汁 niu bang gen zhi

【英文名】Niu Bang Gen Juice

【组成】牛蒡根。(中医方剂大辞典)

牛蒡根汤 niu bang gen tang

【英文名】Niu Bang Gen Decoction

【组成】牛蒡根、净麻黄、川牛膝、制南星。(中医方剂大辞典)

牛蒡根散 niu bang gen san

【英文名】Niu Bang Gen Powders

【组成】牛蒡、麻黄、牛膝、天南星。(中医方剂大辞典)

牛蒡浸酒 niu bang jin jiu

【英文名】Niu Bang Wine

【异名】牛蒡子酒(中医方剂大辞典、圣惠、鸡峰)

【组成】牛蒡子、茵芋、白茯苓、杜若、石斛、枸杞子、牛膝、侧子、干姜、大豆、川椒、大麻子。(中医方剂大辞典)

牛蒡馎饦 niu bang bo tuo

【英文名】Niu Bang Bo Tuo Prescription

【组成】牛蒡根、白米。(中医方剂大辞典)

牛膝叶粥 niu xi ye zhou

【英文名】Niu Xi Ye Gruel

【组成】牛膝叶、米。(中医方剂大辞典)

牛膝叶羹 niu xi ye geng

【英文名】Niu Xi Ye Gruel

【组成】牛膝叶、龙葵叶、地黄叶、生姜、豆豉。(中医方剂大辞典)

牛膝浸酒 niu xi jin jiu

【英文名】Niu Xi Wine

【异名】牛膝大豆浸酒(中医方剂大辞典、医方类聚、圣济总录)

【组成】(1)牛膝、菖蒲、酸枣仁、芎䓖、石斛、仙灵脾、赤箭、虎胫骨、桂心、附子、萆薢。(中医方剂大辞典)(2)牛膝、鼠粘子、防风、牛蒡根、萆薢、大麻子、晚蚕沙、枸杞子、羌活、海桐皮、秦艽、黑豆、苍耳子、附子、五加皮、茄子根、虎胫胃。(中医方剂大辞典)(3)牛膝根、豆、生地黄。(中医方剂大辞典)(4)牛膝、秦艽、天门冬、薏苡仁、独活、细辛、附子、五加皮、桂心、丹参、杜仲、酸枣仁、仙灵脾、晚蚕沙。(中医方剂大辞典)(5)牛膝、萆薢、桂心、羌活、附子、当归、防风、虎胫骨。(中医方剂大辞典)

牛膝煎丸 niu xi jian wan

【英文名】Niu Xi Jian Pill

【异名】牛膝附子煎丸(中医方剂大辞典、圣济总录);乌头煎丸(中医方剂大辞典、圣济总录)

【组成】(1)牛膝、海桐皮、茴香子、当归、赤箭、五加皮、赤芍药、桂心、麻黄、地龙、木香、独活、没药、乳香、防风、骨碎补、麒麟竭、沉香、干蝎、天南星、附子、乌头、楝实、芎䓖、麝香、虎脑骨。(中医方剂大辞典)(2)牛膝、附子、川芎、虎骨、破故纸、葫芦巴、苁蓉、巴戟、仙灵脾。(中医方剂大辞典)(3)川乌头、木瓜、海桐皮、牛膝、羌活、巴戟、苁蓉、青盐、青桔皮、舶上茴香、金毛狗脊、萆薢。(中医方剂大辞典)

牛鞭冲剂 niu bian chong ji

【英文名】Niu Bian Medicinal Instant Granule

【组成】牛鞭

牛髓煎丸 niu sui jian wan

【英文名】Niu Sui Jian Pill

【组成】牛髓、羊髓、白蜜、酥、枣肉、茯神、芎䓖、天门冬、桂心、当归、牛膝、人参、肉苁蓉、防风、五味子、鹿角胶、熟干地黄、菟丝子。(中医方剂大辞典)

牛髓膏子 niu sui gao zi

【英文名】Niu Sui Ointment

【组成】黄精膏、地黄膏、天门冬膏、牛骨头内油。(中医方剂大辞典)

牛子解毒汤 niu zi jie du tang

【英文名】Niu Zi Jie Du Decoction

【组成】牛子、连翘、栀子、元参、生地、黄芩、黄连、青皮、桔梗、防风、花粉、葛根、升麻、白术、甘草。(中医方剂大辞典)

牛马二宝散 niu ma er bao san

【英文名】Niu Ma Er Bao Powders

【组成】西牛黄、马宝。(中医方剂大辞典)

牛皮癣一号 niu pi xuan yi hao

【英文名】Niu Pi Xuan Yi Hao Decoction

【组成】雷公藤、黄芪、黄芩、苦参、丹参、威灵仙。(时珍国药研究 1993,4(4))

牛皮癣药酒 niu pi xuan yao jiu

【英文名】Niu Pi Xuan Wine

【组成】木鳖子、土槿皮、槟榔、防风、麝香、冰片、土螺蛳。(中医方剂大辞典)

牛皮癣膏药 niu pi xuan gao yao

【英文名】Niu Pi Xuan Plaster

【组成】雄黄、硫黄、洋樟、枯矾、明矾、红矾、荆芥、防风、苦参、斑蝥、白芷、甘草、大黄、当归、槟榔、鹤虱、瓦松、花椒、生地、面香、番木鳖、蛇床子、全蝎、蝉衣、蜈蚣、红矾、土槿皮、巴豆、苍术。(中医方剂大辞典)

牛角地黄散 niu jiao di huang san

【英文名】Niu Jiao Di Huang Powders

【组成】牛角鰓、熟干地黄、桑耳、人参、续断、赤石脂、白矾、白术、禹余粮、干姜、蒲黄、防风、附子、龙骨、当归。(中医方剂大辞典)

牛角鰓灰散 niu jiao si hui san

【英文名】Niu Jiao Si Hui Powders

【组成】黄牛角鰓。(中医方剂大辞典)

牛乳三生饮 niu ru san sheng yin

【英文名】Liu Ru San Sheng Drink

【组成】牛乳、鲜生地汁、参三七粉。(浙江中医杂志 1985,(10))

牛虱稀痘丹 niu shi xi dou dan

【英文名】Niu Shi Xi Dou Pellet

【组成】牛虱。(中医方剂大辞典)

牛屎汁涂方 niu shi zhi tu fang

【英文名】Niu Shi Zhi Paste

【组成】牛屎。(中医方剂大辞典)

牛黄七宝膏 niu huang qi bao gao

【英文名】Niu Huang Qi Bao Ointment

【组成】牛黄、龙脑、麝香、朱砂、轻粉、白面、寒水石。(中医方剂大辞典)

牛黄八宝丸 niu huang ba bao wan

【英文名】Niu Huang Ba Bao Pill(药品标准－中药成方制剂标准)

【组成】牛黄、羚羊角、水牛角、珍珠、冰片、朱砂、玄参、浙贝母、黄连、羌活、雄黄、乳香、没药、青黛、紫花地丁、金银花、菊花、甘草、紫草。(药品标准－中药成方制剂标准 1990 年)

牛黄八宝丹 niu huang ba bao dan

【英文名】Niu Huang Ba Bao Pellet

【组成】(1)西黄、琥珀、辰砂、梅冰、雄精、羚角片、明乳香、犀角片。(中医方剂大辞典)(2)牛黄、珍珠、劈砂、川黄连、犀角、羚羊角、雄黄、青黛、川贝母、冰片、琥珀、羌活、玄参、乳香、没药。(中医方剂大辞典)

牛黄上清丸 niu huang shang qing wan

【英文名】Niu Huang Shang Qing Pill

【组成】(1)大黄、黄芩、黄连、菊花、白芷、人工牛黄。((92)京卫药准字 ZZ－0074 第 073 号)(2)牛黄、薄荷、菊花、白芷、中药、栀子、黄柏。((91)吉卫药准字 ZZ－0074－2043 号)(3)牛黄、薄荷、菊花、荆芥穗、白芷、川芎、栀子、黄连、黄柏、黄芩、大黄、连翘、赤芍、当归、地黄、桔梗、甘草、石膏、冰片。(4)牛黄、薄荷、菊花、白芷、川芎。((91)吉卫药准字第 6055 号 ZZ－0074)(5)大黄、黄芩、黄连、菊花、白芷、人工牛黄。((91)京卫药准字第 209 号)

牛黄上清片 niu huang shang qing pian

【英文名】Niu Huang Shang Qing Tablet(药品标准－中药成方制剂标准)

【组成】牛黄、薄荷、菊花、荆芥穗、白芷、川芎、栀子、黄连、黄柏、黄芩、大黄、连翘、赤芍、当归、地黄、桔梗、甘草、石膏、冰片。(药品标准－中药成方制剂标准 1993 年)

牛黄口疳丹 niu huang kou gan dan

【英文名】Niu Huang Kou Gan Pellet

【异名】牛黄口府散(中医方剂大辞典、药奁启秘)

【组成】牛黄、梅片、朱砂、月石、明雄、青黛、黄连、黄柏、玄明粉。(中医方剂大辞典)

牛黄千金散 niu huang qian jin san

【英文名】Niu Huang Qian Jin Powders

【组成】牛黄、朱砂、全蝎、僵蚕、胆星。

牛黄天麻散 niu huang tian ma san

【英文名】Niu Huang Tian Ma Powders

【组成】牛黄、天麻、天雄、枸杞子、人参、白附子、干姜、羌活。(中医方剂大辞典)

牛黄五痫丸 niu huang wu xian wan

【英文名】Niu Huang Wu Xian Pill

【组成】人参、天麻、防风、粉甘草、白僵蚕、全蝎、雄黄、陈胆星、朱砂、麝香、冰片、牛黄。(中医方剂大辞典)

牛黄双解散 niu huang shuang jie san

【英文名】Niu Huang Shuang Jie Powders

【组成】肉桂、大黄、芍药、牵牛、泽泻、桃仁、炙甘草、干姜。(中医方剂大辞典)

牛黄化毒丸 niu huang hua du wan

【英文名】Niu Huang Hua Du Pill

【组成】人参、黄芪、川芎、甘草、当归、忍冬花、汉防己、升麻、防风、山甲。(中医方剂大辞典)

牛黄化毒丹 niu huang hua du dan

【英文名】Niu Huang Hua Du Pellet

【组成】牛黄、琥珀、血竭、制大黄、雄黄、朱砂、白鲜皮、川山甲、乳香、木香、蝉退、生乳、没药、川贝母。(中医方剂大辞典)

牛黄化毒片 niu huang hua du pian

【英文名】Niu Huang Hua Du Tablet(药品标准－中药成方制剂标准)

【组成】天南星、连翘、金银花、白芷、甘草、乳香、没药、牛黄。(药品标准－中药成方制剂标准 1998 年)

牛黄甘露丸 niu huang gan lu wan

【英文名】Niu Huang Gan Lu Pill

【组成】朱砂、牛黄、铁粉、犀角、丁香、胡桐泪、葳蕤、麝香、银箔、地龙、槟榔、牡蛎、苦参、石膏、锡蔺纸、炙甘草、白扁豆、铅白霜、麦门冬、知母、宣连、金箔、生栝楼根。(中医方剂大辞典)

牛黄生肌散 niu huang sheng ji san

【英文名】Niu Huang Sheng Ji Powders

【组成】牛黄、珍珠、琥珀、人中白、胡黄连、乳香、没药、儿茶、硼砂、冰片。(中医方剂大辞典)

牛黄生金散 niu huang sheng jin san

【英文名】Niu Huang Sheng Jin Powders

【组成】虎杖、滑石、甘草、藿香。(中医方剂大辞典)

牛黄生犀丸 niu huang sheng xi wan

【英文名】Niu Huang Sheng Xi Pill

【组成】黄丹、雄黄、腻粉、羚羊角、铅水银、朱砂、龙齿、天麻、牙消、半夏、生犀、龙脑、牛黄。(中医方剂大辞典)

牛黄白术丸 niu huang bai zhu wan

【英文名】Niu Huang Bai Zhu Pill

【组成】黑牵牛、大黄、白术。(中医方剂大辞典)

牛黄西羚丸 niu huang xi ling wan

【英文名】Niu Huang Xi Ling Pill

【组成】牛黄、水牛角浓缩粉、羚羊角、朱砂、冰片、麝香、雄黄、麦门冬、甘草、黄芩、白芍、陈皮、枳壳、防风、清半夏、桔梗、黄柏、黄连、茯苓、栀子、苦杏仁、

瓜蒌、当归、木通。(药品标准－中药成方制剂标准1997年)

牛黄夺命散 niu huang duo ming san

【英文名】Niu Huang Duo Ming Powders

【组成】黑牵牛、酒大黄、枳壳。(中医方剂大辞典)

牛黄至宝丸 niu huang zhi bao wan

【英文名】Niu Huang Zhi Bao Pill(药品标准－中药成方制剂标准)

【异名】牛黄至宝丹(药品标准－中药成方制剂标准)

【组成】连翘、栀子、大黄、芒硝、石膏、青蒿、陈皮、木香、广藿香、牛黄、冰片、雄黄。(药品标准－中药成方制剂标准1991年)

牛黄至宝丹 niu huang zhi bao dan

【英文名】Niu Huang Zhi Bao Pellet

【组成】牛黄、连翘、大黄、藿香、栀子、生石膏。

牛黄朱砂丸 niu huang zhu sha wan

【英文名】Niu Huang Zhu Sha Pill

【组成】牛黄、朱砂、蝎梢、麝香、黑附子尖、雄黄、巴豆。(中医方剂大辞典)

牛黄竹沥散 niu huang zhu li san

【英文名】Niu Huang Zhu Li Powders

【组成】牛黄、淡竹沥。(中医方剂大辞典)

牛黄宁宫片 niu huang ning gong pian

【英文名】Niu Huang Ning Gong Tablet(药品标准－中药成方制剂标准)

【组成】牛黄、琥珀、蒲公英、珍珠、猪胆膏、板蓝根、朱砂、雄黄、连翘、冰片、金银花、甘草、黄连、石决明、天花粉、郁金、地黄、赭石、黄芩、石膏、钩藤、大黄、磁石、玄参、栀子、葛根、麦冬。(药品标准－中药成方制剂标准1998年)

牛黄安心丸 niu huang an xin wan

【英文名】Niu Huang An Xin Pill(药品标准－中药成方制剂标准)

【组成】牛黄、黄连、朱砂、黄芩、胆南星、郁金、栀子、雄黄、冰片、甘草、珍珠、琥珀。(药品标准－中药成方制剂标准1990年)

牛黄安神丸 niu huang an shen wan

【英文名】Niu Huang An Shen Pill

【组成】当归、人参、茯苓、酸枣仁、生地黄、黄连、橘红、胆南星、牛黄、珍珠、琥珀、朱砂、天竺黄。(中医方剂大辞典)

牛黄冰连散 niu huang bing lian san

【英文名】Niu Huang Bing Lian Powders

【组成】牛黄、黄连、冰片。(中医方剂大辞典)

牛黄攻积丸 niu huang gong ji wan

【英文名】 Niu Huang Gong Ji Pill

【组成】白丑、黑丑、大黄、槟榔、木香、陈皮、茴香、山甲、肉桂、桃仁、当归尾、雷丸、牙皂。(中医方剂大辞典)

牛黄利咽丹 niu huang li yan dan

【英文名】Niu Huang Li Yan Pellet

【组成】牛黄、川连、朱砂、大黄、丹皮、赤芍、栀子。(黑龙江中医药1991,(4))

牛黄利膈丸 niu huang li ge wan

【英文名】Niu Huang Li Ge Pill

【组成】大黄、黑牵牛、甘遂、芒硝。(中医方剂大辞典)

牛黄利喉丸 niu huang li hou wan

【英文名】Niu Huang Li Hou Pill

【组成】牛黄、寒水石、硼砂、大黄、白秋石、小生地、薄荷叶、儿茶、牙皂、赤石脂、西瓜霜、生白蜜。(中医方剂大辞典)

牛黄补心丸 niu huang bu xin wan

【英文名】 Niu Huang Bu Xin Pill

【组成】牛黄、龙脑、朱砂、麝香、蝉退、乌蛇肉、全蝎、僵蚕、桑螵蛸、羚羊角、阿胶、天麻、防风、菊花、蔓荆子、桂心、细辛、侧子、独活、犀角、麻黄。(中医方剂大辞典)

牛黄青黛散 niu huang qing dai san

【英文名】Niu Huang Qing Dai Powders

【组成】牛黄、青黛、硼砂、朱砂、人中白、龙骨、冰片。(中医方剂大辞典)

牛黄抱龙丸 niu huang bao long wan

【英文名】Niu Huang Bao Long Pill

【组成】胆星、雄黄、辰砂、僵蚕、钩藤、人参、天竺黄、茯苓。

牛黄抱龙片 niu huang bao long pian

【英文名】Niu Huang Bao Long Tablet(药品标准－中药成方制剂标准)

【组成】牛黄、麝香、朱砂、雄黄、琥珀、全蝎、天竺黄、胆南星、僵蚕、茯苓。(药品标准－中药成方制剂标准1997年)

牛黄金花散 niu huang jin hua san

【英文名】Niu Huang Jin Hua Powders

【组成】黄连、黄芩、黄柏、真牛黄。(中医方剂大辞典)

牛黄金虎丹 niu huang jin hu dan

【英文名】Niu Huang Jin Hu Pellet

【组成】天雄、白矾、天竺黄、天南星、腻粉、牛黄、生龙脑、金箔、雄黄。(中医方剂大辞典)

牛黄金露丸 niu huang jin lu wan

【英文名】Niu Huang Jin Lu Pill

【组成】牛黄、龙脑、人参末、甘草、丹砂、甜消。(中医方剂大辞典)

牛黄泻心汤 niu huang xie xin tang

【英文名】Niu Huang Xie Xin Powders

【组成】脑子、牛黄、大黄末、朱砂。(中医方剂大辞典)

牛黄定痛丸 niu huang ding tong wan

【英文名】Niu Huang Ding Tong Pill

【组成】牛黄、胡黄连、栀子、苦食。(中医方剂大辞典)

牛黄承气汤 niu huang cheng qi tang

【英文名】Niu Huang Cheng Qi Decoction

【组成】安宫牛黄丸、生大黄。(中医方剂大辞典)

牛黄净脑片 niu huang jing nao pian

【英文名】Niu Huang Jing Nao Tablet(药品标准－中药成方制剂标准)

【组成】牛黄、金银花、连翘、黄芩、黄连、石膏、蒲公英、珍珠、朱砂、石决明、磁石、赭石、猪胆膏、冰片、雄黄、麦冬、天花粉、葛根、地黄、板蓝根、玄参、栀子、大黄、郁金、甘草。(药品标准－中药成方制剂标准1997年)

牛黄郁金丸 niu huang yu jin wan

【英文名】Niu Huang Yu Jin Pill(药品标准－中药成方制剂标准)

【组成】牛黄、郁金、朱砂、清半夏、槟榔、麝香、巴豆霜、雄黄。(药品标准－中药成方制剂标准1991年)

牛黄降压丸 niu huang jiang ya wan

【英文名】Niu Huang Jiang Ya Pill

【组成】(1)牛黄、羚羊、珍珠、冰片、黄芪、白芍、郁金、动物角、蜂蜜。((91)津卫药准字第502号)(2)白芍、郁金、人工牛黄、羚羊角粉、水牛角。(3)牛黄、羚羊角、珍珠、黄芪、郁金、白芍。((91)吉卫药准字ZZ－0071－2003号)(4)羚羊角、珍珠、牛黄、郁金、冰片、黄芪、白芍、水牛角。((91)ZZ－0077－京卫药准字(91)第162号)

牛黄珍珠散 niu huang zhen zhu san

【英文名】Niu Huang Zhen Zhu Powders

【组成】牛黄、珍珠。(中医方剂大辞典)

牛黄点舌丹 niu huang dian she dan

【英文名】Niu Huang Dian She Pellet

【组成】牛黄、熊胆、蟾酥、犀角、羚羊角、珍珠、冰片、麝香、沉香、辰砂、雄黄、硼砂、血竭、乳香、没药、葶苈。(中医方剂大辞典)

牛黄保命丹 niu huang bao ming dan

【英文名】Niu Huang Bao Ming Pellelt

【组成】(1)牛黄、腥星、白附子、人参、天麻、防风、茯神、僵蚕、蝉蜕、枣仁、石菖蒲、雄黄、辰砂、珍珠、琥珀、礞石、麝香、冰片、全蝎。(中医方剂大辞典)(2)麝香、全虫、冰片、僵蚕、胆星、天竹黄、雄黄、天麻、白附子、防风、白芷、朱砂、牛黄、金箔。(中医方剂大辞典)

牛黄保胜丸 niu huang bao sheng wan

【英文名】Niu Huang Bao Sheng Pill

【组成】天麻、白附子、丁香、南木香、牛黄、黄芪、地榆、麝香、犀角末、大附子。(中医方剂大辞典)

牛黄宣毒丸 niu huang xuan du wan

【英文名】Niu Huang Xuan Du Pill

【组成】大黄、芒硝、黄连、黄柏、黑牵牛。(中医方剂大辞典)

牛黄神金丸 niu huang shen jin wan

【英文名】Niu Huang Shen Jin Pill

【异名】牛黄神金丹(中医方剂大辞典、宣明论、普济方)

【组成】轻粉、粉霜、硇砂、雄黄、朱砂、信砒、巴豆、黄丹、蜡。(中医方剂大辞典)

牛黄桂枝丸 niu huang gui zhi wan

【英文名】Niu Huang Gui Zhi Pill

【组成】牛黄、桂枝、牡蛎、椒目、葶苈子。(中医方剂大辞典)

牛黄真珠丸 niu huang zhen zhu wan

【英文名】Niu Huang Zhen Zhu Pill

【组成】牛黄、真珠、琥珀、麝香、天麻、天竺黄、甘草、铅霜、雄黄、铁粉、人参、茯神、天南星、丹砂、龙脑、金箔、银箔。(中医方剂大辞典)

牛黄铁粉丸 niu huang tie fen wan

【英文名】Niu Huang Tie Fen Pill

【组成】(1)牛黄、铁粉、紫石英、白石英、酸枣仁、茯神、陈皮、人参。(中医方剂大辞典)(2)牛黄、铁粉、水银沙子、半夏、天南星、腻粉、粉霜、丹参、干蝎、白附子。(中医方剂大辞典)

牛黄铁粉丹 niu huang tie fen dan

【英文名】Niu Huang Tie Fen Pellet

【组成】牛黄、腻粉、朱砂、生犀末、脑子、麝香、铅白霜、雄黄、天南星、铁粉、川甜消、人参、金箔、银箔。(中医方剂大辞典)

牛黄健步丹 niu huang jian bu dan

【英文名】Niu Huang Jian Bu Pellet

【组成】牛黄、党参、南星、天麻、鹿茸、薄荷、白茯神、远志、石菖蒲、酸枣仁、木瓜、薏苡米、羌活、独活、防风、橘红、黄芪、当归、干枸杞、龟板、破故纸、白术、白芍、生地黄、熟地、虎胫骨、牛膝、杜仲、黄柏、知母、麦门冬、沉香、五味子。(中医方剂大辞典)

牛黄凉膈丸 niu huang liang ge wan

【英文名】Niu Huang Liang Ge Pill

【组成】紫石英、麝香、龙脑、牛黄、寒水石粉、牙消、石膏、甘草、天南星。(中医方剂大辞典)

牛黄消炎丸 niu huang xiao yan wan

【英文名】Niu Huang Xiao Yan Pill(药品标准－中药成方制剂标准)

【组成】牛黄、珍珠母、蟾酥、青黛、天花粉、大黄、雄黄。

（药品标准－中药成方制剂标准1991年）

牛黄消炎片 niu huang xiao yan pian

【英文名】Niu Huang Xiao Yan Tablet（药品标准－中药成方制剂标准）

【组成】牛黄、珍珠母、蟾酥、青黛、天花粉、大黄、雄黄。（药品标准－中药成方制剂标准1993年）

牛黄消毒膏 niu huang xiao du gao

【英文名】Niu Huang Xiao Du Plaster

【组成】雄黄、蜗牛、大黄末。（中医方剂大辞典）

牛黄益金片 niu huang yi jin pian

【英文名】Niu Huang Yi Jin Tablet（药品标准－中药成方制剂标准）

【组成】黄柏、硼砂、玄明粉、牛黄、薄荷脑、薄荷油。（药品标准－中药成方制剂标准1998年）

牛黄益金散 niu huang yi jin san

【英文名】Niu Huang Yi Jin Powders

【组成】黄柏、白僵蚕、白硼砂、牛黄。（中医方剂大辞典）

牛黄通膈丸 niu huang tong ge wan

【英文名】Niu Huang Tong Ge Pill

【组成】黑牵牛、大黄、木通。（中医方剂大辞典）

牛黄通膈汤 niu huang tong ge tang

【英文名】Niu Huang Tong Ge Powders

【组成】牛黄、朴消、大黄、甘草。（中医方剂大辞典）

牛黄雀屎丸 niu huang que shi wan

【英文名】Niu Huang Que Shi Pill

【组成】牛黄、芍药、甘草、巴豆、雀屎白、干姜、当归、黄芩、川芎、人参、黄芪、面、大黄。（中医方剂大辞典）

牛黄猪乳膏 niu huang zhu ru gao

【英文名】Niu Huang Zhu Ru Plaster

【组成】朱砂、牛黄、猪乳汁。（中医方剂大辞典）

牛黄豚血汤 niu huang tun xue tang

【英文名】Niu Huang Tun Xue Decoction

【组成】豚血、牛黄、当归、大黄、人参、蜣螂、蚱蝉、川芎、黄芩、葛根、鼠屎、蛇蜕、露蜂房。（中医方剂大辞典）

牛黄清心丸 niu huang qing xin wan

【英文名】Niu Huang Qing Xin Pill

【组成】(1)牛黄、当归、川芎、甘草、山药、黄芩、苦杏仁、大豆黄卷、大枣、白术、茯苓、桔梗、防风、柴胡、防胶、干姜、白芍、人参、六神曲、肉桂。((91)津卫药准字0040号)(2)山药、人参、白术、当归、白芍、人工牛黄、羚羊角、水牛角浓缩粉、麝香。((93)京卫药准字第309号)(3)牛黄、当归、川芎、甘草、山药、黄芩、苦杏仁、朱砂、雄黄。((91)苏卫药ZZ－0078准字1617－1号)(4)牛黄、麝香、羚羊角、人参、朱砂。(5)羚羊角、水牛黄角浓缩粉、人参、麝香、牛黄、冰片、肉桂、茯苓、麦门冬、白芍、川芎、蜂蜜。((85)津卫药准字第619号)(6)牛黄、羚羊角、人参、麝香、冰片、黄芩、白芍、阿胶、麦冬、苦杏仁、柴胡、大枣、防风、山药。((81)川卫药准字1433号)(7)川芎、山药、人参、防风、人工牛黄、朱砂、麝香、水牛角浓缩粉、羚羊角。((93)京卫药准字第323号)

牛黄清火丸 niu huang qing huo wan

【英文名】Niu Huang Qing Huo Pill

【组成】黄芩、大黄、山药、桔梗、丁香、雄黄、牛黄、冰片、薄荷冰。（中医方剂大辞典）

牛黄清胃丸 niu huang qing wei wan

【英文名】Niu Huang Qing Wei Pill（药品标准－中药成方制剂标准）

【组成】牛黄、大黄、菊花、麦冬、薄荷、石膏、栀子、玄参、番泻叶、黄芩、甘草、桔梗、黄柏、连翘、牵牛子、枳实、冰片。（药品标准－中药成方制剂标准1989年）

牛黄清宫丸 niu huang qing gong wan

【英文名】Niu Huang Qing Gong Pill（药品标准－中药成方制剂标准）

【组成】牛黄、麦冬、黄芩、莲子心、天花粉、甘草、大黄、栀子、地黄、连翘、郁金、玄参、雄黄、犀角、朱砂、冰片、金银花、麝香。（药品标准－中药成方制剂标准1992年）

牛黄清宫丹 niu huang qing gong dan

【英文名】Niu Huang Qing Gong Pellet

【组成】天竺黄、桔梗、羌活、法半夏、甘草、连翘、胆星、银花、白芷、栀子、川芎、黄芩、防风、生石膏、元参、天麻、牛黄、羚羊、犀角、朱砂、冰片、雄黄。（中医方剂大辞典）

牛黄清肺片 niu huang qing fei pian

【英文名】Niu Huang Qing Fei Table（药品标准－中药成方制剂标准）

【组成】牛黄、黄芩、青礞石、玄明粉、石膏、大黄、朱砂、滑石粉、雄黄。（药品标准－中药成方制剂标准1998年）

牛黄清肺散 niu huang qing fei san

【英文名】Niu Huang Qing Fei Powders（药品标准－中药成方制剂标准）

【组成】牛黄、茯苓、川贝母、白前、沉香、黄芩、胆南星、水牛角、百部、清半夏、石膏、冰片。（药品标准－中药成方制剂标准1990年）

牛黄清热散 niu huang qing re san

【英文名】Niu Huang Qing Re Powders

【组成】黄连、黄芩、栀子、郁金、寒水石、牛黄、水牛角、琥珀、玳瑁粉、朱砂、冰片。（药品标准－中药成方

制剂标准1991年)

牛黄清脑丸 niu huang qing nao wan

【英文名】Niu Huang Qing Nao Pill

【组成】牛黄、羚羊角、珍珠、朱砂、冰片、郁金、九节菖蒲、黄芩、栀子、珍珠、知母、甘草、龙胆、雄黄、葛根、水牛角、黄连。(药品标准-中药成方制剂标准1991年)

牛黄琥珀丸 niu huang hu po wan

【英文名】Niu Huang Hu Po Pill

【组成】牛黄、琥珀、椒目、葶苈、昆布、海藻、牵牛、桂心。(中医方剂大辞典)

牛黄搜风丸 niu huang sou feng wan

【英文名】Niu Huang Sou Feng Pill

【组成】大风肉、陈皮、当归身、山栀、何首乌、黄芩、白芍药、黄柏、五灵脂、熟地、白附子、川芎、皂角子、青皮、石菖蒲、乌药、地骨皮、枳壳、北细辛、羌活、川萆薢、独活、连翘、前胡、藁本、威灵仙、苦参、白僵蚕、人参、白术、防风、血竭、牛膝、白芷、草乌、木香、牛黄、香蛇。(中医方剂大辞典)

牛黄紫云丸 niu huang zi yun wan

【英文名】Niu Huang Zi Yun Pill

【组成】牛黄、麝香、龙脑、丹砂、天竺黄、黄芩、远志、龙齿、铁粉、茯苓、甘草、甘菊花、马牙消、银箔、金箔。(中医方剂大辞典)

牛黄紫金丹 niu huang zi jin dan

【英文名】Niu Huang Zi Jin Pellet

【组成】(1)天麻、僵蚕、丹皮、天竺黄、白附子、全蝎、胆南星、胡黄连、地骨皮、朱砂、牛黄、麝香、大赤金。(中医方剂大辞典)(2)牛黄、朱砂、阿芙蓉、沉香、冰片、广木香、麝香。(中医方剂大辞典)

牛黄犀角丸 niu huang xi jiao wan

【英文名】Niu Huang Xi Jiao Pill

【组成】牛黄、犀角末、川芎、升麻、细辛、麻黄、甘草、朱砂、龙脑、麝香。(中医方剂大辞典)

牛黄解毒丸 niu huang jie du wan

【英文名】Niu Huang Jie Du Pill(药品标准-中药成方制剂标准)

【组成】(1)牛黄、冰片、桔梗、甘草、大黄。((91)京卫药准字第91号)(2)牛黄、雄黄、石膏、大黄、黄芩、桔梗、冰片、甘草。((91)闽卫药准字68号)(3)牛黄、雄黄、石膏、大黄、黄芩、桔梗、冰片、甘草。((82)赣卫药准字76-4号)(4)牛黄、雄黄、石膏、大黄、黄芩、桔梗。((91)吉卫药准字ZZ-0079-2047号)(5)牛黄、雄黄、大黄、石膏。

牛黄解毒片 niu huang jie du pian

【英文名】Niu Huang Jie Du Tablet

【组成】(1)牛黄、雄黄、大黄、黄芩。((87)粤卫药准字第K1-045号)(2)牛黄、雄黄、黄芩、桔梗。((83)桂卫药准字第27034号)(3)牛黄、冰片、大黄、雄黄。(4)牛黄、雄黄、石膏、大黄、黄芩、桔梗、甘草、冰片。(5)牛黄、雄黄、石膏、大黄、黄芩、桔梗、冰片、甘草。(6)牛黄、雄黄、石膏、大黄、黄芩、桔梗、冰片、甘草。((91)苏卫药ZZ-0080准字1070-1号)(7)人工牛黄、冰片、大黄、黄芩。((91)京卫药准字第66号)(8)牛黄。((81)豫卫药准字62007号)(9)牛黄、大黄、黄芩、雄黄。((92)甘卫药准辽ZZ-0080-第217-15号)(10)牛黄。((82)粤卫药准字第A13-011号)(11)牛黄、雄黄、石膏、大黄、黄芩、桔梗、冰片、甘草。((94)豫卫药ZZ-0080-准字37049号)(12)牛黄、黄芩。((92)滇卫药准字(92)3Z第547号)(13)牛黄、雄黄、黄芩、桔梗、石膏、冰片、大黄、甘草。((82)桂卫药准字(1982)01166号)(14)牛黄、雄黄、石膏、大黄、黄芩、桔梗、冰片、甘草。((93)浙卫药准字ZZ-0080-0095-3号)

牛黄解毒散 niu huang jie du san

【英文名】Niu Huang Jie Du Powders

【组成】生甘草、牛黄、金银花。(中医方剂大辞典)

牛黄噙化丸 niu huang qin hua wan

【英文名】Niu Huang Qin Hua Pill(药品标准-中药成方制剂标准)

【组成】柿霜、硼砂、黄连、雄黄、金果榄、冰片、牛黄、麝香、绿豆粉。(药品标准-中药成方制剂标准1998年)

牛黄镇惊丸 niu huang zhen jing wan

【英文名】Niu Huang Zhen Jing Pill

【组成】(1)胆南星、天麻、白附子、僵蚕、薄荷叶、防风、钩藤、天竺黄、法半夏、甘草、全蝎、牛黄、珍珠、琥珀、明雄黄、朱砂、麝香、冰片。(中医方剂大辞典)(2)天竺黄、胆星、白芍、青皮、黄芩、黄连、薄荷、桔梗、牛黄、槟榔、甘草、大黄、天麻、陈皮、防风。(中医方剂大辞典)(3)天竺黄、雄黄、胆星、朱砂、犀角尖、麝香、牛黄、冰片、代赭石、珍珠、铁孕粉。(中医方剂大辞典)(4)麦门冬、当归身、生地黄、赤芍药、薄荷、木通、黄连、山栀仁、辰砂、牛黄、龙骨、天竺黄、青黛。(中医方剂大辞典)

牛黄豁痰丸 niu huang huo tan wan

【英文名】Niu Huang Huo Tan Powders

【组成】胆星、天竺黄、熟大黄、黄芩、贝母、黑丑、玄明粉、白附子、天麻、雄黄、朱砂、礞石、沉香、牛黄、麝香、冰片。(中医方剂大辞典)

牛黄豁痰散 niu huang huo tan san

【英文名】Niu Huang Huo Tan Powders

【组成】天竺黄、穿山甲、胎骨灰、牛黄、蟾酥、绿豆、甘

草。(中医方剂大辞典)

牛黄蟾酥丸 niu huang chan su wan

【英文名】Niu Huang Chan Su Pill

【组成】西黄、蟾酥、麝香、雄黄、乳香。(中医方剂大辞典)

牛黄醒消丸 niu huang xing xiao wan

【英文名】Niu Huang Xing Xiao Pill

【组成】牛黄、麝香、乳香、没药、雄黄。(药品标准－中药成方制剂标准 1991 年)

牛黄醒脑丸 niu huang xing nao wan

【英文名】Liu Huang Xing Nao Pill

【组成】牛黄、黄连、珍珠、麝香、玳瑁等。(《辽宁省药品标准》(1982 年))

牛黄鳖甲丸 niu huang bie jia wan

【英文名】Niu Huang Bie Jia Pill

【组成】牛黄、鳖甲、麦曲、柴胡、大黄、枳实、芎䓖、厚朴、茯苓、桂心、芍药、干姜。(中医方剂大辞典)

牛蒡子浸酒 niu bang zi jin jiu

【英文名】Niu Bang Zi Wine

【组成】牛蒡子、牛膝、生地黄、枸杞子、干桑椹、大麻子。(中医方剂大辞典)

牛蒡甘草汤 niu bang gan cao tang

【英文名】Niu Bang Gan Cao Decoction

【组成】牛蒡子、甘草。(中医方剂大辞典)

牛蒡甘桔汤 niu bang gan jie tang

【英文名】Niu Bang Gan Jie Decoction

【组成】(1)桔梗、牛蒡、连翘、射干、甘草、黑栀、京参、山豆根、酒黄连、酒黄芩。(中医方剂大辞典)(2)炒牛蒡子、桔梗、甘草、山豆根、牛膝、元参。(中医方剂大辞典)(3)牛蒡子、桔梗、陈皮、天花粉、黄连、川芎、赤芍、甘草、苏木。(中医方剂大辞典)

牛蒡纠偏汤 niu bang jiu pian tang

【英文名】Liu Bang Jiu Pian Decoction

【组成】牛蒡子、白芷、女贞子、旱莲草。(实用中医内科杂志 1988,2(3))

牛蒡芩连汤 niu bang qin lian tang

【英文名】Niu Bang Qin Lian Deocction

【组成】连翘、牛蒡子、玄参、大黄、荆芥、防风、羌活、石膏、桔梗、甘草、黄芩、黄连。(中医方剂大辞典)

牛蒡前胡汤 niu bang qian hu tang

【英文名】Niu Bang Qian Hu Decoction

【组成】牛蒡、前胡、桑叶、白蒺、杏仁、蒌仁、杷叶。(中医方剂大辞典)

牛蒡根敷方 niu bang gen fu fang

【英文名】Niu Bang Gen Paste

【组成】牛蒡根、薤根。(中医方剂大辞典)

牛蒡羚羊散 niu bang ling yang san

【英文名】Niu Bang Ling Yang Powders

【组成】羚羊角、蝉衣、牛蒡子、桔梗、防风、薄荷、生甘草、射干、草河车。(中医方剂大辞典)

牛蒡槐花饮 niu bang huai hua yin

【英文名】Niu Bang Huai Hua Drink

【组成】牛蒡、槐花、僵蚕、黄连、黄芩、桔梗、陈皮、连翘、紫苏、玄参、甘草。(中医方剂大辞典)

牛蒡解肌汤 niu bang jie ji tang

【英文名】Niu Bang Jie Ji Decoction

【组成】牛蒡子、薄荷、荆芥、连翘、山栀、丹皮、石斛、玄参、夏枯草。(中医方剂大辞典)

牛膝大黄散 niu xi dai huang san

【英文名】Niu Xi Dai Huang Powders

【组成】牛膝、大黄、菴蕳子、土瓜根、瞿麦穗、桃仁、水蛭、虻虫、桂心。(中医方剂大辞典)

牛膝天麻丸 niu xi tian ma wan

【英文名】Niu Xi Tian Ma Pill

【组成】牛膝、天麻、麝香、桂心、干蝎、白花蛇肉、槟榔、独活、防风。(中医方剂大辞典)

牛膝木瓜丸 niu xi mu gua wan

【英文名】Niu Xi Mu Gua Pill

【组成】(1)牛膝、木瓜、巴戟天、怀香子、木香、桂。(中医方剂大辞典)(2)牛膝、肉苁蓉、干木瓜、何首乌、绵黄芪、天麻、金毛狗脊、川续断、萆薢。(中医方剂大辞典)

牛膝木瓜汤 niu xi mu gua tang

【英文名】Niu Xi Mu Gua Decoction

【组成】牛膝、木瓜、芍药、杜仲、枸杞子、黄松节、菟丝子、天麻、甘草。(中医方剂大辞典)

牛膝丹参酒 niu xi dan shen jiu

【英文名】Niu Xi Dan Shen Wine

【组成】牛膝、丹参、薏苡仁、生干地黄、五加皮、白术、侧子、萆薢、赤茯苓、防风、独活、石斛、茵芋、桂心、天雄、人参、芎䓖、石南叶、细辛、升麻、生姜、磁石。(中医方剂大辞典)

牛膝四物汤 niu xi si wu tang

【英文名】Niu Xi Si Wu Decoction

【组成】四物汤、牛膝。(中医方剂大辞典)

牛膝四物煎 niu xi si wu jian

【英文名】Niu Xi Si Wu Decoction

【异名】牛膝四物汤(中医方剂大辞典、金鉴)

【组成】牛膝、木通、郁金、甘草梢、瞿麦、当归、川芎、生地、赤芍药。(中医方剂大辞典)

牛膝地黄散 niu xi di huang san

【英文名】Niu Xi Di Huang Powders

【组成】牛膝、生地黄、当归、桂心、肉苁蓉、远志、五味子、曲末、白术、人参、茯苓、大麦糵末。(中医方剂大辞典)

牛膝芒消汤 niu xi mang xiao tang
【英文名】Niu Xi Mang Xiao Decoction
【组成】牛膝、芒消、当归、红花、桃仁。(中医方剂大辞典)

牛膝灰敷方 niu xi hui fu fang
【英文名】Niu Xi Hui Powders
【组成】牛膝。(中医方剂大辞典)

牛膝苁蓉丸 niu xi cong rong wan
【英文名】Niu Xi Cong Rong Pill
【组成】牛膝、肉苁蓉、补骨脂、葫芦巴、茴香子、枸杞子、楝实、巴戟天、白附子、附子、青盐、羌活、独活、蜀椒、白蒺藜、黄芪。(中医方剂大辞典)

牛膝益母汤 niu xi yi mu tang
【英文名】Niu Xi Yi Mu Decoction
【组成】牛膝、益母草。(中医方剂大辞典)

牛膝通淋散 niu xi tong lin san
【英文名】Niu Xi Tong Lin Powders
【组成】牛膝、麝香。(中医方剂大辞典)

牛西西注射液 niu xi xi zhu she ye
【英文名】Niu Xi Xi Injection
【组成】羊蹄根、茜草、鹿茸草、甘草。(辽宁中医杂志 1992,(2))

牛黄小乌犀丸 niu huang xiao wu xi wan
【英文名】Niu Huang Xiao Wu Xi Pill
【组成】天麻、川乌、地榆、玄参、浮萍草、龙脑薄荷叶、甜瓜子、生犀、朱砂、龙脑、牛黄、麝香。(中医方剂大辞典)

牛黄天南星丸 niu huang tian nan xing wan
【英文名】Niu Huang Tian Nan Xing Pill
【组成】天南星、天麻、独活、白附子、白僵蚕、人参、丹砂、当归、桑螵蛸、干蝎、甘草、羚羊角、犀角、麝香、牛黄、雄黄、龙脑、桂心。(中医方剂大辞典)

牛黄降压胶囊 niu huang jiang ya jiao nang
【英文名】Niu Huang Jiang Ya Capsule
【组成】牛黄、羚羊角、珍珠、冰片、黄芪、郁金。(药品标准－中药成方制剂标准 1998 年)

牛黄消炎灵丸 niu huang xiao yan ling wan
【英文名】Niu Huang Xiao Yan Ling Pill(药品标准－中药成方制剂标准)
【组成】牛黄、盐酸小檗碱、黄芩、栀子、朱砂、珍珠母、郁金、雄黄、冰片、石膏、水牛角。(药品标准－中药成方制剂标准 1995 年)

牛黄清热胶囊 niu huang qing re jiao nang
【英文名】Niu Huang Qing Re Capsule(药品标准－中药成方制剂标准)
【组成】黄连、黄芩、栀子、郁金、寒水石、牛黄、水牛角、琥珀粉、玳瑁粉、朱砂、冰片。(药品标准－中药成方制剂标准 1994 年)

牛黄镇惊锭子 niu huang zhen jing ding zi
【英文名】Niu Huang Zhen Jing Lozengrs
【组成】天麻、钩藤、广皮、羌活、枳实、僵蚕、青皮、生黄连、贝母、莪术、独活、生大黄、牛黄、麝香、冰片、飞朱砂、薄荷、桔梗、赤芍、飞滑石、防风、柴胡、全蝎、陈胆星。(中医方剂大辞典)

牛膝海桐煎丸 niu xi hai tong jian wan
【英文名】Niu Xi Hai Tong Jian Pill
【组成】牛膝、海桐皮、附子、赤箭、川乌头、川苦楝、五加皮、虎脑骨、大黄、桃仁、赤芍药、肉桂、当归、麻黄、地龙、川芎、木香、独活、没药、乳香、防风、骨碎补、麒麟竭、舶上茴香、沉香、干蝎、天南星、硇砂、麝香。(中医方剂大辞典)

牛膝煮鹿蹄方 niu xi zhu lu ti fang
【英文名】Niu Xi Zhu Lu Ti Prescription
【组成】鹿碲、牛膝。(中医方剂大辞典)

牛磺酸颗粒剂 niu huang suan ke li ji
【英文名】Niu Huang Suan Granule
【组成】牛磺酸。((93)辽卫药准字(93)2553－20 号)

牛髓补虚寒丸 niu sui bu xu han wan
【英文名】Niu Sui Bu Xu Han Pill
【组成】牛髓、鹿髓、羊髓、白蜜、酥枣肉、人参、生地黄、桂心、茯苓、干姜、白术、芎䓖、甘草。(中医方剂大辞典)

牛乳煮石英服方 niu ru zhu shi ying fu fang
【英文名】Niu Ru Zhu Shi Ying Fu Prescription
【组成】石英、牛乳、水。(中医方剂大辞典)

牛黄消炎灵胶囊 niu huang xiao yan ling jiao nang
【英文名】Niu Huang Xiao Yan Ling Capsule
【组成】牛黄、盐酸小檗碱、黄芩、栀子、朱砂、珍珠母、郁金、雄黄、冰片、石膏、水牛角。(药品标准－中药成方制剂标准 1995 年)

牛黄清心凉膈丸 niu huang qing xin liang ge wan
【英文名】Niu Huang Qing Xin Liang Ge Pill
【异名】牛黄清心丸(中医方剂大辞典、永类钤方)
【组成】天南星、半夏、白附子、川乌、川郁金。(中医方剂大辞典)

牛黄蛇胆川贝液 niu huang she dan chuan bei ye
【英文名】Niu Huang She Dan Chuan Bei Liquid
【组成】人工牛黄、蛇胆汁、川贝母等。((88)卫药准字 Z－16 号)

牛黄蛇胆川贝散 niu huang she dan chuan bei san
【英文名】Niu Huang She Dan Chuan Bei Powders(药品标准－中药成方制剂标准)
【组成】牛黄、蛇胆汁、川贝母。(药品标准－中药成方制剂标准 1997 年)

牛黄醒脑注射液 niu huang xing nao zhu she ye

【英文名】Niu Huang Xing Nao Injection

【组成】(1)牛胆酸、猪去氧胆酸、水牛角、海珠母、黄芩素、金银花提取物、栀子、板蓝根。(2)麝香皮、郁金、藿香、石菖蒲、冰片、薄荷脑、吐温。(中成药研究 1981,(6))

牛膝乌梅四物汤 niu xi wu mei si wu tang

【英文名】Niu Xi Wu Mei Si Wu Decoction

【组成】怀牛膝、归身、白芍、生地、熟地、黑荆穗、乌梅。(中医方剂大辞典)

牛黄蛇胆川贝胶囊 niu huang she dan chuan bei jiao nang

【英文名】Niu Huang She Dan Chuan Bei Capsule

【组成】人工牛黄、蛇胆汁、川贝母。

升丹 sheng dan

【英文名】Sheng Pellet

【定义】是采用升法制备的丹药。(中药药剂学)

升丹 sheng dan

【英文名】Sheng Dan Powders

【组成】水银、火硝、白矾。(外科正宗、《中国药典》1985 年版)

升天散 sheng tian san

【英文名】Sheng Tian Powders

【组成】(1)杏仁、防风、甘草、麻黄、栀子、干葛、干姜。(中医方剂大辞典)(2)人参、黄芪、当归、川芎、陈皮、淫羊藿、炙草、肉桂、穿山甲、木香、桔梗。(中医方剂大辞典)(3)人参、黄芪、山楂、白术、当归、川芎、橘红、甘草、淫羊藿、穿山甲、肉桂、木香。(中医方剂大辞典)

升车汤 sheng che tang

【英文名】Sheng Che Decoction

【组成】麻黄、附子、细辛、红参、丹参、麦冬、当归、郁金。(中医杂志 1987,(2))

升气汤 sheng qi tang

【英文名】Sheng Qi Decoction

【组成】当归、川芎、柴胡、升麻。(中医方剂大辞典)

升气散 sheng qi san

【英文名】Sheng Qi Powders

【组成】川芎、白芷、香附、紫苏叶、陈皮、菖蒲、当归、防风、甘草。(中医方剂大辞典)

升平散 sheng ping san

【英文名】Sheng Ping Powders

【组成】紫萍、黑豆、升麻、麻黄。(中医方剂大辞典)

升白丸 sheng bai wan

【英文名】Sheng Bai Pill

【组成】(1)丹参、太子参、鸡血藤、黄芪、熟地、制黄精、山药。(实用中西医结合杂志 1991,4(9))(2)黄芪、太子参、当归、泽泻、丹参、鸡血藤、石苇、陈皮。(山西中医 1986,2(5))

升白片 sheng bai pian

【英文名】Sheng Bai Tablet

【组成】补骨脂、淫羊蓬、胎盘粉、女贞子、山茱萸、大枣、当归、鸡血藤、丹参、三七、虎杖。(陕西新医药 1979,8(9))

升白汤 sheng bai tang

【英文名】Sheng Bai Decoction

【组成】(1)鸡血藤、太子参、大红枣、北黄芪、枸杞、仙灵脾、巴戟天、草红花。(湖南中医杂志 1986,(6))(2)人参、白术、熟地、茯苓、川芎、枸杞子、白芍、黄芪、鸡血藤。(吉林中医 1991,(6))(3)黄芪、白术、茯苓、山药、党参、鸡血藤、当归、女贞子、旱莲草、大枣、炙甘草。(陕西中医 1991,12(11))

升白饮 sheng bai yin

【英文名】Sheng Bai Drink

【组成】党参、黄芪、当归、熟地、女贞子、鸡血藤、土茯苓、焦白术、补骨脂、炙山甲、生甘草、焦山楂、焦神曲。(山东中医杂志 1989,8(3))

升发汤 sheng fa tang

【英文名】Sheng Fa Decoction

【组成】(1)薄荷、山楂、大力、桔梗、杏仁、苏子、升麻。(中医方剂大辞典)(2)升麻、葛根、苏叶、羌活、赤芍、甘草。(中医方剂大辞典)

升芍汤 sheng shao tang

【英文名】Sheng Shao Decoction

【组成】升麻、白芍、川芎、生地、木通、人参、白术、茯苓、炙草。(中医方剂大辞典)

升压汤 sheng ya tang

【英文名】Sheng Ya Decoction

【组成】(1)麦冬、五味子、肉桂、桂枝、附子、黄精、甘草。(实用中医内科杂志 1992,6(4))(2)黄芪、党参、五味子、麦冬、柴胡。(福建中医药 1984,15(5))

升压煎 sheng ya jian

【英文名】Sheng Ya Decoction

【组成】黄芪、麦冬、葛根、党参、五味子、桂枝、阿胶、炙甘草、当归、附子、玉竹。(新中医 1993,(3))

升血汤 sheng xue tang

【英文名】Sheng Xue Decoction

【组成】生黄芪、太子参、鸡血藤、白术、云苓、枸杞子、女贞子、菟丝子。(伤寒论)

升血膏 sheng xue gao

【英文名】Sheng Xue Concentrated Decoction(药品标准 - 中药成方制剂标准)

【组成】熟地黄、川芎、黄芪、白扁豆、大枣、茯苓、当归、白芍、陈皮油、白术、甘草、赭石。(药品标准 - 中药

成方制剂标准 1991 年)

升阳汤 sheng yang tang

【英文名】Sheng Yang Decoction

【组成】(1)羌活、藿香、苍术、苏叶、厚朴。(中医方剂大辞典)(2)人参、当归、麦冬、五味子、白术、甘草。(中医方剂大辞典)(3)陈皮、干葛、生姜。(中医方剂大辞典)(4)人参、蔓荆子、半夏、黄芪、白术、甘草。(中医方剂大辞典)(5)人参、黄芪、川芎、当归、升麻。(中医方剂大辞典)(6)白芍、川芎、升麻、白芷。(中医方剂大辞典)(7)连节麻黄、防风、苍术、炙甘草。(中医方剂大辞典)(8)炙甘草、麻黄、防风、羌活。(中医方剂大辞典)(9)青皮、槐子、生地黄、熟地黄、黄柏、当归身、甘草梢、苍术、升麻、黄芪、桃仁。(中医方剂大辞典)(10)柴胡、益智仁、当归身、桔皮、升麻、甘草、黄芪、红花。(中医方剂大辞典)

升阳散 sheng yang san

【英文名】Sheng Yang Powders

【组成】苍术、防风、黄连、木香、厚朴、陈皮、枳壳、甘草。(中医方剂大辞典)

升阴丸 sheng yin wan

【英文名】Sheng Yin Pill

【组成】熟地黄、白芍、知母、升麻、干姜、甘草。(中医方剂大辞典)

升阴汤 sheng yin tang

【英文名】Sheng Yin Decoction

【组成】熟地、山茱萸、北五味、白术、山药、车前子、肉桂、茯苓、升麻。(中医方剂大辞典)

升均汤 sheng jun tang

【英文名】Sheng Jun Decoction

【组成】(1)人参芦、白术芦、茯苓、甘草、防风芦、桔梗芦、升麻。(中医方剂大辞典)(2)升麻、干葛、芍药、人参、白术、甘草、紫草。(中医方剂大辞典)

升花散 sheng hua san

【英文名】Sheng Hua Powders

【组成】穿山甲、红曲。(中医方剂大辞典)

升苏散 sheng su san

【英文名】Sheng Su Powders

【组成】升麻、葛根、赤芍药、紫苏、茯苓、川芎、甘草。(中医方剂大辞典)

升秀丸 sheng xiu wan

【英文名】Sheng Xiu Pill

【组成】乌喙、槟榔、防葵、槐胶、牛膝、萆薢、泽漆、木瓜、续随子。(中医方剂大辞典)

升肠饮 sheng chang yin

【英文名】Sheng Chang Drink

【异名】升肠汤(中医方剂大辞典、医学集成)

【组成】人参、黄芪、白术、当归、川芎、升麻。(中医方剂大辞典)

升君汤 sheng jun tang

【英文名】sheng jun Decoction

【组成】人参、白术、茯苓、甘草、升麻、葛根、芍药。(中医方剂大辞典)

升明汤 sheng ming tang

【英文名】Sheng Ming Decoction

【组成】紫檀香、车前子、青皮、半夏、酸枣仁、蔷薇、生姜、甘草。(中医方剂大辞典)

升和汤 sheng he tang

【英文名】Sheng He Decoction

【组成】陈皮、熟地、当归、生地、丹皮、升麻、甘草、黄芪、白芍、车前子、黄芩。(中医方剂大辞典)

升炉散 sheng lu san

【英文名】Sheng Lu Powders

【组成】黄升丹、炉甘石、枯矾、冰片、苦参。(新医药学杂志 1976,(5))

升降汤 sheng jiang tang

【英文名】Sheng Jiang Decoction

【组成】野台参、生黄芪、白术、广陈皮、川厚朴、生鸡内金、知母、生杭芍、桂枝尖、川芎、生姜。(中医方剂大辞典)

升降饮 sheng jiang yin

【英文名】Sheng Jiang Drink

【组成】韭菜汁、童便。(中医方剂大辞典)

升降散 sheng jiang san

【英文名】Sheng Jiang Powders(中国中医药学主题词表)

【组成】白僵蚕、全蝉蜕、川大黄、广姜黄。(中医方剂大辞典)

升带汤 sheng dai tang

【英文名】Sheng Dai Decoction

【组成】白术、人参、沙参、肉桂、荸荠粉、鳖甲、茯苓、半夏、神曲。(中医方剂大辞典)

升胃汤 sheng wei tang

【英文名】Sheng Wei Decoction

【组成】(1)黄芪、白术、陈皮、太子参、升麻、柴胡、枳壳、砂仁、大黄、制马钱子、甘草。(上海中医药杂志 1987,(8))(2)柴胡、陈皮、黄芪、党参、白术、白芍、茯苓、枳实、炒葛根、淮山药、炙甘草。(新中医 1986,(9))

升胃饼 sheng wei bing

【英文名】Sheng Wei Bing Pill

【组成】蓖麻子仁、升麻粉。(上海中医药杂志 1987,(8))

升胃散 sheng wei san

【英文名】Sheng Wei Powders

【组成】黄芪、人参、陈皮、炙草、升麻、柴胡、归身、益智。(中医方剂大辞典)

升桔汤 sheng jie tang

【英文名】Sheng Jie Decoction

【组成】(1)升麻、桔梗、昆布、连翘、胆草、射干。(中医方剂大辞典)(2)升麻、桔梗、昆布、连翘、射干、甘草。(中医方剂大辞典)

升柴汤 sheng chai tang

【英文名】Sheng Chai Decoction

【组成】柴胡、升麻、芍药、栀子、木通、大青、黄芩、石膏。(中医方剂大辞典)

升脏灵 sheng zang ling

【英文名】Sheng Zang Ling Injection

【组成】柴胡、升麻、黄芪、五味子。(山西医药杂志1978,(2))

升陷汤 sheng xian tang

【英文名】Sheng Xian Decoction

【组成】(1)生箭芪、知母、柴胡、桔梗、升麻。(中医方剂大辞典)(2)人参、当归、熟地、白芍、丹皮、荆芥、车前子、甘草、黄连。(中医方剂大辞典)

升麻丸 sheng ma wan

【英文名】Sheng Ma Pill

【组成】(1)川升麻、玄参、射干、百合、马蔺根、甘草、马牙消。(中医方剂大辞典)(2)川升麻、羚羊角屑、茯神、柴胡、栀子仁、黄连、麦门冬、牛黄、龙脑、甘草、朱砂。(中医方剂大辞典)(3)荆芥、防风、麻黄、桂枝、白芷、羌活、蝉衣、当归、赤芍、桃仁、红花。(中医方剂大辞典)(4)升麻、防风、栀子仁。(中医方剂大辞典)(5)升麻、细辛、防己、羌活、枳壳、大黄、麻仁、牵牛子、大腹、郁李仁。(中医方剂大辞典)(6)升麻、黄连、黄柏、杏仁。(中医方剂大辞典)(7)升麻、黄芩、车前子、决明子、茺蔚子、玄参、龙胆、防风、生干地黄、山栀子仁、甘草、地肤子。(中医方剂大辞典)(8)升麻、黄芩、麦门冬、生干地黄、栝楼根、苦参、人参、黄连、黄柏。(中医方剂大辞典)(9)升麻、黄连、龙胆、黄芩、犀角、葳蕤、知母、前胡、鳖甲、朴消。(中医方剂大辞典)(10)升麻、苦药子、铅丹、大黄。(中医方剂大辞典)(11)升麻、甘草、射干。(中医方剂大辞典)(12)川升麻、龙胆、栀子仁、黄芩、川大黄、秦艽、甘草。(中医方剂大辞典)(13)全蝎、蜈蚣、炒芥穗、独活。(中医方剂大辞典)(14)川升麻、黄连、赤芍药、龙胆、知母、柴胡、犀角屑、葳蕤、子芩、前胡、鳖甲、川芒硝。(中医方剂大辞典)

升麻汤 sheng ma tang

【英文名】Sheng Ma Decoction

【组成】(1)当归、川芎、白芍、生地黄、柴胡、前胡、五味子、麦门冬、干葛、人参、天花粉、知母、石膏、乌梅。(中医方剂大辞典)(2)升麻、苍术、薄荷叶。(中医方剂大辞典)(3)升麻、人参、白术、白茯苓、陈皮、当归、白芍、麻子仁、甘草、防风、荆芥穗、乌梅。(中医方剂大辞典)(4)蕲艾末、雄黄、没药、丁香、白芷、麝香、乳香。(中医方剂大辞典)(5)升麻、芍药、大黄、鬼箭羽、鬼臼、桂心、桔梗、柴胡、丹砂、朴消。(中医方剂大辞典)(6)升麻、栀子仁、射干、赤茯苓、芍药、白术、生地黄汁、蜜。(中医方剂大辞典)(7)升麻、常山、槟榔、鳖甲、知母、生地黄。(中医方剂大辞典)(8)升麻、柴胡、桂心、人参、常山、甘草、大黄。(中医方剂大辞典)(9)常山、升麻、鳖甲、淡竹叶、犀角屑、麦门冬、知母、甘草。(中医方剂大辞典)(10)升麻、桔梗、薏仁、地榆、黄芩、赤芍、丹皮、生草、黄芪、贝母。(中医方剂大辞典)(11)升麻、黄芩、薄荷、泽泻、大黄、甘草。(中医方剂大辞典)(12)川芎、升麻、荜茇、石膏、蝎梢、荆芥。(中医方剂大辞典)(13)川升麻。(中医方剂大辞典)(14)大黄、没药、甘草、绿豆粉、苏木、乳香。(中医方剂大辞典)(15)升麻、绵黄芪、人参、熟干地黄、天竺黄、牡蛎粉。(中医方剂大辞典)(16)川升麻。(中医方剂大辞典)(17)升麻、车前子、大黄、甘草、生干地黄、朴消。(中医方剂大辞典)(18)升麻、木通、黄柏、玄参、麦门冬、青竹茹、前胡、石膏、朴消。(中医方剂大辞典)(19)升麻、鸡苏茎叶、芍药、青蒿、犀角、芒消。(中医方剂大辞典)(20)升麻、鳖甲、枳壳、犀角、葛根、黄芩、甘草、前胡、乌头。(中医方剂大辞典)(21)桂心、附子、乳香、川椒、吴茱萸、白及、生姜汁、酒。(中医方剂大辞典)(22)升麻、黄柏、黄连、芍药、甘草、黄芩、白鸭屎、淡竹叶、栀子仁。(中医方剂大辞典)(23)升麻、乌梅、黄芩、黄连、栝楼根、甘草。(中医方剂大辞典)(24)升麻、葳蕤、黄芩、犀角、甘草、栀子仁。(中医方剂大辞典)(25)五灵脂、乳香、没药、草乌、夏蚕砂、木鳖子。(中医方剂大辞典)(26)升麻、黄芪、玄参、甘草、犀角屑、防风、蕤仁。(中医方剂大辞典)(27)升麻、木通、大黄、麻黄、犀角、石膏、甘草、朴消。(中医方剂大辞典)(28)升麻、射干、大黄。(中医方剂大辞典)(29)升麻、黄芩、山茵陈、柴胡、瓜蒂、知母、蓝叶、山栀子仁、大黄、石膏、甘草、芍药、羚羊角。(中医方剂大辞典)(30)当归、甘草、藁本、桂心、木占斯。(中医方剂大辞典)(31)升麻、雄黄、当归、桂心、甘草、鳖甲。(中医方剂大辞典)(32)升麻、茯神、人参、防风、犀角、羚羊角、羌活、桂心。(中医方剂大辞典)(33)升麻、射干、甘草、芎䓖、人参、赤小豆、生姜、麦门冬、葳蕤。(中医方剂大辞典)(34)升麻、射干、芎䓖、人参、赤小豆、生姜、麦门冬、葳蕤、生地黄、甘草、竹叶。(中医方剂大辞典)(35)升麻、秦艽、连翘、芍药、防风、羚羊角、木香、枳壳、薏苡仁。(中医方剂大辞典)(36)斑蝥、柳根、木鳖子、乳香、没药、麝香、松脂。(中医方剂大辞典)(37)升麻、柴胡、枳壳、黄芩、芍药、栀子仁、知母、杏仁、大黄、石膏。(中医方剂大辞典)(38)升麻、柴胡、麦门冬、黄芩、甘草、黄芪、人参。(中医方剂大辞典)(39)升麻、甘草节、鼠粘子、乳香、山栀、黄连、归须、川芎、白芍、生地、桃仁、黄芩、羌活、独活、桔梗、白芷、青皮、蝉壳、连翘、金银花。(中医方剂大辞典)(40)升麻、玄参、芍药、生干地黄、瞿麦、射干、甘草。(中医方剂大辞典)(41)升麻、防风、麻黄、芎䓖、羚羊角、桂心。(中医方剂大辞典)(42)升麻、前胡、玄参、地骨皮、羚羊角屑、葛根、酸枣仁。(中医方剂大辞典)(43)升麻、苍术、荷叶。(中医方剂大辞典)(44)麒麟竭、没药、黄丹、乳香、当归、白芷。(中医方剂大辞典)(45)升麻、黄芩、栀子、大青、大黄、芒消。(中医方剂大辞典)(46)升麻、枳实、黄芩、大黄、栀子仁、杏仁、当归、人参、甘草、生甘地黄。(中医方剂大辞典)(47)升麻、大黄、当归、生干地黄、前胡、山栀子仁。(中医方剂大辞典)(48)升麻、龙胆、葳蕤、大青。(中医方剂大辞典)(49)升麻、乌梅肉、山栀子仁。(中医方剂大辞典)(50)升麻、漏芦、黄芩、栀子。(中医方剂大辞典)(51)升麻、甘草。(中医方剂大辞典)(52)升麻、大黄、前胡、栀子仁、射干、黄芩、犀角、豉、羚羊角。(中医方剂大辞典)(53)鬼系腰、皂角刺、瓜蒌、甘草节、没药、明乳香。(中医方剂大辞典)(54)乳香、没药、儿茶、象皮、龙骨、石膏、黄丹、三七。(中医方剂大辞典)(55)升麻、夜干、沉香、黄芩、丁子。(中医方剂大辞典)(56)升麻。(中医方剂大辞典)(57)升麻、枳实、芍药、大黄、当归、黄芩、甘草。(中医方剂大辞典)(58)升麻、连翘、大黄、生地黄、木香、白蔹、玄参。(中医方剂大辞典)(59)升麻、连翘、玄参、大青、大黄、败酱、络石、白蔹、生地黄。(中医方剂大辞典)(60)升麻、木通、黄柏、玄参、麦门冬、竹茹、前胡、大青、芒消。(中医方剂大辞典)(61)滑石、鳖甲、川乌、秦艽、前胡。(中医方剂大辞典)(62)升麻、细辛、甘松、防风、露蜂房、甘草、地骨皮、鸡苏叶。(中医方剂大辞典)(63)升麻、大青、射干、玄参、黄柏、山栀子仁、蔷薇根。(中医方剂大辞典)(64)东丹、槐花、大冰片。(中医方剂大辞典)(65)升麻、枳实、栀子仁、黄芩、香豉、大黄、杏仁、生姜、生地黄、人参、甘草。(中医方剂大辞典)(66)升麻、栀子仁、子芩、泽泻、淡竹叶、芒消、生地黄。(中医方剂大辞典)(67)升麻、生姜、射干、桔皮。(中医方剂大辞典)(68)当归、川芎、白芍、熟地黄、秦艽、丹参、羌活、骨碎补、木瓜、良姜、均姜、五加皮、玄胡索。(中医方剂大辞典)(69)秦艽、桃仁、皂角子、苍术、防风、黄柏、当归尾、泽泻、尖槟榔、熟大黄。(中医方剂大辞典)(70)升麻、麦门冬、玄参、白杨树皮、柴胡、栀子仁、黄连、犀角、决明子、甘草、黄芩、地骨皮。(中医方剂大辞典)(71)升麻、黄芪、犀角、葳蕤、玄参。(中医方剂大辞典)(72)升麻、犀角、玄参、木香、葳蕤、麦门冬、射干、栝楼、甘草、黄芩。(中医方剂大辞典)(73)升麻、青竹茹、石膏、木香、独活、犀角、防风、黄芩。(中医方剂大辞典)(74)升麻。(中医方剂大辞典)(75)甘草、升麻、石膏、牡丹皮。(中医方剂大辞典)(76)升麻、当归、蜀椒、雄黄、栀子、桂心、甘草、鳖甲。(中医方剂大辞典)(77)升麻、犀角、地榆、绛草、蘘荷根、黄芩、芭蕉根、桔梗、栀子仁。(中医方剂大辞典)(78)葱白、砂糖。(中医方剂大辞典)(79)升麻、大青、蔷薇根皮、黄柏、射干、玄参。(中医方剂大辞典)(80)升麻、白茯苓、青竹茹、木香、黄芩、桑根白皮、石膏、麦门冬。(中医方剂大辞典)(81)升麻、地榆、茜根、黄芩、犀角、山栀子。(中医方剂大辞典)(82)升麻、茜根、小蓟根、艾叶、凝水石。(中医方剂大辞典)(83)升麻、秦艽、凝水石、栝楼根、朴消。(中医方剂大辞典)(84)升麻、通草、射干、羚羊角、芍药、生芦根。(中医方剂大辞典)(85)升麻、吴茱萸、薰陆香、鸡舌香、雄黄、鳖甲、甘草、乌扇、青木香。(中医方剂大辞典)(86)升麻、甘草、竹叶、麦门冬、牡丹、干枣。(中医方剂大辞典)(87)良姜、干姜、乳香、没药、细辛、枳实、延胡、灵脂、炒白术、丁香、白豆蔻。(中医方剂大辞典)(88)升麻、麦门冬、牡丹皮、甘草。(中医方剂大辞典)(89)白菊、青蒿、茯苓、生地、知母、白术、人参、天花粉。(中医方剂大辞典)(90)雄黄、甘草、升麻、当归、椒桂。(中医方剂大辞典)

升麻饮 sheng ma yin

【英文名】Sheng Ma Drink

【组成】(1)升麻、前胡、犀角、龙胆、青竹皮、葛根、薏苡仁、甘草。(中医方剂大辞典)(2)升麻、黄连、羚羊角、玄参、黄芩、麦门冬、葛根、大黄、羌活、防风、甘菊花、人参、甘草、知母。(中医方剂大辞典)(3)干葛、白芷、黄丹、细墨。(中医方剂大辞典)(4)升麻、黄芩、葛根、柴胡、山栀子仁、荆芥穗、牡丹皮、黑牵牛、黄连、消石。(中医方剂大辞典)(5)升麻、寒水石、蛇蜕皮、龙胆、钩藤、蚱蝉、铁粉、黄芩。(中医方剂大辞典)

升麻散 sheng ma san

【英文名】Sheng Ma Powders

【组成】(1)川升麻、朱砂、犀角屑、茯神、甘草、龙胆、人参、麦门冬、寒水石、天竺黄、牛黄。(中医方剂大辞典)(2)升麻、桔梗、栝楼。(中医方剂大辞典)(3)吴射干、升麻、桔梗、木通、赤茯苓、百合、紫菀头。(中医方剂大辞典)(4)升麻、黄柏。(中医方剂大辞典)(5)升麻、乌翣、犀角。(中医方剂大辞典)(6)川升麻、木通、络石叶、大黄、甘草、犀角、川朴消、石膏。(中医方剂大辞典)(7)白芷、当归、熟半夏、白茯苓、苍术、干葛、升麻、桔梗、枳壳、大黄、白芍药、陈皮、甘草。(中医方剂大辞典)(8)细辛、黄柏、知母、防己、黄连、升麻、白芷、蔓荆子、牛蒡子、薄荷。(中医方剂大辞典)(9)升麻、赤芍药、人参、桔梗、葛根、薄荷、防风、甘草。(中医方剂大辞典)(10)升麻、人参、桔梗、赤芍药、干姜、甘草。(中医方剂大辞典)(11)升麻、郁金、桔梗、甘草、干葛、天花粉。(中医方剂大辞典)(12)升麻、黄连。(中医方剂大辞典)(13)升麻、地黄、川芎、地骨皮、槐子、细辛、鬼角、白芷、川椒。(中医方剂大辞典)(14)升麻、荆芥穗、川芎、细辛、防风、露蜂房、椒目。(中医方剂大辞典)(15)山栀子、柴胡、黄芩、赤芍药、甘草、升麻、干葛。(中医方剂大辞典)(16)川升麻、玄参、川芎、生地黄、麦门冬、大黄、黄连、净黄芩、甘草。(中医方剂大辞典)(17)升麻、黄芩、人参、麦门冬、栀子仁、柴胡、茯神、瓜蒌根、犀角屑、知母、甘草。(中医方剂大辞典)(18)升麻、细辛、荜茇、胡椒、川芎、川椒、甘松、香白芷。(中医方剂大辞典)(19)升麻。(中医方剂大辞典)(20)升麻、大黄、黄芩、甘草、山栀子。(中医方剂大辞典)(21)升麻、白芷、藁本、沉香、细辛、丁香、凝水石。(中医方剂大辞典)(22)升麻、防风、细辛、钟乳、凝水石、白石英、丹砂、沉香、丁香、麝香。(中医方剂大辞典)(23)升麻、防风、藁本、白芷、细辛、地骨皮、木香、甘松、丁香各、露蜂房、沉香、柳枝心。(中医方剂大辞典)(24)川升麻、苍术、黄芩、麦门冬、大青、石膏、麻黄。(中医方剂大辞典)(25)川升麻、玄参、桑根白皮、赤芍药、白芷、川大黄、马蹄、甘草、川朴消。(中医方剂大辞典)(26)川升麻、连翘、玄参、败酱、川大黄、犀角屑、虎杖、紫葛、桑根白皮、甘草。(中医方剂大辞典)(27)川升麻、犀角屑、木通、黄芩、麦门冬、生干地黄、玄参、赤芍药、甘草、葛根、芦根。(中医方剂大辞典)(28)川升麻、沉香、藿香、木香、甘草、葛根、麦门冬、黄芩、赤芍药。(中医方剂大辞典)(29)升麻、当归、防风、藁本、甘草、白芷、细辛、芎䓖、地骨皮、独活。(中医方剂大辞典)(30)升麻、当归、防风、藁本、甘草、白芷、细辛、芎䓖、木香。(中医方剂大辞典)(31)升麻、槐枝灰、白附子、蜜陀僧、露蜂房。(中医方剂大辞典)(32)升麻、地骨皮、细辛、菖蒲、地柏、射干、沉香、草豆蔻仁、续断、寒水石。(中医方剂大辞典)(33)升麻、防风、当归、白芷、芎䓖、藁本、麝香、甘草、木香、细辛。(中医方剂大辞典)(34)升麻、山茱萸、甘菊花、细辛、蔓荆实、山芋、防风。(中医方剂大辞典)(35)升麻、山栀子仁、决明子、前子、地肤子、茺蔚子、黄芩、龙齿、干姜。(中医方剂大辞典)(36)川升麻、茜根、犀角屑、桔梗、黄柏、黄芩、地榆、蘘荷根。(中医方剂大辞典)(37)升麻、独活、桂心。(中医方剂大辞典)(38)川升麻、独活、犀角屑。(中医方剂大辞典)(39)川升麻、栝楼根、赤茯苓、麦门冬、桑根白皮、青桔皮。(中医方剂大辞典)(40)川升麻、黄芩、赤茯苓、木香、犀角屑、川朴消、麦门冬、甘草。(中医方剂大辞典)(41)川升麻、犀角屑、石膏、木香、独活、防风、红雪、黄芩。(中医方剂大辞典)(42)川生麻、黄柏、犀角屑、白鸭通汁、甘草、黄芩、赤芍药、蒲黄。(中医方剂大辞典)(43)川生麻、葳蕤、黄芩、紫雪、甘草、犀角屑、栀子仁、大青。(中医方剂大辞典)(44)川升麻、川大黄、枳壳、赤芍药、当归、木香、川芒消、黄芩、甘草。(中医方剂大辞典)(45)川升麻、黄芪、犀角屑、蕤仁、玄参、川芒消。(中医方剂大辞典)(46)川升麻、川大黄、犀角屑、黄芩、川朴消、栀子仁、木通、玄参、甘草。(中医方剂大辞典)(47)川升麻、黄芩、麦门冬、葛根、川大黄、川朴消。(中医方剂大辞典)(48)川升麻、射干、连翘、犀角屑、川大黄、川朴消。(中医方剂大辞典)(49)川升麻、黄芩、藁本、甘草、生干地黄、五倍子、皂荚、诃黎勒皮、夏枯草。(中医方剂大辞典)(50)川升麻、羚羊角屑、甘草、黄芩、赤芍药。(中医方剂大辞典)(51)川升麻、乌梅肉、黄芩、杏仁、黄药、栀子仁、黄连、栝楼根、甘草。(中医方剂大辞典)(52)川升麻、木通、川大黄、络石叶、犀角屑、甘草、石膏、川朴消。(中医方剂大辞典)(53)川升麻、白蔹、玄参、木通、羚羊角屑、漏芦、射干、木香、犀角屑、川大黄、黄芪、枳壳、甘草、杏仁。(中医方剂大辞典)(54)川升麻、细辛、藁本、防风、芎䓖、甘草。(中医方剂大辞典)(55)川升麻、甘草、防风、藁本、细辛、白芷、芎䓖、地骨皮、丁香、露蜂房、木香、甘松香、当归、东引柳枝心。(中医方剂大辞典)(56)川升麻、芎䓖、防风、鸡肠草、大青、甘草。(中医方剂大辞典)(57)川升麻、射干、白矾、络石、甘草、白药、黄药、天竺黄、犀角屑、白龙脑、马牙硝。(中医方剂大辞典)(58)川升麻、黄芪、玄参、甘草、犀角屑、防风、蕤仁。(中医方剂大辞典)(59)川升麻、钩藤、使君子、子芩、石膏、龙齿、朴消、柴胡、赤芍药、川大黄。(中医方剂大辞典)(60)川升麻、恒山、蜀漆、川大黄、葳蕤、黄芩、桂心、川芒消。(中医方剂大辞典)(61)川升麻、赤芍药、石膏、麻黄、贝齿、甘草。(中医方剂大辞典)(62)川升麻、连翘、玄参、赤芍药、甘草、射干、生干地黄、瞿麦。(中医方剂大辞典)(63)川升麻、柴胡、知母、栀子仁、黄芪、甘草、黄芩、麦门冬、枳壳。(中医方剂大辞典)(64)川升麻、马蔺子。(中医方剂大辞典)(65)川升麻、络石、当归、射干、犀角屑、甘草、杏仁、木通。(中医方剂大辞典)(66)川升麻、吴白芷、藁本、细辛、沉香、石膏、贝齿、麝香、寒水石。(中医方剂大辞典)(67)川升麻、吴白芷、藁本、细辛、沉香、石膏、贝齿、麝香、寒水石。(中医方剂大辞典)(68)川升麻、当归、防风、藁本、杏仁、酸枣仁、细辛、白芷、芎䓖。(中医方剂大辞典)(69)川升麻、莽草、桑寄生、地骨皮、槐白皮、防风、藁本、柳枝。(中医方剂大辞典)(70)川升麻、黄芪、犀角屑、蕤仁、玄参、防风、甘草、黄连、杏仁。(中医方剂大辞典)(71)川升麻、黄连、枳壳、栀子仁、生干地黄、赤芍药、地骨皮、麦门冬、甘草。(中医方剂大辞典)(72)川升麻、射干、犀角屑、人参、赤小豆、麦门冬、葳蕤、甘草、生干地黄。(中医方剂大辞典)(73)川升麻、川大黄、地榆、当归、赤芍药、枳壳、黄芩、甘草。(中医方剂大辞典)(74)川升麻、川大黄、甘草、犀角屑、玄参、人参。(中医方剂大辞典)(75)川升麻、羚羊角屑、白药、玄参、麦门冬、前胡、石膏、甘草、川朴消。(中医方剂大辞典)(76)川升麻、地骨皮、玄参、甘草、黄芩、赤茯苓、栀子仁、防风、羌活、桑根白皮、决明子、石膏。(中医方剂大辞典)(77)川升麻、知母、甘草、石膏、葛根。(中医方剂大辞典)(78)川升麻、木通、射干、赤芍药、羚羊角屑、马蔺根、甘草、杏仁。(中医方剂大辞典)(79)川升麻、犀角屑、玄参、秦艽、子芩、柴胡、杏仁、甘草。(中医方剂大辞典)(80)栀子仁、川升麻、黄芩、石膏、干姜。(中医方剂大辞典)(81)川升麻、鳖甲、前胡、乌梅肉、犀角屑、枳壳、黄芩、甘草、葛根。(中医方剂大辞典)(82)川升麻、当归、黄芩、犀角屑、射干、黄连、地骨皮、甘草。(中医方剂大辞典)(83)川升麻、木通、羚羊角屑、前胡、桑根白皮、川大黄、马蔺根、川朴消。(中医方剂大辞典)(84)川升麻、青蒿、犀角屑、鸡苏茎叶、麦门冬、川朴消。(中医方剂大辞典)(85)川升麻、葛根、前胡、马牙消、子芩、知母、赤芍药、犀角屑、甘草、玄参、麦门冬、大腹皮。(中医方剂大辞典)(86)川升麻、黄连、川大黄、地骨皮、黄芩、大青。(中医方剂大辞典)(87)川升麻、射干、羚羊角屑、木通、赤芍药、络石、甘草、川大黄、川芒消、黄芩。(中医方剂大辞典)(88)川升麻、黄柏、杏仁、犀角屑、栝楼根、葵子、桑根白皮、木通、葳蕤、川大黄、甘草。(中医方剂大辞典)(89)川升麻、犀角屑、龙胆、麦门冬、玄参、黄芩、羌活、葛根、甘草、防风、石膏。(中医方剂大辞典)

升麻煎 sheng ma jian

【英文名】Sheng Ma Decoction

【异名】升麻饮(中医方剂大辞典、千金、圣济总录)

【组成】(1)川升麻、大青、射干、栀子仁、黄芩、玄参、蔷薇根、苦竹叶、生地黄汁、蜜。(中医方剂大辞典)(2)升麻、玄参、蔷薇根白皮、射干、大青、黄柏、蜜。(中医方剂大辞典)

升麻膏 sheng ma gao

【英文名】Sheng Ma Plaster

【组成】(1)升麻、荠苨、莽草、白芷、防风、蜣螂、马髻脂、熊脂、豹骨髓。(中医方剂大辞典)(2)川升麻、犀角屑、射干、赤芍药、黄芩、栀子仁、川大黄、大青、蓝子、玄参、羚羊角屑、生地黄。(中医方剂大辞典)(3)升麻、白蔹、漏芦、芒消、黄芩、枳实、连翘、蛇衔、栀子、蒴藋根。(中医方剂大辞典)(4)川升麻、白蔹、漏芦、川大黄、川芒消、黄芩、蛇衔草、蒴藋、栀子仁。(中医方剂大辞典)(5)升麻、白术、牡蛎、白及、白蔹、莽草、射干、大黄、黄连。(中医方剂大辞典)(6)升麻。(中医方剂大辞典)(7)川升麻、白蔹、漏芦、川芒消、连翘、栀子仁。(中医方剂大辞典)(8)川升麻、犀角屑、玄参、杏仁、赤芍药、麻黄、栀子仁、甘草、川芒消、芎䓖、蛇衔草、白蔹、黄芩、莽草、桑寄生、白芷、射干、蓝叶、地黄汁、猪脂、醋。(中医方剂大辞典)(9)川升麻、犀角屑、白蔹、漏芦、枳壳、连翘、蛇衔石、蓝叶、川芒消、黄芩、栀子仁、蒴藋根、玄参、大黄。(中医方剂大辞典)(10)川升麻、川大黄、景天草、蛇衔、栀子仁、寒水石、川芒消、蓝叶、生地黄、芭蕉根、羚羊角屑、梧桐皮。(中医方剂大辞典)

升麻薄 sheng ma bo

【英文名】Sheng Ma Plaster

【组成】(1)升麻、青木香、白蔹、芒消、射干、当归、黄芩、桂心、芍药、防风、大黄、芎䓖、干葛、莽草。(中医方剂大辞典)(2)升麻、大黄、白蔹、黄芪、黄芩、白及、牡蛎、龙骨、甘草、芎䓖。(中医方剂大辞典)

升粒片 sheng li pian

【英文名】Sheng Li Tablet

【组成】黄芪、全当归、白芍、紫丹参、乌药、鸡血藤、干地黄、黄芩、炙甘草。(陕西中医 1984,5(9))

升朝汤 sheng chao tang

【英文名】Sheng Chao Decoction

【组成】鹿茸、当归、川乌、白姜、肉桂、甘草。(中医方剂大辞典)

升朝散 sheng chao san

【英文名】Sheng Chao Powders

【组成】(1)牡丹皮、川萆薢、白术、肉桂。(中医方剂大辞典)(2)桂心、牡丹、附子。(中医方剂大辞典)

升葛汤 sheng ge tang

【英文名】Sheng Ge Decoction

【组成】升麻、葛根、羌活、防风、黄柏、南星、川山甲、半夏、鹿角灰、大黄。(中医方剂大辞典)

升葛散 sheng ge san

【英文名】Sheng Ge Powders

【组成】升麻、葛根、独活、雄黄、樟脑、硼砂、冰片。(中医方剂大辞典)

升提汤 sheng ti tang

【英文名】Sheng Ti Decoction

【组成】(1)人参、黄芪、白术、山药、柴胡、升麻、桔梗、吴萸。(中医方剂大辞典)(2)大熟地、巴戟、白术、人参、黄芪、山萸肉、枸杞、柴胡。(中医方剂大辞典)

升湿汤 sheng shi tang

【英文名】Sheng Shi Decoction

【组成】羌活、独活、防风、荆芥、苍术、木瓜、防已、猪苓。(中医方剂大辞典)

升犀汤 sheng xi tang

【英文名】Sheng Xi Decoction

【组成】升麻、干葛、白芷、甘草、芍药、黄连、黄芩、玄参、荆芥、薄荷、犀角。(中医方剂大辞典)

升解散 sheng jie san

【英文名】Sheng Jie Powders

【组成】(1)升麻、芍药、川芍、生地、木通、酒芩、甘草。(中医方剂大辞典)(2)升麻、生地、生甘草、白芍、茯苓、木通、黄芩、川芎。(中医方剂大辞典)(3)升麻、荆芥、黄芩、枳壳、防风、柴胡、前胡、桔梗、陈皮、茯苓、甘草。(中医方剂大辞典)

升膏散 sheng gao san

【英文名】Sheng Gao Powders

【组成】葛根、石膏、升麻、柴胡、青黛。(中医方剂大辞典)

升白冲剂 sheng bai chong ji

【英文名】Sheng Bai Medicinal Instant Granule

【组成】黄芪、当归、党参、补骨脂、鹿角片。(南京中医学院学报 1987,(4))

升压冲剂 sheng ya chong ji

【英文名】Sheng Ya Medicinal Instant Granule

【组成】党参、黄芪、麦冬、五味子、当归、炒白芍、阿胶、桂枝、桂心、制附片、甘草、大枣。(辽宁中医杂志 1992,(1))

升麻子散 sheng ma zi san

【英文名】Sheng Ma Zi Powders

【组成】升麻、黄芩、山栀、黄连、决明子、车前子、干姜、龙胆草、茺蔚子。(中医方剂大辞典)

升麻含丸 sheng ma han wan

【英文名】Sheng Ma Han Pill

【组成】生射干汁、当归、升麻、甘草。(中医方剂大辞典)

升麻饮子 sheng ma yin zi

【英文名】Sheng Ma Drink

【组成】(1)升麻、木香、柴胡、干姜、麝香。(中医方剂大辞典)(2)升麻、黄芩、栀子仁、通草、犀角、大黄、朴消。(中医方剂大辞典)(3)山栀子仁、防风、甘草、大黄、连翘、升麻。(中医方剂大辞典)

升提冲剂 sheng ti chong ji

【英文名】Sheng Ti Medicinal Instant Granule

【组成】党参、黄芪、白术、升麻、枸杞等。(中成药研究 1985,(10))

升元大补汤 sheng yuan da bu tang

【英文名】Sheng Yuan Da Bu Decoction

【组成】人参、升麻、白术、白芍、生地、归头、黄芪、黄柏、知母、粉草、山药、防风、肉桂、附子、红花。(中医方剂大辞典)

升气去湿汤 sheng qi qu shi tang

【英文名】Sheng Qi Qu Shi Decoction

【组成】人参、白术、黄芪、防风、肉桂、薏仁、芡实、陈皮、柴胡、白芍、半夏。(中医方剂大辞典)

升气实脏丸 sheng qi shi zang wan

【英文名】Sheng Qi Shi Zang Pill

【组成】黄芪、人参、白术、白茯苓、山药、莲肉、芡实、升麻、柴胡、干姜、肉豆蔻、粉草、椿树根皮。(中医方剂大辞典)

升玄清胃饮 sheng xuan qing wei yin

【英文名】Sheng Xuan Qing Wei Drink

【组成】升麻、玄参、甘草、石膏、桔梗。(中医方剂大辞典)

升发二陈汤 sheng fa er chen tang

【英文名】Sheng Fa Er Chen Decoction

【组成】陈皮、半夏、茯苓、甘草、抚芎、升麻、防风、柴胡。(中医方剂大辞典)

升压灵泡剂 sheng ya ling pao ji

【英文名】Sheng Ya Ling Agent

【组成】党参、麦冬、五味子、炙黄芪、当归、茯苓、炙甘草、大枣。(山西医药杂志 1993,22(3))

升血灵颗粒 sheng xue ling ke li

【英文名】Sheng Xue Ling Granule(药品标准－中药成方制剂标准)

【组成】皂矾、黄芪、山楂、新阿胶、大枣。(药品标准－中药成方制剂标准 1998 年)

升血调元汤 sheng xue tiao yuan tang

【英文名】Sheng Xue Tiao Yuan Mixture(药品标准－中药成方制剂标准)

【组成】鸡血藤、骨碎补、何首乌、黄芪、麦芽、女贞子、党参、佛手。(药品标准－中药成方制剂标准 1993 年)

升华红黑丸 sheng hua hong hei wan

【英文名】Shen Hua Hong Hei Pill(药品标准－中药成

方制剂标准）

【组成】巴豆、郁金、知母、黄芩、朱砂、厚朴 40g、黄连、百草霜、木香。（药品标准－中药成方制剂标准 1998 年）

升阳化湿汤 sheng yang hua shi tang

【英文名】Sheng Yang Hua Shi Decoction

【组成】苍术、白术、黄柏、茯苓、赤苓、黄芩、防风、防己、杜仲、泽泻、广皮、香附、远志、车前。（中医方剂大辞典）

升阳四物汤 sheng yang si wu tang

【英文名】Sheng Yang Si Wu Decoction

【组成】熟地、当归、白芍、川芎、白芷、升麻、血余。（中医方剂大辞典）

升阳抑火汤 sheng yang yi huo tang

【英文名】Sheng Yang Yi Huo Decoction

【组成】升麻、柴胡、葛根、苍术、羌活、防风、白芷、黄连、黄柏、知母、当归、川芎、芍药。（中医方剂大辞典）

升阳利湿汤 sheng yang li shi tang

【英文名】Sheng Yang Li Shi Decoction

【组成】(1)苏叶、毛苍术、炒地龙、麻黄、山甲片、皂角刺、茶叶、连翘、桔梗。（中医方剂大辞典）(2)南星、苍术、羌活、台芎、滑石、半夏、防风。（中医方剂大辞典）

升阳彻顶汤 sheng yang che ding tang

【英文名】Sheng Yang Che Ding Decoction

【组成】升麻、人参、川芎、黄芪、甘草、防风、羌活、细辛、酒黄芩、白术、藁本、芍药、蔓荆子。（中医方剂大辞典）

升阳补气汤 sheng yang bu qi tang

【英文名】Sheng Yang Bu Qi Decoction

【组成】(1)防风根、羌活、柴胡、甘草、荆子、升麻、葛根、独活、黄芪、人参、当归身、陈皮、黄柏、生地黄、地骨皮。（中医方剂大辞典）(2)厚朴、升麻、羌活、白芍药、独活、防风、甘草、泽泻、生地黄、柴胡。（中医方剂大辞典）

升阳补胃汤 sheng yang bu wei tang

【英文名】Sheng Yang Bu Wei Decoction

【组成】补中益气汤去陈皮、桂心、芍药、羌防、干葛、独活、生地、牡丹皮。（中医方剂大辞典）

升阳和中汤 sheng yang he zhong tang

【英文名】Sheng Yang He Zhong Decoction

【组成】生甘草、黄柏、白茯苓、泽泻、升麻、柴胡、桔皮、当归、白术、白芍、人参、佛耳草、炙甘草、黄芪。（中医方剂大辞典）

升阳泻热汤 sheng yang xie re tang

【英文名】Sheng Yang Xie Re Decoction

【组成】柴胡、陈皮、升麻、赤茯苓、枳壳、香附、甘草、白芍。（中医方剂大辞典）

升阳降气汤 sheng yang jiang qi tang

【英文名】Sheng Yang Jiang Qi Decoction

【组成】苍术、柴胡、羌活、防风、神曲、泽泻、猪苓、陈皮、麦芽、炙甘草、升麻、生姜。（中医方剂大辞典）

升阳降火汤 sheng yang jiang huo tang

【英文名】Sheng Yang Jiang Huo Decoction

【组成】山栀、玄参、知母、黄柏、菊花、木贼草、荆芥、天冬、防风、生地、细辛。（中医方剂大辞典）

升阳降浊汤 sheng yang jiang zhuo tang

【英文名】Sheng Yang Jiang Zhuo Decoction

【组成】人参、黄芪、白术、当归、柴胡、荆芥、麦冬、肉桂、附子。（中医方剂大辞典）

升阳顺气汤 sheng yang shun qi tang

【英文名】Sheng Yang Shun Qi Decoction

【组成】(1)黄芪、人参、半夏、神曲、当归、草寇仁、陈皮、丹皮、升麻、柴胡、黄柏、炙草、姜片。（中医方剂大辞典）(2)黄芪、半夏、草豆蔻、神曲、升麻、柴胡、当归身、陈皮、甘草、黄柏、人参。（中医方剂大辞典）

升阳胜湿汤 sheng yang sheng shi tang

【英文名】Sheng Yang Sheng Shi Decoction

【组成】柴胡、羌活、苍术、黄芪、防风、升麻、独活、当归、藁本、甘草。（中医方剂大辞典）

升阳举气汤 sheng yang ju qi tang

【英文名】Sheng Yang Ju Qi Decoction

【组成】升麻、柴胡、人参、黄芪、当归头、白术、黄芩、诃子、甘草、川芎。（中医方剂大辞典）

升阳举经汤 sheng yang ju jing tang

【英文名】Sheng Yang Ju Jing Decoction

【异名】升阳除湿汤（中医方剂大辞典、兰室秘藏、普济方）

【组成】(1)补中益气汤、白芍、黑栀子。（中医方剂大辞典）(2)肉桂、白芍药、红花、细辛、人参、熟地黄、川芎、独活根、黑附子、炙甘草、羌活、藁本、防风、白术、当归、黄芪、柴胡、桃仁。（中医方剂大辞典）

升阳除湿汤 sheng yang chu shi tang

【英文名】Sheng Yang Chu Shi Decoction

【组成】(1)当归、独活、蔓荆子、防风、炙甘草、升麻、藁本、柴胡、羌活、苍术、黄芪。（中医方剂大辞典）(2)甘草、大麦蘖面、陈皮、猪苓、泽泻、益智仁、半夏、防风、羌活、神曲、柴胡、升麻、苍术。（中医方剂大辞典）(3)白术、葛花、茯苓、升麻、泽泻、苍术、神曲、甘草。（中医方剂大辞典）(4)羌活、防风、神曲、麦芽、半夏、益智、陈皮、猪苓、升麻、茯苓、泽泻、炙草。（中医方剂大辞典）(5)甘草、麦芽、陈皮、猪苓、泽泻、半夏、防风、神曲、升麻、柴胡、羌活、益智仁、苍术、白术、茯苓。(中医方剂大辞典)(6)苍术、白术、茯苓、白芍、防风、木通、车前。(中医方剂大辞典)(7)羌活、葛根、防风、藁本、柴胡、白芷、苍术、甘草、葱白。(中医方剂大辞典)(8)羌活、独活、苍术、防风、葛根、藁本、升麻、白芷、炙草。(中医方剂大辞典)(9)柴胡、升麻、防风、炒白芍、炒米仁、茯苓、炙甘草。(中医方剂大辞典)(10)柴胡、升麻、猪苓、泽泻、陈皮、炙甘草、炒苍术、炒白术、防风、姜枣。(中医方剂大辞典)(11)白术、陈皮、甘草、麦芽、神曲、益智仁、防风、羌活、苍术、升麻、柴胡、猪苓、泽泻、半夏。(中医方剂大辞典)(12)升麻、柴胡、防风、茯苓、猪苓、泽泻、苍术、陈皮。(中医方剂大辞典)(13)白术、白芍、扁豆、苍术、羌活、防风、甘草、独活、升麻、柴胡。(中医方剂大辞典)

升阳柴胡汤 sheng yang chai hu tang

【英文名】Sheng Yang Chai hu Decoction

【组成】肉桂、柴胡、酒知母、防风、白茯苓、泽泻、陈皮、酒生地黄、酒楮实、黄芪、人参、白术、甘草梢、当归身、羌活、熟地黄、独活、白芍药。(中医方剂大辞典)

升阳益气汤 sheng yang yi qi tang

【英文名】Sheng Yang Yi Qi Decoction

【组成】(1)防风、羌活、独活、厚朴、甘草、大枣、升麻、柴胡、生地、白芍、泽泻。(中医方剂大辞典)(2)黄芪、白术、人参、桔皮、当归、神曲、升麻、柴胡、黄芩、甘草。(中医方剂大辞典)

升阳益血汤 sheng yang yi xue tang

【英文名】Sheng Yang Yi Xue Decoction

【组成】蝎梢、神曲末、升麻、当归、厚朴、桃仁。(中医方剂大辞典)

升阳益胃汤 sheng yang yi wei tang

【英文名】Sheng Yang Yi Wei Decoction

【组成】(1)柴胡、葛根、石莲子、茯苓、升麻、当归、丹皮、川芎、白芍、生地、秦艽、麦冬、生草。(中医方剂大辞典)(2)生芪、川芎、潞党、白术、白芷、茯苓、当归、麦冬、生甘草、野山参、粉葛、沙参、羌活、赤芍、钗斛。(中医方剂大辞典)(3)黄芪、半夏、人参、甘草、独活、防风、白芍药、羌活、桔皮、茯苓、柴胡、泽泻、白术、黄连。(中医方剂大辞典)

升阳益胃散 sheng yang yi wei san

【英文名】Sheng Yang Yi Wei Powders

【组成】人参、黄芪、白术、甘草、羌活、防风、独活、柴胡、升麻、茯苓、泽泻、黄连、陈皮、半夏、白芍。(中医方剂大辞典)

升阳益精汤 sheng yang yi jing tang

【英文名】Sheng Yang Yi Jing Decoction

【组成】当归、川芎、云茯、葛根、草决明、防风、连翘、花粉、独活、五味子、柴胡、玄参、菊花、枸杞、覆盆子。(中医方剂大辞典)

升阳调元汤 sheng yang tiao yuan tang

【英文名】Sheng Yang Tiao Yuan Decoction

【组成】人参、炙黄芪、炙甘草、升麻、炒益智子。(中医方剂大辞典)

升阳调经丸 sheng yang tiao jing wan

【英文名】Sheng Yang Tiao Jing Pill

【组成】升麻、葛根、酒龙胆草、黄连、桔梗、连翘、酒黄柏、酒黄芩、酒广术、炙甘草、酒京三棱、夏枯草、当归尾、芍药、生黄芩。(中医方剂大辞典)

升阳调经汤 sheng yang tiao jing tang

【英文名】Sheng Yang Tiao Jing Decoction

【异名】升麻调经汤(中医方剂大辞典、东垣试效方)

【组成】升麻、葛根、草龙胆、黄芩、广莪术、京三棱、炙甘草、黄连、连翘、桔梗、生黄芩、当归梢、芍药、黄柏、知母。(中医方剂大辞典)

升阳清胃汤 sheng yang qing wei tang

【英文名】Sheng Yang Qing Wei Decoction

【组成】升麻、煅石膏、连翘、生地、牛蒡子、丹皮、桔梗、甘草、荆芥、薄荷。(中医方剂大辞典)

升阳散火方 sheng yang san huo fang

【英文名】Sheng Yang San Huo Prescription

【组成】山楂、黄芩、甘草、干葛、柴胡、陈皮、黄连、芍药、防风、连翘、当归尾、蔓荆子。(中医方剂大辞典)

升阳散火汤 sheng yang san huo tang

【英文名】Sheng Yang San Huo Powders

【组成】(1)抚芎、蔓荆子、白芍、防风、羌活、独活、甘草、人参、柴胡、香附、葛根、升麻、僵蚕。(中医方剂大辞典)(2)人参、当归、芍药、黄芩、麦冬、白术、柴胡、陈皮、茯神、甘草。(中医方剂大辞典)(3)柴胡、连翘、僵蚕、防风、桔梗、鼠粘子、蝉蜕、山豆根、射干、薄荷、荆芥、人中黄、皂角刺。(中医方剂大辞典)(4)升麻、葛根、独活、羌活、白芍药、人参、甘草、柴胡、防风、甘草。(中医方剂大辞典)(5)升麻、柴胡、羌活、独活、葛根、白芍、防风、甘草。(中医方剂大辞典)(6)荆芥、焦栀、防风、甘草、细辛、白芍、生地、当归、麦冬、川芎、柴胡、黄芩、泽泻、茯苓。(中医方剂大辞典)

升阳解表汤 sheng yang jie biao tang

【英文名】Sheng Yang Jie Biao Decoction

【组成】升麻、葛根、羌活、防风、柴胡、枳壳、厚朴、广皮、甘草、半夏。(中医方剂大辞典)

升阳解毒汤 sheng yang jie du tang

【英文名】Sheng Yang Jie Du Decoction

【组成】当归、升麻、柴胡、桔梗、甘草、牛蒡子、密蒙花、蝉蜕、连翘、防风、荆芥穗。(中医方剂大辞典)

升阳解热汤 sheng yang jie re tang

【英文名】Sheng Yang Jie Re Decoction

【组成】芽桔梗、荆芥、红柴胡、防风、川贝母、薄荷、连翘、射干、牛蒡子、前胡、僵蚕、升麻、蝉蜕、生姜。(中医方剂大辞典)

升阳燥湿汤 sheng yang zao shi tang

【英文名】Sheng Yang Zao Shi Decoction

【组成】防风、良姜、干姜、郁李仁、甘草、陈皮、黄芪、白葵花、柴胡、升麻。(中医方剂大辞典)

升连清胃饮 sheng lian qing wei yin

【英文名】Sheng Lian Qing Wei Drink

【组成】丹皮、山栀、生地、甘草、升麻、黄连。(中医方剂大辞典)

升肝健脾汤 sheng gan jian pi tang

【英文名】Sheng Gan Jian Pi Decoction

【组成】黄芪、柴胡、生麦芽、当归、川芎、丹参、郁金、白术、茯苓、炙甘草、鸡内金。(中医杂志 1984,24(4))

升肝舒郁汤 sheng gan shu yu tang

【英文名】Sheng Gan Shu Yu Decoction

【组成】黄芪、当归、知母、柴胡、生明乳香、生明没药、川芎。(中医方剂大辞典)

升补化利汤 sheng bu hua li tang

【英文名】Sheng Bu Hua Li Decoction

【组成】党参、黄芪、桃仁、路路通、三棱、昆布、泽兰、马鞭草、车前子、升麻、炙甘草、肉桂。(江苏中医 1992,(4))

升补中和汤 sheng bu zhong he tang

【英文名】Sheng Bu Zhong He Decoction

【组成】人参、谷芽、山药、茯神、甘草、陈皮、扁豆、钩藤、荷鼻、老米、红枣。(中医方剂大辞典)

升降败毒丸 sheng jiang bai du wan

【英文名】Sheng Jiang Bai Du Pill

【组成】野大黄、姜黄、蝉退、僵蚕。(中医方剂大辞典)

升降复位汤 sheng jiang fu wei tang

【英文名】Sheng Jiang Fu Wei Decoction

【组成】党参、黄芪、升麻、枳壳、牵牛子、槟榔、莪术等。(中国医药学报 1991,6(4))

升药五灵散 sheng yao wu ling san

【英文名】Sheng Yao Wu Ling Powders

【组成】胆矾、辰砂、雄黄、明矾、磁石。(中医方剂大辞典)

升炼玉露霜 sheng lian yu lu shuang

【英文名】Sheng Lian Yu Lu Shuang

【组成】真豆粉、龙脑薄荷。(中医方剂大辞典)

升炼灵光药 sheng lian ling guang yao

【英文名】Sheng Lian Ling Guang Yao

【组成】水银、黑铅、枯矾、皂矾、火消、食盐。(中医方剂大辞典)

升举大补汤 sheng ju da bu tang

【英文名】Sheng Ju Da Bu Decoction

【组成】(1)黄芪、白术、陈皮、人参、炙草、升麻、当归、熟地、麦冬、川芎、白芷、黄连、荆芥穗。(中医方剂大辞典)(2)人参、白术、川芎、熟地、白芷、荆芥、陈皮、黄连、黄柏、羌活、防风、升麻、甘草。(中医方剂大辞典)

升柴拔陷汤 sheng chai ba xian tang

【英文名】Sheng Chai Ba Xian Decoction

【组成】升麻、柴胡、前胡、葛根、陈皮、半夏、枳壳、山楂、泽泻、车前子、生姜、大枣。(中医方剂大辞典)

升消平胃散 sheng xiao ping wei san

【英文名】Sheng Xiao Ping Wei Powders

【组成】(1)厚朴、苍术、小川芎、香附、紫苏、藿香、砂仁、白芷、陈皮、炙甘草、麦芽、山楂。(中医方剂大辞典)(2)小川芎、香附、苍术、紫苏、厚朴、藿香、砂仁、白芷、陈皮、麦芽、山楂、甘草。(中医方剂大辞典)(3)川芎、香附、苍术、紫苏、厚朴、藿香、砂仁、白芷、半夏、陈皮、山楂、麦芽。(中医方剂大辞典)

升陷回肠汤 sheng xian hui chang tang

【英文名】Sheng Xian Hui Chang Decoction

【组成】党参、升麻、甘草。(中医杂志 1964,4(6))

升陷举痿汤 sheng xian ju wei tang

【英文名】Sheng Xian Ju Wei Decoction

【组成】人参、生黄芪、当归、鹿角胶、升麻、柴胡、蜈蚣、全虫。(中医药学报 1991,(5))

升陷固血汤 sheng xian gu xue tang

【英文名】Sheng Xian Gu Xue Decoction

【组成】当归、川芎、熟地、白芷、升麻、血余炭。(中医方剂大辞典)

升麻二陈汤 sheng ma er chen tang

【英文名】Sheng Ma Er Chen Decoction

【组成】陈皮、抚芎、茯苓、半夏、升麻、防风、甘草、柴胡。(中医方剂大辞典)

升麻干葛汤 sheng ma gan ge tang

【英文名】Sheng Ma Gan Ge Decoction(中国中医药学主题词表)

【组成】升麻、桔梗、羌活、川芎、防风、干葛、麻黄、白芷、蝉蜕、陈皮、甘草。(中医方剂大辞典)

升麻大黄汤 sheng ma dai huang tang

【英文名】Sheng Ma Dai Huang Decoction

【组成】升麻、木通、白蔹、黄芩、芍药、甘草、大黄。(中医方剂大辞典)

升麻化毒汤 sheng ma hua du tang

【英文名】Sheng Ma Hua Du Decoction

【组成】升麻、干葛、赤芍、甘草、酒芩、酒连、连翘、桔梗、人参、防风、荆芥、木通、牛蒡、苍术。(中医方剂大辞典)

升麻六合汤 sheng ma liu he tang

【英文名】Sheng Ma Liu He Decoction

【异名】升翘六合汤(中医方剂大辞典、元戎)

【组成】四物汤、升麻、连翘。(中医方剂大辞典)

升麻六物汤 sheng ma liu wu tang

【英文名】Sheng Ma Liu Wu Decoction

【组成】(1)升麻、山栀、大青、杏仁、黄芩、玄参。(中医方剂大辞典)(2)升麻、栀子仁、大青、杏仁、黄芩。(中医方剂大辞典)

升麻石膏汤 sheng ma shi gao tang

【英文名】Sheng Ma Shi Gao Decoction

【组成】升麻、石膏、防风、荆芥、归尾、赤芍、连翘、桔梗、甘草、薄荷、黄芩、灯心。(中医方剂大辞典)

升麻龙胆饮 sheng ma long dan yin

【英文名】Sheng Ma Long Dan Drink

【组成】羌活、黄芩、龙胆草、青蛤粉、谷精草、蛇蜕、甘草、川郁金、麻黄、升麻。(中医方剂大辞典)

升麻四物汤 sheng ma si wu tang

【英文名】Sheng Ma Si Wu Decoction

【组成】当归、川芎、赤芍、生地、白芷、黄芩、升麻、蒲公英。(中医方剂大辞典)

升麻白虎汤 sheng ma bai hu tang

【英文名】Sheng Ma Bai Hu Decoction

【组成】石膏、知母、甘草、升麻。(中医方剂大辞典)

升麻玄参汤 sheng ma xuan shen tang

【英文名】Sheng Ma Xuan Shen Decoction

【组成】(1)升麻、玄参、干葛、甘草。(中医方剂大辞典)(2)升麻、玄参、甘草、石膏。(中医方剂大辞典)

升麻发表汤 sheng ma fa biao tang

【英文名】Sheng Ma Fa Biao Decoction

【异名】升阳发表汤(中医方剂大辞典、伤寒六书、鲁府禁方)

【组成】(1)麻黄、桂枝、羌活、防风、独活、黄芩、白芷、秦艽、腹皮、黄柏、甘草、升麻。(中医方剂大辞典)(2)麻黄、桂枝、甘草、杏仁、白芷、防风、升麻、羌活、川芎。(中医方剂大辞典)

升麻地黄散 sheng ma di huang san

【英文名】Sheng Ma Di huang Powders

【组成】升麻、地黄、地骨皮、青盐、川芎、皂角、细辛、槐角子。(中医方剂大辞典)

升麻托里汤 sheng ma tuo li tang

【英文名】Sheng Ma Tuo li Decoction

【异名】内托升麻汤(中医方剂大辞典、兰室秘藏、东垣试效方)

【组成】黄柏、肉桂、鼠粘子、黄芪、炙甘草、当归身、连翘、升麻、葛根。(中医方剂大辞典)

升麻导痰汤 sheng ma dao tan tang

【英文名】Sheng Ma Dao Tan Decoction

【组成】南星、橘红、赤茯苓、枳壳、甘草、半夏、升麻。(中医方剂大辞典)

升麻防风汤 sheng ma fang feng tang

【英文名】Sheng Ma Fang feng Decoction

【组成】升麻、防风、黄柏、茯苓、芍药、陈皮、连翘、当归。(中医方剂大辞典)

升麻防风散 sheng ma fang feng san

【英文名】Sheng Ma Fang Feng Powders

【组成】升麻、防风、人参、蝎尾、雄黄、牛黄、甘草、朱砂、麝香、僵蚕。(中医方剂大辞典)

升麻防荆汤 sheng ma fang jing tang

【英文名】Sheng Ma Fang Jing Decoction

【组成】柴胡、黄芩、半夏、甘草、防风、荆芥、羌活、独活、家葛、升麻、赤芍药、川芎、白芷。(中医方剂大辞典)

升麻芷葛汤 sheng ma zhi ge tang

【英文名】Sheng Ma Zhi Ge Decoction

【组成】升麻、家干葛、白芷、苏薄荷、石膏、广陈皮、川芎、制半夏、甘草。(中医方剂大辞典)

升麻苍术汤 sheng ma cang zhu tang

【英文名】Sheng Ma Cang Zhu Decoction

【组成】黄连、黄芩、木香、厚朴、枳实、半夏、桔梗、柴胡、川芎、木通、生甘草、升麻、苍术。(中医方剂大辞典)

升麻连翘汤 sheng ma lian qiao tang

【英文名】Sheng Ma Lian Qiao Decoction

【组成】(1)升麻、连翘、黄连、牛蒡子、白芷。(中医方剂大辞典)(2)升麻、桔梗、甘草、连翘、鼠粘子、防风、黄芩。(中医方剂大辞典)

升麻含汁方 sheng ma han zhi fang

【英文名】Sheng Ma Han Zhi Prescription

【组成】升麻。(中医方剂大辞典)

升麻补胃汤 sheng ma bu wei tang

【英文名】Sheng Ma Bu Wei Decoction

【组成】(1)白芍药、升麻、羌活、黄芪、生地黄、熟地黄、独活、牡丹皮、炙甘草、柴胡、防风、当归身、葛根、肉桂。(中医方剂大辞典)(2)甘草、升麻、柴胡、草豆蔻、黄芪、半夏、当归身、干姜、红花。(中医方剂大辞典)

升麻苦梗汤 sheng ma ku geng tang

【英文名】Sheng Ma Ku Geng Decoction

【组成】升麻、苦桔梗、地榆、黄芩、薏苡仁、赤芍药、牡丹皮、生甘草。(中医方剂大辞典)

升麻拈痛汤 sheng ma nian tong tang

【英文名】Sheng Ma Nian Tong Decoction

【组成】升麻、当归、川芎、白芍、熟地、苡仁、茯苓、黄芩、蚕沙、金钟皮、加皮、白术、甘草。(中医方剂大辞典)

升麻和气饮 sheng ma he qi yin

【英文名】Sheng Ma He Qi Drink

【异名】和气饮(中医方剂大辞典、局方、证治要诀类方)

【组成】(1)升麻、白芷、防风、白术、葛根、麻黄、生甘草、当归、黄柏。(中医方剂大辞典)(2)干姜、熟枳壳、干葛、熟苍术、桔梗、升麻、当归、熟半夏、茯苓、白芷、陈皮、甘草、芍药、大黄。(中医方剂大辞典)(3)苍术、桔梗、枳壳、陈皮、白芍药、白芷、川芎、当归、甘草、官桂、半夏、茯苓、厚朴、干姜、升麻、大黄。(中医方剂大辞典)

升麻和血汤 sheng ma he xue tang

【英文名】Sheng Ma He Xue Decoction

【组成】陈皮、蒲黄、当归、苍术、秦艽、肉桂、生地黄、丹皮、生甘草、升麻、炙甘草、黄芪。(中医方剂大辞典)

升麻泄热散 sheng ma xie re san

【英文名】Sheng Ma Xie Re Powders

【组成】川升麻、射干、黄柏、大青、甘草、玄参、黄芩、犀角屑、黄连。(中医方剂大辞典)

升麻泄热煎 sheng ma xie re jian

【英文名】Sheng Ma Xie Re Decoction

【异名】升麻煎(中医方剂大辞典、外台、千金)

【组成】升麻、射干、黄柏、苦竹叶、大青、生芦根、蔷薇根白皮、生玄参汁、生地黄汁、赤蜜。(中医方剂大辞典)

升麻泻湿汤 sheng ma xie shi tang

【英文名】Sheng Ma Xie Shi Decoction

【组成】升麻、生地黄、熟地黄、苍术、青皮、黄柏、当归、黄芪、桃仁泥、槐子、甘草。(中医方剂大辞典)

升麻泽泻汤 sheng ma ze xie tang

【英文名】Sheng Ma Ze Xie Decoction

【组成】猪苓、泽泻、滑石、赤茯苓、甘草、黄连、升麻。(中医方剂大辞典)

升麻细辛汤 sheng ma xi xin tang

【英文名】Sheng Ma Xi Xin Decoction

【组成】升麻、荆芥穗、防风、细辛。(中医方剂大辞典)

升麻细辛散 sheng ma xi xin san

【英文名】Sheng Ma Xi Xin Powders

【组成】升麻、细辛、藁本、防风、芎䓖、凝水石、甘草。(中医方剂大辞典)

升麻栀子汤 sheng ma zhi zi tang

【英文名】Sheng Ma Zhi Zi Decoction

【组成】升麻、栀子仁、射干、赤茯苓、白术、芍药。(中医方剂大辞典)

升麻胃风汤 sheng ma wei feng tang

【英文名】Sheng Ma Wei Feng Decoction

【组成】升麻、白芷、当归、葛根、苍术、甘草、柴胡、藁本、羌活、黄柏、草豆蔻、麻黄、蔓荆子。(中医方剂大辞典)

升麻顺气汤 sheng ma shun qi tang

【英文名】Sheng Ma Shun Qi Decoction

【组成】升麻、干葛、防风、白芷、黄芪、人参、白芍、甘草、苍术。(中医方剂大辞典)

升麻前胡汤 sheng ma qian hu tang

【英文名】Sheng Ma Qian Hu Decoction

【组成】(1)升麻、前胡、玄参、地骨皮、羚羊角、葛根、酸枣仁。(中医方剂大辞典)(2)升麻、前胡、知母、芍药、朴消、山栀子仁、木通、乌梅、甘草。(中医方剂大辞典)

升麻桔梗汤 sheng ma jie geng tang

【英文名】Sheng Ma Jie Geng Decoction

【组成】升麻、桔梗、甘草、防风、玄参。(中医方剂大辞典)

升麻荷叶汤 sheng ma he ye tang

【英文名】Sheng Ma He Ye Decoction

【组成】升麻、葛根、苍术、白芍药、荷叶、甘草。(中医方剂大辞典)

升麻透斑汤 sheng ma tou ban tang

【英文名】Sheng Ma Tou Ban Decoction

【组成】升麻、枳壳、柴胡、桔梗、前胡、干葛、川芎、茯苓、陈皮、半夏、甘草。(中医方剂大辞典)

升麻消毒饮 sheng ma xiao du yin

【英文名】Sheng Ma Xiao Du Drink

【组成】当归尾、赤芍、金银花、连翘、牛蒡子、栀子、羌活、白芷、红花、防风、甘草、升麻、桔梗。(中医方剂大辞典)

升麻消毒散 sheng ma xiao du san

【英文名】Sheng Ma Xiao Du Powders

【组成】(1)羌活、防风、升麻、白芷、桔梗、连翘、栀子、芍药、金银花、甘草、牛蒡子。(中医方剂大辞典)(2)升麻、半夏、苍术、厚朴、白芷、茯苓、甘草、芍药、陈皮、归身、桔梗、干葛、干姜。(中医方剂大辞典)

升麻黄芩汤 sheng ma huang qin tang

【英文名】Sheng Ma Huang Qin Decoction

【组成】升麻、葛根、黄芩、芍药、甘草。(中医方剂大辞典)

升麻黄连丸 sheng ma huang lian wan

【英文名】Sheng Ma Huang Lian Pill

【组成】白檀、生甘草、生姜、莲花、青皮、升麻、黄连、黄

芩。(中医方剂大辞典)

升麻黄连汤 sheng ma huang lian tang

【英文名】Sheng Ma Huang Lian Decoction

【组成】(1)升麻、葛根、白芍、川芎、苍术、薄荷、荆芥、酒芩、犀角、白芷、甘草、黄连。(中医方剂大辞典)(2)升麻、川芎、当归、连翘、黄连、牛蒡子、白芷。(中医方剂大辞典)(3)升麻、黄连、当归、芍药、桂心、黄柏、甘草。(中医方剂大辞典)

升麻黄芪汤 sheng ma huang qi tang

【英文名】Sheng Ma Huang Qi Decoction

【组成】生黄芪、当归、升麻、柴胡。(中医方剂大辞典)

升麻清胃汤 sheng ma qing wei tang

【英文名】Sheng Ma Qing Wei Decoction

【组成】升麻、川连、生地、丹皮、甘草、木通。(中医方剂大辞典)

升麻清胃散 sheng ma qing wei san

【英文名】Sheng Ma Qing Wei Powders

【组成】升麻、生地、川连、丹皮、山栀、当归、大黄。(中医方剂大辞典)

升麻散火汤 sheng ma san huo tang

【英文名】Sheng Ma San Huo Decoction

【组成】升麻、葛根、羌活、独活、防风、柴胡、甘草、白芍、生甘草。(中医方剂大辞典)

升麻散坚汤 sheng ma san jian tang

【英文名】Sheng Ma San Jian Decoction

【组成】升麻、甘草、莪术、三棱、陈皮、桔梗、黄连、龙胆草、葛根、川芎、白芍、夏枯草、连翘、黄芩、当归。(中医方剂大辞典)

升麻散毒汤 sheng ma san du tang

【英文名】Sheng Ma San Du Decoction

【组成】白芷、升麻、葛根、芍药、桂枝、连翘、羌活、桔梗、当归、荆芥。(中医方剂大辞典)

升麻葛根汤 sheng ma ge gen tang

【英文名】Sheng Ma Ge Gen Decoction(中国中医药学主题词表)

【组成】(1)葛根、升麻、秦艽、荆芥、苏叶、赤芍、白芷、甘草。(中医方剂大辞典)(2)赤芍、牛子、升麻、葛根、木通、甘草、连翘。(中医方剂大辞典)(3)升麻、葛根、赤芍、荆芥、牛蒡、桔梗、蝉衣、樱桃核、浮萍草、生甘草。(中医方剂大辞典)(4)升麻、干葛、白芍、柴胡、山栀、木通、甘草、连翘。(中医方剂大辞典)(5)升麻、干葛、白芍、柴胡、黄芩、山栀、木通、甘草、连翘。(中医方剂大辞典)(6)山栀、升麻、葛根、白芍、柴胡、黄芩、黄连、木通、甘草。(中医方剂大辞典)(7)升麻、干葛、赤芍、甘草、麦冬。(中医方剂大辞典)(8)升麻、干葛、白芍、甘草、山楂、牛蒡子。(中医方剂大辞典)(9)升麻、干葛、枳壳、桔梗、前胡、苏叶、杏仁、防风。(中医方剂大辞典)(10)升麻、干葛、白芍、柴胡、黄芩、山栀、木通、甘草。(中医方剂大辞典)(11)人参、紫苏、前胡、半夏、葛根、茯苓、枳壳、桔梗、陈皮、甘草。(中医方剂大辞典)(12)升麻、葛根、赤芍、甘草、川芎、白芷、麻黄。(中医方剂大辞典)(13)干姜、升麻、芍药、甘草、葛根。(中医方剂大辞典)(14)升麻、白芍药、甘草、葛根。(中医方剂大辞典)

升麻揩齿方 sheng ma kai chi fang

【英文名】Sheng Ma Kai Chi Prescription

【组成】升麻、白芷、藁本、细辛、沉香、寒水石、石膏、贝齿、麝香。(中医方剂大辞典)

升麻犀角丸 sheng ma xi jiao wan

【英文名】Sheng Ma Xi Jiao Pill

【组成】升麻、黄芩、防风、人参、当归、黄芪、干蓝、甘草、栀子仁、黄连、犀角、大黄、巴豆。(中医方剂大辞典)

升麻犀角膏 sheng ma xi jiao gao

【英文名】Sheng Ma Xi Jiao Plaster

【组成】升麻、犀角、白蔹、漏芦、枳实、连翘、生蛇衔草、干姜、芒消、黄芩、栀子、蒴藋根、玄参。(中医方剂大辞典)

升麻疏解散 sheng ma shu jie san

【英文名】Sheng Ma Shu Jie Powders

【组成】升麻、川芎、甘草、桔梗、木通、山楂、蝉蜕、陈皮。(中医方剂大辞典)

升麻解表汤 sheng ma jie biao tang

【英文名】Sheng Ma Jie Biao Decoction

【组成】升麻、葛根、羌活、防风、柴胡、枳壳、厚朴、广皮、甘草、半夏。(中医方剂大辞典)

升麻解毒汤 sheng ma jie du tang

【英文名】Sheng Ma Jie Du Decoction

【组成】(1)升麻、白芷、酒芩、连翘、当归、炒牛蒡、酒木通节。(中医方剂大辞典)(2)川升麻、鲜皂角针、上白土茯苓。(中医方剂大辞典)(3)当归、升麻、柴胡、桔梗、甘草、牛蒡子、密蒙花、蝉蜕、连翘、防风、荆芥。(中医方剂大辞典)(4)升麻、干葛、荆芥穗、人参、柴胡、前胡、牛蒡、桔梗、防风、羌活、连翘、甘草、赤芍、皮竹叶。(中医方剂大辞典)(5)甘草、桔梗、干葛、升麻、羌活、荆芥、防风、大力、连翘、人参、竹叶、柴胡、前胡、赤芍。(中医方剂大辞典)(6)升麻、桔梗、荆芥、连翘、防风、羌活、赤芍、甘草、淡竹叶、牛蒡子。(中医方剂大辞典)(7)升麻、白芷、酒芩、牛蒡、连翘、蝉蜕、当归、防风、密蒙、淮木通节、甘草、蒺藜、荆芥。(中医方剂大辞典)

升麻溻肿汤 sheng ma ta zhong tang

【英文名】Sheng Ma Ta Zhong Decoction

【组成】升麻、黄芪、防风、川芎、生地黄、细辛。(中医方剂大辞典)

升麻鳖甲汤 sheng ma bie jia tang

【英文名】Sheng Ma Bie Jia Decoction

【组成】升麻、当归、蜀椒、甘草、鳖甲、雄黄。(中医方剂大辞典)

升清固外汤 sheng qing gu wai tang

【英文名】Sheng Qing Gu Wai Decoction

【组成】黄芪、人参、炙甘草、白术、陈皮、当归、白芍、柴胡、蔓荆子、川芎、天花粉。(中医方剂大辞典)

升清降浊汤 sheng qing jiang zhuo tang

【英文名】Sheng Qing Jiang Zhuo Decoction

【组成】陈皮、清半夏、茯苓、薏苡仁、车前子、枳壳、生荷叶。(中医方剂大辞典)

升清养髓汤 sheng qing yang sui tang

【英文名】Sheng Qing Yang Sui Decoction

【组成】葛根、杞子、鸡血藤、女贞子、当归、丹参、川芎、石菖蒲、菊花、炙甘草。(广西中医药 1988,11(1))

升清消毒饮 sheng qing xiao du yin

【英文名】Sheng Qing Xiao Du Drink

【组成】牛蒡子、紫背浮萍、川连、玄参、人中黄、连翘、苏荷、僵蚕、杭菊、桔梗、升麻、鲜荷叶。(中医方剂大辞典)

升提活血汤 sheng ti huo xue tang

【英文名】Sheng Ti Huo Xue Decoction

【组成】黄芪、党参、升麻、柴胡、细辛、蒲公英、枳实、肉桂、红花、蒲黄、川芎、丹参、三棱、莪术、丹皮、甘草。(中医杂志 1986,27(9))

升葛补中汤 sheng ge bu zhong tang

【英文名】Sheng Ge Bu Zhong Decoction

【组成】升麻、葛根、赤芍、人参、桔梗、甘草、生姜。(中医方剂大辞典)

升槐升降汤 sheng huai sheng jiang tang

【英文名】Sheng Huai Sheng Jiang Decoction

【组成】升麻、槐子、炙黄芪、白术、柴胡、当归、大腹皮、广木香、炙甘草。(中医方剂大辞典)

升气养元糖浆 sheng qi yang yuan tang jiang

【英文名】Sheng Qi Yang Yuan Syrup(药品标准－中药成方制剂标准)

【组成】党参、黄芪、龙眼肉。(药品标准－中药成方制剂标准 1994 年)

升麻牛蒡子散 sheng ma niu bang zi san

【英文名】Sheng Ma Niu Bang Zi Powders

【组成】(1)升麻、赤芍药、干葛、青木香、甘草、防风、白芷、荆芥、牛蒡子、桔梗、金银花、玄参、麻黄、连翘、蓝叶。(中医方剂大辞典)(2)升麻、牛蒡子、甘草、桔梗、葛根、玄参、麻黄、连翘。(中医方剂大辞典)

升麻加附子汤 sheng ma jia fu zi tang

【英文名】Sheng Ma Jia Fu Zi Decoction

【异名】升麻附子汤(中医方剂大辞典、医方类聚)

【组成】升麻、葛根、白芷、黄芪、甘草、草豆蔻仁、人参、黑附、益智。(中医方剂大辞典)

升麻加黄连汤 sheng ma jia huang lian tang

【英文名】Sheng Ma Jia Huang Lian Decoction

【组成】升麻、葛根、白芷、甘草、白芍、黄连、黄芩、川芎、荆芥穗、薄荷叶、生犀末。(中医方剂大辞典)

升麻加紫草汤 sheng ma jia zi cao tang

【英文名】Sheng Ma Jia Zi Cao Decoction

【组成】升麻、葛根、芍药、甘草、紫草茸。(中医方剂大辞典)

升阳去热和血汤 sheng yang qu re he xue tang

【英文名】Sheng Yang Qu Re He Xue Decoction

【组成】桔皮、熟地黄、当归身、苍术、秦艽、肉桂、生地黄、牡丹皮、生甘草、升麻、熟甘草、黄芪、白芍药。(中医方剂大辞典)

升阳除湿防风汤 sheng yang chu shi fang feng tang

【英文名】Sheng Yang Chu Shi Fang Feng Decoction

【异名】升阳除湿智半汤(中医方剂大辞典、李氏医鉴、嵩崖尊生);升阳除湿汤(中医方剂大辞典、脾胃论、嵩崖尊生)

【组成】(1)苍术、防风、白术、白茯苓、白芍药。(中医方剂大辞典)(2)苍术、防风、茯苓、白术、白芍、益智仁、半夏。(中医方剂大辞典)

升阳益气复阴汤 sheng yang yi qi fu yin tang

【英文名】Sheng Yang Yi Qi Fu Yin Decoction

【组成】升麻、生地、黄连、黄柏、知母、人参、白术、泽泻、茯神、红花、苦参、生熟甘草、苡仁。(中医方剂大辞典)

升阳益胃养荣汤 sheng yang yi wei yang rong tang

【英文名】Sheng Yang Yi Wei Yang Rong Decoction

【组成】当归、白芍、人参、山栀子、甘草、木通、白术。(中医方剂大辞典)

升降益气解癃汤 sheng jiang yi qi jie long tang

【英文名】Sheng Jiang Yi Qi Jie Long Decoction

【组成】黄芪、桔梗、升麻、当归尾、桃仁、牛膝、王不留行、茯苓、车前草、甘草梢。(实用中医内科杂志 1990,4(3))

升麻汤合小柴胡汤 sheng ma tang he xiao chai hu tang

【英文名】Sheng Ma Tang He Xiao Chai Hu Decoction

【组成】升麻、干葛、甘草、白芍药、柴胡、人参、黄芩、半夏。(中医方剂大辞典)

升麻润色消痹止热极汤 sheng ma run se xiao bi zhi re ji tang

【英文名】Sheng Ma Run Se Xiao Bi Zhi Re Ji Decoction

【组成】升麻、射干、川芎、人参、赤小豆、生姜、麦门冬、葳蕤、生地黄、甘草、竹叶。(中医方剂大辞典)

升麻葛根合人参白虎汤 Sheng Ma Ge Gen He Ren Shen Bai Hu Tang

【英文名】Sheng Ma Ge Gen He Ren Shen Bai Hu Decoction

【组成】绿升麻、粉干葛、白芍药、炙甘草、净知母、熟石膏、人参。(中医方剂大辞典)

升麻葛根汤合消毒犀角饮 sheng ma ge gen tang he xiao du xi jiao yin

【英文名】Sheng Ma Ge Gen Decoction He Xiao Du Xi Jiao Drink

【组成】升麻、葛根、芍药、甘草、牛蒡子、荆芥、防风、犀角。(中医方剂大辞典)

升麻鳖甲汤去雄黄蜀椒方 sheng ma bie jia tang qu xiong huang shu jiao fang

【英文名】Sheng Ma Bie Jia Decoction Qu Xiong Huang Shu Jiao Prescription

【组成】升麻、当归、甘草、鳖甲。(中医方剂大辞典)

升麻鳖甲汤去蜀椒雄黄方 sheng ma bie jia tang qu shu jiao xiong huang fang

【英文名】Sheng Ma Bie Jia Decoction Qu Shu Jiao Xiong Huang Prescription

【组成】甘草、桂枝、升麻、当归、鳖甲。(中医方剂大辞典)

长生丸 chang sheng wan

【英文名】Chang Sheng Pill

【组成】(1)蜈蚣、全蝎、天南星、棘刚子。(中医方剂大辞典)(2)槟榔、枳实、木香、砂仁、半夏、丁香、肉豆蔻、全蝎。(中医方剂大辞典)

长生丹 chang sheng dan

【英文名】Chang Sheng Pellet

【组成】(1)地黄、山药、白茯神、何首乌、女贞子、甜石斛、枸杞、鹿角霜、山茱萸、菟丝子、肉苁蓉、鹿角胶、川牛膝、宣木瓜、虎胫骨、人参、丹皮、杜仲、胡麻、桑椹子。(中医方剂大辞典)(2)大附子、清水半夏。(中医方剂大辞典)

长生汤 chang sheng tang

【英文名】Chang Sheng Decoction

【组成】川芎、当归、天花粉、连翘、枣仁、山栀仁、橘红、远志、薄荷、甘草。(中医方剂大辞典)

长生酒 chang sheng jiu

【英文名】Chang Sheng Wine

【组成】枸杞、茯神、生地、熟地、萸肉、牛膝、远志、五加皮、石菖蒲、地骨皮。(中医方剂大辞典)

长皮膏 zhang pi gao

【英文名】Zhang Pi Plaster

【组成】(1)东丹、梅片、煅石膏、硼砂、象皮粉、密陀僧、麻油或凡士林。(2)生地、大黄、轻粉、当归、甘草、香木鳖、紫草、地骨皮、象皮粉、黄白蜡、麻油。(上海中医药杂志 1980,(5))

长发膏 zhang fa gao

【英文名】Zhang Fa Plaster

【组成】(1)蔓荆子、附子、泽兰、防风、杏仁、零陵香、藿香、芎藭、天雄、辛夷、沉香、松脂、白芷、马鬐膏、松叶、熊脂、生麻油。(中医方剂大辞典)(2)蔓荆子、附子、细辛、石南草、续断、皂荚、泽兰、防风、杏仁、白芷、零陵香、藿香、马鬐膏、熊脂、猪脂、松叶、莽草。(中医方剂大辞典)

长肉散 zhang rou san

【英文名】Zhang Rou Powders

【组成】黄连、槟榔、木香、麒麟血、密陀僧。(中医方剂大辞典)

长肉膏 zhang rou gao

【英文名】Zhang Rou Plaster

【组成】(1)人参、黄芪、当归、夜合树皮、玄参、血余、老鼠、血竭、龙骨、赤石脂、白腊。(中医方剂大辞典)(2)防风、荆芥、白芷、生地黄、当归。(中医方剂大辞典)(3)银朱、云母粉、象牙末。(中医方剂大辞典)(4)桑枝、柳枝、桃枝、槐枝、榆枝、枸杞枝。(中医方剂大辞典)(5)黄连、黄芪、防风、当归、桂枝、大黄、枳壳、白芷、玄参、生地黄、甘草节、杜牛膝。(中医方剂大辞典)

长肌丸 zhang ji wan

【英文名】Zhang Ji Pill

【组成】胡黄连、木香、无食子、芦荟、麝香、牛黄、黄柏。(中医方剂大辞典)

长肌散 zhang ji san

【英文名】Zhang Ji Powders

【组成】(1)珍珠、乳香、血竭、头发、丝绵、冰片。(中医方剂大辞典)(2)乳香、没药、三七、象皮、龙骨飞丹、儿茶、软石膏。(中医方剂大辞典)(3)黄连、黄柏、甘草、地骨皮、五倍子。(中医方剂大辞典)

长肌膏 zhang ji gao

【英文名】Zhang Ji Plaster

【组成】白烛油、黄蜡、香油、大风子、黄连、番木鳖肉、黄柏、枯矾、轻粉、密陀僧。(中医方剂大辞典)

长寿粉 chang shou fen

【英文名】Chang Shou Powders

【组成】芡实、薏仁、山药、糯米、人参、茯苓、莲子、白糖。(中医方剂大辞典)

长寿散 chang shou san

【英文名】Chang Shou Powders

【组成】天麻、甘草、半夏、蝎梢、人参、白扁豆、糯米、薏

苡仁、木香。(中医方剂大辞典)

长寿膏 chang shou gao

【英文名】Chang Shou Ointment

【组成】牛胆、川军。(中医方剂大辞典)

长松酒 chang song jiu

【英文名】Chang Song Wine

【组成】长松、黄芪、熟地黄、生地黄、苍术、陈皮、枳壳、当归身、白芍、天门冬、半夏、厚朴、甘菊花、麦门冬、砂仁、木香、人参、点椒、酥、黄柏、黄连、小红枣、胡桃仁、老米、灯心。(中医方剂大辞典)

长明酒 chang ming jiu

【英文名】Chang Ming Wine

【组成】旧琉璃灯。(中医方剂大辞典)

长春丸 chang chun wan

【英文名】Chang Chun Pill

【组成】(1)苦参、独活、荆芥、豨莶、紫萍、苍术、风藤、木通、草乌、大风子、巨胜子、仙灵脾。(中医方剂大辞典)(2)地骨皮、熟地黄、诃子皮、白芷、桂心、杏仁、川椒、旋覆花。(中医方剂大辞典)

长春丹 chang chun dan

【英文名】Chang Chun Pellet

【异名】仙茅丸(中医方剂大辞典)

【组成】(1)何首乌、仙茅、白茯苓、茅山苍术、牛膝。(中医方剂大辞典)(2)金刚骨、补骨脂。(中医方剂大辞典)

长春方 chang chun fang

【英文名】Chang Chun Prescription

【异名】长春丸(中医方剂大辞典、本草纲目拾遗)

【组成】鱼鳔、棉花子、金钗石斛、白莲须、金樱子、菟丝子、沙蒺藜、枸杞子、五味子。(中医方剂大辞典)

长春酒 chang chun jiu

【英文名】Chang chun Wine

【组成】黄芪、人参、白术、白茯苓、当归、川芎、白芍、熟地黄、官桂、橘红、南星、半夏、苍术、厚朴、砂仁、草果仁、青皮、槟榔、丁香、木香、沉香、五味子、藿香、木瓜、石斛、杜仲、白蔻壳、薏苡仁、枇杷叶、桑白皮、神曲、麦芽、甘草。(中医方剂大辞典)

长春散 chang chun san

【英文名】Chang Chun Powders

【组成】(1)甘松、藁本、藿香、白附子、细辛、广陵香、小陵苓、茅香、白檀、三奈子、川芎、白芷、白丁香、白及、白蔹、栝楼根、楮实、滑石、韶脑、牵牛、皂角、绿豆。(中医方剂大辞典)(2)甘松、诃子、人参、胆矾、金丝矾、青盐、细辛、百药煎、川芎、绿矾、白芷、白檀、酸石榴皮、五倍子、茯苓、橡斗子、江茶、麝香。(中医方剂大辞典)

长春膏 chang chun gao

【英文名】Chang Chun Plaster

【组成】生地汁、薄荷汁、冬青子汁。(中医方剂大辞典)

长将散 zhang jiang san

【英文名】Chang Jiang Powders

【组成】石韦、滑石、瞿麦、王不留行、葵子。(中医方剂大辞典)

长德散 chang de san

【英文名】Chang De Powders

【组成】麻叶、血竭、虎骨、乌犀角。(中医方剂大辞典)

长春宝丸 chang chun bao wan

【英文名】Chang Chun Bao Pill

【组成】人参、枸杞子、山药、五味子、天冬、麦冬、地黄、熟地黄、制何首乌、茯苓、牛膝、当归、补骨脂、杜仲、巴戟天、知母、黄柏、仙茅、淫羊藿、泽泻、丹参、黄芪、桑寄生、女贞子、墨旱莲。(药品标准－中药成方制剂标准 1997 年)

长春药酒 chang chun yao jiu

【英文名】Chang Chun Wine(药品标准－中药成方制剂标准)

【组成】苍术、花椒、熟地黄、栀子、豆蔻、淫羊藿、牛膝、补骨脂、白芍、杜仲、川木香、当归、枸杞子、天冬、白术、黄芪、砂仁、菊花、红花、肉苁蓉、丁香、地骨皮、甘草、五加皮、党参、地黄、茯苓。(药品标准－中药成方制剂标准 1996 年)

长春浸酒 chang chun jin jiu

【英文名】Chang Chun Wine

【组成】白术、白茯苓、人参、当归、虎胫骨、川椒、肉苁蓉、枸杞、砂仁、干姜、陈皮、川芎、独活、麻黄、五加皮、牛膝、厚朴、白芷、香附、乌药、桂花、何首乌、川乌、草乌、生地、白芍、熟地、羌活、官桂、半夏、天门冬、麦门冬、苍术、破故纸、五味、茴香、防风、沉香、细辛、甘草、酥油、红枣、蜂蜜、核桃仁。(中医方剂大辞典)

长效制剂 chang xiao zhi ji

【英文名】Chang Xiao Preparations

【定义】是指通过适当的方法、延缓药物在体内的释放、吸收、分布、代谢和排泄过程,从而达到延长药物作用的一类制剂。(中药药剂学)

长生不老丹 chang sheng bu lao dan

【英文名】Chang Sheng Bu Lao Pellet

【异名】长生不老辟谷丹(中医方剂大辞典、古今医鉴、寿世保元)

【组成】(1)青盐、黑豆、何首乌、白茯苓、赤茯苓、归身、白扁豆、芡实、薏米仁、天冬、麦冬、知母、枸杞、菟丝子、莲肉、牛膝、冬青子、黑脂麻、覆盆子、川巴戟、人参。(中医方剂大辞典)(2)白茯苓、定粉、黄丹、白松脂、白沙蜜、黄蜡、朱砂、金箔、水银。(中医方剂

大辞典)(3)苍术、莲肉、五味子、茯苓、枸杞子、熟地黄。(中医方剂大辞典)

长生固本方 chang sheng gu ben fang

【英文名】Chang Sheng Gu Ben Prescription

【异名】长生酒(中医方剂大辞典、仙拈集)

【组成】人参、甘枸杞子、怀山药、辽五味子、天门冬、麦门冬、怀生地黄、怀熟地黄。(中医方剂大辞典)

长生保命丹 chang sheng bao ming dan

【英文名】Chang Sheng Bao Ming Pellet

【组成】地骨皮、牛膝、甘菊花、枸杞子、石菖蒲、远志、生地黄。(中医方剂大辞典)

长生活命丹 chang sheng huo ming dan

【英文名】Chang Sheng Huo Ming Pellet

【异名】长生活命饮(中医方剂大辞典、傅青主男女科)

【组成】(1)人参、生姜、莲子、麦芽。(中医方剂大辞典)(2)人参。(中医方剂大辞典)

长生聚宝丹 chang sheng ju bao dan

【英文名】Chang Sheng Ju Bao Pellet

【组成】古老钱、虎骨、自然铜、龟板、当归、肉苁蓉、川牛膝、桑螵蛸、没药、金刚骨、滴乳香、龙骨、槟榔、诃子肉、川乌、木鳖子、川楝子、葫芦巴、白胶香、人参、白附子、草乌、何首乌、五灵脂、木香、地龙、丁香、缩砂、赤芍药、破故纸、天麻、熟地黄、香白芷、干木瓜、续断、骨碎补、巴戟、朱砂、乌药、麝香、白茯苓、菟丝子。(中医方剂大辞典)

长发滋荣散 zhang fa zi rong san

【英文名】Zhang Fa Zi Rong Powders

【异名】滋荣散(中医方剂大辞典、御药院方、普济方)

【组成】生姜皮、人参。(中医方剂大辞典)

长白脑灵液 Chang bai nao ling ye

【英文名】Chang Bai Nao Ling Liquid

【组成】人参、鹿茸、哈士膜油、刺五加、五味子。

长肉八宝丹 zhang rou ba bao dan

【英文名】Zhang Rou Ba Bao Pellet

【组成】煅龙骨、扫盆、煅甘石、赤石脂、上血竭、煅石膏。(中医方剂大辞典)

长肉生肌药 zhang rou sheng ji yao

【英文名】Zhang Rou Sheng Ji Yao

【组成】大黄、雄黄、蓖麻、轻粉、乳香。(中医方剂大辞典)

长肉生肌散 zhang rou sheng ji san

【英文名】Zhang Rou Sheng Ji Powders

【组成】龙骨、血竭、象皮、儿茶、甘石、乳香、没药、冰片。(中医方剂大辞典)

长肉商红膏 zhang rou shang hong gao

【英文名】Zhang Rou Shang Hong Plaster

【组成】老松香、樟脑、轻粉、铜绿、银朱、冰片、麝香、蓖麻仁。(中医方剂大辞典)

长寿灵冲剂 chang shou ling chong ji

【英文名】Zhang Shou Ling Medicinal Instant Granule

【组成】黄芪、黄精、何首乌、刺五加、紫河车、枸杞子、玉竹。(中西医结合杂志 1987,7(10))

长春广嗣丹 chang chun guang si dan

【英文名】Chang Chun Guang Si Pellet

【异名】长春补药方(中医方剂大辞典、医方考、良朋汇集)

【组成】人参、天门冬、当归、泽泻、山茱萸、石菖蒲、赤石脂、五味子、复盆子、白茯苓、车前子、广木香、柏子仁、山药、川巴戟、川椒、川牛膝、生地黄、熟地黄、地骨皮、杜仲、远志、肉苁蓉、枸杞子、菟丝子。(中医方剂大辞典)

长春至宝丹 chang chun zhi bao dan

【英文名】Chang Chun Zhi Bao Pellet

【组成】(1)鹿茄茸、蚕蛾、鹿角胶、巨胜子、人参、哺退鸡蛋、枸杞子、当归、肉苁蓉、楮实子、杜仲、牛膝、金樱子、巴戟、锁阳、葱子、韭子、故纸、熟地、鸽子蛋、何首乌。(中医方剂大辞典)(2)黑驴肾、肉苁蓉、哺鸡蛋、黄狗肾、野蔷薇子、枸杞子、人参、大鳖头、雄蚕蛾、鸽子蛋、锁阳、桑螵蛸、葱子、韭子、青盐、破故纸、牛膝、茯苓、覆盆子、石斛、当归、五加皮、楮实子、鱼胶、山茱萸、生地、远志肉、大何首乌、杜仲、巨胜子、沙苑蒺藜、羚羊角、巴戟肉、淫羊藿、益智仁、鹿茸。(中医方剂大辞典)

长春红药片 chang chun hong yao pian

【英文名】Chang Chun Hong Yao Tablet(药品标准－中药成方制剂标准)

【组成】三七、草乌、制川乌、莲子心、当归、骨碎补、石菖蒲、蒲公英、小蓟、乳香、没药、仙鹤草、冰片、红花、菊花、栀子、重楼、朱砂、延胡索。(药品标准－中药成方制剂标准 1991 年)

长春牢牙散 chang chun lao ya san

【英文名】Chang Chun Lao Ya Powders

【组成】(1)升麻、川芎、细辛、白蒺藜、甘松、丁香、五倍子、皂矾、青盐、诃子肉、没石子、麝香。(中医方剂大辞典)(2)香附子、白茯苓、砂仁、丁香、川芎、蒺藜、百药煎、五味子、金丝矾、升麻、细辛、青盐、破故纸、檀香、甘松、石膏、胆矾、没石子、诃子、麝香。(中医方剂大辞典)

长春烫伤膏 chang chun tang shang gao

【英文名】Chang Chun Tang Shang Bill Ointment(药品标准－中药成方制剂标准)

【组成】银朱、冰片、人发、龙骨、苦杏仁、大黄、火麻仁、黄连、虫白蜡、豆油。(药品标准－中药成方制剂标准 1998 年)

长春益寿丹 chang chun yi shou dan

【英文名】Chang Chun Yi Shou Pellet

【组成】天冬、麦冬、大熟地、山药、牛膝、大生地、杜仲、山萸、云苓、人参、木香、柏子仁、五味子、巴戟、川椒、泽泻、石菖蒲、远志、菟丝子、肉苁蓉、枸杞子、覆盆子、地骨皮。(中医方剂大辞典)

长春益寿膏 chang chun yi shou gao

【英文名】Chang Chun Yi Shou Concentrated Decoction (药品标准-中药成方制剂标准)

【组成】天冬、麦冬、熟地黄、山药、牛膝、地黄、杜仲叶、制何首乌、茯苓、人参、木香、柏子仁、五味子、狗脊、花椒、泽泻、石菖蒲、远志、菟丝子、金樱子、枸杞子、覆盆子、地骨皮。(药品标准-中药成方制剂标准 1998年)

长春绿袍散 chang chun lv pao san

【英文名】Chang Chun Lv Pao Powders

【组成】金丝矾、绿矾、川芎、胆矾、细辛、白茯苓、诃子肉、川百药煎、没石子、酸石榴皮、五倍子、川椒、缩砂仁。(中医方剂大辞典)

长春愈痛膏 chang chun yu tong gao

【英文名】Chang Chun Yu Tong Plaster

【组成】乳香、没药、血竭、香白芷、参三七、桃仁、红花、广地龙、刘寄奴、丹参、膏药肉。(山东中医杂志 1983,(2))

长城感冒片 chang cheng gan mao pian

【英文名】Chang Cheng Gan Mao Tablet(药品标准-中药成方制剂标准)

【组成】金银花、连翘、牛蒡子、芦根、黄芩、桔梗、淡豆豉、羌活、羚羊角粉、甘草膏、薄荷脑、荆芥穗。(药品标准-中药成方制剂标准 1998年)

长春不老仙丹 chang chun bu lao xian dan

【英文名】Chang Chun Bu Lao Xian Pellet

【组成】仙茅、山茱萸、白何首乌、川萆薢、赤何首乌、补骨脂、黄精、大怀生地黄、大怀熟地黄、巨胜子、怀山药、甘枸杞子、天门冬、麦门冬、白茯苓、辽五味子、小茴香、覆盆子、拣参、嫩鹿茸、怀牛膝、柏子仁、青盐、川杜仲、当归身、川巴戟、菟丝子、肉苁蓉、川椒、远志、锁阳。(中医方剂大辞典)

长春宝口服液 chang chun bao kou fu ye

【英文名】Chang Chun Bao Oral Liquid(药品标准-中药成方制剂标准)

【组成】人参、枸杞子、山药、五味子、天冬、麦冬、地黄、熟地黄、制何首乌、茯苓、牛膝、当归、补骨脂、杜仲、巴戟天、知母、黄柏、仙茅、淫羊藿、泽泻、丹参、黄芪、桑寄生、女贞子、墨旱莲。(药品标准-中药成方制剂标准 1996年)

长葫芦万安散 chang hu lu wan an san

【英文名】Chang Hu Lu Wan An Powders

【组成】锦纹大黄、槟榔、地萹蓄、小茴香、麦芽、瞿麦。(中医方剂大辞典)

长生斑龙飞步丹 chang sheng ban long fei bu dan

【英文名】Chang Sheng Ban Long Fei Bu Pellet

【组成】鹿茸、陈皮、当归、地黄、茯神、钟乳粉、人参、柏子仁、枸杞子、麦门、白术、沉香、白胶、紫河车、腽肭脐。(中医方剂大辞典)

长白复尔春胶囊 chang bai fu er chun jiao nang

【英文名】Chang Bai Fu Er Chun Capsule(药品标准-中药成方制剂标准)

【组成】鹿鞭、牛鞭、淫羊藿、蜂王浆、草苁蓉、狗鞭、人参茎叶皂甙、五味子、熟地黄。(药品标准-中药成方制剂标准 1998年)

长城止咳喘糖浆 chang cheng zhi ke chuan tang jiang

【英文名】Chang Cheng Zhi Ke Chuan Syrup(药品标准-中药成方制剂标准)

【组成】满山红、鱼腥草、款冬花、连翘、黄芩、麦冬、罂粟壳、玄参、甘草。(药品标准-中药成方制剂标准 1998年)

长春真人保命丹 chang chun zhen ren bao ming dan

【英文名】Chang Chun Zhen Ren Bao Ming Pellet

【组成】茯苓、天门冬、山药、熟地黄、枸杞子、何首乌、干姜、大茴香、青盐、鹿角胶、莲实、破故纸、没食子、胡桃仁、新小米、旱莲草、麦门冬。(中医方剂大辞典)

长春益寿广嗣丹 chang chun yi shou guang si dan

【英文名】Chang Chun Yi Shou Guang Si Pellet

【组成】天冬、麦冬、大熟地、山药、牛膝、大生地、杜仲、山萸、云苓、柏子仁、巴戟、木香、川椒、泽泻、石菖蒲、远志、菟丝子、肉苁蓉、枸杞子、覆盆子、地骨皮。(中医方剂大辞典)

长春真人保命服食方

【英文名】Chang Chun Zhen Ren Bao Ming Fu Shi Prescription

【组成】白茯苓、天门冬、山药、怀熟地黄、何首乌、枸杞子、干姜、小茴香、青盐、莲肉、麦门冬、鹿角胶、鹿角霜、破故纸、大核桃、没食子、旱莲草、新粟米。(中医方剂大辞典)

片剂 pian ji

【英文名】Tablets(医学主题词表)

【定义】是指药材提取物、药材提取物加药材细粉或药材细粉与适宜的辅料混匀压制而成的圆片状或异形片状的剂型。(中药药剂学)

片仔癀 pian zai huang

【英文名】Pian Zai Huang Tablet

【组成】麝香、牛黄、蛇胆、三七等。(闽卫药准字(86)25537)

片连散 pian lian san

【英文名】Pian Lian Powders

【组成】白矾、黄连、冰片。(中医方剂大辞典)

片根散 pian gen san

【英文名】Pian Gen Powders

【组成】冰片、雄黄、山豆根、儿茶、青硼、枯矾。(中医方剂大辞典)

片脑膏 pian nao gao

【英文名】Pian Nao Ointment

【组成】玄精石、桂府滑石、黄连、秦皮、龙胆草、苦楝根、五倍子、当归、赤芍药、大栀子、杏仁、蕤仁、槐枝、柳枝。(中医方剂大辞典)

片剂,肠衣 pian ji ,chang yi

【英文名】Tablets, Enteric－Coated(医学主题词表)

【定义】是指药材提取物、药材提取物加药材细粉或药材细粉与适宜的辅料混匀压制而成的圆片状或异形片状的剂型,外以肠衣包裹。(医学主题词表)

片仔癀胶囊 pian zai huang jiao nang

【英文名】Pian Zai Huang Capsule

【组成】片仔癀。(药品标准－中药成方制剂标准 1997 年)

片仔癀痔疮膏 pian zai huang zhi chuang gao

【英文名】Pian Zai Huang Haemorrhoids Ointment

【组成】珍珠、片仔癀、琥珀、冰片。((94)闽卫药健字第 Z－60 号)

片仔癀茵胆平肝胶囊 pian zai huang yin dan ping gan jiao nang

【英文名】Pian Zai Huang Yin Dan Ping Gan Capsule

【组成】(1)茵陈、龙胆。((86)闽卫药准字第 21230)(2)茵陈、龙胆草、黄芩、栀子、猪胆膏、白芍、当归、甘草等。(《福建省药品标准》(1977 年))

反佐药 fan zuo yao

【定义】指病重邪甚,可能拒药时,配用与君药性味相反而又能在治疗中起相成作用的药物。(方剂学)

反经丸 fan jing wan

【英文名】Fan Jing Pill

【异名】取经丸(中医方剂大辞典、宋氏女科)

【组成】乳香、没药、孩儿茶、巴豆、葱白、斑蝥。(中医方剂大辞典)

反鼻丸 fan bi wan

【英文名】Fan Bi Pill

【组成】当归、芎藭、大黄、反鼻、桂枝。(中医方剂大辞典)

反胃降逆丹 fan wei jiang ni dan

【英文名】Fan wei Jiang ni Pellet

【组成】柿蒂、红豆蔻、人参、干姜、川附子、砂仁、厚朴、桔皮、肉桂、丁香。(中医方剂大辞典)

反鼻化毒散 fan bi hua du san

【英文名】Fan bi Hua du Powders

【组成】独活、连翘、反鼻、芎藭、大黄、土茯苓。(中医方剂大辞典)

乌膏 wu gao

【英文名】Wu Plaster

【组成】(1)乌麻油、黄丹、熏陆香、松脂、蜡。(中医方剂大辞典)(2)水银、黄连、经墨。(中医方剂大辞典)(3)雄黄、雌黄、芎藭、升麻、乌头、及已、竹灰、黄连、黄柏、水银、杏仁、胡粉、巴豆、松脂、乱发、蜡。(中医方剂大辞典)

乌丸子 wu wan zi

【英文名】Wu Pill

【组成】赤小豆、白蔹、赤芍药、何首乌、细辛、草乌、白及、山桂、南星、当归、川芎、百草霜、骨碎补、天台乌药。(中医方剂大辞典)

乌及散 wu ji san

【英文名】Wu Ji Powders

【组成】乌贼骨、生白及。(中医方剂大辞典)

乌云油 wu yun you

【英文名】Wu Yun Oil

【组成】秦椒、白芷、川芍、蔓荆子、零陵香、附子。(中医方剂大辞典)

乌云散 wu yun san

【英文名】Wu Yun Powders

【组成】(1)巴豆仁、蓖麻仁。(中医方剂大辞典)(2)巴豆。(中医方剂大辞典)(3)诃子、百药煎、川没食子、轻粉。(中医方剂大辞典)

乌云煎 wu yun jian

【英文名】Wu Yun Decoction

【组成】香油、柏子油、诃子、没食子、百药煎、倍子、酸石榴皮、旱莲草、猪胆、胆矾。(中医方剂大辞典)

乌云膏 wu yun gao

【英文名】Wu Yun Plaster

【组成】(1)针砂、醋、荞面。(中医方剂大辞典)(2)松香末、硫黄末。(中医方剂大辞典)

乌木丹 wu mu dan

【英文名】Wu Mu Pellet

【组成】楮子、苍术、草乌头。(中医方剂大辞典)

乌贝散 wu bei san

【英文名】Wu Bei Powders(中国中医药学主题词表)

【组成】乌贼骨、象贝母。(中医方剂大辞典)

乌巴丸 wu ba wan

【英文名】Wu Ba Pill

【组成】(1)大乌梅肉、巴豆。(中医方剂大辞典)(2)乌梅、巴豆。(中医方剂大辞典)

乌玉丸 wu yu wan

【英文名】Wu Yu Pill

【组成】大黄、厚朴、枳壳、猪牙皂角。(中医方剂大辞典)

乌艾丸 wu ai wan

【英文名】Wu Ai Pill

【组成】乌药、艾叶、香附。(中医方剂大辞典)

乌术丸 wu zhu wan

【英文名】Wu Zhu Pill

【组成】(1)苍术、乌头、蜀椒、青桔皮、青盐。(中医方剂大辞典)(2)草马头、苍术、陈桔皮、甘草、黑豆。(中医方剂大辞典)(3)苍术、当归、草乌、白芷。(中医方剂大辞典)(4)苍术、草乌、生姜、葱白。(中医方剂大辞典)(5)五灵脂、川乌、苍术、自然铜。(中医方剂大辞典)

乌术散 wu zhu san

【英文名】Wu Zhu Powders

【组成】乌药、川芎、杜白芷、青皮、苍术、甘草、紫苏、香附子、陈皮。(中医方剂大辞典)

乌石散 wu shi san

【英文名】Wu Shi Powders

【组成】草乌头、升麻、寒水石、细辛、蔓荆子。(中医方剂大辞典)

乌龙丸 wu long wan

【英文名】Wu Long Pill

【组成】(1)当归、怀生地黄、白茯苓、莲蕊、枸杞子、石莲肉、丁香、木香、青木香、乳香、京墨、冰片。(中医方剂大辞典)(2)九香虫、车前子、陈皮、白术、杜仲。(中医方剂大辞典)(3)乌头、天南星、半夏曲、僵蚕、乌药、白胶香。(中医方剂大辞典)(4)百草霜、细糕。(中医方剂大辞典)(5)巴豆、杏子。(中医方剂大辞典)(6)大枣、巴豆、半夏。(中医方剂大辞典)(7)川乌、草乌、天仙子、五灵脂、黑豆。(中医方剂大辞典)(8)乌蛇、荆芥穗、薄荷叶、威灵仙。(中医方剂大辞典)(9)大川乌、五灵脂、没药。(中医方剂大辞典)(10)乌龙骨、石莲子、大茴香、远志肉、葫芦巴、石菖蒲、枣仁、巴戟、故纸、莲须、肥石斛、桑寄生、肉苁蓉、海浮石、磁石、胡桃肉、楮实、朱砂、鹿茸、石燕子。(中医方剂大辞典)(11)牵牛子、皂荚。(中医方剂大辞典)(12)生地黄、熟地黄、川花椒。(中医方剂大辞典)(13)皂荚、白矾、朴消、铅白霜。(中医方剂大辞典)(14)乌龙尾煤、伏龙肝、香墨、当归、皂荚仁。(中医方剂大辞典)

乌龙丹 wu long dan

【英文名】Wu Long Pellet

【组成】(1)乌梅肉、五倍子、硼砂。(中医方剂大辞典)(2)禹余粮、乌贼骨、鹿茸、龙骨、石燕、阿胶、当归、干姜。(中医方剂大辞典)(3)川乌头、五灵脂。(中医方剂大辞典)

乌龙汤 wu long tang

【英文名】Wu Long Decoction

【组成】(1)元武版、生地、天冬、南沙参、蛤粉、女贞、料豆、山药、茯苓、泽泻、车前、藕。(中医方剂大辞典)(2)苍耳子、乌鱼。(中医方剂大辞典)

乌龙角 wu long jiao

【英文名】Wu Long Jiao

【组成】白僵蚕、赤小豆、川牛膝、山桂、桔梗、白及、百草霜、山枇杷、当归尾、骨碎补、北细辛、白芷、赤芍药、南星、何首乌、白蔹、知母、草乌。(中医方剂大辞典)

乌龙胆 wu long dan

【英文名】Wu Long Dan

【组成】明矾末。(中医方剂大辞典)

乌龙散 wu long san

【英文名】Wu Long Powders

【异名】乌龙锭(中医方剂大辞典、全国中药成药处方集)

【组成】(1)猪牙皂角。(中医方剂大辞典)(2)倒悬青灰、乌鸡子皮。(中医方剂大辞典)(3)药乌贼骨、棕皮、牛角腮、菩萨退绵、矾、干姜。(中医方剂大辞典)(4)远志、菖蒲、蝉退。(中医方剂大辞典)(5)牛黄、台麝、冰片、千金霜、文蛤、毛慈姑、灯草炭、大戟、朱砂、安息香。(中医方剂大辞典)(6)秋芙蓉叶、陈年小粉、文蛤。(中医方剂大辞典)(7)不蛀皂角。(中医方剂大辞典)(8)乌鱼骨、贝齿、猪指甲。(中医方剂大辞典)(9)龙骨、黄丹、定粉、猪指甲子。(中医方剂大辞典)

乌龙膏 wu long gao

【英文名】Wu Long Plaster

【异名】一味消毒散(中医方剂大辞典、万氏家抄方);乌金散(中医方剂大辞典、古方汇精)

【组成】(1)乌梅、柴胡、紫菀、生干地黄、木香、秦艽、贝母、防风、杏仁、皂角。(中医方剂大辞典)(2)皂角、草乌头、天南星、大黄。(中医方剂大辞典)(3)当归、白及、连翘、蝉蜕、大红扛、独活、羌活、川乌、草乌、细生地、血余、大黄、银花、番木鳖、麻黄、泽兰、全蝎、穿山甲、蛤蚆、瞎地鳖蛇、蜈蚣。(中医方剂大辞典)(4)木鳖仁、生半夏、生草乌、白芷梢、京赤芍、陈蕨粉。(中医方剂大辞典)(5)臭小粉、五倍子。(中医方剂大辞典)(6)百草霜、白及、白蔹、百合、百部、乳香、没药、麝香、糯米、陈粉子。(中医方剂大辞典)(7)隔年陈粉子、五倍子、归尾。(中医方剂大辞典)(8)皂荚、百草霜、焰消、硼砂、人参。(中医方剂大辞典)(9)老生姜。(中医方剂大辞典)(10)伏龙肝、白晋矾。(中医方剂大辞典)(11)木鳖子、柏叶、人中血、青龙背、纸钱灰、飞罗面。(中医方剂大辞典)(12)陈年小粉。(中医方剂大辞典)(13)当归、赤芍药、官桂、大黄、生地黄、白芷、玄参。(中医方剂大辞典)(14)公牛角炭、血余炭、青麻炭、煅龙骨、黑铅粉、陈粉子、陈醋。(中医方剂大辞典)(15)老松皮。(中医方剂大辞典)(16)木鳖子、半夏、水粉、草乌。(中医方剂大辞典)(17)川乌、草乌、天南星、白及、大黄、牙皂、五倍子、陈小粉、半夏。(中医方剂大辞典)(18)川乌、草乌、南星、白及、牙皂、文蛤、毛菇、枯陈小粉、官桂、干姜。(中医方剂大辞典)(19)不蛀皂角、杏仁、黄丹。(中医方剂大辞典)(20)当归、白及、连翘、蝉蜕、大红扛、独活、羌活、川乌、草乌、细生地、血余、大黄、银花、番木鳖、麻黄、泽兰、全蝎、穿山甲、蛤蚆、瞎地鳖蛇、蜈蚣。(中医方剂大辞典)

乌龙髓 wu long sui

【英文名】Wu Long Sui Plaster

【组成】汉防己、绿矾石、当归、桑椹子。(中医方剂大辞典)

乌仙散 wu xian san

【英文名】Wu Xian Powders

【组成】川乌。(中医方剂大辞典)

乌白丸 wu bai wan

【英文名】Wu Bai Pill

【组成】(1)乌梅、生姜、白矾、半夏、神曲、麦芽、陈皮、青皮、莪术、丁皮、大腹子、枳壳。(中医方剂大辞典)(2)绵川乌、草乌、川白芷、苍术。(中医方剂大辞典)(3)草乌、矾。(中医方剂大辞典)

乌白散 wu bai san

【英文名】Wu Bai Powders

【组成】(1)草乌、桑白皮。(中医方剂大辞典)(2)乌鱼骨、白矾。(中医方剂大辞典)

乌玄汤 wu xuan tang

【英文名】Wu Xuan Decoction

【组成】何首乌、玄胡索、荆芥。(中医方剂大辞典)

乌头丸 wu tou wan

【英文名】Wu Tou Pill

【异名】乌头煎(中医方剂大辞典、鸡峰)

【组成】(1)川乌头、甘草、甜葶苈、川大黄、芎䓖、赤芍药、桂心。(中医方剂大辞典)(2)川乌头、京三棱、芫花、巴豆、硼砂、消石、川大黄、青桔皮。(中医方剂大辞典)(3)川乌头、人参、桂心、附子、干姜、赤石脂、朱砂。(中医方剂大辞典)(4)川乌头、蓬莪术、木香、川大黄、当归、芎䓖、京三棱、川椒、桃仁、桂心、肉豆蔻、干漆。(中医方剂大辞典)(5)川乌头、桃仁、桂心、前胡、人参、芎䓖、防葵、甘遂、菖蒲、川大黄、紫菀、赤茯苓、干姜、石膏、半夏、吴茱萸、川椒、细辛、桔梗。(中医方剂大辞典)(6)草乌头。(中医方剂大辞典)(7)川乌头、附子。(中医方剂大辞典)(8)川乌头、桃仁、鳖甲、吴茱萸、皂荚、陈桔皮、白术、枳壳、桔梗、槟榔、防葵、赤芍药、干姜、紫菀、细辛、人参、甘草。(中医方剂大辞典)(9)川乌头、天麻、黄芪、当归、羌活、肉桂、防风。(中医方剂大辞典)(10)乌头、芫花、干姜、桂心、天麻、海桐皮、黑豆。(中医方剂大辞典)(11)川乌头、盐、桑根白皮、灶突内煤。(中医方剂大辞典)(12)川乌、川椒、桂心、赤石脂、附子、狼毒、良姜。(中医方剂大辞典)(13)乌头、附子、麻黄、槟榔。(中医方剂大辞典)(14)川乌头、天麻、干姜、乳香、天竹黄、防风、蝎尾、麻黄、白鲜皮、地龙、独活、海桐皮、自然铜。(中医方剂大辞典)(15)草乌头。(中医方剂大辞典)(16)川乌头、荆芥穗。(中医方剂大辞典)(17)川乌。(中医方剂大辞典)(18)大川乌头、全蝎。(中医方剂大辞典)(19)川乌头、肉豆蔻、沉香、破故纸、巴戟天、海桐皮、牛膝、茴香、甘草、天麻、虎胫骨、槟榔。(中医方剂大辞典)(20)黑牵牛、川五灵脂、大乌头。(中医方剂大辞典)(21)川乌、草乌、地龙、白附子、天麻。(中医方剂大辞典)(22)草乌头。(中医方剂大辞典)(23)草乌头、青盐、青桔皮、陈皮、良姜、干姜、茴香。(中医方剂大辞典)(24)乌头、青盐、茴香子、蜀椒、牛膝。(中医方剂大辞典)(25)乌头、黄狗胆。(中医方剂大辞典)(26)乌头、五灵脂。(中医方剂大辞典)(27)乌头、羌活、牛膝、槟榔、大黄、木香、芸薹子。(中医方剂大辞典)(28)乌头、蛤粉。(中医方剂大辞典)(29)乌头、附子、干姜、阿魏、木香、肉豆蔻、龙胆、干椿叶、当归、桂心。(中医方剂大辞典)(30)乌头、吴茱萸、细辛、附子、藁本。(中医方剂大辞典)(31)乌头、石硫黄。(中医方剂大辞典)(32)草乌头、芫花、桂心、干姜、槟榔、青桔皮、天雄、肉豆蔻仁、当归、乌头、胡椒、藿香叶、红豆蔻、丁香。(中医方剂大辞典)(33)乌头、桂心、莎草根、干姜、陈桔皮。(中医方剂大辞典)(34)草乌头、荆芥穗。(中医方剂大辞典)(35)乌头、附子、麻黄、防风。(中医方剂大辞典)(36)乌头、干蝎、地龙、踯躅花。(中医方剂大辞典)(37)川乌头、白僵蚕、蝉蜕、白附子、当归、天麻、萆薢、石斛、桂心、麻黄、天南星、天雄、白头翁、郁李仁、羌活、白蒺藜、天蓼实、防风、仙灵脾。(中医方剂大辞典)(38)乌头、半夏、防风、干姜、枳实、皂荚、木香。(中医方剂大辞典)(39)乌头、附子、赤石脂、蜀椒、桂心、干姜。(中医方剂大辞典)(40)乌头、巴豆、人参、消石、大黄、戎盐、苦参、黄芩、䗪虫、半夏、桂心。(中医方剂大辞典)(41)乌头、吴茱萸、蜀椒、干姜、桂心、前胡、细辛、人参、芎䓖、白术、皂荚、紫菀、白薇、芍药、干地黄。(中医方剂大辞典)(42)乌头、藿香、缩砂、白芷、甘松、干姜、芎䓖、天麻、当归、雄黄。(中医方剂大辞典)(43)乌头、防风、白附子、独活、海桐皮、羌活、桑螵蛸、乌药、芎䓖、白头翁、当归、狼毒、乌贼鱼骨、牛膝、天南星、威灵仙、白僵蚕、白花蛇、干蝎。(中医方剂大辞典)(44)乌头、舶上茴香、青盐、陈皮、牛膝、川椒。(中医方剂大辞典)(45)川乌头。(中医方剂大辞典)(46)川乌头、干姜、当归、赤芍药、川大黄、桂心、斑蝥。(中医方剂大辞典)(47)川乌头、防风、天南星、天雄、白僵蚕、赤箭、牛膝、萆薢、乌蛇肉、丹参、仙灵脾、石南叶、柏子仁、茵芋、海桐皮。(中医方剂大辞典)(48)乌头、干姜、皂荚、菖蒲、桂心、柴胡、附子、人参、厚朴、黄连、茯苓、蜀椒、吴茱萸、桔梗。(中医方剂大辞典)(49)乌头、椒、干姜、桂心。(中医方剂大辞典)

乌头方 wu tou fang

【英文名】Wu Tou Prescription

【组成】川乌头尖、黄柏。(中医方剂大辞典)

乌头汤 wu tou tang

【英文名】Wu Tou Decoction

【异名】乌头散(中医方剂大辞典、圣惠)

【组成】(1)乌头、芍药、干姜、桂心、细辛、干地黄、当归、吴茱萸、甘草。(中医方剂大辞典)(2)草乌头、麻黄根、地骨皮、朴消。(中医方剂大辞典)(3)大乌头、细辛、川椒、甘草、秦艽、附子、官桂、白芍药、川独活。(中医方剂大辞典)(4)乌头、细辛、蜀椒、甘草、秦艽、附子、桂心、芍药、干姜、茯苓、防风、当归、独活、大枣。(中医方剂大辞典)(5)乌头、细辛、干姜、蜀椒、赤茯苓、防风、当归、附子、桂、独活、牛膝、赤芍药、秦艽、生干地黄。(中医方剂大辞典)(6)乌头、独活、郁李仁。(中医方剂大辞典)(7)麻黄、芍药、黄芪、炙甘草、川乌。(中医方剂大辞典)(8)乌头、桂、细辛。(中医方剂大辞典)(9)乌头、青桔皮、甘草、益智、高良姜、茴香子、草豆蔻。(中医方剂大辞典)(10)乌头、益智、干姜、青桔皮、茴香子。(中医方剂大辞典)(11)乌头、苍术。(中医方剂大辞典)(12)乌头、益智、青桔皮、木香、诃黎勒、山芋、粟米、炒白盐。(中医方剂大辞典)(13)乌头、半夏、桂、芫花、常山、炒豉。(中医方剂大辞典)(14)罂粟壳、缬草、乌头。(中医方剂大辞典)

乌头药 wu tou yao

【英文名】Wu Tou Medicine

【组成】诃子、当归、没食子、百药煎、醋石榴皮、五倍子。(中医方剂大辞典)

乌头酊 wu tou ding

【英文名】Wu Tou Tincture(药品标准－中药成方制剂标准)

【组成】草乌。(药品标准－中药成方制剂标准 1993年)

乌头粉 wu tou fen

【英文名】Wu Tou Powders

【组成】乌头、桔梗、细辛、白术、铅丹。(中医方剂大辞典)

乌头散 wu tou san

【英文名】Wu Tou Powders

【组成】(1)乌头、黄柏。(中医方剂大辞典)(2)川乌头、防风、羌活、丹参、麻黄、桂心、白术、干蝎、黑豆。(中医方剂大辞典)(3)川乌头、白术、赤芍药、麻黄、桂心、枳壳、当归、川椒、干姜。(中医方剂大辞典)(4)川乌头、川升麻、川大黄、獭肝、龙脑、柴胡、川朴消。(中医方剂大辞典)(5)川乌头、黄芩、干姜、当归、细辛、白术、人参、汉防已、天雄、甘草。(中医方剂大辞典)(6)川乌头、干姜、川椒、天雄、莽草、雄黄、朱砂、细辛、桂心。(中医方剂大辞典)(7)川乌头。(中医方剂大辞典)(8)川乌头、独活、郁李根白皮。(中医方剂大辞典)(9)川乌头、巴豆、大硼砂、硇砂、大蜘蛛、腻粉。(中医方剂大辞典)(10)川乌头、桂枝。(中医方剂大辞典)(11)川乌头、藜芦、白矾灰、马肠根、石菖蒲、硫磺、杏仁、苦参、腻粉。(中医方剂大辞典)(12)川乌头、木鳖子、白矾、白丁香、夜明砂、乌鸡粪、黄丹、猪牙皂荚、小儿衣带。(中医方剂大辞典)(13)乌头、干姜、甘草。(中医方剂大辞典)(14)乌头、川楝子、槟榔、木香。(中医方剂大辞典)(15)草乌头、白矾、蜀椒。(中医方剂大辞典)(16)乌头、地龙、羌活、虎骨、延胡索、当归、没药、防风。(中医方剂大辞典)(17)乌头、栀子仁。(中医方剂大辞典)(18)乌头、曼陀罗子、地龙、牛膝。(中医方剂大辞典)(19)乌头尖、胆矾。(中医方剂大辞典)(20)乌头、腻粉。(中医方剂大辞典)(21)乌头、吴茱萸、石硫磺、莨菪子。(中医方剂大辞典)(22)川当归、草乌、白芷。(中医方剂大辞典)

乌头煎 wu tou jian

【英文名】Wu Tou Decoction

【组成】(1)乌头、桂心、大黄、甘炙草、赤芍药、当归。(中医方剂大辞典)(2)乌头。(中医方剂大辞典)

乌头膏 wu tou gao

【英文名】Wu Tou Plaster

【异名】乌头摩风膏(中医方剂大辞典、圣惠)

【组成】(1)乌头、巴豆、藜芦、大黄。(中医方剂大辞典)(2)乌头、野葛、莽草。(中医方剂大辞典)(3)乌头、雄黄、雌黄、芎䓖、升麻、杏仁、胡粉、巴头仁、黄柏、乱发、松脂、防已、黄连。(中医方剂大辞典)

乌发丸 wu fa wan

【英文名】Wu Fa Pill

【组成】当归、黑芝麻、女贞子、旱莲草、桑椹子、侧柏

叶。(中医方剂大辞典)

乌发剂 wu fa ji

【英文名】Black Hair Dosage Forms

【定义】是指使用药物可以逐渐将白发变黑或减慢黑发变白的药剂。

乌甘散 wu gan san

【英文名】Wu Gan Powders(药品标准-中药成方制剂标准)

【异名】胃溃疡散

【组成】甘草、海螵蛸。(药品标准-中药成方制剂标准 1993 年)

乌芋粉 wu yu fen

【英文名】Wu Yu Powders

【组成】荸荠。(中医方剂大辞典)

乌羊膏 wu yang gao

【英文名】Wu Yang Plaster

【组成】猿猪粪、槟榔、雄黄。(中医方剂大辞典)

乌芍散 wu shao san

【英文名】Wu Shao Powders

【组成】乌贼骨、白芍、丹参、桂皮、白芨、枳实、元胡、甘草、干姜。(国医论坛 1989,(1))

乌芎汤 wu xiong tang

【英文名】Wu Xiong Decoction

【组成】川乌、川芎、白芷、片姜黄、元胡、防风。(内蒙古中医药 1986,(4))

乌豆丸 wu dou wan

【英文名】Wu Dou Pill

【组成】(1)黑豆、白豆、母丁香、穿心巴戟、白蒺藜、沙苑蒺藜。(中医方剂大辞典)(2)乌豆。(中医方剂大辞典)

乌豆方 wu dou fang

【英文名】Wu Dou Prescription

【组成】熟地、杜仲、青盐、巴戟肉、菟丝子、枸杞子、山茱萸肉、金樱子、五味子、小茴香、破故纸、黄芪、甘草、黎椒。(中医方剂大辞典)

乌豆仙 wu dou xian

【英文名】Wu Dou Xian Prescription

【组成】青盐、生地、续断、炒破故纸、仙茅、枸杞子、何首乌、淫羊藿、川椒、小茴香、牛膝、黑豆。(中医方剂大辞典)

乌豆汤 wu dou tang

【英文名】Wu Dou Decoction

【异名】乌豆渫脚汤(中医方剂大辞典、普济方)

【组成】(1)乌豆、甜竹叶、桑根白皮、大腹皮。(中医方剂大辞典)(2)乌豆。(中医方剂大辞典)(3)乌豆、黄连、甘草、密蒙花、大黄、朴消。(中医方剂大辞典).

乌豆散 wu dou san

【英文名】Wu Dou Powders

【组成】草乌头尖、赤小豆、麝香。(中医方剂大辞典)

乌豆煎 wu dou jian

【英文名】Wu Dou Decoction

【异名】乌头饼子(中医方剂大辞典、鸡峰);乌金煎(中医方剂大辞典、普济方)

【组成】(1)黑豆、天麻、羚羊角屑、防风、赤茯苓、羌活、桂心、炒酸枣仁、生干地黄。(中医方剂大辞典)(2)乌头、大豆。(中医方剂大辞典)

乌苏丸 wu su wan

【英文名】Wu Su Pill

【组成】莱菔子、贝母。(中医方剂大辞典)

乌连汤 wu lian tang

【英文名】Wu Lian Decoction

【组成】黄连、乌头。(中医方剂大辞典)

乌饭膏 wu fan gao

【英文名】Wu Fan Ointment

【组成】南天竹。(中医方剂大辞典)

乌肝汤 wu gan tang

【英文名】Wu Gan Decoction

【组成】甘草、人参、茯苓、桂枝、干姜、附子、蒸首乌、芍药。(中医方剂大辞典)

乌辛茶 wu xin cha

【英文名】Wu Xin Tea

【组成】川乌、高丽细辛、茶芽。(中医方剂大辞典)

乌沙散 wu sha san

【英文名】Wu Sha Powders

【组成】细烟香墨。(中医方剂大辞典)

乌沉丸 wu chen wan

【英文名】Wu Chen Pill

【组成】乌药、炙草、醋香附、沉香。(中医方剂大辞典)

乌沉汤 wu chen tang

【英文名】Wu Chen Decoction

【组成】(1)川芎、当归、白芍、香附、乌药、甘草、陈皮。(中医方剂大辞典)(2)人参、当归、炒白术、天台乌药、沉香、附子、白茯苓、肉桂。(中医方剂大辞典)(3)天麻、人参、生真川乌、焙全蝎、炮南星、木香、沉香、炒甘草。(中医方剂大辞典)(4)天台乌、沉香、人参、甘草。(中医方剂大辞典)

乌沉散 wu chen san

【英文名】Wu Chen Powders

【组成】乌药、香附、甘草。(中医方剂大辞典)

乌灵丸 wu ling wan

【英文名】Wu Ling Pill

【组成】(1)乌头、炒五灵脂。(中医方剂大辞典)(2)草乌、乌豆、生草乌、威灵仙。(中医方剂大辞典)(3)

川乌头、五灵脂。(中医方剂大辞典)

乌附丸 wu fu wan

【英文名】Wu Fu Pill

【组成】川乌、香附子。(中医方剂大辞典)

乌附汤 wu fu tang

【英文名】Wu Fu Decoction

【组成】乌药、制香附子、炒白术、陈皮、人参、炙甘草。(中医方剂大辞典)

乌附膏 wu fu gao

【英文名】Wu Fu Plaster

【组成】生绵川乌、生绵附子、雄黄。(中医方剂大辞典)

乌鸡丸 wu ji wan

【英文名】Wu Ji Pill

【异名】大乌鸡丸(中医方剂大辞典、医学入门)

【组成】(1)乌鸡、香附米、乌药、净艾、当归、川芎、白芍、熟地、小茴、山药、牡蛎、破故纸、良姜、白姜、丁香。(中医方剂大辞典)(2)乌梢蛇、乌鸡。(中医方剂大辞典)(3)白毛乌骨雄鸡、生地、熟地、天冬、麦冬、杜仲、人参、炙草、肉苁蓉、破故纸、小茴、归身、川芎、白术、丹参、白茯苓、香附、砂仁。(中医方剂大辞典)(4)白毛乌骨公鸡、南香附、熟地黄、生地黄、当归、川芎、白芍、辽人参、白术、黄芪、川牛膝、柴胡、黄连、牡丹皮、白茯苓、秦艽、鳖甲、知母、贝母、地骨皮、干姜、延胡索。(中医方剂大辞典)(5)人参、黄芪、白术、生地黄、当归、白芍药、秦艽、陈皮、软柴胡、银柴胡、前胡、胡黄连、黄芩、地骨皮、麦门冬、贝母、桑白皮、五味子、黄柏、知母。(中医方剂大辞典)(6)尘乌、蒲黄、干地黄、芍药、当归、甘草、川乌、肉桂。(中医方剂大辞典)(7)柴胡、黄连、人参、黄芪、门冬、当归、白芍、地骨、香附、茯苓、秦艽、陈皮、贝母、酒黄柏、知母、黄芩、五味子、乌鸡。(中医方剂大辞典)(8)乌鸡卵、锦贝子。(中医方剂大辞典)(9)黄荆嫩头、鸡矢。(中医方剂大辞典)(10)人参、大生地、大熟地、青蒿子、制香附、炙鳖甲、白术、枣仁、枸杞子、大麦冬、白茯苓、地骨皮、丹皮、大白芍、白归身、川芎、炙甘草。(中医方剂大辞典)(11)地骨皮、小青草、六月雪根、柴胡、胡黄连、苡仁米。(中医方剂大辞典)(12)炒阿胶、谷芽、麦芽、苏木、龙衣、艾叶。(中医方剂大辞典)(13)黄连、附子、柴胡、白附子、当归、秦艽、槐胶、甘草、苁蓉、续断、远志、巴戟天、陈桔皮、乳香、雄黄、丹砂、丁香、干姜。(中医方剂大辞典)(14)乌骨鸡、北五味、熟地、黄芪、于术、茯苓、归身、白芍、人参、丹皮、川芎、山药末。(中医方剂大辞典)(15)天雄附子、鹿茸、山药、苁蓉、肉桂、蒲黄、当归、萸肉、川芎、白芍、熟地、乌鸡肉。(中医方剂大辞典)(16)熟地、当归、白术、山药、山茱萸、枣肉、柿饼、莲肉、黄芪、鹿角胶、狗脊、杜仲、枸杞、莲须、香附、阿胶、川芎、乌药。(中医方剂大辞典)(17)香附米、白茯苓、当归、吴茱萸、川芎、白芍、黄芪、黄柏、大附子、怀生地黄、陈皮、山药、白术、莲肉、酸枣仁、知母、小茴香、阿胶。(中医方剂大辞典)(18)海金沙、侧柏叶、香附、厚朴、当归、白术、川芎、白芍、熟地、羌活、防风、人参、砂仁、粉草。(中医方剂大辞典)(19)人参、黄芪、柴胡、前胡、黄连、黄柏、当归、白茯苓、熟地黄、生地黄、白芍药、贝母、五味子、知母、川芎、白术。(中医方剂大辞典)(20)人参、怀生地、怀熟地、青篙子、香附、鳖甲、白术、枣仁肉、枸杞、麦冬、云苓、地骨皮、丹皮、白芍、归身、川芎、甘草。(中医方剂大辞典)

乌鸡汤 wu ji tang

【英文名】Wu Ji Decoction

【组成】(1)乌雌鸡、大黄、细辛、人参、炙甘草、地黄、杏仁、虻虫、当归、芍药、黄芩、桃仁、大枣。(中医方剂大辞典)(2)白毛乌骨鸡、益母草、小黑豆。(中医方剂大辞典)(3)乌雄鸡、陈皮、良姜、胡椒。(中医方剂大辞典)(4)乌雌鸡、当归、人参、炙甘草、桂、芎䓖、芍药、黄芪、麦门冬。(中医方剂大辞典)(5)乌鸡、白芷、麦门冬、炙甘草、芍药、当归、桂心、瓜练。(中医方剂大辞典)

乌鸡饮 wu ji yin

【英文名】Wu Ji Drink

【组成】雌乌鸡、鳖甲、桃仁、川大黄、吴茱萸、桂心、鬼箭、牛膝、当归、菴蕳子、甘草、芒消。(中医方剂大辞典)

乌鸡酒 wu ji jiu

【英文名】Wu Ji Wine

【组成】红枣、乌鸡、黄精、当归、桑寄生、益母草。((82)粤卫药准字第 A19－036 号)

乌鸡散 wu ji san

【英文名】Wu Ji Powders

【组成】(1)乌雌鸡肉、桂、细辛、防风、干姜。(中医方剂大辞典)(2)乌雌鸡骨、牛棓木、炊单。(中医方剂大辞典)

乌鸡煎 wu ji jian

【英文名】Wu Ji Decoction

【组成】(1)吴茱萸、良姜、白姜、当归、赤芍药、延胡索、破故纸、川椒、生干地黄、刘寄奴、蓬莪术、桔皮、青皮、川芎、荷叶灰、白熟艾。(中医方剂大辞典)(2)当归、川芎、附子、茯苓、白术、赤芍药、白姜、地黄、官桂。(中医方剂大辞典)(3)鹿茸、肉苁蓉、牛膝、杜仲、山茱萸、川芎、覆盆子、肉桂、续断、当归、熟干地黄、五味子、白芍药、黄芪、五加皮。(中医方剂大

辞典)(4)乌骨鸡、茴香、良姜、红豆、陈皮、白姜、花椒、盐。(中医方剂大辞典)

乌鸡羹 wu ji geng

【英文名】Wu Ji Thick Soup

【组成】乌鸡、葱白、米。(中医方剂大辞典)

乌鸡臛 wu ji huo

【英文名】Wu Ji Huo

【组成】乌鸡、麻子汁、葱白。(中医方剂大辞典)

乌君汤 wu jun tang

【英文名】Wu Jun Decoction

【组成】乌梅、使君子、川椒、生姜、黄连、炒大黄、槟榔、川楝子。(四川中医 1989,7(3))

乌矾散 wu fan san

【英文名】Wu Fan Powders

【组成】草乌头、白矾。(中医方剂大辞典)

乌金丸 wu jin wan

【英文名】Wu Jin Pill

【组成】(1)坯子胭脂、朱砂、人参、乳香、藕节、羊蹄根、青竹茹、乌贼鱼骨、炙甘草、细烧松烟墨、川芎、草乌头。(中医方剂大辞典)(2)明天麻、陈京墨、真没药、百草霜、寒食面。(中医方剂大辞典)(3)皂荚、石膏。(中医方剂大辞典)(4)锦纹大黄。(中医方剂大辞典)

乌金丹 wu jin dan

【英文名】Wu Jin Pellet

【组成】(1)清烟好墨。(中医方剂大辞典)(2)墨。(中医方剂大辞典)

乌金片 wu jin pian

【英文名】Wu Jin Tablet(药品标准－中药成方制剂标准)

【组成】蒲黄、百草霜、益母草、熟地黄、艾叶、三棱、延胡索、香附、白芍、补骨脂、吴茱萸、川芎、莪术、木香、当归、小茴香油。(药品标准－中药成方制剂标准 1998 年)

乌金散 wu jin san

【英文名】Wu Jin Powders

【异名】大乌金散(中医方剂大辞典、医方类聚);内托散(中医方剂大辞典)

【组成】(1)附子、蛇蜕皮、干姜、故纸、黄丹、川大黄、重台、藜芦、槟榔、旧棉絮、乱发、胡粉、蓼叶、榆皮、楸皮。(中医方剂大辞典)(2)蜣螂。(中医方剂大辞典)(3)草乌头、青盐。(中医方剂大辞典)(4)鲮鲤甲、犀角、黄明胶、赤鲤鱼皮、胎发、独角仙。(中医方剂大辞典)(5)枳壳、羊肠炭。(中医方剂大辞典)(6)皂角刺、郁金、大黄。(中医方剂大辞典)(7)芭蕉叶。(中医方剂大辞典)(8)川姜、黑附子。(中医方剂大辞典)(9)炙甘草、皂角。(中医方剂大辞典)(10)桑白皮、独栗、自然铜、羊胫炭。(中医方剂大辞典)(11)黑豆、桑柴。(中医方剂大辞典)(12)水蛭、自然铜、水竹青、硝黄、乳香。(中医方剂大辞典)(13)乌金子、枳壳、威灵仙、五倍子、紫河车、黄牛角、皂角子、猪蹄甲。(中医方剂大辞典)(14)凤凰衣、松萝茶、尿桶上白、箬帽内箬叶。(中医方剂大辞典)(15)茯苓、人参、细辛、麝香。(中医方剂大辞典)(16)诃子、五倍子、没药、细辛、甘松、零陵香、麝香、绿矾、白茯苓、百药煎、橡斗儿、青盐、金丝矾。(中医方剂大辞典)(17)诃子、藁本、川百药、没石子、母丁香、新钉子、针砂。(中医方剂大辞典)(18)巴豆、寒食面。(中医方剂大辞典)(19)黑牛角鰓。(中医方剂大辞典)(20)栝楼、没药。(中医方剂大辞典)(21)巴豆。(中医方剂大辞典)(22)鸡内金、紫金皮、五灵脂。(中医方剂大辞典)(23)当归、百草霜、干面、天麻、木香、金墨。(中医方剂大辞典)(24)陈棕灰、扁柏叶、槐花。(中医方剂大辞典)(25)醋香附、当归、五灵脂、醋地榆、荆芥穗。(中医方剂大辞典)(26)大枣、巴豆。(中医方剂大辞典)(27)棕毛、真龙骨。(中医方剂大辞典)(28)胡桃壳。(中医方剂大辞典)(29)桑螵蛸、黄明胶。(中医方剂大辞典)(30)百草霜、紫金皮、粉草。(中医方剂大辞典)(31)熟地黄、真蒲黄、大当归、交趾桂、杨芍药、军姜、粉草、小黑豆、百草霜。(中医方剂大辞典)(32)米粉、葱白。(中医方剂大辞典)(33)麝香、蟾酥、粉霜、硇砂、轻粉、铜绿、砒霜、白干姜、草乌头、天南星、舶上硫黄。(中医方剂大辞典)(34)乌金子、紫葳、大蓟根、小蓟根、当归、肉桂、血余、蒲黄、木香、青皮、赤芍、皂荚、蚕蜕纸、棕毛、红花、川乌、辰砂、血竭。(中医方剂大辞典)(35)生姜、生地黄、大皂荚。(中医方剂大辞典)(36)荆芥炭、血余。(中医方剂大辞典)(37)红枣。(中医方剂大辞典)(38)牙皂、人言、蟾酥、麝香、血余、蛇蜕、蜂房、蝉蜕、血竭、乳香、僵蚕、辰砂、雄黄、穿山甲、全蝎、天龙、川乌头、炙没药。(中医方剂大辞典)(39)当归、远志肉、川芎、酸枣仁、白术、赤芍药、香附子、辰砂、熟地黄、羌活、防风、茯神、半夏、全蝎、麦门冬、人参、牛膝、天麻、甘草、陈皮、白芷。(中医方剂大辞典)(40)麸炭、紫苏叶。(中医方剂大辞典)(41)括楼皮。(中医方剂大辞典)(42)橡子。(中医方剂大辞典)(43)童男胎发。(中医方剂大辞典)(44)麒麟竭、百草霜、乱发、松墨、鲤鱼鳞、延胡索、当归、肉桂、赤芍药。(中医方剂大辞典)(45)九肋鳖甲。(中医方剂大辞典)(46)半夏、川芎、麻黄、防风、白芍、防己、当归、杏仁、羌活、桂枝、枳实、茯苓、人参、僵蚕、血竭。(中医方剂大辞典)(47)厚朴、羌活、独活、陈皮、白芷、白茯苓、桔梗、苍术、当归、枳壳、半夏、白芍药、官桂、麻黄、牛膝、甘草。(中医方剂大辞典)(48)真川墨。(中医方剂大辞典)(49)当归、自然铜、乌金石、大黄。(中医方剂大辞典)(50)草霜。(中医方剂大辞典)(51)鲫鱼。(中医方剂大辞典)(52)好黑豆、没药、当归。(中医方剂大辞典)(53)黄丹、细墨。(中医方剂大辞典)(54)乌金子、肉桂、蒲黄、当归、虻虫、血余、水蛭、鲤鱼灰、木香、青皮皂角、芍药、芫花、巴豆、朱砂、棕皮灰、红花、川乌头。(中医方剂大辞典)(55)血余、鲤鱼皮、没药、红花、伏龙肝、凌霄花、好香墨、干柏木、当归。(中医方剂大辞典)(56)黄牛角、乌金子、五倍子、紫河车、威灵仙、枳壳。(中医方剂大辞典)(57)不蛀皂角、甘草。(中医方剂大辞典)(58)羊羔儿骨。(中医方剂大辞典)(59)青州枣。(中医方剂大辞典)(60)晚蚕沙、麻籽、青盐。(中医方剂大辞典)(61)乱发、赤鲤鱼鳞、香墨、灶突墨、麝香、延胡索、肉桂、麒麟竭、赤芍药。(中医方剂大辞典)(62)赤鲤鱼鳞、兔头、乱发、棕榈皮、干漆、虻虫、水蛭、狗胆、香墨。(中医方剂大辞典)(63)赤鲤鱼皮、室女头发、伏龙肝、腊月猪脂、水蛭、香墨、桂心、当归、麝香。(中医方剂大辞典)(64)赤鲤鱼鳞、棕榈、乱发、灶尾墨、釜底墨、虻虫、水蛭、麒麟竭、麝香、当归、桂心。(中医方剂大辞典)(65)好墨、梁上尘、釜下墨、猪胎衣、赤鲤鱼鳞。(中医方剂大辞典)(66)赤鲤鱼鳞、油头发、败蒲、水蛭、虻虫、桂心、琥珀、当归、麝香。(中医方剂大辞典)(67)腊月乌、乱发、猪胎、灶突墨、赤鲤鱼皮、延胡索、没药、当归、炒小麦蘖、桂心、琥珀、蒲黄、香墨、麝香。(中医方剂大辞典)(68)何首乌、威灵仙、猪牙皂角、川椒、醋石榴、槐白皮、干地黄、细辛、麝香、青盐。(中医方剂大辞典)(69)木鳖子、没药、枳壳、胡桃。(中医方剂大辞典)(70)穿山甲、刺猬皮、黄牛角心、猪牙皂角、皂角刺、当归、蒴叶。(中医方剂大辞典)(71)雄黑豆、生姜、黄连、棕榈皮。(中医方剂大辞典)(72)槐花、荆芥穗、枳壳。(中医方剂大辞典)(73)棕榈皮、乌梅、干姜。(中医方剂大辞典)(74)当归、没药、生干地黄、蒲黄、芍药、红蓝花、鲤鱼鳞、桂、血余。(中医方剂大辞典)(75)当归、红蓝花、延胡索、麝香、赤芍药、桂心、羚羊角屑、香墨、乱发、水蛭、猪胎衣、鲤鱼鳞、皂荚、黑豆蘖、虻虫、大麦蘖。(中医方剂大辞典)(76)童男发、童女发、斑蝥。(中医方剂大辞典)(77)乱发、不肿皂荚、神曲、赤鲤鱼鳞、大麦蘖。(中医方剂大辞典)(78)鲤鱼鳞、乱发、槐蛾、桑蛾、虻虫、水蛭、川大黄、硇砂、芫花、牛膝。(中医方剂大辞典)(79)墨、没药、麒麟竭、麝香。(中医方剂大辞典)(80)乌贼鱼骨、棕榈、羊角尖、蚕退、新绵、白矾、干姜。(中医方剂大辞典)(81)乌头、草乌头、乱发、五灵脂、当归、没药、自然铜、延胡索。(中医方剂大辞典)(82)木鳖子。(中医方剂大辞典)(83)猪牙皂荚、胡桃。(中医方剂大辞典)(84)乌驴乳、陈腊茶末、腻粉。(中医方剂大辞典)(85)槐白皮、猪牙皂荚、威灵仙、生干地黄、酸石榴皮、何首乌、青盐、细辛、升麻、麝香。(中医方剂大辞典)

乌金煎 wu jin jian

【英文名】Wu Jin Decoction

【组成】(1)黑豆、独活、荆芥、石膏、黄芩。(中医方剂大辞典)(2)黑豆、羌活、独活、荆芥。(中医方剂大辞典)(3)大附子、雄黑豆。(中医方剂大辞典)(4)黑豆、独活、羚羊角屑、防风、茯神、牡荆子、生干地黄、牛蒡根、桑椹、桑寄生、薄荷、荆芥。(中医方剂大辞典)(5)黑豆、桑树东南枝、生姜、牛膝、赤箭、附子、羌活、桂心、防风、木香、大麻仁。(中医方剂大辞典)(6)黑豆、茄子根、桂心、羌活、芎䓖、酸枣仁、虎胫骨、防风、萆薢、当归、仙灵脾、牛膝、附子。(中医方剂大辞典)

乌金锭 wu jin ding

【英文名】Wu Jin Lozenges

【组成】川五倍、生肥皂、乳香、没药。(中医方剂大辞典)

乌金膏 wu jin gao

【英文名】Wu Jin Emplastrum

【异名】黑龙膏(中医方剂大辞典、普济方)

【组成】(1)僵蚕、全蝎、甘草、紫草、白附子、麻黄、川山甲、蝉蜕。(中医方剂大辞典)(2)巴豆。(中医方剂大辞典)(3)乳香、没药、麒麟竭、当归、木鳖子、血余、黄丹。(中医方剂大辞典)(4)白芷、桂、当归、川芎、麝、白及、白蔹、血竭、没药、乳香。(中医方剂大辞典)(5)通草、黄皮、大黄。(中医方剂大辞典)(6)乌梢蛇、蚕纸、蝉壳、全蝎、朱砂、金箔、龙脑、麝。(中医方剂大辞典)(7)麻油、铅丹、蜡、头发。(中医方剂大辞典)(8)油、盐花、黄蜡、柳枝。(中医方剂大辞典)(9)巴豆白肉、元寸。(中医方剂大辞典)(10)桐油、黄蜡。(中医方剂大辞典)(11)当归、川芎、桃仁、姜炭、甘草、红花、延胡、官桂、灵脂、香附。(中医方剂大辞典)(12)红花、熟地、赤芍、煨莪术、全当归、炒蒲黄、陈黑豆、干姜、官桂。(中医方剂大辞典)(13)巴豆、雄黄。(中医方剂大辞典)(14)净清油、马钱子、地木鳖仁、蓖麻肉、密陀僧、赤金。(中医方剂大辞典)(15)晋矾、米醋。(中医方剂大辞典)(16)乌铅。(中医方剂大辞典)

乌鱼散 wu yu san

【英文名】Wu Yu Powders

【异名】乌鲗骨散(中医方剂大辞典、卫生总微)

【组成】乌鱼骨、干蜣螂、蒲黄、枯矾。(中医方剂大辞

典）

乌鱼煎 wu yu jian

【英文名】Wu Yu Decoction

【组成】乌鱼。（中医方剂大辞典）

乌珀散 wu po san

【英文名】Wu Po Powders

【组成】乌鲤鱼、琥珀、砂仁。（中医方剂大辞典）

乌荆丸 wu jing wan

【英文名】Wu Jing Pill

【组成】川乌、荆芥穗。（中医方剂大辞典）

乌荆汤 wu jing tang

【英文名】Wu Jing Decoction

【组成】生地、生芪、防风、鸡血藤、川芎、赤芍、白芍、丹皮、白蒺藜、广郁金、炙僵蚕、荆芥、乌梢蛇、飞来鹤、红梅消。（辽宁中医杂志 1991，(11)）

乌茜汤 wu qian tang

【英文名】Wu Qian Decoction

【组成】煅乌贼骨、茜草炭、地榆炭、檵木、蒲黄炭、槐米炭、荠菜、马齿苋、生甘草。（中医方剂大辞典）

乌茶酒 wu cha jiu

【英文名】Wu Cha Wine

【组成】乌茶草、当归、五加皮、川芎、生地、芍药、升麻、白芷、防风、甘草、玄参、苍耳子、乌药、羌活、独活、前胡、秦艽、金银花、闹羊花根、千金草。（中医方剂大辞典）

乌药丸 wu yao wan

【英文名】Wu Yao Pill

【组成】(1)乌药、白垩、乳香。（中医方剂大辞典）(2)天台乌药、炒苍术、木香、甘草、肉豆蔻。（中医方剂大辞典）(3)白芍药、木鳖子、草乌、威灵仙、北细辛、没药。（中医方剂大辞典）

乌药汤 wu yao tang

【英文名】Wu Yao Decoction

【组成】(1)当归、甘草、木香、乌药、香附子。（中医方剂大辞典）(2)乌药、藿香叶、檀香、丁香皮、木香、荜澄茄、槟榔、桂、甘草。（中医方剂大辞典）(3)乌药、半夏、桂、马鞭草、荆芥穗、陈桔皮、甘草。（中医方剂大辞典）

乌药酒 wu yao jiu

【英文名】Wu Yao Wine

【组成】土乌药。（中医方剂大辞典）

乌药散 wu yao san

【英文名】Wu Yao Powders

【组成】(1)天台乌药、香附子、高良姜、赤芍。（中医方剂大辞典）(2)乌药、木香、炒茴香子、青桔皮、炒高良姜、槟榔、楝实、巴豆。（中医方剂大辞典）(3)乌药、莳萝。（中医方剂大辞典）(4)乌药、木香、桂心、青桔皮、蓬莪术。（中医方剂大辞典）(5)乌药、蓬莪术、桂心、当归、桃仁、青桔皮、木香。（中医方剂大辞典）(6)乌药、青桔皮、蛤粉、木香、槟榔。（中医方剂大辞典）(7)乌药、茴香、青皮、赤豆、干漆、没药、硇砂、滑石、高良姜。（中医方剂大辞典）(8)天台乌药、杜当归。（中医方剂大辞典）(9)乌药、附子、天雄、沉香、甘草。（中医方剂大辞典）(10)乌药、香附、苏子、广皮、柴胡、丹皮、焦栀、木香、当归、川芎、薄荷、生甘草。（中医方剂大辞典）(11)乌药、白芷、白术、苍术、甘草、青桔皮。（中医方剂大辞典）

乌药膏 wu yao gao

【英文名】Wu Yao Plaster

【组成】乌药末、猪胆。（中医方剂大辞典）

乌鸦丸 wu ya wan

【英文名】Wu Ya Pill

【组成】乌鸦、麝香、虎骨、白僵蚕、干蝎、防风、乌蛇、白附子、藿香叶。（中医方剂大辞典）

乌鸦散 wu ya san

【英文名】Wu Ya Powders

【组成】(1)乌鸦。（中医方剂大辞典）(2)腊月乌鸦。（中医方剂大辞典）(3)乌鸦、墨、当归、延胡索、蒲黄、水蛭、芫青。（中医方剂大辞典）(4)腊月乌鸦、赤鲤鱼鳞、桑木耳、童子头发、香墨、硇砂。（中医方剂大辞典）(5)鸦翅。（中医方剂大辞典）

乌星散 wu xing san

【英文名】Wu Xing Powders

【组成】草乌、南星、生姜。（中医方剂大辞典）

乌星膏 wu xing gao

【英文名】Wu Xing Plaster

【组成】川乌、南星、桂心。（中医方剂大辞典）

乌骨散 wu gu san

【英文名】Wu Gu Powders

【组成】乌鱼骨。（中医方剂大辞典）

乌香散 wu xiang san

【英文名】Wu Xiang Powders

【组成】草乌头、麝香。（中医方剂大辞典）

乌须丸 wu xu wan

【英文名】Wu Xu Pill

【组成】胎发、青盐、何首乌、冬青子、旱莲草、枸杞子、生地、当归、白茯苓、人参。（中医方剂大辞典）

乌须方 wu xu fang

【英文名】Wu Xu Prescription

【组成】(1)五倍子、皂矾、青盐、紫铜末、榆香末、松萝茶。（中医方剂大辞典）(2)生何首乌、破故纸、当归身、大生地、青盐、旱莲草、陈米、桑椹。（中医方剂大辞典）(3)五倍子、青盐、胆矾、明矾、铜青、飞面。（中医方剂大辞典）(4)宫粉、白矾、白石灰、樟脑、麝香、轻粉、真百草霜、水银。(中医方剂大辞典)(5)五倍子、硇砂、红铜末、白矾、没石子。(中医方剂大辞典)(6)五倍子、红铜末、食盐、明矾、白灰面。(中医方剂大辞典)

乌须酒 wu xu jiu

【英文名】Wu Xu Wine

【组成】黄米、淮曲、麦门冬、天门冬、人参、生地、熟地、枸杞子、何首乌、牛膝、当归。(中医方剂大辞典)

乌姜丸 wu jiang wan

【英文名】Wu Jiang Pill

【组成】(1)川乌、草乌、干姜、良姜。(中医方剂大辞典)(2)生姜、黄连、肉豆蔻。(中医方剂大辞典)

乌姜散 wu jiang san

【英文名】Wu Jiang Powders

【组成】(1)川乌头、干姜。(中医方剂大辞典)(2)干姜、高良姜。(中医方剂大辞典)

乌神散 wu shen san

【英文名】Wu Shen Powders

【组成】鲫鱼、大枣、胆矾、龙骨、脑子、麝香。(中医方剂大辞典)

乌桂汤 wu gui tang

【英文名】Wu Gui Decoction

【组成】川乌、蜂蜜、肉桂、白芍药、炙甘草、生姜、大枣。(中医方剂大辞典)

乌桕汤 wu jiu tang

【英文名】Wu Jiu Decoction

【组成】乌桕木皮。(中医方剂大辞典)

乌桕膏 wu jiu gao

【英文名】Wu Jiu Emplastrum

【组成】乌桕叶。(中医方剂大辞典)

乌倍散 wu bei san

【英文名】Wu Bei Powders

【组成】草乌头、白牵牛、五倍子、龙骨。(中医方剂大辞典)

乌烬散 wu jin san

【英文名】Wu Jin Powders

【组成】谷精草。(中医方剂大辞典)

乌扇丸 wu shan wan

【英文名】Wu Shan Pill

【组成】乌扇、蛤蚧、木通、汉防己、大戟、槟榔、陈桔皮、附子、木香、当归、郁李仁、续随子、海蛤、肉桂、赤茯苓、赤芍药。(中医方剂大辞典)

乌扇膏 wu shan gao

【英文名】Wu Shan Ointment

【异名】乌扇丸(中医方剂大辞典、伤寒图歌活人指掌)

【组成】生乌扇、猪脂。(中医方剂大辞典)

乌梢丹 wu shao dan

【英文名】Wu Shao Pellet

【异名】乌龙丹(中医方剂大辞典、普济方)

【组成】乌梢蛇、天麻、白附子、干全蝎、人参、半夏、川附、天南星、防风、天浆子。(中医方剂大辞典)

乌梢散 wu shao san

【英文名】Wu Shao Powders

【组成】乌梢蛇、麻黄、草乌、蛮姜黑附、川芎、白附、天麻、蝎梢。(中医方剂大辞典)

乌梅丸 wu mei wan

【英文名】Wu Mei Pill(药品标准－中药成方制剂标准)

【组成】乌梅肉、青椒、细辛、黄连、黄柏、干姜、附子、桂枝、人参、当归。(药品标准－中药成方制剂标准 1989 年)

乌梅丹 wu mei dan

【英文名】Wu Mei Pellet

【组成】乌梅肉、母丁香、干漆、当归、桂心、麝。(中医方剂大辞典)

乌梅汤 wu mei tang

【英文名】Wu Mei Decoction

【异名】黄连阿胶汤(中医方剂大辞典、外台、集验方)

【组成】(1)乌梅、龙脑薄荷、金银花。(中医方剂大辞典)(2)乌梅肉、薏苡根。(中医方剂大辞典)(3)乌梅、半夏、桂、马鞭草、荆芥穗、陈桔皮、甘草。(中医方剂大辞典)(4)小黑豆、绿豆、乌梅。(中医方剂大辞典)(5)乌梅。(中医方剂大辞典)(6)乌梅肉、黄连、白茯苓、黄芩、龙骨、诃黎勒、厚朴、阿胶。(中医方剂大辞典)(7)乌梅肉、茜根、黄芩、葛根、人参、白茯苓、甘草。(中医方剂大辞典)(8)乌梅、山栀子仁、炙甘草、葛根。(中医方剂大辞典)(9)乌梅肉、生姜、白沙糖。(中医方剂大辞典)(10)乌梅肉、恒山、松萝、鳖甲、川升麻。(中医方剂大辞典)(11)乌梅肉、沙糖。(中医方剂大辞典)(12)乌梅、香豉。(中医方剂大辞典)(13)乌梅。(中医方剂大辞典)(14)梅肉、甘草、草豆蔻仁、桂心、木香、干生姜、白盐。(中医方剂大辞典)(15)乌梅、黄连、干姜、犀角、木香、雄黄、人参、桃仁泥。(中医方剂大辞典)(16)黄连、炙阿胶、栀子、乌梅、黄柏。(中医方剂大辞典)

乌梅饮 wu mei yin

【英文名】Wu Mei Drink

【异名】乌梅散(中医方剂大辞典、普济方)

【组成】(1)乌梅。(中医方剂大辞典)(2)乌梅、麦门冬、蜜。(中医方剂大辞典)(3)乌梅肉、黄连、柴胡、人参、甘草、当归、常山、生干地黄。(中医方剂大辞典)(4)乌梅、山栀子仁、知母、芍药、木通、生地黄、升麻。(中医方剂大辞典)(5)乌梅、菝葜、白矾。(中医方剂大辞典)(6)乌梅、萎蕤、生姜、白蜜。(中医方剂大辞典)

乌梅顶 wu mei ding

【英文名】Wu Mei Ding Pill

【组成】乌梅、青黛、炙牙皂、朱砂。(中医方剂大辞典)

乌梅散 wu mei san

【英文名】Wu Mei Powders

【组成】(1)乌梅、轻粉。(中医方剂大辞典)(2)胎发、乌梅。(中医方剂大辞典)(3)马鞭草、罂粟壳、甘草、大乌梅。(中医方剂大辞典)(4)乌梅、玄胡索、粉草、乳香、没药、钩藤。(中医方剂大辞典)(5)乌梅、皂荚子。(中医方剂大辞典)(6)乌梅肉、樗根皮、赤石脂、当归、地榆、黄连、干姜、甘草。(中医方剂大辞典)(7)乌梅肉、麦门冬、生干地黄、甘草。(中医方剂大辞典)(8)乌梅、黄连、蓝叶、犀角屑、阿胶、甘草。(中医方剂大辞典)(9)乌梅肉、白茯苓、干木瓜。(中医方剂大辞典)(10)乌梅肉、恒山、甘草。(中医方剂大辞典)(11)乌梅肉、龙骨、干姜、赤石脂、甘草、当归、黄连、人参、白术、阿胶、艾叶。(中医方剂大辞典)(12)乌梅肉、黄连、桑寄生、人参、甘草。(中医方剂大辞典)(13)乌梅肉、黄连、干姜、诃黎勒、白矾。(中医方剂大辞典)(14)乌梅肉、柴胡、秦艽、陈桔皮、甘草、桔梗、黄连、杏仁。(中医方剂大辞典)(15)乌梅肉、黄连、熟艾、赤石脂、当归、甘草、附子、阿胶、肉豆蔻。(中医方剂大辞典)(16)乌梅肉、桔梗、赤茯苓、鳖甲、梔子仁、柴胡、甘草。(中医方剂大辞典)(17)乌梅。(中医方剂大辞典)(18)乌梅、钱、盐、苦酒。(中医方剂大辞典)(19)乌梅、玄胡索、甘草、乳香、没药、钩藤、茱萸。(中医方剂大辞典)

乌梅粥 wu mei zhou

【英文名】Wu Mei Gruel

【组成】乌梅、粟米。(中医方剂大辞典)

乌梅煎 wu mei jian

【英文名】Wu Mei Decoction

【组成】(1)乌梅、浆水、古字铜钱、青盐。(中医方剂大辞典)(2)乌梅肉、诃黎勒、甘草。(中医方剂大辞典)(3)乌梅、大蒜、屋尘、盐、大麻子。(中医方剂大辞典)(4)乌梅。(中医方剂大辞典)

乌梅膏 wu mei gao

【英文名】Wu Mei Ointment

【组成】(1)乌梅、食糖。(中医方剂大辞典)(2)乌梅。(中医方剂大辞典)(3)人参、檀香、薄荷叶、乌梅肉、干葛、缩砂仁、百药煎、粉草。(中医方剂大辞典)(4)乌梅、蜜。(中医方剂大辞典)

乌鼓膏 wu gu gao

【英文名】Wu Gu Ointment

【组成】绵川乌、玄明粉、淡豆豉。(中医方剂大辞典)

乌黄散 wu huang san

【英文名】Wu Huang Powders

【组成】乌贼骨、蒲黄。(中医方剂大辞典)

乌蛇丸 wu she wan

【英文名】Wu She Pill

【组成】(1)乌蛇、秦艽、犀角屑、川升麻、子芩、牛蒡子、枳壳、防风、川大黄、苦参。(中医方剂大辞典)(2)乌蛇、天麻、独活、附子、肉桂、人参、防风、细辛、炒当归、白术、羚羊角屑、薏苡仁、炒干蝎、牛膝、芎藭、茯苓、天南星、炒白僵蚕、麻黄、牛黄、龙脑、麝香、朱砂。(中医方剂大辞典)(3)乌蛇、天浆子、天麻、天南星、干蝎、白附子、附子、防风、半夏、牛黄、龙脑、麝香、朱砂、雄黄。(中医方剂大辞典)(4)乌蛇、釜底墨、天麻、牛膝、独活、当归、附子、麻黄、桂心、干蝎、天南星、柏子仁、干姜、芎藭、龙脑、麝香、朱砂。(中医方剂大辞典)(5)乌蛇肉、白蒺藜、苦参、沙参、秦艽、独活、天门冬、莽草、蛇床子、白鲜皮、川大黄、枳实。(中医方剂大辞典)(6)乌蛇、地骨皮、山栀、白芷、草乌、白附子、胡椒。(中医方剂大辞典)(7)白花蛇、麦门冬、苦参、黄芩、防风、白鲜皮、甘草、枳壳、栀子仁、赤芍药、大黄、苍耳子、羌活、黄芪、白蒺藜。(中医方剂大辞典)(8)皂角、白花蛇、乌蛇、苦参、大风子。(中医方剂大辞典)(9)乌梢蛇、天麻、防风、威灵仙、厚朴、蔓荆子、藁本、草薢、木香、当归、白附子、白芷、全蝎、羌活、菊花、荆芥、何首乌、龙脑叶、苦参、玄参、沙参、丹参、独活、甘草。(中医方剂大辞典)(10)独活、防风、吴白芷、人参、桂心、藁本、麻黄、芍药、天麻、川乌头、藿香叶、乌蛇、全蝎、甘草、生犀、川芎、羌活、白僵蚕、远志、牛黄、天南星、白附子、龙脑、朱砂。(中医方剂大辞典)(11)乌蛇肉、白附子、天麻、犀角屑、半夏、白僵蚕、天南星、麻黄、桂心、独活、晚蚕沙、干蝎、麝香。(中医方剂大辞典)(12)胡麻子、乌蛇肉、干蜂房、苦参、槟榔、独活、桃仁、白蒺藜、皂荚刺、贯众、芜荑、雷丸、雄黄、硫黄、朱砂、蛤蟆。(中医方剂大辞典)(13)乌蛇、虎骨、石斛、黄松柏节、巴戟、苁蓉、官桂、防风、独活、续断、五加皮、薏苡仁、当归、木香、川芎、乳香、生干姜。(中医方剂大辞典)(14)乌蛇肉、肉天麻、白附子、乌犀角、屑、半夏、白僵蚕、天南星、干蝎、麻黄、独活、当归、晚蚕沙、麝香。(中医方剂大辞典)(15)乌蛇、天浆子、天麻、干蝎、天南星、白附子、川附子、防风、半夏、牛黄、朱砂、麝香、雄黄。(中医方剂大辞典)(16)乌蛇、犀角屑、连翘、昆布、黄芪、川大黄、斑蝥、甘草、漏芦、牛蒡子、枳壳、木通。(中医方剂大辞典)(17)乌蛇、天麻、槐子、附子、白附子、干蝎、白僵蚕、羌活、乳香、苦参。(中医方剂大辞典)(18)乌蛇、白僵蚕、大黄、昆布、斑蝥、连翘、干蛤蟆、芫青、雄鸽屎、皂荚子。(中医方剂大辞典)(19)乌蛇、犀角屑、连翘、玄参、昆布、牛蒡子、川大黄、黄芪、漏芦、甘草、枳壳、大麻仁、郁李仁、斑蝥。(中医方剂大辞典)(20)乌蛇、檀香、丁香、茜根、紫葛、防风、苦参、独活、沙参、栀子仁、酸枣仁、槐子、白芷、附子、藁本、羚羊角、苍术、犀角、羧羊角、防己、桃胶、萆薢、芜荑仁、栝楼根。(中医方剂大辞典)(21)乌蛇肉、白附子、白僵蚕、干蝎、防风、麝香、虎胫骨、麝香、腊月乌。(中医方剂大辞典)(22)乌蛇、干蝎、白附子、天麻、防风、麻黄、五灵脂、白茯苓、人参、槟榔、肉豆蔻、牛黄、白僵蚕、阿胶、炮天南星、桂。(中医方剂大辞典)(23)乌蛇尾、天南星、天麻、羌活、独活、白附子、白僵蚕、乌头、乳香、丹砂、龙脑、麝香、牛黄。(中医方剂大辞典)(24)乌蛇、玄参、沙参、人参、五加皮、防风、苦参、虎胫骨、天麻、败龟、羚羊角屑。(中医方剂大辞典)(25)乌蛇、山栀子、防风、独活、枳壳、白鲜皮、人参、丹参、芎䓖、沙参、苦参、玄参。(中医方剂大辞典)(26)乌蛇、防风、细辛、白花蛇、天麻、独活、肉桂、枳壳、苦参。(中医方剂大辞典)(27)乌蛇、乌头、五灵脂、羌活、天麻、牛黄、雄黄、麝香、干蝎、天南星、香墨、独活、皂荚、白附子、虎骨、黑豆。(中医方剂大辞典)(28)乌蛇、天麻、白附子、天南星、半夏、犀角、白僵蚕、干姜、羌活、晚蚕沙、麝香。(中医方剂大辞典)(29)乌蛇、天南星、干蝎、白附子、羌活、白僵蚕、麻黄、防风、桂心。(中医方剂大辞典)(30)乌蛇肉、虎前胫、黄松节、天麻、牛膝、石斛、萆薢、杜仲、菟丝子、巴戟、独活、防风、桂、肉苁蓉、金毛狗脊、续断、荜澄茄、当归、附子、木香、乳香。(中医方剂大辞典)

乌蛇汤 wu she tang

【英文名】Wu She Decoction

【组成】(1)乌蛇、赤芍药、枳壳、黄芪、地骨白皮。(中医方剂大辞典)(2)乌蛇、藁本、防风、芍药、羌活、芎䓖、细辛。(中医方剂大辞典)(3)乌蛇、麻黄、连翘、杜松木、甘草。(中医方剂大辞典)

乌蛇酒 wu she jiu

【英文名】Wu She Wine

【组成】乌蛇肉。(中医方剂大辞典)

乌蛇散 wu she san

【英文名】Wu She Powders

【组成】(1)乌蛇肉、羚羊角屑、人参、赤茯苓、沙参、麻黄、防风、白蒺藜、白鲜皮、独活、黄芩、秦艽、川升麻、川大黄、牛蒡子。(中医方剂大辞典)(2)乌蛇、防风、羌活、人参、玄参、沙参、苦参、丹参、炮白附子、蒺藜子。(中医方剂大辞典)(3)乌蛇、槟榔、肉豆蔻、桂、人参、白茯苓、当归、牛膝、甘草、麻黄、白附子、天麻、芎䓖、羌活、藁本、附子、细辛、干蝎、白芷、防风、白鲜皮、木香、丹砂、麝香。(中医方剂大辞典)(4)乌蛇、防风、青葙子、羌活、独活、麻黄、桔梗、秦艽、当归、细辛、桂、芎䓖、白芷、附子、白芍药、蒺藜子、人参、天麻。(中医方剂大辞典)(5)乌蛇肉、天南星、白附子、蝉壳、白僵蚕、天麻、半夏、牛黄、附子。(中医方剂大辞典)(6)乌蛇。(中医方剂大辞典)(7)乌蛇肉、天麻、桂心、羌活、防风、麻黄、白僵蚕、苦参、踯躅花、人参、白蒺藜、赤茯苓、赤芍药、威灵仙、枳壳、芎䓖、天蓼木。(中医方剂大辞典)(8)乌蛇肉、蒺藜子、曲头棘针、马齿苋、乱发、雄黄、绯帛。(中医方剂大辞典)(9)乌蛇肉、天麻、桂心、莽草、槟榔、麻黄、天雄、独活、天南星、蝉壳、犀角屑、麝香。(中医方剂大辞典)(10)乌蛇、白蒺藜、蛇床子、桂心、防风、独活、当归、藁本、细辛、枫香、凌霄花、牛蒡子、枳壳、莽草、干蝎。(中医方剂大辞典)(11)乌蛇肉、干蝎、天麻、天南星、白僵蚕、腻粉。(中医方剂大辞典)(12)乌蛇肉、天南星、天雄、土蜂儿、干蝎、桑螵蛸、赤箭、麻黄、羚羊角屑、薏苡仁、酸枣仁、柏子仁、芎䓖、桂心、当归、朱砂、麝香。(中医方剂大辞典)(13)乌蛇、漏芦、川大黄、羌活、丹参、沙参、玄参、五加皮、白附子、白僵蚕、麻黄、甘草。(中医方剂大辞典)(14)乌蛇、麻黄、草乌、干姜、附子、川芎、白附子、天麻、蝎梢。(中医方剂大辞典)(15)乌蛇肉、赤足蜈蚣、全蝎、天麻、白茯苓、黑附子、麝香、白附子。(中医方剂大辞典)(16)乌蛇、藁本、防风、赤芍药、羌活、芎䓖、细辛、甘菊花、枳壳。(中医方剂大辞典)(17)乌蛇。(中医方剂大辞典)(18)乌蛇、秦艽、芎䓖、桂心、防风、人参、栀子仁、白鲜皮、丹参、沙参、玄参、苦参、川升麻、犀角屑、通草、枳壳、黄芩、白蒺藜、羌活。(中医方剂大辞典)(19)乌蛇、鼠粪、皂角。(中医方剂大辞典)(20)乌蛇、白僵蚕、桂心、独活、天麻、川乌头、细辛、防风、胡麻子、枳实、蝉壳、白附子、天南星。(中医方剂大辞典)(21)乌蛇梢、白附子、半夏、天麻、僵蚕、人参、全蝎、羌活、石菖蒲、川附子。(中医方剂大辞典)(22)乌蛇、麝香。(中医方剂大辞典)(23)乌蛇、猬皮、槐子、天麻、黄芪、桑黄、枳壳、桂、附子、当归、赤芍药、白矾、麝香。(中医方剂大辞典)(24)乌蛇、天麻、羌活、白鲜皮、桂心、麻黄、秦艽、牛蒡子、甘草、枳壳、蒲黄、蔓荆子、芎䓖、当归、藁本、白僵蚕。(中医方剂大辞典)(25)乌蛇、羌活、白鲜皮、苦参、枳实、蒺藜子、人参、黄芩、山茱萸、漏芦、牡蛎、附子、白僵蚕、玄参、甘草、秦艽、防风、甘菊花。(中医方剂大辞典)(26)乌蛇、干蝎、玄参、秦艽、赤箭、麻黄、猪牙皂荚、枳壳。(中医方剂大辞典)(27)乌蛇、赤箭、羌活、防风、桂心、海桐皮、藁本、萆薢、独活、当归、阿胶、麻黄、天雄、枳壳、干姜、牛蒡根。(中医方剂大辞典)(28)乌蛇、漏芦、大黄、羌活、丹参、沙参、玄参、五加皮、甘草、白僵蚕、干蝎、麻黄、附子。(中医方剂大辞典)(29)乌蛇、葛根、苦参、紫参、沙参、人参、芎䓖、天麻、黄芩、木通、地骨皮、防风、防己、莽草叶、白术、茼蓿、木兰皮、黄连、附子、乌头、牛膝、槟榔、熟干地黄、萎蕤、芍药、桂、玄参、龙骨、石膏、升麻、菊花、蒺藜子、秦艽、细辛、天雄、当归、甘草、远志、巴戟天、苍耳花、吴茱萸、麝香。(中医方剂大辞典)

乌蛇膏 wu she gao

【英文名】Wu She Plaste

【异名】乌蛇散(中医方剂大辞典、普济方)

【组成】(1)乌蛇、麻油、铅丹、鼠、蜡。(中医方剂大辞典)(2)乌蛇、附子、干蝎、防风、当归、白芷、赤芍药、藁本、半夏、细辛、独活、芎䓖、白僵蚕、吴茱萸、汉椒、桂心、黄蜡。(中医方剂大辞典)(3)乌蛇、天麻、附子、白附子、乌喙、天南星、桂心、细辛、吴茱萸、羌活、当归、苍术、防风、牛膝、汉椒、干蝎、木鳖子、枳壳、大黄、白芷。(中医方剂大辞典)(4)乌蛇、木香、诃黎勒皮、芎䓖、细辛、牛蒡子、防风、垂柳枝、黄丹、清油。(中医方剂大辞典)(5)乌蛇、当归、黄芪、生干地黄、乱发、防风、甘草、黄丹、胡粉、蜡、松脂。(中医方剂大辞典)(6)乌蛇、马齿、猬皮、乱发、黄矾、斑蝥、杏仁、麝香、猪脂、猪牙、水银。(中医方剂大辞典)

乌银丸 wu yin wan

【英文名】Wu Yin Pill

【组成】(1)巨胜子、牛膝、覆盆子、荜澄茄、肉桂、白茯苓、吴白芷、甘菊花、远志、焙熟干地黄、旋覆花、旱莲草。(中医方剂大辞典)(2)吴白芷、甘菊花、旋覆花、桂心、巨胜子、白茯苓、荜澄茄、牛膝、覆盆子、莲子草。(中医方剂大辞典)

乌翎散 wu ling san

【英文名】Wu Ling Powders

【组成】乌翎。(中医方剂大辞典)

乌麻酒 wu ma jiu

【英文名】Wu Ma Wine

【组成】乌麻。(中医方剂大辞典)

乌麻膏 wu ma gao

【英文名】Wu Ma Plaster

【组成】(1)乌麻油、黄丹、薰陆香、麝香、松脂、黄蜡。(中医方剂大辞典)(2)生乌麻油、黄丹、蜡。(中医方剂大辞典)

乌椒汤 wu jiao tang

【英文名】Wu Jiao Decoction

【组成】(1)乌头、蜀椒、干姜、桂枝、大枣。(中医方剂大辞典)(2)蜀椒、乌头、白及。(中医方剂大辞典)

乌椒煎 wu jiao jian

【英文名】Wu Jiao Decoction

【组成】乌梅、花椒。(中医方剂大辞典)

乌雄散 wu xiong san

【英文名】Wu Xiong Powders

【组成】乌柏根、雄黄。(中医方剂大辞典)

乌喙丸 wu hui wan

【英文名】Wu Hui Pill

【组成】(1)乌喙、干姜、木香、细辛、赤芍药、桂心、槟榔、厚朴、川椒、柴胡、赤茯苓。(中医方剂大辞典)(2)乌喙、半夏、石膏、藜芦、牡蒙、苁蓉、桂心、干姜、巴豆。(中医方剂大辞典)

乌喙汤 wu hui tang

【英文名】Wu Hui Decoction

【组成】苦酒、乌喙。(中医方剂大辞典)

乌喙膏 wu hui gao

【英文名】Wu Hui Plaster

【组成】乌喙、莽草、石南草、续断、皂荚、泽兰、白术、辛荑仁、柏叶、猪脂。(中医方剂大辞典)

乌犀丸 wu xi wan

【英文名】Wu Xi Pill

【组成】(1)犀角屑、天麻、白附子、白僵蚕、半夏、乌蛇肉、天南星、麻黄、独活、当归、晚蚕沙、麝香、干蝎。(中医方剂大辞典)(2)白术、白芷、干姜、枳壳、天竺黄、虎骨、厚朴、何首乌、败龟、桑螵蛸、缩砂仁、蔓荆子、丁香、晚蚕蛾、萆薢、细辛、藁本、槐胶、阿胶、陈皮、天南星、羌活、麝香、天麻、半夏、茯苓、独活、人参、羚羊角、藿香叶、槟榔、川乌、肉桂、沉香、麻黄、白僵蚕、白附子、干蝎、防风、白花蛇、乌蛇、木香、石斛、水银、蝉壳、川芎。(中医方剂大辞典)(3)天麻、地榆、玄参、川乌头、龙脑薄荷、藿香叶、皂角、龙脑、麝香。(中医方剂大辞典)(4)淡豆豉、大蒜。(中医方剂大辞典)(5)乌犀角屑、羚羊角屑、麝香、芦荟、胡黄连、雄黄、朱砂、丁香、牛黄、龙脑、天南星、半夏。(中医方剂大辞典)(6)乌犀角屑、羚羊角屑、防风、黄芩、麝香、朱砂。(中医方剂大辞典)(7)巴豆、桔皮、苍术。(中医方剂大辞典)(8)马鸣肝、大草乌。(中医方剂大辞典)(9)黑牵牛、使君子、青皮、雷丸、苦楝皮、鹤虱。(中医方剂大辞典)(10)薄荷叶、乌药、京墨、硼砂、麝香、朱砂、玄精石、猪牙皂角。(中医方剂大辞典)(11)乌犀、茯苓、芍药、细辛、黑参、人参、干山药、羌活。(中医方剂大辞典)(12)乌犀角屑、牛黄、白附子、附子、白僵蚕、干蝎、天南星、半夏、腻粉。(中医方剂大辞典)(13)丑、青皮、使君子肉、白芜荑、鹤虱、芦荟、苦楝根皮。(中医方剂大辞典)(14)乌犀角屑、天南星、白附子、干蝎、天麻、白花蛇。(中医方剂大辞典);黑牵牛、皂角、细松烟墨。(中医方剂大辞典)(15)犀角末、猪牙皂角末、干蟾末、龙脑。(中医方剂大辞典)(16)

乌犀角屑、赤箭、麻黄、天南星、秦艽、汉防己、独活、羚羊角屑、防风、白附子、白僵蚕、芎䓖、当归、酸枣仁、桑寄生、龙脑、阿胶。(中医方剂大辞典)(17)乌犀角屑、天麻、桂心、防风、羌活、附子、人参、海桐皮、当归、芎䓖、干蝎、羚羊角屑、萆薢、藁本、蔓荆子、麻黄、白附子、白僵蚕、龙脑、麝香。(中医方剂大辞典)(18)皂荚、硫黄、陈皮、白姜、川乌头、巴豆。(中医方剂大辞典)(19)乌犀角屑、羚羊角屑、天南星、天雄、天麻、乌蛇、桂心、白僵蚕、干蝎、防风、麻黄、芎䓖、独活、干姜、川乌头、白术、当归、白芷、细辛、牛膝、槟榔、青桔皮、白附子、桑螵蛸、阿胶、牛黄、麝香。(中医方剂大辞典)(20)乌犀、羚羊角、胡黄连、贝母、知母、麦门冬、天门冬、甘草、黄芩、人参、牛黄、丹砂、柴胡。(中医方剂大辞典)(21)犀角、羚羊角、龙齿、茯神、人参、远志、麦门冬、郁李仁、丹砂、铁粉、龙脑。(中医方剂大辞典)

乌犀汤 wu xi tang

【英文名】Wu Xi Decoction

【异名】犀角汤(中医方剂大辞典、普济方)

【组成】(1)犀角、恶实、沉香、麝香、丁香、玄参、大黄、木通、射干、连翘。(中医方剂大辞典)(2)犀角屑、羚羊角屑、丹砂、黄芪、大黄、升麻、生干地黄、射干、天门冬、玄参、甘草。(中医方剂大辞典)

乌犀散 wu xi san

【英文名】Wu Xi Powders

【组成】(1)乌犀角屑、独角仙、驴胎耳、雀儿饭瓮、干蟾、白僵蚕、朱砂、雄黄、丁香、蚕纸、麝香、牛黄、羌活、青黛、天竹黄。(中医方剂大辞典)(2)乌犀角屑、赤箭、附子、羌活、防风、芎䓖、桂心、羚羊角屑、独活、牛膝、五加皮、黄芪、赤茯苓、麻黄、赤芍药、细辛、当归、枳壳、生干地黄、道人头、甘草、酸枣仁。(中医方剂大辞典)(3)乌犀角屑、龙齿、川升麻、茯神、麦门冬、玄参、甜竹根、赤芍药、生干地黄、马牙消。(中医方剂大辞典)(4)犀角、羚羊角、牛黄、天冬、贝母、胡连、麦冬、知母、黄芩、甘草。(中医方剂大辞典)(5)犀角、白花蛇、青桔皮、牵牛子。(中医方剂大辞典)(6)乌犀角、丹砂、独活、丹参、远志、人参、海荆子、防风。(中医方剂大辞典)

乌犀煎 wu xi jian

【英文名】Wu Xi Decoction

【组成】乌犀屑、天南星、白附子、天麻、白花蛇、蝎梢。(中医方剂大辞典)

乌犀膏 wu xi gao

【英文名】Wu Xi Ointment

【组成】(1)玄参、荆芥、大黄。(中医方剂大辞典)(2)皂荚、好酒、人参、百草霜、硇砂、焰消、白梅霜。(中医方剂大辞典)(3)威灵仙、真天麻、生犀、黑附子、龙脑。(中医方剂大辞典)(4)皂角子。(中医方剂大辞典)(5)川乌头、天南星、玄参末、薄荷末。(中医方剂大辞典)(6)乌犀屑、玄参、黄芩、紫葛、木通、川升麻、白芷、当归、白蔹、白及、防风、芎䓖、甘草、赤芍药、桂心、槐枝、垂柳枝、桑枝、松脂、黄丹、蜡、油、青盐。(中医方剂大辞典)(7)京墨、水银砂、犀角、轻粉、牛皮胶、粉霜、朱砂、滑石、白附子、麝香、巴豆。(中医方剂大辞典)(8)枣子、硇砂、轻粉、朱砂、香墨、粉霜、甘遂、水银砂。(中医方剂大辞典)(9)白芷、板兰根、苦参、芎䓖、铅丹、清麻油。(中医方剂大辞典)

乌槐散 wu huai san

【英文名】Wu Huai Powders

【组成】乌驴乳、东引槐枝。(中医方剂大辞典)

乌罂散 wu ying san

【英文名】Wu Ying Powders

【组成】川乌、御米壳、甘草、桔皮。(中医方剂大辞典)

乌蜜煎 wu mi jian

【英文名】Wu Mi Decoction

【组成】乌梅、蜜。(中医方剂大辞典)

乌翣膏 wu sha gao

【英文名】Wu Sha Ointment

【组成】生乌翣、升麻、羚羊角、蔷薇根、艾叶、芍药、通草、生地黄、猪脂。(中医方剂大辞典)

乌樗散 wu chu san

【英文名】Wu Chu Powders

【组成】乌梅肉、樗根皮、赤石脂、当归、地榆、黄连、干姜、甘草。(中医方剂大辞典)

乌蝎丸 wu xie wan

【英文名】Wu Xie Pill

【组成】乳香、没药、地龙、全蝎、草乌、乌药、麝香、蜈蚣、川乌。(中医方剂大辞典)

乌蝎汤 wu xie tang

【英文名】Wu Xie Decoction

【组成】真川乌、全蝎。(中医方剂大辞典)

乌蝎散 wu xie san

【英文名】Wu Xie Powders

【组成】人参、白术、茯苓、甘草、川乌、全蝎、南星。(中医方剂大辞典)

乌蟾丹 wu chan dan

【英文名】Wu Chan Pellet

【组成】乌蛇、干蟾、蛇蜕皮、胡黄连、麝香、芦荟、熊胆。(中医方剂大辞典)

乌麝汤 wu she tang

【英文名】Wu She Decoction

【组成】大川乌头、通草。(中医方剂大辞典)

乌子肝丸 wu zi gan wan

【英文名】Wu Zi Gan Pill

【异名】乌羊肝丸(中医方剂大辞典、奇方类编)
【组成】黑羊肝、当归、生地、白芍、川芎、何首乌、盆子、旱莲草、山萸、白茯苓、少壮血余灰。(中医方剂大辞典)

乌及合剂 wu ji he ji
【英文名】Wu Ji Mixture
【异名】乌芨合剂
【组成】乌贼骨、白芨粉、氢氧化铝胶。(新医药学杂志 1972,(2))

乌牛尿膏 wu niu niao gao
【英文名】Wu Niu Niao Ointment
【组成】乌牛尿。(中医方剂大辞典)

乌龙锭子 wu long ding zi
【英文名】Wu Long Lozenges
【组成】大黄、五倍子、花粉、香附子、木鳖仁、蓉叶、蓖麻仁、益母草、霜桑叶、苍耳草灰、皮消、雄黄、陈石灰、白及、苍术、黄柏、川乌、草乌、羌活、独活、生南星、生半夏、川芎、细辛、赤芍、白芷、甘遂、大戟、山茨菇。(中医方剂大辞典)

乌龙煎剂 wu long jian ji
【英文名】Wu Long Decoction
【组成】乌梅、龙胆草、山楂、地榆。(湖北中医杂志 1988,(5))

乌头赤散 wu tou chi san
【英文名】Wu Tou Chi Powders
【组成】乌头、皂荚、雄黄、细辛、桔梗、大黄。(中医方剂大辞典)

乌头锉散 wu tou cuo san
【英文名】Wu Tou Cuo Powders
【组成】生川乌、官桂、川椒、葱。(中医方剂大辞典)

乌头煎丸 wu tou jian wan
【英文名】Wu Tou Jian Pill
【组成】(1)川乌头、沉香、破故纸、虎骨、天麻、牛膝、海桐皮、肉豆蔻、木香、羌活、巴戟。(中医方剂大辞典)(2)乌头、牛膝、肉苁蓉、巴戟天、大枣、桃仁、陈桔皮、蜀椒、厚朴。(中医方剂大辞典)(3)乌头、天麻、巴戟天、海桐皮、补骨脂、牛膝、肉豆蔻、茴香子、萆薢、木香、石斛、沉香(锉)、大枣。(中医方剂大辞典)(4)黑豆、川乌头、青桔皮、甘菊花、牛膝、枸杞、川芎、荆芥穗、羌活、地龙、白蒺藜、当归、干薄荷。(中医方剂大辞典)

乌芍合剂 wu shao he ji
【英文名】Wu Shao Mixture
【组成】乌梅、白芍、花椒、黄连、细辛、元胡、川楝子、附子、干姜、甘草。(中西医结合杂志 1989,9(6))

乌鸡子膏 wu ji zi gao
【英文名】Wu Ji Zi Ointment
【组成】(1)乌鸡子、轻粉。(中医方剂大辞典)(2)没药、麝香。(中医方剂大辞典)

乌鸡肝粥 wu ji gan zhou
【英文名】Wu Ji Gan Gruel
【组成】(1)乌鸡脂、粳米。(中医方剂大辞典)(2)乌鸡肝。(中医方剂大辞典)

乌鸡煎丸 wu ji jian wan
【英文名】Wu Ji Jian Pill
【异名】大乌鸡丸(中医方剂大辞典、普济方)
【组成】当归、黄芪、生地黄、香附子、茯苓、人参、官桂、地骨皮。(中医方剂大辞典)(1)乌鸡、五加皮。(中医方剂大辞典)(2)乌雄鸡、人参、白术、石床、牡丹皮、黄芪、乌药、草果、延胡索、熟干地黄、木香、琥珀、肉豆蔻、陈皮、红花、川乌、海桐皮、白芍药、附子、肉桂、蓬莪术、苍术。(中医方剂大辞典)(3)大附子、川当归、红椒、白茯苓。(中医方剂大辞典)

乌鸡酿酒 wu ji niang jiu
【英文名】Wu Ji Niang Wine
【组成】乌鸡、羌活、桂心、牛膝、芎䓖、附子、防风、萆薢、熟干地黄、乌蛇、独活、石斛、虎胫骨、当归、海桐皮、丹参、白胶香、地骨皮、五加皮、百灵藤、松节。(中医方剂大辞典)

乌驴头方 wu lv tou fang
【英文名】Wu Lv Tou Prescription
【组成】乌驴头。(中医方剂大辞典)

乌纱帽散 wu sha mao san
【英文名】Wu Sha Mao Powders
【组成】漆纱头巾、赤芍、香附、干荷叶、男子发、当归、棕榈。(中医方剂大辞典)

乌金石散 wu jin shi san
【英文名】Wu Jin Shi Powders
【组成】乌金石、谷精草、小地黄。(中医方剂大辞典)

乌金饼子 wu jin bing zi
【英文名】Wu Jin Lozenges
【组成】干漆、没药、硇砂。(中医方剂大辞典)

乌金浸酒 wu jin jin jiu
【英文名】Wu Jin Wine
【组成】黑豆、防风、桂心、附子、羌活、熟干地黄、乌鸡粪。(中医方剂大辞典)

乌金煎丸 wu jin jian wan
【英文名】Wu Jin Jian Pill
【组成】羌活、独活、牛膝、附子、白蒺藜、芎䓖、牛蒡子、海桐皮、防风。(中医方剂大辞典)

乌鱼骨丸 wu yu gu wan
【英文名】Wu Yu Gu Pill
【组成】乌贼鱼骨、肉苁蓉、桑根白皮、芜荑。(中医方剂大辞典)

乌鱼骨散 wu yu gu san
【英文名】Wu Yu Gu Powders
【组成】乌鱼骨、鹿茸、阿胶、当归、蒲黄。(中医方剂大辞典)
乌药煮散 wu yao zhu san
【英文名】Wu Yao Decoction
【组成】乌药、沉香、陈桔皮、甘草、干姜、槟榔。(中医方剂大辞典)
乌骨鸡丸 wu gu ji wan
【英文名】Wu Gu Ji Pill
【组成】(1)乌骨白丝毛鸡、北五味、熟地黄、绵黄芪、于术、白茯苓、当归身、白芍药、人参、牡丹皮、川芎。(中医方剂大辞典)(2)人参、生地、熟地、当归、官桂、茯苓、黄芪、芎芍、白术、续断、香附、芍药、石斛、乌药、杜仲、地骨皮。(中医方剂大辞典)(3)乌骨鸡。(中医方剂大辞典)(4)人参、当归、熟地、白芍、白茯苓、香附、川芎、陈皮、秦艽、玄胡索、贝母、牡丹皮、甘草。(中医方剂大辞典)(5)香附子、艾叶、乌骨大白雄鸡、当归、川芎、白芍药、熟地黄、人参、黄芪、白术、白茯苓、陈皮、砂仁、神曲、炙甘草、木香、乌药、官桂、干姜。(中医方剂大辞典)(6)八珍、沉香、木香、香附、砂仁、厚朴、海金沙、柏叶、僵蚕。(中医方剂大辞典)
乌须发酒 wu xu fa jiu
【英文名】Wu Xu Fa Wine
【组成】乌饭草、乌饭草子。(中医方剂大辞典)
乌须药酒 wu xu yao jiu
【英文名】Wu Xu Wine
【组成】生地、熟地、何首乌、枸杞、甘草、当归、白菊花。(中医方剂大辞典)
乌须捻药 wu xu nian yao
【英文名】Wu Xu Nian Medicine
【组成】锡灰末。(中医方剂大辞典)
乌贼骨汤 wu zei gu tang
【英文名】Wu Zei Gu Decoction
【组成】乌贼骨、桃仁、当归、芎䓖、芍药、阿胶、肉桂、五灵脂。(中医方剂大辞典)
乌贼骨粉 wu zei gu fen
【英文名】Wu Zei Gu Powders
【组成】乌贼骨粉。(中药通报 1955,1(2))
乌贼骨散 wu zei gu san
【英文名】Wu Zei Gu Powders
【组成】(1)乌贼骨、朱砂、冰片。(中医方剂大辞典)(2)乌贼骨。(中医方剂大辞典)(3)龙脑、乌贼鱼骨。(中医方剂大辞典)
乌贼骨膏 wu zei gu gao
【英文名】Wu Zei Gu Eemplastrum
【异名】乌贼鱼骨膏(中医方剂大辞典、圣济总录)
【组成】(1)乌贼骨、旧船灰、铅丹、麝香、麻油。(中医方剂大辞典)(2)乌贼鱼骨、旧船灰、铅丹、清油。(中医方剂大辞典)
乌梢蛇片 wu shao she pian
【英文名】Wu Shao She Tablet
【组成】乌梢蛇。(中医方剂大辞典)
乌梢蛇饮 wu shao she yin
【英文名】Wu Shao She Drink
【组成】乌梢蛇、蝉衣、浮萍、西河柳、白鲜皮、地肤子、蛇床子、麻黄、晚蚕砂。(浙江中医学院学报 1978,(1))
乌梢蛇散 wu shao she san
【英文名】Wu Shao She Powders
【组成】乌梢蛇、麻黄、良姜、炮黑附子、川芎、白附子、天麻、蝎梢。(中医方剂大辞典)
乌梅合剂 wu mei he ji
【英文名】Wu Mei Mixture
【组成】乌梅、香附。(江西医药 1961,(9))
乌梅肉丸 wu mei rou wan
【英文名】Wu Mei Rou Pill
【异名】乌梅丸(中医方剂大辞典、医学正传)
【组成】(1)僵蚕、乌梅肉。(中医方剂大辞典)(2)乌梅肉、熟艾、黄柏、炙甘草。(中医方剂大辞典)
乌梅饮子 wu mei yin zi
【英文名】Wu Mei Drink
【组成】乌梅、桃、柳心、葱白、豆豉、甘草、柴胡、知母、大黄。(中医方剂大辞典)
乌梅胶囊 wu mei jiao nang
【英文名】Wu Mei Capsule
【组成】乌梅肉、川楝子、川椒、黄连、生大黄。(上海中医药杂志 1985,(8))
乌梅豉汤 wu mei chi tang
【英文名】Wu Mei Chi Decoction
【异名】大乌梅汤(中医方剂大辞典、医心)
【组成】豉、乌梅。(中医方剂大辞典)
乌梅醋法 wu mei cu fa
【英文名】Wu Mei Cu Fa Wine
【异名】乌梅酒(中医方剂大辞典、仙拈集)
【组成】乌梅仁。(中医方剂大辞典)
乌蛇胆汁 wu she dan zhi
【英文名】Wu She Dan Zhi
【组成】乌蛇胆、冬瓜、梨。(中医方剂大辞典)
乌蛇浸酒 wu she jin jiu
【英文名】Wu She Jin Wine
【组成】(1)乌蛇。(中医方剂大辞典)(2)乌蛇、防风、桂心、白蒺藜、天麻、五加皮、羌活、牛膝、枳壳、熟干

地黄。(中医方剂大辞典)

乌麻子丸 wu ma zi wan

【英文名】Wu Ma Zi Pill

【组成】乌麻子、天麻、丁香、乳香、苏枋木、黄栌木。(中医方剂大辞典)

乌紫金丸 wu zi jin wan

【英文名】Wu Zi Jin Pill

【组成】肉豆蔻、罂粟壳、滴乳香。(中医方剂大辞典)

乌犀角丸 wu xi jiao wan

【英文名】Wu Xi Jiao Pill

【组成】(1)乌犀角屑、防风、天蓼木、羌活、麻黄、独活、赤箭、羚羊角屑、芎藭、秦艽、天门冬、桑寄生、阿胶、大麻仁。(中医方剂大辞典)(2)乌犀角屑、羚羊角屑、天麻、防风、人参、细辛、蔓荆子、肉桂、白芷、酸枣仁、独活、干姜、附子、赤芍药、藁本、赤茯苓、麻黄、当归、芎藭、乌蛇。(中医方剂大辞典)

乌犀角膏 wu xi jiao gao

【英文名】Wu Xi Jiao Ointment

【组成】皂荚、好酒、焰消、百草霜、人参、硼砂、白霜梅。(中医方剂大辞典)

乌雌鸡汤 wu ci ji tang

【英文名】Wu Ci Ji Decoction

【异名】乌鸡汤(中医方剂大辞典、圣惠)

【组成】乌雌鸡、茯苓、吴茱萸、芍药、白术、麦门冬、人参、阿胶、甘草、生姜。(中医方剂大辞典)

乌雌鸡羹 wu ci ji geng

【英文名】Wu Ci Ji Thick Soup

【组成】乌雌鸡。(中医方剂大辞典)

乌楂煎剂 wu zha jian ji

【英文名】Wu Zha Decoction

【组成】乌梅、山楂。(新医药学杂志 1974,(8))

乌罂煎剂 wu ying jian ji

【英文名】Wu Ying Decoction

【组成】婴粟壳、乌梅、法夏、山药。(湖北中医杂志 1984,(5))

乌鲤鱼汤 wu li yu tang

【英文名】Wu Li Yu Decoction

【组成】乌鲤鱼、赤小豆、桑白皮、白术、陈皮、葱白。(中医方剂大辞典)

乌髭药方 wu zi yao fang

【英文名】Wu Zi Prescription

【异名】还春膏(中医方剂大辞典、普济方)

【组成】针砂。(中医方剂大辞典)

乌蠡鱼汤 wu li yu tang

【英文名】Wu Li Yu Decoction

【组成】白茯苓、白术、广橘红、木瓜、桑白皮、紫苏叶、秦艽、生姜皮。(中医方剂大辞典)

乌七止崩汤 wu qi zhi beng tang

【英文名】Qi Wu Zhi Beng Decoction

【组成】乌梅炭、广三七、侧柏叶炭、地榆炭。(陕西中医 199O,11(4))

乌风决明丸 wu feng jue ming wan

【英文名】Wu Feng Jue Ming Pill

【组成】石决明、细辛、桔梗、防风、茺蔚子、车前子、茯苓、山药、元参。(中医方剂大辞典)

乌风补肝散 wu feng bu gan san

【英文名】Wu Feng Bu Gan Powders

【组成】川芎、熟地黄、当归、蒺藜、白芍药、木贼、夏枯草、防风。(中医方剂大辞典)

乌术保真丸 wu zhu bao zhen wan

【英文名】Wu Zhu Bao Zhen Pill

【组成】真茅山苍术、黑巨胜子、赤白何首乌、黑豆。(中医方剂大辞典)

乌龙扫毒膏 wu long sao du gao

【英文名】Wu Long Sao Du Plaster

【组成】文蛤、浮粉、蚰蜒虫。(中医方剂大辞典)

乌龙减肥茶 wu long jian fei cha

【英文名】Wu Long Jian Fei Tea

【组成】乌龙茶、荷叶、川芎、决明子、人参叶。(中成药研究 1992,(12))

乌龙解毒散 wu long jie du san

【英文名】Wu Long Jie Du Powders

【组成】木耳。(中医方剂大辞典)

乌龙德生膏 wu long de sheng gao

【英文名】Wu Long De Sheng Plaster

【组成】黄芪、青木香、连翘、玄参、木鳖子、生地黄、桃仁、防风、川芎、白芷、羌活、白及、白蔹、金银花、蓖麻子、乱发、桂花头、五香连翘汤、人参拔毒散、复元通气散、十奇内补排脓散。(中医方剂大辞典)

乌玄芍甘汤 wu xuan shao gan tang

【英文名】Wu Xuan Shao Gan Decoction

【组成】乌贼骨、瓦楞子、玄胡、甘草、白芨、白芍。(陕西中医 1987,8(7))

乌头当归汤 wu tou dang gui tang

【英文名】Wu Tou Dang Gui Decoction

【组成】乌头、独活、芍药、蜀椒、白术、人参、厚朴、桂心、麦门冬、细辛、吴茱萸、当归、生姜、炙甘草。(中医方剂大辞典)

乌头苁蓉丸 wu tou cong rong wan

【英文名】Wu Tou Cong Rong Pill

【组成】川乌头、肉苁蓉、海桐皮、牛膝、骨碎补、当归、天台乌药、杜蒺藜、羌活、木鳖子、地龙、没药、乳香。(中医方剂大辞典)

乌头注射液 wu tou zhu she ye

【英文名】Wu Tou Injection(药品标准 - 中药成方制剂

标准)
【组成】生川乌、生草乌。(药品标准－中药成方制剂标准 1998 年)
乌头细辛散 wu tou xi xin san
【英文名】Wu Tou Xi Xin Powders
【组成】川乌头、香白芷、细辛、防风。(中医方剂大辞典)
乌头栀子汤 wu tou zhi zi tang
【英文名】Wu Tou Zhi Zi Decoction
【异名】乌头汤(中医方剂大辞典、会约)
【组成】川乌、炒栀子仁。(中医方剂大辞典)
乌头桂枝汤 wu tou gui zhi tang
【英文名】Wu Tou Gui Zhi Decoction
【组成】乌头。(中医方剂大辞典)
乌头桂枝散 wu tou gui zhi san
【英文名】Wu Tou Gui Zhi Powders
【组成】生川乌、生草乌、桂枝。(四川中医 1993,11(10))
乌头涂敷方 wu tou tu fu fang
【英文名】Wu Tou Tu Fu Powders
【组成】乌头。(中医方剂大辞典)
乌头续命丸 wu tou xu ming wan
【英文名】Wu Tou Xu Ming Pill
【异名】续命丸(中医方剂大辞典、圣济总录)
【组成】食茱萸、芍药、细辛、前胡、干姜、乌头、紫菀、黄芩、白术、白薇、芎劳、人参、干地黄、蜀椒、桂心。(中医方剂大辞典)
乌头煮盐丸 wu tou zhu yan wan
【英文名】Wu Tou Zhu Yan Pill
【组成】川乌头、苍术、吴芎劳、京三棱、白盐。(中医方剂大辞典)
乌头槟榔汤 wu tou bing lang tang
【英文名】Wu Tou Bing Lang Decoction
【异名】乌头汤(中医方剂大辞典、名家方选)
【组成】乌头、桑白皮、槟榔、商陆、大黄、生姜。(中医方剂大辞典)
乌头摩风膏 wu tou mo feng gao
【英文名】Wu Tou Mo Feng Plaster
【组成】(1)川乌头、防风、桂心、白芷、藁本、川椒、吴茱萸、白术、细辛、芎劳、白附子、藜芦、莽草、羌活、黄蜡、猪脂、生姜。(中医方剂大辞典)(2)乌头、附子、当归、羌活、细辛、桂心、防风、白术、川椒、吴茱萸、猪脂。(中医方剂大辞典)
乌头麝香油 wu tou she xiang you
【英文名】Wu Tou She Xiang Oil
【组成】香油、柏油、没石子、川百药、五倍子、诃子皮、酸榴皮、猪胆、真胆矾、旱莲台。(中医方剂大辞典)
乌头怀香丸 wu tou huai xiang wan
【英文名】Wu Tou Huai Xiang Pill
【组成】乌头、槟榔、茴香子、楝实、当归、木香、硇砂。(中医方剂大辞典)
乌发固齿方 wu fa gu chi fang
【英文名】Wu Fa Gu Chi Prescription
【组成】旱莲草。(中医方剂大辞典)
乌发口服液 wu fa kou fu ye
【英文名】Wu Fa Oral Liquid
【组成】当归、补骨脂、怀牛膝、何首乌。
乌发固齿灵 wu fa gu chi ling
【英文名】Wu Fa Gu Chi Ling Ointment
【组成】何首乌、生地、熟地、青黛、苦参、升麻、冰片、食盐。(中医杂志 1989,(5))
乌芍三草汤 wu shao san cao tang
【英文名】Wu Shao San Cao Decoction
【组成】台乌药、赤芍、凤尾草、鱼腥草、马鞭草、制香附、当归、川芎、土茯苓。(江苏中医 1990,(12))
乌芎薰洗汤 wu xiong xun xi tang
【英文名】Wu Xiong Xun Xi Decoction
【组成】川乌、草乌、川芎、川断、当归、艾叶、伸筋草、薄荷、威灵仙、清风藤。(中医杂志 1988,29(11))
乌军治胆片 wu jun zhi dan pian
【英文名】Wu Jun Zhi Dan Tablet(药品标准－中药成方制剂标准)
【组成】乌梅、大黄、佛手、枳实、牛至、栀子、甘草、槟榔、威灵仙、姜黄。(药品标准－中药成方制剂标准 1998 年)
乌沉降气汤 wu chen jiang qi tang
【英文名】Wu Chen Jiang Qi Decoction
【组成】苏子、乌药、人参、广皮、半夏、沉香、槟榔、前胡。(中医方剂大辞典)
乌鸡蠲痹汤 wu ji juan bi tang
【英文名】Wu Ji Juan Bi Decoction
【组成】鸡血藤、黄芪、制川乌、桂枝、熟地、酒白芍、独活、桑寄生、淫羊藿、秦艽、川木瓜、川杜仲、乳香、没药。(实用中西医结合杂志 1990,3(4))
乌附苁蓉丸 wu fu cong rong wan
【英文名】Wu Fu Cong Rong Pill
【组成】人参、当归、乳香、没药、丁香、菟丝子、自然铜、虎胫骨、古老钱、川牛膝、白胶香、煅龙骨、木香、苁蓉、诃子、蓖麻、川乌、败龟、五灵脂、何首乌、川芎、五味子、五倍子、赤芍药、黑附子、金银根、桑螵蛸、槟榔、缩砂、木鳖子、川楝子、朱砂、破故纸、地龙、葫芦巴、巴戟、骨碎补、威灵仙。(中医方剂大辞典)
乌附通气汤 wu fu tong qi tang
【英文名】Wu Fu Tong Qi Decoction

【组成】白术、茯苓、泽泻、猪苓、甘草、木香、乌药、香附、当归、芍药、山楂、桔皮。(中医方剂大辞典)

乌附椒姜汤 wu fu jiao jiang tang

【英文名】Wu Fu Jiao Jiang Decoction

【组成】制川乌、川附子、川椒、黑炮姜。(中医方剂大辞典)

乌鸡白凤丸 wu ji bai feng wan

【英文名】Wu Ji Bai Feng Pill

【组成】(1)乌鸡、人参、牡蛎、当归、熟地黄、香附、银柴胡。((80)京卫药准字第963号)(2)山药、当归、乌鸡、黄芪、白芍、熟地黄、生地黄、香附、丹参、鹿角胶。((82)苏卫药准字1584-1号)(3)乌鸡、鹿角胶、鳖甲、牡蛎、桑螵蛸、人参、黄芪、当归、白芍、香附、天冬、甘草、地黄、熟地黄、川芎、银柴胡、丹参、山药、芡实。((79)卫药准字第121号)(4)乌鸡。((88)粤卫药准字第F1-168号)(5)乌鸡、人参、银柴胡、鹿胶、熟地黄、当归。(6)乌鸡、鹿角胶、鳖甲、牡蛎、桑螵蛸、人参、黄芪、当归、地黄、香附、天冬、甘草、白芍、熟地黄、川芎、银柴胡、丹参、山药、芡实、鹿角。

乌驴皮食方 wu lv pi shi fang

【英文名】Wu Lv Pi Shi Prescription

【组成】乌驴皮。(中医方剂大辞典)

乌苓通气散 wu ling tong qi san

【英文名】Wu Ling Tong Qi Powders

【异名】乌苓通气汤(中医方剂大辞典、脚气钩要)

【组成】乌药、当归、芍药、香附、糖球陈皮、茯苓、白术、槟榔、玄胡、泽泻、木香、甘草。(中医方剂大辞典)

乌金口服液 wu jin kou fu ye

【英文名】Wu Jin Oral Liquid(药品标准-中药成方制剂标准)

【组成】乌金石。(药品标准-中药成方制剂标准1998年)

乌金止痛丸 wu jin zhi tong wan

【英文名】Wu Jin Zhi Tong Pill(药品标准-中药成方制剂标准)

【组成】大黄、当归、香附、苏木、益母草、僵蚕、黑豆、乌药、五灵脂、延胡索、莪术、桃仁、红花、木香、乳香、肉桂、没药。(药品标准-中药成方制剂标准1998年)

乌金益母丸 wu jin yi mu wan

【英文名】Wu Jin Yi Mu Pill

【组成】益母草、当归身、川芎、白芍。(中医方剂大辞典)

乌金擦牙药 wu jin ca ya yao

【英文名】Wu Jin Ca Ya Liniment

【组成】百药煎、胆矾、五倍子。(中医方剂大辞典)

乌药平气汤 wu yao ping qi tang

【英文名】Wu Yao Ping Qi Decoction

【组成】乌药、人参、白术、川芎、当归、茯神、炙甘草、白芷、木瓜干、五味子、紫苏子。(中医方剂大辞典)

乌药平气散 wu yao ping qi san

【英文名】Wu Yao Ping Qi Powders

【组成】人参、白术、茯苓、甘草、天台乌药、当归、白芷、川芎、麻黄、木瓜、五味子。(中医方剂大辞典)

乌药半夏汤 wu yao ban xia tang

【英文名】Wu Yao Ban Xia Decoction

【组成】党参、半夏、乌药、香附、茯苓、陈皮、砂仁、炙草。(中医方剂大辞典)

乌药沉香丸 wu yao chen xiang wan

【英文名】Wu Yao Chen Xiang Pill

【组成】乌药、沉香、葫芦巴、白芷、木香、荜澄茄。(中医方剂大辞典)

乌药沉香汤 wu yao chen xiang tang

【英文名】Wu Yao Chen Xiang Decoction

【组成】乌药、沉香、人参、甘草。(中医方剂大辞典)

乌药沉香散 wu yao chen xiang san

【英文名】Wu Yao Chen Xiang Powders

【组成】台乌、沉香、乳没、郁金、苍术、藿香、赤苓、伏毛、官桂、青皮、广皮、楂肉、元胡、草节。(中医方剂大辞典)

乌药泽兰汤 wu yao ze lan tang

【英文名】Wu Yao Ze Lan Decoction

【组成】乌药、泽兰、生地、元胡、木香、当归、赤芍、甘草、桃仁、五灵脂、生蒲黄、香附、川芎、红花、陈皮、丹皮。(中医方剂大辞典)

乌药顺气汤 wu yao shun qi tang

【英文名】Wu Yao Shun Qi Powders

【组成】三棱、蓬术、卜子、白芥子、玄胡索、枳壳、青皮、乌药、红花、香附。(中医方剂大辞典)

乌药顺气散 wu yao shun qi san

【英文名】Wu Yao Shun Qi Powders

【组成】天台乌药、香附、沉香、砂仁、橘红、半夏。(中医方剂大辞典)

乌药顺风散 wu yao shun feng san

【英文名】Wu Yao Shun Feng Powders

【组成】僵蚕、乌药、陈皮、麻黄、干姜、甘草、枳壳、五加皮、桔梗、川芎、归尾、金银花。(中医方剂大辞典)

乌香正气散 wu xiang zheng qi san

【英文名】Wu Xiang Zheng Qi Powders

【组成】大香附子、乌药。(中医方剂大辞典)

乌须大补丹 wu xu da bu dan

【英文名】Wu Xu Da Bu Pellet

【组成】何首乌、熟地、牛膝、故纸、当归、萆薢、苁蓉、琐

阳、覆盆子、桑椹子、柏子仁、酸枣仁、没石子、川椒、小茴香、茯苓、巴戟、百药煎、槐角子、青盐、甘草。(中医方剂大辞典)

乌须延年豆 wu xu yan nian dou

【英文名】Wu Xu Yan Nian Dou Prescription

【组成】何首乌、旱莲草汁、枸杞子、陈皮、生地、桑椹汁、槐角、故纸、归身。(中医方剂大辞典)

乌须羊肝丸 wu xu yang gan wan

【英文名】Wu Xu Yang Gan Pill

【组成】黑羊肝、熟地黄、当归、川芎、白芍药、何首乌、旱莲草、炒覆盆子、山茱萸肉、白茯苓、生地黄、血余。(中医方剂大辞典)

乌须还少丹 wu xu huan shao dan

【英文名】Wu Xu Huan Shao Pellet

【组成】首生童子发、川椒、胡椒、阳起石、川乌、何首乌、草乌、干漆、辰砂、针砂、核桃仁、柏子仁、生地黄、枸杞子、麝香。(中医方剂大辞典)

乌须明目丸 wu xu ming mu wan

【英文名】Wu Xu Ming Mu Pill

【组成】(1)枸杞子、旱莲草、熟地、何首乌、白茯苓、青葙子、没石子、生地、全当归。(中医方剂大辞典)(2)女贞实、甘菊花、何首乌、桑叶、牛膝、怀生地、甘枸杞、乳拌茯苓酥、麦门冬、槐角子、苍术、人参、山茱萸肉。(中医方剂大辞典)

乌须固本丸 wu xu gu ben wan

【英文名】Wu Xu Gu Ben Pill

【组成】何首乌、黄精、生地黄、熟地黄、天门冬、麦门冬、赤茯苓、片术、人参、五加皮、巨胜子、松子仁、柏子仁、核桃仁、西枸杞。(中医方剂大辞典)

乌须固齿方 wu xu gu chi fang

【英文名】Wu Xu Gu Chi Prescription

【组成】(1)没石子、枸杞子、青盐、旱莲草、当归、破故纸、地骨皮、牛膝、熟地、菟丝子、北细辛。(中医方剂大辞典)(2)地骨皮、川芎、白蒺藜、没石子、香附子、青盐、细辛、旱莲草。(中医方剂大辞典)

乌须种子方 wu xu zhong zi fang

【英文名】Wu Xu Zhong Zi Prescription

【组成】黑豆、故纸、枸杞子、菟丝子、川椒。(中医方剂大辞典)

乌须神妙方 wu xu shen miao fang

【英文名】Wu Xu Shen Miao Prescription

【组成】五倍子、铜末、白及末、食盐、诃子末、没石子末、白矾、黑矾、细辛末。(中医方剂大辞典)

乌获追脓散 wu huo zhui nong san

【英文名】Wu Huo Zhui Nong Powders

【组成】黄芪、芍药、白芷、天花粉、蛤粉、白及。(中医方剂大辞典)

乌贼鱼骨丸 wu zei yu gu wan

【英文名】Wu Zei Yu Gu Pill

【异名】乌贼鱼丸(中医方剂大辞典、圣济总录)

【组成】(1)乌贼鱼骨、羚羊角、龟甲、茯神、卷柏、鹿角胶、诃黎勒皮、地榆、当归、熟干地黄。(中医方剂大辞典)(2)乌贼鱼骨、芎䓖、熟干地黄、茜根、当归、白芍药、阿胶。(中医方剂大辞典)(3)乌贼鱼骨、樗根皮、乱发灰、雀儿粪、代赭、龙骨、白石脂。(中医方剂大辞典)(4)白芷、当归、龙骨、牡蛎、熟地、萸肉、柴胡、升麻、黄芪、白芍、川芎、杜仲、五味子。(中医方剂大辞典)(5)乌贼鱼骨、鹿茸、诃黎勒皮、当归、白芍药、山茱萸、黄芪、酸枣仁、地榆、芎䓖、覆盆子、玄参、白茯苓、熟干地黄、荜澄茄。(中医方剂大辞典)

乌贼鱼骨散 wu zei yu gu san

【英文名】Wu Zei Yu Gu Powders

【组成】乌贼鱼骨、白芍药、芎䓖、龙骨、赤石脂。(中医方剂大辞典)

乌梅八珍汤 wu mei ba zhen tang

【英文名】Wu Mei Ba Zhen Decoction

【组成】大乌梅、党参、白术、茯苓、炙草、当归身、白芍、熟地。(中医方剂大辞典)

乌梅山萸汤 wu mei shan yu tang

【英文名】Wu Mei Shan Yu Decoction

【组成】五味、乌梅、山萸、甘草、首乌、芍药、龙骨、牡蛎。(中医方剂大辞典)

乌梅木瓜汤 wu mei mu gua tang

【英文名】Wu Mei Mu Gua Decoction

【组成】木瓜干、乌梅、炒麦蘖、甘草、草果。(中医方剂大辞典)

乌梅五补丸 wu mei wu bu wan

【英文名】Wu Mei Wu Bu Pill

【组成】乌梅肉、肉苁蓉、黄芪、桂、生干地黄、柴胡、人参、常山、桃仁、升麻、当归、赤茯苓、甘草、豉心、麝香。(中医方剂大辞典)

乌梅五味汤 wu mei wu wei tang

【英文名】Wu Mei Wu Wei Decoction

【异名】秘方乌梅五味子汤(中医方剂大辞典、医方大成)

【组成】五味子、巴戟、百药煎、乌梅、甘草。(中医方剂大辞典)

乌梅丹砂丸 wu mei dan sha wan

【英文名】Wu Mei Dan Sha Pill

【组成】炒乌梅肉、丹砂、鳖甲、焙知母、常山、石膏、炙甘草、升麻、蜀漆叶、白薇、地骨皮、萎蕤、牛黄、豉、麦门冬、青蒿、麝香。(中医方剂大辞典)

乌梅甘草汤 wu mei gan cao tang

【英文名】Wu Mei Gan Cao Decoction

【组成】乌梅肉、甘草。(中医方剂大辞典)

乌梅北枣丸 wu mei bei zao wan

【英文名】Wu Mei Bei Zao Pill

【组成】乌梅肉、大黑枣。(中医方剂大辞典)

乌梅四物汤 wu mei si wu tang

【英文名】Wu Mei Si Wu Decoction

【组成】(1)乌梅肉、当归身、醋白芍、川木瓜。(中医方剂大辞典)(2)大乌梅、当归身、醋白芍、怀熟地、麦门冬、熟枣仁、柏子仁。(中医方剂大辞典)(3)大乌梅、炒当归身、熟地、白芍。(中医方剂大辞典)(4)乌梅、当归身、生白芍、大熟地、大生地、天花粉。(中医方剂大辞典)(5)大乌梅、归身、白芍、生地、熟地。(中医方剂大辞典)

乌梅伏蛔汤 wu mei fu hui tang

【英文名】Wu Mei Fu Hui Decoction

【组成】乌梅、川椒、枳壳、黄柏、槟榔、木香。(湖北中医杂志 1985,(6))

乌梅肾气丸 wu mei shen qi wan

【英文名】Wu Mei Shen Qi Pill

【组成】乌梅肉、熟地、山萸肉、茯苓、党参、制附子、山药、肉桂、吴萸。(中医方剂大辞典)

乌梅定痛汤 wu mei ding tong tang

【英文名】Wu Mei Ding Tong Decoction

【组成】乌梅、杏仁。(中医方剂大辞典)

乌梅承气汤 wu mei cheng qi tang

【英文名】Wu Mei Cheng Qi Decoction

【组成】大黄、芒硝、川朴、枳实、乌梅、川连、川椒。(广西中医药 1981,(4))

乌梅黄连丸 wu mei huang lian wan

【英文名】Wu Mei Huang Lian Pill

【组成】乌梅、黄连、当归、阿胶、蜡。(中医方剂大辞典)

乌梅黄连散 wu mei huang lian san

【英文名】Wu Mei Huang Lian Powders

【异名】乌梅散(中医方剂大辞典、圣济总录)

【组成】乌梅肉、黄连、熟艾叶、赤石脂、当归、炙甘草、附子、阿胶。(中医方剂大辞典)

乌梅磨盘汤 wu mei mo pan tang

【英文名】Wu Mei Mo Pan Decoction

【组成】乌梅、磨盘草、黄精、醋生地、醋白芍、醋枳壳、赤芍、醋熟地、沙参、炙甘草。(湖北中医杂志 1993,15(2))

乌蛇止痒丸 wu she zhi yang wan

【英文名】Wu She Zhi Yang Pill

【组成】乌梢蛇、防风、人参须、当归、蛇床子、苍术、牛黄、丹皮。(新中医 1984,(11))

乌蛇牛黄散 wu she niu huang san

【英文名】Wu She Niu Huang Powders

【组成】乌蛇、青黛、炒蝎梢、牛黄、麝香、莲砂、龙脑、水银沙子、乌蛇尾、金箔、银箔、蛇黄、烧墨、天南星、半夏。(中医方剂大辞典)

乌蛇皂刺散 wu she zao ci san

【英文名】Wu She Zao Ci Powders

【组成】乌梢蛇、白花蛇、皂角刺、豨签草、透骨草、穿山甲、五灵脂、生乳香、生没药、生川乌、草乌、杜仲、细辛、威灵仙、仙灵脾。(北京中医杂志 1988,(1))

乌蛇灵仙酒 wu she ling xian jiu

【英文名】Wu Shao Ling Xian Wine

【组成】乌梢蛇、威灵仙、独活、千年健、红花、土鳖虫、川芎、当归、鸡血藤、黄芪、细辛。(辽宁中医杂志 1989,(6))

乌蛇驱风汤 wu she qu feng tang

【英文名】Wu She Qu Feng Decoction

【组成】乌蛇、蝉衣、荆芥、防风、羌活、白芷、黄连、黄芩、银花、连翘、甘草。(中医方剂大辞典)

乌蛇黄芪丸 wu she huang qi wan

【英文名】Wu She Huang Qi Pill

【组成】乌蛇、黄芪、大黄、大麻子仁、独活、枳壳、人参、地骨皮、诃黎勒皮、槟榔、羚羊角、郁李仁。(中医方剂大辞典)

乌蛇搜风汤 wu she sou feng tang

【英文名】Wu She Sou Feng Decoction

【组成】乌蛇、羌活、独活、防风、炙僵蚕、生地、丹皮、丹参、赤芍、黄芩、银花。(中医方剂大辞典)

乌麻地黄酒 wu ma di huang jiu

【英文名】Wu Ma Di Huang Wine

【组成】神曲、王斯油麻、生地黄、丹参、生石斛、牛膝、杜仲、萆薢、生姜、人参。(中医方剂大辞典)

乌黄定痛汤 wu huang ding tong tang

【英文名】Wu Huang Ding Tong Decoction

【组成】制川乌、草乌、赤石脂、失笑散、乌药、沉香、制大黄、干姜、细辛、制附片、川椒、丹参。(陕西中医 1989,10(2))

乌犀天麻丸 wu xi tian ma wan

【英文名】Wu Xi Tian Ma Pill

【组成】犀角屑、天麻、细辛、防风、川芎、香白芷、羌活、甘菊花、龙脑、麝香。(中医方剂大辞典)

乌蓉补精汤 wu rong bu jing tang

【英文名】Wu Rong Bu Jing Decoction

【组成】何首乌、肉苁蓉、菟丝子、蛇床子、熟地、山药。(辽宁中医杂志 1988,(6))

乌雌鸡肉粥 wu ci ji rou zhou

【英文名】Wu Ci Ji Rou Gruel

【组成】乌雌鸡肉、糯米。(中医方剂大辞典)

乌髭石燕散 wu zi shi yan san

【英文名】Wu Zi Shi Yan Powders

【组成】香附子、生干地黄、石燕子、青盐、石榴皮、细辛、皂角、麝香。(中医方剂大辞典)

乌髭牢牙散 wu zi lao ya san

【英文名】Wu Zi Lao Ya Powders

【组成】防风、何首乌、生地黄、石榴皮、楮白皮、猪牙皂角、青盐。(中医方剂大辞典)

乌髭借春散 wu zi jie chun san

【英文名】Wu Zi Jie Chun Powders

【组成】针砂、大麦面、荞麦面。(中医方剂大辞典)

乌髭揩牙药 wu zi kai ya yao

【英文名】Wu Zi Kai Ya Prescription

【组成】(1)草麻子、生干地黄、龙骨、青盐、细辛。(中医方剂大辞典)(2)苦参、青黛、青盐。(中医方剂大辞典)

乌癞白癞丸 wu lai bai lai wan

【英文名】Wu Lai Bai Lai Pill

【组成】炙猬皮、魁蛤、炙蝮蛇头、木虻、虻虫、蛴螬、陵鲤甲、葛上亭长、斑蝥、蜈蚣、附子、蜘蛛、水蛭、雷丸、巴豆、研水银、大黄、真丹、桂心、射罔、黄连、石膏、蜀椒、芒消、龙骨、甘遂、礜石、滑石。(中医方剂大辞典)

乌头五灵脂丸 wu tou wu ling zhi wan

【英文名】Wu Tou Wu Ling Zhi Pill

【组成】乌头、五灵脂、附子、狼毒、防风、地龙、桂、虎骨、海桐皮、自然铜、乳香、没药、麝香、龙脑、乱发、好墨。(中医方剂大辞典)

乌头赤石脂丸 wu tou chi shi zhi wan

【英文名】Wu Tou Chi Shi Zhi Pill

【组成】赤石脂、干姜、桂心、汗椒、炮乌头。(中医方剂大辞典)

乌豆麦门冬汤 wu dou mai men dong tang

【英文名】Wu Dou Mai Men Dong Decoction

【组成】乌豆、麦门冬。(中医方剂大辞典)

乌鸡桂圆补酒 wu ji gui yuan bu jiu

【英文名】Wu Ji Gui Yuan Bu Wine(药品标准－中药成方制剂标准)

【组成】龙眼肉、乌鸡、香加皮、黄芪、玉竹、当归。(药品标准－中药成方制剂标准 1994 年)

乌鸡精口服液 wu ji jing kou fu ye

【英文名】Wu Ji Jing Liquid

【组成】乌骨鸡。((89)京卫药健字第 16 号)

乌金硇砂饼子 wu jin nao sha bing zi

【英文名】Wu Jin Nao Sha Lozenges

【组成】干漆、硇砂、没药、乳香。(中医方剂大辞典)

乌须搽牙齿方 wu xu ca ya chi fang

【英文名】Wu Xu Ca Ya Chi Prescription

【组成】蒲公英、青盐、没石子、骨碎补、槐角。(中医方剂大辞典)

乌须黑发药酒 wu xu hei fa yao jiu

【英文名】Wu Xu Hei Fa Wine

【组成】当归、枸杞、生地、人参、莲花蕊、五加皮、黑豆、桑椹子、槐角子、何首乌、没石子、旱莲草。(中医方剂大辞典)

乌蝎六君子汤 wu xie liu jun zi tang

【英文名】Wu Xie Liu Jun Zi Decoction

【组成】六君子汤、川乌、蝎尾、神曲。(中医方剂大辞典)

乌蝎四君子汤 wu xie si jun zi tang

【英文名】Wu Xie Si Jun Zi Decoction

【组成】四君子汤、生川乌、焙全蝎。(中医方剂大辞典)

乌雌鸡切面羹 wu ci ji qie mian geng

【英文名】Wu Ci Ji Qie Mian Thick Soup

【组成】乌雌鸡、白面、桑根白皮、赤茯苓、桂心末。(中医方剂大辞典)

乌髭鬓复容方 wu bin fu rong fang

【英文名】Wu Bin Fu Rong Prescription

【组成】干蒲、宿江竹、象子、藿香、牡蛎、好墨、防风。(中医方剂大辞典)

乌髭鬓揩牙药 wu zi bin kai ya yao

【英文名】Wu Ci Bin Kai Ya Prescription

【组成】不蛀皂角、黑铅。(中医方剂大辞典)

乌桕根皮枣泥丸 wu bai gen pi zao ni wan

【英文名】Wu Bai Gen Pi Zao Ni Pill

【组成】乌桕根皮。(中医杂志 1956,(8))

乌须固齿还少丹 wu xu gu chi huan shao dan

【英文名】Wu Xu Gu Chi Huan Shao Pellet

【组成】川芎、当归、白茯苓、旱莲、牙皂、白芷、黄柏、青盐。(中医方剂大辞典)

乌须固齿补肾方 wu xu gu chi bu shen fang

【英文名】Wu Xu Gu Chi Bu Shen Prescription

【组成】当归、川芎、熟地黄、白芍药、香附米、甘枸杞、川牛膝、荆芥、青盐。(中医方剂大辞典)

乌须固齿神妙散 wu xu gu chi shen miao san

【英文名】Wu Xu Gu Chi Shen Miao Powders

【组成】当归、生地、母丁香、子丁香、青盐、旱莲草、细辛、没食子、茯神。(中医方剂大辞典)

乌须固齿擦牙散 wu xu gu chi ca ya san

【英文名】Wu Xu Gu Chi Ca Ya Powders

【组成】白茯苓、怀熟地、何首乌、地骨皮、川椒、细辛、破故纸、蒺藜、没石子、青盐、枸杞子、旱莲草。(中医方剂大辞典)

乌梅白薇细辛丸 wu mei bai wei xi xin wan

【英文名】Wu Mei Bai Wei Xi Xin Pill

【组成】乌梅、蜀漆、鳖甲、白薇、女萎、知母、苦参、常山、石膏、甘草、细辛、香豉。(中医方剂大辞典)

匀气丸 yun qi wan

【英文名】Yun Qi Pill

【组成】(1)草豆蔻、桔皮、沉香、人参、益智仁、檀香、大腹子。(中医方剂大辞典)(2)麻仁、人参、诃黎勒皮、枳壳、桂、木香、郁李仁、白槟榔、大黄。(中医方剂大辞典)

匀气汤 yun qi tang

【英文名】Yun Qi Decoction

【异名】匀气散(中医方剂大辞典、普济方)

【组成】(1)大腹、牵牛子、高良姜、白术、陈曲、桂、麦蘖、甘草、郁李仁、厚朴。(中医方剂大辞典)(2)枳壳、泽泻、赤茯苓、牡丹皮、木通、槟榔、玄参。(中医方剂大辞典)(3)厚朴、陈桔皮、白术、甘草、白茯苓、麦蘖、高良姜、沉香、甘松。(中医方剂大辞典)(4)茴香、厚朴、乳香、桂、甘草、黑牵牛、地黄、羌活。(中医方剂大辞典)(5)白术、人参、丁香、木香、厚朴、甘草、青盐。(中医方剂大辞典)(6)苍术、厚朴、甘草、干姜。(中医方剂大辞典)

匀气饮 yun qi yin

【英文名】Yun Qi Drink

【组成】乌药、当归梢、桃仁、杜仲、牛膝、官桂、川芎。(中医方剂大辞典)

匀气散 yun qi san

【英文名】Yun Qi Powders

【异名】匀气汤(中医方剂大辞典、奇效良方);彭氏匀气散(中医方剂大辞典、永类钤方)

【组成】(1)山栀、熟地、茯苓、细辛、桂、川芎。(中医方剂大辞典)(2)丁香、白术、青皮、炙甘草、豆蔻。(中医方剂大辞典)(3)川乌头。(中医方剂大辞典)(4)连须葱、姜、盐、淡豉。(中医方剂大辞典)(5)白术、天台乌药、青皮、沉香、甘草、白芷。(中医方剂大辞典)(6)桔梗、甘草、干姜、缩砂、益智子、茴香、藿香叶。(中医方剂大辞典)(7)生姜、沉香、丁香、檀香、木香、藿香、炙甘草、砂仁、白果仁。(中医方剂大辞典)(8)乌药、白术、旱莲草、炙甘草、青皮、沉香。(中医方剂大辞典)(9)桔梗、陈皮、砂仁、炒茴香、炮白芍、炙粉草、木香。(中医方剂大辞典)(10)陈皮、桔梗、炮姜、砂仁、炙甘草、木香。(中医方剂大辞典)(11)茴香、青皮、制厚朴、白芷、乌药、杏仁、陈皮、麦蘖、前胡、桔梗、苍术、粉草。(中医方剂大辞典)(12)丁香、白术、豆蔻、青皮、甘草。(中医方剂大辞典)(13)桔梗、甘草、白姜、缩砂仁、陈桔皮、茴香。(中医方剂大辞典)(14)香附、炙甘草、天仙藤、人参、桔皮、藿香。(中医方剂大辞典)(15)丁香、檀香、木香、白豆蔻仁、藿香叶、甘草、缩砂仁。(中医方剂大辞典)(16)京三棱、蓬莪术、益智子、甘草、木香、桂、丁香、草豆蔻、肉豆蔻。(中医方剂大辞典)

匀血汤 yun xue tang

【英文名】Yun Xue Decoction

【组成】当归、细辛、白芷、没药、泽兰、甘草、天仙藤。(中医方剂大辞典)

匀胃散 yun wei san

【英文名】Yun Wei Powders

【组成】炙甘草、藿香、白豆蔻、人参、木香、炮干姜、姜炙厚朴、丁香。(中医方剂大辞典)

匀理汤 yun li tang

【英文名】Yun Li Decoction

【组成】木香匀气散、理中汤。(中医方剂大辞典)

匀气团参散 yun qi tuan shen san

【英文名】Yun Qi Tuan Shen Powders

【组成】人参、白术、白芷、茯苓、乌药、藿香、桔皮、甘草。(中医方剂大辞典)

勾地薄归汤 gou di bo gui tang

【英文名】Gou Di Bo Gui Decoction

【组成】勾藤、地龙、薄荷、当归。(内蒙古中医药 1982,(1))

丹药 dan yao

【英文名】Pellets(中国中医药学主题词表)

【定义】是指用汞及某些矿物药,在高温条件下经烧炼制成的不同结晶形状的无机化合物。(中药药剂学)

丹七片 dan qi pian

【英文名】Dan Qi Tablet(药品标准－中药成方制剂标准)

【组成】丹参、三七。(药品标准－中药成方制剂标准 1989 年)

丹平散 dan ping san

【英文名】Dan Ping Powders

【组成】牙皂、广藿香、白芷、广皮、贯仲、薄荷、生甘草黄、木香、桔梗、半夏、明雄黄、明朱砂、防风、细辛、枯矾。(中医方剂大辞典)

丹石散 dan shi san

【英文名】Dan Shi Powders

【组成】黄丹、滑石。(中医方剂大辞典)

丹皮汤 dan pi tang

【英文名】Dan Pi Decoction

【组成】丹皮、瓜蒌仁、桃仁泥、朴消、大黄。(中医方剂大辞典)

丹皮散 dan pi san

【英文名】Dan Pi Powders

【组成】(1)白矾、黄丹、穿山甲、人发。(中医方剂大辞典)(2)人参、丹皮、白芍、茯苓、黄芪、苡仁、桃仁、白芷、当归、川芎、甘草、木香。(中医方剂大辞典)(3)牡丹皮、当归、骨碎补、红花、续断、乳香、没药、桃仁、川芎、赤芍药、生地黄。(中医方剂大辞典)(4)丹皮、肉桂、归尾、玄胡、牛膝、赤芍、三棱、蓬术。(中医方剂大辞典)(5)丹皮、川芎、白术、黄芩、当归、熟地、甘草。(中医方剂大辞典)

丹字丸 dan zi wan

【英文名】Dan Zi Pill

【组成】龟版、黄芩、栀仁、防风。(中医方剂大辞典)

丹米汤 dan mi tang

【英文名】Dan Mi Decoction

【组成】丹米。(中医方剂大辞典)

丹青饮 dan qing yin

【英文名】Dan Qing Drink

【组成】(1)赭石、麦冬、杭菊、石斛、潼蒺藜、白蒺藜、沙参、桑叶、橘红、贝母、杏仁、旋覆花。(中医方剂大辞典)(2)煨姜、便香附、苏叶、陈皮、紫丹香、青皮、藿香、乌药、草果、槟榔、甘草、木瓜。(中医方剂大辞典)

丹青散 dan qing san

【英文名】Dan Qing Powders

【组成】银朱、铜青、松香。(中医方剂大辞典)

丹矾丸 dan fan wan

【英文名】Dan Fan Pill

【组成】(1)黄丹、白矾。(中医方剂大辞典)(2)黄丹、枯矾。(中医方剂大辞典)

丹矾散 dan fan san

【英文名】Dan Fan Powders

【组成】白矾、黄丹。(中医方剂大辞典)

丹金散 dan jin san

【英文名】Dan Jin Powders

【组成】土马鬃、甘草、黄药子。(中医方剂大辞典)

丹油膏 dan you gao

【英文名】Dan You Plaster

【组成】(1)桐油、黄丹。(中医方剂大辞典)(2)真麻仁、桃枝、柳枝。(中医方剂大辞典)

丹参丸 dan shen wan

【英文名】Dan Shen Pill

【组成】(1)丹参、续断、芍药、白胶、白术、柏子仁、人参、芎䓖、干姜、当归、桔皮、吴茱萸、白芷、冠缨、芜荑、干地黄、甘草、犬卵、东门上雄鸡头。(中医方剂大辞典)(2)丹参、大川芎、川归身、天台乌药、香附。(中医方剂大辞典)(3)丹参、续断、当归、桂、牛膝、鬼箭羽、琥珀、没药。(中医方剂大辞典)(4)丹参、芍药、芎䓖、芫花、乌头、干姜、桂、野葛皮、吴茱萸、蜀椒、栀子仁、巴豆。(中医方剂大辞典)(5)丹参、苦参、升麻、黄芩、防风、枳壳、乌头。(中医方剂大辞典)(6)丹参、杜仲、牛膝、续断、桂心、干姜。(中医方剂大辞典)

丹参片 dan shen pian

【英文名】Dan Shen Tablet

【组成】丹参。(江苏中医 1990,11(9))

丹参汤 dan shen tang

【英文名】Dan Shen Decoction

【组成】(1)丹参、苦参、蛇床子、白矾。(中医方剂大辞典)(2)丹参、苦参、蛇床子。(中医方剂大辞典)(3)丹参、消石、炙甘草。(中医方剂大辞典)(4)蒴藋、丹参、炙甘草、秦艽、独活、炮乌头、牛膝、踯躅花、蜀椒。(中医方剂大辞典)(5)丹参、茯苓、桔梗、生姜、细辛、炙厚朴、食茱萸。(中医方剂大辞典)(6)当归、川芎、黄芪、人参、白术、茯苓、炙草、炮姜。(中医方剂大辞典)(7)苦参、莽草、丹参、桂心、菖蒲、雷丸、蛇床子。(中医方剂大辞典)(8)丹参、木通、当归、生干地黄、麦门冬、禹余粮、麻黄、川芎、杜仲、续断、地骨皮、牛膝、桂、甘草、牡蛎。(中医方剂大辞典)(9)丹参、紫参、蒺藜子、黄芩、防风、黄芪、羌活、白鲜皮、连翘、炙甘草。(中医方剂大辞典)

丹参饮 dan shen yin

【英文名】Dan Shen Drink

【组成】丹参、檀香、砂仁。(中医方剂大辞典)

丹参素 dan shen su

【英文名】Dan Shen Su Injection

【组成】丹参。(中成药研究 1981,(2))

丹参酒 dan shen jiu

【英文名】Dan Shen Wine

【组成】(1)丹参、艾叶、地黄、忍冬、地榆。(中医方剂大辞典)(2)丹参、清酒。(中医方剂大辞典)(3)丹参、前胡、细辛、卷柏、天雄、秦艽、茵芋、干姜、牛膝、芫花、白术、附子、代赭、续断、防风、桔梗、茹、矾石、半夏、白石脂、石南、狼毒、桂心、菟丝子、芍药、龙胆、石韦、恒山、黄连、黄芩、玄参、礜石。(中医方剂大辞典)(4)丹参、鬼箭羽、秦艽、知母、猪苓、白术、海藻、赤茯苓、桂、独活。(中医方剂大辞典)

丹参散 dan shen san

【英文名】Dan Shen Powders

【组成】(1)丹参、人参、苦参、雷丸、牛膝、防风、白附子、白花蛇。(中医方剂大辞典)(2)丹参、蝟皮、蛇蜕皮、当归、露蜂房、木香、猪后悬蹄甲、鳖甲。(中医方剂大辞典)(3)丹参、蒴藋根、甘草、秦艽、独活、牛蒡子、踯躅花、川椒、牛膝。(中医方剂大辞典)(4)丹参、当归、人参、麻黄、艾叶、阿胶、甘草。(中医方剂大辞典)(5)丹参、鼠粪。(中医方剂大辞典)(6)丹参、露蜂房、川升麻、防风、连翘、黄芪、川大黄、甘草、牛蒡子、枳壳。(中医方剂大辞典)(7)丹参、黄芩、麻黄、枳壳、葛根、犀角屑。(中医方剂大辞典)(8)丹参、枳壳、石膏、白芍药、大黄。(中医方剂大辞典)(9)丹参、桑皮、甘菊花、莽草。(中医方剂大辞典)(10)丹参。(中医方剂大辞典)(11)丹参、枳壳、桔梗、白术、赤芍药、槟榔、桂心、青桔皮。(中医方剂大辞典)(12)丹参、槟榔、青桔皮、茴香子。(中医方剂大辞典)

丹参膏 dan shen gao

【英文名】Dan Shen Ointment

【异名】丹参煎(中医方剂大辞典、圣济总录);滑胎丹参膏(中医方剂大辞典、普济方)

【组成】(1)丹参、蒴藋、莽草、蜀椒、踯躅、秦艽、独活、白及、牛膝、菊花、乌梅、防己。(中医方剂大辞典)(2)丹参、细辛、芎䓖、当归、桂、防风、蜀椒、干姜。(中医方剂大辞典)(3)丹参、莽草、附子、汉防己、芎䓖、川椒、吴茱萸、白芷、沉香、零陵香、鸡舌香、犀角屑、当归、商陆、木香。(中医方剂大辞典)(4)丹参、蒴藋根、秦艽、羌活、蜀椒、牛膝、乌头、连翘、白术、踯躅、菊花、莽草。(中医方剂大辞典)(5)丹参、芎䓖、当归、蜀椒。(中医方剂大辞典)(6)丹参、白蔹、独活、连翘、白及、升麻、蒴藋、防己、玄参、杏仁。(中医方剂大辞典)(7)丹参、芍药、白芷。(中医方剂大辞典)(8)丹参、防风、白芷、细辛、芎䓖、黄芩、芍药、甘草、黄芪、牛膝、槐子、独活、当归。(中医方剂大辞典)(9)丹参、人参、当归、芎䓖、蜀椒、白术、猪膏。(中医方剂大辞典)(10)丹参、蒴藋、秦艽、独活、乌头、白及、牛膝、菊花、防风、莽草叶、踯躅花、蜀椒。(中医方剂大辞典)(11)丹参、蒴藋、莽草叶、踯躅花、菊花、秦艽、独活、乌头、川椒、连翘、桑白皮、牛膝。(中医方剂大辞典)

丹枣散 dan zao san

【英文名】Dan Zao Powders

【组成】丹参、炒枣仁。(四川中医 1987,5(4))

丹毒饮 dan du yin

【英文名】Dan Du Drink

【组成】白芍、陈皮、黄芩、藿香、木通、甘草、麦冬。(中医方剂大辞典)

丹栀饮 dan zhi yin

【英文名】Dan Zhi Drink

【组成】丹皮、栀子、丹参、忍冬藤、生草。(中医方剂大辞典)

丹砂丸 dan sha wan

【英文名】Dan Sha Pill

【异名】雄砂丸(中医方剂大辞典、普济方);朱砂丹(中医方剂大辞典、永乐大典、医方妙选);朱砂丸(中医方剂大辞典、圣惠)

【组成】(1)丹砂、粉霜、腻粉、生龙脑。(中医方剂大辞典)(2)丹砂、麝香、铁粉、马牙消、远志、牛黄、腻粉、龙脑。(中医方剂大辞典)(3)丹砂、马牙消、龙脑、甘草、牛黄、麝香。(中医方剂大辞典)(4)丹砂、柴胡、铁粉、麦门冬、白茯苓、天竺黄、人参、黄芪、黄芩、甘草、牛黄、麝香。(中医方剂大辞典)(5)丹砂、麝香、牛黄、半夏、丁香、白附子、铁粉、天麻、天南星。(中医方剂大辞典)(6)丹砂、水银、硫黄、硇砂、腻粉、斑猫、雄黄。(中医方剂大辞典)(7)丹砂、雄黄、龙齿、羚羊角屑、远志、菖蒲、羌活、独活、升麻、芎䓖、沙参、防风。(中医方剂大辞典)(8)丹砂、雄黄、附子、豉、巴豆。(中医方剂大辞典)(9)丹砂、草乌头末、乳香、巴豆。(中医方剂大辞典)(10)丹砂、金牙、马牙消、人参、赤茯苓、麦门冬、升麻、远志、豉、生干地黄。(中医方剂大辞典)(11)丹砂、半夏、天南星、蝎梢、白附子、白僵蚕、硼砂、牛黄。(中医方剂大辞典)(12)丹砂、天南星、白矾、莽草。(中医方剂大辞典)(13)丹砂、乌头、巴豆。(中医方剂大辞典)(14)丹砂、铅丹、陈桔皮、半夏、厚朴、麦蘖、陈曲、代赭、皂荚。(中医方剂大辞典)(15)丹砂、附子、雄黄。(中医方剂大辞典)(16)丹砂、阿魏、白术、人参、白茯苓、当归。(中医方剂大辞典)(17)丹砂、阿魏、麝香、铅丹。(中医方剂大辞典)(18)丹砂、绿豆、砒霜。(中医方剂大辞典)(19)丹砂、阿魏、砒霜、豉。(中医方剂大辞典)(20)丹砂、雄黄、鬼臼、莽草、蜈蚣、巴豆。(中医方剂大辞典)(21)丹砂、半夏曲、人参、天南星、皂荚子、青桔皮、腻粉。(中医方剂大辞典)(22)丹砂、雄黄、牛黄、乳香、天麻、阿胶、白附子、龙脑、丁香、麝香、白矾。(中医方剂大辞典)(23)丹砂、石膏、白附子、龙脑。(中医方剂大辞典)(24)丹砂、腻粉、蛇蜕、兔头灰、铜青、硇砂、古字钱、白矾、龙骨、老鸦灰、盐花、铅丹、虎睛、虎牙、发灰、金箔、银箔。(中医方剂大辞典)(25)丹砂、牛黄、阿魏、龙脑、水银、天麻、防风、芎䓖、细辛、羌活、麝香、乌鸡血、乌蛇。(中医方剂大辞典)(26)丹砂、穹藭、羌活、荆芥、半夏、白附子、天南星、干蝎。(中医方剂大辞典)(27)舶上硫黄、水银、太阴石、太阳石、玄精石、消石。(中医方剂大辞典)(28)丹砂、人参、附子。(中医方剂大辞典)(29)丹砂、马牙消、砂石、麦门冬、犀角、金箔、牛黄。(中医方剂大辞典)(30)丹砂、硇砂、麝香、雄黄、铅丹、腻粉、巴豆。(中医方剂大辞典)(31)丹砂、乳香、酸枣仁。(中医方剂大辞典)(32)巴豆、豆寇、木香、朱砂。(中医方剂大辞典)(33)朱砂、春蜜、秋蜜。(中医方剂大辞典)(34)朱砂、薯蓣、犀角屑、黄芪、肉苁蓉、川升麻、牡蛎、槟榔、牛黄、麝香、麦门冬、鳖甲、豉心。(中医方剂大辞典)(35)丹砂、续随子、腻粉。(中医方剂大辞典)(36)光明朱砂、白矾、金箔。(中医方剂大辞典)(37)丹砂、龙齿、铁精、金箔、牛黄、麝香、柏子仁、菖蒲、远志、琥珀、人参、茯神、生干地黄。(中医方剂大辞典)(38)辰锦砂、牛黄、雄黄、龙脑、西甘石、麝香、天竹黄、铅霜、犀角屑、天麻、羚羊角屑、乌蛇肉、干蝎、桑螵蛸、白附子、香附子、独活、麻黄、防风、狐肝。(中医方剂大辞典)(39)雄黄、朱砂、藜芦、鬼臼、巴豆。(中医方剂大辞典)(40)丹砂、龙齿、茯神、远志、雄黄、犀角屑、鬼臼、桂心、人参、虎鼻、麝香。(中医方剂大辞典)(41)朱砂、薯蓣、犀角屑、虎头骨、肉苁蓉、安息香、川升麻、牡蛎、槟榔、人参、白茯苓、牛黄、麝香、甘草、麦门冬、龟甲、鼓心。(中医方剂大辞典)(42)辰砂、雄黄、赤脚蜈蚣、续随子、麝香。(中医方剂大辞典)(43)海带、海藻、辰砂、茴香、木香、莱菔。(中医方剂大辞典)(44)当归、槟榔、白术、木香、雄黄、乳香、麝香、犀角、沉香、安息香、朱砂、桃仁。(中医方剂大辞典)(45)丹砂、砒霜、巴豆霜、硫黄、麝香、绿豆粉。(中医方剂大辞典)(46)丹砂、柴胡。(中医方剂大辞典)(47)丹砂、干蝎、白僵蚕、天南星、白附子。(中医方剂大辞典)(48)丹砂、青黛、丁香、肉豆蔻、无食子、麝香、干虾蟆。(中医方剂大辞典)(49)朱砂、水银、桂心、干姜、乌头、石菖蒲、柏子仁、川椒、藜芦。(中医方剂大辞典)(50)丹砂、雄黄、干虾蟆、石菖蒲、漏芦、麝香。(中医方剂大辞典)(51)朱砂、天南星、赤箭、附子、防风、牛膝、汉防己、白附子、独活、白僵蚕、麻黄、芎䓖、桂心、白花蛇肉、蝉壳、川乌头、羚羊角屑、干蝎、桑螵蛸、乌犀角屑、雄黄、麝香、牛黄、龙脑。(中医方剂大辞典)(52)丹砂、雄黄、蝎梢、牛黄、麝香、附子尖、巴豆。(中医方剂大辞典)(53)丹砂、铁粉、金箔、银箔、人参、茯神、秦艽、川升麻、子芩、白鲜皮、麦门冬、龙齿、木香、枳实、甘草。(中医方剂大辞典)(54)丹砂、半夏、乳香、人参、白茯、天南星、牛黄、龙脑。(中医方剂大辞典)(55)丹砂、干姜、芎䓖、芫花、乌头、芍药、桂心、野葛皮、吴茱萸。(中医方剂大辞典)

丹砂方 dan sha fang

【英文名】Dan Sha Prescription

【组成】丹砂。(中医方剂大辞典)

丹砂饮 dan sha yin

【英文名】Dan Sha Drink

【组成】丹砂、牛黄、麝香、龙脑、狗脊、皂荚、狼牙、犀角屑、槟榔。(中医方剂大辞典)

丹砂油 dan sha you

【英文名】Dan Sha Oil

【组成】丹砂、麝香、龙脑、蜜。(中医方剂大辞典)

丹砂酒 dan sha jiu

【英文名】Dan Sha Wine

【组成】(1)丹砂、白茯苓、人参末、蜀椒。(中医方剂大辞典)(2)丹砂、桂、绛矾。(中医方剂大辞典)(3)丹砂、麝香。(中医方剂大辞典)

丹砂散 dan sha san

【英文名】Dan Sha Powders

【组成】(1)炉甘石、硼砂、螺蛸、朱砂。(中医方剂大辞典)(2)葵子、阿胶、牛膝、当归。(中医方剂大辞典)(3)丹砂。(中医方剂大辞典)(4)真朱、滑石、石膏、枯矾。(中医方剂大辞典)(5)丹砂、白矾。(中医方剂大辞典)(6)丹砂、丁香、白马夜眼。(中医方剂大辞典)(7)丹砂、雄黄、麝香、腻粉、青黛、晚蚕蛾、芦荟、胡黄连末。(中医方剂大辞典)(8)丹砂、牛黄、天竺黄、铁粉、麝香。(中医方剂大辞典)(9)丹砂、腻粉、蜈蚣、蝎梢。(中医方剂大辞典)(10)丹砂。(中医方剂大辞典)(11)丹砂、麝香、陈石灰、铅丹、猪筒骨。(中医方剂大辞典)(12)丹砂、芒消。(中医方剂大辞典)(13)丹砂、贝齿、干姜、衣内白鱼。(中医方剂大辞典)(14)丹砂、桃花。(中医方剂大辞典)(15)丹砂、黄连、铁粉、栝楼、赤石脂、芦荟、龙齿、泽泻、胡粉、铅丹、牡蛎、桑螵蛸、鸡肶胵、甘草。(中医方剂大辞典)(16)丹砂、天麻、威灵仙、人参、乌头、白术、当归、干姜、羊踯躅。(中医方剂大辞典)(17)丹砂、腻粉。(中医方剂大辞典)(18)丹砂、犀角屑、天竹黄、胡黄连、寒水石、麦门冬、马牙消、铅霜。(中医方剂大辞典)(19)朱砂、马牙消、铁粉。(中医方剂大辞典)(20)朱砂、犀角屑、天竹黄、秦艽、白鲜皮、沙参、寒水石、麦门冬、马牙消、川升麻、甘草、龙脑。(中医方剂大辞典)

丹砂煎 dan sha jian

【英文名】Dan Sha Decoction

【组成】(1)丹砂、雄黄、炙甘草、大黄、当归、芍药、乳香、没药、腻粉。(中医方剂大辞典)(2)丹砂、石膏、黄连、生地黄。(中医方剂大辞典)(3)丹砂、真珠、犀角、瑇瑁、阿胶、龙脑、麝香。(中医方剂大辞典)

丹砂膏 dan sha gao

【英文名】Dan Sha Plaster

【异名】丹朱膏(中医方剂大辞典、普济方)

【组成】(1)丹砂、雄黄、雌黄、蔺茹、乱发灰、猪脂。(中医方剂大辞典)(2)丹砂、猪脂、蜜、杏仁、腻粉、白矾、胡粉、生地黄、麝香。(中医方剂大辞典)(3)丹砂、雄黄、苦参、白矾灰、川大黄、黄连、莽草、蔺茹。(中医方剂大辞典)(4)丹砂、川大黄、雄黄、苦参、黄连、莽草、蔺茹、矾石、雌黄。(中医方剂大辞典)(5)丹砂、雄黄、雌黄、蔺茹、乱发、松脂、白蜡、巴豆、猪膏。(中医方剂大辞典)(6)蜀椒、丹砂、细辛、桂心、附子、前胡、白芷、芎䓖、白术、吴茱萸、当归。(中医方剂大辞典)(7)丹砂末、雄黄末、附子、天雄、干地黄、大黄、当归、秦胶、乌头、桂心、黄连、松脂、茵芋、蜀椒、干姜、巴豆、蜈蚣、石南草。(中医方剂大辞典)(8)丹砂末、犀角、夜干、大黄、芎䓖、麝香末、黄芩、生地黄、升麻、前胡、沉香、青木香。(中医方剂大辞典)(9)丹砂、蜀椒、大黄、白芷、甘草、巴豆、麝香、芎䓖、附子、升麻、冶葛皮、犀角、当归、乌头、丹参。(中医方剂大辞典)(10)丹砂、芎䓖、大黄、蜀椒、麝香、术、附子、干姜、冶葛、丹参、细辛、巴豆。(中医方剂大辞典)(11)丹砂、芎䓖、大黄、蜀椒、白芷、麝香、升麻、冶葛皮、麻黄、丹参、巴豆、桂心、附子、皂荚。(中医方剂大辞典)

丹胞散 dan bao san

【英文名】Dan Bao Powders

【组成】猪胞。(中医方剂大辞典)

丹素丹 dan su dan

【英文名】Dan Su Pellet

【组成】朱砂、滑石。(中医方剂大辞典)

丹桂散 dan gui san

【英文名】Dan Gui Powders

【组成】牡丹皮、桂心、蓬莪术、京三棱、玄胡索、当归、陈皮、赤芍药、甘草、干漆、没药、红花、苏木、鬼箭、乌药。(中医方剂大辞典)

丹脂散 dan zhi san

【英文名】Dan Zhi Powders

【组成】黄丹。(中医方剂大辞典)

丹粉丸 dan fen wan

【英文名】Dan Fen Pill

【组成】丹砂、粉霜、腻粉、铅丹、白矾灰、消石、砒霜。(中医方剂大辞典)

丹粉散 dan fen san

【英文名】Dan Fen Powders

【组成】(1)轻粉、黄丹、黄连末。(中医方剂大辞典)(2)铅丹、盐鼓、腻粉、大蒜。(中医方剂大辞典)(3)黄丹、定粉、白矾。(中医方剂大辞典)(4)黄连、胡连、酸石榴皮、诃黎勒、枣。(中医方剂大辞典)

丹粉膏 dan fen gao

【英文名】Dan Fen Plaster

【组成】麻油、黄丹、白胶香、光粉、败荷、乳香、没药。(中医方剂大辞典)

丹黄汤 dan huang tang

【英文名】Dan Huang Decoction

【组成】炒栀子、丹皮、白芍、甘草、黄芩。(中医方剂大辞典)

丹黄散 dan huang san

【英文名】Dan Huang Powders

【组成】黄丹、黄柏末。(陕西中医 1992,13(7))

丹硫丸 dan liu wan

【英文名】Dan Liu Pill

【组成】丹砂、硫黄、乌头末、巴豆、砒霜、麝香、蛤粉。(中医方剂大辞典)

丹雄丸 dan xiong wan

【英文名】Dan Xiong Pill

【组成】丹砂、腻粉、巴豆、乳香、麝香、雄黄、砒霜。(中医方剂大辞典)

丹铅丹 dan qian dan

【英文名】Dan Qian Pellet

【组成】鹿茸、灵砂、白龙骨、川椒、阳起石、牡蛎粉、肉桂、肉苁蓉、石斛、巴戟、木贼、泽泻、天雄、沉香、菟丝子、腽肭脐、磁石、麝香。(中医方剂大辞典)

丹蒜丸 dan suan wan

【英文名】Dan Suan Pill

【组成】独蒜、黄丹。(中医方剂大辞典)

丹蒿汤 dan hao tang

【英文名】Dan Hao Decoction

【组成】丹皮、荆芥、青蒿。(中医方剂大辞典)

丹蒿饮 dan hao yin

【英文名】Dan Hao Drink

【组成】黄丹、青蒿。(中医方剂大辞典)

丹蜜膏 dan mi gao

【英文名】Dan Mi Plaster

【异名】丹蜜煎(中医方剂大辞典、医统)

【组成】黄丹、蜜。(中医方剂大辞典)

丹霞条 dan xia tiao

【英文名】Dan Xia Medicated Thread Drainage

【组成】水银、铅乌、银朱、芥叶、沉香、桐炭。(中医方剂大辞典)

丹心一号 dan xin yi hao

【英文名】Dan Xin Yi Hao Medicinal Instant Granule

【组成】丹参等。(中成药研究 1993,(7))

丹心二号 dan xin er hao

【英文名】Dan Xin Er Hao Medicinal Instant Granule

【组成】丹参、黄芪、三七、川芎等。(中成药研究 1993,(7))

丹鸡索饼 dan ji suo bing

【英文名】Dan Ji Suo Cake

【组成】丹雄鸡、面。(中医方剂大辞典)

丹参冲剂 dan shen chong ji

【英文名】Dan Shen Granule(药品标准 - 中药成方制剂标准)

【组成】丹参。(药品标准 - 中药成方制剂标准 1992年)

丹参合剂 dan shen he ji

【英文名】Dan Shen Mixture

【组成】丹参、川芎、元胡、赤芍、白芍、川楝子、山楂、黄芪、白术、柴胡、白芨、陈皮、木香。(黑龙江中医药

1987,(2))

丹参赤膏 dan shen chi gao

【英文名】Dan Shen Chi Ointment

【异名】除热丹参摩膏(中医方剂大辞典、卫生总微)

【组成】(1)丹参、雷丸。(中医方剂大辞典)(2)丹参、雷丸、芒消、戎盐、大黄。(中医方剂大辞典)

丹参饮子 dan shen yin zi

【英文名】Dan Shen Drink

【组成】丹参、当归、白术、天门冬、麦门冬、贝母、陈皮、知母、甘草、石菖蒲、黄连、五味子。(中医方剂大辞典)

丹参煮散 dan shen zhu san

【英文名】Dan Shen Decoction

【异名】丹参散(中医方剂大辞典、普济方)

【组成】丹参、芎藭、杜仲、续断、地骨皮、当归、通草、地黄、麦门冬、升麻、禹余粮、麻黄、牛膝、生姜、牡蛎、甘草、桂心。(中医方剂大辞典)

丹砂双丸 dan sha shuang wan

【英文名】Dan Sha Shuang Pill

【组成】丹砂、巴豆、甘遂、雄黄。(中医方剂大辞典)

丹砂饼子 dan sha bing zi

【英文名】Dan Sha Lozenges

【组成】(1)丹砂、黄鹰调、白丁香、棘刚子、粉霜、水银沙子、腻粉、乳香末、犀角、天南星末、麝香、蝎梢末、滑石末、芦荟末、金箔、银箔。(中医方剂大辞典)(2)丹砂、牛黄、龙脑、真珠末、白附子、犀角、麝香、天麻、人参、天南星、干蝎。(中医方剂大辞典)

丹田降脂丸 dan tian jiang zhi wan

【英文名】Dan Tian Jiang Zhi Pill

【组成】丹参、田七、人参、何首乌、川芎、当归、泽泻等。(粤卫药准字(85)第 C4-164 号)

丹白口服液 dan bai kou fu ye

【英文名】Dan Bai Liquid

【组成】丹参、白芍、葛根、旱莲草、夏枯草、苦参、甘草、栀子。(现代中医 1992,5(2))

丹白生母汤 dan bai sheng mu tang

【英文名】Dan Bai Sheng Mu Decoction

【组成】白芍、生地、丹皮、知母。(中医方剂大辞典)

丹半连柴汤 dan ban lian chai tang

【英文名】Dan Ban Lian Chai Decoction

【组成】丹参、半夏、黄连、柴胡、砂仁、黄芩、栀子、芍药、甘草。(实用中医内科杂志 1993,7(2))

丹皮逍遥散 dan pi xiao yao san

【英文名】Dan Pi Xiao Yao Powders

【组成】白术、白芍、陈皮、甘草、当归、白茯苓、丹皮、柴胡、薄荷。(中医方剂大辞典)

丹皮酚软膏 dan pi fen ruan gao

【英文名】Dan Pi Fen Bill Ointment(药品标准-中药成方制剂标准)

【异名】丹皮酚霜(药品标准-中药成方制剂标准)

【组成】丹皮酚、丁香油。(药品标准-中药成方制剂标准 1995 年)

丹地四物汤 dan di si wu tang

【英文名】Dan Di Si Wu Decoction

【组成】当归身、川芎、白芍、生地、丹皮、地骨皮、怀牛膝、黑荆穗。(中医方剂大辞典)

丹附炙草汤 dan fu zhi cao tang

【英文名】Dan Fu Zhi Cao Decoction

【组成】炙甘草、生地、阿胶、桂枝、麦冬、党参、黄芪、丹参、当归、郁金、附子、干姜。(辽宁中医杂志 1990,(2))

丹鸡黄精汤 dan ji huang jing tang

【英文名】Dan Ji Huang Jing Decoction

【组成】丹参、黄精、生地、田基黄、鸡血藤、女贞子、沙参、川楝子、当归、郁金。(广西中医药 1980,(2))

丹矾取汗方 dan fan qu han fang

【英文名】Dan Fan Qu Han Prescription

【组成】黄丹、胡椒、白矾、马蜂窝。(中医方剂大辞典)

丹矾蜡榴丸 dan fan la liu wan

【英文名】Dan Fan La Liu Pill

【组成】黄丹、枯矾、黄蜡、石榴皮。(中医方剂大辞典)

丹参大黄汤 dan shen dai huang tang

【英文名】Dan Shen Dai Huang Decoction

【组成】丹参、蒲公英、大黄、焦三仙、陈皮。(四川中医 1989,7(6))

丹参五味汤 dan shen wu wei tang

【英文名】Dan Shen Wu Wei Decoction

【组成】丹参、五味子、地龙、枣仁、生石膏、柴胡、郁金、珍珠母、菖蒲、黄连、菊花、石决明、茯苓、厚朴、鸡内金。(山东中医杂志 1988,7(6))

丹参归脾汤 dan shen gui pi tang

【英文名】Dan Shen Gui Pi Decoction

【组成】丹参、续断、赤芍、远志、山药、川贝、麦冬、益母、归身炭、茯神、橘红、荷叶炭、川膝炭、生地炭、藕节。(中医方剂大辞典)

丹参百合汤 dan shen bai he tang

【英文名】Dan Shen Bai He Decoction

【组成】丹参、生百合、檀香、砂仁、乌药。(国医论坛 1991,(2))

丹参注射液 dan shen zhu she ye

【英文名】Dan Shen Injection

【组成】丹参。(《中国药典》1977 年版)

丹参泽兰饮 dan shen ze lan yin

【英文名】Dan Shen Ze Lan Drink

【组成】丹参、香附、延胡、焦艾、泽兰、赤芍、楂炭、炒黑

豆。(中医方剂大辞典)

丹参清肝饮 dan shen qing gan yin

【英文名】Dan Shen Qing Gan Drink

【组成】丹参、胆草、甘草。(湖北中医杂志 1988,(4))

丹参滑石汤 dan shen hua shi tang

【英文名】Dan Shen Hua Shi Decoction

【组成】丹参、滑石、白芍、桃仁、贝母、紫菀、丹皮、当归、甘草。(中医方剂大辞典)

丹参酮胶囊 dan shen tong jiao nang

【英文名】Dan Shen Tong Capsule

【组成】丹参提取物。

丹参蠲痛丹 dan shen juan tong dan

【英文名】Dan Shen Juan Tong Pill

【组成】丹参、川连、广木香、川椒。(中医方剂大辞典)

丹毒至效散 dan du zhi xiao san

【英文名】Dan Du Zhi Xiao Powders

【组成】黄丹、朴消、赤小豆。(中医方剂大辞典)

丹枯黄蒲汤 dan ku huang pu tang

【英文名】Dan Ku Huang Pu Decoction

【组成】丹参、代赭石、酒大黄、菖蒲、郁金、地龙。(陕西中医 1985,6(12))

丹栀枣仁汤 dan zhi zao ren tang

【英文名】Dan Zhi Zao Ren Decoction

【组成】丹皮、栀子、炒枣仁、夜交藤、柴胡、生龙骨、生牡蛎。(安徽中医学院学报 1992,11(2))

丹栀射郁汤 dan zhi she yu tang

【英文名】Dan Zhi She Yu Decoction

【组成】丹皮、栀子、射干、郁金、赤茯苓、生甘草、枇杷叶。(江苏中医 1989,10(1))

丹栀逍遥丸 dan zhi xiao yao wan

【英文名】Dan Zhi Xiao Yao Pill(药品标准－中药成方制剂标准)

【组成】牡丹皮、栀子、柴胡、白芍、当归、茯苓、白术、薄荷、甘草。(药品标准－中药成方制剂标准 1989 年)

丹栀逍遥片 dan zhi xiao yao pian

【英文名】Dan Zhi Xiao Yao Tablet(药品标准－中药成方制剂标准)

【组成】柴胡、当归、白芍、白术、茯苓、甘草、牡丹皮、栀子。(药品标准－中药成方制剂标准 1998 年)

丹栀逍遥散 dan zhi xiao yao san

【英文名】Dan Zhi Xiao Yao Powders

【组成】逍遥散、丹皮、山栀。(中医方剂大辞典)

丹砂天麻丸 dan sha tian ma wan

【英文名】Dan Sha Tian Ma Pill

【组成】丹砂、天麻、白芷、白附子、芎劳、麝香、天南星。(中医方剂大辞典)

丹砂牛黄丸 dan sha niu huang wan

【英文名】Dan Sha Niu Huang Pill

【组成】(1)丹砂、雄黄、牛黄、干蝎、龙脑、轻粉、水银、硇砂。(中医方剂大辞典)(2)丹砂、硼砂、甘草末、牛黄、矾蝴蝶、龙脑、印子盐、凝水石。(中医方剂大辞典)

丹砂乌梅丸 dan sha wu mei wan

【英文名】Dan Sha Wu Mei Pill

【组成】乌梅、恒山、知母、犀角、丹砂、龙胆、甘草、人参、苁蓉、桂、鳖甲、香豉、桃仁、虎骨、升麻。(中医方剂大辞典)

丹砂半夏丸 dan sha ban xia wan

【英文名】Dan Sha Ban Xia Pill

【组成】丹砂、半夏、知母、天南星、巴豆。(中医方剂大辞典)

丹砂沉香丸 dan sha chen xiang wan

【英文名】Dan Sha Chen Xiang Pill

【组成】丹砂、沉香、肉豆蔻、半夏、人参、丁香、白茯苓、陈桔皮、甘草、槟榔。(中医方剂大辞典)

丹砂沉香煎 dan sha chen xiang jian

【英文名】Dan Sha Chen Xiang Decoction

【异名】丹砂沉香煎丸(中医方剂大辞典、鸡峰)

【组成】沉香、阿魏、没药、巴豆、硇砂、丹砂、硫黄、槟榔、木香、人参、胡椒、丁香、干姜、青桔皮、良姜、桂。(中医方剂大辞典)

丹砂玫瑰丸 dan sha mei gui wan

【英文名】Dan Sha Mei Gui Pill

【组成】丹砂、人参、硼砂、半夏、雄黄、麦门冬、甘草、乌梅肉、赤茯苓、白梅肉、麝香、龙脑、紫雪。(中医方剂大辞典)

丹砂虎睛丸 dan sha hu jing wan

【英文名】Dan Sha Hu Jing Pill

【组成】丹砂、虎睛、牛黄、龙脑、麝香、犀角、人参、白茯苓、山栀子仁、黄芩、大黄、钩藤。(中医方剂大辞典)

丹砂茯神丸 dan sha fu shen wan

【英文名】Dan Sha Fu Shen Pill

【组成】(1)丹砂、茯神、人参、天麻、白僵蚕、天竺黄、珍珠末、琥珀、菖蒲、远志、铅霜、麝香、水银沙子、干蝎、牛黄。(中医方剂大辞典)(2)丹砂、茯神、人参、干蝎、牛黄。(中医方剂大辞典)

丹砂涂敷方 dan sha tu fu fang

【英文名】Dan Sha Tu Fu Powders

【组成】光明砂、麝香、当门子、蛇皮。(中医方剂大辞典)

丹砂银箔丸 dan sha yin bo wan

【英文名】Dan Sha Yin Bo Pill

【组成】丹砂、天南星、雄黄、龙脑、银箔、马牙消。(中医方剂大辞典)

丹砂敛毒丹 dan sha lian du dan

【英文名】Dan Sha Lian Du Pellet

【组成】丹砂、雄黄、粉霜、孩儿茶、露蜂房、冰片、生甘、轻粉。(中医方剂大辞典)

丹砂镇心丸 dan sha zhen xin wan

【英文名】Dan Sha Zhen Xin Pill

【组成】丹砂、牛黄、龙脑、麝香、铅白霜、天麻、天竺黄、人参、茯苓、甘草。(中医方剂大辞典)

丹砂礞石丸 dan sha meng shi wan

【英文名】Dan Sha Meng Shi Pill

【组成】丹砂、青礞石、砒霜、黄连、肉豆蔻、乌头、巴豆霜。(中医方剂大辞典)

丹桂止氛汤 dan gui zhi fen tang

【英文名】Dan Gui Zhi Fen Decoction

【组成】熟地、肉桂、茯苓、丹皮、麦冬。(中医方剂大辞典)

丹蒲注射液 dan pu zhu she ye

【英文名】Dan Pu Injection

【组成】丹参、蒲公英、赤芍、败酱草。(贵阳中医学院学报 1986,(3))

丹橘清肝饮 dan ju qing gan yin

【英文名】Dan Ju Qing Gan Drink

【组成】丹参、桔皮、虎杖、丹皮、甘草、白术、当归、薄荷、北柴胡。(陕西中医 1990,11(2))

丹参牛膝煮散 dan shen niu xi zhu san

【英文名】Dan Sha Niu Xi Decoction

【组成】丹参、牛膝、桑白皮、杏仁、升麻、猪苓、茯苓、犀角、黄芩、桔皮、防己、白前、泽泻、桂心、秦艽、生姜、李根、白皮、大麻仁。(中医方剂大辞典)

丹参瓦楞子汤 dan shen wa leng zi tang

【英文名】Dan Shen Wa Leng Zi Decoction

【组成】丹参、瓦楞子、坤草、三七、穿山甲、王不留行、当归、荔枝核、柴胡、川楝子、生黄芪、甘草。(辽宁中医杂志 1992,(3))

丹参金铃子饮 dan shen jin ling zi yin

【英文名】Dan Shen Jin Ling Zi Drink

【组成】丹参、檀香、砂仁、川楝子、元胡。(山东中医杂志 1986,(2))

丹参舒心胶囊 dan shen shu xin jiao nang

【英文名】Dan Shen Shu Xin Capsule

【组成】丹参乙醇提取物。(《上海药品标准》1984 年)

丹香清脂颗粒 dan xiang qing zhi ke li

【英文名】Dan Xiang Qing Zhi Granule

【组成】丹参、川芎、大黄等。((98)卫药准字 Z-046 号)

丹羚心舒胶囊 dan ling xin shu jiao nang

【英文名】Dan Ling Xin Shu Capsule(药品标准-中药成方制剂标准)

【组成】丹参提取物、羚羊角粉、人参、三七、当归、蟾酥、猪胆膏、冰片、麝香。(药品标准-中药成方制剂标准 1997 年)

丹皮柴胡犀角汤 dan pi chai hu xi jiao tang

【英文名】Dan Pi Chai Hu Xi Jiao Decoction

【组成】丹皮、柴胡、生地、白芍、茯苓、犀角、炙草。(中医方剂大辞典)

丹地乌梅四物汤 dan di wu mei si wu tang

【英文名】Dan Di Wu Mei Si Wu Decoction

【组成】白芍、生地、熟地、乌梅、丹皮、当归身、地骨皮。(中医方剂大辞典)

丹附茵郁二草汤 dan fu yin yu er cao tang

【英文名】Dan Fu Yin Yu Er Cao Decoction

【组成】丹参、附片、茵陈蒿、郁金、金钱草、白花蛇舌草、太子参、云茯苓。(新中医 1985,(7))

丹参葛根元胡片 dan shen ge gen yuan hu pian

【英文名】Dan Shen Ge Gen Yuan Hu Tablet

【组成】丹参、葛根、元胡。(北京中医杂志 1986,(5))

丹参静脉注射液 dan shen jing mai zhu she ye

【英文名】Dan Shen Injection

【组成】丹参。(陕西中医 1984,5(2))

丹鹿一号注射液 dan lu yi hao zhu she ye

【英文名】Dan Lu Yi Hao Injection

【组成】丹参、鹿衔草、菌灵芝、葛根、川芎、白芷、威灵仙、桂枝、羌活、独活、元胡索、苯甲醇、吐温。(贵阳中医学院学报 1984,(4))

丹溪玉屏风颗粒 dan xi yu ping feng ke li

【英文名】Dan Xi Yu Ping Feng Granule(药品标准-中药成方制剂标准)

【组成】黄芪、防风、白术。(药品标准-中药成方制剂标准 1998 年)

月华丸 yue hua wan

【英文名】Yue Hua Pill

【组成】天冬、麦冬、生地、熟地、山药、百部、沙参、川贝、真阿胶、茯苓、獭肝、广三七。(中医方剂大辞典)

月华丹 yue hua dan

【英文名】Yue Hua Pellet

【组成】炉甘石、朱砂、硼砂、白丁香、珍珠、珊瑚、琥珀、水晶、玛瑙、石蟹、贝齿、硇砂、乳香、没药、轻粉、青盐、玄明粉、胆矾、海螵蛸、蚺蛇胆、黄丹、山猪胆、白矾、雄黄、熊胆、牛黄、麝香。(中医方剂大辞典)

月黄膏 yue huang gao

【英文名】Yue Huang Plaster

【组成】川椒、藤黄末、黄蜡、白蜡、麻油。(中医方剂大辞典)

月蟾丸 yue chan wan

【英文名】Yue Chan Pill

【组成】干蟾、蛇蜕皮、谷精草、胡黄连、甜瓜蒂、丁香、熊胆、芦荟、天丝黄、牛黄、丹砂、龙脑、麝香、雄黄、青黛。(中医方剂大辞典)

月月舒冲剂 yue yue shu chong ji

【英文名】Yue Yue Shu Medicinal Instant Granule(药品标准－中药成方制剂标准)

【组成】红花、丹参、元胡。((92)豫卫药准字第34094)

月见草油乳 yue jian cao you ru

【英文名】Yue Jian Cao You Ru Pill

【组成】月见草油。((88)卫药证字Z－04号)

月白珍珠散 yue bai zhen zhu san

【英文名】Yue Bai Zhen Zhu Powders

【组成】蚌壳、珠粉、青黛、飞中白、制甘石、冰片。(中医方剂大辞典)

月华消瘰汤 yue hua xiao luo tang

【英文名】Yue Hua Xiao Luo Decoction

【组成】牡蛎、夏枯草、浙贝母、玄参、白芨、天冬、北沙参、百部、甘草。(新中医1987,(2))

月见草油胶丸 yue jian cao you jiao wan

【英文名】Yue Jian Cao You Gelatin－coated Pill

【组成】月见草挥发油

风丸 feng wan

【英文名】Feng Pill

【组成】浮萍草、马齿苋。(中医方剂大辞典)

风顶 feng ding

【英文名】Feng Ding

【异名】大风门(中医方剂大辞典、串雅补)

【组成】羌活、独活、秦艽、僵蚕、全蝎、苍术、白芷、甲片、川蜈蚣、川乌、草乌、当归、桂枝、麻黄、狗骨头。(中医方剂大辞典)

风门顶 feng men ding

【英文名】Feng Men Ding

【组成】雄黄、川乌、草乌、明矾、胆星、白信。(中医方剂大辞典)

风化散 feng hua san

【英文名】Feng Hua Powders

【组成】风化石灰末、干姜、生栗子末、白药。(中医方剂大辞典)

风气膏 feng qi gao

【英文名】Feng Qi Plaster

【组成】藤黄、白蜡、小磨麻油。(中医方剂大辞典)

风引汤 feng yin tang

【英文名】Feng Yin Decoction

【异名】石散(中医方剂大辞典、普济方);风引大豆汤(中医方剂大辞典、圣济总录);风饮汤(中医方剂大辞典、普济方)

【组成】(1)麻黄、石膏、独活、茯苓、吴茱萸、秦艽、细辛、桂心、人参、防风、芎䓖、防己、甘草、干姜、白术、杏仁、附子。(中医方剂大辞典)(2)大黄、干姜、龙骨、桂枝、甘草、牡蛎、寒水石、滑石、赤石脂、白石脂、紫石英、石膏。(中医方剂大辞典)(3)大黄、干姜、龙骨、桂、甘草、牡蛎、凝水石、赤石脂、白石脂、紫石英、滑石。(中医方剂大辞典)(4)大豆、附子、枳实、泽泻、桔皮、甘草、茯苓、防风。(中医方剂大辞典)

风水消 feng shui xiao

【英文名】Feng Shui Xiao Decoction

【组成】炙麻黄、连翘、杏仁、赤小豆、生桑白皮、炙甘草、生姜、大枣、鱼腥草。(中医研究1992,(3))

风油精 feng you jing

【英文名】Feng You Jing Oil

【组成】薄荷脑、樟脑、水杨酸甲酯、桉叶油、丁香酚等。(《卫生部药品标准》(1994年))

风油膏 feng you gao

【英文名】Feng You Plaster

【组成】轻粉、东丹、朱砂。(中医方剂大辞典)

风热散 feng re san

【英文名】Feng Re Powders

【组成】川芎、白芷、石膏、荆芥穗。(中医方剂大辞典)

风疳丸 feng gan wan

【英文名】Feng Gan Pill

【组成】青黛、黄连、天麻、五灵脂、夜明砂、川芎、芦荟、龙胆草、防风、蝉蜕、全蝎、干蟾头。(中医方剂大辞典)

风疳丹 feng gan dan

【英文名】Feng Gan Pellet

【组成】朱砂、硫黄、丁头代赭、石蛇黄、蜣螂、地龙、全蝎、大使君、没石子、蛇蜕头、天浆子、白附子、白花蛇肉、大附子、乌头、半夏、麝、续随子、丁香、赤石脂。(中医方剂大辞典)

风流散 feng liu san

【英文名】Feng Liu Powders

【组成】(1)降香节、血竭、苏木、乳香、没药、龙骨、红花、桔梗、灯心、哺成形鸡蛋。(中医方剂大辞典)(2)血竭、番降真香节、灯心、龙骨、苏木、红花、当归尾、乳香、没药、新鸡、桔梗。(中医方剂大辞典)

风捲云 feng juan yun

【英文名】Feng Juan Yun Decoction

【组成】夜明砂、蝉蜕、谷精草、密蒙花。(中医方剂大辞典)

风痫汤 feng xian tang

【英文名】Feng Xian Decoction

【组成】(1)生地汁、竹沥、防风、生姜、石膏、麻黄、龙脑、桂枝、防已、附子。(中医方剂大辞典)(2)竹沥、生地黄汁、龙脑、生姜、防风、麻黄、防已、附子、石膏。(中医方剂大辞典)

风湿片 feng shi pian

【英文名】Feng Shi Tablet(药品标准－中药成方制剂标准)

【组成】威灵仙、豨莶草、桑寄生、苍术、马钱子。(药品标准－中药成方制剂标准 1991 年)

风湿汤 feng shi tang

【英文名】Feng Shi Decoction

【组成】(1)附子、白术、甘草、当归、防风、桂枝、薏苡仁、乳香、没药、茯苓。(中医方剂大辞典)(2)当归、芍药、麻黄、白术、甘草、川乌。(中医方剂大辞典)

风湿灵 feng shi ling

【英文名】Feng Shi Ling Capsule

【组成】白晒参、天麻、防已、杜仲、秦艽、乳香、没药、炙马钱子、红花、三七、威灵仙、松节、桂枝。(江苏中医 1990,11(7))

风湿定 feng shi ding

【英文名】Feng Shi Ding Tablet(药品标准－中药成方制剂标准)

【组成】八角枫、寮刁竹。((82)粤卫药准字第 A15－046 号)

风湿液 feng shi ye

【英文名】Feng Shi Oral Liquid(药品标准－中药成方制剂标准)

【组成】独活、寄生、羌活、防风、秦艽、木瓜、鹿角胶、鳖甲胶、牛膝、当归、白芍、川芎、红花、白术、甘草、红曲。(药品标准－中药成方制剂标准 1998 年)

风湿酒 feng shi jiu

【英文名】Feng Shi Wine(药品标准－中药成方制剂标准)

【组成】桑皮、川乌、熟地黄、细辛、马尾松子树根、活血藤、淫羊藿、石南藤、鲜侧柏叶、麻黄、皮子药、续断、桂枝、炒苍术、茄根、独活、称钩风、川牛膝、炒白术、秦艽、制附子、干姜、炒杜仲、甘草、防风。(药品标准－中药成方制剂标准 1989 年)

风痛丸 feng tong wan

【英文名】Feng Tong Pill(药品标准－中药成方制剂标准)

【组成】豹骨、白芍、熟地黄、白附片、杜仲、防已、川芎、秦艽、羌活、鹿筋、狗脊、木瓜、豨莶草、牛膝、海桐皮、苍耳子、远志、西红花、地黄、桂枝、细辛、片姜黄、当归、枸骨叶、地龙、独活、千年健、黄芪、苍术、沙苑子、钩藤、威灵仙、黄柏、蜈蚣、没药。(药品标准－中药成方制剂标准 1992 年)

风痛片 feng tong pian

【英文名】Feng Tong Tablet(药品标准－中药成方制剂标准)

【组成】麻黄、马钱子粉、防风、甘草、独活、地枫皮、千年健、乳香、没药、羌活、木瓜、桂枝、牛膝、杜仲。(药品标准－中药成方制剂标准 1997 年)

风痛灵 feng tong ling

【英文名】Feng Tong Ling Liquid

【组成】乳香、没药、血竭、麝香草脑、冰片、樟脑、薄荷脑、氯仿、香精、丁香罗勒油、水杨酸甲酯。(药品标准－中药成方制剂标准 1994 年)

风温汤 feng wen tang

【英文名】Feng Wen Decoction

【组成】薄荷、连翘、杏仁、牛蒡子、桔梗、桑白皮、生甘草、黑山栀。(中医方剂大辞典)

风缓汤 feng huan tang

【英文名】Feng Huan Decoction

【组成】(1)独活、甘草、石膏、犀角、麻黄、防风、当归、升麻、桔皮、吴茱萸、桂心、半夏、鳖甲、羚羊角、枳实、生姜、大枣、贝齿、乌头。(中医方剂大辞典)(2)独活、麻黄、犀角、半夏、大枣、乌梅、桂心、鳖甲、升麻、桔皮、枳实、甘草、吴茱萸、大黄、生姜、石膏、贝齿。(中医方剂大辞典)

风痹散 feng bi san

【英文名】Feng Bi Powders

【组成】附子、干姜、白术、石斛、蜀椒、天雄、细辛、踯躅、白蔹、乌头、石南、桂心。

风藤散 feng teng san

【英文名】Feng Teng Powders

【组成】人参、当归、赤芍、角刺、木瓜、木通、甘草、白芷、生地、皂子、花粉、金银花、白鲜皮、薏苡仁、青风藤。(中医方剂大辞典)

风癣汤 feng xuan tang

【英文名】Feng Xuan Decoction

【组成】生地、玄参、丹参、当归、白芍、茜草、红花、黄芩、苦参、苍耳子、白鲜皮、地肤子、生甘草。

风癣药 feng xuan yao

【英文名】Feng Xuan Yao Paste

【组成】土槿皮、白鲜皮、海桐皮、生南星、番木鳖、槟榔、硫黄、雄黄、吴茱萸、樟冰、榆面、白及、苦参。(中医方剂大辞典)

风化消丸 feng hua xiao wan

【英文名】Feng Hua Xiao Pill

【组成】黄芩、滑石、白芥子、贝母、南星、风化消。(中医方剂大辞典)

风气药酒 feng qi yao jiu

【英文名】Feng Qi Wine

【组成】桂元、核桃、红花、当归、牛膝。(中医方剂大辞典)

风气痛膏 feng qi tong gao

【英文名】Feng Qi Tong Unguentum

【组成】葱汁、蒜汁、生姜汁、凤仙花汁、乌药、草乌、干姜、官桂、红花、当归。(中医方剂大辞典)

风六合汤 feng liu he tang

【英文名】Feng Liu He Decoction

【异名】六合汤(中医方剂大辞典、增补内经拾遗)

【组成】(1)四物汤、秦艽、羌活。(中医方剂大辞典)(2)四物汤、羌活、防风。(中医方剂大辞典)

风火眼药 feng huo yan yao

【英文名】Feng Huo Eye Powders(药品标准－中药成方制剂标准)

【组成】炉甘石、黄连、硼砂、琥珀、珍珠、牛黄、冰片、熊胆、麝香。(药品标准－中药成方制剂标准 1991 年)

风损膏药 feng sun gao yao

【英文名】Feng Sun Plaster

【组成】当归、川乌、草乌、枳壳、乌梢蛇、宣木瓜、薄荷、僵蚕、蝉蜕、白芷、木鳖子、海桐皮、何首乌、川芎、汉防己、赤芍药、麻黄、防风、羌活、独活、苍术、五加皮。(中医方剂大辞典)

风热合剂 feng re he ji

【英文名】Feng Re Mixture

【组成】黄芩、柴胡、板蓝根、蒲公英、羌活、生甘草。(上海中医药杂志 1982,(10))

风湿气膏 feng shi qi gao

【英文名】Feng Shi Qi Plaster

【组成】川乌、草乌、当归、红花、官桂、白芷、桃仁、防风、赤芍药、补骨脂、穿山甲、羌活。(中医方剂大辞典)

风湿圣药 feng shi sheng yao

【英文名】Feng Shi Sheng Yao Capsule

【组成】黄柏、蚕砂、独活、红花、威灵仙。((92)吉卫药准字 33041 号)

风湿灵片 feng shi ling pian

【英文名】Feng Shi Ling Tablet

【组成】龙眼睛、九层风、山风、红花青藤、两面针、三七。(桂卫药准字(1985)39008 号)

风湿定片 feng shi ding pian

【英文名】Feng Shi Ding Tablet(药品标准－中药成方制剂标准)

【组成】八角枫、白芷、徐长卿、甘草。(药品标准－中药成方制剂标准 1997 年)

风湿药丸 feng shi yao wan

【英文名】Feng Shi Yao Pill(药品标准－中药成方制剂标准)

【组成】白芷、制川乌、当归、独活、羌沽、川芎、豨莶草、防己、威灵仙、防风、鸡血藤、乌梢蛇、熟地黄。(药品标准－中药成方制剂标准 1991 年)

风湿药液 feng shi yao ye

【英文名】Feng Shi Yao Liquid

【组成】透骨草、川芎、续断、钻地风、络石藤、桂枝、杜仲。((85)津卫药准字第 642 号)

风湿膏药 feng shi gao yao

【英文名】Feng Shi Plaster(药品标准－中药成方制剂标准)

【组成】大枫子、地黄、木鳖子、地肤子、丹参、蒲公英、土茯苓、川牛膝、骨碎补、威灵仙、蛇床子、粉萆薢、补骨脂、川芎、生天南星、薄荷、枳壳、牛蒡子、白芷、黄芩、防风、地骨皮、桔梗、锁阳、木瓜、高良姜、荆芥、生草乌、当归、生半夏、杜仲、羌活、生川乌、独活、蝉蜕、泽泻、陈皮、何首乌、石菖蒲、苍术、紫苏叶、金银花。(药品标准－中药成方制剂标准 1997 年)

风痛宁片 feng tong ning pian

【英文名】Feng Tong Ning Tablet(药品标准－中药成方制剂)

【组成】制川乌、制草乌、羌活、独活、附子、乳香、没药、当归、川牛膝、木瓜、麻黄、桂枝、蜈蚣、川芎、马钱子粉。(药品标准－中药成方制剂标准 1998 年)

风痛药酒 feng tong yao jiu

【英文名】Feng Tong Wine(药品标准－中药成方制剂标准)

【组成】羌活、防己、威灵仙、麻黄、香加皮、青蒿子、丁公藤、小茴香、桂枝、当归、独活、白芷、川芎、栀子。(药品标准－中药成方制剂标准 1996 年)

风痹药酒 feng bi yao jiu

【英文名】Feng Bi Wine

【组成】铁笼帚、八角金盘根、白毛藤苏木、落石藤。(中医方剂大辞典)

风火双解散 feng huo shuang jie san

【英文名】Feng Huo Shuang Jie Powders

【组成】川芎、白芷、熟石膏。(中医方剂大辞典)

风火并治汤 feng huo bing zhi tang

【英文名】Feng Huo Bing Zhi Decoction

【组成】荆芥、防风、升麻、白芍、桂枝、葛根、牛蒡。(中医方剂大辞典)

风火两消汤 feng huo liang xiao tang

【英文名】Feng Huo Liang Xiao Decoction

【组成】白芍、炒栀子、柴胡、天花粉、甘草、车前子、丹

皮。(中医方剂大辞典)

风引独活汤 feng yin du huo tang

【英文名】Feng Yin Du Huo Decoction

【组成】独活、茯苓、甘草、升麻、人参、桂心、防风、芍药、当归、黄芪、干姜、附子、大豆。(中医方剂大辞典)

风水散斑汤 feng shui san ban tang

【英文名】Feng Shui San Ban Decoction

【组成】玄参、当归、荆芥、升麻、生地。(中医方剂大辞典)

风伤止痛膏 feng shang zhi tong gao

【英文名】Feng Shang Zhi Tong Plaster(药品标准－中药成方制剂标准)

【组成】桂皮、八角茴香、丁香、苍耳子、桂子、蓖麻子、甘松、生天南星、白芷、海风藤、大黄、生半夏、羌活、生川乌、独活、生草乌、细辛、豨莶草、桂枝、当归、麻黄。(药品标准－中药成方制剂标准 1990 年)

风茄平喘膏 feng qie ping chuan gao

【英文名】Feng Qie Ping Chuan Plaster(药品标准－中药成方制剂标准)

【异名】复方风茄膏(药品标准－中药成方制剂标准)

【组成】洋金花、吴茱萸、干姜、白芥子、生川乌、生半夏、花椒、麻黄、丁香、樟脑、冰片、桂皮醛、二甲基亚砜。(药品标准－中药成方制剂标准 1990 年)

风药一字散 feng yao yi zi san

【英文名】Feng Yao Yi Zi Powders

【组成】苍术、川乌、草乌、白芷、防风、川芎、天麻、细辛、全蝎。(中医方剂大辞典)

风药圣饼子 feng yao sheng bing zi

【英文名】Feng Yao Sheng Lozenges

【组成】川乌、草乌、麻黄、苍术、何首乌、白附子、白僵蚕、川芎、防风、干姜、雄黄、藿香、荆芥。(中医方剂大辞典)

风热咳嗽丸 feng re ke sou wan

【英文名】Feng Re Ke Sou Pill(药品标准－中药成方制剂标准)

【组成】薄荷、菊花、苦杏仁霜、桑叶、连翘、枇杷叶、黄芩、桔梗、浙贝母、前胡、甘草。(药品标准－中药成方制剂标准 1993 年)

风热凉散方 feng re liang san fang

【英文名】Feng Re Liang San Prescription

【组成】防风、荆芥、薄荷、霜桑叶、淡竹叶、连翘、山栀、橘红、枳壳、桔梗、炙草、莲须、葱白头。(中医方剂大辞典)

风痫抵住丸 feng xian di zhu wan

【英文名】Feng Xian Di Zhu Pill

【组成】皂角、苍耳根茎叶、密陀僧末。(中医方剂大辞典)

风湿马钱片 feng shi ma qian pian

【英文名】Feng Shi Ma Qian Tablet(药品标准－中药成方制剂标准)

【组成】马钱子、僵蚕、乳香、没药、全蝎、牛膝、苍术、麻黄、甘草。(药品标准－中药成方制剂标准 1993 年)

风湿六合汤 feng shi liu he tang

【英文名】Feng Shi Liu He Decoction

【组成】四物汤、防风、苍术。(中医方剂大辞典)

风湿宁药酒 feng shi ning yao jiu

【英文名】Feng Shi Ning Wine(药品标准－中药成方制剂标准)

【组成】鸡血藤、首乌、豨莶草、苍术、红藤、菝葜、老鹳草、红花、乌梢蛇、五加皮、桂枝、蚕砂、白鲜皮、石菖蒲、苦参、细辛、寻骨风、高良姜、桑枝、白芷、地黄、苍耳子、川芎。(药品标准－中药成方制剂标准 1998 年)

风湿伤痛膏 feng shi shang tong gao

【英文名】Feng Shi Shang Tong Plaster(药品标准－中药成方制剂标准)

【组成】风湿伤痛流浸膏、颠茄流浸膏、樟脑、薄荷油、冰片、薄荷脑、水杨酸甲酯。(药品标准－中药成方制剂标准 1991 年)

风湿关节酒 feng shi guan jie jiu

【英文名】Feng Shi Guan Jie Wine(药品标准－中药成方制剂标准)

【异名】万灵筋骨酒(药品标准－中药成方制剂标准)

【组成】乌梢蛇、草乌、老鹳草、穿山龙、羌活、独活、铁丝威灵仙、香加皮、木瓜、苍术、防风、油松节、当归、川芎、桂枝、鸡血藤、牛膝、白芍、粉萆薢、佛手、人参、甘草、红曲。(药品标准－中药成方制剂标准 1993 年)

风湿安泰片 feng shi an tai pian

【英文名】Feng Shi An Tai Tablet(药品标准－中药成方制剂标准)

【组成】生川乌、生草乌、马钱子、羌活、乌梢蛇、红花、骨碎补、乌梅、金银花、细辛、红参、鹿茸、黄柏、没药、广地龙、地枫皮、老贯草、五加皮、续断、麻黄、甘草、槲寄生、淫羊藿、牛膝、桂枝。(药品标准－中药成方制剂标准 1998 年)

风湿两祛散 feng shi liang qu san

【英文名】Feng Shi Liang Qu Powders

【组成】薏仁、芡实、白术、山药、茯苓、肉桂。(中医方剂大辞典)

风湿灵仙液 feng shi ling xian ye

【英文名】Feng Shi Ling Xian Oral Liquid(药品标准－

中药成方制剂标准)

【组成】土茯苓、蚕砂、地龙、当归、桃仁、红花、威灵仙、广防己、青风藤、独活、人参、黄柏、粉萆薢、玉竹、防风、羌活、桂枝、五味子。(药品标准-中药成方制剂标准 1991 年)

风湿定胶囊 feng shi ding jiao nang

【英文名】Feng Shi Ding Capsule(药品标准-中药成方制剂标准)

【组成】八角枫、白芷、徐长卿、甘草。(药品标准-中药成方制剂标准 1997 年)

风湿药酒料 feng shi yao jiu liao

【英文名】Feng Shi Yao Jiu Liao Powders(药品标准-中药成方制剂标准)

【组成】当归、红花、桔梗、独活、牛膝、甘草、茜草、老鹳草、制川乌、制草乌。(药品标准-中药成方制剂标准 1991 年)

风湿骨痛丸 feng shi gu tong wan

【英文名】Feng Shi Gu Tong Pill(药品标准-中药成方制剂标准)

【组成】川乌、草乌、红花、甘草、木瓜、乌梅、麻黄。(药品标准-中药成方制剂标准 1989 年)

风湿骨痛片 feng shi gu tong pian

【英文名】Feng Shi Gu Tong Tablet

【组成】麻黄、马钱子膏、防风、牛膝、萆薢。

风湿康胶囊 feng shi kang jiao nang

【英文名】Feng Shi Kang Capsule

【组成】洋金花、制马钱子、西洋参。(中国中西医结合杂志 1993,13(10))

风湿续断汤 feng shi xu duan tang

【英文名】Feng Shi Xu Duan Decoction

【组成】木瓜、续断、防风、羌活、人参、川芎、赤茯苓、川归、牛膝、杜仲、秦艽、甘草、附子。(中医方剂大辞典)

风湿寒痛片 feng shi han tong pian

【英文名】Feng Shi Han Tong Tablet

【组成】羌活、青风藤、桂枝、威灵仙、附子、生苡仁、当归、赤芍、元胡、红花、黄芪、鹿茸、枸杞、黄芩等。(中西医结合杂志 1985,5(5))

风湿痛药酒 feng shi tong yao jiu

【英文名】Feng Shi Tong Wine(药品标准-中药成方制剂标准)

【组成】石南藤、麻黄、枳壳、桂枝、蚕砂、黄精、陈皮、厚朴、苦杏仁、泽泻、山药、苍术、牡丹皮、川芎、白术、白芷、木香、石耳、羌活、小茴香、猪牙皂、补骨脂、香附、菟丝子、没药、当归、乳香。(药品标准-中药成方制剂标准 1990 年)

风湿跌打精 feng shi die da jing

【英文名】Feng Shi Die Da Jing Liniment

【组成】白毛藤、全蝎、当归、三七、没药、乳香等。(中成药研究 1992,(11))

风湿痹痛丸 feng shi bi tong wan

【英文名】Feng Shi Bi Tong Pill

【组成】制马钱子、怀牛膝、桃仁、红花、细辛、制乳香、没药、制川乌、制草乌、桂枝、当归、丹参、千年健、追地风、麻黄、木瓜、甘草、独活、海风藤、苍术、白芍、桑寄生。(河北中医 1981,(3))

风湿福音丸 feng shi fu yin wan

【英文名】Feng Shi Fu Yin Pill(药品标准-中药成方制剂标准)

【组成】麻黄、自然铜、地枫皮、桂枝、乳香、千年健、羌活、没药、防风、独活、杜仲、木瓜、牛膝、榛蘑、制马钱子、狗骨胶、蜈蚣、甘草、乌梢蛇。(药品标准-中药成方制剂标准 1991 年)

风湿豨桐片 feng shi xi tong pian

【英文名】Feng Shi Xi Tong Tablet(药品标准-中药成方制剂标准)

【组成】豨莶草、臭梧桐。(药品标准-中药成方制剂标准 1990 年)

风湿镇痛丸 feng shi zhen tong wan

【英文名】Feng Shi Zhen Tong Pill(药品标准-中药成方制剂标准)

【组成】马钱子、麻黄、黄芪、木爪、秦艽、伸筋草、杜仲、铁丝威灵仙、豨莶草、海风藤、当归、鸡血藤、地枫皮、乳香、没药、忍冬藤、牛膝、千年健、自然铜、防风、桂枝、羌活、甘草。(药品标准-中药成方制剂标准 1991 年)

风湿镇痛膏 feng shi zhen tong gao

【英文名】Feng Shi Zhen Tong Plaster(药品标准-中药成方制剂标准)

【组成】生川乌、防己、樟脑。(药品标准-中药成方制剂标准 1993 年)

风寒咳嗽丸 feng han ke sou wan

【英文名】Feng Han Ke Sou Pill(药品标准-中药成方制剂标准)

【组成】陈皮、法半夏、青皮、苦杏仁、麻黄、紫苏叶、五味子、桑白皮、甘草。(药品标准-中药成方制剂标准 1994 年)

风寒温散方 feng han wen san fang

【英文名】Feng Han Wen San Prescription

【组成】防风、荆芥穗、紫苏叶、半夏、陈皮、枳壳、桔梗、炙甘草、生姜。(中医方剂大辞典)

风痛安胶囊 feng tong an jiao nang

【英文名】Feng Tong An Capsule(药品标准-中药成方制剂标准)

【组成】防己、通草、桂枝、姜黄、石膏、薏苡仁、木瓜、海

桐皮、忍冬藤、黄柏、滑石粉、连翘。(药品标准－中药成方制剂标准 1991 年)

风热咳嗽胶囊 feng re ke sou jiao nang

【英文名】Feng Re Ke Sou Capsule

【组成】桑叶、菊花、黄芩、薄荷、桔梗等。((98)卫药准字 Z－117 号)

风热清口服液 feng re qing kou fu ye

【英文名】Feng Re Qing Liquid

【组成】金银花、熊胆粉、青黛、桔梗等。((95)卫药准字 Z－56 号)

风热感冒冲剂 feng re gan mao chong ji

【英文名】Feng Re Gan Mao Medicinal Instant Granule

【组成】金银花、板蓝根、连翘、桑叶、菊花、荆芥穗、薄荷、牛蒡子、桔梗、杏仁、芦根等。(《卫生部药品标准》(1990 年))

风寒双离拐片 feng han shuang li guai pian

【英文名】Feng Han Shuang Li Guai Tablet(药品标准－中药成方制剂标准)

【组成】地枫皮、红花、千年健、制川乌、防风、制草乌、乳香、制马钱子、木耳、没药。(药品标准－中药成方制剂标准 1990 年)

风寒咳嗽冲剂 feng han ke sou chong ji

【英文名】Feng Han Ke Sou Granule(药品标准－中药成方制剂标准)

【组成】陈皮、生姜、法半夏、青皮、苦杏仁、麻黄、紫苏叶、五味子、桑白皮、甘草。(药品标准－中药成方制剂标准 1993 年)

风寒感冒冲剂 feng han gan mao chong ji

【英文名】Feng Han Gan Mao Medicinal Instant Granule

【组成】桂枝、白芷等。(中成药研究 1992,(8))

风湿止痛药酒 feng shi zhi tong yao jiu

【英文名】Feng Shi Zhi Tong Wine(药品标准－中药成方制剂标准)

【组成】豨莶草、制川乌、附子、蜂房、甘草、红花、青风藤、络石藤、石南藤、穿山龙、乌梢蛇、蜈蚣、全蝎、土鳖虫、牛膝、桂枝、桑寄生。(药品标准－中药成方制剂标准 1991 年)

风湿圣药胶囊 feng shi sheng yao jiao nang

【英文名】Feng Shi Sheng Yao Capsule(药品标准－中药成方制剂标准)

【组成】土茯苓、桃仁、玉竹、五味子、黄柏、防风、羌活、独活、防己、威灵仙、蚕砂、绵萆薢、桂枝、当归、红花、人参、青风藤、穿山龙。(药品标准－中药成方制剂标准 1998 年)

风湿关节炎丸 feng shi guan jie yan wan

【英文名】Feng Shi Guan Jie Yan Pill (药品标准－中药成方制剂标准)

【组成】马钱子、麻黄、当归、苍术、续断、桃仁、红花、乳香、没药、千年健、地枫皮、羌活、地龙、桂枝、穿山甲、木瓜、牛膝。(药品标准－中药成方制剂标准 1991 年)

风湿关节炎片 feng shi guan jie yan pian

【英文名】Feng Shi Guan Jie Yan Tablet(药品标准－中药成方制剂标准)

【组成】马钱子、麻黄、当归、苍术、续断、桃仁、红花、乳香、没药、千年健、地枫皮、羌活、地龙、桂枝、穿山甲、木瓜、牛膝。(药品标准－中药成方制剂标准 1991 年)

风湿骨痛胶囊 feng shi gu tong jiao nang

【英文名】Feng Shi Gu Tong Capsule(药品标准－中药成方制剂标准)

【组成】制川乌、制草乌、红花、甘草、木瓜、乌梅、麻黄。(药品标准－中药成方制剂标准 1998 年)

风湿痹康胶囊 feng shi bi kang jiao nang

【英文名】Feng Shi Bi Kang Capsule

【组成】土茯苓、穿山龙、青风藤、马钱子粉等。((94)卫药准字 Z－87 号)

风湿痹痛药酒 feng shi bi tong yao jiu

【英文名】Feng Shi Bi Tong Wine(药品标准－中药成方制剂标准)

【组成】老鹳草、丁公藤、桑白皮、豨莶草。(药品标准－中药成方制剂标准 1998 年)

风痹瘫痪药酒 feng bi tan huan yao jiu

【英文名】Feng Bi Tan Huan Wine

【组成】桑枝、海蜇、野料豆、松针。(中医方剂大辞典)

风寒感冒宁冲剂 feng han gan mao ning chong ji

【英文名】Feng Han Gan Mao Ning Granule(药品标准－中药成方制剂标准)

【组成】四季青、大青叶、荆芥、防风、紫苏。(药品标准－中药成方制剂标准 1993 年)

风湿一号注射液 feng shi yi hao zhu she ye

【英文名】Feng Shi Yi Hao Injection

【组成】七叶莲、两面针根、过岗龙、定筋藤、威灵仙根、鸡骨香。(中草药 1970,(4))

风湿骨痛宁胶囊 feng shi gu tong ning jiao nang

【英文名】Feng Shi Gu Tong Ning Capsule

【组成】何首乌、鹿角、人参、当归、甘草、白芍、牡蛎、乳香、没药、秦艽等。(《山西省药品标准》(1990 年))

风气跌扑膏药神方 feng qi die pu gao yao shen fang

【英文名】Feng Qi Die Pu Gao Yao Shen Prescription

【组成】男发、蓖麻子、猪脂、麻油、威灵仙、熟地、独活、金银花、当归身、白芷、川乌、草乌、肉桂、乳香、没药、真黄丹、明松香、麝香。(中医方剂大辞典)

风痰麻木风湿药酒 feng tan ma mu feng shi yao jiu

【英文名】Feng Tan Ma Mu Feng Shi Wine

【组成】生地、酸枣仁、当归身、海桐皮、羌活、萆薢、地骨皮、川牛膝、桂枝、甘草。(中医方剂大辞典)

凤爪散 feng zhua san

【英文名】Feng Zhua Powders

【组成】公鸡爪。(中医方剂大辞典)

凤龙膏 feng long gao

【英文名】Feng Long Ointment

【组成】乌鸡卵、地龙。(中医方剂大辞典)

凤仙酒 feng xian jiu

【英文名】Feng Xian Wine

【组成】(1)凤仙花根。(中医方剂大辞典)(2)白凤仙花。(中医方剂大辞典)

凤仙膏 feng xian gao

【英文名】Feng Xian Plaster

【组成】凤仙花连根茎叶。(中医方剂大辞典)

凤衣散 feng yi san

【英文名】Feng Yi Powders

【组成】(1)飞龙丹、凤凰衣、轻粉、梅片。(中医方剂大辞典)(2)青果炭、黄柏、川贝母、冰片、儿茶、薄荷叶、凤凰衣。(中医方剂大辞典)(3)凤凰衣、手指甲、蝉脱、胎发、麝香。(中医方剂大辞典)(4)凤凰衣、人中白、橄榄核、孩儿茶。(中医方剂大辞典)(5)头生鸡子抱出小鸡之蛋壳。(中医方剂大辞典)(6)凤凰衣、黄连、轻粉、片脑。(中医方剂大辞典)

凤珠丹 feng zhu dan

【英文名】Feng Zhu Pellet

【组成】鸡蛋、巴豆。(中医方剂大辞典)

凤眼丹 feng yan dan

【英文名】Feng Yan Pellet

【组成】凤眼草、槐角子。(中医方剂大辞典)

凤凰油 feng huang you

【英文名】Feng Huang Oil

【组成】鸡子黄不拘多少。(中医方剂大辞典)

凤凰散 feng huang san

【英文名】Feng Huang Powders

【组成】(1)晕死鹅、凤凰衣、冰片、黄丹、轻粉、枯矾。(中医方剂大辞典)(2)公鸡粪。(中医方剂大辞典)(3)抱鸡蛋壳。(中医方剂大辞典)(4)凤蜕、儿茶、胆南星、橄榄核。(中医方剂大辞典)(5)抱过鸡卵壳、黄连、轻粉。(中医方剂大辞典)

凤凰煎 feng huang jian

【英文名】Feng Huang Decoction

【组成】鸡子。(中医方剂大辞典)

凤凰露 feng huang lu

【英文名】Feng Huang Distillate

【组成】老鸡、金石斛、砂仁。(中医方剂大辞典)

凤雏丸 feng chu wan

【英文名】Feng Chu Pill

【组成】头窝乌骨鸡雌雄一对。(中医方剂大辞典)

凤雏膏 feng chu gao

【英文名】Feng Chu Plaster

【组成】(1)乳香、血竭、龙骨、轻粉。(中医方剂大辞典)(2)龙骨、没药、血竭、轻粉、冰片。(中医方剂大辞典)

凤髓汤 feng sui tang

【英文名】Feng Sui Decoction

【组成】牛髓、白蜜、杏仁、山药、胡桃仁。(中医方剂大辞典)

凤髓膏 feng sui gao

【英文名】Feng Sui Ointment

【组成】(1)松子仁、胡桃仁。(中医方剂大辞典)(2)人参、山药、白茯苓、胡桃肉、杏仁、酥油、白沙蜜。(中医方剂大辞典)

凤眼草散 feng yan cao san

【英文名】Feng Yan Cao Powders

【组成】凤眼草、褐油麻、枳壳、轻粉。(中医方剂大辞典)

凤楂糖浆 feng zha tang jiang

【英文名】Feng Zha Syrup

【组成】凤尾草、山楂。(新医药学杂志 1974,(7))

凤尾草散油剂 feng wei cao san you ji

【英文名】Feng Wei Cao San Oil

【组成】凤尾草、女贞叶、侧柏叶、老君茶。(湖南中医学院学报 1988,8(1))

六一丸 liu yi wan

【英文名】Liu Yi Pill

【组成】(1)蛤粉、黄连、木贼、香附米。(中医方剂大辞典)(2)附子、当归。(中医方剂大辞典)

六一汤 liu yi tang

【英文名】Liu Yi Decoction

【异名】白术六一汤(中医方剂大辞典、局方)

【组成】(1)黄芪、桔梗。(中医方剂大辞典)(2)白术、甘草、人参。(中医方剂大辞典)(3)真绵黄芪、横纹甘草。(中医方剂大辞典)(4)香附子、藿香叶。(中医方剂大辞典)(5)黄芪、甘草。(中医方剂大辞典)(6)白术、甘草。(中医方剂大辞典)

六一散 liu yi san

【英文名】Liu Yi Powders

【组成】滑石粉、甘草。((91)闽卫药准字 76 号)

六丁饮 liu ding yin

【英文名】Liu Ding Drink

【组成】紫花丁、菊花、甘草、牛膝、天花粉。(中医方剂大辞典)

六丁散 liu ding san

【英文名】Liu Ding Powders

【组成】丁香、槟榔、草果、知母、贝母、常山。(中医方剂大辞典)

六子丸 liu zi wan

【英文名】Liu Zi Pill

【组成】生菟丝子粉、蛇床子、覆盆子、沙苑子、家韭子、五味子。(中医方剂大辞典)

六化丹 liu hua dan

【英文名】Liu Hua Pellet

【异名】犀角丸(中医方剂大辞典)

【组成】犀角、黄芩、大黄、巴豆、升麻、当归、栀子、白蔹、甘草、天南星、黄芪、防风。(中医方剂大辞典)

六气汤 liu qi tang

【英文名】Liu Qi Decoction

【异名】六气散(中医方剂大辞典、鸡峰)

【组成】白术、高良姜、桂、陈桔皮、茴香子、甘草。(中医方剂大辞典)

六气煎 liu qi jian

【英文名】Liu Qi Decoction

【组成】黄芪、肉桂、人参、白术、当归、甘草。(中医方剂大辞典)

六斤丸 liu jin wan

【英文名】Liu Jin Pill

【组成】木瓜、牛膝、肉苁蓉、明天麻、枸杞子、鹿角胶。(中医方剂大辞典)

六龙丹 liu long dan

【英文名】Liu Long Pellet

【组成】煅石膏、淡黄丹、乳香、没药、龙骨、大黄。(中医方剂大辞典)

六甲丸 liu jia wan

【英文名】Liu Jia Pill

【组成】黄连、肉豆蔻、木香。(中医方剂大辞典)

六甲散 liu jia san

【英文名】Liu Jia Powders

【组成】沉香、槟榔、甘草、木香、恒山、龙骨、人参、白茯苓、柴胡、青皮、甘松、半夏、藿香、生地黄、官桂、陈皮、当归、鳖甲。(中医方剂大辞典)

六仙散 liu xian san

【英文名】Liu Xian Powders

【组成】(1)枯矾、硫黄、雄黄、胆矾、轻粉、川椒。(中医方剂大辞典)(2)五灵脂、枯矾、生矾、元胡、木香、丁香。(中医方剂大辞典)(3)蚂蚁花、莲肉、薏苡仁、藕节、钗石斛、陈早米。(中医方剂大辞典)(4)黄葵花、大黄、滑石、刘寄奴、井中苔、丝瓜叶。(中医方剂大辞典)

六生散 liu sheng san

【英文名】Liu Sheng Powders

【异名】菖蒲散(中医方剂大辞典、圣惠)

【组成】(1)菖蒲、蒴藋、防风、茵芋、商陆根、蜀附子。(中医方剂大辞典)(2)生地黄根、生姜、生菖蒲根、生枸杞根、乌头、生章陆根。(中医方剂大辞典)

六半汤 liu ban tang

【英文名】Liu Ban Decoction

【组成】白芍药、甘草。(中医方剂大辞典)

六圣丸 liu sheng wan

【英文名】Liu Sheng Pill

【组成】莪术、黄连、陈皮、白姜、南木香。(中医方剂大辞典)

六圣散 liu sheng san

【英文名】Liu Sheng Powders

【异名】赤火金针(中医方剂大辞典)

【组成】(1)乳香、没药、川芎、雄黄、白芷、盆消。(中医方剂大辞典)(2)川芎、石膏、雄黄、乳香、没药、盆消。(中医方剂大辞典)(3)乳香、没药、雄黄、川芎末、石膏末、草龙胆末、防己末、消、全蝎末。(中医方剂大辞典)(4)小红枣、枯矾、黄丹、官粉、松香、银朱。(中医方剂大辞典)

六灰丸 liu hui wan

【英文名】Liu Hui Pill

【组成】穿山甲、羊角皮、猪悬蹄甲、黄牛角鰓、人血余、刺猬、牛黄、麝香、黄芪、当归、生地黄、人参、朱砂、雄黄。(中医方剂大辞典)

六灰膏 liu hui gao

【英文名】Liu Hui Plaster

【组成】灰苋、桑木、枣木、荞麦秆、茄秆、石矿灰。(中医方剂大辞典)

六成汤 liu cheng tang

【英文名】Liu Cheng Decoction

【组成】当归、白芍药、地黄、天门冬、肉苁蓉、麦门冬。(中医方剂大辞典)

六虫散 liu chong san

【英文名】Liu Chong Powders

【组成】(1)蜈蚣、全蝎、土鳖虫、壁虎、白花蛇、麝香。(陕西中医 1991,12(11))(2)全蝎、蜈蚣、蛰虫、壁虎、地龙、白花蛇。(陕西中医 1990,11(12))

六曲丸 liu qu wan

【英文名】Liu Qu Pill

【组成】曲、术、当归、干姜。(中医方剂大辞典)

六合丹 liu he dan

【英文名】Liu He Pellet

【组成】朱砂、石钟乳、珍珠、上梅片、真琥珀、螺壳。(中医方剂大辞典)

六合汤 liu he tang

【英文名】Liu He Decoction

【异名】加味四物汤(中医方剂大辞典、玉机微义)

【组成】(1)熟地黄、川芎、芍药、当归、地骨皮、牡丹皮。(中医方剂大辞典)(2)四物汤、莪术、官桂。(中医方剂大辞典)(3)四物汤、茶膏、羌活。(中医方剂大辞典)(4)羌活、秦艽、白芍药、防风、当归、川芎、熟地黄。(中医方剂大辞典)(5)人参、知母、草果、贝母、乌梅、白芷、槟榔、常山。(中医方剂大辞典)(6)陈皮、半夏、茯苓、厚朴、香附、紫苏茎。(中医方剂大辞典)(7)紫菀、杏仁、款冬花、人参、甘草、紫苏叶。(中医方剂大辞典)(8)当归、大黄、川芎、熟地黄、白芍、柴胡。(中医方剂大辞典)

六合散 liu he san

【英文名】Liu He Powders

【异名】金钥匙散(中医方剂大辞典)

【组成】(1)当归、白芍药、地黄、甘草、人参、白术。(中医方剂大辞典)(2)大黄、白牵牛、黑牵牛、甘遂、槟榔、轻粉。(中医方剂大辞典)(3)杜仲、肉苁蓉、巴戟、小茴香、补骨脂、净青盐。(中医方剂大辞典)(4)羌活、独活、大茴香、小茴香、杜仲、当归。(中医方剂大辞典)(5)杏仁皮、香附、旧红毡子、地肤子、旧棕荐、壮血余、蟹壳、陈莲蓬。(中医方剂大辞典)

六安煎 liu an jian

【英文名】Liu An Decoction

【组成】陈皮、半夏、茯苓、甘草、杏仁、白芥子。(中医方剂大辞典)

六军丸 liu jun wan

【英文名】Liu Jun Pill

【组成】蜈蚣、蝉蜕、全蝎、僵蚕、夜明砂、穿山甲。(中医方剂大辞典)

六攻散 liu gong san

【英文名】Liu Gong Powders

【组成】人参、白术、茯苓、甘草、陈皮、炙草、木香、砂仁。(中医方剂大辞典)

六均丸 liu jun wan

【英文名】Liu Jun Pill

【组成】大黄、葛根、朴消、槐花、牵牛、皂角。(中医方剂大辞典)

六时散 liu shi san

【英文名】Liu Shi Powders

【组成】秦艽、独活、茯神、薯蓣、山茱萸、藁本。(中医方剂大辞典)

六应丸 liu ying wan

【英文名】Liu Ying Pill

【组成】珍珠、牛黄、蟾酥、腰黄、冰片。((81)沪卫药宜字0036)

六应散 liu ying san

【英文名】Liu Ying Powders

【组成】郁金、滑石、川芎。(中医方剂大辞典)

六灵丸 liu ling wan

【英文名】Liu Ling Pill(药品标准－中药成方制剂标准)

【组成】人工牛黄、麝香、珍珠、冰片、雄黄、蟾酥。(药品标准－中药成方制剂标准1998年)

六陈汤 liu chen tang

【英文名】Liu Chen Decoction

【组成】青皮、陈皮、干姜、甘草、乌梅、米壳。(中医方剂大辞典)

六陈顶 liu chen ding

【英文名】Liu Chen Ding Powders

【组成】巴霜、白土、雄黄、枯矾、半夏、南星。(中医方剂大辞典)

六妙丸 liu miao wan

【英文名】Liu Miao Pill

【组成】保童丸、芦荟丸、化虫丸、肥儿丸、六神丸、蚵蚾丸。(中医方剂大辞典)

六妙汤 liu miao tang

【英文名】Liu Miao Decoction

【组成】乌梅、甘草、罂粟壳、丁香、桂心、缩砂仁。(中医方剂大辞典)

六妙饮 liu miao yin

【英文名】Liu Miao Drink

【组成】陈皮、半夏、黄连、栀子仁、槟榔、生姜。(中医方剂大辞典)

六郁丸 liu yu wan

【英文名】Liu Yu Pill

【组成】桔皮、神曲、莪术、牙皂角、木香、黄连、槟榔、甘草、黑郁金、三棱、青皮、麦芽、藿香、大黄、砂仁、香附、黑丑。(中医方剂大辞典)

六郁汤 liu yu tang

【英文名】Liu Yu Decoction

【组成】(1)香附、苍术、川芎、炒栀、神曲、半夏。(中医方剂大辞典)(2)香附、苍术、神曲、山栀仁、连翘、陈皮、抚芎、贝母、枳壳、白茯苓、苏梗、甘草。(中医方剂大辞典)(3)陈皮、半夏、苍术、抚芎、赤茯苓、栀子、香附、甘草、砂仁。(中医方剂大辞典)

六奇汤 liu qi tang

【英文名】Liu Qi Decoction

【组成】柴胡、厚朴、枳壳、白术、京三棱、白茯苓。(中医方剂大辞典)

六味丸 liu wei wan

【英文名】Liu Wei Pill(药品标准－中药成方制剂标准)

【组成】熟地黄、五味子、山药、泽泻、牡丹皮、茯苓。(药品标准－中药成方制剂标准1990年)

六味汤 liu wei tang

【英文名】Liu Wei Decoction

【组成】(1)藁本、荆芥、蛇床子、川椒、山茱萸、吴茱萸。(中医方剂大辞典)(2)地黄、桂心、芍药、寒水石、黄芩、甘草。(中医方剂大辞典)(3)附子、细辛、甘草、人参、干姜、大黄。(中医方剂大辞典)(4)荆芥穗、薄荷、炒僵蚕、桔梗、生粉草、防风。(中医方剂大辞典)(5)地黄、黄芪、甘草、白芷、当归、穿山甲。(中医方剂大辞典)(6)破故纸、川楝子、舶上茴香、南木香、沉香、麝香。(中医方剂大辞典)

六味饮 liu wei yin

【英文名】Liu Wei Drink

【组成】山楂、紫草、牛蒡子、防风、荆芥、甘草。(中医方剂大辞典)

六味脍 liu wei kuai

【英文名】Liu Wei Kuai Decoction

【组成】鲫鱼、干姜、荜茇、陈桔皮、胡椒、莳萝。(中医方剂大辞典)

六物丸 liu wu wan

【英文名】Liu Wu Pill

【组成】栝楼根、麦门冬、知母、人参、苦参粉、土瓜根。(中医方剂大辞典)

六物汤 liu wu tang

【英文名】Liu Wu Decoction

【异名】胶艾六合汤(中医方剂大辞典、元戎)

【组成】(1)荜茇、荆芥穗、川楝子、生姜母、软乌梅、甘草。(中医方剂大辞典)(2)嫩常山、柴胡、鸡心槟榔、青皮、草果仁、甘草。(中医方剂大辞典)(3)四物汤、阿胶、艾叶。(中医方剂大辞典)(4)罂粟壳、枣子、香薷、桔皮、甘草、生姜。(中医方剂大辞典)(5)阿胶、糯米、黄芪、川芎、当归、熟地黄、干地黄。(中医方剂大辞典)(6)当归、熟地、川芎、白芍、肉桂、黄芪。(中医方剂大辞典)(7)四君子、酸枣仁、生姜。(中医方剂大辞典)(8)川芎、白芍药、生地黄、当归、黄柏、知母。(中医方剂大辞典)

六物散 liu wu san

【英文名】Liu Wu Powders

【组成】五倍子、黄柏、当归、腻粉、白矾、漏芦。(中医方剂大辞典)

六物煎 liu wu jian

【英文名】Liu Wu Decoction

【组成】甘草、当归、熟地、川芎、芍药、人参。(中医方剂大辞典)

六和汤 liu he tang

【英文名】Liu He Decoction(中国中医药学主题词表)

【异名】六合汤(中医方剂大辞典、普济方)

【组成】(1)党参、半夏、砂仁、扁豆、藿香、赤茯苓、木瓜、炙草。(中医方剂大辞典)(2)藿香、砂仁、陈皮、茯苓、人参、木瓜、扁豆、杏仁、生甘草、夏曲。(中医方剂大辞典)(3)陈皮、半夏、白茯苓、甘草、黄连、厚朴、藿香、香薷、扁豆、木瓜。(中医方剂大辞典)(4)砂仁、半夏、杏仁、人参、甘草、白术、藿香、木瓜、厚朴、扁豆、赤茯苓。(中医方剂大辞典)(5)川芎、当归、白芍药、生地黄、人参、白术。(中医方剂大辞典)(6)陈皮、青皮、柴胡、净香附、苏叶、甘草。(中医方剂大辞典)(7)人参、知母、草果、贝母、乌梅、白芷、槟榔、柴胡、常山。(中医方剂大辞典)(8)缩砂仁、半夏、杏仁、人参、甘草、赤茯苓、藿香叶、白扁豆、木瓜、香薷、厚朴。(中医方剂大辞典)(9)生姜、草果、甘草、缩砂、胡椒、荜茇。(中医方剂大辞典)

六和茶 liu he cha

【英文名】Liu He Tea

【组成】藿香、川朴、杏仁、半夏、木瓜、赤苓、苍术、人参、扁豆、甘草、茶叶、砂仁。(中医方剂大辞典)

六和膏 liu he gao

【英文名】Liu He Plaster

【组成】海螵蛸、煅龙骨、象皮、血竭、木香、没药、轻粉。(中医方剂大辞典)

六宝散 liu bao san

【英文名】Liu Bao Powders

【组成】五倍、朱砂、儿茶、轻粉、水银、冰片。(中医方剂大辞典)

六珍汤 liu zhen tang

【英文名】Liu Zhen Decoction

【组成】当归、熟地黄、白芍药、芎䓖、乳香、没药。(中医方剂大辞典)

六柱散 liu zhu san

【英文名】Liu Zhu Powders

【组成】(1)人参、白茯苓、熟附子、南木香、肉豆蔻、白术。(中医方剂大辞典)(2)白茯苓、附子、人参、木香、肉豆蔻、诃子。(中医方剂大辞典)

六厘散 liu li san

【英文名】Liu Li Powders

【组成】南星、半夏、黄芪、姜黄、朱砂、胡黄连、麝香、冰片。(中医方剂大辞典)

六星散 liu xing san

【英文名】Liu Xing Powders

【异名】六星丹(中医方剂大辞典、外科真诠)

【组成】儿茶、雄黄、冰片、轻粉、滑石、血竭。(中医方剂大辞典)

六香散 liu xiang san

【英文名】Liu Xiang Powders

【组成】甘松、零陵香、香白芷、茅香、香附子、藿香、川芎、三柰子。(中医方剂大辞典)

六香膏 liu xiang gao

【英文名】Liu Xiang Plaster

【组成】白檀香、沉束香、丁香、零陵香、甘松香、八角香。(中医方剂大辞典)

六度煎 liu du jian

【英文名】Liu Du Decoction

【组成】当归、芍药、附子、黄芪、虎胫骨、土茯苓。(中医方剂大辞典)

六神丸 liu shen wan

【英文名】Liu Shen Pill(中国中医药学主题词表)

【组成】(1)西牛黄、珠粉、麝香、蟾酥、飞腰黄、飞朱砂。(中医方剂大辞典)(2)犀黄、濂珠、麝香、杜蟾酥。(中医方剂大辞典)(3)乳香、没药、熊胆、鲤鱼胆、硇砂、狗宝、元寸、白丁香、蜈蚣、黄占、头胎男乳、腰黄、扫盆、真西黄、白粉霜、杜酥、乌金石。(中医方剂大辞典)(4)珍珠粉、犀牛黄、麝香、雄黄、蟾酥、冰片。(中医方剂大辞典)(5)关西黄、上辰砂、杜蟾酥、粗珍珠、当门子、百草霜。(中医方剂大辞典)(6)白术、肉果、五味子、粟壳、补骨脂、肉桂、吴茱萸。(中医方剂大辞典)(7)破故纸、肉豆蔻、神曲、麦芽、小茴香、广木香。(中医方剂大辞典)(8)黄连、木香、麦芽、枳实、赤茯苓、麝香、白矾、巴豆、附子、珍珠、雄黄。(中医方剂大辞典)(9)芦荟、槟榔、血竭、使君子、肉豆蔻、京三棱。(中医方剂大辞典)(10)神曲、麦芽、茯苓、枳壳、木香、黄连。(中医方剂大辞典)(11)当归、川乌头、水蛭、附子、没药、草乌头。(中医方剂大辞典)(12)丁香、肉豆蔻、南木香、芦荟、使君子、诃子皮。(中医方剂大辞典)(13)石菖蒲、地骨皮、远志、牛膝、生地黄、干地黄、菟丝子。(中医方剂大辞典)(14)鲮鲤甲、皂荚刺、猬皮、雄黄、硫黄、鹤虱。(中医方剂大辞典)(15)鹤虱、金星石、芫青、皂荚仁、磁石、铅丹。(中医方剂大辞典)(16)木香、黄连、神曲、川楝子肉、芜荑、麦蘖。(中医方剂大辞典)

六神丹 liu shen dan

【英文名】Liu Shen Pellet

【异名】六神丸(中医方剂大辞典、圣济总录)

【组成】(1)沉香、木香、槟榔、乌药、枳壳、大黄。(中医方剂大辞典)(2)巴豆、蓬术、青皮、陈皮、白姜、黄连。(中医方剂大辞典)(3)白僵蚕、辰砂、蜈蚣、蝎梢、半夏、麝香、甘草、人参、藿香叶。(中医方剂大辞典)(4)丁香、木香、肉豆蔻、使君子仁、芦荟。(中医方剂大辞典)

六神曲 liu shen qu

【英文名】Liu Shen Qu Tablet

【组成】辣蓼、青蒿、苍耳草、赤小豆、苦杏仁、麦麸、面粉。(药品标准-中药成方制剂标准 1998 年)

六神汤 liu shen tang

【英文名】Liu Shen Powders

【异名】二三君子汤(中医方剂大辞典、杂病广要、卫生家宝)

【组成】(1)附子、淡吴萸、鹿角霜、五味子、炮姜、煨肉果、诃子肉、硫黄。(中医方剂大辞典)(2)橘红、石菖蒲、半夏曲、胆星、茯神、旋覆花。(中医方剂大辞典)(3)天雄、附子、天南星、半夏、人参、白术。(中医方剂大辞典)(4)黄芪、白扁豆、人参、白术、白茯苓、粉草。(中医方剂大辞典)(5)莲房、干葛、枇杷叶、甘草、栝楼根、黄芪。(中医方剂大辞典)(6)人参、白术、白茯苓、山药、绵黄芪、甘草。(中医方剂大辞典)(7)黄连、车前子、地榆、山栀子仁、甘草、陈桔皮。(中医方剂大辞典)(8)人参、白术、黄芪、茯苓、枳实、甘草。(中医方剂大辞典)(9)人参、白茯苓、防风、百合、黄芪、山芋。(中医方剂大辞典)(10)鳖甲、柴胡、人参、知母、黄连、乌梅肉。(中医方剂大辞典)

六神饮 liu shen yin

【英文名】Liu Shen Drink

【组成】黄芪、地骨皮、乌梅肉、龙胆草、秦艽、柴胡。(中医方剂大辞典)

六神散 liu shen san

【英文名】Liu Shen Powders

【异名】六神汤(中医方剂大辞典、御药院方)

【组成】(1)人参、白术、茯苓、甘草、半夏、陈皮、山药、扁豆。(中医方剂大辞典)(2)当归、续断、骨碎补、牛膝、桃仁、金银花。(中医方剂大辞典)(3)川乌、草乌、南星、半夏、白芷、石菖蒲。(中医方剂大辞典)(4)寒水石、黄连、丹皮、青礞石、龙胆草、冰片。(中医方剂大辞典)(5)生地、熟地、当归、黄芪、人参、川芎。(中医方剂大辞典)(6)御米壳、青皮、乌梅肉、干姜、陈皮、甘草。(中医方剂大辞典)(7)御米壳、青皮、乌梅肉、干姜、甘草。(中医方剂大辞典)(8)人参、当归、川芎、地黄、地骨皮、甘草。(中医方剂大辞典)(9)柴胡、白术、青皮、当归、牛膝、牡丹皮。(中医方剂大辞典)(10)人参、白茯苓、山药、白术、白扁豆、甘草。(中医方剂大辞典)(11)人参、白术、黄芪、甘草、百合、茯苓。(中医方剂大辞典)(12)当归、地黄、川芎、地骨皮、黄芪、白芍药。(中医方剂大辞典)(13)当归、干漆、延胡索、乌药、乌头、青桔皮。(中医方剂大辞典)(14)斑蝥、巴豆、槟榔、蓬砂、麝香、腻粉。(中医方剂大辞典)(15)皂荚刺、薄荷、昆布、海藻、连翘、皂荚子。(中医方剂大辞典)(16)人参、百合、白术、山芋、白茯苓、甘草。(中医方剂大辞典)(17)蝼蛄、蜜蜂、商陆根汁、生姜汁、生蜜、绿豆。(中医方剂大辞典)(18)鸡苏、芎䓖、马牙消、石膏、乳香、龙脑。(中医方剂大辞典)(19)芎䓖、羌活、防风、甘草、荆芥穗、鸡苏。(中医

方剂大辞典)

六神粥 liu shen zhou

【英文名】Liu Shen Gruel

【组成】芡实肉、米仁、粟米、白糯米、莲肉、山药、茯苓。(中医方剂大辞典)

六根散 liu gen san

【英文名】Liu Gen Powders

【组成】鹿梨根、黄柏根、乌药、苦楝根、不辣回根、芫花根。(中医方剂大辞典)

六真膏 liu zhen gao

【英文名】Liu Zhen Plaster

【组成】乳香、没药、血竭、三七、儿茶、樟冰。(中医方剂大辞典)

六益丸 liu yi wan

【英文名】Liu Yi Pill

【组成】丁香、木香、肉豆蔻、白附子、附子、血茸。(中医方剂大辞典)

六黑丸 liu hei wan

【英文名】Liu Hei Pill

【组成】(1)望月砂、夜明砂、女贞子、马料豆、黑脂麻、大枣。(中医方剂大辞典)(2)夜明砂、望月砂、晚蚕砂、野马料豆、黑脂麻。(中医方剂大辞典)(3)桑椹子、青葙子、决明子、夜明砂、黑脂麻、野料豆。(中医方剂大辞典)

六精膏 liu jing gao

【英文名】Liu Jin Plaster

【组成】真油、童子乱发、明松脂、蛇蜕皮、黄蜡、白清。(中医方剂大辞典)

六磨汤 liu mo tang

【英文名】Liu Mo Decoction

【异名】六磨饮子(中医方剂大辞典、得效)

【组成】槟榔、沉香、木香、乌药、枳壳、大黄。(中医方剂大辞典)

六磨饮 liu mo yin

【英文名】Liu Mo Drink

【组成】枳壳、槟榔、乌药、人参、木香、沉香。(中医方剂大辞典)

六藏丹 liu zang dan

【英文名】Liu Zang Pellet

【组成】自死龟、蜂房。(中医方剂大辞典)

六一泥饮 liu yi ni yin

【英文名】Liu Yi Ni Drink

【组成】六一泥。(中医方剂大辞典)

六丁神散 liu ding shen san

【英文名】Liu Ding Shen Powders

【组成】苦丁香、白丁香、苦参末、赤小豆、磨刀泥、大斑蝥、白僵蚕。(中医方剂大辞典)

六甲神丹 liu jia shen dan

【英文名】Liu Jia Shen Pellet

【组成】雄黄。(中医方剂大辞典)

六灰煎膏 liu hui jian gao

【英文名】Liu Hui Jian Plaster

【组成】石灰、蒺藜灰、白头翁灰、桑薪灰、白柞木灰、藜芦灰。(中医方剂大辞典)

六君子丸 liu jun zi wan

【英文名】Liu Jun Zi Pill(药品标准－中药成方制剂标准)

【组成】党参、白术、茯苓、半夏、陈皮、甘草。(药品标准－中药成方制剂标准 1994 年)

六君子片 liu jun zi pian

【英文名】Liu Jun Zi Tablet

【组成】党参、半夏、白术、陈皮、茯苓、甘草。

六君子汤 liu jun zi tang

【英文名】Liu Jun Zi Decoction

【异名】六物汤(中医方剂大辞典、普济方)

【组成】(1)党参、白术、茯苓、炙草、陈皮、法夏、乌梅。(中医方剂大辞典)(2)人参、白术、茯苓、半夏、陈皮、炙草、柴胡、黄芩。(中医方剂大辞典)(3)人参、白术、茯苓、半夏、陈皮、炙草、神曲、山楂、麦芽。(中医方剂大辞典)(4)人参、白术、茯苓、半夏、陈皮、黄芪、炙甘草、枣仁。(中医方剂大辞典)(5)人参、白术、茯苓、白芍、山药、当归、藿香、砂仁、莲肉、乌梅、半夏、陈皮、甘草、炒米。(中医方剂大辞典)(6)人参、白术、白茯苓、陈皮、半夏、香附、木香、砂仁、甘草。(中医方剂大辞典)(7)人参、白术、白茯苓、甘草、黄芪、陈皮、半夏、神曲、木香、砂仁、升麻。(中医方剂大辞典)(8)人参、白术、黄芪、白茯苓、甘草、山药。(中医方剂大辞典)(9)人参、白术、白茯苓、当归、黄芪、白扁豆、甘草。(中医方剂大辞典)(10)人参、白术、茯苓、甘草、砂仁、陈皮。(中医方剂大辞典)(11)人参、甘草、白茯苓、白术、肉豆蔻、诃子。(中医方剂大辞典)(12)人参、白术、茯苓、甘草、半夏曲、没石子。(中医方剂大辞典)(13)人参、白术、橘红、半夏、枳壳、甘草。(中医方剂大辞典)(14)枳壳、陈桔皮、人参、白术、白茯苓、半夏。(中医方剂大辞典)(15)陈皮、半夏、茯苓、甘草、人参、白术。(中医方剂大辞典)

六君子煎 liu jun zi jian

【英文名】Liu Jun Zi Decoction

【组成】党参、白术、茯苓、炙甘草、陈皮、法夏。(中医方剂大辞典)

六灵含片 liu ling han pian

【英文名】Liu Ling Han Tablet

【组成】人工牛黄、麝香、珍珠、冰片、蟾酥、雄黄。

((98)卫药准字 Z-126 号)

六味青散 liu wei qing san

【英文名】Liu Wei Qing Powders

【异名】六物青散(中医方剂大辞典、千金)

【组成】乌头、桔梗、白术、附子、防风、细辛。(中医方剂大辞典)

六一木通汤 liu yi mu tong tang

【英文名】Liu Yi Mu Tong Decoction

【组成】木通、六一散。(中医方剂大辞典)

六一顺气汤 liu yi shun qi tang

【英文名】Liu Yi Shun Qi Decoction

【组成】大黄、枳实、黄芪、厚朴、甘草、柴胡、芒消、芍药。(中医方剂大辞典)

六一退火丹 liu yi tui huo dan

【英文名】Liu Yi Tui Huo Pellet

【组成】六一散、辰砂、雄黄、缠豆藤。(中医方剂大辞典)

六二清肺汤 liu er qing fei tang

【英文名】Liu Er Qing Fei Decoction

【组成】鲜芦根、白茅根、桑白皮、地骨皮、霜桑叶、枇杷叶、浙贝母、肥知母、北沙参、南沙参、苦杏仁、冬瓜仁。(浙江中医杂志 1988,(2))

六五延宗汤 liu wu yan zong tang

【英文名】Liu Wu Yan Zong Decoction

【组成】熟地、山药、山萸、茯苓、泽泻、丹皮、韭菜子、枸杞子、覆盆子、沙苑子、菟丝子、怀牛膝、肉苁蓉。(河北中医 1987,(6))

六四止咳片 liu si zhi ke pian

【英文名】Lu Si Zhi Ke Tablet

【组成】百部、生杏仁、白前、前胡。

六龙固本丸 liu long gu ben wan

【英文名】Liu Long Gu Ben Pill

【组成】(1)山药、巴戟、萸肉、人参、黄芪、莲肉、川楝、补骨脂、小茴、川芎、木瓜、青盐。(中医方剂大辞典)(2)怀山药、巴戟肉、山茱萸肉、川楝子肉、黄芪、补骨脂、小茴香、人参、莲肉、木瓜、当归身、生地黄、白芍、川芎。(中医方剂大辞典)

六皮四子汤 liu pi si zi tang

【英文名】Liu Pi Si Zi Decoction

【组成】陈皮、青皮、腹皮、加皮、姜皮、茯皮、天花粉、苏子、卜子、甘草、葶苈子、车前子。(中医方剂大辞典)

六合丹围药 liu he dan wei yao

【英文名】Liu He Dan Wei Paste

【组成】大黄、黄柏、白芨、红梅肉、白芷、乌金散、陈小粉。(中医杂志 1957,(7))

六合回生丹 liu he hui sheng dan

【英文名】Liu He Hui Sheng Pellet

【异名】六合夺命散(中医方剂大辞典、准绳·疡医)

【组成】真铅粉、轻粉、银珠、雄黄、乳香、没药。(中医方剂大辞典)

六合金针散 liu he jin zhen san

【英文名】Liu He Jin Zhen Powders

【组成】雄黄、朱砂、乳香、没药、火消、麝香。(中医方剂大辞典)

六合定中丸 liu he ding zhong wan

【英文名】Liu He Ding Zhong Pill(中国中医药学主题词表)

【组成】(1)苏叶、藿香、枳壳、厚朴、砂仁、甘草、木瓜、赤苓、扁豆、香薷、木香、檀香。(中医方剂大辞典)(2)香薷、藿香、苏叶、川朴、广木香、枳壳、甘草、赤苓、木瓜、檀香。(中医方剂大辞典)(3)苏叶、藿香叶、香薷、木香、赤茯苓、甘草、木瓜、檀香、羌活、枳壳、厚朴、柴胡。(中医方剂大辞典)(4)藿香叶、苏叶、厚朴、枳壳、木香、甘草、檀香、柴胡、羌活、银花叶、赤茯苓、木瓜。(中医方剂大辞典)(5)香薷、木瓜、茯苓、枳壳、紫苏、甘草、厚朴、广木香、广藿香、阳春砂仁。(中医方剂大辞典)(6)苏叶、宣木瓜、藿香、丁香、白檀、香薷、木香、甘草。(中医方剂大辞典)(7)枳壳、桔梗、茯苓、甘草、楂炭、厚朴、扁豆、谷芽、神曲、木瓜。(中医方剂大辞典)

六灵解毒丸 liu ling jie du wan

【英文名】Liu Ling Jie Du Pill(药品标准-中药成方制剂标准)

【组成】牛黄、珍珠、石菖蒲等。(药品标准-中药成方制剂标准 1998 年)

六君贝母丸 liu jun bei mu wan

【英文名】Liu Jun Bei Mu Pill

【组成】党参、贝母、半夏、茯苓、陈皮、白术、炙草。(中医方剂大辞典)

六君加味汤 liu jun jia wei tang

【英文名】Liu Jun Jia Wei Decoction

【组成】(1)党参、白术、杏仁、半夏、茯苓、陈皮、炙草。(中医方剂大辞典)(2)党参、白术、茯苓、炮姜、半夏、陈皮、炙草。(中医方剂大辞典)

六君健脾汤 liu jun jian pi tang

【英文名】Liu Jun Jian Pi Decoction

【组成】人参、白术、白茯、甘草、陈皮、半夏、枳壳、厚朴、杏仁、泽泻、炮姜。(中医方剂大辞典)

六君温脾汤 liu jun wen pi tang

【英文名】Liu Jun Wen Pi Decoction

【组成】潞参、白术、云苓、砂仁、陈皮、扁豆、山药、谷芽、龙骨、制草。(中医方剂大辞典)

六枝乌金膏 liu zhi wu jin gao

【英文名】Liu Zhi Wu Jin Plaster

【异名】六枝膏(中医方剂大辞典、医方类聚)
【组成】桑枝、槐枝、榆枝、柳枝、桃枝、枸杞枝。(中医方剂大辞典)

六味三棱丸 liu wei san leng wan
【英文名】Liu Wei San Leng Pill
【组成】莪术、三棱、神曲、麦蘖、青皮、陈皮。(中医方剂大辞典)

六味丸加味 liu wei wan jia wei
【英文名】Liu Wei Jia Wei Pill
【组成】熟地、山药、山茱萸、茯苓、泽泻、丹皮、肉苁蓉、丹参、菟丝子、川萆薢。(成都中医学院学报 1993,(1))

六味木香散 liu wei mu xiang san
【英文名】Liu Wei Mu Xiang Powders
【组成】木香、栀子、石榴、闹羊花、豆蔻、荜茇。(中医方剂大辞典)

六味车螯散 liu wei che ao san
【英文名】Liu Wei Che Ao Powders
【组成】车螯、灯心、甘草节、瓜蒌。(中医方剂大辞典)

六味平胃散 liu wei ping wei san
【英文名】Liu Wei Ping Wei Powders
【组成】平胃散、茯苓、丁香。(中医方剂大辞典)

六味生脉汤 liu wei sheng mai tang
【英文名】Liu Wei Sheng Mai Decoction
【组成】熟地、茯苓、山药、萸肉、丹皮、泽泻、人参、麦冬、五味子。(中医方剂大辞典)

六味地黄丸 liu wei di huang wan
【英文名】Liu Wei Di Huang Pill(中国中医药学主题词表)
【异名】加味地黄丸(中医方剂大辞典、济阳纲目)
【组成】熟地黄、山茱萸肉、山药、牡丹皮、白茯苓、泽泻、香附米、蕲艾叶。(中医方剂大辞典)

六味地黄片 liu wei di huang pian
【英文名】Liu Wei Di Huang Tablet(药品标准－中药成方制剂标准)
【组成】熟地黄、牡丹皮、山药、山茱萸、泽泻、茯苓。(药品标准－中药成方制剂标准 1993 年)

六味地黄汤 liu wei di huang tang
【英文名】Liu Wei Di Huang Decoction(中国中医药学主题词表)
【组成】熟地、淮药、僵蚕、云苓、丹皮、泽泻、麦冬、炙草、桂圆。(中医方剂大辞典)

六味地黄膏 liu wei di huang gao
【英文名】Liu Wei Di Huang Concentrated(药品标准－中药成方制剂标准)
【组成】熟地黄、山茱萸、牡丹皮、山药、茯苓、泽泻。(药品标准－中药成方制剂标准 1997 年)

六味回阳饮 liu wei hui yang yin
【英文名】Liu Wei Hui Yang Drink
【异名】回阳饮(中医方剂大辞典、中国医学大辞典)
【组成】(1)人参、制附子、炮干姜、炙甘草、熟地、当归身。(中医方剂大辞典)(2)附子、炮姜、党参、当归、肉桂、甘草。(中医方剂大辞典)

六味回阳煎 liu wei hui yang jian
【英文名】Liu Wei Hui Yang Decoction
【组成】熟地、人参、制附子、白术、丁香。(中医方剂大辞典)

六味安消散 liu wei an xiao san
【英文名】Liu Wei An Xiao Powders(中国中医药学主题词表)
【组成】土木香、大黄、山柰、寒水石、诃子、碱花。(中医方剂大辞典)

六味异功煎 liu wei yi gong jian
【英文名】Liu Wei Yi Gong Decoction
【组成】五君子煎、陈皮。(中医方剂大辞典)

六味沉香饮 liu wei chen xiang yin
【英文名】Liu Wei Chen Xiang Drink
【组成】沉香、葫芦巴、楝实、茴香子、木香、附子。(中医方剂大辞典)

六味补肾丸 liu wei bu shen wan
【英文名】Liu Wei Bu Shen Pill
【组成】熟地、淮山、萸肉、丹皮、茯苓、泽泻、杜仲、牛膝、故纸、鹿茸。(中医方剂大辞典)

六味拨云散 liu wei bo yun san
【英文名】Liu Wei Bo Yun Powders
【组成】煅甘石、硼砂、朱砂、硇砂、琥珀、梅片。(中医方剂大辞典)

六味肥儿丸 liu wei fei er wan
【英文名】Liu Wei Fei Er Pill
【组成】川黄连、白芜荑、神曲、麦芽、厚朴、木香。(中医方剂大辞典)

六味参附汤 liu wei shen fu tang
【英文名】Liu Wei Shen Fu Decoction
【组成】熟地、生地、人参、当归、甘草、附子。(中医方剂大辞典)

六味香薷饮 liu wei xiang ru yin
【英文名】Liu Wei Xiang Ru Drink
【组成】五物香薷饮、木瓜。(中医方剂大辞典)

六味顺气散 liu wei shun qi san
【英文名】Liu Wei Shun Qi Pill
【组成】白术、白茯苓、人参、陈皮、青皮、甘草。(中医方剂大辞典)

六味追风散 liu wei zhui feng san
【英文名】Liu Wei Zhui Feng Powders

【组成】附子、白附子、乌头、天南星、半夏、干蝎。(中医方剂大辞典)

六味活血散 liu wei huo xue san

【英文名】Liu Wei Huo Xue Powders

【组成】当归、川芎、赤芍药、生地黄、红花、苏木。(中医方剂大辞典)

六味桂枝汤 liu wei gui zhi tang

【英文名】Liu Wei Gui Zhi Decoction

【组成】桂、麻黄、石膏、干姜、白术、苍术。(中医方剂大辞典)

六味鹿茸丸 liu wei lu rong wan

【英文名】Liu Wei Lu Rong Pill

【组成】熟地、枣皮、山药、泽泻、丹皮、白苓、鹿茸、北味。(中医方剂大辞典)

六味清凉汤 liu wei qing liang tang

【英文名】Liu Wei Qing Liang Decoction

【组成】黄芩、黄柏、大黄、栀子、胆草、泽泻。(中医方剂大辞典)

六味清凉引 liu wei qing liang yin

【英文名】Liu Wei Qing Liang Drink

【组成】当归、红花、赤芍药、生地黄、紫草、枳壳。(中医方剂大辞典)

六味解毒汤 liu wei jie du tang

【英文名】Liu Wei Jie Du Decoction

【组成】忍冬、土茯苓、木通、川芎、大黄、甘草。(中医方剂大辞典)

六物灭瘢膏 liu wu mie ban gao

【英文名】Liu Wu Mie Ban Plaster

【组成】衣中白鱼、鸡屎白、鹰粪白、芍药、白蔹、白蜂。(中医方剂大辞典)

六物附子汤 liu wu fu zi tang

【英文名】Liu Wu Fu Zi Decoction

【组成】附子、桂心、白术、甘草、防己、茯苓。(中医方剂大辞典)

六物黄芩汤 liu wu huang qin tang

【英文名】Liu Wu Huang Qin Decoction

【组成】黄芩、大青、甘草、麦门冬、石膏、桂心。(中医方剂大辞典)

六物麻黄汤 liu wu ma huang tang

【英文名】Liu Wu Ma Huang Decoction

【组成】麻黄、人参、甘草、葛根、苍术。(中医方剂大辞典)

六物解肌汤 liu wu jie ji tang

【英文名】Liu Wu Jie Ji Decoction

【组成】葛根、茯苓、麻黄、牡蛎、生姜、甘草。(中医方剂大辞典)

六物解毒汤 liu wu jie du tang

【英文名】Liu Wu Jie Du Decoction

【组成】土茯苓、金银花、川芎、薏苡、木瓜、大黄。(中医方剂大辞典)

六和生化汤 liu he sheng hua tang

【英文名】Liu He Sheng Hua Decoction

【组成】川芎、当归、炮姜、炙甘草、桃仁、茯苓、砂仁壳、橘红。(中医方剂大辞典)

六和半夏汤 liu he ban xia tang

【英文名】Liu He Ban Xia Decoction

【异名】六和汤(中医方剂大辞典、普济方)

【组成】白术、甘草、缩砂仁、杏仁、人参、半夏、赤茯苓、藿香、扁豆、木瓜、香薷、厚朴。(中医方剂大辞典)

六和定风散 liu he ding feng san

【英文名】Liu He Ding Feng Powders

【组成】苍术、草乌、杏仁、当归、牛膝、乳香、没药。(中医方剂大辞典)

六制苍术散 liu zhi cang zhu san

【英文名】Liu Zhi Cang Zhu Powders

【组成】茅山苍术。(中医方剂大辞典)

六经头痛片 liu jing tou tong pian

【英文名】Liu Jing Tou Tong Tablet(药品标准－中药成方制剂标准)

【组成】白芷、辛夷、藁本、川芎、葛根、细辛、女贞子、茺蔚子、荆芥穗油。(药品标准－中药成方制剂标准 1998 年)

六胜七应丸 liu sheng qi ying wan

【英文名】Liu Sheng Qi Ying Pill

【组成】骨碎补、破故纸、沙苑蒺藜、白蒺藜、青盐、黑豆。(中医方剂大辞典)

六神开瞽散 liu shen kai gu san

【英文名】Liu Shen Kai Gu Powders

【组成】五烹、龙砂、虎液、冰片。(中医方剂大辞典)

六神全蝎丸 liu shen quan xie wan

【英文名】Liu Shen Quan Xie Pill

【组成】全蝎、白术、半夏、白芍、茯苓、炙甘草。(中医方剂大辞典)

六神祛暑水 liu shen qu shu shui

【英文名】Liu Shen Qu Shu Liquid(药品标准－中药成方制剂标准)

【组成】樟脑、砂仁、茴香、薄荷脑、陈皮、姜、桂皮、甘草、大黄、辣椒、广藿香。(药品标准－中药成方制剂标准 1997 年)

六神通解散 liu shen tong jie san

【英文名】Liu Shen Tong Jie Powders

【异名】六神通圣散(中医方剂大辞典、医统)

【组成】(1)麻黄、甘草、黄芩、石膏、滑石、苍术、川芎、羌活、细辛。(中医方剂大辞典)(2)通神散、麻黄。(中医方剂大辞典)(3)麻黄、甘草、黄芩、滑石、苍

术、细辛。(中医方剂大辞典)

六神辅圣丸 liu shen fu sheng wan

【英文名】Liu Shen Fu Sheng Pill

【组成】草乌、麻油、甘草、荆芥、羌活、紫苏、风藤。(中医方剂大辞典)

六般芍药饮 liu ban shao yao yin

【英文名】Liu Ban Shao Yao Drink

【组成】白术、白芍、甘草、紫苏、大枣、苦楝皮、使君子肉、黄糖、生姜。(中医方剂大辞典)

六海舒郁丸 liu hai shu yu wan

【英文名】Liu Hai Shu Yu Pill

【组成】海藻、昆布、海带、海蛤粉、海螵蛸粉、海浮石、鳖甲、青皮、木香、黄药子、甘草。(广西中医药 1992,15(2))

六味加肉桂汤 liu wei jia rou gui tang

【英文名】Liu Wei Jia Rou Gui Decoction

【组成】熟地、丹皮、山药、茯苓、泽泻、萸肉、肉桂、人中黄。(中医方剂大辞典)

六味合五子丸 liu wei he wu zi wan

【英文名】Liu Wei He Wu Zi Pill

【组成】大熟地、山药、山萸肉、茯苓、丹皮、泽泻、枸杞子、菟丝子、五味子、车前子、复盆子。(中医方剂大辞典)

六味合四神丸 liu wei he si shen wan

【英文名】Liu Wei He Si Shen Pill

【组成】熟地、枣皮、茯苓、淮山药、泽泻、丹皮、故纸、吴萸、肉蔻。(中医方剂大辞典)

六味地黄胶囊 liu wei di huang jiao nang

【英文名】Liu Wei Di Huang Capsule(药品标准-中药成方制剂标准)

【组成】熟地黄、牡丹皮、山药、山茱萸、泽泻、茯苓。(药品标准-中药成方制剂标准 1993 年)

六味消风痰散 liu wei xiao feng tan san

【英文名】Liu Wei Xiao Feng Tan Powders

【组成】川郁金、五倍子、土贝母、姜黄、半夏、南星。(中医方剂大辞典)

六味能消胶囊 liu wei neng xiao jiao nang

【英文名】Liu Wei Neng Xiao Capsule

【组成】大黄、藏木香、诃子、碱花等。((98)卫药准字 Z-123 号)

六物胡粉敷方 liu wu hu fen fu fang

【英文名】Liu Wu Hu Fen Paste

【组成】枸杞根、胡粉、商陆根、滑石、蔷薇根、甘草。(中医方剂大辞典)

六味地黄口服液 liu wei di huang kou fu ye

【英文名】Liu Wei Di Huang Liquid

【组成】(1)熟地黄、山茱萸、牡丹皮、山药。((91)卫药准字 Z-78 号)(2)熟地黄、牡丹皮、山茱萸、茯苓、山药、泽泻。((90)粤卫药准字第 K1-080 号)

六味地黄软胶囊 liu wei di huang ruan jiao nang

【英文名】Liu Wei Di Huang Ruan Capsule(药品标准-中药成方制剂标准)

【组成】熟地黄、山茱萸、牡丹皮、山药、茯苓、泽泻。(药品标准-中药成方制剂标准 1998 年)

六味地黄活血汤 liu wei di huang huo xue tang

【英文名】Liu Wei Di Huang Huo Xue Decoction

【组成】山萸肉、生地、山药、泽泻、丹皮、茯苓、川芎、莪术、鸡血藤、天冬。(中成药研究 1992,(8))

六味枸杞口服液 liu wei gou qi kou fu ye

【英文名】Liu Wei Gou Qi Liquid

【组成】天冬、西藏棱子芹、喜马拉雅紫茉莉等。((98)卫药准字 Z-Ⅲ号)

六味凉血消毒散 liu wei liang xue xiao du san

【英文名】Liu Wei Liang Xue Xiao Du Powders

【组成】犀角、牡丹皮、当归、地黄、赤芍药、甘草。(中医方剂大辞典)

六味人参麦门冬散 liu wei ren shen mai men dong san

【英文名】Liu Wei Ren Shen Mai Men Dong Powders

【组成】麦门冬、人参、甘草、陈皮、白术、厚朴。(中医方剂大辞典)

六味地黄无糖冲剂 liu wei di huang wu tang chong ji

【英文名】Liu Wei Di Huang Wu Tang Medicinal Instant Granule

【组成】山药、地黄、山茱萸、枸杞子。((91)卫药准字 2-96 号)

六味去丹皮加黄柏知母汤 liu wei qu dan pi jia huang bai zhi mu tang

【英文名】Liu Wei Qu Dan Pi Jia Huang Bai Zhi Mu Decoction

【组成】生地、泽泻、茯苓、淮山药、山萸肉、川柏、知母。(中医方剂大辞典)

六味地黄丸加黄柏知母方 liu wei di huang wan jia huang bai zhi mu fang

【英文名】Liu Wei Di Huang Wan Jia Huang Bai Zhi Mu Prescription

【组成】熟地黄、山茱萸、山药、泽泻、牡丹皮、白茯苓、黄柏、知母。(中医方剂大辞典)

文圣散 wen sheng san

【英文名】Wen Sheng Powders

【组成】旧笔头。(中医方剂大辞典)

文武膏 wen wu gao

【英文名】Wen Wu Ointment

【异名】桑椹膏(中医方剂大辞典、外科理例)

【组成】(1)桑椹、夏枯草。(中医方剂大辞典)(2)桑

椹。(中医方剂大辞典)

文星丹 wen xing dan

【英文名】Wen Xing Pellet

【组成】五倍子、乌梅肉、白矾、南星、雄黄、大梅片、麝香。(中医方剂大辞典)

文蛤汤 wen ge tang

【英文名】Wen Ge Decoction

【组成】(1)文蛤、小麦、皮消、白矾、葱白。(中医方剂大辞典)(2)文蛤、麻黄、甘草、生姜、石膏、杏仁、大枣。(中医方剂大辞典)

文蛤散 wen ge san

【英文名】Wen Ge Powders

【异名】文蛤膏(中医方剂大辞典、杏苑)

【组成】(1)文蛤、葱白。(中医方剂大辞典)(2)文蛤、川椒、轻粉。(中医方剂大辞典)(3)五倍子。(中医方剂大辞典)(4)文蛤、玄胡素、明矾。(中医方剂大辞典)(5)南星、大黄、朴消、五倍子。(中医方剂大辞典)(6)雄黄、五倍子、枯矾、蚕退纸。(中医方剂大辞典)(7)五倍子。(中医方剂大辞典)(8)五倍子、白胶香、牡蛎粉。(中医方剂大辞典)(9)文蛤。(中医方剂大辞典)(10)五倍子。(中医方剂大辞典)(11)五倍子、冰片。(中医方剂大辞典)

文蛤膏 wen ge gao

【英文名】Wen Ge Plaster

【组成】五倍子、猪油。(中医方剂大辞典)

文八将丹 wen ba jiang dan

【英文名】Wen Ba Jiang Pellet

【组成】冰片、麝香、腰黄、僵蚕、蜈蚣、甲片、辰砂、蝉衣。(中医方剂大辞典)

文蛤津脐膏 wen ge jin qi gao

【英文名】Wen Ge Jin Qi Plaster

【组成】文蛤。(中医方剂大辞典)

亢痿灵 kang wei ling

【英文名】Kang Wei Ling

【组成】蜈蚣、当归、白芍、甘草。(中医杂志 1981,22(4))

方剂 fang ji

【英文名】Chinese medical Prescription(中国中医药学主题词表、方剂学)

【定义】指在辨证审因确定治法之后,选择合适的药物,酌定用量,按照组方结构的要求,妥善配伍而成的药方。(方剂学)

方剂学 fang ji xue

【英文名】Science of prescriptions(方剂学-(英汉对照)新编实用中医文库)

【定义】是研究和阐明治法与方剂的理论及其临床应用的一门学科。(方剂学)

方剂服法 fang ji fu fa

【定义】指服用方剂的时间与方法的统称。(方剂学)

方剂分类 fang ji fen lei

【定义】指根据不同的角度、方法对方剂进行分类的论述。(方剂学)

方剂配伍 fang ji pei wu

【英文名】Compatibility(中国中医药学主题词表、方剂学)

【定义】指运用药物的组合过程。(方剂学)

方剂基础 fang ji ji chu

【定义】是概述方剂学发展简史、方剂与治法、方剂分类、方剂组成与变化、剂型以及方剂服法的基础理论。(方剂学)

方氏消瘦汤 fang shi xiao shou tang

【英文名】Fang Shi Xiao Shou Decoction

【组成】黄药子、海藻、昆布、白芥子、炙甲片、夏枯草、陈皮、蛤壳、煅牡蛎、灵磁石。(光明中医 1992,(5-6))

方剂与治法 fang ji yu zhi fa

【定义】是阐述方剂与治法的内容、特点以及相互关系的理论。(方剂学)

方脉流气饮 fang mai liu qi yin

【英文名】Fang Mai Liu Qi Drink

【定义】紫苏、青皮、当归、芍药、乌药、茯苓、桔梗、半夏、川芎、黄芪、枳实、防风、陈皮、甘草、木香、大腹皮、槟榔、枳壳。(中医方剂大辞典)

方剂具体治法 fang ji ju ti zhi fa

【定义】指针对具体证候所确定的治疗方法。(方剂学)

方剂治疗大法 fang ji zhi liao da fa

【定义】指具有一定概括性的、针对某一类病机共性所确立的治法。(方剂学)

方剂变化形式 fang ji bian hua xing shi

【英文名】Modification of prescrition(中国中医药学主题词表、方剂学)

【异名】方剂化裁(方剂学)

【定义】指在临证运用成方时,根据病人情况及病情变化而灵活加减以适应具体病情需要的过程。(方剂学)

方剂基本结构 fang ji ji ben jie gou

【定义】指在组织不同作用和地位的药物时,应符合“君、臣、佐、使”组方形式的组方基本结构。(方剂学)

方剂与治法关系 fang ji yu zhi fa guan xi

【定义】是阐述方剂与治法之间关系的论述,包括以法组方、以法遣方、以法类方和以法释方四个方面。(方剂学)

方剂组成与变化 fang ji zu cheng yu bian hua

【英文名】Composition and modification of the prescriptions(方剂学－(英汉对照)新编实用中医文库)

【定义】指在辨证审因和确定治法之后，进行具体的遣药组方以及不囿成方，通过灵活变化来适应具体病情需要的阶段。(方剂学)

火土丹 huo tu dan

【英文名】Huo Tu Pellet

【组成】人参、白术、茯苓、苡仁、芡实、白芥子、橘红、熟地、山萸、五味、肉桂、砂仁、益智。(中医方剂大辞典)

火门串 huo men chuan

【英文名】Huo Men Chuan Powders

【组成】蛤粉、熟大黄、木通、丁香。(中医方剂大辞典)

火丹散 huo dan san

【英文名】Huo Dan Powders

【组成】大黄、寒水石、青黛。(中医方剂大辞典)

火龙丹 huo long dan

【英文名】Huo Long Pellet

【组成】(1)真茅山、苍术、丁香、麝香、白豆蔻、郁金、蟾酥、木香。(中医方剂大辞典)(2)细铁屑、硇砂。(中医方剂大辞典)(3)白矾、蛇床子。(中医方剂大辞典)(4)百草霜。(中医方剂大辞典)(5)人参、白术、巴戟天、杜仲、菟丝子、麦冬、肉苁蓉、破故纸、远志、肉桂各、黄芪、当归、北五味。(中医方剂大辞典)(6)硫磺、胡椒、白矾。(中医方剂大辞典)(7)焰消、雄黄。(中医方剂大辞典)(8)蛇床子、枯白矾、韶粉。(中医方剂大辞典)

火龙散 huo long san

【英文名】Huo Long Powders

【异名】火龙汤(中医方剂大辞典、女科切要)

【组成】(1)生地、木香、砂仁壳。(中医方剂大辞典)(2)人牙、雄黄、辰砂、大黄、代赭石。(中医方剂大辞典)(3)艾叶末、川楝子、茴香。(中医方剂大辞典)

火龙膏 huo long gao

【英文名】Huo Long Plaster

【组成】(1)火姜。(中医方剂大辞典)(2)生姜、乳香、没药、麝香、真牛皮胶。(中医方剂大辞典)

火齐汤 huo qi tang

【英文名】Huo Qi Decoction

【组成】石膏、玄参、人参、知母、黄连、茯神、白芥子。(中医方剂大辞典)

火坠散 huo zhui san

【英文名】Huo Zhui Powders

【组成】益智、茴香、南木香。(中医方剂大辞典)

火杴丸 huo qian wan

【英文名】Huo Qian Pill

【组成】火杴草。(中医方剂大辞典)

火枣散 huo zao san

【英文名】Huo Zao Powders

【组成】人中白、红枣。(中医方剂大辞典)

火郁汤 huo yu tang

【英文名】Huo Yu Decoction

【组成】(1)山栀、柴胡、干葛、抚芎、白芍、连翘、地骨皮、甘草。(中医方剂大辞典)(2)升麻、葛根、柴胡、白芍药、防风、甘草。(中医方剂大辞典)(3)连翘、薄荷、黄芩、槐仁、麦冬、甘草、郁金、竹叶、全瓜蒌。(中医方剂大辞典)(4)羌活、升麻、葛根、人参、白芍、柴胡、甘草、防风、葱白。(中医方剂大辞典)(5)连翘、薄荷、黄芩、山栀、干葛、柴胡、升麻、芍药。(中医方剂大辞典)

火轮丸 huo lun wan

【英文名】Huo Lun Pill

【异名】斗门丸(中医方剂大辞典、普济方)

【组成】干姜、附子、肉豆蔻。(中医方剂大辞典)

火轮散 huo lun san

【英文名】Huo Lun Powders

【组成】附子、肉豆蔻、干姜。(中医方剂大辞典)

火府丸 huo fu wan

【英文名】Huo Fu Pill

【组成】生干地黄、黄芩、木通、犀角、甘草。(中医方剂大辞典)

火府丹 huo fu dan

【英文名】Huo Fu Pellet

【组成】(1)生干地黄、黄芩、木通。(中医方剂大辞典)(2)甘遂、葶苈。(中医方剂大辞典)(3)木通、黄芩、生地、山栀。(中医方剂大辞典)(4)生地黄、木通、当归、栀子、黄芩、甘草。(中医方剂大辞典)(5)黄芩、黄连、生地黄、木通。(中医方剂大辞典)(6)当归、赤芍药、黄连、大黄、甘草、滑石。(中医方剂大辞典)

火府散 huo fu san

【英文名】Huo Fu Powders

【异名】火府丹(中医方剂大辞典、永类钤方)

【组成】(1)生地、木通、甘草、当归、山栀仁。(中医方剂大辞典)(2)生地黄、木通、黄芩、甘草。(中医方剂大辞典)

火线膏 huo xian gao

【英文名】Huo Xian Plaster

【组成】当归、赤芍药、三棱、蓬术、蓖麻子、乳香、没药、麝香、蟾酥、血竭、巴豆。(中医方剂大辞典)

火毒丹 huo du dan

【英文名】Huo Du Pellet

【组成】小枣、胡椒。(中医方剂大辞典)

火食丸 huo shi wan
【英文名】Huo Shi Pill
【组成】陈仓米、白豆蔻仁、丁香、缩砂仁。(中医方剂大辞典)
火炮汤 huo pao tang
【英文名】Huo Pao Decoction
【组成】苎根。(中医方剂大辞典)
火珠浆 huo zhu jiang
【英文名】Huo Zhu Jiang Decoction
【组成】蛇卵草。(中医方剂大辞典)
火疰丹 huo zhu dan
【英文名】Huo Zhu Pellet
【组成】茴香、木香、硇砂、硫黄、干蝎、白矾、附子。(中医方剂大辞典)
火眼煎 huo yan jian
【英文名】Huo Yan Decoction
【组成】当归、生甘草、防风、杏仁、铜绿、枯矾。(中医方剂大辞典)
火筒散 huo tong san
【英文名】Huo Tong Powders
【组成】蚯蚓粪、乳香、麝香。(中医方剂大辞典)
火焰散 huo yan san
【英文名】Huo Yan Powders
【组成】硫黄、黑附子、新腊茶。(中医方剂大辞典)
火精散 huo jing san
【英文名】Huo Jing Powders
【组成】硫黄、胡椒。(中医方剂大辞典)
火刺仙丹 huo ci xian dan
【英文名】Huo Ci Xian Pellet
【组成】巴豆油。(中医方剂大辞典)
火麻仁丸 huo ma ren wan
【英文名】Huo Ma Ren Pill
【组成】火麻仁、大黄、诃黎勒皮、人参、陈桔皮。(中医方剂大辞典)
火醋锭子 huo cu ding zi
【英文名】Huo Cu Lozenges
【组成】大黄。(中医方剂大辞典)
火土两培丹 huo tu liang pei dan
【英文名】Huo Tu Liang Pei Pellet
【组成】人参、白术、茯苓、薏仁、芡实、熟地、山茱萸、北五味、杜仲、肉桂、砂仁、益智仁、白芥子、橘红。(中医方剂大辞典)
火把花根片 huo ba hua gen pian
【英文名】Huo Ba Hua Gen Tablet
【组成】火把花根。(中药药理与临床 1882,8(3))
火郁越鞠丸 huo yu yue ju wan
【英文名】Huo Yu Yue Ju Pill
【组成】山栀、青黛、香附、抚芎、神曲、苍术。(中医方剂大辞典)
火疡洗心散 huo yang xi xin san
【英文名】Huo Yang Xi Xin Powders
【组成】知母、元参、防风、当归、白芍、黄芩、黄连、桔梗、荆芥、黄柏。(中医方剂大辞典)
火腿红曲散 huo tui hong qu san
【英文名】Huo Tui Hong Qu Powders
【组成】陈火腿骨、红曲松。(中医方剂大辞典)
火炭母退翳散 huo tan mu tui yi san
【英文名】Huo Tan Mu Tui Yi Powders
【组成】炉甘石、火炭母、灵仙、紫草、蝉蜕、羌活、木贼、十大功劳、土榆、硼砂、冰片、牛黄、珍珠、硇砂、麝香。(辽宁中医杂志 1993,(11))
火毒加味四物汤 huo du jia wei si wu tang
【英文名】Huo Du Jia Wei Si Wu Decoction
【组成】生地、川芎、白芍、当归、柴胡、黄芩、葛根、红花、牛蒡、连翘。(中医方剂大辞典)
斗门丸 dou men wan
【英文名】Dou Men Pill
【组成】附子、硫黄、肉桂、龙骨、诃子、丁香、干姜。(中医方剂大辞典)
斗门散 dou men san
【英文名】Dou Men Powders
【组成】(1)橡斗子、诃黎勒、黄连。(中医方剂大辞典)(2)大胡桃。(中医方剂大辞典)(3)地榆、干葛、粟壳、甘草、干姜。(中医方剂大辞典)(4)干葛、地榆、甘草、干姜、当归、黑豆、罂粟壳。(中医方剂大辞典)(5)喝起草。(中医方剂大辞典)(6)附子、胡椒。(中医方剂大辞典)(7)诃子、枳壳、地榆。(中医方剂大辞典)
斗肛丸 dou gang wan
【英文名】Dou Gang Pill
【组成】白矾、附子、干姜。(中医方剂大辞典)
斗肚丸 dou du wan
【英文名】Dou Du Pill
【组成】木瓜、厚朴、诃子肉、苍术、赤石脂、茯苓、附子。(中医方剂大辞典)
斗金丸 dou jin wan
【英文名】Dou Jin Pill
【组成】寒食面、巴霜、朱砂。(中医方剂大辞典)
心丹 xin dan
【英文名】Xin Pellet
【组成】朱砂、罗参、远志、熟地黄、白术、石菖蒲、黄芪、当归、麦门冬、茯苓、茯神、柏子仁、木鳖子、石莲肉、益智仁。(中医方剂大辞典)
心宝 xin bao
【英文名】Xin Bao Pill

【组成】洋金花、附子、肉桂、人参、田三七、蟾酥等。(粤卫药准字(85) C2-116号)

心力丸 xin li wan

【英文名】Xin Li Pill(药品标准-中药成方制剂标准)

【组成】人参、附片、蟾酥、麝香、红花、冰片、灵芝、珍珠、人工牛黄。(药品标准-中药成方制剂标准1998年)

心宁片 xin ning pian

【英文名】Xin Ning Tablet

【组成】丹参、槐花、川芎、三七、红花、降香、赤芍。(药品标准-中药成方制剂标准1990年)

心安乐 xin an le

【英文名】Xin An Le Tablet

【组成】仙灵脾提取物黄酮、泽泻。(浙江中医学院通讯1976,2(1))

心安灵 xin an ling

【英文名】Xin An Ling Liquid

【组成】人参、黄芪、当归、麦冬等。(中成药研究1992,(12))

心肌康 xin ji kang

【英文名】Xin Ji Kang Instant Granule

【组成】人参、生地等。(山西中医1990,6(3))

心灵丸 xin ling wan

【英文名】Xin Ling Pill

【组成】麝香、牛黄、龙脑、水牛角、人参、蟾酥、三七、珍珠、熊胆等。(粤卫药临字(1982)08号)

心灵片 xin ling pian

【英文名】Xin Ling Pill(药品标准-中药成方制剂标准)

【组成】麝香、牛黄、熊胆、蟾酥、珍珠、冰片、三七、人参、水牛角干浸膏。(药品标准-中药成方制剂标准1998年)

心红散 xin hong san

【英文名】Xin Hong Powders

【组成】银朱、鸡粪。(中医方剂大辞典)

心肾丸 xin shen wan

【英文名】Xin Shen Pill

【组成】(1)酸枣仁、白茯苓、破故纸、益智仁、大茴香、牡蛎、人参、白术。(中医方剂大辞典)(2)苍术、肉桂、川椒、吴茱萸、茴香、川楝子。(中医方剂大辞典)(3)牛膝、熟地黄、苁蓉、鹿茸、附子、五味子、人参、远志、黄芪、白茯神、山药、当归、龙骨、菟丝子。(中医方剂大辞典)(4)菟丝子、麦门冬。(中医方剂大辞典)

心宝丸 xin bao wan

【英文名】Xin Bao Pill(药品标准-中药成方制剂标准)

【组成】洋金花、人参、肉桂、附子、鹿茸、冰片、麝香、三七、蟾酥。(药品标准-中药成方制剂标准1998年)

心咳汤 xin ke tang

【英文名】Xin Ke Decoction

【组成】北沙参、石膏、牛蒡子、杏仁、桔梗、甘草、麦冬、半夏、茯神、远志、小麦。(中医方剂大辞典)

心疼丸 xin teng wan

【英文名】Xin Teng Pill

【组成】官桂、干姜、吴萸、草果、陈皮、乌梅、白川、乌药、大黄、五灵脂、木香、丁香、姜黄、郁金、沉香、明矾、草朴。(中医方剂大辞典)

心救汤 xin jiu tang

【英文名】Xin Jiu Decoction

【组成】人参、附子、白术、肉桂、菖蒲、良姜。(中医方剂大辞典)

心痛汤 xin tong tang

【英文名】Xin Tong Decoction

【组成】(1)生地、当归、黄芩、栀子、川楝、黄连、木通、桔梗。(中医方剂大辞典)(2)生地、当归、白芍、丹皮、桔梗、枣仁、远志、元参。(中医方剂大辞典)(3)黄芪、白术、玉竹、菖蒲、良姜、肉桂、枣仁、草蔻。(中医方剂大辞典)

心痛灵 xin tong ling

【英文名】Xin Tong Ling Mixture

【组成】(1)川芎、三七、桂枝、降香、荜拨、冰片。(四川中医1993,11(3))(2)红参、川芎、九香虫、公丁香、白芥子、熊胆。(中国医药学报1993,8(增刊))

心脉宁 xin mai ning

【英文名】Xin Mai Ning Prescription

【组成】党参、麦冬、五味子、柏子仁、丹参、紫贝齿、远志、红花。(北京中医杂志1986,(5))

心脉通 xin mai tong

【英文名】Xin Mai Tong Tablet

【组成】当归、丹参、川芎、红花、远志、茯苓、龙骨、朱砂、桑枝、地龙、党参、菟丝子、炒枣仁、夜交藤、龙眼肉、石决明、刺猬皮。(辽宁中医杂志1991,(11))

心益好 xin yi hao

【英文名】Xin Yi Hao Tablet

【组成】琉璃草、路路通、蟾酥、生晒参、三七、牙皂、冰片。(闽卫药准字(1985)101号)

心胸宁 xin xiong ning

【英文名】Xin Xiong Ning Prescription

【组成】瓜蒌、薤白、半夏、川芎、柴胡、丹参、山楂、郁金、木香、甘草。(陕西中医1991,12(4))

心脑健 xin nao jian

【英文名】Xin Nao Jian Capsule

【组成】茶叶提取物。(《浙江省药品标准》(1993年))

心脑通 xin nao tong

【英文名】Xin Nao Tong Capsule

【组成】水蛭、土鳖虫。(实用中西医结合杂志 1992,5(1))

心脑康 xin nao kang

【英文名】Xin Nao Kang Capsule

【组成】丹参、何首乌、枸杞、赤芍。((83)吉卫药准字第 630006 号)

心衰饮 xin shuai yin

【英文名】Xin Shuai Drink

【组成】桂枝、附片、丹参、党参、黄芪、车前子、泽泻、猪苓、茯苓、红花、法夏、赤芍、杏仁。(湖北中医杂志 1993,15(4))

心舒丸 xin shu wan

【英文名】Xin Shu Pill(药品标准－中药成方制剂标准)

【组成】丹参、三七、冰片、藤合欢、木香、苏合香。(药品标准－中药成方制剂标准 1997 年)

心舒宝 xin shu bao

【英文名】Xin Shu Bao Tablet

【组成】刺五加、人参、丹参、白芍、山楂、郁金。(闽卫药准字 89(389)号)

心痹饮 xin bi yin

【英文名】Xin Bi Drink

【组成】仙灵脾、瓜蒌、黄精、首乌、黄芪、丹参、红花、郁金、桂枝、三七粉、甘草。(陕西中医 1991,12(10))

心慢汤 xin man tang

【英文名】Xin Man Decoction

【组成】人参、附子、细辛、麻黄、肉桂、玉竹、麦冬、生地、龟板。(辽宁中医杂志 1992,(6))

心元胶囊 xin yuan jiao nang

【英文名】Xin Yuan Capsule

【组成】首乌、党参、丹参、三七、黄芪。((95)川卫药准字第 010998 号)

心无忧片 xin wu you pian

【英文名】Xin Wu You Tablet(药品标准－中药成方制剂标准)

【组成】黄杨木、射干、细辛、川芎、青木香、丹参、瓜蒌皮、茵陈。(药品标准－中药成方制剂标准 1997 年)

心可舒片 xin ke shu pian

【英文名】Xin Ke Shu Tablet

【组成】山楂、丹参、葛根、三七、木香。(河北省药品标准(1991 年))

心安宁片 xin an ning pian

【英文名】Xin An Ning Tablet(药品标准－中药成方制剂标准)

【组成】葛根、山楂、制何首乌、珍珠粉。(药品标准－中药成方制剂标准 1991 年)

心安胶囊 xin an jiao nang

【英文名】Xin An Capsule(药品标准－中药成方制剂标准)

【组成】山楂叶。(药品标准－中药成方制剂标准 1991 年)

心血宁片 xin xue ning pian

【英文名】Xin Xue Ning Tablet(药品标准－中药成方制剂标准)

【组成】葛根提取物、山楂提取物。(药品标准－中药成方制剂标准 1998 年)

心达康片 xin da kang pian

【英文名】Xin Da Kang Tablet(药品标准－中药成方制剂标准)

【组成】沙棘。(药品标准－中药成方制剂标准 1997 年)

心律一号 xin lv yi hao

【英文名】Xin Lv Yi Hao Medicinal Instant Granule

【组成】黄芪、党参、五味子、炙甘草、当归、熟地、丹参、降香、菖蒲。(山东中医杂志 1983,(4))

心律宁片 xin lv ning pian

【英文名】Xin Lv Ning Tablet(药品标准－中药成方制剂标准)

【组成】苦参。(药品标准－中药成方制剂标准 1998 年)

心脉通片 xin mai tong pian

【英文名】Xin Mai Tong Tablet(药品标准－中药成方制剂标准)

【组成】当归、决明子、钩藤、牛膝、丹参、葛根、槐花、毛冬青、夏枯草、三七。(药品标准－中药成方制剂标准 1992 年)

心益好片 xin yi hao pian

【英文名】Xin Yi Hao Tablet(药品标准－中药成方制剂标准)

【组成】冰片、生晒参、三七、猪牙皂、蟾酥、琉璃草、路路通。(药品标准－中药成方制剂标准 1996 年)

心脑健片 xin nao jian pian

【英文名】Xin Nao Jian Tablet(药品标准－中药成方制剂标准)

【组成】茶叶。(药品标准－中药成方制剂标准 1998 年)

心脑舒通 xin nao shu tong

【英文名】Xin Nao Shu Tong Capsule

【组成】蒺藜总甾体皂甙。(吉卫药准字(85)530071)

心脑静片 xin nao jing pian

【英文名】Xin Nao Jing Tablet(药品标准－中药成方制剂标准)

【组成】莲子心、珍珠母、槐米、黄柏、木香、黄芩、夏枯草、钩藤、龙胆、淡竹叶、铁丝威灵仙、天南星、甘草、牛黄、朱砂、冰片。(药品标准－中药成方制剂标准 1990 年)

心衰合剂 xin shuai he ji

【英文名】Xin Shuai Mixture

【组成】葶苈子、桑白皮、车前子、泽泻、黄芪、太子参、五味子、麦冬、丹参、当归。(中医杂志 1983,24(11))

心康合剂 xin kang he ji

【英文名】Xin Kang Mixture

【组成】黄芪、徐长卿、板蓝根、甘草。(内蒙古中医药 1992,11(4))

心舒宁片 xin shu ning pian

【英文名】Xin Shu Ning Tablet(药品标准－中药成方制剂标准)

【组成】毛冬青、银杏叶、葛根、益母草、豨莶草、柿树叶。(药品标准－中药成方制剂标准 1998 年)

心舒宝片 xin shu bao pian

【英文名】Xin Shu Bao Tablet(药品标准－中药成方制剂标准)

【组成】丹参、白芍、刺五加、郁金、山楂。(药品标准－中药成方制剂标准 1997 年)

心力大胶囊 xin li da jiao nang

【英文名】Xin Li Da Capsule

【组成】沉香、檀香、紫菀、内金、降真香、葛根、苏合香、安息香、菊花、浮萍、犀角、麝香、升麻、紫草、白薇、点地梅、葶苈子、桑寄生、仙鹤草、三七。(辽宁中医杂志 1993,(11))

心可宁胶囊 xin ke ning jiao nang

【英文名】Xin Ke Ning Capsule(药品标准－中药成方制剂标准)

【组成】丹参、三七、冰片、水牛角、蟾酥、红花、牛黄、人参须。(药品标准－中药成方制剂标准 1994 年)

心可舒胶囊 xin ke shu jiao nang

【英文名】Xin Ke Shu Capsule(药品标准－中药成方制剂标准)

【组成】山楂、丹参、葛根、三七、木香。(药品标准－中药成方制剂标准 1998 年)

心宁注射液 xin ning zhu she ye

【英文名】Xin Ning Injection

【组成】毛冬青根、豨签草、延胡索、川红花。(新医药学杂志 1974,(3))

心血康胶囊 xin xue kang jiao nang

【英文名】Xin Xue Kang Capsule

【组成】三七、人参、丹参、枸杞子、山楂。((94)皖卫药准字 045 号)

心肝双解饮 xin gan shuang jie yin

【英文名】Xin Gan Shuang Jie Drink

【组成】白芍、当归。(中医方剂大辞典)

心肝宝胶囊 xin gan bao jiao nang

【英文名】Xin Gan Bao Capsule(药品标准－中药成方制剂标准)

【组成】工虫草菌丝粉。(药品标准－中药成方制剂标准 1997 年)

心肾同补丹 xin shen tong bu dan

【英文名】Xin Shen Tong Bu Pellet

【组成】人参、白术、远志、炒枣仁、熟地、山茱萸、麦冬、北五味、芡实、山药、菖蒲、柏子仁、茯神、砂仁、橘红。(中医方剂大辞典)

心肾交补丸 xin shen jiao bu wan

【英文名】Xin Shen Jiao Bu Pill

【组成】熟地、枣皮、淮药、茯苓、枣仁、杜仲、北五味、当归、远志。(中医方剂大辞典)

心肾两交汤 xin shen liang jiao tang

【英文名】Xin Shen Liang Jiao Decoction

【组成】(1)熟地、麦冬、山药、芡实、川连、肉桂。(中医方剂大辞典)(2)熟地、山茱、人参、当归、枣仁、白芥子、麦冬、肉桂、黄连。(中医方剂大辞典)

心肾两补汤 xin shen liang bu tang

【英文名】Xin Shen Liang Bu Decoction

【组成】熟地、当归、覆盆、杜仲、黄芪、枣仁、远志、五味。(中医方剂大辞典)

心肾两资汤 xin shen liang zi tang

【英文名】Xin Shen Liang Zi Decoction

【组成】人参、茯神、柏子仁、炒枣仁、麦冬、北五味、熟地、丹参、沙参、山茱萸、芡实、山药、菟丝子。(中医方剂大辞典)

心肾种子丸 xin shen zhong zi wan

【英文名】Xin Shen Zhong Zi Pill

【组成】何首乌、怀生地、麦门冬、天门冬、怀熟地、怀山药、白茯苓、赤茯苓、枸杞子、人参、鹿角胶、白芍药、锁阳、酸枣仁、五味子、牛膝、牡丹皮、龟版、当归、泽泻、黄连、菟丝子、黄柏。(中医方剂大辞典)

心复宁四号 xin fu ning si hao

【英文名】Xin Fu Ning Si Hao Liquid

【组成】附子、黄芪、桂枝、葶苈子、川芎。(陕西中医学院学报 1992,15(1))

心复康一号 xin fu kang yi hao

【英文名】Xin Fu Kang Yi Hao Liquid

【组成】党参、三七、元胡、葶苈子、地龙、薤白、冰片。(中药药理与临床 1989,5(4))

心复康二号 xin fu kang er hao

【英文名】Xin Fu Kang Er Hao Liquid

【组成】西洋参、生黄芪、香附、丹参、葶苈子、白茅根、地龙、泽泻。(中药药理与临床 1991,7(2))

心复康四号 xin fu kang si hao

【英文名】Xin Fu Kang Si Hao Liquid

【组成】党参、黄芪、赤芍、白芍、当归、桃仁、杏仁、石菖蒲、葛根、炙甘草。(中药药理与临床 1991,7(4))

心复康胶囊 xin fu kang jiao nang

【英文名】Xin Fu Kang Capsule

【组成】红参、仙灵脾、白芍、生山楂。(南京中医学院学报 1992,(3))

心胃丹胶囊 xin wei dan jiao nang

【英文名】Xin Wei Dan Capsule

【组成】大果木姜子、艾纳香。

心脉丰胶囊 xin mai feng jiao nang

【英文名】Xin Mai Feng Capsule

【组成】人参、肉桂、三七等。(中草药 1990,21(8))

心脑健胶囊 xin nao jian jiao nang

【英文名】Xin Nao Jian Capsule(药品标准－中药成方制剂标准)

【组成】茶叶。(药品标准－中药成方制剂标准 1998 年)

心脑康胶囊 xin nao kang jiao nang

【英文名】Xin Nao Kang Capsule(药品标准－中药成方制剂标准)

【组成】丹参、赤芍、制何首乌、枸杞子、葛根、川芎、红花、泽泻、牛膝、地龙、郁金、远志、九节菖蒲、酸枣仁、鹿心粉、甘草。(药品标准－中药成方制剂标准 1997 年)

心脑维新片 xin nao wei xin pian

【英文名】Xin Nao Wei Xin Tablet

【组成】山药、生地、牛膝、菊花、菖蒲、枣仁、山楂。(河南中医 1991,(1))

心梗一号汤 xin geng yi hao tang

【英文名】Xin Geng Yi Hao Decoction

【组成】人参、附子、干姜、五味子、麦冬、甘草。(山东中医杂志 1985,(5))

心痛口服液 xin tong kou fu ye

【英文名】Xin Tong Liquid

【组成】(1)黄芪、麦冬、丹参、海藻、昆布、党参、葛根、皂刺、川芎。(山东中医学院学报 1992,16(5))(2)黄芪、人参、菖蒲(3)麦冬、北沙参、赤芍、三七。(中国医药学报。1991,6(1))

心痛气雾剂 xin tong qi wu ji

【英文名】Xin Tong Aerosol

【组成】(1)没药、高良姜、荜拨、香附、五灵脂。(山东中医学院学报 1978,(3))(2)香附、肉桂、丹皮、冰片。(中国医药学报 1987,2(6))(3)麝香、冰片、人工牛黄、五灵脂、95%乙醇。(中医急症通讯 1986,(7))

心痛宁滴丸 xin tong ning di wan

【英文名】Xin Tong Ning Drpping Pill(药品标准－中药成方制剂标准)

【组成】肉桂、川芎、香附。(药品标准－中药成方制剂标准 1998 年)

心脾双补丸 xin pi shuang bu wan

【英文名】Xin Pi Shuang Bu Pill

【组成】西洋参、白术、茯神、甘草、生地黄、丹参、枣仁、远志肉、北五味、麦门冬、玄参、柏子仁、黄连、香附、川贝母、桔梗、龙眼肉。(中医方剂大辞典)

心肌荣口服液 xin ji rong kou fu ye

【英文名】Xin Ji Rong Liquid

【组成】黄芪、地黄、桂枝等。((95)卫药准字 Z－65 号)

心脉宁糖衣片 xin mai ning tang yi pian

【英文名】Xin Mei Ning Tang Yi Tablet

【组成】毛冬青、安妥明铝盐。((92)粤卫药准字 E17－026 号)

心脉灵注射液 xin mai ling zhu she ye

【英文名】Xin Mai Ling Injection

【组成】人参、皂苷、附子、总碱、干姜、挥发油、猪胆。(中草药 1984,15(7))

心脑康软胶囊 xin nao kang ruan jiao nang

【英文名】Xin Nao Kang Ruan Capsule

【组成】红花油、VE、VB6、冰片。((91)冀卫药准字第 4501 号)

心脑舒口服液 xin nao shu kou fu ye

【英文名】Xin Nao Shu Oral Liquid(药品标准－中药成方制剂标准)

【组成】人参、麦冬、五味子、党参、黄芪。(药品标准－中药成方制剂标准 1998 年)

心脑舒通胶囊 xin nao shu tong jiao nang

【英文名】Xin Nao Shu Tong Capsule(药品标准－中药成方制剂标准)

【组成】蒺藜。(药品标准－中药成方制剂标准 1998 年)

心痛舒喷雾剂 xin tong shu pen wu ji

【英文名】Xin Tong Shu Aerosol

【组成】牡丹皮、川芎、冰片。((98)卫药准字 Z－076 号)

心舒静吸入剂 xin shu jing xi ru ji

【英文名】Xin Shu Jing Inhalant

【组成】石菖蒲、川芎、丁香、零陵香、砂仁、冰片、檀香、广藿香油、麝香。(药品标准－中药成方制剂标准 1998 年)

心血管八十五号 xin xue guan ba shi wu hao
【英文名】Xin Xue Guan Ba Shi Wu Hao Prescription
【组成】元胡、五味子、黄芪。(山东中医杂志 1986,(5))

心脑脉通口服液 xin nao mai tong kou fu ye
【英文名】Xin Nao Mai Tong Liquid
【组成】丹参、川芎、红花、地龙、全虫、黄精。(时珍国药研究 1991,2(3))

心复宁一号注射液 xin fu ning yi hao zhu she ye
【英文名】Xin Fu Ning Yi Hao Injection
【组成】玄参、当归、野菊花、赤芍、鹿衔草。(中国医药学报 1989,4(6))

双丸 shuang wan
【英文名】Shuang Pill
【组成】麝香、牛黄、黄连、丹砂、特生礜石、附子、雄黄、巴豆、桂心、乌贼鱼骨、赤头蜈蚣。(中医方剂大辞典)

双丸子 shuang wan zi
【英文名】Shuang Pill
【组成】(1)甘遂、牛黄、真珠、杏仁、芍药。(中医方剂大辞典)(2)天麻、天南星、蚕蛾、生犀、朱砂、羚羊角、藿香叶、白檀香、蝎梢、乌蛇、零陵香、天雄、麝香、牛黄、雄黄、狐肝、乌鸦。(中医方剂大辞典)

双天宝 shuang tian bao
【英文名】Shuang Tian Bao Capsule
【组成】人参、肉桂、熟地、淫羊藿、肉苁蓉、枸杞子等。(陕卫药准字(1994) L-001010)

双仁丸 shuang ren wan
【英文名】Shuang Ren Pill
【组成】桃仁、杏仁。(中医方剂大辞典)

双丹膏 shuang dan gao
【英文名】Shuang Dan Concentrated Decoction(药品标准-中药成方制剂标准)
【组成】丹参、牡丹皮。(药品标准-中药成方制剂标准 1997 年)

双乌丸 shuang wu wan
【英文名】Shuang Wu Pill
【组成】川乌、草乌、全蝎、黄芪、麻黄、当归、桂枝、乳香、没药。(上海中医药杂志 1963,(4))

双乌散 shuang wu san
【英文名】Shuang Wu Powders
【组成】(1)莲房灰、棕榈灰。(中医方剂大辞典)(2)川乌、草乌、当归、白芍药、苏木、大黄、生干地黄、麝香。(中医方剂大辞典)

双玉丸 shuang yu wan
【英文名】Shuang Yu Pill
【组成】软石膏、寒水石。(中医方剂大辞典)

双玉散 shuang yu san
【英文名】Shuang Yu Powders
【组成】寒水石、石膏。(中医方剂大辞典)

双石散 shuang shi san
【英文名】Shuang Shi Powders
【组成】石亭脂、白滑石。(中医方剂大辞典).

双龙膏 shuang long gao
【英文名】Shuang Long Plaster
【组成】脆蛇、赤芍、羌活、没药、象皮、白芷、防风、荆芥、黄芩、乌蛇、山栀、金银花、赤石脂、独活、连翘、僵蚕、全蝎、蝉退、斑蝥、穿山甲、乳香、儿茶、蜈蚣、头发、黄丹。(中医方剂大辞典)

双叶汤 shuang ye tang
【英文名】Shuang Ye Decoction
【组成】干桑叶、藿香叶。(中医方剂大辞典)

双甲散 shuang jia san
【英文名】Shuang Jia Powders
【组成】鳖甲、穿山甲。(中医方剂大辞典)

双仙散 shuang xian san
【英文名】Shuang Xian Powders
【组成】当归、石菖蒲。(中医方剂大辞典)

双白丸 shuang bai wan
【英文名】Shuang Bai Pill
【组成】(1)石灰、白茯苓。(中医方剂大辞典)(2)白茯苓、鹿角霜。(中医方剂大辞典)

双白丹 shuang bai dan
【英文名】Shuang Bai Pellet
【组成】阳起石、白石脂、白矾、砒、胡粉。(中医方剂大辞典)

双圣丸 shuang sheng wan
【英文名】Shuang Sheng Pill
【组成】百草霜、白芷。(中医方剂大辞典)

双圣丹 shuang sheng dan
【英文名】Shuang Sheng Pellet
【组成】(1)滑石、硫黄。(中医方剂大辞典)(2)朱砂、黄丹。(中医方剂大辞典)

双芝丸 shuang zhi wan
【英文名】Shuang Zhi Pill
【组成】(1)熟干地黄、石斛、五味子、黄芪、肉苁蓉、牛膝、杜仲、菟丝子、麋鹿角霜、沉香、麝香、人参、白茯苓、覆盆子、干山药、木瓜、天麻、秦艽、薏苡仁。(中医方剂大辞典)(2)麋鹿茸、沉香、川附子。(中医方剂大辞典)

双全散 shuang quan san
【英文名】Shuang Quan Powders
【组成】当归、白术、苍术、防风、木通、茯苓、猪苓、桂枝、甘草。(中医方剂大辞典)

双合汤 shuang he tang
【英文名】Shuang He Decoction
【组成】当归、川芎、白芍、生地黄、陈皮、半夏、茯苓、桃仁、红花、白芥子、甘草。(中医方剂大辞典)

双补丸 shuang bu wan
【英文名】Shuang Bu Pill
【组成】(1)鹿角霜、熟地黄、沉香、菟丝子、覆盆子、白茯苓、人参、宣木瓜、薏苡仁、黄芪、苁蓉、五味子、石斛、当归、泽泻、麝香、朱砂。(中医方剂大辞典)(2)熟地黄、菟丝子。(中医方剂大辞典)(3)菟丝子、五味子。(中医方剂大辞典)

双补汤 shuang bu tang
【英文名】Shuang Bu Decoction
【组成】(1)人参、山药、茯苓、莲子、芡实、补骨脂、苁蓉、萸肉、五味子、巴戟天、菟丝子、覆盆子。(中医方剂大辞典)(2)人参、人参、当归、川芎、升麻。(中医方剂大辞典)

双灵油 shuang ling you
【英文名】Shuang Ling Oil(药品标准－中药成方制剂标准)
【组成】薄荷脑、桉油、樟脑、水杨酸甲酯。(药品标准－中药成方制剂标准 1997 年)

双灵膏 shuang ling gao
【英文名】Shuang Ling Plaster
【组成】良姜、白芥子。(中医方剂大辞典)

双妙散 shuang miao san
【英文名】Shuang Miao Powders
【组成】鸡翮、蛇床子。(中医方剂大辞典)

双枣汤 shuang zao tang
【英文名】Shuang Zao Decoction
【组成】香附子、青桔皮、甘草。(中医方剂大辞典)

双枣散 shuang zao san
【英文名】Shuang Zao Powders
【组成】甘草、麦蘖、白姜、饧糟、桔皮、香附子。(中医方剂大辞典)

双和汤 shuang he tang
【英文名】Shuang He Decoction
【异名】双和散(中医方剂大辞典、局方)
【组成】(1)茯苓、腹皮、泽泻、神曲、陈皮、川芎、防风、前胡、麻黄、杏仁、苏叶、银花。(中医方剂大辞典)(2)熟地黄、白芍、黄芪、当归、川芎、甘草、肉桂、生姜、红枣。(中医方剂大辞典)(3)四物汤、小续命汤。(中医方剂大辞典)(4)白芍药、当归、黄芪、川芎、熟地黄、甘草、肉桂。(中医方剂大辞典)

双和饮 shuang he yin
【英文名】Shuang He Drink
【组成】熟地、山药、焦术、黄芪、当归、苡仁、故纸、沙参、芡实、附子、甘草。(中医方剂大辞典)

双和散 shuang he san
【英文名】Shuang He Powders
【组成】(1)柴胡、甘草。(中医方剂大辞典)(2)黄芪、熟地黄、当归、川芎、白芍药、官桂、甘草、人参。(中医方剂大辞典)

双金丸 shuang jin wan
【英文名】Shuang Jin Pill
【组成】五灵脂、丁香、巴豆。(中医方剂大辞典)

双金饮 shuang jin yin
【英文名】Shuang Jin Drink
【异名】双金散(中医方剂大辞典、百一)
【组成】(1)丁香、人参、甘草、白术、白茯苓、半夏。(中医方剂大辞典)(2)罂粟壳、川芎。(中医方剂大辞典)

双金散 shuang jin san
【英文名】Shuang Jin Powders
【组成】(1)乳香、槟榔、黄连、黄丹、龙骨、诃子。(中医方剂大辞典)(2)黄连、郁金。(中医方剂大辞典)(3)蜈蚣、麝香。(中医方剂大辞典)(4)黄连、郁金、乳香、没药、绿豆粉、片脑。(中医方剂大辞典)

双宝素 shuang bao su
【英文名】Shung Bao Su Liquid
【组成】红参、皇浆、蜂蜜。(《浙江省药品标准》(1982 年))

双治汤 shuang zhi tang
【英文名】Shuang Zhi Decoction
【组成】附子、黄连、白芍、甘草。(中医方剂大辞典)

双珍散 shuang zhen san
【英文名】Shuang Zhen Powders
【组成】芫花、狼毒。(中医方剂大辞典)

双草汤 shuang cao tang
【英文名】Shuang Cao Decoction
【组成】鸭跖草、马鞭草、威灵仙、青蒿、板蓝根、羌活、柴胡。(江苏中医杂志 1981,2(6))

双柏散 shuang bai san
【英文名】Shuang Bai Powders
【组成】大黄、薄荷、黄柏、泽兰、侧柏。(中医方剂大辞典)

双砂汤 shuang sha tang
【英文名】Shuang Sha Decoction
【组成】缩砂、草果、威灵仙。(中医方剂大辞典)

双香散 shuang xiang san
【英文名】Shuang Xiang Powders
【组成】香苏饮、金铃子、木香。(中医方剂大辞典)

双剑金 shuang jian jin
【英文名】Shuang Jian Jin Nose Drop

【组成】蜈蚣、螳螂。(中医方剂大辞典)

双神丸 shuang shen wan

【英文名】Shuang Shen Pill

【组成】胆南星、雄黄。(中医方剂大辞典)

双桂汤 shuang gui tang

【英文名】Shuang Gui Decoction

【组成】白术、茯苓、肉桂、甘草、桂枝、羌活。(中医方剂大辞典)

双荷散 shuang he san

【英文名】Shuang He Powders

【组成】藕节、荷叶顶。(中医方剂大辞典)

双俱散 shuang ju san

【英文名】Shuang Ju Powders

【组成】石菖蒲、当归。(中医方剂大辞典)

双鸳汤 shuang yuan tang

【英文名】Shuang Yuan Decoction

【组成】杏仁、鹅梨、甘草、缩砂仁。(中医方剂大辞典)

双粉丸 shuang fen wan

【英文名】Shuang Fen Pill

【组成】轻粉、定粉。(中医方剂大辞典)

双粉散 shuang fen san

【英文名】Shuang Fen Powders

【组成】石灰、黄丹、韶粉、轻粉。(中医方剂大辞典)

双萸散 shuang yu san

【英文名】Shuang Yu Powders

【组成】狗脊、吴茱萸、山茱萸、木鳖子。(中医方剂大辞典)

双黄丸 shuang huang wan

【英文名】Shuang Huang Pill

【组成】(1)大黄、蒲黄、大蓼子、槟榔、鸡肫皮。(中医方剂大辞典)(2)黄连、硫黄。(中医方剂大辞典)

双黄连 shuang huang lian

【英文名】Shuang Huang Lian Injection

【组成】金银花、黄芩、连翘。((90)黑卫药准字第0071号)

双黄散 shuang huang san

【英文名】Shuang Huang Powders

【组成】大黄。(中医方剂大辞典)

双蛇丸 shuang she wan

【英文名】Shuang She Pill

【组成】白花蛇、乌蛇。(中医方剂大辞典)

双清丸 shuang qing wan

【英文名】Shuang Qing Pill

【组成】苏薄荷、杏仁、桔梗、砂仁、甘草、玄参。(中医方剂大辞典)

双解丸 shuang jie wan

【英文名】Shuang Jie Pill

【组成】巴豆、天麻、服脂。(中医方剂大辞典)

双解汤 shuang jie tang

【英文名】Shuang Jie Decoction

【组成】板蓝根、败酱草、黄芩、山豆根、桔梗、石膏、蝉蜕、葛根、玄参、藿香、红花、大黄。(内蒙古中医药1982,(1))

双解散 shuang jie san

【英文名】Shuang Jie Powders

【异名】防风通圣散(中医方剂大辞典);双解汤(中医方剂大辞典、普济方)

【组成】(1)大黄、滑石、牙皂、甘草。(中医方剂大辞典)(2)升麻、干葛、甘草、荆芥、蔓荆子、薄荷、天麻、僵蚕、知母、贝母。(中医方剂大辞典)(3)升麻葛根汤、消风散、玄参、黄芩、薄荷。(中医方剂大辞典)(4)麻黄、防风、荆芥、苏荷、前胡、当归、白芍、黄芩、石膏、黑栀、连翘。(中医方剂大辞典)(5)大黄、元明粉、葛根、牛子、荆芥、薄荷、蝉衣、大连翘、枳壳、桔梗、甘中黄。(中医方剂大辞典)(6)防风、羌活、白芷、苏梗、陈皮、独活、柴胡、甘草、香附、川芎、芍药。(中医方剂大辞典)(7)羌活、葛根、柴胡、防风、荆芥、石膏、黄芩、滑石、山栀、连翘、知母、甘草、桔梗。(中医方剂大辞典)(8)人参、白术、茯苓、升麻、干葛、白芍药、甘草、陈皮、香附子、紫苏叶。(中医方剂大辞典)(9)辣桂、川大黄、白芍药、泽泻、牵牛、桃仁、甘草。(中医方剂大辞典)(10)益元散、防风通圣散。(中医方剂大辞典)(11)柴胡、干葛、荆芥、薄荷、黄芩、玄参、石膏、知母、甘草、桔梗、防风。(中医方剂大辞典)(12)防风通圣散去大黄芒消。(中医方剂大辞典)(13)防风、川芎、羌活、荆芥、甘草、薄荷、石膏、滑石、连翘、白术、枳壳、栀子、桔梗、前胡、麻黄、白芍。(中医方剂大辞典)(14)防风通圣散去消、黄合益元散加香薷。(中医方剂大辞典)(15)防风、荆芥、连翘、甘草、桔梗、黄芩、赤芍、薄荷、归尾、麻黄、川芎、滑石、石膏、天花粉、牛蒡子、栀子、白术。(中医方剂大辞典)(16)茵陈、麻黄、石膏、大黄。(中医方剂大辞典)(17)杏仁、芍药、甘草、车前子、泽泻、大黄、干姜、滑石。(中医方剂大辞典)(18)防风、川芎、当归、白芍、大黄、薄荷叶、连翘、石膏、桔梗、黄芩、山栀、荆芥穗、滑石、甘草。(中医方剂大辞典)

双山冲剂 shuang shan chong ji

【英文名】Shuang Shan Medicinal Instant Granule

【组成】山楂、山绿茶。(桂卫药准字(83)039005)

双乌合剂 shuang wu he ji

【英文名】Shuang Wu Mixture

【组成】川乌、草乌、细辛、良姜、肉桂、荜拨、生甘草。(陕西中医1991,12(4))

双百合剂 shuang bai he ji

【英文名】Shuang Bai Mixture

【组成】百合、地龙、川贝、僵蚕、黄芩、杏仁、枇杷叶、沙参、桑白皮、甘草、白术。(辽宁中医杂志 1991,(11))

双赤煎剂 shuang chi jian ji

【英文名】Shuang Chi Decoction

【组成】双花、连翘、蒲公英、赤芍、桃仁、川楝子、元胡、木香、陈皮、枣仁、甘草。(中西医结合杂志 1987,7(11))

双金冲剂 shuang jin chong ji

【英文名】Shuang Jin Medicinal Instant Granule

【组成】金钱草、海金沙、石燕、硝石、蒲黄等。((95)卫药准字 Z-02 号)

双青煎剂 shuang qing jian ji

【英文名】Shuang Qing Decoction

【组成】四季青、大青叶、金银花、连翘、野乔麦根、荆芥、防风、桔梗、杏仁。(辽宁中医杂志 1986,(4))

双贯冲剂 shuang guan chong ji

【英文名】Shuang Guan Medicinal Instant Granule

【组成】金银花、贯众。((91)鲁卫药准字 468-11 号)

双梅喉片 shuang mei hou pian

【英文名】Shuang Mei Hou Tablet(药品标准-中药成方制剂标准)

【组成】岗梅、水杨梅根、薄荷油。(药品标准-中药成方制剂标准 1996 年)

双解饮子 shuang jie yin zi

【英文名】Shuang Jie Drink

【异名】交解饮(中医方剂大辞典、三因);草豆蔻散(中医方剂大辞典、鸡峰);交加散(中医方剂大辞典、鸡峰);交加双解饮(中医方剂大辞典、中国医学大辞典);交加饮子(中医方剂大辞典、普济方);交加双解饮子(中医方剂大辞典、卫生宝鉴);交解饮子(中医方剂大辞典、御药院方);生熟饮子(中医方剂大辞典、杨氏家藏方)

【组成】肉豆蔻、草豆蔻、厚朴、甘草、生姜。(中医方剂大辞典)

双乌木瓜酒 shuang wu mu gua jiu

【英文名】Shuang Wu Mu Gua Wine

【组成】川乌、草乌、木瓜、当归、金银花、乌梅、红花、黄芪、川牛膝、桂枝、甘草。(吉林中医 1986,(3))

双仙化毒膏 shuang xian hua du gao

【英文名】Shuang Xian Hua Du Plaster

【组成】麻油、大黄、麻黄。(中医方剂大辞典)

双壳涤球汤 shuang ke di qiu tang

【英文名】Shuang Ke Di Qiu Decoction

【组成】砂仁壳、江枳壳。(中医方剂大辞典)

双补内托散 shuang bu nei tuo san

【英文名】Shuang Bu Nei Tuo Power

【组成】人参、黄芪、熟地、当归、柴胡、干葛、白术、秦艽、川芎、甘草、生姜、大枣。(中医方剂大辞典)

双补化毒汤 shuang bu hua du tang

【英文名】Shuang Bu Hua Du Decoction

【组成】天花粉、当归、黄芪、柴胡、生地、麦冬、天冬、荆芥、威灵仙、胡麻、白鲜皮、槐角、乳香、生甘草。(中医方剂大辞典)

双补分消丸 shuang bu fen xiao wan

【英文名】Shuang Bu Fen Xiao Pill

【组成】山栀仁、香附、川椒子、山楂、陈皮、川楝子、橘核、茯苓、当归、白术。(中医方剂大辞典)

双补地黄丸 shuang bu di huang wan

【英文名】Shuang Bu Di Huang Pill

【组成】熟地黄、牡丹皮、山茱萸、白茯苓、怀山药、泽泻、蓬莲肉、菟丝子。(中医方剂大辞典)

双补至神丹 shuang bu zhi shen dan

【英文名】Shuang Bu Zhi Shen Pellet

【组成】人参、茯苓、薏苡仁、当归、黄芪、甘菊花、元参、麦冬、陈皮、六曲、白芥子、白芍、熟地。(中医方剂大辞典)

双虎肿痛宁 shuang hu zhong tong ning

【英文名】Shuang Hu Zhong Tong Ning(药品标准-中药成方制剂标准)

【组成】搜山虎、黄杜鹃根、生川乌、生草乌、生天南星、生半夏、樟脑、薄荷脑。(药品标准-中药成方制剂标准 1991 年)

双金自然液 shuang jin zi ran ye

【英文名】Shuang Jin Zi Ran Liquid

【组成】生地黄汁、生姜汁。(中医方剂大辞典)

双参附子散 shuang shen fu zi san

【英文名】Shuang Shen Fu Zi Powders

【组成】红参、参三七、附子、肉桂、黄连。(浙江中医杂志 1991,26(5))

双柏散浸剂 shuang bai san jin ji

【英文名】Shuang Bai San Tincture

【组成】侧柏叶、黄柏、大黄、薄荷、泽兰。(中医正骨 1992,4(2))

双炼百草膏 shuang lian bai cao gao

【英文名】Shuang Lian Bai Cao Plaster

【组成】羯羊粪、百草霜、水龙骨、轻粉、陈螺蛳壳。(中医方剂大辞典)

双冠眼苏水 shuang guan yan su shui

【英文名】Shuang Guan Yan Su Eye-drops Preparation

【组成】金银花、贯众等。(中西医结合眼科 1991,9(4))

双根沙皮饮 shuang gen sha pi yin
【英文名】Shuang Gen Sha Pi Drink
【组成】荆芥根、麻黄根、晚蚕沙、白鲜皮、五加皮、防风、当归、大黄、牙皂、天花粉、连翘、羌活、独活、土茯苓。(中医方剂大辞典)

双料喉风散 shuang liao hou feng san
【英文名】Shuang Liao Hou Feng Powders
【组成】牛黄、珍珠、冰片、川连、豆根、青黛、甘草。(《黑龙江药品标准》(1984 年))

双桑三降汤 shuang sang san jiang tang
【英文名】Shuang Sang San Jiang Decoction
【组成】桑叶、枇杷叶、桑白皮、陈皮、牛蒡子、半夏、麦冬、天冬、冰糖、百部、款冬花、白芥子、杏仁、川贝母、甘草。(安徽中医学院学报 1990,9(1))

双黄连胶囊 shuang huang lian jiao nang
【英文名】Shuang Huang Lian Capsule
【组成】金银花、黄芩、连翘。((98)卫药准字 Z－037 号)

双黄消炎片 shuang huang xiao yan pian
【英文名】Shuang Huang Xiao Yan Tablet(药品标准－中药成方制剂标准)
【组成】三颗针、黄芩。(药品标准－中药成方制剂标准 1990 年)

双解风湿汤 shuang jie feng shi tang
【英文名】Shuang Jie Feng Shi Decoction
【组成】茯苓、薏仁、柴胡、防风、甘草。(中医方剂大辞典)

双解泻心汤 shuang jie xie xin tang
【英文名】Shuang Jie Xie Xin Decoction
【组成】黄连、附子、远志、丹参、茯神、郁金、广皮、沉香、合欢花、灯心、姜。(中医方剂大辞典)

双解贵金丸 shuang jie gui jin wan
【英文名】Shuang Jie Gui Jin Pill
【组成】大黄、白芷。(中医方剂大辞典)

双解复生散 shuang jie fu sheng san
【英文名】Shuang Jie Fu Sheng Powders
【组成】荆芥、防风、川芎、白芍、黄芪、麻黄、甘草、薄荷、山栀、当归、连翘、滑石、金银花、羌活、人参、白术、大黄、芒消。(中医方剂大辞典)

双解香苏丸 shuang jie xiang su wan
【英文名】Shuang Jie Xiang Su Pill
【组成】桔皮、枳壳、柴胡、香附、葛根、杏仁、川芎、苍术、白芷、羌活、苏叶、防风、乌药、甘草。(中医方剂大辞典)

双解凉膈散 shuang jie liang ge san
【英文名】Shuang Jie Liang Ge Powders
【组成】麻黄、杏仁、枳壳、薄荷、连翘、黄连、山栀、大黄、方解石。(中医方剂大辞典)

双解消毒散 shuang jie xiao du san
【英文名】Shuang Jie Xiao Du Powders
【组成】黄芩、栀子、连翘、薄荷、甘草、大黄、麻黄、羌活、白芷、防风、荆芥、射干、苍术、当归、川芎。(中医方剂大辞典)

双解通圣汤 shuang jie tong sheng tang
【英文名】Shuang Jie Tong Sheng Decoction
【组成】麻黄、朴消、大黄、当归、赤芍、川芎、白术、石膏、滑石、桔梗、栀子、连翘、黄芩、薄荷、甘草、荆芥、防风。(中医方剂大辞典)

双解通圣散 shuang jie tong sheng san
【英文名】Shuang Jie Tong Sheng Powders
【组成】(1)防风、荆芥、连翘、当归、赤芍、白术、栀子、黄芩、桔梗、滑石、生甘草、石膏。(中医方剂大辞典)(2)防风、荆芥、当归、白芍、连翘、白术、川芎、薄荷、麻黄、栀子、黄芩、石膏、桔梗、甘草、滑石。(中医方剂大辞典)

双宝喜口服液 shuang bao xi kou fu ye
【英文名】Shuang Bao Xi Liquid
【组成】人参、皇浆。((87)闽卫药准字 34－012 号)

双虎清肝颗粒 shuang hu qing gan ke li
【英文名】Shuang Hu Qing Gan Granule
【组成】金银花、虎杖、黄连等。((98)卫药准字 Z－073 号)

双香排石颗粒 shuang xiang pai shi ke li
【英文名】Shuang Xiang Pai Shi Granule(药品标准－中药成方制剂标准)
【组成】乳香、青木香、肉桂、连钱草、车前子、木通、徐长卿、石韦、瞿麦、忍冬藤、滑石、冬葵子、甘草。(药品标准－中药成方制剂标准 1998 年)

双黄连注射液 shuang huang lian zhu she ye
【英文名】Shuang Huang Lian Injection
【组成】金银花、黄芩、连翘。((96)卫药准字 Z－33 号)

双黄连滴注液 shuang huang lian di zhu ye
【英文名】Shuang Huang Lian Injection
【组成】(1)金银花、黄芩、连翘。((98)卫药准字 Z－154 号)(2)金银花、黄芩、连翘。((98)卫药准字 Z－155 号)

双黄连口服液 shuang huang lian kou fu ye
【英文名】Shuang Huang Lian Liquid
【组成】金银花、连翘、黄芩。

双龙风湿跌打膏 shuang long feng shi die da gao
【英文名】Shuang Long Feng Shi Die Da Plaster(药品标准－中药成方制剂标准)
【组成】双龙风湿跌打流浸膏、水杨酸甲酯、松节油、桂

皮油、樟脑、薄荷油、扑尔敏。(药品标准－中药成方制剂标准 1994 年)

双解散加解毒汤 shuang jie san jia jie du tang

【英文名】Shuang Jie San Jia Jie Du Decoction

【组成】防风、川芎、当归、芍药、大黄、麻黄、连翘、芒消、石膏、黄芩、桔梗、滑石、甘草、荆芥、白术、山栀。(中医方剂大辞典)

双牛跌打外用药酒 shuang niu die da wai yong yao jiu

【英文名】Shuang Niu Die Da Wai Yong Wine

【组成】大草乌、小草乌、雪上一枝蒿、红花、制草、乌金、铁锁、断肠草、黑骨头、雷公藤根。(云南中医杂志 1992,13(3))

双藤大黄牡丹皮汤 shuang teng dai huang mu dan pi tang

【英文名】Shuang Teng Da Huang Mu Dan Pi Decoction

【组成】红藤、忍冬藤、大黄、丹皮、冬瓜子、桃仁、川楝子、玄胡、败酱草、赤芍、乳香、没药。(内蒙古中医药 1984,(1))

引下汤 yin xia tang

【英文名】Yin Xia Decoction

【组成】当归、白芍、生地、熟地、川芎、大黄、童便。(中医方剂大辞典)

引子方 yin zi fang

【英文名】Yin Zi Prescription

【组成】知母、黄芩、青葙子、地肤子、秦皮、车前子、山栀子、独活。(中医方剂大辞典)

引气丸 yin qi wan

【英文名】Yin Qi Pill

【组成】磁石、人参、半夏、生地黄、麦门冬、青皮。(中医方剂大辞典)

引气丹 yin qi dan

【英文名】Yin Qi Pellet

【异名】引气丸(中医方剂大辞典、圣济总录)

【组成】朱砂、安息香、麝香、白芥子、大戟、没药、牛黄、牵牛、五灵脂、乳香、斑蝥、巴豆。(中医方剂大辞典)

引气汤 yin qi tang

【英文名】Yin Qi Decoction

【组成】桔皮、细辛、白术、桂心、紫苏、麻黄、杏仁、半夏、石膏。(中医方剂大辞典)

引火汤 yin huo tang

【英文名】Yin Huo Decoction

【异名】增补引火汤(中医方剂大辞典、外科医镜)

【组成】(1)熟地、巴戟天、茯苓、麦冬、北五味。(中医方剂大辞典)(2)怀熟地、山萸肉、麦冬、北五味、桂、牛膝、车前子。(中医方剂大辞典)(3)熟地、元参、白茯苓、白芥子、山茱萸、山药、北五味、肉桂。(中医方剂大辞典)

引水散 yin shui san

【英文名】Yin Shui Powders

【组成】(1)白术、泽泻、猪苓、肉桂、茯苓、车前子、半夏。(中医方剂大辞典)(2)石燕子、海马、海蛤、滑石、琥珀、赤茯苓、川木通、通草、越桃、泽泻、猪苓、车前子、茴香、瞿麦穗、萹蓄、苦葶苈、忘忧根、木香、白丁香、鬼棘针。

引龙汤 yin long tang

【英文名】Yin Long Decoction

【组成】玄参、肉桂、山茱萸、北五味、麦冬。(中医方剂大辞典)

引血汤 yin xue tang

【英文名】Yin Xue Decoction

【组成】黄芪、当归、焦芥、丹皮、侧柏、姜炭、人参、炙草。(中医方剂大辞典)

引交汤 yin jiao tang

【英文名】Yin Jiao Decoction

【组成】熟地、麦冬、炒枣仁、山茱萸、沙参、茯神、玄参、白芍、桅子、菖蒲、破故纸。(中医方剂大辞典)

引阳汤 yin yang tang

【英文名】Yin Yang Decoction

【组成】杜仲、山药、甘草、茯苓、芡实、人参、肉桂、白术。(中医方剂大辞典)

引阳索 yin yang suo

【英文名】Yin Yang Suo Granule(药品标准－中药成方制剂标准)

【组成】淫羊藿、五味子。(药品标准－中药成方制剂标准 1991 年)

引经药 yin jing yao

【英文名】Medicinal guide drugs(中国中医药学主题词表)

【组成】指能引领方中诸药至特定药所的药物。(方剂学)

引经散 yin jing san

【英文名】Yin Jing Powders

【组成】元米。(中医方剂大辞典)

引胃汤 yin wei tang

【英文名】Yin Wei Decoction

【组成】人参、黄连、吴茱萸、菖蒲。(中医方剂大辞典)

引神丹 yin shen dan

【英文名】Yin Shen Pellet

【组成】谷精草、石菖蒲、枸杞、草决明、黑参、菊花、蝉退、木贼。(中医方剂大辞典)

引脓散 yin nong san

【英文名】Yin Nong Powders

【组成】(1)炭姜、官桂、甘草、血竭、红曲米粉。(中医

方剂大辞典)(2)狼毒、钓苓根、无心草根、白丁香、麝香。(中医方剂大辞典)

引寐汤 yin mei tang

【英文名】Yin Mei Decoction

【组成】白芍、当归、龙齿末、菟丝子、巴戟天、麦冬、柏子仁、枣仁、茯神。(中医方剂大辞典)

引竭煎 yin jie jian

【英文名】Yin Jie Decoction

【组成】苏子、麻仁、胡麻、桃仁、槟榔、瓜蒌仁、枳实、白蜜、当归尾、沉香曲、吴萸。(中医方剂大辞典)

引气归血汤 yin qi gui xue tang

【英文名】Yin Qi Gui Xue Decoction

【组成】白芍、当归、白术、甘草、黑芥穗、丹皮、姜炭、香附、麦冬、郁金。(中医方剂大辞典)

引方六郁汤 yin fang liu yu tang

【英文名】Yin Fang Liu Yu Decoction

【组成】陈皮、香附子、半夏、山栀仁、赤茯苓、苍术、抚芎、砂仁、甘草。(中医方剂大辞典)

引火两安汤 yin huo liang an tang

【英文名】Yin Huo Liang An Decoction

【组成】玄参、麦冬、丹皮、沙参、黄连、肉桂。(中医方剂大辞典)

引龙归海散 yin long gui hai san

【英文名】Yin Long Gui Hai Powders

【组成】制附片、吴萸。(中医方剂大辞典)

引血归经汤 yin xue gui jing tang

【英文名】Yi Xue Gui Jing Decoction

【组成】生地、荆芥、麦冬、元参。(中医方剂大辞典)

引阳潜阴汤 yin yang qian yin tang

【英文名】Yin Yang Qian Yin Decoction

【组成】熟地、金石斛、北沙参、麦冬、生白芍、龟版、山药、白茯苓。(中医方剂大辞典)

引阴夺命丹 yin yin duo ming dan

【英文名】Yin Yin Duo Ming Pellet

【组成】熟地、人参、五味子、沙参、肉桂。(中医方剂大辞典)

引神归舍丹 yin shen gui she dan

【英文名】Yin Shen Gui She Pellet

【组成】天南星、附子、朱砂。(中医方剂大辞典)

引精止血汤 yin jing zhi xue tang

【英文名】Yin Jing Zhi Xue Decoction

【组成】人参、白术、茯苓、熟地、山萸肉、黑姜、黄柏、芥穗、车前子。(中医方剂大辞典)

孔圣枕中丹 kong sheng zhen zhong dan

【英文名】Kong Sheng Zhen Zhong Pellet

【组成】龙骨、石菖蒲、远志肉。

孔子枕中神效方 kong zi zhen zhong shen xiao fang

【英文名】Kong Zi Zhen Zhong Shen Xiao Prescription

【组成】龟甲、龙骨、远志、石菖蒲。(中医方剂大辞典)

孔子练精神聪明不忘开心方 kong zi lian jing shen cong ming bu wang kai xin fang

【英文名】Kong Zi Lian Jing Shen Cong Ming Bu Wang Kai Xin Prescription

【组成】远志、菖蒲、人参、茯苓、龙骨、蒲黄。(中医方剂大辞典)

丑药 chou yao

【英文名】Chou Yao Powders

【组成】雄精、冰片、胆矾。(中医方剂大辞典)

丑午丹 chou wu dan

【英文名】Chou Wu Pellet

【组成】马蔺子、牛黄。(中医方剂大辞典)

丑补散 chou bu san

【英文名】Chou Bu Powders

【组成】牛肉、三棱、蓬术、吴茱萸、芫花。(中医方剂大辞典)

丑宝丸 chou bao wan

【英文名】Chou Bao Pill

【组成】牛黄、琥珀、辰砂、雄黄、胆星、礞石、沉香、犀角、黄芩、大黄、天麻、石菖蒲、僵蚕、蝉蜕、猪心。(中医方剂大辞典)

巴膏 ba gao

【英文名】Ba Plaster

【异名】白膏(中医方剂大辞典);回生至宝膏(中医方剂大辞典、千金珍秘方选)

【组成】(1)硇砂、穿山甲、儿茶、桃枝、柳枝、山栀、血余、乳香、槐枝、杏枝、血竭、桑枝。(中医方剂大辞典)(2)象皮、穿山甲、山栀子、儿茶、人头发、血竭、硇砂、黄丹、香油、桑枝、槐枝、桃枝、柳枝、杏枝。(中医方剂大辞典)(3)巴豆肉、蓖麻子。(中医方剂大辞典)

巴石丸 ba shi wan

【英文名】Ba Shi Pill

【组成】白矾。(中医方剂大辞典)

巴豆丸 ba dou wan

【英文名】Ba Dou Pill

【异名】巴椒丸(中医方剂大辞典、仙拈集);通灵丸(中医方剂大辞典、外科精义)

【组成】(1)白术、陈皮、泽泻、麦芽、神曲、茯苓、半夏、青皮、干姜、枳实、巴霜。(中医方剂大辞典)(2)巴豆。(中医方剂大辞典)(3)巴豆、花椒。(中医方剂大辞典)(4)巴豆、麝香、大枣。(中医方剂大辞典)(5)巴豆、桃仁、松脂。(中医方剂大辞典)(6)巴豆。(中医方剂大辞典)(7)巴豆、杏仁、藜芦、皂荚、桔梗。(中医方剂大辞典)(8)巴豆、硫黄、干姜、麝香。

(中医方剂大辞典)(9)巴豆、杏仁、牵牛子、葶苈子、大枣。(中医方剂大辞典)(10)巴豆、胡椒、高良姜、乌头、桂皮、麝香。(中医方剂大辞典)(11)巴豆、松脂。(中医方剂大辞典)(12)巴豆。(中医方剂大辞典)(13)巴豆、硇砂、大黄、五灵脂、木香、桃仁。(中医方剂大辞典)(14)巴豆、大枣、细辛。(中医方剂大辞典)(15)巴豆、杏仁、大黄。(中医方剂大辞典)(16)巴豆。(中医方剂大辞典)(17)巴豆、腻粉、砒霜、磁石、蜣螂。(中医方剂大辞典)(18)巴豆、硫黄、木香、桂心、附子、槟榔。(中医方剂大辞典)(19)巴豆、大麦蘖、神曲、香墨、礞石、麝香。(中医方剂大辞典)(20)巴豆、陈面、大黄、硼砂、神曲、芫花。(中医方剂大辞典)(21)巴豆、大黄、干姜、木香、莪术。(中医方剂大辞典)(22)巴豆、斑蝥。(中医方剂大辞典)(23)巴豆、三棱、桔皮、大黄、干漆、附子、香墨、硼砂。(中医方剂大辞典)(24)巴豆、硫黄、附子、五灵脂、干姜、木香、肉豆蔻、丁香、槟榔、硼砂、干漆。(中医方剂大辞典)(25)巴豆、附子、硫黄、桂心、五灵脂、雄黄、麝香、干姜、香墨。(中医方剂大辞典)

巴豆方 ba dou fang

【英文名】Ba Dou Prescription

【组成】(1)巴豆、菖蒲、松脂。(中医方剂大辞典)(2)巴豆。(中医方剂大辞典)(3)鼠妇虫、豉、巴豆。(中医方剂大辞典)

巴豆线 ba dou xian

【英文名】Ba Dou Medicated Thread

【组成】芦荟、巴戟、雷丸、六汗、巴豆、白丝线。(中医方剂大辞典)

巴豆烟 ba dou yan

【英文名】Ba Dou Nose Drop

【组成】巴豆肉。(中医方剂大辞典)

巴豆散 ba dou san

【英文名】Ba Dou Powders

【组成】巴豆、雄黄、大椒、荜茇、密陀僧。(中医方剂大辞典)

巴豆蒜 ba dou suan

【英文名】Ba Dou Suan Lozenges

【组成】大蒜、巴豆。(中医方剂大辞典)

巴豆膏 ba dou gao

【英文名】Ba Dou Plaster

【组成】(1)巴豆、蜣螂。(中医方剂大辞典)(2)巴豆、硫黄、白矾、芜芎、猪脂。(中医方剂大辞典)(3)巴豆。(中医方剂大辞典)(4)巴豆、猪脂膏。(中医方剂大辞典)

巴附丸 ba fu wan

【英文名】Ba Fu Pill

【组成】(1)附子、斑蝥、巴豆。(中医方剂大辞典)(2)葫芦巴、附子、硫黄、茴香子、槟榔、桂皮。(中医方剂大辞典)

巴油膏 ba you gao

【英文名】Ba You Plaster

【组成】巴豆、香油。(中医方剂大辞典)

巴胃宁 ba wei ning

【英文名】Ba Wei Ning Pill

【组成】巴豆、白术。(山东中医杂志 1984,(1))

巴桔散 ba ju san

【英文名】Ba Ju Powders

【组成】青桔皮、巴豆。(中医方剂大辞典)

巴黄散 ba huang san

【英文名】Ba Huang Powders

【组成】巴豆、雄黄。(中医方剂大辞典)

巴椒栓 ba jiao shuan

【英文名】Ba Jiao Suppository

【组成】巴豆、胡椒、大枣、葱心。(吉林中医 1993,(4))

巴戟丸 ba ji wan

【英文名】Ba Ji Pill

【组成】(1)巴戟天、熟干地黄、五味子、黄芪、牛膝、牡蛎、菟丝子、干姜、附子、桂皮、白术、肉苁蓉。(中医方剂大辞典)(2)巴戟、覆盆子、紫菀、贝母、百部、款冬花、五味子、半夏、射干、芫花、紫苏子、干姜、陈桔皮、石英、钟乳粉、杏仁。(中医方剂大辞典)(3)巴戟、硫黄、桂心、补骨脂、硇砂、附子、胡芦巴、川椒红、木香、肉苁蓉、吴茱萸。(中医方剂大辞典)(4)良姜、紫金藤、巴戟、青盐、肉桂、吴茱萸。(中医方剂大辞典)(5)巴戟、鹿茸、蛇床子、远志、薯蓣、熟干地黄、山茱萸、附子、补骨脂、菟丝子、肉苁蓉、白茯苓、桂心、硫黄。(中医方剂大辞典)(6)川楝子、胡芦巴、白姜、川椒、茴香、川牛膝、破故纸、山药、木通、肉桂、牡蛎、附子、赤石脂。(中医方剂大辞典)(7)巴戟、石斛、补骨脂、桂心、附子、川椒红、木香、诃黎、勒皮、肉苁蓉、槟榔。(中医方剂大辞典)(8)五味子、川巴戟、肉苁蓉、人参、菟丝子、熟地黄、覆盆子、白术、益智仁、骨碎补、白龙骨、茴香、牡蛎。(中医方剂大辞典)(9)巴戟、肉苁蓉、石斛、鹿茸、附子、薯蓣、牛膝、桂心、山茱萸、泽泻、远志、熟地黄、菟丝子、黄芪、人参、槟榔、木香、牡丹、仙灵脾、蛇床子、续断、枳壳、白茯苓、覆盆子。(中医方剂大辞典)(10)巴戟天、黄芪、远志、牛膝、熟干地黄、山芋、桂皮、五味子、附子、猪肾。(中医方剂大辞典)(11)巴戟天、羌活、独活、茴香子、白茯苓、人参、枳壳、木香、桂皮、槟榔、牛膝、当归、半夏、厚朴、草豆蔻、附子、沉香、白附子、天麻、肉苁蓉、荜茇、蜀椒、京三棱、甘草、陈桔皮、白豆蔻。(中医方剂大辞典)(12)

巴豆、大戟、葶苈、大黄、桂心、芫花、杏仁。(中医方剂大辞典)(13)巴戟天、肉苁蓉、牛膝、山芋、杜仲、续断、蛇床子、菟丝子、白茯苓、山茱萸、五味子、远志。(中医方剂大辞典)(14)巴戟、牛膝、羌活、桂心、五加皮、杜仲、干姜。(中医方剂大辞典)(15)巴戟、菟丝子、石斛、松子、桂心、人参、牛膝、羌活、附子、白茯苓、钟乳粉、云母粉、肉苁蓉、干地黄、菊花、五味子、防风。(中医方剂大辞典)(16)巴戟天、附子、肉苁蓉、茴香子、牛膝、荜澄茄、当归、蜀椒、吴茱萸、青桔皮、木香、人参。(中医方剂大辞典)(17)巴戟、远志、五味子、牛膝、熟地黄、柏子仁、桂心、肉苁蓉、鹿茸、菟丝子、补骨脂、干漆。(中医方剂大辞典)(18)巴戟天、茴香子、肉苁蓉、人参、附子、青桔皮、槟榔。(中医方剂大辞典)(19)巴戟天、桑螵蛸、远志、肉苁蓉、杜仲、石斛、山芋、附子、续断、鹿茸、龙骨、菟丝子、生干地黄、五味子、山茱萸、桂皮。(中医方剂大辞典)(20)巴戟、天门冬、五味子、肉苁蓉、柏子仁、牛膝、菟丝子、远志、石斛、薯蓣、防风、白茯苓、人参、熟地黄、覆盆子、石龙芮、萆薢、五加皮、天雄、续断、石南、杜仲、沉香、蛇床子。(中医方剂大辞典)(21)巴戟天、干姜、沉香、附子、木香、桂皮、肉苁蓉、茴香子、牛膝、硇砂。(中医方剂大辞典)(22)巴戟、生地黄、桑螵蛸、肉苁蓉、山药、山茱萸肉、菟丝子、附子、肉桂、远志、石斛、鹿茸。(中医方剂大辞典)(23)干漆、巴戟天、牛膝、桂心、狗脊、独活、五加皮、山茱萸、干薯蓣、防风、附子。(中医方剂大辞典)

巴戟汤 ba ji tang

【英文名】Ba Ji Decoction

【组成】(1)熟地、茯苓、巴戟、麦冬、五味子。(中医方剂大辞典)(2)巴戟、当归、地黄、芍药、川芎、大黄。(中医方剂大辞典)(3)巴戟天、覆盆子、羚羊角、地骨皮、牛膝、酸枣仁。(中医方剂大辞典)

巴戟散 ba ji san

【英文名】Ba Ji Powders

【组成】(1)巴戟天、楝实、木香、茴香子、附子。(中医方剂大辞典)(2)巴戟、柏子仁、石龙芮、天麻、牛膝、牡蛎、菟丝子、天雄、肉苁蓉、萆薢、防风、当归、羌活、桑螵蛸、肉桂。(中医方剂大辞典)(3)巴戟、五加皮、草薢、牛膝、石斛、天麻、白茯苓、附子、虎胫骨、木香、磁石。(中医方剂大辞典)(4)巴戟、白芷、姜末。(中医方剂大辞典)(5)巴戟、五加皮、萆薢、牛膝、石斛、防风、白茯苓、附子、桂心。(中医方剂大辞典)(6)巴戟、五加皮、萆薢、牛膝、石斛、防风、白茯苓、附子、桂心、甘草、当归、羌活。(中医方剂大辞典)

巴硫散 ba liu san

【英文名】Ba Liu Powders

【组成】巴豆、硫黄。(中医杂志 1979,(12))

巴蜡丸 ba la wan

【英文名】Ba La Pill

【组成】巴豆、黄蜡。(河南中医 1983,(3))

巴鲫膏 ba ji gao

【英文名】Ba Ji Plaster

【组成】巴豆仁、白及、番木鳖、川乌、草乌、商陆、漏芦、闹羊花、全归、穿山甲、元参、虾蟆皮干、蓖麻仁、白蔹、大黄、雄鼠矢、苍耳子、黄牛蹄甲、猪蹄甲、羊角、鲫鱼。(中医方剂大辞典)

巴豆白膏 ba dou bai gao

【英文名】Ba Dou Bai Ointment

【异名】巴豆桃仁丸(中医方剂大辞典、圣济总录)

【组成】巴豆、桃仁。(中医方剂大辞典)

巴豆制剂 ba dou zhi ji

【英文名】Ba Dou Prescription

【组成】巴豆。(山东中医学院学报 1990,14(5))

巴豆油膏 ba dou you gao

【英文名】Ba Dou You Plaster

【组成】(1)巴豆、蛇床子、大黄、海桐皮、羊蹄根、胡麻油、凡士林。(中医方剂大辞典)(2)巴豆。(中医方剂大辞典)

巴豆涂方 ba dou tu fang

【英文名】Ba Dou Paste

【组成】巴豆、酽醋。(中医方剂大辞典)

巴戟天丸 ba ji tian wan

【英文名】Ba Ji Tian Pill

【异名】巴黄丸(中医方剂大辞典、杂病源流犀烛)

【组成】(1)巴戟天、熟干地黄、枸杞子、附子、甘菊花、蜀椒。(中医方剂大辞典)(2)巴戟天、沉香、山芋、菟丝子、茴香子、茯神、五味子、海桐皮、牛膝。(中医方剂大辞典)(3)巴戟天、大黄。(中医方剂大辞典)(4)巴戟天、补骨脂、茴香子、木香、桂皮、附子。(中医方剂大辞典)(5)巴戟天、破故纸、茴香、黑附子。(中医方剂大辞典)(6)巴戟天、石菖蒲、地骨皮、白茯苓、远志、白茯神、人参。(中医方剂大辞典)

巴戟天汤 ba ji tian tang

【英文名】Ba Ji Tian Decoction

【组成】(1)巴戟天、附子、五加皮、石斛、甘草、茯苓、当归、牛膝、川萆薢、肉桂、防风、防已、生姜。(中医方剂大辞典)(2)人参、白术、茯神、巴戟天、车前子、山药、半夏、肉桂。(中医方剂大辞典)

巴戟天饮 ba ji tian yin

【英文名】Ba Ji Tian Drink

【组成】巴戟天、五加皮、附子、牛膝、石斛、萆薢、甘草、防风、白茯苓。(中医方剂大辞典)

巴戟天酒 ba ji tian jiu

【英文名】Ba Ji Tian Wine

【组成】巴戟天、牛膝、枸杞根皮、麦门冬、地黄、防风。(中医方剂大辞典)

巴戟天散 ba ji tian san

【英文名】Ba Ji Tian Powders

【异名】八气散(中医方剂大辞典、普济方)

【组成】(1)巴戟、菊花、芎䓖、干姜、防风、石楠、白术、乌头、附子、细辛、薯蓣、蜀椒、人参、桔梗、秦艽、栝楼根、泽泻、甘草、山茱萸、干地黄、天雄、羌活。(中医方剂大辞典)(2)巴戟天、茴香、胡桃仁。(中医方剂大辞典)(3)巴戟天、芎䓖、附子、白蔹、黄芪、桂、细辛、桔梗、人参、芍药、牡荆实、天雄、肉苁蓉、萆薢、赤茯苓、牛膝、山芋、菊花、秦艽、乌喙、远志、山茱萸、黄芩、白术、石斛、白矾、五味子、龙胆、蜀椒、厚朴、菖蒲。(中医方剂大辞典)

巴戟补酒 ba ji bu jiu

【英文名】Ba Ji Wine(药品标准－中药成方制剂标准)

【组成】巴戟天、何首乌、杜仲、肉苁蓉、续断、仙茅、金樱子提取液、淫羊藿、覆盆子、当归、党参、熟地黄、枸杞子、甘草、黄芪、狗脊。(药品标准－中药成方制剂标准 1998 年)

巴戟浸酒 ba ji jin jiu

【英文名】Ba Ji Wine

【异名】巴戟天酒(中医方剂大辞典、圣济总录)

【组成】巴戟、羌活、当归、牛膝、川椒、石斛、生姜。(中医方剂大辞典)

巴戟煎丸 ba ji jian wan

【英文名】Ba Ji Jian Pill

【组成】巴戟、舶上茴香、川楝子、马蔺、牛膝、黑附子、苁蓉、破故纸、芸苔子。(中医方剂大辞典)

巴豆丹砂丸 ba dou dan sha wan

【英文名】Ba Dou Dan Sha Pill

【组成】巴豆、杏仁。(中医方剂大辞典)

巴豆涂敷方 ba dou tu fu fang

【英文名】Ba Dou Paste

【组成】巴豆、枣。(中医方剂大辞典)

巴特日－七 ba te ri qi

【英文名】Ba Te Ri Qi Pill

【组成】草乌叶、诃子、茜草、多叶棘豆、黑云香、麝香、银朱。(医疗手册、内卫药准字(86)Z－67－1239)

巴豆蜘蛛线 ba dou zhi zhu xian

【英文名】Ba Dou Zhi Zhu Medicated Thread

【组成】花蜘蛛、大连、乳香、没药、巴豆。(中医方剂大辞典)

巴菊枸杞丸 ba ju gou qi wan

【英文名】Ba Ju Gou Qi Pill

【组成】川巴戟、菊花、枸杞、肉苁蓉。(中医方剂大辞典)

巴戟口服液 ba ji kou fu ye

【英文名】Ba Ji Oral Liquid(药品标准－中药成方制剂标准)

【组成】巴戟天、何首乌、杜仲、肉苁蓉、续断、仙茅、金樱子、淫羊藿、覆盆子、当归、党参、熟地黄、枸杞子、甘草、黄芪、狗脊。(药品标准－中药成方制剂标准 1997 年)

巴戟补肾丸 ba ji bu shen wan

【英文名】Ba Ji Bu Shen Pill(药品标准－中药成方制剂标准)

【组成】巴戟肉、枸杞子、芡实、当归、制何首乌、牛膝、山药、泽泻、狗脊、菟丝子、党参、杜仲、甘草、韭菜子、肉苁蓉、天花粉、远志、白术、熟地黄。(药品标准－中药成方制剂标准 1995 年)

巴霜黄蜡丸 ba shuang huang la wan

【英文名】Ba Shuang Huang La Pill

【组成】巴霜、黄蜡、木香、丁香、百草霜、杏霜、肉蔻霜。(中医方剂大辞典)

巴布型蟾酥膏 ba bu xing chan su gao

【英文名】Ba Bu Xing Chan su Plaster

【组成】七叶一枝花、川乌、茯苓、莪术、红花、冰片。(上海中医药杂志 1993,(8))

巴豆斑蝥生姜膏 ba dou ban mao sheng jiang gao

【英文名】Ba Dou Ban Mao Sheng Jiang Plaster

【组成】巴豆、斑蝥、生姜。(山东中医杂志 1986,(5))

以法组方 yi fa zu fang

【定义】指在辨证的基础上,以治法自行选药组成方剂的一种方法。(方剂学)

以法类方 yi fa lei fang

【定义】指在辨证的基础上,以治法分类方剂的一种方法。(方剂学)

以法统方 yi fa tong fang

【定义】指在辨证的基础上,以治法进行组方、遣方、类方、释方的一种方法。(方剂学)

以法释方 yi fa shi fang

【定义】指在辨证的基础上,以治法对成方进行方解的方法。(方剂学)

以法遣方 yi fa qian fang

【定义】指在辨证的基础上,以治法选用相应的有效成方加减的组成方剂的一种方法。(方剂学)

水丸 shui wan

【英文名】Water-Paste Pills(医学主题词表)

【定义】是指将药物细粉用水或酒、醋、蜜水、药汁等为粘合剂制成的小丸。(中药药剂学)

水茶 shui cha

【英文名】Shui Tea

【组成】细茶。(中医方剂大辞典)

水膏 shui gao

【英文名】Shui Plaster

【组成】黄柏、露蜂房、糯米、赤小豆、盐。(中医方剂大辞典)

水门串 shui men chuan

【英文名】Shui Men Chuan Powders

【组成】沉香、小茴、扁蓄、瞿麦、大腹子、生大黄、巴霜。(中医方剂大辞典)

水门顶 shui men ding

【英文名】Shui Men Ding Powders

【组成】黄柏、知母、川棓子、煤炭。(中医方剂大辞典)

水马散 shui ma san

【英文名】Shui Ma Powders

【组成】婆子。(中医方剂大辞典)

水云膏 shui yun gao

【英文名】Shui Yun Plaster

【组成】干姜、皂角、五倍子、川芎、孩儿茶、乳香、没药、枯矾、槐花。(中医方剂大辞典)

水火丸 shui huo wan

【英文名】Shui Huo Pill

【组成】黑料豆、红枣。(中医方剂大辞典)

水火散 shui huo san

【英文名】Shui Huo Powders

【组成】黄连、干姜。(中医方剂大辞典)

水玉汤 shui yu tang

【英文名】Shui Yu Decoction

【组成】半夏。(中医方剂大辞典)

水石散 shui shi san

【英文名】Shui Shi Powders

【组成】寒水石、赤石脂。(中医方剂大辞典)

水龙丹 shui long dan

【英文名】Shui Long Pellet

【组成】水龙骨、百草霜、松香、枯矾、广丹。(中医方剂大辞典)

水龙散 shui long san

【英文名】Shui Long Powders

【组成】枯矾、黄丹、麝香、水龙骨。(中医方剂大辞典)

水龙膏 shui long gao

【英文名】Shui Long Plaster

【组成】(1)水龙骨。(中医方剂大辞典)(2)黄连、当归、乳香、青盐、硼砂、硇砂、枯矾、龙脑。(中医方剂大辞典)

水甲散 shui jia san

【英文名】Shui Jia Powders

【组成】田螺壳。(中医方剂大辞典)

水仙丹 shui xian dan

【英文名】Shui Xian Pellet

【组成】(1)辰砂、白及、白蔹、木通。(中医方剂大辞典)(2)朱砂、木通、白及。(中医方剂大辞典)

水仙散 shui xian san

【英文名】Shui Xian Powders

【组成】(1)水仙子、瓜蒂、踯躅花、鹅不食草、蝎梢、蜈蚣、麝香、脑子。(中医方剂大辞典)(2)荷叶。(中医方剂大辞典)(3)五谷虫。(中医方剂大辞典)(5)冰片、鳖甲。(中医方剂大辞典)

水仙膏 shui xian gao

【英文名】Shui Xian Plaster

【组成】(1)水仙花蔸。(中医方剂大辞典)(2)水仙花根。(中医方剂大辞典)

水瓜散 shui gua san

【英文名】Shui Gua Powders

【组成】连蒂老丝瓜。(中医方剂大辞典、三因)

水圣散 shui sheng san

【英文名】Shui Sheng Powders

【异名】水圣散子(中医方剂大辞典)

【组成】浮萍草。(中医方剂大辞典)

水芝丸 shui zhi wan

【英文名】Shui Zhi Pill

【组成】莲实。(中医方剂大辞典)

水芝汤 shui zhi tang

【英文名】Shui Zhi Decoction

【组成】干莲实、粉甘草。(中医方剂大辞典)

水成膏 shui cheng gao

【英文名】Shui Cheng Plaster

【组成】陈皮、陈米、藿香、马蹄香、麝香。(中医方剂大辞典)

水朱丸 shui zhu wan

【英文名】Shui Zhu Pill

【异名】濯肠汤(中医方剂大辞典、千金);甘遂散(中医方剂大辞典、圣惠)

【组成】水花朱、枯白矾、朱砂。(中医方剂大辞典)

水导散 shui dao san

【英文名】Shui Dao Powders

【组成】甘遂、白芷。(中医方剂大辞典)

水杨汤 shui yang tang

【英文名】Shui Yang Decoction

【异名】水杨浴法(中医方剂大辞典、痘疹会通)

【组成】(1)狗脊、五倍子、枯矾、鱼腥草、水杨根、川黄连。(中医方剂大辞典)(2)水杨。(中医方剂大辞典)

水杨膏 shui yang gao

【英文名】Shui Yang Plaster

【组成】水杨皮、槐皮、黄丹、麒麟竭、密陀僧、白松脂、蜡、白蔹、降真香、油。(中医方剂大辞典)

水苏丸 shui su wan
【英文名】Shui Su Pill
【组成】水苏叶、皂荚、芫花。(中医方剂大辞典)
水苏方 shui su fang
【英文名】Shui Su Prescription
【组成】水苏、酒。(中医方剂大辞典)
水沉散 shui chen san
【英文名】Shui Chen Powders
【异名】水沉汤(中医方剂大辞典、米氏集验方)
【组成】香薷叶、白茯苓、厚朴、白扁豆、丁香、甘草。(中医方剂大辞典)
水沉膏 shui chen gao
【英文名】Shui Chen Plaster
【组成】(1)乳香、轻粉、白蔹、赤蔹、雄黄、白及、黄丹、乌鱼骨。(中医方剂大辞典)(2)五灵脂、白及。(中医方剂大辞典)(3)白及。(中医方剂大辞典)(4)白果根。(中医方剂大辞典)
水陆丹 shui lu dan
【英文名】Shui Lu Pellet
【异名】水陆二仙丹(中医方剂大辞典、洪氏集验方);经验水陆二仙丹(中医方剂大辞典、景岳全书)
【组成】金樱子、鸡头实。(中医方剂大辞典)
水轮散 shui lun san
【英文名】Shui Lun Powders
【组成】赤脚蜈蚣。(中医方剂大辞典)
水金丹 shui jin dan
【英文名】Shui Jin Pellet
【组成】硫黄、轻粉。(中医方剂大辞典)
水肿串 shui zhong chuan
【英文名】Shui Zhong Chuan Powders
【组成】芫花、甘遂、大戟、千金霜、荜茇、槟榔、牙皂、黑白丑。
水胀丸 shui zhang wan
【英文名】Shui Zhang Pill
【组成】大戟、芫花、甘遂、硇陆、续随子、黑白丑、木香、轻粉、白术、车前子。(中医方剂大辞典)
水府丹 shui fu dan
【英文名】Shui Fu Pellet
【组成】花蕊石、硇砂、桂心、木香、干姜、缩砂仁、红豆、斑蝥、狗胆、生地黄汁、童便、蚖青。(中医方剂大辞典)
水底冰 shui di bing
【英文名】Shui Di Bing Powders
【组成】象后、万年甘、追风散。(中医方剂大辞典)
水疝汤 shui shan tang
【英文名】Shui Shan Decoction
【组成】白茯苓、萆薢、泽泻、石斛、车前。(中医方剂大辞典)
水宝散 shui bao san
【英文名】Shui Bao Powders
【组成】青桔皮、甘遂。(中医方剂大辞典)
水柏丸 shui bai wan
【英文名】Shui Bai Pill
【组成】硼砂、黄柏、薄荷叶。(中医方剂大辞典)
水柳膏 shui liu gao
【英文名】Shui Liu Plaster
【组成】水柳枝、甘草、白胶香、麝香、松脂、黄蜡、黄丹、油。(中医方剂大辞典)
水骨丸 shui gu wan
【英文名】Shui Gu Pill
【组成】汤瓶内水碱。(中医方剂大辞典)
水疮汤 shui chuang tang
【英文名】Shui Chuang Decoction
【组成】槐树白皮。(中医方剂大辞典)
水积丸 shui ji wan
【英文名】Shui Ji Pill
【组成】甘遂。(中医方剂大辞典)
水润膏 shui run gao
【英文名】Shui Run Plaster
【组成】大独蒜、大黄、皮消、麝香、赤石脂、水红花子。(中医方剂大辞典)
水浸丹 shui jin dan
【英文名】Shui Jin Pellet
【组成】巴豆、黄丹。(中医方剂大辞典)
水粉膏 shui fen gao
【英文名】Shui Fen Plaster
【组成】黄丹、水粉。(中医方剂大辞典)
水调散 shui tiao san
【英文名】Shui Tiao Powders
【组成】栀子。(中医方剂大辞典)
水调膏 shui tiao gao
【英文名】Shui Tiao Plaster
【组成】(1)黄皮、白蔹、甘草。(中医方剂大辞典)(2)小粉。(中医方剂大辞典)(3)寒粟米。(中医方剂大辞典)(4)川大黄、杏仁、盐花。(中医方剂大辞典)(5)杏仁、白面。(中医方剂大辞典)(6)黄连、黄柏、黄芩、郁金、大黄、栀子、白芥子、乌鱼骨、地龙、白僵蚕、密陀僧、白及、寒食面、木鳖仁、盆消。(中医方剂大辞典)(7)天南星、白矾。(中医方剂大辞典)
水通散 shui tong san
【英文名】Shui Tong Powders
【组成】木通、大黄、黑牵牛。(中医方剂大辞典)
水梅丸 shui mei wan
【英文名】Shui Mei Pill

【组成】(1)大青梅、猪牙皂、桔梗、防风、净食盐、块明矾、白芷。(中医方剂大辞典)(2)南星、半夏、白硼、白盐、桔梗、防风、厚朴、芒消、甘草。(中医方剂大辞典)(3)白僵蚕。(中医方剂大辞典)

水萍散 shui ping san

【英文名】Shui Ping Powders

【组成】水萍。(中医方剂大辞典)

水黄散 shui huang san

【英文名】Shui Huang Powders

【异名】冰黄散(中医方剂大辞典、奇效良方)

【组成】犀角屑、草乌皮尖、大黄、白及、白蔹、麝香、朴消。(中医方剂大辞典)

水黄膏 shui huang gao

【英文名】Shui Huang Plaster

【组成】(1)真狼毒、倭黄、轻粉、水银、末茶。(中医方剂大辞典)(2)黄连、冰片、麝香、轻粉、硫黄。(中医方剂大辞典)

水眼药 shui yan yao

【英文名】Shui Eye-Drops Preparation

【组成】(1)麝香、冰片、甘石、煅月石、荸荠粉、海螵蛸、朱砂、黄连。(中医方剂大辞典)(2)羊脑炉甘石、黄丹、辰朱砂、麝香、乳香、没药、白硼砂、海螵蛸、珍珠。(中医方剂大辞典)(3)硼砂、枯矾。(中医方剂大辞典)

水蛇丸 shui she wan

【英文名】Shui She Pill

【组成】水蛇、蜗牛、麝香。(中医方剂大辞典)

水银丸 shui yin wan

【英文名】Shui Yin Pill

【组成】(1)水银、朱砂、麒麟竭、硇砂、雄黄、麝香、狗胆。(中医方剂大辞典)(2)水银、朱砂、巴豆。(中医方剂大辞典)(3)水银、甜葶苈、椒目、浮萍草、滑石。(中医方剂大辞典)(4)水银、半夏、腻粉、龙脑、巴豆。(中医方剂大辞典)(5)水银、黑铅、干蝎、半夏、炮白附子、天麻、郁金、麝香。(中医方剂大辞典)(6)水银、天南星、牛黄、白僵蚕、干蝎、麝香、白附子、铅霜。(中医方剂大辞典)(7)水银、铅、远志、人参、菖蒲、茯神、蝉壳、羌活、细辛、半夏。(中医方剂大辞典)(8)水银、硫黄、朱砂、定粉、黄丹。(中医方剂大辞典)(9)水银、麦门冬、乌蛇脯、铁精、干地黄、龙角、人参、防风、子芩、升麻、熊胆。(中医方剂大辞典)(10)水银、天麻、干蝎、半夏、郁金、炮白附子。(中医方剂大辞典)(11)葶苈、椒目、芒消、水银。(中医方剂大辞典)(12)水银、天麻、炮天南星、炮白附子、干蝎、麝香、龙脑、藿香、白僵蚕。(中医方剂大辞典)(13)水银、天南星、蟾蜍。(中医方剂大辞典)(14)水银、腻粉、天南星、干蝎。(中医方剂大辞典)(15)水银、天南星、铅霜、朱砂、雄黄、天竹黄、犀角屑、麝香、牛黄、龙脑、马牙消、金箔、白附子、干蝎、腻粉。(中医方剂大辞典)(16)水银、硫黄、白矾、硇砂。(中医方剂大辞典)(17)水银、铅、柳絮矾、豉、铅丹、白僵蚕、黄连。(中医方剂大辞典)(18)水银、雄黄、龙脑、牛黄、丹砂。(中医方剂大辞典)(19)水银、青州枣、腊茶末。(中医方剂大辞典)

水银丹 shui yin dan

【英文名】Shui Yin Pellet

【组成】水银、牙消、椒目、苦葶苈。(中医方剂大辞典)

水银方 shui yin fang

【英文名】Shui Yin Presciption

【组成】水银、地龙。(中医方剂大辞典)

水银散 shui yin san

【英文名】Shui Yin Powders

【组成】水银、轻粉、甘草末。(中医方剂大辞典)

水银煎 shui yin jian

【英文名】Shui Yin Decoction

【组成】水银、铅、腻粉、硇砂、硼砂、礞石、巴豆。(中医方剂大辞典)

水银膏 shui yin gao

【英文名】Shui Yin Emplastrum

【异名】水银枣子膏(中医方剂大辞典、医统);银液丸(中医方剂大辞典、小儿药证直诀);胡粉膏(中医方剂大辞典、医心)

【组成】(1)水银、白天南星、白附子、白龙脑、腻粉、蝎梢。(中医方剂大辞典)(2)水银、矾石、蛇床子、黄连。(中医方剂大辞典)(3)水银、连、黄柏、蓝漆、乱发。(中医方剂大辞典)(4)水银、黄连、胡粉。(中医方剂大辞典)(5)水银、硫黄、玄精石。(中医方剂大辞典)(6)胡粉、水银、白松脂。(中医方剂大辞典)(7)核桃仁、大风子仁、蓖麻仁、水银、黄丹、冰片。(中医方剂大辞典)(8)大风子肉、杏仁、轻粉、水银、枯矾。(中医方剂大辞典)(9)水银、雄黄、枯矾、川椒、轻粉、苦参、炉甘石、蛇床子、大风子肉。(中医方剂大辞典)(10)水银、川椒、轻粉、枯矾、蛇床子、樟脑、大风子。(中医方剂大辞典)(11)无名异、水银、银朱、黄丹、百草霜。(中医方剂大辞典)(12)黄柏、黄连、川大黄、雄黄、胆矾、青黛、儿茶铜青、轻粉、枯矾、珍珠、大风子、冰片。(中医方剂大辞典)(13)水银、松脂、腻粉、土蜂窝、黄柏、川大黄。(中医方剂大辞典)(14)水银、胡粉、蛇床子、黄连、硫黄。(中医方剂大辞典)(15)水银、白矾、蛇床子、雄黄、茹末。(中医方剂大辞典)(16)水银、松脂、朱砂、土蜂窝、黄柏、川大黄。(中医方剂大辞典)(17)风子、水银、轻粉、樟脑、半矾。(中医方剂大辞典)

(18)水银、甘草、黄柏、黄连、松脂、腻粉、土蜂窝。(中医方剂大辞典)(19)干姜、水银、猪脂。(中医方剂大辞典)(20)水银、黄连、细墨。(中医方剂大辞典)(21)水银、熏黄、青矾、苦参、绛绯、乱发、细辛。(中医方剂大辞典)(22)水银、猪膏。(中医方剂大辞典)(23)水银。(中医方剂大辞典)(24)云母石、紫石英、鹅管石、花蕊石、玄精石、井泉石、石钟乳、寒水石、代赭石、滑石、金牙石、银牙石。(中医方剂大辞典)(25)茹、黄蜡、黄连、蛇床、白矾、水银。(中医方剂大辞典)(26)水银、芜荑仁、姜黄、酥。(中医方剂大辞典)

水煮丸 shui zhu wan

【英文名】Shui Zhu Pill

【组成】(1)半夏、藿香叶、白术、人参、山药、茯苓、粟米、白面。(中医方剂大辞典)(2)半夏、天南星、腻粉、桑根白皮、丁香、人参。(中医方剂大辞典)

水蛭丸 shui zhi wan

【英文名】Shui Zhi Pill

【组成】(1)三棱、莪术、干漆、牛膝、虻虫、琥珀、肉桂、硇砂、水蛭、大黄。(中医方剂大辞典)(2)水蛭、虻虫、硇砂、延胡索、琥珀、白花蛇、芎䓖、炮白附子。(中医方剂大辞典)(3)水蛭、川椒、硇砂、獭胆、狗胆。(中医方剂大辞典)

水蛭饮 shui zhi yin

【英文名】Shui Zhi Drink

【组成】水蛭、桃仁、虻虫、大黄。(中医方剂大辞典)

水蛭散 shui zhi san

【英文名】Shui Zhi Powders

【组成】水蛭、虻虫、牛膝、牡丹、桃仁、桂心、菴蔄子、当归、鳖甲、干漆、鬼箭羽、琥珀、吴茱萸、芫花、麝香。(中医方剂大辞典)

水晶丸 shui jing wan

【英文名】Shui Jing Pill

【组成】南星、半夏、滑石、益智、巴霜。(中医方剂大辞典)

水晶丹 shui jing dan

【英文名】Shui Jing Pellet

【组成】南星、半夏、滑石、轻粉、净芜荑、巴豆。(中医方剂大辞典)

水晶汤 shui jing tang

【英文名】Shui Jing Decoction

【组成】水晶、沉香、远志、人参、麦门冬、石菖蒲、茯神、金。(中医方剂大辞典)

水晶桃 shui jing tao

【英文名】Shui Jing Prescription

【组成】核桃仁、柿霜饼。(中医方剂大辞典)

水晶膏 shui jing gao

【英文名】Shui Jing Plaster

【异名】点痣膏(中医方剂大辞典、外科证治全书)

【组成】矿子石灰。(中医方剂大辞典)

水痘汤 shui dou tang

【英文名】Shui Dou Decoction

【组成】苇根、桑叶、蝉蜕、薄荷、淡豆豉、山栀衣、金银花、连翘、紫花地丁。(中医方剂大辞典)

水蓬膏 shui peng gao

【英文名】Shui Peng Plaster

【组成】水蓬花、大黄、当归尾、芫花、大戟、穿山甲、三棱、莪术、秦艽、芦荟、血竭、肉桂。(中医方剂大辞典)

水照丸 shui zhao wan

【英文名】Shui Zhao Pill

【异名】神仙照水膏(中医方剂大辞典、三因)

【组成】(1)黄蜡、蛇蜕、铅丹、水银、丹砂、鸡卵壳。(中医方剂大辞典)(2)乌贼鱼骨、生龙脑、丹砂。(中医方剂大辞典)

水照丹 shui zhao dan

【英文名】Shui Zhao Pellet

【组成】(1)真珠末、朱砂、象牙、乌贼鱼骨。(中医方剂大辞典)(2)朱砂、海螵蛸、白丁香、脑子。(中医方剂大辞典)

水解散 shui jie san

【英文名】Shui Jie Powders

【组成】(1)桂心、甘草、大黄、麻黄。(中医方剂大辞典)(2)麻黄、黄芩、芍药、桂心。(中医方剂大辞典)(3)麻黄、大黄、黄芩、桂心、甘草、芍药。(中医方剂大辞典)(4)柴胡、知母、瓜蒌、青木香、升麻、茵陈、大黄、栀子仁、石膏、芒消、黄芩、干葛、枳壳。(中医方剂大辞典)(5)麻黄、桂、芒消、甘草。(中医方剂大辞典)(6)木蚪皮、陈皮、甘草、丁香皮、桂、缩砂仁、白豆蔻仁、白茯苓、白芍药。(中医方剂大辞典)

水蓼丹 shui liao dan

【英文名】Shui Liao Pellet

【组成】蛇蜕、鸡头壳、牛黄、胡黄连、水蓼、朱砂、芦荟、粉霜。(中医方剂大辞典)

水蓼饮 shui liao yin

【英文名】Shui Liao Drink

【组成】水蓼、香薷。(中医方剂大辞典)

水蓼酒 shui liao jiu

【英文名】Shui Liao Persciption

【组成】水蓼。(中医方剂大辞典)

水蓼散 shui liao san

【英文名】Shui Liao Powders

【组成】水蓼、覆盆子、五味子、京三棱、茴香子、皂荚子、桑根白皮、炙甘草。(中医方剂大辞典)

水膏药 shui gao yao

【英文名】Shui Gao Perscription

【组成】(1)好松香、蓖麻肉、百草霜。(中医方剂大辞典)(2)陈皮、陈麦米、藿香、马蹄香、麝香。(中医方剂大辞典)

水精丹 shui jing dan

【英文名】Shui Jing Pellet

【异名】水晶丹(中医方剂大辞典、卫生总微)

【组成】天南星、滑石、水银粉、芫荑、巴豆。(中医方剂大辞典)

水澄膏 shui cheng gao

【英文名】Shui Cheng Plaster

【组成】(1)郁金、白及、大黄、黄连、黄芩、防风、白芷、黄柏、豆粉。(中医方剂大辞典)(2)白及、白蔹、蔚金、大黄、黄柏、黄药子、榆皮、乳香、没药、雄黄。(中医方剂大辞典)(3)大黄、黄柏、郁金、白及、大南星、朴消、黄蜀葵花。(中医方剂大辞典)(4)郁金、白及。(中医方剂大辞典)(5)井泉石、白及、龙骨、黄柏、郁金、黄蜀葵花。(中医方剂大辞典)(6)白及。(中医方剂大辞典)(7)黄连、黄柏、白及、白蔹、雄黄、乳香、没药。(中医方剂大辞典)(8)雄黄、黄连、蔚金、黄柏、大黄、黄丹。(中医方剂大辞典)(9)朱砂、白及、白蔹、五倍子、郁金、雄黄、乳香。(中医方剂大辞典)(10)寒水石、白药子、何首乌、赤小豆、天南星、白蔹、青黛、滑石、赤芍药。(中医方剂大辞典)

水瓢丸 shui piao wan

【英文名】Shui Piao Pill

【组成】(1)丁香、炙甘草、白梅肉、乌梅肉、紫苏叶、檀香、麝香。(中医方剂大辞典)(2)乌梅肉、甘草、青盐、干木瓜、檀香、白茯苓、麝香。(中医方剂大辞典)(3)百药煎、腊茶。(中医方剂大辞典)

水磨膏 shui mo gao

【英文名】Shui Mo Plaster

【组成】泽兰、黄白皮、雄黄、白蔹、白药子、南星、黄丹、赤芍药、赤小豆、青黛、寒水石、消石。(中医方剂大辞典)

水中金丹 shui zhong jin dan

【英文名】Shui Zhong Jin Pellet

【组成】阳起石、木香、乳香、青盐、茴香、骨碎补、杜仲、白龙骨、黄戌肾、白茯苓。(中医方剂大辞典)

水牛头方 shui niu tou fang

【英文名】Shui Niu Tou Prescription

【组成】水牛头。(中医方剂大辞典)

水牛皮方 shui niu pi fang

【英文名】Shui Niu Pi Prescription

【组成】水牛皮、桔皮。(中医方剂大辞典)

水火金丹 shui huo jin dan

【英文名】Shui Huo Jin Pellet

【组成】当归、常山、草果。(中医方剂大辞典)

水龙馍子 shui long qi zi

【英文名】Shui Long Qi Zi Prescription

【组成】羊肉二脚子、白面、鸡子、山药、糟姜、胡萝卜、瓜齑、三色弹儿。(中医方剂大辞典)

水师晶明 shui shi jing ming

【英文名】Shui Shi Jing Ming Prescription

【组成】大柏皮、泽兰、莽草、荆芥、赤芍药、山大黄、土白芷、土当归、独活。(中医方剂大辞典)

水银丸子 shui yin wan zi

【英文名】Shui Yin Pill

【组成】水银、硫黄、硇砂、消石、白矾、芫花。(中医方剂大辞典)

水飞蓟丸 shui fei ji wan

【英文名】Shui Fei Ji Pill

【组成】水飞蓟种子。(中医药学报 1978,(3))

水红花饮 shui hong hua yin

【英文名】Shui Hong Hua Drink

【组成】水红花。(中医方剂大辞典)

水红花膏 shui hong hua gao

【英文名】Shui Hong Hua Oinment

【组成】水红花或子。(中医方剂大辞典)

水杨梅片 shui yang mei pian

【英文名】Shui Yang Mei Tablet(药品标准－中药成方制剂标准)

【组成】水杨梅。(药品标准－中药成方制剂标准 1993 年)

水杨梅汤 shui yang mei tang

【英文名】Shui Yang Mei Decoction

【组成】水杨梅、良姜、羌活、薄荷、野艾蒿。(中医方剂大辞典)

水沃雪丹 shui wo xue dan

【英文名】Shui Wo Xue Pellet

【组成】附子。(中医方剂大辞典)

水银拓方 shui yin tuo fang

【英文名】Shui Yin Tuo Perscription

【组成】水银。(中医方剂大辞典)

水银雷丸 shui yin lei wan

【英文名】Shui Yin Lei Pill

【组成】水银、雷丸、阿魏、雄黄、硫黄、革薢、麝香。(中医方剂大辞典)

水银膏子 shui yin gao zi

【英文名】Shui Yin Plaster

【组成】水银、青黛、牙消、黄葵花、胡黄连。(中医方剂大辞典)

水葫芦丸 shui hu lu wan

【英文名】Shui Hu Lu Pill

【组成】(1)百药煎、炙甘草、白梅肉、榆柑子、乌梅肉、紫苏子、干葛、麦门冬、诃子、人参。(中医方剂大辞典)(2)人参、干葛、紫苏叶、乌梅肉、木瓜、炙甘草。(中医方剂大辞典)(3)百药煎、甘草、乌梅肉、白梅肉、人参、干葛、麦门冬、紫苏叶。(中医方剂大辞典)

水晶膏药 shui jing gao yao

【英文名】Shui Jing Decoction

【组成】好白油单纸、鹰爪黄连。(中医方剂大辞典)

水土交济汤 shui tu jiao ji tang

【英文名】Shui Tu Jiao Ji Decoction

【组成】人参、当归、白芍、陈皮、炙甘草、白术、黄芪、熟地、山药、升麻、柴胡。(中医方剂大辞典)

水飞蓟素片 shui fei ji su pian

【英文名】Shui Fei Ji Su Tablet

【组成】水飞蓟

水木华滋汤 shui mu hua zi tang

【英文名】Shui Mu Hua Zi Decoction

【组成】生地、当归、白芍、丹皮、山栀、羚羊角、木瓜、党参、茯苓、白术、川断、牛膝、人乳、桑枝。(中医方剂大辞典)

水木两生汤 shui mu liang sheng tang

【英文名】Shui Mu Liang Sheng Decoction

【组成】熟地、白芍、茯苓、柴胡、陈皮、甘草、神曲、白术、甘菊花、枸杞子、牛膝、玄参。(中医方剂大辞典)

水木两滋汤 shui mu liang zi tang

【英文名】Shui Mu Liang Zi Decoction

【组成】熟地、山茱萸、山药、白芍、当归、甘草。(中医方剂大辞典)

水火分清饮 shui huo fen qing yin

【英文名】Shui Huo Fen Qing Drink

【组成】(1)益智、萆薢、石菖蒲、赤茯苓、猪苓、车前子、泽泻、白术、陈皮、枳壳、麻黄、甘草。(中医方剂大辞典)(2)升麻、柴胡、白术、茯苓、人参、半夏、酒黄柏、酒知母、甘草、莲子。(中医方剂大辞典)(3)茯苓、芡实、石莲、益智、萆薢、山药、甘草。(中医方剂大辞典)

水火两补汤 shui huo liang bu tang

【英文名】Shui Huo Liang Bu Decoction

【组成】熟地、山茱、茯神、车前子、人参、麦冬、五味子、肉桂、白术、牛膝。(中医方剂大辞典)

水火两治汤 shui huo liang zhi tang

【英文名】Shui Huo Liang Zhi Decoction

【组成】熟地、山茱萸、麦冬、当归、生地、五味子、玄参、茯神、黄连、白芥子。(中医方剂大辞典)

水火两通丹 shui huo liang tong dan

【英文名】Shui Huo Liang Tong Pellet

【组成】车前子、茯苓、木通、栀子、黄柏、当归、白芍、扁蓄、生地。(中医方剂大辞典)

水火两滋汤 shui huo liang zi tang

【英文名】Shui Huo Liang Zi Decoction

【组成】熟地、肉桂、菟丝子。(中医方剂大辞典)

水火既济丸 shui huo ji ji wan

【英文名】Shui Huo Ji Ji Pill

【组成】黄连、白茯苓。(中医方剂大辞典)

水火既济丹 shui huo ji ji dan

【英文名】Shui Huo Ji Ji Pellet

【组成】茯苓、山药、拍子仁、归身、生地、五味、龙眼肉、枸杞、秋石麦冬、莲肉、元参、丹参。(中医方剂大辞典)

水火既济膏 shui huo ji ji gao

【英文名】Shui Huo Ji Ji Plaster

【组成】麻油、象皮、红花、大蓖麻、五铢钱、蟾蜍、头发、红丹。(中医方剂大辞典)

水沉金丝膏 shui chen jin si gao

【英文名】Shui Chen Jin Si Plaster

【异名】水溶金丝膏(中医方剂大辞典、普济方)

【组成】沥青、白胶。(中医方剂大辞典)

水陆二仙丸 shui lu er xian wan

【英文名】Shui Lu Er Xian Pill

【组成】巴戟天、肉桂、没药、葫芦巴、琥珀、茴香、川杜仲、川萆薢、黑丑、补骨脂。(中医方剂大辞典)

水陆二味丸 shui lu er wei wan

【英文名】Shui Lu Er Wei Pill(药品标准－中药成方制剂标准)

【组成】芡实、金樱子。(药品标准－中药成方制剂标准 1989 年)

水陆二味片 shui lu er wei pian

【英文名】Shui Lu Er Wei Tablet(药品标准－中药成方制剂标准)

【组成】金樱子、芡实。(药品标准－中药成方制剂标准 1991 年)

水陆三仙膏 shui lu san xian gao

【英文名】Shui Lu San Xian Plaster

【组成】鲜荷叶、鲜菊叶、赤豆。(中医方剂大辞典)

水制黄香丸 shui zhi huang xiang wan

【英文名】Shui Zhi Huang Xiang Pill

【组成】舶上硫黄、明亮松香、茅术、紫檀香、茅香、白胶香、川乌、川芎、恶实、草乌、明天麻。(中医方剂大辞典)

水肿至神汤 shui zhong zhi shen tang

【英文名】Shui Zhong Zhi Shen Decoction

【组成】浙茯苓、生于术、杜赤小豆、车前草、大麦须、小枳实、六神曲。(中医方剂大辞典)

水香冠心片 shui xiang guan xin pian
【英文名】Shui Xiang Guan Xin Tablet
【组成】水蛭、九香虫、庶虫、郁金、茵陈。(陕西新医药 1979,8(11))

水浸鳖甲汤 shui jin bie jia tang
【英文名】Shui Jin Bie Jia Decoction
【组成】鳖甲、升麻、柴胡、人参、白茯苓、槟榔、肉豆蔻、诃黎勒皮、犀角、青桔皮、陈桔皮、炙甘草、缩砂仁、茴香子、陈曲。(中医方剂大辞典)

水银葶苈丸 shui yin ting li wan
【英文名】Shui Yin Ting Li Pill
【组成】水银、葶苈子、椒目、衣鱼、水萍、瓜蒂、滑石、芒消。(中医方剂大辞典)

水煮木香丸 shui zhu mu xiang wan
【英文名】Shui Zhu Mu Xiang Pill
【组成】(1)木香、丁香、诃子皮、当归、藿香叶、黄连、白芍药、青皮、陈皮、炙甘草、厚朴、枳实、炮干姜、乳香、肉豆蔻、缩砂仁、御米壳。(中医方剂大辞典)(2)木香、人参、白术、白茯苓、陈皮、诃子皮、藿香、厚朴、炮干姜、青皮、乳香、没药、官桂、当归、甘草、肉豆蔻、白芍药、米谷、丁香。(中医方剂大辞典)(3)当归、炮诃子、木香、青皮、甘草、罂粟壳。(中医方剂大辞典)(4)陈皮、炒甘草、青皮、木香、白芍药、当归、炮干姜、诃子皮、罂粟壳。(中医方剂大辞典)(5)当归、芍药、炙甘草、诃子、厚朴、青皮、陈皮、缩砂仁、炮木香、罂粟壳。(中医方剂大辞典)(6)米囊、当归、陈皮、甘草、厚朴、诃子皮、地榆、木香。(中医方剂大辞典)

水煮平胃散 shui zhu ping wei san
【英文名】Shui Zhu Ping Wei Powders
【组成】苍术、厚朴、陈皮、甘草、肉枣、生姜、粟米。(中医方剂大辞典)

水煮半夏丸 shui zhu ban xia wan
【英文名】Shui Zhu Ban Xia Pill
【组成】半夏、丁香、槟榔。(中医方剂大辞典)

水煮沉香丸 shui zhu chen xiang wan
【英文名】Shui Zhu Chen Xiang Pill
【组成】陈皮、青皮、枳实、香附、半夏、巴豆、沉香。(中医方剂大辞典)

水煮青盐丸 shui zhu qing yan wan
【英文名】Shui Zhu Qing Yan Pill
【组成】附子、人参、京三棱、肉桂、木香、鹿茸、缩砂仁、蓬莪术、益智仁、舶上茴香、阳起石、川椒、陈皮、厚朴。(中医方剂大辞典)

水煮金花丸 shui zhu jin hua wan
【英文名】Shui Zhu Jin Hua Pill
【组成】(1)南星、半夏、天麻、雄黄、白面。(中医方剂大辞典)(2)南星、半夏、天麻、雄黄、白面、寒水石。(中医方剂大辞典)

水煮金花汤 shui zhu jin hua tang
【英文名】Shui Zhu Jin Hua Decoction
【组成】生姜、六一散。(中医方剂大辞典)

水煮桃红丸 shui zhu tao hong wan
【英文名】Shui Zhu Tao Hong Pill
【组成】黑牵牛、瓜蒂末、雄黄、干胭脂。(中医方剂大辞典)

水蛭土元粉 shui zhi tu yuan fen
【英文名】Shui Zhi Tu Yuan Powders
【组成】水蛭、土元。(中国中西医结合杂志 1992,12(1))

水蜈蚣冲剂 shui wu gong chong ji
【英文名】Shui Wu Gong Medicinal Instant Granule
【组成】水蜈蚣。((82)苏卫药准字 1635-1 号)

水蜈蚣颗粒 shui wu gong ke li
【英文名】Shui Wu Gong Granule(药品标准-中药成方制剂标准)
【组成】水蜈蚣。(药品标准-中药成方制剂标准 1998 年)

水牛角浓缩粉 shui niu jiao nong suo fen
【英文名】Shui Niu Jiao Powders
【组成】水牛角。(《中国药典》(1995 年版)

水牛角解毒丸 shui niu jiao jie du wan
【英文名】Shui Niu Jiao Jie Du Pill(药品标准-中药成方制剂标准)
【组成】水牛角、地黄、防风、黄连、当归、荆芥、连翘、赤芍、桔梗、牛蒡子、黄芩、薄荷、甘草。(药品标准-中药成方制剂标准 1989 年)

水芹复方注射液 shui qin fu fang zhu she ye
【英文名】Shui Qin Fu Fang Injection
【组成】水芹、瓜蒂、龙胆草、五味子、灵芝草。(中成药研究 1990,12(4))

水溶珍珠粉胶囊 shui rong zhen zhu fen jiao nang
【英文名】Shui Yong Zhen Zhu Fen Capsule
【组成】珍珠粉。(沪卫药健字(1995)第 0431 号)

书墨丸 shu mo wan
【英文名】Shu Mo Pill
【组成】书墨、甘遂、葶苈子、前胡、大黄、巴豆。(中医方剂大辞典)